長島愛生園 神谷書庫 所蔵目録

附
岡山県立図書館所蔵
ハンセン病関係資料目録

「愛生」編集部 編

皓星社

はじめに

　ハンセン病療養所長島愛生園の神谷書庫は、入所者側の資料の一大宝庫である。1930年に開設された最初の国立療養所である長島愛生園の入所者たちは、開園当初から「ハンセン病の歴史は入所者自身の資料によって入所者自身の手で書かれなくてはならない」という問題意識で、代々の入所者が組織的かつ継続的に資料の収集を行ってきた。その資料は各園の機関誌から、放置すれば確実に失われてしまったに違いない仲間内だけで読まれた発行部数数十部の文芸同人誌まで目配りされている。またその収集範囲も国内にとどまらず当時植民地であった台湾の療養所にまで及んでいる。明石海人の生原稿などもこうした入所者の手で保存されてきた。

　しかし、今まで神谷書庫はハンセン病関係の資料の宝庫であると知られてはいたが、実際に何があるのかは、出向いて確認する必要があった。この目録はその渇を癒すべく、資料を管理する「愛生」編集部の協力を得て刊行される。

　また岡山県立図書館の御厚意によって「岡山県立図書館所蔵ハンセン病関係資料目録」も併載することができた。

　本目録によって、入所者自身の手によって書き残された、過酷な隔離政策下において営まれた多様な生活と活動と思索の記録が明らかになり、被害と加害という二項対立が脱構築されて、ハンセン病史に新しいページが加えられていくことを期待します。

2024年9月1日
皓星社編集部

目 次

はじめに……………………………………… *1*

凡例………………………………………… *4*

神谷書庫蔵書目録 ………………………… *7*

神谷美恵子旧蔵和洋書目録 ……………… *1043*

岡山県立図書館所蔵
ハンセン病関係資料目録 ………………… *1071*

あとがき……………………………………… *1173*

索引

書名索引……………………………………… *1176*

著者名索引…………………………………… *1294*

出版者名索引………………………………… *1309*

凡例

１．概要

本書は、長島愛生園内にある「神谷書庫」が所蔵するハンセン病関連の文献の目録「神谷書庫蔵書目録」、同書庫に収められている神谷美恵子自身の旧蔵書の目録「神谷美恵子旧蔵和洋書目録」、県内に長島愛生園・邑久光明園の二つのハンセン病療養所を持つ岡山県立図書館が所蔵する「岡山県立図書館所蔵ハンセン病関係資料目録」の三つの目録を一冊にまとめたものである。収録点数・期間は下記の通り。

「神谷書庫蔵書目録」（2022年10月21日現在）　　　　　　　　15467点
「神谷美恵子旧蔵和洋書目録」（2022年10月21日現在）　　　　　425点
「岡山県立図書館所蔵ハンセン病関係資料目録」（2023年5月31日現在）　1628点

２．排列

「神谷書庫蔵書目録」及び「神谷美恵子旧蔵和洋書目録」は、「神谷書庫」内の書棚に配架されている順番に準じた（後述）。

「岡山県立図書館所蔵ハンセン病関係資料目録」は、提供を受けた目録の順番を踏襲した。

３．記載事項・記載方法・記載順序

```
00002                              ←①  シーケンスナンバー
愛生　昭和6～9＊　　　A-1-2        ←②  書籍名（コンテンツ名）・電子化がなされている場合は「＊」を付与
　編集兼発行者　光田健輔           ←③  著者名
　長島愛生園慰安会                 ←④  出版者名
　昭和6年～9年　A5　52頁　1冊20銭 ←⑤  発行年月日／判型／ページ数／価格
　機関誌                           ←⑥  類別
　※編集部書庫にコピーあり         ←⑦ ┐
　※製本　◎松9　2冊               ←⑧ ├ 備考
　※20220201　移動                 ←⑨ ┘
```

「神谷書庫蔵書目録」について

・シーケンスナンバーは、5桁の数字を「愛生」編集部より提供を受けたファイルに記載されていた順に付与した。排列順序は書棚（A～T）への配架順になっており、皓星社の編集担当者が「神谷書庫」を訪れて蔵書を確認した折、目録に漏れていた6件は「00000-0」の形で挿入した。

・書籍名（コンテンツ名）は、記述の不統一も含めて、原則ファイルのままとした。ただし、明らかな誤字などは編集の際に修正した。

・書籍名（コンテンツ名）の横に、書庫の配架位置を示す記号を記載した。「S-3-24」は「Sの棚の3段目

の 24 冊目」を指す。棚を示すアルファベット記号は、下記の国立療養所に割り振られている。「神谷書庫」がある長島愛生園については、ファイルに直接の記述はないが「A」以下が相当する。

- K　　松丘保養園／東北新生園
- L/M　栗生楽泉園
- N/O　多磨全生園
- P　　邑久光明園／駿河療養所
- Q　　大島青松園
- S　　菊池恵楓園
- T　　星塚敬愛園／沖縄愛楽園／奄美和光園／宮古南静園

・著者名／出版者名／発行年月日／判型／ページ数／価格は、提供ファイルのままとした。ただし、明らかな誤字などは修正した。
・類別／備考は、提供ファイルに記述されていたものを、そのまま転記した。

「神谷美恵子旧蔵和洋書目録」について
・シーケンスナンバーは、5桁の数字の先頭に、「神谷美恵子蔵書」を意味する「KZ」を付与した。排列順序は、書棚（A～E）への配架順になっている。
・それ以外は「神谷書庫蔵書目録」に準ずる。

「岡山県立図書館所蔵ハンセン病関係資料目録」について
・シーケンスナンバーは、5桁の数字の先頭に、「岡山県立図書館蔵書」を意味する「OK」を付与した。排列順序は、提供を受けた目録の順番を踏襲した。
・書籍名（コンテンツ名）の横に、同図書館の請求記号を記載した。
・それ以外は「神谷書庫蔵書目録」に準ずる。

4．索引
利用の便を図るために、三つの索引を用意した。それぞれヨミの五十音順とし、提供を受けたファイルにヨミがなかったため、編集の段階で付与・排列した。
（1）書名索引
（2）著者名索引
（3）出版者名索引

神谷書庫蔵書目録

00001　愛生　昭和9年3月　通巻第5号　A-1-1
　長島愛生園慰安会
　昭和9年3月15日　A5　52頁
　機関誌
　※全ページコピー
　※ファイル

00002　愛生　昭和6～9*　A-1-2
　編集兼発行者　光田健輔
　長島愛生園慰安会
　昭和6年～9年　A5
　機関誌
　※製本　◎
　※20220201　移動

00003　愛生　昭和10*　A-1-3
　編集兼発行者　光田健輔
　長島愛生園慰安会
　昭和10年　A5
　機関誌
　※製本　◎
　※20220201　移動

00004　愛生　昭和10*　A-1-4
　編集兼発行者　光田健輔
　長島愛生園慰安会
　昭和10年　A5
　機関誌
　※製本　◎
　※20220201　移動

00005　愛生　昭和11*　A-1-5
　編集兼発行者　光田健輔
　長島愛生園慰安会
　昭和11年　A5　1冊20銭
　機関誌
　※製本　◎
　※20220201　移動

00006　愛生　昭和11*　A-1-6
　編集兼発行者　光田健輔
　長島愛生園慰安会
　昭和11年　A5　1冊20銭
　機関誌
　※製本　◎
　※20220201　移動

00007　愛生　昭和12*　A-1-7
　編集兼発行者　光田健輔
　長島愛生園慰安会
　昭和12年　A5　1冊20銭
　機関誌
　※製本　◎

　※20220201　移動

00008　愛生　昭和12*　A-1-8
　編集兼発行者　光田健輔
　長島愛生園慰安会
　昭和12年　A5　1冊20銭
　機関誌
　※製本　◎
　※20220201　移動

00009　愛生　昭和13*　A-1-9
　編集兼発行者　光田健輔
　長島愛生園慰安会
　昭和13年　A5　1冊10銭
　機関誌
　※製本　◎
　※20220201　移動

00010　愛生　昭和14*　A-1-10
　編集兼発行者　光田健輔
　長島愛生園慰安会
　昭和14年　A5　1冊10銭
　機関誌
　※製本　◎
　※20220201　移動

00011　愛生　昭和15*　A-1-11
　編集兼発行者　光田健輔
　長島愛生園慰安会
　昭和15年　A5　1冊10銭
　機関誌
　※製本　◎
　※20220201　移動

00012　愛生　昭和15年*　A-1-12
　編集兼発行者　光田健輔
　長島愛生園慰安会
　昭和15年　A5　1冊10銭
　機関誌
　※製本　◎
　※20220201　移動

00013　愛生　昭和15*　A-1-13
　編集兼発行者　光田健輔
　長島愛生園慰安会
　昭和15年　A5　1冊10銭
　機関誌
　※製本　◎
　※20220201　移動

00014　愛生　昭和16*　A-1-14
　編集兼発行者　光田健輔
　長島愛生園慰安会

昭和16年　A5　1冊10銭
機関誌
※製本　◎
※20220201　移動

00015　**愛生　昭和16***　A-1-15
編集兼発行者　光田健輔
長島愛生園慰安会
昭和16年　A5　1冊10銭
機関誌
※製本　◎
※20220201　移動

00016　**愛生　昭和17***　A-1-16
編集兼発行者　光田健輔
長島愛生園慰安会
昭和17年　A5　1冊10銭
機関誌
※製本　◎
※20220201　移動

00017　**愛生　昭和18〜19***　A-1-17
編集兼発行者　光田健輔
長島愛生園慰安会
昭和18年〜19年　A5　1冊10銭
機関誌
※製本　◎
※20220201　移動

00018　**愛生　昭和19年***　A-1-18
編集兼発行者　光田健輔
長島愛生園慰安会
昭和19年　A5　1冊10銭
機関誌
※製本　◎
※20220201　移動

00019　**愛生　昭和22〜24***　A-1-19
代表者　光田健輔
長島愛生園慰安会
昭和22年〜24年　A5
機関誌
※製本　◎

00020　**愛生　昭和25***　A-1-20
代表者　光田健輔
長島愛生園慰安会
昭和25年　A5　1冊20円
機関誌
※製本　◎

00021　**愛生　昭和26***　A-1-21
編集人　村田弘・大村堯
長島愛生園慰安会（光田健輔）
昭和26年　A5　1冊40円
機関誌
※製本　◎

00022　**愛生　昭和27***　A-2-1
編集人　村田弘・津川冽
長島愛生園慰安会（光田健輔）
昭和27年　A5　1冊60円
機関誌
※製本　◎

00023　**愛生　昭和28***　A-2-2
編集人　村田弘・島村静雨
長島愛生園慰安会（光田健輔）
昭和28年　A5　1冊80円
機関誌
※製本　◎

00024　**愛生　昭和29***　A-2-3
編集人　村田弘・島村静雨
長島愛生園慰安会（光田健輔）
昭和29年　A5　1冊80円
機関誌
※製本　◎

00025　**愛生　昭和30***　A-2-4
編集人　石原忠良・安芸山彦
長島愛生園慰安会（光田健輔）
昭和30年　A5　1冊60円
機関誌
※製本　◎

00026　**愛生　昭和31***　A-2-5
編集人　石原忠良・安芸山彦
長島愛生園慰安会（光田健輔）
昭和31年　A5　1冊60円
機関誌
※製本　◎

00027　**愛生　昭和32***　A-2-6
編集人　石原忠良・安芸山彦
長島愛生園慰安会（高島重孝）
昭和32年　A5　1冊60円
機関誌
※製本　◎

00028　**愛生　昭和33***　A-2-7
編集人　小林脇・安芸山彦
長島愛生園慰安会（高島重孝）
昭和33年　A5　1冊60円
機関誌
※製本　◎

00029　**愛生　昭和34**＊ A-2-8
編集人　小林脇・安芸山彦
長島愛生園慰安会（高島重孝）
昭和34年　A5　1冊60円
機関誌
※製本　◎

00030　**愛生　昭和35**＊ A-2-9
編集人　小林脇・中本一夫
長島愛生園慰安会（高島重孝）
昭和35年　A5　1冊60円
機関誌
※製本　◎

00031　**愛生　昭和36**＊ A-2-10
編集人　森久男・中本一夫
長島愛生園慰安会（高島重孝）
昭和36年　A5　1冊60円
機関誌
※製本　◎

00032　**愛生　昭和37**＊ A-2-11
編集人　森久男・双見美智子
長島愛生園慰安会（高島重孝）
昭和37年　A5　1冊80円
機関誌
※製本　◎

00033　**愛生　昭和38**＊ A-2-12
編集人　森久男・双見美智子
長島愛生園慰安会（高島重孝）
昭和38年　A5　1冊80円
機関誌
※製本　◎

00034　**愛生　昭和39**＊ A-2-13
編集人　森久男・双見美智子
長島愛生園慰安会（高島重孝）
昭和39年　A5　1冊80円
機関誌
※製本　◎

00035　**愛生　昭和40**＊ A-2-14
編集人　森久男・双見美智子
長島愛生園慰安会（高島重孝）
昭和40年　A5　1冊80円
機関誌
※製本　◎

00036　**愛生　昭和41**＊ A-2-15
編集人　新谷長次・双見美智子
長島愛生園慰安会（高島重孝）
昭和41年　A5　1冊80円
機関誌
※製本　◎

00037　**愛生　昭和42**＊ A-2-16
編集人　新谷長次・双見美智子
長島愛生園慰安会（高島重孝）
昭和42年　A5　1冊80円
機関誌
※製本　◎

00038　**愛生　昭和43**＊ A-2-17
編集人　新谷長次・双見美智子
長島愛生園慰安会（高島重孝）
昭和43年　A5　1冊80円
機関誌
※製本　◎

00039　**愛生　昭和44**＊ A-2-18
編集人　新谷長次・双見美智子
長島愛生園慰安会（高島重孝）
昭和44年　A5　1冊80円
機関誌
※製本　◎

00040　**愛生　昭和45**＊ A-2-19
編集人　新谷長次・双見美智子
長島愛生園慰安会（高島重孝）
昭和45年　A5　1冊80円
機関誌
※製本　◎

00041　**愛生　昭和46**＊ A-3-1
編集人　新谷長次・双見美智子
長島愛生園慰安会（高島重孝）
昭和46年　A5　1冊120円
機関誌
※製本　◎

00042　**愛生　昭和47**＊ A-3-2
編集人　中山睦男・双見美智子
長島愛生園慰安会（高島重孝）
昭和47年　A5　1冊80円
機関誌
※製本　◎

00043　**愛生　昭和48**＊ A-3-3
編集人　中山睦男・双見美智子
長島愛生園慰安会（高島重孝）
昭和48年　A5　1冊80円
機関誌
※製本　◎

00044　**愛生　昭和49**＊　A-3-4
　編集人　井上正之・双見美智子
　長島愛生園慰安会（高島重孝）
　昭和49年　A5　1冊120円
　機関誌
　※製本　◎

00045　**愛生　昭和50**＊　A-3-5
　編集人　井上正之・双見美智子
　長島愛生園慰安会（高島重孝）
　昭和50年　A5　1冊150円
　機関誌
　※製本　◎

00046　**愛生　昭和51**＊　A-3-6
　編集人　井上正之・双見美智子
　長島愛生園慰安会（高島重孝）
　昭和51年　A5　1冊150円
　機関誌
　※製本　◎

00047　**愛生　昭和52**＊　A-3-7
　編集人　井上正之・双見美智子
　長島愛生園慰安会（高島重孝）
　昭和52年　A5　1冊200円
　機関誌
　※製本　◎

00048　**愛生　昭和53**＊　A-3-8
　編集人　井上正之・双見美智子
　長島愛生園慰安会（友田政和）
　昭和53年　A5　1冊200円
　機関誌
　※製本　◎

00049　**愛生　昭和54**＊　A-3-9
　編集人　蓬郷嘉一・双見美智子
　長島愛生園慰安会（友田政和）
　昭和54年　A5　1冊200円
　機関誌
　※製本　◎

00050　**愛生　昭和55**＊　A-3-10
　編集人　蓬郷嘉一・双見美智子
　長島愛生園慰安会（友田政和）
　昭和55年　A5　1冊200円
　機関誌
　※製本　◎

00051　**愛生　昭和56**＊　A-3-11
　編集人　蓬郷嘉一・双見美智子
　長島愛生園慰安会（友田政和）
　昭和56年　A5　1冊200円
　機関誌
　※製本　◎

00052　**愛生　昭和57**＊　A-3-12
　編集人　本田良章・双見美智子
　長島愛生園慰安会（友田政和）
　昭和57年　A5　1冊270円
　機関誌
　※製本　◎

00053　**愛生　昭和58**＊　A-3-13
　編集人　本田良章・双見美智子
　長島愛生園慰安会（友田政和）
　昭和58年　A5　1冊270円
　機関誌
　※製本　◎

00054　**愛生　昭和59**＊　A-3-14
　編集人　本田良章・双見美智子
　長島愛生園慰安会（友田政和）
　昭和59年　A5　1冊270円
　機関誌
　※製本　◎

00055　**愛生　昭和60**＊　A-3-15
　編集人　下野照彦・双見美智子
　長島愛生園慰安会（友田政和）
　昭和60年　A5　1冊270円
　機関誌
　※製本　◎

00056　**愛生　昭和61**＊　A-3-16
　編集人　難波正時・双見美智子
　長島愛生園慰安会（友田政和）
　昭和61年　A5　1冊270円
　機関誌
　※製本　◎

00057　**愛生　昭和62**＊　A-3-17
　編集人　難波正時・双見美智子
　長島愛生園慰安会（友田政和）
　昭和62年　A5　1冊270円
　機関誌
　※製本　◎

00058　**愛生　昭和63**＊　A-3-18
　編集人　藤原等・双見美智子
　長島愛生園慰安会（友田政和）
　昭和63年　A5　1冊270円
　機関誌
　※製本　◎

00059 **愛生　平成元年*** A-3-19
編集人　藤原等・双見美智子
長島愛生園慰安会（友田政和）
平成元年　A5　1冊270円
機関誌
※製本　◎

00060 **愛生　平成2年*** A-3-20
編集人　藤原等・双見美智子
長島愛生園慰安会（友田政和）
平成2年　A5　1冊270円
機関誌
※製本　◎

00061 **愛生　平成3年*** A-3-21
編集人　藤原等・双見美智子
長島愛生園慰安会（友田政和）
平成3年　A5　1冊270円
機関誌
※製本　◎

00062 **愛生　平成4年*** A-3-22
編集人　小松実・双見美智子
長島愛生園慰安会（尾上修）
平成4年　A5　1冊270円
機関誌
※製本　◎

00063 **愛生　平成5年*** A-3-23
編集人　西岡正昭・双見美智子
長島愛生園慰安会（尾上修）
平成5年　A5　1冊270円
機関誌
※製本　◎

00064 **愛生　平成6年*** A-3-24
編集人　西岡正昭・双見美智子
長島愛生園慰安会（尾上修）
平成6年　A5　1冊270円
機関誌
※製本　◎

00065 **愛生　平成7年*** A-3-25
編集人　西岡正昭・双見美智子
長島愛生園慰安会（尾上修）
平成7年　A5　1冊270円
機関誌
※製本　◎

00066 **愛生　平成8年*** A-3-26
編集人　小野田勉・双見美智子
長島愛生園慰安会（尾上修）
平成8年　A5　1冊270円
機関誌
※製本　◎

00067 **愛生　平成9年*** A-3-27
編集人　小野田勉・双見美智子
長島愛生園慰安会（谷口堯）
平成9年　A5　1冊270円
機関誌
※製本　◎

00068 **愛生　平成10年*** A-4-1
編集人　横山高明・双見美智子
長島愛生園慰安会（谷口堯）
平成10年　A5　1冊270円
機関誌
※製本　◎

00069 **愛生　平成11年*** A-4-2
編集人　横山高明・双見美智子
長島愛生園慰安会（谷口堯）
平成11年　A5　1冊270円
機関誌
※製本　◎

00070 **愛生　平成12年*** A-4-3
編集人　横山高明・双見美智子
長島愛生園慰安会（中井栄一）
平成12年　A5　1冊270円
機関誌
※製本　◎

00071 **愛生　平成13年*** A-4-4
編集人　横山高明・双見美智子
長島愛生園慰安会（中井栄一）
平成13年　A5　1冊270円
機関誌
※製本　◎

00072 **愛生　平成14年*** A-4-5
編集人　横山高明・双見美智子
長島愛生園慰安会（中井栄一）
平成14年　A5　1冊270円
機関誌
※製本　◎

00073 **愛生　平成15年*** A-4-6
編集人　志津民男・双見美智子
長島愛生園慰安会（藤田邦雄）
平成15年　A5　1冊270円
機関誌
※製本　◎

00074　**愛生　平成16年**＊　A-4-7
　編集人　志津民男・双見美智子
　長島愛生園慰安会（藤田邦雄）
　平成16年　A5　1冊270円
　機関誌
　※製本　◎

00075　**愛生　平成17年**＊　A-4-8
　編集人　志津民男・双見美智子
　長島愛生園慰安会（藤田邦雄）
　平成17年　A5　1冊270円
　機関誌
　※製本　◎

00076　**愛生　平成18年**＊　A-4-9
　編集人　川西幸一・双見美智子
　長島愛生園慰安会（藤田邦雄）
　平成18年　A5　1冊270円
　機関誌
　※製本　◎

00077　**愛生　平成19年**＊　A-4-10
　編集人　川西幸一
　長島愛生園慰安会（藤田邦雄）
　平成19年　A5　1冊270円
　機関誌
　※製本　◎

00078　**愛生　平成20年**＊　A-4-11
　編集人　川西幸一
　長島愛生園慰安会（藤田邦雄）
　平成20年　A5　1冊270円
　機関誌
　※製本　◎

00079　**愛生　平成21年**＊　A-4-12
　編集人　川西幸一
　長島愛生園慰安会（藤田邦雄）
　平成21年　A5　1冊270円
　機関誌
　※製本　◎

00080　**愛生　平成22年**＊　A-4-13
　編集人　川西幸一
　長島愛生園慰安会（藤田邦雄）
　平成22年　A5　1冊270円
　機関誌
　※製本　◎

00081　**愛生　平成23年**＊　A-4-14
　編集人　岡﨑武夫
　長島愛生園慰安会（藤田邦雄）
　平成23年　A5　1冊270円
　機関誌
　※製本　◎

00082　**愛生　平成24年**＊　A-4-15
　編集人　岡﨑武夫
　長島愛生園慰安会（藤田邦雄）
　平成24年　A5　1冊270円
　機関誌
　※製本　◎

00083　**愛生　平成25～26年（781号～792号）**＊
　A-4-16
　編集人　岡﨑武夫
　長島愛生園慰安会（藤田邦雄）
　平成25年／平成26年　A5　1冊270円
　機関誌
　※平成25年9・10月号より長濤会発行。無料配付となる
　※製本　◎

00084　**愛生　平成27～28年（793号～804号）**＊
　A-4-17
　長島愛生園長濤会（藤田邦雄／山本典良）
　平成27年／平成28年　A5　無料配布
　機関誌
　※製本　◎

00085　**愛生　平成29～30年（805号～816号）**＊
　A-4-18
　長島愛生園長濤会／長島愛生園（山本典良）
　平成29年／平成30年　A5　無料配布
　機関誌
　※製本　◎

00086　**愛生　平成31年～令和2年（817号～828号）**＊
　A-4-19
　長島愛生園長濤会／長島愛生園（山本典良）
　平成31年（令和元年）／令和2年　A5　無料配布
　機関誌
　※製本　◎

00087　**創立40周年記念誌　1970**＊　A-5-1
　国立療養所長島愛生園（高島重孝）
　昭和45年11月10日　B5　105頁
　記録
　※本　◎
　※20220201　移動

00088　**長島愛生園創立50周年記念誌**　A-5-2
　国立療養所長島愛生園（友田政和）
　昭和56年3月10日　B5　199頁
　記録
　※本

00089　**長島愛生園創立60周年記念誌**　A-5-3
国立療養所長島愛生園（友田政和）
平成3年3月19日　B5　143頁
記録
※本

00090　**各園機関誌主要文献目録**
長島愛生園
1957　B5　136頁
記録
2冊

00091　**らい文献目録假稿　社会編**
長島愛生園
1956　B5　44頁
記録

00092　**新聞切抜き　昭和9年　3巻**　A-6-1
長島愛生園
昭和9年11月起
※編集部書庫にコピーあり
※20220201　移動

00093　**新聞切抜き　昭和11年**　A-6-2
長島愛生園
昭和11年
※編集部書庫にコピーあり
※20220201　移動

00094　**新聞切抜き　昭和11年　4巻**　A-6-3
長島愛生園
昭和11年1月起
※編集部書庫にコピーあり
※20220201　移動

00095　**新聞切抜き　昭和11年　5巻**　A-6-4
長島愛生園
昭和11年12月20日起
※編集部書庫にコピーあり
※20220201　移動

00096　**新聞切抜き　第6巻**　A-6-5
長島愛生園
昭和13年
※編集部書庫にコピーあり
※20220201　移動

00097　**新聞切抜帳　昭20〜27**　A-6-6
長島愛生園
昭和20年12月起
※編集部書庫にコピーあり
※20220201　移動

00098　**新聞切抜き（雑）**　A-6-7
※編集部書庫にコピーあり
※20220201　移動

00099　**厚生省監修　らい文献目録　社会編**　B-1-1
長島愛生園内　らい文献目録編集委員会　井上謙
長島愛生園
昭和32年4月1日　B5　657頁
記録
※本　3冊
※20220201　移動

00100　**厚生省監修　らい文献目録　医学編**　B-1-2
長島愛生園内　らい文献目録編集委員会　犀川一夫
長島愛生園
昭和32年8月31日　B5　814頁
記録
※本　2冊
※20220201　移動

00101　**らい文献目録　社会編**　B-1-3
長島愛生園内らい文献目録編集委員会
皓星社（藤巻修一）
1999年12月10日　B5　657頁
記録
※本

00102　**らい文献目録　医学編**　B-1-4
長島愛生園内らい文献目録編集委員会
皓星社（藤巻修一）
1999年12月10日　B5　814頁
記録
※本

00103　**らい文献目録　補巻**　B-1-5
長島愛生園慰安会
皓星社（藤巻修一）
1999年12月10日　B5　635頁
記録
※本

00104　**国際らい会議録**　B-1-6
編者　柳橋寅男・鶴崎澄則
長涛会
1957年10月1日　B5　329頁
記録
※本　2冊

00105　**光田健輔　癩に関する論文　第一輯**　B-1-7
編集者　林文雄
長島愛生園（林文雄）
昭和10年8月10日　B5　158頁　非売品
論文

00106　光田健輔　癩に関する論文　第二輯　B-1-8
　光田健輔
　長涛会
　昭和25年8月31日　B5　144頁
　論文
　※本　2冊

00107　光田健輔　癩に関する論文　第三輯　B-1-9
　光田健輔
　長涛会
　昭和25年12月25日　B5　128頁
　論文
　※本　2冊

00108　光田健輔監修　癩に関する論文　第四輯（林文雄論文集）　B-1-10
　林文雄
　長涛会
　昭和26年2月20日　B5　130頁
　論文
　※本　2冊

00109　光田健輔監修　癩に関する論文　第五輯（塩沼英之助・田尻敢・立川昇・上尾登）　B-1-11
　監修者　光田健輔
　長涛会
　昭和26年6月20日　B5　146頁
　論文
　※本　2冊

00110　癩に関する論文集（第1編）　B-1-12
　犀川一夫
　沖縄ハンセン病予防協会
　1992年3月　B5　194頁
　論文
　※本

00111　Papers on Leprosy Vol. VI　ATLAS OF LEPROSY　B-1-13
　KENSUKE MITSUDA
　CHOTOKAI FOUNDATION
　1952　B5　80頁
　論文
　※英文
　※本　2冊

00112　国立療養所史（総括編）　B-1-14
　編集　国立療養所史研究会
　厚生省医務局国立療養所課
　昭和50年4月1日　A5　732頁
　研究
　※本　2冊

00113　国立療養所史（らい編）　B-1-15
　編集　国立療養所史研究会
　厚生省医務局国立療養所課
　昭和50年9月1日　A5　110頁
　研究
　※本　3冊

00114　HANSENIASE HANSENIASIS　B-1-16
　1971　A5　248頁
　※英文
　※本

00115　長島は語る　岡山県ハンセン病関係資料集・前編　B-2-1
　編纂　岡山県ハンセン病問題関連史料調査委員会
　岡山県
　平成19年2月28日　B5　766頁
　記録
　※本　2冊

00116　邑久町史　通史編　B-2-3
　編集　邑久町史編纂委員会
　瀬戸内市
　平成21年3月31日　B5　879頁
　記録
　※本

00117　邑久町史　史料編（下）　B-2-5
　編集　邑久町史編纂委員会
　瀬戸内市
　平成19年3月31日　B5　749頁
　記録
　※本

00118　邑久町史　資料編（別冊）　B-2-6
　編集　邑久町史編纂委員会
　瀬戸内市
　平成20年3月31日　B5　118頁
　記録
　※本

00119　牛窓と朝鮮通信使　B-2-7
　瀬戸内市教育委員会
　平成20年3月31日（第三刷）　B5　33頁
　記録
　※平成5年3月31日　初版発行
　※本

00120　図説皮膚疾患講座　第5巻　B-2-8
　編集委員　石橋康正・大河原章・新村眞人・高久史麿

メジカルビュー社
1993年3月10日　A4　291頁
研究
※本

00121　国立病院機構への旅立ち　B-2-9
中国四国厚生局（馬渕洋一）
平成16年3月31日　A4　208頁
記録
※本

00122　微生物・免疫学教室のあゆみ　斉藤肇教授退官記念誌　B-2-10
編集　斉藤肇教授退官記念事業会
斉藤肇教授退官記念事業会
平成7年11月1日　B5　160頁
記録
※本

00123　青年期の健康と看護　大学生の保健管理　B-2-11
遠藤巴子・片平敬子・佐藤睦子・上古久栄・中栄久子・中尾けさじ
日本看護協会出版会
1994年8月30日　A5　220頁
研究
※本

00124　日本社会事業大学研究紀要　第37集　B-2-12
編集人　市川須美子
石井哲夫
1991年3月31日　A5　225頁
研究
※本

00125　食養人生読本　B-2-13
桜沢如一
桜沢如一先生著作刊行会（丸山博）
1973年12月20日　B6　274頁
研究
※本

00126　雪の道　B-2-14
上田政子
山陰の女友の会
2002年11月15日　A5　194～202頁　900
随筆
※『山陰の女』第六号
※①

00127　島の薔薇　B-2-14
上田政子
山陰の女友の会
2006年11月15日　A5　72～83頁　900
随筆
※山陰の女　第十号
※②

00128　ライの治療…平子真／ライ看護に学んだもの…高橋かつ／第五病棟の彼と彼女たち　僕は大野連太郎…前浜政子／身延深敬園聞き書き…小南吉彦　B-2-14
現代社
1970年　B6　100頁　250
研究
※総合看護　第5巻第4号
※③

00129　朗読脚本　沙羅の花のように　B-2-14
原作・高杉美智子　脚本・島村美紗子
B5　45頁
※④

00130　雪の道　B-2-14
上田政子
2001年11月1日　A4　6頁
※『山陰の女』第5号より
※⑤

00131　ある帰郷　B-2-14
上田政子
1998年11月1日　A4　11頁
※『山陰の女』第2号より
※⑥

00132　ある帰郷　B-2-14
上田政子
1998年11月10日　A5　48～59頁　857
※『山陰の女』第二号
※⑦

00133　私はこの人たちによって生かされる　B-2-15
前浜政子
医学書院
1975年10月1日　B5　991～994頁　450
論文
※看護学雑誌　第39巻第10号
※①

00134　病をどこかへ置き忘れてしまった　第5病棟の彼と彼女たち　B-2-15
前浜政子
医学書院
1976年9月1日　B5　扉頁　500
論文
※看護学雑誌　第40巻第9号

※②

00135　だれのための院内規則か　B-2-15
　　前浜政子・小林喜久子・亀井小寿美・細木武友・坂本純子・横山愛子
　　医学書院
　　1977年1月1日　B5　45〜51頁　550
　　論文
　　※看護学雑誌　第41巻第1号
　　※③

00136　らい病に対する社会の偏見を考える　すばらしき復活―らい全快者奇蹟の社会復帰　田中一良著　B-2-15
　　松本治代
　　医学書院
　　1946年12月17日　B5　326〜327頁　550
　　論文
　　※看護学雑誌　第42巻第3号
　　※④

00137　らい患者が癌と闘って　B-2-15
　　藤井善
　　医学書院
　　1978年9月1日　B5　943〜961頁　550
　　論文
　　※看護学雑誌　第42巻第9号
　　※⑤

00138　らいを超えて1　萬霊山　B-2-15
　　前浜政子
　　医学書院
　　1979年1月1日　B5　76〜79頁　550
　　論文
　　※看護学雑誌　第43巻第1号
　　※⑥

00139　らいを超えて2　島のバラ園（1）　B-2-15
　　前浜政子
　　医学書院
　　1979年2月1日　B5　188〜191頁　550
　　論文
　　※看護学雑誌　第43巻第2号
　　※⑦

00140　らいを超えて3　島のバラ園（2）　B-2-15
　　前浜政子
　　医学書院
　　1979年3月1日　B5　300〜303頁　550
　　論文
　　※看護学雑誌　第43巻第3号
　　※⑧

00141　らいを超えて4　ひいらぎの風呂　B-2-16
　　前浜政子
　　医学書院
　　1979年4月1日　B5　411〜415頁　550
　　論文
　　※看護学雑誌　第43巻第4号
　　※①

00142　らいを超えて5　お召し列車　B-2-16
　　前浜政子
　　医学書院
　　1979年5月1日　B5　524〜527頁　550
　　論文
　　※看護学雑誌　第43巻第5号
　　※②

00143　らいを超えて6　下位のおばさん（1）　B-2-16
　　前浜政子
　　医学書院
　　1979年6月1日　B5　636〜637頁　550
　　論文
　　※看護学雑誌　第43巻第6号
　　※③

00144　らいを超えて7　下位のおばさん（2）　B-2-16
　　前浜政子
　　医学書院
　　1979年7月1日　B5　748〜751頁　550
　　論文
　　※看護学雑誌　第43巻第7号
　　※④

00145　らいを超えて8　下位のおばさん（3）　B-2-16
　　前浜政子
　　医学書院
　　1979年8月1日　B5　860〜864頁　550
　　論文
　　※看護学雑誌　第43巻第8号
　　※⑤

00146　望ヶ丘の子供たち　B-2-16
　　前浜政子
　　医学書院
　　昭和54年9月1日　B5　971〜975頁　550
　　論文
　　※看護学雑誌　第43巻第9号
　　※⑥

00147　蘇る日のために（1）　B-2-16
　　前浜政子
　　医学書院
　　昭和54年10月1日　B5　1083〜1087頁　550
　　論文

※看護学雑誌　第43巻第10号
※⑦

00148　蘇る日のために（2）　B-2-16
前浜政子
医学書院
昭和54年11月1日　B5　1196～1199頁　550
論文
※看護学雑誌　第43巻第11号
※⑧

00149　らいが心の財産　B-2-17
前浜政子
医学書院
昭和54年12月1日　B5　1308～1311頁　550
論文
※看護学雑誌　第43巻第12号
※①

00150　（関連記事なし）　B-2-17
医学書院
昭和55年1月1日　B5　600
論文
※看護学雑誌　第44巻第1号
※②

00151　（関連記事なし）　B-2-17
医学書院
昭和55年7月1日　B5　600
論文
※看護学雑誌　第44巻第7号
※③

00152　（関連記事なし）　B-2-17
医学書院
昭和55年9月1日　B5　600
論文
※看護学雑誌　第44巻第9号
※④

00153　（関連記事なし）　B-2-17
医学書院
昭和55年10月1日　B5　600
論文
※看護学雑誌　第44巻第10号
※⑤

00154　（関連記事なし）　B-2-17
医学書院
昭和55年12月1日　B5　600
論文
※看護学雑誌　第44巻第12号
※⑥

00155　（関連記事なし）　B-2-17
医学書院
1981年2月1日　B5　650
論文
※看護学雑誌　第45巻第2号
※⑦

00156　らいの方々によって私は生かされた　長島愛生園での26年間のらい看護を語る　B-2-17
上田政子
医学書院
1982年6月1日　B5　680～683頁　650
論文
※看護学雑誌　第46巻第6号
※⑧

00157　らい者の歴史を教えてくれる　隔絶の里程―長島愛生園入園者五十年史　長島愛生園入園者自治会編　B-2-17
神門郁江
医学書院
1982年11月1日　B5　1312～1312頁　650
論文
※看護学雑誌　第46巻第11号
※⑨

00158　あけぼの　昭和27年～33年＊　B-3-1
長島曙教会
B5
記録
※創刊号～第73号
※製本　◎

00159　あけぼの　昭和34年～40年＊　B-3-2
長島曙教会
B5
記録
※第74号～第157号
※製本　◎

00160　あけぼの　昭和41年～48年＊　B-3-3
長島曙教会
B5
記録
※第159号～第253号
※製本　◎

00161　あけぼの　昭和49年～55年＊　B-3-4
長島曙教会
B5
記録
※第254号～第326号
※製本　◎

00162　**あけぼの　昭和56年〜57年*** B-3-5
長島曙教会
B5
記録
※第327号〜第346号
※製本 ◎

00163　**あけぼの　残部　第18号〜第99号*** B-3-6
長島曙教会
B5
記録
※箱 ◎

00164　**あけぼの　残部　第158号〜第196号・第329号*** B-3-7
長島曙教会
B5
記録
※箱 ◎

00165　**週報　1号〜100号** B-3-8
長島曙教会
B5
記録
※1963年6月16日〜1965年5月9日
※製本

00166　**週報　101号〜200号** B-3-9
長島曙教会
B5
記録
※1965年5月16日〜1967年4月9日
※製本

00167　**週報　201号〜300号** B-3-10
長島曙教会
B5
記録
※1967年4月16日〜1969年3月9日
※製本

00168　**週報　301号〜400号** B-3-11
長島曙教会
B5
記録
※1969年3月16日〜1971年2月7日
※製本

00169　**週報　401号〜550号** B-3-12
長島曙教会
B5
記録
※1971年2月14日〜1973年12月23日

※製本

00170　**週報　551号〜707号** B-3-13
長島曙教会
B5
記録
※1973年12月30日〜1976年12月26日
※製本

00171　**週報　709号〜813号** B-3-14
長島曙教会
B5
記録
※1977年1月2日〜1978年12月31日
※製本

00172　**週報　814号〜917号** B-3-15
長島曙教会
B5
記録
※1979年1月7日〜1980年12月28日
※製本

00173　**週報　918号〜1020号** B-3-16
長島曙教会
B5
記録
※1981年1月4日〜1982年12月26日
※製本

00174　**週報　1021号〜1125号** B-3-17
長島曙教会
B5
記録
※1983年1月2日〜1984年12月30日
※製本

00175　**週報　1126号〜1280号** B-3-18
長島曙教会
B5
記録
※1985年1月6日〜1987年12月27日
※製本

00176　**週報　1282号〜1989号** B-3-19
長島曙教会
B5
記録
※1988年1月3日〜1989年12月31日
※製本

00177　**週報　1386号〜1489号** B-3-20
長島曙教会

B5
記録
※1990年1月7日～1991年12月29日
※製本

00178　週報　1490号～1993号　B-3-21
長島曙教会
B5
記録
※1992年1月5日～1993年12月26日
※製本

00179　週報　1594号～1698号　B-3-22
長島曙教会
B5
記録
※1994年1月1日～1995年12月31日
※製本

00180　週報　1699号～1802号　B-3-23
長島曙教会
B5
記録
※1996年1月7日～1997年12月28日
※製本

00181　週報　1803号～1907号　B-3-24
長島曙教会
B5
記録
※1998年1月4日～1999年12月26日
※製本

00182　週報　1908号～2012号　B-3-25
長島曙教会
B5
記録
※2000年1月2日～2001年12月31日
※製本

00183　週報　2013号～2115号　B-3-26
長島曙教会
B5
記録
※2002年1月6日～2003年12月28日
※製本

00184　週報　2116号～2219号　B-3-27
長島曙教会
B5
記録
※2004年1月4日～2005年12月25日
※製本

00185　週報　2220号～2324号　B-3-28
長島曙教会
B5
記録
※2006年1月1日～2007年12月30日
※製本

00186　週報　2325号～2428号　B-3-29
長島曙教会
B5
記録
※2008年1月6日～2009年12月27日
※製本

00187　週報　2429号～2531号　B-3-30
長島曙教会
B5
記録
※2010年1月3日～2011年12月25日
※製本

00188　週報　2532号～2636号　B-3-31
長島曙教会
B5
記録
※2012年1月1日～2013年12月29日
※製本

00189　週報　2637号～2739号　B-3-32
長島曙教会
B5
記録
※2014年1月1日～2015年12月27日
※製本

00190　週報　2740号～2844号　B-3-33
長島曙教会
B5
記録
※2016年1月1日～2017年12月31日
※製本

00191　週報　2845号～2992号　B-3-34
長島曙教会
B5
記録
※2016年1月1日～2017年12月31日
※製本

00192　MOL広報　第190号～第211号　B-4-1
日本ハンセン病者福音宣教協会広報編集部
B5
記録

※1988年3月20日～1989年12月20日
※ファイル

00193　MOL広報　第212号～第247号　B-4-2
日本ハンセン病者福音宣教協会 MOL広報編集部
B5
記録
※1990年1月20日～1992年12月20日
※ファイル

00194　MOL広報　第216号～第271号　B-4-3
日本ハンセン病者福音宣教協会 MOL広報編集部
B5
記録
※1990年5月20日～1994年12月20日
※ファイル

00195　MOL広報　第272号～第295号　B-4-4
日本ハンセン病者福音宣教協会 MOL広報編集部
B5
記録
※1995年1月20日～1996年12月20日
※ファイル

00196　MOL広報　第296号～最終号　B-4-5
日本ハンセン病者福音宣教協会 MOL広報編集部
B5
記録
※1997年1月20日～1995年5月20日
※ファイル

00197　白道　第1巻第1号～第72号　B-4-6
愛生真宗同朋会（藤井善）
B5
記録
※昭和29年2月20日～昭和38年12月10日
※製本

00198　白道　第73号～第131号　B-4-7
真宗同朋会
B5
記録
※昭和39年1月20日～昭和43年12月1日
※製本

00199　白道　第132号～第202号　B-4-8
真宗同朋会
B5
記録
※昭和44年1月1日～昭和49年12月1日
※製本

00200　白道　第203号～第273号　B-4-9
真宗同朋会
B5
記録
※昭和50年1月1日～昭和55年12月1日
※製本

00201　白道　第310号～第369号　B-4-10
真宗同朋会
B5
記録
※昭和59年1月1日～昭和63年12月1日
※製本

00202　白道　残部　1号～38号　B-4-11
真宗同朋会
B5
記録
※ファイル

00203　白道　残部　274号～309号　B-4-12
真宗同朋会
B5
記録
※ファイル

00204　白道　残部　280号～304号　B-4-13
真宗同朋会
B5
記録
※ファイル

00205　真宗同朋会会報　第1号～156号　B-4-14
真宗同朋会
B5
記録
※1989年1月1日～平成13年12月1日
※製本

00206　白道　残部　296号～343号　B-4-15
真宗同朋会
B5
記録
※2022年10月14日福祉課より搬入

00207　長島の気象　B-4-20
岡山県邑久郡裳掛村　長島気象観測所
昭和13年～22年　B5　10頁
記録
2冊
※20220201　移動

00208　長島の雨　B-4-20
　岡山県邑久郡裳掛村　長島気象観測所
　昭和13～22年　B5　20頁
　記録
　2冊

00209　長島の暴風雨　B-4-20
　岡山県邑久郡裳掛村　長島気象観測所
　昭和13年～昭和22年　B5　9頁
　記録
　※

00210　岡山の気象　B-4-20
　関西気象協会岡山出張所岡山地方気象台　編
　昭和37年1月　B5　16頁
　記録
　※

00211　長島の海陸風　（長島の風第二報）　B-4-20
　岡山県邑久郡裳掛村　長島愛生園気象観測所
　昭和26年　B4　9頁
　記録
　※20220201　移動

00212　昭和26年　1951　長島気象年報　B-4-21
　岡山県邑久郡裳掛村　長島愛生園気象観測所
　昭和26年　B5　81頁
　記録
　※

00213　昭和27年　1952　長島気象年報　B-4-21
　岡山県邑久郡裳掛村　長島愛生園気象観測所
　昭和27年　B5　75頁
　記録
　※

00214　昭和28年　1953　長島気象年報　B-4-21
　岡山県邑久郡裳掛村　長島愛生園気象観測所
　昭和28年　B5　57頁
　記録
　※

00215　昭和30年　1955　長島気象年報　B-4-22
　岡山県邑久郡裳掛村　長島愛生園気象観測所
　昭和30年　B5　70頁
　記録
　※

00216　昭和31年　1956　長島気象年報　B-4-22
　長島愛生園気象観測所
　昭和31年　B5　71頁
　記録
　※

00217　昭和32年　1957　長島気象年報　B-4-22
　長島愛生園気象観測所
　昭和32年　B5　70頁
　記録
　※

00218　昭和33年　1958　長島気象年報　B-4-23
　長島愛生園気象観測所
　昭和33年　B5　70頁
　記録
　※

00219　昭和34年　1959　長島気象年報　B-4-23
　長島愛生園気象観測所
　昭和34年　B5　70頁
　記録
　※

00220　昭和35年　1960　長島気象年報　B-4-23
　長島愛生園気象観測所
　昭和35年　B5　71頁
　記録
　※

00221　昭和36年　1961　長島気象年報　B-4-24
　長島愛生園気象観測所
　昭和36年　B5　73頁
　記録
　※

00222　昭和37年　1962　長島気象年報　B-4-24
　長島愛生園気象観測所
　昭和37年　B5　65頁
　記録
　※

00223　昭和38年　1963　長島気象年報　B-4-24
　長島愛生園気象観測所
　昭和38年　B5　66頁
　記録
　※

00224　昭和39年　1964　長島気象年報　B-4-25
　長島愛生園気象観測所
　昭和39年　B5　71頁
　記録
　※

00225　昭和40年　1965　長島気象年報　B-4-25
　長島愛生園気象観測所
　昭和40年　B5　72頁
　記録
　※

00226　昭和41年　1966　長島気象年報　B-4-25
　長島愛生園気象観測所
　昭和41年　B5　72頁
　記録
　※

00227　昭和42年　1967　長島気象年報　B-4-26
　長島愛生園気象観測所
　昭和42年　B5　72頁
　記録
　※

00228　昭和43年　1968　長島気象年報　B-4-26
　長島愛生園気象観測所
　昭和43年　B5　72頁
　記録
　※

00229　昭和44年　1969　長島気象年報　B-4-26
　長島愛生園気象観測所
　昭和44年　B5　72頁
　記録
　※

00230　長島気象十五年報　長島愛生園気象観測所報告書　昭和13年～昭和27年　B-4-27
　長島愛生園気象観測所
　国立療養所　長島愛生園（井上謙）
　昭和30年5月10日　B5　275頁
　記録
　※本　2冊

00231　長島気象二十年報　長島愛生園気象観測所報告書　1938～1957（昭和13年～32年）　B-4-28
　長島愛生園気象観測所
　国立療養所　長島愛生園（高島重孝）
　昭和34年6月10日　B5　164頁
　記録
　※本　3冊

00232　青い鳥楽団が公演後行ったアンケート（昭和47年大阪）　B-5-1
　※ファイル

00233　青い鳥楽団が公演後行ったアンケート（昭和47年大阪）　B-5-2
　※ファイル

00234　青い鳥楽団演奏と講演　B-5-3
　フレンズ国際労働キャンプ関西委員会
　1968年6月24日　B5　17頁
　プログラム
　※

00235　盲目の楽団「青い鳥」と講演《山田無文老師》を聞く夕　B-5-3
　念ずれば花ひらく会
　昭和47年5月29日　B5　38頁
　プログラム
　2冊

00236　講演と音楽の夕べ　黒田了一（大阪府知事）青い鳥楽団演奏　B-5-3
　昭和50年5月2日　B5　4頁
　プログラム
　※

00237　らいを正しく理解する　愛と希望の音楽会　岡山県長島愛生園　青い鳥　B-5-3
　念ずれば花ひらく会
　昭和50年10月27日　A5　4頁
　プログラム
　※

00238　ジョイント・コンサート明日に生きる希望演奏会　ロス・エルマーノス・青い鳥楽団・アンサンブル・アミー　B-5-3
　名古屋ライトハウス
　昭和49年6月16日　A4　13頁
　プログラム
　2冊

00239　島の組曲　第2集　B-5-3
　千家加寿　作詞　田尻彰男　作曲
　田尻彰男
　昭和48年2月1日　A4　28頁
　楽譜
　※

00240　全盲連ニュース（盲人連合協議会機関誌）昭31年～47年　B-5-4
　※ファイル

00241　点字愛生　25号～35号*　B-5-5
　編集　点字愛生編集部
　長島盲人会
　A5
　※昭和37年6月～昭和39年12月
　※製本　◎

00242　点字愛生　36号～48号*　B-5-6
　編集　点字愛生編集部
　長島盲人会
　A5
　※昭和42年12月～昭和40年3月
　※製本　◎
　※20220201　移動

00243　**点字愛生　49号〜 60号**＊　B-5-7
　編集　点字愛生編集部
　長島盲人会
　A5
　※昭和43年〜昭和45年12月
　※製本　◎
　※20220201　　移動

00244　**点字愛生　61号〜 72号**＊　B-5-8
　編集　点字愛生編集部
　長島盲人会
　A5
　※昭和46年3月〜昭和48年12月
　※製本　◎
　※20220201　　移動

00245　**点字愛生　73号〜 87号**＊　B-5-9
　編集　点字愛生編集部
　長島盲人会
　A5
　※昭和49年3月〜昭和53年10月1日
　※製本　◎
　※20220201　　移動

00246　**点字愛生　88号〜 99号**＊　B-5-10
　編集　点字愛生編集部
　長島盲人会
　A5
　※昭和54年2月1日〜昭和57年10月1日
　※製本　◎
　※20220201　　移動

00247　**点字愛生　101号〜 115号**＊　B-5-11
　長島愛生園盲人会
　A5
　※昭和58年6月1日〜昭和62年2月1日
　※製本　◎

00248　**点字愛生　115号〜 126号**＊　B-5-12
　長島愛生園盲人会
　A5
　※昭和62年2月1日〜平成3年10月1日
　※製本　◎

00249　**点字愛生　127号〜 138号**＊　B-5-13
　A5
　※平成4年2月1日〜平成7年10月1日
　※製本　◎

00250　**点字愛生　139号〜 150号**＊　B-5-14
　長島愛生園盲人会
　A5
　※平成8年2月1日〜平成11年10月1日

　※製本　◎

00251　**点字愛生　創刊号復刻版**＊　B-5-15
　編集人　長島愛生園盲人会点字愛生編集部
　長島愛生園盲人会
　平成13年9月1日　A5　76頁
　※ファイル　◎

00252　**点字愛生　創刊号復刻版／151号　〜 163号**＊
　B-5-16
　長島愛生園盲人会
　A5
　※平成13年9月1日〜平成16年2月1日
　※製本　◎

00253　**点字愛生　第2号復刻版／164号　〜 174号**＊
　B-5-17
　長島愛生園盲人会
　A5
　※平成16年6月1日〜平成19年10月1日
　※製本　◎

00254　**点字愛生　175号〜 195号**＊　B-5-18
　長島愛生園盲人会
　A5
　※平成20年2月1日〜平成24年10月1日
　※製本　◎

00255　**点字愛生（墨字版）　11号**　B-6-1-1
　編集　長島盲人会点字愛生編集部
　長島愛生園慰安会（高島重孝）
　昭和33年12月20日　B5　21頁
　機関誌
　※ Box
　※20220201　　移動

00256　**点字愛生（墨字版）　12号**　B-6-1-2
　編集　長島盲人会点字愛生編集部
　長島愛生園慰安会（高島重孝）
　昭和34年3月10日　B5　22頁
　機関誌
　※ Box
　※20220201　　移動

00257　**点字愛生（墨字版）　25号**　B-6-1-3
　編集　点字愛生編集部
　長島盲人会
　昭和37年6月　B5　15頁
　機関誌
　※ Box
　※20220201　　移動

00258　**点字愛生（墨字版）　26号**　B-6-1-4
編集　点字愛生編集部
長島盲人会
昭和37年9月　B5　42頁
機関誌
※創立十周年記念特集号
※Box
※20220201　移動

00259　**点字愛生（墨字版）　27号**　B-6-1-5
編集　点字愛生編集部
長島盲人会
昭和37年12月　B5　23頁
機関誌
※Box
※20220201　移動

00260　**点字愛生（墨字版）　28号**　B-6-1-6
編集　点字愛生編集部
長島盲人会
昭和38年3月　B5　17頁
機関誌
※Box
※20220201　移動

00261　**点字愛生（墨字版）　29号**　B-6-1-7
編集　点字愛生編集部
長島盲人会
昭和38年6月　B5　22頁
機関誌
※Box
※20220201　移動

00262　**点字愛生（墨字版）　30号**　B-6-1-8
編集　点字愛生編集部
長島盲人会
昭和38年9月　B5　33頁
機関誌
※Box
※20220201　移動

00263　**点字愛生（墨字版）　31号**　B-6-1-9
編集　点字愛生編集部
長島盲人会
昭和38年12月　B5　28頁
機関誌
※Box
※20220201　移動

00264　**点字愛生（墨字版）　32号**　B-6-1-10
編集　点字愛生編集部
長島盲人会
昭和39年3月　B5　31頁
機関誌
※Box
※20220201　移動

00265　**点字愛生（墨字版）　33号**　B-6-1-11
編集　点字愛生編集部
長島盲人会
昭和39年6月　B5　26頁
機関誌
※Box
※20220201　移動

00266　**点字愛生　34号**　B-6-1-12
長島盲人会点字愛生編集部
昭和39年8月　B5　42頁　20
機関誌
※光田健輔先生追悼号
※Box
※20220201　移動

00267　**点字愛生（墨字版）　35号**　B-6-1-13
編集　点字愛生編集部
長島盲人会
昭和39年12月　B5　37頁　20
機関誌
※Box
※20220201　移動

00268　**点字愛生（墨字版）　36号**　B-6-1-14
編集　点字愛生編集部
長島盲人会
昭和40年3月　B5　24頁　30
機関誌
※Box

00269　**点字愛生　第37号**　B-6-1-15
編集　点字愛生編集部
長島盲人会
昭和40年6月　B5　24頁　30
機関誌
※Box

00270　**点字愛生　第38号**　B-6-1-16
編集　点字愛生編集部
長島盲人会
昭和40年9月　B5　34頁　120円
機関誌
※Box

00271　**点字愛生　第39号**　B-6-1-17
編集　点字愛生編集部
長島盲人会
昭和40年12月　B5　24頁　30

機関誌
※Box

00272　点字愛生　第40号　B-6-1-18
　編集　点字愛生編集部
　長島盲人会
　昭和41年2月　B5　32頁　30
　機関誌
　※Box

00273　点字愛生　第41号　B-6-1-19
　編集　点字愛生編集部
　長島盲人会
　昭和41年3月　B5　26頁　30
　機関誌
　※Box

00274　点字愛生　第42号　B-6-1-20
　編集　点字愛生編集部
　長島盲人会
　昭和41年6月　B5　32頁　30
　機関誌
　※発刊10周年記念号
　※Box

00275　点字愛生　第43号　B-6-1-21
　編集　点字愛生編集部
　長島盲人会
　昭和41年9月　B5　32頁　30
　機関誌
　※Box

00276　点字愛生　第44号　B-6-1-22
　編集　点字愛生編集部
　長島盲人会
　昭和41年12月　B5　28頁　30
　機関誌
　※Box

00277　点字愛生　第45号　B-6-1-23
　編集　点字愛生編集部
　長島盲人会
　昭和42年3月　B5　32頁　20
　機関誌
　※Box

00278　点字愛生　第46号　B-6-1-24
　編集　点字愛生編集部
　長島盲人会
　昭和42年6月　B5　30頁　20
　機関誌
　※Box

00279　点字愛生　第47号　B-6-1-25
　編集　点字愛生編集部
　長島盲人会
　昭和42年9月　B5　32頁　20
　機関誌
　※Box

00280　点字愛生　第48号　B-6-1-26
　編集　点字愛生編集部
　長島盲人会
　昭和42年12月　B5　30頁　20
　機関誌
　※Box

00281　点字愛生　第49号　B-6-1-27
　編集　点字愛生編集部
　長島盲人会
　B5　32頁　20
　機関誌
　※Box

00282　点字愛生　第50号　B-6-1-28
　編集　点字愛生編集部
　長島盲人会
　昭和43年6月　B5　32頁　20
　機関誌
　※Box

00283　点字愛生　第51号　B-6-1-29
　編集　点字愛生編集部（深田冽）
　長島盲人会
　昭和43年9月　B5　32頁
　機関誌
　※Box

00284　点字愛生　第52号　B-6-1-30
　編集　点字愛生編集部（深田冽）
　長島盲人会
　昭和43年12月　B5　30頁　20
　機関誌
　※Box

00285　点字愛生　第53号　B-6-1-31
　編集　点字愛生編集部（深田冽）
　長島盲人会
　昭和44年3月　B5　30頁　20
　機関誌
　※Box

00286　点字愛生　第54号　B-6-1-32
　編集　点字愛生編集部（深田冽）
　長島盲人会
　昭和44年6月　B5　30頁　20

機関誌
※Box

00287　**点字愛生　第55号**　B-6-1-33
編集　点字愛生編集部（深田洌）
長島盲人会
昭和44年9月　B5　32頁　20
機関誌
※Box

00288　**点字愛生　第56号**　B-6-2-1
編集　点字愛生編集部（深田洌）
長島盲人会（免田正人）
昭和44年12月　B5　30頁　30
機関誌
※Box

00289　**点字愛生　第57号**　B-6-2-2
編集　点字愛生編集部（深田洌）
長島盲人会（免田正人）
昭和45年3月　B5　32頁　30
機関誌
※Box

00290　**点字愛生　第58号**　B-6-2-3
編集　点字愛生編集部（深田洌）
長島盲人会（免田正人）
昭和45年6月　B5　30頁　30
機関誌
※Box

00291　**点字愛生　第59号**　B-6-2-4
編集　点字愛生編集部特別委員会
長島盲人会（免田正人）
昭和45年9月　B5　50頁
機関誌
※Box

00292　**点字愛生　第60号**　B-6-2-5
編集　点字愛生編集部（深田洌）
長島盲人会（免田正人）
昭和45年12月　B5　34頁
機関誌
※Box

00293　**点字愛生　第61号**　B-6-2-6
編集　点字愛生編集部（深田洌）
長島盲人会（谷本金治）
昭和46年3月　B5　32頁
機関誌
※Box

00294　**点字愛生　第62号**　B-6-2-7
編集　点字愛生編集部（深田洌）
長島盲人会（谷本金治）
昭和46年7月　B5　30頁　30
機関誌
※Box

00295　**点字愛生　第63号**　B-6-2-8
編集　点字愛生編集部（深田洌）
長島盲人会（谷本金治）
昭和46年10月　B5　36頁　30
機関誌
※Box

00296　**点字愛生　第64号**　B-6-2-9
編集　点字愛生編集部（深田洌）
長島盲人会（谷本金治）
昭和46年12月　B5　34頁　30
機関誌
※Box

00297　**点字愛生　墨字版65号**　B-6-2-10
編集　点字愛生編集部（深田洌）
長島盲人会（田端明）
昭和47年3月　B5　25頁
機関誌
※Box

00298　**点字愛生　墨字版66号**　B-6-2-11
編集　点字愛生編集部（深田洌）
長島盲人会（田端明）
昭和47年6月　B5　40頁
機関誌
※発刊20周年記念号
※Box

00299　**点字愛生　墨字版67号**　B-6-2-12
編集　点字愛生編集部（深田洌）
長島盲人会（田端明）
昭和47年10月　B5　36頁
機関誌
※Box

00300　**点字愛生　墨字版68号**　B-6-2-13
編集　点字愛生編集部（深田洌）
長島盲人会（田端明）
昭和47年12月1日　B5　38頁　50
機関誌
※Box

00301　**点字愛生　墨字版69号**　B-6-2-14
編集　点字愛生編集部（深田洌）
長島盲人会（田端明）

昭和48年3月　B5　32頁
機関誌
※Box

00302　**点字愛生　墨字版70号**　B-6-2-15
　編集　点字愛生編集部（深田洌）
　長島盲人会（田端明）
　昭和48年6月　A5　28頁　50
　機関誌
　※Box

00303　**点字愛生　墨字版71号**　B-6-2-16
　編集　点字愛生編集部
　長島盲人会（田端明）
　昭和48年9月　A5　28頁　50
　機関誌
　※Box

00304　**点字愛生　墨字版72号**　B-6-2-17
　編集　点字愛生編集部
　長島盲人会（田端明）
　昭和48年12月　A5　29頁
　機関誌
　※Box

00305　**点字愛生　墨字版73号**　B-6-2-18
　編集　点字愛生編集部（富池茂人）
　長島盲人会（田端明）
　昭和49年3月　A5　29頁
　機関誌
　※Box

00306　**点字愛生　墨字版74号**　B-6-2-19
　編集　川西豊
　長島盲人会（金沢真吾）
　昭和49年7月　A5　24頁
　機関誌
　※Box

00307　**点字愛生　墨字版75号**　B-6-2-20
　編集　川西豊
　長島盲人会（金沢真吾）
　昭和49年9月　A5　28頁
　機関誌
　※Box

00308　**点字愛生　墨字版76号**　B-6-2-21
　編集　点字愛生編集部（小酒井時則）
　長島盲人会（金沢真吾）
　昭和50年2月　A5　26頁　100
　機関誌
　※Box

00309　**点字愛生　墨字版77号**　B-6-2-22
　編集　点字愛生編集部（小酒井時則）
　長島愛生園盲人会（金沢真吾）
　昭和50年6月1日　A5　18頁　100
　機関誌
　※Box

00310　**点字愛生　墨字版78号**　B-6-2-23
　編集　点字愛生編集部（小酒井時則）
　長島愛生園盲人会（金沢真吾）
　昭和50年9月1日　A5　18頁
　機関誌
　※Box

00311　**点字愛生　墨字版79号**　B-6-2-24
　編集　点字愛生編集部
　長島盲人会
　昭和51年2月1日　A5　22頁　100
　機関誌
　※Box

00312　**点字愛生　80号**　B-6-2-25
　編集　点字愛生編集部
　長島盲人会
　昭和51年6月　A5　18頁　120
　機関誌
　※Box　2冊

00313　**点字愛生　81号**　B-6-2-26
　編集　点字愛生編集部
　長島盲人会
　昭和51年10月　A5　22頁　120
　機関誌
　※Box

00314　**点字愛生　82号**　B-6-2-27
　編集　点字愛生編集部
　長島盲人会
　昭和52年2月1日　A5　24頁　120
　機関誌
　※Box

00315　**点字愛生　83号**　B-6-2-28
　編集　点字愛生編集部
　長島盲人会
　昭和52年6月1日　A5　25頁　100
　機関誌
　※Box

00316　**点字愛生　84号**　B-6-2-29
　編集　点字愛生編集部
　長島盲人会
　昭和52年10月1日　A5　20頁

機関誌
※Box

00317　**点字愛生　85号**　B-6-2-30
編集　点字愛生編集部
長島盲人会
昭和53年2月1日　A5　24頁　150
機関誌
※Box

00318　**点字愛生　86号**　B-6-2-31
編集　点字愛生編集部
長島盲人会
昭和53年6月1日　A5　22頁　150
機関誌
※Box

00319　**点字愛生　87号**　B-6-2-32
編集　点字愛生編集部
長島盲人会
昭和53年10月1日　A5　20頁　150
機関誌
※Box

00320　**点字愛生　88号**　B-6-2-33
編集　点字愛生編集部
長島盲人会
昭和54年2月1日　A5　20頁　150
機関誌
※Box

00321　**点字愛生　89号**　B-6-2-34
編集　点字愛生編集部
長島盲人会
昭和54年6月1日　A5　22頁
機関誌
※Box

00322　**点字愛生　90号**　B-6-2-35
編集　点字愛生編集部
長島盲人会
昭和54年9月1日　A5　22頁
機関誌
※Box

00323　**点字愛生　91号**　B-6-2-36
編集　点字愛生編集部
長島盲人会
昭和55年2月1日　A5　21頁
機関誌
※Box

00324　**点字愛生　92号**　B-6-2-37
編集　点字愛生編集部
長島盲人会
昭和55年6月1日　A5　22頁
機関誌
※Box

00325　**点字愛生　93号**　B-6-2-38
編集　点字愛生編集部
長島盲人会
昭和55年9月1日　A5　22頁
機関誌
※Box

00326　**点字愛生　94号**　B-6-2-39
編集　点字愛生編集部
長島盲人会
昭和56年2月1日　A5　22頁
機関誌
※Box

00327　**点字愛生　95号**　B-6-2-40
編集　点字愛生編集部
長島盲人会
昭和56年6月1日　A5　20頁
機関誌
※Box

00328　**点字愛生　96号**　B-6-2-41
編集　点字愛生編集部
長島盲人会
昭和56年10月1日　A5　22頁
機関誌
※Box

00329　**点字愛生　97号**　B-6-2-42
編集　点字愛生編集部
長島盲人会
昭和57年2月1日　A5　22頁
機関誌
※Box

00330　**点字愛生　98号**　B-6-2-43
編集　点字愛生編集部
長島盲人会
昭和57年6月1日　A5　22頁
機関誌
※Box

00331　**点字愛生　99号**　B-6-2-44
編集　点字愛生編集部
長島盲人会
昭和57年10月1日　A5　26頁

機関誌
※Box

00332　**点字愛生　墨字版第100号**　B-6-2-45
長島愛生園盲人会（峯崎忍）
昭和58年2月1日　A5　28頁
機関誌
※Box

00333　**点字愛生　墨字版101号**　B-6-3-1
長島愛生園盲人会（峯崎忍）
昭和58年6月1日　A5　22頁
機関誌
※Box

00334　**点字愛生　墨字版102号**　B-6-3-2
長島愛生園盲人会（峯崎忍）
昭和58年9月1日　A5　24頁
機関誌
※Box

00335　**点字愛生　103号**　B-6-3-3
長島愛生園盲人会（峯崎忍）
昭和59年2月1日　A5　24頁
機関誌
※Box

00336　**点字愛生　104号**　B-6-3-4
長島愛生園盲人会（村瀬弘）
昭和59年6月1日　A5　26頁
機関誌
※Box

00337　**点字愛生　105号**　B-6-3-5
長島愛生園盲人会
昭和59年10月1日　A5　22頁
機関誌
※Box

00338　**点字愛生　106号**　B-6-3-6
長島愛生園盲人会
昭和60年3月1日　A5　24頁
機関誌
※Box

00339　**点字愛生　107号**　B-6-3-7
長島愛生園盲人会
昭和60年7月1日　A5　24頁
機関誌
※Box

00340　**点字愛生　108号**　B-6-3-8
長島愛生園盲人会
昭和60年10月1日　A5　22頁
機関誌
※Box

00341　**点字愛生　109号**　B-6-3-9
長島愛生園盲人会
昭和61年2月1日　A5　22頁
機関誌
※Box

00342　**点字愛生　110号**　B-6-3-10
長島愛生園盲人会
昭和61年6月1日　A5　22頁
機関誌
※Box

00343　**点字愛生　111号**　B-6-3-11
長島愛生園盲人会
昭和61年10月1日　A5　22頁
機関誌
※Box

00344　**点字愛生　112号**　B-6-3-12
長島愛生園盲人会
昭和62年2月1日　A5　22頁
機関誌
※Box

00345　**点字愛生　113号**　B-6-3-13
長島愛生園盲人会
昭和62年6月1日　A5　22頁
機関誌
※Box

00346　**点字愛生　114号**　B-6-3-14
長島愛生園盲人会
昭和62年10月1日　A5　22頁
機関誌
※Box

00347　**点字愛生　115号**　B-6-3-15
長島愛生園盲人会
昭和63年2月1日　A5　20頁
機関誌
※Box

00348　**点字愛生　116号**　B-6-3-16
長島愛生園盲人会
昭和63年8月1日　A5　24頁
機関誌
※Box

00349　**点字愛生　117号**　B-6-3-17
長島愛生園盲人会

昭和63年11月1日　A5　22頁
機関誌
※Box

00350　**点字愛生　118号**　B-6-3-18
長島愛生園盲人会
平成元年2月1日　A5　22頁
機関誌
※Box

00351　**点字愛生　119号**　B-6-3-19
長島愛生園盲人会
平成元年6月1日　A5　20頁
機関誌
※Box

00352　**点字愛生　120号**　B-6-3-20
長島愛生園盲人会
平成元年10月1日　A5　20頁
機関誌
※Box

00353　**点字愛生　121号**　B-6-3-21
長島愛生園盲人会
平成2年2月1日　A5　20頁
機関誌
※Box

00354　**点字愛生　122号**　B-6-3-22
長島愛生園盲人会
平成2年6月1日　A5　22頁
機関誌
※Box　2冊

00355　**点字愛生　123号**　B-6-3-23
長島愛生園盲人会
平成2年10月1日　A5　24頁
機関誌
※Box

00356　**点字愛生　124号**　B-6-3-24
長島愛生園盲人会
平成3年2月1日　A5　22頁
機関誌
※Box　2冊

00357　**点字愛生　125号**　B-6-3-25
長島愛生園盲人会
平成3年6月1日　A5　20頁
機関誌
※Box

00358　**点字愛生　126号**　B-6-3-26
平成3年10月1日　A5　22頁
機関誌
※Box　2冊

00359　**点字愛生　127号**　B-6-3-27
平成4年2月1日　A5　18頁
機関誌
※Box

00360　**点字愛生　128号**　B-6-3-28
長島愛生園盲人会
平成4年6月1日　A5　24頁
機関誌
※Box　2冊

00361　**点字愛生　129号**　B-6-3-29
長島愛生園盲人会
平成4年10月1日　A5　28頁
機関誌
※Box

00362　**点字愛生　130号**　B-6-3-30
長島愛生園盲人会
平成5年2月1日　A5　20頁
機関誌
※Box

00363　**点字愛生　131号**　B-6-3-31
長島愛生園盲人会
平成5年6月1日　A5　22頁
機関誌
※Box

00364　**点字愛生　132号**　B-6-3-32
長島愛生園盲人会
平成5年10月1日　A5　24頁
機関誌
※Box

00365　**点字愛生　133号**　B-6-3-33
長島愛生園盲人会
平成6年2月1日　A5　22頁
機関誌
※Box　2冊

00366　**点字愛生　134号**　B-6-3-34
長島愛生園盲人会
平成6年6月1日　A5　20頁
機関誌
※Box

00367　**点字愛生　135号**　B-6-3-35
　　長島愛生園盲人会
　　平成6年10月1日　A5　20頁
　　機関誌
　　※Box

00368　**点字愛生　136号**　B-6-3-36
　　長島愛生園盲人会
　　平成7年2月1日　A5　22頁
　　機関誌
　　※Box　2冊

00369　**点字愛生　137号**　B-6-3-37
　　長島愛生園盲人会
　　平成7年6月1日　A5　24頁
　　機関誌
　　※Box　2冊

00370　**点字愛生　138号**　B-6-3-38
　　長島愛生園盲人会
　　平成7年10月1日　A5　18頁
　　機関誌
　　※Box

00371　**点字愛生　139号～150号**　B-6-3-39
　　長島愛生園盲人会
　　平成8年2月1日　A5　24頁
　　機関誌
　　※Box

00372　**点字愛生　140号**　B-6-3-40
　　長島愛生園盲人会
　　平成8年6月1日　A5　24頁
　　機関誌
　　※Box

00373　**点字愛生　141号**　B-6-3-41
　　長島愛生園盲人会
　　平成8年10月　A5　20頁
　　機関誌
　　※Box

00374　**点字愛生　142号**　B-6-3-42
　　長島愛生園盲人会
　　平成9年2月1日　A5　24頁
　　機関誌
　　※Box

00375　**点字愛生　143号**　B-6-3-43
　　長島愛生園盲人会
　　平成9年6月1日　A5　24頁
　　機関誌
　　※Box

00376　**点字愛生　144号**　B-6-3-44
　　長島愛生園盲人会
　　平成9年10月1日　A5　32頁
　　機関誌
　　※Box　2冊

00377　**点字愛生　145号**　B-6-3-45
　　長島愛生園盲人会
　　平成10年2月1日　A5　24頁
　　機関誌
　　※Box　4冊

00378　**点字愛生　146号**　B-6-3-46
　　長島愛生園盲人会
　　平成10年6月1日　A5　24頁
　　機関誌
　　※Box　2冊

00379　**点字愛生　147号**　B-6-3-47
　　長島愛生園盲人会
　　平成10年10月1日　A5　26頁
　　機関誌
　　※Box　3冊

00380　**点字愛生　148号**　B-6-3-48
　　長島愛生園盲人会
　　平成11年2月1日　A5　28頁
　　機関誌
　　※Box　3冊

00381　**点字愛生　149号**　B-6-3-49
　　長島愛生園盲人会
　　平成11年6月1日　A5　24頁
　　機関誌
　　※Box　2冊

00382　**点字愛生　150号**　B-6-4-1
　　長島愛生園盲人会
　　平成11年10月1日　A5　30頁
　　機関誌
　　※Box　3冊

00383　**点字愛生　151号**　B-6-4-2
　　長島愛生園盲人会
　　平成12年2月1日　A5　26頁
　　機関誌
　　※Box　2冊

00384　**点字愛生　152号**　B-6-4-3
　　長島愛生園盲人会
　　平成12年6月1日　A5　28頁
　　機関誌
　　※Box　4冊

00385　**点字愛生　153号**　B-6-4-4
　　長島愛生園盲人会
　　平成12年10月1日　A5　28頁
　　機関誌
　　※Box　2冊

00386　**点字愛生　154号**　B-6-4-5
　　長島愛生園盲人会
　　平成13年2月1日　A5　26頁
　　機関誌
　　※Box　2冊

00387　**点字愛生　155号**　B-6-4-6
　　長島愛生園盲人会
　　平成13年6月1日　A5　26頁
　　機関誌
　　※Box

00388　**点字愛生　156号**　B-6-4-7
　　長島愛生園盲人会
　　平成13年10月1日　A5　28頁
　　機関誌
　　※Box　2冊

00389　**点字愛生　157号**　B-6-4-8
　　長島愛生園盲人会
　　平成14年2月1日　A5　30頁
　　機関誌
　　※Box

00390　**点字愛生　158号**　B-6-4-9
　　長島愛生園盲人会
　　平成14年6月1日　A5　30頁
　　機関誌
　　※Box　2冊

00391　**点字愛生　159号**　B-6-4-10
　　長島愛生園盲人会
　　平成14年10月1日　A5　55頁
　　機関誌
　　※創立50周年記念号
　　※Box　2冊

00392　**点字愛生　160号**　B-6-4-11
　　長島愛生園盲人会
　　平成15年2月1日　A5　26頁
　　機関誌
　　※Box　3冊

00393　**点字愛生　161号**　B-6-4-12
　　長島愛生園盲人会
　　平成15年6月1日　A5　30頁
　　機関誌

　　※Box　3冊

00394　**点字愛生　162号**　B-6-4-13
　　長島愛生園盲人会
　　平成15年10月1日　A5　30頁
　　機関誌
　　※Box

00395　**点字愛生　163号**　B-6-4-14
　　長島愛生園盲人会
　　平成16年2月1日　A5　28頁
　　機関誌
　　※Box

00396　**点字愛生　164号**　B-6-4-15
　　長島愛生園盲人会
　　平成16年6月1日　A5　28頁
　　機関誌
　　※Box　2冊

00397　**点字愛生　165号**　B-6-4-16
　　長島愛生園盲人会
　　平成16年10月1日　A5　28頁
　　機関誌
　　※Box　2冊

00398　**点字愛生　166号**　B-6-4-17
　　長島愛生園盲人会
　　平成17年2月1日　A5　28頁
　　機関誌
　　※Box

00399　**点字愛生　167号**　B-6-4-18
　　長島愛生園盲人会
　　平成17年6月1日　A5　28頁
　　機関誌
　　※Box

00400　**点字愛生　168号**　B-6-4-19
　　長島愛生園盲人会
　　平成17年10月1日　A5　30頁
　　機関誌
　　※Box

00401　**点字愛生　169号**　B-6-4-20
　　長島愛生園盲人会
　　平成18年2月1日　A5　32頁
　　機関誌
　　※Box

00402　**点字愛生　170号**　B-6-4-21
　　長島愛生園盲人会
　　平成18年6月1日　A5　30頁

機関誌
※Box

00403 **点字愛生 171号** B-6-4-22
長島愛生園盲人会
平成18年10月1日　A5　37頁
機関誌
※Box

00404 **点字愛生 172号** B-6-4-23
長島愛生園盲人会
平成19年2月1日　A5　28頁
機関誌
※Box

00405 **点字愛生 173号** B-6-4-24
長島愛生園盲人会
平成19年6月1日　A5　30頁
機関誌
※Box

00406 **点字愛生 174号** B-6-4-25
長島愛生園盲人会
平成19年10月1日　A5　54頁
機関誌
※Box

00407 **点字愛生 第2号 復刻版** B-6-4-26
長島愛生園盲人会
平成19年10月1日　A5　22頁
機関誌
※Box

00408 **点字愛生 175号** B-6-4-27
長島愛生園盲人会
平成20年2月1日　A5　32頁
機関誌
※Box

00409 **点字愛生 176号** B-6-4-28
長島愛生園盲人会
平成20年6月1日　A5　30頁
機関誌
※Box

00410 **点字愛生 177号** B-6-4-29
長島愛生園盲人会
平成20年10月1日　A5　26頁
機関誌
※Box

00411 **点字愛生 178号** B-6-4-30
長島愛生園盲人会
平成21年2月1日　A5　30頁
機関誌
※Box

00412 **点字愛生 179号** B-6-4-31
長島愛生園盲人会
平成21年6月1日　A5　34頁
機関誌
※Box

00413 **点字愛生 180号** B-6-4-32
長島愛生園盲人会
平成21年10月1日　A5　30頁
機関誌
※Box

00414 **点字愛生 181号** B-6-4-33
長島愛生園盲人会
平成22年2月1日　A5　32頁
機関誌
※Box

00415 **点字愛生 182号** B-6-4-34
長島愛生園盲人会
平成22年6月1日　A5　32頁
機関誌
※Box

00416 **点字愛生 183号** B-6-4-35
長島愛生園盲人会
平成22年10月1日　A5　32頁
機関誌
※Box

00417 **点字愛生 184号** B-6-4-36
長島愛生園盲人会
平成23年2月1日　A5　28頁
機関誌
※Box

00418 **点字愛生 185号** B-6-4-37
長島愛生園盲人会
平成23年6月1日　A5　30頁
機関誌
※Box

00419 **点字愛生 186号** B-6-4-38
長島愛生園盲人会
平成23年10月1日　A5　30頁
機関誌
※Box

00420　**点字愛生　187号**　B-6-4-39
　　長島愛生園盲人会
　　平成24年2月1日　A5　38頁
　　機関誌
　　※Box

00421　**点字愛生　188号**　B-6-4-40
　　長島愛生園盲人会
　　平成24年6月1日　A5　36頁
　　機関誌
　　※Box

00422　**点字愛生　189号**　B-6-4-41
　　長島愛生園盲人会
　　平成24年10月1日　A5　36頁
　　機関誌
　　※Box

00423　**愛生年報　昭和六年〜昭和九年***　C-1-1
　　長島愛生園
　　A5
　　記録
　　※全部揃った基本になるもの
　　※製本　◎
　　※20220201　移動

00424　**愛生年報　昭和十年〜昭和十四年***　C-1-2
　　長島愛生園
　　A5
　　記録
　　※全部揃った基本になるもの
　　※製本　◎
　　※20220201　移動

00425　**愛生年報　昭和十五年〜昭和十九年***　C-1-3
　　長島愛生園
　　A5
　　記録
　　※全部揃った基本になるもの
　　※製本　◎
　　※20220201　移動

00426　**愛生年報　昭和二十年〜昭和二十四年***
　　C-1-4
　　長島愛生園
　　A5
　　記録
　　※全部揃った基本になるもの
　　※製本　◎
　　※20220201　移動

00427　**愛生年報　昭和二十五年〜昭和二十七年***　C-1-5
　　長島愛生園
　　A5
　　記録
　　※全部揃った基本になるもの
　　※製本　◎
　　※20220201　移動

00428　**愛生年報　昭和二十八年〜昭和二十九年***　C-1-6
　　長島愛生園
　　A5
　　記録
　　※全部揃った基本になるもの
　　※製本　◎
　　※20220201　移動

00429　**愛生年報　昭和二十九年〜昭和三十一年***　C-1-7
　　長島愛生園
　　A5
　　記録
　　※全部揃った基本になるもの
　　※製本　◎
　　※20220201　移動

00430　**愛生年報　昭和三十二年〜昭和三十三年***　C-1-8
　　長島愛生園
　　A5
　　記録
　　※全部揃った基本になるもの
　　※製本　◎
　　※20220201　移動

00431　**愛生年報　昭和六年〜昭和九年**　C-1-9
　　長島愛生園
　　A5
　　記録
　　※製本

00432　**愛生年報　昭和十年〜十五年**　C-1-10
　　長島愛生園
　　A5
　　記録
　　※製本

00433　**愛生年報　昭和六年**　C-1-11
　　長島愛生園
　　A5
　　記録
　　※①

00434　**愛生年報　昭和七年**　C-1-11
　長島愛生園
　A5
　記録
　※②

00435　**愛生年報　昭和九年**　C-1-11
　長島愛生園
　A5
　記録
　※③

00436　**愛生年報　昭和十年**　C-1-11
　長島愛生園
　A5
　記録
　※④

00437　**愛生年報　昭和十一年**　C-1-11
　長島愛生園
　A5
　記録
　※⑤

00438　**愛生年報　昭和十四年**　C-1-11
　長島愛生園
　A5
　記録
　※⑥

00439　**愛生年報　昭和十六年**　C-1-11
　長島愛生園
　A5
　記録
　※⑦

00440　**愛生年報　昭和三十年**　C-1-12
　長島愛生園
　A5
　記録
　※①

00441　**愛生年報　昭和三十一年**　C-1-12
　長島愛生園
　A5
　記録
　※②

00442　**愛生年報　昭和三十二年**　C-1-12
　長島愛生園
　A5
　記録
　※③

00443　**愛生年報　昭和三十三年**　C-1-12
　長島愛生園
　A5
　記録
　※④

00444　**昭和23年度年報**　C-1-13
　国立療養所　長島愛生園
　B5　27頁
　記録

00445　**昭和24年度年報**　C-1-13
　国立療養所長島愛生園
　B5　19頁
　記録

00446　**昭和25年度年報**　C-1-13
　長島愛生園
　B5　20頁
　記録

00447　**昭和26年度年報**　C-1-13
　長島愛生園
　B5　20頁
　記録
　2冊

00448　**昭和27年度年報**　C-1-13
　長島愛生園
　B5　20頁
　記録

00449　**昭和28年度年報**　C-1-14
　長島愛生園
　B5　18頁
　記録
　2冊

00450　**昭和29年度年報**　C-1-14
　編集人　村田弘
　園長　光田健輔
　昭和30年8月1日　B5　18頁
　記録
　2冊

00451　**昭和30年度年報**　C-1-14
　編集人　井上謙
　園長　光田健輔
　昭和31年8月1日　B5　20頁
　記録

00452　**昭和31年度年報**　C-1-14
　編集人　井上謙

36

園長　光田健輔
昭和32年8月1日　B5　18頁
記録

00453　**昭和33年度年報**　C-1-14
編集人　高舘義雄
園長　高島重孝
昭和34年9月1日　B5　19頁
記録
4冊

00454　**年誌資料**　C-1-15
B5
記録
※製本

00455　**年誌資料**　C-1-16
B5
記録
※製本

00456　**癩型の分類に就て**　C-2-1
光田健輔
レプラ第15巻第2号別冊
昭和19年3月　B5　120〜141頁
講演
※第18回癩学会特別講演

00457　**THE KITASATO ARCHIVES OF EXPERIMENTAL MEDICINE Vol.57 No.1**
C-2-2
Isao Yoshioka M.D.
THE KITASATO INSTITUTE
April,1984　B5　73頁
研究
※〔英文〕

00458　**THE KITASATO ARCHIVES OF EXPERIMENTAL MEDICINE Vol.61 No.4**
C-2-2
Kimifusa Mizunoe M.D.
THE KITASATO INSTITUTE
December,1988　B5　95頁
研究
※〔英文〕

00459　**THE KITASATO ARCHIVES OF EXPERIMENTAL MEDICINE Vol.57 No.2**
C-2-3
Kimifusa Mizunoe M.D.
THE KITASATO INSTITUTE
June,1984　B5　204頁
研究

※〔英文〕

00460　**SOME OBSERVATIONS CONCERNING THE PATHOLOGY OF LEPROSY**　C-2-3
Tomosaburo OGATA
LA LEPRO Vol.26-28　7-18
1960　B5　18頁
研究
※〔英文〕

00461　**癩形成外科研究会会報　第1号**　C-2-4
癩形成外科研究会
国立療養所多磨全生園
1958年8月1日　A5　16頁
研究

00462　**らい形成外科　第4・5合併号**　C-2-4
らい形成外科研究会編集部
国立療養所多磨全生園
1959年8月1日　B5　40頁
研究

00463　**らい形成外科　第36号**　C-2-4
らい形成外科研究会
国立療養所多磨全生園
1970年5月　B5　16頁
研究
※故立川昇先生追悼号

00464　**らい形成外科　第37号**　C-2-4
らい形成外科研究会
国立療養所多磨全生園
1970年9月　B5　8頁
研究

00465　**らい形成外科　第38号**　C-2-4
らい形成外科研究会
国立療養所多磨全生園
1970年10月　B5　6頁
研究

00466　**国立多摩研究所年報　第21号**　C-2-5
国立多摩研究所
国立多摩研究所
昭和51年11月10日　A5　84頁
記録

00467　**レプラ第36巻　昭和42年　総目次**　C-2-6
B5　5頁
記録

00468　レプラ第37巻　昭和43年　総目次　C-2-6
　B5　5頁
　記録

00469　レプラ第38巻　昭和44年　総目次　C-2-6
　B5　5頁
　記録

00470　第44回日本癩学会総会（第18回日本医学会総会第35分科会）プログラム　C-2-8
　会長　矢島良一（国立療養所多磨全生園園長）
　昭和46年4月3日・4日　B5　35頁
　講演

00471　第45回日本癩学会総会演説抄録　C-2-8
　会長　国立療養所松丘保養園長　武田正之
　1972年4月25日・26日　B5　36頁
　講演

00472　基本的な造鼻術について　C-2-9
　成田稔
　昭和35年12月1日　B5　111〜120頁
　研究
　※『外科治療』第3巻第6号

00473　癩とケロイド　特に痛覚麻痺とケロイド発生との相関に関する若干の考察　C-2-9
　中木原重憲
　B5　231〜237頁
　研究
　※『形成美容外科』第2巻第3号

00474　形成外科領域における Dimethylpolysiloxan の応用にあたって注意すべき基礎事項　C-2-9
　成田稔
　B5　299〜307頁
　研究
　※『形成美容外科』第1巻第4号

00475　造鼻術における胸壁斜走管状皮弁の顎下部中継について　C-2-9
　成田稔・平賀久治
　B5　171〜174頁
　研究
　※『形成美容外科』第3巻第2号

00476　ある種の生体的注入材料による事故の1症例　C-2-9
　成田稔・泉利明
　1964　B5　279〜282頁
　研究
　※『The Japanese Journal of Plastic & Reconstrucyive Surgery,Vol.7, No.4

00477　前額有茎皮弁移植法による全造鼻術について　C-2-9
　成田稔
　克誠堂出版
　B5　187〜194頁
　研究
　※『形成美容外科』第1巻第3号別刷り

00478　らい形成外科　第24号　C-2-10
　高島重孝／橋爪長三／成田稔
　1966年4月　B5　19頁
　研究
　※『らい形成外科研究会会報』
　※ファイル

00479　初発で入園し8ヶ月で退園に至ったらい患者の看護　C-2-11
　清水泰史
　医学書院
　1989年6月20日　B5　66〜78頁
　研究
　※『ナースステーション』第19巻第2号
　※ファイル

00480　財団法人長島愛生園慰安会年報　C-2-12
　国立療養所長島愛生園
　昭和28年度　B5　8頁
　記録

00481　財団法人長島愛生園慰安会年報　C-2-12
　財団法人長島愛生園慰安会
　昭和30年度　B5　8頁
　記録

00482　慰安会年報　C-2-12
　財団法人長島愛生園慰安会
　昭和32年度　B5　8頁
　記録

00483　愛生保育所年報　C-2-12
　長島愛生園
　昭和28年度　B5　14頁
　記録

00484　愛生保育所年報　C-2-12
　長島愛生園
　昭和29年度　B5　14頁
　記録
　※全ページコピー

00485　財団法人長涛会年報　C-2-12
　1954　B5　14頁
　記録

00486 **財団法人長涛会年報** C-2-12
財団法人長涛会
昭和29年度　B5　17頁
記録

00487 **社会福祉法人楓蔭会年報** C-2-12
社会福祉法人楓蔭会
昭和28年度　B5　23頁
記録

00488 **社会福祉法人楓蔭会年報** C-2-12
社会福祉法人楓蔭会
昭和29年度　B5　21頁
記録

00489 **第48回日本らい学会総会** C-2-13
会長　長島愛生園長　高島重孝
昭和50年5月15・16日　B5　42頁
記録

00490 **第50回日本らい学会総会** C-2-13
会長　東北新生園長　横田篤三
昭和52年5月18・19日　B5　39+15頁
記録

00491 **昭和三十八年度国立療養所年報** C-2-14
厚生省医務局国立療養所課
B5　41頁
記録
※ファイル　6冊

00492 **元ハンセン病患者の鼓膜、耳管咽頭口所見**
C-2-15
大島昭夫，中井榮一，西崎和則，結縁晃治
A4　571〜577頁
研究
※ファイル

00493 **長島紀要　Vol.1　No.1*** C-2-26
長島愛生園
1954　B5　48頁　150
研究
※○

00494 **長島紀要　Vol.2　No.1*** C-2-26
昭和30年10月31日　B5　70頁　150
研究
※○

00495 **長島紀要　No.3　（通巻第3号）*** C-2-26
長島愛生園
昭和30年10月31日　B5　74頁　150
研究
※○

00496 **長島紀要　No.4　（通巻第4号）*** C-2-26
長島愛生園
昭和32年10月31日　B5　74頁　150
研究
※○

00497 **長島紀要　No.5　（通巻第5号）*** C-2-27
長島愛生園
昭和33年6月30日　B5　48頁　150
研究
※○

00498 **長島紀要　No.6　（通巻第6号）*** C-2-27
長島愛生園
昭和33年11月30日　B5　66頁　150
研究
※○

00499 **長島紀要　No.7　（通巻第7号）*** C-2-27
長島愛生園
昭和34年3月30日　B5　68頁　150
研究
※○

00500 **長島紀要　No.8　（通巻第8号）*** C-2-27
長島愛生園
昭和34年11月30日　B5　85頁　200
研究
※○

00501 **長島紀要　No.9　（通巻第9号）*** C-2-28
長島愛生園
昭和36年3月31日　B5　76頁
研究
※○

00502 **長島紀要　No.10　（通巻第10号）*** C-2-28
長島愛生園
昭和37年3月30日　B5　95頁
研究
※○

00503 **長島紀要　No.11　（通巻第11号）*** C-2-28
長島愛生園
昭和38年3月31日　B5　74頁
研究
※○

00504　**長島紀要　No.12　（通巻第12号）*** 　C-2-29
　　長島愛生園
　　昭和39年4月1日　B5　86頁
　　研究
　　※○

00505　**長島紀要　No.13　（通巻第13号）*** 　C-2-29
　　長島愛生園
　　昭和40年3月31日　B5　82頁
　　研究
　　※○

00506　**長島紀要　No.14　（通巻第14号）*** 　C-2-29
　　長島愛生園
　　昭和41年3月31日　B5　51頁
　　研究
　　※○

00507　**長島紀要　No.15　（通巻第15号）*** 　C-2-29
　　長島愛生園
　　昭和42年3月31日　B5　51頁
　　研究
　　※○

00508　**長島紀要　残部　No.1 〜No.9**　C-2-30
　　長島愛生園
　　B5
　　研究
　　※Box

00509　**長島紀要　残部　No.10 〜No.15**　C-2-31
　　長島愛生園
　　B5
　　研究
　　※Box

00510　**レプラ　第1巻・第3号**　C-3-1
　　大阪皮膚病研究所
　　昭和5年10月　B5　88頁
　　研究

00511　**レプラ　第1巻・第4号**　C-3-1
　　大阪皮膚病研究所
　　昭和5年12月　B5　80頁
　　研究

00512　**レプラ　第3巻・第2号**　C-3-1
　　大阪皮膚病研究所
　　昭和7年6月　B5　53頁
　　研究

00513　**レプラ　第3巻・第3号**　C-3-1
　　大阪皮膚病研究所
　　昭和7年9月　B5　82頁
　　研究

00514　**レプラ　第3巻・第4号**　C-3-1
　　大阪皮膚病研究所
　　昭和7年12月　B5　90頁
　　研究

00515　**レプラ　第4巻**　C-3-1
　　大阪皮膚病研究所
　　昭和8年　B5　596+55頁
　　研究
　　※（製本されたもの）

00516　**レプラ　第5巻・第1号**　C-3-1
　　大阪皮膚病研究所
　　昭和9年3月　B5　185頁
　　研究

00517　**レプラ　第4巻・第3号**　C-3-2
　　大阪皮膚病研究所
　　昭和8年9月　B5　101頁
　　研究

00518　**レプラ　第5巻・第3号**　C-3-2
　　大阪皮膚病研究所
　　昭和9年9月　B5　176頁
　　研究

00519　**レプラ　第5巻・第2号**　C-3-2
　　大阪皮膚病研究所
　　昭和9年6月　B5　82頁
　　研究

00520　**レプラ　第5巻・第4号**　C-3-2
　　大阪皮膚病研究所
　　昭和9年12月　B5　145頁
　　研究

00521　**レプラ　第6巻・第1号**　C-3-2
　　大阪皮膚病研究所
　　B5　192頁
　　研究

00522　**レプラ　第6巻・第2号**　C-3-2
　　大阪皮膚病研究所
　　昭和10年3月　B5　81頁
　　研究

00523　**レプラ　第6巻・第3号**　C-3-2
　　大阪皮膚病研究所
　　昭和10年5月　B5　123頁
　　研究

00524　**レプラ**　第6巻・第4号　C-3-2
　大阪皮膚病研究所
　昭和10年7月　B5　114頁
　研究

00525　**レプラ**　第7巻・第1号　C-3-2
　大阪皮膚病研究所
　昭和11年1月　B5　253頁
　研究

00526　**レプラ**　第9巻　C-3-3
　日本癩学会
　昭和13年　B5　890+128頁
　研究
　※（製本されたもの）

00527　**レプラ**　第9巻　第1号　C-3-3
　日本癩学会
　昭和13年1月　B5　192頁
　研究
　※製本されている

00528　**レプラ**　第9巻・第3号　C-3-3
　日本癩学会
　昭和13年5月　B5　78頁
　研究
　※製本されている

00529　**レプラ**　第9巻・第4号　C-3-3
　日本癩学会
　昭和13年7月　B5　92頁
　研究
　※製本されている

00530　**レプラ**　第10巻・第1号　C-3-4
　日本癩学会
　昭和14年1月　B5　167頁
　研究

00531　**レプラ**　第10巻・第2号　C-3-4
　日本癩学会
　昭和14年3月　B5　84頁
　研究

00532　**レプラ**　第10巻・第3号　C-3-4
　日本癩学会
　昭和14年5月　B5　80頁
　研究

00533　**レプラ**　第11巻・第1号　C-3-4
　日本癩学会
　昭和15年1月　B5　203頁
　研究

00534　**レプラ**　第11巻・第2号　C-3-4
　日本癩学会
　昭和15年3月　B5　69頁
　研究

00535　**レプラ**　第11巻・第3号　C-3-4
　日本癩学会
　昭和15年5月　B5　79頁
　研究

00536　**レプラ**　第11巻・第4号　C-3-4
　日本癩学会
　昭和15年7月　B5　73頁
　研究

00537　**レプラ**　第11巻・第6号　C-3-4
　日本癩学会
　昭和15年11月　B5　91頁
　研究

00538　**レプラ**　第12巻・第2号　C-3-4
　日本癩学会
　昭和16年3月　B5　88頁
　研究

00539　**レプラ**　第12巻・第3号　C-3-4
　日本癩学会
　昭和16年5月　B5　113頁
　研究

00540　**レプラ**　第12巻・第4号　C-3-4
　日本癩学会
　昭和16年7月　B5　127頁
　研究

00541　**レプラ**　第10巻・第6号　C-3-5
　日本癩学会
　昭和14年11月　B5　122頁
　研究

00542　**レプラ**　第12巻・第5号　C-3-5
　日本癩学会
　昭和16年9月　B5　84頁
　研究

00543　**レプラ**　第13巻・第2号　C-3-5
　日本癩学会
　昭和17年3月　B5　92頁
　研究

00544　**レプラ**　第13巻・第3号　C-3-5
　日本癩学会
　昭和17年5月　B5　83頁

研究

00545　**レプラ　第13巻・第6号**　C-3-5
　　日本癩学会
　　昭和17年11月　B5　132頁
　　研究

00546　**レプラ　第14巻・第1号**　C-3-5
　　日本癩学会
　　昭和18年1月　B5　100頁
　　研究

00547　**レプラ　第14巻・第2号**　C-3-5
　　日本癩学会
　　昭和18年3月　B5　88頁
　　研究

00548　**レプラ　第14巻・第3号**　C-3-5
　　日本癩学会
　　昭和18年5月　B5　76頁
　　研究

00549　**レプラ　第15巻・第1号**　C-3-5
　　日本癩学会
　　昭和19年1月　B5　88頁
　　研究

00550　**レプラ　第15巻・第3号**　C-3-5
　　日本癩学会
　　昭和19年5月　B5　76頁
　　研究

00551　**レプラ　第16巻・第2号**　C-3-6
　　日本癩学会
　　昭和22年5月　B5　23頁
　　研究
　　※ファイリングしてある

00552　**レプラ　第16巻・第3号**　C-3-6
　　日本癩学会
　　昭和22年8月　B5　42頁
　　研究
　　※ファイリングしてある

00553　**レプラ　第16巻・第4号**　C-3-6
　　日本癩学会
　　昭和22年11月　B5　56頁
　　研究
　　※ファイリングしてある

00554　**レプラ　第17巻・第3号**　C-3-6
　　日本癩学会
　　昭和23年8月　B5　48頁

研究
※ファイリングしてある
2冊

00555　**レプラ　第18巻・第1号**　C-3-6
　　日本癩学会
　　昭和24年2月　B5　27頁
　　研究

00556　**レプラ　第18巻・第2号**　C-3-6
　　日本癩学会
　　昭和24年5月　B5　54頁
　　研究

00557　**レプラ　第18巻・特別号**　C-3-6
　　日本癩学会
　　昭和24年7月　B5　36頁
　　研究

00558　**レプラ　第18巻・第3号**　C-3-6
　　日本癩学会
　　昭和24年8月　B5　74頁
　　研究

00559　**レプラ　第18巻・第4号**　C-3-6
　　日本癩学会
　　昭和24年11月　B5　122頁
　　研究

00560　**レプラ　第19巻・第1号**　C-3-6
　　日本癩学会
　　昭和25年1月　B5　40頁
　　研究

00561　**レプラ　第19巻・第2号**　C-3-6
　　日本癩学会
　　昭和25年3月　B5　29頁
　　研究

00562　**レプラ　第19巻・第3,4合併号**　C-3-6
　　日本癩学会
　　昭和25年5月、7月　B5　32頁
　　研究

00563　**レプラ　第19巻・第5号**　C-3-6
　　日本癩学会
　　昭和25年9月　B5　30頁
　　研究

00564　**レプラ　第19巻・第6号**　C-3-6
　　日本癩学会
　　昭和25年11月　B5　28頁

研究

00565　**レプラ　第20巻・第1号**　C-3-6
日本癩学会
昭和26年1月　B5　24頁
研究

00566　**レプラ　第20巻・第2号**　C-3-6
日本癩学会
昭和26年3月　B5　38頁
研究

00567　**レプラ　第20巻・第3号**　C-3-6
日本癩学会
昭和26年5月　B5　34頁
研究

00568　**レプラ　第20巻・第4号**　C-3-6
日本癩学会
昭和26年7月　B5　36頁
研究

00569　**レプラ　第20巻・第5号**　C-3-6
日本癩学会
昭和26年9月　B5　40頁
研究

00570　**レプラ　第20巻・第6号**　C-3-6
日本癩学会
昭和26年11月　B5　34頁
研究

00571　**レプラ　第22巻・第1号**　C-3-6
日本癩学会
昭和28年1月　B5　58頁
研究
2冊

00572　**レプラ　第22巻・第2号**　C-3-6
日本癩学会
昭和28年3月　B5　50頁
研究

00573　**レプラ　第22巻・第3号**　C-3-6
日本癩学会
昭和28年5月　B5　42頁
研究

00574　**レプラ　第22巻・第5号**　C-3-6
日本癩学会
昭和28年9月　B5　55頁
研究

00575　**レプラ　第22巻・第6号**　C-3-6
日本癩学会
昭和28年11月　B5　55頁

00576　**レプラ　第23巻・第1号**　C-3-7
日本癩学会
昭和29年1月　B5　51頁
研究

00577　**レプラ　第23巻・第2号**　C-3-7
日本癩学会
昭和29年3月　B5　41頁
研究

00578　**レプラ　第23巻・第3号**　C-3-7
日本癩学会
昭和29年5月　B5　78頁
研究

00579　**レプラ　第23巻・第4号**　C-3-7
日本癩学会
昭和29年7月　B5　80頁
研究

00580　**レプラ　第23巻・第5号**　C-3-7
日本癩学会
昭和29年9月　B5　67頁

00581　**レプラ　第23巻・第6号**　C-3-7
日本癩学会
昭和29年11月　B5　50頁
研究

00582　**レプラ　第24巻・第1号**　C-3-7
日本癩学会
昭和30年1月　B5　62頁
研究
※製本されている

00583　**レプラ　第24巻・第2号**　C-3-7
日本癩学会
昭和30年3月　B5　68頁
研究
※製本されている

00584　**レプラ　第24巻・第3号**　C-3-7
日本癩学会
昭和30年7月　B5　62頁
研究
※製本されている

00585　**レプラ　第24巻・第4号**　C-3-7
日本癩学会

昭和30年8月　B5　84頁
研究
※製本されている

00586　レプラ　第24巻・第5号　C-3-7
日本癩学会
昭和30年9月　B5　74頁
研究
※製本されている

00587　レプラ　第24巻・第6号　C-3-7
日本癩学会
昭和30年11月　B5　88頁
研究
※製本されている

00588　LA LEPRO Vol.24 SELECTED ARTICLES　C-3-7
編集　大阪皮膚病研究所（西村真二）
日本癩学会
昭和30年9月10日　B5　59頁
研究
※〔英文〕

00589　レプラ　第25巻・第1号　C-3-7
日本癩学会
昭和31年1月　B5　58頁
研究

00590　レプラ　第25巻・第2号　C-3-7
日本癩学会
昭和31年3月　B5　58頁
研究

00591　レプラ　第25巻・第3号　C-3-7
日本癩学会
昭和31年5月　B5　57頁
研究

00592　レプラ　第25巻・第4号　C-3-7
日本癩学会
昭和31年7月　B5　66頁
研究

00593　レプラ　第25巻・第5号　C-3-7
日本癩学会
昭和31年9月　B5　53頁
研究

00594　レプラ　第25巻・第6号　C-3-7
日本癩学会
昭和31年11月　B5　68頁
研究

00595　レプラ　第26巻・第1号　C-3-8
日本癩学会
昭和32年1月　B5　48頁

00596　レプラ　第26巻・第2号　C-3-8
日本癩学会
昭和32年3月　B5　49〜116頁
研究

00597　レプラ　第26巻・第3号　C-3-8
日本癩学会
昭和32年5月　B5　117〜176頁
研究

00598　レプラ　第26巻・第4号　C-3-8
日本癩学会
昭和32年7月　B5　177〜226頁
研究

00599　レプラ　第26巻・第5号　C-3-8
日本癩学会
昭和32年9月　B5　227〜295頁
研究

00600　レプラ　第26巻・第6号　C-3-8
日本癩学会
昭和32年11月　B5　297〜370頁
研究

00601　レプラ　第27巻・第1号　C-3-8
日本癩学会
昭和33年1月　B5　106頁
研究

00602　レプラ　第27巻・第2号　C-3-8
日本癩学会
昭和33年3月　B5　107〜213頁
研究

00603　レプラ　第27巻・第3号　C-3-8
日本癩学会
昭和33年5月　B5　215〜289頁
研究

00604　レプラ　第27巻・第4号　C-3-8
日本癩学会
昭和33年7月　B5　293〜380頁
研究

00605　レプラ　第27巻・第5号　C-3-8
日本癩学会
昭和33年9月　B5　383〜439頁
研究

00606　レプラ　第27巻・第6号　C-3-8
　　日本癩学会
　　昭和33年11月　B5　441～497頁
　　研究

00607　レプラ　第28巻・1,2号　C-3-8
　　日本癩学会
　　1959年1～3月　B5　54頁
　　研究

00608　レプラ　第28巻3号　C-3-8
　　日本癩学会
　　1959年5月　B5　55～108頁
　　研究

00609　レプラ　第28巻4号　C-3-8
　　日本癩学会
　　1959年7月　B5　113～180頁
　　研究

00610　レプラ　第28巻5号　C-3-8
　　日本癩学会
　　1959年9月　B5　183～283頁
　　研究

00611　レプラ　第28巻・第6号　C-3-8
　　日本癩学会
　　1959年11月　B5　285～391頁
　　研究

00612　レプラ　29巻1号　C-3-9
　　日本癩学会
　　1960年1月　B5　73頁
　　研究

00613　レプラ　29巻2号　C-3-9
　　日本癩学会
　　1960年3月　B5　75～127頁
　　研究

00614　レプラ　29巻3,4号　C-3-9
　　日本癩学会
　　1960年7月　B5　134～184頁
　　研究

00615　レプラ　29巻5-6号　C-3-9
　　日本癩学会
　　1960年11月　B5　185～269頁
　　研究

00616　レプラ　30巻1号　C-3-9
　　日本癩学会
　　1961年1月　B5　68頁
　　研究

00617　レプラ　30巻2号　C-3-9
　　日本癩学会
　　1961年5月　B5　69～148頁
　　研究

00618　レプラ　30巻3-4号　C-3-9
　　日本癩学会
　　1961年12月　B5　149～215頁
　　研究

00619　レプラ　32巻1-2号　C-3-9
　　日本癩学会
　　昭和38年4月　B5　127頁
　　研究

00620　レプラ　32巻3号　C-3-9
　　日本癩学会
　　昭和38年7月　B5　130～176頁
　　研究

00621　レプラ　32巻4号　C-3-9
　　日本癩学会
　　昭和38年10月　B5　178～259頁
　　研究

00622　レプラ　34巻4号　C-3-9
　　日本癩学会
　　昭和40年10-12月　B5　322～395頁
　　研究

00623　レプラ　35巻1号　C-3-10
　　日本癩学会
　　昭和41年1-3月　B5　64頁
　　研究

00624　レプラ　35巻2号　C-3-10
　　日本癩学会
　　昭和41年4-6月　B5　67～153頁
　　研究

00625　レプラ　35巻3号　C-3-10
　　日本癩学会
　　昭和41年7-9月　B5　156～211頁
　　研究

00626　レプラ　35巻4号　C-3-10
　　日本癩学会
　　昭和41年10-12月　B5　211～266頁
　　研究

00627　レプラ　36巻1号　C-3-10
　日本癩学会
　昭和42年1-3月　B5　61頁
　研究

00628　レプラ　36巻2号　C-3-10
　日本癩学会
　昭和42年4-6月　B5　63〜136頁
　研究

00629　レプラ　36巻3号　C-3-10
　日本癩学会
　昭和42年7-9月　B5　137〜198頁
　研究

00630　レプラ　36巻4号　C-3-10
　日本癩学会
　昭和42年10-12月　B5　199〜262頁
　研究

00631　レプラ　37巻1号　C-3-10
　日本癩学会
　昭和43年1月〜3月　B5　90頁
　研究

00632　レプラ　37巻2号　C-3-10
　日本癩学会
　昭和43年4〜6月　B5　93〜215頁
　研究

00633　レプラ　37巻3号　C-3-10
　日本癩学会
　昭和43年7〜9月　B5　217〜289頁
　研究

00634　レプラ　37巻4号　C-3-10
　日本癩学会
　昭和43年10〜12月　B5　291〜377頁
　研究

00635　レプラ　38巻1号　C-4-1
　日本癩学会
　昭和44年1〜3月　B5　44頁
　研究

00636　レプラ　38巻2号　C-4-1
　日本癩学会
　昭和44年4〜6月　B5　45〜146頁
　研究

00637　レプラ　38巻3号　C-4-1
　日本癩学会
　昭和44年7〜9月　B5　147〜200頁
　研究

00638　レプラ　38巻4号　C-4-1
　日本癩学会
　昭和44年10〜12月　B5　201〜286頁
　研究

00639　レプラ　39巻1号　C-4-1
　日本癩学会
　昭和45年1-3月　B5　72頁
　研究

00640　レプラ　39巻2号　C-4-1
　日本癩学会
　昭和45年4-6月　B5　73〜178頁
　研究

00641　レプラ　39巻3-4号　C-4-1
　日本癩学会
　昭和45年7-12月　B5　179〜279頁
　研究

00642　レプラ　40巻1号　C-4-1
　日本癩学会
　昭和46年1-3月　B5　56頁
　研究

00643　レプラ　40巻2号　C-4-1
　日本癩学会
　昭和46年4-6月　B5　57〜142頁
　研究

00644　レプラ　40巻3号　C-4-1
　日本癩学会
　昭和46年7-9月　B5　143〜178頁
　研究

00645　レプラ　40巻4号　C-4-1
　日本癩学会
　昭和46年12月　B5　179〜222頁
　研究

00646　らいによる不自由者をいかにcareすべきか
　武田正之,成田稔,川原玉雄,梅津有三,松村譲,西岡藤野,小原安喜子,前田玲子,大西基四夫

00647　レプラ　41巻1号　C-4-1
　日本癩学会
　昭和47年1-3月　B5　31頁
　研究

00648　レプラ　41巻2号　C-4-1
　日本癩学会

昭和47年4-6月　B5　33～112頁
研究

00649　レプラ　41巻3号　C-4-1
　日本癩学会
　昭和47年7-9月　B5　113～166頁
　研究

00650　レプラ　41巻4号　C-4-1
　日本癩学会
　昭和47年10-12月　B5　167～208頁
　研究

00651　レプラ　42巻1号　C-4-2
　日本癩学会
　昭和48年1-3月　B5　48頁
　研究

00652　レプラ　42巻2号　C-4-2
　日本癩学会
　昭和48年4-6月　B5　48～154頁
　研究

00653　レプラ　42巻3号　C-4-2
　日本癩学会
　昭和48年7-9月　B5　155～204頁
　研究

00654　レプラ　42巻4号　C-4-2
　日本癩学会
　昭和48年10-12月　B5　204～284頁
　研究

00655　レプラ　43巻1号　C-4-2
　日本癩学会
　昭和49年1-3月　B5　95頁
　研究

00656　レプラ　43巻2号　C-4-2
　日本癩学会
　昭和49年4-6月　B5　97～189頁
　研究

00657　レプラ　43巻3号　C-4-2
　日本癩学会
　昭和49年7-9月　B5　191～274頁
　研究

00658　レプラ　44巻1号　C-4-2
　日本癩学会
　昭和50年1-3月　B5　48頁
　研究

00659　レプラ　44巻2号　C-4-2
　日本癩学会
　昭和50年4-6月　B5　49～127頁
　研究

00660　レプラ　44巻3号　C-4-2
　日本癩学会
　昭和50年7-9月　B5　128～192頁
　研究

00661　レプラ　44巻4号　C-4-2
　日本癩学会
　昭和50年10-12月　B5　193～278頁
　研究

00662　レプラ　45巻1号　C-4-2
　日本癩学会
　昭和51年1-3月　B5　62頁
　研究

00663　レプラ　45巻2号　C-4-2
　日本癩学会
　昭和51年4-6月　B5　63～143頁
　研究

00664　レプラ　45巻3号　C-4-2
　日本癩学会
　昭和51年7-9月　B5　145～200頁
　研究

00665　レプラ　45巻4号　C-4-2
　日本癩学会
　昭和51年10-12月　B5　203～244頁
　研究
　2冊

00666　日本らい学会雑誌（レプラ続刊）　46巻1号
　C-4-3
　日本らい学会
　1977年1-3月　B5　26頁
　研究

00667　日本らい学会雑誌（レプラ続刊）　46巻2号
　C-4-3
　日本らい学会
　1977年4-6月　B5　29～70頁
　研究

00668　日本らい学会雑誌（レプラ続刊）　46巻3号
　C-4-3
　日本らい学会
　1977年7-9月　B5　73～138頁
　研究

00669　日本らい学会雑誌（レプラ続刊）　46巻4号
C-4-3
　　日本らい学会
　　1977年10-12月　B5　139〜242頁
　　研究

00670　日本らい学会雑誌（レプラ続刊）　47巻1号
C-4-3
　　日本らい学会
　　1978年1-3月　B5　52頁
　　研究

00671　日本らい学会雑誌（レプラ続刊）　47巻2号
C-4-3
　　日本らい学会
　　1978年4-6月　B5　53〜85頁
　　研究

00672　日本らい学会雑誌（レプラ続刊）　47巻3号
C-4-3
　　日本らい学会
　　1978年7-9月　B5　87〜101頁
　　研究

00673　日本らい学会雑誌（レプラ続刊）　47巻4号
C-4-3
　　日本らい学会
　　1978年10-12月　B5　103〜192頁
　　研究

00674　日本らい学会雑誌（レプラ続刊）　48巻1号
C-4-3
　　日本らい学会
　　1979年1-3月　B5　58頁
　　研究

00675　日本らい学会雑誌（レプラ続刊）　48巻2号
C-4-3
　　日本らい学会
　　1979年4-6月　B5　59〜111頁
　　研究

00676　日本らい学会雑誌（レプラ続刊）　48巻3号
C-4-3
　　日本らい学会
　　1979年7-9月　B5　113〜157頁
　　研究

00677　日本らい学会雑誌（レプラ続刊）　48巻4号
C-4-3
　　日本らい学会
　　1979年10-12月　B5　159〜233頁
　　研究

00678　日本らい学会雑誌（レプラ続刊）　49巻1号
C-4-3
　　日本らい学会
　　1980年1-3月　B5　57頁
　　研究

00679　日本らい学会雑誌（レプラ続刊）　49巻2号
C-4-3
　　日本らい学会
　　1980年4-6月　B5　59〜125頁
　　研究

00680　日本らい学会雑誌（レプラ続刊）　49巻3号
C-4-3
　　日本らい学会
　　1980年7-9月　B5　125〜182頁
　　研究

00681　日本らい学会雑誌（レプラ続刊）　49巻4号
C-4-3
　　日本らい学会
　　1980年10-12月　B5　183〜279頁
　　研究

00682　日本らい学会雑誌（レプラ続刊）　50巻1号
C-4-3
　　日本らい学会
　　1981年1-3月　B5　54頁
　　研究

00683　日本らい学会雑誌（レプラ続刊）　50巻2号
C-4-3
　　日本らい学会
　　1981年4-6月　B5　55〜98頁
　　研究

00684　日本らい学会雑誌（レプラ続刊）　50巻3号
C-4-3
　　日本らい学会
　　1981年7-9月　B5　99〜167頁
　　研究

00685　日本らい学会雑誌（レプラ続刊）　50巻4号
C-4-3
　　日本らい学会
　　1981年10-12月　B5　169〜297頁
　　研究

00686　日本らい学会雑誌（レプラ続刊）　51巻1号
C-4-4
　　日本らい学会
　　1982年1-3月　B5　55頁
　　研究

00687　日本らい学会雑誌（レプラ続刊）　51巻2号
C-4-4
　　日本らい学会
　　1982年4-6月　B5　57〜115頁
　　研究

00688　日本らい学会雑誌（レプラ続刊）　51巻3号
C-4-4
　　日本らい学会
　　1982年7-9月　B5　117〜170頁
　　研究

00689　日本らい学会雑誌（レプラ続刊）　51巻4号
C-4-4
　　日本らい学会
　　1982年10-12月　B5　173〜280頁
　　研究

00690　日本らい学会雑誌（レプラ続刊）　52巻1号
C-4-4
　　日本らい学会
　　1983年1-3月　B5　63頁
　　研究

00691　日本らい学会雑誌（レプラ続刊）　52巻2号
C-4-4
　　日本らい学会
　　1983年4-6月　B5　65〜115頁
　　研究

00692　日本らい学会雑誌（レプラ続刊）　52巻3号
C-4-4
　　日本らい学会
　　1983年7-9月　B5　119〜185頁
　　研究

00693　日本らい学会雑誌（レプラ続刊）　52巻4号
C-4-4
　　日本らい学会
　　1983年10-12月　B5　187〜294頁
　　研究

00694　日本らい学会雑誌（レプラ続刊）　53巻1号
C-4-4
　　日本らい学会
　　1984年1-3月　B5　45頁
　　研究

00695　日本らい学会雑誌（レプラ続刊）　53巻2号
C-4-4
　　日本らい学会
　　1984年4-6月　B5　47〜66頁
　　研究

00696　日本らい学会雑誌（レプラ続刊）　53巻3号
C-4-4
　　日本らい学会
　　1984年7-9月　B5　67〜178頁
　　研究

00697　日本らい学会雑誌（レプラ続刊）　54巻1号
C-4-4
　　日本らい学会
　　1985年1-3月　B5　48頁
　　研究

00698　日本らい学会雑誌（レプラ続刊）　54巻2号
C-4-4
　　日本らい学会
　　1985年4-6月　B5　49〜74頁
　　研究

00699　日本らい学会雑誌（レプラ続刊）　54巻3号
C-4-4
　　日本らい学会
　　1985年7-9月　B5　75〜159頁
　　研究

00700　日本らい学会雑誌（レプラ続刊）　55巻1号
C-4-4
　　日本らい学会
　　1986年1-3月　B5　28頁
　　研究

00701　日本らい学会雑誌（レプラ続刊）　55巻2号
C-4-4
　　日本らい学会
　　1986年4-6月　B5　29〜64頁
　　研究

00702　日本らい学会雑誌（レプラ続刊）　55巻3号
C-4-4
　　日本らい学会
　　1986年7-9月　B5　65〜172頁
　　研究

00703　日本らい学会雑誌（レプラ続刊）　55巻4号
C-4-4
　　日本らい学会
　　1986年10-12月　B5　174〜223頁
　　研究

00704　日本らい学会雑誌（レプラ続刊）　56巻1号
C-4-5
　　日本らい学会
　　1987年1-3月　B5　15頁
　　研究

00705　日本らい学会雑誌（レプラ続刊）　56巻2号
C-4-5
　日本らい学会
　1987年4-6月　B5　17〜100頁
　研究

00706　日本らい学会雑誌（レプラ続刊）　56巻3号
C-4-5
　日本らい学会
　1987年7-9月　B5　101〜156頁
　研究

00707　日本らい学会雑誌（レプラ続刊）　56巻4号
C-4-5
　日本らい学会
　1987年10-12月　B5　159〜205頁
　研究

00708　日本らい学会雑誌（レプラ続刊）　57巻1号
C-4-5
　日本らい学会
　1988年1-3月　B5　79頁
　研究

00709　日本らい学会雑誌（レプラ続刊）　57巻2号
C-4-5
　日本らい学会
　1988年4-6月　B5　81〜115頁
　研究

00710　日本らい学会雑誌　57巻3号　C-4-5
　日本らい学会
　1988年7-9月　B5　117〜170頁
　研究

00711　日本らい学会雑誌　57巻4号　C-4-5
　日本らい学会
　1988年10-12月　B5　171〜236頁
　研究

00712　日本らい学会雑誌　58巻1号　C-4-5
　日本らい学会
　1989年1-3月　B5　82頁
　研究

00713　日本らい学会雑誌　58巻2号　C-4-5
　日本らい学会
　1989年4-6月　B5　84〜140頁
　研究

00714　日本らい学会雑誌　58巻3号　C-4-5
　日本らい学会
　1989年7-9月　B5　140〜223頁
　研究

00715　日本らい学会雑誌　58巻4号　C-4-5
　日本らい学会
　1989年10-12月　B5　225〜309頁
　研究

00716　日本らい学会雑誌　59巻1号　C-4-5
　日本らい学会
　1990年1-3月　B5　83頁
　研究

00717　日本らい学会雑誌　59巻2号　C-4-5
　日本らい学会
　1990年4-6月　B5　84〜152頁
　研究

00718　日本らい学会雑誌　59巻3-4号　C-4-5
　日本らい学会
　1990年7-12月　B5　153〜204頁
　研究

00719　日本らい学会雑誌　60巻1号　C-4-6
　日本らい学会
　1991年1-3月　B5　65頁
　研究

00720　日本らい学会雑誌　60巻2号　C-4-6
　日本らい学会
　1991年4-6月　B5　68〜120頁
　研究
　2冊

00721　日本らい学会雑誌　60巻3/4号　C-4-6
　日本らい学会
　1991年7-12月　B5　121〜161頁
　研究

00722　日本らい学会雑誌（レプラ続刊）　第61巻2号
C-4-6
　日本らい学会
　1992年7月　B5　73〜152頁
　研究

00723　日本らい学会雑誌（レプラ続刊）　第61巻3号
C-4-6
　日本らい学会
　1992年11月　B5　153〜212頁
　研究

00724　日本らい学会雑誌（レプラ続刊）　第62巻1号
C-4-6
　日本らい学会
　1993年3月　B5　48頁

00725　日本らい学会雑誌（レプラ続刊）　第62巻3号
C-4-6
　　日本らい学会
　　1993年11月　B5　89～126頁
　　研究

00726　日本らい学会雑誌（レプラ続刊）Supplement
C-4-6
　　日本らい学会
　　1993年　B5　128～226頁
　　研究

00727　日本らい学会雑誌（レプラ続刊）　第63巻1号
C-4-6
　　日本らい学会
　　1994年3月　B5　34頁
　　研究

00728　日本らい学会雑誌（レプラ続刊）　第63巻2号
C-4-6
　　日本らい学会
　　1994年7月　B5　35～64頁
　　研究

00729　日本らい学会雑誌（レプラ続刊）　第63巻3号
C-4-6
　　日本らい学会
　　1994年11月　B5　65～106頁
　　研究

00730　日本らい学会雑誌（レプラ続刊）Supplement
C-4-6
　　日本らい学会
　　1994年　B5　67～174頁
　　研究

00731　日本らい学会雑誌（レプラ続刊）　第64巻1号
C-4-6
　　日本らい学会
　　1995年3月　B5　70頁
　　研究
　　3冊

00732　日本らい学会雑誌（レプラ続刊）　第64巻2号
C-4-6
　　日本らい学会
　　1995年7月　B5　60～148頁
　　研究
　　2冊

00733　日本らい学会雑誌（レプラ続刊）　第64巻3号
C-4-6
　　日本らい学会
　　1995年11月　B5　149～277頁
　　研究

00734　日本らい学会雑誌（レプラ続刊）　第65巻1号
C-4-6
　　日本らい学会
　　1996年3月　B5　82頁
　　研究
　　3冊

00735　日本ハンセン病学会雑誌（日本らい学会雑誌続刊）　第65巻2号　C-4-6
　　日本ハンセン病学会
　　1996年7月　B5　83～151頁
　　研究

00736　日本ハンセン病学会雑誌（日本らい学会雑誌続刊）　第65巻3号　C-4-6
　　日本ハンセン病学会
　　1996年11月　B5　155～207頁
　　研究

00737　日本ハンセン病学会雑誌（日本らい学会雑誌続刊）　第66巻1号　C-4-7
　　日本ハンセン病学会
　　1997年3月　B5　61頁
　　研究

00738　日本ハンセン病学会雑誌（日本らい学会雑誌続刊）　第66巻2号　C-4-7
　　日本ハンセン病学会
　　1997年7月　B5　65～177頁
　　研究

00739　日本ハンセン病学会雑誌（日本らい学会雑誌続刊）　第66巻3号　C-4-7
　　日本ハンセン病学会
　　1997年11月　B5　181～254頁
　　研究

00740　日本ハンセン病学会雑誌（日本らい学会雑誌続刊）　第67巻1号　C-4-7
　　日本ハンセン病学会
　　1998年3月　B5　75頁
　　研究

00741　日本ハンセン病学会雑誌（日本らい学会雑誌続刊）　第67巻2号　C-4-7
　　日本ハンセン病学会
　　1998年7月　B5　263～387頁
　　研究

00742　日本ハンセン病学会雑誌（日本らい学会雑誌続刊）　第67巻3号　C-4-7
　　　日本ハンセン病学会
　　　1998年11月　B5　391～457頁
　　　研究

00743　日本ハンセン病学会雑誌（日本らい学会雑誌続刊）　第68巻1号　C-4-7
　　　日本ハンセン病学会
　　　1999年3月　B5　65頁
　　　研究

00744　日本ハンセン病学会雑誌（日本らい学会雑誌続刊）　第68巻2号　C-4-7
　　　日本ハンセン病学会
　　　1999年7月　B5　67～143頁
　　　研究

00745　日本ハンセン病学会雑誌（日本らい学会雑誌続刊）　第68巻3号　C-4-7
　　　日本ハンセン病学会
　　　1999年11月　B5　147～233頁
　　　研究

00746　日本ハンセン病学会雑誌（日本らい学会雑誌続刊）　第69巻1号　C-4-7
　　　日本ハンセン病学会
　　　2000年3月　B5　57頁
　　　研究

00747　日本ハンセン病学会雑誌（日本らい学会雑誌続刊）　第69巻2号　C-4-7
　　　日本ハンセン病学会
　　　2000年7月　B5　61～138頁
　　　研究

00748　日本ハンセン病学会雑誌（日本らい学会雑誌続刊）　第69巻3号　C-4-7
　　　日本ハンセン病学会
　　　2000年11月　B5　143～200頁
　　　研究

00749　日本ハンセン病学会雑誌（日本らい学会雑誌続刊）　第71巻2号　C-4-8
　　　日本ハンセン病学会
　　　2002年7月　B5　113～171頁
　　　研究

00750　日本ハンセン病学会雑誌（日本らい学会雑誌続刊）　第71巻3号　C-4-8
　　　日本ハンセン病学会
　　　2002年8月　B5　175～277頁
　　　研究

00751　日本ハンセン病学会雑誌（日本らい学会雑誌続刊）　第72巻1号　C-4-8
　　　日本ハンセン病学会
　　　2003年2月　B5　57頁
　　　研究

00752　日本ハンセン病学会雑誌（日本らい学会雑誌続刊）　第72巻2号　C-4-8
　　　日本ハンセン病学会
　　　2003年6月　B5　58～207頁
　　　研究

00753　日本ハンセン病学会雑誌（日本らい学会雑誌続刊）　第72巻3号　C-4-8
　　　日本ハンセン病学会
　　　2003年8月　B5　209～311頁
　　　研究

00754　日本ハンセン病学会雑誌（日本らい学会雑誌続刊）　第73巻1号　C-4-8
　　　日本ハンセン病学会
　　　2004年2月　B5　87頁
　　　研究

00755　日本ハンセン病学会雑誌（日本らい学会雑誌続刊）　第73巻3号　C-4-8
　　　日本ハンセン病学会
　　　2004年9月　B5　203～331頁　3,000円
　　　研究

00756　日本ハンセン病学会雑誌（日本らい学会雑誌続刊）　第74巻1号　C-4-8
　　　日本ハンセン病学会
　　　2005年2月　B5　51頁　3,000円
　　　研究

00757　日本ハンセン病学会雑誌（日本らい学会雑誌続刊）　第74巻2号　C-4-8
　　　日本ハンセン病学会
　　　2005年4月　B5　53～168頁　3,000円
　　　研究

00758　日本ハンセン病学会雑誌（日本らい学会雑誌続刊）　第74巻3号　C-4-8
　　　日本ハンセン病学会
　　　2005年9月　B5　173～253頁　3,000円
　　　研究

00759　日本ハンセン病学会雑誌（日本らい学会雑誌続刊）　第75巻1号　C-4-8
　　　日本ハンセン病学会
　　　2006年2月　B5　69頁　3,000円
　　　研究

00760　日本ハンセン病学会雑誌（日本らい学会雑誌続刊）　第75巻2号　C-4-8
　　日本ハンセン病学会
　　2006年4月　B5　71～185頁　3,000円
　　研究

00761　日本ハンセン病学会雑誌（日本らい学会雑誌続刊）　第75巻3号　C-4-8
　　日本ハンセン病学会
　　2006年9月　B5　191～311頁　3,000円
　　研究

00762　日本ハンセン病学会雑誌（日本らい学会雑誌続刊）　第76巻1号　C-4-9
　　日本ハンセン病学会
　　2007年2月　B5　87頁　3,000円
　　研究

00763　日本ハンセン病学会雑誌（日本らい学会雑誌続刊）　第76巻2号　C-4-9
　　日本ハンセン病学会
　　2007年4月　B5　89～189頁　3,000円
　　研究

00764　日本ハンセン病学会雑誌（日本らい学会雑誌続刊）　第76巻3号　C-4-9
　　日本ハンセン病学会
　　2007年9月　B5　193～281頁　3,000円
　　研究

00765　日本ハンセン病学会雑誌（日本らい学会雑誌続刊）　第77巻3号　C-4-9
　　日本ハンセン病学会
　　2008年9月　B5　187～265頁　3,000円
　　研究

00766　日本ハンセン病学会雑誌（日本らい学会雑誌続刊）　第78巻1号　C-4-9
　　日本ハンセン病学会
　　2009年2月　B5　95頁　3,000円
　　研究

00767　日本ハンセン病学会雑誌（日本らい学会雑誌続刊）　第78巻2号　C-4-9
　　日本ハンセン病学会
　　2009年4月　B5　101～228頁　3,000円
　　研究

00768　日本ハンセン病学会雑誌（日本らい学会雑誌続刊）　第78巻3号　C-4-9
　　日本ハンセン病学会
　　2009年9月　B5　231～319頁　3,000円
　　研究

00769　日本ハンセン病学会雑誌（日本らい学会雑誌続刊）　第79巻1号　C-4-9
　　日本ハンセン病学会
　　2010年2月　B5　79頁　3,000円
　　研究

00770　日本ハンセン病学会雑誌（日本らい学会雑誌続刊）　第79巻2号　C-4-9
　　日本ハンセン病学会
　　2010年4月　B5　85～233頁　3,000円
　　研究

00771　日本ハンセン病学会雑誌（日本らい学会雑誌続刊）　第79巻3号　C-4-9
　　日本ハンセン病学会
　　2010年9月　B5　239～303頁　3,000円
　　研究

00772　日本ハンセン病学会雑誌（日本らい学会雑誌続刊）　第80巻1号　C-4-9
　　日本ハンセン病学会
　　2011年2月　B5　97頁　3,000円
　　研究

00773　日本ハンセン病学会雑誌（日本らい学会雑誌続刊）　第80巻2号　C-4-9
　　日本ハンセン病学会
　　2011年4月　B5　103～244頁　3,000円
　　研究

00774　日本ハンセン病学会雑誌（日本らい学会雑誌続刊）　第80巻3号　C-4-9
　　日本ハンセン病学会
　　2011年9月　B5　249～323頁　3,000円
　　研究

00775　日本ハンセン病学会雑誌（日本らい学会雑誌続刊）　第81巻1・2号　C-4-10
　　日本ハンセン病学会
　　2012年4月　B5　165頁　6,000円
　　研究

00776　日本ハンセン病学会雑誌（日本らい学会雑誌続刊）　第81巻3号　C-4-10
　　日本ハンセン病学会
　　2012年9月　B5　171～245頁　3,000円
　　研究

00777　日本ハンセン病学会雑誌（日本らい学会雑誌続刊）　第82巻1・2号　C-4-10
　　日本ハンセン病学会
　　2013年4月　B5　79頁　6,000円
　　研究
　　2冊

00778　日本ハンセン病学会雑誌（日本らい学会雑誌続刊）　第82巻3号　C-4-10
　　日本ハンセン病学会
　　2013年12月　B5　215頁　6,000円
　　研究

00779　日本ハンセン病学会雑誌（日本らい学会雑誌続刊）　第83巻1号　C-4-10
　　日本ハンセン病学会
　　2014年3月　A4　35頁　6,000円
　　研究

00780　日本ハンセン病学会雑誌（日本らい学会雑誌続刊）　第83巻第2号　C-4-10
　　日本ハンセン病学会
　　2014年7月　A4　35〜72頁　6,000円
　　研究

00781　日本ハンセン病学会雑誌（日本らい学会雑誌続刊）　第83巻第3号　C-4-10
　　日本ハンセン病学会
　　2014年12月　A4　111〜157頁　6,000円
　　研究
　　2冊

00782　日本ハンセン病学会雑誌（日本らい学会雑誌続刊）　第84巻第2号　C-4-10
　　日本ハンセン病学会
　　2015年9月　A4　67〜106頁　3,000円
　　研究

00783　日本ハンセン病学会雑誌（日本らい学会雑誌続刊）　第84巻第3号　C-4-10
　　日本ハンセン病学会
　　2016年1月　A4　107〜158頁　3,000円
　　研究

00784　日本ハンセン病学会雑誌（日本らい学会雑誌続刊）　第85巻第1号　C-4-10
　　日本ハンセン病学会
　　2016年4月　A4　53頁　3,000円
　　研究

00785　日本ハンセン病学会雑誌（日本らい学会雑誌続刊）　第85巻第2号　C-4-10
　　日本ハンセン病学会
　　2016年8月　A4　55〜116頁　3,000円
　　研究

00786　日本ハンセン病学会雑誌（日本らい学会雑誌続刊）　第85巻第3号　C-4-10
　　日本ハンセン病学会
　　2016年12月　A4　117〜177頁　3,000円
　　研究

00787　日本ハンセン病学会雑誌（日本らい学会雑誌続刊）　第86巻第1号　C-5-1
　　日本ハンセン病学会
　　2017年4月　A4　90頁　3,000円
　　研究

00788　日本ハンセン病学会雑誌（日本らい学会雑誌続刊）　第86巻第2号　C-5-1
　　日本ハンセン病学会
　　2017年12月　A4　173頁　3,000円
　　研究

00789　日本ハンセン病学会雑誌（日本らい学会雑誌続刊）　第86巻第3号　C-5-1
　　日本ハンセン病学会
　　2018年3月　A4　175〜213頁　3,000円
　　研究

00790　日本ハンセン病学会雑誌（日本らい学会雑誌続刊）　第87巻第1号　C-5-1
　　日本ハンセン病学会
　　2018年5月　A4　50頁　3,000円
　　研究

00791　日本ハンセン病学会雑誌（日本らい学会雑誌続刊）　第87巻第2号　C-5-1
　　日本ハンセン病学会
　　2018年11月　A4　51〜121頁　3,000円
　　研究

00792　日本ハンセン病学会雑誌（日本らい学会雑誌続刊）　第87巻第3号　C-5-1
　　日本ハンセン病学会
　　2019年3月　A4　123〜133頁　3,000円
　　研究

00793　日本ハンセン病学会雑誌（日本らい学会雑誌続刊）　第88巻第1号　C-5-1
　　日本ハンセン病学会
　　2019年5月　A4　1〜38頁　3,000円
　　研究

00794　日本ハンセン病学会雑誌（日本らい学会雑誌続刊）　第88巻第2号　C-5-1
　　日本ハンセン病学会
　　2019年9月　A4　39〜101頁　3,000円
　　研究

00795　日本ハンセン病学会雑誌（日本らい学会雑誌続刊）　第89巻第1号　C-5-1
　　日本ハンセン病学会

2020年8月　A4　1〜26頁　3,000円
研究

00796　日本ハンセン病学会雑誌（日本らい学会雑誌続刊）　第89巻第2号　C-5-1
日本ハンセン病学会
2020年12月　A4　27〜99頁　3,000円
研究

00797　日本ハンセン病学会雑誌（日本らい学会雑誌続刊）　第89巻第3号　C-5-1
日本ハンセン病学会
2021年3月　A4　101〜155頁　3,000円
研究

00798　日本ハンセン病学会雑誌（日本らい学会雑誌続刊）　第90巻第3号　C-5-1
日本ハンセン病学会
2021年12月　A4　1〜87頁　3,000円
研究

00799　日本ハンセン病学会雑誌（日本らい学会雑誌続刊）　第91巻第1号　C-5-1
日本ハンセン病学会
2022年5月　A4　1〜43頁　3,000円
研究

00800　日本ハンセン病学会雑誌（日本らい学会雑誌続刊）　第91巻第2号　C-5-1
日本ハンセン病学会
2022年8月　A4　45〜74頁　3,000円
研究

00801　第63回日本らい学会総会役員会議資料
平成2年4月13日　B5　13頁
記録

00802　学会記　らい学会
松尾吉恭
昭和58年9月3日　B5　48〜50頁
研究
※『日本医事新報』3097号別刷

00803　レプラ　第36巻　昭和42年　総目次
1967　B5　4頁
記録
※La　Lepro　Vol.36

00804　レプラ　第37巻　昭和43年　総目次
1968　B5　5頁
記録
※La　Lepro　Vol.37

00805　レプラ　第38巻　昭和44年　総目次
1969　B5　5頁
記録
※La　Lepro　Vol.38

00806　第50回日本らい学会総会　C-5-5
会長　横田篤三
昭和52年5月18日/19日　B5　35頁
研究
※本

00807　第56回日本らい学会総会講演集　C-5-6
会長　西占貢
昭和58年4月12日/13日　B5　96頁
研究
※本

00808　第57回日本らい学会総会講演集　C-5-7
会長　福士勝成
昭和59年4月12日/13日　B5　100頁
研究
※本

00809　第58回日本らい学会総会講演抄録集　C-5-8
総会長　須子田キヨ
昭和60年3月28日/29日　B5　94頁
研究
※本

00810　第60回日本らい学会総会講演抄録集　C-5-9
会長　阿部正英
昭和62年4月8日/9日　B5　96頁
研究
※本

00811　瀬戸内集談会七十回のあゆみ*　C-5-10
国立療養所　長島愛生園, 邑久光明園, 大島青松園
平成13年7月　A4　187頁
記録
※本　◎

00812　日本らい学会雑誌総索引　レプラ1-45巻　日本らい学会雑誌46-50巻　C-5-11
日本らい学会
日本らい学会（阿部正英）
昭和60年12月25日　B5　469頁
記録
※本

00813　Internationale Wissenschaftliche Leprakonferens.　C-5-21
Dr.JESSNER
1897　B5　67頁

研究
※ファイル

00814 ABOUT SOCIAL PROBLEMS IN LEPROSY C-5-21
Dr.Fr.HEMERIJCKX
1968年9月19日　B5　7枚頁
研究
※〔英文〕

00815 LEPROSY　BRIEFS　Vol.2No.11 C-5-22
THE　LEONARD　WOOD　MEMORIAL
1951,November　B5　41〜44頁
※〔英文〕

00816 LEPROSY　BRIEFS　Vol.2No.12 C-5-22
THE　LEONARD　WOOD　MEMORIAL
1951,December　B5　45〜48頁
※〔英文〕

00817 LEPROSY　BRIEFS　Vol.3No.1 C-5-22
THE　LEONARD　WOOD　MEMORIAL
1952,Januay　B5　4頁
※〔英文〕

00818 LEPROSY　BRIEFS　Vol.3No.2 C-5-22
THE　LEONARD　WOOD　MEMORIAL
1952,February　B5　5〜8頁
※〔英文〕

00819 LEPROSY　BRIEFS　Vol.3No.3 C-5-22
THE　LEONARD　WOOD　MEMORIAL
1952,March　B5　9〜12頁
※〔英文〕

00820 LEPROSY　BRIEFS　Vol.3No.4 C-5-22
THE　LEONARD　WOOD　MEMORIAL
1952,April　B5　13〜16頁
※〔英文〕

00821 LEPROSY　BRIEFS　Vol.3No.5 C-5-22
THE　LEONARD　WOOD　MEMORIAL
1952,May　B5　17〜20頁
※〔英文〕

00822 LEPROSY　BRIEFS　Vol.3No.6 C-5-22
THE　LEONARD　WOOD　MEMORIAL
1952,June　B5　21〜24頁
※〔英文〕

00823 LEPROSY　BRIEFS　Vol.3No.7 C-5-22
THE　LEONARD　WOOD　MEMORIAL
1952,July　B5　25〜28頁
※〔英文〕

00824 LEPROSY　BRIEFS　Vol.3No.8 C-5-22
THE　LEONARD　WOOD　MEMORIAL
1952,August　B5　29〜32頁
※〔英文〕

00825 LEPROSY　BRIEFS　Vol.3No.9 C-5-22
THE　LEONARD　WOOD　MEMORIAL
1952,September　B5　33〜36頁
※〔英文〕

00826 LEPROSY　BRIEFS　Vol.3No.10 C-5-22
THE　LEONARD　WOOD　MEMORIAL
1952,October　B5　37〜40頁
※〔英文〕
19冊

00827 LEPROSY　BRIEFS　Vol.3No.11 C-5-22
THE　LEONARD　WOOD　MEMORIAL
1952,November　B5　41〜44頁
※〔英文〕
21冊

00828 LEPROSY　BRIEFS　Vol.3No.12 C-5-22
THE　LEONARD　WOOD　MEMORIAL
1952,December　B5　45〜48頁
※〔英文〕
20冊

00829 LEPROSY　BRIEFS　Vol.4No.1 C-5-22
THE　LEONARD　WOOD　MEMORIAL
1953,January　B5　4頁
※〔英文〕
21冊

00830 LEPROSY　REVIEW　Vol.22No.3・4 C-5-23
THE　BRITISH　EMPIRE　LEPROSY
RELIEF　ASSOCIATION.
1951,JULY-OCTOBER　A5　43〜100頁
※〔英文〕
※Box

00831 LEPROSY　REVIEW　Vol.31No.1 C-5-23
THE　BRITISH　EMPIRE　LEPROSY

RELIEF ASSOCIATION.
1960,JANUARY　A5　71頁
※〔英文〕
※Box

00832　**LEPROSY　REVIEW　Vol.34№3・4**
C-5-23

　THE　BRITISH　EMPIRE　LEPROSY RELIEF ASSOCIATION.
1963,OCTOBER　A5　172〜240頁
※〔英文〕
※Box

00833　**LEPROSY　REVIEW　Vol.35№1**　C-5-23

　THE　BRITISH　EMPIRE　LEPROSY RELIEF ASSOCIATION.
1964,JANUARY　A5　52頁
※〔英文〕
※Box

00834　**LEPROSY　REVIEW　Vol.35№3**　C-5-23

　THE　BRITISH　EMPIRE　LEPROSY RELIEF ASSOCIATION.
1964,APRIL　A5　54〜123頁
※〔英文〕
※Box

00835　**LEPROSY　REVIEW　Vol.37№1**　C-5-23

　THE　BRITISH　EMPIRE　LEPROSY RELIEF ASSOCIATION.
1966,JANUARY　B5　64頁
※〔英文〕
※Box

00836　**LEPROSY　REVIEW　Vol.37№2**　C-5-23

　THE　BRITISH　EMPIRE　LEPROSY RELIEF ASSOCIATION.
1966,APRIL　B5　68〜129頁
※〔英文〕
※Box

00837　**LEPROSY　REVIEW　Vol.37№3**　C-5-23

　THE　BRITISH　EMPIRE　LEPROSY RELIEF ASSOCIATION.
1966,JULY　B5　139〜194頁
※〔英文〕
※Box

00838　**LEPROSY　REVIEW　Vol.37№4**　C-5-23

　THE　BRITISH　EMPIRE　LEPROSY RELIEF ASSOCIATION.
1966,OCTOBER　B5　201〜261頁
※〔英文〕
※Box

00839　**LEPROSY　REVIEW　Vol.38№1**　C-5-23

　THE　BRITISH　EMPIRE　LEPROSY RELIEF ASSOCIATION.
1967,JANUARY　B5　68頁
※〔英文〕
※Box

00840　**LEPROSY　REVIEW　Vol.38№2**　C-5-23

　THE　BRITISH　EMPIRE　LEPROSY RELIEF ASSOCIATION.
1967,APRIL　B5　75〜128頁
※〔英文〕
※Box

00841　**LEPROSY　REVIEW　Vol.38№3**　C-5-23

　THE　BRITISH　EMPIRE　LEPROSY RELIEF ASSOCIATION.
1967,JULY　B5　134〜204頁
※〔英文〕
※Box

00842　**LEPROSY　REVIEW　Vol.38№4**　C-5-23

　THE　BRITISH　EMPIRE　LEPROSY RELIEF ASSOCIATION.
1967,OCTOBER　B5　211〜252頁
※〔英文〕
※Box

00843　**LEPROSY　REVIEW　Vol.39№1**　C-5-23

　THE　BRITISH　EMPIRE　LEPROSY RELIEF ASSOCIATION.
1968,JANUARY　B5　58頁
※〔英文〕
※Box

00844　**LEPROSY　REVIEW　Vol.39№2**　C-5-23

　THE　BRITISH　EMPIRE　LEPROSY RELIEF ASSOCIATION.
1968,APRIL　B5　60〜100頁
※〔英文〕

※Box

00845 **LEPROSY REVIEW Vol.39 No.4** C-5-23

THE BRITISH EMPIRE LEPROSY RELIEF ASSOCIATION.
1968,OCTOBER B5 184～236頁
※〔英文〕
※Box

00846 **LEPROSY REVIEW Vol.40 No.1** C-5-23

THE BRITISH EMPIRE LEPROSY RELIEF ASSOCIATION.
1969,JANUARY B5 70頁
※〔英文〕
※Box

00847 **LEPROSY REVIEW Vol.40 No.2** C-5-23

THE BRITISH EMPIRE LEPROSY RELIEF ASSOCIATION.
1969,APRIL B5 71～132頁
※〔英文〕
※Box

00848 **LEPROSY REVIEW Vol.40 No.3** C-5-23

THE BRITISH EMPIRE LEPROSY RELIEF ASSOCIATION.
1969,JULY B5 133～190頁
※〔英文〕
※Box

00849 **LEPROSY REVIEW Vol.40 No.4** C-5-23

THE BRITISH EMPIRE LEPROSY RELIEF ASSOCIATION.
1969,OCTOBER B5 191～260頁
※〔英文〕
※Box

00850 **LEPROSY IN INDIA No.1** C-6-1
※Box

00851 **LEPROSY IN INDIA Vol.25 No.4** C-6-1

October,1953 B5 238～297頁
※〔英文〕

00852 **LEPROSY IN INDIA Vol.30 No.1** C-6-1

January,1958 B5 117頁
※〔英文〕

00853 **LEPROSY IN INDIA Vol.30 No.2** C-6-1

April,1958 B5 120～147頁
※〔英文〕

00854 **LEPROSY IN INDIA Vol.32 No.1** C-6-1

January,1960 B5 110頁
※〔英文〕

00855 **LEPROSY IN INDIA Vol.32 No.2** C-6-1

April,1960 B5 113～158頁
※〔英文〕

00856 **LEPROSY IN INDIA Vol.32 No.3** C-6-1

July,1960 B5 162～198頁
※〔英文〕

00857 **LEPROSY IN INDIA Vol.32 No.4** C-6-1

October,1960 B5 201～237頁
※〔英文〕

00858 **LEPROSY IN INDIA Vol.33** C-6-1
1961 B5 3頁
※〔英文〕

00859 **LEPROSY IN INDIA Vol.34 No.1** C-6-1

January,1962 B5 167頁
※〔英文〕

00860 **LEPROSY IN INDIA Vol.34 No.2** C-6-1

April,1962 B5 170～230頁
※〔英文〕

00861 **LEPROSY IN INDIA Vol.34 No.3** C-6-1

July,1962 B5 232～295頁
※〔英文〕

00862 **LEPROSY IN INDIA Vol.34 No.4** C-6-1

October,1962 B5 298～360頁
※〔英文〕

00863 **LEPROSY IN INDIA Vol.35 No.1**

C-6-1

January,1963　B5　57頁
※〔英文〕

00864　LEPROSY　IN　INDIA　Vol.35　No.2
C-6-1

April,1963　B5　60〜114頁
※〔英文〕

00865　LEPROSY　IN　INDIA　Vol.35　No.3
C-6-1

July,1963　B5　116〜171頁
※〔英文〕

00866　LEPROSY　IN　INDIA　Vol.35　No.4
C-6-1

October,1963　B5　174〜244頁
※〔英文〕

00867　LEPROSY　IN　INDIA　Vol.36　No.1
C-6-2

January,1964　B5　71頁
※〔英文〕

00868　LEPROSY　IN　INDIA　Vol.36　No.2
C-6-2

April,1964　B5　74〜173頁
※〔英文〕

00869　LEPROSY　IN　INDIA　Vol.36　No.3
C-6-2

July,1964　B5　177〜258頁
※〔英文〕

00870　LEPROSY　IN　INDIA　Vol.36　No.4
C-6-2

October,1964　B5　260〜316頁
※〔英文〕

00871　LEPROSY　IN　INDIA　Vol.37　No.1
C-6-2

Januay,1965　B5　58頁
※〔英文〕

00872　LEPROSY　IN　INDIA　Vol.37　No.2
C-6-2

April,1965　B5　60〜118頁
※〔英文〕

00873　LEPROSY　IN　INDIA　Vol.37　No.3
C-6-2

July,1965　B5　120〜231頁
※〔英文〕

00874　LEPROSY　IN　INDIA　Vol.37　No.3A
C-6-2

July,1965　B5　234〜444頁
※〔英文〕

00875　LEPROSY　IN　INDIA　Vol.37　No.4
C-6-2

October,1965　B5　449〜496頁
※〔英文〕

00876　LEPROSY　IN　INDIA　Vol.38　No.1
C-6-2

January,1966　B5　95頁
※〔英文〕

00877　LEPROSY　IN　INDIA　Vol.38　No.2
C-6-2

April,1966　B5　98〜148頁
※〔英文〕

00878　LEPROSY　IN　INDIA　Vol.38　No.3
C-6-2

July,1966　B5　151〜183頁
※〔英文〕

00879　LEPROSY　IN　INDIA　Vol.38　No.4
C-6-2

October,1966　B5　184〜234頁
※〔英文〕

00880　LEPROSY　IN　INDIA　Vol.39　No.1
C-6-2

January,1967　B5　37頁
※〔英文〕

00881　LEPROSY　IN　INDIA　Vol.39　No.2
C-6-2

April,1967　B5　40〜92頁
※〔英文〕

00882　LEPROSY　IN　INDIA　Vol.39　No.3
C-6-2

July,1967　B5　94〜152頁
※〔英文〕

00883　LEPROSY　IN　INDIA　Vol.39　No.4
C-6-2

October,1967　B5　154〜222頁
※〔英文〕

00884　LEPROSY　IN　INDIA　Vol.40　No.1
C-6-3

January,1968　B5　39頁

※〔英文〕

00885　LEPROSY　IN　INDIA　Vol.40　No.2
C-6-3
　　April,1968　B5　41〜92頁
　　※〔英文〕

00886　LEPROSY　IN　INDIA　Vol.40　No.3
C-6-3
　　July,1968　B5　94〜160頁
　　※〔英文〕

00887　LEPROSY　IN　INDIA　Vol.40　No.4
C-6-3
　　October,1968　B5　163〜238頁
　　※〔英文〕

00888　LEPROSY　IN　INDIA　Vol.41　No.1
C-6-3
　　January,1969　B5　54頁
　　※〔英文〕

00889　LEPROSY　IN　INDIA　Vol.41　No.2
C-6-3
　　April,1969　B5　56〜115頁
　　※〔英文〕

00890　LEPROSY　IN　INDIA　Vol.41　No.3
C-6-3
　　July,1969　B5　118〜234頁
　　※〔英文〕

00891　LEPROSY　IN　INDIA　Vol.41　No.4
C-6-3
　　October,1969　B5　236〜417頁
　　※〔英文〕

00892　LEPROSY　IN　INDIA　Vol.44　No.1
C-6-3
　　January,1972　B5　79頁
　　※〔英文〕

00893　LEPROSY　IN　INDIA　Vol.44　No.2
C-6-3
　　April,1972　B5　83〜132頁
　　※〔英文〕

00894　LEPROSY　IN　INDIA　Vol.44　No.3・
4　C-6-3
　　October,1972　B5　136〜168頁
　　※〔英文〕

00895　LEPROSY　IN　INDIA　Vol.46　No.1
C-6-4
　　January,1974　B5　62頁
　　※〔英文〕
　　2冊

00896　LEPROSY　IN　INDIA　Vol.46　No.2
C-6-4
　　April,1974　B5　63〜126頁
　　※〔英文〕

00897　LEPROSY　IN　INDIA　Vol.46　No.3
C-6-4
　　July,1974　B5　128〜212頁
　　※〔英文〕

00898　LEPROSY　IN　INDIA　Vol.46　No.4
C-6-4
　　October,1974　B5　213〜290頁
　　※〔英文〕

00899　LEPROSY　IN　INDIA　Vol.47　No.1
C-6-4
　　January,1975　B5　66頁
　　※〔英文〕

00900　LEPROSY　IN　INDIA　Vol.47　No.2
C-6-4
　　April,1975　A5　67〜141頁
　　※〔英文〕

00901　LEPROSY　IN　INDIA　Vol.47　No.3
C-6-4
　　July,1975　A5　142〜259頁
　　※〔英文〕

00902　LEPROSY　IN　INDIA　Vol.47　No.4
C-6-4
　　October,1975　A5　260〜392頁
　　※〔英文〕

00903　LEPROSY　IN　INDIA　Vol.49　No.1
to　4　C-6-4
　　1977　A5　36頁
　　※〔英文〕

00904　LEPROSY　IN　INDIA　Vol.51　C-6-4
　　1979　A5　11頁
　　※〔英文〕

00905　LEPROSY　IN　INDIA　Vol.52　No.1
to　4　C-6-4
　　1980　A5　22頁
　　※〔英文〕

00906 LEPROSY IN INDIA Vol.55 C-6-4
1983 A5 28頁
※〔英文〕

00907 INTERNATIONAL JOURNAL OF LEPROSY Vol.1 No.1～No.4 C-6-5
INTERNATIONAL LEPROSY ASSOCIATION
1933 B5 511頁
※〔英文〕
※製本

00908 INTERNATIONAL JOURNAL OF LEPROSY Vol.19 No.1～No.4 C-6-6
INTERNATIONAL LEPROSY ASSOCIATION
1951 B5 530頁
※〔英文〕
※製本

00909 INTERNATIONAL JOURNAL OF LEPROSY Vol.21 No.1～No.4 C-6-7
INTERNATIONAL LEPROSY ASSOCIATION
1953 B5 636頁
※〔英文〕
※製本

00910 INTERNATIONAL JOURNAL OF LEPROSY Vol.22 No.1～No.4 C-6-8
INTERNATIONAL LEPROSY ASSOCIATION
1954 B5 530頁
※〔英文〕
※製本

00911 INTERNATIONAL JOURNAL OF LEPROSY Vol.28 No.1 C-6-9
INTERNATIONAL LEPROSY ASSOCIATION
JANUARY-MARCH 1960 B5 103頁
※〔英文〕

00912 INTERNATIONAL JOURNAL OF LEPROSY Vol.28 No.2 C-6-9
INTERNATIONAL LEPROSY ASSOCIATION
APRIL-JUNE 1960 B5 105～214頁
※〔英文〕

00913 INTERNATIONAL JOURNAL OF LEPROSY Vol.28 No.3 C-6-9
INTERNATIONAL LEPROSY ASSOCIATION
JULY-SEPTEMBER 1960 B5 215～354頁
※〔英文〕

00914 INTERNATIONAL JOURNAL OF LEPROSY Vol.29 No.1 C-6-9
INTERNATIONAL LEPROSY ASSOCIATION
JANUARY-MARCH 1961 B5 148頁
※〔英文〕

00915 INTERNATIONAL JOURNAL OF LEPROSY Vol.29 No.2 C-6-9
INTERNATIONAL LEPROSY ASSOCIATION
APRIL-JUNE 1961 B5 149～264頁
※〔英文〕

00916 INTERNATIONAL JOURNAL OF LEPROSY Vol.29 No.3 C-6-9
INTERNATIONAL LEPROSY ASSOCIATION
JULY-SEPTEMBER 1961 B5 265～392頁
※〔英文〕

00917 INTERNATIONAL JOURNAL OF LEPROSY Vol.29 No.4 C-6-9
INTERNATIONAL LEPROSY ASSOCIATION
OCTOBER-DECEMBER,1961 B5 393～589頁
※〔英文〕

00918 INTERNATIONAL JOURNAL OF LEPROSY Vol.30 No.1 C-6-9
INTERNATIONAL LEPROSY ASSOCIATION
JANUARY-MARCH 1962 B5 110頁
※〔英文〕

00919 INTERNATIONAL JOURNAL OF LEPROSY Vol.30 No.2 C-6-9
INTERNATIONAL LEPROSY ASSOCIATION
APRIL-JUNE,1962 B5 111～237頁
※〔英文〕

00920 INTERNATIONAL JOURNAL OF LEPROSY Vol.30 No.3 C-6-9
INTERNATIONAL LEPROSY ASSOCIATION
JULY-SEPTEMBER,1962 B5 239～385頁
※〔英文〕

00921 INTERNATIONAL JOURNAL OF LEPROSY Vol.30 No.4 C-6-9
　ＩＮＴＥＲＮＡＴＩＯＮＡＬ　ＬＥＰＲＯＳＹ　ＡＳＳＯＣＩＡＴＩＯＮ
　OCTOBER-DECEMBER,1962　B5　387〜568頁
　※〔英文〕

00922 INTERNATIONAL JOURNAL OF LEPROSY Vol.32 No.2 C-6-10
　ＩＮＴＥＲＮＡＴＩＯＮＡＬ　ＬＥＰＲＯＳＹ　ＡＳＳＯＣＩＡＴＩＯＮ
　APRIL-JUNE　1964　B5　103〜234頁
　※〔英文〕

00923 INTERNATIONAL JOURNAL OF LEPROSY Vol.32 No.3 C-6-10
　ＩＮＴＥＲＮＡＴＩＯＮＡＬ　ＬＥＰＲＯＳＹ　ＡＳＳＯＣＩＡＴＩＯＮ
　JULY-SEPTEMBER,1964　B5　235〜358頁
　※〔英文〕

00924 INTERNATIONAL JOURNAL OF LEPROSY Vol.32 No.4 C-6-10
　ＩＮＴＥＲＮＡＴＩＯＮＡＬ　ＬＥＰＲＯＳＹ　ＡＳＳＯＣＩＡＴＩＯＮ
　OCTOBER-DECEMBER,1964　B5　359〜500頁
　※〔英文〕

00925 INTERNATIONAL JOURNAL OF LEPROSY Vol.33 No.1 C-6-10
　ＩＮＴＥＲＮＡＴＩＯＮＡＬ　ＬＥＰＲＯＳＹ　ＡＳＳＯＣＩＡＴＩＯＮ
　JANUARY-MARCH,1965　B5　136頁
　※〔英文〕

00926 INTERNATIONAL JOURNAL OF LEPROSY Vol.33 No.2 C-6-10
　ＩＮＴＥＲＮＡＴＩＯＮＡＬ　ＬＥＰＲＯＳＹ　ＡＳＳＯＣＩＡＴＩＯＮ
　APRIL-JUNE,1965　B5　137〜265頁
　※〔英文〕

00927 INTERNATIONAL JOURNAL OF LEPROSY Vol.33 No.3 C-6-10
　ＩＮＴＥＲＮＡＴＩＯＮＡＬ　ＬＥＰＲＯＳＹ　ＡＳＳＯＣＩＡＴＩＯＮ
　JULY-SEPTEMBER,1965　B5　267〜394頁
　※〔英文〕

00928 INTERNATIONAL JOURNAL OF LEPROSY Vol.33 No.4 C-6-10
　ＩＮＴＥＲＮＡＴＩＯＮＡＬ　ＬＥＰＲＯＳＹ　ＡＳＳＯＣＩＡＴＩＯＮ
　OCTOBER-DECEMBER,1965　B5　795〜974頁
　※〔英文〕

00929 INTERNATIONAL JOURNAL OF LEPROSY Vol.47 No.3 C-6-10
　ＩＮＴＥＲＮＡＴＩＯＮＡＬ　ＬＥＰＲＯＳＹ　ＡＳＳＯＣＩＡＴＩＯＮ
　SEPTEMBR,1979　B5　469〜559頁
　※〔英文〕

00930 INTERNATIONAL JOURNAL OF LEPROSY Vol.20 No.3 C-6-10
　ＩＮＴＥＲＮＡＴＩＯＮＡＬ　ＬＥＰＲＯＳＹ　ＡＳＳＯＣＩＡＴＩＯＮ
　1952　B5　385〜392頁
　※〔英文〕

00931　約束の日を望みて　―長島曙教会創立六五周年記念誌―　D-1-1
　長島曙教会（大島得雄）
　1996年9月8日　A5　343頁　2,500円
　記録
　※本　3冊

00932　全国ハンセン病療養所内・キリスト教会沿革史　D-1-2
　日本ハンセン病者福音宣教協会
　1999年4月29日　A5　461頁
　記録
　※本　2冊

00933　瀬戸のあけぼの　小倉渓水自伝*　D-1-3
　小倉兼治
　基督教文書伝道会
　昭和34年9月15日　B6　266頁　200円
　記録
　※本　◎全

00934　逆境に耳ひらき*　D-1-4
　松村好之
　小峯書店（小峯光一）
　昭和56年6月25日　B6　190頁　1,800円
　記録
　※本　◎松9　3冊

00935　回心の記　D-1-5
　松村好之
　「愛生」
　A5　142頁

記録
※「愛生」抜き刷り
※本

00936　原田季夫と長島聖書学舎―書簡集― D-1-6
　好善社
　藤原偉作
　1990年7月1日　A5　385頁　非売品
　記録
　※本

00937　原田季夫遺稿集 D-1-7
　編集　宇佐美伸
　長島聖書学舎同窓会
　1977年3月23日　B6　259頁　非売品
　記録
　※本　3冊

00938　原田季夫の病床日誌　(1)(2)(7) D-1-8
　播磨醇
　A5　11頁
　※ファイル

00939　水を汲んだ僕たち* D-1-9
　原田政人
　2000年11月20日　B6　191頁　非売品
　※本　◎全　3冊

00940　菊の香り　―原田菊枝追悼文集―* D-1-10
　編集　原田政人
　原田政人
　1996年9月22日　B6　152頁　非売品
　記録
　※本　◎全　3冊

00941　津軽から長島へ D-1-11
　東海ふみ先生追悼集刊行委員会
　播磨醇
　1985年3月11日　B6　146頁　非売品
　記録
　※本　3冊

00942　現代のヨブたち* D-1-12
　著者代表　大日向繁　編集者　日本ハンセン氏病福音宣教協会（MOL)
　聖燈社（仲緯彦）
　1972年12月10日　B6　180頁　500円
　記録
　※本　◎全　3冊

00943　終末を告げる群れ D-1-13
　編者　日本ハンセン氏病福音宣教協会（MOL)　代表
　大日向繁
　新教出版社（秋山憲兄）
　1974年11月30日　B6　254頁　800円
　記録
　※MOL証詞集2
　※本　3冊

00944　地の果ての証人たち D-1-14
　編者　日本ハンセン氏病福音宣教協会（MOL)　代表
　大日向繁
　新教出版社（秋山憲兄）
　1976年11月30日　B6　307頁　1,000円
　記録
　※MOL証詞集3
　※本　3冊

00945　いのちの水は流れて D-1-15
　日本ハンセン氏病福音宣教協会（MOL)　代表　大日向繁
　新教出版社（森岡巌）
　1979年10月31日　B6　318頁　1,200円
　記録
　※MOL証詞集4
　※本　2冊

00946　わたしの賛美歌 D-1-16
　編纂者　日本ハンセン氏病福音宣教協会（日本MOL)文書伝道部
　日本MOL事務局（太田国男）
　1991年11月10日　B6　358頁　1,000円
　記録
　※MOL証詞集6
　※本　2冊

00947　甦ったもうひとつの声 D-1-17
　本田稔
　皓星社（藤巻修一）
　1989年4月6日　B6　257頁　2,266円
　記録
　※本　3冊

00948　光栄ある喜び* D-1-18
　花岡重行
　一麦社
　1993年12月3日　B6　94頁　800円
　記録
　※本　◎全　3冊

00949　生活記録 D-1-19
　森岡りつ子
　復権文庫（柳川義雄）
　1971年7月31日　A5　183頁
　記録

※本　2冊

00950　たたかいの記録　D-1-20
　　吉成稔
　　B6　158頁
　　記録
　　※本　3冊

00951　ハーモニカの歌*　D-2-1
　　近藤宏一
　　1979年3月1日　B6　388頁　1,300円
　　記録
　　※本　◎全　2冊

00952　あきの蝶　近藤宏一詩集　D-2-2
　　近藤宏一
　　ハンセン病問題を考えるネットワーク泉北
　　2007年7月7日　A5　122頁　1,000円
　　詩
　　※本　2冊

00953　闇を光に　ハンセン病を生きて　D-2-3
　　近藤宏一
　　みすず書房
　　2010年10月5日　B6　229頁　2,400円
　　記録
　　※本　2冊

00954　悲しみを喜びに*　D-2-4
　　関とみ子
　　一麦社
　　1997年12月8日　B6　115頁　900円
　　記録
　　※本　◎全　3冊

00955　この棘あればこそ*　D-2-5
　　磯部昭介
　　聖燈社（仲絳彦）
　　1974年10月15日　B6　188頁　500円
　　記録
　　※本　◎全

00956　見よ　生きている　D-2-6
　　磯部昭介
　　聖恵授産所出版部
　　1983年9月30日　B6　175頁　600円
　　記録
　　※ハンセン氏病信徒の証詞集
　　※本　2冊

00957　ちいさなヨブ　D-2-7
　　磯部昭介
　　聖恵授産所出版部
　　1989年10月9日　B6　202頁　800円
　　記録
　　※第3証詞集
　　※本　3冊

00958　神の平安　D-2-8
　　磯部昭介
　　聖恵授産所出版部
　　1993年9月1日　B6　177頁　800円
　　記録
　　※第4証詞集
　　※本　3冊

00959　苦難をも喜ぶ　D-2-9
　　磯部昭介
　　一麦社
　　1996年10月9日　B6　157頁　1,000円
　　記録
　　※第5証詞集
　　※本　3冊

00960　新たなる力　D-2-10
　　磯部昭介
　　聖恵授産所出版部
　　1999年2月25日　B6　156頁　1,000円
　　記録
　　※第6証詞集
　　※本　3冊

00961　命びろい　D-2-11
　　磯部昭介
　　番紅花舎（横江誠一）
　　2002年8月15日　B6　207頁　1,000円
　　記録
　　※第7証詞集・喜寿を祝って
　　※本　3冊

00962　かすかな灯りもとめて　D-2-12
　　峰崎忍
　　1998年2月　A5　180頁
　　※本　2冊

00963　かすかな灯りもとめて　D-2-13
　　峰崎忍
　　2002年3月　A5　218頁
　　※本　2冊

00964　HANNAH　RIDDELL　D-2-14
　　Julia　Boyd
　　1996　B5　215頁
　　※英文
　　※本

00965　キリスト教福祉実践の史的展開　D-2-15
杉山博昭
大学教育出版
2003年9月1日　A5　355頁　3,500円
研究
※キリスト教社会事業家とハンセン病 P221〜280
※本

00966　ハンセン病とキリスト教　D-2-16
荒井英子
岩波書店（安江良介）
1996年12月16日　B6　217頁　2,060円
研究
※本　2冊

00967　近代日本のキリスト教と女性たち　D-2-17
編者　富坂キリスト教センター
新教出版社（森岡巖）
1995年11月20日　B6　300頁　2,781円
研究
※本

00968　韓国救癩十年の歩み―小さな歩みをこつこつと―　D-2-18
井藤信祐　編
日本キリスト教救癩協会
昭和57年12月20日　A5　338頁　2,000円
記録
※本

00969　韓国救癩十年の歩み―小さな歩みをこつこつと―　D-2-19
井藤信祐　編
日本キリスト教救癩協会
昭和58年6月30日（再版）　A5　361頁　2,000円
記録
※昭和57年12月20日初版発行
※本

00970　愛の中に生きる　D-2-20
佐治良三
日本基督教団出版局
1982年5月20日　B6　189頁　1,400円
記録
※本

00971　わたしの聖句*　D-2-21
編者　日本ハンセン病者福音宣教協会（日本MOL）代表　津島久雄
聖山社（小峯節子）
1985年12月10日　A5　286頁　800円
記録
※本　◎全　3冊

00972　山鳩随想集　D-2-22
井藤道子
井藤道子
1979年　A5　131頁　非売品
随筆
※本

00973　イスラエル巡礼記　シナイの荒野を訪ねて　D-2-23
井藤道子
井藤道子
1978年10月1日　A5　93頁　600円
随筆
※本

00974　ヨブ記　D-2-24
堀田和成
法輪出版
1995　B6　285頁　1,600円
※本

00975　ある群像　―好善社100年の歩み　D-2-25
好善社
日本基督教団出版部
1978年5月20日　A5　383頁　2,900円
記録
※本

00976　魂の架け橋　―ロザリオ教会（長島愛生園）60年の歩み―*　D-2-26
編集者　「魂の架け橋」出版特別班
岡山カトリック教会
2009年12月8日　A5　250頁
※本　◎全

00977　岡山カトリック教会百年史　D-2-27
編者　岡山カトリック教会創立百周年記念事業実行委員会百年史部
岡山カトリック教会創立百周年記念事業実行委員会
昭和58年3月17日　B5　301頁　非売品
記録
※本

00978　浄華　―同朋の軌跡―　D-3-1
編者　長島愛生園真宗同朋会五十年記念誌編集委員会
真宗同朋会
昭和55年10月1日　A5　199頁　1,300円
記録
※本　3冊

00979　信　D-3-2
真宗大谷派志方道場　渡辺耕信

昭和51年3月　B5　155頁
記録
※本　2冊

00980　ハンセン病・隔離四十年　D-3-3
伊奈教勝
明石書店（石井昭男）
1994年8月10日　B5　215頁
記録
※本　3冊

00981　ハンセン病と真宗　隔離から解放へ　No.1
D-3-4
編集　玉光順正・井川ひとみ・酒井義一
真宗大谷派宗務所出版部（細川信元）
1990年7月30日　A5　84頁
記録
※本

00982　ハンセン病差別と浄土真宗　D-3-5
編集者　同和教育振興会事務局
永田文昌堂（永田文雄）
1995年4月5日　B6　248頁
記録
※本　2冊

00983　石蕗の花　D-3-6
田端明
真宗とハンセン病学習会
1997年5月　B6　146頁
短歌
※本　3冊

00984　石蕗の花咲く　—詩歌に刻むハンセン病回復者の人生—　D-3-7
田端明
法蔵館（西村七兵衛）
2002年7月30日　B6　177頁　1,600円
短歌
※本　3冊

00985　故郷に咲いた石蕗の花　D-3-8
田端明
2005年7月25日　A5　214頁
川柳句文集
※本　3冊

00986　石蕗浄土　亡き妻への追悼文集　D-3-9
田端明
2008年5月10日　A5　324頁
短歌詩集
※本　3冊

00987　波枕・闘病七十年石蕗の花　D-3-10
田端明
2010年8月15日　A5　382頁
川柳句文集
※本　3冊

00988　共に生きるいのちとは—私の中で動き出すハンセン病問題—　D-3-11
浄土真宗本願寺派高岡教区寺族青年会（鸞翔会）
2006年5月13日　A5　164頁　500円
記録
※本

00989　いま、共なる歩みを—ハンセン病回復者との出会いの中で—　D-3-12
編集　真宗大谷派ハンセン病問題に関する懇談会
真宗大谷派宗務所出版部（熊谷宗恵）
2003年10月31日　A5　326頁　1,800円
記録
※本

00990　小笠原登　ハンセン病強制隔離に抗した生涯
D-3-13
編集　玉光順正・菱木政晴・河野武志・山内小夜子・雨森慶為
真宗大谷派宗務所出版部（熊谷宗恵）
2003年11月10日　A5　124頁　500円
記録
※ブックレットNo.10
※本

00991　生かされて生きて　D-3-14
高杉美智子
黒井泰然
昭和60年8月1日　B6　176頁
随筆
※本　3冊

00992　生活記録　みまもられて生きむ*　D-3-15
高杉美智子
復権文庫（柳川義雄）
1971年7月31日　A5　283頁
句文集
※本　◎全　3冊

00993　沙羅の花のように　D-3-16
高杉美智子
黒井泰然
1997年4月　B6　349頁
随筆
※本　3冊

00994 　救ライ運動十五年の歩み　D-3-17
　　編集　特別布教師
　　本門仏立宗特別布教師会
　　昭和49年11月3日　A5　280頁
　　記録
　　※本

00995 　見護られた人生　D-3-18
　　大学義晃・上田政子
　　平成13年10月17日　B6　140頁
　　記録
　　※本　3冊

00996 　ハンセン病国立療養所入所者の証言①念仏との出偶い　D-3-19
　　編集　同和教育振興会
　　同和教育振興会
　　2005年3月31日　A5　75頁　700円
　　記録
　　※本

00997 　ハンセン病国立療養所入所者の証言②念仏との出偶い　D-3-20
　　編集　同和教育振興会
　　同和教育振興会
　　2005年3月31日　A5　95頁　700円
　　記録
　　※本

00998 　ハンセン病国立療養所入所者の証言③念仏との出偶い　D-3-21
　　編集　同和教育振興会
　　同和教育振興会
　　2006年3月31日　A5　65頁　700円
　　記録
　　※本

00999 　ハンセン病国立療養所入所者の証言④念仏との出偶い　D-3-22
　　編集　同和教育振興会
　　同和教育振興会
　　2009年3月31日　A5　69頁　700円
　　記録
　　※本

01000 　ふれあい観音　D-3-23
　　平成4年11月24日
　　写真
　　※写真帳

01001 　日本の福祉を築いたお坊さん　―日本福祉大学を創った鈴木修学上人の物語―　D-3-24
　　星野貞一郎
　　中央法規出版（荘村明彦）
　　2011年6月7日　A6　158頁　800円
　　記録
　　※生の松原ハンセン病療養所 P21～42
　　※本

01002 　法音寺物語（中）　D-3-25
　　編集　日蓮宗大乗山法音寺広報委員会
　　中央法規出版
　　平成22年6月7日　B5　96頁　1,000円
　　マンガ
　　※生の松原ライ療養所
　　※本

01003 　ハンセン氏病布教史録　D-3-26
　　編集　天理教国内布教伝道部天理教療養所布教協議会
　　天理教国内布教伝道部
　　昭和51年10月26日　B6　238頁
　　※本

01004 　故郷はあるから赤い陽が昇る　D-3-27
　　田端明
　　田端明
　　平成25年1月1日　A5　51頁
　　文集
　　※ファイル　2冊

01005 　あの温かさがあったから生きてこれたんだよ　D-3-28
　　宮﨑かづゑ
　　2010,3　A5　61頁
　　随筆
　　※ファイル　2冊

01006 　長い道　D-3-29
　　宮﨑かづゑ
　　みすず書房
　　平成24年7月20日　A5　215頁　2,400円
　　随筆
　　※本

01007 　子や孫に伝える記　戦争体験と平和への想い　D-3-30
　　安養山了源寺（松浦暁了）
　　平成27年11月　A4　90頁
　　記録
　　※戦中戦後の長島‥加賀田一
　　※本

01008 　私は一本の木　D-3-31
　　宮﨑かづゑ
　　みすず書房

平成28年2月7日　B6　229頁　2,400円
随筆
※本

01009　真宗とハンセン病　D-3-32
「真宗とハンセン病」学習会グループ・事務局
1997年　B6　123頁
※宇佐美治さんのお話
※背に「架橋　4」とあり
※本

01010　望ケ丘の子供たち　D-4-1
編集　光田健輔
山雅房
昭和16年8月20日　B6　325頁　1円70銭
記録
※本　2冊

01011　偏見への挑戦*　D-4-2
森田竹次
長島評論部会
1972年3月20日　B6　341頁　600円
評論
※本　◎松10　3冊

01012　偏見への挑戦（改訂版）　D-4-3
森田竹次
長島評論部会
1974年3月30日　B6　376頁　850円
評論
※本　3冊

01013　全患協斗争史　D-4-4
森田竹次遺稿集刊行委員会
1987年9月20日　B6　319頁　1,000円
記録
※本　3冊

01014　死にゆく日にそなえで*　D-4-5
森田竹次
森田竹次遺稿集刊行委員会
1978年4月1日　B6　308頁　1,500円
記録
※本　◎松13　3冊

01015　すばらしき復活　D-4-6
田中一良
すばる書房（長谷川佳哉）
1977　B6　271頁　1,200円
記録
※本　3冊

01016　失われた歳月（上）　D-4-7
田中文雄
皓星社（藤巻修一）
2005年9月14日　A5　626頁　3,500円
記録
※本

01017　失われた歳月（下）　D-4-8
田中文雄
皓星社（藤巻修一）
2005年9月14日　A5　508頁　3,500円
記録
※本

01018　甲斐八郎作品集　その日　D-4-9
甲斐八郎
甲斐八郎作品集刊行委員会
1988年3月20日　B6　318頁　非売品
随筆
※本

01019　いつの日にか帰らん　ハンセン病から日本を見る　D-4-10
加賀田一
文芸社（瓜谷綱延）
2010年1月15日　B6　229頁　1,400円
記録
※本　3冊

01020　島が動いた　D-4-11
加賀田一
文芸社（瓜谷綱延）
2000年10月1日　B6　357頁　1,500円
記録
※本　3冊

01021　長島架橋運動十七年の軌跡　D-4-12
加賀田一
A5　87頁
※「愛生」抜き刷り
※本

01022　島のやまびこ　D-4-13
加賀田一
平成17年1月10日　A4　68頁　非売品
※本　3冊

01023　「隔離」という器の中で　D-4-14
石田雅男
文芸社（瓜谷綱延）
2005年1月15日　B5　232頁　1,500円
記録
※本　2冊

01024　ザ・ドキュメント　弟へ　D-4-15
　阿部はじめ
　オフィス・ムハージリーン
　2012年6月25日　B6　101頁　300円
　随筆
　※本　3冊

01025　わが八十歳に乾杯　D-4-16
　金泰九
　牧歌舎
　2007年10月20日　B6　334頁　1,600円
　記録
　※本　3冊

01026　野道の草　D-4-17
　宇佐美治
　みずほ出版
　2007年11月20日　B6　311頁　2,000円
　記録
　※本　2冊

01027　井上光彦写真集　ファインダーの向こうに　D-4-18
　井上光彦
　平成24年10月16日　A4　60頁
　写真集
　※本

01028　本田勝昌の世界　我が心に響いた軌跡　D-4-19
　本田勝昌
　本田勝昌
　2002年11月1日　A4変形　83頁　4,000円
　写真集
　※本

01029　日本の科学者　Vol.46　No.1　通巻516号　D-4-20
　編集　日本科学者会議
　日本科学者会議
　2011年1月1日　B5　56頁　600円
　論文
　※特集・ハンセン病医療政策と人権保障 - ノルウェーとの比較において -
　※本

01030　井上光彦写真集　小社会からの恵み　D-4-21
　井上光彦
　平成27年6月　A4　60頁
　写真集
　※本

01031　井上光彦写真集　癒された島の四季　D-4-22
　井上光彦
　令和元年　A4　60頁
　写真集
　※本

01032　元気のもとはつながる仲間 - 解放教育の再生をめざして -　D-6-1
　外川正明
　解放出版社
　2009年9月10日　A5　268頁　1,500円
　記録
　※本　2冊

01033　流れのほとりに　- 遊佐俊彦の証 -　D-6-2
　大塚茂幸
　信愛保育園
　1986年　A5　155頁　1,800円
　宗教
　※本

01034　親のない天才たち　D-6-3
　山崎俊生
　ルガール社
　1987年12月25日 (2刷)　B6　319頁　1,500円
　論述
　※本

01035　救いの瞬間　- みことばによる癒しの世界 -　D-6-4
　山崎俊生
　ルガール社
　1993年9月20日　B6　177頁　1,200円
　宗教
　※本

01036　日本ファシズムと医療　D-6-5
　藤野豊
　岩波書店（安江良介）
　1993年1月27日　A5　300頁　6,700円
　論述
　※本

01037　知の巨人　評伝生田長江　D-6-6
　荒波力
　白水社（及川直志）
　2013年2月10日　B6　477頁　4,000円
　評伝
　※本

01038　ハンセン病療養所と自治の歴史　D-6-7
　松岡弘之
　みすず書房

2020年2月10日　B6　405頁　5,400円
※本

01039　主婦の友新書　ハンゼン氏病よさようなら　D-6-8
　新道せつ子
　主婦の友社（石川数雄）
　1963年7月5日　B6変形　200頁　200円
　記録
　※入所者の妻の手記
　※本

01040　皓星社ブックレット2　フォーラム　ハンセン病の歴史を考える　D-6-9
　ハンセン病資料館編
　皓星社
　1995年12月25日　A5　80頁　824円
　記録
　※本

01041　皓星社ブックレット1　シンポジウム「らい予防法」をめぐって　付録・「白書らい」／らい予防法　D-6-10
　ハンセン病資料館編
　皓星社
　1995年12月25日　A5　88頁　824円
　記録
　※本

01042　皓星社ブックレット3　「らい予防法」四十四年の道のり　D-6-11
　成田稔
　皓星社
　1996年5月24日　A5　88頁　824円
　記録
　※本

01043　国立ハンセン病療養所医療従事者フィリピン視察　報告書2016　D-6-21-①
　笹川記念保健協力財団
　笹川記念保健協力財団
　2017年3月　A4　69頁
　感想
　2冊

01044　第1回ハンセン病問題を語り継ぐもの　講演会 -マレーシア・中国・日本より-　D-6-21-②
　笹川記念保健協力財団
　笹川記念保健協力財団
　2016年7月　A4　37頁
　記録

01045　第2回ハンセン病問題を語り継ぐもの　講演会 -マレーシアと日本より-　D-6-21-③
　笹川記念保健協力財団
　笹川記念保健協力財団
　2016年7月　A4　49頁
　記録

01046　世界のハンセン病　D-6-21-④
　笹川記念保健協力財団
　笹川記念保健協力財団
　B5変形　19頁
　記録

01047　ささへるニュース　Vol.11　D-6-21-⑤
　笹川記念保健協力財団
　笹川記念保健協力財団
　2016年春　A4　8頁

01048　ささへるニュース　Vol.14　D-6-21-⑥
　笹川記念保健協力財団
　笹川記念保健協力財団
　2016年冬　A4　8頁

01049　ささへるニュース　Vol.15　D-6-21-⑦
　笹川記念保健協力財団
　笹川記念保健協力財団
　2017年春　A4　8頁

01050　国立ハンセン病療養所医療従事者フィリピン視察　報告書2017　D-6-21-⑧
　笹川記念保健協力財団
　笹川記念保健協力財団
　2017年　A4　69頁
　感想
　2冊

01051　国立ハンセン病療養所医療従事者フィリピン視察　報告書2018　D-6-21-⑨
　笹川記念保健協力財団
　笹川記念保健協力財団
　2018年　A4　70頁
　感想

01052　年次報告書2017　2017年4月〜2018年3月期　D-6-21-⑩
　笹川記念保健協力財団
　笹川記念保健協力財団
　2018年　A4　23頁

01053　年次報告書2018　2018年4月〜2019年3月期　D-6-21-⑪
　笹川記念保健協力財団
　笹川記念保健協力財団
　2019年　A4　19頁

01054　年次報告書2021　D-6-21-⑫
　　笹川保健財団
　　笹川保健財団
　　2021年　A4　15頁

01055　第40回ハンセン病医学夏期大学講座教本　D-6-22
　　公益財団法人　日本財団
　　公益財団法人　日本財団
　　平成30年8月6日〜10日　A4　222頁
　　※本

01056　平成29年度　国立ハンセン病療養所研究業績集　D-6-23
　　医政局医療経営支援課
　　医政局医療経営支援課
　　平成29年　A4　91頁
　　※本

01057　邑久長島大橋架橋30周年記念シンポジウム「人間回復」の思いを未来に - 過去、現在そして世界遺産へ - 報告書　D-6-24
　　岡山県瀬戸内市邑久長島大橋架橋30周年記念事業実行委員会
　　岡山県瀬戸内市邑久長島大橋架橋31周年記念事業実行委員会
　　2019年2月20日　A4　29頁
　　※本

01058　第41回ハンセン病医学夏期大学講座教本　D-6-25
　　公益財団法人　日本財団
　　公益財団法人　日本財団
　　令和元年8月5日〜8月9日　A4　226頁
　　※本

01059　平成30年度　国立ハンセン病療養所研究業績集　D-6-26
　　医政局医療経営支援課
　　A4　77頁
　　※本

01060　令和元年度　国立ハンセン病療養所研究業績集　D-6-27
　　医政局医療経営支援課
　　令和2年　A4　75頁
　　※本　2冊

01061　いのちを差別するもの　中村薫講話集1　D-6-28
　　中村薫
　　法蔵館（西村七兵衛）
　　1998年1月30日　B6　103頁　569円
　　宗教
　　※本　2冊

01062　自然のいのち　中村薫講話集2　D-6-29
　　中村薫
　　法蔵館（西村七兵衛）
　　1998年1月30日　B6　85頁　570円
　　宗教
　　※本

01063　いのちの宗教　中村薫講話集3　D-6-30
　　中村薫
　　法蔵館（西村七兵衛）
　　1998年1月30日　B6　93頁　571円
　　宗教
　　※本

01064　ハンセン病フォーラム　それでも人生にイエス、か？ - ハンセン病の終末を迎え、入所者の皆さんと共に考える　2017年6月24日（土）於大阪YMCA国際文化センター　D-6-31
　　編　「ハンセン病フォーラム記録集編集委員会」青谷善雄・青谷由美・青山哲也・戸張岳陽・戸張あかり・劉成道
　　FIWC関西委員会（フレンズ国際ワークキャンプ）
　　2020年12月　A5　111+130頁
　　記録
　　※本

01065　リアルな矛盾　D-6-32
　　松井康治
　　2021年11月12日　A5　152頁
　　※電子書籍
　　※本

01066　ハンセン病問題から　学び、伝える　D-6-33
　　ハンセン病市民学会教育部会
　　清水書院（野村久一郎）
　　2022年1月28日　A5　359頁　2,300円
　　※本

01067　ハンセン病療養所　隔離の90年　D-6-34
　　太田順一
　　全国ハンセン病療養所入所者協議会
　　1999年12月20日　B5　178頁　5,000円
　　写真集
　　※本

01068　手と手から　ハンセン病療養所の方々との出合い　D-6-35
　　盈進高校・同和教育部・「障害」者問題研究部
　　盈進高等学校　同和教育部
　　1998年1月7日　A5　150頁

01069　麻痺した顔　らいの検診カルテから　E-1-1
　　原田禹雄
　　ルガール社（山崎俊生）
　　1979年5月25日　B6　255頁　1,500円
　　記録
　　※本　2冊

01070　天刑病考　E-1-2
　　原田禹雄
　　言叢社
　　昭和58年3月14日　B6　307頁　1,800円
　　記録
　　※本

01071　この世の外れ―琉球往還私記　E-1-3
　　原田禹雄
　　筑摩書房（関根栄郷）
　　1992年7月10日　B6　288頁　2,600円
　　記録
　　※本

01072　タテガキで読んだライ　E-1-4
　　原田禹雄
　　昭和47年～49年　A5　229頁
　　研究
　　※『愛生』連載①～㉗抜刷
　　※本

01073　らいについて　E-1-5
　　原田禹雄

　　※ファイル

01074　らいについて　E-1-5
　　編集　原田禹雄
　　国立療養所　邑久光明園
　　昭和54年6月25日（第3刷）　A5　18頁　非売品
　　記録
　　※昭和39年6月25日　第1刷発行
　　※ファイル

01075　らいについて　E-1-5
　　原田禹雄・尾崎元昭・小原安喜子
　　国立療養所　邑久光明園
　　昭和59年6月25日（第5刷）　A5　20頁　非売品
　　記録
　　※〃
　　※ファイル

01076　瘢痕　E-1-6
　　原田禹雄
　　自画像短歌会
　　1957年6月30日　A5　95頁　150円
　　短歌
　　※本　3冊

01077　詩集　無花果の骨に　E-1-7
　　原田禹雄
　　方向社
　　1960年2月23日　B6　71頁　200円
　　詩
　　※本

01078　錐体外路　原田禹雄歌集　E-1-8
　　原田禹雄
　　方向社
　　1960年3月14日　A5　95頁　250円
　　短歌
　　※本　3冊

01079　天使館消光　原田禹雄歌集　E-1-9
　　原田禹雄
　　南島社
　　1984年2月6日　A5　135頁　2,000円
　　短歌
　　※本　2冊

01080　停雲樓随想　E-1-10
　　原田禹雄
　　南島社
　　平成3年4月1日　A5　30頁
　　歌文集
　　※本　2冊

01081　假名の樹　原田禹雄歌集　E-1-11
　　原田禹雄
　　南島社
　　1991年4月1日　A5　113頁　3,000円
　　短歌
　　※本

01082　華果光色　原田禹雄歌集　E-1-12
　　原田禹雄
　　南島社
　　1992年5月1日　A5　137頁　3,000円
　　短歌
　　※本

01083　歌集　踽踽涼涼　E-1-36
　　原田禹雄
　　砂子屋書房（田村雅之）
　　1995年9月12日　A5　260頁　5,000円

短歌
※本

01084　黎明の女たち　E-1-13
編者　島京子
神戸新聞出版センター
昭和61年1月25日　B6　261頁　1,300円
記録
※光と影のはざまで　救癩事業・大野悦子…芝野慶子
(P227～254)
※本

01085　翠ふかく　上代淑　私伝　E-1-14
松本幸子
山陽学園
1986年10月1日　B6　266頁
記録
※本

01086　三宅俊輔追悼録*　E-1-15
編者　三宅秀蔵
昭和4年10月　B6　192頁
記録
※本　◎全

01087　コンウォール・リー女史の生涯と偉業　E-1-16
貫民之介
コンウォール・リー伝記刊行会
1954年12月5日　B6　168頁　非売品
記録
※本

01088　メリー・リード　癩に罹り癩に奉仕した婦人の生涯　E-1-17
今井よね　訳
日本MTL
1934年6月5日　B6　218頁　50銭
記録
※本

01089　鈴蘭村　ライに奉仕する三上千代女史の愛の伝説　E-1-18
藤本浩一
博進堂
1968年6月20日　B6　200頁　380円
記録
※本

01090　小林博士追悼録　E-1-19
故小林博士記念事業会
小林博士記念事業会
1937年10月12日　B6　206頁　非売品
記録

※本　2冊
※小林和三郎

01091　らいと梅干と憲兵*　E-1-20
野島泰治
野島泰治先生記念会
1971年3月3日　B6　307頁　非売品
随筆
※本　◎全　2冊

01092　祈る　らい医師の海外紀行　E-1-21
野島泰治
野島富美　編者　曾我野一美・斉木創
1973年9月10日　A5　353頁　非売品
記録
※本

01093　中條資俊伝　E-1-22
編者　中條資俊伝刊行会
北の街社（青森県救らい協会）
1983年11月1日　A5　265頁　3,000円
記録
※本

01094　石舘守三　E-1-23
矢野巧
笹川記念保健協力財団
2002年6月1日　A5　157頁　1,112円
マンガ
※本　3冊

01095　らいを追いかけて　E-1-24
伊藤利根太郎
大和山出版社
昭和59年5月30日　B6　261頁　1,200円
記録
※本

01096　握月擔風　E-1-25
編集　大谷勇遺稿刊行会
大谷勇遺稿刊行会
1978年5月1日　A5　181頁　2,500円
記録
※本　2冊

01097　ライ園留学記　E-1-26
渡辺信夫
教文館（鵜飼香吉）
1968年10月31日　B6　261頁　450円
記録
※本　2冊

01098　沖縄ライ園留学記　E-1-27
　　渡辺信夫
　　教文館（鵜飼香吉）
　　1970年9月15日　B6　235頁　550円
　　記録
　　※本　2冊

01099　モロカイのマザー・マリヤンヌ　E-1-28
　　著者　V.L.ジャックス　林文雄訳
　　長崎書店
　　1938年6月11日　B6　234頁　1円
　　記録
　　※本

01100　モロカイの母マザー・マリヤンヌ　E-1-29
　　著者　V.L.ジャックス　訳者　林文雄
　　聖山社
　　1994年2月20日　B6　185頁　1,000円
　　記録
　　※本　3冊

01101　海南大人をうつす　E-1-30
　　桜井方策
　　愛生園
　　A5　70頁
　　伝記
　　※『愛生』S33年6月号～34年12月号連載抜き刷り
　　※本　2冊
　　※下村海南

01102　インド救ライの20年　JALMA集結報告書　E-1-31
　　アジア救ライ協会
　　財団法人　アジア救ライ協会
　　1981年12月1日　B5　126+35頁
　　記録
　　※本　2冊

01103　ばらの心は海をわたった　E-1-32
　　著者　岡本文良　画家　高田三郎
　　PHP研究所
　　昭和56年5月20日（第2刷）　A5　178頁　1,100円
　　伝記
　　※昭和55年12月25日　第1刷発行
　　※本　2冊

01104　らい療養の実際―化学療法をめぐって―　E-1-33
　　平子真
　　平子真
　　昭和48年6月20日　B6　84頁　400円
　　研究
　　※本　2冊

01105　癩の常識と看護　E-1-34
　　桜井方策
　　医学書院（金原元）
　　昭和31年7月30日　A6　83頁　220円
　　研究
　　※本

01106　昭和63年度日米医学協力計画報告書　E-1-35
　　日米医学協力研究会らい専門部会
　　昭和63年度　B5　181頁
　　記録（英文）
　　※本

01107　長島愛生園30年の歩み　E-2-1
　　国立療養所長島愛生園園長　高島重孝
　　昭和35年11月20日　B5　241頁
　　記録
　　※編集部書庫に同じものあり（目次データあり）
　　※本
　　※20220201　移動

01108　長島愛生園創立40周年記念誌　E-2-2
　　国立療養所長島愛生園園長　高島重孝
　　昭和45年11月1日　B5　105頁
　　記録
　　※編集部書庫に同じものあり（目次データあり）
　　※本

01109　長島愛生園創立五十周年記念誌　E-2-3
　　国立療養所長島愛生園園長　友田政和
　　昭和56年3月10日　B5　190頁
　　記録
　　※編集部書庫に同じものあり（目次データあり）
　　※本

01110　長島愛生園創立六十周年記念誌　E-2-4
　　国立療養所長島愛生園園長　友田政和
　　平成3年3月19日　B5　143頁
　　記録
　　※編集部書庫に同じものあり（目次データあり）
　　※本

01111　隔絶の里程　長島愛生園入園者五十年史　E-2-5
　　長島愛生園入園者自治会
　　日本文教出版（長島愛生園入園者自治会）
　　昭和57年3月27日　A5　355頁　2,500円
　　記録
　　※編集部書庫に同じものあり（目次データあり）
　　※本　3冊

01112　曙の潮風　長島愛生園入園者自治会史　E-2-6
　　長島愛生園入園者自治会

日本文教出版（長島愛生園入園者自治会）
平成10年9月30日　A5　342頁　2,500円
記録
※編集部書庫に同じものあり（目次データあり）
※本　3冊

01113　邑久長島大橋架橋運動の経過　E-2-7
長島愛生園入園者自治会
1990年11月20日　B5　83頁　非売品
記録
※ファイル　2冊

01114　全患協運動史　ハンセン氏病患者のたたかいの記録　E-2-8
全国ハンセン氏病患者協議会
一光社（鈴木大吉）
昭和52年6月10日　B5　252頁　2,500円
記録
※本　2冊

01115　復権への日月　E-2-9
全国ハンセン病療養所入所者協議会
光陽出版社
2001年10月5日　B5　409頁　3,000円
記録
※本　2冊

01116　炎路　全患協ニュース縮刷版（第1号〜300号）　E-2-10
全国ハンセン病患者協議会
全国ハンセン病患者協議会
昭和62年8月10日　A4　764頁　5,000円
記録
※本　2冊

01117　全患協ニュース縮刷版（第301号〜500号）第2集　E-2-11
全国ハンセン病患者協議会
A4　436頁
記録
※本　2冊

01118　全患協ニュース縮刷版（第501号〜700号）第3集　E-2-12
全国ハンセン病患者協議会
A4　468頁
記録
※本　3冊

01119　日本患者同盟四〇年の軌跡　E-2-13
日本患者同盟四〇年史編集委員会
法律文化社（柴田穣）
1991年11月30日　A5　393頁

記録
※本

01120　全医労三十年の歩み　E-2-14
全日本国立医療労働組合
1978年7月1日　B5　290頁
記録
※本

01121　検証会議　E-2-15
全国ハンセン病療養所入所者協議会
光陽出版社（曾我野一美）
2005年4月10日　A5　230頁
記録
※本

01122　らしんばん　縮刷版　創刊号〜124号　E-2-16
日本共産党愛生支部
日本共産党愛生支部（島田ひとし）
1953年5月〜1982年6月　A4　285頁
※本

01123　人間回復に人生をかけて—ハンセン病と人権—　E-2-17
神美知宏
曹洞宗宗務所（大竹明彦）
2002年10月1日　A5　41頁
記録
※曹洞宗ブックレット　宗教と人権6
※ファイル　4冊

01124　私はこう主張した　E-2-18
本田稔
1961年8月24日　B5　61頁
記録
※ファイル　3冊

01125　ハンセン病療養所　隔離の九〇年　E-2-19
編者　全国ハンセン病療養所入所者協議会
解放出版社
1999年12月20日　B5　178頁　5,000円
写真集
※本

01126　痛みのなかの告訴—強制隔離収容による被害事例—　E-2-20
全国国立療養所ハンセン氏病患者協議会
全国国立療養所ハンセン氏病患者協議会
1968年11月25日　A5　16頁　30円
記録
※ファイル　3冊

01127　ハンセン氏病の新しい知識　E-2-21
　編集者　全患協事務局
　全国国立療養所ハンセン氏病患者協議会
　1963年6月20日　B5　93頁　非売品
　記録
　※本　2冊

01128　小笠原秀実・登　尾張本草学の系譜　E-3-1
　八木康敞
　リプロポート（小川道明）
　1988年10月20日　B6　243頁　1,400円
　※本

01129　漢方医学の再認識　E-3-2
　小笠原登
　洋々社
　昭和38年11月25日　B6　278頁　600円
　研究
　※本

01130　いのちの軋み　E-3-3
　三輪照峰
　一光社（鈴木大吉）
　1982年1月8日　B6　212頁　900円
　記録
　※本

01131　ハンセン病とともに　E-3-4
　岡部伊都子
　藤原書店（藤原良雄）
　2006年2月28日　B6　228頁　2,200円
　エッセイ
　※本

01132　「病いの経験」を聞き取る　ハンセン病者のライフヒストリー　E-3-5
　蘭由岐子
　皓星社（藤巻修一）
　2006年10月25日　A5　392頁　3,800円
　研究
　※2004年4月9日　初版発行
　※本

01133　差別者のボクに捧げる！　E-3-6
　三宅一志
　晩聲社（和多田進）
　1978年8月5日　B6　290頁　1,300円
　記録
　※本　3冊

01134　ハンセン病　差別者のボクたちと病み棄てられた人々の記録　E-3-7
　三宅一志・福原孝浩
　寿郎社（土肥寿郎）
　2013年5月10日　B6　234頁　2,000円
　記録
　※本

01135　開かれた扉　ハンセン病裁判を闘った人たち　E-3-8
　ハンセン病違憲国賠訴訟弁護団
　講談社（野間佐和子）
　2003年5月11日　B6　378頁　1,800円
　記録
　※本　3冊

01136　検証・ハンセン病史　E-3-9
　熊本日日新聞社
　河出書房新社
　2004年3月30日　B6　338頁　2,000円
　記録
　※本

01137　歴史のなかの「癩者」　E-3-10
　藤野豊　編著
　ゆみる出版（田辺肇）
　1996年4月5日　A5　270頁　2,800円
　研究
　※本

01138　知っていますか？　ハンセン病と人権一問一答　E-3-11
　編集　ハンセン病と人権を考える会
　解放出版社
　1997年2月20日　A5　129頁　1,030円
　記録
　※本　2冊

01139　知っていますか？　ハンセン病と人権一問一答　第2版　E-3-12
　編集　ハンセン病と人権を考える会
　解放出版社
　2000年6月15日　A5　134頁　1,000円
　記録
　※本

01140　現代日本病人史　病人処遇の変遷　E-3-13
　川上武
　勁草書房
　1982年7月30日　A5　625頁　6,500円
　研究
　※本

01141　ハンセン病差別被害の法的研究　E-3-14
　森川恭剛
　法律文化社

2005年11月5日　A5　324頁　5,500円
研究
※本

01142　「隔離」という病い　E-3-15
武田徹
講談社（野間佐和子）
1997年7月10日　B6　254頁　1,456円
研究
※本

01143　癩者の生　文明開化の条件としての　E-3-16
澤野雅樹
青弓社（矢野恵二）
1994年1月15日　B6　209頁　2,678円
研究
※本

01144　ハンセン病叢書　家族の肖像　E-3-17
平野暉人
皓星社（藤巻修一）
2002年4月20日　B6　264頁　2,000円
記録
※本

01145　証言・ハンセン病　もう、うつむかない　E-3-18
村上絢子
筑摩書房（菊池明郎）
2004年3月10日　B6　302頁　1,600円
記録
※本

01146　ハンセン病療養所のエスノグラフィ—「隔離」のなかの結婚と子ども　E-3-19
山本須美子・加藤尚子
医療文化社
2008年1月20日　A5　465頁　3,850円
研究
※本

01147　吉備路をめぐる文学のふるさと　E-3-20
「吉備路をめぐる文学のふるさと」編集委員会
吉備路文学館
2010年9月30日　A5　206頁
短歌
※小川正子　明石海人
※本

01148　ハンセン病叢書　鈴木時治画集　生きるあかし　E-3-21
編集　寺島萬里子
皓星社（藤巻修一）
2007年4月1日（2刷）　B5変形　59頁　2,500円
画集
※本

01149　生き抜いた！—ハンセン病元患者の肖像と軌跡　E-3-22
高波淳
草風館
2003年8月15日　B5　201頁　2,800円
※本

01150　絆　「らい予防法」の傷痕—日本・韓国・台湾　E-3-23
八重樫信之
人間と歴史社（佐々木久夫）
2006年5月20日　A4変形　129頁　2,500円
写真集
※本

01151　絆　「らい予防法」の傷痕—日本・韓国・台湾　E-3-24
八重樫信之
人間と歴史社（佐々木久夫）
2006年7月10日（第2刷）　A4変形　129頁　2,500円
写真集
※2006年5月20日　第1刷発行
※本

01152　生きることのはざまで　ハンセン病隔離の肖像　E-3-25
鈴木サトシ
オークシード（中野和之）
2004年11月1日　A4変形　106頁　3,600円
写真集
※本

01153　いのちに触れる　社会教化小委員会一日研修会「ハンセン病と真宗」講義録　E-3-26
林力
真宗大谷派久留米教区出版委員会
1995年6月1日　B5　71頁
記録
※本

01154　支えられて今—ハンセン病療養所の看護婦の手記　E-3-27
大阪ハンセン病協力会
2002年6月25日　B5　92頁
記録
※本

01155　「モノ」が語りかけるハンセン病問題　E-3-28
昭和女子大学光葉博物館
昭和女子大学光葉博物館

2003　A4　63頁
図録
※本　2冊

01156　ハンセン病と人権 ― 長島愛生園のあゆみ ―
E-3-29
　福山市人権平和資料館
　2001年1月24日　A4　121頁
　図録
　※本

01157　朝日新聞大阪厚生文化事業団五十五年のあゆみ　先駆　E-3-30
　編集　泉道夫
　朝日新聞大阪厚生文化事業団
　昭和59年5月1日　B5　298頁
　記録
　※地道にハンセン病患者慰問
　※本

01158　離された園　E-3-32
　編集　岩波書店編集部・岩波映画製作所
　岩波雄二郎
　1956年5月25日　B6　64頁　100円
　写真集
　※ファイル　3冊

01159　ハンゼン病　E-3-31
　谷村忠保
　大阪府衛生部予防課
　昭和34年3月　B6　72頁　非売品
　記録
　※ファイル

01160　寺島萬里子写真集　病癒えても　ハンセン病・強制隔離90年から人権回復へ　E-3-33
　寺島萬里子
　皓星社（藤巻修一）
　2001年7月5日　A5　142頁　1,800円
　写真集
　※皓星社ブックレット・13
　※本　2冊

01161　ハンセン病市民学会年報2006　E-3-34
　ハンセン病市民学会
　2006年12月31日　A5　228頁　1,500円
　記録
　※本

01162　深い淵から　ハンゼン氏病患者生活記録
E-3-35
　堀田善衛・永丘智郎
　新評論社（美作太郎）

昭和31年5月20日　B6　255頁　160円
記録
※本　3冊

01163　隔離　らいを病んだ故郷の人たち　E-4-1
　徳永進
　ゆみる出版
　1982年12月20日　B6　254頁　1,300円
　エッセイ
　※本　3冊

01164　隔離　E-4-2
　徳永進
　岩波書店（大塚信一）
　2001年9月14日　A6　307頁　1,000円
　エッセイ
　※文庫版
　※本

01165　ハンセン病　排除・差別・隔離の歴史　E-4-3
　沖浦和光・徳永進
　岩波書店（大塚信一）
　2002年8月28日（第3刷）　A5　262頁　2,000円
　研究
　※2001年11月15日　第1刷発行
　※本

01166　形のない家族　E-4-4
　徳永進
　思想の科学社（加太こうじ）
　1990年6月20日（第2刷）　B6　260頁　1,751円
　エッセイ
　※1990年3月20日初版発行
　※本

01167　カルテの向こうに　E-4-5
　徳永進
　新潮社（佐藤亮一）
　1993年2月10日（第4刷）　B6　241頁　1,300円
　エッセイ
　※1992年12月10日　発行
　※本

01168　死の中の笑み　E-4-6
　徳永進
　ゆみる出版（田辺肇）
　1982年12月25日（第12刷）　B6　269頁　1,500円
　記録
　※本

01169　季刊　パテーマ　第5号　E-4-7
　ゆみる出版（田辺肇）
　1983年1月10日　A5　160頁　1,000円

※島田等―「隔離」の方法―病人史の今日的意義
※本

01170　論楽社ブックレット　第3号　三月を見る―死の中の生、生の中の死　E-4-8
徳永進
論楽社（虫賀宗博）
1994年3月20日（第4刷）　A5　100頁　1,500円
記録
※1992年3月3日　第1刷発行
※本

01171　いのちとライフコースの社会学　E-4-9
編者　藤村正之
弘文堂（鯉渕友南）
平成23年11月15日　A5　288頁　2,200円
研究
※ハンセン病者の半生‥坂田勝彦
※本

01172　癩と社会福祉―らい予防法廃止50年前の論考　E-4-10
杉村春三
杉村純
2007年8月15日　B6　588頁　非売品
研究
※本

01173　差別とハンセン病　「柊の垣根」は今も　E-4-11
畑谷文代
平凡社（下中直人）
2006年1月11日　A6変形　221頁　760円
記録
※本

01174　ペシャワールにて　癩そしてアフガン難民　E-4-12
中村哲
石風社（福元満治）
1993年12月20日（増補版 第2刷）　B6　258頁　1,854円
記録
※1889年3月25日　初版第1刷発行
※本

01175　ダラエ・ヌールへの道　アフガン難民とともに　E-4-13
中村哲
石風社（福元満治）
1993年11月30日　B6　321頁　2,060円
記録
※本

01176　医は国境を越えて　E-4-14
中村哲
石風社（福元満治）
1999年12月20日　B6　351頁　2,000円
記録
※本

01177　アフガニスタンの診療所から　E-4-15
中村哲
筑摩書房（森本政彦）
1995年11月30日（第2刷）　B6　200頁　1,100円
記録
※本

01178　ドクター・サーブ　中村哲の15年　E-4-16
丸山直樹
石風社（福元満治）
2001年7月1日　B6　290頁　1,500円
記録
※本

01179　日本の教育・岡山の女子教育―山陽学園大学山陽学園短期大学　2006年公開講座―　E-4-17
編者　山陽学園大学・山陽学園短期大学社会サービスセンター
吉備人出版（山川隆之）
2006年10月7日　A5　302頁
講義記録
※長島愛生園の歴史‥阿部紀子（P249～269）
※本　2冊

01180　道ひとすじ―昭和を生きた盲人たち―　E-4-18
編者　道ひとすじ-昭和を生きた盲人たち　編集委員会
愛盲報恩会
1993年10月15日　A5　626頁　5,150円
記録
※明石海人‥岩山光男（P3～8）　村越化石‥竹村実（P549～554）
※本

01181　日本らい史　E-4-19
山本俊一
東京大学出版会（養老孟司）
1993年12月10日　A5　356頁　8,755円
研究
※本

01182　増補　日本らい史　E-4-20
山本俊一
東京大学出版会（西尾勝）
1997年12月15日　A5　370頁　8,800円
研究

※本

01183　福祉・医療における排除の多層性　E-4-21
　　藤村正之
　　明石書店（石井昭男）
　　2010年12月30日（第2刷）　B6　199頁　2,200円
　　研究
　　※ハンセン病療養所で生きることのアクチュアリティ…
　　坂田勝彦（P173〜199）
　※本

01184　名ぐはし島の詩　長島愛生園に在日朝鮮人・韓
　　国人を訪ねて　E-4-22
　　喜田清
　　海声社（小野義尚）
　　1987年3月1日　B6　242頁　1,300円
　　記録
　※本　2冊

01185　かけはし　ハンセン病回復者との出会いから
　　E-4-23
　　小川秀幸
　　近代文芸社（福沢英敏）
　　2009,5,5　B6　238頁　1,500円
　　記録
　※本

01186　病みすてられた人々—長島愛生園・棄民収容
　　所　E-4-24
　　編著者　論楽社編集部
　　論楽社（虫賀宗博）
　　1996年9月1日（第2刷）　A5　141頁　1,500円
　　記録
　※本　2冊

01187　隔離の島に生きる　岡山ハンセン病問題記録
　　集　創設期の愛生園　E-4-25
　　松岡弘之
　　ふくろう出版
　　2011年3月25日　A5　177頁　1,800円
　　記録
　※本

01188　「むすびの家」物語　ワークキャンプに賭けた
　　青春群像　E-4-26
　　木村聖哉・鶴見俊輔
　　岩波書店（大塚信一）
　　1997年11月25日　B6　270頁　1,900円
　　記録
　※本

01189　花に逢はん　E-4-27
　　伊波敏男

　　日本放送出版協会
　　1997年6月20日　B6　350頁　1,800円
　　記録
　※本

01190　夏椿、そして　E-4-28
　　伊波敏男
　　日本放送出版協会
　　1998年10月20日　B6　246頁　1,600円
　　記録
　※本

01191　あったかいご　No.29　E-4-29
　　介護ジャーナル
　　2004年1月15日　A4　48頁　477円
　　介護雑誌
　　※伊波敏男インタビュー P26〜29
　※本

01192　生まれてはならない子として　E-4-30
　　宮里良子
　　毎日新聞社（梁瀬誠一）
　　2011年4月20日　B6　220頁　1,700円
　　記録
　※本

01193　隔離の里　ハンセン病回復者の軌跡　E-4-31
　　宮下忠子
　　大月書店（中川定）
　　1998年5月20日　B6　237頁　1,700円
　　記録
　※本

01194　忘れられた命　—ハンセン病療養所の人々—
　　E-4-32
　　仲川幸男
　　葉文館出版（斉藤俊輔）
　　平成12年3月27日　B6　185頁　1,800円
　　記録
　※本

01195　ほほえみて　E-4-33
　　渡部純子
　　田螺舎
　　1989年8月20日　B6　365頁　1,800円
　　記録
　※本

01196　「癩者」の息子として　E-4-34
　　林力
　　明石書店（石井昭男）
　　1988年5月30日　B6　163頁　1,500円
　　記録

01197　レプラなる母　E-4-35
　　松居りゅうじ
　　皓星社（藤巻修一）
　　2001年2月15日　B6　188頁　2,000円
　　記録
　　※本

01198　鳥取県の無らい県運動　―ハンセン病の近代史―　E-4-36
　　編者　鳥取県総務部総務課県史編さん室
　　鳥取県
　　2008年3月31日　A5　94頁　500円
　　記録
　　※本　3冊

01199　解放教育　494号　E-4-37
　　編集　解放教育研究所
　　明治図書出版
　　2009年1月1日　A5　118頁　760円
　　※わが八十歳に乾杯…金泰九　P7～15
　　※本

01200　地域と人びとをささえる資料　古文書からプランクトンまで　E-4-38
　　編・神奈川地域資料保全ネットワーク
　　勉誠出版（池嶋洋次）
　　2016年5月20日　B6　312頁　3,500円
　　歴史
　　※鈴木重雄への旅…松岡弘之
　　※本

01201　すけっちぶっく　ハンセン病問題大特集　E-5-1
　　亀井淳, きどのりこ, 川満加織, 新里桂子, 新垣ひとみ, 大田静男, 辻本順子, もりおみずき, 松村憲一, 儀保政雄, 西山信二郎, 伊波寛, 親里廣, 菊池一郎
　　恵子美術館
　　2000年8月28日　A5　256頁　1,500円
　　※ハンセン病特集　P10～71
　　※本　2冊

01202　封印の島　上　E-5-2
　　ヴィクトリア・ヒスロップ　中村妙子　訳
　　みすず書房
　　2008年5月19日　B6　251頁　2,800円
　　小説
　　※本

01203　封印の島　下　E-5-3
　　ヴィクトリア・ヒスロップ　中村妙子　訳
　　みすず書房
　　2008年5月19日　B6　253～439頁　2,600円
　　小説
　　※本

01204　戦争と性と革命　大西巨人批評集　E-5-4
　　大西巨人
　　三省堂
　　昭和44年10月15日　B6　285頁　550円
　　評論
　　※本

01205　遙かなる故郷―ライと朝鮮の文学　E-5-5
　　村松武司
　　皓星社（藤巻修一）
　　昭和54年3月15日　B6　279頁
　　研究
　　※本　2冊

01206　わたしの船長さん　E-5-6
　　和田英昭
　　講談社（野間佐和子）
　　平成10年8月3日　B6　190頁
　　小説
　　※本　2冊

01207　ハンセン病報道は真実を伝え得たか　E-5-7
　　末利光
　　JLM
　　平成16年12月25日　B6　300頁　1,200円
　　評論
　　※本　3冊

01208　罪ある人びと　E-5-8
　　高山路爛
　　旺史社（田中晴雄）
　　1984年2月20日　B6　439頁　1,800円
　　小説
　　※本

01209　天の声　小説・貞明皇后と光田健輔　E-5-9
　　出雲井晶
　　展転社（相澤宏明）
　　平成4年6月1日　B6　309頁　1,600円
　　小説
　　※本

01210　あうろーら　2000年夏・20号　E-5-10
　　編集　河上倫逸
　　21世紀の関西を考える事務局
　　平成12年7月1日　A5　408頁　1,000円
　　※21世紀の教育、医療、そしてハンセン病…双見美智子・中井榮一
　　※本　3冊

81

01211　海の蠍　明石海人と島比呂志　ハンセン病文学の系譜　E-5-11
　山下多恵子
　未知谷（飯島徹）
　平成15年10月15日　B6　267頁　2,400円
　評論
　※本

01212　砂の器（上）　E-5-12
　松本清張
　新潮社（佐藤亮一）
　昭和52年8月10日　A6　367頁　280円
　小説
　※23刷
　※本

01213　砂の器（下）　E-5-13
　松本清張
　新潮社（佐藤亮一）
　昭和52年9月10日　A6　399頁　320円
　小説
　※本

01214　黒い真昼　E-5-14
　野口赫宙
　東都書房（黒川義道）
　昭和34年11月20日　B6　262頁　280円
　小説
　※本

01215　瀬戸の潮鳴り　小説・明石海人　E-5-15
　松田範祐
　文芸社（瓜谷綱延）
　平成13年4月2日　B6　183頁　1,200円
　小説
　※本　2冊

01216　もういいかい？　ハンセン病と私　E-5-16
　瀬古由起子
　光陽出版社（小林慧治）
　平成15年9月20日　B6　230頁　952円
　記録
　※本

01217　病が語る日本史　E-5-17
　酒井シヅ
　講談社（野間佐和子）
　2002年12月24日（第4刷）　B6　270頁　1,800円
　学術
　※本

01218　一筋の道　わが回想録　E-5-18
　秋山長造
　山陽新聞社（藤岡博昭）
　1993年7月30日　A5　256頁　2,000円
　記録
　※本

01219　寒蕾風花　E-5-19
　編集者　加倉井駿一追悼録刊行会
　加倉井駿一追悼録刊行会
　昭和50年6月7日　A5　259頁　非売品
　記録
　※本

01220　あじさゐ　E-5-20
　加倉井美恵子
　牧野出版社
　昭和50年11月10日　B6　360頁
　記録
　※本　2冊

01221　季刊「人間雑誌」第七号　E-5-21
　編集　草野権和
　草風館（文正吉）
　昭和56年6月11日　A5　216頁　800円
　※日本国らい収容所…趙根在　日本らい政策詩論…しまだひとし
　※本

01222　槿花一朝夢　E-5-22
　藤間竹遊
　星湖舎（金井一弘）
　2006年10月24日　B6　195頁　1,800円
　記録
　※本

01223　春を待つ島　E-5-23
　樫塚進
　平成26年8月　B6　168頁
　随筆
　※本

01224　詩人の島　E-5-24
　藤原敦
　蒼穹舎
　2015年3月19日　A4変形　36頁　3,800円
　写真集
　※明石海人を主題にした写真集
　※本

01225　来者の群像　大江満雄とハンセン病療養所の詩人たち　E-5-25
　木村哲也
　水平線
　2017年8月31日　B6　253頁　1,600円

評論
※本

01226　ハンセン病医学　基礎と臨床　E-5-26
　大谷藤郎監修　斎藤肇／長尾榮治／牧野正直／村上國男　編
　東海大学出版会（小菅舜）
　1997年9月5日　1997年11月20日（2刷）　A5　360頁　4,800円
　学術
　※本

01227　台湾通信　E-6-1
　犀川一夫
　「愛生」
　昭和34年4月号　A5　27〜29頁
　※「愛生」コピー
　※ファイル

01228　台湾の癩をたずねて（1）　E-6-1
　犀川一夫
　「愛生」
　昭和32年9月号　A5　41〜43頁
　※「愛生」コピー
　※ファイル

01229　台湾に移って二ヶ月半　E-6-1
　犀川一夫
　「愛生」
　昭和35年9月号　A5　24〜26頁
　※「愛生」コピー
　※ファイル

01230　台湾通信　E-6-1
　犀川一夫
　「愛生」
　昭和36年3月号　A5　6〜8頁
　※「愛生」コピー
　※ファイル

01231　東南アジアのハンセン氏病の現状と治療　台湾　E-6-1
　犀川一夫
　「多磨」
　昭和40年7月号　A5　2〜6頁
　※「多磨」コピー
　※ファイル

01231-2　台湾におけるらい流行の現状
　「新生」
　昭和33年7・8月号　4〜5頁

01232　台湾　E-6-1
　津下健哉
　「楓」
　昭和38年5月号　A5　4〜5頁
　※「楓」コピー
　※ファイル
　台湾におけるらい流行の現状
　「新生」昭和33年7・8月号4〜5頁

01233　台湾楽生療養院訪問　E-6-1
　「青松」
　昭和31年5月号　A5　7〜9頁
　※「青松」コピー
　※ファイル

01234　台南県らい病及び結核病総合計画中間報告　E-6-1
　林清輝
　「愛生」
　昭和55年1月号　A5　39〜42頁
　※「愛生」コピー
　※ファイル

01235　台湾のらい　E-6-1
　高島重孝
　「愛生」
　昭和54年10月号　A5　2〜6頁
　※「愛生」コピー
　※ファイル

01236　台湾のらいを訪ねて（1）　E-6-1
　真山旭
　「愛生」
　昭和47年1月号　A5　5〜16頁
　※「愛生」コピー
　※ファイル

01237　きょうの健康 - らいへの理解 -　E-6-1
　真山旭・青木一雄
　昭和48年6月25日　A5　10頁
　※ファイル

01238　台湾らい流行の現況（4）　―「癩病予防治十年」（台湾）を読んで（一）　E-6-1
　上川豊
　「新生」
　昭和39年2号　A5　2〜4頁
　※「新生」コピー
　※ファイル

01239　台湾、沖縄の話　E-6-1
　光田健輔
　「愛生」

昭和9年8月号　A5　9〜15頁
※「愛生」コピー
※ファイル

01240　新しく通院治療を実施した台湾及び沖縄に於けるライの近況　E-6-1
田中文雄
「愛生」
昭和39年2・3月号　A5　11〜13頁
※「愛生」コピー
※ファイル

01241　台湾の救癩運動　E-6-1
林文雄
「愛生」
昭和10年7月号　A5　10〜15頁
※「愛生」コピー
※ファイル

01242　外国の癩予防法（三）　E-6-1
愛生編集部
「愛生」
昭和28年4月号　A5　2〜5頁
※ファイル

01243　昭和50年度らい学術調査研究報告書　E-6-2
松尾吉恭、奥村洋、伊藤利根太郎、森竜男、髙坂健二、牧野正直、中村昌弘、須子田キヨ、真山旭、野崎マユミ、犀川一夫、矢島良一、新井正男、舒省吾、左名田精孝、岡村和子
笹川記念保健協力財団
昭和50年度　B5　60頁
※ファイル

01244　昭和51年度東南アジア（フィリピン、韓国、インドネシア）におけるらい対策の現状調査報告書　E-6-2
滝沢英夫、高橋信男、伊東山洋、窪田サダエ
笹川記念保健協力財団
昭和51年11月3日〜22日　B5　75頁
※ファイル

01245　中央アフリカ共和国協力計画調査報告書（寄生虫及びらい対策調査）　E-6-2
林滋生、中山哲、辻守康、石井明、鈴木黎児、森雄一
笹川記念保健協力財団
1975年11月〜1976年1月　B5　50頁
記録
※ファイル　2冊

01246　笹川記念保健協力財団　年次報告書2013　E-6-2
笹川記念保健協力財団
2013年　A4　31頁
記録
※ファイル

01247　笹川記念保健協力財団　年次報告書2014　E-6-2
笹川記念保健協力財団
2014年　A4　31頁
記録
※ファイル

01248　台湾のらい　E-6-3
高島重孝
笹川記念保健協力財団
昭和53年5月25日〜6月1日　B5　32頁
記録
※ファイル　3冊

01249　昭和50年度第2回国際技術協力国内研修会議事録　E-6-4
笹川記念保健協力財団
笹川記念保健協力財団
自　昭和51年2月13日　至　昭和51年2月14日　B5　148頁
記録
※本

01250　第一回らい医学夏期大学講座　笹川記念保健協力財団の協力の下に　E-6-5
長島愛生園
昭和52年8月2日〜11日　B5　124頁
記録
※本　2冊

01251　ハンセン病と私　E-6-6
笹川陽平
日本財団
A4　11+8頁
記録
※ファイル

01252　グローバル・アピール 2015 〜ハンセン病患者と回復者に対する社会的差別の撤廃に向けて〜　E-6-6
2015年3月15日　A4　P9〜10頁
記録
※「アイユ　Vol.286」掲載
※ファイル

01253　らい予防法発布50周年記念論文集　E-6-7
編者　井上謙
長島愛生園
昭和32年10月1日　B5　227頁
記録

※ファイル

01254　同窓会記念誌　1976年創刊号　E-6-8
編集責任者　猪塚昌子
愛生園附属看護学校同窓会事務局
昭和51年11月20日　B5　98頁
記録
※ファイル

01255　救ライの日に　E-6-9
芳田藤野
医学書院（金原元）
1953年4月5日　A6　65頁　140円
記録
※ファイル

01256　自主点検報告書　E-6-10
国立多摩研究所
昭和62年4月　B5+B4　84頁
※ファイル

01257　熊本県立図書館（内田守人文庫）　図書目録　E-6-11
1999年11月30日　A3　43頁
※コピー
※ファイル

01258　AI-SEI-EN on Nagashima,Okayama-ken,Japan　E-6-12
Dr.F.HAYASHI/A.OLTMANS
1932　A5　33頁
※〔英文〕
※ファイル

01259　沖縄救癩　E-6-13
塩沼英之助・宮川量
B6　40頁
※ファイル　3冊

01260　極限で見たキリスト―聖書のらいをめぐって―　E-6-14
播磨醇
A5　70頁
※ファイル　2冊

01261　THE 1st SEMINAR ON LEPROSY CONTROL COOPERATION IN ASIA　E-6-15
SASAKAWA MEMORIAL HEALTH FOUNDATION
NOV.28―DEC.3,1974　A5　118頁
※〔英文〕
※本

01262　下村海南先生記念事業一覧　E-6-16
編集　堀木謙三
下村海南先生記念事業実行委員会
昭和36年10月30日　A5　43頁　非売品
記念
※ファイル

01263　愛生園概況（昭和23年）　E-6-17
B4　2枚頁
※ファイル

01264　世界の癩の分布　E-6-18
訳編者　井上謙
「愛生」編集部　村田弘
昭和27年12月10日　B5　48頁　非売品
※ファイル

01265　ハンセン病海外事情報告書　E-6-19
並里まさ子・和泉真蔵
A4　26頁
※ファイル

01266　宿願の旅路　クヌッセン、ハンセン、トルードーの魂を求めて　E-6-20
武市匡豊
クオリティ・オブ・ライフの会
平成12年5月11日　A4　239頁　2,000円
※本

01267　一樹の蔭　E-6-21
大谷藤郎
日本医事新報社（梅沢信二）
昭和57年12月1日　B6　290頁　1,400円
※本　3冊

01268　叫び出づる者なし　E-6-22
大谷藤郎
日本医事新報社（梅沢信二）
昭和59年11月20日　B6　345頁　1,500円
※本　2冊

01269　現代のスティグマ　ハンセン病・精神病・エイズ・難病の艱難　E-6-23
大谷藤郎
勁草書房（八田恒平）
1993年4月10日　B6　346頁　3,296円
※本　2冊

01270　ハンセン病・資料館・小笠原登　E-6-24
大谷藤郎
（財）藤楓協会
平成5年11月10日　A5　100頁
※本

01271　らい予防法廃止の歴史　E-6-25
　大谷藤郎
　勁草書房（八田恒平）
　1996年6月25日　B6　504頁　4,326円
　※本

01272　勤み働きて神を畏れよ　第四集　E-6-26
　大谷藤郎
　平成13年9月26日　A5　96頁　非売品
　※本

01273　極限で見たキリスト─聖書のらいをめぐって─　E-6-27
　播磨醇
　キリスト教図書出版社
　2006年4月20日　A5　184頁　1,500円
　宗教
　※本

01274　International Workshop on the Prservation of Hansen's Disease/Leprosy History and Heritage　E-6-28
　Sasakawa Memorial Health Foundation
　2012/10/24-25　A4　107頁
　記録
　※本

01275　ささへるニュース　Vol.1　E-6-29
　笹川記念保健協力財団
　A4　6頁
　※世界のハンセン病の状況
　※ファイル

01276　ささへるニュース　Vol.2　E-6-29
　笹川記念保健協力財団
　A4　6頁
　※ホセ・ラミレス【P】
　※ファイル

01277　ささへるニュース　Vol.5　E-6-29
　笹川記念保健協力財団
　A4　8頁
　※ファイル

01278　ささへるニュース　Vol.7　E-6-29
　笹川記念保健協力財団
　A4　8頁
　※ファイル

01279　《チラシ》エチオピアと日本　ハンセン病が紡ぐ世界の色彩　E-6-29
　2013年11月10日　A4　オモテウラ頁
　※ファイル

01280　だれもが輝く明日へ　E-6-29
　笹川記念保健協力財団
　2013年　A4　14頁
　※ハンセン病1974年〜現在
　※ファイル

01281　ささへるニュース　Vol.12　E-6-29
　笹川記念保健協力財団
　2016年夏　A4　8頁
　※バチカンで初のハンセン病国際シンポジウム開催
　※ファイル

01282　年次報告書2015　E-6-29
　笹川記念保健協力財団
　※ファイル

01283　ささへるニュース　Vol.11　E-6-29
　笹川記念保健協力財団
　2016年春　A4　8頁
　※ハンセン病の歴史を語る…宮崎駿
　※ファイル

01284　残心　世界のハンセン病を制圧する　E-6-30
　笹川陽平
　幻冬舎（見城徹）
　2014年5月20日　B6　403頁　1,900円
　随筆
　※本

01285　THE NUMISMATIC ASPECTS OF LEPROSY Money, Medals, and Miscellanea　E-6-31
　ROGER R.MCFADDEN　JOHN GROST　DENNIS F. MARR
　D.C McDonald Associates.Inc.
　1993　A5　167頁
　※〔英文〕
　※本

01286　ハンセン病文学読書会のすすめ　E-6-32
　編　佐藤健太、谷岡聖史
　ハンセン病文学読書会
　2015年3月10日　A5　66頁　非売品
　※本　2冊

01287　国立ハンセン病療養所医療従事者フィリピン視察　報告書　E-6-33
　笹川記念保健協力財団
　笹川記念保健協力財団
　2015年6月　A4　76頁
　※本

01288　ミュージアムと負の記憶　E-6-34
　編著　竹沢尚一郎
　東信堂（下田勝司）
　2015年10月20日　A5　276頁　2,800円
　論述
　※ハンセン病療養所の保存　手段としての世界遺産…
　田村朋久
　※本

01289　東北からみえる近世・近現代　さまざまな視点から豊かな歴史像へ　E-6-35
　編者　荒武賢一朗
　岩田書院
　2016年3月10日　A5　297頁　6,000円
　論述
　※ハンセン病回復者の社会復帰と宮城県本吉郡唐桑町…松岡弘之
　※本

01290　第37回ハンセン病医学夏期大学講座教本　E-6-36
　日本科学技術振興財団　第37回ハンセン病医学夏期大学講座実行委員会
　平成27年8月　A4　215頁
　※本

01291　LEPRSY A SHORT HISTORY　E-6-37
　Orient Boackswan
　A4　132頁
　※本

01292　全国中学生人権作文コンテスト英訳作文集　E-6-38
　岡山地方法務局人権擁護課
　平成28年3月　A5　23頁
　※ファイル

01293　国立ハンセン病療養所医療従事者フィリピン視察　報告書2015　E-6-39
　笹川記念保健協力財団
　2016年4月　A4　65頁
　※本

01294　バトンをつなごう　当事者運動と市民のかかわり　E-6-40
　ハンセン病市民学会
　ハンセン病市民学会
　2016年10月17日　A5　283頁　1,800円
　記録
　※本

01295　語り継ぐハンセン病－瀬戸内3園から　E-6-41
　編　山陽新聞社
　山陽新聞社
　2017年3月7日　B6　271頁　1,800円
　記録
　※本

01296　第39回ハンセン病医学夏期大学講座教本　E-6-42
　公益法人　日本財団
　第39回　ハンセン病医学夏期大学講座実行委員会
　H29年7月　A4　232頁
　※本

01297　湖国と文化　162号　E-6-43
　（公財）びわ湖芸術文化財団
　H30年1月1日　B5　96頁　2,520円
　←（年間）
　※万人に宇宙を伝えた人たち（長島愛生園）…三宅貴江
　※本　1冊

01298　第38回ハンセン病医学夏期大学講座教本　E-6-44
　（公財）日本財団　第38回ハンセン病医学夏期大学講座実行委員会
　H28年8月　A4　220頁
　※本

01299　ハンセン病療養所退所者実態調査報告書　E-6-45
　ふれあい福祉協会
　ふれあい福祉協会
　H30年3月　A4　237頁
　※本

01300　神谷美恵子著作集　1　『生きがいについて』　F-1-1
　神谷美恵子
　みすず書房（北野民夫）
　1980年6月25日　B6　288頁
　1,100円
　研究論文
　※本

01301　神谷美恵子著作集　2　『人間をみつめて』　F-1-2
　神谷美恵子
　みすず書房（北野民夫）
　1980年12月22日　B6　310頁
　1,200円
　研究
　※本

01302　神谷美恵子著作集　3　『こころの旅』　付

本との出会い　F-1-3
　神谷美恵子
　みすず書房（北野民夫）
　1982年6月30日　B6　281頁
　1,300円
　研究論文
　※本

01303　神谷美恵子著作集　4　『ヴァジニア・ウルフ研究』　F-1-4
　神谷美恵子
　みすず書房（北野民夫）
　1981年3月30日　B6　282頁
　1,500円
　研究論文
　※本

01304　神谷美恵子著作集　5　『旅の手帖より』エッセイ集1　F-1-5
　神谷美恵子
　みすず書房（北野民夫）
　1981年6月30日　B6　277頁
　1,500円
　エッセイ
　※本

01305　神谷美恵子著作集　6　『存在の重み』エッセイ集2　F-1-6
　神谷美恵子
　みすず書房（北野民夫）
　1981年12月24日　B6　285頁
　1,500円
　エッセイ
　※本

01306　神谷美恵子著作集　7　『精神医学研究1』　F-1-7
　神谷美恵子
　みすず書房（北野民夫）
　1981年9月30日　B6　267頁
　1,500円
　研究論文
　※本

01307　神谷美恵子著作集　8　『精神医学研究　2』　F-1-8
　神谷美恵子
　みすず書房（北野民夫）
　1982年9月30日　B6　299頁
　1,500円
　研究論文
　※本

01308　神谷美恵子著作集　9　『遍歴』　F-1-9
　神谷美恵子
　みすず書房（北野民夫）
　1980年9月26日　B6　286頁
　1,200円
　エッセイ
　※本

01309　神谷美恵子著作集　10　『日記・書簡集』　F-1-10
　神谷美恵子
　みすず書房（北野民夫）
　1982年11月8日　B6　334頁
　1,600円
　記録
　※本

01310　神谷美恵子著作集　別巻　『人と仕事』　F-1-11
　神谷美恵子
　みすず書房（加藤敬事）
　1998年5月15日（第11刷）　B6　201頁
　2,800円
　エッセイ
　※1983年4月11日　第1刷　発行
　※本

01311　神谷美恵子著作集　補巻　『若き日の日記』　F-1-12
　神谷美恵子
　みすず書房（加藤敬事）
　1998年5月15日（第9刷）　B6　364頁
　2,800円
　記録
　※1984年12月20日　第1刷　発行
　※本

01312　神谷美恵子著作集　補巻2　『神谷美恵子　浦口真左　往復書簡集』　F-1-13
　神谷美恵子
　みすず書房（北野民夫）
　1985年12月25日　B6　297頁
　1,700円
　記録
　※本

01313　うつわの歌　F-1-14
　神谷美恵子
　みすず書房（小熊勇次）
　1989年10月20日（第2刷）　A5　181頁
　1,648円
　記録
　※1989年9月14日　第1刷　発行

※本

01314　極限のひと - 病める人とともに -　F-1-15
　　神谷美恵子
　　ルガール社（山崎俊生）
　　1973年9月20日（第2刷）　B6　72頁　580円
　　研究論文
　　※1973年9月1日　第1刷　発行
　　※本

01315　神谷美恵子エッセイ集Ⅰ - 教育・人物篇 -　F-1-16
　　神谷美恵子
　　ルガール社（山崎俊生）
　　1981年2月1日（第3刷）　B6　256頁
　　1,500円
　　エッセイ
　　※1977年5月25日　第1刷　発行
　　※本

01316　神谷美恵子・エッセイ集Ⅱ - いのち・らい・精神医療 -　F-1-17
　　神谷美恵子
　　ルガール社（山崎俊生）
　　1979年12月25日（第2刷）　B6　282頁
　　1,600円
　　エッセイ
　　※1977年8月1日　第1刷　発行
　　※本

01317　精神医学と人間 - 精神医学論文集 -　F-1-18
　　神谷美恵子
　　ルガール社（山崎俊生）
　　1978年9月20日　A5　338頁
　　3,500円
　　論文
　　※本

01318　人間をみつめて　F-1-19
　　神谷美恵子
　　朝日新聞社（角田秀雄）
　　昭和46年8月20日　B6　282頁　580円
　　論文
　　※本

01319　生きがいについて　F-1-20
　　神谷美恵子
　　みすず書房（北野民夫）
　　1966年9月20日（第6刷）　A5　209頁　600円
　　研究論文
　　※昭和41年4月30日　第1刷　発行
　　※本

01320　こころの旅　F-1-21
　　神谷美恵子
　　日本評論社（小林昭一）
　　1974年12月10日　B6　232頁　980円
　　研究
　　※本

01321　うつわの歌　F-1-22
　　神谷美恵子
　　みすず書房
　　2014年8月25日　A5　190頁
　　2,800円
　　詩
　　※本

01322　人間をみつめて　F-1-23
　　神谷美恵子
　　河出書房新社
　　2014年4月30日　B6　181頁　760円
　　論述
　　※本

01323　神谷美恵子　F-1-24
　　河出書房新社
　　2014年9月30日　A5　207頁
　　1,300円
　　記録
　　※本　2冊

01324　マルジナリアでつかまえて 2 世界でひとつの本になるの巻　F-1-25
　　山本貴光
　　本の雑誌社
　　2022年5月18日　B6　303頁
　　2,200円
　　随筆
　　※本

01325　英国のらい病院*　F-2-2
　　神谷美恵子
　　（『神谷美恵子・エッセイ集Ⅱ』ルガール社　1977年）
　　S42山陽新聞夕刊
　　※原稿用紙6枚
　　※ファイル　◎

01326　学生さまざま*　F-2-2
　　神谷美恵子
　　※原稿用紙4枚
　　※ファイル　◎

01327　神谷美恵子先生　書簡集*　F-2-2
　　※神谷美恵子自筆手紙・ハガキ多数
　　※ファイル　◎

01328　雑草　F-2-3
　　島崎敏樹
　　昭和40,9　P1～3頁
　　エッセイ
　　※『点字愛生』No.38
　　※ファイル

01329　神谷美恵子　その生涯と業績　F-2-3
　　高橋幸彦
　　91,9,25　A5　P225～236頁
　　※『精神医学を築いた人々』
　　※ファイル

01330　遅咲きのひと⑪手を差しのべる神谷美恵子　F-2-3
　　足立則夫
　　2005,2,6
　　※『日本経済新聞』切抜き
　　※ファイル

01331　（手紙）双見美智子様　F-2-3
　　日本経済新聞　足立則夫
　　2005,2,18　便箋2枚頁
　　※取材御礼
　　※ファイル

01332　双見美智子宛　神谷徹・永子　ハガキ2通／手紙1通　F-2-3
　　※ファイル

01333　山陽新聞社　岡本美奈子　手紙2枚　F-2-3
　　平成18年2月
　　※ファイル

01334　わが思索わが風土〈1〉飢えの感覚人の和にあこがれ　F-2-3
　　神谷美恵子
　　昭和46年12月13日
　　※新聞切抜き
　　※ファイル

01335　わが思索わが風土〈2〉現実の切りぬきかた自由の喜びを知る　F-2-3
　　神谷美恵子
　　昭和46年12月14日
　　※新聞切抜き
　　※ファイル

01336　わが思索わが風土〈3〉平和と美の体験大自然で確かめる　F-2-3
　　神谷美恵子
　　昭和46年12月15日
　　※新聞切抜き
　　※ファイル

01337　わが思索わが風土〈4〉思想への飢え手当り次第に読む　F-2-3
　　神谷美恵子
　　昭和46年12月16日
　　※新聞切抜き
　　※ファイル

01338　わが思索わが風土〈5〉精神医学とともに人間の内側を認識　F-2-3
　　神谷美恵子
　　昭和46年12月17日
　　※新聞切抜き
　　※ファイル

01339　神谷美恵子死亡記事　F-2-3
　　※新聞切抜き
　　※ファイル

01340　神谷先生に教わったこと　病める人に深い愛一人一人を尊ぶ生き方　F-2-3
　　江尻美穂子
　　※新聞切抜き
　　※ファイル

01341　ひと、本に会う　私の読書術　死をみつめて心の支え　F-2-3
　　神谷美恵子
　　S54,10,14
　　※『朝日新聞』切抜き
　　※ファイル

01342　出版ダイジェスト　No.36　F-2-3
　　出版ダイジェスト社
　　2004年9月15日　B4　4頁
　　※神谷美恵子コレクション
　　※ファイル

01343　神谷美恵子似顔絵　F-2-3
　　南しんぼう
　　※ファイル

01344　神谷美恵子展　（掛川市吉岡彌生記念館）　F-2-3
　　※ファイル

01345　神谷美恵子「なぐさめのことば」その原点を求めて　F-2-3
　　前川光徳
　　平成5年10月22日　A5　47頁
　　※ファイル

01346　**神谷美恵子先生追悼**　F-2-3
　　愛生　第34巻　第2号
　　A5　20頁
　　※抜き刷り
　　※ファイル

01347　**みすず　第22巻　第3号　通巻238号**　F-2-3
　　みすず書房
　　昭和55年3月15日　A5　68頁
　　※神谷美恵子を偲ぶ
　　※ファイル

01348　**神谷美恵子著作集　全十巻**　F-2-3
　　みすず書房
　　昭和55年6月1日　A5　11頁
　　※配本案内
　　※ファイル　2冊

01349　**神谷美恵子先生追悼**　F-2-4
　　長島愛生園慰安会
　　S55年1月20日　A5　P30～48頁
　　※『愛生』2冊・『愛生』抜刷3冊
　　※ファイル

01350　**【詩】神谷美恵子先生に捧ぐ**　F-2-4
　　しまだひとし
　　※ファイル

01351　**神谷美恵子・人間として妻として**　F-2-4
　　神谷宣郎
　　※ファイル

01352　**神谷美恵子先生を偲ぶ**　F-2-4
　　高島重孝
　　※ファイル

01353　**弔辞**　F-2-4
　　田中孝子
　　※ファイル

01354　**神谷美恵子先生に学んだこと**　F-2-4
　　高橋幸彦
　　※ファイル

01355　**神谷美恵子先生を偲んで**　F-2-4
　　早水喜美子
　　※ファイル

01356　**思い出すままに**　F-2-4
　　加賀田一
　　※ファイル

01357　**神谷美恵子先生のみ霊に捧ぐ**　F-2-4
　　花本淳子
　　※ファイル

01358　**宝のオルゴール・土鈴**　F-2-4
　　則武厚志
　　※ファイル

01359　**悼む**　F-2-4
　　島田等
　　※ファイル

01360　**語学の師として**　F-2-4
　　中原誠
　　※ファイル

01361　**先生と「青い鳥楽団」**　F-2-4
　　近藤宏一
　　※ファイル

01362　**驚きももの木20世紀秋のスペシャル企画　魂の友情美智子皇后と神谷美恵子**　F-2-5
　　平成9年9月26日　A4　P2～7頁
　　※ファイル

01363　**前略　神谷美恵子様**　F-2-5
　　松井謙介
　　1997年1月　B5　P9～11頁
　　※『忘れな草』No.92
　　※ファイル

01364　**「生きがい」に再び光　没後22年の神谷美恵子**　F-2-5
　　平成14年6月4日
　　※『山形新聞』切抜き
　　※ファイル

01365　**神谷美恵子の思い出**　F-2-5
　　鶴見俊輔
　　平成14年4月20日　A4　P1～3頁
　　※『軽井沢高原文庫通信』第51号
　　※ファイル

01366　**母のこと**　F-2-5
　　神谷律
　　平成14年4月20日　A4　P3頁
　　※『軽井沢高原文庫通信』第51号
　　※ファイル

01367　**「神谷美恵子展」に寄せて　懐繙**　F-2-5
　　串田孫一
　　平成14年7月12日　A4　P6頁
　　※『軽井沢高原文庫通信』第52号

※ファイル

01368　「神谷美恵子展」に寄せて　F-2-5
井上美子
平成14年7月12日　A4　P6頁
※『軽井沢高原文庫通信』第52号
※ファイル

01369　「神谷美恵子展」に寄せて　F-2-5
松岡享子
平成14年7月12日　A4　P6頁
※『軽井沢高原文庫通信』第52号
※ファイル

01370　「神谷美恵子展」に寄せて　神谷美恵子先生に捧ぐ　F-2-5
双見美智子
平成14年7月12日　A4　P6頁
※『軽井沢高原文庫通信』第52号
※ファイル

01371　「神谷美恵子展」終わる　F-2-5
平成14年7月12日　A4　P6頁
※『軽井沢高原文庫通信』第52号
※ファイル

01372　双見宛て　神谷永子　手紙　便箋1枚　F-2-5
2003年9月7日
※ファイル

01373　《チラシ》神谷美恵子展　津田塾大学　F-2-5
2003年11月　A4　オモテウラ頁
※ファイル

01374　《チラシ》神谷美恵子展　軽井沢高原文庫　F-2-5
2002年4月～7月　A4　オモテウラ頁
※5枚
※ファイル

01375　神谷美恵子「なぐさめのことば」―その原点を求めて　F-2-6
前川光徳
平成5年10月22日　A5　47頁
※ファイル　2冊

01376　みすず　238号　神谷美恵子を偲ぶ　F-2-6
みすず書房
1980年3月　A5　68頁
※ファイル

01377　【P】1966愛生園にて /3歳兄陽一と /9歳ジュネーブで /25歳ペンドル・ヒル /1957年家族で /1979家族で /63歳　F-2-6
※ファイル

01378　ルソーのこと　F-2-6
神谷美恵子
※ファイル

01379　思い出―学生時代の日記から―　F-2-6
明石み代
※ファイル

01380　思い出　F-2-6
近藤いね子
※ファイル

01381　神谷先生と愛生園　F-2-6
金子仁郎
※ファイル

01382　思い出二、三　F-2-6
村上　仁
※ファイル

01383　先生との邂逅　F-2-6
高橋幸彦
※ファイル

01384　先生のこと　F-2-6
久保紘章
※ファイル

01385　先生を偲んで　F-2-6
江尻美穂子
※ファイル

01386　思い出　F-2-6
加賀乙彦
※ファイル

01387　ジルボーグ『医学的心理学史』の名訳者としての神谷さん　F-2-6
なだ　いなだ
※ファイル

01388　最後の便り　F-2-6
西丸四方
※ファイル

01389　弔辞　F-2-6
原田禹雄
※ファイル

01390　弔辞　F-2-6
　　田中孝子
　　※ファイル

01391　先生に捧ぐ　F-2-6
　　島田ひとし
　　※ファイル

01392　弔辞　F-2-6
　　浦口真佐
　　※ファイル

01393　弔辞　F-2-6
　　田沢　仁
　　※ファイル

01394　晩年の日々　F-2-6
　　神谷永子
　　※ファイル

01395　神谷美恵子 - 人間として妻として -　F-2-6
　　神谷宣郎
　　※ファイル

01396　年譜　F-2-6
　　※ファイル

01397　みすず書房　図書目録　神谷美恵子著作集目録　F-2-6
　　みすず書房
　　1998　A5　P21〜22頁
　　※みすず書房　図書目録
　　※ファイル

01398　脳の働きについて　F-2-6
　　神谷美恵子
　　みすず書房
　　平成16年10月1日　A5　P6〜27頁
　　※みすず　第46巻第9号
　　※ファイル

01399　《チラシ》神谷美恵子展2003年11月10日〜16日津田塾大学　F-2-7
　　A4　オモテウラ頁
　　チラシ
　　※ファイル

01400　神谷美恵子年譜　F-2-7
　　A4　3枚頁
　　※ファイル

01401　神谷美恵子さんを知って　後輩の津田塾大生が企画展　F-2-7
　　新聞記事
　　※読売新聞
　　※ファイル

01402　企画展　すべてのいのちに微笑を　神谷美恵子展　F-2-7
　　2004年1月15日　A4　4P頁
　　※ Tsuda Today 第50号
　　※ファイル

01403　神谷美恵子著作・翻訳書一覧　F-2-7
　　A4　1枚頁
　　※ファイル

01404　困難な「現代のジレンマ」克服への道（神谷美恵子）　F-2-7
　　柳田邦男
　　みすず書房
　　2004年9月15日　B4　4P頁
　　新聞
　　※出版ダイジェストみすず書房の本
　　※ファイル

01405　《チラシ》風の舞（塔和子）　F-2-7
　　2003年11月　A4　オモテウラ頁
　　チラシ
　　※ファイル

01406　映画「風の舞」に寄せて　上、中、下　F-2-7
　　早川敦子
　　紀伊民報社
　　2003年8月　A3　1枚頁
　　新聞記事
　　※紀伊民報
　　※ファイル

01407　津田塾大学　神谷美恵子展　神谷美恵子年譜　F-2-7
　　A4　6頁
　　※ファイル

01408　講師プロフィール　柳田邦男　F-2-7
　　A4　2枚頁
　　※ファイル

01409　神谷永子さんからの手紙　F-2-7
　　1枚頁
　　※ファイル

01410　神谷永子さんからのハガキ　F-2-7
　　1枚頁
　　※ファイル

01411　神谷美恵子展写真（津田塾大学）2003年11月10-16日　F-2-7
　　A6　16P頁
　　※ファイル

01412　《チラシ》2021年度第21回高校生エッセーコンテスト「生きがい」とは？　津田塾大学　F-2-7
　　A4　オモテウラ頁
　　チラシ
　　※ファイル

01413　神谷美恵子物語　F-2-8
　　作 林優　画 一ノ矢香苗
　　Lattice編集委員会
　　2002年1月1日　A4　P19〜39頁
　　※Lattice　Vol.1
　　※ファイル

01414　「知ってるつもり?!」企画案　日本のシュバイツァー神谷美恵子　F-2-9
　　IVSテレビ
　　平成8年　A4　3枚頁
　　※ファイル

01415　生きがいを探した半世紀　神谷美恵子　未公開の日記　F-2-9
　　NHK
　　平成15年　A4　2枚頁
　　※神谷美恵子関連の問い合わせ
　　※ファイル

01416　皇室秘話美智子皇后「最悪の日々」をいやした著名な精神科医　F-2-10
　　伊藤景子
　　朝日新聞社
　　1997年7月18日　B5　P148〜151頁
　　雑誌
　　※週刊朝日　通巻4210号
　　※ファイル

01417　神谷美恵子さんと長島愛生園　ハンセン病患者の心の闇に灯をともした精神科医　F-2-11
　　細貝さやか
　　集英社
　　平成3年4月20日　A4　P86〜91頁
　　雑誌
　　※コスモポリタン　通巻125号
　　※ファイル

01418　美智子妃が心のよりどころとした女性　神谷美恵子さんを知っていますか　F-2-12
　　森まゆみ
　　講談社
　　平成17年6月1日　A4　P260〜267頁
　　雑誌
　　※グラツィア　No.111
　　※ファイル

01419　美智子皇后の「心の師」神谷美恵子　われらが誇るべきこの日本人を見よ　F-2-13
　　山藤章一郎
　　小学館
　　平成22年8月9日　B5　P151〜154頁
　　雑誌
　　※週刊ポスト　通巻2091号
　　※ファイル

01420　《手紙》　F-2-14
　　中村真理子
　　2002,1,9　B5　1枚頁
　　※ファイル

01421　神谷美恵子の治療的人間関係にみる教育的行為の研究　F-2-14
　　中村真理子
　　滋賀大学
　　2001　B5　12P頁
　　※滋賀大学大学院教育学研究科論文集　抜刷
　　※ファイル

01422　神谷美恵子治療的人間関係にみる教育的行為の研究　F-2-14
　　中村真理子
　　滋賀大学大学院教育学研究科
　　A4　126P頁
　　※ファイル

01423　書評　F-2-15
　　神谷美恵子
　　S36年2月　A4　1枚頁
　　※愛生 S36年2月号コピー
　　※ファイル

01424　愛と地と　21年前の光田先生　F-2-15
　　神谷美恵子
　　S39年8月　A4　1枚頁
　　※愛生 S39年8月号コピー
　　※ファイル

01425　カーヴィルの米国国立療養所をたずねて　F-2-15
　　神谷美恵子
　　S38年1月　A5　P4〜14頁
　　※愛生 S38年1月号コピー
　　※ファイル

01426　**亡父　前田多門を語る**　F-2-15
　神谷美恵子
　S37年9月　A5　P3～10頁
　※愛生 S37年9月号コピー
　※ファイル

01427　**愛生園における精神医学的調査報告**　F-2-15
　神谷美恵子
　S33年6月　A5　P13～23頁
　※愛生 S33年6月号コピー
　※ファイル

01428　**英国のらい療養所を訪ねて**　F-2-15
　神谷美恵子
　S43年4月　A5　P4～23頁
　※愛生 S43年4月号コピー
　※ファイル

01429　**私の心の師　神谷美恵子先生**　F-2-16
　中川聡美
　明星大学
　平成12年　B5　50P頁
　論文
　※本

01430　**神谷美恵子の精神医学とハンセン病者観**　F-2-17
　鈴木しほ
　埼玉大学
　1998年　A4　119P頁
　論文
　※本

01431　**神谷美恵子　聖なる声**　F-2-18
　宮原安春
　講談社
　1997年7月2日　A4　210頁
　1,500円
　研究論文
　※本　3冊

01432　**神谷美恵子　聖なる声**　F-2-19
　宮原安春
　文藝春秋
　2001年7月10日　A6　253頁　533円
　研究論文
　※文庫版
　※本

01433　**神谷美恵子**　F-2-20
　江尻美穂子
　清水書院（野村久也）
　1995年8月25日　B6変形　237頁　620円
　研究論文
　※本　2冊

01434　**神谷美恵子　人として美しく**　F-2-21
　柿木ヒデ
　大和書房（大和謙二）
　1998年7月5日　A5　221頁
　1,600円
　研究論文
　※本

01435　**神谷美恵子　ハンセン病と歩んだ命の道程**　F-2-22
　大谷美和子
　くもん出版（志村直人）
　2012年12月25日　A5　175頁
　1,400円
　伝記
　※本

01436　**神谷美恵子の生涯の心理・歴史的考察**　F-2-23
　西平直喜
　北大路書房（丸山一夫）
　1999年8月25日　A5　P37～54頁
　3,500円
　研究論文
　※女性の生涯発達とアイデンティティ
　※本　2冊

01437　**細胞の不思議　探求の後をふりかえって**　F-2-24
　神谷宣郎
　ブレーンセンター
　1989年1月20日　A6　245頁　600円
　研究論文
　※本

01438　**夜と霧**　F-2-26
　フランクル 著　霜山徳爾 訳
　みすず書房
　昭和32年11月5日（第17刷）　B6変形　210頁　250円
　研究論文
　※昭和31年8月15日　第1刷発行
　※本

01439　**カタクリの群れ咲く頃の　野村胡堂・あらえびす夫人ハナ**　F-2-27
　藤倉四郎
　青蛙房
　平成11年2月10日　B6　446頁
　2,800円
　記録

01440　**神谷美恵子　ケアへのまなざし**　F-2-27
　　神谷美恵子
　　みすず書房
　　平成25年8月23日　B6　263頁
　　3,000円
　　記録
　　※本

01441　**遅咲きの人**　F-2-28
　　足立則夫
　　日本経済新聞社（小林俊太）
　　平成17年9月15日　B6　329頁
　　1,500円
　　エッセイ
　　※神谷美恵子　P244～249
　　※本

01442　**自省録**　F-2-29
　　訳　神谷美恵子
　　岩波書店（緑川亨）
　　1979年2月10日（26刷）　A6　231頁　200円
　　※本

01443　**精神疾患と心理学**　F-2-30
　　ミッシェル・フーコー　訳　神谷美恵子
　　みすず書房
　　2002年4月1日（25刷）　B6　170頁
　　2,000円
　　論述
　　※本

01444　**ある作家の日記　ヴァージニア・ウルフ著作集 8**　F-2-31
　　訳　神谷美恵子
　　みすず書房（北野民夫）
　　1981年6月10日（3刷）　B6　528頁
　　3,000円
　　記録
　　※本

01445　**長島愛生園における神谷美恵子先生**　F-2-32
　　高橋幸彦
　　2009.10.24　A4　13頁
　　※神谷美恵子展（思文閣美術館）での講演録
　　※ファイル

01446　**長島愛生園における神谷美恵子先生**　F-2-32
　　高橋幸彦
　　A4　4頁
　　※神谷美恵子展（思文閣美術館）での講演のレジメ
　　※ファイル

01447　**ハンセン病を理解するために**　F-2-32
　　高橋幸彦
　　A4　11+4頁
　　※ファイル

01448　**思文閣美術館通信　第25号**　F-2-32
　　思文閣美術館
　　2009.7　A4　4頁
　　※「没後30年神谷美恵子がのこしたもの」広告
　　※ファイル　2冊

01449　**思文閣美術館通信　第26号**　F-2-32
　　思文閣美術館
　　2009.11　A4　4頁
　　※「没後30年神谷美恵子がのこしたもの」展示構成
　　※ファイル　2冊

01450　**思文閣美術館通信　第27号**　F-2-32
　　思文閣美術館
　　2010.3　A4　4頁
　　※「没後30年神谷美恵子がのこしたもの」イベント紹介（高橋・江尻・神谷徹）
　　※ファイル　4冊

01451　**没後30年　神谷美恵子がのこしたもの　出品目録**　F-2-32
　　A4　2枚頁
　　※ファイル

01452　**没後30年　神谷美恵子がのこしたもの　出品目録**　F-2-32
　　B5　6頁
　　※ファイル

01453　**没後30年　神谷美恵子がのこしたもの　神谷書庫よりの貸し出し目録**　F-2-32
　　※ファイル

01454　**没後30年　神谷美恵子がのこしたもの　チラシ**　F-2-32
　　B5　オモテウラ頁
　　※ファイル

01455　**没後30年　神谷美恵子がのこしたもの　チケット**　F-2-32
　　※ファイル

01456　**没後30年　神谷美恵子がのこしたもの　ポスター**　F-2-32
　　B3
　　※ファイル

01457　**没後30年　神谷美恵子がのこしたもの　事業**

終了報告書　F-2-32
A4　1枚頁
※ファイル

01458　没後30年　神谷美恵子がのこしたもの　展示を冊子にまとめたもの　F-2-32
A4　16頁
※ファイル

01459　没後30年　神谷美恵子がのこしたもの　報道・掲載リスト　F-2-32
A4・A3　22頁
※ファイル

01460　大野連太郎写真　F-2-32
A4　1枚頁
※ファイル

01461　没後30年　神谷美恵子がのこしたもの　アンケート統計　F-2-32
A4　16頁
※ファイル

01462　Maladie mental et psychologie　F-2-33
Michel Foucault
B6　104頁
※本

01463　写真　神谷先生と五病棟（関係写真集）　F-2-34
【P】自宅本棚の前で／楯岩／五病棟外観／マリ子【絵】／神谷宣郎氏／神谷書庫竣工式（友田園長・神谷宣郎氏・高橋幸彦先生
※写真帳

01464　神谷美恵子　若き日の日記　F-2-35
神谷美恵子
みすず書房
1984年12月20日　初版第1刷　発行　2014年10月10日　新装版第1刷　発行　B6　364頁
※本

01465　神谷美恵子の言葉　人生は生きがいを探す旅　F-2-36
監修　日野原重明　編集　昭和人物研究会（本田祐子）
三笠書房（押鐘太陽）
2017（発行日記載なし）　B6　206頁
1,400円
※本

01466　神谷美恵子　島の診療記録から　F-2-37
神谷美恵子
平凡社（下中美都）

2017年8月9日　A6　219頁
1,400円
※本

01467　文化の伝承を担って　思文閣美術館36年の軌跡　F-2-38
編集　柴八千穂
柴八千穂
2017年10月23日　A4　181頁
※本

01468　100分 de 名著　神谷美恵子「生きがいについて」　F-2-39
編　若松英輔
NHK 出版
2018年5月1日　A5　139頁　524円
※本　2冊

01469　「生きがい」と出会うために　神谷美恵子のいのちの哲学　F-2-40
若松英輔
NHK 出版
2021年3月30日　B6　221頁
1,540円
※本

01470　日の出　創刊号　F-2-41
田中真美
日の出編集委員会
2021年9月15日　A4　8頁
※日野興夫／斎藤貞三郎／神谷永子
※ファイル

01471　虹の村ニュースレター　Vol.134　F-2-41
NPO マイトリー虹
2021年9月14日　A5　15頁
※『ミステリと言う勿れ』の暗号…神谷永子
※ファイル

01472　展覧会　長島愛生園の人びとーハンセン病隔離と希望ー実施報告書　F-2-41
ホスピタリティ人間教育研究所
2021年9月1日　A4　19頁
※ファイル

01473　高島重孝名誉所長　研究業績目録　F-3-1
国立療養所長島愛生園
昭和53年12月15日　B5　100頁　非売品
記録
※本　2冊

01474　癩一途　F-3-2
高島重孝

長島愛生園
昭和43年6月30日　B6　237頁　非売品
随筆
※『愛生』巻頭言集
※本

01475　愛生春風花開日　高島重孝愛生誌巻頭言集第二集　F-3-3
高島重孝
北斗志塾出版部（遠藤悟空）
昭和51年4月1日　A5　414頁
5,000円
随筆
※本　3冊

01476　らい医学の手引き　F-3-4
高島重孝　監修
克誠堂出版（今井彰）
1970年11月10日　A5　375頁
1,500円
研究
※本

01477　インド通信　F-3-5
高島重孝
長島愛生園慰安会
1962年10月25日　A5　158頁　450円
研究
※本　2冊

01478　一日一題 III　F-3-6
高島重孝　ほか
山陽新聞社出版局（松枝達文）
昭和55年7月23日　A5　295頁
1,500円
随筆
※ P174〜186高島重孝
※本　3冊

01479　帰家穏座　高島重孝先生を偲ぶ　F-3-7
高島重孝先生を偲ぶ会　大谷藤郎
昭和63年1月23日　A5　112頁　非売品
記録
※本　3冊

01480　回春病室*　F-3-8
光田健輔
朝日新聞社（杉山胤太郎）
昭和25年10月15日　B6　239頁　150円
記録
※本　◎全　2冊

01481　愛生園日記　ライとたたかった六十年の記録*

F-3-9
光田健輔
毎日新聞社（山口久吉）
昭和33年5月25日　B6　260頁　270円
記録
※本　◎全　2冊

01482　光田健輔と日本のらい予防事業　らい予防法五十周年記念　F-3-10
光田健輔
藤楓協会
昭和33年3月30日　A5　630+91頁
随筆
※本　2冊

01483　救癩の父　光田健輔の思い出*　F-3-11
桜井方策
日本キリスト教救癩協会　（JLM）/ルガール社
1974年3月20日　B6　381頁
1,400円
記録
※本　◎全　2冊

01484　光田健輔　F-3-12
内田守
吉川弘文館（吉川圭三）
昭和47年6月25日　A6　289頁　600円
記録
※本

01485　夢へのその一歩　光田健輔物語　F-3-13
構成・作画　なかはらかぜ
防府青年会議所
1994年8月15日　A4変形　38頁
1,000円
絵本
※本　3冊

01486　中華人民共和国麻風病医療援助　光田健輔・芳子基金　F-3-14
JLM（理事長　島崎紀代子）　担当　大西基四夫
1999年3月　A4　110頁
※本

01487　最善の治療もむなしく救ライの戦士光田氏眠る　F-3-15
毎日新聞　岡山版
昭和39年5月15日
※新聞切抜き
※ファイル

01488　救ライの意志継いで光田翁の遺児同じ道歩む

三人　　F-3-15
※新聞切抜き
※ファイル

01489　天声人語　　F-3-15
※新聞切抜き
※ファイル

01490　余録　　F-3-15
※新聞切抜き
※ファイル

01491　ハンセン病の歴史　光田健輔著「回春病室」より　　F-3-16
発行・編者　大西基四夫
みずき書房
平成元年9月1日　B5　71頁
記録
※ファイル

01492　小島の春　　F-4-1
小川正子
長崎書店
昭和14年1月29日（第3刷）　B6　282頁　1円20銭
紀行
※昭和13年11月20日　初版
※本

01493　小島の春　　F-4-2
小川正子
長崎書店（長崎次郎）
昭和14年5月15日（改版第5刷）　B6　282頁　1円20銭
紀行
※昭和13年11月20日　初版　昭和14年4月15日　改版
※本

01494　小島の春　　F-4-3
小川正子
長崎書店（長崎次郎）
昭和14年10月21日（改版第12刷）　B6　282頁　1円20銭
紀行
※昭和13年11月20日　初版
※本

01495　小島の春　　F-4-4
小川正子
長崎書店（長崎次郎）
昭和15年9月15日（改訂第10刷）　B6　282頁　1円20銭
紀行

※昭和13年11月20日　初版
※本

01496　小島の春　　F-4-5
小川正子
新教出版社（長崎次郎）
昭和23年10月1日（第3刷）　B6　264頁　120円
紀行
※昭和22年11月20日　新版第1刷
※本

01497　小島の春　　F-4-6
小川正子
角川書店
昭和34年11月20日（7版）　A6　232頁　80円
紀行
※文庫本　昭和31年3月20日　初版
※本　2冊

01498　小島の春　ある女医の手記　　F-4-7
小川正子
長崎出版（河野進）
1981年8月22日　B6　290頁　980円
紀行
※本　2冊

01499　小島の春　ある女医の手記　　F-4-7-②
小川正子
長崎出版（河野進）
1982/6/13（5版）　B6　293頁　1,500円
紀行
※本

01500　小川正子と愛生園　　F-4-8
名和千嘉
昭和63年3月1日　B6　205頁　2,000円
記録
※本　3冊

01501　作品集　小川正子　　F-4-9
望月としの
甲陽書房（石井計記）
昭和45年1月26日　B6　313頁　650円
記録
※本

01502　小川正子と『小島の春』　　F-4-10
清水威
長崎出版（河野進）
昭和61年7月25日　B6　223頁　1,200円

記録
　　※本

01503　潮鳴りが聞える　私の小川正子　F-4-11
　　坂入美智子
　　不識書院
　　平成13年7月20日　B6　304頁
　　3,000円
　　記録
　　※本　3冊

01504　私の小川正子　F-4-12
　　坂入美智子
　　綱手短歌会
　　1999年3月1日　B6　P90～95頁
　　1,000円
　　短歌
　　※綱手　第12巻第3号
　　※本

01505　「夕富士の」　小川正子短歌百選　F-4-13
　　選者　末利光・河野陽子
　　春日居町
　　昭和61年10月12日　B6　20頁
　　短歌
　　※本

01506　水村亮の「ほわいとぴっぐ」のうたた寝（小川正子）　F-4-14
　　カモミール社（中川美登利）
　　平成16年3月1日　A5　P72～73頁
　　1,200円
　　演劇
　　※テアトロ　第747号
　　※本

01507　正子　F-4-15
　　文　カンナの会　絵　宇野さおり
　　カンナの会
　　平成18年9月3日（第2刷）　A4変形　43頁
　　1,000円
　　絵本
　　※平成16年10月1日　第1刷　春日居町教育委員会発行
　　※本

01508　近代日本キリスト教「救癩」史の一断面　「小川正子現象」をめぐって*　F-4-16
　　荒井英子
　　1995年　A4　95頁
　　論文
　　※本　◎全

01509　小川正子をしのぶ山梨県総合婦人会館で集い　F-4-17
　　山梨日日新聞
　　昭和59年5月21日
　　ルポルタージュ
　　※新聞切抜き
　　※ファイル

01510　救らい一途の人生に敬意　県出身の小川女医をしのぶつどい元同僚らが語る　F-4-17
　　朝日新聞
　　※新聞切抜き
　　※ファイル

01511　井上謙宛て小川正子からのハガキ（コピー）　F-4-17
　　4枚頁
　　※ファイル

01512　井上謙宛て小川正子からの手紙（コピー）　F-4-17
　　5通頁
　　※ファイル

01513　光田健輔宛手紙　F-4-18
　　1通頁
　　※ファイル

01514　二見博三宛手紙　F-4-18
　　1通頁
　　※ファイル

01515　婦人の窓　文学のふるさと　小島の春　放送台本　昭39　F-4-19
　　B5　29頁
　　※ファイル

01516　《冊子》名誉町民小川正子女史生誕100周年記念「悲しき病世になからしめ」ハンセン病患者救済に尽くした女医小川正子の生涯　F-4-20
　　編集　小川正子記念館　春日居町郷土館
　　平成14年8月18日　A4　55頁
　　※ファイル　3冊

01517　土佐への旅　F-4-21
　　小川正子
　　昭和11年2月29日　A5　P9～25頁
　　※愛生第6巻第2号　特集　四国の癩を救え
　　※ファイル

01518　映画「小島の春」感想特集　F-4-21
　　光田健輔ほか
　　昭和16年3月1日　A5　P3～17頁
　　※愛生第11巻第3号

※ファイル

01518-2　小川正子資料（短歌）　F-4-22
　　※コピー
　　※ファイル

01519　弔辞　F-4-23
　　蒔田政義
　　原稿用紙　3枚頁
　　※ファイル

01520　小川正子先生略歴　F-4-23
　　双見美智子
　　原稿用紙　2枚頁
　　※ファイル

01521　悼　小川正子先生　詩・短歌・散文・俳句　F-4-23
　　※愛生に掲載されたもの（コピー）
　　※ファイル

01522　山岸虎三宛手紙　F-4-24
　　※（コピー）
　　※ファイル

01523　《特別企画展案内》小川正子女史生誕百周年記念・春日居町郷土館開館十周年記念「悲しき病世になからしめ」　F-4-25
　　春日居町郷土館・小川正子記念館
　　平成14年8月18日～11月17日　A4　1枚頁
　　※ファイル

01524　《リーフレット》春日居町郷土館・小川正子記念館　F-4-25
　　A4　オモテウラ3つ折頁
　　※ファイル　2枚冊

01525　《冊子》いのちの耀き　小川正子の足跡　F-4-25
　　平成3年11月　A5　17頁
　　※ファイル　2冊

01526　《冊子》ハンセン病報道は真実を伝え得たか　F-4-25
　　末利光
　　2005年4月29日　A4　7P+2P頁
　　※2004年12月25日　初版
　　※ファイル

01527　小川正子記念館写真　F-4-25
　　※ファイル

01528　《冊子》アルバムと短歌でつづる救らいの母『小川正子の生涯』　F-4-26
　　神田甲陽
　　春日居町教育委員会
　　2000年4月29日　A5　62頁
　　※ファイル　3冊

01529　続小島の春「婦人公論」　F-4-27
　　小川正子
　　中央公論社
　　1940年4月　A4　P66～93頁
　　※「婦人公論」コピー
　　※ファイル

01530　和公梵字宛夏川静枝手紙・はがき　F-4-28
　　※ファイル

01531　網脇龍妙　F-4-28
　　A4　1枚頁
　　※ファイル

01532　小川女史賛歌　F-4-28
　　光田健輔作
　　A4　1枚頁
　　※ファイル

01533　「この道をゆく」との思いで　F-4-28
　　島崎紀代子
　　A4　1枚頁
　　※ファイル

01534　小川正子短歌はがき　F-4-28
　　※ファイル

01535　《リーフレット》小川正子記念館　F-4-28
　　A4　オモテウラ3つ折り頁
　　※ファイル　4枚冊

01536　「小川正子の生涯展」を終わって（1）～（8）・感想便り　F-4-28
　　末利光
　　2002年12月～2005年2月
　　※ファイル

01537　小川正子履歴　F-4-28
　　A4　10P頁
　　※「春日居町誌」コピー
　　※ファイル

01538　小川正子『約束の石』展示　笛吹市の記念館　患者2人70年保管　F-4-29
　　山梨日日新聞
　　2006年5月8日
　　※新聞切抜き

※①

01539　小川正子関連文献目録　F-4-29
　A4　9頁
　※②

01540　小川正子先生歿後五十周年にあたって　F-4-29
　小松良夫
　日本医事新報
　平成5年5月1日　A4　P63〜67頁
　※日本医事新報No.3601
　※③

01541　小川正子女史を弔ふ　F-4-29
　土井晩翠
　B4　2枚頁
　※④

01542　誤解と闘いライ患者救済に捧げた女医の献身　小川正子　F-4-29
　岩橋邦枝
　3P頁
　※週刊誌記事コピー
　※⑤

01543　双見美智子宛　栗原宣如　手紙と写真　F-4-29
　※⑥

01544　小川正子女史を偲ぶ映画と講話の集い　F-4-29
　塩山市中央公民館
　昭和62年2月1日　B5　4P頁
　※中央公民館だより第55号
　※⑦

01545　双見・和公宛　中村淳　手紙　F-4-29
　※⑧

01546　Withシリーズ女を生きる　小川正子　F-4-30
　岩橋邦枝
　講談社
　昭和58年4月1日　A4　P211〜214頁
　※ウィズ第3巻第4号（コピーあり）
　※ファイル

01547　《リーフレット》春日居町郷土館・小川正子記念館　F-4-31
　A4　オモテウラ3つ折り頁
　※ファイル

01548　《チラシ》小川正子の生涯・末利光のさよなら

講演　F-4-31
　平成21年3月21日　A4　1枚頁
　※ファイル

01549　金子みすゞの世界展　F-4-31
　2枚頁
　※ファイル

01550　末利光著「ハンセン病報道は真実を伝え得たか」反響　F-4-31
　A4　9枚頁
　※ネット画面を印刷したもの
　※ファイル

01551　春日居町誌　F-4-32
　編集　春日居町史編集委員会
　春日居町
　昭和63年3月31日　B5　1419頁
　※本

01552　人物近代女性史　女の一生⑧　人類愛に捧げた生涯　F-4-33
　瀬戸内晴美　他
　講談社（野間惟道）
　昭和56年5月1日　B6　256頁
　1,300円
　記録
　※小川正子…阿部光子（P139〜174）
　※本　2冊

01553　七里ヶ浜残照　F-4-34
　坂入美智子
　不識書院（中静勇）
　平成17年11月30日　B6　247頁
　※本　2冊

01554　続「小島の春」　F-4-35
　小川正子
　婦人公論
　昭和15年4月1日　A4　P66〜93頁
　※小川正子記念館末さんより
　※ファイル

01555　世界の癩を訪ねて*　F-5-1
　林文雄
　長崎次郎
　昭和9年8月3日　A5　72+8頁　非売品
　※本　◎　2冊

01556　世界癩視察旅行記*　F-5-2
　林文雄
　A5　181頁
　※本　◎　3冊

01557　世界癩視察旅行記　資料（五）　F-5-3
林文雄
癩予防協会
昭和17年9月　A5　202頁
※本

01558　林文雄遺稿集*　F-5-4
編集　塩沼英之助
塩沼英之助
昭和34年3月30日　A5　186頁
※本　◎全　2冊

01559　天の墓標　林文雄句文集　F-5-5
林文雄　編者　土谷勉
新教出版社（秋山憲兄）
1978年2月15日　A5　322頁
1,400円
※本　3冊

01560　林文雄句文集　F-5-6
編者　大島太郎
大島太郎
1950年7月10日　A5　303頁　150円
俳句
※本　3冊

01561　林文雄の生涯　F-5-7
おかのゆきお
新教出版社（秋山憲兄）
1974年6月30日　A5　405頁
1,500円
記録
※本　2冊

01562　野に咲くベロニカ　F-5-8
林富美子
聖山社
1992年7月25日（第3刷）　A5　256頁
1,500円
随筆
※本　3冊

01563　ヒマラヤ山麓の夕映え　F-5-9
ジョン・ジャクソン　著　林富美子　監修訳
聖山社
1990年6月10日　A5　190頁
1,300円
記録
※本

01564　夕暮になっても光はある　F-5-10
絵　土田セイ　文　林富美子
小綬鶏社（小峯節子）
1984年6月20日　A4　70頁
1,800円
絵本
※本　3冊

01565　日本国民に訴ふ　F-5-11
林文雄
A5　P185〜210頁
※ファイル

01566　林富美子先生　色紙と書簡・写真（内海早治蔵宛）　F-5-12
※書簡3通
※ファイル

01567　愛と慈しみの園*　F-5-13
林富美子
日本MTL
昭和44年1月25日　A5　45頁　80円
※ファイル　◎全　2冊

01568　長島開拓*　F-5-14
代表　光田健輔
長崎書店
昭和7年12月28日　B6　284頁　1円
記録
※本　◎全　2冊

01569　井上謙の生涯*　F-5-15
藤本浩一
井上松
昭和57年9月21日　B6　290頁
1,000円
記録
※本　◎松12/ 全12　2冊

01570　らい予防法方策の国際的変遷　F-5-16
井上謙
A5　124頁
※『愛生』別刷
※本

01571　飛騨に生まれて　宮川量遺稿集*　F-5-17
宮川量
名和千嘉
1977年2月28日　B6　302頁
1,500円
記録
※本　◎松8　3冊

01572　おちぼ　落穂会50年の歩み　F-5-18
代表　名和千嘉
「おちぼ」企画委員会

1979年8月15日　A5　234頁　非売品
記録
※本　3冊

01573　田尻敢博士遺稿集*　F-5-19
　　田尻敢
　　菊池恵楓園患者援護会
　　昭和44年11月21日　A5　165頁　非売品
　　記録
　　※本　◎松

01574　まなざし　癩に耐え抜いた人々*　F-5-20
　　大西基四夫
　　みずき書房
　　昭和60年8月10日　B6　222頁　非売品
　　記録
　　※本　◎全　3冊

01575　まなざし　その二　癩に耐え抜いた人々*
F-5-21
　　大西基四夫
　　みずき書房
　　平成3年11月30日　B6　264頁　非売品
　　記録
　　※本　◎全　3冊

01576　隔ての海の岸辺で　長島愛生園便り　F-5-22
　　尾崎元昭
　　榕樹書林
　　平成21年11月12日　A5　254頁
　　1,900円
　　エッセイ
　　※本　3冊

01577　隔ての島とのはざまで　F-5-27
　　尾崎元昭、硲省吾
　　文芸社
　　平成27年11月15日　B6　288頁
　　1,200円
　　エッセイ
　　※本

01577-2　20世紀後半日本のハンセン病新患発生減少
の経過
　　日本ハンセン病学会雑誌　91巻3号
　　令和4年12月　75～89頁
　　※2冊

01578　ハンセン病と私　F-5-23
　　橋爪長三　編者　棟居勇
　　好善社
　　平成22年6月1日　B6　50頁
　　※ファイル

01579　コスモスの花蔭で　らい医療にたずさわった
女医達の記録　F-5-24
　　編集　東京女子医科大学皮膚科学教室
　　東京女子医科大学皮膚科学教室（肥田野信）
　　平成2年3月15日　A5　192頁
　　記録
　　※本

01580　らい看護から　F-5-25
　　河野和子・外口玉子
　　日本看護協会出版会
　　昭和55年5月10日　A5　289頁
　　2,000円
　　記録
　　※本

01581　生かされる日々　らいを病む人びとと共に
F-5-26
　　上田政子
　　皓星社（藤巻修一）
　　平成21年4月1日　B6　421頁
　　2,800円
　　記録
　　※本

01582　門は開かれて　らい医の悲願 - 四十年の道
F-6-1
　　犀川一夫
　　みすず書房（小熊勇次）
　　1989年1月6日　B6　360頁
　　2,000円
　　記録
　　※本　3冊

01583　聖書のらい　F-6-2
　　犀川一夫
　　新教出版社（森岡巌）
　　1994年11月1日　B6　148頁
　　1,236円
　　研究論文
　　※本　2冊

01584　ハンセン病医療ひとすじ　F-6-3
　　犀川一夫
　　岩波書店（安江良介）
　　1996年3月22日　B6　203頁
　　1,600円
　　エッセイ
　　※本　3冊

01585　中国の古文書に見られるハンセン病　F-6-4
　　犀川一夫
　　沖縄県ハンセン病予防協会

1998年1月10日　B6　154頁
研究
※本　3冊

01586　皓星社ブックレット⑫　証人調書③「らい予防法国賠訴訟」犀川一夫証言　F-6-5
編者　ハンセン病国家賠償請求訴訟弁護団
皓星社（藤巻修一）
2001年7月12日　B6　244頁　800円
記録
※本

01587　癩に関する論文集（第2編）　F-6-6
犀川一夫
1990年9月　B5　208頁
※本

01588　ハンセン病政策の変遷　附　沖縄のハンセン病政策　F-6-7
犀川一夫
沖縄県ハンセン病予防協会
平成11年3月　B5　288頁
記録
※本　3冊

01589　沖縄のハンセン病疫病史　時代と疫学　F-6-8
犀川一夫
沖縄県ハンセン病予防協会
1993年11月4日　B5　181頁
記録
※本

01590　世界の隅々まで健康を　現地にあって考えること　海外医療協力について　F-6-9
犀川一夫
日本キリスト教海外医療協力会
1970年7月20日　A5変形　63頁　100円
※ファイル

01591　打たれた傷　F-6-10
犀川一夫
沖縄県ハンセン病予防協会
昭和57年9月1日　B6　128頁
※ファイル　3冊

01592　《冊子》傷ついた葦を折ることなく　F-6-11
犀川一夫
沖縄らい予防協会
昭和53年12月1日　B6　34頁
※ファイル　2冊

01593　《冊子》ほのぐらい灯心を消すことなく　F-6-11
犀川一夫
沖縄らい予防協会
昭和55年9月1日　A6　68頁
※ファイル　2冊

01594　ハンセン病の外来治療への道を歩んで（六）　F-6-11
犀川一夫
犀川一夫
昭和61年8月1日　B5　1枚頁
※『すむいで』第144号
※ファイル

01595　ハンセン病在宅治療に道　犀川一夫さん　F-6-11
朝日新聞
2007年9月22日
※《新聞切抜き》
※ファイル

01596　死亡記事　犀川一夫さん　F-6-11
朝日新聞
2007年8月2日
※《新聞切抜き》
※ファイル

01597　西洋に於ける癩の歴史　F-6-11
岩下壮一　安田忠治郎
昭和28年1月　A5　P8～12頁
※『愛生』コピー（犀川先生依頼コピー）
※ファイル

01598　西洋に於ける癩の歴史　F-6-11
岩下壮一　安田忠治郎
昭和28年2月　A5　P41～51頁
※『愛生』コピー（犀川先生依頼コピー）
※ファイル

01599　瀬戸の曙　F-6-12
編者　内田守人
婦女界社（都河龍）
昭和14年10月25日　B6　280頁　1円50銭
※本

01600　萩の島里　F-6-13
編者　内田守人
婦女界社（都河龍）
昭和14年10月18日　B6　266頁　1円30銭
※本　2冊

01601　一本の道　F-6-14
内田守人
日本文芸社（石黒清介）
昭和36年7月15日　B6変形　146頁　200円

105

01602 **仁医神宮良一博士小伝** F-6-15
編集　内田守
九州MTL（内田守）
昭和46年8月10日　B6　216頁　300円
生活記録
※本

01603 **療養秀歌三千集** F-6-16
内田守人　選
徳安堂書房（西健二）
昭和15年12月1日　B6　352頁　2円90銭
短歌
※本

01604 **療養短歌読本** F-6-17
内田守人
白十字会（林止）
昭和15年12月1日　B6　232頁　1円50銭
※本　2冊

01605 **傷める葦を憶う　池尻慎一追悼記念文集** F-6-18
編集　内田守
九州MTL（内田守）
昭和39年4月5日　A5　253頁　400円
記録
※本

01606 **内田守人自選百首** F-6-19
内田守人
内田守人歌碑建設委員会
昭和51年6月13日　B6　55頁　非売品
短歌
※本　2冊

01607 **生れざりせば　ハンセン氏病歌人群像** F-6-20
内田守人
春秋社（田中弘吉）
昭和51年5月30日　B6　256頁
1,500円
歌文集
※本

01608 **三つの門** F-6-21
編集　内田守人
人間の社（内田守人）
昭和45年4月1日　B6　382頁　700円
※本　2冊

01609 **ユーカリの実るを待ちて　リデルとライトの生涯** F-6-22
志賀一親　編者　内田守
リデル・ライト記念老人ホーム
1976年6月25日　B6　410頁
1,500円
記録
※本　3冊

01610 **ユーカリの実るを待ちて　リデルとライトの生涯** F-6-23
志賀一親　編者　内田守
リデル・ライト記念老人ホーム
1990年5月1日　復刊　B6　410頁
1,500円
記録
※本　2冊

01611 **歌集　一本の道** F-6-24
内田守人
日本文芸社
昭和36年3月10日　B6　305頁　300円
短歌
※本

01612 **医療社会事業の実際** F-6-25
編者　内田守・野村茂
光生館（中川豊三郎）
昭和47年3月25日　A5　192頁　950円
論文
※本

01613 **九州社会福祉事業史** F-6-26
内田守
日本生命済生会社会事業局（別院実）
昭和44年4月20日　A5　320頁
1,200円
論文
※本

01614 **人間的　合同歌集** F-6-27
編集　甲斐雍人
樋口尚
昭和59年9月20日　A5　295頁
2,500円
短歌
※内田守人作品掲載
※本

01615 **医療福祉の研究　内田守博士喜寿記念論集** F-6-28
編者　内田守博士喜寿記念論集刊行会
ミネルヴァ書房
1980年9月1日　A5　437頁　非売品

論文
※本

01616 　珠を掘りつつ　F-6-29
　　内田守
　　金龍堂書店（樋口欣一）
　　昭和47年1月15日　B5　259頁
　　1,200円
　　※本

01617 　楓蔭集　G-1-1
　　代表　光田健輔
　　長崎書店（長崎次郎）
　　昭和12年12月13日　B6　187頁　1円
　　短歌
　　※本　2冊

01618 　歌集　青磁　G-1-2
　　長島短歌会
　　長島愛生園慰安会（井上謙）
　　昭和26年11月3日　B6　159頁　150円
　　短歌
　　※本　2冊

01619 　歌集　あらくさ　G-1-3
　　長島短歌会
　　長島短歌会
　　昭和30年9月1日　B6　125頁　非売品
　　短歌
　　※本　3冊

01620 　歌集　あかつち　G-1-4
　　長島短歌会
　　長島短歌会
　　昭和31年12月1日　B6　120頁　100円
　　短歌
　　※本　3冊

01621 　歌集　青芝　G-1-5
　　長島短歌会
　　長島短歌会
　　昭和32年12月25日　B6　90頁　100円
　　短歌
　　※本　3冊

01622 　合同歌集　風光　G-1-6
　　長島短歌会
　　長島短歌会
　　昭和43年12月10日　B6　186頁　350円
　　短歌
　　※本　3冊

01623 　合同歌集　海光　G-1-7
　　長島短歌会
　　長島短歌会
　　昭和55年6月1日　B6　216頁　1,000円
　　短歌
　　※本　2冊

01624 　陸の中の島　G-1-8
　　全国国立療養所ハンゼン氏病患者協議会
　　新興出版社
　　1956年7月25日　A6　196頁　150円
　　短歌
　　※本　2冊

01625 　依田照彦歌集　G-1-9
　　依田照彦
　　長島短歌会
　　昭和47年11月26日　B6　253頁　700円
　　短歌
　　※本　2冊

01626 　大村堯遺歌集　清き空白　G-1-10
　　大村堯
　　大村清子
　　昭和61年12月20日　B6　160頁
　　短歌
　　※本　2冊

01627 　サンルームの風　G-1-11
　　甲斐八郎
　　甲斐八郎歌集刊行委員会
　　1979年12月1日　B6　287頁　1,500円
　　短歌
　　※本　2冊

01628 　歌集　死角の島　G-1-14
　　北田由貴子
　　短歌研究社（小野富久子）
　　昭和51年3月20日　B6　193頁　2,500円
　　短歌
　　※本　2冊

01629 　歌集　この島を　G-1-13
　　北田由貴子
　　短歌研究社（小野富久子）
　　昭和57年1月10日　B6　231頁　2,500円
　　短歌
　　※本　2冊

01630 　歌集　黎明の島　G-1-12
　　北田由貴子
　　短歌研究社（小野富久子）
　　昭和60年9月1日　B6　205頁　2,500円

短歌
※本　2冊

01631　歌集　春を待ちつつ　G-1-15
北田由貴子
短歌新聞社（石黒清介）
平成元年5月18日　B6　231頁　2,500円
短歌
※本　2冊

01632　黒薔薇　G-1-16
壱岐耕
長島短歌会（高見深雪）
昭和32年8月10日　B6　113頁
短歌
※本　3冊

01633　歌集　森岡康行遺歌集　G-1-17
森岡康行
松下印刷（森岡律子）
昭和62年3月24日　B6　192頁　非売品
短歌
※本　3冊

01634　一病息災　G-1-18
田井吟二楼
長島短歌会
昭和35年3月1日　A6　124頁　100円
短歌
※本　3冊

01635　歌集　投影　G-1-19
金沢真吾
短歌新聞社（石黒清介）
昭和60年12月23日　B6　206頁　2,000円
短歌
※本　3冊

01636　歌集　日々あらた　G-1-20
金沢真吾
短歌新聞社（石黒清介）
平成6年6月27日　B6　182頁　2,500円
短歌
※本　2冊

01637　歌集　聲　G-1-21
大津哲緒
短歌新聞社（石黒清介）
昭和59年10月15日　B6　279頁　2,500円
短歌
※本　1冊

01638　黒川眸　遺著　歌集　新しき住家　G-1-22
長島愛生園慰安会（光田健輔）
長崎書店（長崎次郎）
昭和8年9月15日　A6　54頁　20銭
短歌
※愛生パンフレット2
※本　3冊

01639　島の角笛　G-1-23
長島愛生園慰安会（光田健輔）
長崎書店
昭和8年1月5日　B6　23頁　15銭
短歌
※本

01640　歌集　珊瑚礁　G-2-1
千葉修
長島短歌会（千葉修）
昭和43年3月5日　B6　258頁　500円
短歌
※本　2冊

01641　「珊瑚礁」批評集　G-2-2
A5　31頁
※本　4冊

01642　歌集　守礼門　G-2-3
千葉修
短歌新聞社（石黒清介）
昭和55年1月15日　B6　232頁　2,000円
短歌
※本　2冊

01643　遺歌集　遁れ来て　G-2-4
千葉修
愛生短歌会（光沢和幸）
昭和61年6月10日　B6　198頁　2,000円
短歌
※本　2冊

01644　泰山木　第4巻第6号　G-2-5
編集　小野興二郎
泰山木発行所
平成12年6月1日　A5　36頁　1,500円
短歌
※『守礼門』『遁れ来て』より十五首／会えなかった先輩千葉修さんのこと…荒谷皓
※本

01645　歌集　風光る　G-2-6
太田正一
白玉書房（鎌田敬止）
昭和55年2月20日　B6　160頁　2,000円

短歌
　　※本　3冊

01646　**歌集　天のてのひら**　G-2-7
　　太田正一
　　短歌新聞社（石黒清介）
　　平成元年8月6日　B6　218頁　2,500円
　　短歌
　　※本　2冊

01647　**歌集　石あたたかし**　G-2-8
　　福岡武
　　西日本法規出版
　　昭和62年11月10日　B6　214頁　2,000円
　　短歌
　　※本　2冊

01648　**歌集　夢にはあらず**　G-2-9
　　福岡武
　　西日本法規出版
　　平成9年6月10日　B6　207頁　2,502円
　　短歌
　　※本　2冊

01649　**岡山県歌人百首抄14　無韻の音—深田冽集**
　　G-2-10
　　深田冽
　　手帖舎（岸本徹）
　　1985年8月15日　A5　68頁　1,300円
　　短歌
　　※本　3冊

01650　**歌集　光と風と**　G-2-11
　　深田冽
　　西日本法規出版
　　平成元年8月10日　B6　235頁　2,500円
　　短歌
　　※本　2冊

01651　**歌集　潮風の中に**　G-2-12
　　村瀬弘
　　西日本法規出版
　　平成8年11月25日　B6　235頁　2,500円
　　短歌
　　※本　3冊

01652　**歌文集　花とテープ**　G-2-13
　　谷川秋夫
　　キリスト新聞社
　　1980年4月30日　B6　203頁　1,000円
　　短歌
　　※本　3冊

01653　**歌集　国籍は天にあり**　G-2-14
　　谷川秋夫
　　短歌新聞社（石黒清介）
　　平成4年6月19日　B6　282頁　2,500円
　　短歌
　　※本　2冊

01654　**歌集　祈る**　G-2-15
　　谷川秋夫
　　角川書店（角川歴彦）
　　平成13年6月11日　B6　228頁　3,000円
　　短歌
　　※本　2冊

01655　**詩集　梅擬**　G-2-16
　　谷川秋夫
　　谷川秋夫
　　平成20年11月15日　A5　123頁　1,700円
　　詩集
　　※本　3冊

01656　**道ひとすじ**　G-2-17
　　谷川秋夫
　　谷川秋夫
　　平成21年1月10日　A5　175頁　2,200円
　　随筆
　　※本　3冊

01657　**歌集　ひまわり**　G-2-18
　　谷川秋夫
　　ＫＡＤＯＫＡＷＡ
　　平成25年12月1日　B6　232頁　2,571円
　　短歌
　　※本　3冊

01658　**合同短歌文集『マダン』　創刊号**　G-2-19
　　李正子
　　2005年6月　A5　132頁　500円
　　歌文集
　　※千葉修
　　※本

01659　**楓の落葉**　G-2-20
　　癩予防協会
　　1937年11月　A5　178頁
　　短歌
　　※本

01660　**庄山たつの遺歌集　ふるさとを恋ふ**　G-2-20
　　庄山たつの
　　潮汐社
　　2015年12月　B6　195頁
　　短歌

※柴田露積寄贈
※本

01661　**歌集　南天の実**　G-3-1
溝渕嘉雄
紅書房
平成16年1月30日　B6　181頁　2,000円
短歌
※本　3冊

01662　**歌集　誤字の認印**　G-3-2
鏡巧
短歌新聞社（石黒清介）
平成5年6月15日　B6　238頁　2,500円
短歌
※本　3冊

01663　**不作為犯**　G-3-3
鏡巧
ながらみ書房（及川隆彦）
平成12年3月27日　B6　160頁　2,500円
短歌
※本　2冊

01664　**萩の花　八月号***　G-3-4
B5　40頁
※手書きの原稿用紙を綴じたもの
※BOX　◎

01665　**萩の花　九月号***
B5　48頁
※手書きの原稿用紙を綴じたもの
※◎

01666　**萩の花　十一月号***
B5　52頁
※手書きの原稿用紙を綴じたもの
※◎

01667　**長島短歌　一月号**　G-3-5
長島短歌会
昭和11年1月30日　A5　47～58頁
短歌
※『愛生』抜刷

01668　**長島短歌　二月号**　G-3-5
長島短歌会
昭和11年　A5　11頁
短歌
※『愛生』抜刷

01669　**愛生　第6巻第5号**　G-3-5
昭和11年5月20日　A5　49～64頁
短歌
※『愛生』抜刷

01670　**長島短歌　七月号**　G-3-5
昭和11年　A5　49～64頁
短歌
※『愛生』抜刷

01671　**長島短歌　愛生第6巻第10・11号別刷**　G-3-5
昭和11年　A5　33～46頁
短歌
※『愛生』抜刷

01672　**長島短歌　三月号**　G-3-5
昭和12年　A5　39～54頁
短歌
※『愛生』抜刷

01673　**長島短歌　四月号**　G-3-5
昭和12年　A5　56～69頁
短歌
※『愛生』抜刷

01674　**長島短歌**　G-3-5
昭和12年5月1日　A5　57～72頁
短歌
※『愛生』抜刷

01675　**長島短歌　六月号**　G-3-5
昭和12年6月1日　A5　17～32頁
短歌
※『愛生』抜刷

01676　**長島短歌　七月号**　G-3-5
昭和12年7月1日　A5　13～26頁
短歌
※『愛生』抜刷

01677　**長島短歌　九月号**　G-3-5
長島短歌会
昭和12年　A5　33～48頁
短歌
※『愛生』抜刷

01678　**長島短歌　十二月号**　G-3-5
長島短歌会
昭和12年　A5　41～56頁
短歌
※『愛生』抜刷

01679　**長島短歌　一月号**　G-3-5
長島短歌会
昭和13年　A5　25～40頁

短歌
※『愛生』抜刷

01680　**長島短歌　二月号**　G-3-5
長島短歌会
昭和13年　A5　7〜22頁
短歌
※『愛生』抜刷

01681　**長島短歌　五月号**　G-3-5
長島短歌会
昭和13年　A5　45〜58頁
短歌
※『愛生』抜刷

01682　**長島短歌　六月号**　G-3-5
長島短歌会
昭和13年　A5　11〜23頁
短歌
※『愛生』抜刷

01683　**長島短歌　九月号**　G-3-5
長島短歌会
昭和13年　A5　23〜32頁
短歌
※『愛生』抜刷

01684　**長島短歌　十月号**　G-3-5
長島短歌会
昭和13年　A5　17〜24頁
短歌
※『愛生』抜刷

01685　**長島短歌　十二月号**　G-3-5
長島短歌会
昭和13年　A5　15〜19頁
短歌
※『愛生』抜刷

01686　**長島短歌　一月号**　G-3-5
長島短歌会
昭和14年　A5　10頁
短歌
※『愛生』抜刷

01687　**長島短歌　七月号**　G-3-5
長島短歌会
昭和14年　A5　11頁
短歌
※『愛生』抜刷

01688　**長島短歌　八月号**　G-3-5
長島短歌会
昭和14年　A5　6頁
短歌
※『愛生』抜刷

01689　**長島短歌　九月号**　G-3-5
長島短歌会
昭和14年　A5　6頁
短歌
※『愛生』抜刷

01690　**長島短歌　十月号**　G-3-5
長島短歌会
昭和14年　A5　6頁
短歌
※『愛生』抜刷

01691　**長島短歌　十一月号**　G-3-5
長島短歌会
昭和14年　A5　12頁
短歌
※『愛生』抜刷

01692　**長島短歌　十二月号**　G-3-5
長島短歌会
昭和14年　A5　10頁
短歌
※『愛生』抜刷

01693　**長島短歌　一月号**　G-3-5
長島短歌会
昭和15年　A5　9頁
短歌
※『愛生』抜刷

01694　**長島短歌　二月号**　G-3-5
長島短歌会
昭和15年　A5　16頁
短歌
※『愛生』抜刷

01695　**長島短歌　四月号**　G-3-5
長島短歌会
昭和15年　A5　8頁
短歌
※『愛生』抜刷

01696　**長島短歌　五月号**　G-3-5
長島短歌会
昭和15年　A5　13頁
短歌
※『愛生』抜刷

01697　長島短歌　六月号　G-3-5
　長島短歌会
　昭和15年　A5　12頁
　短歌
　※『愛生』抜刷

01698　長島短歌　七月号　G-3-5
　長島短歌会
　昭和15年　A5　11頁
　短歌
　※『愛生』抜刷

01699　長島短歌　八月号　G-3-5
　長島短歌会
　昭和15年　A5　12頁
　短歌
　※『愛生』抜刷

01700　長島短歌　九月号　G-3-5
　長島短歌会
　昭和15年　A5　7頁
　短歌
　※『愛生』抜刷

01701　長島短歌　7　G-3-5
　長島短歌会
　A5　8頁
　短歌
　※『愛生』抜刷

01702　歌集　淡雪　G-3-6
　竹下芳
　大西基四夫
　1984年3月25日　B6　172頁　非売品
　短歌
　※本　2冊

01703　歌集　輝く雲　G-3-7
　横田百合子
　手帖舎（岸本知恵子）
　平成5年10月25日　B6　213頁　非売品
　短歌
　※本　2冊

01704　朱夏（第八集）　G-3-8
　中井栄一
　昭和62年4月10日　B6　178頁
　短歌
　※本

01705　萬籟（第十二集）　G-3-9
　中井栄一
　平成8年6月1日　B6　225頁
　短歌
　※本

01706　石蕗の花　G-3-10
　沖田君子（遺稿集）
　平成20年4月23日　B5　122頁
　歌文集
　※本

01707　新万葉集と癩者の歌　G-3-11
　財団法人癩予防協会
　昭和14年2月20日　A6　64頁
　短歌
　※ファイル

01708　歌集　腐葉土　G-3-11
　編集　宮城謙一
　宮城謙一
　昭和32年7月1日　A6　80頁
　短歌
　※ファイル

01709　短歌遺稿集　呑みほす愛を　G-3-11
　本島貞子
　本島毅
　A5　42頁
　短歌
　※ファイル

01710　吉備津神社献詠集　第40回　G-3-11
　昭和58年11月3日　A5　40頁
　※ファイル

01711　岡山県合同歌集（昭和三十三年刊）　G-3-12
　編集　岡山県合同歌集刊行会
　岡山県合同刊行会
　昭和33年1月1日　B6　47頁　非売品
　短歌
　※本

01712　岡山県歌人作品集第三　G-3-13
　編者　「岡山県歌人作品集第三」編集委員会
　岡山県歌人会
　昭和44年10月25日　B6　270頁　1,000円
　短歌
　※本

01713　岡山県歌人作品集第六　G-3-14
　編者　「岡山県歌人作品集第六」編集委員会
　岡山県歌人会
　昭和56年10月25日　B6　223頁　3,000円
　短歌
　※本

01714 **岡山県歌人作品集第七** G-3-15
編者 「岡山県歌人作品集第七」編集委員会
岡山県歌人会
昭和60年10月20日　A5　275頁　3,000円
短歌
※本

01715 **岡山県歌人作品集第八** G-3-16
編者 「岡山県歌人作品集第八」編集委員会
岡山県歌人会
平成元年10月25日　A5　276頁　3000円
短歌
※本

01716 **中国歌壇選集** G-3-17
選者　近藤芳美／編集者　神田三亀男
中国新聞社文化局出版課
昭和34年7月20日　B6　322頁　250円
短歌
※本

01717 **2006年　水甕岡山支社合同歌集　第三十一集** G-3-18
水甕岡山支社
平成19年2月　A5　104頁
短歌
※谷川秋夫・中野加代子
※本　2冊

01718 **歌集　春を呼ぶ** G-3-19
大岩徳二
角川書店（角川源義）
昭和38年9月10日　B6　279頁　800円
短歌
※本

01719 **歌集　真金吹く** G-3-20
大岩徳二
桜楓社（及川篤二）
昭和48年11月1日　B6　249頁　2,000円
短歌
※本　2冊

01720 **短歌美の遍歴** G-3-21
大岩徳二
桜楓社（及川篤二）
昭和51年8月1日　B6　537頁　3,000円
歌文集
※本

01721 **歌文集　黒潮** G-3-22
大岩徳二
桜楓社（及川篤二）
昭和51年9月1日　B6　259頁　3,000円
歌文集
※本　2冊

01722 **悲歌選評　長島に生きる** G-3-23
大岩徳二
小峯書店（小峯光一）
昭和57年5月22日　B6　272頁　1,500円
歌文集
※本　3冊

01723 **わが作詞抄** G-3-24
編著　大岩徳二
炎々社
昭和58年11月20日　B6　91頁　1,000円
作詞集
※本　2冊

01724 **歌集　百間川** G-3-25
大岩徳二
桜楓社（及川篤二）
昭和60年5月10日　B6　272頁　3,000円
短歌
※本　2冊

01725 **炎々　通巻91号** G-3-26
編集兼発行　大岩徳二
炎々社
昭和57年2月1日　A5　48頁　400円
短歌
※木俣修　大岩徳二　歌碑成る
※ファイル

01726 **水甕春日井　第41号** G-3-26
編集　小川幸夫
水甕春日井支社（浅井牧春）
昭和57年7月25日　A5　22頁
短歌
※ファイル

01727 **一路　第26巻第2号** G-3-26
編集兼発行　山下陸奥
一路会
昭和29年2月1日　A5　59頁　60円
短歌
※ファイル

01728 **白雲　No.9** G-3-26
円通寺白雲会
昭和57年5月15日　A5　33頁
歌文集
※ファイル

01729 **木俣修先生中川仲蔵氏歌碑除幕記念歌集**

G-3-26
　　歌碑建立の会
　　昭和57年7月28日　B6　16頁
　　短歌
　　※ファイル

01730　**溝渕嘉雄歌集　海に沿ふ道**　G-3-27
　　溝渕嘉雄
　　潮汐社
　　平成25年1月31日　B5　81頁　800円
　　短歌
　　※本

01731　**溝渕嘉雄歌集　海に沿ふ道　隔絶の島に病みて**　G-3-28
　　溝渕嘉雄
　　潮汐社
　　平成25年3月11日　A5　215頁　1,000円
　　短歌
　　※本　2冊

01732　**2007年　水甕岡山支社合同歌集**　G-3-29
　　水甕岡山支社
　　平成20年2月　A5　99頁
　　短歌
　　※谷川秋夫・中野加代子
　　※本

01733　**短歌集　竜舌蘭**　G-4-1
　　井伊文子
　　新短歌社（宮崎信義）
　　1980年3月1日　B6　153頁　1,500円
　　短歌
　　※本

01734　**短歌集　蒼海**　G-4-2
　　井伊文子
　　宮崎信義
　　昭和63年8月15日　B6　139頁　1,500円
　　短歌
　　※本

01735　**短歌集　諦観**　G-4-3
　　井伊文子
　　宮崎信義
　　平成4年4月1日　A5　197頁　2,500円
　　短歌
　　※本

01736　**四季折々**　G-4-4
　　井伊文子
　　平成5年11月1日　B6　106頁　2,200円
　　随筆
　　※本

01737　**井伊家の猫たち**　G-4-5
　　井伊文子
　　春秋社（神田明）
　　2001年2月1日　B6　179頁　1,700円
　　随筆
　　※本

01738　**季のうつり種**　G-4-6
　　井伊文子
　　たねや（山本徳次）
　　2001年7月15日　B6　182頁　1,500円
　　随筆
　　※本

01739　**わがふるさと沖縄**　G-4-7
　　井伊文子
　　春秋社（神田明）
　　2002年10月19日　A5　234頁　1,800円
　　歌文集
　　※本

01740　**騎手群　第十二号**　G-4-8
　　編集　外塚喬
　　序章の会
　　昭和57年4月25日　A5　25頁
　　歌文
　　※光岡良二・木俣修
　　※ファイル

01741　**騎手群　第十三号**　G-4-8
　　編集　外塚喬
　　序章の会
　　昭和58年2月25日　A5　17頁
　　歌文
　　※木俣修
　　※ファイル

01742　**騎手群　第十四号**　G-4-8
　　編集　外塚喬
　　序章の会
　　昭和58年6月1日　A5　25頁
　　歌文
　　※木俣修
　　※ファイル

01743　**形成　草炎　第6号**　G-4-8
　　昭和57年1月15日　A5　26頁
　　短歌
　　※木俣修
　　※ファイル

01744　形成　草炎　第7号　G-4-8
　　昭和57年6月15日　A5　26頁
　　短歌
　　※木俣修
　　※ファイル

01745　新編短歌ノート　G-4-9
　　酒井青峯
　　印美書房
　　昭和48年9月1日　B6　229頁　800円
　　歌文
　　※本

01746　雑学ノート　G-4-10
　　酒井青峯
　　印美書房
　　昭和49年12月10日　B6　306頁　1,200円
　　歌文集
　　※本

01747　現代歌人岡山風土記　G-4-11
　　企画編纂　短歌ふぉーらむ社／代表　曽我辺雅文
　　六法出版社（秋山茂則）
　　1993年11月27日　A5　306頁　4,300円
　　短歌
　　※本

01748　短歌往来　第15巻第8号　G-4-12
　　ながらみ書房（及川隆彦）
　　2003年7月15日　A5　143頁　750円
　　短歌
　　※鏡巧
　　※本

01749　一路集　創刊10周年記念歌集　G-4-13
　　山形義雄
　　一路会
　　昭和14年5月14日　B6　385頁　1円80銭
　　短歌
　　※本　2冊

01750　続・現代日本盲人歌集　G-4-14
　　編著　谷邦夫
　　当道短歌会（谷邦夫）
　　昭和42年9月5日　A5　147頁　500円
　　歌文集
　　※本

01751　遺愛集　G-4-15
　　島秋人
　　東京美術（佐々藤雄）
　　昭和49年4月20日　B6　221頁　880円
　　歌文集

　　※本

01752　故　海南歌集　歌暦　G-4-16
　　下村正夫
　　下村文
　　昭和34年12月25日　B6　127頁　非売品
　　歌文集
　　※本

01753　山中歌抄　G-4-17
　　延原大川
　　日本文化研究所
　　昭和52年7月16日　B6　57頁
　　短歌
　　※本

01754　人間裁判　朝日茂　歌集　G-4-18
　　朝日訴訟中央対策委員会
　　B6　44頁
　　歌文集
　　※本

01755　仏縁・歌縁　G-4-19
　　編集　倉敷文庫刊行会
　　倉敷文庫刊行会（聖良寛文学賞の会　会長　仁保哲明）
　　昭和63年10月10日　B6　87頁
　　記録
　　※木俣修・千葉修
　　※本

01756　輪廻　G-4-20
　　花本淳子
　　草土社
　　昭和57年8月22日　B6　131頁
　　短歌
　　※本

01757　ひとつ螢　G-4-21
　　豊田都
　　昭和56年4月20日　B6　212頁
　　短歌
　　※本

01758　歌集　存命　G-4-22
　　高嶋健一
　　短歌研究社（押田晶子）
　　平成14年7月14日　B6　235頁
　　短歌
　　※本

01759　歴日・旦暮　G-4-23
　　高嶋健一
　　不識書院（中静勇）

2002年8月25日　B6　197+198頁　5,000円
　短歌
　※本

01760　歌集　土の器　G-4-24
　金田福一
　金田サト子
　平成5年2月20日　B6　271頁
　短歌
　※本

01761　夕茜　G-4-25
　畑井政雄
　1992年8月　B6　80頁
　短歌
　※本

01762　多磨第三歌集　G-4-26
　編集　北原隆吉
　多磨短歌会
　昭和17年3月8日　B6　319頁　2円30銭
　短歌
　※本

01763　銀の芽　G-4-27
　高野六郎
　昭和10年6月10日　B6　204頁　非売品
　短歌
　※本

01764　水甕岡山支社1976自選合同歌集　第一集　採光　G-4-28
　編集　太田美和
　水甕岡山支社
　昭和51年12月　B6　49頁
　短歌
　※本

01765　水甕岡山支社1981自選合同歌集　第九集　G-4-29
　編集　太田美和
　昭和60年1月　B6　70頁
　短歌
　※本

01766　萬葉の作品と時代　G-4-30
　澤瀉久孝
　岩波書店（緑川亭）
　1979年8月22日　A5　268+29頁　2,400円
　研究
　※本

01767　新冬　G-4-31
　鹿児島壽藏
　大日本雄弁会講談社（尾張真之介）
　昭和23年1月30日　B6　314頁　85円
　歌文集
　※本　2冊

01768　私的短歌観雑記　G-4-32
　草野拓也
　日通ペンクラブ
　平成16年6月20日　B6　256頁　2,600円
　短歌評
　※本

01769　平成21年度瀬戸内市文化祭　俳句・短歌作品集　G-4-33
　B5　12頁
　俳句　短歌
　※ファイル　2冊

01770　歌集　穂水　G-4-34
　山口智子
　現代短歌社（道具武志）
　平成26年5月18日　B6　133頁　2,500円
　短歌
　※本

01771　しなやかに生きる　G-4-35
　井伊文子
　平成7年4月15日　B6　303頁　1,800円
　随筆
　※本

01772　2015年水甕邱山支社合同歌集　第四十集　G-4-36
　水甕邱山支社
　平成28年3月　A5　124頁
　短歌
　※本

01773　句集　七草　G-5-1
　川柳七草会
　松島不在
　昭和30年9月20日　B6　66頁　非売品
　川柳
　※松井勇・松島勲（不在本名）
　※本　3冊

01774　句集　七草　2集　G-5-2
　編集　大森風来子
　句集七草刊行会
　昭和32年10月27日　A6　60頁　非売品
　川柳

01775 **川柳合同句集　七草　四集**　G-5-4
川柳七草会（代表　木村三々郎）
川柳七草会
昭和45年4月19日　B6　123頁　非売品
川柳
※本　3冊

01776 **川柳句集　七草　五集**　G-5-5
川柳七草会（代表　木村三々郎）
川柳七草会
昭和57年11月3日　B6　209頁　非売品
川柳
※本　3冊

01777 **川柳七草句報　第貳号**　G-5-6
昭和31年2月10日　B5　4頁
川柳
※ファイル

01778 **川柳七草句報　三月号**　G-5-6
編集　森田松月
川柳七草会
B5　6頁
川柳
※ファイル

01779 **川柳七草句報　四月号**　G-5-6
編集　藤居祐天
川柳七草会
昭和31年4月10日　B5　8頁
川柳
※ファイル

01780 **川柳七草句報　合同句会特集号**　G-5-6
編集　藤居祐天
川柳七草会
昭和31年5月21日　B5　10頁
川柳
※ファイル

01781 **川柳七草句報　七月号**　G-5-6
編集　藤居祐天
川柳七草会
昭和31年7月26日　B5　8頁
川柳
※ファイル

01782 **句報　蛙柳会慰問特集号**　G-5-6
編集　藤居祐天
川柳七草会
昭和31年8月12日　B5　10頁
川柳
※ファイル

01783 **句報　第六号　蛙柳会慰問特集号**　G-5-6
編集　藤居祐天
川柳七草会
昭和31年11月15日　B5　8頁
川柳
※ファイル

01784 **川柳七草句報　第七号**　G-5-6
編集　藤居祐天
川柳七草会
昭和32年1月1日　B5　14頁
川柳
※ファイル

01785 **川柳七草句報　第八号**　G-5-6
編集　藤居祐天
川柳七草会
昭和32年3月1日　B5　12頁
川柳
※ファイル

01786 **川柳七草句報　第九号**　G-5-6
編集　藤居祐天
川柳七草会
昭和32年5月5日　B5　12頁
川柳
※ファイル

01787 **川柳七草句報　第十号**　G-5-6
編集　藤居祐天
川柳七草会
昭和32年　B5　8頁
川柳
※ファイル

01788 **蛙柳会慰問特集号（2部）／合同句会特集号（1部）／四月号（2部）／第七号（1部）／七月号（2部）／第九号（1部）**　G-5-7
川柳
※ファイル

01789 **川柳・烏羽玉**　G-5-8
浜口志賀夫
川柳七草会
昭和36年6月1日　B6　91頁
川柳
※本　3冊

01790 **句集　烏羽玉　第二集**　G-5-9
浜口志賀夫

117

浜口志賀夫
昭和41年11月1日　B6　161頁
川柳
※本　3冊

01791　**川柳句集　生門**　G-5-10
岡生門
川柳岡山社
昭和43年3月18日　A6　152頁　非売品
川柳
※本　3冊

01792　**川柳句集　続生門　（生門（2））**　G-5-11
岡生門
川柳岡山社
昭和52年3月18日　B6　225頁　非売品
川柳
※本　3冊

01793　**川柳句集　続続生門**　G-5-12
岡生門
川柳岡山社
昭和60年4月14日　B6　228頁　非売品
川柳
※本　2冊

01794　**川柳句集　続々々生門**　G-5-13
岡生門
川柳岡山社
平成6年6月25日　B6　208頁
川柳
※本　3冊

01795　**句集　白い杖**　G-5-14
島洋介
川柳岡山社
1973年3月1日　B6　186頁
川柳
※本　3冊

01796　**昭和46年岡山県文学選奨　賞　島洋介**　G-5-15
昭和46年12月18日
※色紙

01797　**句集『海鳴り』**　G-5-16
辻村みつ子
西日本法規出版
平成4年3月20日　B6　252頁　2,000円
川柳
※本

01798　**つゆくさ**　G-5-17
余田加寿子
本多倫子
2003年　B6　47頁
川柳
※本

01799　**句集　筏　川柳ますかっと臨時増刊号**　G-5-18
編集　大森風来子
川柳岡山社
昭和50年4月13日　B6　94頁　300円
川柳
※本　3冊

01800　**川柳　ますかっと**　G-5-19
編集　大森風来子
川柳岡山社
昭和56年2月1日　A5　39頁　300円
川柳
※本

01801　**川柳岡山・臨時増刊　七草三集　句集『断種』**　G-5-20
編集　大森風来子
川柳岡山社
昭和38年6月23日　B6　180頁　179円
川柳
※本　3冊

01802　**岡山川柳人句集　吉備団子　第三集**　G-6-1
藤本満年
昭和26年10月1日　B6　90頁　非売品
川柳
※本

01803　**岡山県川柳人句集　吉備団子　第四集**　G-6-2
川柳雑誌社岡山支部（藤本満年）
昭和27年10月1日　B6　178頁　非売品
川柳
※本

01804　**句集「吉備団子」6**　G-6-3
川柳雑誌社岡山支部（大森風来子）
昭和29年10月5日　B6　182頁　非売品
川柳
※本　3冊

01805　**句集「吉備団子」第七集**　G-6-4
川柳岡山社（大森風来子）
昭和30年10月31日　B6　160頁　非売品
川柳
※本　3冊

01806 **吉備団子　八集** G-6-5
　編集　大森風来子
　川柳岡山社
　昭和31年10月5日　B6　250頁　150円
　川柳
　※本　2冊

01807 **吉備団子　九集** G-6-6
　編集　大森風来子
　川柳岡山社
　昭和32年10月5日　B6　278頁　150円
　川柳
　※本

01808 **吉備団子　十集** G-6-7
　編集　大森風来子
　川柳岡山社
　昭和33年9月1日　B6　322頁　200円
　川柳
　※本

01809 **吉備団子　十一集** G-6-8
　編集　大森風来子
　川柳岡山社
　昭和34年10月18日　B6　254頁　250円
　川柳
　※本

01810 **吉備団子　十二集** G-6-9
　編集　大森風来子
　川柳岡山社
　昭和35年11月3日　B6　260頁　250円
　川柳
　※本　3冊

01811 **吉備団子　十三集** G-6-10
　編集　大森風来子
　川柳岡山社
　昭和36年12月3日　B6　265頁　200円
　川柳
　※本

01812 **吉備団子　十四集** G-6-11
　編集　大森風来子
　川柳岡山社
　昭和37年12月9日　B6　257頁　250円
　川柳
　※本

01813 **吉備団子　十五集** G-6-12
　編集　大森風来子
　川柳岡山社
　昭和38年12月1日　B6　228頁　200円
　川柳
　※本　2冊

01814 **吉備団子　十七集** G-6-13
　編集　大森風来子
　川柳岡山社
　昭和42年2月1日　B6　87頁　300円
　川柳
　※本

01815 **吉備団子　十八集** G-6-14
　編集　大森風来子
　川柳岡山社
　昭和43年1月2日　B6　93頁　300円
　川柳
　※本

01816 **吉備団子　十九集** G-6-15
　編集　大森風来子
　川柳岡山社
　昭和44年1月26日　B6　91頁　350円
　川柳
　※本

01817 **吉備団子　二〇集** G-6-16
　編集　大森風来子
　川柳岡山社
　昭和45年2月20日　B6　82頁　500円
　川柳
　※本

01818 **吉備団子　二十一集** G-6-17
　編集　大森風来子
　川柳岡山社
　昭和45年12月25日　B6　85頁　500円
　川柳
　※本

01819 **吉備団子　二十二集** G-6-18
　編集　大森風来子
　川柳岡山社
　昭和47年2月10日　B6　87頁　500円
　川柳
　※本

01820 **吉備団子　二十三集** G-6-19
　編集　大森風来子
　川柳岡山社
　昭和48年2月10日　B6　95頁　500円
　川柳
　※本

01821　**吉備団子　二十四集**　G-6-20
　　編集　大森風来子
　　川柳岡山社
　　昭和49年3月15日　B6　99頁　600円
　　川柳
　　※本

01822　**吉備団子　二十五集**　G-6-21
　　編集　大森風来子
　　川柳岡山社
　　昭和50年3月25日　B6　109頁　1,000円
　　川柳
　　※本　2冊

01823　**吉備団子　二十六集**　G-6-22
　　編集　大森風来子
　　川柳岡山社
　　昭和51年3月21日　B6　80頁　1,000円
　　川柳
　　※本

01824　**吉備団子　二十七集**　G-6-23
　　編集　大森風来子
　　川柳岡山社
　　昭和52年2月25日　B6　86頁　1,000円
　　川柳
　　※本

01825　**吉備団子　二十八集**　G-6-24
　　編集　大森風来子
　　川柳岡山社
　　昭和53年3月15日　B6　97頁　1,000円
　　川柳
　　※本

01826　**吉備団子　二十九集**　G-6-25
　　編集　大森風来子
　　川柳岡山社
　　昭和54年3月1日　B6　95頁　1,000円
　　川柳
　　※本

01827　**吉備団子　三十集**　G-6-26
　　編集　大森風来子
　　川柳岡山社
　　昭和55年3月1日　B6　128頁　1,000円
　　川柳
　　※本

01828　**吉備団子　三十一集**　G-6-27
　　編集　大森風来子
　　川柳岡山社
　　昭和56年3月1日　B6　112頁　1,000円
　　川柳

01829　**吉備団子　三十二集**　G-6-28
　　編集　大森風来子
　　川柳岡山社
　　昭和57年3月1日　B6　134頁　1,500円
　　川柳
　　※本

01830　**吉備団子　三十三集**　G-6-29
　　編集　大森風来子
　　川柳岡山社
　　昭和58年3月27日　B6　144頁　1,500円
　　川柳
　　※本

01831　**吉備団子　三十四集**　G-6-30
　　編集　大森風来子
　　川柳岡山社
　　昭和59年3月27日　B6　143頁　1,500円
　　川柳
　　※本

01832　**吉備団子　三十五集**　G-6-31
　　編集　大森風来子
　　川柳岡山社
　　昭和60年3月17日　B6　147頁　1,500円
　　川柳
　　※本

01833　**吉備団子　三十六集**　G-6-32
　　編集　大森風来子
　　川柳岡山社
　　昭和61年3月27日　B6　132頁　1,500円
　　川柳
　　※本

01834　**吉備団子　三十七集**　G-6-33
　　編集　大森風来子
　　川柳岡山社
　　昭和62年3月15日　B6　121頁　1,500円
　　川柳
　　※本

01835　**吉備団子　三十八集**　G-6-34
　　編集　大森風来子
　　川柳岡山社
　　昭和63年3月11日　B6　126頁　1,500円
　　川柳
　　※本

01836　**吉備団子　三十九集**　G-6-35
　編集　大森風来子
　川柳岡山社
　平成元年3月13日　B6　121頁　1,500円
　川柳
　※本

01837　**吉備団子　四十集**　G-6-36
　編集　大森風来子
　川柳岡山社
　平成2年3月13日　B6　159頁　2,000円
　川柳
　※本

01838　**吉備団子　四十一集**　G-6-37
　編集　大森風来子
　川柳岡山社
　平成3年3月13日　B6　112頁　1,500円
　川柳
　※本

01839　**吉備団子　四十二集**　G-6-38
　編集　大森風来子
　川柳岡山社
　平成4年3月16日　B6　120頁　1,500円
　川柳
　※本　2冊

01840　**吉備団子　四十三集**　G-6-39
　編集　大森風来子
　川柳岡山社
　平成5年3月16日　B6　123頁　1,500円
　川柳
　※本

01841　**吉備団子　四十四集**　G-6-40
　編集　大森風来子
　川柳岡山社
　平成5年3月16日　B6　135頁　1,500円
　川柳
　※本

01842　**吉備団子　四十五集**　G-6-41
　編集　大森風来子
　川柳岡山社
　平成7年3月16日　B6　129頁　2,000円
　川柳
　※本

01843　**吉備団子　四十六集**　G-6-42
　編集　大森風来子
　川柳岡山社
　平成8年4月10日　B6　114頁　2,000円
　川柳
　※本

01844　**青い金魚が消えた**　G-6-43
　乾実
　昭和60年11月10日　A5　49頁　非売品
　川柳
　※本

01845　**川柳読本　満寿美**　G-6-44
　編者　一宮川柳社　酒井政子
　昭和50年7月20日　A5　206頁　1,500円
　川柳
　※本

01846　**句集「よみうり川柳」第四集**　G-6-45
　編者　池田あや子
　大阪読売新聞社岡山支局
　昭和44年10月1日　B6　77頁　非売品
　川柳
　※本

01847　**句集「よみうり川柳」第七集**　G-6-46
　編集者　池田あや子
　大阪読売新聞社岡山支局
　昭和47年9月1日　B6　84頁　非売品
　川柳
　※本

01848　**句集「よみうり川柳」第八集**　G-6-47
　編集者　池田あや子
　大阪読売新聞社岡山支局
　昭和48年8月1日　B6　84頁　非売品
　川柳
　※本

01849　**句集「よみうり川柳」第九集**　G-6-49
　編集者　池田あや子
　大阪読売新聞社岡山支局
　昭和49年7月1日　B6　83頁　非売品
　川柳
　※本

01850　**第18回全国川柳作家年鑑**　G-6-50
　編集　増井勇一・伊藤重雄
　ふぁうすと川柳社
　昭和48年8月20日　A5　307頁　800円
　川柳
　※本

01851　**句集　真珠**　H-1-1
　蕗之芽会
　長島愛生園慰安会（井上謙）

昭和26年11月3日　B6　191頁　150
俳句
※光田健輔先生文化功労者顕彰祝賀　蕗之芽会第二句集
※本　3冊

01852　**句集　群礁**　H-1-2
蕗之芽会
蕗之芽会
昭和45年11月10日　B6　203頁　400
俳句
※本　3冊

01853　**句集　埋火**　H-1-3
中江灯子
菜殻火社
昭和38年1月15日　B6　222頁　350
俳句
※本　3冊

01854　**句集　冬銀河**　H-1-4
中江灯子
長島蕗之芽会
昭和49年4月10日　B6　163頁　800
俳句
※本　3冊

01855　**遺句集　ななかまど**　H-1-5
中江灯子
1977年12月6日　B6　142頁　非売品
俳句
※本　3冊

01856　**蕗の芽句集**　H-1-6
蕗の芽句会（大田あさし）
長島愛生園慰安会（光田健輔）
昭和10年11月25日　B6　135頁　70銭
俳句
※本　2冊

01857　**句集　公孫樹**　H-1-7
大田あさし
長崎書店（長崎次郎）
昭和15年11月28日　B6　70頁　70銭
俳句
※本　3冊

01858　**句集　露七彩**　H-1-8
青山蓮月
青山道代
昭和34年9月27日　B6　142頁
俳句
※本　3冊

01859　**鹿笛　故田村螢子氏追悼号**　H-1-9
蕗之芽会
A5　20頁
※本

01860　**真夜の祈**　H-1-10
玉木愛子
大浜書店
昭和29年4月1日　B6　121頁　150
俳句
※本　3冊

01861　**真夜の祈**　H-1-11
玉木愛子
新地書房
昭和57年9月10日　B6　124頁　900
俳句
※本　3冊

01862　**この命ある限り***　H-1-12
玉木愛子
保健同人社
昭和30年11月30日　B6　233頁　170
俳句
※本　◎全　2冊

01863　**この命ある限り**　H-1-13
玉木愛子
保健同人社
昭和30年12月20日　B6　238頁　170
俳句
※第3刷
※本　2冊

01864　**この命ある限り**　H-1-14
玉木愛子
日本図書センター（高野義夫）
平成12年12月25日　A5　221頁　1,800円
句文集
※本　3冊

01865　**句集　天の階**　H-1-15
玉木愛子
玉木玲二
昭和46年10月30日　B6　231頁　700
俳句
※本　3冊

01866　**たむけぐさ　故玉木愛子記念文集**　H-1-16
編者　玉木玲二
玉木玲二
昭和49年4月20日　B6　302頁
句文集

01867　玉木愛子集　わがいのちわがうた　H-1-17
　　玉木愛子
　　新地書房（玉木玲二）
　　1986年11月20日　A5　378頁　1,900円
　　句文集
　　※1987年2月15日　第2刷
　　※本　3冊

01868　鑑賞　女性俳句の世界　第1巻　女性俳句の出発　H-1-18
　　角川学芸出版（青木誠一郎）
　　2008年1月31日　A5　347頁　2,667円
　　俳句
　　※玉木愛子
　　※本

01869　山本肇句集　H-2-1
　　山本肇
　　鶴俳句会
　　昭和43年9月10日　B6　158頁　700
　　俳句
　　※本　3冊

01870　最終船　山本肇集　岡山県俳人百句抄13　H-2-2
　　山本肇
　　手帖舎
　　1982年11月10日　A5　68頁　1,300円
　　俳句
　　※本　3冊

01871　海の音　H-2-3
　　山本肇
　　東京美術（佐々藤雄）
　　昭和62年12月20日　B6　200頁　1,900円
　　俳句
　　※本　3冊

01872　山本肇遺句集『海の音』以後拾珠　H-2-4
　　山本肇
　　東京美術（佐々藤雄）
　　昭和63年5月1日　B6　12頁
　　俳句
　　※本　2冊

01873　俳句三代集　入選の癩俳人の句　H-2-5
　　（財）癩予防協会
　　昭和15年7月15日　B6　56頁
　　俳句
　　※本　4冊

01874　句集　黄鐘　H-2-6
　　和公梵字
　　駒草発行所
　　昭和51年7月25日　B6　197頁　1,800円
　　俳句
　　※本　3冊

01875　海の石　H-2-7
　　須並一衛
　　牧羊社（川島壽美子）
　　昭和49年2月10日　B6　186頁　1,300円
　　俳句
　　※本　3冊

01876　岡山県俳人百句抄7　天籟　須並一衛集　H-2-8
　　須並一衛
　　手帖舎（岸本徹）
　　1983年2月1日　A5　68頁　1,300円
　　俳句
　　※本

01877　雪明　H-2-9
　　須並一衛
　　卯辰山文庫（塚崎良雄）
　　平成12年7月25日　B6　197頁　2,600円
　　俳句
　　※本　3冊

01878　蕗之芽（昭和九年〜十一年）　H-2-10
　　俳句
　　※製本（紐）

01879　版画　蕗の芽　H-2-11
　　蕗の芽会
　　昭和40年　A5　56頁
　　俳句
　　※本　2冊

01880　版画句集　蕗の芽　H-2-12
　　蕗の芽会
　　昭和43年　A5　70頁
　　俳句
　　※本

01881　俳句三代集　第一巻　H-2-13
　　編集　山本三生
　　改造社（山本三生）
　　昭和14年5月5日　B6　402頁
　　俳句
　　※本

01882　俳句三代集　第二巻　H-2-14
　編集　山本三生
　改造社（山本三生）
　昭和14年6月5日　B6　546頁
　俳句
　※本

01883　俳句三代集　第三巻　H-2-15
　編集　山本三生
　改造社（山本三生）
　昭和14年7月7日　B6　466頁
　俳句
　※本

01884　俳句三代集　第四巻　H-2-16
　編集　山本三生
　改造社（山本三生）
　昭和14年8月7日　B6　520頁
　俳句
　※本

01885　俳句三代集　第五巻　H-2-17
　編集　山本三生
　改造社（山本三生）
　昭和14年9月5日　B6　484頁
　俳句
　※本

01886　俳句三代集　第六巻　H-2-18
　編集　山本三生
　改造社（山本三生）
　昭和14年10月7日　B6　478頁
　俳句
　※本

01887　俳句三代集　第七巻　H-2-19
　編集　山本三生
　改造社（山本三生）
　昭和14年11月8日　B6　399頁
　俳句
　※本

01888　俳句三代集　第八巻　H-2-20
　編集　山本三生
　改造社（山本三生）
　昭和14年12月10日　B6　400頁
　俳句
　※本

01889　俳句三代集　第九巻　H-2-21
　編集　山本三生
　改造社（山本三生）
　昭和15年2月27日　B6　528頁

　俳句
　※本

01890　俳句三代集　第十七巻　H-2-22
　編集　山本三生
　改造社（山本三生）
　昭和15年4月17日　B6　437頁
　俳句
　※本

01891　蕗之芽会概史　昭和六年～五十五年　H-3-1
　蕗之芽会
　記録
　※原稿用紙56枚（手書き）
　※ファイル

01892　鞦韆　故宮崎呑子・故泉清志　追悼号　H-3-2
　蕗之芽会
　A5　20頁
　俳句
　※ファイル

01893　雪　H-3-3
　水上修
　B6　80頁
　俳句
　※手書き
　※ファイル

01894　いづみ　H-3-3
　高杉美智子
　A5　38頁
　俳句
　※手書き
　※ファイル

01895　カリン句会記録（婦人句会）　H-3-4
　蕗之芽会
　記録
　※ノート1冊
　※ファイル

01896　住所録　H-3-5
　蕗之芽会
　1955　A5　ノート1冊頁
　※蕗之芽会　記録帳
　※BOX

01897　記録帳　H-3-5
　蕗之芽会　廻覧誌係
　1955,12～　A5　ノート1冊頁
　※蕗之芽会　記録帳
　※BOX

01898　**備忘録　No.1**　H-3-5
　梵字
　昭和25年　A5　ノート1冊頁
　※蕗之芽会　記録帳
　※BOX

01899　**蕗の芽会　No.2**　H-3-5
　昭和26年度　A5　ノート1冊頁
　※蕗之芽会　記録帳
　※BOX

01900　**句会日誌　No.3**　H-3-5
　水上修
　昭和27年度　A5　ノート1冊頁
　※蕗之芽会　記録帳
　※BOX

01901　**〔句会日誌〕　No.4**　H-3-5
　蕗の芽会
　29,1,1 より　A5　ノート1冊頁
　※蕗之芽会　記録帳
　※BOX

01902　**句会日誌　No.5**　H-3-5
　昭和30年度　A5　ノート1冊頁
　※蕗之芽会　記録帳
　※BOX

01903　**句会記録　No.6**　H-3-5
　蕗之芽会
　1955,12 ～ 1956,11　A5　ノート1冊頁
　※蕗之芽会　記録帳
　※BOX

01904　**句会記録　No.7**　H-3-5
　蕗之芽会
　1956,11 ～ 1957,11　A5　ノート1冊頁
　※蕗之芽会　記録帳
　※BOX

01905　**句会記録　No.8**　H-3-5
　蕗之芽俳句会
　1959,12 ～ 1959,7　A5　ノート1冊頁
　※蕗之芽会　記録帳
　※BOX

01906　**句会記録　No.9**　H-3-5
　長島蕗之芽会
　1959,8 ～ 1961,7　A5　ノート1冊頁
　※蕗之芽会　記録帳
　※BOX

01907　**句会記録　No.10**　H-3-5
　蕗之芽会
　1961,7 ～ 1963,12　A5　ノート1冊頁
　※蕗之芽会　記録帳
　※BOX

01908　**句会記録　No.11**　H-3-5
　蕗之芽会
　昭和39年1月～ 12月　A5　ノート1冊頁
　※蕗之芽会　記録帳
　※BOX

01909　**句会記録　No.12**　H-3-5
　蕗之芽会
　昭和40年1月～ 42年12月　A5　ノート1冊頁
　※蕗之芽会　記録帳
　※BOX

01910　**句会記録　No.13**　H-3-5
　蕗之芽会
　昭和42年1月～ 46年8月　A5　ノート1冊頁
　※蕗之芽会　記録帳
　※BOX

01911　**記録簿**　H-3-5
　例会係
　1953年　A5　ノート1冊頁
　※蕗之芽会　記録帳
　※BOX

01912　**句会記録　No.14**　H-3-5
　蕗之芽会
　昭和46年8月～ 61年2月　A5　ノート1冊頁
　※蕗之芽会　記録帳
　※BOX

01913　**句会記録　No.15**　H-3-5
　蕗之芽会
　昭和62年1月～平成12年12月　A5　ノート1冊頁
　※蕗之芽会　記録帳
　※BOX

01914　**出句　出席帳　例会**　H-3-6
　例会係
　昭和33年度　A5　ノート1冊頁
　※例会記録
　※BOX

01915　**記録帳**　H-3-6
　蕗之芽同人会
　昭和35年度　A5　ノート1冊頁
　※例会記録
　※BOX

01916　例会　出句出席者記録帳　H-3-6
　例会係
　昭和37年11月　昭和43年1月
　※例会記録
　※BOX

01917　記録帳　H-3-6
　蕗の芽同人会
　昭和41年1月～　A5　ノート1冊頁
　※例会記録
　※BOX

01918　例会記録　H-3-6
　蕗之芽会
　昭和49年1月～60年7月　B5　ノート1冊頁
　※例会記録
　※BOX

01919　歌仙式　連句の研究　H-3-6
　梵字
　A5　ノート1冊頁
　※例会記録
　※BOX

01920　句集『群礁』関係　原稿・ゲラ　H-3-6
　※例会記録
　※BOX

01921　来簡集　①　H-3-7
　本田一杉，本田泰三，近藤忠，安村佳津男，箕野鯉泉，角免栄児，日美清史，岩沢冬生，米田みつる，小野春風，木下一路
　※BOX

01922　来簡集　②　H-3-8
　句集『群礁』お礼状／梶井枯骨
　※BOX

01923　来簡集　③　H-3-9
　兄姉弟妹句会（平位登代子，飯田兵楼，平位直躬），雲母（飯田龍太，門脇無聲洞，二枝昭郎），鶴（石田波郷，石川桂郎，草間時彦，山田みづえ，小林康治，古賀まり子），小川正子，桜井方策，する子，藤井啓女，佐々木喜美枝，林文雄，立川昇，矢尾平，金田節子，原ゆき，山本文子，馬場木陽，平松良子，馬場幸子，木田真佐恵，大森初芽，小林よし女，伊藤よし子，増田広州，岸原廣明，森田白希，立川寿兄，芽生会，野島無量子，竹下筍子，佐久間慧子
　※BOX

01924　雑句帖　No.1　義足の詩　H-3-10
　山本肇
　昭和23年起～32年8月　A5　ノート1冊頁

※山本肇句帖　①
※BOX

01925　雑句帖　No.2　初日受く　H-3-10
　山本肇
　昭和32年8月起　A5　ノート1冊頁
　※山本肇句帖　①
　※BOX

01926　句帖　No.3　終の癇　H-3-10
　山本肇
　昭和35年8月起　B5　ノート1冊頁
　※山本肇句帖　①
　※BOX

01927　句帖　No.4　島住　H-3-10
　山本肇
　昭和38年1月～39年12月　B5　ノート1冊頁
　※山本肇句帖　①
　※BOX

01928　句帖　No.5　塑像　H-3-10
　山本肇
　昭和40年1月～41年12月　B5　ノート1冊頁
　※山本肇句帖　①
　※BOX

01929　句帖　No.6　H-3-10
　山本肇
　昭和42年1月　B5　ノート1冊頁
　※山本肇句帖　①
　※BOX

01930　句帖　No.7　H-3-10
　山本肇
　昭和43年1月21日～12月31日　B5　ノート1冊頁
　※山本肇句帖　①
　※BOX

01931　句帖　No.8　H-3-10
　山本肇
　昭和44年1月8日　B5　ノート1冊頁
　※山本肇句帖　①
　※BOX

01932　句帖　No.9　H-3-10
　山本肇
　昭和44年12月～45年11月　B5　ノート1冊頁
　※山本肇句帖　①
　※BOX

01933　句帖　No.10　H-3-10
　山本肇

昭和45年12月～46年11月20日　B5　ノート1冊頁
※山本肇句帖　①
※BOX

01934　俳句帖　No.11　H-3-10
　　山本肇
　　昭和46年11月20日～47年12月31日　B5　ノート1冊頁
　※山本肇句帖　①
　※BOX

01935　忘吾抄　No.12　H-3-10
　　山本肇
　　昭和48年1月～49年11月　B5　ノート1冊頁
　※山本肇句帖　①
　※BOX

01936　句帖　No.13　H-3-10
　　山本肇
　　昭和49年12月～50年12月　B5　ノート1冊頁
　※山本肇句帖　①
　※BOX

01937　句帖　No.14　H-3-10
　　山本肇
　　昭和51年1月～52年1月　B5　ノート1冊頁
　※山本肇句帖　①
　※BOX

01938　句帖　No.15　H-3-11
　　山本肇
　　昭和52年2月～12月　B5　ノート1冊頁
　※山本肇句帖　②
　※BOX

01939　句帖　No.16　H-3-11
　　山本肇
　　昭和53年1月から　B5　ノート1冊頁
　※山本肇句帖　②
　※BOX

01940　句帖　No.17　H-3-11
　　山本肇
　　昭和54年度　B5　ノート1冊頁
　※山本肇句帖　②
　※BOX

01941　句帖　No.18　H-3-11
　　山本肇
　　昭和55年度　B5　ノート1冊頁
　※山本肇句帖　②
　※BOX

01942　句帖　No.19　H-3-11
　　山本肇
　　昭和56年9月～57年7月　B5　ノート1冊頁
　※山本肇句帖　②
　※BOX

01943　句帖　No.20　H-3-11
　　山本肇
　　昭和57年8月より　B5　ノート1冊頁
　※山本肇句帖　②
　※BOX

01944　句帖　No.21　H-3-11
　　山本肇
　　昭和58年7月～59年12月　B5　ノート1冊頁
　※山本肇句帖　②
　※BOX

01945　句帖　No.22　H-3-11
　　山本肇
　　昭和60年1月～11月　B5　ノート1冊頁
　※山本肇句帖　②
　※BOX

01946　句帖　No.23　H-3-11
　　山本肇
　　昭和61年12月より　B5　ノート1冊頁
　※山本肇句帖　②
　※BOX

01947　句帖　No.24　H-3-11
　　山本肇
　　昭和62年　B5　ノート1冊頁
　※山本肇句帖　②
　※BOX

01948　句帖　No.25　H-3-11
　　山本肇
　　昭和63年度　B5　ノート1冊頁
　※山本肇句帖　②
　※BOX

01949　木語　岡山　H-3-12
　　1987年10月　B5　7頁
　※山本肇関係資料
　※BOX

01950　鶴賞受賞祝　寄書帳　H-3-12
　　B5　44頁
　※山本肇関係資料
　※BOX

01951　山本肇第三句集『海の音』　ゲラ　第二校正

H-3-12
※山本肇関係資料
※BOX

01952　日記帳　H-3-12
1冊頁
※山本肇関係資料
※BOX

01953　木語　岡山句会　H-3-12
B5　70頁
※山本肇関係資料
※BOX

01954　俳句原稿　H-3-12
原稿用紙　40頁
※山本肇関係資料
※BOX

01955　解説『最終船』一途なる低唱　H-3-12
山田みづえ
原稿用紙　11頁
手書き原稿
※山本肇関係資料
※BOX

01956　手書き原稿　H-3-12
坂口俤・西川漂花・日野有佳・白井米子・川上恵子
※山本肇関係資料
※BOX

01957　手紙　山本肇様　山田みづえ　H-3-12
※山本肇関係資料
※BOX

01958　木語　第10巻第6号　H-3-12
編集　山田みづえ
木語発行所（山田みづえ）
昭和63年6月1日　A5　86頁
俳句
※山本肇追悼号（山本肇関係資料）
※BOX

01959　ふるさと　H-4-1
長谷川素逝
七丈書院（渡邊新）
昭和17年8月20日　B6　182頁　2円20銭
俳句
※本

01960　魚青句鈔　H-4-2
橋本魚青
魚青句鈔刊行会（橋本晴江）
昭和43年5月3日　A5変形　114頁
句文集
※本

01961　廻廊　第46巻第3号　H-4-3
編集　石井青歩
廻廊発行所
平成3年3月15日　A5　36頁　500
句文集
※本

01962　ホトトギス　第91巻第8号　H-4-4
編集　稲畑汀子
ホトトギス社（稲畑汀子）
昭和63年8月1日　A5　678頁　2,200円
俳句
※本

01963　第二回東京出版全国俳句大会選句集　H-4-5
東京出版
昭和50年5月31日　A5　44頁
俳句
※本

01964　かつらぎ同人句集　H-4-6
編集　森田峠
かつらぎ発行所（松本文一郎）
昭和30年12月23日　B6　179頁　200
俳句
※本

01965　大阪の俳人たち　3　H-4-7
松崎豊　ほか
和泉書院（廣橋研三）
1993年6月25日　B6　238頁　2,200円
俳句
※本

01966　阿部みどり女集　H-4-8
阿部みどり女
俳人協会（棚山波朗）
平成24年9月10日　A5　161頁　1,200円
俳句
※本

01967　旅・名句を求めて　H-4-9
草間時彦
富士見書房（佐藤吉之輔）
平成8年7月10日　B6　270頁　270
俳句
※本

01968　愛生園のある岡山県長島（俳句気まま歩き）

H-4-10
　草間時彦
　(俳句研究　12月号)
　1995年　A5　86〜93頁
　※ファイル

01969　青田風　H-4-11
　藤原美規男
　卯辰山文庫
　平成8年11月18日　B6　195頁　2,600円
　俳句
　※本

01970　西村曾青遺文集　H-4-12
　編集　本田泰三
　西村曾青遺文集刊行会（西村文子）
　平成13年5月6日　A5　202+10頁
　句文集
　※本　2冊

01971　春風の扉　H-4-13
　編集　池畑秀一
　山本遺太郎
　1993年2月7日　A5　53頁
　句文集
　※住宅顕信句碑建立記念
　※本

01972　合同句集『雲海集』　第三輯　H-4-14
　編集　箕野鯉泉
　雲海発行所
　昭和52年8月31日　B6　421頁
　※本

01973　俳人　阿部みどり女ノート　葉柳に……　H-4-15
　蓬田紀枝子
　蓬田紀枝子
　平成11年7月23日　A5　228頁　2,300円
　句文集
　※本

01974　句集　はんてんぼく　H-4-16
　蓬田紀枝子
　角川書店（田口恵司）
　2005年10月29日　B6　239頁
　句集
　※本

01975　歌仙の愉しみ　H-4-17
　大岡信，岡野弘彦，丸谷才一
　岩波書店（山口昭男）
　2008年3月19日　A6　233頁　780

　句文集
　※本

01976　母万句　巻一　H-4-18
　平位登代子
　昭和33年6月　B6　100頁
　俳句
　※本　3冊

01977　無文老師十七回忌記念　句歌集　花すだれ　H-4-19
　編集　禅文化研究所
　祥福寺
　平成16年10月3日　A5　371頁
　俳句　短歌
　※本

01978　昭和万葉俳句前書集　H-4-20
　編集　マルホ　創業七十年記念事業係
　マルホ（高木二郎）
　昭和63年8月15日　A5　970頁
　句文集
　※本

01979　昭和万葉俳句集　H-4-21
　編集　俳誌「青門」編集室
　マルホ（高木二郎）
　昭和60年12月20日　B6　546頁
　俳句
　※本

01980　句集　吉備路　（岡山歳時記）　H-4-22
　旭川発行所（松本三余舎）
　昭和38年1月1日　A5　185頁　300
　俳句
　※本

01981　俳句あるふあ　4・5月号　H-4-23
　編集　石倉昌治
　毎日新聞社
　2010年4-5　B5　129頁　1,000円
　俳句
　※玉木愛子
　※本

01982　俳句岡山　第十三集　H-4-24
　編集　合同句集「俳句岡山」第十三集編集委員会
　岡山県俳句作家協会
　1997年1月1日　A5　321頁
　俳句
　※本

01983　**俳句岡山　第十四集**　H-4-25
　編集　合同句集「俳句岡山」第十四集編集委員会
　岡山県俳句作家協会
　1998年1月1日　A5　361頁
　俳句
　※本

01984　**俳句岡山　第十五集**　H-4-26
　編集　合同句集「俳句岡山」第十五集編集委員会
　岡山県俳句作家協会
　1999年1月1日　A5　377頁
　俳句
　※本

01985　**俳句岡山　第十六集**　H-4-27
　編集　合同句集「俳句岡山」第十六集編集委員会
　岡山県俳句作家協会
　2000年1月1日　A5　349頁
　俳句
　※本

01986　**俳句岡山　第十七集**　H-4-28
　編集　合同句集「俳句岡山」第十七集編集委員会
　岡山県俳句作家協会
　2001年1月1日　A5　359頁
　俳句
　※本

01987　**俳句岡山　第十八集**　H-4-29
　編集　合同句集「俳句岡山」第十八集編集委員会
　岡山県俳句作家協会
　2002年1月1日　A5　327頁
　俳句
　※本

01988　**俳句岡山　第十九集**　H-4-30
　編集　合同句集「俳句岡山」第十九集編集委員会
　岡山県俳句作家協会
　2003年3月1日　A5　351頁
　俳句
　※本

01989　**俳句岡山　第二十一集**　H-4-31
　編集　合同句集「俳句岡山」第二十一集編集委員会
　岡山県俳句作家協会
　2005年3月1日　A5　303頁
　俳句
　※本

01990　**俳句岡山　第二十二集**　H-4-32
　編集　合同句集「俳句岡山」第二十二集編集委員会
　岡山県俳句作家協会
　2006年3月1日　A5　329頁
　俳句
　※本

01991　**俳句岡山　第二十三集**　H-4-33
　編集　合同句集「俳句岡山」第二十三集編集委員会
　岡山県俳句作家協会
　2007年3月1日　A5　299頁
　俳句
　※本

01992　**俳句岡山　第二十四集**　H-4-34
　編集　合同句集「俳句岡山」第二十四集編集委員会
　岡山県俳句作家協会
　2008年3月1日　A5　283頁
　俳句
　※本

01993　**俳句岡山　第二十五集**　H-4-35
　編集　合同句集「俳句岡山」第二十五集編集委員会
　岡山県俳句作家協会
　2009年3月1日　A5　253頁
　俳句
　※本

01994　**俳句岡山　第二十六集**　H-4-36
　編集　合同句集「俳句岡山」第二十六集編集委員会
　岡山県俳句作家協会
　2010年3月1日　A5　251頁
　俳句
　※本

01995　**俳句岡山　第二十八集**　H-4-37
　編集　合同句集「俳句岡山」第二十八集編集委員会
　岡山県俳句作家協会
　2012年4月1日　A5　233頁
　俳句
　※本

01996　**合同句集**　H-4-38
　小寺正志
　岡山県俳人協会（小寺正志）
　昭和60年1月19日　A5　267頁
　俳句
　※本　2冊

01997　**1963年版　年刊句集**　H-4-39
　編集　角南星燈
　岡山県現代俳句作家協会（梶井枯骨）
　昭和38年5月20日　B6　108頁
　俳句
　※本

01998　俳句岡山　第二十九集　H-4-40
　編集　合同句集「俳句岡山」第二十九集編集委員会
　岡山県俳句作家協会
　2013年3月1日　A5　167頁
　俳句
　※本

01999　俳句岡山　第二十七集　H-4-41
　編集　合同句集「俳句岡山」第二十七集編集委員会
　岡山県俳句作家協会
　2011年3月1日　A5　243頁
　俳句
　※本

02000　俳句岡山　第三十集　H-4-42
　編集　合同句集「俳句岡山」第三十集編集委員会
　岡山県俳句作家協会
　2014年3月1日　A5　177頁　非売品
　俳句
　※本

02001　母万句　巻三　H-4-43
　平位登代子　編
　昭和38年9月　B6　300頁
　俳句
　※本　2冊

02002　【P】梶井枯骨先生を偲ぶ会　H-5-1
　平成8年6月26日
　※写真集（本田一杉・梶井枯骨偲ぶ会）
　※ファイル

02003　【P】本田一杉先生を偲ぶ会　H-5-1
　平成8年
　※写真集（本田一杉・梶井枯骨偲ぶ会）
　※ファイル

02004　挨拶状　H-5-1
　藤原美規男
　平成8年7月7日　1枚頁
　※写真集（本田一杉・梶井枯骨偲ぶ会）
　※ファイル

02005　「本田一杉を偲ぶ会」に寄せて　H-5-1
　和公梵字
　1枚頁
　※写真集（本田一杉・梶井枯骨偲ぶ会）
　※ファイル

02006　手紙　H-5-1
　植田星冠子
　1枚頁
　※写真集（本田一杉・梶井枯骨偲ぶ会）

※ファイル

02007　短冊の重さ　H-5-1
　菅原泉男
　1枚頁
　※写真集（本田一杉・梶井枯骨偲ぶ会）
　※ファイル

02008　父本田一杉のこと　H-5-1
　本田泰三
　1枚頁
　※写真集（本田一杉・梶井枯骨偲ぶ会）
　※ファイル

02009　一杉先生を偲んで　H-5-1
　大西瓶子、赤楚はるゑ、堀江爽青、山本秀夫、吉井隆子、
　村越化石、児島宗子、鈴木磐井、仁木秀郎、塩山唐草、
　橋本文比古、絹川彩雨、三枝啓一、肌勢円女、中島水波
　4枚頁
　※写真集（本田一杉・梶井枯骨偲ぶ会）
　※ファイル

02010　晴眼　梶井枯骨集　H-5-2
　梶井枯骨
　東京美術（佐々藤雄）
　1980年9月10日　A5変形　117頁　900
　俳句
　※本　3冊

02011　岡山県俳人百句抄4　棗の実　H-5-3
　梶井枯骨
　手帖舎（岸本徹）
　1982年8月20日　A5　67頁　1,300円
　俳句
　※本　3冊

02012　寒卵　H-5-4
　梶井枯骨
　手帖舎
　平成7年12月12日　B6　219頁
　俳句
　※本　3冊

02013　来簡集　梶井枯骨　H-5-5
　※ファイル

02014　『寒卵』ゲラ　H-5-6
　俳句
　※梶井枯骨関係
　※BOX

02015　梶井枯骨先生句集原稿　H-5-6
　昭和57年〜平成4年

俳句
※雲母集、作品集
※BOX

02016　**風紋　9月号Ⅲ**　H-5-7
風紋俳句会
A5　16頁
俳句
※風紋　①

02017　**風紋　第7号**　H-5-7
編集　梶井枯骨
風紋俳句会
昭和33年1月1日　A5　24頁　40
俳句
※風紋　①
3冊

02018　**風紋　第11号**　H-5-7
編集　梶井枯骨
風紋俳句会
昭和33年5月1日　A5　20頁　30
俳句
※風紋　①

02019　**風紋　第15号**　H-5-7
編集　梶井枯骨
風紋俳句会
昭和33年9月1日　A5　24頁　40
俳句
※風紋　①

02020　**風紋　第16号**　H-5-7
編集　梶井枯骨
風紋俳句会
昭和33年10月1日　A5　24頁　40
俳句
※風紋　①
2冊

02021　**風紋　第17号**　H-5-7
編集　梶井枯骨
風紋俳句会
昭和33年11月1日　A5　26頁　40
俳句
※風紋　①

02022　**風紋　第19号**　H-5-7
編集　梶井枯骨
風紋俳句会
昭和34年1月20日　A5　22頁　40
俳句
※風紋　①

02023　**風紋　第22号**　H-5-7
編集　梶井枯骨
風紋俳句会
昭和34年5月25日　A5　18頁　40
俳句
※風紋　①

02024　**風紋　第23号**　H-5-7
編集　梶井枯骨
風紋俳句会
昭和34年6月25日　A5　20頁　40
俳句
※風紋　①
2冊

02025　**風紋　第27号**　H-5-7
編集　梶井枯骨
風紋俳句会
昭和35年2月25日　A5　17頁　40
俳句
※風紋　①

02026　**風紋　第30号**　H-5-7
編集　梶井枯骨
風紋俳句会
昭和35年8月8日　A5　18頁　40
俳句
※風紋　①

02027　**風紋　第31号**　H-5-7
編集　梶井枯骨
風紋俳句会
昭和35年9月20日　A5　22頁　40
俳句
※風紋　①

02028　**風紋　第33号**　H-5-7
編集　梶井枯骨
風紋俳句会
昭和36年1月25日　A5　21頁　40
俳句
※風紋　①
3冊

02029　**風紋　第45号**　H-5-7
編集　梶井枯骨
風紋俳句会
昭和53年3月20日　A5　18頁
俳句
※風紋　①
3冊

02030　**風紋　第46号**　H-5-7
　編集　梶井枯骨
　風紋俳句会
　昭和57年4月10日　A5　20頁
　俳句
　※風紋　①
　3冊

02031　**風紋　第47号**　H-5-7
　編集　梶井枯骨
　風紋俳句会
　昭和58年5月20日　A5　20頁
　俳句
　※風紋　①
　3冊

02032　**風紋　第48号**　H-5-7
　編集　梶井枯骨
　風紋俳句会
　昭和59年4月1日　A5　11頁
　俳句
　※風紋　①
　3冊

02033　**風紋　第49号**　H-5-7
　編集　梶井枯骨
　風紋俳句会
　昭和59年8月10日　A5　15頁
　俳句
　※風紋　①
　3冊

02034　**風紋　第50号**　H-5-7
　編集　梶井枯骨
　風紋俳句会
　昭和60年6月2日　A5　16頁
　俳句
　※風紋　①
　3冊

02035　**風紋　第51号**　H-5-7
　編集　梶井枯骨
　風紋俳句会
　昭和60年11月25日　A5　21頁
　俳句
　※風紋　①
　3冊

02036　**風紋　第52号**　H-5-7
　編集　梶井枯骨
　風紋俳句会
　昭和63年5月10日　A5　21頁
　俳句
　※風紋　①
　3冊

02037　**風紋句会（平成5年版）**　H-5-8
　編集　田邊善治
　風紋俳句会（藤原美規男）
　平成6年2月10日　A5　25頁
　俳句
　※風紋句会　②
　※BOX

02038　**風紋句会（平成6年版）**　H-5-8
　編集　田邊善治
　風紋俳句会（藤原美規男）
　平成7年2月10日　A5　28頁
　俳句
　※風紋句会　②
　※BOX

02039　**風紋句会（平成7年版）**　H-5-8
　編集　田邊善治
　風紋俳句会（藤原美規男）
　平成8年2月10日　A5　28頁
　俳句
　※風紋句会　②
　※BOX

02040　**風紋句会（平成8年版）**　H-5-8
　編集　田邊善治
　風紋俳句会（藤原美規男）
　平成9年3月1日　A5　29頁
　俳句
　※風紋句会　②
　※BOX

02041　**風紋句会（平成9年版）**　H-5-8
　編集　田邊善治
　風紋俳句会（藤原美規男）
　平成10年3月1日　A5　29頁
　俳句
　※風紋句会　②
　※BOX

02042　**風紋句会（平成10年版）**　H-5-8
　編集　田邊善治
　風紋俳句会（藤原美規男）
　平成11年3月1日　A5　29頁
　俳句
　※風紋句会　②
　※BOX

02043 **風紋句会（平成11年版）** H-5-8
編集　田邊善治
風紋俳句会（藤原美規男）
平成12年3月1日　A5　28頁
俳句
※風紋句会　②
※BOX

02044 **風紋句会（平成12年版）** H-5-8
編集　田邊善治
風紋俳句会（藤原美規男）
平成13年3月1日　A5　27頁
俳句
※風紋句会　②
※BOX

02045 **風紋句会（平成13年版）** H-5-8
編集　田邊善治
風紋俳句会（藤原美規男）
平成14年3月1日　A5　28頁
俳句
※風紋句会　②
※BOX

02046 **風紋句会（平成14年版）** H-5-8
編集　田邊善治
風紋俳句会（藤原美規男）
平成15年3月1日　A5　29頁
俳句
※風紋句会　②
※BOX

02047 **風紋句会（平成15年版）** H-5-8
編集　田邊善治
風紋俳句会（藤原美規男）
平成16年3月1日　A5　27頁
俳句
※風紋句会　②
※BOX

02048 **風紋句会（平成16年版）** H-5-8
編集　田邊善治
風紋俳句会（藤原美規男）
平成17年3月1日　A5　26頁
俳句
※風紋句会　②
※BOX

02049 **風紋句会（平成18年版）** H-5-8
編集　風紋俳句会
風紋俳句会（藤原美規男）
平成19年3月1日　A5　28頁
俳句
※風紋句会　②
※BOX

02050 **風紋句会（平成19年版）** H-5-8
編集　風紋俳句会
風紋俳句会（藤原美規男）
平成20年3月1日　A5　28頁
俳句
※風紋句会　②
※BOX

02051 **風紋句会（平成20年版）** H-5-8
編集　風紋俳句会
風紋俳句会（藤原美規男）
平成21年3月1日　A5　27頁
俳句
※風紋句会　②
※BOX

02052 **風紋句会（平成21年版）** H-5-8
編集　風紋俳句会
風紋俳句会（藤原美規男）
平成22年3月1日　A5　28頁
俳句
※風紋句会　②
※BOX

02053 **句集「光明」** H-5-9
本田一杉
鴫野発行所
昭和16年2月20日　B6　294+4頁　2
俳句
※本　2冊

02054 **烏ヶ辻** H-5-10
本田一杉
鴫野発行所
昭和16年7月10日　A6　20頁　50銭
俳句
※本

02055 **句集　雲海** H-5-11
本田一杉
星雲社（田中嘉秋）
昭和24年3月10日　B6　258頁　190
俳句
※本

02056 **句文集「大汝」** H-5-12
本田一杉
鴫野発行所
昭和14年4月15日　B6　396頁　50銭
句文集

※本　3冊

02057　**本田一杉句集**　H-5-13
　編集　本田泰三
　本田一杉句集刊行会
　平成元年6月18日　原稿用紙　234頁
　※手書きのもののコピー
　※BOX

02058　**俳句雑誌『潟』　第16号　第30回本田一杉忌特集**　H-5-13
　酒井灯子
　昭和54年6月28日　A5　26頁
　句文集
　※BOX

02059　**俳句雑誌『雲海』　344**　H-5-13
　編集　近藤忠
　雲海発行所（近藤忠）
　昭和53年9月5日　A5　56頁
　句文集
　※近藤忠藤楓協会表彰特集
　※BOX

02060　**俳句雑誌『雲海』　564**　H-5-13
　平成14年8月5日　A5　30頁
　句文集
　※癩と私‥本田一杉
　※BOX

02061　**一杉俳句鑑賞**　H-5-13
　近藤忠
　雲海発行所
　昭和37年8月15日　A5　69頁　150
　句文集
　※BOX　4冊

02062　**鳴野　昭和12年　5・6・7・8・10・11・12月**　H-6-1
　鳴野発行所
　昭和12年　A5
　※鳴野①
　※BOX

02063　**鳴野　昭和13年　1〜12月**　H-6-1
　鳴野発行所
　昭和13年　A5
　※鳴野①
　※BOX

02064　**鳴野　昭和14年　1〜12月**　H-6-2
　鳴野発行所
　昭和14年　A5
　※鳴野②
　※BOX

02065　**鳴野　昭和15年1〜12月**　H-6-3
　鳴野発行所
　昭和15年　A5
　※鳴野③
　※BOX

02066　**鳴野　昭和16年1〜12月**　H-6-4
　鳴野発行所
　昭和16年　A5
　※鳴野④
　※BOX

02067　**鳴野　昭和17年3・8・9月号　18年3・5〜9・11・12月号**　H-6-5
　鳴野発行所
　昭和17年・18年　A5
　※鳴野⑤
　※BOX

02068　**鳴野　昭和19年1〜12月（3月欠）**　H-6-5
　鳴野発行所
　昭和19年　A5
　※鳴野⑤
　※BOX

02069　**鳴野　昭和20年1・3・夏秋号**　H-6-5
　鳴野発行所
　昭和20年　A5
　※鳴野⑤
　※BOX

02070　**鳴野　昭和21年1〜12月（3・4欠）**　H-6-5
　鳴野発行所
　昭和21年　A5
　※鳴野⑤
　※BOX

02071　**鳴野　昭和22年1〜5・8・10・11月号**　H-6-6
　鳴野発行所
　昭和22年　A5
　※鳴野⑥
　※BOX

02072　**鳴野　昭和23年1〜12月号（2月号欠）**　H-6-6
　鳴野発行所
　昭和23年　A5
　※鳴野⑥
　※BOX

02073　**鳴野　昭和24年1〜7月号**　H-6-6
　鳴野発行所
　昭和24年　A5
　※鳴野⑥
　※BOX

02074　**鳴野（残部）　昭和12年10月号・13年2・4・6・7・11月号・15年1・10月号**　H-6-7
　鳴野発行所
　A5
　※鳴野⑦
　※BOX

02075　**鳴野（残部）　昭和16年3・6〜8・10〜12月**　H-6-7
　鳴野発行所
　昭和16年　A5
　※鳴野⑦
　※BOX

02076　**鳴野（残部）　昭和16年1〜12月（4・5月欠）**　H-6-8
　鳴野発行所
　昭和16年　A5
　※鳴野⑧
　※BOX

02077　**鳴野（残部）　昭和19年1・6〜8月・21年7月・22年11月**　H-6-8
　鳴野発行所
　A5
　※鳴野⑧
　※BOX

02078　**鳴野（残部）　昭和23年7・9〜12月**　H-6-9
　鳴野発行所
　昭和23年　A5
　※鳴野⑨
　※BOX

02079　**鳴野（残部）　昭和24年1〜7月（終刊）**　H-6-9
　鳴野発行所
　昭和24年　A5
　※鳴野⑨
　※BOX

02080　**梶井枯骨先生　葬儀の写真**　H-7-1
　※袋

02081　**岡山県文化団体総覧**　H-7-2
　岡山県環境文化部文化振興課
　平成23年12月　A4　62頁

　記録
　※蕗之芽会　掲載
　※本

02082　**深海の魚族**＊　I-1-1
　長島文学会（伊吹武彦　編）
　大谷出版社（小山治）
　1951年4月5日　B6　208頁　170円
　創作
　※本　◎全　2冊

02083　**深海の魚族**　I-1-2
　長島文学会（伊吹武彦　編）
　大谷出版社（小山治）
　1951年5月15日　B6　207頁　170円
　創作
　※再版
　※本

02084　**随筆　槇櫨樹**　I-1-3
　長島随筆会
　長島愛生園慰安会（井上謙）
　1953年11月3日　B6　176頁　250円
　随筆
　※本　3冊

02085　**小島に生きる**　＊　I-1-4
　編者　長島愛生園（村田弘）
　宝文館（大葉久治）
　1952年7月25日　B6　259頁　190円
　詩文集
　※本　◎全　3冊

02086　**癩夫婦**　I-1-5
　宮島俊夫
　保健同人社（大渡順二）
　1955年12月15日　A6　219頁　150円
　創作
　※本

02087　**癩を病む女達**　I-1-6
　アンリ・ドウ・モンテルラン　新庄嘉章　訳
　新潮社（佐藤義夫）
　1948年12月25日　B6　395頁　200円
　創作
　※本　2冊

02088　**小説集　廃園の灯**　I-1-7
　長島創作会
　長島愛生園慰安会（井上謙）
　1952年11月20日　B6　205頁　200円
　創作
　※本　3冊

02089 　文芸首都　I-1-8
　編集　保高徳蔵
　文芸首都社（保高徳蔵）
　1951年7月1日　A5　112頁　80円
　創作
　※二人の母のおもかげ…中園裕
　※本

02090 　お傳地獄　I-1-9
　邦枝完二
　千代田書院
　昭和10年6月30日（5版）　B6　604頁　1円80銭
　創作
　※本

02091 　たたかいの記録*　I-1-10
　吉成稔
　昭和46年10月　B6　158頁
　記録
　※本　◎松7　2冊

02092 　見える　癩盲者の告白*　I-1-11
　吉成稔
　キリスト新聞社
　1963年11月1日　A6　135頁　180円
　記録
　※本　◎松5　2冊

02093 　見える　あるハンセン病者の告白　I-1-12
　吉成稔
　キリスト新聞社
　1975年5月30日（3刷）　A6　140頁
　記録
　※1993年11月1日　第1刷
　※本

02094 　見える　癩盲者の告白　I-1-13
　吉成稔
　キリスト新聞社
　昭和50年5月30日（3刷）　A6　138頁　400円
　記録
　※本

02095 　きもの　癩園小説と随想*　I-1-14
　吉成稔
　（社）日本MTL（後藤安太郎）
　1969年9月10日　B6　275頁　650円
　小説
　※本　◎松6　3冊

02096 　杖の音*　I-1-15
　吉成稔
　新教出版社（秋山憲兄）
　1977年1月31日　B6　227頁　850円
　記録
　※本　◎全　2冊

02097 　微笑まなかった男　I-1-16
　森春樹
　近代文芸社（福澤英敏）
　1983年2月10日　B6　237頁　1,500円
　小説
　※本　3冊

02098 　甲斐八郎作品集　その日　I-1-17
　甲斐八郎
　甲斐八郎作品集刊行委員会
　1988年3月20日　B6　318頁　非売品
　創作
　※本　3冊

02099 　豊田一夫作品集　第一巻　I-1-18
　豊田一夫
　A5
　※製本

02100 　豊田一夫作品集　第二巻　I-1-19
　豊田一夫
　A5
　※製本

02101 　民主文学　第310号　I-1-20
　編集　佐藤静夫
　山本功
　1991年9月1日　A5　200頁　820円
　※阿部はじめ「弟へ」推薦
　※本

02102 　季刊『遠近』　第六号　I-1-21
　永井靖
　1998年1月30日　A5　222頁　800円
　創作
　※久保田正文研究
　※本

02103 　民主文学　第337号　I-1-22
　編集　日本民主主義文学同盟
　日本民主主義文学同盟
　1993年12月1日　A5　196頁　820円
　※本
　※「外科場」豊田一夫　94頁

02104 　ハンセン病療養所入所者語り部覚え書　付　今はエピソード　I-1-23
　阿部はじめ
　阿部はじめ

137

2006年12月1日　A5　94頁　300円
　　記録
　　※本　3冊

02105　**悲惨のどん底**　I-1-24
　　シェロシェヴスキ　黒川曄　訳
　　長崎書店（長崎次郎）
　　1930年7月25日　B6　209頁　80銭
　　小説
　　※本

02106　**ローソクの炎　ハンセン病元患者の心の軌跡**
I-1-25
　　林　東植
　　「ローソクの炎」編集委員会（林東植）
　　2013年7月1日　A5　159頁　1,000円
　　随筆
　　※本

02107　**長島詩謡　第一輯**　I-2-1
　　長島詩謡会（代表　光田健輔）
　　長崎書店（長崎次郎）
　　1936年6月25日　B6　168頁　1円
　　詩
　　※本　3冊

02108　**詩集　緑の岩礁　長島詩謡第二作品集**　I-2-2
　　長島詩謡会
　　長島愛生園慰安会（井上謙）
　　1951年11月3日　B6　181頁　150円
　　詩
　　※本　3冊

02109　**詩集　つくられた断層**　I-2-3
　　長島詩話会（代表　水島和也）
　　長島愛生園患者自治会文芸協会
　　1968年3月1日　B6　254頁　500円
　　詩
　　※本　3冊

02110　**詩集　花を活ける女**　I-2-4
　　小村義夫
　　長島詩話会
　　1979年1月15日　B6　127頁　800円
　　詩
　　※本　3冊

02111　**坂井新一遺稿　詩謡集　残照**　I-2-5
　　編集　藤本浩一
　　吉川則比古
　　1935年9月1日　B6　89頁　1円
　　詩
　　※本　3冊

02112　**詩集　白い内部で**　I-2-6
　　小泉雅二
　　裸形の会
　　1962年4月10日　B6　96頁
　　詩
　　※本　2冊

02113　**小泉雅二詩集**　I-2-7
　　小泉雅二
　　現代詩工房（秋谷豊）
　　1971年4月10日　B6　174頁　800円
　　詩
　　※本　2冊

02114　**志樹逸馬詩集**　I-2-8
　　志樹逸馬
　　方向社（志樹治代）
　　1960年10月1日　A5変形　91頁
　　詩
　　※本

02115　**島の四季　志樹逸馬詩集**　I-2-9
　　志樹逸馬
　　編集工房ノア（涸沢純平）
　　1984年3月1日　B6　123頁　1,200円
　　詩
　　※本　3冊

02116　**詩集　砂漠の星座**　I-2-10
　　庸沢陵
　　庸沢陵
　　1974年11月3日　B6　158頁　800円
　　詩
　　※本　3冊

02117　**詩集　白い波紋**　I-2-11
　　編集　島村静雨
　　長島詩話会
　　1957年11月15日　B6　191頁　200円
　　詩
　　※本　2冊

02118　**狂った季節の中で**　I-2-12
　　島村静雨
　　橘香社（村田弘）
　　1955年7月31日　A6　56頁　100円
　　詩
　　※本　3冊

02119　**冬の旅**　I-2-13
　　島村静雨
　　橘香社（村田弘）
　　1955年3月1日　B5　113頁

詩
※本　3冊

02120　島村静雨全作品集　第一巻　初期詩集　I-2-14
島村静雨
皓星社（藤巻修一）
2002年12月25日　B6　182頁　1,500円
詩
※本　2冊

02121　島村静雨全作品集　第二巻　遺稿詩集Ⅰ　I-2-15
島村静雨
皓星社（藤巻修一）
2002年12月25日　B6　293頁　1,800円
詩
※本　2冊

02122　島村静雨全作品集　第三巻　遺稿詩集Ⅱ　I-2-16
島村静雨
皓星社（藤巻修一）
2002年12月25日　B6　214頁　1,600円
詩
※本　2冊

02123　病棄て　思想としての隔離　I-2-17
島田等
ゆみる出版（田辺肇）
1985年12月20日　B6　230頁　1,400円
評論
※本　1冊

02124　論楽社ブックレット第6号　『次の冬』　I-2-18
島田等
論楽社（虫賀宗博）
1994年3月26日　A5　245頁　1,500円
詩
※本　3冊

02125　花　島田等遺稿集　I-2-19
編者　宇佐美治
手帖舎（島田等遺稿集刊行委員会）
1996年4月3日　A5　142頁　非売品
詩
※本　3冊

02126　岡山県詩集　1959年版　I-2-20
編者　岡山県詩集刊行委員会
日本文教出版（吉田研一）
1959年9月1日　B6　87頁　250円
詩

※河野進・小泉雅二・島村静雨・庸沢陵・永瀬清子・藤本とし
※本

02127　岡山県詩集　1981　I-2-21
編集者　岡山県詩人協会
日本文教出版（吉田研一）
1981年1月25日　B6　114頁　1,800円
詩
※庸沢陵・永瀬清子
※本

02128　泣きべそのほほえみ　I-2-22
境登志朗
境登志朗
2008年6月20日　A5　98頁　1,000円
詩
※本　3冊

02129　人間回復の橋　I-2-23
境登志朗
みずほ出版
2006年12月1日　A5変形　237頁　1,500円
詩
※本　3冊

02130　戦後サークル詩論　I-2-26
中村不二夫
土曜美術社出版販売（高木祐子）
2014年12月10日　B6　466頁　3,000円
詩論
※ハンセン病療養所からの発信
※本

02131　今あなたは微笑んでいますか　I-2-27
河野進
聖恵授産所出版部
1990年10月1日　B6　180頁　1,200円
詩集
※本

02132　郷土の文芸　祭の前夜　I-3-1
原作…森春樹　脚色…黒崎秀明
B5　14頁
※岡山放送局放送台本
※ファイル

02133　詩　穴の底　I-3-1
森春樹
原稿用紙　2頁
※ファイル

139

02134　プロミン治療第一号（婦人生活）　I-3-2
　　山田正夫
　　1960年10月1日　B5　180～191頁
　　※『婦人生活』コピー　山田正夫＝豊田一夫
　　※ファイル

02135　エッセー集　I-3-3
　　高橋雅治
　　2001年6月13日　B6　60頁
　　※ファイル

02136　同胞　I-3-3
　　高橋雅治
　　A5　64頁
　　※ファイル

02137　日本ところどころ ― 唄をたずねて ― 歩く旅
I-3-4
　　藤本浩一
　　昭和54年2月　B5　74頁

02138　らい　昭和39～43　I-3-11
　　代表　しまだひとし
　　長島愛生園らい詩人集団
　　A5
　　※創刊号～13号
　　※製本

02139　裸形　昭和33～38年　I-3-12
　　編集　裸形同人
　　裸形の会
　　A5
　　※第1号～第19号
　　※製本
　　※I-3-14と重複

02140　裸形　昭和39～43　I-3-13
　　責任者　水島和也
　　長島詩話会
　　A5
　　※第21号～36号
　　※製本
　　※I-3-15と重複

02141　裸形　第一号　I-3-14
　　編集　裸形同人
　　裸形の会
　　1958年9月1日　A5　17頁　35円
　　詩
　　※電子化済み　原本をコピーに使わない
　　※製本

02142　裸形　第一巻　第二号　I-3-14
　　責任者　中島住夫
　　裸形の会
　　1958年10月1日　A5　18頁　35円
　　詩
　　※電子化済み　原本をコピーに使わない
　　※製本

02143　裸形　第三号　I-3-14
　　責任者　中島住夫
　　裸形の会
　　1958年11月1日　A5　18頁　35円
　　詩
　　※電子化済み　原本をコピーに使わない
　　※製本

02144　裸形　第四号　I-3-14
　　責任者　中島住夫
　　裸形の会
　　1958年12月1日　A5　12頁　35円
　　詩
　　※電子化済み　原本をコピーに使わない
　　※製本

02145　裸形　第五号　I-3-14
　　責任者　中島住夫
　　裸形の会
　　1959年1月1日　A5　35頁　35円
　　詩
　　※電子化済み　原本をコピーに使わない
　　※製本

02146　裸形　第六号　I-3-14
　　裸形の会
　　1959年3月1日　A5　17頁
　　詩
　　※電子化済み　原本をコピーに使わない
　　※製本

02147　裸形　第七号　I-3-14
　　裸形の会
　　1959年5月15日　A5　15頁
　　詩
　　※電子化済み　原本をコピーに使わない
　　※製本

02148　裸形　第八号　I-3-14
　　編集責任者　島村静雨
　　裸形の会
　　1959年7月1日　A5　12頁
　　詩
　　※電子化済み　原本をコピーに使わない
　　※製本

02149　**裸形　第九号**　I-3-14
　編集責任者　島村静雨
　裸形の会
　1959年9月15日　A5　20頁　35円
　詩
　※電子化済み　原本をコピーに使わない
　※製本

02150　**裸形　第十号**　I-3-14
　編集責任者　島村静雨
　裸形の会
　1959年11月15日　A5　21頁　35円
　詩
　※電子化済み　原本をコピーに使わない
　※製本

02151　**裸形　第十一号**　I-3-14
　長島詩話会
　1960年3月1日　A5　23頁　35円
　詩
　※電子化済み　原本をコピーに使わない
　※製本

02152　**裸形　第十二号**　I-3-14
　長島詩話会
　1960年6月1日　A5　16頁　30円
　詩
　※電子化済み　原本をコピーに使わない
　※製本

02153　**裸形　第十三号**　I-3-14
　裸形の会
　1960年10月15日　A5　18頁　30円
　詩
　※電子化済み　原本をコピーに使わない
　※製本

02154　**裸形　第十四号**　I-3-14
　長島詩話会
　1960年12月1日　A5　20頁　30円
　詩
　※電子化済み　原本をコピーに使わない
　※製本

02155　**裸形　第十五号**　I-3-14
　長島詩話会
　1961年3月1日　A5　20頁　30円
　詩
　※電子化済み　原本をコピーに使わない
　※製本

02156　**裸形　第十六号**　I-3-14
　裸形の会
　1961年7月1日　A5　21頁　30円
　詩
　※電子化済み　原本をコピーに使わない
　※製本

02157　**裸形　第十七号**　I-3-14
　裸形の会
　1962年3月1日　A5　15頁　30円
　詩
　※電子化済み　原本をコピーに使わない
　※製本

02158　**裸形　第十八号**　I-3-14
　裸形の会
　1962年11月1日　A5　25頁　30円
　詩
　※電子化済み　原本をコピーに使わない
　※製本

02159　**裸形　第十九号**　I-3-14
　編集責任者　小泉雅二
　長島詩話会（しまだひとし）
　1963年4月30日　A5　30頁　30円
　詩
　※電子化済み　原本をコピーに使わない
　※製本

02160　**裸形　第二〇号**　I-3-14
　編集責任者　なかじますみお
　長島詩話会（しまだひとし）
　1963年11月1日　A5　37頁
　詩
　※電子化済み　原本をコピーに使わない
　※製本

02161　**裸形　第二一号**　I-3-15
　編集責任者　なかじますみお
　長島詩話会（水島和也）
　1964年3月1日　A5　33頁　30円
　詩
　※電子化済み　原本をコピーに使わない
　※製本

02162　**裸形　第二二号**　I-3-15
　編集責任者　なかじますみお
　長島詩話会（水島和也）
　1964年6月1日　A5　37頁　30円
　詩
　※電子化済み　原本をコピーに使わない
　※製本

02163　**裸形　第二三号**　I-3-15
　編集者　小島治行

長島詩話会（水島和也）
1964年9月1日　A5　34頁　30円
詩
※電子化済み　原本をコピーに使わない
※製本

02164　裸形　第二四号　I-3-15
　編集者　小島治行
　長島詩話会（水島和也）
　1964年11月20日　A5　67頁　50円
　詩
　※電子化済み　原本をコピーに使わない
　※製本

02165　裸形　第二五号　I-3-15
　編集者　庸沢陵
　長島詩話会（せいすみお）
　1965年3月1日　A5　33頁　30円
　詩
　※電子化済み　原本をコピーに使わない
　※製本

02166　裸形　第二六号　I-3-15
　長島詩話会
　1965年6月1日　A5　20頁　30円
　詩
　※電子化済み　原本をコピーに使わない
　※製本

02167　裸形　第二七号　I-3-15
　編集責任者　庸沢陵
　長島詩話会（せいすみお）
　1965年9月8日　A5　37頁　30円
　詩
　※電子化済み　原本をコピーに使わない
　※製本

02168　裸形　第二八号　I-3-15
　編集者　庸沢陵
　長島詩話会（せいすみ夫）
　1965年12月20日　A5　21頁　30円
　詩
　※電子化済み　原本をコピーに使わない
　※製本

02169　裸形　第二九号　I-3-15
　編集者　小泉まさじ
　長島詩話会（庸沢陵）
　1966年3月1日　A5　26頁　30円
　詩
　※電子化済み　原本をコピーに使わない
　※製本

02170　裸形　第三〇号　I-3-15
　編集者　小泉まさじ
　長島詩話会（庸沢陵）
　1966年8月5日　A5　36頁　30円
　詩
　※電子化済み　原本をコピーに使わない
　※製本

02171　裸形　第三一号　I-3-15
　編集者　小泉まさじ
　長島詩話会（庸沢陵）
　1966年12月10日　A5　43頁　30円
　詩
　※電子化済み　原本をコピーに使わない
　※製本

02172　裸形　第三二号　I-3-15
　編集者　矢島由紀子
　長島詩話会（水島和也）
　1967年3月1日　A5　29頁　30円
　詩
　※電子化済み　原本をコピーに使わない
　※製本

02173　裸形　第三三号　I-3-15
　編集　池田あや子
　長島詩話会（水島和也）
　1967年7月20日　A5　16頁　30円
　詩
　※電子化済み　原本をコピーに使わない
　※製本

02174　裸形　第三四号　I-3-15
　編集　池田あや子
　長島詩話会（水島和也）
　1967年12月20日　A5　20頁　30円
　詩
　※電子化済み　原本をコピーに使わない
　※製本

02175　裸形　第三五号　I-3-15
　編集　樹島雅治
　長島詩話会（しまだひとし）
　1968年8月1日　A5　22頁　30円
　詩
　※電子化済み　原本をコピーに使わない
　※製本

02176　裸形　第三六号　I-3-15
　編集　樹島雅治
　長島詩話会（しまだひとし）
　昭和43年12月　A5　25頁　30円
　詩

※電子化済み 原本をコピーに使わない
※製本

02177　**裸形　第三七号**　I-3-16
編集　しまだひとし
長島詩話会（庸沢陵）
1969年4月1日　A5　22頁
詩
※電子化済み 原本をコピーに使わない
※製本

02178　**裸形　第三八号**　I-3-16
編集　しまだひとし
長島詩話会（庸沢陵）
昭和44年8月　A5　26頁
詩
※電子化済み 原本をコピーに使わない
※製本

02179　**裸形　第三九号**　I-3-16
編集　しまだひとし
長島詩話会（庸沢陵）
1969年11月25日　A5　16頁
詩
※電子化済み 原本をコピーに使わない
※製本

02180　**裸形　第四〇号**　I-3-16
編集　水島和也
長島詩話会（しまだひとし）
1970年3月1日　A5　20頁　50円
詩
※電子化済み 原本をコピーに使わない
※製本

02181　**裸形　第四一号**　I-3-16
編集　水島和也
長島詩話会（しまだひとし）
1970年9月1日　A5　18頁　50円
詩
※電子化済み 原本をコピーに使わない
※製本

02182　**裸形　第四二号**　I-3-16
編集　水島和也
長島詩話会（しまだひとし）
1970年12月15日　A5　26頁
詩
※電子化済み 原本をコピーに使わない
※製本

02183　**裸形　第四三号**　I-3-16
編集　水島和也
長島詩話会（しまだひとし）
1971年4月10日　A5　16頁
詩
※電子化済み 原本をコピーに使わない
※製本

02184　**裸形　第四四号**　I-3-16
編者　水島和也
長島詩話会（しまだひとし）
1971年8月15日　A5　20頁　50円
詩
※電子化済み 原本をコピーに使わない
※製本

02185　**裸形　第四五号**　I-3-16
編集　北浜志郎
長島詩話会（庸沢陵）
昭和47年3月　A5　18頁　50円
詩
※電子化済み 原本をコピーに使わない
※製本

02186　**裸形　第四六号**　I-3-16
編集　北浜志郎
長島詩話会（庸沢陵）
昭和47年9月　A5　26頁
詩
※電子化済み 原本をコピーに使わない
※製本

02187　**裸形　第四七号**　I-3-16
1973年2月10日　A5　23頁
詩
※電子化済み 原本をコピーに使わない
※製本

02188　**裸形　第四八号**　I-3-16
昭和48年9月　A5　16頁
詩
※電子化済み 原本をコピーに使わない
※製本

02189　**裸形　第四九号**　I-3-16
編集　庸沢陵
長島詩話会（しまだひとし）
1974年5月20日　A5　19頁　70円
詩
※電子化済み 原本をコピーに使わない
※製本

02190　**裸形　第五〇号**　I-3-16
編集　沖三郎
長島詩話会（庸沢陵）

昭和50年3月　A5　17頁
詩
※電子化済み　原本をコピーに使わない
※製本

02191　裸形　第五一号　I-3-16
　編集　しまだひとし
　長島詩話会（北たかし）
　昭和51年3月1日　A5　21頁　100円
　詩
　※製本

02192　裸形　第五二号　I-3-16
　編集　水島和也
　長島詩話会（しまだひとし）
　昭和52年4月10日　A5　20頁
　詩
　※製本

02193　裸形　第五三号　I-3-16
　編集　水島和也
　長島詩話会（しまだひとし）
　1977年11月25日　A5　18頁
　詩
　※三好弘　追悼号
　※製本

02194　裸形　第五四号　I-3-16
　編集　島村静雨
　長島詩話会（庸沢陵）
　1978年8月25日　A5　24頁　100円
　詩
　※永瀬清子先生をむかえて第11回詩画展作品集
　※製本

02195　裸形　第五五号　I-3-16
　編集　島村静雨
　長島詩話会（庸沢陵）
　1978年12月15日　A5　20頁　100円
　詩
　※製本

02196　裸形　第五六号　I-3-16
　編集　島村静雨
　長島詩話会（島田等）
　1979年8月15日　A5　21頁　100円
　詩
　※製本

02197　裸形　第五七号　I-3-16
　編集　島村静雨
　長島詩話会（河田正志）
　1980年6月1日　A5　18頁
　詩
　※製本

02198　裸形1（バラ）№1,2,6,10,12,13,15～17,22～25*　I-3-33
　※中性紙箱　◎

02199　裸形2（バラ）№26～29,31,34～39*　I-3-34
　※中性紙箱　◎

02200　裸形3（バラ）№40～50*　I-3-35
　※中性紙箱　◎

02201　裸形4（バラ）№51～57*　I-3-36
　※中性紙箱　◎

02202　開園20周年記念文芸作品　長島詩謡　戦後1輯　永瀬清子選　I-3-18
　編集　森春樹
　長島詩話会
　1951年2月20日　B5変形　52頁　非売品
　詩
　※長島詩謡　戦後一輯
　※ファイル

02203　年刊　愛生詩集　1959　I-3-19
　1960年10月15日　A5　52頁
　詩
　※『愛生』抜き刷り
　※ファイル

02204　年刊　愛生詩集　1960　I-3-19
　長島詩話会
　A5　75頁
　詩
　※『愛生』抜き刷り
　※ファイル

02205　愛生年刊詩集　1961年　I-3-19
　長島詩話会
　A5　46頁
　詩
　※『愛生』抜き刷り
　※ファイル

02206　年刊愛生詩集（長島詩話会）《余部》　1959年・1960年　I-3-20
　※ファイル

02207　海豹　№1　研究詩集　I-3-21
　長島詩謡会
　昭和26年1月
　詩

※原稿用紙を綴じたもの
※ファイル

02208 海豹 No.2　I-3-21
　長島詩謡会
　1951年2月15日
　詩
　※原稿用紙を綴じたもの
　※ファイル

02209 海豹 No.3　I-3-22
　長島詩謡会
　1951年3月1日
　詩
　※原稿用紙を綴じたもの
　※ファイル

02210 海豹 No.4 研究詩集　I-3-22
　詩謡会
　昭和26年3月
　詩
　※原稿用紙を綴じたもの
　※ファイル

02211 海豹 No.5　I-3-23
　詩
　※原稿用紙を綴じたもの
　※ファイル

02212 海豹 No.6　I-3-23
　1951年6月1日
　詩
　※ファイル

02213 詩謡　I-3-24
　詩謡会
　1935年12月10日　A5　46〜55頁
　詩
　※『愛生』抜刷
　※ファイル　2冊

02214 詩謡　I-3-24
　詩謡会
　昭和10年　A5　2〜9頁
　詩
　※『愛生』抜刷
　※ファイル

02215 詩謡 一月号　I-3-24
　長島詩謡会
　1936年1月30日　A5　59〜74頁
　詩
　※『愛生』抜刷

※ファイル

02216 愛生　第6巻第6号　I-3-24
　昭和11年　A5　1〜13頁
　詩
　※『愛生』抜刷
　※ファイル

02217 長島詩謡 八月号　I-3-24
　長島詩謡会
　昭和12年　A5　43〜54頁
　詩
　※『愛生』抜刷
　※ファイル

02218 長島詩謡 九月号　I-3-24
　長島詩謡会
　昭和12年　A5　17〜25頁
　詩
　※『愛生』抜刷
　※ファイル

02219 長島詩謡 十二月号　I-3-24
　長島詩謡会
　昭和12年12月　A5　33〜40頁
　詩
　※『愛生』抜刷
　※ファイル

02220 長島詩謡 一月号　I-3-24
　長島詩謡会
　昭和13年1月　A5　13〜24頁
　詩
　※『愛生』抜刷
　※ファイル

02221 長島詩謡 五月号　I-3-24
　長島詩謡会
　昭和13年5月　A5　37〜44頁
　詩
　※『愛生』抜刷
　※ファイル

02222 長島詩謡 六月号　I-3-24
　長島詩謡会
　昭和13年6月　A5　31〜44頁
　詩
　※『愛生』抜刷
　※ファイル

02223 長島詩謡 十月号　I-3-24
　長島詩謡会
　昭和13年　A5　25〜36頁

02224　**長島詩謡　一月号**　I-3-24
　　長島詩謡会
　　昭和14年　A5　10頁
　　詩
　　※『愛生』抜刷
　　※ファイル

02225　**長島詩謡　二月号**　I-3-24
　　長島詩謡会
　　昭和14年2月　A5　36〜46頁
　　詩
　　※『愛生』抜刷
　　※ファイル

02226　**長島詩謡　六月号**　I-3-24
　　長島詩謡会
　　昭和14年6月　A5　9頁
　　詩
　　※『愛生』抜刷
　　※ファイル

02227　**海標　1955年作品集***　I-3-25
　　長島詩話会同人
　　長島詩話会
　　1955年12月20日　B5　17頁
　　詩
　　※製本　◎

02228　**詩集『石と少女』**　I-3-26
　　西原恵子・村上はるえ
　　（邑久高校新良田教室）
　　1959年3月13日　A6　36頁
　　詩
　　※ファイル　2冊

02229　**詩集『陽炎』**　I-3-26
　　佐々木悦子
　　桜木佳太
　　1963年12月5日　B6　85頁
　　詩
　　※ファイル

02230　**長浜清遺作詩集　過ぎたる幻影**　I-3-27
　　長浜清
　　光岡良二
　　1971年11月3日　A5　87頁
　　詩
　　※ファイル　2冊

（※冒頭部分）
　　詩
　　※『愛生』抜刷
　　※ファイル

02231　**詩謡クラブ　三月号**　I-3-28
　　詩謡クラブ（志樹逸馬）
　　昭和24年3月　B5
　　詩
　　※原稿用紙を綴じたもの
　　※ファイル

02232　**詩謡クラブ　新年号　No.4**　I-3-28
　　長島詩謡会
　　1949年　A5
　　詩
　　※原稿用紙を綴じたもの
　　※ファイル

02233　**詩謡倶楽部　第一巻第一号**　I-3-28
　　B5　18頁
　　詩
　　※ファイル

02234　**破摩浩一作品集（詩）**　I-3-29
　　原稿用紙　71頁
　　※手書き
　　※ファイル

02235　**詩集　稗子抄**　I-3-30
　　緑川昇
　　B5　74頁
　　※ファイル

02236　**乾漠　第一号***　I-3-31
　　槙新三
　　小泉雅二
　　1958年4月10日　A6　28頁　10円
　　詩
　　※製本　◎

02237　**乾漠　第二号***　I-3-31
　　乾漠の会（小泉雅二）
　　1958年7月10日　B5　19頁
　　詩
　　※製本　◎　3冊

02238　**乾漠　第三号***　I-3-31
　　乾漠の会（小泉雅二）
　　1958年7月20日　B5　25頁
　　詩
　　※製本　◎　2冊

02239　**乾漠　第二号**　I-3-32
　　乾漠の会（小泉雅二）
　　1958年7月10日　B5　19頁
　　詩
　　※中性紙箱　3冊

02240　**乾漠　第三号**　I-3-32
　　乾漠の会（小泉雅二）
　　1958年7月20日　B5　25頁
　　詩
　　※中性紙箱　2冊

02241　**枯葉の童話**　I-4-1
　　小泉雅二
　　長島詩話会（中島住夫）
　　1959年5月30日　B6　79頁
　　詩
　　※ファイル　2冊

02242　**志樹逸馬（宝山良三）資料**　I-4-2
　　河内山耕
　　※（志樹逸馬親族）手紙など
　　※ファイル

02243　**志樹逸馬詩集『島の四季』ゲラ刷り**　I-4-3
　　詩
　　※ファイル

02244　**島田等詩集『返礼』**　I-4-4
　　島田等
　　1992年5月1日　B6　41頁　非売品
　　詩
　　※ファイル　4冊

02245　**『返礼』返信抄**　I-4-4
　　1992年6月1日　B5　34頁
　　記録
　　※ファイル　2冊

02246　**中島住夫詩集『黄菊』1957年**　I-4-5
　　※ファイル

02247　**黄菊　詩集**　I-4-5
　　中島住夫
　　1957年10月10日　A5　52頁
　　詩
　　※手書きの原稿用紙を綴じたもの
　　※ファイル

02248　**記録　詩集**　I-4-5
　　中島住夫
　　1957年10月10日　A5　62頁
　　詩
　　※手書きの原稿用紙を綴じたもの
　　※ファイル

02249　**森春樹　詩集『巨大なる石』**　I-4-6
　　森春樹
　　1955年11月1日　B6　69頁　150円
　　詩
　　※ファイル　4冊

02250　**詩人会議　Vol.54**　I-4-7
　　編集　秋村宏
　　詩人会議（小森香子）
　　2016年10月1日　A5　140頁　840円
　　詩
　　※北辰一郎，今野きよし，藤田三四郎，谺雄二，山内きみ江，山内宅也，境登志朗，阿部はじめ，塔和子，志村やすし
　　※本

02251　**木馬　8号**　I-4-16
　　編集　森田進
　　四国学院大学内　森田研究室
　　1979年7月5日　A5　84頁　400円
　　詩文集
　　※ファイル

02252　**黄薔薇　第31号**　I-4-17
　　編集　永瀬清子
　　黄薔薇（永瀬清子）
　　1956年9月20日　A5　22頁　30円
　　詩
　　※ファイル

02253　**黄薔薇　第85号**　I-4-17
　　編集　永瀬清子
　　黄薔薇社（永瀬清子）
　　1976年4月1日　A5　26頁　￥1000（1年分）
　　詩
　　※ファイル

02254　**黄薔薇　第134号**　I-4-17
　　黄薔薇編集部
　　永瀬清子
　　1992年11月15日　A5　59頁　700円
　　詩
　　※40周年記念特集号
　　※ファイル

02255　**燎原**　I-4-17
　　編集　中本操
　　金石堂書店（揚井耕造）
　　1956年9月5日　A5　50頁　50円
　　総合
　　※ファイル

02256　**黄薔薇　215号**　I-4-17
　　編集人　明石久美子、上岡弓人、白河左江子、立野淳子、本間宏樹
　　2020年6月20日　A5　62頁　500円

詩
※ファイル

02257　永瀬さんと長島詩話会　I-4-18
島田等
原稿用紙　2枚頁
※ファイル

02258　熊山町役場　手紙と受蔵書　I-4-18
B5　3枚頁
※ファイル

02259　永瀬清子の生涯　I-4-18
熊山町
熊山町
平成10年3月　A4　23頁
※ファイル

02260　【新聞記事】「詩人永瀬清子の生涯」発刊　I-4-18
山陽新聞1998年6月21日
※ファイル

02261　いらっしゃいわたしのまちへ（永瀬清子詩碑）　I-4-18
『くらしとなかま』第280号
B4　1枚頁
※ファイル

02262　黄薔薇　永瀬清子追悼号　143号　I-4-18
編集　井久保伊登子，木村真一，境節，白河佐江子，杉本
高田千尋
1995年7月17日　B5　127頁　700円
※ファイル

02263　女人随筆　第十九号　I-4-18
編集　永瀬清子
女人随筆社
1973年3月25日　A5　32頁　100円
※ファイル

02264　焔について　I-4-19
永瀬清子
千代田書院
1950年7月1日　B6　62頁　130円
詩
※本

02265　女詩人の手帖　I-4-20
永瀬清子
日本文教出版（長船克己）
1972年12月25日　B6　255頁　250円
随筆
※本　2冊

02266　焔に薪を　I-4-21
永瀬清子
思潮社
1980年11月15日　B6　169頁　1,400円
詩文
※本

02267　詩人永瀬清子作品集―熊山橋を渡る―　I-4-22
編集　熊山町永瀬清子の里づくり推進委員会
熊山町
1997年2月16日　A5　183頁
詩文集
※本　2冊

02268　あさかげ　I-4-23
板口冨美子
ゆり歌会本部
1949年5月15日　B6　130頁　40円
詩
※本

02269　恩寵　I-4-24
板口冨美子
ゆり歌会本部（手島勇次郎）
1952年7月1日　B6　154頁　100円
随筆
※本

02270　落葉　I-4-25
板口冨美子
ゆり歌会本部
1954年6月20日　B6　96頁　130円
詩
※本

02271　去る日来たる日　I-4-26
板口冨美子
黄薔薇社（永瀬清子）
1956年7月20日　B6　183頁　180円
詩文
※本

02272　はるかの空ではなく　I-4-27
板口冨美子
宮沢賢治研究会（佐藤寛）
1957年8月20日　A5　82頁　100円
詩
※本

02273　随筆集　清流　I-4-28
　板口冨美子
　宮沢賢治研究会（佐藤寛）
　1960年2月20日　B6　301頁　300円
　随筆
　※（森春樹様―坂口冨美子）
　※本

02274　詩集　小さな真珠を　I-4-29
　板口冨美子
　宮沢賢治研究会（佐藤寛）
　1962年4月20日　B6　143頁　500円
　詩
　※本

02275　なにごとの不思議なけれど　I-4-30
　板口冨美子
　宮沢賢治研究会（佐藤寛）
　1964年4月20日　A6　161頁　350円
　随筆
　※本

02276　あけがたの小さな窓より　I-4-31
　板口冨美子
　黄薔薇社（永瀬清子）
　1968年10月1日　A5　177頁　350円
　詩文集
　※本

02277　出会いとわかれ　I-4-32
　板口冨美子
　黄薔薇社（永瀬清子）
　1978年7月20日　B6　235頁　1,500円
　随筆
　※本　3冊

02278　詩集　どこへ行っていたの　リリ　I-4-33
　板口冨美子
　黄薔薇社（永瀬清子）
　1979年8月10日　A5　143頁　1,300円
　詩
　※本　2冊

02279　詩集　無重力へ　I-4-34
　板口冨美子
　黄薔薇社（永瀬清子）
　1982年11月1日　B6　195頁　1,800円
　詩
　※本

02280　詩集　地に臥す　I-4-35
　坂本明子
　日本未来派（土橋治重）

　1958年4月25日　B6　75頁　200円
　詩
　※本

02281　いつかだれかにわたしの思いを　第五回永瀬清子現代詩賞2020　I-4-38
　編／永瀬清子生家保存会事務局
　永瀬清子生家保存会事務局
　2020年10月17日　A5　96頁　1,000円
　詩文
　※本　2冊

02282　単章集　蝶のめいてい／流れる髪　I-4-39
　永瀬清子
　小田久郎
　2007年2月28日　B6　211頁　980円
　詩文
　※本

02283　《冊子》いつかだれかにわたしの思いを　第四回永瀬清子現代詩賞　2019　I-4-40
　編集　特定非営利活動法人　永瀬清子生家保存会事務局
　特定非営利活動法人　永瀬清子生家保存会事務局
　2019年11月17日　A5　95頁　1,000円
　詩論
　※永瀬清子資料
　※ファイル

02284　《チラシ》永瀬清子現代詩賞募集2020　I-4-40
　A4　オモテウラ頁
　※永瀬清子資料
　※ファイル

02285　《チラシ》永瀬清子生家保存会　I-4-40
　A4　オモテウラ頁
　※永瀬清子資料
　※ファイル

02286　《チラシ》きよこのくら　I-4-40
　監督　中村智通
　A4　オモテウラ頁
　※永瀬清子資料
　※ファイル

02287　《チラシ》現代詩の母　詩人・永瀬清子の生家の保存・改修にご支援ください　I-4-40
　NPO法人永瀬清子生家保存会
　A4　オモテウラ頁
　※永瀬清子資料
　※ファイル

02288　《チラシ》詩誌「黄薔薇」創刊70年　永瀬清

子の創刊から現在まで　I-4-40
　　赤磐市教育委員会熊山分室
　　2022年9月2日　A4
　　※永瀬清子資料
　　※ファイル

02289　《チラシ》詩の言葉を紡ぐ　中尾一郎　I-4-40
　　赤磐市教育委員会熊山分室
　　2022年9月10日　A4
　　※永瀬清子資料
　　※ファイル

02290　資料集　永瀬清子の世界　I-4-41
　　編集　赤磐市教育委員会熊山分室
　　赤磐市教育委員会熊山分室
　　平成24年3月31日　A4　54頁
　　※ファイル

02291　資料集　永瀬清子の世界　第2集　I-4-41
　　編集　赤磐市教育委員会熊山分室
　　赤磐市教育委員会熊山分室
　　平成26年2月17日　A4　43頁
　　※ファイル　2冊

02292　資料集　永瀬清子の詩の世界　第6集　I-4-41
　　編　赤磐市教育委員会熊山分室
　　赤磐市教育委員会熊山分室
　　2019年3月31日　A4　41頁
　　詩
　　※ファイル

02293　資料集　永瀬清子の詩の世界　第5集　I-4-41
　　編・赤磐市教育委員会熊山分室
　　赤磐市教育委員会熊山分室
　　2018年3月31日　A4　47頁
　　詩文
　　※ファイル

02294　資料集　永瀬清子の詩の世界　第8集　I-4-41
　　編・赤磐市教育委員会熊山分室
　　赤磐市教育委員会熊山分室
　　2021年3月31日　A4　56頁
　　詩文
　　※ファイル

02295　詩誌　アリゼ　第204号　I-4-42
　　刊行　以倉紘平
　　2021年7月13日　A5変形　65頁　500円
　　詩
　　※「長島」重光はるみ
　　※冊子

02296　詩誌　アリゼ　第205号　I-4-43
　　刊行　以倉紘平
　　2021年10月31日　A5変形　57頁　500円
　　詩
　　※良三の結婚-良三（志樹逸馬）と治代‥重光はるみ
　　※冊子

02297　SOMETHING 34　I-4-44
　　サムシングプレス　鈴木ユリイカ
　　2022年2月28日　B5　126頁　1,000円
　　詩
　　※「長島」重光はるみ
　　※本

02298　the　STAR　Vol.20　No.6　I-5-1
　　Carville,Louisiana
　　July,August　1961　A4変形　20頁　$1 Per Year
　　機関誌
　　※スター　米国カーヴィル療養所（1961-1971）
　　※ファイル

02299　the　STAR　Vol.29　No.1　I-5-1
　　Carville,Louisiana
　　September-October　1969　A4変形　16頁　$1 Per Year
　　機関誌
　　※スター　米国カーヴィル療養所（1961-1971）
　　※ファイル

02300　the　STAR　Vol.29　No.2　I-5-1
　　Carville,Louisiana
　　November-December　1969　A4変形　16頁　$1 Per Year
　　機関誌
　　※スター　米国カーヴィル療養所（1961-1971）
　　※ファイル

02301　the　STAR　Vol.29　No.3　I-5-1
　　Carville,Louisiana
　　January-February　1970　A4変形　16頁　$1 Per Year
　　機関誌
　　※スター　米国カーヴィル療養所（1961-1971）
　　※ファイル

02302　the　STAR　Vol.29　No.4　I-5-1
　　Carville,Louisiana
　　March-April　1970　A4変形　16頁　$1 Per Year
　　機関誌
　　※スター　米国カーヴィル療養所（1961-1971）
　　※ファイル

02303 the STAR Vol.29 No.5 I-5-1
Carville,Louisiana
May-June 1970 A4変形 16頁 $1 Per Year
機関誌
※スター 米国カーヴィル療養所（1961-1971）
※ファイル

02304 the STAR Vol.29 No.6 I-5-1
Carville,Louisiana
July-August 1970 A4変形 20頁 $1 Per Year
機関誌
※スター 米国カーヴィル療養所（1961-1971）
※ファイル

02305 the STAR Vol.30 No.1 I-5-1
Carville,Louisiana
September-October 1970 A4変形 16頁 $1 Per Year
機関誌
※スター 米国カーヴィル療養所（1961-1971）
※ファイル

02306 the STAR Vol.30 No.2 I-5-1
Carville,Louisiana
November-December 1970 A4変形 16頁 $1 Per Year
機関誌
※スター 米国カーヴィル療養所（1961-1971）
※ファイル

02307 the STAR Vol.30 No.3 I-5-1
Carville,Louisiana
January-February 1971 A4変形 16頁 $1 Per Year
機関誌
※スター 米国カーヴィル療養所（1961-1971）
※ファイル

02308 the STAR Vol.30 No.4 I-5-1
Carville,Louisiana
March-April 1971 A4変形 16頁 $1 Per Year
機関誌
※スター 米国カーヴィル療養所（1961-1971）
※ファイル

02309 the STAR Vol.30 No.5 I-5-1
Carville,Louisiana
May-June 1971 A4変形 16頁 $1 Per Year
機関誌
※スター 米国カーヴィル療養所（1961-1971）
※ファイル

02310 the STAR Vol.30 No.6 I-5-1
Carville,Louisiana
July-August 1971 A4変形 20頁 $1 Per Year
機関誌
※スター 米国カーヴィル療養所（1961-1971）
※ファイル

02311 the STAR Vol.31 No.2 I-5-1
Carville,Louisiana
November-December 1971 A4変形 16頁 $1 Per Year
機関誌
※スター 米国カーヴィル療養所（1961-1971）
※ファイル

02312 the STAR Vol.31 No.3 I-5-2
Carville,Louisiana
Januay-February 1972 A4変形 16頁 $1 Per Year
機関誌
※スター 米国カーヴィル療養所（1972-1975）
※ファイル

02313 the STAR Vol.31 No.4 I-5-2
Carville,Louisiana
March-April 1972 A4変形 16頁 $1 Per Year
機関誌
※スター 米国カーヴィル療養所（1972-1975）
※ファイル

02314 the STAR Vol.31 No.6 I-5-2
Carville,Louisiana
July-August 1972 A4変形 16頁 $1 Per Year
機関誌
※スター 米国カーヴィル療養所（1972-1975）
※ファイル

02315 the STAR Vol.32 No.1 I-5-2
Carville,Louisiana
September-October 1972 A4変形 16頁 $1 Per Year
機関誌
※スター 米国カーヴィル療養所（1972-1975）
※ファイル

02316 the STAR Vol.32 No.3 I-5-2
Carville,Louisiana
January-February 1973 A4変形 16頁 $1 Per Year
機関誌
※スター 米国カーヴィル療養所（1972-1975）
※ファイル

02317　the　STAR　Vol.33　No.4　I-5-2
Carville,Louisiana
March-April　1974　A4変形　16頁　$1 Per Year
機関誌
※スター　米国カーヴィル療養所（1972-1975）
※ファイル

02318　the　STAR　Vol.34　No.2　I-5-2
Carville,Louisiana
November-December　1974　A4変形　16頁　$1 Per Year
機関誌
※スター　米国カーヴィル療養所（1972-1975）
※ファイル

02319　the　STAR　Vol.34　No.3　I-5-2
Carville,Louisiana
January-February　1975　A4変形　16頁　$1 Per Year
機関誌
※スター　米国カーヴィル療養所（1972-1975）
※ファイル

02320　the　STAR　Vol.34　No.4　I-5-2
Carville,Louisiana
March-April　1975　A4変形　16頁　$1 Per Year
機関誌
※スター　米国カーヴィル療養所（1972-1975）
※ファイル

02321　the　STAR　Vol.34　No.5　I-5-2
Carville,Louisiana
MAY-JUNE　1975　A4変形　16頁　$1 Per Year
機関誌
※スター　米国カーヴィル療養所（1972-1975）
※ファイル

02322　the　STAR　Vol.34　No.6　I-5-2
Carville,Louisiana
July-August　1975　A4変形　16頁　$1 Per Year
機関誌
※スター　米国カーヴィル療養所（1972-1975）
※ファイル

02323　the　STAR　Vol.35　No.1　I-5-2
Carville,Louisiana
September-October　1975　A4変形　16頁　$1 Per Year
機関誌
※スター　米国カーヴィル療養所（1972-1975）
※ファイル

02324　the　STAR　Vol.35　No.2　I-5-2
Carville,Louisiana
November-December　1975　A4変形　16頁　$1 Per Year
機関誌
※スター　米国カーヴィル療養所（1972-1975）
※ファイル

02325　the　STAR　Vol.35　No.3　I-5-3
Carville,Louisiana
Junuary-February　1976　A4変形　16頁　$1 Per Year
機関誌
※スター　米国カーヴィル療養所（1976-1979）
※ファイル

02326　the　STAR　Vol.36　No.5　I-5-3
Carville,Louisiana
May-June　1977　A4変形　16頁
機関誌
※スター　米国カーヴィル療養所（1976-1979）
※ファイル

02327　the　Star　Vol.37　No.2　I-5-3
Carville,Louisiana
A4変形　16頁
機関誌
※スター　米国カーヴィル療養所（1976-1979）
※ファイル

02328　the　Star　Vol.37　No.3　I-5-3
Carville,Louisiana
Jan-Feb　'78　A4変形　16頁
機関誌
※スター　米国カーヴィル療養所（1976-1979）
※ファイル

02329　the　Star　Vol.37　No.5　I-5-3
Carville,Louisiana
may-june'78　A4変形　16頁
機関誌
※スター　米国カーヴィル療養所（1976-1979）
※ファイル

02330　The　Star　Vol.38　No.1　I-5-3
Carville,Louisiana
sept-oct　1978　A4変形　16頁
機関誌
※スター　米国カーヴィル療養所（1976-1979）
※ファイル

02331　The　Star　Vol.38　No.2　I-5-3
Carville,Louisiana

NOVEMBER-DECEMBER 1978　A4変形　16頁
※スター　米国カーヴィル療養所（1976-1979）
※ファイル

02332　The　Star　Vol.38　No.6　I-5-3
Carville,Louisiana
july-august　'78　A4変形　16頁
機関誌
※スター　米国カーヴィル療養所（1976-1979）
※ファイル

02333　The　Star　Vol.39　No.1　I-5-3
Carville,Louisiana
sept-oct　1979　A4変形　16頁
機関誌
※スター　米国カーヴィル療養所（1976-1979）
※ファイル

02334　The　Star　Vol.39　No.2　I-5-3
Carville,Louisiana
nov-dec　1979　A4変形　16頁
機関誌
※スター　米国カーヴィル療養所（1976-1979）
※ファイル

02335　The　Star　Vol.38　No.4　I-5-3
Carville,Louisiana
MARCH-APRIL　1979　A4変形　16頁
機関誌
※スター　米国カーヴィル療養所（1976-1979）
※ファイル

02336　The　Star　Vol.38　No.5　I-5-3
Carville,Louisiana
may-june　1979　A4変形　16頁
機関誌
※スター　米国カーヴィル療養所（1976-1979）
※ファイル

02337　The　Star　Vol.38　No.6　I-5-3
Carville,Louisiana
JULY-AUGUST　1979　A4変形　16頁
機関誌
※スター　米国カーヴィル療養所（1976-1979）
※ファイル

02338　The　Star　Vol.39　No.3　I-5-4
Carville,Louisiana
JAN-FEB　1980　A4変形　16頁
機関誌
※スター　米国カーヴィル療養所（1980-1982）
※ファイル

02339　The　Star　Vol.39　No.4　I-5-4
Carville,Louisiana
mar-apr　'80　A4変形　16頁
機関誌
※スター　米国カーヴィル療養所（1980-1982）
※ファイル

02340　The　Star　Vol.39　No.5　I-5-4
Carville,Louisiana
may-june　'80　A4変形　16頁
機関誌
※スター　米国カーヴィル療養所（1980-1982）
※ファイル

02341　The　Star　Vol.39　No.6　I-5-4
Carville,Louisiana
July-August　'80　A4変形　16頁
機関誌
※スター　米国カーヴィル療養所（1980-1982）
※ファイル

02342　The　Star　Vol.40　No.1　I-5-4
Carville,Louisiana
sept-oct　'80　A4変形　16頁
機関誌
※スター　米国カーヴィル療養所（1980-1982）
※ファイル

02343　The　Star　Vol.40　No.3　I-5-4
Carville,Louisiana
Jan-Feb　'81　A4変形　16頁
機関誌
※スター　米国カーヴィル療養所（1980-1982）
※ファイル

02344　The　Star　Vol.40　No.4　I-5-4
Carville,Louisiana
March-April　'81　A4変形　16頁
機関誌
※スター　米国カーヴィル療養所（1980-1982）
※ファイル

02345　The　Star　Vol.40　No.5　I-5-4
Carville,Louisiana
may-june　'81　A4変形　16頁
機関誌
※スター　米国カーヴィル療養所（1980-1982）
※ファイル

02346　The　Star　Vol.40　No.6　I-5-4
Carville,Louisiana
July-August　'81　A4変形　16頁
機関誌

※スター　米国カーヴィル療養所（1980-1982）
※ファイル

02347　The　Star　Vol.41　No.1　I-5-4
Carville,Louisiana
sept-oct　'81　A4変形　16頁
機関誌
※スター　米国カーヴィル療養所（1980-1982）
※ファイル

02348　The　Star　Vol.41　No.4　I-5-4
Carville,Louisiana
March-April　'82　A4変形　16頁
機関誌
※スター　米国カーヴィル療養所（1980-1982）
※ファイル

02349　The　Star　Vol.41　No.5　I-5-4
Carville,Louisiana
may-june　'82　A4変形　16頁
機関誌
※スター　米国カーヴィル療養所（1980-1982）
※ファイル

02350　The　Star　Vol.41　No.6　I-5-4
Carville,Louisiana
july-august　'82　A4変形　16頁
機関誌
※スター　米国カーヴィル療養所（1980-1982）
※ファイル

02351　The　Star　Vol.42　No.1　I-5-4
Carville,Louisiana
sept-oct　'82　A4変形　16頁　$2 Per Year
機関誌
※スター　米国カーヴィル療養所（1980-1982）
※ファイル

02352　The　Star　Vol.42　No.2　I-5-4
Carville,Louisiana
NOV-CDC　1982　A4変形　16頁
機関誌
※スター　米国カーヴィル療養所（1980-1982）
※ファイル

02353　The　Star　Vol.43　No.1　I-5-5
Carville,Louisiana
SEPTEMBER-OCTOBER　'83　A4変形　16頁
$2 Per Year
機関誌
※スター　米国カーヴィル療養所（1983-1988）

02354　The　Star　Vol.43　No.3　I-5-5
Carville,Louisiana
JANUARY-FEBRUARY　1984　A4変形　16頁
$2 Per Year
機関誌
※スター　米国カーヴィル療養所（1983-1988）

02355　The　Star　Vol.46　No.1　I-5-5
Carville,Louisiana
1986　September/October　A4変形　16頁　$2
Per Year
機関誌
※スター　米国カーヴィル療養所（1983-1988）

02356　The　Star　Vol.46　No.2　I-5-5
Carville,Louisiana
Nov-Dec　1986　A4変形　16頁　$2 Per Year
機関誌
※スター　米国カーヴィル療養所（1983-1988）

02357　The　Star　Vol.46　No.4　I-5-5
Carville,Louisiana
March/April　1987　A4変形　16頁　$2 Per Year
機関誌
※スター　米国カーヴィル療養所（1983-1988）

02358　The　Star　Vol.46　No.5　I-5-5
Carville,Louisiana
MAY-JUNE　1987　A4変形　16頁　$2 Per Year
機関誌
※スター　米国カーヴィル療養所（1983-1988）

02359　The　Star　Vol.46　No.6　I-5-5
Carville,Louisiana
JULY-AUGUST　1987　A4変形　16頁　$2 Per
Year
機関誌
※スター　米国カーヴィル療養所（1983-1988）

02360　The　Star　Vol.47　No.1　I-5-5
Carville,Louisiana
SEPTEMBER-OCTOBER　1987　A4変形　16頁
$2 Per Year
機関誌
※スター　米国カーヴィル療養所（1983-1988）

02361　The　Star　Vol.47　No.2　I-5-5
Carville,Louisiana
NOVEMBER-DECEMBER　1987　A4変形　16頁
$2 Per Year
機関誌
※スター　米国カーヴィル療養所（1983-1988）

02362　The　Star　Vol.47　No.3　I-5-5
Carville,Louisiana
JANUARY-FEBRUARY　1988　A4変形　16頁
$2 Per Year
機関誌
※スター　米国カーヴィル療養所（1983-1988）

02363　The　Star　Vol.47　No.4　I-5-5
Carville,Louisiana
MARCH/APRIL　1988　A4変形　16頁　$2 Per Year
機関誌
※スター　米国カーヴィル療養所（1983-1988）

02364　The　Star　Vol.47　No.5　I-5-5
Carville,Louisiana
MAY/JUNE　1988　A4変形　16頁　$2 Per Year
機関誌
※スター　米国カーヴィル療養所（1983-1988）

02365　The　Star　Vol.47　No.6　I-5-5
Carville,Louisiana
JULY/AUGUST　1988　A4変形　16頁　$2 Per Year
機関誌
※スター　米国カーヴィル療養所（1983-1988）

02366　The　Star　Vol.48　No.1　I-5-5
Carville,Louisiana
SEPTEMBER/OCTOBER　1988　A4変形　16頁　$2 Per Year
機関誌
※スター　米国カーヴィル療養所（1983-1988）

02367　The　Star　Vol.48　No.2　I-5-5
Carville,Louisiana
NOVEMBER/DECEMBER　1988　A4変形　16頁　$2 Per Year
機関誌
※スター　米国カーヴィル療養所（1983-1988）

02368　The　Star　Vol.48　No.3　I-5-6
Carville,Louisiana
JANUARY/FEBRUARY　1989　A4変形　16頁　$2 Per Year
機関誌
※スター　米国カーヴィル療養所（1989=1991）
※ファイル

02369　The　Star　Vol.48　No.4　I-5-6
Carville,Louisiana
MARCH/APRILL　1989　A4変形　16頁　$2 Per Year
機関誌
※スター　米国カーヴィル療養所（1989=1991）
※ファイル

02370　The　Star　Vol.48　No.5　I-5-6
Carville,Louisiana
MAY/JUNE　1989　A4変形　16頁　$2 Per Year
機関誌
※スター　米国カーヴィル療養所（1989=1991）
※ファイル

02371　The　Star　Vol.48　No.6　I-5-6
Carville,Louisiana
JULY/AUGUST　1989　A4変形　16頁　$2 Per Year
機関誌
※スター　米国カーヴィル療養所（1989=1991）
※ファイル

02372　The　Star　Vol.49　No.1　I-5-6
Carville,Louisiana
SEPTEMBER/OCTOBER　1989　A4変形　16頁　$2 Per Year
機関誌
※スター　米国カーヴィル療養所（1989=1991）
※ファイル

02373　The　Star　Vol.49　No.2　I-5-6
Carville,Louisiana
NOVEMBER/DECEMBER　1989　A4変形　16頁　$2 Per Year
機関誌
※スター　米国カーヴィル療養所（1989=1991）
※ファイル

02374　The　Star　Vol.49　No.3　I-5-6
Carville,Louisiana
JANUARY/FEBRUARY　1990　A4変形　16頁　$2 Per Year
機関誌
※スター　米国カーヴィル療養所（1989=1991）
※ファイル

02375　The　Star　Vol.49　No.4　I-5-6
Carville,Louisiana
MARCH/APRIL　1990　A4変形　16頁　$2 Per Year
機関誌
※スター　米国カーヴィル療養所（1989=1991）
※ファイル

02376　The　Star　Vol.49　No.5　I-5-6
Carville,Louisiana

MAY/JUNE 1990 A4変形 16頁 $2 Per Year
機関誌
※スター 米国カーヴィル療養所（1989=1991）
※ファイル

02377 The Star Vol.49 No.6 I-5-6
Carville,Louisiana
JULY/AUGUST 1990 A4変形 16頁 $2 Per Year
機関誌
※スター 米国カーヴィル療養所（1989=1991）
※ファイル

02378 The Star Vol.50 No.2 I-5-6
Carville,Louisiana
NOVEMBER/DECEMBER 1990 A4変形 16頁
機関誌
※スター 米国カーヴィル療養所（1989=1991）
※ファイル

02379 The Star Vol.50 No.3 I-5-6
Carville,Louisiana
JANUARY/FEBRUARY 1991 A4変形 16頁 $2 Per Year
機関誌
※スター 米国カーヴィル療養所（1989=1991）
※ファイル

02380 The Star Vol.50 No.4 I-5-6
Carville,Louisiana
MARCH/APRIL 1991 A4変形 16頁 $2 Per Year
機関誌
※スター 米国カーヴィル療養所（1989=1991）
※ファイル

02381 The Star Vol.50 No.5 I-5-6
Carville,Louisiana
MAY/JUNE 1991 A4変形 16頁
機関誌
※スター 米国カーヴィル療養所（1989=1991）
※ファイル

02382 The Star Vol.50 No.6 I-5-6
Carville,Louisiana
JULY/AUGUST 1991 A4変形 16頁
機関誌
※スター 米国カーヴィル療養所（1989=1991）
※ファイル

02383 The Star Vol.51 No.1 I-5-6
Carville,Louisiana
SEPTEMBER/OCTOBER 1991 A4変形 20頁
機関誌
※スター 米国カーヴィル療養所（1989=1991）
50TH ANNIVERSARY
※ファイル

02384 The Star Vol.51 No.2 I-5-6
Carville,Louisiana
NOVEMBER/DECEMBER 1991 A4変形 16頁
機関誌
※スター 米国カーヴィル療養所（1989=1991）
※ファイル

02385 The Star Vol.51 No.3 I-5-7
Carville,Louisiana
JANUARY/FEBRUARY 1992 A4変形 16頁 $2 Per Year
機関誌
※スター 米国カーヴィル療養所（1992-1995）
※ファイル

02386 The Star Vol.51 No.4 I-5-7
Carville,Louisiana
MARCH/APRIL 1992 A4変形 16頁 $2 Per Year
機関誌
※スター 米国カーヴィル療養所（1992-1995）
※ファイル

02387 The Star Vol.51 No.5 I-5-7
Carville,Louisiana

MAY/JUNE 1992 A4変形 16頁 $2 Per Year
機関誌
※スター 米国カーヴィル療養所（1992-1995）
※ファイル

02388 The Star Vol.51 No.6 I-5-7
Carville,Louisiana
JULY/AUGUST 1992 A4変形 16頁
機関誌
※スター 米国カーヴィル療養所（1992-1995）
※ファイル

02389 The Star Vol.52 No.1 I-5-7
Carville,Louisiana
SEPTEMBER/OCTOBER 1992 A4変形 16頁
機関誌
※スター 米国カーヴィル療養所（1992-1995）
※ファイル

02390　The　Star　Vol.52　No.2　I-5-7
Carville,Louisiana
NOVEMBER/DECEMBER　1992　A4変形　16頁
機関誌
※スター　米国カーヴィル療養所（1992-1995）
※ファイル

02391　The　Star　Vol.52　No.3　I-5-7
Carville,Louisiana
JANUARY/FEBRUARY　1993　A4変形　16頁
機関誌
※スター　米国カーヴィル療養所（1992-1995）
※ファイル

02392　The　Star　Vol.52　No.4　I-5-7
Carville,Louisiana
MARCH/APRIL　1993　A4変形　16頁
機関誌
※スター　米国カーヴィル療養所（1992-1995）
※ファイル

02393　The　Star　Vol.52　No.5　I-5-7
Carville,Louisiana
MAY/JUNE　1993　A4変形　16頁　$2 Per Year
機関誌
※スター　米国カーヴィル療養所（1992-1995）
※ファイル

02394　The　Star　Vol.52　No.6　I-5-7
Carville,Louisiana
JULY/AUGUST　1993　A4変形　16頁　$2 Per Year
機関誌
※スター　米国カーヴィル療養所（1992-1995）
※ファイル

02395　The　Star　Vol.53　No.2　I-5-7
Carville,Louisiana
NOVEMBER/DECEMBER　1993　A4変形　16頁
機関誌
※スター　米国カーヴィル療養所（1992-1995）
※ファイル

02396　The　Star　Vol.53　No.3　I-5-7
Carville,Louisiana
JANUARY/FEBRUARY　1994　A4変形　16頁
機関誌
※スター　米国カーヴィル療養所（1992-1995）
※ファイル

02397　The　Star　Vol.53　No.4　I-5-7
Carville,Louisiana
MARCH/APRIL　1994　A4変形　16頁　$2 Per Year
機関誌
※スター　米国カーヴィル療養所（1992-1995）
※ファイル

02398　The　Star　Vol.53　No.5　I-5-7
Carville,Louisiana
MAY/JUNE　1994　A4変形　16頁　$2 Per Year
機関誌
※スター　米国カーヴィル療養所（1992-1995）
※ファイル

02399　The　Star　Vol.53　No.6　I-5-7
Carville,Louisiana
JULY/AUGUST　1994　A4変形　16頁　$2 Per Year
機関誌
※スター　米国カーヴィル療養所（1992-1995）
※ファイル

02400　The　Star　Vol.54　No.1　I-5-7
Carville,Louisiana
SEPTEMBER/OCTOBER　1994　A4変形　16頁　$2 Per Year
機関誌
※スター　米国カーヴィル療養所（1992-1995）
※ファイル

02401　The　Star　Vol.54　No.2　I-5-7
Carville,Louisiana
NOVEMBER/DECEMBER　1994　A4変形　16頁　$2 Per Year
機関誌
※スター　米国カーヴィル療養所（1992-1995）
※ファイル

02402　The　Star　Vol.54　No.3　I-5-7
Carville,Louisiana
JANUARY/FEBRUARY　1995　A4変形　16頁　$2 Per Year
機関誌
※スター　米国カーヴィル療養所（1992-1995）
※ファイル

02403　The　Star　Vol.54　No.4　I-5-7
Carville,Louisiana
MARCH/APRIL　1995　A4変形　16頁　$2 Per Year
機関誌
※スター　米国カーヴィル療養所（1992-1995）

※ファイル

02404　The　Star　Vol.54　No.5　I-5-7
Carville,Louisiana
MAY/JUNE　1995　A4変形　16頁　$2 Per Year
機関誌
※スター　米国カーヴィル療養所（1992-1995）
※ファイル

02405　The　Star　Vol.54　No.6　I-5-8
Carville,Louisiana
SEPTEMBER　1995　A4変形　16頁　$2 Per Year
機関誌
※スター　米国カーヴィル療養所（1995-1999）
※ファイル

02406　The　Star　Vol.54　No.7　I-5-8
Carville,Louisiana
DECEMBER　1995　A4変形　16頁　$2 Per Year
機関誌
※スター　米国カーヴィル療養所（1995-1999）
※ファイル

02407　The　Star　Vol.55　No.1　I-5-8
Carville,Louisiana
MARCH　1996　A4変形　16頁　$2 Per Year
機関誌
※スター　米国カーヴィル療養所（1995-1999）
※ファイル

02408　The　Star　Vol.55　No.2　I-5-8
Carville,Louisiana
JUNE　1996　A4変形　16頁　$2 Per Year
機関誌
※スター　米国カーヴィル療養所（1995-1999）
※ファイル

02409　The　Star　Vol.55　No.3　I-5-8
Carville,Louisiana
SEPTEMBER　1996　A4変形　16頁　$2 Per Year
機関誌
※スター　米国カーヴィル療養所（1995-1999）
※ファイル

02410　The　Star　Vol.55　No.4　I-5-8
Carville,Louisiana
DECEMBER　1996　A4変形　16頁　$2 Per Year
機関誌
※スター　米国カーヴィル療養所（1995-1999）

※ファイル

02411　The　Star　Vol.56　No.1　I-5-8
Carville,Louisiana
JANUARY-MARCH　1997　A4変形　16頁　$2 Per Year
機関誌
※スター　米国カーヴィル療養所（1995-1999）
※ファイル

02412　The　Star　Vol.56　No.2　I-5-8
Carville,Louisiana
APRIL-JULY　1997　A4変形　16頁　$2 Per Year
機関誌
※スター　米国カーヴィル療養所（1995-1999）
※ファイル

02413　The　Star　Vol.56　No.3　I-5-8
Carville,Louisiana
JULY-SEPTEMBER　1997　A4変形　16頁　$2 Per Year
機関誌
※スター　米国カーヴィル療養所（1995-1999）
※ファイル

02414　The　Star　Vol.56　No.4　I-5-8
Carville,Louisiana
OCTOBER-DECEMBER　1997　A4変形　16頁　$2 Per Year
機関誌
※スター　米国カーヴィル療養所（1995-1999）
※ファイル

02415　The　Star　Vol.57　No.1　I-5-8
Carville,Louisiana
JANUARY-MARCH　1998　A4変形　16頁　$2 Per Year
機関誌
※スター　米国カーヴィル療養所（1995-1999）
※ファイル

02416　The　Star　Vol.57　No.2　I-5-8
Carville,Louisiana
APRIL-JUNE　1998　A4変形　16頁　$2 Per Year
機関誌
※スター　米国カーヴィル療養所（1995-1999）
※ファイル

02417　The　Star　Vol.57　No.3　I-5-8
Carville,Louisiana
JULY-SEPTEMBER　1998　A4変形　16頁　$2

Per Year
機関誌
※スター　米国カーヴィル療養所（1995-1999）
※ファイル

02418　The　Star　Vol.57　No.4　I-5-8
Carville,Louisiana
OCTOBER-DECEMBER　1998　A4変形　16頁　$2 Per Year
機関誌
※スター　米国カーヴィル療養所（1995-1999）
※ファイル

02419　The　Star　Vol.58　No.1　I-5-8
Carville,Louisiana
JANUARY-MARCH　1999　A4変形　16頁　$2 Per Year
機関誌
※スター　米国カーヴィル療養所（1995-1999）
※ファイル

02420　The　Star　Vol.58　No.2　I-5-8
Carville,Louisiana
APRIL-JULY　1999　A4変形　16頁　$2 Per Year
機関誌
※スター　米国カーヴィル療養所（1995-1999）
※ファイル

02421　The　Star　Vol.58　No.3　I-5-8
Carville,Louisiana
JULY-SEPTEMBER　1999　A4変形　16頁　$2 Per Year
機関誌
※スター　米国カーヴィル療養所（1995-1999）
※ファイル

02422　The　Star　Vol.58　No.4　I-5-8
Carville,Louisiana
OCTOBER-DECEMBER　1999　A4変形　16頁　$2 Per Year
機関誌
※スター　米国カーヴィル療養所（1995-1999）
※ファイル

02423　The　Star　Vol.59　No.1　I-5-9
Carville,Louisiana
JANUARY-MARCH　2000　A4変形　16頁　$2 Per Year
機関誌
※スター（米国カーヴィル療養所）
※ファイル

02424　The　Star　Vol.59　No.2　I-5-9
Carville,Louisiana
APRIL-JULY　2000　A4変形　16頁　$2 Per Year
機関誌
※スター（米国カーヴィル療養所）
※ファイル

02425　The　Star　Vol.59　No.3　I-5-9
Carville,Louisiana
JULY-SEPTEMBER　2000　A4変形　16頁　$2 Per Year
機関誌
※スター（米国カーヴィル療養所）
※ファイル

02426　The　Star　Vol.59　No.4　I-5-9
Carville,Louisiana
OCTOBER-DECEMBER　2000　A4変形　16頁　$2 Per Year
機関誌
※スター（米国カーヴィル療養所）
※ファイル

02427　The　Star　Vol.60　No.2　I-5-9
Carville,Louisiana
APRIL-JUNE　2001　A4変形　16頁　$2 Per Year
機関誌
※スター（米国カーヴィル療養所）
※ファイル

02428　春はカーヴィルによみがえる　I-5-10
ベティ・マーティン
（リーダーズダイジェスト別刷）
1951年4月　A6　31頁
記録
※『カーヴィルの奇蹟』要約
※ファイル　3冊

02429　カーヴィルの奇蹟　I-5-11
ベティ・マーティン　尾高京子　訳
文藝春秋社（鷲尾洋三）
昭和26年11月5日　B6　288頁　240円
記録
※本　3冊

02430　アメリカのハンセン病　カーヴィル発「もはや一人ではない」　I-5-12
スタンレー・スタイン　監訳者　勝山京子
明石書店（石井昭男）
2007年6月15日　B6　468頁　2,800円
記録

※本

02431　国際ハ氏病者の家　カーヴィル療養所　I-5-13
　O・E・DENNEY
　(PUBLIC HEALTH REPORTS vol.46 No1)
　1931,1,2　A5　8頁
　※ファイル

02432　私立病院　慰廃園　I-6-1-①
　A5　17頁
　※ファイル

02433　【ハガキ】好善社　棟居勇から　I-6-1-①
　2002年元旦　1枚頁
　※ファイル

02434　本妙寺部落の解消　I-6-1-②
　『愛生』
　昭和30年12号　1枚
　※『愛生』コピー
　※ファイル

02435　本妙寺らい部落とその解消　I-6-1-②
　P71～84頁
　※コピー（原紙は不明）
　※ファイル

02436　熊本清正公に何故癩が集まったか　I-6-1-②
　内田守人
　昭和11年8号　A5　P13～18頁
　※『愛生』コピー
　※ファイル

02437　本妙寺癩部落解消と其前後処分に就て　I-6-1-②
　光田健輔
　昭和15年7号　A5　P2～5頁
　※ファイル

02438　MOL 叢書2　ライト先生追慕〈いのち〉抄　I-6-2-①
　編集　イシガオサム
　三一書房（岩辺頼春）
　1951年8月29日　A6　38頁
　記録
　※本　2冊

02439　癩者の慈母ハンナ・リデル　I-6-2-①
　編集　日本MTL
　日本MTL（小林正金）
　1932年5月6日　B6　83頁
　記録
　※本

02440　ライト女史を偲ぶ　I-6-2-①
　福田令壽, 宮崎松記, 内田守人, 潮谷総一郎
　九州救癩協会
　1956年2月26日　B6　23頁
　※本　2冊

02441　「愛と奉仕の日々・リデル・ライトの足跡」が出るまで　—青松に感謝して—　I-6-2-①
　澤正雄
　1995年5月1日　A5　P26～30頁
　※『青松』コピー

02442　リデル女史の功績　I-6-2-②
　松岡和夫
　好善社
　2001年7月25日　A4　4頁
　※『療養所教会報』第114号
　※ファイル

02443　新体制下に於ける回春、バルナバ両院及び愛生園自助会の解散　I-6-2-②
　光田健輔
　昭和16年4月　A4　P2・3頁
　※『愛生』コピー
　※ファイル

02444　【リーフレット】リデル、ライト両女史記念館　I-6-2-②
　※ファイル

02445　【ハガキ】双見美智子様　I-6-2-②
　リデル、ライト両女史記念館　藤本桂史
　2002年　正月　1枚頁
　※ファイル

02446　神の思し召しに恵まれて　エダ・ハンナ・ライト女史没後50年記念誌　I-6-2-③
　リデル、ライト両女史顕彰会
　2000年11月11日　A5　58頁
　記録
　※本

02447　檜の影　ライト女史追悼号　I-6-2-③
　編集　北里重夫
　菊池恵楓園患者援護会（宮崎松記）
　1950年7月1日　A5　40頁
　※『檜の影』第25巻第4号
　※本

02448　リデル・ライト両女史をたずねて　I-6-2-③
　児島美都子
　昭和18年6月号　A5　P6～10頁
　※『菊池野』コピー

02449　ハンナ・リデル消息　I-6-2-③
　『愛生』昭和23年1・2・3月合併号

02450　熊本回春病院の解散　I-6-2-③
　『愛生』昭和30年12月号

02451　リデル／ライト記念養老院　I-6-2-③
　『菊池野』昭和26年6月号
　A5　P18～20頁
　記録
　※『菊池野』コピー

02452　回春病院の解散　I-6-2-③
　光田健輔
　※『愛生』昭和16年2月号コピー

02453　救癩事業に点火したリデル嬢　I-6-2-③
　光田健輔
　A5　P2～5頁
　※『愛生』昭和12年4月号コピー

02454　ハンナ・リデル　ハンセン病救済に捧げた一生　I-6-2-④
　ジュリア・ボイド　吉川明希　訳
　日本経済新聞社（小沢治文）
　1995年11月16日　B6　231頁　1,800円
　記録
　※本

02455　HANNAH　RIDDELL　I-6-2-⑤
　Julia boyd
　1996年　A5　215頁
　※〔英文〕
　※本

02456　ミス　ハンナ・リデル　I-6-2-⑥
　熊本回春病院事務所（エダ・ハンナ・ライト）
　1934年10月17日　B6　187頁　非売品
　記録
　※（玉木愛子蔵書）
　※本

02457　【手紙】柴田暁星様―綱脇美智　I-6-3-①
　※手紙1通
　※ファイル

02458　身延深敬園満五〇周年記念誌　I-6-3-①
　昭和31年11月　B5　23頁
　※コピーあり
　※ファイル

02459　身延深敬園を回顧して　I-6-3-①
　岡本正巳
　A5　P34～36頁
　※機関誌のコピー
　※ファイル

02460　身延深敬園の創立と沿革　I-6-3-①
　綱脇龍妙
　『みのぶ』第59巻第1号
　1968年1月1日　A5　98頁
　※『みのぶ』P50～53
　※本

02461　身延ロープウェイのしくみ　I-6-3-①
　（リーフレット）
　※ファイル

02462　深敬病院院歌　I-6-3-①
　※ファイル

02463　身延山　I-6-3-①
　（リーフレット）（地図）
　※ファイル

02464　河鹿集　第五集　I-6-3-②
　編集　田中豊久
　身延深敬園（綱脇美智）
　1970年10月2日　B6　242頁
　歌文集
　※本　2冊

02465　もう一つのハンセン病史 - 山の中の小さな園にて　I-6-3-③
　加藤尚子
　医療文化社（中畝輝夫）
　2005年11月20日　A5　290頁　2,650円
　研究
　※本　2冊

02466　ハンセン病の療養所をつくったお坊さん　I-6-3-④
　トレヴァー・マーフィー
　ルック（國吉眞榮）
　2006年3月15日　A5　87頁　1,200円
　記録
　※本

02467　綱脇龍妙さん　山梨県で頑張った人　I-6-3-⑤
　トレヴァー・マーフィー
　B5　57頁
　研究
　※小学校5年生に紹介するための教材
　※本　2冊

02468　明治後期の民間非営利ハンセン病救済事業 - 仏教系施設とその創設者綱脇龍妙に関する研究 -

I-6-3-⑥
トレヴァー・マーフィー
山梨医科大学
A4　71頁
論文
※学位論文
※本

02469　復生病院と身延深敬病院の創立因縁　I-6-4-①
綱脇龍妙
『愛生』昭和11年1号
昭和11年1月　A5　P20〜23頁
記録
※『愛生』コピー
※ファイル

02470　『但行礼拝』の人・綱脇龍妙師　I-6-4-①
編集　日蓮宗現代宗教研究所
日蓮宗総合企画部
1991年11月11日　A5　16頁
宗教
※冊子

02471　我深く汝等を敬う　綱脇龍妙猊下自伝（1）　I-6-4-②
連載（1）〜（35）
B4　75頁
記録
※コピー
※ファイル

02472　我深く汝等を敬う　綱脇龍妙猊下自伝（2）　I-6-4-②
連載（36）〜（71）
B4　150頁
記録
※コピー
※ファイル

02473　寂光　I-6-4-④
鈴木靖彦　（編集　石川清）
鈴木みや子
1983年3月10日　B6　257頁
※本

02474　慈光　（康徳7年）（昭和17年）　I-6-5-①
国立癩療養所同康院
1942年5月15日　A5　42頁
記録
※ファイル

02475　慈光　国立癩療養所同康院機関誌コピー

I-6-5-②
（のコピー）
記録
※ファイル

02476　満州の救癩運動　I-6-5-②
満州癩予防協会
日本MTL
1936年4月1日　B5　1頁
記録
※日本MTL　第62号

02477　社会事業の友（癩問題号）　昭和六年　I-6-6-①
編集　柴山武
台湾社会事業協会（柴山武）
1931年2月1日　A5　218頁
記録
※社会事業の友　第27号
※ファイル　2冊

02478　中国癩病史　I-6-6-②
民国41年　B6　98頁
※本

02479　萬寿果　第二巻第二号　I-6-6-③
編集　上川豊
楽生院（上川豊）
S10年9月25日　A5　27頁　非売品
機関誌
※製本

02480　萬寿果　第三巻第一号　I-6-6-③
編集　上川豊
楽生院慰安会（上川豊）
S11年2月15日　A5　50頁　非売品
機関誌
※開院五周年特集号
※製本

02481　萬寿果　第三巻第二号　I-6-6-③
編集　上川豊
楽生院慰安会（上川豊）
S11年8月25日　A5　73頁　非売品
機関誌
※予防週間特集
※製本

02482　萬寿果　第三巻第三号　I-6-6-③
編集　上川豊
楽生院慰安会（上川豊）
S12年1月25日　A5　64頁　非売品
機関誌

※製本

02483 　萬寿果　第四巻第一号　I-6-6-③
　編集　上川豊
　楽生院慰安会（上川豊）
　S12年3月28日　A5　52頁　非売品
　機関誌
　※製本

02484 　萬寿果　第四巻第二号　I-6-6-③
　編集　上川豊
　楽生院慰安会（上川豊）
　S12年6月25日　A5　58頁　非売品
　機関誌
　※製本

02485 　萬寿果　第四巻第三号　I-6-6-③
　編集　上川豊
　楽生院慰安会（上川豊）
　S12年9月18日　A5　70頁　非売品
　機関誌
　※製本

02486 　萬寿果　第四巻第四号　I-6-6-③
　編集　上川豊
　楽生院慰安会（上川豊）
　S12年12月19日　A5　56頁　非売品
　機関誌
　※製本

02487 　萬寿果　第五巻第一号　I-6-6-③
　編集　上川豊
　楽生院慰安会（上川豊）
　S13年2月28日　A5　76頁　非売品
　機関誌
　※製本

02488 　萬寿果　第五巻第二号　I-6-6-③
　編集　上川豊
　楽生院慰安会（上川豊）
　S13年6月26日　A5　46頁　非売品
　機関誌
　※製本

02489 　萬寿果　第五巻第三号　I-6-6-③
　編集　上川豊
　楽生院慰安会（上川豊）
　S13年12月18日　A5　60頁　非売品
　機関誌
　※製本

02490 　萬寿果　第六巻第一号　I-6-6-④
　編集　上川豊
　楽生院慰安会（上川豊）
　S14年4月1日　A5　44頁　非売品
　機関誌
　※製本

02491 　萬寿果　第六巻第二号　I-6-6-④
　編集　上川豊
　楽生院慰安会（上川豊）
　S14年6月22日　A5　57頁　非売品
　機関誌
　※製本

02492 　萬寿果　第六巻第三号　I-6-6-④
　編集　上川豊
　楽生院慰安会（上川豊）
　S14年12月30日　A5　58頁　非売品
　機関誌
　※製本

02493 　萬寿果　第七巻第一号　I-6-6-④
　編集　上川豊
　楽生院慰安会（上川豊）
　S15年2月11日　A5　50頁　非売品
　機関誌
　※製本

02494 　萬寿果　第七巻第三号　I-6-6-④
　編集　上川豊
　楽生院慰安会（上川豊）
　S15年8月31日　A5　42頁　非売品
　機関誌
　※製本

02495 　萬寿果　第七巻第四号　I-6-6-④
　編集　上川豊
　楽生院慰安会（上川豊）
　S16年1月14日　A5　81頁　非売品
　機関誌
　※製本

02496 　萬寿果　第八巻第一号　I-6-6-④
　編集　上川豊
　楽生院慰安会（上川豊）
　S16年4月17日　A5　53頁　非売品
　機関誌
　※製本

02497 　萬寿果　第八巻第二号　I-6-6-④
　編集　上川豊
　楽生院慰安会（上川豊）
　S16年7月23日　A5　48頁　非売品
　機関誌
　※製本

02498　萬寿果　第八巻第三号　I-6-6-④
　編集　上川豊
　楽生院慰安会（上川豊）
　S16年10月19日　A5　61頁　非売品
　機関誌
　※製本

02499　萬寿果　第九巻第一号　I-6-6-④
　編集　上川豊
　楽生院慰安会（上川豊）
　S17年5月10日　A5　50頁　非売品
　機関誌
　※製本

02500　萬寿果　第十巻第一号　I-6-6-④
　編集　上川豊
　楽生院慰安会（上川豊）
　S18年8月10日　A5　22頁　非売品
　機関誌
　※製本

02501　萬寿果　第十巻第二号　I-6-6-④
　編集　上川豊
　楽生院慰安会（上川豊）
　S19年1月4日　A5　22頁　非売品
　機関誌
　※製本

02502　萬寿果　第三巻第一号　I-6-7-①
　編集　上川豊
　楽生院慰安会（上川豊）
　S11年2月15日　A5　50頁　非売品
　機関誌
　※開院五周年特集号
　※製本

02503　萬寿果　第三巻第二号　I-6-7-①
　編集　上川豊
　楽生院慰安会（上川豊）
　S11年8月25日　A5　73頁　非売品
　機関誌
　※予防週間特集
　※製本

02504　萬寿果　第四巻第一号　I-6-7-①
　編集　上川豊
　楽生院慰安会（上川豊）
　S12年3月28日　A5　52頁　非売品
　機関誌
　※製本

02505　萬寿果　第四巻第二号　I-6-7-①
　編集　上川豊
　楽生院慰安会（上川豊）
　S12年6月25日　A5　58頁　非売品
　機関誌
　※製本

02506　萬寿果　第四巻第三号　I-6-7-①
　編集　上川豊
　楽生院慰安会（上川豊）
　S12年9月18日　A5　70頁　非売品
　機関誌
　※製本

02507　萬寿果　第四巻第四号　I-6-7-①
　編集　上川豊
　楽生院慰安会（上川豊）
　S12年12月19日　A5　56頁　非売品
　機関誌
　※製本

02508　萬寿果　第五巻第一号　I-6-7-①
　編集　上川豊
　楽生院慰安会（上川豊）
　S13年2月28日　A5　76頁　非売品
　機関誌
　※製本

02509　萬寿果　第五巻第二号　I-6-7-①
　編集　上川豊
　楽生院慰安会（上川豊）
　S13年6月26日　A5　46頁　非売品
　機関誌
　※製本

02510　萬寿果　第五巻第三号　I-6-7-①
　編集　上川豊
　楽生院慰安会（上川豊）
　S13年12月18日　A5　60頁　非売品
　機関誌
　※製本

02511　萬寿果　第六巻第一号　I-6-7-①
　編集　上川豊
　楽生院慰安会（上川豊）
　S14年4月1日　A5　44頁　非売品
　機関誌
　※製本

02512　萬寿果　第六巻第二号　I-6-7-①
　編集　上川豊
　楽生院慰安会（上川豊）
　S14年6月22日　A5　57頁　非売品
　機関誌
　※製本

02513　萬寿果　第六巻第三号　I-6-7-①
　編集　上川豊
　楽生院慰安会（上川豊）
　S14年12月30日　A5　58頁　非売品
　機関誌
　※製本

02514　萬寿果　第七巻第四号　I-6-7-①
　編集　上川豊
　楽生院慰安会（上川豊）
　S16年1月14日　A5　81頁　非売品
　機関誌
　※製本

02515　萬寿果　第八巻第二号　I-6-7-①
　編集　上川豊
　楽生院慰安会（上川豊）
　S16年7月23日　A5　48頁　非売品
　機関誌
　※製本

02516　萬寿果　第三巻第三号*　I-6-7-②
　編集　上川豊
　楽生院慰安会（上川豊）
　1937年1月25日　A5　64頁
　機関誌
　※箱　◎

02517　萬寿果　第四巻第一号*　I-6-7-②
　編集　上川豊
　楽生院慰安会（上川豊）
　1937年3月28日　A5　52頁
　機関誌
　※箱　◎

02518　萬寿果　第四巻第二号*　I-6-7-②
　編集　上川豊
　楽生院慰安会（上川豊）
　1937年6月25日　A5　58頁
　機関誌
　※箱　◎

02519　萬寿果　第四巻第三号*　I-6-7-②
　編集　上川豊
　楽生院慰安会（上川豊）
　1937年9月18日　A5　70頁
　機関誌
　※箱　◎

02520　萬寿果　第四巻第四号*　I-6-7-②
　編集　上川豊
　楽生院慰安会（上川豊）
　1937年12月19日　A5　56頁　非売品
　機関誌
　※箱　◎

02521　萬寿果　第五巻第一号*　I-6-7-②
　編集　上川豊
　楽生院慰安会（上川豊）
　1938年2月28日　A5　76頁　非売品
　機関誌
　※箱　◎

02522　萬寿果　第五巻第二号*　I-6-7-②
　編集　上川豊
　楽生院慰安会（上川豊）
　1938年6月26日　A5　46頁　非売品
　機関誌
　※箱　◎

02523　萬寿果　第六巻第二号*　I-6-7-②
　編集　上川豊
　楽生院慰安会（上川豊）
　1939年6月26日　A5　57頁　非売品
　機関誌
　※箱　◎

02524　萬寿果　第六巻第三号*　I-6-7-②
　編集　上川豊
　楽生院慰安会（上川豊）
　1939年12月30日　A5　58頁　非売品
　機関誌
　※箱　◎

02525　萬寿果　第七巻第一号*　I-6-7-③
　編集　上川豊
　楽生院慰安会（上川豊）
　1940年2月11日　A5　50頁　非売品
　機関誌
　※箱　◎

02526　萬寿果　第七巻第三号*　I-6-7-③
　編集　上川豊
　楽生院慰安会（上川豊）
　1940年8月31日　A5　42頁　非売品
　機関誌
　※箱　◎

02527　萬寿果　第七巻第四号*　I-6-7-③
　編集　上川豊
　楽生院慰安会（上川豊）
　1941年1月14日　A5　81頁　非売品
　機関誌
　※箱　◎

02528　萬寿果　第八巻第一号*　I-6-7-③
　編集　上川豊
　楽生院慰安会（上川豊）
　1941年4月17日　A5　53頁　非売品
　機関誌
　※箱　◎

02529　萬寿果　第八巻第二号*　I-6-7-③
　編集　上川豊
　楽生院慰安会（上川豊）
　1941年7月23日　A5　48頁　非売品
　機関誌
　※箱　◎

02530　萬寿果　第八号第三巻*　I-6-7-③
　編集　上川豊
　楽生院慰安会（上川豊）
　1941年10月19日　A5　61頁　非売品
　機関誌
　※箱　◎

02531　良き人生　I-6-8-①
　井出隆
　2000年8月28日　A5　112頁
　※1994年8月15日　初版
　※本

02532　ライ史上の人々（第九回）コール神父と五人の修道女たち（14）　I-6-8-②
　森幹郎
　『楓』昭和33年4号
　昭和33年　A5　P31～33頁
　※『楓』コピー
　※ファイル

02533　ふるさとの風　I-6-8-③
　待労院　院長　板倉和子
　2000年1月18日　A5　39頁
　宗教
　※本

02534　北海道紀行　I-6-8-③
　宮下昭吾
　待労院
　1986年10月　A5　42頁
　紀行
　※本

02535　えびかづら　第一巻第一号　I-6-8-④
　編集　相愛会文化部
　待労院相愛会
　1951年3月25日　A5　54頁
　※コピー2部あり

　※ファイル

02536　待労院　I-6-8-⑤
　（社福）聖母会（風間まさ子）
　1998年10月21日　A4　35頁
　記録
　※本

02537　琵琶﨑待労院創立五十周年記念　I-6-8-⑥
　マリアの宣教者フランシスコ修道会
　B6　44頁
　記録
　※本

02538　Fiftieth Anniversary of the Biwasaki Leprosery in Japan　I-6-8-⑥
　FRANCISCAN MISSIONARIES OF MARY
　B6　32頁
　記録
　※〔英文〕
　※本

02539　島崎待労院・育児院・花園慈恵院　事業ノ概要　I-6-8-⑥
　フランシスケン会
　1935年3月25日　B6　12頁
　※本

02540　（私の昭和）ロザリオの珠につなぎて　I-6-8-⑥
　井出隆
　1989年11月28日　A5　54頁
　宗教
　※本

02541　回心の記（1）～（5）　I-7-1-①
　松村好之
　『愛生』昭和52年9月号～53年2月号
　昭和52年～53年　A5　31頁
　記録
　※『愛生』コピー
　※ファイル

02542　聖バルナバ医院・鈴蘭園関連記事　I-7-1-②
　※ファイル

02543　草津のかあさま・リー（32）　I-7-1-②
　『楓』昭和34年3号
　昭和34年　A5　3頁
　記録
　※『楓』コピー
　※ファイル

02544 聖バルナバ医院の解散と湯之澤らい部落の解消　I-7-1-②
『愛生』昭和30年12号
昭和30年
記録
※『愛生』コピー
※ファイル

02545 （社）明石叢生病院設立許可申請書　I-7-1-③
1927年5月5日　B5　5枚頁
※コピー
※ファイル

02546 患者状況調（昭和2年4月まで）　I-7-1-③
B4　3枚頁
※コピー
※ファイル

02547 （社）明石叢生病院定款　I-7-1-③
B4　9枚頁
※ファイル

02548 踏跡　I-7-2-①
神山復生病院
1979年6月15日　A5　81頁
記録
※『復生病院』90周年
※本

02549 清き岸辺に　I-7-2-②
編集代表　林富美子
御殿場十字の園（森本節夫）
1984年9月10日　B6　131頁　非売品
句文集
※本　2冊

02550 ライと涙とマリア様　I-7-2-③
小坂井澄
図書出版社（山下三郎）
1980年10月5日　B6　219頁　1,700円
※本

02551 黄瀬　第一号〜第八巻　I-7-2-④
復生病院内・落葉社／愛徳会
昭和27年〜34年5月15日　A5　非売品
機関誌
※製本

02552 黄瀬　第一号　I-7-2-⑤
編集　土屋進
復生病院内落葉社（坂田金一）
昭和27年　A5　34頁　非売品
機関誌
※ファイル

02553 黄瀬　第四巻　I-7-2-⑤
編集　桜井一二三・三島清
復生病院内落葉社（坂田金一）
1955年6月10日　A5　80頁　非売品
機関誌
※岩下壮一院長機関誌
※ファイル

02554 黄瀬　第五巻　I-7-2-⑤
編集　広田一夫・三島清・吉田勝
復生病院内愛徳会（高松勇）
1956年7月11日　A5　50頁　非売品
機関誌
※ファイル

02555 黄瀬　第六巻　I-7-2-⑤
編集　三島清・広田一夫
復生病院内愛徳会（広田一夫）
1957年9月1日　A5　48頁　非売品
機関誌
※ファイル

02556 黄瀬　第七巻　I-7-2-⑤
編集　藤島桂二・三島清
復生病院内愛徳会（三原悦次）
1958年5月1日　A5　48頁　非売品
機関誌
※ファイル　2冊

02557 救癩五十年苦闘史　I-7-2-⑥
岩下壮一
復生病院有志
昭和54年4月　A5　55頁　非売品
記録
※本　5冊

02558 救癩五十年苦闘史（続）　I-7-2-⑦
ジャン・アレクシス・シャンボン　岩下壮一　訳
藤楓協会
昭和34年5月　A5　25頁
※本

02559 人間の碑　井深八重への誘い　I-7-3-①
編著　「人間の碑」刊行会（代表　牧野登）
井深八重顕彰記念会
2003年2月25日（2刷）　A6　215頁　1,280円
記録
※本

02560 井深八重（プロフィール等）　I-7-3-②
下川喬志

B5　6頁
※『感謝の心を忘れずに』コピー
※ファイル

02561　ヒューマンインデックス「人間の碑」日本列島史跡探訪調査目録　I-7-3-②
歴史調査研究所　（代表　牧野登）
A4　20頁
※コピー
※ファイル

02562　〈手紙〉双見美智子様　I-7-3-②
牧野登
便箋　2枚頁
※ファイル

02563　特殊情報誌「ヒューマン・インデックス」創刊のご案内　I-7-3-②
A4　2枚頁
※ファイル

02564　〈ハガキ〉双見美智子様　I-7-3-②
牧野登
1枚頁
※ファイル

02565　〈書籍紹介〉『人間の碑』　I-7-3-②
2002年12月25日
※『ヴァイン』Vol.33
※ファイル

02566　井深八重『人間の碑』関係　I-7-3-②
（歴史調査研究所　牧野登）
封書　8通頁
※ファイル

02567　『ひとりしづか』原作者浅野寿恵子の家計略図　I-7-3-②
2003年6月17日
※ファイル

02568　愛蔵版『人間の碑』〈内容案内〉　I-7-3-②
井深八重顕彰記念会
平成14年　A6　8頁
※（リーフレット）
※ファイル

02569　『碑』通信　第1集　I-7-3-②
井深八重顕彰記念会
2003年2月25日　A6　16頁
※ファイル

02570　ひとりしづか　（『碑通信』第2集草稿）　I-7-3-②

井深八重顕彰記念会
A5　16頁
※ファイル

02571　日本のナイチンゲール井深八重　I-7-3-②
野村一秋
※心うたれるほんとうにあった話コピー
※ファイル

02572　〈書評〉『人間の碑』　I-7-3-②
※『キリスト新聞』『カトリック生活』
※ファイル

02573　渡辺はま子の足跡と収録曲　I-7-3-②
黒須敏
B5　1枚頁
※コピー
※ファイル

02574　神山復生病院百年の思い出　I-7-3-③
林富美子
日本キリスト教救癩協会
1989年6月1日　B5　P1〜3頁
※『JLM』第660号
※ファイル

02575　歴代院長の紹介　I-7-3-③
神山復生病院
B4　1枚頁
※ファイル

02576　復生病院70年の歩み　I-7-3-③
神山復生病院
昭和34年3月29日　B5　34頁
※ファイル

02577　神山復生病院（癩病院）　I-7-3-③
ドルワルド・レゼー
天主公教会
1928年12月5日　B6　20頁
※ファイル

02578　復生病院と身延深敬病院の創立因縁　I-7-3-③
綱脇龍妙
『愛生』昭和11年1号
昭和11年1月　A5　P20〜23頁
※『愛生』コピー
※ファイル

02579　ライ史上の人々〈第十回〉復生病院の神父さんたち（16）　I-7-3-③
森幹郎

168

『楓』昭和33年5号
昭和33年　A5　P15～17頁
※『楓』コピー
※ファイル

02580　IN REMEMBRANCE of Gnebiebe Dabis Olds　I-7-3-④
　　CHARLES BURNEL OLDS
　　JULY,1939　A5　55頁
　　※〔英文〕
　　※ファイル

02581　神山復生病院の100年　I-7-4-①
　　編集　百年史編集委員会
　　春秋社（神田明）
　　1989年5月16日　B5　247頁　5,000円
　　※本　2冊

02582　神山復生病院120年の歩み　I-7-4-②
　　(財)神山復生病院　復生記念館
　　2009年5月16日　A4　146頁
　　※本

02583　目と手を借りての旅　I-7-4-③
　　夏野三郎
　　平成元年12月20日　B6　215頁　2,000円
　　※本

02584　クリオン百年祭　I-7-5
　　編集　フィリピン・クリオン島を助ける愛の会「愛の樹」
　　グループ愛の会（愛川パウロ英雄）
　　2006年12月25日　A4　76頁
　　※本

02585　癩者の花園　I-7-6
　　海南基忠
　　改造社（山本三生）
　　昭和16年11月9日　B6　393頁　2円20銭
　　記録
　　※本

02586　ダミアン　ダミアン神父帰天百周年記念誌　I-7-7
　　イエズス・マリアの聖神会（山田宣明）
　　平成元年11月5日　A5　292頁
　　※本

02587　藤の花　J-1-1
　　編集　藤楓協会三重県支部
　　藤楓協会三重県支部
　　昭和33年9月1日　A5　156頁
　　総合文芸
　　※本　2冊

02588　楓の蔭　J-1-2
　　編集　藤楓協会
　　藤楓協会
　　昭和30年6月25日　B6　405頁　非売品
　　総合文芸
　　※本　3冊

02589　藤楓文芸　J-1-3
　　編者　藤楓協会
　　藤楓協会
　　昭和43年3月1日　B6　170頁　非売品
　　総合文芸
　　※本　2冊

02590　藤楓文芸　第2刊　J-1-4
　　編者　藤楓協会
　　藤楓協会
　　昭和45年3月20日　B6　161頁　非売品
　　総合文芸
　　※本　2冊

02591　藤楓文芸　第3刊　J-1-5
　　編者　藤楓協会
　　藤楓協会
　　昭和46年3月20日　B6　160頁　非売品
　　総合文芸
　　※本　2冊

02592　藤楓文芸　第4刊　J-1-6
　　編者　藤楓協会
　　藤楓協会
　　昭和47年3月15日　B6　169頁　非売品
　　総合文芸
　　※本　2冊

02593　藤楓文芸　第5刊　J-1-7
　　編者　藤楓協会
　　藤楓協会
　　昭和48年3月15日　B6　166頁　非売品
　　総合文芸
　　※本　2冊

02594　藤楓文芸　第6刊　J-1-8
　　編者　藤楓協会
　　藤楓協会
　　昭和49年3月20日　B6　210頁　非売品
　　総合文芸
　　※本　2冊

02595　藤楓文芸　第7刊　J-1-9
　　編者　藤楓協会
　　藤楓協会
　　昭和50年3月20日　B6　184頁　非売品

02596 **藤楓文芸　第8刊**　J-1-10
編者　藤楓協会
藤楓協会
昭和51年2月15日　B6　146頁　非売品
総合文芸
※本　2冊

02597 **藤楓文芸　第9刊**　J-1-11
編者　藤楓協会
藤楓協会
昭和52年1月31日　B6　172頁　非売品
総合文芸
※本　2冊

02598 **藤楓文芸　第10刊**　J-1-12
編者　藤楓協会
藤楓協会
昭和53年3月20日　B6　162頁　非売品
総合文芸
※本　2冊

02599 **藤楓文芸　第11刊**　J-1-13
編者　藤楓協会
藤楓協会
昭和54年2月20日　B6　172頁　非売品
総合文芸
※本　2冊

02600 **藤楓文芸　第12刊**　J-1-14
編者　藤楓協会
藤楓協会
昭和55年2月20日　B6　184頁　非売品
総合文芸
※本　2冊

02601 **藤楓文芸　第13刊**　J-1-15
編者　藤楓協会
藤楓協会
昭和56年1月20日　B6　216頁　非売品
総合文芸
※本　2冊

02602 **藤楓文芸　第14刊**　J-1-16
編者　藤楓協会
藤楓協会
昭和57年2月20日　B6　224頁　非売品
総合文芸

02603 **藤楓文芸　第15刊**　J-1-17
編者　藤楓協会
藤楓協会
昭和58年2月10日　B6　226頁　非売品
総合文芸
※本　2冊

02604 **藤楓文芸　第16刊**　J-1-18
編者　藤楓協会
藤楓協会
昭和59年1月30日　B6　209頁　非売品
総合文芸
※本　2冊

02605 **藤楓文芸　第17刊**　J-1-19
編者　藤楓協会
藤楓協会
昭和60年2月25日　B6　209頁　非売品
総合文芸
※本　2冊

02606 **藤楓文芸　第18刊**　J-1-20
編者　藤楓協会
藤楓協会
昭和61年2月25日　B6　199頁　非売品
総合文芸
※本　2冊

02607 **藤楓文芸　第19刊**　J-1-21
編者　藤楓協会
藤楓協会
昭和62年1月31日　B6　224頁　非売品
総合文芸
※本　2冊

02608 **藤楓文芸　第20刊**　J-1-22
編者　藤楓協会
藤楓協会
昭和63年6月25日　B6　185頁　非売品
総合文芸
※本　2冊

02609 **藤楓文芸　第21刊**　J-1-23
編者　藤楓協会
藤楓協会
平成元年9月20日　B6　171頁　非売品
総合文芸
※本　2冊

02610 **藤楓文芸　第22刊**　J-1-24
編者　藤楓協会
藤楓協会
平成3年3月20日　B6　187頁　非売品

総合文芸
※本　1冊

02611　**藤楓文芸　第23刊**　J-1-25
　編者　藤楓協会
　藤楓協会
　平成4年3月20日　B6　181頁　非売品
　総合文芸
　※本　2冊

02612　**藤楓文芸　第24刊**　J-2-1
　編者　藤楓協会
　藤楓協会
　平成5年3月30日　B6　193頁　非売品
　総合文芸
　※本　2冊

02613　**藤楓文芸　第25刊**　J-2-2
　編者　藤楓協会
　藤楓協会
　平成6年3月30日　B6　173頁　非売品
　総合文芸
　※本　2冊

02614　**藤楓文芸　第26刊**　J-2-3
　編者　藤楓協会
　藤楓協会
　平成7年3月30日　B6　251頁　非売品
　総合文芸
　※本

02615　**藤楓文芸　第27刊**　J-2-4
　編者　藤楓協会
　藤楓協会
　平成8年3月30日　B6　203頁　非売品
　総合文芸
　※本

02616　**藤楓文芸　第28刊**　J-2-5
　編者　藤楓協会
　藤楓協会
　平成9年3月30日　B6　233頁　非売品
　総合文芸
　※本

02617　**藤楓文芸　第29刊**　J-2-6
　編者　藤楓協会
　藤楓協会
　平成10年3月30日　B6　253頁　非売品
　総合文芸
　※本

02618　**藤楓文芸　第30刊**　J-2-7
　編者　藤楓協会
　藤楓協会
　平成11年3月30日　B6　263頁　非売品
　総合文芸
　※本　2冊

02619　**藤楓文芸　第31刊**　J-2-8
　編者　藤楓協会
　藤楓協会
　平成12年3月30日　B6　265頁　非売品
　総合文芸
　※本

02620　**藤楓文芸　第32刊**　J-2-9
　編者　藤楓協会
　藤楓協会
　平成13年3月30日　B6　245頁　非売品
　総合文芸
　※本

02621　**藤楓文芸　第33刊**　J-2-10
　編者　藤楓協会
　藤楓協会
　平成14年3月30日　B6　241頁　非売品
　総合文芸
　※本

02622　**藤楓文芸　第34刊**　J-2-11
　編者　藤楓協会
　藤楓協会
　平成15年3月30日　B6　251頁　非売品
　総合文芸
　※本

02623　**ふれあい文芸**　J-2-12
　編集　ふれあい福祉協会
　ふれあい福祉協会
　平成17年3月10日　B6　372頁　非売品
　総合文芸
　※本

02624　**ふれあい文芸③**　J-2-13
　編集　ふれあい福祉協会
　ふれあい福祉協会
　平成18年3月10日　B6　280頁　非売品
　総合文芸
　※本

02625　**ふれあい文芸⑥**　J-2-14
　編集　ふれあい福祉協会
　ふれあい福祉協会
　平成21年3月1日　B6　290頁　非売品

総合文芸
※本

02626 **ふれあい文芸** J-2-15
　編集　日本科学技術振興財団
　日本科学技術振興財団
　平成23年3月1日　B6　238頁　非売品
　総合文芸
　※本

02627 **ふれあい文芸** J-2-16
　編集　日本科学技術振興財団
　日本科学技術振興財団
　平成24年3月1日　B6　242頁　非売品
　総合文芸
　※本

02628 **ふれあい文芸** J-2-17
　編集　日本科学技術振興財団
　日本科学技術振興財団
　平成25年3月1日　B6　208頁　非売品
　総合文芸
　※本

02629 **ふれあい文芸〈平成26年版〉** J-2-19
　編集　日本科学技術振興財団
　日本科学技術振興財団
　平成26年3月1日　B6　302頁　非売品
　総合文芸
　※本

02630 **ふれあい文芸〈平成27年版〉** J-2-20
　編集　日本科学技術振興財団
　日本科学技術振興財団
　平成27年3月1日　B6　204頁　非売品
　総合文芸
　※本

02631 **ふれあい文芸〈平成28年版〉** J-2-21
　編集　日本科学技術振興財団
　日本科学技術振興財団
　平成28年3月1日　B6　156頁　非売品
　総合文芸
　※本

02632 **ふれあい文芸〈平成29年版〉** J-2-22
　編集　日本財団
　日本財団
　平成29年3月1日　B6　343頁　非売品
　総合文芸
　※本

02633 **ふれあい文芸〈平成31年版〉** J-2-23
　編集　日本財団
　日本財団
　平成31年3月1日　B6　243頁　非売品
　総合文芸
　※本

02634 **ふれあい文芸〈令和2年度〉** J-2-24
　編集　日本財団
　日本財団
　令和2年3月1日　B6　291頁　非売品
　総合文芸
　※本

02635 **ふれあい文芸〈令和4年版〉** J-2-25
　編集　笹川保健財団
　編集　笹川保健財団
　令和4年3月1日　A5　353頁　非売品
　総合文芸
　※本

02636 **藤楓だより　2** J-2-18
　藤楓協会
　昭和50年　B6　16頁
　記録
　※BOX①

02637 **藤楓だより** J-2-18
　藤楓協会
　昭和60年　B6　16頁
　記録
　※BOX②

02638 **藤楓だより** J-2-18
　藤楓協会
　昭和61年　B6　24頁
　記録
　※BOX③

02639 **藤楓だより** J-2-18
　藤楓協会
　昭和62年6月10日　B6　48頁
　記録
　※BOX④

02640 **藤楓だより** J-2-18
　藤楓協会
　昭和63年6月10日　B6　48頁
　記録
　※BOX⑤

02641 **藤楓だより** J-2-18
　藤楓協会

平成8年6月15日　B6　51頁
記録
※特集　らい予防法廃止法成立
※BOX ⑥

02642　藤楓だより　J-2-18
　藤楓協会
　平成10年6月15日　B6　52頁
　記録
　※BOX ⑦

02643　藤楓だより　J-2-18
　藤楓協会
　平成11年6月15日　B6　53頁
　記録
　※BOX ⑧

02644　藤楓だより　J-2-18
　藤楓協会
　平成12年6月15日　B6　48頁
　記録
　※BOX ⑨

02645　藤楓だより　J-2-18
　藤楓協会
　平成13年3月30日　B6　52頁
　記録
　※BOX ⑩

02646　藤楓だより　J-2-18
　藤楓協会
　平成14年3月30日　B6　56頁
　記録
　※BOX ⑪

02647　藤楓だより　J-2-18
　藤楓協会
　平成15年3月31日　B6　56頁
　記録
　※最終号
　※BOX ⑫

02648　あたらしい「らい」に就いて一度お読み下さい
J-2-18
　藤楓協会
　昭和35年　B6　52頁
　記録
　※BOX ⑬

02649　あたらしい「らい」に就いて一度お読み下さい
J-2-18
　藤楓協会
　昭和36年　B6　27頁
　記録
　※BOX ⑭

02650　らいを正しく理解するために　J-2-18
　編　厚生省公衆衛生局
　藤楓協会
　明治38年5月25日　B6　10枚頁
　記録
　※BOX ⑮

02651　ふれあい福祉だより　創刊号　J-2-18
　ふれあい福祉協会
　平成16年3月30日　A5　79頁　非売品
　記録
　※BOX ⑯

02652　ふれあい福祉だより　第2号　J-2-18
　ふれあい福祉協会
　平成17年5月20日　A5　99頁　非売品
　記録
　※BOX ⑰

02653　ふれあい福祉だより　第4号　J-2-18
　ふれあい福祉協会
　平成19年5月20日　A5　117頁　非売品
　記録
　※国立ハンセン病資料館（ふれあい福祉協会事務局）
　※BOX ⑱

02654　ふれあい福祉だより　第6号　J-2-18
　ふれあい福祉協会
　平成21年5月20日　A5　143頁　非売品
　記録
　※BOX ⑲

02655　ふれあい福祉だより　第10号　J-2-18
　ふれあい福祉協会
　平成25年5月27日　B6　124頁　非売品
　記録
　※BOX ⑳

02656　昭和45年度岡山県文学選奨作品集「岡山の文学」　J-3-1
　編集　岡山県教育庁文化課
　岡山県教育委員会
　昭和46年3月31日　B6　133頁
　総合文芸
　※本

02657　昭和46年度岡山県文学選奨作品集「岡山の文学」　J-3-2
　編集　岡山県教育庁文化課・編集委員会
　岡山県教育委員会

昭和47年3月31日　B6　139頁
総合文芸
※本　2冊

02658　昭和47年度岡山県文学選奨作品集「岡山の文学」　J-3-3
　　編集責任者　岡山県教育庁文化課編集委員会　大原利貞
　　岡山県芸術祭実行委員会
　　昭和48年2月28日　B6　125頁
　　総合文芸
　　※本　2冊

02659　昭和48年度岡山県文学選奨作品集「岡山の文学」　J-3-4
　　編集責任者　岡山県教育庁文化課編集委員会　岡田政敏
　　岡山県芸術祭実行委員会
　　昭和49年3月25日　B6　108頁
　　総合文芸
　　※本　3冊

02660　昭和49年度岡山県文学選奨作品集「岡山の文学」　J-3-5
　　編集責任者　岡山県教育庁文化課編集委員会　小林孝男
　　岡山県教育委員会
　　昭和50年3月31日　B6　147頁
　　総合文芸
　　※本　3冊

02661　昭和51年度岡山県文学選奨作品集「岡山の文学」　J-3-6
　　編集責任者　岡山県教育庁文化課編集委員会　小林孝男
　　岡山県教育委員会
　　昭和52年3月31日　B6　128頁
　　総合文芸
　　※本　3冊

02662　昭和53年度岡山県文学選奨作品集「岡山の文学」　J-3-7
　　岡山県芸術祭実行委員会　委員長　大熊立治
　　昭和54年3月31日　B6　166頁
　　総合文芸
　　※本　2冊

02663　昭和54年度岡山県文学選奨作品集「岡山の文学」　J-3-8
　　岡山県教育庁文化課編集委員会　近藤信司
　　昭和55年3月31日　B6　128頁
　　総合文芸
　　※本　4冊

02664　昭和55年度岡山県文学選奨作品集「岡山の文学」　J-3-9
　　岡山県芸術祭実行委員会　委員長　大熊立治
　　昭和56年3月31日　B6　148頁
　　総合文芸
　　※本　2冊

02665　昭和59年度岡山県文学選奨作品集「岡山の文学」　J-3-10
　　岡山県芸術祭実行委員会　委員長　大熊立治
　　昭和60年2月22日　B6　179頁
　　総合文芸
　　※本　2冊

02666　昭和60年度岡山県文学選奨作品集「岡山の文学」　J-3-11
　　岡山県教育庁文化課編集委員会　高橋誠記
　　昭和61年3月25日　B6　303頁
　　総合文芸
　　※本　4冊

02667　平成元年度岡山県文学選奨作品集「岡山の文学」　J-3-12
　　岡山県教育庁文化課岡山県芸術祭実行委員会
　　平成2年3月1日　B6　166頁
　　総合文芸
　　※本

02668　平成25年度岡山県文学選奨作品集「岡山の文学」　J-3-13
　　岡山県おかやま県民文化祭実行委員会
　　平成26年3月31日　A5　241頁
　　総合文芸
　　※本

02669　ハンセン病文学全集　第1巻　小説一　J-4-1
　　編集委員　大岡信／大谷藤郎／加賀乙彦／鶴見俊輔
　　皓星社（藤巻修一）
　　2002年9月17日　A5　478頁　4,800円
　　小説
　　※本　3冊

02670　ハンセン病文学全集　第2巻　小説二　J-4-2
　　編集委員　大岡信／大谷藤郎／加賀乙彦／鶴見俊輔
　　皓星社（藤巻修一）
　　2002年10月17日　A5　505頁　4,800円
　　小説
　　※本　3冊

02671　ハンセン病文学全集　第3巻　小説三　J-4-3
　　編集委員　大岡信／大谷藤郎／加賀乙彦／鶴見俊輔
　　皓星社（藤巻修一）
　　2002年11月15日　A5　444頁　4,800円

小説
※本　2冊

02672　ハンセン病文学全集　第4巻　記録・随筆　J-4-4
編集委員　大岡信／大谷藤郎／加賀乙彦／鶴見俊輔
皓星社（藤巻修一）
2003年3月17日　A5　786頁　4,800円
記録　随筆
※本　3冊

02673　ハンセン病文学全集　第5巻　評論　J-4-5
編集委員　大岡信／大谷藤郎／加賀乙彦／鶴見俊輔
皓星社（藤巻修一）
2010年6月30日　A5　782頁　4,800円
評論
※本

02674　ハンセン病文学全集　第6巻　詩一　J-4-6
編集委員　大岡信／大谷藤郎／加賀乙彦／鶴見俊輔
皓星社（藤巻修一）
2003年10月24日　A5　492頁　4,800円
詩
※本　3冊

02675　ハンセン病文学全集　第7巻　詩二　J-4-7
編集委員　大岡信／大谷藤郎／加賀乙彦／鶴見俊輔
皓星社（藤巻修一）
2004年2月15日　A5　580頁　4,800円
詩
※本　3冊

02676　ハンセン病文学全集　第8巻　短歌　J-4-8
編集委員　大岡信／大谷藤郎／加賀乙彦／鶴見俊輔
皓星社（藤巻修一）
2006年8月25日　A5　656頁　4,800円
短歌
※本　2冊

02677　ハンセン病文学全集　第9巻　俳句・川柳　J-4-9
編集委員　大岡信／大谷藤郎／加賀乙彦／鶴見俊輔
皓星社（藤巻修一）
2010年7月20日　A5　513頁　4,800円
俳句　川柳
※本

02678　ハンセン病文学全集　第10巻　児童作品　J-4-10
編集委員　大岡信／大谷藤郎／加賀乙彦／鶴見俊輔
皓星社（藤巻修一）
2003年6月30日　A5　460頁　4,800円
作文

※本　3冊

02679　ハンセン病文学全集（書評・関連資料）　J-4-11
※ファイル

02680　ハンセン病文学全集関係資料　J-4-12
※ファイル

02681　岡部伊都子集　1　J-5-1
岡部伊都子
岩波書店
1996年4月8日　B6　318頁　3,000円
随筆
※本

02682　流れのほとりに　J-5-2
野村伊都子
聖燈社（仲紳彦）
1979年9月25日　B6　216頁　950円
随筆
※本　2冊

02683　随筆　鶏肋集　J-5-3
山本遺太郎
1977年3月25日　B6　71頁
随筆
※本

02684　鶏肋集　追而　J-5-4
山本遺太郎
1978年4月15日　B6　132頁
随筆
※本

02685　鶏肋集　三唱　J-5-5
山本遺太郎
1982年1月3日　B6　136頁
随筆
※本

02686　当直婦長さん奮戦記　J-5-6
鈴木敦子　鈴木修次
1994年5月30日　B6　231頁　1,300円
記録
※本

02687　千の風になって　ちひろの空　J-5-7
新井満／いわさきちひろ
講談社（野間佐和子）
2006年9月22日　B6　61頁　1,000円
絵本
※本

02688　生命の火　命を桜に託した潤崎町内の人々　J-5-8
　編者　潤崎植樹実行委員会
　向陽舎（岩下均）
　2006年3月22日　B6　153頁　1,050円
　記録
　※本

02689　元禄赤穂武士の秘密古文書　内侍所　J-5-9
　編者　赤堀政宣
　広陽本社（清友武一）
　昭和57年8月20日　A5　157頁　3,000円
　学術
　※本

02690　近現代日本ハンセン病問題資料集成（戦前編）第1巻　1876〜1917年　J-7-1
　不二出版（船橋治）
　2002年6月10日　A4　438頁
　揃いで100,000円
　記録
　※本

02691　近現代日本ハンセン病問題資料集成（戦前編）第2巻　1918〜1931年　J-7-2
　不二出版（船橋治）
　2002年6月10日　A4　394頁
　揃いで100,000円
　記録
　※本

02692　近現代日本ハンセン病問題資料集成（戦前編）第3巻　1931〜1924年　J-7-3
　不二出版（船橋治）
　2002年6月10日　A4　414頁
　揃いで100,000円
　記録
　※本

02693　近現代日本ハンセン病問題資料集成（戦前編）第4巻　1935年　J-7-4
　不二出版（船橋治）
　2002年6月10日　A4　332頁
　揃いで100,000円
　記録
　※本

02694　近現代日本ハンセン病問題資料集成（戦前編）第5巻　1936〜1937年　J-7-5
　不二出版（船橋治）
　2002年12月10日　A4　413頁
　揃いで90,000円
　記録
　※本

02695　近現代日本ハンセン病問題資料集成（戦前編）第6巻　1937〜1938年　J-7-6
　不二出版（船橋治）
　2002年12月10日　A4　386頁
　揃いで90,000円
　記録
　※本

02696　近現代日本ハンセン病問題資料集成（戦前編）第7巻　1939〜1944年　J-7-7
　不二出版（船橋治）
　2002年12月10日　A4　343頁
　揃いで90,000円
　記録
　※本

02697　近現代日本ハンセン病問題資料集成（戦前編）第8巻　1899〜1940年　J-7-8
　不二出版（船橋治）
　2002年12月10日　B5　246頁
　揃いで90,000円
　記録
　※本

02698　近現代日本ハンセン病問題資料集成（戦後編）第1巻　J-7-9
　不二出版（船橋治）
　2003年7月30日　A4　349頁
　揃いで75,000円
　記録
　※本

02699　近現代日本ハンセン病問題資料集成（戦後編）第2巻　J-7-10
　不二出版（船橋治）
　2003年7月30日　A4　380頁
　揃いで75,000円
　記録
　※本

02700　近現代日本ハンセン病問題資料集成（戦後編）第3巻　J-7-11
　不二出版（船橋治）
　2003年7月30日　A4　422頁
　揃いで75,000円
　記録
　※本

02701　近現代日本ハンセン病問題資料集成（戦後編）第4巻　J-7-12
　不二出版（船橋治）

2003年10月30日　A4　375頁
揃いで 75,000円
記録
※本

02702　近現代日本ハンセン病問題資料集成（戦後編）第5巻　J-7-13
不二出版（船橋治）
2003年10月30日　A4　321頁
揃いで 75,000円
記録
※本

02703　近現代日本ハンセン病問題資料集成（戦後編）第6巻　J-7-14
不二出版（船橋治）
2003年10月30日　A4　390頁
揃いで 75,000円
記録
※本

02704　近現代日本ハンセン病問題資料集成（戦後編）第7巻　J-7-15
不二出版（船橋治）
2004年1月30日　A4　461頁
（7～10巻で）90,000円
記録
※巻8,9,10　欠
※本

02705　近現代日本ハンセン病問題資料集成　補巻7　J-7-16
不二出版（船橋治）
2005年12月20日　A4　548頁
（補巻6～9巻で）100,000円
記録
※補巻6,8,9　欠
※本

02706　近現代日本ハンセン病問題資料集成　補巻9　J-7-17
不二出版（船橋治）
2005年12月20日　A4　275頁
（補巻6～9巻で）100,000円
記録
※本

02707　近現代日本ハンセン病問題資料集成　補巻10　J-7-18
不二出版（船橋治）
2006年11月25日　A4　339頁
（補巻10～12で）75,000円
記録

※補巻11　欠
※本

02708　近現代日本ハンセン病問題資料集成　補巻12　J-7-19
不二出版（船橋治）
2006年11月25日　A4　315頁
（補巻10～12で）75,000円
※本

02709　近現代日本ハンセン病問題資料集成　補巻16　J-7-20
不二出版（船橋治）
2009年5月25日　A4　384頁
揃いで 80,000円
※第5回配本　補巻13,14,15　欠
※本

02710　近現代日本ハンセン病問題資料集成　補巻17　J-7-21
不二出版（船橋治）
2009年5月25日　A4　391頁
揃いで 80,000円
記録
※本

02711　近現代日本ハンセン病問題資料集成　補巻18　J-7-22
不二出版（船橋治）
2009年5月25日　A4　425頁
揃いで 80,000円
記録
※本

02712　近現代日本ハンセン病問題資料集成　補巻19　J-7-23
不二出版（船橋治）
2009年5月25日　A4　486頁
揃いで 80,000円
※本

02713　不二出版総合図書目録　2001年　J-7-24
不二出版
A5　168頁
記録
※ファイル

02714　【手紙】双見美智子宛　J-7-24
山本有紀乃
B5　2枚頁
※ファイル

02715　企画書　J-7-24
　　B5　10枚頁
　　※ファイル

02716　【リーフレット】近現代日本ハンセン病問題資料集成補巻10〜15　J-7-24
　　A4　8頁
　　※ファイル

02717　近現代日本ハンセン病問題資料集成　戦前編戦後編　解説・総目次　J-7-25
　　不二出版（船橋治）
　　2004年1月30日　A5　191頁
　　記録
　　※本

02718　近現代日本ハンセン病問題資料集成　補巻1〜15　解説・総目次　J-7-26
　　不二出版（船橋治）
　　2007年5月25日　A5　217頁
　　記録
　　※本

02719　「日本 MTL」近現代日本ハンセン病問題資料集成　補巻16〜19　解説・総目次　J-7-27
　　不二出版（船橋治）
　　2009年5月25日　A5　131+26頁
　　記録
　　※本

02720　甲田の裾　昭和6年7月号　K-1-1
　　昭和6年7月10日　A5　42頁
　　機関誌
　　※製本

02721　甲田の裾　昭和6年8月号　K-1-1
　　編集　菊地治助
　　北部保養院内甲田の裾社（菊地治助）
　　昭和6年8月10日　A5　37頁
　　機関誌
　　※製本

02722　甲田の裾　昭和6年9月号　K-1-1
　　昭和6年9月10日　A5　38頁
　　機関誌
　　※製本

02723　甲田の裾　昭和6年10月号　K-1-1
　　昭和6年10月10日　A5　36頁
　　機関誌
　　※製本

02724　甲田の裾　記念号　K-1-1
　　編集　菊地治助
　　北部保養院内甲田の裾社（菊地治助）
　　昭和6年11月10日　A5　106頁
　　機関誌
　　※製本

02725　甲田の裾　昭和6年12月号　K-1-1
　　編集　菊地治助
　　北部保養院内甲田の裾社（菊地治助）
　　昭和6年12月10日　A5　46頁
　　機関誌
　　※製本

02726　甲田の裾　昭和7年1月号　K-1-1
　　編集　菊地治助
　　北部保養院内甲田の裾社（菊地治助）
　　昭和7年1月10日　A5　50頁
　　機関誌
　　※製本

02727　甲田の裾　昭和7年2月号　K-1-1
　　昭和7年2月10日　A5　48頁
　　機関誌
　　※製本

02728　甲田の裾　昭和7年3月号　K-1-1
　　昭和7年3月10日　A5　66頁
　　機関誌
　　※製本

02729　甲田の裾　昭和7年4月号　K-1-1
　　編集　稲田輿次郎
　　北部保養院内甲田の裾社（稲田輿次郎）
　　昭和7年4月10日　A5　43頁
　　機関誌
　　※製本

02730　甲田の裾　昭和7年5月号　K-1-1
　　昭和7年5月10日　A5　38頁
　　機関誌
　　※製本

02731　甲田の裾　昭和7年6月号　K-1-1
　　昭和7年6月10日　A5　45頁
　　機関誌
　　※製本

02732　甲田の裾　昭和7年7月号　K-1-1
　　編集　稲田輿次郎
　　北部保養院内甲田の裾社（稲田輿次郎）
　　昭和7年7月10日　A5　29頁
　　機関誌

※製本

02733　甲田の裾　昭和7年8月号　K-1-1
昭和7年8月10日　A5　34頁
機関誌
※製本

02734　甲田の裾　昭和7年9月号　K-1-1
編集　稲田與次郎
北部保養院内甲田の裾社（稲田與次郎）
昭和7年9月10日　A5　43頁
機関誌
※製本

02735　甲田の裾　昭和7年10月号　K-1-1
編集　稲田與次郎
北部保養院内甲田の裾社（稲田與次郎）
昭和7年10月10日　A5　43頁
機関誌
※製本

02736　甲田の裾　記念号（御下賜金拝受第二回記念）　K-1-1
昭和7年11月10日　A5　132頁
機関誌
※製本

02737　甲田の裾　昭和7年12月号　K-1-1
編集　稲田與次郎
北部保養院内甲田の裾社（稲田與次郎）
昭和7年12月10日　A5　69頁
機関誌
※製本

02738　甲田の裾　昭和8年新年号　K-1-2
編集　稲田與次郎
北部保養院内甲田の裾社（稲田與次郎）
昭和8年1月10日　A5　71頁
機関誌
※製本

02739　甲田の裾　昭和8年2月号　K-1-2
編集　稲田與次郎
北部保養院内甲田の裾社（稲田與次郎）
昭和8年2月10日　A5　53頁
機関誌
※製本

02740　甲田の裾　昭和8年3月号　K-1-2
昭和8年3月10日　A5　44頁
機関誌
※製本

02741　甲田の裾　昭和8年4月号　K-1-2
A5　50頁
機関誌
※製本

02742　甲田の裾　昭和8年5月号　K-1-2
A5　44頁
機関誌
※製本

02743　甲田の裾　昭和8年6月号　K-1-2
A5　38頁
機関誌
※製本

02744　甲田の裾　昭和8年7月号　K-1-2
編集　稲田與次郎
北部保養院内甲田の裾社（稲田與次郎）
昭和8年7月10日　A5　51頁
機関誌
※製本

02745　甲田の裾　昭和8年8月号　K-1-2
編集　稲田與次郎
北部保養院内甲田の裾社（稲田與次郎）
昭和8年8月10日　A5　47頁
機関誌
※製本

02746　甲田の裾　昭和8年9月号　K-1-2
A5　42頁
機関誌
※製本

02747　甲田の裾　昭和8年10月号　K-1-2
A5　26頁
機関誌
※製本

02748　甲田の裾　御下賜金拝受第三回記念号　K-1-2
A5　84頁
機関誌
※製本

02749　甲田の裾　昭和8年12月号　K-1-2
編集　稲田與次郎
北部保養院内甲田の裾社（稲田與次郎）
昭和8年12月10日　A5　60頁
機関誌
※製本

02750　甲田の裾　昭和9年新年号　K-1-3
昭和9年1月10日　A5　40頁

機関誌
※製本

02751　甲田の裾　昭和9年2月号　K-1-3
　編集　稲田與次郎
　北部保養院内甲田の裾社（稲田與次郎）
　昭和9年2月10日　A5　23頁
　機関誌
　※製本

02752　甲田の裾　昭和9年3月号　K-1-3
　編集　稲田與次郎
　北部保養院内甲田の裾社（稲田與次郎）
　昭和9年3月10日　A5　35頁
　機関誌
　※製本

02753　甲田の裾　昭和9年4月号　K-1-3
　編集　稲田與次郎
　北部保養院内甲田の裾社（稲田與次郎）
　昭和9年4月10日　A5　38頁
　機関誌
　※製本

02754　甲田の裾　昭和9年5月号　K-1-3
　A5　60頁
　機関誌
　※製本

02755　伝染の経路　K-1-3
　甲田之裾社
　B6　15頁
　機関誌
　※製本

02756　甲田の裾　昭和9年6月号　K-1-3
　編集　斉藤力太郎
　北部保養院内甲田の裾社（斉藤力太郎）
　昭和9年6月10日　A5　47頁
　機関誌
　※製本

02757　甲田の裾　昭和9年7月号　K-1-3
　編集　斉藤力太郎
　北部保養院内甲田の裾社（斉藤力太郎）
　昭和9年7月10日　A5　60頁
　機関誌
　※製本

02758　甲田の裾　昭和9年8月号　K-1-3
　編集　斉藤力太郎
　北部保養院内甲田の裾社（斉藤力太郎）
　昭和9年8月10日　A5　58頁

機関誌
※製本

02759　甲田の裾　昭和9年9月号　K-1-3
　昭和9年9月10日　A5　74頁
　機関誌
　※製本

02760　甲田の裾　昭和9年10月号　K-1-3
　昭和9年10月10日　A5　56頁
　機関誌
　※製本

02761　甲田の裾　御下賜金拝受第四回記念号　K-1-3
　編集　斉藤力太郎
　北部保養院内甲田の裾社（斉藤力太郎）
　昭和9年11月10日　A5　118頁
　機関誌
　※製本

02762　甲田の裾　昭和9年12月号　K-1-3
　編集　斉藤力太郎
　北部保養院内甲田の裾社（斉藤力太郎）
　昭和9年12月10日　A5　81頁
　機関誌
　※製本

02763　甲田の裾　昭和10年新年号　K-1-4
　編集　斉藤力太郎
　北部保養院内甲田の裾社（斉藤力太郎）
　昭和10年1月10日　A5　73頁
　機関誌
　※製本

02764　甲田の裾　昭和10年2月号　K-1-4
　編集　斉藤力太郎
　北部保養院内甲田の裾社（斉藤力太郎）
　昭和10年2月10日　A5　56頁
　機関誌
　※製本

02765　甲田の裾　昭和10年3月号　K-1-4
　編集　斉藤力太郎
　北部保養院内甲田の裾社（斉藤力太郎）
　昭和10年3月10日　A5　82頁
　機関誌
　※製本

02766　甲田の裾　昭和10年4月号　K-1-4
　編集　斉藤力太郎
　北部保養院内甲田の裾社（斉藤力太郎）
　昭和10年4月10日　A5　62頁
　機関誌

※製本

02767　甲田の裾　昭和10年5月号　K-1-4
　昭和10年5月10日　A5　60頁
　機関誌
　※製本

02768　甲田の裾　昭和10年6月号　K-1-4
　昭和10年6月10日　A5　64頁
　機関誌
　※製本

02769　甲田の裾　昭和10年7月号　K-1-4
　昭和10年7月10日　A5　64頁
　機関誌
　※製本

02770　甲田の裾　昭和10年8月号　K-1-4
　昭和10年8月10日　A5　68頁
　機関誌
　※製本

02771　甲田の裾　昭和10年9月号　K-1-4
　編集　中條資俊
　北部保養院内甲田の裾社（中條資俊）
　昭和10年9月10日　A5　74頁
　機関誌
　※製本

02772　甲田の裾　昭和10年10月号　K-1-4
　編集　中條資俊
　北部保養院内甲田の裾社（中條資俊）
　昭和10年10月10日　A5　68頁
　機関誌
　※製本

02773　甲田の裾　御下賜金拝受第五回記念号　K-1-4
　編集　中條資俊
　北部保養院内甲田の裾社（中條資俊）
　昭和10年11月10日　A5　140頁
　機関誌
　※製本

02774　甲田の裾　昭和10年12月号　K-1-4
　編集　中條資俊
　北部保養院内甲田の裾社（中條資俊）
　昭和10年12月10日　A5　64頁
　機関誌
　※製本

02775　甲田の裾　昭和11年新年号　K-1-5
　編集　中條資俊
　北部保養院内甲田の裾社（中條資俊）
　昭和11年1月10日　A5　62頁
　機関誌
　※製本

02776　甲田の裾　昭和11年2月号　K-1-5
　編集　中條資俊
　北部保養院内甲田の裾社（中條資俊）
　昭和11年2月10日　A5　75頁
　機関誌
　※製本

02777　甲田の裾　昭和11年3月号　K-1-5
　昭和11年3月10日　A5　60頁
　機関誌
　※製本

02778　甲田の裾　昭和11年4月号　K-1-5
　編集　中條資俊
　北部保養院内甲田の裾社（中條資俊）
　昭和11年4月10日　A5　81頁
　機関誌
　※製本

02779　甲田の裾　昭和11年5月号　K-1-5
　編集　中條資俊
　北部保養院内甲田の裾社（中條資俊）
　昭和11年5月10日　A5　60頁
　機関誌
　※製本

02780　甲田の裾　昭和11年6月号　K-1-5
　編集　中條資俊
　北部保養院内甲田の裾社（中條資俊）
　昭和11年6月10日　A5　93頁
　機関誌
　※製本

02781　甲田の裾　昭和11年7月号　K-1-5
　編集　中條資俊
　北部保養院内甲田の裾社（中條資俊）
　昭和11年7月10日　A5　71頁
　機関誌
　※製本

02782　甲田の裾　昭和11年8月号　K-1-5
　昭和11年8月10日　A5　68頁
　機関誌
　※製本

02783　甲田の裾　昭和11年9月号　K-1-5
　編集　中條資俊
　北部保養院内甲田の裾社（中條資俊）

昭和11年9月10日　A5　67頁
機関誌
※製本

02784　甲田の裾　昭和11年10月号　K-1-5
昭和11年10月10日　A5　60頁
機関誌
※製本

02785　甲田の裾　御下賜金拝受第六回記念号　K-1-5
編集　中條資俊
北部保養院内甲田の裾社（中條資俊）
昭和11年11月10日　A5　92頁
機関誌
※製本

02786　甲田の裾　昭和11年12月号　K-1-5
編集　中條資俊
北部保養院内甲田の裾社（中條資俊）
昭和11年12月10日　A5　78頁
機関誌
※製本

02787　甲田の裾　昭和12年1月号　K-1-6
編集　中條資俊
北部保養院内甲田の裾社（中條資俊）
昭和12年1月10日　A5　56頁
機関誌
※製本

02788　甲田の裾　昭和12年2月号　K-1-6
編集　中條資俊
北部保養院内甲田の裾社（中條資俊）
昭和12年2月10日　A5　58頁
機関誌
※製本

02789　甲田の裾　昭和12年3月号　K-1-6
編集　中條資俊
北部保養院内甲田の裾社（中條資俊）
昭和12年3月10日　A5　67頁
機関誌
※製本

02790　甲田の裾　昭和12年4月号　K-1-6
編集　中條資俊
北部保養院内甲田の裾社（中條資俊）
昭和12年4月10日　A5　62頁
機関誌
※製本

02791　甲田の裾　昭和12年5月号　K-1-6
編集　中條資俊
北部保養院内甲田の裾社（中條資俊）
昭和12年5月10日　A5　70頁
機関誌
※製本

02792　甲田の裾　昭和12年6月号　K-1-6
編集　中條資俊
北部保養院内甲田の裾社（中條資俊）
昭和12年6月10日　A5　74頁
機関誌
※製本

02793　甲田の裾　昭和12年7月号　K-1-6
編集　中條資俊
北部保養院内甲田の裾社（中條資俊）
昭和12年7月10日　A5　76頁
機関誌
※製本

02794　甲田の裾　昭和12年8月号　K-1-6
編集　中條資俊
北部保養院内甲田の裾社（中條資俊）
昭和12年8月10日　A5　54頁
機関誌
※製本

02795　甲田の裾　昭和12年9月号　K-1-6
編集　中條資俊
北部保養院内甲田の裾社（中條資俊）
昭和12年9月10日　A5　66頁
機関誌
※製本

02796　甲田の裾　昭和12年10月号　K-1-6
編集　中條資俊
北部保養院内甲田の裾社（中條資俊）
昭和12年10月10日　A5　66頁
機関誌
※製本

02797　甲田の裾　御下賜金拝受第七回記念号　K-1-6
編集　中條資俊
北部保養院内甲田の裾社（中條資俊）
昭和12年11月10日　A5　104頁
機関誌
※製本

02798　甲田の裾　昭和12年12月号　K-1-6
編集　中條資俊
北部保養院内甲田の裾社（中條資俊）
昭和12年12月10日　A5　64頁

機関誌
※製本

02799　甲田の裾　昭和13年1月号　K-1-7
　編集　中條資俊
　北部保養院内甲田の裾社（中條資俊）
　昭和13年1月10日　A5　75頁
　機関誌
　※製本

02800　甲田の裾　昭和13年2月号　K-1-7
　編集　中條資俊
　北部保養院内甲田の裾社（中條資俊）
　昭和13年2月10日　A5　60頁
　機関誌
　※製本

02801　甲田の裾　昭和13年3月号　K-1-7
　編集　中條資俊
　北部保養院内甲田の裾社（中條資俊）
　昭和13年3月10日　A5　84頁
　機関誌
　※製本

02802　甲田の裾　昭和13年4月号　K-1-7
　編集　中條資俊
　北部保養院内甲田の裾社（中條資俊）
　昭和13年4月10日　A5　63頁
　機関誌
　※製本

02803　甲田の裾　昭和13年5月号　K-1-7
　編集　中條資俊
　北部保養院内甲田の裾社（中條資俊）
　昭和13年5月10日　A5　62頁
　機関誌
　※製本

02804　甲田の裾　昭和13年6月号　K-1-7
　編集　中條資俊
　北部保養院内甲田の裾社（中條資俊）
　昭和13年6月10日　A5　81頁
　機関誌
　※製本

02805　甲田の裾　昭和13年7月号　K-1-7
　編集　中條資俊
　北部保養院内甲田の裾社（中條資俊）
　昭和13年7月10日　A5　63頁
　機関誌
　※製本

02806　甲田の裾　昭和13年8月号　K-1-7
　編集　中條資俊
　北部保養院内甲田の裾社（中條資俊）
　昭和13年8月10日　A5　63頁
　機関誌
　※製本

02807　甲田の裾　昭和13年9月号　K-1-7
　編集　中條資俊
　北部保養院内甲田の裾社（中條資俊）
　昭和13年9月10日　A5　79頁
　機関誌
　※製本

02808　甲田の裾　昭和13年10月号　K-1-7
　編集　中條資俊
　北部保養院内甲田の裾社（中條資俊）
　昭和13年10月10日　A5　56頁
　機関誌
　※製本

02809　甲田の裾　第八回御下賜金拝受記念号　K-1-7
　編集　中條資俊
　北部保養院内甲田の裾社（中條資俊）
　昭和13年11月10日　A5　117頁
　機関誌
　※製本

02810　甲田の裾　昭和13年12月号　K-1-7
　編集　中條資俊
　北部保養院内甲田の裾社（中條資俊）
　昭和13年12月10日　A5　54頁
　機関誌
　※製本

02811　甲田の裾　昭和14年1月号　K-1-8
　編集　中條資俊
　北部保養院内甲田の裾社（中條資俊）
　昭和14年1月10日　A5　67頁
　機関誌
　※製本

02812　甲田の裾　昭和14年2月号　K-1-8
　編集　中條資俊
　北部保養院内甲田の裾社（中條資俊）
　昭和14年2月10日　A5　57頁
　機関誌
　※製本

02813　甲田の裾　昭和14年3月号　K-1-8
　編集　中條資俊
　北部保養院内甲田の裾社（中條資俊）

昭和14年3月10日　A5　55頁
機関誌
※製本

02814　甲田の裾　昭和14年4月号　K-1-8
　編集　中條資俊
　北部保養院内甲田の裾社（中條資俊）
　昭和14年4月10日　A5　65頁
　機関誌
　※製本

02815　甲田の裾　昭和14年5月号　K-1-8
　編集　中條資俊
　北部保養院内甲田の裾社（中條資俊）
　昭和14年5月10日　A5　77頁
　機関誌
　※製本

02816　甲田の裾　昭和14年6月号　K-1-8
　編集　中條資俊
　北部保養院内甲田の裾社（中條資俊）
　昭和14年6月10日　A5　71頁
　機関誌
　※製本

02817　甲田の裾　昭和14年7月号　K-1-8
　編集　中條資俊
　北部保養院内甲田の裾社（中條資俊）
　昭和14年7月10日　A5　56頁
　機関誌
　※製本

02818　甲田の裾　昭和14年8月号　K-1-8
　編集　中條資俊
　北部保養院内甲田の裾社（中條資俊）
　昭和14年8月10日　A5　83頁
　機関誌
　※製本

02819　甲田の裾　昭和14年9月号　K-1-8
　編集　中條資俊
　北部保養院内甲田の裾社（中條資俊）
　昭和14年9月10日　A5　70頁
　機関誌
　※製本

02820　甲田の裾　昭和14年10月号　K-1-8
　編集　中條資俊
　北部保養院内甲田の裾社（中條資俊）
　昭和14年10月10日　A5　76頁
　機関誌
　※製本

02821　甲田の裾　第九回御下賜金拝受記念　11月号　K-1-8
　編集　中條資俊
　北部保養院内甲田の裾社（中條資俊）
　昭和14年11月10日　A5　111頁
　機関誌
　※製本

02822　甲田の裾　昭和14年12月号　K-1-8
　編集　中條資俊
　北部保養院内甲田の裾社（中條資俊）
　昭和14年12月10日　A5　44頁
　機関誌
　※製本

02823　甲田の裾　昭和15年1月号　K-1-9
　編集　中條資俊
　北部保養院内甲田の裾社（中條資俊）
　昭和15年1月10日　A5　56頁
　機関誌
　※製本

02824　甲田の裾　昭和15年2月号　K-1-9
　編集　中條資俊
　北部保養院内甲田の裾社（中條資俊）
　昭和15年2月10日　A5　55頁
　機関誌
　※製本

02825　甲田の裾　昭和15年3月号　K-1-9
　編集　中條資俊
　北部保養院内甲田の裾社（中條資俊）
　昭和15年3月10日　A5　46頁
　機関誌
　※製本

02826　甲田の裾　昭和15年4月号　K-1-9
　編集　中條資俊
　北部保養院内甲田の裾社（中條資俊）
　昭和15年4月10日　A5　53頁
　機関誌
　※製本

02827　甲田の裾　昭和15年5月号　K-1-9
　編集　中條資俊
　北部保養院内甲田の裾社（中條資俊）
　昭和15年5月10日　A5　50頁
　機関誌
　※製本

02828　甲田の裾　昭和15年6月号　K-1-9
　編集　中條資俊
　北部保養院内甲田の裾社（中條資俊）
　昭和15年6月10日　A5　68頁

機関誌
※製本

02829　甲田の裾　昭和15年7月号　K-1-9
　編集　中條資俊
　北部保養院内甲田の裾社（中條資俊）
　昭和15年7月10日　A5　64頁
　機関誌
　※製本

02830　甲田の裾　昭和15年8月号　K-1-9
　編集　中條資俊
　北部保養院内甲田の裾社（中條資俊）
　昭和15年8月10日　A5　54頁
　機関誌
　※製本

02831　甲田の裾　昭和15年9月号　K-1-9
　編集　中條資俊
　北部保養院内甲田の裾社（中條資俊）
　昭和15年9月10日　A5　52頁
　機関誌
　※製本

02832　甲田の裾　昭和15年10月号　K-1-9
　編集　中條資俊
　北部保養院内甲田の裾社（中條資俊）
　昭和15年10月10日　A5　55頁
　機関誌
　※製本

02833　甲田の裾　御恵拾周年記念号　K-1-9
　編集　中條資俊
　北部保養院内甲田の裾社（中條資俊）
　昭和15年11月10日　A5　87頁
　機関誌
　※製本

02834　甲田の裾　浮雲集発刊記念特集号　K-1-9
　編集　中條資俊
　北部保養院内甲田の裾社（中條資俊）
　昭和15年12月10日　A5　81頁
　機関誌
　※製本

02835　甲田の裾　昭和16年1月号　K-1-10
　編集　中條資俊
　北部保養院内甲田の裾社（中條資俊）
　昭和16年1月10日　A5　35頁
　機関誌
　※製本

02836　甲田の裾　昭和16年2月号　K-1-10
　編集　中條資俊
　北部保養院内甲田の裾社（中條資俊）
　昭和16年2月10日　A5　28頁
　機関誌
　※製本

02837　甲田の裾　昭和16年3月号　K-1-10
　編集　中條資俊
　北部保養院内甲田の裾社（中條資俊）
　昭和16年3月10日　A5　27頁
　機関誌
　※製本

02838　甲田の裾　昭和16年4月号　K-1-10
　編集　中條資俊
　北部保養院内甲田の裾社（中條資俊）
　昭和16年4月10日　A5　27頁
　機関誌
　※製本

02839　甲田の裾　昭和16年5月号　K-1-10
　編集　中條資俊
　北部保養院内甲田の裾社（中條資俊）
　昭和16年5月10日　A5　29頁
　機関誌
　※製本

02840　甲田の裾　昭和16年6月号　K-1-10
　編集　中條資俊
　北部保養院内甲田の裾社（中條資俊）
　昭和16年6月10日　A5　35頁
　機関誌
　※製本

02841　甲田の裾　昭和16年7月号　国立移管記念号
　K-1-10
　編集　中條資俊
　松丘保養園内甲田の裾社（中條資俊）
　昭和16年7月10日　A5　46頁
　機関誌
　※製本

02842　甲田の裾　昭和16年8月号　K-1-10
　編集　中條資俊
　松丘保養園内甲田の裾社（中條資俊）
　昭和16年8月10日　A5　50頁
　機関誌
　※製本

02843　甲田の裾　昭和16年9月号　K-1-10
　編集　中條資俊
　松丘保養園内甲田の裾社（中條資俊）

昭和16年9月10日　A5　31頁
機関誌
※製本

02844　甲田の裾　昭和16年10月号　K-1-10
　編集　中條資俊
　松丘保養園内甲田の裾社（中條資俊）
　昭和16年10月10日　A5　42頁
　機関誌
　※製本

02845　甲田の裾　昭和16年11月号　K-1-10
　編集　中條資俊
　松丘保養園内甲田の裾社（中條資俊）
　昭和16年11月10日　A5　60頁
　機関誌
　※製本

02846　甲田の裾　昭和16年12月号　K-1-10
　編集　中條資俊
　松丘保養園内甲田の裾社（中條資俊）
　昭和16年12月10日　A5　29頁
　機関誌
　※製本

02847　甲田の裾　昭和17年1月号　K-1-11
　編集　中條資俊
　松丘保養園内甲田の裾社（中條資俊）
　昭和17年1月10日　A5　49頁
　機関誌
　※製本

02848　甲田の裾　昭和17年2月号　K-1-11
　編集　中條資俊
　松丘保養園内甲田の裾社（中條資俊）
　昭和17年2月10日　A5　30頁
　機関誌
　※製本

02849　甲田の裾　昭和17年3月号　K-1-11
　編集　中條資俊
　松丘保養園内甲田の裾社（中條資俊）
　昭和17年3月10日　A5　30頁
　機関誌
　※製本

02850　甲田の裾　昭和17年4月号　K-1-11
　編集　中條資俊
　松丘保養園内甲田の裾社（中條資俊）
　昭和17年4月10日　A5　31頁
　機関誌
　※製本

02851　甲田の裾　昭和17年5月号　K-1-11
　編集　中條資俊
　松丘保養園内甲田の裾社（中條資俊）
　昭和17年5月10日　A5　27頁
　機関誌
　※製本

02852　甲田の裾　昭和17年6月号　K-1-11
　編集　中條資俊
　松丘保養園内甲田の裾社（中條資俊）
　昭和17年6月10日　A5　32頁
　機関誌
　※製本

02853　甲田の裾　昭和17年7月号　K-1-11
　編集　中條資俊
　松丘保養園内甲田の裾社（中條資俊）
　昭和17年7月10日　A5　22頁
　機関誌
　※製本

02854　甲田の裾　昭和17年8月号　K-1-11
　編集　中條資俊
　松丘保養園内甲田の裾社（中條資俊）
　昭和17年8月10日　A5　35頁
　機関誌
　※製本

02855　甲田の裾　昭和17年9月号　K-1-11
　編集　中條資俊
　松丘保養園内甲田の裾社（中條資俊）
　昭和17年9月10日　A5　32頁
　機関誌
　※製本

02856　甲田の裾　昭和17年10月号　K-1-11
　編集　中條資俊
　松丘保養園内甲田の裾社（中條資俊）
　昭和17年10月10日　A5　33頁
　機関誌
　※製本

02857　甲田の裾　昭和17年11月号　御恵拾貳周年記念号　K-1-11
　編集　中條資俊
　松丘保養園内甲田の裾社（中條資俊）
　昭和17年11月10日　A5　52頁
　機関誌
　※製本

02858　甲田の裾　昭和17年12月号　K-1-11
　編集　中條資俊
　松丘保養園内甲田の裾社（中條資俊）

昭和17年12月10日　A5　32頁
機関誌
※製本

02859　甲田の裾　昭和18年1月号　K-1-12
　編集　中條資俊
　松丘保養園内甲田の裾社（中條資俊）
　昭和18年1月10日　A5　45頁
　機関誌
　※製本

02860　甲田の裾　昭和18年2月号　K-1-12
　編集　中條資俊
　松丘保養園内甲田の裾社（中條資俊）
　昭和18年2月10日　A5　33頁
　機関誌
　※製本

02861　甲田の裾　昭和18年3月号　K-1-12
　編集　中條資俊
　松丘保養園内甲田の裾社（中條資俊）
　昭和18年3月10日　A5　36頁
　機関誌
　※製本

02862　甲田の裾　昭和18年4月号　K-1-12
　編集　中條資俊
　松丘保養園内甲田の裾社（中條資俊）
　昭和18年4月10日　A5　28頁
　機関誌
　※製本

02863　甲田の裾　昭和18年5月号　K-1-12
　編集　中條資俊
　松丘保養園内甲田の裾社（中條資俊）
　昭和18年5月10日　A5　24頁
　機関誌
　※製本

02864　甲田の裾　昭和18年6月号　K-1-12
　編集　中條資俊
　松丘保養園内甲田の裾社（中條資俊）
　昭和18年6月10日　A5　43頁
　機関誌
　※製本

02865　甲田の裾　昭和18年7月号　K-1-12
　編集　中條資俊
　松丘保養園内甲田の裾社（中條資俊）
　昭和18年7月10日　A5　28頁
　機関誌
　※製本

02866　甲田の裾　昭和18年8月号　K-1-12
　編集　中條資俊
　松丘保養園内甲田の裾社（中條資俊）
　昭和18年8月10日　A5　32頁
　機関誌
　※製本

02867　甲田の裾　昭和18年9月号　K-1-12
　編集　中條資俊
　松丘保養園内甲田の裾社（中條資俊）
　昭和18年9月10日　A5　32頁
　機関誌
　※製本

02868　甲田の裾　昭和18年10月号　K-1-12
　編集　中條資俊
　松丘保養園内甲田の裾社（中條資俊）
　昭和18年10月10日　A5　35頁
　機関誌
　※製本

02869　甲田の裾　昭和18年11月号　御恵記念号
K-1-12
　編集　中條資俊
　松丘保養園内甲田の裾社（中條資俊）
　昭和18年11月10日　A5　48頁
　機関誌
　※製本

02870　甲田の裾　昭和18年12月号　K-1-12
　編集　中條資俊
　松丘保養園内甲田の裾社（中條資俊）
　昭和18年12月10日　A5　33頁
　機関誌
　※製本

02871　甲田の裾　昭和19年1月号　K-1-12
　編集　中條資俊
　松丘保養園内甲田の裾社（中條資俊）
　昭和19年1月10日　A5　45頁
　機関誌
　※製本

02872　甲田の裾　昭和19年2月号　K-1-12
　編集　中條資俊
　松丘保養園内甲田の裾社（中條資俊）
　昭和19年2月10日　A5　27頁
　機関誌
　※製本

02873　甲田の裾　昭和19年3月号　K-1-12
　編集　中條資俊
　松丘保養園内甲田の裾社（中條資俊）

昭和19年3月10日　A5　33頁
機関誌
※製本

02874　甲田の裾　昭和19年4月号　K-1-12
　編集　中條資俊
　松丘保養園内甲田の裾社（中條資俊）
　昭和19年4月10日　A5　27頁
　機関誌
　※製本

02875　甲田の裾　昭和19年5月号　K-1-12
　編集　中條資俊
　松丘保養園内甲田の裾社（中條資俊）
　昭和19年6月10日　A5　22頁
　機関誌
　※製本

02876　甲田の裾　昭和19年6月号　御還暦奉祝号
K-1-12
　編集　中條資俊
　松丘保養園内甲田の裾社（中條資俊）
　昭和19年6月10日　A5　41頁
　機関誌
　※製本

02877　甲田の裾　1・2月合併号　K-1-13
　編集　桜井方策
　松丘保養園慰安会（桜井方策）
　昭和22年3月31日　A5　20頁
　機関誌
　※製本

02878　甲田の裾　3月号　K-1-13
　編集　桜井方策
　松丘保養園慰安会（桜井方策）
　昭和22年4月22日　A5　9頁
　機関誌
　※製本

02879　甲田の裾　4月号　K-1-13
　編集　桜井方策
　松丘保養園慰安会（桜井方策）
　昭和22年4月22日　A5　10頁
　機関誌
　※製本

02880　甲田の裾　6・7・8月合併号　K-1-13
　編集　桜井方策
　松丘保養園慰安会（桜井方策）
　昭和22年8月22日　A5　12頁
　機関誌
　※製本

02881　甲田の裾　9・10・11・12月合併号　K-1-13
　編集　桜井方策
　松丘保養園慰安会（桜井方策）
　昭和23年3月10日　A5　22頁
　機関誌
　※製本

02882　甲田の裾　1・2・3月合併号　K-1-13
　編集　桜井方策
　松丘保養園慰安会（桜井方策）
　昭和23年3月31日　A5　20頁
　機関誌
　※製本

02883　甲田の裾　4・5・6月合併号　K-1-13
　編集　桜井方策
　松丘保養園慰安会（桜井方策）
　昭和23年6月30日　A5　22頁
　機関誌
　※製本

02884　甲田の裾　昭和23年下半期合併号　K-1-13
　編集　桜井方策
　松丘保養園慰安会（桜井方策）
　昭和24年6月30日　A5　34頁
　機関誌
　※製本

02885　甲田の裾　開園四十周年高松宮御来園記念
K-1-13
　編集　桜井方策
　松丘保養園慰安会（桜井方策）
　昭和24年9月30日　A5　42頁
　機関誌
　※製本

02886　甲田の裾　皇太后陛下御誕辰記念　6-9月合併号　K-1-13
　編集　桜井方策
　松丘保養園慰安会（桜井方策）
　昭和24年11月30日　A5　36頁
　機関誌
　※製本

02887　甲田の裾　第22回日本癩学会記念特集　K-1-13
　編集　桜井方策
　松丘保養園慰安会（桜井方策）
　昭和25年2月1日　A5　57頁
　機関誌
　※製本

02888　甲田の裾　11・12月合併号　K-1-13
　編集　桜井方策
　松丘保養園慰安会（桜井方策）
　昭和25年3月1日　A5　32頁
　機関誌
　※製本

02889　甲田の裾　昭和25年1・2・3月合併号　K-1-14
　編集　小山勲
　松丘保養園慰安会（阿部秀直）
　昭和25年4月20日　A5　31頁
　機関誌
　※製本

02890　甲田の裾　昭和25年4・5月合併号　K-1-14
　編集　小山勲
　松丘保養園慰安会（阿部秀直）
　昭和25年8月31日　A5　29頁
　機関誌
　※製本

02891　甲田の裾　昭和25年6・7月号　K-1-14
　編集　小山勲
　松丘保養園慰安会（阿部秀直）
　昭和25年9月30日　A5　28頁
　機関誌
　※製本

02892　甲田の裾　昭和25年8・9・10月号　K-1-14
　編集　小山勲
　松丘保養園慰安会（阿部秀直）
　昭和25年12月30日　A5　41頁
　機関誌
　※製本

02893　甲田の裾　昭和25年11・12月号　K-1-14
　編集　小山勲
　松丘保養園慰安会（阿部秀直）
　昭和25年12月30日　A5　56頁
　機関誌
　※製本

02894　甲田の裾　昭和26年1月号　三笠宮御来園記念　K-1-14
　編集　小山勲
　松丘保養園慰安会（阿部秀直）
　昭和26年4月5日　A5　50頁
　機関誌
　※製本

02895　甲田の裾　昭和26年2・3月号　K-1-14
　編集　小山勲
　松丘保養園慰安会（阿部秀直）
　昭和26年5月5日　A5　43頁
　機関誌
　※製本

02896　甲田の裾　第22巻　第3号　謹悼皇太后陛下崩御特集　K-1-14
　編集　小山勲
　松丘保養園慰安会（阿部秀直）
　昭和26年7月5日　A5　49頁
　機関誌
　※製本

02897　甲田の裾　第22巻　第4号　K-1-14
　編集　小山勲
　松丘保養園慰安会（阿部秀直）
　昭和26年10月5日　A5　66頁
　機関誌
　※製本

02898　甲田の裾　第22巻　第5号　K-1-14
　編集　小山勲
　松丘保養園慰安会（阿部秀直）
　昭和26年10月25日　A5　32頁
　機関誌
　※製本

02899　甲田の裾　第22巻　第6号　K-1-14
　編集　小山勲
　松丘保養園慰安会（阿部秀直）
　昭和26年11月25日　A5　38頁
　機関誌
　※製本

02900　甲田の裾　第22巻　第7号　白樺短歌会創立20周年記念　K-1-14
　編集　小山勲
　松丘保養園慰安会（阿部秀直）
　昭和26年12月25日　A5　49頁
　機関誌
　※製本

02901　甲田の裾　第23巻　第1号　K-1-15
　編集　小山勲
　松丘保養園慰安会（阿部秀直）
　昭和27年1月30日　A5　70頁
　機関誌
　※製本

02902　甲田の裾　第23巻　第2・3合併号　K-1-15
　編集　小山勲
　松丘保養園慰安会（阿部秀直）
　昭和27年2月25日　A5　34頁
　機関誌

※製本

02903　甲田の裾　第23巻　第4月号　K-1-15
　編集　小山勲
　松丘保養園慰安会（阿部秀直）
　昭和27年4月20日　A5　39頁　40円
　機関誌
　※製本

02904　甲田の裾　第23巻　第5月号　K-1-15
　編集　小山勲
　松丘保養園慰安会（阿部秀直）
　昭和27年5月20日　A5　37頁　40円
　機関誌
　※製本

02905　甲田の裾　第23巻　第6月号　K-1-15
　編集　小山勲
　松丘保養園慰安会（阿部秀直）
　昭和27年6月20日　A5　40頁　40円
　機関誌
　※製本

02906　甲田の裾　第23巻　第7月号　K-1-15
　編集　小山勲
　松丘保養園慰安会（阿部秀直）
　昭和27年8月31日　A5　56頁　40円
　機関誌
　※製本

02907　甲田の裾　第23巻　第8・9月号　K-1-15
　編集　小山勲
　松丘保養園慰安会（阿部秀直）
　昭和27年11月15日　A5　38頁　40円
　機関誌
　※製本

02908　甲田の裾　第23巻　第10・11月号　K-1-15
　編集　小山勲
　松丘保養園慰安会（阿部秀直）
　昭和27年12月30日　A5　50頁　40円
　機関誌
　※製本

02909　甲田の裾　第23巻　第12月号　K-1-15
　編集　小山勲
　松丘保養園慰安会（阿部秀直）
　昭和28年2月30日　A5　54頁　40円
　機関誌
　※製本

02910　甲田の裾　第24巻　1月号　K-1-16
　編集　小山勲
　松丘保養園慰安会（阿部秀直）
　昭和28年1月31日　A5　48頁　40円
　機関誌
　※製本

02911　甲田の裾　第24巻　2月号　K-1-16
　編集　小山勲
　松丘保養園慰安会（阿部秀直）
　昭和28年2月20日　A5　64頁　40円
　機関誌
　※製本

02912　甲田の裾　第24巻　3月号　K-1-16
　編集　小山勲
　松丘保養園慰安会（阿部秀直）
　昭和28年3月20日　A5　61頁　40円
　機関誌
　※製本

02913　甲田の裾　第24巻　4月号　K-1-16
　編集　小山勲
　松丘保養園慰安会（阿部秀直）
　昭和28年4月20日　A5　52頁　40円
　機関誌
　※製本

02914　甲田の裾　第24巻　第5号　K-1-16
　編集　小山勲
　松丘保養園慰安会（阿部秀直）
　昭和28年5月20日　A5　46頁　40円
　機関誌
　※（昭和5年11月10日　創刊）と記載されている
　※製本

02915　甲田の裾　第25巻　第6号　K-1-16
　編集　小山勲
　松丘保養園慰安会（阿部秀直）
　昭和28年6月20日　A5　48頁　40円
　機関誌
　※製本

02916　甲田の裾　第24巻　第7号　K-1-16
　編集　小山勲
　松丘保養園慰安会（阿部秀直）
　昭和28年7月20日　A5　34頁　40円
　機関誌
　※製本

02917　甲田の裾　第24巻　第8・9号　K-1-16
　編集　小山勲
　松丘保養園慰安会（阿部秀直）
　昭和28年7月20日　A5　38頁　40円
　機関誌

※製本

02918　甲田の裾　第24巻　第10号　K-1-16
　編集　小山勲
　松丘保養園慰安会（阿部秀直）
　昭和28年10月20日　A5　56頁　40円
　機関誌
　※製本

02919　甲田の裾　第24巻　第11号　K-1-16
　編集　小山勲
　松丘保養園慰安会（阿部秀直）
　昭和28年11月5日　A5　56頁　40円
　機関誌
　※製本

02920　甲田の裾　第24巻　第12号　K-1-16
　編集　小山勲
　松丘保養園慰安会（阿部秀直）
　昭和28年12月10日　A5　53頁　40円
　機関誌
　※製本

02921　甲田の裾　第25巻　第1号　K-1-17
　編集　小山勲
　松丘保養園慰安会（阿部秀直）
　昭和29年1月10日　A5　40頁　40円
　機関誌
　※製本

02922　甲田の裾　第25巻　第2号　K-1-17
　編集　小山勲
　松丘保養園慰安会（阿部秀直）
　昭和29年2月10日　A5　48頁　40円
　機関誌
　※製本

02923　甲田の裾　第25巻　第3号　K-1-17
　編集　小山勲
　松丘保養園慰安会（阿部秀直）
　昭和29年3月10日　A5　38頁　40円
　機関誌
　※製本

02924　甲田の裾　第25巻　第4号　K-1-17
　編集　小山勲
　松丘保養園慰安会（阿部秀直）
　昭和29年4月10日　A5　44頁　40円
　機関誌
　※製本

02925　甲田の裾　第25巻　第5号　K-1-17
　編集　小山勲
　松丘保養園慰安会（阿部秀直）
　昭和29年5月10日　A5　40頁　40円
　機関誌
　※製本

02926　甲田の裾　第25巻　第6号　K-1-17
　編集　小山勲
　松丘保養園慰安会（阿部秀直）
　昭和29年6月10日　A5　56頁　40円
　機関誌
　※製本

02927　甲田の裾　第25巻　第7号　K-1-17
　編集　小山勲
　松丘保養園慰安会（阿部秀直）
　昭和29年7月10日　A5　50頁　40円
　機関誌
　※製本

02928　甲田の裾　第25巻　第8号　K-1-17
　編集　根岸章
　松丘保養園慰安会（阿部秀直）
　昭和29年8月10日　A5　40頁　40円
　機関誌
　※製本

02929　甲田の裾　第25巻　第9号　K-1-17
　編集　根岸章
　松丘保養園慰安会（阿部秀直）
　昭和29年9月10日　A5　38頁　40円
　機関誌
　※製本

02930　甲田の裾　第25巻　第10号　K-1-17
　編集　根岸章
　松丘保養園慰安会（阿部秀直）
　昭和29年10月10日　A5　40頁　40円
　機関誌
　※製本

02931　甲田の裾　第25巻　第11号　K-1-17
　編集　根岸章
　松丘保養園慰安会（阿部秀直）
　昭和29年11月10日　A5　36頁　40円
　機関誌
　※製本

02932　甲田の裾　第25巻　第12号　K-1-17
　編集　根岸章
　松丘保養園慰安会（阿部秀直）
　昭和29年12月10日　A5　38頁　40円
　機関誌
　※製本

02933　甲田の裾　第26巻　第1号　K-1-18
編集　根岸章
松丘保養園慰安会（阿部秀直）
昭和30年1月10日　A5　32頁　40円
機関誌
※製本

02934　甲田の裾　第26巻　第2号　K-1-18
編集　根岸章
松丘保養園慰安会（阿部秀直）
昭和30年2月10日　A5　40頁　40円
機関誌
※製本

02935　甲田の裾　第26巻　第3号　K-1-18
編集　根岸章
松丘保養園慰安会（阿部秀直）
昭和30年3月10日　A5　32頁　40円
機関誌
※製本

02936　甲田の裾　第26巻　第4号　K-1-18
編集　根岸章
松丘保養園慰安会（阿部秀直）
昭和30年4月10日　A5　36頁　40円
機関誌
※製本

02937　甲田の裾　第26巻　第5号　K-1-18
編集　根岸章
松丘保養園慰安会（阿部秀直）
昭和30年5月10日　A5　38頁　40円
機関誌
※製本

02938　甲田の裾　第26巻　第6号　K-1-18
編集　根岸章
松丘保養園慰安会（阿部秀直）
昭和30年6月10日　A5　36頁　40円
機関誌
※製本

02939　甲田の裾　第26巻　第7号　K-1-18
編集　根岸章
松丘保養園慰安会（阿部秀直）
昭和30年7月10日　A5　36頁　40円
機関誌
※製本

02940　甲田の裾　第26巻　第8号　K-1-18
編集　根岸章
松丘保養園慰安会（阿部秀直）
昭和30年8月10日　A5　32頁　40円
機関誌
※製本

02941　甲田の裾　第26巻　第9号　K-1-18
編集　根岸章
松丘保養園慰安会（阿部秀直）
昭和30年9月10日　A5　40頁　40円
機関誌
※製本

02942　甲田の裾　第26巻　第10号　K-1-18
編集　根岸章
松丘保養園慰安会（阿部秀直）
昭和30年10月10日　A5　38頁　40円
機関誌
※製本

02943　甲田の裾　第26巻　第11号　K-1-18
編集　根岸章
松丘保養園慰安会（阿部秀直）
昭和30年11月10日　A5　40頁　40円
機関誌
※製本

02944　甲田の裾　第26巻　第12号　K-1-18
編集　根岸章
松丘保養園慰安会（阿部秀直）
昭和30年12月10日　A5　42頁　40円
機関誌
※製本

02945　甲田の裾　第27巻　第1号　K-2-1
編集　根岸章
松丘保養園慰安会（阿部秀直）
昭和31年1月10日　A5　38頁　40円
機関誌
※製本

02946　甲田の裾　第27巻　第2号　K-2-1
編集　根岸章
松丘保養園慰安会（阿部秀直）
昭和31年1月10日　A5　33頁　40円
機関誌
※製本

02947　甲田の裾　第27巻　第3号　K-2-1
編集　根岸章
松丘保養園慰安会（阿部秀直）
昭和31年4月10日　A5　53頁
機関誌
※製本

02948　甲田の裾　第27巻　第4号　K-2-1
　編集　根岸章
　松丘保養園慰安会（阿部秀直）
　昭和31年6月10日　A5　32頁　40円
　機関誌
　※製本

02949　甲田の裾　第27巻　第5号　K-2-1
　編集　根岸章
　松丘保養園慰安会（阿部秀直）
　昭和31年7月10日　A5　33頁
　機関誌
　※製本

02950　甲田の裾　第27巻　第6号　K-2-1
　編集　根岸章
　松丘保養園慰安会（阿部秀直）
　昭和31年8月10日　A5　42頁
　機関誌
　※製本

02951　甲田の裾　第27巻　第7号　K-2-1
　編集　根岸章
　松丘保養園慰安会（阿部秀直）
　昭和31年9月10日　A5　42頁
　機関誌
　※製本

02952　甲田の裾　第27巻　第8号　K-2-1
　編集　根岸章
　松丘保養園慰安会（阿部秀直）
　昭和31年10月20日　A5　39頁　40円
　機関誌
　※製本

02953　甲田の裾　第27巻　第9号　K-2-1
　編集　根岸章
　松丘保養園慰安会（阿部秀直）
　昭和31年11月20日　A5　32頁　40円
　機関誌
　※製本

02954　甲田の裾　第27巻　第10号　K-2-1
　編集　根岸章
　松丘保養園慰安会（阿部秀直）
　昭和31年12月20日　A5　34頁　40円
　機関誌
　※製本

02955　甲田の裾　昭和三十二年　K-2-2
　※製本

02956　甲田の裾　第28巻　第1号　K-2-2
　編集　根岸章
　松丘保養園慰安会（阿部秀直）
　昭和32年1月20日　A5　32頁　40円
　機関誌
　※製本

02957　甲田の裾　第28巻　第2号　K-2-2
　編集　根岸章
　松丘保養園慰安会（阿部秀直）
　昭和32年2月20日　A5　32頁　40円
　機関誌
　※製本

02958　甲田の裾　第28巻　第3号　K-2-2
　編集　根岸章
　松丘保養園慰安会（阿部秀直）
　昭和32年3月20日　A5　32頁　40円
　機関誌
　※製本

02959　甲田の裾　第28巻　第4号　K-2-2
　編集　根岸章
　松丘保養園慰安会（阿部秀直）
　昭和32年4月20日　A5　36頁　40円
　機関誌
　※製本

02960　甲田の裾　第28巻　第5号　K-2-2
　編集　根岸章
　松丘保養園慰安会（阿部秀直）
　昭和32年5月20日　A5　40頁　40円
　機関誌
　※製本

02961　甲田の裾　第28巻　第6号　K-2-2
　編集　根岸章
　松丘保養園慰安会（阿部秀直）
　昭和32年6月20日　A5　38頁　40円
　機関誌
　※製本

02962　甲田の裾　第28巻　第7号　K-2-2
　編集　根岸章
　松丘保養園慰安会（阿部秀直）
　昭和32年7月20日　A5　38頁　40円
　機関誌
　※製本

02963　甲田の裾　第28巻　第8号　K-2-2
　編集　根岸章
　松丘保養園慰安会（阿部秀直）
　昭和32年8月20日　A5　34頁　40円

機関誌
※製本

02964　甲田の裾　第28巻　第9号　K-2-2
　編集　根岸章
　松丘保養園慰安会（阿部秀直）
　昭和32年9月20日　A5　42頁　40円
　機関誌
　※製本

02965　甲田の裾　第28巻　第10号　K-2-2
　編集　根岸章
　松丘保養園慰安会（阿部秀直）
　昭和32年10月20日　A5　32頁　40円
　機関誌
　※製本

02966　甲田の裾　第28巻　第11号　K-2-2
　編集　根岸章
　松丘保養園慰安会（阿部秀直）
　昭和32年11月20日　A5　36頁　40円
　機関誌
　※製本

02967　甲田の裾　第28巻　第12号　K-2-2
　編集　根岸章
　松丘保養園慰安会（阿部秀直）
　昭和32年12月20日　A5　46頁　40円
　機関誌
　※製本

02968　甲田の裾　昭和三十三年　K-2-3
　※製本

02969　甲田の裾　第29巻　第1号　K-2-3
　編集　根岸章
　松丘保養園慰安会（阿部秀直）
　昭和33年1月10日　A5　44頁　40円
　機関誌
　※製本

02970　甲田の裾　第29巻　第2号　K-2-3
　編集　根岸章
　松丘保養園慰安会（阿部秀直）
　昭和33年2月10日　A5　42頁　40円
　機関誌
　※製本

02971　甲田の裾　第29巻　第3号　K-2-3
　編集　根岸章
　松丘保養園慰安会（阿部秀直）
　昭和33年3月10日　A5　42頁　40円
　機関誌

※製本

02972　甲田の裾　第29巻　第4号　K-2-3
　編集　根岸章
　松丘保養園慰安会（阿部秀直）
　昭和33年4月10日　A5　40頁　40円
　機関誌
　※製本

02973　甲田の裾　第29巻　第5号　K-2-3
　編集　根岸章
　松丘保養園慰安会（阿部秀直）
　昭和33年5月10日　A5　36頁　40円
　機関誌
　※製本

02974　甲田の裾　第29巻　第6号　K-2-3
　編集　根岸章
　松丘保養園慰安会（阿部秀直）
　昭和33年6月10日　A5　34頁　40円
　機関誌
　※製本

02975　甲田の裾　第29巻　第7号　K-2-3
　編集　根岸章
　松丘保養園慰安会（阿部秀直）
　昭和33年7月10日　A5　34頁　40円
　機関誌
　※製本

02976　甲田の裾　第29巻　第8号　K-2-3
　編集　根岸章
　松丘保養園慰安会（阿部秀直）
　昭和33年8月10日　A5　32頁　40円
　機関誌
　※製本

02977　甲田の裾　第29巻　第9号　K-2-3
　編集　根岸章
　松丘保養園慰安会（阿部秀直）
　昭和33年9月10日　A5　38頁　40円
　機関誌
　※製本

02978　甲田の裾　第29巻　第10号　K-2-3
　編集　根岸章
　松丘保養園慰安会（阿部秀直）
　昭和33年10月10日　A5　38頁　40円
　機関誌
　※製本

02979　甲田の裾　第29巻　第11号　K-2-3
　編集　根岸章

松丘保養園慰安会（阿部秀直）
昭和33年11月10日　A5　32頁　40円
機関誌
※製本

02980　甲田の裾　第29巻　第12号　K-2-3
　編集　根岸章
　松丘保養園慰安会（阿部秀直）
　昭和33年12月10日　A5　30頁
　※製本

02981　甲田の裾　第30巻　第1号　K-2-4
　編集　根岸章
　松丘保養園慰安会（阿部秀直）
　昭和34年1月10日　A5　38頁　40円
　機関誌
　※製本

02982　甲田の裾　第30巻　第2号　K-2-4
　編集　根岸章
　松丘保養園慰安会（阿部秀直）
　昭和34年2月10日　A5　34頁　40円
　機関誌
　※製本

02983　甲田の裾　第30巻　第3号　K-2-4
　編集　根岸章
　松丘保養園慰安会（阿部秀直）
　昭和34年3月10日　A5　40頁　40円
　機関誌
　※製本

02984　甲田の裾　第30巻　第4号　K-2-4
　編集　根岸章
　松丘保養園慰安会（阿部秀直）
　昭和34年4月10日　A5　34頁　40円
　機関誌
　※製本

02985　甲田の裾　第30巻　第5号　K-2-4
　編集　根岸章
　松丘保養園慰安会（阿部秀直）
　昭和34年5月10日　A5　36頁　40円
　機関誌
　※製本

02986　甲田の裾　第30巻　第6号　K-2-4
　編集　根岸章
　松丘保養園慰安会（阿部秀直）
　昭和34年6月10日　A5　30頁　40円
　機関誌
　※製本

02987　甲田の裾　第30巻　第7号　（7・8月号）　K-2-4
　編集　根岸章
　松丘保養園慰安会（阿部秀直）
　昭和34年8月10日　A5　32頁　40円
　機関誌
　※製本

02988　甲田の裾　第30巻　第8号　（9・10月号）　K-2-4
　編集　根岸章
　松丘保養園慰安会（阿部秀直）
　昭和34年10月10日　A5　34頁　40円
　機関誌
　※製本

02989　甲田の裾　第30巻　第9号　（11月号）　K-2-4
　編集　根岸章
　松丘保養園慰安会（阿部秀直）
　昭和34年11月10日　A5　38頁　40円
　機関誌
　※製本

02990　甲田の裾　第30巻　第10号　（12月号）　K-2-4
　編集　根岸章
　松丘保養園慰安会（阿部秀直）
　昭和34年12月10日　A5　116頁　120円
　機関誌
　※製本

02991　甲田の裾　第31巻　第1号　通巻263号　K-2-5
　編集　根岸章
　松丘保養園慰安会（阿部秀直）
　昭和35年1月10日　A5　38頁　40円
　機関誌
　※製本

02992　甲田の裾　第31巻　第2号　通巻264号　K-2-5
　編集　根岸章
　松丘保養園慰安会（阿部秀直）
　昭和35年2月10日　A5　32頁　40円
　機関誌
　※製本

02993　甲田の裾　第31巻　第3号　通巻265号　K-2-5
　編集　根岸章
　松丘保養園慰安会（阿部秀直）
　昭和35年3月10日　A5　46頁　40円
　機関誌

02994 甲田の裾　第31巻　第4号　通巻266号 K-2-5
　編集　根岸章
　松丘保養園慰安会（阿部秀直）
　昭和35年4月10日　A5　38頁　40円
　機関誌
　※製本

02995 甲田の裾　第31巻　第5号　（5・6月合併号） K-2-5
　編集　根岸章
　松丘保養園慰安会（阿部秀直）
　昭和35年6月10日　A5　34頁　40円
　機関誌
　※製本

02996 甲田の裾　第31巻　第6号　（7月号） K-2-5
　編集　根岸章
　松丘保養園慰安会（阿部秀直）
　昭和35年7月10日　A5　42頁　40円
　機関誌
　※製本

02997 甲田の裾　第31巻　第7号　（8月号） K-2-5
　編集　根岸章
　松丘保養園慰安会（阿部秀直）
　昭和35年8月10日　A5　32頁　40円
　機関誌
　※製本

02998 甲田の裾　第31巻　第8号　（9月号） K-2-5
　編集　根岸章
　松丘保養園慰安会（阿部秀直）
　昭和35年9月10日　A5　30頁　40円
　機関誌
　※製本

02999 甲田の裾　第31巻　第9号　（10・11月合併号） K-2-5
　編集　根岸章
　松丘保養園慰安会（阿部秀直）
　昭和35年11月10日　A5　34頁　40円
　機関誌
　※製本

03000 甲田の裾　第31巻　第10号　通巻272号 K-2-5
　編集　根岸章
　松丘保養園慰安会（阿部秀直）
　A5　86頁　100円
　機関誌
　※甲田の裾発刊30周年記念号
　※製本

03001 甲田の裾　第31巻　第11号　（12月号） K-2-5
　編集　根岸章
　松丘保養園慰安会（阿部秀直）
　昭和35年12月10日　A5　48頁　50円
　機関誌
　※製本

03002 甲田の裾　第32巻　第1号　通巻274号 K-2-6
　編集　根岸章
　松丘保養園慰安会（阿部秀直）
　昭和36年1月10日　A5　46頁　40円
　機関誌
　※製本

03003 甲田の裾　第32巻　第2号　通巻275号 K-2-6
　編集　根岸章
　松丘保養園慰安会（阿部秀直）
　昭和36年2月10日　A5　42頁　40円
　機関誌
　※製本

03004 甲田の裾　第32巻　第3号　通巻276号 K-2-6
　編集　根岸章
　松丘保養園慰安会（阿部秀直）
　昭和36年3月10日　A5　42頁　40円
　機関誌
　※製本

03005 甲田の裾　第32巻　第4号　通巻277号 K-2-6
　編集　根岸章
　松丘保養園慰安会（阿部秀直）
　昭和36年4月10日　A5　40頁　40円
　機関誌
　※製本

03006 甲田の裾　第32巻　第5号　通巻278号 K-2-6
　編集　根岸章
　松丘保養園慰安会（阿部秀直）
　昭和36年5月10日　A5　38頁　40円
　機関誌
　※製本

03007 甲田の裾　第32巻　第6号　（6・7月合

併号) K-2-6
　編集　根岸章
　松丘保養園慰安会（阿部秀直）
　昭和36年7月10日　A5　34頁　40円
　機関誌
　※製本

03008　甲田の裾　第32巻　第7号　（8月号）　K-2-6
　編集　根岸章
　松丘保養園慰安会（阿部秀直）
　昭和36年8月10日　A5　36頁　40円
　機関誌
　※製本

03009　甲田の裾　第32巻　第8号　（9月号）　K-2-6
　編集　根岸章
　松丘保養園慰安会（阿部秀直）
　昭和36年9月10日　A5　36頁　40円
　機関誌
　※製本

03010　甲田の裾　第32巻　第9号　（10月号）　K-2-6
　編集　根岸章
　松丘保養園慰安会（阿部秀直）
　昭和36年10月10日　A5　36頁　40円
　機関誌
　※製本

03011　甲田の裾　第32巻　第10号　（11月号）　K-2-6
　編集　根岸章
　松丘保養園慰安会（阿部秀直）
　昭和36年11月10日　A5　36頁　40円
　機関誌
　※製本

03012　甲田の裾　第33巻　第1号　通巻285号　K-2-7
　編集　根岸章
　松丘保養園慰安会（阿部秀直）
　昭和37年1月10日　A5　36頁　40円
　機関誌
　※製本

03013　甲田の裾　第33巻　第2号　通巻286号　K-2-7
　編集　根岸章
　松丘保養園慰安会（阿部秀直）
　昭和37年2月10日　A5　36頁　40円
　機関誌
　※製本

03014　甲田の裾　第33巻　第3号　通巻287号　K-2-7
　編集　根岸章
　松丘保養園慰安会（阿部秀直）
　昭和37年3月10日　A5　34頁　40円
　機関誌
　※製本

03015　甲田の裾　第33巻　第4号　通巻288号　K-2-7
　編集　根岸章
　松丘保養園慰安会（阿部秀直）
　昭和37年4月10日　A5　36頁　40円
　機関誌
　※製本

03016　甲田の裾　第33巻　第5号　（5・6月合併号）K-2-7
　編集　根岸章
　松丘保養園慰安会（阿部秀直）
　昭和37年6月10日　A5　36頁　40円
　機関誌
　※製本

03017　甲田の裾　第33巻　第6号　（7・8月合併号）K-2-7
　編集　根岸章
　松丘保養園慰安会（阿部秀直）
　昭和37年8月10日　A5　36頁　40円
　機関誌
　※製本

03018　甲田の裾　第33巻　第7号　（9月号）　K-2-7
　編集　根岸章
　松丘保養園慰安会（阿部秀直）
　昭和37年9月10日　A5　36頁　40円
　機関誌
　※製本

03019　甲田の裾　第33巻　第8号　（10・11月号）K-2-7
　編集　天地聖一
　松丘保養園慰安会（阿部秀直）
　昭和37年11月10日　A5　36頁　40円
　機関誌
　※製本

03020　甲田の裾　第33巻　第9号　（12月号）　K-2-7
　編集　天地聖一
　松丘保養園慰安会（阿部秀直）
　昭和37年12月10日　A5　47頁　40円
　機関誌
　※製本

03021　甲田の裾　第34巻　第1号　通巻294号　K-2-8
　　編集　天地聖一
　　松丘保養園慰安会（阿部秀直）
　　昭和38年1月10日　A5　36頁　40円
　　機関誌
　　※製本

03022　甲田の裾　第34巻　第2号　通巻295号　K-2-8
　　編集　天地聖一
　　松丘保養園慰安会（阿部秀直）
　　昭和38年4月10日　A5　36頁　40円
　　機関誌
　　※製本

03023　甲田の裾　第34巻　第3号　創刊300号記念　K-2-8
　　編集　天地聖一
　　松丘保養園慰安会（阿部秀直）
　　昭和38年4月10日　A5　70頁　100円
　　機関誌
　　※製本

03024　甲田の裾　第34巻　第4号　300号記念　K-2-8
　　編集　天地聖一
　　松丘保養園慰安会（阿部秀直）
　　昭和38年4月10日　A5　38頁　55円
　　機関誌
　　※製本

03025　甲田の裾　第34巻　第5号　通案311号　K-2-8
　　編集　天地聖一
　　松丘保養園慰安会（阿部秀直）
　　昭和38年5月10日　A5　36頁　55円
　　機関誌
　　※製本

03026　甲田の裾　第34巻　第6号　通巻312号　K-2-8
　　編集　天地聖一
　　松丘保養園慰安会（阿部秀直）
　　昭和38年6月10日　A5　38頁　55円
　　機関誌
　　※製本

03027　甲田の裾　第34巻　第7号　通巻313号　K-2-8
　　編集　天地聖一
　　松丘保養園慰安会（阿部秀直）
　　昭和38年7月10日　A5　36頁　55円
　　機関誌
　　※製本

03028　甲田の裾　第34巻　第8号　通巻314号　K-2-8
　　編集　天地聖一
　　松丘保養園慰安会（阿部秀直）
　　昭和38年8月10日　A5　34頁　55円
　　機関誌
　　※製本

03029　甲田の裾　第34巻　第9号　通巻315号　K-2-8
　　編集　天地聖一
　　松丘保養園慰安会（阿部秀直）
　　昭和38年9月10日　A5　36頁　55円
　　機関誌
　　※製本

03030　甲田の裾　第34巻　第10号　通巻316号　K-2-8
　　編集　天地聖一
　　松丘保養園慰安会（阿部秀直）
　　昭和38年10月10日　A5　76頁　130円
　　機関誌
　　※製本

03031　甲田の裾　第34巻　第11号　通巻317号　K-2-8
　　編集　天地聖一
　　松丘保養園慰安会（阿部秀直）
　　昭和38年11月10日　A5　38頁　55円
　　機関誌
　　※製本

03032　甲田の裾　第34巻　第12号　通巻318号　K-2-8
　　編集　天地聖一
　　松丘保養園慰安会（阿部秀直）
　　昭和38年12月10日　A5　30頁　55円
　　機関誌
　　※製本

03033　甲田の裾　第35巻　第1号　通巻319号　K-2-9
　　編集　天地聖一
　　松丘保養園慰安会（武田正之）
　　昭和39年1月10日　A5　30頁　55円
　　機関誌
　　※製本

03034　甲田の裾　第35巻　第2号　通巻320号

K-2-9

 編集　天地聖一
 松丘保養園慰安会（武田正之）
 昭和39年2月10日　A5　36頁　55円
 機関誌
 ※製本

03035　甲田の裾　第35巻　第3号　通巻321号　K-2-9

 編集　天地聖一
 松丘保養園慰安会（武田正之）
 昭和39年3月10日　A5　38頁　55円
 機関誌
 ※製本

03036　甲田の裾　第35巻　第4号　通巻322号　K-2-9

 編集　天地聖一
 松丘保養園慰安会（武田正之）
 昭和39年4月10日　A5　36頁　55円
 機関誌
 ※製本

03037　甲田の裾　第35巻　第5号　通巻323号　K-2-9

 編集　天地聖一
 松丘保養園慰安会（武田正之）
 昭和39年5月10日　A5　39頁　55円
 機関誌
 ※製本

03038　甲田の裾　第35巻　第6号　通巻324号　K-2-9

 編集　天地聖一
 松丘保養園慰安会（武田正之）
 昭和39年6月10日　A5　36頁　55円
 機関誌
 ※製本

03039　甲田の裾　第35巻　第7号　通巻325号　K-2-9

 編集　天地聖一
 松丘保養園（武田正之）
 昭和39年7月10日　A5　36頁　55円
 機関誌
 ※製本

03040　甲田の裾　第35巻　第8号　通巻326号　K-2-9

 編集　天地聖一
 松丘保養園慰安会（武田正之）
 昭和39年8月10日　A5　36頁　55円
 機関誌
 ※製本

03041　甲田の裾　第35巻　第9号　通巻327号　K-2-9

 編集　天地聖一
 松丘保養園慰安会（武田正之）
 昭和39年9月10日　A5　72頁　110円
 機関誌
 ※製本

03042　甲田の裾　第35巻　第10号　通巻328号　K-2-9

 編集　天地聖一
 松丘保養園慰安会（武田正之）
 昭和39年12月10日　A5　64頁　110円
 機関誌
 ※製本

03043　甲田の裾　第35巻　第11号　通巻329号　K-2-9

 編集　天地聖一
 松丘保養園慰安会（武田正之）
 A5　34頁　55円
 機関誌
 ※製本

03044　甲田の裾　第36巻　第1号　通巻330号　K-2-10

 編集　天地聖一
 松丘保養園慰安会（武田正之）
 昭和40年1月10日　A5　36頁　55円
 機関誌
 ※製本

03045　甲田の裾　第36巻　第2号　通巻331号　K-2-10

 編集　天地聖一
 松丘保養園慰安会（武田正之）
 昭和40年2月10日　A5　36頁　55円
 機関誌
 ※製本

03046　甲田の裾　第36巻　第3号　通巻332号　K-2-10

 編集　天地聖一
 松丘保養園慰安会（武田正之）
 昭和40年3月10日　A5　30頁　55円
 機関誌
 ※製本

03047　甲田の裾　第36巻　第4号　通巻333号　K-2-10

 編集　天地聖一

松丘保養園慰安会（武田正之）
昭和40年4月10日　A5　38頁　55円
機関誌
※製本

03048　甲田の裾　第36巻　第5号　5・6合併号　K-2-10

　編集　天地聖一
　松丘保養園慰安会（武田正之）
　昭和40年8月10日　A5　74頁　110円
　機関誌
　※製本

03049　甲田の裾　第36巻　第6号　7・8合併号　K-2-10

　編集　上田保
　松丘保養園慰安会（武田正之）
　昭和40年8月20日　A5　28頁　55円
　機関誌
　※製本

03050　甲田の裾　第36巻　第7号　通巻336号　K-2-10

　編集　上田保
　松丘保養園慰安会（武田正之）
　昭和40年9月15日　A5　34頁　55円
　機関誌
　※製本

03051　甲田の裾　第36巻　第8号　通巻337号　K-2-10

　編集　上田保
　松丘保養園慰安会（武田正之）
　昭和40年10月15日　A5　34頁　55円
　機関誌
　※製本

03052　甲田の裾　第36巻　第9号　11月号　K-2-10

　編集　上田保
　松丘保養園慰安会（武田正之）
　昭和40年11月15日　A5　34頁　55円
　機関誌
　※製本

03053　甲田の裾　第36巻　第10号　12月号　K-2-10

　編集　上田保
　松丘保養園慰安会（武田正之）
　昭和40年12月10日　A5　32頁　55円
　機関誌
　※製本

03054　甲田の裾　第37巻　第1号　通巻340号　K-2-11

　編集　上田保
　松丘保養園慰安会（武田正之）
　昭和41年1月10日　A5　36頁　55円
　機関誌
　※製本

03055　甲田の裾　第37巻　第2号　通巻341号　K-2-11

　編集　上田保
　松丘保養園慰安会（武田正之）
　昭和41年2月10日　A5　32頁　55円
　機関誌
　※製本

03056　甲田の裾　第37巻　第3号　通巻342号　K-2-11

　編集　上田保
　松丘保養園慰安会（武田正之）
　昭和41年3月10日　A5　34頁　55円
　機関誌
　※製本

03057　甲田の裾　第37巻　第4号　通巻343号　K-2-11

　編集　上田保
　松丘保養園慰安会（武田正之）
　昭和41年4月10日　A5　34頁　70円
　機関誌
　※製本

03058　甲田の裾　第37巻　第5号　通巻344号　K-2-11

　編集　上田保
　松丘保養園慰安会（武田正之）
　昭和41年5月10日　A5　30頁　70円
　機関誌
　※製本

03059　甲田の裾　第37巻　第6号　通巻345号　K-2-11

　編集　上田保
　松丘保養園慰安会（武田正之）
　昭和41年6月10日　A5　30頁　70円
　機関誌
　※製本

03060　甲田の裾　第37巻　第7号　7・8月合併号　K-2-11

　編集　上田保
　松丘保養園慰安会（武田正之）
　昭和41年8月10日　A5　36頁　85円
　機関誌

※製本

03061　甲田の裾　第37巻　第8号　9月号　K-2-11
　編集　上田保
　松丘保養園慰安会（武田正之）
　昭和41年9月10日　A5　30頁　70円
　機関誌
　※製本

03062　甲田の裾　第37巻　第9号　10月号　K-2-11
　編集　上田保
　松丘保養園慰安会（武田正之）
　昭和41年10月10日　A5　30頁　70円
　機関誌
　※製本

03063　甲田の裾　第37巻　第10号　通巻349号　K-2-11
　編集　上田保
　松丘保養園慰安会（武田正之）
　昭和41年11月10日　A5　56頁　150円
　機関誌
　※製本

03064　甲田の裾　第37巻　第11号　通巻350号　K-2-11
　編集　上田保
　松丘保養園慰安会（武田正之）
　昭和41年12月10日　A5　30頁　70円
　機関誌
　※製本

03065　甲田の裾　第38巻　第1号　通巻351号　K-2-12
　編集　上田保
　松丘保養園慰安会（武田正之）
　昭和42年1月10日　A5　30頁　70円
　機関誌
　※製本

03066　甲田の裾　第38巻　第2号　3月号　K-2-12
　編集　上田保
　松丘保養園慰安会（武田正之）
　昭和42年3月10日　A5　30頁　70円
　機関誌
　※製本

03067　甲田の裾　第38巻　第3号　通巻353号　K-2-12
　編集　上田保
　松丘保養園慰安会（武田正之）
　昭和42年5月20日　A5　30頁　70円
　機関誌

※製本

03068　甲田の裾　第38巻　第4号　通巻354号　K-2-12
　編集　上田保
　松丘保養園慰安会（武田正之）
　昭和42年7月20日　A5　30頁　70円
　機関誌
　※製本

03069　甲田の裾　第38巻　第5号　通巻355号　K-2-12
　編集　山野辺昇月
　松丘保養園慰安会（武田正之）
　昭和42年8月20日　A5　30頁　70円
　機関誌
　※製本

03070　甲田の裾　第38巻　第6号　通巻356号　K-2-12
　編集　山野辺昇月
　松丘保養園慰安会（武田正之）
　昭和42年10月　A5　30頁　70円
　機関誌
　※製本

03071　甲田の裾　第38巻　第7号　通巻357号　K-2-12
　編集　山野辺昇月
　松丘保養園慰安会（武田正之）
　昭和42年11月　A5　28頁　70円
　機関誌
　※製本

03072　甲田の裾　第38巻　第8号　通巻358号　K-2-12
　編集　山野辺昇月
　松丘保養園慰安会（武田正之）
　昭和42年12月　A5　30頁　70円
　機関誌
　※製本

03073　甲田の裾　第39巻　第1号　通巻359号　K-2-12
　編集　山野辺昇月
　松丘保養園慰安会（武田正之）
　昭和43年1月　A5　30頁　70円
　機関誌
　※製本

03074　甲田の裾　第39巻　第2号　通巻360号　K-2-12
　編集　山野辺昇月

03075 甲田の裾　第39巻　第3号　通巻361号　K-2-12

　編集　山野辺昇月
　松丘保養園慰安会（武田正之）
　昭和43年5月　A5　30頁　70円
　機関誌
　※製本

03076 甲田の裾　第39巻　第4号　通巻362号　K-2-12

　編集　山野辺昇月
　松丘保養園慰安会（武田正之）
　昭和43年6月　A5　30頁　70円
　機関誌
　※製本

03077 甲田の裾　第39巻　第5号　通巻363号　K-2-12

　編集　山野辺昇月
　松丘保養園慰安会（武田正之）
　昭和43年8月　A5　28頁　70円
　機関誌
　※製本

03078 甲田の裾　第39巻　第6号　通巻364号　K-2-12

　編集　山野辺昇月
　松丘保養園慰安会（武田正之）
　昭和43年9月　A5　30頁　70円
　機関誌
　※製本

03079 甲田の裾　第39巻　第7号　通巻365号　K-2-12

　編集　山野辺昇月
　松丘保養園慰安会（武田正之）
　昭和43年10月　A5　30頁　70円
　機関誌
　※製本

03080 甲田の裾　第39巻　第8号　通巻366号　K-2-12

　編集　山野辺昇月
　松丘保養園慰安会（武田正之）
　昭和43年12月　A5　30頁　70円
　機関誌
　※製本

03081 甲田の裾　第40巻　第1号　通巻367号　K-2-13

　編集　山野辺昇月
　松丘保養園慰安会（武田正之）
　昭和44年1月　A5　30頁　70円
　機関誌
　※製本

03082 甲田の裾　第40巻　第2号　通巻368号　K-2-13

　編集　山野辺昇月
　松丘保養園慰安会（武田正之）
　昭和44年3月　A5　30頁　70円
　機関誌
　※製本

03083 甲田の裾　第40巻　第3号　通巻369号　K-2-13

　編集　山野辺昇月
　松丘保養園慰安会（武田正之）
　昭和44年5月　A5　30頁　70円
　機関誌
　※製本

03084 甲田の裾　第40巻　第4号　通巻370号　K-2-13

　編集　山野辺昇月
　松丘保養園慰安会（武田正之）
　昭和44年7月　A5　30頁　70円
　機関誌
　※製本

03085 甲田の裾　第40巻　第5号　通巻371号　K-2-13

　編集　山野辺昇月
　松丘保養園慰安会（武田正之）
　昭和44年8月　A5　30頁　70円
　機関誌
　※製本

03086 甲田の裾　第40巻　第6号　通巻372号　K-2-13

　編集　山野辺昇月
　松丘保養園慰安会（武田正之）
　昭和44年9月　A5　30頁　70円
　機関誌
　※製本

03087 甲田の裾　第40巻　第7号　開園60周年記念　K-2-13

　編集　山野辺昇月
　松丘保養園慰安会（武田正之）
　昭和44年10月　A5　60頁　140円
　機関誌

※製本

03088　甲田の裾　第40巻　第8号　通巻374号　K-2-13
　編集　山野辺昇月
　松丘保養園慰安会（武田正之）
　昭和44年12月　A5　30頁　70円
　機関誌
　※製本

03089　甲田の裾　第41巻　第1号　通巻375号　K-2-13
　編集　山野辺昇月
　松丘保養園慰安会（武田正之）
　昭和45年1月　A5　30頁　70円
　機関誌
　※製本

03090　甲田の裾　第41巻　第2号　通巻376号　K-2-13
　編集　山野辺昇月
　松丘保養園慰安会（武田正之）
　昭和45年3月　A5　30頁　70円
　機関誌
　※製本

03091　甲田の裾　第41巻　第3号　通巻377号　K-2-13
　編集　山野辺昇月
　松丘保養園慰安会（武田正之）
　昭和45年5月　A5　30頁　70円
　機関誌
　※製本

03092　甲田の裾　第41巻　第4号　通巻378号　K-2-13
　編集　山野辺昇月
　松丘保養園慰安会（武田正之）
　昭和45年6月　A5　30頁　70円
　機関誌
　※製本

03093　甲田の裾　第41巻　第5号　通巻379号　K-2-13
　編集　山野辺昇月
　松丘保養園慰安会（武田正之）
　昭和45年8月　A5　30頁　70円
　機関誌
　※製本

03094　甲田の裾　第41巻　第6号　通巻380号　K-2-13
　編集　山野辺昇月
　松丘保養園慰安会（武田正之）
　昭和45年10月　A5　30頁　70円
　機関誌
　※製本

03095　甲田の裾　第41巻　第7号　通巻381号　K-2-13
　編集　山野辺昇月
　松丘保養園慰安会（武田正之）
　昭和45年10月　A5　30頁　70円
　機関誌
　※製本

03096　甲田の裾　第41巻　第8号　通巻392号　K-2-13
　編集　山野辺昇月
　松丘保養園慰安会（武田正之）
　昭和45年12月　A5　30頁　70円
　機関誌
　※製本

03097　甲田の裾　第42巻　第1号　通巻383号　K-2-14
　編集　山野辺昇月
　松丘保養園慰安会（武田正之）
　昭和46年1月　A5　28頁　70円
　機関誌
　※製本

03098　甲田の裾　第42巻　第2号　通巻384号　K-2-14
　編集　山野辺昇月
　松丘保養園慰安会（武田正之）
　昭和46年3月　A5　30頁　70円
　機関誌
　※製本

03099　甲田の裾　第42巻　第3号　通巻385号　K-2-14
　編集　山野辺昇月
　松丘保養園慰安会（武田正之）
　昭和46年4月　A5　30頁　70円
　機関誌
　※製本

03100　甲田の裾　第42巻　第4号　通巻386号　K-2-14
　編集　山野辺昇月
　松丘保養園慰安会（武田正之）
　昭和46年6月　A5　28頁　70円
　機関誌
　※製本

03101　甲田の裾　第42巻　第5号　通巻387号　K-2-

編集　福島まさみ
松丘保養園慰安会（武田正之）
昭和46年8月　A5　30頁　70円
機関誌
※製本

03102　甲田の裾　第42巻　第6号　通巻388号　K-2-14
編集　福島まさみ
松丘保養園慰安会（武田正之）
昭和46年9月　A5　30頁　70円
機関誌
※製本

03103　甲田の裾　第42巻　第7号　通巻389号　K-2-14
編集　福島まさみ
松丘保養園慰安会（武田正之）
昭和46年10月　A5　30頁　70円
機関誌
※製本

03104　甲田の裾　第42巻　第8号　通巻390号　K-2-14
編集　福島まさみ
松丘保養園慰安会（武田正之）
昭和46年11月　A5　30頁　70円
機関誌
※製本

03105　甲田の裾　第43巻　第1号　通巻391号　K-2-14
編集　福島まさみ
松丘保養園慰安会（武田正之）
昭和47年1月　A5　30頁　70円
機関誌
※製本

03106　甲田の裾　第43巻　第2号　通巻392号　K-2-14
編集　福島まさみ
松丘保養園慰安会（武田正之）
昭和47年2月　A5　30頁　70円
機関誌
※製本

03107　甲田の裾　第43巻　第3号　通巻393号　K-2-14
編集　福島まさみ
松丘保養園慰安会（武田正之）
昭和47年4月　A5　30頁　70円
機関誌

※製本

03108　甲田の裾　第43巻　第4号　通巻394号　K-2-14
編集　福島まさみ
松丘保養園慰安会（武田正之）
昭和47年6月　A5　30頁　100円
機関誌
※製本

03109　甲田の裾　第43巻　第5号　通巻395号　K-2-14
編集　福島まさみ
松丘保養園慰安会（武田正之）
昭和47年8月　A5　30頁　100円
機関誌
※製本

03110　甲田の裾　第43巻　第6号　通巻396号　K-2-14
編集　福島まさみ
松丘保養園慰安会（武田正之）
昭和47年9月　A5　30頁　100円
機関誌
※製本

03111　甲田の裾　第43巻　第7号　通巻397号　K-2-14
編集　福島まさみ
松丘保養園慰安会（武田正之）
A5　30頁　100円
機関誌
※製本

03112　甲田の裾　第43巻　第8号　通巻398号　K-2-14
編集　福島まさみ
松丘保養園慰安会（武田正之）
昭和47年12月　A5　30頁　100円
機関誌
※製本

03113　甲田の裾　第44巻　第1号　通巻399号　K-2-15
編集　福島まさみ
松丘保養園慰安会（武田正之）
昭和48年1月　A5　30頁　100円
機関誌
※製本

03114　甲田の裾　第44巻　第2号　400号記念号　K-2-15
編集　福島まさみ

松丘保養園慰安会（武田正之）
昭和48年3月　A5　44頁　100円
機関誌
※製本

03115　甲田の裾　第44巻　第3号　通巻401号　K-2-15

　編集　福島まさみ
　松丘保養園慰安会（武田正之）
　昭和48年4月　A5　30頁　100円
　機関誌
　※製本

03116　甲田の裾　第44巻　第4号　通巻402号　K-2-15

　編集　福島まさみ
　松丘保養園慰安会（武田正之）
　昭和48年6月　A5　30頁　100円
　機関誌
　※製本

03117　甲田の裾　第44巻　第5号　通巻403号　K-2-15

　編集　福島まさみ
　松丘保養園慰安会（武田正之）
　昭和48年7月　A5　30頁　100円
　機関誌
　※製本

03118　甲田の裾　第44巻　第6号　通巻404号　K-2-15

　編集　福島まさみ
　松丘保養園慰安会（武田正之）
　昭和48年9月　A5　30頁　100円
　機関誌
　※製本

03119　甲田の裾　第44巻　第7号　通巻405号　K-2-15

　編集　福島まさみ
　松丘保養園慰安会（武田正之）
　昭和48年10月　A5　30頁　100円
　機関誌
　※製本

03120　甲田の裾　第44巻　第8号　通巻406号　K-2-15

　編集　福島まさみ
　松丘保養園慰安会（武田正之）
　昭和48年12月　A5　50頁　160円
　機関誌
　※製本

03121　甲田の裾　第45巻　第1号　通巻407号　K-2-15

　編集　福島まさみ
　松丘保養園慰安会（武田正之）
　昭和49年1月　A5　34頁　100円
　機関誌
　※製本

03122　甲田の裾　第45巻　第2号　通巻408号　K-2-15

　編集　福島まさみ
　松丘保養園慰安会（武田正之）
　昭和49年3月　A5　34頁　100円
　機関誌
　※製本

03123　甲田の裾　第45巻　第3号　通巻409号　K-2-15

　編集　福島政美
　松丘保養園慰安会（武田正之）
　昭和49年4月　A5　30頁　150円
　機関誌
　※製本

03124　甲田の裾　第45巻　第4号　通巻410号　K-2-15

　編集　福島政美
　松丘保養園慰安会（武田正之）
　昭和49年6月　A5　30頁　150円
　機関誌
　※製本

03125　甲田の裾　第45巻　第5号　通巻411号　K-2-15

　編集　福島政美
　松丘保養園慰安会（武田正之）
　昭和49年7月　A5　30頁　150円
　機関誌
　※製本

03126　甲田の裾　第45巻　第6号　通巻412号　K-2-15

　編集　福島政美
　松丘保養園慰安会（武田正之）
　A5　30頁　150円
　機関誌
　※製本

03127　甲田の裾　第45巻　第7号　通巻413号　K-2-15

　編集　福島政美
　松丘保養園慰安会（武田正之）
　昭和49年10月　A5　30頁　150円
　機関誌

※製本

03128　甲田の裾　第45巻　第8号　通巻414号　K-2-15
　編集　福島政美
　松丘保養園慰安会（武田正之）
　昭和49年11月　A5　30頁　150円
　機関誌
　※製本

03129　甲田の裾　第46巻　第1号　通巻415号　K-2-16
　編集　福島政美
　松丘保養園慰安会（武田正之）
　昭和50年1月　A5　32頁　150円
　機関誌
　※製本

03130　甲田の裾　第46巻　第2号　通巻416号　K-2-16
　編集　福島政美
　松丘保養園慰安会（武田正之）
　昭和50年3月　A5　30頁　150円
　機関誌
　※製本

03131　甲田の裾　第46巻　第3号　通巻417号　K-2-16
　編集　福島政美
　松丘保養園慰安会（武田正之）
　昭和50年4月　A5　30頁　150円
　機関誌
　※製本

03132　甲田の裾　第46巻　第4号　K-2-16
　編集　福島政美
　松丘保養園慰安会（武田正之）
　昭和50年5月　A5　30頁　150円
　機関誌
　※製本

03133　甲田の裾　第46巻　第5号　通巻419号　K-2-16
　編集　福島政美
　松丘保養園慰安会（武田正之）
　昭和50年7月　A5　30頁　150円
　機関誌
　※製本

03134　甲田の裾　第46巻　第6号　通巻420号　K-2-16
　編集　福島政美
　松丘保養園慰安会（武田正之）
　昭和50年8月　A5　30頁　150円
　機関誌
　※製本

03135　甲田の裾　第46巻　第7号　通巻421号　K-2-16
　編集　福島政美
　松丘保養園慰安会（武田正之）
　昭和50年10月　A5　30頁　150円
　機関誌
　※製本

03136　甲田の裾　第46巻　第8号　通巻422号　K-2-16
　編集　福島政美
　松丘保養園慰安会（武田正之）
　昭和50年12月　A5　32頁　150円
　機関誌
　※製本

03137　甲田の裾　第47巻　第1号　通巻423号　K-2-16
　編集　福島政美
　松丘保養園慰安会（武田正之）
　昭和51年1月　A5　34頁　150円
　機関誌
　※製本

03138　甲田の裾　第47巻　第2号　通巻424号　K-2-16
　編集　福島政美
　松丘保養園慰安会（武田正之）
　昭和51年3月　A5　34頁　150円
　機関誌
　※製本

03139　甲田の裾　第47巻　第3号　通巻425号　K-2-16
　編集　福島政美
　松丘保養園慰安会（武田正之）
　昭和51年4月　A5　30頁　150円
　機関誌
　※製本

03140　甲田の裾　第47巻　第4号　通巻426号　K-2-16
　編集　福島政美
　松丘保養園慰安会（武田正之）
　昭和51年5月　A5　30頁　150円
　機関誌
　※製本

03141　甲田の裾　第47巻　第5号　通巻427号　K-2-

昭和51年7月　A5　30頁
機関誌
※製本

03142　甲田の裾　第47巻　第6号　通巻428号　K-2-16

編集　福島政美
松丘保養園慰安会（武田正之）
昭和51年9月　A5　34頁　150円
機関誌
※製本

03143　甲田の裾　第47巻　第7号　通巻429号　K-2-16

編集　福島政美
松丘保養園慰安会（武田正之）
昭和51年10月　A5　30頁　150円
機関誌
※製本

03144　甲田の裾　第47巻　第8号　通巻430号　K-2-16

編集　福島政美
松丘保養園慰安会（武田正之）
昭和51年11月　A5　30頁　150円
機関誌
※製本

03145　甲田の裾　第48巻　第1号　通巻431号　K-2-17

編集　福島政美
松丘保養園慰安会（武田正之）
A5　30頁　150円
機関誌
※製本

03146　甲田の裾　第48巻　第2号　通案432号　K-2-17

編集　天地聖一
松丘保養園慰安会（武田正之）
昭和52年3月　A5　52頁　150円
機関誌
※製本

03147　甲田の裾　第48巻　第3号　通巻433号　K-2-17

編集　天地聖一
松丘保養園慰安会（武田正之）
昭和52年5月　A5　31頁　150円
機関誌
※製本

03148　甲田の裾　第48巻　第4号　通巻434号　K-2-17

編集　天地聖一
松丘保養園慰安会（武田正之）
昭和52年6月　A5　32頁　150円
機関誌
※製本

03149　甲田の裾　第48巻　第5号　通巻435号　K-2-17

編集　天地聖一
松丘保養園慰安会（武田正之）
昭和52年7月　A5　32頁　150円
機関誌
※製本

03150　甲田の裾　第48巻　第6号　通巻436号　K-2-17

編集　天地聖一
松丘保養園慰安会（武田正之）
昭和52年9月　A5　34頁　150円
機関誌
※製本

03151　甲田の裾　第48巻　第7号　通巻437号　K-2-17

編集　天地聖一
松丘保養園慰安会（武田正之）
昭和52年11月　A5　34頁　150円
機関誌
※製本

03152　甲田の裾　第48巻　第8号　通巻438号　K-2-17

編集　天地聖一
松丘保養園慰安会（武田正之）
昭和52年12月　A5　32頁　150円
機関誌
※製本

03153　甲田の裾　第49巻　第1号　通巻439号　K-2-17

編集　天地聖一
松丘保養園慰安会（武田正之）
昭和53年1月　A5　34頁　150円
機関誌
※製本

03154　甲田の裾　第49巻　第2号　通巻440号　K-2-17

編集　天地聖一
松丘保養園慰安会（武田正之）
昭和53年3月　A5　34頁　150円
機関誌

※製本

03155　甲田の裾　第49巻　第3号　通巻441号　K-2-17

　編集　天地聖一
　松丘保養園慰安会（武田正之）
　昭和53年5月　A5　32頁　150円
　機関誌
　※製本

03156　甲田の裾　第49巻　第4号　通巻442号　K-2-17

　編集　天地聖一
　松丘保養園慰安会（武田正之）
　昭和53年6月　A5　34頁　150円
　機関誌
　※製本

03157　甲田の裾　第49巻　第5号　通巻443号　K-2-17

　編集　天地聖一
　松丘保養園慰安会（武田正之）
　昭和53年8月　A5　34頁　150円
　機関誌
　※製本

03158　甲田の裾　第49巻　第6号　通巻444号　K-2-17

　編集　天地聖一
　松丘保養園慰安会（荒川巌）
　昭和53年10月　A5　34頁　150円
　機関誌
　※製本

03159　甲田の裾　第49巻　第7号　通巻445号　K-2-17

　編集　天地聖一
　松丘保養園慰安会（荒川巌）
　昭和53年11月　A5　36頁　150円
　機関誌
　※製本

03160　甲田の裾　第49巻　第8号　通巻446号　K-2-17

　編集　天地聖一
　松丘保養園慰安会（荒川巌）
　昭和53年11月　A5　34頁　150円
　機関誌
　※製本

03161　甲田の裾　第50巻　第1号　通巻446号　K-2-18

　編集　天地聖一
　松丘保養園慰安会（荒川巌）
　昭和54年1月　A5　34頁　150円
　機関誌
　※製本

03162　甲田の裾　第50巻　第2号　通巻447号　K-2-18

　編集　天地聖一
　松丘保養園慰安会（荒川巌）
　A5　34頁　150円
　機関誌
　※製本

03163　甲田の裾　第50巻　第3号　通巻448号　K-2-18

　編集　天地聖一
　松丘保養園慰安会（荒川巌）
　A5　34頁　200円
　機関誌
　※製本

03164　甲田の裾　第50巻　第4号　通巻449号　K-2-18

　編集　天地聖一
　松丘保養園慰安会（荒川巌）
　A5　34頁　200円
　機関誌
　※製本

03165　甲田の裾　第50巻　第5号　通巻450号　K-2-18

　編集　天地聖一
　松丘保養園慰安会（荒川巌）
　昭和54年8月　A5　32頁　200円
　機関誌
　※製本

03166　甲田の裾　第50巻　第6号　通巻451号　K-2-18

　編集　天地聖一
　松丘保養園慰安会（荒川巌）
　昭和54年9月　A5　34頁　200円
　機関誌
　※製本

03167　甲田の裾　第50巻　第7号　通巻452号　K-2-18

　編集　天地聖一
　松丘保養園慰安会（荒川巌）
　昭和54年10月　A5　34頁　200円
　機関誌
　※製本

03168　甲田の裾　第50巻　第8号　通巻453号　K-2-

18

　編集　天地聖一
　松丘保養園慰安会（荒川巌）
　昭和54年12月　A5　34頁　200円
　機関誌
　※製本

03169　甲田の裾　第51巻　第1号　通巻454号　K-2-18

　編集　天地聖一
　松丘保養園慰安会（荒川巌）
　昭和55年1月　A5　34頁　200円
　機関誌
　※製本

03170　甲田の裾　第51巻　第2号　通巻455号　K-2-18

　編集　天地聖一
　松丘保養園慰安会（荒川巌）
　A5　32頁　200円
　機関誌
　※製本

03171　甲田の裾　第51巻　第3号　通巻456号　K-2-18

　編集　天地聖一
　松丘保養園慰安会（荒川巌）
　A5　32頁　200円
　機関誌
　※製本

03172　甲田の裾　第51巻　第4号　通巻457号　K-2-18

　編集　天地聖一
　松丘保養園慰安会（荒川巌）
　昭和55年6月　A5　32頁　200円
　機関誌
　※製本

03173　甲田の裾　第51巻　第5号　通巻458号　K-2-18

　編集　天地聖一
　松丘保養園慰安会（荒川巌）
　昭和55年8月　A5　34頁　230円
　機関誌
　※製本

03174　甲田の裾　第51巻　第6号　通巻459号　K-2-18

　編集　天地聖一
　松丘保養園慰安会（荒川巌）
　昭和55年9月　A5　30頁　230円
　機関誌

　※製本

03175　甲田の裾　第51巻　第7号　通巻460号　K-2-18

　編集　天地聖一
　松丘保養園慰安会（荒川巌）
　昭和55年11月　A5　34頁　230円
　機関誌
　※製本

03176　甲田の裾　第51巻　第8号　通巻461号　K-2-18

　編集　天地聖一
　松丘保養園慰安会（荒川巌）
　A5　34頁　230円
　機関誌
　※製本

03177　甲田の裾　第52巻　第1号　通巻462号　K-2-19

　編集　天地聖一
　松丘保養園慰安会（荒川巌）
　A5　32頁　230円
　機関誌
　※製本

03178　甲田の裾　第52巻　第2号　通巻463号　K-2-19

　編集　天地聖一
　松丘保養園慰安会（荒川巌）
　A5　28頁　230円
　機関誌
　※製本

03179　甲田の裾　第52巻　第3号　通巻464号　K-2-19

　編集　天地聖一
　松丘保養園慰安会（荒川巌）
　A5　34頁　230円
　機関誌
　※製本

03180　甲田の裾　第52巻　第4号　通巻465号　K-2-19

　編集　天地誠一
　松丘保養園慰安会（荒川巌）
　A5　30頁　230円
　機関誌
　※製本

03181　甲田の裾　第52巻　第5号　通巻466号　K-2-19

　編集　天地聖一

松丘保養園慰安会（荒川巌）
A5　32頁　230円
機関誌
※製本

03182　甲田の裾　第52巻　第6号　通巻467号　K-2-19
編集　天地聖一
松丘保養園慰安会（荒川巌）
A5　32頁　230円
機関誌
※製本

03183　甲田の裾　第52巻　第7号　通巻468号　K-2-19
編集　天地聖一
松丘保養園慰安会（荒川巌）
A5　32頁　230円
機関誌
※製本

03184　甲田の裾　第52巻　第8号　通巻469号　K-2-19
編集　天地聖一
松丘保養園慰安会（荒川巌）
A5　34頁　230円
機関誌
※製本

03185　甲田の裾　第53巻　第1号　通巻470号　K-2-19
編集　天地聖一
松丘保養園慰安会（荒川巌）
昭和57年1月　A5　34頁　230円
機関誌
※製本

03186　甲田の裾　第53巻　第2号　K-2-19
編集　天地聖一
松丘保養園慰安会（荒川巌）
A5　32頁　230円
機関誌
※製本

03187　甲田の裾　第53巻　第3号　K-2-19
編集　天地聖一
松丘保養園慰安会（荒川巌）
A5　34頁　230円
機関誌
※製本

03188　甲田の裾　第53巻　第4号　K-2-19
編集　天地聖一
松丘保養園慰安会（荒川巌）
A5　35頁　230円
機関誌
※製本

03189　甲田の裾　第53巻　第5号　K-2-19
編集　天地聖一
松丘保養園慰安会（荒川巌）
A5　34頁　230円
機関誌
※製本

03190　甲田の裾　第53巻　第6号　K-2-19
編集　天地聖一
松丘保養園慰安会（荒川巌）
A5　30頁　230円
機関誌
※製本

03191　甲田の裾　第53巻　第7号　K-2-19
編集　天地聖一
松丘保養園慰安会（荒川巌）
A5　34頁　230円
機関誌
※製本

03192　甲田の裾　第53巻　第8号　K-2-19
編集　天地聖一
松丘保養園慰安会（荒川巌）
A5　28頁　230円
機関誌
※製本

03193　甲田の裾　第54巻　第1号　K-2-20
編集　天地聖一
松丘保養園慰安会（荒川巌）
A5　30頁　230円
機関誌
※製本

03194　甲田の裾　第54巻　第2号　K-2-20
編集　天地聖一
松丘保養園慰安会（荒川巌）
A5　32頁　230円
機関誌
※製本

03195　甲田の裾　第54巻　第3号　K-2-20
編集　天地聖一
松丘保養園慰安会（荒川巌）
A5　32頁　230円
機関誌
※製本

03196　甲田の裾　第54巻　第4号　K-2-20
　編集　天地聖一
　松丘保養園慰安会（荒川巌）
　A5　32頁　230円
　機関誌
　※製本

03197　甲田の裾　第54巻　第5号　K-2-20
　編集　天地聖一
　松丘保養園慰安会（荒川巌）
　A5　32頁　230円
　機関誌
　※製本

03198　甲田の裾　第54巻　第6号　K-2-20
　編集　天地聖一
　松丘保養園慰安会（荒川巌）
　A5　32頁　230円
　機関誌
　※製本

03199　甲田の裾　第54巻　第7号　K-2-20
　編集　天地聖一
　松丘保養園慰安会（荒川巌）
　A5　332頁　230円
　機関誌
　※製本

03200　甲田の裾　第54巻　第8号　K-2-20
　編集　天地聖一
　松丘保養園慰安会（荒川巌）
　A5　28頁　230円
　機関誌
　※製本

03201　甲田の裾　第55巻　第1号　通巻486号　K-2-20
　編集　天地聖一
　松丘保養園慰安会（荒川巌）
　A5　32頁　230円
　機関誌
　※製本

03202　甲田の裾　第55巻　第2号　通巻487号　K-2-20
　編集　天地聖一
　松丘保養園慰安会（荒川巌）
　A5　32頁　230円
　機関誌
　※製本

03203　甲田の裾　第55巻　第3号　K-2-20
　編集　天地聖一
　松丘保養園慰安会（荒川巌）
　A5　32頁　230円
　機関誌
　※製本

03204　甲田の裾　第55巻　第4号　K-2-20
　編集　天地聖一
　松丘保養園慰安会（荒川巌）
　A5　30頁　230円
　機関誌
　※製本

03205　甲田の裾　第55巻　第5号　K-2-20
　編集　天地聖一
　松丘保養園慰安会（荒川巌）
　A5　28頁　230円
　機関誌
　※製本

03206　甲田の裾　第55巻　第6号　K-2-20
　編集　天地聖一
　松丘保養園慰安会（荒川巌）
　A5　32頁　230円
　機関誌
　※製本

03207　甲田の裾　第55巻　第7号　K-2-20
　編集　天地聖一
　松丘保養園慰安会（荒川巌）
　A5　28頁　230円
　機関誌
　※製本

03208　甲田の裾　第55巻　第8号　通巻493号　K-2-20
　編集　天地聖一
　松丘保養園慰安会（荒川巌）
　A5　32頁　230円
　機関誌
　※製本

03209　甲田の裾　第56巻　第1号　通巻494号　K-2-21
　編集　天地聖一
　松丘保養園慰安会（荒川巌）
　A5　30頁　230円
　機関誌
　※製本

03210　甲田の裾　第56巻　第2号　通巻495号　K-2-21
　編集　天地聖一
　松丘保養園慰安会（荒川巌）

昭和60年3月　A5　26頁　230円
機関誌
※製本

03211　甲田の裾　第56巻　第3号　通巻496号　K-2-21

　編集　天地聖一
　松丘保養園慰安会（荒川巌）
　昭和60年4月　A5　28頁　230円
　機関誌
　※製本

03212　甲田の裾　第56巻　第4号　通巻497号　K-2-21

　編集　天地聖一
　松丘保養園慰安会（荒川巌）
　昭和60年5月　A5　28頁　230円
　機関誌
　※製本

03213　甲田の裾　第56巻　第5号　通巻498号　K-2-21

　編集　天地聖一
　松丘保養園慰安会（荒川巌）
　昭和60年7月　A5　29頁　230円
　機関誌
　※製本

03214　甲田の裾　第56巻　第6号　通巻499号　K-2-21

　編集　天地聖一
　松丘保養園慰安会（荒川巌）
　昭和60年8月　A5　30頁　230円
　機関誌
　※製本

03215　甲田の裾　第56巻　第7号　通巻500号　K-2-21

　編集　天地聖一
　松丘保養園慰安会（荒川巌）
　昭和60年9月　A5　56頁　230円
　機関誌
　※製本

03216　甲田の裾　第56巻　第8号　通巻501号　K-2-21

　編集　天地聖一
　松丘保養園慰安会（荒川巌）
　昭和60年11月　A5　30頁　230円
　機関誌
　※製本

03217　甲田の裾　第57巻　第1号　通巻502号　K-2-21

　編集　天地聖一
　松丘保養園慰安会（阿部鹿次郎）
　昭和61年1月　A5　34頁　230円
　機関誌
　※製本

03218　甲田の裾　第57巻　第2号　通巻503号　K-2-21

　編集　天地聖一
　松丘保養園慰安会（阿部鹿次郎）
　昭和61年3月　A5　28頁　230円
　機関誌
　※製本

03219　甲田の裾　第57巻　第3号　通巻504号　K-2-21

　編集　天地聖一
　松丘保養園慰安会（阿部鹿次郎）
　昭和61年4月　A5　34頁　230円
　機関誌
　※製本

03220　甲田の裾　第57巻　第4号　通巻505号　K-2-21

　編集　天地誠一
　松丘保養園慰安会（阿部鹿次郎）
　昭和61年7月　A5　28頁　230円
　機関誌
　※製本

03221　甲田の裾　第57巻　第5号　通巻506号　K-2-21

　編集　天地聖一
　松丘保養園慰安会（阿部鹿次郎）
　昭和61年8月　A5　30頁　230円
　機関誌
　※製本

03222　甲田の裾　第57巻　第6号　通巻507号　K-2-21

　編集　天地聖一
　松丘保養園慰安会（阿部鹿次郎）
　昭和61年10月　A5　38頁　230円
　機関誌
　※製本

03223　甲田の裾　第57巻　第7号　通巻508号　K-2-21

　編集　天地聖一
　松丘保養園慰安会（阿部鹿次郎）
　昭和61年11月　A5　30頁　230円
　機関誌

※製本

03224　甲田の裾　第57巻　第8号　通巻509号　K-2-21

　編集　天地聖一
　松丘保養園慰安会（阿部鹿次郎）
　昭和61年12月　A5　30頁　230円
　機関誌
　※製本

03225　甲田の裾　第58巻　第1号　通巻510号　K-2-22

　編集　天地聖一
　松丘保養園慰安会（阿部鹿次郎）
　昭和62年1月　A5　34頁　230円
　機関誌
　※製本

03226　甲田の裾　第58巻　第2号　通巻511号　K-2-22

　編集　天地聖一
　松丘保養園慰安会（阿部鹿次郎）
　昭和62年3月　A5　28頁　230円
　機関誌
　※製本

03227　甲田の裾　第58巻　第3号　通巻512号　K-2-22

　編集　天地聖一
　松丘保養園慰安会（阿部鹿次郎）
　A5　34頁　230円
　機関誌
　※製本

03228　甲田の裾　第58巻　第4号　通巻513号　K-2-22

　編集　天地聖一
　松丘保養園慰安会（阿部鹿次郎）
　昭和62年6月　A5　34頁　230円
　機関誌
　※製本

03229　甲田の裾　第58巻　第5号　通巻514号　K-2-22

　編集　天地聖一
　松丘保養園慰安会（阿部鹿次郎）
　昭和62年8月　A5　28頁　230円
　機関誌
　※製本

03230　甲田の裾　第58巻　第6号　通巻515号　K-2-22

　編集　天地聖一
　松丘保養園慰安会（阿部鹿次郎）
　昭和62年10月　A5　34頁　230円
　機関誌
　※製本

03231　甲田の裾　第58巻　第7号　通巻516号　K-2-22

　編集　天地聖一
　松丘保養園慰安会（阿部鹿次郎）
　昭和62年11月　A5　30頁　230円
　機関誌
　※製本

03232　甲田の裾　第58巻　第8号　通巻517号　K-2-22

　編集　天地聖一
　松丘保養園慰安会（阿部鹿次郎）
　昭和62年12月　A5　28頁　230円
　機関誌
　※製本

03233　甲田の裾　第59巻　第1号　通巻518号　K-2-23

　編集　天地聖一
　松丘保養園慰安会（阿部鹿次郎）
　昭和63年1月　A5　32頁　230円
　機関誌
　※製本

03234　甲田の裾　第59巻　第2号　通巻519号　K-2-23

　編集　天地聖一
　松丘保養園慰安会（阿部鹿次郎）
　A5　30頁　230円
　機関誌
　※製本

03235　甲田の裾　第59巻　第3号　通巻520号　K-2-23

　編集　天地聖一
　松丘保養園慰安会（阿部鹿次郎）
　昭和63年5月　A5　34頁　230円
　機関誌
　※製本

03236　甲田の裾　第59巻　第4号　通巻521号　K-2-23

　編集　天地聖一
　松丘保養園慰安会（阿部鹿次郎）
　A5　32頁　230円
　機関誌
　※製本

03237　甲田の裾　第59巻　第5号　通巻522号　K-2-

23
　編集　天地聖一
　松丘保養園慰安会（阿部鹿次郎）
　A5　32頁　230円
　機関誌
　※製本

03238　甲田の裾　第59巻　第6号　通巻523号　K-2-23
　編集　天地聖一
　松丘保養園慰安会（阿部鹿次郎）
　A5　32頁　230円
　機関誌
　※製本

03239　甲田の裾　第59巻　第7号　通巻524号　K-2-23
　編集　天地聖一
　松丘保養園慰安会（阿部鹿次郎）
　A5　30頁　230円
　機関誌
　※製本

03240　甲田の裾　第59巻　第8号　通巻525号　K-2-23
　編集　天地聖一
　松丘保養園慰安会（阿部鹿次郎）
　A5　30頁　230円
　機関誌
　※製本

03241　甲田の裾　第60巻　第1号　通巻526号　K-2-24
　編集　天地聖一
　松丘保養園慰安会（阿部鹿次郎）
　A5　34頁　230円
　機関誌
　※製本

03242　甲田の裾　第60巻　第2号　通巻527号　K-2-24
　編集　天地聖一
　松丘保養園慰安会（阿部鹿次郎）
　A5　33頁　230円
　機関誌
　※製本

03243　甲田の裾　第60巻　第3号　通巻528号　K-2-24
　編集　天地聖一
　松丘保養園慰安会（三上贇麿）
　A5　34頁　230円
　機関誌
　※製本

03244　甲田の裾　第60巻　第4号　通巻529号　K-2-24
　編集　天地聖一
　松丘保養園慰安会（三上贇麿）
　A5　32頁　230円
　機関誌
　※製本

03245　甲田の裾　第60巻　第5号　通巻530号　K-2-24
　編集　天地聖一
　松丘保養園慰安会（三上贇麿）
　A5　30頁　230円
　機関誌
　※製本

03246　甲田の裾　第60巻　第6号　通巻531号　K-2-24
　編集　天地聖一
　松丘保養園慰安会（三上贇麿）
　A5　32頁　230円
　機関誌
　※製本

03247　甲田の裾　第60巻　第7号　通巻532号　K-2-24
　編集　天地聖一
　松丘保養園慰安会（三上贇麿）
　A5　30頁　230円
　機関誌
　※製本

03248　甲田の裾　第60巻　第8号　通巻533号　K-2-24
　編集　天地聖一
　松丘保養園慰安会（三上贇麿）
　A5　32頁　230円
　機関誌
　※製本

03249　甲田の裾　第61巻　第1号　通巻534号　K-2-25
　編集　天地聖一
　松丘保養園慰安会（三上贇麿）
　平成2年3月　A5　66頁　230円
　機関誌
　※製本

03250　甲田の裾　第61巻　第2号　通巻535号　K-2-25
　編集　天地聖一

松丘保養園慰安会（三上贄麿）
平成2年3月　A5　34頁　230円
機関誌
※製本

03251　甲田の裾　第61巻　第3号　通巻536号　K-2-25

　編集　天地聖一
　松丘保養園慰安会（三上贄麿）
　平成2年6月　A5　34頁　230円
　機関誌
　※製本

03252　甲田の裾　第61巻　第4号　通巻537号　K-2-25

　編集　天地聖一
　松丘保養園慰安会（三上贄麿）
　平成2年8月　A5　32頁　230円
　機関誌
　※製本

03253　甲田の裾　第61巻　第5号　通巻538号　K-2-25

　編集　天地聖一
　松丘保養園慰安会（三上贄麿）
　平成2年8月　A5　32頁　230円
　機関誌
　※製本

03254　甲田の裾　第61巻　第6号　通巻539号　K-2-25

　編集　天地聖一
　松丘保養園慰安会（三上贄麿）
　平成2年10月　A5　32頁　230円
　機関誌
　※製本

03255　甲田の裾　第61巻　第7号　通巻540号　K-2-25

　編集　天地聖一
　松丘保養園慰安会（三上贄麿）
　平成2年11月　A5　32頁　230円
　機関誌
　※製本

03256　甲田の裾　第61巻　第8号　通巻541号　K-2-25

　編集　天地聖一
　松丘保養園慰安会（三上贄麿）
　平成2年12月　A5　28頁　230円
　機関誌
　※製本

03257　甲田の裾　第62巻　第1号　通巻542号　K-2-26

　編集　天地聖一
　松丘保養園慰安会（三上贄麿）
　平成3年2月　A5　34頁　230円
　機関誌
　※製本

03258　甲田の裾　第62巻　第2号　通巻543号　K-2-26

　編集　天地聖一
　松丘保養園慰安会（三上贄麿）
　平成3年3月　A5　30頁　230円
　機関誌
　※製本

03259　甲田の裾　第62巻　第3号　通巻544号　K-2-26

　編集　天地聖一
　松丘保養園慰安会（三上贄麿）
　平成3年5月　A5　32頁　230円
　機関誌
　※製本

03260　甲田の裾　第62巻　第4号　通巻545号　K-2-26

　編集　天地聖一
　松丘保養園慰安会（三上贄麿）
　平成3年7月　A5　34頁　230円
　機関誌
　※製本

03261　甲田の裾　第62巻　第5号　通巻546号　K-2-26

　編集　天地聖一
　松丘保養園慰安会（三上贄麿）
　平成3年9月　A5　30頁　230円
　機関誌
　※製本

03262　甲田の裾　第62巻　第6号　通巻547号　K-2-26

　編集　天地聖一
　松丘保養園慰安会（三上贄麿）
　平成3年10月　A5　32頁　230円
　機関誌
　※製本

03263　甲田の裾　第62巻　第7号　通巻548号　K-2-26

　編集　天地聖一
　松丘保養園慰安会（三上贄麿）
　平成3年11月　A5　32頁　230円
　機関誌

※製本

03264　甲田の裾　第62巻　第8号　通巻549号
K-2-26
　編集　天地聖一
　松丘保養園慰安会（三上饗麿）
　平成3年12月　A5　32頁　230円
　機関誌
　※製本

03265　甲田の裾　第63巻　第1号　通巻550号
K-3-1
　編集　天地聖一
　松丘保養園慰安会（三上饗麿）
　平成4年1月　A5　32頁　230円
　機関誌
　※製本

03266　甲田の裾　第63巻　第2号　通巻551号　K-3-1
　編集　天地聖一
　松丘保養園慰安会（三上饗麿）
　平成4年3月　A5　32頁　230円
　機関誌
　※製本

03267　甲田の裾　第63巻　第3号　通巻552号
K-3-1
　編集　天地聖一
　松丘保養園慰安会（三上饗麿）
　平成4年5月　A5　32頁　230円
　機関誌
　※製本

03268　甲田の裾　第63巻　第4号　通巻553号
K-3-1
　編集　天地聖一
　松丘保養園慰安会（三上饗麿）
　平成4年6月　A5　32頁　230円
　機関誌
　※製本

03269　甲田の裾　第63巻　第5号　通巻554号
K-3-1
　編集　天地聖一
　松丘保養園慰安会（三上饗麿）
　平成4年9月　A5　32頁　230円
　機関誌
　※製本

03270　甲田の裾　第63巻　第6号　通巻555号　K-3-1
　編集　天地聖一
　松丘保養園慰安会（三上饗麿）
　平成4年11月　A5　32頁　230円
　機関誌
　※製本

03271　甲田の裾　第63巻　第7号　通巻556号　K-3-1
　編集　天地聖一
　松丘保養園慰安会（三上饗麿）
　平成4年12月　A5　30頁　230円
　機関誌
　※製本

03272　甲田の裾　第63巻　第8号　通巻557号　K-3-1
　編集　天地聖一
　松丘保養園慰安会（三上饗麿）
　A5　30頁　230円
　機関誌
　※製本

03273　甲田の裾　第64巻　第1号　通巻558号
K-3-2
　編集　天地聖一
　松丘保養園慰安会（三上饗麿）
　平成5年1月　A5　30頁　230円
　機関誌
　※製本

03274　甲田の裾　第64巻　第2号　通巻559号
K-3-2
　編集　天地聖一
　松丘保養園慰安会（三上饗麿）
　平成5年3月　A5　34頁　230円
　機関誌
　※製本

03275　甲田の裾　第64巻　第3号　通巻560号
K-3-2
　編集　天地聖一
　松丘保養園慰安会（三上饗麿）
　平成5年5月　A5　32頁　230円
　機関誌
　※製本

03276　甲田の裾　第64巻　第4号　通巻561号　K-3-2
　編集　天地聖一
　松丘保養園慰安会（三上饗麿）
　平成5年6月　A5　30頁　230円
　機関誌
　※製本

03277　甲田の裾　第64巻　第5号　通巻562号

K-3-2
　　編集　天地聖一
　　松丘保養園慰安会（三上饗麿）
　　平成5年8月　A5　32頁　230円
　　機関誌
　　※製本

03278　甲田の裾　第64巻　第6号　通巻563号
K-3-2
　　編集　天地聖一
　　松丘保養園慰安会（三上饗麿）
　　平成5年10月　A5　32頁　230円
　　機関誌
　　※製本

03279　甲田の裾　第64巻　第7号　通巻564号
K-3-2
　　編集　天地聖一
　　松丘保養園慰安会（三上饗麿）
　　平成5年11月　A5　32頁　230円
　　機関誌
　　※製本

03280　甲田の裾　第64巻　第8号　通巻565号
K-3-2
　　編集　天地聖一
　　松丘保養園慰安会（三上饗麿）
　　平成5年12月　A5　30頁　230円
　　機関誌
　　※製本

03281　甲田の裾　第65巻　第1号　通巻566号
K-3-3
　　編集　天地聖一
　　松丘保養園慰安会（三上饗麿）
　　平成6年1月　A5　32頁　230円
　　機関誌
　　※製本

03282　甲田の裾　第65巻　第2号　通巻567号
K-3-3
　　編集　天地聖一
　　松丘保養園慰安会（三上饗麿）
　　平成6年3月　A5　32頁　230円
　　機関誌
　　※製本

03283　甲田の裾　第65巻　第3号　通巻568号
K-3-3
　　編集　天地聖一
　　松丘保養園慰安会（福西征子）
　　平成6年4月　A5　32頁　230円
　　機関誌
　　※製本

03284　甲田の裾　第65巻　第4号　通巻569号
K-3-3
　　編集　天地聖一
　　松丘保養園慰安会（福西征子）
　　平成6年6月　A5　30頁　230円
　　機関誌
　　※製本

03285　甲田の裾　第65巻　第5号　通巻570号
K-3-3
　　編集　天地聖一
　　松丘保養園慰安会（福西征子）
　　平成6年8月　A5　34頁　230円
　　機関誌
　　※製本

03286　甲田の裾　第65巻　第6号　通巻571号
K-3-3
　　編集　天地聖一
　　松丘保養園慰安会（福西征子）
　　平成6年10月　A5　32頁　230円
　　機関誌
　　※製本

03287　甲田の裾　第65巻　第7号　通巻572号
K-3-3
　　編集　天地聖一
　　松丘保養園慰安会（福西征子）
　　平成6年12月　A5　32頁　230円
　　機関誌
　　※製本

03288　甲田の裾　第65巻　第8号　通巻573号
K-3-3
　　編集　天地聖一
　　松丘保養園慰安会（福西征子）
　　平成6年12月　A5　32頁　230円
　　機関誌
　　※製本

03289　甲田の裾　第66巻　第1号　通巻574号　K-3-3
　　編集　天地聖一
　　松丘保養園慰安会（福西征子）
　　平成7年1月　A5　32頁　230円
　　機関誌
　　※製本

03290　甲田の裾　第66巻　第2号　通巻575号
K-3-3
　　編集　天地聖一

松丘保養園慰安会（福西征子）
平成7年3月　A5　34頁　230円
機関誌
※製本

03291　甲田の裾　第66巻　第3号　通巻576号
K-3-3

　編集　天地聖一
　松丘保養園慰安会（福西征子）
　平成7年4月　A5　30頁　230円
　機関誌
　※製本

03292　甲田の裾　第66巻　第4号　通巻577号
K-3-3

　編集　天地聖一
　松丘保養園慰安会（福西征子）
　平成7年6月　A5　32頁　230円
　機関誌
　※製本

03293　甲田の裾　第66巻　第5号　通巻578号
K-3-3

　編集　天地聖一
　松丘保養園慰安会（福西征子）
　平成7年8月　A5　32頁　230円
　機関誌
　※製本

03294　甲田の裾　第66巻　第6号　通巻579号
K-3-3

　編集　天地聖一
　松丘保養園慰安会（福西征子）
　平成7年9月　A5　34頁　230円
　機関誌
　※製本

03295　甲田の裾　第66巻　第7号　通巻580号
K-3-3

　編集　天地聖一
　松丘保養園慰安会（福西征子）
　平成7年10月　A5　32頁　230円
　機関誌
　※製本

03296　甲田の裾　第66巻　第8号　通巻581号
K-3-3

　編集　天地聖一
　松丘保養園慰安会（福西征子）
　平成7年12月　A5　32頁　230円
　機関誌
　※製本

03297　甲田の裾　第67巻　第1号　通巻582号
K-3-4

　編集　天地聖一
　松丘保養園慰安会（福西征子）
　平成8年1月　A5　33頁　230円
　機関誌
　※製本

03298　甲田の裾　第67巻　第2号　通巻583号
K-3-4

　編集　天地聖一
　松丘保養園慰安会（福西征子）
　A5　31頁　230円
　機関誌
　※製本

03299　甲田の裾　第67巻　第3号　通巻584号
K-3-4

　編集　天地聖一
　松丘保養園慰安会（福西征子）
　A5　36頁　230円
　機関誌
　※製本

03300　甲田の裾　第67巻　第4号　通巻585号
K-3-4

　編集　天地聖一
　松丘保養園慰安会（福西征子）
　A5　32頁　230円
　機関誌
　※製本

03301　甲田の裾　第67巻　第5号　通巻586号
K-3-4

　編集　天地聖一
　松丘保養園慰安会（福西征子）
　A5　32頁　230円
　機関誌
　※製本

03302　甲田の裾　第67巻　第6号　通巻587号
K-3-4

　編集　天地聖一
　松丘保養園慰安会（福西征子）
　A5　32頁　230円
　機関誌
　※製本

03303　甲田の裾　第67巻　第7号　通巻588号
K-3-4

　編集　天地聖一
　松丘保養園慰安会（福西征子）
　A5　32頁　230円
　機関誌

03304　甲田の裾　第67巻　第8号　通巻589号　K-3-4

　編集　天地聖一
　松丘保養園慰安会（福西征子）
　平成8年12月　A5　32頁　230円
　機関誌
　※製本

03305　甲田の裾　第68巻　第1号　通巻590号　K-3-4

　編集　天地聖一
　松丘保養園慰安会（福西征子）
　A5　32頁　230円
　機関誌
　※製本

03306　甲田の裾　第68巻　第2号　通巻591号　K-3-4

　編集　天地聖一
　松丘保養園慰安会（福西征子）
　A5　32頁　230円
　機関誌
　※製本

03307　甲田の裾　第68巻　第3号　通巻592号　K-3-4

　編集　天地聖一
　松丘保養園慰安会（福西征子）
　A5　32頁　250円
　機関誌
　※製本

03308　甲田の裾　第68巻　第4号　通巻593号　K-3-4

　編集　天地聖一
　松丘保養園慰安会（福西征子）
　A5　32頁　250円
　機関誌
　※製本

03309　甲田の裾　第68巻　第5号　通巻594号　K-3-4

　編集　天地聖一
　松丘保養園慰安会（福西征子）
　A5　32頁　250円
　機関誌
　※製本

03310　甲田の裾　第68巻　第6号　通巻595号　K-3-4

　編集　天地聖一
　松丘保養園慰安会（福西征子）
　A5　34頁　250円
　機関誌
　※製本

03311　甲田の裾　第68巻　第7号　通巻596号　K-3-4

　編集　天地聖一
　松丘保養園慰安会（福西征子）
　A5　30頁　250円
　機関誌
　※製本

03312　甲田の裾　第68巻　第8号　通巻597号　K-3-4

　編集　天地聖一
　松丘保養園慰安会（福西征子）
　A5　32頁　250円
　機関誌
　※製本

03313　甲田の裾　第69巻　第1号　通巻598号　K-3-5

　編集　天地聖一
　松丘保養園慰安会（福西征子）
　A5　36頁　250円
　機関誌
　※製本

03314　甲田の裾　第69巻　第2号　通巻599号　K-3-5

　編集　天地聖一
　松丘保養園慰安会（福西征子）
　A5　31頁　250円
　機関誌
　※製本

03315　甲田の裾　第69巻　第3号　通巻600号　K-3-5

　編集　天地聖一
　松丘保養園慰安会（福西征子）
　A5　60頁　500円
　機関誌
　※600号記念号
　※製本

03316　甲田の裾　第69巻　第4号　通巻601号　K-3-5

　編集　天地聖一
　松丘保養園慰安会（福西征子）
　A5　32頁　250円
　機関誌
　※製本

03317　甲田の裾　第69巻　第5号　通巻602号　K-3-5
　編集　天地聖一
　松丘保養園慰安会（福西征子）
　A5　32頁　250円
　機関誌
　※製本

03318　甲田の裾　第69巻　第6号　通巻603号　K-3-5
　編集　天地聖一
　松丘保養園慰安会（福西征子）
　A5　30頁　250円
　機関誌
　※製本

03319　甲田の裾　第70巻　第1号　通巻604号　K-3-5
　編集　天地聖一
　松丘保養園慰安会（福西征子）
　A5　32頁　250円
　機関誌
　※製本

03320　甲田の裾　第70巻　第2号　通巻605号　K-3-5
　編集　天地聖一
　松丘保養園慰安会（福西征子）
　A5　34頁　250円
　機関誌
　※製本

03321　甲田の裾　第70巻　第3号　通巻606号　K-3-5
　編集　天地聖一
　松丘保養園慰安会（福西征子）
　A5　34頁　250円
　機関誌
　※製本

03322　甲田の裾　第70巻　第4号　通巻607号　K-3-5
　編集　天地聖一
　松丘保養園慰安会（福西征子）
　A5　34頁　250円
　機関誌
　※製本

03323　甲田の裾　第70巻　第5号　通巻608号　K-3-5
　編集　天地聖一
　松丘保養園慰安会（福西征子）
　A5　34頁　250円
　機関誌
　※製本

03324　甲田の裾　第70巻　第6号　通巻609号　K-3-5
　編集　滝田十和男
　松丘保養園慰安会（福西征子）
　A5　30頁　250円
　機関誌
　※製本

03325　甲田の裾　第71巻　第1号　通巻610号　K-3-6
　編集　滝田十和男
　松丘保養園慰安会（福西征子）
　平成12年1月　A5　30頁　250円
　機関誌
　※製本

03326　甲田の裾　第71巻　第2号　通巻611号　K-3-6
　編集　滝田十和男
　松丘保養園慰安会（福西征子）
　平成12年3月　A5　30頁　250円
　機関誌
　※製本

03327　甲田の裾　第71巻　第3号　通巻612号　K-3-6
　編集　滝田十和男
　松丘保養園慰安会（福西征子）
　平成12年5月　A5　32頁　250円
　機関誌
　※製本

03328　甲田の裾　第71巻　第4号　通巻613号　K-3-6
　編集　滝田十和男
　松丘保養園慰安会（福西征子）
　平成12年8月　A5　32頁　250円
　機関誌
　※製本

03329　甲田の裾　第71巻　第5号　通巻614号　K-3-6
　編集　滝田十和男
　松丘保養園慰安会（福西征子）
　平成12年9月　A5　32頁　250円
　機関誌
　※製本

03330　甲田の裾　第71巻　第6号　通巻615号　K-3-

6
編集　滝田十和男
松丘保養園慰安会（福西征子）
平成12年11月　A5　32頁　250円
機関誌
※製本

03331　甲田の裾　第72巻　第1号　通巻616号　K-3-6

編集　滝田十和男
松丘保養園慰安会（福西征子）
平成13年1月　A5　32頁　250円
機関誌
※製本

03332　甲田の裾　第72巻　第2号　通巻617号
K-3-6

編集　滝田十和男
松丘保養園慰安会（福西征子）
平成13年3月　A5　32頁　250円
機関誌
※製本

03333　甲田の裾　第72巻　第3号　通巻618号
K-3-6

編集　滝田十和男
松丘保養園慰安会（福西征子）
平成13年5月　A5　32頁　250円
機関誌
※製本

03334　甲田の裾　第72巻　第4号　通巻619号
K-3-6

編集　滝田十和男
松丘保養園慰安会（福西征子）
平成13年6月　A5　32頁　250円
機関誌
※製本

03335　甲田の裾　第72巻　第5号　通巻620号
K-3-6

編集　滝田十和男
松丘保養園慰安会（福西征子）
平成13年9月　A5　32頁　250円
機関誌
※製本

03336　甲田の裾　第72巻　第6号　通巻621号
K-3-6

編集　滝田十和男
松丘保養園慰安会（福西征子）
平成13年11月　A5　32頁　250円
機関誌

※製本

03337　甲田の裾　第73巻　第1号　通巻622号
K-3-7

編集　滝田十和男
松丘保養園慰安会（福西征子）
平成14年1月　A5　32頁　250円
機関誌
※製本

03338　甲田の裾　第73巻　第2号　通巻623号
K-3-7

編集　滝田十和男
松丘保養園慰安会（福西征子）
平成14年3月　A5　32頁　250円
機関誌
※製本

03339　甲田の裾　第73巻　第3号　通巻624号
K-3-7

編集　滝田十和男
松丘保養園慰安会（福西征子）
平成14年5月　A5　30頁　250円
機関誌
※製本

03340　甲田の裾　第73巻　第4号　通巻625号
K-3-7

編集　滝田十和男
松丘保養園慰安会（福西征子）
平成14年7月　A5　32頁　250円
機関誌
※製本

03341　甲田の裾　第73巻　第5号　通巻626号　K-3-7

編集　滝田十和男
松丘保養園慰安会（福西征子）
平成14年9月　A5　32頁　250円
機関誌
※製本

03342　甲田の裾　第73巻　第6号　通巻627号
K-3-7

編集　滝田十和男
松丘保養園慰安会（福西征子）
平成14年11月　A5　32頁　250円
機関誌
※製本

03343　甲田の裾　第74巻　第1号　通巻628号　K-3-7

編集　滝田十和男

松丘保養園慰安会（福西征子）
平成15年1月　A5　32頁　250円
機関誌
※製本

03344　甲田の裾　第74巻　第2号　通巻629号
K-3-7

　編集　滝田十和男
　松丘保養園慰安会（福西征子）
　平成15年3月　A5　32頁　250円
　機関誌
　※製本

03345　甲田の裾　第74巻　第3号　通巻630号
K-3-7

　編集　滝田十和男
　松丘保養園慰安会（福西征子）
　平成15年5月　A5　32頁　250円
　機関誌
　※製本

03346　甲田の裾　第74巻　第4号　通巻631号　K-3-7

　編集　滝田十和男
　松丘保養園慰安会（福西征子）
　平成15年7月　A5　32頁　250円
　機関誌
　※製本

03347　甲田の裾　第74巻　第5号　通巻632号　K-3-7

　編集　滝田十和男
　松丘保養園慰安会（福西征子）
　平成15年9月　A5　32頁　250円
　機関誌
　※製本

03348　甲田の裾　第74巻　第6号　通巻633号
K-3-7

　編集　滝田十和男
　松丘保養園慰安会（福西征子）
　A5　32頁　250円
　機関誌
　※製本

03349　甲田の裾　第75巻　第1号　通巻634号
K-3-8

　編集　滝田十和男
　松丘保養園慰安会（福西征子）
　A5　32頁　250円
　機関誌
　※製本

03350　甲田の裾　第75巻　第2号　通巻635号

K-3-8

　編集　滝田十和男
　松丘保養園慰安会（福西征子）
　A5　32頁　250円
　機関誌
　※製本

03351　甲田の裾　第75巻　第3号　通巻636号
K-3-8

　編集　滝田十和男
　松丘保養園慰安会（福西征子）
　A5　32頁　250円
　機関誌
　※製本

03352　甲田の裾　第75巻　第4号　通巻637号
K-3-8

　編集　滝田十和男
　松丘保養園慰安会（福西征子）
　A5　32頁　250円
　機関誌
　※製本

03353　甲田の裾　第75巻　第5号　通巻638号
K-3-8

　編集　滝田十和男
　松丘保養園慰安会（福西征子）
　A5　32頁　250円
　機関誌
　※製本

03354　甲田の裾　第75巻　第6号　通巻639号
K-3-8

　編集　滝田十和男
　松丘保養園慰安会（福西征子）
　A5　32頁　250円
　機関誌
　※製本

03355　甲田の裾　第76巻　第1号　通巻640号
K-3-8

　編集　滝田十和男
　松丘保養園慰安会（福西征子）
　A5　32頁　250円
　機関誌
　※製本

03356　甲田の裾　第76巻　第2号　通巻641号
K-3-8

　編集　滝田十和男
　松丘保養園慰安会（福西征子）
　平成17年3月　A5　32頁　250円
　機関誌

※製本

03357　甲田の裾　第76巻　第3号　通巻642号
K-3-8
　編集　滝田十和男
　松丘保養園慰安会（福西征子）
　A5　32頁　250円
　機関誌
　※製本

03358　甲田の裾　第76巻　第4号　通巻643号
K-3-8
　編集　滝田十和男
　松丘保養園慰安会（福西征子）
　平成17年7月　A5　32頁　250円
　機関誌
　※製本

03359　甲田の裾　第76巻　第5号　通巻644号
K-3-8
　編集　滝田十和男
　松丘保養園慰安会（福西征子）
　平成17年9月　A5　32頁　250円
　機関誌
　※製本

03360　甲田の裾　第76巻　第6号　通巻645号
K-3-8
　編集　滝田十和男
　松丘保養園慰安会（福西征子）
　A5　32頁　250円
　機関誌
　※製本

03361　甲田の裾　第77巻　第1号　通巻646号　K-3-9
　編集　滝田十和男
　松丘保養園慰安会（福西征子）
　A5　32頁　250円
　機関誌
　※製本

03362　甲田の裾　第77巻　第2号　通巻647号
K-3-9
　編集　滝田十和男
　松丘保養園慰安会（福西征子）
　A5　32頁　250円
　機関誌
　※製本

03363　甲田の裾　第77巻　第3号　通巻648号
K-3-9
　編集　滝田十和男
　松丘保養園慰安会（福西征子）
　A5　32頁　250円
　機関誌
　※製本

03364　甲田の裾　第77巻　第4号　通巻649号
K-3-9
　編集　滝田十和男
　松丘保養園慰安会（福西征子）
　A5　32頁　250円
　機関誌
　※製本

03365　甲田の裾　第77巻　第5号　通巻650号
K-3-9
　編集　滝田十和男
　松丘保養園慰安会（福西征子）
　A5　32頁　250円
　機関誌
　※製本

03366　甲田の裾　第77巻　第6号　通巻651号　K-3-9
　編集　滝田十和男
　松丘保養園慰安会（福西征子）
　A5　32頁　250円
　機関誌
　※製本

03367　甲田の裾　第78巻　第1号　通巻652号
K-3-9
　編集　佐藤勝
　松丘保養園慰安会（福西征子）
　A5　32頁　250円
　機関誌
　※製本

03368　甲田の裾　第78巻　第2号　通巻653号
K-3-9
　編集　佐藤勝
　松丘保養園慰安会（福西征子）
　A5　32頁　250円
　機関誌
　※製本

03369　甲田の裾　第78巻　第3号　通巻654号
K-3-9
　編集　佐藤勝
　松丘保養園慰安会（福西征子）
　A5　32頁
　機関誌
　※製本

03370　甲田の裾　第78巻　第4号　通巻655号

K-3-9
　編集　佐藤勝
　松丘保養園慰安会（福西征子）
　A5　36頁
　機関誌
　※製本

03371　甲田の裾　第79巻　第1号　通巻656号　K-3-10
　編集　佐藤勝
　松丘保養園慰安会（福西征子）
　A5　32頁
　機関誌
　※製本

03372　甲田の裾　第79巻　第2号　通巻657号　K-3-10
　編集　佐藤勝
　松丘保養園慰安会（福西征子）
　A5　30頁
　機関誌
　※製本

03373　甲田の裾　第79巻　第3号　通巻658号
K-3-10
　編集　佐藤勝
　松丘保養園慰安会（福西征子）
　A5　36頁
　機関誌
　※製本

03374　甲田の裾　第79巻　第4号　通巻659号　K-3-10
　編集　佐藤勝
　松丘保養園慰安会（福西征子）
　A5　40頁
　機関誌
　※製本

03375　甲田の裾　第80巻　第1号　通巻660号
K-3-10
　編集　佐藤勝
　松丘保養園慰安会（福西征子）
　A5　32頁
　機関誌
　※製本

03376　甲田の裾　第80巻　第2号　通巻661号　K-3-10
　編集　佐藤勝
　松丘保養園慰安会（福西征子）
　A5　36頁
　機関誌

　※製本

03377　甲田の裾　第80巻　第3号　通巻662号
K-3-10
　編集　甲田の裾編集委員会
　松丘保養園慰安会（福西征子）
　A5　38頁
　機関誌
　※製本

03378　甲田の裾　第80巻　第4号　通巻663号
K-3-10
　編集　甲田の裾編集委員会
　松丘保養園慰安会（福西征子）
　A5　42頁
　機関誌
　※製本

03379　甲田の裾　第81巻　第1号　通巻664号　K-3-11
　編集　甲田の裾編集委員会
　松丘保養園慰安会（福西征子）
　A5　36頁
　機関誌
　※製本

03380　甲田の裾　第81巻　第2号　通巻665号　K-3-11
　編集　甲田の裾編集委員会
　松丘保養園慰安会（福西征子）
　A5　36頁
　機関誌
　※製本

03381　甲田の裾　第81巻　第3号　通巻666号　K-3-11
　編集　甲田の裾編集委員会
　松丘保養園慰安会（福西征子）
　A5　36頁
　機関誌
　※製本

03382　甲田の裾　第81巻　第4号　通巻667号　K-3-11
　編集　甲田の裾編集委員会
　松丘保養園慰安会（福西征子）
　A5　50頁
　機関誌
　※創立80周年記念
　※製本

03383　甲田の裾　第82巻　第1号　通巻668号

K-3-11
　編集　甲田の裾編集委員会
　松丘保養園慰安会（福西征子）
　A5　34頁
　機関誌
　※製本

03384　甲田の裾　第82巻　第2号　通巻669号
K-3-11
　編集　甲田の裾編集委員会
　松丘保養園慰安会（福西征子）
　A5　44頁
　機関誌
　※製本

03385　甲田の裾　第82巻　第3号　通巻670号
K-3-11
　編集　甲田の裾編集委員会
　松丘保養園慰安会（福西征子）
　A5　36頁
　機関誌
　※製本

03386　甲田の裾　第82巻　第4号　通巻671号　K-3-11
　編集　甲田の裾編集委員会
　松丘保養園慰安会（福西征子）
　A5　38頁
　機関誌
　※製本

03387　甲田の裾　第83巻　第1号　通巻672号　K-3-11
　編集　甲田の裾編集委員会
　松丘保養園慰安会（福西征子）
　A5　38頁
　機関誌
　※製本

03388　甲田の裾　第83巻　第2号　通巻673号
K-3-11
　編集　甲田の裾編集委員会
　松丘保養園慰安会（福西征子）
　A5　42頁
　機関誌
　※製本

03389　甲田の裾　第83巻　第3号　通巻674号　K-3-11
　編集　甲田の裾編集委員会
　松丘保養園慰安会（福西征子）
　A5　33頁
　機関誌
　※製本

03390　甲田の裾　第83巻　第4号　通巻675号
K-3-11
　編集　甲田の裾編集委員会
　松丘保養園慰安会（福西征子）
　A5　34頁
　機関誌
　※製本

03391　甲田の裾　第84巻　第1号　通巻676号　K-3-12
　編集　甲田の裾編集委員会
　松丘保養園慰安会（川西健登）
　平成25年　A5　44頁
　機関誌
　※福西征子園長先生大鑑記念特集号
　※製本

03392　甲田の裾　第84巻　第2号　通巻677号
K-3-12
　編集　甲田の裾編集委員会
　松丘保養園慰安会（川西健登）
　平成25年　A5　42頁
　機関誌
　※製本

03393　甲田の裾　第84巻　第3号　通巻678号
K-3-12
　編集　甲田の裾編集委員会
　松丘保養園慰安会（川西健登）
　平成25年　A5　34頁
　機関誌
　※製本

03394　甲田の裾　第84巻　第4号　通巻679号
K-3-12
　編集　甲田の裾編集委員会
　松丘保養園慰安会（川西健登）
　平成25年　A5　38頁
　機関誌
　※創立80周年記念
　※製本

03395　甲田の裾　第85巻　第1号　通巻680号
K-3-12
　編集　甲田の裾編集委員会
　松丘保養園慰安会（川西健登）
　平成26年　A5　36頁
　機関誌
　※製本

03396　甲田の裾　第85巻　第2号　通巻681号

K-3-12
　編集　甲田の裾編集委員会
　松丘保養園慰安会（川西健登）
　平成26年　A5　44頁
　機関誌
　※製本

03397　甲田の裾　第85巻　第3号　通巻682号
K-3-12
　編集　甲田の裾編集委員会
　松丘保養園慰安会（川西健登）
　平成26年　A5　34頁
　機関誌
　※製本

03398　甲田の裾　第85巻　第4号　通巻683号
K-3-12
　編集　甲田の裾編集委員会
　松丘保養園慰安会（川西健登）
　平成26年　A5　36頁
　機関誌
　※製本

03399　甲田の裾　第86巻　第1号　通巻684号
K-3-12
　編集　甲田の裾編集委員会
　松丘保養園慰安会（川西健登）
　平成27年　A5　42頁
　機関誌
　※製本

03400　甲田の裾　第86巻　第2号　通巻685号
K-3-12
　編集　甲田の裾編集委員会
　松丘保養園慰安会（川西健登）
　平成27年　A5　42頁
　機関誌
　※製本

03401　甲田の裾　第86巻　第3号　通巻686号
K-3-12
　編集　甲田の裾編集委員会
　松丘保養園慰安会（川西健登）
　平成27年　A5　38頁
　機関誌
　※製本

03402　甲田の裾　第86巻　第4号　通巻687号
K-3-12
　編集　甲田の裾編集委員会
　松丘保養園慰安会（川西健登）
　平成27年　A5　42頁
　機関誌

　※製本

03403　甲田の裾　平成二十八年〜三十年（六八八号〜六九六号）　K-3-13

03404　甲田の裾　第87巻　第1号　通巻688号　K-3-13
　編集　甲田の裾編集委員会
　松丘保養園松桜会（川西健登）
　平成28年3月　A5　46頁
　機関誌

03405　甲田の裾　第87巻　第2号　通巻689号　K-3-13
　編集　甲田の裾編集委員会
　松丘保養園松桜会（川西健登）
　平成28年6月　A5　44頁
　機関誌

03406　甲田の裾　第87巻　第3号　通巻690号　K-3-13
　編集　甲田の裾編集委員会
　松丘保養園松桜会（川西健登）
　平成28年10月　A5　42頁
　機関誌

03407　甲田の裾　第87巻　第4号　通巻691号　K-3-13
　編集　甲田の裾編集委員会
　松丘保養園松桜会（川西健登）
　平成28年12月　A5　42頁
　機関誌

03408　甲田の裾　第88巻　第1号　通巻692号　K-3-13
　編集　甲田の裾編集委員会
　松丘保養園松桜会（川西健登）
　平成29年2月　A5　48頁
　機関誌

03409　甲田の裾　第88巻　第2・3号　通巻693号
K-3-13
　編集　甲田の裾編集委員会
　松丘保養園松桜会（川西健登）
　平成29年12月　A5　48頁
　機関誌

03410　甲田の裾　第89巻　第1号　通巻694号　K-3-13
　編集　甲田の裾編集委員会
　松丘保養園松桜会（川西健登）
　平成30年3月　A5　52頁
　機関誌

03411　甲田の裾　第89巻　第2号　通巻695号　K-3-13
　編集　甲田の裾編集委員会
　松丘保養園松桜会（川西健登）
　平成30年5月　A5　38頁
　機関誌

03412　甲田の裾　第89巻　第3号　通巻696号　K-3-13
　編集　甲田の裾編集委員会
　松丘保養園松桜会（川西健登）
　平成30年12月　A5　46頁
　機関誌

03413　甲田の裾　第2巻　第6号　K-3-21-1
　編集　菊地治助
　甲田の裾社（菊地治助）
　昭和6年6月10日　A5　37頁　10銭
　機関誌
　※残部

03414　甲田の裾　第2巻　第9号　K-3-21-2
　編集　菊地治助
　甲田の裾社（菊地治助）
　昭和6年9月10日　A5　38頁　10銭
　機関誌
　※残部

03415　甲田の裾　第2巻　第10号　K-3-21-3
　編集　菊地治助
　甲田の裾社（菊地治助）
　昭和6年10月10日　A5　36頁　10銭
　機関誌
　※残部

03416　甲田の裾　第3巻　第3号　K-3-21-4
　編集　稲田與次郎
　甲田の裾社（稲田與次郎）
　昭和7年3月10日　A5　66頁　10銭
　機関誌
　※残部

03417　甲田の裾　第3巻　第4号　K-3-21-5
　編集　稲田與次郎
　甲田の裾社（稲田與次郎）
　昭和7年4月10日　A5　45頁　10銭
　機関誌
　※残部

03418　甲田の裾　第3巻　第5号　K-3-21-6
　編集　稲田與次郎
　甲田の裾社（稲田與次郎）
　昭和7年5月10日　A5　38頁　10銭
　機関誌
　※残部

03419　甲田の裾　第3巻　第6号　K-3-21-7
　編集　稲田與次郎
　甲田の裾社（稲田與次郎）
　昭和7年6月10日　A5　45頁　10銭
　機関誌
　※残部

03420　甲田の裾　第3巻　第8号　K-3-21-8
　編集　稲田與次郎
　甲田の裾社（稲田與次郎）
　昭和7年8月10日　A5　34頁　10銭
　機関誌
　※残部

03421　甲田の裾　第3巻　第9号　K-3-21-9
　編集　稲田與次郎
　甲田の裾社（稲田與次郎）
　昭和7年9月10日　A5　43頁　10銭
　機関誌
　※残部

03422　甲田の裾　第3巻　第10号　K-3-21-10
　編集　稲田與次郎
　甲田の裾社（稲田與次郎）
　昭和7年10月10日　A5　43頁　10銭
　機関誌
　※残部

03423　甲田の裾　第3巻　第11号　K-3-21-11
　編集　稲田與次郎
　甲田の裾社（稲田與次郎）
　昭和7年11月10日　A5　132頁　10銭
　機関誌
　※御下賜金拝受第二回記念号
　※残部

03424　甲田の裾　第3巻　第12号　K-3-21-12
　編集　稲田與次郎
　甲田の裾社（稲田與次郎）
　昭和7年12月10日　A5　69頁　10銭
　機関誌
　※残部

03425　甲田の裾　第4巻　第1号　K-3-21-13
　編集　稲田與次郎
　甲田の裾社（稲田與次郎）
　昭和8年1月10日　A5　71頁　10銭
　機関誌
　※残部

03426　甲田の裾　第4巻　第2号　K-3-21-14
　編集　稲田與次郎
　甲田の裾社（稲田與次郎）
　昭和8年2月20日　A5　53頁　10銭
　機関誌
　※残部

03427　甲田の裾　第4巻　第3号　K-3-21-15
　編集　稲田與次郎
　甲田の裾社（稲田與次郎）
　昭和8年3月20日　A5　44頁　10銭
　機関誌
　※残部

03428　甲田の裾　第5巻　第1号　K-3-21-16
　編集　稲田與次郎
　甲田の裾社（稲田與次郎）
　昭和9年1月10日　A5　40頁　10銭
　機関誌
　※残部

03429　甲田の裾　第5巻　第4号　K-3-21-17
　編集　稲田與次郎
　甲田の裾社（稲田與次郎）
　昭和9年4月10日　A5　38頁　10銭
　機関誌
　※残部

03430　甲田の裾　第5巻　第6号　K-3-21-18
　編集　斎藤力太郎
　甲田の裾社（斎藤力太郎）
　昭和9年6月10日　A5　47頁　10銭
　機関誌
　※残部

03431　甲田の裾　第5巻　第8号　K-3-21-19
　編集　斎藤力太郎
　甲田の裾社（斎藤力太郎）
　昭和9年8月10日　A5　58頁　10銭
　機関誌
　※残部

03432　甲田の裾　第5巻　第10号　K-3-21-20
　編集　斎藤力太郎
　甲田の裾社（斎藤力太郎）
　昭和9年10月10日　A5　56頁　10銭
　機関誌
　※残部

03433　甲田の裾　第6巻　第1号　K-3-21-21
　編集　斎藤力太郎
　甲田の裾社（斎藤力太郎）
　昭和10年3月10日　A5　82頁　10銭
　機関誌
　※残部

03434　甲田の裾　第6巻　第4号　K-3-21-22
　編集　斎藤力太郎
　甲田の裾社（斎藤力太郎）
　昭和10年4月10日　A5　62頁　10銭
　機関誌
　※残部

03435　甲田の裾　第6巻　第5号　K-3-21-23
　編集　斎藤力太郎
　甲田の裾社（斎藤力太郎）
　昭和10年5月10日　A5　60頁　10銭
　機関誌
　※残部

03436　甲田の裾　第6巻　第6号　K-3-21-24
　編集　斎藤力太郎
　甲田の裾社（斎藤力太郎）
　昭和10年6月10日　A5　64頁　10銭
　機関誌
　※残部

03437　甲田の裾　第6巻　第7号　K-3-21-25
　編集　斎藤力太郎
　甲田の裾社（斎藤力太郎）
　昭和10年7月10日　A5　64頁　10銭
　機関誌
　※残部

03438　甲田の裾　第6巻　第9号　K-3-21-26
　編集　中條資俊
　甲田の裾社（中條資俊）
　昭和10年9月10日　A5　74頁　10銭
　機関誌
　※残部

03439　甲田の裾　第6巻　第10号　K-3-21-27
　編集　中條資俊
　甲田の裾社（中條資俊）
　昭和10年10月10日　A5　68頁　10銭
　機関誌
　※残部

03440　甲田の裾　第7巻　第1号　K-3-21-28
　編集　中條資俊
　甲田の裾社（中條資俊）
　昭和11年1月10日　A5　62頁　10銭
　機関誌
　※残部

03441　甲田の裾　第7巻　第2号　K-3-21-29
　編集　中條資俊
　甲田の裾社（中條資俊）
　昭和11年2月10日　A5　75頁　10銭
　機関誌
　※残部

03442　甲田の裾　第7巻　第3号　K-3-21-30
　編集　中條資俊
　甲田の裾社（中條資俊）
　昭和11年3月10日　A5　60頁　10銭
　機関誌
　※残部

03443　甲田の裾　第7巻　第4号　K-3-21-31
　編集　中條資俊
　甲田の裾社（中條資俊）
　昭和11年4月10日　A5　81頁　10銭
　機関誌
　※残部

03444　甲田の裾　第7巻　第5号　K-3-21-32
　編集　中條資俊
　甲田の裾社（中條資俊）
　昭和11年5月10日　A5　60頁　10銭
　機関誌
　※残部

03445　甲田の裾　第7巻　第6号　K-3-21-33
　編集　中條資俊
　甲田の裾社（中條資俊）
　昭和11年6月10日　A5　93頁　10銭
　機関誌
　※残部

03446　甲田の裾　第7巻　第7号　K-3-21-34
　編集　中條資俊
　甲田の裾社（中條資俊）
　昭和11年7月10日　A5　71頁　10銭
　機関誌
　※残部

03447　甲田の裾　第7巻　第8号　K-3-21-35
　編集　中條資俊
　甲田の裾社（中條資俊）
　昭和11年8月10日　A5　68頁　10銭
　機関誌
　※残部

03448　甲田の裾　第7巻　第9号　K-3-21-36
　編集　中條資俊
　甲田の裾社（中條資俊）
　昭和11年9月10日　A5　67頁　10銭
　機関誌
　※残部

03449　甲田の裾　第7巻　第12号　K-3-21-37
　編集　中條資俊
　甲田の裾社（中條資俊）
　昭和11年12月10日　A5　78頁　10銭
　機関誌
　※残部

03450　甲田の裾　第8巻　第1号　K-3-21-38
　編集　中條資俊
　甲田の裾社（中條資俊）
　昭和12年1月10日　A5　57頁　10銭
　機関誌
　※残部

03451　甲田の裾　第8巻　第2号　K-3-21-39
　編集　中條資俊
　甲田の裾社（中條資俊）
　昭和12年2月10日　A5　58頁　10銭
　機関誌
　※残部

03452　甲田の裾　第8巻　第3号　K-3-21-40
　編集　中條資俊
　甲田の裾社（中條資俊）
　昭和12年3月10日　A5　67頁　10銭
　機関誌
　※残部

03453　甲田の裾　第8巻　第4号　K-3-21-41
　編集　中條資俊
　甲田の裾社（中條資俊）
　昭和12年4月10日　A5　62頁　10銭
　機関誌
　※残部

03454　甲田の裾　第8巻　第5号　K-3-21-42
　編集　中條資俊
　甲田の裾社（中條資俊）
　昭和12年5月10日　A5　70頁　10銭
　機関誌
　※残部

03455　甲田の裾　第8巻　第6号　K-3-21-43
　編集　中條資俊
　甲田の裾社（中條資俊）
　昭和12年6月10日　A5　74頁　10銭
　機関誌
　※残部

03456　甲田の裾　第8巻　第7号　K-3-21-44
　編集　中條資俊
　甲田の裾社（中條資俊）
　昭和12年7月10日　A5　76頁　10銭
　機関誌
　※残部

03457　甲田の裾　第8巻　第11号　K-3-21-45
　編集　中條資俊
　甲田の裾社（中條資俊）
　昭和12年11月10日　A5　104頁　10銭
　機関誌
　※残部

03458　甲田の裾　第8巻　第12号　K-3-21-46
　編集　中條資俊
　甲田の裾社（中條資俊）
　昭和12年12月10日　A5　64頁　10銭
　機関誌
　※残部

03459　甲田の裾　第9巻　第1号　K-3-22-1
　編集　中條資俊
　甲田の裾社（中條資俊）
　昭和13年1月10日　A5　75頁　10銭
　機関誌
　※残部

03460　甲田の裾　第9巻　第2号　K-3-22-2
　編集　中條資俊
　甲田の裾社（中條資俊）
　昭和13年2月10日　A5　60頁　10銭
　機関誌
　※残部

03461　甲田の裾　第9巻　第3号　K-3-22-3
　編集　中條資俊
　甲田の裾社（中條資俊）
　昭和13年3月10日　A5　84頁　10銭
　機関誌
　※残部

03462　甲田の裾　第9巻　第4号　K-3-22-4
　編集　中條資俊
　甲田の裾社（中條資俊）
　昭和13年4月10日　A5　62頁　10銭
　機関誌
　※残部

03463　甲田の裾　第9巻　第5号　K-3-22-5
　編集　中條資俊
　甲田の裾社（中條資俊）
　昭和13年5月10日　A5　62頁　10銭
　機関誌
　※残部

03464　甲田の裾　第9巻　第6号　K-3-22-6
　編集　中條資俊
　甲田の裾社（中條資俊）
　昭和13年6月10日　A5　81頁　10銭
　機関誌
　※残部

03465　甲田の裾　第9巻　第7号　K-3-22-7
　編集　中條資俊
　甲田の裾社（中條資俊）
　昭和13年7月10日　A5　63頁　10銭
　機関誌
　※残部

03466　甲田の裾　第9巻　第8号　K-3-22-8
　編集　中條資俊
　甲田の裾社（中條資俊）
　昭和13年8月10日　A5　63頁　10銭
　機関誌
　※残部

03467　甲田の裾　第9巻　第9号　K-3-22-9
　編集　中條資俊
　甲田の裾社（中條資俊）
　昭和13年9月10日　A5　70頁　10銭
　機関誌
　※残部

03468　甲田の裾　第9巻　第11号　K-3-22-10
　編集　中條資俊
　甲田の裾社（中條資俊）
　昭和13年11月10日　A5　117頁　10銭
　機関誌
　※残部

03469　甲田の裾　第9巻　第12号　K-3-22-11
　編集　中條資俊
　甲田の裾社（中條資俊）
　昭和13年12月10日　A5　54頁　10銭
　機関誌
　※残部

03470　甲田の裾　第10巻　第1号　K-3-22-12
　編集　中條資俊
　甲田の裾社（中條資俊）
　昭和14年1月10日　A5　67頁　10銭
　機関誌
　※残部

03471　甲田の裾　第10巻　第2号　K-3-22-13
　編集　中條資俊
　甲田の裾社（中條資俊）
　昭和14年2月10日　A5　57頁　10銭
　機関誌
　※残部

03472　甲田の裾　第10巻　第4号　K-3-22-14
　編集　中條資俊
　甲田の裾社（中條資俊）
　昭和14年4月10日　A5　65頁　10銭
　機関誌
　※残部

03473　甲田の裾　第10巻　第5号　K-3-22-15
　編集　中條資俊
　甲田の裾社（中條資俊）
　昭和14年5月10日　A5　77頁　10銭
　機関誌
　※残部

03474　甲田の裾　第10巻　第6号　K-3-22-16
　編集　中條資俊
　甲田の裾社（中條資俊）
　昭和14年6月10日　A5　71頁　10銭
　機関誌
　※残部

03475　甲田の裾　第10巻　第7号　K-3-22-17
　編集　中條資俊
　甲田の裾社（中條資俊）
　昭和14年7月10日　A5　56頁　10銭
　機関誌
　※残部

03476　甲田の裾　第10巻　第8号　K-3-22-18
　編集　中條資俊
　甲田の裾社（中條資俊）
　昭和14年8月10日　A5　83頁　10銭
　機関誌
　※残部

03477　甲田の裾　第10巻　第11号　K-3-22-19
　編集　中條資俊
　甲田の裾社（中條資俊）
　昭和14年11月10日　A5　111頁　10銭
　機関誌
　※残部

03478　甲田の裾　第10巻　第12号　K-3-22-20
　編集　中條資俊
　甲田の裾社（中條資俊）
　昭和14年12月10日　A5　44頁　10銭
　機関誌
　※残部

03479　甲田の裾　第11巻　第1号　K-3-22-21
　編集　中條資俊
　甲田の裾社（中條資俊）
　昭和15年1月10日　A5　56頁　10銭
　機関誌
　※残部

03480　甲田の裾　第11巻　第2号　K-3-22-22
　編集　中條資俊
　甲田の裾社（中條資俊）
　昭和15年2月10日　A5　55頁　10銭
　機関誌
　※残部

03481　甲田の裾　第11巻　第3号　K-3-22-23
　編集　中條資俊
　甲田の裾社（中條資俊）
　昭和15年3月10日　A5　46頁　10銭
　機関誌
　※残部

03482　甲田の裾　第11巻　第4号　K-3-22-24
　編集　中條資俊
　甲田の裾社（中條資俊）
　昭和15年4月10日　A5　53頁　10銭
　機関誌
　※残部

03483　甲田の裾　第11巻　第5号　K-3-22-25
　編集　中條資俊
　甲田の裾社（中條資俊）
　昭和15年5月10日　A5　50頁　10銭
　機関誌
　※残部

03484　甲田の裾　第11巻　第6号　K-3-22-26
　編集　中條資俊
　甲田の裾社（中條資俊）
　昭和15年6月10日　A5　68頁　10銭
　機関誌
　※残部

03485　甲田の裾　第11巻　第7号　K-3-22-27
　編集　中條資俊
　甲田の裾社（中條資俊）
　昭和15年7月10日　A5　64頁　10銭
　機関誌
　※残部

03486　甲田の裾　第11巻　第8号　K-3-22-28
　編集　中條資俊
　甲田の裾社（中條資俊）
　昭和15年8月10日　A5　54頁　10銭
　機関誌
　※残部

03487　甲田の裾　第11巻　第9号　K-3-22-29
　編集　中條資俊
　甲田の裾社（中條資俊）
　昭和15年9月10日　A5　52頁　10銭
　機関誌
　※残部

03488　甲田の裾　第12巻　第10号　K-3-22-30
　編集　中條資俊
　甲田の裾社（中條資俊）
　昭和15年10月10日　A5　55頁　10銭
　機関誌
　※残部

03489　甲田の裾　第12巻　第11号　K-3-22-31
　編集　中條資俊
　甲田の裾社（中條資俊）
　昭和15年11月10日　A5　87頁　10銭
　機関誌
　※残部

03490　甲田の裾　第12巻　第12号　K-3-22-32
　編集　中條資俊
　甲田の裾社（中條資俊）
　昭和15年12月10日　A5　79頁　10銭
　機関誌
　※残部

03491　甲田の裾　第13巻　第1号　K-3-22-33
　編集　中條資俊
　甲田の裾社（中條資俊）
　昭和16年1月10日　A5　35頁　10銭
　機関誌
　※残部

03492　甲田の裾　第13巻　第2号　K-3-22-34
　編集　中條資俊
　甲田の裾社（中條資俊）
　昭和16年2月10日　A5　28頁　10銭
　機関誌
　※残部

03493　甲田の裾　第13巻　第3号　K-3-22-35
　編集　中條資俊
　甲田の裾社（中條資俊）
　昭和16年3月10日　A5　28頁　10銭
　機関誌
　※残部

03494　甲田の裾　第13巻　第4号　K-3-22-36
　編集　中條資俊
　甲田の裾社（中條資俊）
　昭和16年4月10日　A5　27頁　10銭
　機関誌
　※残部

03495　甲田の裾　第13巻　第5号　K-3-22-37
　編集　中條資俊
　甲田の裾社（中條資俊）
　昭和16年5月10日　A5　29頁　10銭
　機関誌
　※残部

03496　甲田の裾　第13巻　第6号　K-3-22-38
　編集　中條資俊
　甲田の裾社（中條資俊）
　昭和16年6月10日　A5　35頁　10銭
　機関誌
　※残部

03497　甲田の裾　第13巻　第7号　K-3-22-39
　編集　中條資俊
　甲田の裾社（中條資俊）
　昭和16年7月10日　A5　46頁　10銭
　機関誌
　※残部

03498　甲田の裾　第13巻　第8号　K-3-22-40
　編集　中條資俊
　甲田の裾社（中條資俊）
　昭和16年8月10日　A5　50頁　10銭
　機関誌
　※残部

03499　甲田の裾　第13巻　第9号　K-3-22-41
　編集　中條資俊
　甲田の裾社（中條資俊）
　昭和16年9月10日　A5　30頁　10銭
　機関誌
　※残部

03500　甲田の裾　第13巻　第10号　K-3-22-42
　編集　中條資俊
　甲田の裾社（中條資俊）
　昭和16年10月10日　A5　42頁　10銭
　機関誌
　※残部

03501　甲田の裾　第13巻　第11号　K-3-22-43
　編集　中條資俊
　甲田の裾社（中條資俊）
　昭和16年11月10日　A5　60頁　10銭
　機関誌
　※残部

03502　**甲田の裾　第13巻　第12号**　K-3-22-44
　編集　中條資俊
　甲田の裾社（中條資俊）
　昭和16年12月10日　A5　29頁　10銭
　機関誌
　※残部

03503　**甲田の裾　第14巻　第1号**　K-4-1-1
　編集　中條資俊
　甲田の裾社（中條資俊）
　昭和17年1月10日　A5　49頁　10銭
　機関誌
　※残部

03504　**甲田の裾　第14巻　第2号**　K-4-1-2
　編集　中條資俊
　甲田の裾社（中條資俊）
　昭和17年2月10日　A5　30頁　10銭
　機関誌
　※残部

03505　**甲田の裾　第14巻　第3号**　K-4-1-3
　編集　中條資俊
　甲田の裾社（中條資俊）
　昭和17年3月10日　A5　30頁　10銭
　機関誌
　※残部

03506　**甲田の裾　第14巻　第4号**　K-4-1-4
　編集　中條資俊
　甲田の裾社（中條資俊）
　昭和17年4月10日　A5　21頁　10銭
　機関誌
　※残部

03507　**甲田の裾　第14巻　第5号**　K-4-1-5
　編集　中條資俊
　甲田の裾社（中條資俊）
　昭和17年5月10日　A5　27頁　10銭
　機関誌
　※残部

03508　**甲田の裾　第14巻　第6号**　K-4-1-6
　編集　中條資俊
　甲田の裾社（中條資俊）
　昭和17年6月10日　A5　32頁　10銭
　機関誌
　※残部

03509　**甲田の裾　第14巻　第7号**　K-4-1-7
　編集　中條資俊
　甲田の裾社（中條資俊）
　昭和17年7月10日　A5　22頁　10銭
　機関誌
　※残部

03510　**甲田の裾　第14巻　第8号**　K-4-1-8
　編集　中條資俊
　甲田の裾社（中條資俊）
　昭和17年8月10日　A5　35頁　10銭
　機関誌
　※残部

03511　**甲田の裾　第14巻　第9号**　K-4-1-9
　編集　中條資俊
　甲田の裾社（中條資俊）
　昭和17年9月10日　A5　32頁　10銭
　機関誌
　※残部

03512　**甲田の裾　第14巻　第10号**　K-4-1-10
　編集　中條資俊
　甲田の裾社（中條資俊）
　昭和17年10月10日　A5　33頁　10銭
　機関誌
　※残部

03513　**甲田の裾　第14巻　第11号**　K-4-1-11
　編集　中條資俊
　甲田の裾社（中條資俊）
　昭和17年11月10日　A5　52頁　10銭
　機関誌
　※残部

03514　**甲田の裾　第14巻　第12号**　K-4-1-12
　編集　中條資俊
　甲田の裾社（中條資俊）
　昭和17年12月10日　A5　32頁　10銭
　機関誌
　※残部

03515　**甲田の裾　第15巻　第1号**　K-4-1-13
　編集　中條資俊
　甲田の裾社（中條資俊）
　昭和18年1月10日　A5　44頁　10銭
　機関誌
　※残部

03516　**甲田の裾　第15巻　第2号**　K-4-1-14
　編集　中條資俊
　甲田の裾社（中條資俊）
　昭和18年2月10日　A5　33頁　10銭
　機関誌
　※残部

03517　甲田の裾　第15巻　第3号　K-4-1-15
　編集　中條資俊
　甲田の裾社（中條資俊）
　昭和18年3月10日　A5　36頁　10銭
　機関誌
　※残部

03518　甲田の裾　第15巻　第4号　K-4-1-16
　編集　中條資俊
　甲田の裾社（中條資俊）
　昭和18年4月10日　A5　28頁　10銭
　機関誌
　※残部

03519　甲田の裾　第15巻　第5号　K-4-1-17
　編集　中條資俊
　甲田の裾社（中條資俊）
　昭和18年5月10日　A5　24頁　10銭
　機関誌
　※残部

03520　甲田の裾　6月号　K-4-1-18
　昭和18年6月10日　A5　40頁
　機関誌
　※残部

03521　甲田の裾　第15巻　第8号　K-4-1-19
　編集　中條資俊
　甲田の裾社（中條資俊）
　昭和18年8月10日　A5　32頁　10銭
　機関誌
　※残部

03522　甲田の裾　第15巻　第9号　K-4-1-20
　編集　中條資俊
　甲田の裾社（中條資俊）
　昭和18年9月10日　A5　32頁　10銭
　機関誌
　※残部

03523　甲田の裾　第15巻　第10号　K-4-1-21
　編集　中條資俊
　甲田の裾社（中條資俊）
　昭和18年10月10日　A5　35頁　10銭
　機関誌
　※残部

03524　甲田の裾　第15巻　第11号　K-4-1-22
　編集　中條資俊
　甲田の裾社（中條資俊）
　昭和18年11月10日　A5　48頁　10銭
　機関誌
　※残部

03525　甲田の裾　第15巻　第12号　K-4-1-23
　編集　中條資俊
　甲田の裾社（中條資俊）
　昭和18年12月10日　A5　33頁　10銭
　機関誌
　※残部

03526　甲田の裾　第16巻　第1号　K-4-1-24
　編集　中條資俊
　甲田の裾社（中條資俊）
　昭和19年1月10日　A5　45頁　10銭
　機関誌
　※残部

03527　甲田の裾　第16巻　第2号　K-4-1-25
　編集　中條資俊
　甲田の裾社（中條資俊）
　昭和19年2月10日　A5　27頁　10銭
　機関誌
　※残部

03528　甲田の裾　第16巻　第3号　K-4-1-26
　編集　中條資俊
　甲田の裾社（中條資俊）
　昭和19年3月10日　A5　32頁　10銭
　機関誌
　※残部

03529　甲田の裾　第16巻　第4号　K-4-1-27
　編集　中條資俊
　甲田の裾社（中條資俊）
　昭和19年4月10日　A5　27頁　10銭
　機関誌
　※残部

03530　甲田の裾　第17巻　第5号　K-4-1-28
　編集　中條資俊
　甲田の裾社（中條資俊）
　昭和19年6月10日　A5　22頁　10銭
　機関誌
　※残部

03531　甲田の裾　第17巻　第6号　K-4-1-29
　編集　中條資俊
　甲田の裾社（中條資俊）
　昭和19年6月10日　A5　40頁　10銭
　機関誌
　※残部

03532　甲田の裾　6・7・8月合併号　K-4-1-30
　編集　桜井方策
　松丘保養園慰安会（桜井方策）
　昭和22年8月22日　A5　12頁　1円

03533　甲田の裾　9・10・11・12月合併号　K-4-1-31
　　編集　桜井方策
　　松丘保養園慰安会（桜井方策）
　　昭和23年3月11日　A5　22頁　1円
　　機関誌
　　※残部

03534　甲田の裾　1・2・3月合併号　K-4-1-32
　　編集　桜井方策
　　松丘保養園慰安会（桜井方策）
　　昭和23年3月31日　A5　20頁　5円
　　機関誌
　　※残部

03535　甲田の裾　1-5月合併号　K-4-1-33
　　編集　桜井方策
　　松丘保養園慰安会（桜井方策）
　　昭和24年9月30日　A5　42頁　10円
　　機関誌
　　※残部

03536　甲田の裾　6-9月合併号　K-4-1-34
　　編集　桜井方策
　　松丘保養園慰安会（桜井方策）
　　昭和24年11月30日　A5　36頁　10円
　　機関誌
　　※残部

03537　甲田の裾　11・12月合併号　K-4-1-35
　　編集　桜井方策
　　松丘保養園慰安会（桜井方策）
　　昭和25年3月1日　A5　32頁　10円
　　機関誌
　　※残部

03538　甲田の裾　4・5合併号　K-4-1-36
　　編集　小山勲
　　松丘保養園慰安会（阿部秀直）
　　昭和25年8月31日　A5　29頁
　　機関誌
　　※残部

03539　甲田の裾　6・7月号　K-4-1-37
　　編集　小山勲
　　松丘保養園慰安会（阿部秀直）
　　昭和25年9月30日　A5　28頁
　　機関誌
　　※残部

03540　甲田の裾　11・12月号　K-4-1-38
　　編集　小山勲
　　松丘保養園慰安会（阿部秀直）
　　昭和25年12月30日　A5　56頁
　　機関誌
　　※残部

03541　甲田の裾　1月号　K-4-1-39
　　編集　小山勲
　　松丘保養園慰安会（阿部秀直）
　　昭和26年4月5日　A5　50頁
　　機関誌
　　※残部

03542　甲田の裾　2・3月号　K-4-1-40
　　編集　小山勲
　　松丘保養園慰安会（阿部秀直）
　　昭和26年5月5日　A5　43頁
　　機関誌
　　※残部

03543　甲田の裾　第22巻　第3号　K-4-1-41
　　編集　小山勲
　　松丘保養園慰安会（阿部秀直）
　　昭和26年7月5日　A5　48頁
　　機関誌
　　※残部

03544　甲田の裾　第22巻　第4号　K-4-1-42
　　編集　小山勲
　　松丘保養園慰安会（阿部秀直）
　　昭和26年10月5日　A5　66頁
　　機関誌
　　※残部

03545　甲田の裾　第22巻　第5号　K-4-1-43
　　編集　小山勲
　　松丘保養園慰安会（阿部秀直）
　　昭和26年10月25日　A5　32頁
　　機関誌
　　※残部

03546　甲田の裾　第22巻　第6号　K-4-1-44
　　編集　小山勲
　　松丘保養園慰安会（阿部秀直）
　　昭和26年11月25日　A5　38頁
　　機関誌
　　※残部

03547　甲田の裾　第22巻　第7号　K-4-1-45
　　編集　小山勲
　　松丘保養園慰安会（阿部秀直）
　　昭和26年12月25日　A5　49頁

03548　甲田の裾　第23巻　第1号　K-4-1-46
　編集　小山勲
　松丘保養園慰安会（阿部秀直）
　昭和27年1月30日　A5　70頁
　機関誌
　※残部

03549　甲田の裾　第23巻　第2・3合併号　K-4-1-47
　編集　小山勲
　松丘保養園慰安会（阿部秀直）
　昭和27年2月25日　A5　34頁
　機関誌
　※残部

03550　甲田の裾　第23巻　第4月号　K-4-1-48
　編集　小山勲
　阿部秀直
　昭和27年4月20日　A5　38頁　40円
　機関誌
　※残部

03551　甲田の裾　第23巻　第5月号　K-4-1-49
　編集　小山勲
　松丘保養園慰安会（阿部秀直）
　昭和27年5月20日　A5　36頁　40円
　機関誌
　※残部

03552　甲田の裾　第23巻　第6月号　K-4-1-50
　編集　小山勲
　松丘保養園慰安会（阿部秀直）
　昭和27年6月20日　A5　40頁　40円
　機関誌
　※残部

03553　甲田の裾　第23巻　第7月号　K-4-1-51
　編集　小山勲
　松丘保養園慰安会（阿部秀直）
　昭和27年8月31日　A5　56頁
　機関誌
　※残部

03554　甲田の裾　第23巻　第8・9月号　K-4-1-52
　編集　小山勲
　松丘保養園慰安会（阿部秀直）
　昭和27年11月15日　A5　38頁　40円
　機関誌
　※残部

03555　甲田の裾　第23巻　第12月号　K-4-1-53
　編集　小山勲
　松丘保養園慰安会（阿部秀直）
　昭和28年2月30日　A5　54頁　40円
　機関誌
　※残部

03556　甲田の裾　第24巻　1月号　K-4-2-2
　編集　小山勲
　松丘保養園慰安会（阿部秀直）
　昭和28年1月31日　A5　48頁　40円
　機関誌
　※残部

03557　甲田の裾　第24巻　2月号　K-4-2-3
　編集　小山勲
　松丘保養園慰安会（阿部秀直）
　昭和28年2月20日　A5　64頁　40円
　機関誌
　※残部

03558　甲田の裾　第24巻　3月号　K-4-2-4
　編集　小山勲
　松丘保養園慰安会（阿部秀直）
　昭和28年3月20日　A5　60頁　40円
　機関誌
　※残部

03559　甲田の裾　第24巻　第5号　K-4-2-5
　編集　小山勲
　松丘保養園慰安会（阿部秀直）
　昭和28年5月20日　A5　46頁　40円
　機関誌
　※残部

03560　甲田の裾　第25巻　第6号　K-4-2-6
　編集　小山勲
　松丘保養園慰安会（阿部秀直）
　昭和28年6月20日　A5　48頁　40円
　機関誌
　※残部

03561　甲田の裾　第24巻　第7号　K-4-2-7
　編集　小山勲
　松丘保養園慰安会（阿部秀直）
　昭和28年7月20日　A5　34頁　40円
　機関誌
　※残部

03562　甲田の裾　第24巻　第8・9号　K-4-2-8
　編集　小山勲
　松丘保養園慰安会（阿部秀直）
　昭和28年7月20日　A5　38頁　40円

機関誌
※残部

03563　甲田の裾　第24巻　第10号　K-4-2-9
　編集　小山勲
　松丘保養園慰安会（阿部秀直）
　昭和28年10月20日　A5　56頁　40円
　機関誌
　※残部

03564　甲田の裾　第24巻　第11号　K-4-2-10
　編集　小山勲
　松丘保養園慰安会（阿部秀直）
　昭和28年11月5日　A5　56頁　40円
　機関誌
　※残部

03565　甲田の裾　第24巻　第12号　K-4-2-11
　編集　小山勲
　松丘保養園慰安会（阿部秀直）
　昭和28年12月10日　A5　52頁　40円
　機関誌
　※残部

03566　甲田の裾　第25巻　第1号　K-4-2-12
　編集　小山勲
　松丘保養園慰安会（阿部秀直）
　昭和29年1月10日　A5　40頁　40円
　機関誌
　※残部

03567　甲田の裾　第25巻　第2号　K-4-2-13
　編集　小山勲
　松丘保養園慰安会（阿部秀直）
　昭和29年2月10日　A5　48頁　40円
　機関誌
　※残部

03568　甲田の裾　第25巻　第3号　K-4-2-14
　編集　小山勲
　松丘保養園慰安会（阿部秀直）
　昭和29年3月10日　A5　38頁　40円
　機関誌
　※残部

03569　甲田の裾　第25巻　第4号　K-4-2-15
　編集　小山勲
　松丘保養園慰安会（阿部秀直）
　昭和29年4月10日　A5　44頁　40円
　機関誌
　※残部

03570　甲田の裾　第25巻　第5号　K-4-2-16
　編集　小山勲
　松丘保養園慰安会（阿部秀直）
　昭和29年5月10日　A5　40頁　40円
　機関誌
　※残部

03571　甲田の裾　第25巻　第6号　K-4-2-17
　編集　小山勲
　松丘保養園慰安会（阿部秀直）
　昭和29年6月10日　A5　56頁　40円
　機関誌
　※残部

03572　甲田の裾　第26巻　第1号　K-4-2-18
　編集　根岸章
　松丘保養園慰安会（阿部秀直）
　昭和30年1月10日　A5　32頁　40円
　機関誌
　※残部

03573　甲田の裾　第26巻　第2号　K-4-2-19
　編集　根岸章
　松丘保養園慰安会（阿部秀直）
　昭和30年2月10日　A5　40頁　40円
　機関誌
　※残部

03574　甲田の裾　第26巻　第3号　K-4-2-20
　編集　根岸章
　松丘保養園慰安会（阿部秀直）
　昭和30年3月10日　A5　32頁　40円
　機関誌
　※残部

03575　甲田の裾　第26巻　第4号　K-4-2-21
　編集　根岸章
　松丘保養園慰安会（阿部秀直）
　昭和30年4月10日　A5　36頁　40円
　機関誌
　※残部

03576　甲田の裾　第26巻　第5号　K-4-2-22
　編集　根岸章
　松丘保養園慰安会（阿部秀直）
　昭和30年5月10日　A5　38頁　40円
　機関誌
　※残部

03577　甲田の裾　第26巻　第6号　K-4-2-23
　編集　根岸章
　松丘保養園慰安会（阿部秀直）
　昭和30年6月10日　A5　36頁　40円

機関誌
　　　※残部

03578　甲田の裾　第26巻　第7号　K-4-2-24
　　　編集　根岸章
　　　松丘保養園慰安会（阿部秀直）
　　　昭和30年7月10日　A5　36頁　40円
　　　機関誌
　　　※残部

03579　甲田の裾　第26巻　第8号　K-4-2-25
　　　編集　根岸章
　　　松丘保養園慰安会（阿部秀直）
　　　昭和30年8月10日　A5　32頁　40円
　　　機関誌
　　　※残部

03580　甲田の裾　第26巻　第9号　K-4-2-26
　　　編集　根岸章
　　　松丘保養園慰安会（阿部秀直）
　　　昭和30年9月10日　A5　40頁　40円
　　　機関誌
　　　※残部

03581　甲田の裾　第26巻　第10号　K-4-2-27
　　　編集　根岸章
　　　松丘保養園慰安会（阿部秀直）
　　　昭和30年10月10日　A5　38頁　40円
　　　機関誌
　　　※残部

03582　甲田の裾　第26巻　第11号　K-4-2-28
　　　編集　根岸章
　　　松丘保養園慰安会（阿部秀直）
　　　昭和30年11月10日　A5　40頁　40円
　　　機関誌
　　　※残部

03583　甲田の裾　第26巻　第12号　K-4-2-29
　　　編集　根岸章
　　　松丘保養園慰安会（阿部秀直）
　　　昭和30年12月10日　A5　42頁　40円
　　　機関誌
　　　※残部

03584　甲田の裾　第27巻　第1号　K-4-2-30
　　　編集　根岸章
　　　松丘保養園慰安会（阿部秀直）
　　　昭和31年1月10日　A5　38頁　40円
　　　機関誌
　　　※残部

03585　甲田の裾　第27巻　第2号　K-4-2-31
　　　編集　根岸章
　　　松丘保養園慰安会（阿部秀直）
　　　昭和31年1月10日　A5　33頁　40円
　　　機関誌
　　　※残部

03586　甲田の裾　第27巻　第3号　K-4-2-32
　　　編集　根岸章
　　　松丘保養園慰安会（阿部秀直）
　　　昭和31年4月10日　A5　52頁
　　　機関誌
　　　※残部

03587　甲田の裾　第27巻　第4号　K-4-2-33
　　　編集　根岸章
　　　松丘保養園慰安会（阿部秀直）
　　　昭和31年6月10日　A5　32頁　40円
　　　機関誌
　　　※残部

03588　甲田の裾　第27巻　第5号　K-4-2-34
　　　編集　根岸章
　　　松丘保養園慰安会（阿部秀直）
　　　昭和31年7月10日　A5　32頁
　　　機関誌
　　　※残部

03589　甲田の裾　第27巻　第6号　K-4-2-35
　　　編集　根岸章
　　　松丘保養園慰安会（阿部秀直）
　　　昭和31年8月10日　A5　42頁
　　　機関誌
　　　※残部

03590　甲田の裾　第27巻　第7号　K-4-2-36
　　　編集　根岸章
　　　松丘保養園慰安会（阿部秀直）
　　　昭和31年9月10日　A5　42頁
　　　機関誌
　　　※残部

03591　甲田の裾　第27巻　第8号　K-4-2-37
　　　編集　根岸章
　　　松丘保養園慰安会（阿部秀直）
　　　昭和31年10月20日　A5　39頁　40円
　　　機関誌
　　　※残部

03592　甲田の裾　第27巻　第9号　K-4-2-38
　　　編集　根岸章
　　　松丘保養園慰安会（阿部秀直）
　　　昭和31年11月20日　A5　32頁　40円

機関誌
　　　※残部

03593　**甲田の裾　第27巻　第10号**　K-4-2-39
　　　編集　根岸章
　　　松丘保養園慰安会（阿部秀直）
　　　昭和31年12月20日　A5　34頁　40円
　　　機関誌
　　　※残部

03594　**甲田の裾　第28巻　第1号**　K-4-2-40
　　　編集　根岸章
　　　松丘保養園慰安会（阿部秀直）
　　　昭和32年1月20日　A5　32頁　40円
　　　機関誌
　　　※残部

03595　**甲田の裾　第28巻　第2号**　K-4-2-41
　　　編集　根岸章
　　　松丘保養園慰安会（阿部秀直）
　　　昭和32年2月20日　A5　32頁　40円
　　　機関誌
　　　※残部

03596　**甲田の裾　第28巻　第3号**　K-4-2-42
　　　編集　根岸章
　　　松丘保養園慰安会（阿部秀直）
　　　昭和32年3月20日　A5　32頁　40円
　　　機関誌
　　　※残部

03597　**甲田の裾　第28巻　第4号**　K-4-2-43
　　　編集　根岸章
　　　松丘保養園慰安会（阿部秀直）
　　　昭和32年4月20日　A5　36頁　40円
　　　機関誌
　　　※残部

03598　**甲田の裾　第28巻　第5号**　K-4-2-44
　　　編集　根岸章
　　　松丘保養園慰安会（阿部秀直）
　　　昭和32年5月20日　A5　40頁　40円
　　　機関誌
　　　※残部

03599　**甲田の裾　第28巻　第6号**　K-4-2-45
　　　編集　根岸章
　　　松丘保養園慰安会（阿部秀直）
　　　昭和32年6月20日　A5　38頁　40円
　　　機関誌
　　　※残部

03600　**甲田の裾　第28巻　第7号**　K-4-2-46
　　　編集　根岸章
　　　松丘保養園慰安会（阿部秀直）
　　　昭和32年7月20日　A5　38頁　40円
　　　機関誌
　　　※残部

03601　**甲田の裾　第28巻　第8号**　K-4-2-47
　　　編集　根岸章
　　　松丘保養園慰安会（阿部秀直）
　　　昭和32年8月20日　A5　34頁　40円
　　　機関誌
　　　※残部

03602　**甲田の裾　第28巻　第9号**　K-4-2-48
　　　編集　根岸章
　　　松丘保養園慰安会（阿部秀直）
　　　昭和32年9月20日　A5　42頁　40円
　　　機関誌
　　　※残部

03603　**甲田の裾　第28巻　第10号**　K-4-2-49
　　　編集　根岸章
　　　松丘保養園慰安会（阿部秀直）
　　　昭和32年10月20日　A5　32頁　40円
　　　機関誌
　　　※残部

03604　**甲田の裾　第28巻　第11号**　K-4-2-50
　　　編集　根岸章
　　　松丘保養園慰安会（阿部秀直）
　　　昭和32年11月20日　A5　36頁　40円
　　　機関誌
　　　※残部

03605　**甲田の裾　第28巻　第12号**　K-4-2-51
　　　編集　根岸章
　　　松丘保養園慰安会（阿部秀直）
　　　昭和32年12月20日　A5　46頁　40円
　　　機関誌
　　　※残部

03606　**甲田の裾　第29巻　第1号**　K-4-2-52
　　　編集　根岸章
　　　松丘保養園慰安会（阿部秀直）
　　　昭和33年1月10日　A5　44頁　40円
　　　機関誌
　　　※残部

03607　**甲田の裾　第29巻　第2号**　K-4-2-53
　　　編集　根岸章
　　　松丘保養園慰安会（阿部秀直）
　　　昭和33年2月10日　A5　42頁　40円

機関誌
※残部

03608　甲田の裾　第29巻　第3号　K-4-2-54
　編集　根岸章
　松丘保養園慰安会（阿部秀直）
　昭和33年3月10日　A5　42頁　40円
　機関誌
　※残部

03609　甲田の裾　第29巻　第4号　K-4-2-55
　編集　根岸章
　松丘保養園慰安会（阿部秀直）
　昭和33年4月10日　A5　40頁　40円
　機関誌
　※残部

03610　甲田の裾　第29巻　第5号　K-4-2-56
　編集　根岸章
　松丘保養園慰安会（阿部秀直）
　昭和33年5月10日　A5　36頁　40円
　機関誌
　※残部

03611　甲田の裾　第29巻　第6号　K-4-2-57
　編集　根岸章
　松丘保養園慰安会（阿部秀直）
　昭和33年6月10日　A5　34頁　40円
　機関誌
　※残部

03612　甲田の裾　第29巻　第7号　K-4-2-58
　編集　根岸章
　松丘保養園慰安会（阿部秀直）
　昭和33年7月10日　A5　34頁　40円
　機関誌
　※残部

03613　甲田の裾　第29巻　第8号　K-4-2-59
　編集　根岸章
　松丘保養園慰安会（阿部秀直）
　昭和33年8月10日　A5　32頁　40円
　機関誌
　※残部

03614　甲田の裾　第29巻　第9号　K-4-2-60
　編集　根岸章
　松丘保養園慰安会（阿部秀直）
　昭和33年9月10日　A5　38頁　40円
　機関誌
　※残部

03615　甲田の裾　第29巻　第10号　K-4-2-61
　編集　根岸章
　松丘保養園慰安会（阿部秀直）
　昭和33年10月10日　A5　38頁　40円
　機関誌
　※残部

03616　甲田の裾　第29巻　第11号　K-4-2-62
　編集　根岸章
　松丘保養園慰安会（阿部秀直）
　昭和33年11月10日　A5　32頁　40円
　機関誌
　※残部

03617　甲田の裾　第29巻　第12号　K-4-2-63
　編集　根岸章
　松丘保養園慰安会（阿部秀直）
　昭和33年12月10日　A5　30頁　40円
　機関誌
　※残部

03618　甲田の裾　第30巻　第1号　K-4-3-2
　編集　根岸章
　松丘保養園慰安会（阿部秀直）
　昭和34年1月10日　A5　38頁　40円
　機関誌
　※残部

03619　甲田の裾　第30巻　第2号　K-4-3-3
　編集　根岸章
　松丘保養園慰安会（阿部秀直）
　昭和34年2月10日　A5　34頁　40円
　機関誌
　※残部

03620　甲田の裾　第30巻　第3号　K-4-3-4
　編集　根岸章
　松丘保養園慰安会（阿部秀直）
　昭和34年3月10日　A5　40頁　40円
　機関誌
　※残部

03621　甲田の裾　第30巻　第4号　K-4-3-5
　編集　根岸章
　松丘保養園慰安会（阿部秀直）
　昭和34年4月10日　A5　34頁　40円
　機関誌
　※残部

03622　甲田の裾　第30巻　第5号　K-4-3-6
　編集　根岸章
　松丘保養園慰安会（阿部秀直）
　昭和34年5月10日　A5　36頁　40円

機関誌
※残部

03623　甲田の裾　第30巻　第6号　K-4-3-7
　編集　根岸章
　松丘保養園慰安会（阿部秀直）
　昭和34年6月10日　A5　30頁　40円
　機関誌
　※残部

03624　甲田の裾　第30巻　第7号　K-4-3-8
　編集　根岸章
　松丘保養園慰安会（阿部秀直）
　昭和34年8月10日　A5　32頁　40円
　機関誌
　※残部

03625　甲田の裾　第30巻　第8号　K-4-3-9
　編集　根岸章
　松丘保養園慰安会（阿部秀直）
　昭和34年10月10日　A5　34頁　40円
　機関誌
　※残部

03626　甲田の裾　第30巻　第9号　K-4-3-10
　編集　根岸章
　松丘保養園慰安会（阿部秀直）
　昭和34年11月10日　A5　38頁　40円
　機関誌
　※残部

03627　甲田の裾　第30巻　第10号　K-4-3-11
　編集　根岸章
　松丘保養園慰安会（阿部秀直）
　昭和34年12月10日　A5　116頁　120円
　機関誌
　※残部

03628　甲田の裾　第31巻　第1号　K-4-3-12
　編集　根岸章
　松丘保養園慰安会（阿部秀直）
　昭和35年1月10日　A5　38頁　40円
　機関誌
　※残部　2冊

03629　甲田の裾　第31巻　第2号　K-4-3-13
　編集　根岸章
　松丘保養園慰安会（阿部秀直）
　昭和35年2月10日　A5　32頁　40円
　機関誌
　※残部

03630　甲田の裾　第31巻　第3号　K-4-3-14
　編集　根岸章
　松丘保養園慰安会（阿部秀直）
　昭和35年3月10日　A5　46頁　40円
　機関誌
　※残部

03631　甲田の裾　第31巻　第4号　K-4-3-15
　編集　根岸章
　松丘保養園慰安会（阿部秀直）
　昭和35年4月10日　A5　38頁　40円
　機関誌
　※残部

03632　甲田の裾　第31巻　第5号　K-4-3-16
　編集　根岸章
　松丘保養園慰安会（阿部秀直）
　昭和35年6月10日　A5　34頁　40円
　機関誌
　※残部

03633　甲田の裾　第31巻　第6号　K-4-3-17
　編集　根岸章
　松丘保養園慰安会（阿部秀直）
　昭和35年7月10日　A5　42頁　40円
　機関誌
　※残部

03634　甲田の裾　第31巻　第7号　K-4-3-18
　編集　根岸章
　松丘保養園慰安会（阿部秀直）
　昭和35年8月10日　A5　32頁　40円
　機関誌
　※残部

03635　甲田の裾　第31巻　第8号　K-4-3-19
　編集　根岸章
　松丘保養園慰安会（阿部秀直）
　昭和35年9月10日　A5　30頁　40円
　機関誌
　※残部

03636　甲田の裾　第31巻　第9号　K-4-3-20
　編集　根岸章
　松丘保養園慰安会（阿部秀直）
　昭和35年11月10日　A5　34頁　40円
　機関誌
　※残部

03637　甲田の裾　第31巻　第10号　K-4-3-21
　編集　根岸章
　松丘保養園慰安会（阿部秀直）
　昭和35年12月10日　A5　86頁　100円

機関誌
※残部

03638　**甲田の裾　第31巻　第11号**　K-4-3-22
　　編集　根岸章
　　松丘保養園慰安会（阿部秀直）
　　昭和35年12月10日　A5　48頁　50円
　　機関誌
　　※残部

03639　**甲田の裾　第32巻　第1号**　K-4-3-23
　　編集　根岸章
　　松丘保養園慰安会（阿部秀直）
　　昭和36年1月10日　A5　46頁　40円
　　機関誌
　　※残部

03640　**甲田の裾　第32巻　第2号**　K-4-3-24
　　編集　根岸章
　　松丘保養園慰安会（阿部秀直）
　　昭和36年2月10日　A5　42頁　40円
　　機関誌
　　※残部

03641　**甲田の裾　第32巻　第3号**　K-4-3-25
　　編集　根岸章
　　松丘保養園慰安会（阿部秀直）
　　昭和36年3月10日　A5　42頁　40円
　　機関誌
　　※残部

03642　**甲田の裾　第32巻　第4号**　K-4-3-26
　　編集　根岸章
　　松丘保養園慰安会（阿部秀直）
　　昭和36年4月10日　A5　44頁　40円
　　機関誌
　　※残部

03643　**甲田の裾　第32巻　第5号**　K-4-3-27
　　編集　根岸章
　　松丘保養園慰安会（阿部秀直）
　　昭和36年5月10日　A5　38頁　40円
　　機関誌
　　※残部

03644　**甲田の裾　第32巻　第6号**　K-4-3-28
　　編集　根岸章
　　松丘保養園慰安会（阿部秀直）
　　昭和36年7月10日　A5　34頁　40円
　　機関誌
　　※残部

03645　**甲田の裾　第32巻　第7号**　K-4-3-29
　　編集　根岸章
　　松丘保養園慰安会（阿部秀直）
　　昭和36年8月10日　A5　36頁　40円
　　機関誌
　　※残部

03646　**甲田の裾　第32巻　第8号**　K-4-3-30
　　編集　根岸章
　　松丘保養園慰安会（阿部秀直）
　　昭和36年9月10日　A5　36頁　40円
　　機関誌
　　※残部

03647　**甲田の裾　第32巻　第9号**　K-4-3-31
　　編集　根岸章
　　松丘保養園慰安会（阿部秀直）
　　昭和36年10月10日　A5　36頁　40円
　　機関誌
　　※残部

03648　**甲田の裾　第32巻　第10号**　K-4-3-32
　　編集　根岸章
　　松丘保養園慰安会（阿部秀直）
　　昭和36年11月10日　A5　36頁　40円
　　機関誌
　　※残部

03649　**甲田の裾　第32巻　第11号**　K-4-3-33
　　編集　根岸章
　　松丘保養園慰安会（阿部秀直）
　　昭和36年12月10日　A5　36頁　40円
　　機関誌
　　※残部

03650　**甲田の裾　第33巻　第1号**　K-4-3-34
　　編集　根岸章
　　松丘保養園慰安会（阿部秀直）
　　昭和37年1月10日　A5　36頁　40円
　　機関誌
　　※残部

03651　**甲田の裾　第33巻　第2号**　K-4-3-35
　　編集　根岸章
　　松丘保養園慰安会（阿部秀直）
　　昭和37年2月10日　A5　36頁　40円
　　機関誌
　　※残部

03652　**甲田の裾　第33巻　第3号**　K-4-3-36
　　編集　根岸章
　　松丘保養園慰安会（阿部秀直）
　　昭和37年3月10日　A5　34頁　40円

機関誌
※残部

03653　甲田の裾　第33巻　第4号　K-4-3-37
　編集　根岸章
　松丘保養園慰安会（阿部秀直）
　昭和37年4月10日　A5　36頁　40円
機関誌
※残部

03654　甲田の裾　第33巻　第5号　K-4-3-38
　編集　根岸章
　松丘保養園慰安会（阿部秀直）
　昭和37年6月10日　A5　36頁　40円
機関誌
※残部

03655　甲田の裾　第33巻　第6号　K-4-3-39
　編集　根岸章
　松丘保養園慰安会（阿部秀直）
　昭和37年8月10日　A5　36頁　40円
機関誌
※残部

03656　甲田の裾　第33巻　第7号　K-4-3-40
　編集　根岸章
　松丘保養園慰安会（阿部秀直）
　昭和37年9月10日　A5　36頁　40円
機関誌
※残部

03657　甲田の裾　第33巻　第8号　K-4-3-41
　編集　天地聖一
　松丘保養園慰安会（阿部秀直）
　昭和37年11月10日　A5　36頁　40円
機関誌
※残部

03658　甲田の裾　第33巻　第9号　K-4-3-42
　編集　天地聖一
　松丘保養園慰安会（阿部秀直）
　昭和37年12月10日　A5　48頁　40円
機関誌
※残部

03659　甲田の裾　第34巻　第1号　K-4-3-43
　編集　天地聖一
　松丘保養園慰安会（阿部秀直）
　昭和38年1月10日　A5　36頁　40円
機関誌
※残部

03660　甲田の裾　第34巻　第2号　K-4-3-44
　編集　天地聖一
　松丘保養園慰安会（阿部秀直）
　昭和38年4月10日　A5　36頁　40円
機関誌
※残部

03661　甲田の裾　第34巻　第3号　K-4-3-45
　編集　天地聖一
　松丘保養園慰安会（阿部秀直）
　昭和38年4月10日　A5　70頁　100円
機関誌
※残部

03662　甲田の裾　第34巻　第4号　K-4-3-46
　編集　天地聖一
　松丘保養園慰安会（阿部秀直）
　昭和38年4月10日　A5　38頁　55円
機関誌
※残部

03663　甲田の裾　第34巻　第5号　K-4-3-47
　編集　天地聖一
　松丘保養園慰安会（阿部秀直）
　昭和38年5月10日　A5　36頁　55円
機関誌
※残部

03664　甲田の裾　第34巻　第6号　K-4-3-48
　編集　天地聖一
　松丘保養園慰安会（阿部秀直）
　昭和38年6月10日　A5　38頁　55円
機関誌
※残部

03665　甲田の裾　第34巻　第7号　K-4-3-49
　編集　天地聖一
　松丘保養園慰安会（武田正之）
　昭和38年7月10日　A5　36頁　55円
機関誌
※残部

03666　甲田の裾　第34巻　第8号　K-4-3-50
　編集　天地聖一
　松丘保養園慰安会（武田正之）
　昭和38年8月10日　A5　34頁　55円
機関誌
※残部

03667　甲田の裾　第34巻　第9号　K-4-3-51
　編集　天地聖一
　松丘保養園慰安会（武田正之）
　昭和38年9月10日　A5　36頁　55円

機関誌
※残部

03668　甲田の裾　第34巻　第10号　K-4-3-52
　編集　天地聖一
　松丘保養園慰安会（武田正之）
　昭和38年10月10日　A5　76頁　130円
　機関誌
　※残部

03669　甲田の裾　第34巻　第11号　K-4-3-53
　編集　天地聖一
　松丘保養園慰安会（武田正之）
　昭和38年11月10日　A5　38頁　55円
　機関誌
　※残部

03670　甲田の裾　第34巻　第12号　K-4-3-54
　編集　天地聖一
　松丘保養園慰安会（武田正之）
　昭和38年12月10日　A5　30頁　55円
　機関誌
　※残部

03671　甲田の裾　第35巻　第1号　K-4-3-55
　編集　天地聖一
　松丘保養園慰安会（武田正之）
　昭和39年1月10日　A5　30頁　55円
　機関誌
　※残部

03672　甲田の裾　第35巻　第2号　K-4-3-56
　編集　天地聖一
　松丘保養園慰安会（武田正之）
　昭和39年2月10日　A5　36頁　55円
　機関誌
　※残部

03673　甲田の裾　第35巻　第3号　K-4-3-57
　編集　天地聖一
　松丘保養園慰安会（武田正之）
　昭和39年3月10日　A5　38頁　55円
　機関誌
　※残部

03674　甲田の裾　第35巻　第4号　K-4-3-58
　編集　天地聖一
　松丘保養園慰安会（武田正之）
　昭和39年4月10日　A5　36頁　55円
　機関誌
　※残部

03675　甲田の裾　第35巻　第5号　K-4-3-59
　編集　天地聖一
　松丘保養園慰安会（武田正之）
　昭和39年5月10日　A5　38頁　55円
　機関誌
　※残部

03676　甲田の裾　第35巻　第6号　K-4-3-60
　編集　天地聖一
　松丘保養園慰安会（武田正之）
　昭和39年6月10日　A5　36頁　55円
　機関誌
　※残部

03677　甲田の裾　第35巻　第7号　K-4-3-61
　編集　天地聖一
　松丘保養園慰安会（武田正之）
　昭和39年7月10日　A5　36頁　55円
　機関誌
　※残部

03678　甲田の裾　第35巻　第8号　K-4-3-62
　編集　天地聖一
　松丘保養園慰安会（武田正之）
　昭和39年8月10日　A5　36頁　55円
　機関誌
　※残部

03679　甲田の裾　第35巻　第9号　K-4-3-63
　編集　天地聖一
　松丘保養園慰安会（武田正之）
　昭和39年10月10日　A5　72頁　110円
　機関誌
　※残部

03680　甲田の裾　第35巻　第10号　K-4-3-64
　編集　天地聖一
　松丘保養園慰安会（武田正之）
　昭和39年12月10日　A5　64頁　110円
　機関誌
　※残部

03681　甲田の裾　第35巻　第11号　K-4-3-65
　編集　天地聖一
　松丘保養園慰安会（武田正之）
　昭和39年12月10日　A5　34頁　55円
　機関誌
　※残部

03682　甲田の裾　第36巻　第1号　K-4-4-1
　編集　天地聖一
　松丘保養園慰安会（武田正之）
　昭和40年1月10日　A5　36頁　55円

機関誌
※残部

03683　甲田の裾　第36巻　第2号　通巻331号
K-4-4-2
　編集　天地聖一
　松丘保養園慰安会（武田正之）
　昭和40年2月10日　A5　36頁　55円
　機関誌
　※残部

03684　甲田の裾　第36巻　第3号　K-4-4-3
　編集　天地聖一
　松丘保養園慰安会（武田正之）
　昭和40年3月10日　A5　30頁　55円
　機関誌
　※残部

03685　甲田の裾　第36巻　第4号　K-4-4-4
　編集　天地聖一
　松丘保養園慰安会（武田正之）
　昭和40年4月10日　A5　38頁　55円
　機関誌
　※残部

03686　甲田の裾　第36巻　第5号　K-4-4-5
　編集　天地聖一
　松丘保養園慰安会（武田正之）
　昭和40年8月10日　A5　74頁　110円
　機関誌
　※残部

03687　甲田の裾　第36巻　第6号　K-4-4-6
　編集　上田保
　松丘保養園慰安会（武田正之）
　昭和40年8月20日　A5　28頁　55円
　機関誌
　※残部

03688　甲田の裾　第36巻　第7号　K-4-4-7
　編集　上田保
　松丘保養園慰安会（武田正之）
　昭和40年9月15日　A5　34頁　55円
　機関誌
　※残部

03689　甲田の裾　第36巻　第8号　K-4-4-8
　編集　上田保
　松丘保養園慰安会（武田正之）
　昭和40年10月15日　A5　34頁　55円
　機関誌
　※残部

03690　甲田の裾　第36巻　第9号　K-4-4-9
　編集　上田保
　松丘保養園慰安会（武田正之）
　昭和40年11月15日　A5　34頁　55円
　機関誌
　※残部

03691　甲田の裾　第36巻　第10号　K-4-4-10
　編集　上田保
　松丘保養園慰安会（武田正之）
　昭和40年12月10日　A5　32頁　55円
　機関誌
　※残部

03692　甲田の裾　第37巻　第1号　K-4-4-11
　編集　上田保
　松丘保養園慰安会（武田正之）
　昭和41年1月10日　A5　36頁　55円
　機関誌
　※残部

03693　甲田の裾　第37巻　第2号　K-4-4-12
　編集　上田保
　松丘保養園慰安会（武田正之）
　昭和41年2月10日　A5　32頁　55円
　機関誌
　※残部

03694　甲田の裾　第37巻　第3号　K-4-4-13
　編集　上田保
　松丘保養園慰安会（武田正之）
　昭和41年3月10日　A5　34頁　55円
　機関誌
　※残部

03695　甲田の裾　第37巻　第4号　K-4-4-14
　編集　上田保
　松丘保養園慰安会（武田正之）
　昭和41年4月10日　A5　34頁　70円
　機関誌
　※残部

03696　甲田の裾　第37巻　第5号　K-4-4-15
　編集　上田保
　松丘保養園慰安会（武田正之）
　昭和41年5月10日　A5　30頁　70円
　機関誌
　※残部

03697　甲田の裾　第37巻　第6号　K-4-4-16
　編集　上田保
　松丘保養園慰安会（武田正之）
　昭和41年6月10日　A5　30頁　70円

機関誌
※残部

03698　**甲田の裾　第37巻　第7号**　K-4-4-17
　編集　上田保
　松丘保養園慰安会（武田正之）
　昭和41年8月10日　A5　36頁　85円
　機関誌
　※残部

03699　**甲田の裾　第37巻　第8号**　K-4-4-18
　編集　上田保
　松丘保養園慰安会（武田正之）
　昭和41年9月10日　A5　30頁　70円
　機関誌
　※残部

03700　**甲田の裾　第37巻　第9号**　K-4-4-19
　編集　上田保
　松丘保養園慰安会（武田正之）
　昭和41年10月10日　A5　30頁　70円
　機関誌
　※残部

03701　**甲田の裾　第37巻　第10号**　K-4-4-20
　編集　上田保
　松丘保養園慰安会（武田正之）
　昭和41年11月10日　A5　56頁　70円
　機関誌
　※残部

03702　**甲田の裾　第37巻　第11号**　K-4-4-21
　編集　上田保
　松丘保養園慰安会（武田正之）
　昭和41年12月10日　A5　30頁　70円
　機関誌
　※残部

03703　**甲田の裾　第38巻　第1号**　K-4-4-22
　編集　上田保
　松丘保養園慰安会（武田正之）
　昭和42年1月10日　A5　30頁　70円
　機関誌
　※残部

03704　**甲田の裾　第38巻　第2号**　K-4-4-23
　編集　上田保
　松丘保養園慰安会（武田正之）
　昭和42年3月10日　A5　30頁　70円
　機関誌
　※残部

03705　**甲田の裾　第38巻　第3号**　K-4-4-24
　編集　上田保
　松丘保養園慰安会（武田正之）
　昭和42年5月20日　A5　30頁　70円
　機関誌
　※残部

03706　**甲田の裾　第38巻　第4号**　K-4-4-25
　編集　上田保
　松丘保養園慰安会（武田正之）
　昭和42年7月20日　A5　30頁　70円
　機関誌
　※残部

03707　**甲田の裾　第38巻　第5号**　K-4-4-26
　編集　山野辺昇月
　松丘保養園慰安会（武田正之）
　昭和42年8月20日　A5　30頁　70円
　機関誌
　※残部

03708　**甲田の裾　第38巻　第6号**　K-4-4-27
　編集　山野辺昇月
　松丘保養園慰安会（武田正之）
　昭和42年10月　A5　30頁　70円
　機関誌
　※残部

03709　**甲田の裾　第38巻　第7号**　K-4-4-28
　編集　山野辺昇月
　松丘保養園慰安会（武田正之）
　昭和42年11月　A5　28頁　70円
　機関誌
　※残部

03710　**甲田の裾　第38巻　第8号**　K-4-4-29
　編集　山野辺昇月
　松丘保養園慰安会（武田正之）
　昭和42年12月　A5　30頁　70円
　機関誌
　※残部

03711　**甲田の裾　第39巻　第1号**　K-4-4-30
　編集　山野辺昇月
　松丘保養園慰安会（武田正之）
　昭和43年1月　A5　30頁　70円
　機関誌
　※残部

03712　**甲田の裾　第39巻　第2号**　K-4-4-31
　編集　山野辺昇月
　松丘保養園慰安会（武田正之）
　昭和43年3月　A5　30頁　70円

機関誌
※残部

03713　甲田の裾　第39巻　第3号　K-4-4-32
　編集　山野辺昇月
　松丘保養園慰安会（武田正之）
　昭和43年5月　A5　30頁　70円
機関誌
※残部

03714　甲田の裾　第39巻　第4号　K-4-4-33
　編集　山野辺昇月
　松丘保養園慰安会（武田正之）
　昭和43年6月　A5　30頁　70円
機関誌
※残部

03715　甲田の裾　第39巻　第5号　K-4-4-34
　編集　山野辺昇月
　松丘保養園慰安会（武田正之）
　昭和43年8月　A5　28頁　70円
機関誌
※残部

03716　甲田の裾　第39巻　第6号　K-4-4-35
　編集　山野辺昇月
　松丘保養園慰安会（武田正之）
　昭和43年9月　A5　30頁　70円
機関誌
※残部

03717　甲田の裾　第39巻　第7号　K-4-4-36
　編集　山野辺昇月
　松丘保養園慰安会（武田正之）
　昭和43年10月　A5　30頁　70円
機関誌
※残部

03718　甲田の裾　第39巻　第8号　K-4-4-37
　編集　山野辺昇月
　松丘保養園慰安会（武田正之）
　昭和43年12月　A5　30頁　70円
機関誌
※残部

03719　甲田の裾　第40巻　第1号　K-4-4-38
　編集　山野辺昇月
　松丘保養園慰安会（武田正之）
　昭和44年1月　A5　30頁　70円
機関誌
※残部

03720　甲田の裾　第40巻　第2号　K-4-4-39
　編集　山野辺昇月
　松丘保養園慰安会（武田正之）
　昭和44年3月　A5　30頁　70円
機関誌
※残部

03721　甲田の裾　第40巻　第3号　K-4-4-40
　編集　山野辺昇月
　松丘保養園慰安会（武田正之）
　昭和44年5月　A5　30頁　70円
機関誌
※残部

03722　甲田の裾　第40巻　第4号　K-4-4-41
　編集　山野辺昇月
　松丘保養園慰安会（武田正之）
　昭和44年7月　A5　30頁　70円
機関誌
※残部

03723　甲田の裾　第40巻　第5号　K-4-4-42
　編集　山野辺昇月
　松丘保養園慰安会（武田正之）
　昭和44年8月　A5　30頁　70円
機関誌
※残部

03724　甲田の裾　第40巻　第6号　K-4-4-43
　編集　山野辺昇月
　松丘保養園慰安会（武田正之）
　昭和44年9月　A5　30頁　70円
機関誌
※残部

03725　甲田の裾　第40巻　第7号　K-4-4-44
　編集　山野辺昇月
　松丘保養園慰安会（武田正之）
　昭和44年10月　A5　60頁　70円
機関誌
※残部

03726　甲田の裾　第41巻　第1号　K-4-4-45
　編集　山野辺昇月
　松丘保養園慰安会（武田正之）
　昭和45年1月　A5　30頁　70円
機関誌
※残部

03727　甲田の裾　第41巻　第2号　K-4-4-46
　編集　山野辺昇月
　松丘保養園慰安会（武田正之）
　昭和45年3月　A5　30頁　70円

機関誌
※残部

03728　甲田の裾　第41巻　第3号　K-4-4-47
　編集　山野辺昇月
　松丘保養園慰安会（武田正之）
　昭和45年5月　A5　30頁　70円
　機関誌
　※残部

03729　甲田の裾　第41巻　第4号　K-4-4-48
　編集　山野辺昇月
　松丘保養園慰安会（武田正之）
　昭和45年6月　A5　30頁　70円
　機関誌
　※残部

03730　甲田の裾　第41巻　第5号　K-4-4-49
　編集　山野辺昇月
　松丘保養園慰安会（武田正之）
　昭和45年8月　A5　30頁　70円
　機関誌
　※残部

03731　甲田の裾　第41巻　第6号　K-4-4-50
　編集　山野辺昇月
　松丘保養園慰安会（武田正之）
　昭和45年10月　A5　30頁　70円
　機関誌
　※残部

03732　甲田の裾　第41巻　第7号　K-4-4-51
　編集　山野辺昇月
　松丘保養園慰安会（武田正之）
　昭和45年10月　A5　30頁　70円
　機関誌
　※残部　2冊

03733　甲田の裾　第41巻　第8号　K-4-4-52
　編集　山野辺昇月
　松丘保養園慰安会（武田正之）
　昭和45年12月　A5　30頁　70円
　機関誌
　※残部

03734　甲田の裾　第42巻　第1号　K-4-4-53
　編集　山野辺昇月
　松丘保養園慰安会（武田正之）
　昭和46年1月　A5　28頁　70円
　機関誌
　※残部

03735　甲田の裾　第42巻　第2号　K-4-4-54
　編集　山野辺昇月
　松丘保養園慰安会（武田正之）
　昭和46年3月　A5　30頁　70円
　機関誌
　※残部

03736　甲田の裾　第42巻　第3号　K-4-4-55
　編集　山野辺昇月
　松丘保養園慰安会（武田正之）
　昭和46年4月　A5　30頁　70円
　機関誌
　※残部

03737　甲田の裾　第42巻　第4号　K-4-4-56
　編集　山野辺昇月
　松丘保養園慰安会（武田正之）
　昭和46年6月　A5　28頁　70円
　機関誌
　※残部

03738　甲田の裾　第42巻　第5号　K-4-4-57
　編集　福島まさみ
　松丘保養園慰安会（武田正之）
　昭和46年8月　A5　30頁　70円
　機関誌
　※残部

03739　甲田の裾　第42巻　第6号　K-4-4-58
　編集　福島まさみ
　松丘保養園慰安会（武田正之）
　昭和46年9月　A5　30頁　70円
　機関誌
　※残部

03740　甲田の裾　第42巻　第7号　K-4-4-59
　編集　福島まさみ
　松丘保養園慰安会（武田正之）
　昭和46年10月　A5　30頁　70円
　機関誌
　※残部

03741　甲田の裾　第42巻　第8号　K-4-4-60
　編集　福島まさみ
　松丘保養園慰安会（武田正之）
　昭和46年11月　A5　30頁　70円
　機関誌
　※残部

03742　甲田の裾　第43巻　第1号　K-4-4-61
　編集　福島まさみ
　松丘保養園慰安会（武田正之）
　昭和47年1月　A5　30頁　70円

機関誌
※残部

03743　甲田の裾　第43巻　第2号　K-4-4-62
　編集　福島まさみ
　松丘保養園慰安会（武田正之）
　昭和47年2月　A5　30頁　70円
　機関誌
　※残部

03744　甲田の裾　第43巻　第3号　K-4-4-63
　編集　福島まさみ
　松丘保養園慰安会（武田正之）
　昭和47年4月　A5　30頁　70円
　機関誌
　※残部

03745　甲田の裾　第43巻　第4号　K-4-4-64
　編集　福島まさみ
　松丘保養園慰安会（武田正之）
　昭和47年6月　A5　30頁　100円
　機関誌
　※残部

03746　甲田の裾　第43巻　第5号　K-4-4-65
　編集　福島まさみ
　松丘保養園慰安会（武田正之）
　昭和47年8月　A5　30頁　100円
　機関誌
　※残部　2冊

03747　甲田の裾　第43巻　第6号　K-4-4-66
　編集　福島まさみ
　松丘保養園慰安会（武田正之）
　昭和47年9月　A5　30頁　100円
　機関誌
　※残部

03748　甲田の裾　第43巻　第7号　K-4-4-67
　編集　福島まさみ
　松丘保養園慰安会（武田正之）
　昭和47年10月　A5　30頁　100円
　機関誌
　※残部

03749　甲田の裾　第43巻　第8号　K-4-4-68
　編集　福島まさみ
　松丘保養園慰安会（武田正之）
　昭和47年12月　A5　30頁　100円
　機関誌
　※残部

03750　甲田の裾　第44巻　第1号　K-4-4-69
　編集　福島まさみ
　松丘保養園慰安会（武田正之）
　昭和48年1月　A5　30頁　100円
　機関誌
　※残部

03751　甲田の裾　第44巻　第2号　K-4-4-70
　編集　福島まさみ
　松丘保養園慰安会（武田正之）
　昭和48年3月　A5　44頁　100円
　機関誌
　※残部

03752　甲田の裾　第44巻　第3号　K-4-4-71
　編集　福島まさみ
　松丘保養園慰安会（武田正之）
　昭和48年4月　A5　30頁　100円
　機関誌
　※残部

03753　甲田の裾　第44巻　第4号　K-4-4-72
　編集　福島まさみ
　松丘保養園慰安会（武田正之）
　昭和48年6月　A5　30頁　100円
　機関誌
　※残部

03754　甲田の裾　第44巻　第5号　K-4-4-73
　編集　福島まさみ
　松丘保養園慰安会（武田正之）
　昭和48年7月　A5　30頁　100円
　機関誌
　※残部

03755　甲田の裾　第44巻　第6号　K-4-4-74
　編集　福島まさみ
　松丘保養園慰安会（武田正之）
　昭和48年9月　A5　30頁　100円
　機関誌
　※残部

03756　甲田の裾　第44巻　第7号　K-4-4-75
　編集　福島まさみ
　松丘保養園慰安会（武田正之）
　昭和48年10月　A5　30頁　100円
　機関誌
　※残部

03757　甲田の裾　第44巻　第8号　K-4-4-76
　編集　福島まさみ
　松丘保養園慰安会（武田正之）
　昭和48年12月　A5　50頁　160円

機関誌
※残部

03758 甲田の裾 第45巻 第1号 K-4-4-77
編集 福島まさみ
松丘保養園慰安会（武田正之）
昭和49年1月 A5 34頁 100円
機関誌
※残部

03759 甲田の裾 第45巻 第2号 K-4-4-78
編集 福島まさみ
松丘保養園慰安会（武田正之）
昭和49年3月 A5 34頁 100円
機関誌
※残部

03760 甲田の裾 第45巻 第3号 K-4-4-79
編集 福島まさみ
松丘保養園慰安会（武田正之）
昭和49年4月 A5 30頁 150円
機関誌
※残部

03761 甲田の裾 第45巻 第4号 K-4-4-80
編集 福島政美
松丘保養園慰安会（武田正之）
昭和49年6月 A5 30頁 150円
機関誌
※残部

03762 甲田の裾 第45巻 第5号 K-4-4-81
編集 福島政美
松丘保養園慰安会（武田正之）
昭和49年7月 A5 30頁 150円
機関誌
※残部

03763 甲田の裾 第45巻 第7号 K-4-4-82
編集 福島政美
松丘保養園慰安会（武田正之）
昭和49年10月 A5 30頁 150円
機関誌
※残部

03764 甲田の裾 第45巻 第8号 K-4-4-83
編集 福島政美
松丘保養園慰安会（武田正之）
昭和49年11月 A5 30頁 150円
機関誌
※残部

03765 甲田の裾 第46巻 第1号 K-4-4-84
編集 福島政美
松丘保養園慰安会（武田正之）
昭和50年1月 A5 32頁 150円
機関誌
※残部

03766 甲田の裾 第46巻 第2号 K-4-4-85
編集 福島政美
松丘保養園慰安会（武田正之）
昭和50年3月 A5 30頁 150円
機関誌
※残部

03767 甲田の裾 第46巻 第3号 K-4-4-86
編集 福島政美
松丘保養園慰安会（武田正之）
昭和50年4月 A5 30頁 150円
機関誌
※残部

03768 甲田の裾 第46巻 第4号 K-4-4-87
編集 福島政美
松丘保養園慰安会（武田正之）
昭和50年5月 A5 30頁 150円
機関誌
※残部

03769 甲田の裾 第46巻 第8号 K-4-4-88
編集 福島政美
松丘保養園慰安会（武田正之）
昭和50年11月 A5 32頁 150円
機関誌
※残部

03770 甲田の裾 第47巻 第5号 K-4-5-2
昭和51年7月 A5 30頁
機関誌
※残部 2冊

03771 甲田の裾 第47巻 第6号 K-4-5-3
編集 福島政美
松丘保養園慰安会（武田正之）
昭和51年9月 A5 34頁 150円
機関誌
※残部

03772 甲田の裾 第47巻 第7号 K-4-5-4
編集 福島政美
松丘保養園慰安会（武田正之）
昭和51年10月 A5 30頁 150円
機関誌
※残部

03773　甲田の裾　第47巻　第8号　K-4-5-5
　編集　福島政美
　松丘保養園慰安会（武田正之）
　昭和51年11月　A5　30頁　150円
　機関誌
　※残部

03774　甲田の裾　第48巻　第2号　K-4-5-6
　編集　天地聖一
　松丘保養園慰安会（武田正之）
　昭和52年3月　A5　52頁　150円
　機関誌
　※残部

03775　甲田の裾　第48巻　第3号　K-4-5-7
　編集　天地聖一
　松丘保養園慰安会（武田正之）
　昭和52年5月　A5　31頁　150円
　機関誌
　※残部

03776　甲田の裾　第48巻　第4号　K-4-5-8
　編集　天地聖一
　松丘保養園慰安会（武田正之）
　昭和52年6月　A5　32頁　150円
　機関誌
　※残部

03777　甲田の裾　第48巻　第5号　K-4-5-9
　編集　天地聖一
　松丘保養園慰安会（武田正之）
　昭和52年7月　A5　32頁　150円
　機関誌
　※残部

03778　甲田の裾　第48巻　第6号　K-4-5-10
　編集　天地聖一
　松丘保養園慰安会（武田正之）
　昭和52年9月　A5　34頁　150円
　機関誌
　※残部

03779　甲田の裾　第48巻　第7号　K-4-5-11
　編集　天地聖一
　松丘保養園慰安会（武田正之）
　昭和52年11月　A5　34頁　150円
　機関誌
　※残部

03780　甲田の裾　第48巻　第8号　K-4-5-12
　編集　天地聖一
　松丘保養園慰安会（武田正之）
　昭和52年12月　A5　34頁　150円
　機関誌
　※残部

03781　甲田の裾　第49巻　第1号　K-4-5-13
　編集　天地聖一
　松丘保養園慰安会（武田正之）
　昭和53年1月　A5　34頁　150円
　機関誌
　※残部

03782　甲田の裾　第49巻　第2号　K-4-5-14
　編集　天地聖一
　松丘保養園慰安会（武田正之）
　昭和53年3月　A5　34頁　150円
　機関誌
　※残部

03783　甲田の裾　第49巻　第3号　K-4-5-15
　編集　天地誠一
　松丘保養園慰安会（武田正之）
　昭和53年5月　A5　32頁　150円
　機関誌
　※残部

03784　甲田の裾　第49巻　第4号　K-4-5-16
　編集　天地聖一
　松丘保養園慰安会（武田正之）
　昭和53年6月　A5　34頁　150円
　機関誌
　※残部

03785　甲田の裾　第49巻　第5号　K-4-5-17
　編集　天地聖一
　松丘保養園慰安会（武田正之）
　昭和53年8月　A5　34頁　150円
　機関誌
　※残部

03786　甲田の裾　第49巻　第6号　K-4-5-18
　編集　天地聖一
　松丘保養園慰安会（荒川巌）
　昭和53年10月　A5　34頁　150円
　機関誌
　※残部

03787　甲田の裾　第49巻　第7号　K-4-5-19
　編集　天地聖一
　松丘保養園慰安会（荒川巌）
　昭和53年11月　A5　36頁　150円
　機関誌
　※残部

03788　甲田の裾　第49巻　第8号　K-4-5-20
　　編集　天地聖一
　　松丘保養園慰安会（荒川巌）
　　昭和53年11月　A5　34頁　150円
　　機関誌
　　※残部

03789　甲田の裾　第50巻　第1号　K-4-5-21
　　編集　天地聖一
　　松丘保養園慰安会（荒川巌）
　　昭和54年1月　A5　34頁　150円
　　機関誌
　　※残部

03790　甲田の裾　第50巻　第5号　K-4-5-22
　　編集　天地聖一
　　松丘保養園慰安会（荒川巌）
　　昭和54年8月　A5　32頁　200円
　　機関誌
　　※残部

03791　甲田の裾　第50巻　第6号　K-4-5-23
　　編集　天地聖一
　　松丘保養園慰安会（荒川巌）
　　昭和54年9月　A5　34頁　200円
　　機関誌
　　※残部

03792　甲田の裾　第50巻　第7号　K-4-5-24
　　編集　天地聖一
　　松丘保養園慰安会（荒川巌）
　　昭和54年11月　A5　34頁　200円
　　機関誌
　　※残部

03793　甲田の裾　第50巻　第8号　K-4-5-25
　　編集　天地聖一
　　松丘保養園慰安会（荒川巌）
　　昭和54年12月　A5　34頁　200円
　　機関誌
　　※残部

03794　甲田の裾　第51巻　第1号　K-4-5-26
　　編集　天地聖一
　　松丘保養園慰安会（荒川巌）
　　昭和55年1月　A5　34頁　200円
　　機関誌
　　※残部

03795　甲田の裾　第51巻　第4号　K-4-5-27
　　編集　天地聖一
　　松丘保養園慰安会（荒川巌）
　　昭和55年6月　A5　32頁　200円
　　機関誌
　　※残部

03796　甲田の裾　第51巻　第5号　K-4-5-28
　　編集　天地聖一
　　松丘保養園慰安会（荒川巌）
　　昭和55年8月　A5　34頁　230円
　　機関誌
　　※残部

03797　甲田の裾　第51巻　第6号　K-4-5-29
　　編集　天地聖一
　　松丘保養園慰安会（荒川巌）
　　昭和55年9月　A5　30頁　230円
　　機関誌
　　※残部

03798　甲田の裾　第51巻　第7号　K-4-5-30
　　編集　天地誠一
　　松丘保養園慰安会（荒川巌）
　　昭和55年11月　A5　34頁　230円
　　機関誌
　　※残部

03799　甲田の裾　第53巻　第1号　K-4-5-31
　　編集　天地誠一
　　松丘保養園慰安会（荒川巌）
　　昭和57年1月　A5　34頁　230円
　　機関誌
　　※残部

03800　甲田の裾　第54巻　第8号　K-4-5-32
　　編集　天地聖一
　　松丘保養園慰安会（荒川巌）
　　昭和58年12月　A5　28頁　230円
　　機関誌
　　※残部

03801　甲田の裾　第58巻　第1号　K-4-5-33
　　編集　天地聖一
　　松丘保養園慰安会（阿部鹿次郎）
　　昭和62年1月　A5　34頁　230円
　　機関誌
　　※残部

03802　甲田の裾　第58巻　第2号　K-4-5-34
　　編集　天地聖一
　　松丘保養園慰安会（阿部鹿次郎）
　　昭和62年3月　A5　28頁　230円
　　機関誌
　　※残部

03803　甲田の裾　第58巻　第4号　K-4-5-35
　　編集　天地聖一
　　松丘保養園慰安会（阿部鹿次郎）
　　昭和62年6月　A5　34頁　230円
　　機関誌
　　※残部

03804　甲田の裾　第58巻　第5号　K-4-5-36
　　編集　天地聖一
　　松丘保養園慰安会（阿部鹿次郎）
　　昭和62年8月　A5　28頁　230円
　　機関誌
　　※残部

03805　甲田の裾　第58巻　第6号　K-4-5-37
　　編集　天地聖一
　　松丘保養園慰安会（阿部鹿次郎）
　　昭和62年10月　A5　34頁　230円
　　機関誌
　　※残部

03806　甲田の裾　第58巻　第7号　K-4-5-38
　　編集　天地聖一
　　松丘保養園慰安会（阿部鹿次郎）
　　昭和62年11月　A5　30頁　230円
　　機関誌
　　※残部

03807　甲田の裾　第58巻　第8号　K-4-5-39
　　編集　天地聖一
　　松丘保養園慰安会（阿部鹿次郎）
　　昭和62年12月　A5　28頁　230円
　　機関誌
　　※残部

03808　甲田の裾　第59巻　第1号　K-4-5-40
　　編集　天地聖一
　　松丘保養園慰安会（阿部鹿次郎）
　　昭和63年1月　A5　32頁　230円
　　機関誌
　　※残部

03809　甲田の裾　第59巻　第3号　K-4-5-41
　　編集　天地聖一
　　松丘保養園慰安会（阿部鹿次郎）
　　昭和63年5月　A5　34頁　230円
　　機関誌
　　※残部

03810　甲田の裾　第59巻　第5号　通巻522号　K-4-5-42
　　編集　天地誠一
　　松丘保養園慰安会（阿部鹿次郎）
　　昭和63年8月　A5　32頁　230円
　　機関誌
　　※残部

03811　甲田の裾　第59巻　第6号　通巻523号　K-4-5-43
　　編集　天地聖一
　　松丘保養園慰安会（阿部鹿次郎）
　　昭和63年10月　A5　32頁　230円
　　機関誌
　　※残部

03812　甲田の裾　第59巻　第7号　通巻524号　K-4-5-44
　　編集　天地聖一
　　松丘保養園慰安会（阿部鹿次郎）
　　昭和63年11月　A5　30頁　230円
　　機関誌
　　※残部

03813　甲田の裾　第59巻　第8号　通巻525号　K-4-5-45
　　編集　天地聖一
　　松丘保養園慰安会（阿部鹿次郎）
　　昭和63年12月　A5　30頁　230円
　　機関誌
　　※残部

03814　甲田の裾　第61巻　第4号　通巻537号　K-4-5-46
　　編集　天地聖一
　　松丘保養園慰安会（三上贇麿）
　　平成2年8月　A5　32頁　230円
　　機関誌
　　※残部

03815　甲田の裾　第62巻　第2号　通巻543号　K-4-5-47
　　編集　天地聖一
　　松丘保養園慰安会（三上贇麿）
　　平成3年3月　A5　30頁　230円
　　機関誌
　　※残部

03816　甲田の裾　第62巻　第6号　通巻547号　K-4-5-48
　　編集　天地聖一
　　松丘保養園慰安会（三上贇麿）
　　平成3年10月　A5　32頁　230円
　　機関誌
　　※残部

03817　甲田の裾　第63巻　第8号　通巻557号　K-4-

5-49
　編集　天地聖一
　松丘保養園慰安会（三上贇麿）
　平成5年1月　A5　30頁　230円
　機関誌
　※残部

03818　甲田の裾　第64巻　第6号　通巻563号
K-4-5-50
　編集　天地聖一
　松丘保養園慰安会（三上贇麿）
　平成5年10月　A5　32頁　230円
　機関誌
　※残部

03819　甲田の裾　第64巻　第8号　通巻565号
K-4-5-51
　編集　天地聖一
　松丘保養園慰安会（三上贇麿）
　平成5年12月　A5　30頁　230円
　機関誌
　※残部

03820　甲田の裾　第65巻　第6号　通巻571号
K-4-5-52
　編集　天地聖一
　松丘保養園慰安会（福西征子）
　平成6年10月　A5　32頁　230円
　機関誌
　※残部

03821　甲田の裾　第65巻　第7号　通巻572号
K-4-5-53
　編集　天地聖一
　松丘保養園慰安会（福西征子）
　平成6年12月　A5　32頁　230円
　機関誌
　※残部

03822　甲田の裾　第65巻　第8号　通巻573号
K-4-5-54
　編集　天地聖一
　松丘保養園慰安会（福西征子）
　平成6年12月　A5　32頁　230円
　機関誌
　※残部

03823　甲田の裾　第66巻　第6号　通巻579号
K-4-5-55
　編集　天地聖一
　松丘保養園慰安会（福西征子）
　平成7年9月　A5　34頁　230円
　機関誌

　※残部

03824　甲田の裾　第66巻　第7号　通巻580号
K-4-5-56
　編集　天地聖一
　松丘保養園慰安会（福西征子）
　平成7年10月　A5　32頁　230円
　機関誌
　※残部

03825　甲田の裾　第67巻　第4号　通巻585号
K-4-5-57
　編集　天地聖一
　松丘保養園慰安会（福西征子）
　平成8年6月　A5　32頁　230円
　機関誌
　※残部

03826　甲田の裾　第67巻　第5号　通巻586号
K-4-5-58
　編集　天地聖一
　松丘保養園慰安会（福西征子）
　平成8年7月　A5　32頁　230円
　機関誌
　※残部

03827　甲田の裾　第67巻　第7号　通巻588号
K-4-5-59
　編集　天地聖一
　松丘保養園慰安会（福西征子）
　平成8年11月　A5　32頁　230円
　機関誌
　※残部

03828　甲田の裾　第68巻　第1号　通巻590号
K-4-5-60
　編集　天地聖一
　松丘保養園慰安会（福西征子）
　平成9年1月　A5　32頁　230円
　機関誌
　※残部

03829　甲田の裾　第68巻　第2号　通巻591号
K-4-5-61
　編集　天地聖一
　松丘保養園慰安会（福西征子）
　平成9年3月　A5　32頁　230円
　機関誌
　※残部

03830　甲田の裾　第68巻　第3号　通巻592号
K-4-5-62
　編集　天地聖一

松丘保養園慰安会（福西征子）
平成9年5月　A5　32頁　250円
機関誌
※残部

03831　甲田の裾　第68巻　第5号　通巻594号
K-4-5-63
　編集　天地聖一
　松丘保養園慰安会（福西征子）
　平成9年8月　A5　32頁　250円
　機関誌
　※残部

03832　甲田の裾　第68巻　第7号　通巻596号
K-4-5-64
　編集　天地聖一
　松丘保養園慰安会（福西征子）
　平成9年11月　A5　30頁　250円
　機関誌
　※残部

03833　甲田の裾　第68巻　第8号　通巻597号
K-4-5-65
　編集　天地聖一
　松丘保養園慰安会（福西征子）
　平成9年12月　A5　32頁　250円
　機関誌
　※残部

03834　甲田の裾　第69巻　第1号　通巻598号
K-4-5-66
　編集　天地聖一
　松丘保養園慰安会（福西征子）
　平成10年1月　A5　36頁　250円
　機関誌
　※残部　2冊

03835　甲田の裾　第69巻　第2号　通巻599号
K-4-5-67
　編集　天地聖一
　松丘保養園慰安会（福西征子）
　平成10年3月　A5　30頁　250円
　機関誌
　※残部

03836　甲田の裾　第69巻　第3号　通巻600号
K-4-5-68
　編集　天地聖一
　松丘保養園慰安会（福西征子）
　平成10年6月　A5　60頁　500円
　機関誌
　※残部

03837　甲田の裾　第69巻　第4号　通巻601号
K-4-5-69
　編集　天地聖一
　松丘保養園慰安会（福西征子）
　平成10年7月　A5　32頁　250円
　機関誌
　※残部

03838　甲田の裾　第69巻　第5号　通巻602号
K-4-5-70
　編集　天地聖一
　松丘保養園慰安会（福西征子）
　平成10年10月　A5　32頁　250円
　機関誌
　※残部

03839　甲田の裾　第69巻　第6号　通巻603号
K-4-5-71
　編集　天地聖一
　松丘保養園慰安会（福西征子）
　平成10年11月　A5　30頁　250円
　機関誌
　※残部

03840　甲田の裾　第70巻　第1号　通巻604号
K-4-5-72
　編集　天地聖一
　松丘保養園慰安会（福西征子）
　平成11年1月　A5　32頁　250円
　機関誌
　※残部

03841　甲田の裾　第70巻　第2号　通巻605号
K-4-5-73
　編集　天地聖一
　松丘保養園慰安会（福西征子）
　平成11年3月　A5　34頁　250円
　機関誌
　※残部

03842　甲田の裾　第70巻　第3号　通巻606号
K-4-5-74
　編集　天地聖一
　松丘保養園慰安会（福西征子）
　平成11年6月　A5　34頁　250円
　機関誌
　※残部

03843　甲田の裾　第70巻　第4号　通巻607号
K-4-5-75
　編集　天地聖一
　松丘保養園慰安会（福西征子）
　平成11年8月　A5　34頁　250円
　機関誌

※残部　2冊

03844　甲田の裾　第70巻　第5号　通巻608号
K-4-5-76

　編集　天地聖一
　松丘保養園慰安会（福西征子）
　平成11年10月　A5　34頁　250円
　機関誌
　※残部

03845　甲田の裾　第70巻　第6号　通巻609号
K-4-5-77

　編集　滝田十和男
　松丘保養園慰安会（福西征子）
　平成11年11月　A5　30頁　250円
　機関誌
　※残部

03846　甲田の裾　第71巻　第1号　通巻610号　K-4-5-78

　編集　滝田十和男
　松丘保養園慰安会（福西征子）
　平成12年1月　A5　30頁　250円
　機関誌
　※残部　2冊

03847　甲田の裾　第71巻　第2号　通巻611号　K-4-5-79

　編集　滝田十和男
　松丘保養園慰安会（福西征子）
　平成12年3月　A5　30頁　250円
　機関誌
　※残部　2冊

03848　甲田の裾　第71巻　第4号　通巻613号　K-4-5-80

　編集　滝田十和男
　松丘保養園慰安会（福西征子）
　平成12年8月　A5　32頁　250円
　機関誌
　※残部

03849　甲田の裾　第71巻　第6号　通巻615号　K-4-5-81

　編集　滝田十和男
　松丘保養園慰安会（福西征子）
　平成12年11月　A5　32頁　250円
　機関誌
　※残部

03850　甲田の裾　第72巻　第1号　通巻616号　K-4-5-82

　編集　滝田十和男
　松丘保養園慰安会（福西征子）
　平成13年1月　A5　32頁　250円
　機関誌
　※残部

03851　甲田の裾　第72巻　第2号　通巻617号　K-4-5-83

　編集　滝田十和男
　松丘保養園慰安会（福西征子）
　平成13年3月　A5　32頁　250円
　機関誌
　※残部

03852　甲田の裾　第72巻　第3号　通巻618号
K-4-5-84

　編集　滝田十和男
　松丘保養園慰安会（福西征子）
　平成13年5月　A5　32頁　250円
　機関誌
　※残部

03853　甲田の裾　第72巻　第4号　通巻619号
K-4-5-85

　編集　滝田十和男
　松丘保養園慰安会（福西征子）
　平成13年6月　A5　32頁　250円
　機関誌
　※残部

03854　甲田の裾　第72巻　第5号　通巻620号
K-4-5-86

　編集　滝田十和男
　松丘保養園慰安会（福西征子）
　平成13年9月　A5　32頁　250円
　機関誌
　※残部

03855　甲田の裾　第72巻　第6号　通巻621号
K-4-5-87

　編集　滝田十和男
　松丘保養園慰安会（福西征子）
　平成13年11月　A5　32頁　250円
　機関誌
　※残部　2冊

03856　甲田の裾　第73巻　第1号　通巻622号
K-4-5-88

　編集　滝田十和男
　松丘保養園慰安会（福西征子）
　平成14年1月　A5　32頁　250円
　機関誌
　※残部　2冊

03857　甲田の裾　第73巻　第2号　通巻623号

K-4-5-89
 編集　滝田十和男
 松丘保養園慰安会（福西征子）
 平成14年3月　A5　32頁　250円
 機関誌
 ※残部　2冊

03858　甲田の裾　第73巻　第4号　通巻625号
K-4-5-90
 編集　滝田十和男
 松丘保養園慰安会（福西征子）
 平成14年7月　A5　32頁　250円
 機関誌
 ※残部

03859　甲田の裾　第73巻　第5号　通巻626号
K-4-5-91
 編集　滝田十和男
 松丘保養園慰安会（福西征子）
 平成14年9月　A5　31頁　250円
 機関誌
 ※残部

03860　甲田の裾　第73巻　第6号　通巻627号
K-4-5-92
 編集　滝田十和男
 松丘保養園慰安会（福西征子）
 平成14年11月　A5　32頁　250円
 機関誌
 ※残部

03861　甲田の裾　第74巻　第1号　通巻628号　K-4-5-93
 編集　滝田十和男
 松丘保養園慰安会（福西征子）
 平成15年1月　A5　32頁　250円
 機関誌
 ※残部

03862　甲田の裾　第74巻　第2号　通巻629号
K-4-5-94
 編集　滝田十和男
 松丘保養園慰安会（福西征子）
 平成15年3月　A5　32頁　250円
 機関誌
 ※残部

03863　甲田の裾　第74巻　第3号　通巻630号
K-4-5-95
 編集　滝田十和男
 松丘保養園慰安会（福西征子）
 平成15年5月　A5　32頁　250円
 機関誌
 ※残部

03864　甲田の裾　第74巻　第4号　通巻631号　K-4-5-96
 編集　滝田十和男
 松丘保養園慰安会（福西征子）
 平成15年7月　A5　32頁　250円
 機関誌
 ※残部

03865　甲田の裾　第74巻　第5号　通巻632号
K-4-5-97
 編集　滝田十和男
 松丘保養園慰安会（福西征子）
 平成15年9月　A5　32頁　250円
 機関誌
 ※残部　2冊

03866　甲田の裾　第74巻　第6号　通巻633号
K-4-5-98
 編集　滝田十和男
 松丘保養園慰安会（福西征子）
 平成15年11月　A5　32頁　250円
 機関誌
 ※残部

03867　甲田の裾　第75巻　第1号　通巻634号
K-4-6-2
 編集　滝田十和男
 松丘保養園慰安会（福西征子）
 平成16年1月　A5　32頁　250円
 機関誌
 ※残部

03868　甲田の裾　第75巻　第2号　通巻635号
K-4-6-3
 編集　滝田十和男
 松丘保養園慰安会（福西征子）
 平成16年3月　A5　32頁　250円
 機関誌
 ※残部

03869　甲田の裾　第75巻　第3号　通巻636号
K-4-6-4
 編集　滝田十和男
 松丘保養園慰安会（福西征子）
 平成16年5月　A5　32頁　250円
 機関誌
 ※残部

03870　甲田の裾　第75巻　第5号　通巻638号
K-4-6-5
 編集　滝田十和男

松丘保養園慰安会（福西征子）
平成16年9月　A5　32頁　250円
機関誌
※残部

03871　甲田の裾　第75巻　第6号　通巻639号
K-4-6-6
　編集　滝田十和男
　松丘保養園慰安会（福西征子）
　平成16年11月　A5　32頁　250円
　機関誌
　※残部

03872　甲田の裾　第76巻　第1号　通巻640号
K-4-6-7
　編集　滝田十和男
　松丘保養園慰安会（福西征子）
　平成17年1月　A5　32頁　250円
　機関誌
　※残部

03873　甲田の裾　第76巻　第2号　通巻641号
K-4-6-8
　編集　滝田十和男
　松丘保養園慰安会（福西征子）
　平成17年3月　A5　32頁　250円
　機関誌
　※残部

03874　甲田の裾　第76巻　第3号　通巻642号
K-4-6-9
　編集　滝田十和男
　松丘保養園慰安会（福西征子）
　平成17年5月　A5　32頁　250円
　機関誌
　※残部

03875　甲田の裾　第76巻　第4号　通巻643号
K-4-6-10
　編集　滝田十和男
　松丘保養園慰安会（福西征子）
　平成17年7月　A5　30頁　250円
　機関誌
　※残部

03876　甲田の裾　第76巻　第5号　通巻644号
K-4-6-11
　編集　滝田十和男
　松丘保養園慰安会（福西征子）
　平成17年9月　A5　32頁　250円
　機関誌
　※残部

03877　甲田の裾　第76巻　第6号　通巻645号

K-4-6-12
　編集　滝田十和男
　松丘保養園慰安会（福西征子）
　平成17年11月　A5　32頁　250円
　機関誌
　※残部

03878　甲田の裾　第77巻　第2号　通巻647号
K-4-6-13
　編集　滝田十和男
　松丘保養園慰安会（福西征子）
　平成18年3月　A5　32頁　250円
　機関誌
　※残部

03879　甲田の裾　第77巻　第3号　通巻648号
K-4-6-14
　編集　滝田十和男
　松丘保養園慰安会（福西征子）
　平成18年5月　A5　32頁　250円
　機関誌
　※残部

03880　甲田の裾　第77巻　第4号　通巻649号
K-4-6-15
　編集　滝田十和男
　松丘保養園慰安会（福西征子）
　平成18年7月　A5　32頁　250円
　機関誌
　※残部

03881　甲田の裾　第77巻　第5号　通巻650号
K-4-6-16
　編集　滝田十和男
　松丘保養園慰安会（福西征子）
　平成18年9月　A5　32頁　250円
　機関誌
　※残部

03882　甲田の裾　第77巻　第6号　通巻651号　K-4-6-17
　編集　滝田十和男
　松丘保養園慰安会（福西征子）
　平成18年12月　A5　32頁　250円
　機関誌
　※残部

03883　甲田の裾　第78巻　第1号　通巻652号
K-4-6-18
　編集　佐藤勝
　松丘保養園慰安会（福西征子）
　平成19年1月　A5　32頁　250円
　機関誌

※残部

03884　甲田の裾　第78巻　第2号　通巻653号
K-4-6-19
　編集　佐藤勝
　松丘保養園慰安会（福西征子）
　平成19年4月　A5　32頁　250円
　機関誌
　※残部　2冊

03885　甲田の裾　第78巻　第4号　通巻655号
K-4-6-20
　編集　佐藤勝
　松丘保養園慰安会（福西征子）
　平成19年11月　A5　36頁
　機関誌
　※残部

03886　甲田の裾　第79巻　第1号　通巻656号
K-4-6-21
　編集　佐藤勝
　松丘保養園慰安会（福西征子）
　平成20年1月　A5　32頁
　機関誌
　※残部

03887　甲田の裾　第79巻　第2号　通巻657号
K-4-6-22
　編集　佐藤勝
　松丘保養園慰安会（福西征子）
　平成20年5月　A5　30頁
　機関誌
　※残部

03888　甲田の裾　第79巻　第3号　通巻658号
K-4-6-23
　編集　佐藤勝
　松丘保養園慰安会（福西征子）
　平成20年8月　A5　36頁
　機関誌
　※残部

03889　甲田の裾　第79巻　第4号　通巻659号
K-4-6-24
　編集　佐藤勝
　松丘保養園慰安会（福西征子）
　平成20年11月　A5　40頁
　機関誌
　※残部

03890　甲田の裾　第80巻　第1号　通巻660号
K-4-6-25
　編集　佐藤勝
　松丘保養園慰安会（福西征子）
　平成21年1月　A5　32頁
　機関誌
　※残部　2冊

03891　甲田の裾　第80巻　第2号　通巻661号
K-4-6-26
　編集　佐藤勝
　松丘保養園慰安会（福西征子）
　平成21年5月　A5　34頁
　機関誌
　※残部

03892　甲田の裾　第80巻　第3号　通巻662号
K-4-6-27
　編集　甲田の裾編集委員会
　松丘保養園慰安会（福西征子）
　平成21年10月　A5　38頁
　機関誌
　※残部

03893　甲田の裾　第80巻　第4号　通巻663号
K-4-6-28
　編集　甲田の裾編集委員会
　松丘保養園慰安会（福西征子）
　平成21年12月　A5　42頁
　機関誌
　※残部

03894　甲田の裾　第81巻　第1号　通巻664号　K-4-6-29
　編集　甲田の裾編集委員会
　松丘保養園慰安会（福西征子）
　平成22年1月　A5　36頁
　機関誌
　※残部

03895　甲田の裾　第81巻　第3号　通巻666号
K-4-6-30
　編集　甲田の裾編集委員会
　松丘保養園慰安会（福西征子）
　平成22年8月　A5　36頁
　機関誌
　※残部

03896　甲田の裾　第81巻　第4号　通巻667号
K-4-6-31
　編集　甲田の裾編集委員会
　松丘保養園慰安会（福西征子）
　平成22年12月　A5　50頁
　機関誌
　※残部　2冊

03897　甲田の裾　第82巻　第1号　通巻668号

K-4-6-32
編集　甲田の裾編集委員会
松丘保養園慰安会（福西征子）
平成23年1月　A5　34頁
機関誌
※残部

03898　甲田の裾　第82巻　第2号　通巻669号
K-4-6-33
編集　甲田の裾編集委員会
松丘保養園慰安会（福西征子）
平成23年5月　A5　44頁
機関誌
※残部

03899　甲田の裾　第82巻　第4号　通巻671号
K-4-6-34
編集　甲田の裾編集委員会
松丘保養園慰安会（福西征子）
平成23年12月　A5　38頁
機関誌
※残部　2冊

03900　甲田の裾　第83巻　第3号　通巻674号
K-4-6-35
編集　甲田の裾編集委員会
松丘保養園慰安会（福西征子）
平成24年8月　A5　34頁
機関誌
※残部

03901　甲田の裾　第83巻　第4号　通巻675号
K-4-6-36
編集　甲田の裾編集委員会
松丘保養園慰安会（福西征子）
平成24年11月　A5　34頁
機関誌
※残部　2冊

03902　甲田の裾　第84巻　第1号　通巻676号
K-4-6-37
編集　甲田の裾編集委員会
松丘保養園慰安会（福西征子）
平成25年2月　A5　44頁
機関誌
※残部

03903　甲田の裾　第84巻　第2号　通巻677号
K-4-6-38
編集　甲田の裾編集委員会
松丘保養園慰安会（川西健登）
平成25年5月　A5　42頁
機関誌

※残部

03904　甲田の裾　第84巻　第3号　通巻678号
K-4-6-39
編集　甲田の裾編集委員会
松丘保養園慰安会（川西健登）
平成25年8月　A5　36頁
機関誌
※残部

03905　甲田の裾　第84巻　第4号　通巻679号
K-4-6-40
編集　甲田の裾編集委員会
松丘保養園慰安会（川西健登）
平成25年12月　A5　38頁
機関誌
※残部

03906　甲田の裾　第85巻　第1号　通巻680号
K-4-6-41
編集　甲田の裾編集委員会
松丘保養園慰安会（川西健登）
平成26年2月　A5　38頁
機関紙
※残部　2冊

03907　甲田の裾　第85巻　第2号　通巻681号
K-4-6-42
編集　甲田の裾編集委員会
松丘保養園慰安会（川西健登）
平成26年5月　A5　44頁
機関誌
※残部

03908　川柳　浮雲　第二集　K-5-1
編集　北柳吟社
松丘文芸協会
昭和35年10月10日　B6　177頁　200円
川柳
※本

03909　川柳　浮雲　第三集　K-5-2
編集　北柳吟社
松丘文芸協会
昭和45年10月20日　B6　178頁　450円
川柳
※本

03910　歌集　天河　K-5-3
瀧田十和男
全国国立療養所ハンゼン氏病患者協議会出版部（光岡良二）
昭和31年5月5日　A6変形　138頁　150円

03911 **歌集　白樺　第一集**　K-5-4
　編集　白樺短歌会
　松丘文芸協会
　昭和32年11月1日　B6　135頁　非売品
　短歌
　※本　2冊

03912 **歌集　白樺　第二集**　K-5-5
　編集　白樺短歌会
　白樺短歌会
　昭和38年10月1日　B6　147頁　270円
　短歌
　※本

03913 **句集　松風**　K-5-6
　編集　欣求の社
　松丘文芸協会
　昭和37年3月1日　B6　131頁　200円
　短歌
　※本　3冊

03914 **川柳句集　春の土**　K-5-7
　茅部ゆきを
　北柳吟社
　昭和51年4月　B6　249頁　1,500円
　川柳
　※本

03915 **歌集　歌禱の日日**　K-5-8
　佐藤一祥
　人間的社（内田守人）
　昭和51年9月1日　B6　260頁
　※本

03916 **秘境を開く - そこに生きて七十年 -**　K-5-9
　編集　松丘保養園七十周年記念誌刊行委員会
　北の街社（青森県救らい協会）
　昭和54年11月15日（2刷）　B6　293頁　2,000円
　記録
　※昭和54年10月2日（1刷）
　※本　3冊

03917 **歌日記　片割れ月**　K-5-10
　樺島咲
　2002年11月25日　A5　175頁
　歌文集
　※本

03918 **歌集　北ぐに**　K-5-11
　田原浩　（編集　内田守人）
　人間的社
　昭和55年10月20日　B6　212頁　1,500円
　短歌
　※本

03919 **木漏れ陽の森**　K-5-12
　滝田十和男
　至芸出版社（鶴子宥）
　昭和60年6月15日　A6変形　179頁　1,000円
　短歌
　※本

03920 **歌集　鳥海**　K-5-13
　矢島忠
　白樺短歌会
　平成2年9月20日　B6　214頁　2,000円
　短歌
　※本　2冊

03921 **あの、遠い日から**　K-5-14
　菊池盈
　点と線の社（天地聖一）
　平成4年11月20日　A5　404頁　2,000円
　随筆
　※本

03922 **歌集　出会ひ**　K-5-15
　松永不二子
　短歌新聞社（石黒清介）
　平成8年7月10日　A5　245頁　2,500円
　短歌
　※本　2冊

03923 **詩集　刻詩集**　K-5-16
　編集　刻詩話会
　松丘文芸協会出版部
　昭和34年11月21日　B6　119頁
　※本

03924 **刻　No.2　第1巻第2号**　K-5-17
　編集　天地聖一
　松丘保養園夕星会（関弘）
　1957年2月20日　B5　22頁
　詩
　※ファイル

03925 **刻　No.3**　K-5-17
　編集　関弘
　松丘保養園夕星会
　昭和32年3月20日　B5　25頁
　詩
　※ファイル

03926　刻　No.4　K-5-17
　松丘保養園夕星会
　昭和32年4月20日　B5　13頁
　詩
　※ファイル

03927　刻　No.8　K-5-17
　責任者　藤木純郎
　松丘保養園夕星会
　昭和32年9月25日　B5　15頁
　詩
　※ファイル

03928　刻　No.9　K-5-17
　松丘保養園夕星会
　昭和32年11月25日　B5　18頁
　詩
　※ファイル

03929　刻　No.10　K-5-17
　夕星会
　昭和32年12月25日　B5　18頁
　詩
　※ファイル

03930　刻　No.11　K-5-17
　夕星会
　昭和33年1月25日　B5　20頁
　詩
　※ファイル

03931　刻　No.12　K-5-17
　刻詩話会
　昭和33年4月3日　B5　24頁
　詩
　※ファイル

03932　刻　No.13　K-5-17
　松丘保養園　刻詩話会
　昭和33年7月1日　B5　16頁
　詩
　※ファイル

03933　刻　No.14　K-5-17
　B5　24頁
　詩
　※ファイル

03934　刻　No.15　K-5-18
　松丘保養園「刻」詩話会（藤木純郎）
　昭和33年10月31日　B5　24頁
　詩
　※ファイル

03935　刻　No.16　K-5-18
　松丘保養園「刻」詩話会（藤木純郎）
　昭和33年11月26日　B5　32頁
　詩
　※ファイル

03936　刻　No.17　K-5-18
　松丘保養園「刻」詩話会（藤木純郎）
　昭和33年12月25日　B5　24頁
　詩
　※ファイル　2冊

03937　刻　No.19　K-5-18
　編集　天地聖一
　松丘保養園刻詩話会（藤木純郎）
　昭和34年3月20日　B5　20頁
　詩
　※ファイル　2冊

03938　刻　No.20　K-5-18
　編集　天地聖一
　松丘保養園刻詩話会（藤木純郎）
　昭和34年6月26日　B5　16頁
　詩
　※ファイル　2冊

03939　刻　No.23　K-5-19
　刻詩話会
　B5　28頁
　詩
　※ファイル

03940　刻　No.24　K-5-19
　編集　刻詩話会
　松丘保養園刻詩話会（藤木純郎）
　昭和35年3月1日　B5　20頁
　詩
　※ファイル

03941　刻　No.26　K-5-19
　松丘刻詩話会
　昭和35年7月1日　B5　14頁
　詩
　※ファイル

03942　刻　No.28　K-5-19
　刻詩話会
　昭和36年2月13日　B5　12頁
　詩
　※ファイル　3冊

03943　刻　No.29　K-5-19
　刻詩話会

昭和36年10月10日　B5　38頁
詩
※藤木純郎退所特集
※ファイル　2冊

03944　刻　No.30　K-5-19
　刻詩話会（天地聖一）
　昭和36年12月15日　B5　20頁
　詩
　※ファイル　2冊

03945　刻　No.33　第7巻　第2号　通巻33号　K-5-19
　B5　10頁
　詩
　※ファイル　2冊

03946　木漏れ陽のうた　滝田十和男作品による作曲集　K-5-20
　滝田十和男　（編集　藤川ツトム）
　フジ音楽工房
　平成4年3月16日　A5　104頁
　楽譜
　※本（ファイル）

03947　とっぱれ　K-5-21
　刻詩話会
　松丘文芸協会
　昭和39年11月25日　B6　78頁　350円
　詩
　※本（ファイル）　2冊

03948　【手紙】友田政和先生…荒川巌　K-5-22
　昭和60年11月25日　B5　1枚頁
　※ファイル

03949　日本のらい予防法は予防法でない　K-5-22
　荒川巌
　※ファイル

03950　【手紙】友田政和先生…荒川巌　K-5-22
　1985年10月31日　B5　1枚頁
　※ファイル

03951　第39回青森県学校保健研究大会特別講演　秘境を開く　K-5-22
　荒川巌
　（於　黒石市立黒石小学校）
　1985年9月18日　B5　62頁
　記録
　※ファイル

03952　自選百句集　こけの花　K-5-23
　山野辺昇月
　北方柳壇社（堀口鉄兵）
　A6変形　8頁
　※ファイル

03953　からまつ　3　K-5-23
　松丘青年学級（編集　柚木勉）
　松丘青年学級（責任者　梅原秀之）
　昭和36年2月10日　B5　40頁
　文集
　※ファイル

03954　語り継がれた偏見と差別 - 予防立法以前の古書に見るハンセン病 -　K-5-24
　福西征子
　2012年7月24日　B5　161頁
　学術論文
　※本

03955　松丘保養園の人々　日々の生活　K-5-25
　松丘保養園園長　福西征子
　平成24年3月　A4　92頁
　写真集
　※本

03956　一生一楽　K-5-26
　伊藤文男
　伊藤文男
　平成2年10月13日　B6　472頁　2,500円
　記録
　※本

03957　創立60周年記念史　K-5-27
　国立療養所　松丘保養園
　国立療養所　松丘保養園
　昭和44年10月1日　A4　173頁
　※本

03958　松丘保養園創立90周年記念誌　K-5-28
　国立療養所　松丘保養園
　国立療養所松丘保養園園長　福西征子
　平成12年3月　A4　163頁
　記録
　※本

03959　松丘保養園創立百周年記念誌　K-5-29
　国立療養所　松丘保養園
　国立療養所松丘保養園園長　福西征子
　平成23年2月　A4　276頁
　※本

03960　中條資俊伝　K-5-30
　中條資俊伝刊行会
　北の街社（青森県救らい協会）
　昭和58年11月1日　A5　264頁
　※本

03961　好善社ブックレット11　ハンセン病療養所の現状と将来　K-5-31
　福西征子　編集　長尾文雄　棟居勇　川崎正明
　公益社団法人　好善社　（代表理事　棟居　勇）
　平成26年6月20日　B6　50頁
　※本

03962　ハンセン病療養所に生きた女たち　K-5-32
　福西征子
　杉田啓三
　平成28年7月30日　B6　177頁　2,200円
　記録
　※本

03963　成瀬豊画文集　K-5-33
　編　蔵座江美
　ヒューマンライツふくおか
　2016年10月31日　A5　112頁
　画文集
　※本

03964　歌集　青葉かがやく　K-5-34
　根岸章
　松丘保養園松桜会
　令和2年1月30日　A5　123頁
　短歌
　※本　2冊

03965　戸伊摩　八月号　7　K-6-1
　楓会文化部
　B5　14頁
　機関誌
　※ファイル

03966　戸伊摩　十月号　9　K-6-1
　編集　楓会文化部
　楓会文化部
　昭和23年10月30日　B5　30頁
　機関誌
　※ファイル

03967　戸伊摩　新年号　11　K-6-1
　楓文化部（編集　戸伊摩編輯部）
　文化部
　昭和23年12月31日　B5　40頁
　機関誌
　※ファイル

03968　戸伊摩　2月号　12巻　K-6-1
　楓会文化部（編集　戸伊摩編輯部）
　文化部
　昭和24年2月5日　B5　27頁
　機関誌
　※ファイル

03969　戸伊摩　四月号　No.14　K-6-2
　楓会文化部（編輯　戸伊摩編輯部）
　楓会文化部
　昭和24年4月15日　B6　18頁
　機関誌
　※製本

03970　戸伊摩　七月号　No.17　K-6-2
　編輯　戸伊摩編輯部
　東北新生園楓会文化部
　昭和24年8月10日　A5　60頁
　機関誌
　※高松宮殿下御来園記念特輯号
　※製本

03971　戸伊摩　八・九月号　No.18　K-6-2
　編輯　戸伊摩編輯部
　東北新生園楓会文化部
　昭和24年10月10日　A5　28頁
　機関誌
　※製本

03972　といま　新年号　第三号　第一巻　K-6-2
　編輯　といま編輯部
　東北新生園楓会文化部
　昭和25年2月10日　A5　50頁
　機関誌
　※製本

03973　戸伊摩　2・3月　第三巻　第二号　K-6-2
　編輯　戸伊摩編輯部
　東北新生園楓会文化部
　昭和25年4月25日　A5　32頁
　機関誌
　※製本

03974　戸伊摩　K-6-2
　昭和25年5月10日　A5　74頁
　※開園10周年記念
　※製本

03975　といま　四五月号　第三巻　第三号　K-6-2
　編輯　といま編輯部
　東北新生園楓会文化部
　昭和25年6月10日　A5　25頁
　機関誌

※製本

03976　戸伊摩　六七月号　第三巻　第四号　K-6-2
編輯　といま編輯部
東北新生園楓会文化部
昭和25年7月10日　A5　30頁
機関誌
※製本

03977　戸伊摩　八九月号　第三巻　第五号　K-6-2
編集　といま編輯部
東北新生園楓会文化部
昭和25年9月10日　A5　26頁
機関誌
※製本

03978　戸伊摩　十・十一月号　第三巻　第六号
K-6-2
編輯　といま編輯部
東北新生園楓会文化部
昭和25年10月10日　A5　25頁
機関誌
※製本

03979　戸伊摩　十二月号　第三巻　第七号　K-6-2
A5　20頁
機関誌
※製本

03980　戸伊摩　新年号　第四巻　第一号　K-6-3
編輯　といま編輯部
東北新生園楓会文化部
昭和26年1月10日　A5　36頁
機関誌
※製本

03981　戸伊摩　二月号　第四巻　第二号　K-6-3
編輯　といま編輯部
東北新生園楓会文化部
昭和26年2月10日　A5　28頁
機関誌
※製本

03982　戸伊摩　三月号　第四巻　第三号　K-6-3
A5　18頁
機関誌
※製本

03983　戸伊摩　四月号　第四巻　第四号　K-6-3
編輯　上川豊
東北新生園文化部（といま編輯部）
昭和26年4月10日　A5　38頁
機関誌

※製本

03984　戸伊摩　五月号　第四巻　第五号　K-6-3
編輯　上川豊
東北新生園文化部（といま編輯部）
昭和26年5月10日　A5　30頁
機関誌
※製本

03985　といま　六月号　第四巻　第六号　K-6-3
編輯　上川豊
東北新生園文化部（といま編輯部）
昭和26年6月10日　A5　28頁
機関誌
※製本

03986　戸伊摩　七月号　第四巻　第七号　K-6-3
編輯　上川豊
東北新生園文化部（といま編輯部）
昭和26年7月10日　A5　64頁
機関誌
※皇太后陛下追悼特輯号
※製本

03987　といま　八月号　第四巻　第八号　K-6-3
編輯　上川豊
東北新生園文化部（といま編輯部）
昭和26年8月10日　A5　38頁
機関誌
※製本

03988　といま　九月号　第四巻　第九号　K-6-3
編輯　上川豊
東北新生園文化部（といま編輯部）
昭和26年9月10日　A5　50頁
機関誌
※製本

03989　といま　十月号　第四巻　第拾号　K-6-3
編集　上川豊
東北新生園文化部（といま編輯部）
昭和26年10月10日　A5　44頁
機関誌
※製本

03990　戸伊摩　十一、十二月号　K-6-3
A5　30頁
機関誌
※製本

03991　戸伊摩　新年号　第五巻　第一号　K-6-4
編集　といま編集部
東北新生園文化部（上川豊）

265

昭和27年1月10日　A5　148頁
機関誌
※楓会五周年記念特輯号
※製本

03992　戸伊摩　二月号　第五巻　第二号　K-6-4
編集　といま編集部
東北新生園文化部（上川豊）
昭和27年2月10日　A5　40頁
機関誌
※製本

03993　戸伊摩　3・4月号　第五巻　第三号　K-6-4
編集　といま編集部
東北新生園楓会文化部（上川豊）
昭和27年4月10日　A5　48頁　50円
機関誌
※製本

03994　戸伊摩　5・6月号　第五巻　第四号　K-6-4
編集　といま編集部
東北新生園楓会文化部（上川豊）
昭和27年6月10日　A5　60頁　50円
機関誌
※製本

03995　といま　7・8月号　第五巻　第五号　K-6-4
編集　といま編集部
東北新生園楓会文化部（上川豊）
昭和27年8月1日　A5　49頁　50円
機関誌
※製本

03996　といま　9・10月号　第五巻　第六号　K-6-4
編集　といま編集部
東北新生園楓会文化部（上川豊）
昭和27年10月10日　A5　48頁　50円
機関誌
※製本

03997　といま　11・12月号　第五巻　第七号　K-6-4
編集　といま編集部
東北新生園楓会文化部（上川豊）
昭和27年12月1日　A5　49頁　50円
機関誌
※製本

03998　戸伊摩　一月号　第六巻　第一号　K-6-5
編集　といま編集部
東北新生園楓会文化部（上川豊）
昭和28年1月1日　A5　60頁　50円
機関誌
※製本

03999　戸伊摩　二・三月号　第六巻　第二号　K-6-5
編集　といま編集部
東北新生園楓会文化部（上川豊）
昭和28年3月1日　A5　48頁　50円
機関誌
※製本

04000　戸伊摩　四・五月号　第六巻　第三号　K-6-5
編集　といま編集部
東北新生園楓会文化部（上川豊）
昭和28年5月1日　A5　48頁　50円
機関誌
※製本

04001　戸伊摩　六月号　第六巻　第四号　K-6-5
編集　といま編集部
東北新生園楓会文化部（上川豊）
昭和28年6月1日　A5　52頁　50円
機関誌
※製本

04002　戸伊摩　七・八月号　第六巻　第五号　K-6-5
編集　といま編集部
東北新生園楓会文化部（上川豊）
昭和28年8月1日　A5　57頁　50円
機関誌
※製本

04003　戸伊摩　九月号　第六巻　第六号　K-6-5
編集　といま編集部
東北新生園楓会文化部（上川豊）
昭和28年10月1日　A5　51頁　50円
機関誌
※製本

04004　戸伊摩　11・12月号　第六巻　第七号　K-6-5
編集　といま編集部
東北新生園楓会文化部（上川豊）
昭和28年12月1日　A5　62頁　50円
機関誌
※製本

04005　戸伊摩　1・2月号　第七巻　第一・二号　K-6-6
編集　といま編集部
東北新生園楓会文化部（上川豊）
昭和29年2月1日　A5　78頁　50円
機関誌
※製本

04006　戸伊摩　3・4月号　第七巻　第三・四号　K-6-6
編集　といま編集部

東北新生園楓会文化部（上川豊）
昭和29年4月1日　A5　74頁　50円
機関誌
※製本

04007　戸伊摩　5・6月号　第七巻　第五・六号　K-6-6
編集　といま編集部
東北新生園楓会文化部（上川豊）
昭和29年4月1日　A5　58頁　50円
機関誌
※製本

04008　戸伊摩　7・8月号　第七巻　第七・八号　K-6-6
編集　といま編集部
東北新生園楓会文化部（上川豊）
昭和29年8月15日　A5　49頁　50円
機関誌
※製本

04009　戸伊摩　9・10月号　第七巻　第九・十号　K-6-6
編集　といま編集部
東北新生園楓会文化部（上川豊）
昭和29年10月15日　A5　48頁　50円
機関誌
※製本

04010　戸伊摩　K-6-6
昭和29年10月25日　A5　70頁
機関誌
※開園十五周年記念特別増刊号
※製本

04011　戸伊摩　11・12月号　第七巻　第十一・十二号　K-6-6
編集　といま編集部
東北新生園楓会文化部（上川豊）
昭和29年12月5日　A5　62頁　50円
機関誌
※製本

04012　戸伊摩　1・2月号　第八巻　第一・二号　K-6-7
編集　といま編集部
東北新生園楓会文化部（上川豊）
昭和30年2月25日　A5　62頁　50円
機関誌
※製本

04013　戸伊摩　3・4月号　第八巻　第三・四号　K-6-7
編集　といま編集部
東北新生園楓会文化部（上川豊）
昭和30年4月25日　A5　46頁　50円
機関誌
※製本

04014　戸伊摩　5・6月号　第八巻　第五・六号　K-6-7
編集　といま編集部
東北新生園楓会文化部（上川豊）
昭和30年6月10日　A5　56頁　50円
機関誌
※製本

04015　戸伊摩　7・8月号　第八巻　第七・八号　K-6-7
編集　といま編集部
東北新生園楓会文化部（上川豊）
昭和30年8月7日　A5　52頁　50円
機関誌
※製本

04016　戸伊摩　9・10月号　第八巻　九・十号　K-6-7
編集　といま編集部
東北新生園楓会文化部（上川豊）
昭和30年10月20日　A5　62頁　50円
機関誌
※製本

04017　戸伊摩　11・12月号　第八巻　十一・十二号　K-6-7
編集　といま編集部
東北新生園楓会文化部（上川豊）
昭和30年12月20日　A5　70頁　50円
機関誌
※製本

04018　戸伊摩　第9巻　第1号　K-6-8
編集　といま編集部
東北新生園慰安会（上川豊）
昭和31年1月27日　A5　60頁　50円
機関誌
※製本

04019　戸伊摩　1956　2・3月号　第9巻　第2・3号　K-6-8
編集　といま編集部
東北新生園慰安会（上川豊）
昭和31年3月30日　A5　60頁　50円
機関誌
※製本

04020　戸伊摩　1956　4・5月号　第9巻　第4・5号

K-6-8
　編集　といま編集部
　東北新生園慰安会（上川豊）
　昭和31年5月20日　A5　66頁　50円
　機関誌
　※製本

04021　**新生　6月号　第9巻　第6号**　K-6-8
　編集　新生編集部
　東北新生園慰安会（上川豊）
　昭和31年6月25日　A5　78頁　50円
　機関誌
　※製本

04022　**新生　7・8月合併号　第9巻　第5号**　K-6-8
　編集　新生編集部
　東北新生園慰安会（上川豊）
　昭和31年8月10日　A5　72頁　50円
　機関誌
　※製本

04023　**新生　9・10月合併号　第9巻　第7号**　K-6-8
　編集　新生編集部
　東北新生園慰安会（上川豊）
　昭和31年10月30日　A5　88頁　50円
　機関誌
　※製本

04024　**新生　第9巻　第6号**　K-6-8
　編集　新生編集部
　東北新生園慰安会（上川豊）
　昭和31年11月1日　A5　108頁　50円
　機関誌
　※楓会創立十周年記念文芸
　※製本

04025　**新生　11・12合併号　第9巻　第8号**　K-6-8
　編集　新生編集部
　東北新生園慰安会（上川豊）
　昭和31年12月20日　A5　66頁　50円
　機関誌
　※製本

04026　**新生　新年号　第10巻　第1号**　K-6-9
　編集　新生編集部
　東北新生園慰安会（上川豊）
　昭和32年1月20日　A5　61頁　50円
　機関誌
　※製本

04027　**新生　2・3月合併号　第10巻　第2号**　K-6-9
　編集　新生編集部
　東北新生園慰安会（上川豊）
　昭和32年2月20日　A5　52頁　50円
　機関誌
　※製本

04028　**新生　4・5月合併号　第10巻　第3号**　K-6-9
　編集　新生編集部
　東北新生園慰安会（上川豊）
　昭和32年5月10日　A5　64頁　50円
　機関誌
　※製本

04029　**新生　6月号　第10巻　第4号**　K-6-9
　編集　新生編集部
　東北新生園慰安会（上川豊）
　昭和32年6月10日　A5　63頁　50円
　機関誌
　※製本

04030　**新生　7・8月号　第10巻　第5号**　K-6-9
　編集　新生編集部
　東北新生園慰安会（上川豊）
　昭和32年7月10日　A5　38頁　50円
　機関誌
　※製本

04031　**新生　9・10月号　第10巻　第6号**　K-6-9
　編集　新生編集部
　東北新生園慰安会（上川豊）
　昭和32年9月10日　A5　36頁　50円
　機関誌
　※製本

04032　**新生　11・12月号　第10巻　第7号**　K-6-9
　編集　新生編集部
　東北新生園慰安会（上川豊）
　昭和32年12月5日　A5　42頁　50円
　機関誌
　※製本

04033　**新生　1月号　第11巻　第1号**　K-6-10
　編集　新生編集部
　東北新生園慰安会（上川豊）
　昭和33年2月5日　A5　32頁　50円
　機関誌
　※製本

04034　**新生　2・3月号　第11巻　第2号**　K-6-10
　編集　新生編集部
　東北新生園慰安会（上川豊）
　昭和33年3月20日　A5　54頁　50円
　機関誌
　※製本

04035 新生 4・5月号 第11巻 第3号 K-6-10
　編集　新生編集部
　東北新生園慰安会（上川豊）
　昭和33年5月20日　A5　46頁　50円
　機関誌
　※製本

04036 新生 6月号 第11巻 第4号 K-6-10
　編集　新生編集部
　東北新生園慰安会（上川豊）
　昭和33年6月25日　A5　60頁　50円
　機関誌
　※製本

04037 新生 7・8月号 第11巻 第5号 K-6-10
　編集　新生編集部
　東北新生園慰安会（上川豊）
　昭和33年9月5日　A5　66頁　50円
　機関誌
　※製本

04038 新生 9・10月号 第11巻 第6号 K-6-10
　編集　新生編集部
　東北新生園慰安会（上川豊）
　昭和33年10月25日　A5　36頁　50円
　機関誌
　※製本

04039 新生 11・12月号 第11巻 第7号 K-6-10
　編集　新生編集部
　東北新生園慰安会（上川豊）
　昭和33年12月10日　A5　46頁　50円
　機関誌
　※製本

04040 新生 1月号 第12巻 第1号 K-6-10
　編集　新生編集部
　東北新生園慰安会（上川豊）
　昭和34年1月20日　A5　34頁　50円
　機関誌
　※製本

04041 新生 2・3月号 第12巻 第2号 K-6-10
　編集　新生編集部
　東北新生園慰安会（上川豊）
　昭和34年2月20日　A5　50頁　50円
　機関誌
　※製本

04042 新生 第12巻 第3号 K-6-10
　編集　新生編集部
　東北新生園慰安会（上川豊）
　昭和34年7月30日　A5　54頁　50円
　機関誌
　※製本

04043 新生 第12巻 第4号 K-6-10
　編集　新生編集部
　東北新生園慰安会（上川豊）
　昭和34年10月27日　A5　76頁　50円
　機関誌
　※製本

04044 新生 第12巻 第5号 K-6-11
　編集　新生編集部
　東北新生園慰安会（上川豊）
　昭和35年1月25日　A5　80頁
　機関誌
　※製本

04045 新生 第12巻 第6号 K-6-11
　編集　新生編集部
　東北新生園慰安会（上川豊）
　昭和35年5月25日　A5　60頁
　機関誌
　※製本

04046 新生 第12巻 第7号 K-6-11
　編集　新生編集部
　東北新生園慰安会（上川豊）
　昭和35年8月10日　A5　50頁
　機関誌
　※製本

04047 新生 第12巻 第8号 K-6-11
　編集　新生編集部
　東北新生園慰安会（上川豊）
　昭和35年10月15日　A5　46頁
　※製本

04048 新生 第13巻 第1号 K-6-12
　編集　新生編集部
　東北新生園慰安会（上川豊）
　昭和36年1月10日　A5　42頁
　機関誌
　※製本

04049 新生 第13巻 第2号 K-6-12
　編集　新生編集部
　東北新生園慰安会（上川豊）
　昭和36年4月10日　A5　42頁
　機関誌
　※製本

04050 新生 6月 第13巻 第3号 K-6-12
　編集　新生編集部

東北新生園慰安会（上川豊）
昭和36年6月10日　A5　88頁
機関誌
※開校十周年記念特集
※製本

04051　**新生　第13巻　第4号**　K-6-12
編集　新生編集部
東北新生園慰安会（上川豊）
昭和36年9月5日　A5　98頁
機関誌
※楓会十五周年特大号
※製本

04052　**新生　第14巻　第1号**　K-6-13
編集　新生編集部
東北新生園慰安会（上川豊）
昭和37年1月10日　A5　62頁
機関誌
※製本

04053　**新生　第14巻　第2号　2・3月合併号**　K-6-13
編集　新生編集部
東北新生園慰安会（上川豊）
昭和37年3月15日　A5　42頁
機関誌
※製本

04054　**新生　第14巻　第3号**　K-6-13
編集　新生編集部
東北新生園慰安会（上川豊）
昭和37年6月15日　A5　38頁
機関誌
※製本

04055　**新生　第14巻　第4号**　K-6-13
編集　楓会文化部
東北新生園慰安会（上川豊）
昭和37年8月15日　A5　22頁
機関誌
※製本

04056　**新生　第14巻　第5号**　K-6-13
編集　楓会文化部
東北新生園慰安会（上川豊）
昭和37年9月20日　A5　36頁
機関誌
※製本

04057　**新生　第14巻　第6号**　K-6-13
編集　楓会文化部
東北新生園慰安会（上川豊）
昭和37年10月20日　A5　30頁
機関誌
※製本

04058　**新生　第15巻　第1号**　K-6-14
編集　楓会文化部
東北新生園慰安会（上川豊）
昭和38年1月20日　A5　66頁
機関誌
※製本

04059　**新生　第15巻　第2号**　K-6-14
編集　楓会文化部
東北新生園慰安会（上川豊）
昭和38年3月20日　A5　38頁
機関誌
※製本

04060　**新生　第15巻　第3号**　K-6-14
編集　楓会文化部
東北新生園慰安会（上川豊）
昭和38年6月10日　A5　32頁
機関誌
※製本

04061　**新生　第15巻　第4号**　K-6-14
編集　楓会文化部
東北新生園慰安会（上川豊）
昭和38年7月20日　A5　30頁
機関誌
※製本

04062　**新生　第15巻　第5号**　K-6-14
編集　楓会文化部
東北新生園慰安会（上川豊）
昭和38年9月30日　A5　32頁
機関誌
※製本

04063　**新生　第15巻　第6号**　K-6-14
編集　楓会文化部
東北新生園慰安会（上川豊）
昭和38年12月30日　A5　42頁
機関誌
※製本

04064　**新生　第16巻　第1号**　K-6-15
編集　楓会文化部
東北新生園慰安会（上川豊）
昭和39年1月20日　A5　40頁
機関誌
※製本

04065　**新生　第16巻　第2号**　K-6-15
編集　楓会文化部
東北新生園慰安会（上川豊）
昭和39年3月20日　A5　24頁
機関誌
※製本

04066　**新生　第16巻　第3号**　K-6-15
編集　楓会文化部
東北新生園慰安会（上川豊）
昭和39年6月20日　A5　32頁
機関誌
※製本

04067　**新生　第16巻　第4号**　K-6-15
編集　楓会文化部
東北新生園慰安会（上川豊）
昭和39年7月20日　A5　22頁
機関誌
※製本

04068　**新生　第16巻　第5号**　K-6-15
編集　楓会文化部
東北新生園慰安会（上川豊）
昭和39年9月20日　A5　20頁
機関誌
※製本

04069　**新生　第16巻　第6号**　K-6-15
編集　楓会文化部
東北新生園慰安会（上川豊）
昭和39年11月20日　A5　60頁
機関誌
※開園二十五周年記念特集号
※製本

04070　**新生　第16巻　第7号**　K-6-15
編集　楓会文化部
東北新生園慰安会（上川豊）
昭和39年12月20日　A5　28頁
機関誌
※製本

04071　**新生　第17巻　第1号**　K-6-15
編集　楓会文化部
東北新生園慰安会（上川豊）
昭和40年1月20日　A5　26頁
機関誌
※製本

04072　**新生　第17巻　第2号**　K-6-15
編集　楓会文化部
東北新生園慰安会（上川豊）
昭和40年3月20日　A5　22頁
機関誌
※製本

04073　**新生　第17巻　第3号**　K-6-15
編集　楓会文化部
東北新生園慰安会（佐藤太郎）
昭和40年6月20日　A5　40頁
機関誌
※製本

04074　**新生　第17巻　第4号**　K-6-15
編集　楓会文化部
東北新生園慰安会（佐藤太郎）
昭和40年8月20日　A5　22頁
機関誌
※製本

04075　**新生　第17巻　第5号**　K-6-15
編集　楓会文化部
東北新生園慰安会（佐藤太郎）
昭和40年10月20日　A5　24頁
機関誌
※製本

04076　**新生　第17巻　第6号**　K-6-15
編集　楓会文化部
東北新生園慰安会（佐藤太郎）
昭和40年12月20日　A5　24頁
機関誌
※製本

04077　**新生　第18巻　第1号**　K-6-15
編集　楓会文化部
東北新生園慰安会（佐藤太郎）
昭和41年1月20日　A5　34頁
機関誌
※製本

04078　**新生　第18巻　第2号**　K-6-15
編集　楓会文化部
東北新生園慰安会（佐藤太郎）
昭和41年3月20日　A5　22頁
機関誌
※製本

04079　**新生　第18巻　第3号**　K-6-15
編集　楓会文化部
東北新生園慰安会（佐藤太郎）
昭和41年6月20日　A5　24頁
機関誌
※製本

04080　**新生　第18巻　第4号**　K-6-15
編集　楓会文化部
東北新生園慰安会（佐藤太郎）
昭和41年8月20日　A5　32頁
機関誌
※製本

04081　**新生　第18巻　第5号**　K-6-15
編集　楓会文化部
東北新生園慰安会（佐藤太郎）
昭和41年10月20日　A5　28頁
機関誌
※製本

04082　**新生　第19巻　第1号**　K-6-15
編集　楓会文化部
東北新生園慰安会（佐藤太郎）
昭和42年1月20日　A5　32頁
機関誌
※製本

04083　**新生　第19巻　第2号**　K-6-16
編集　楓会文化部
東北新生園慰安会（佐藤太郎）
昭和42年3月20日　A5　28頁
機関誌
※製本

04084　**新生　第19巻　第3号**　K-6-16
編集　楓会文化部
東北新生園慰安会（佐藤太郎）
昭和42年6月20日　A5　30頁
機関誌
※製本

04085　**新生　第19巻　第4号**　K-6-16
編集　楓会文化部
東北新生園慰安会（佐藤太郎）
昭和42年8月20日　A5　50頁
機関誌
※楓会沿革史（発会20周年記念）
※製本

04086　**新生　第19巻　第5号**　K-6-16
編集　楓会文化部
東北新生園慰安会（佐藤太郎）
昭和42年10月20日　A5　24頁
機関誌
※製本

04087　**新生　第19巻　第6号**　K-6-16
編集　楓会文化部
東北新生園慰安会（佐藤太郎）
昭和42年12月20日　A5　24頁
機関誌
※製本

04088　**新生　第20巻　第1号**　K-6-16
編集　楓会文化部
東北新生園慰安会（佐藤太郎）
昭和43年1月20日　A5　30頁
機関誌
※製本

04089　**新生　第20巻　第2号**　K-6-16
編集　楓会文化部
東北新生園慰安会（佐藤太郎）
昭和43年3月20日　A5　22頁
機関誌
※製本

04090　**新生　第20巻　第3号**　K-6-16
編集　楓会文化部
東北新生園慰安会（佐藤太郎）
昭和43年6月20日　A5　20頁
機関誌
※製本

04091　**新生　第20巻　第4号**　K-6-16
編集　楓会文化部
東北新生園慰安会（佐藤太郎）
昭和43年8月20日　A5　22頁
機関誌
※製本

04092　**新生　第20巻　第5号**　K-6-16
編集　楓会文化部
東北新生園慰安会（佐藤太郎）
昭和43年10月20日　A5　24頁
機関誌
※製本

04093　**新生　第21巻　第1号**　K-6-17
編集　楓会文化部
東北新生園慰安会（佐藤太郎）
昭和44年1月20日　A5　24頁
機関誌
※製本

04094　**新生　第21巻　第2号**　K-6-17
編集　楓会文化部
東北新生園慰安会（佐藤太郎）
昭和44年3月20日　A5　24頁
機関誌
※製本

04095 **新生　第21巻　第3号** K-6-17
　編集　楓会文化部
　東北新生園慰安会（佐藤太郎）
　昭和44年6月20日　A5　20頁
　機関誌
　※製本

04096 **新生　第21巻　第4号** K-6-17
　編集　楓会文化部
　東北新生園慰安会（佐藤太郎）
　昭和44年8月20日　A5　24頁
　機関誌
　※製本

04097 **新生　第21巻　第5号** K-6-17
　編集　楓会文化部
　東北新生園慰安会（佐藤太郎）
　昭和44年10月20日　A5　26頁
　機関誌
　※製本

04098 **新生　第21巻　第6号** K-6-17
　編集　楓会文化部
　東北新生園慰安会（佐藤太郎）
　昭和44年12月20日　A5　24頁
　機関誌
　※製本

04099 **新生　第22巻　第1号** K-6-17
　編集　楓会文化部
　東北新生園慰安会（佐藤太郎）
　昭和45年1月20日　A5　30頁
　機関誌
　※製本

04100 **新生　第22巻　第2号** K-6-17
　編集　楓会文化部
　東北新生園慰安会（佐藤太郎）
　昭和45年3月20日　A5　26頁
　機関誌
　※製本

04101 **新生　第22巻　第3号** K-6-17
　編集　楓会文化部
　東北新生園慰安会（佐藤太郎）
　昭和45年6月20日　A5　22頁
　機関誌
　※製本

04102 **新生　第22巻　第4号** K-6-17
　編集　楓会文化部
　東北新生園慰安会（佐藤太郎）
　昭和45年9月20日　A5　20頁
　機関誌
　※製本

04103 **新生　第22巻　第5号** K-6-17
　編集　楓会文化部
　東北新生園慰安会（佐藤太郎）
　昭和45年12月20日　A5　30頁
　機関誌
　※製本

04104 **新生　第23巻　第1号** K-6-17
　編集　楓会文化部
　東北新生園慰安会（佐藤太郎）
　昭和46年3月20日　A5　26頁
　機関誌
　※製本

04105 **新生　第23巻　第2号** K-6-17
　編集　楓会文化部
　東北新生園慰安会（佐藤太郎）
　昭和46年6月20日　A5　28頁
　機関誌
　※製本

04106 **新生　第23巻　第3号** K-6-17
　編集　楓会文化部
　東北新生園慰安会（横田篤三）
　昭和46年9月20日　A5　22頁
　機関誌
　※製本

04107 **新生　第23巻　第4号** K-6-17
　編集　楓会文化部
　東北新生園慰安会（横田篤三）
　昭和46年12月20日　A5　30頁
　機関誌
　※製本

04108 **新生　第24巻　第1号** K-6-18
　編集　楓会文化部
　東北新生園慰安会（横田篤三）
　昭和47年3月20日　A5　26頁
　機関誌
　※製本

04109 **新生　第24巻　第2号** K-6-18
　編集　楓会文化部
　東北新生園慰安会（横田篤三）
　昭和47年6月20日　A5　26頁
　機関誌
　※製本

04110　新生　第24巻　第3号　K-6-18
編集　楓会文化部
東北新生園慰安会（横田篤三）
昭和47年9月20日　A5　24頁
機関誌
※製本

04111　新生　第24巻　第4号　K-6-18
編集　楓会文化部
東北新生園慰安会（横田篤三）
昭和47年12月20日　A5　28頁
機関誌
※製本

04112　新生　第25巻　第1号　K-6-18
編集　楓会文化部
東北新生園慰安会（横田篤三）
昭和48年3月20日　A5　22頁
機関誌
※製本

04113　新生　第25巻　第2号　K-6-18
編集　楓会文化部
東北新生園慰安会（横田篤三）
昭和48年6月20日　A5　30頁
機関誌
※製本

04114　新生　第25巻　第3号　K-6-18
編集　楓会文化部
東北新生園慰安会（横田篤三）
昭和48年9月20日　A5　24頁
機関誌
※製本

04115　新生　第25巻　第4号　K-6-18
編集　楓会文化部
東北新生園慰安会（横田篤三）
昭和48年12月20日　A5　28頁
機関誌
※製本

04116　新生　第26巻　第1号　K-6-18
編集　楓会文化部
東北新生園慰安会（横田篤三）
昭和49年3月20日　A5　22頁
機関誌
※製本

04117　新生　第26巻　第2号　K-6-18
編集　楓会文化部
東北新生園慰安会（横田篤三）
昭和49年6月20日　A5　24頁
機関誌
※製本

04118　新生　第26巻　第3号　K-6-18
編集　楓会文化部
東北新生園慰安会（横田篤三）
昭和49年9月20日　A5　26頁
機関誌
※製本

04119　新生　第26巻　第4号　K-6-18
編集　楓会文化部
東北新生園慰安会（横田篤三）
昭和49年12月20日　A5　26頁
機関誌
※製本

04120　新生　第27巻　第1号　K-6-19
編集　楓会文化部
東北新生園慰安会（横田篤三）
昭和50年3月20日　A5　22頁
機関誌
※製本

04121　新生　第27巻　第2号　K-6-19
編集　楓会文化部
東北新生園慰安会（横田篤三）
昭和50年6月20日　A5　24頁
機関誌
※製本

04122　新生　第27巻　第3号　K-6-19
編集　楓会文化部
東北新生園慰安会（横田篤三）
昭和50年9月20日　A5　30頁
機関誌
※製本

04123　新生　第27巻　第4号　K-6-19
編集　楓会文化部
東北新生園慰安会（横田篤三）
昭和50年12月20日　A5　24頁
機関誌
※製本

04124　新生　第28巻　第1号　K-6-19
編集　楓会文化部
東北新生園慰安会（横田篤三）
昭和51年3月20日　A5　22頁
機関誌
※製本

04125　**新生　第28巻　第2号**　K-6-19
　編集　楓会文化部
　東北新生園慰安会（横田篤三）
　昭和51年6月20日　A5　26頁
　機関誌
　※製本

04126　**新生　第28巻　第3号**　K-6-19
　編集　楓会文化部
　東北新生園慰安会（横田篤三）
　昭和51年9月20日　A5　20頁
　機関誌
　※製本

04127　**新生　第28巻　第4号**　K-6-19
　編集　楓会文化部
　東北新生園慰安会（横田篤三）
　昭和51年12月20日　A5　22頁
　機関誌
　※製本

04128　**新生　第29巻　第1号**　K-6-19
　編集　楓会文化部
　東北新生園慰安会（横田篤三）
　昭和52年3月20日　A5　28頁
　機関誌
　※製本

04129　**新生　第29巻　第2号**　K-6-19
　編集　楓会文化部
　東北新生園慰安会（横田篤三）
　昭和52年6月20日　A5　22頁
　機関誌
　※製本

04130　**新生　第29巻　第3号**　K-6-19
　編集　楓会文化部
　東北新生園慰安会（横田篤三）
　昭和52年9月20日　A5　30頁
　機関誌
　※製本

04131　**新生　第29巻　第4号**　K-6-19
　編集　楓会文化部
　東北新生園慰安会（横田篤三）
　昭和52年12月20日　A5　26頁
　機関誌
　※製本

04132　**新生　第30巻　第1号**　K-6-19
　編集　楓会文化部
　東北新生園慰安会（横田篤三）
　昭和53年3月20日　A5　24頁
　機関誌
　※製本

04133　**新生　第30巻　第2号**　K-6-19
　編集　楓会文化部
　東北新生園慰安会（横田篤三）
　昭和53年6月20日　A5　26頁
　機関誌
　※製本

04134　**新生　第30巻　第3号**　K-6-19
　編集　楓会文化部
　東北新生園慰安会（横田篤三）
　昭和53年9月20日　A5　26頁
　機関誌
　※製本

04135　**新生　第30巻　第4号**　K-6-19
　編集　楓会文化部
　東北新生園慰安会（横田篤三）
　昭和53年12月20日　A5　26頁
　機関誌
　※製本

04136　**新生　第31巻　第1号**　K-6-20
　編集　楓会文化部
　東北新生園慰安会（横田篤三）
　昭和54年3月20日　A5　22頁
　機関誌
　※製本

04137　**新生　第31巻　第2号**　K-6-20
　編集　楓会文化部
　東北新生園慰安会（横田篤三）
　昭和54年6月20日　A5　28頁
　機関誌
　※製本

04138　**新生　第31巻　第3号**　K-6-20
　編集　楓会文化部
　東北新生園慰安会（横田篤三）
　昭和54年9月20日　A5　22頁
　機関誌
　※製本

04139　**新生　第31巻　第4号**　K-6-20
　編集　楓会文化部
　東北新生園慰安会（横田篤三）
　昭和54年12月20日　A5　30頁
　機関誌
　※製本

04140　新生　第32巻　第1号　K-6-20
　編集　楓会文化部
　東北新生園慰安会（横田篤三）
　昭和55年3月20日　A5　20頁
　機関誌
　※製本

04141　新生　第32巻　第2号　K-6-20
　編集　楓会文化部
　東北新生園慰安会（横田篤三）
　昭和55年6月20日　A5　20頁
　機関誌
　※製本

04142　新生　第32巻　第3号　K-6-20
　編集　楓会文化部
　東北新生園慰安会（横田篤三）
　昭和55年9月20日　A5　20頁
　機関誌
　※製本

04143　新生　第32巻　第4号　K-6-20
　編集　楓会文化部
　東北新生園慰安会（横田篤三）
　昭和55年12月20日　A5　34頁
　機関誌
　※製本

04144　新生　第33巻　第1号　K-6-20
　編集　楓会文化部
　東北新生園慰安会（横田篤三）
　昭和56年3月20日　A5　24頁
　機関誌
　※製本

04145　新生　第33巻　第2号　K-6-20
　編集　楓会文化部
　東北新生園慰安会（横田篤三）
　昭和56年6月20日　A5　28頁
　機関誌
　※製本

04146　新生　第33巻　第3号　K-6-20
　編集　楓会文化部
　東北新生園慰安会（横田篤三）
　昭和56年9月20日　A5　30頁
　機関誌
　※製本

04147　新生　第33巻　第4号　K-6-20
　編集　楓会文化部
　東北新生園慰安会（横田篤三）
　昭和56年12月20日　A5　32頁
　機関誌
　※製本

04148　新生　第34巻　第1号　K-6-20
　編集　楓会文化部
　東北新生園慰安会（横田篤三）
　昭和57年3月20日　A5　26頁
　機関誌
　※製本

04149　新生　第34巻　第2号　K-6-20
　編集　楓会文化部
　東北新生園慰安会（横田篤三）
　昭和57年5月20日　A5　34頁
　機関誌
　※製本

04150　新生　第34巻　第3号　K-6-20
　編集　楓会文化部
　東北新生園慰安会（横田篤三）
　昭和57年9月20日　A5　30頁
　機関誌
　※製本

04151　新生　第34巻　第4号　K-6-20
　編集　楓会文化部
　東北新生園慰安会（横田篤三）
　昭和57年12月20日　A5　34頁
　機関誌
　※製本

04152　新生　第35巻　第1号　K-6-21
　編集　楓会文化部
　東北新生園慰安会（横田篤三）
　昭和58年3月20日　A5　28頁
　機関誌
　※製本

04153　新生　第35巻　第2号　K-6-21
　編集　楓会文化部
　東北新生園慰安会（横田篤三）
　昭和58年6月20日　A5　30頁
　機関誌
　※製本

04154　新生　第35巻　第3号　K-6-21
　編集　楓会文化部
　東北新生園慰安会（横田篤三）
　昭和58年9月20日　A5　28頁
　機関誌
　※製本

04155　**新生　第35巻　第4号**　K-6-21
　編集　楓会文化部
　東北新生園慰安会（横田篤三）
　昭和58年12月20日　A5　32頁
　機関誌
　※製本

04156　**新生　第36巻　第1号**　K-6-21
　編集　楓会文化部
　東北新生園慰安会（横田篤三）
　昭和59年3月20日　A5　30頁
　機関誌
　※製本

04157　**新生　第36巻　第2号**　K-6-21
　編集　楓会文化部
　東北新生園慰安会（横田篤三）
　昭和59年6月20日　A5　28頁
　機関誌
　※製本

04158　**新生　第36巻　第3号**　K-6-21
　編集　楓会文化部
　東北新生園慰安会（横田篤三）
　昭和59年9月20日　A5　30頁
　機関誌
　※製本

04159　**新生　第36巻　第4号**　K-6-21
　編集　楓会文化部
　東北新生園慰安会（真山旭）
　昭和59年12月20日　A5　34頁
　機関誌
　※製本

04160　**新生　第37巻　第1号**　K-6-21
　編集　楓会文化部
　東北新生園慰安会（真山旭）
　昭和60年3月20日　A5　28頁
　機関誌
　※製本

04161　**新生　第37巻　第2号**　K-6-21
　編集　楓会文化部
　東北新生園慰安会（真山旭）
　昭和60年6月20日　A5　24頁
　機関誌
　※製本

04162　**新生　第37巻　第3号**　K-6-21
　編集　楓会文化部
　東北新生園慰安会（真山旭）
　昭和60年9月20日　A5　34頁
　機関誌
　※製本

04163　**新生　第37巻　第4号**　K-6-21
　編集　楓会文化部
　東北新生園慰安会（真山旭）
　昭和60年12月20日　A5　30頁
　機関誌
　※製本

04164　**新生　第38巻　第1号**　K-6-22
　編集　楓会文化部
　東北新生園慰安会（真山旭）
　昭和61年3月20日　A5　32頁
　機関誌
　※製本

04165　**新生　第38巻　第2号**　K-6-22
　編集　楓会文化部
　東北新生園慰安会（真山旭）
　昭和61年6月20日　A5　32頁
　機関誌
　※製本

04166　**新生　第38巻　第3号**　K-6-22
　編集　楓会文化部
　東北新生園慰安会（真山旭）
　昭和61年9月20日　A5　32頁
　機関誌
　※製本

04167　**新生　第38巻　第4号**　K-6-22
　編集　楓会文化部
　東北新生園慰安会（真山旭）
　昭和61年12月20日　A5　34頁
　機関誌
　※製本

04168　**新生　第39巻　第1号**　K-6-22
　編集　楓会文化部
　東北新生園慰安会（真山旭）
　昭和62年3月20日　A5　28頁
　機関誌
　※製本

04169　**新生　第39巻　第2号**　K-6-22
　編集　楓会文化部
　東北新生園慰安会（真山旭）
　昭和62年6月20日　A5　26頁
　機関誌
　※製本

04170　新生　第39巻　第3号　K-6-22
　編集　楓会文化部
　東北新生園慰安会（真山旭）
　昭和62年9月20日　A5　28頁
　機関誌
　※製本

04171　新生　第39巻　第4号　K-6-22
　編集　楓会文化部
　東北新生園慰安会（真山旭）
　昭和62年12月20日　A5　34頁
　機関誌
　※製本

04172　新生　第40巻　第1号　K-6-23
　編集　楓会文化部
　東北新生園慰安会（真山旭）
　昭和63年3月20日　A5　30頁
　機関誌
　※製本

04173　新生　第40巻　第2号　K-6-23
　編集　楓会文化部
　東北新生園慰安会（真山旭）
　昭和63年6月20日　A5　28頁
　機関誌
　※製本

04174　新生　第40巻　第3号　K-6-23
　編集　楓会文化部
　東北新生園慰安会（真山旭）
　昭和63年9月20日　A5　32頁
　機関誌
　※製本

04175　新生　第40巻　第4号　K-6-23
　編集　楓会文化部
　東北新生園慰安会（真山旭）
　昭和63年12月20日　A5　36頁
　機関誌
　※製本

04176　新生　第41巻　第1号　K-6-23
　編集　楓会文化部
　東北新生園慰安会（真山旭）
　平成元年3月20日　A5　30頁
　機関誌
　※製本

04177　新生　第41巻　第2号　K-6-23
　編集　楓会文化部
　東北新生園慰安会（真山旭）
　平成元年6月20日　A5　28頁
　機関誌
　※製本

04178　新生　第41巻　第3号　K-6-23
　編集　楓会文化部
　東北新生園慰安会（真山旭）
　平成元年9月20日　A5　32頁
　機関誌
　※製本

04179　新生　第41巻　第4号　K-6-23
　編集　楓会文化部
　東北新生園慰安会（真山旭）
　平成元年12月20日　A5　38頁
　機関誌
　※創立50周年記念号
　※製本

04180　新生　第42巻　第1号　K-6-24
　編集　楓会文化部
　東北新生園慰安会（真山旭）
　平成2年3月20日　A5　30頁
　機関誌
　※製本

04181　新生　第42巻　第2号　K-6-24
　編集　楓会文化部
　東北新生園慰安会（真山旭）
　平成2年6月20日　A5　32頁
　機関誌
　※製本

04182　新生　第42巻　第3号　K-6-24
　編集　楓会文化部
　東北新生園慰安会（真山旭）
　平成2年9月20日　A5　26頁
　機関誌
　※製本

04183　新生　第42巻　第4号　K-6-24
　編集　楓会文化部
　東北新生園慰安会（真山旭）
　平成2年12月20日　A5　34頁
　機関誌
　※製本

04184　新生　第43巻　第1号　K-6-24
　編集　楓会文化部
　東北新生園慰安会（真山旭）
　平成3年3月20日　A5　32頁
　機関誌
　※製本

04185　**新生　第43巻　第2号**　K-6-24
編集　楓会文化部
東北新生園慰安会（佐々木紀典）
平成3年6月20日　A5　32頁
機関誌
※製本

04186　**新生　第43巻　第3号**　K-6-24
編集　楓会文化部
東北新生園慰安会（佐々木紀典）
平成3年9月20日　A5　26頁
機関誌
※製本

04187　**新生　第43巻　第4号**　K-6-24
編集　楓会文化部
東北新生園慰安会（佐々木紀典）
平成3年12月20日　A5　34頁
機関誌
※製本

04188　**新生　第44巻　第1号**　K-6-25
編集　楓会文化部
東北新生園慰安会（佐々木紀典）
平成4年3月20日　A5　32頁
機関誌
※製本

04189　**新生　第44巻　第2号**　K-6-25
編集　楓会文化部
東北新生園慰安会（佐々木紀典）
平成4年6月20日　A5　28頁
機関誌
※製本

04190　**新生　第44巻　第3号**　K-6-25
編集　楓会文化部
東北新生園慰安会（佐々木紀典）
平成4年9月20日　A5　28頁
機関誌
※製本

04191　**新生　第44巻　第4号**　K-6-25
編集　楓会文化部
東北新生園慰安会（佐々木紀典）
平成4年12月20日　A5　40頁
機関誌
※製本

04192　**新生　第45巻　第1号**　K-6-25
編集　楓会文化部
東北新生園慰安会（佐々木紀典）
平成5年3月20日　A5　34頁
機関誌
※製本

04193　**新生　第45巻　第2号**　K-6-25
編集　楓会文化部
東北新生園慰安会（佐々木紀典）
平成5年6月20日　A5　28頁
機関誌
※製本

04194　**新生　第45巻　第3号**　K-6-25
編集　楓会文化部
東北新生園慰安会（佐々木紀典）
平成5年9月20日　A5　30頁
機関誌
※製本

04195　**新生　第45巻　第4号**　K-6-25
編集　楓会文化部
東北新生園慰安会（佐々木紀典）
平成5年12月20日　A5　40頁
機関誌
※製本

04196　**新生　第46巻　第1号**　K-6-26
編集　楓会文化部
東北新生園慰安会（佐々木紀典）
平成6年3月20日　A5　30頁
機関誌
※製本

04197　**新生　第46巻　第2号**　K-6-26
編集　楓会文化部
東北新生園慰安会（棟方博文）
平成6年6月20日　A5　30頁
機関誌
※製本

04198　**新生　第46巻　第3号**　K-6-26
編集　楓会文化部
東北新生園慰安会（棟方博文）
平成6年9月20日　A5　32頁
機関誌
※製本

04199　**新生　第46巻　第4号**　K-6-26
編集　楓会文化部
東北新生園慰安会（棟方博文）
平成6年12月20日　A5　38頁
機関誌
※製本

04200 　新生　第47巻　第1号　K-6-26
編集　楓会文化部
東北新生園慰安会（棟方博文）
平成7年3月20日　A5　28頁
機関誌
※製本

04201 　新生　第47巻　第2号　K-6-26
編集　楓会文化部
東北新生園慰安会（棟方博文）
平成7年6月20日　A5　34頁
機関誌
※製本

04202 　新生　第47巻　第3号　K-6-26
編集　楓会文化部
東北新生園慰安会（棟方博文）
平成7年9月20日　A5　34頁
機関誌
※製本

04203 　新生　第47巻　第4号　K-6-26
編集　楓会文化部
東北新生園慰安会（棟方博文）
平成7年12月20日　A5　36頁
機関誌
※製本

04204 　新生　第48巻　第1号　K-6-27
編集　楓会文化部
東北新生園慰安会（棟方博文）
平成8年3月20日　A5　32頁
機関誌
※製本

04205 　新生　第48巻　第2号　K-6-27
編集　楓会文化部
東北新生園慰安会（棟方博文）
平成8年6月20日　A5　40頁
機関誌
※製本

04206 　新生　第48巻　第3号　K-6-27
編集　楓会文化部
東北新生園慰安会（棟方博文）
平成8年9月20日　A5　40頁
機関誌
※製本

04207 　新生　第48巻　第4号　K-6-27
編集　楓会文化部
東北新生園慰安会（棟方博文）
平成8年12月20日　A5　44頁
機関誌
※製本

04208 　新生　第49巻　第1号　K-6-27
編集　楓会文化部
東北新生園慰安会（棟方博文）
平成9年3月20日　A5　38頁
機関誌
※製本

04209 　新生　第49巻　第2号　K-6-27
編集　楓会文化部
東北新生園慰安会（棟方博文）
平成9年6月20日　A5　28頁
機関誌
※製本

04210 　新生　第49巻　第3号　K-6-27
編集　楓会文化部
東北新生園慰安会（棟方博文）
平成9年9月20日　A5　28頁
機関誌
※製本

04211 　新生　第49巻　第4号　K-6-27
編集　楓会文化部
東北新生園慰安会（栁橋次雄）
平成9年12月20日　A5　42頁
機関誌
※製本

04212 　新生　第50巻　第1号　K-6-28
編集　楓会文化部
東北新生園慰安会（栁橋次雄）
平成10年3月20日　A5　36頁
機関誌
※製本

04213 　新生　第50巻　第2号　K-6-28
編集　楓会文化部
東北新生園慰安会（栁橋次雄）
平成10年6月20日　A5　36頁
機関誌
※製本

04214 　新生　第50巻　第3号　K-6-28
編集　楓会文化部
東北新生園慰安会（栁橋次雄）
平成10年9月20日　A5　32頁
機関誌
※製本

04215 **新生　第50巻　第4号**　K-6-28
　編集　楓会文化部
　東北新生園慰安会（柳橋次雄）
　平成10年12月20日　A5　42頁
　機関誌
　※製本

04216 **新生　第51巻　第1号**　K-6-28
　編集　楓会文化部
　東北新生園慰安会（柳橋次雄）
　平成11年3月20日　A5　38頁
　機関誌
　※製本

04217 **新生　第51巻　第2号**　K-6-28
　編集　楓会文化部
　東北新生園慰安会（柳橋次雄）
　平成11年6月20日　A5　32頁
　機関誌
　※製本

04218 **新生　第51巻　第3号**　K-6-28
　編集　楓会文化部
　東北新生園慰安会（柳橋次雄）
　平成11年9月20日　A5　32頁
　機関誌
　※製本

04219 **新生　第51巻　第4号**　K-6-28
　編集　楓会文化部
　東北新生園慰安会（柳橋次雄）
　平成11年12月20日　A5　34頁
　機関誌
　※製本

04220 **新生　第52巻　第1号**　K-6-29
　編集　楓会文化部
　東北新生園慰安会（柳橋次雄）
　平成12年3月20日　A5　32頁
　機関誌
　※製本

04221 **新生　第52巻　第2号**　K-6-29
　編集　楓会文化部
　東北新生園楓会（自治会）
　平成12年6月20日　A5　32頁
　機関誌
　※製本

04222 **新生　第52巻　第3号**　K-6-29
　編集　楓会文化部
　東北新生園楓会（自治会）
　平成12年9月20日　A5　32頁
　機関誌
　※製本

04223 **新生　第52巻　第4号**　K-6-29
　編集　楓会文化部
　東北新生園楓会（自治会）
　平成12年12月20日　A5　40頁
　機関誌
　※製本

04224 **新生　第53巻　第1号**　K-6-29
　編集　楓会文化部
　東北新生園楓会（自治会）
　平成13年3月20日　A5　30頁
　機関誌
　※製本

04225 **新生　第53巻　第2号**　K-6-29
　編集　楓会文化部
　東北新生園楓会（自治会）
　平成13年6月20日　A5　26頁
　機関誌
　※製本

04226 **新生　第53巻　第3号**　K-6-29
　編集　楓会文化部
　東北新生園楓会（自治会）
　平成13年9月20日　A5　34頁
　機関誌
　※製本

04227 **新生　第53巻　第4号**　K-6-29
　編集　楓会文化部
　東北新生園楓会（自治会）
　平成13年12月20日　A5　46頁
　機関誌
　※製本

04228 **新生　第54巻　第1号**　K-7-1
　編集　楓会文化部
　東北新生園楓会（自治会）
　平成14年3月20日　A5　36頁
　機関誌
　※製本

04229 **新生　第54巻　第2号**　K-7-1
　編集　楓会文化部
　東北新生園楓会（自治会）
　平成14年6月20日　A5　34頁
　機関誌
　※製本

04230　新生　第54巻　第3号　K-7-1
　編集　楓会文化部
　東北新生園楓会（自治会）
　平成14年9月20日　A5　32頁
　機関誌
　※製本

04231　新生　第54巻　第4号　K-7-1
　編集　楓会文化部
　東北新生園楓会（自治会）
　平成14年12月20日　A5　28頁
　機関誌
　※製本

04232　新生　第55巻　第1号　K-7-1
　編集　楓会文化部
　東北新生園楓会（自治会）
　平成15年3月20日　A5　28頁
　機関誌
　※製本

04233　新生　第55巻　第2号　K-7-1
　編集　楓会文化部
　東北新生園楓会（自治会）
　平成15年6月20日　A5　22頁
　機関誌
　※製本

04234　新生　第55巻　第3号　K-7-1
　編集　楓会文化部
　東北新生園楓会（自治会）
　平成15年9月20日　A5　26頁
　機関誌
　※製本

04235　新生　第55巻　第4号　K-7-1
　編集　楓会文化部
　東北新生園楓会（自治会）
　平成15年12月20日　A5　32頁
　機関誌
　※製本

04236　新生　第56巻　第1号　K-7-2
　編集　楓会文化部
　東北新生園楓会（自治会）
　平成16年3月20日　A5　32頁
　機関誌
　※製本

04237　新生　第56巻　第2号　K-7-2
　編集　楓会文化部
　東北新生園楓会（自治会）
　平成16年6月20日　A5　34頁
　機関誌
　※製本

04238　新生　第56巻　第3号　K-7-2
　編集　楓会文化部
　東北新生園楓会（自治会）
　平成16年9月20日　A5　30頁
　機関誌
　※製本

04239　新生　第56巻　第4号　K-7-2
　編集　楓会文化部
　東北新生園楓会（自治会）
　平成16年12月20日　A5　34頁
　機関誌
　※製本

04240　新生　第57巻　第1号　K-7-2
　編集　楓会文化部
　東北新生園楓会（自治会）
　平成17年2月20日　A5　32頁
　機関誌
　※製本

04241　新生　第57巻　第2号　K-7-2
　編集　楓会文化部
　東北新生園楓会（自治会）
　平成17年6月20日　A5　26頁
　機関誌
　※製本

04242　新生　第57巻　第3号　K-7-2
　編集　楓会文化部
　東北新生園楓会（自治会）
　平成17年9月20日　A5　32頁
　機関誌
　※製本

04243　新生　第57巻　第4号　K-7-2
　編集　楓会文化部
　東北新生園楓会（自治会）
　平成17年12月20日　A5　32頁
　機関誌
　※製本

04244　新生　第58巻　第1号　K-7-3
　編集　楓会文化部
　東北新生園楓会（自治会）
　平成18年3月20日　A5　44頁
　機関誌
　※製本

04245　新生　第58巻　第2号　K-7-3
　編集　楓会文化部
　東北新生園楓会（自治会）
　平成18年6月20日　A5　32頁
　機関誌
　※製本

04246　新生　第58巻　第3号　K-7-3
　編集　楓会文化部
　東北新生園楓会（自治会）
　平成18年9月20日　A5　32頁
　機関誌
　※製本

04247　新生　第58巻　第4号　K-7-3
　編集　楓会文化部
　東北新生園楓会（自治会）
　平成18年12月20日　A5　32頁
　機関誌
　※製本

04248　新生　第59巻　第1号　K-7-3
　編集　楓会文化部
　東北新生園楓会（自治会）
　平成19年3月20日　A5　32頁
　機関誌
　※製本

04249　新生　第59巻　第2号　K-7-3
　編集　楓会文化部
　東北新生園楓会（自治会）
　平成19年6月20日　A5　26頁
　機関誌
　※製本

04250　新生　第59巻　第3号　K-7-3
　編集　楓会文化部
　東北新生園楓会（自治会）
　平成19年9月20日　A5　26頁
　機関誌
　※製本

04251　新生　第59巻　第4号　K-7-3
　編集　楓会文化部
　東北新生園楓会（自治会）
　平成19年12月20日　A5　28頁
　機関誌
　※製本

04252　新生　第60巻　第1号　K-7-4
　編集　楓会文化部
　東北新生園楓会（自治会）
　平成20年3月20日　A5　28頁
　機関誌
　※製本

04253　新生　第60巻　第2号　K-7-4
　編集　楓会文化部
　東北新生園楓会（自治会）
　平成20年6月20日　A5　28頁
　機関誌
　※製本

04254　新生　第60巻　第3号　K-7-4
　編集　楓会文化部
　東北新生園楓会（自治会）
　平成20年9月20日　A5　28頁
　機関誌
　※製本

04255　新生　第60巻　第4号　K-7-4
　編集　楓会文化部
　東北新生園楓会（自治会）
　平成20年12月20日　A5　32頁
　機関誌
　※製本

04256　新生　第61巻　第1号　K-7-4
　編集　楓会文化部
　東北新生園楓会（自治会）
　平成21年3月20日　A5　30頁
　機関誌
　※製本

04257　新生　第61巻　第2号　K-7-4
　編集　楓会文化部
　東北新生園楓会（自治会）
　平成21年6月20日　A5　30頁
　機関誌
　※製本

04258　新生　第61巻　第3号　K-7-4
　編集　楓会文化部
　東北新生園楓会（自治会）
　平成21年9月20日　A5　40頁
　機関誌
　※製本

04259　新生　第61巻　第4号　K-7-4
　編集　楓会文化部
　東北新生園楓会（自治会）
　平成21年12月20日　A5　28頁
　機関誌
　※製本

04260　新生　第62巻　第1号　K-7-5
編集　楓会文化部
東北新生園楓会（自治会）
平成22年3月20日　A5　26頁
機関誌
※製本

04261　新生　第62巻　第2号　K-7-5
編集　楓会文化部
東北新生園楓会（自治会）
平成22年3月20日　A5　30頁
機関誌
※製本

04262　新生　第62巻　第3号　K-7-5
編集　楓会文化部
東北新生園楓会（自治会）
平成22年9月20日　A5　28頁
機関誌
※製本

04263　新生　第62巻　第4号　K-7-5
編集　楓会文化部
東北新生園楓会（自治会）
平成22年12月20日　A5　28頁
機関誌
※製本

04264　新生　第63巻　第1号　K-7-5
編集　楓会文化部
東北新生園楓会（自治会）
平成23年3月20日　A5　36頁
機関誌
※製本

04265　新生　第63巻　第2号　K-7-5
編集　楓会文化部
東北新生園楓会（自治会）
平成23年6月20日　A5　26頁
機関誌
※製本

04266　新生　第63巻　第3号　K-7-5
編集　楓会文化部
東北新生園楓会（自治会）
平成23年9月20日　A5　44頁
機関誌
※製本

04267　新生　第63巻　第4号　K-7-5
編集　楓会文化部
東北新生園楓会（自治会）
平成23年12月20日　A5　26頁
機関誌
※製本

04268　新生　第64巻　第1号　K-7-5
編集　楓会文化部
東北新生園楓会（自治会）
平成24年3月20日　A5　40頁
機関誌
※製本

04269　新生　第64巻　第2号　K-7-5
編集　楓会文化部
東北新生園楓会（自治会）
平成24年6月20日　A5　38頁
機関誌
※製本

04270　新生　第64巻　第3号　K-7-5
編集　楓会文化部
東北新生園楓会（自治会）
平成24年9月20日　A5　30頁
機関誌
※製本

04271　新生　第64巻　第4号　K-7-5
編集　楓会文化部
東北新生園楓会（自治会）
平成24年12月20日　A5　28頁
機関誌
※製本

04272　新生　第65巻　第1号　K-7-6
編集　楓会文化部
東北新生園楓会（自治会）
平成25年3月20日　A5　34頁
機関誌
※製本

04273　新生　第65巻　第2号　K-7-6
編集　楓会文化部
東北新生園楓会（自治会）
平成25年6月20日　A5　34頁
機関誌
※製本

04274　新生　第65巻　第3号　K-7-6
編集　楓会文化部
東北新生園楓会（自治会）
平成25年9月20日　A5　34頁
機関誌
※製本

04275　新生　第65巻　第4号　K-7-6
　編集　楓会文化部
　東北新生園楓会（自治会）
　平成25年12月20日　A5　26頁
　機関誌
　※製本

04276　新生　第66巻　第1号　K-7-6
　編集　楓会文化部
　東北新生園楓会（自治会）
　平成26年3月20日　A5　46頁
　機関誌
　※製本

04277　新生　第66巻　第2号　K-7-6
　編集　楓会文化部
　東北新生園楓会（自治会）
　平成26年6月20日　A5　36頁
　機関誌
　※製本

04278　新生　第66巻　第3号　K-7-6
　編集　楓会文化部
　東北新生園楓会（自治会）
　平成26年9月20日　A5　34頁
　機関誌
　※製本

04279　新生　第66巻　第4号　K-7-6
　編集　楓会文化部
　東北新生園楓会（自治会）
　平成26年12月20日　A5　28頁
　機関誌
　※製本

04280　新生　第67巻　第1号　K-7-6
　編集　楓会文化部
　東北新生園楓会（自治会）
　平成27年3月20日　A5　38頁
　機関誌
　※製本

04281　新生　第67巻　第2号　K-7-6
　編集　楓会文化部
　東北新生園楓会（自治会）
　平成27年6月20日　A5　36頁
　機関誌
　※製本

04282　新生　第67巻　第3号　K-7-6
　編集　楓会文化部
　東北新生園楓会（自治会）
　平成27年9月20日　A5　30頁
　機関誌
　※製本

04283　新生　第67巻　第4号　K-7-6
　編集　楓会文化部
　東北新生園楓会（自治会）
　平成27年12月20日　A5　32頁
　機関誌
　※製本

04284　新生　第68巻　第1号　K-7-7
　編集　楓文化部
　東北新生園楓会（自治会）
　平成28年3月20日　A5　48頁
　機関誌
　※製本

04285　新生　第68巻　第2号　K-7-7
　編集　楓文化部
　東北新生園楓会（自治会）
　平成28年6月20日　A5　28頁
　機関誌
　※製本

04286　新生　第68巻　第3号　K-7-7
　編集　楓文化部
　東北新生園楓会（自治会）
　平成28年9月20日　A5　34頁
　機関誌
　※製本

04287　新生　第68巻　第4号　K-7-7
　編集　楓文化部
　東北新生園楓会（自治会）
　平成28年12月20日　A5　40頁
　機関誌
　※製本

04288　新生　第69巻　第1号　K-7-7
　編集　楓文化部
　東北新生園楓会（自治会）
　平成29年3月20日　A5　40頁
　機関誌
　※製本

04289　新生　第69巻　第2号　K-7-7
　編集　楓文化部
　東北新生園楓会（自治会）
　平成29年6月20日　A5　38頁
　機関誌
　※製本

04290　新生　第69巻　第3号　K-7-7
　編集　楓文化部
　東北新生園楓会（自治会）
　平成29年9月20日　A5　32頁
　機関誌
　※製本

04291　新生　第69巻　第4号　K-7-7
　編集　楓文化部
　東北新生園楓会（自治会）
　平成29年12月20日　A5　32頁
　機関誌
　※製本

04292　新生　第70巻　第1号　K-7-7
　編集　楓文化部
　東北新生園楓会（自治会）
　平成30年3月20日　A5　32頁
　機関誌
　※製本

04293　新生　第70巻　第3号　K-7-7
　編集　楓文化部
　東北新生園楓会（自治会）
　平成30年9月20日　A5　40頁
　機関誌
　※製本

04294　新生　第70巻　第4号　K-7-7
　編集　楓文化部
　東北新生園楓会（自治会）
　平成30年12月20日　A5　26頁
　機関誌
　※製本

04295　忘れられた地の群像　東北新生園入園者自治会40年史　K-7-11
　東北新生園入園者自治会
　東北新生園入園者自治会
　昭和62年9月15日　A5　264頁　2,000円
　記録
　※本

04296　句集　巣立　K-7-12
　編集　新生編集部
　東北新生園慰安会（上川豊）
　昭和34年10月27日　B6　93頁
　俳句
　※本

04297　句集　こだま　K-7-13
　編集　新生編集部
　東北新生園慰安会（上川豊）
　昭和34年10月27日　B6　90頁
　川柳
　※本

04298　詩集　樹氷　K-7-14
　編集　詩研究会
　東北新生園慰安会（上川豊）
　1961年8月10日　B6　141頁　非売品
　詩
　※本

04299　「振り向けばふる里」桜山南仙句集　K-7-15
　桜山南仙　編集・あきたじゅん
　川柳宮城野社（雫石隆子）
　2004年6月24日　B6　69頁　600円
　川柳
　※川柳宮城野選集　第20巻
　※本

04300　「海は…僕の色」桃生小富士句集　K-7-16
　桃生小富士　編集・あきたじゅん
　川柳宮城野社（雫石隆子）
　2004年6月24日　B6　79頁　600円
　川柳
　※川柳宮城野選集　第19巻
　※本

04301　戸伊摩　四月号　No.14　K-7-17
　編輯　戸伊摩編輯部
　楓会文化部
　昭和24年4月15日　B6　18頁
　機関誌
　※残部

04302　戸伊摩　七月号　No.17　K-7-17
　編輯　戸伊摩編輯部
　東北新生園楓会文化部
　昭和24年8月10日　A5　60頁
　機関誌
　※残部

04303　戸伊摩　八・九月号　No.18　K-7-17
　編輯　戸伊摩編輯部
　東北新生園楓会文化部
　昭和24年10月10日　A5　30頁
　機関誌
　※残部

04304　戸伊摩　2,3月　K-7-17
　編輯　戸伊摩編輯部
　東北新生園楓会文化部
　昭和25年4月25日　A5　32頁
　機関誌

※残部

04305　戸伊摩　開園十周年記念　K-7-17
　昭和25年5月10日　A5　74頁
　機関誌
　※残部

04306　戸伊摩　十・十一月号　第3巻　第6号　K-7-17
　編輯　といま編輯部
　東北新生園楓会文化部
　昭和25年10月10日　A5　25頁
　機関誌
　※残部

04307　戸伊摩　新年号　第4巻　第1号　K-7-17
　編輯　といま編輯部
　東北新生園楓会文化部
　昭和26年1月10日　A5　36頁
　機関誌
　※残部

04308　戸伊摩　四月号　第4巻　第4号　K-7-17
　編輯　上川豊
　東北新生園文化部（といま編輯部）
　昭和26年4月10日　A5　38頁
　機関誌
　※残部

04309　といま　六月号　第4巻　第6号　K-7-17
　編輯　上川豊
　東北新生園文化部（といま編輯部）
　昭和26年6月10日　A5　28頁
　機関誌
　※残部

04310　戸伊摩　第4巻　第7号　K-7-17
　編輯　上川豊
　東北新生園文化部（といま編輯部）
　昭和26年7月10日　A5　64頁
　機関誌
　※残部

04311　といま　八月号　K-7-17
　編輯　上川豊
　東北新生園文化部（といま編輯部）
　昭和26年8月10日　A5　38頁
　機関誌
　※残部

04312　戸伊摩　十一、十二月号　第4巻　第11号　K-7-17
　昭和26年12月10日　A5　30頁
　機関誌
　※残部

04313　戸伊摩　2月号　第5巻　第2号　K-7-17
　編集　といま編集部
　東北新生園文化部（上川豊）
　昭和27年2月10日　A5　40頁
　機関誌
　※残部

04314　戸伊摩　第5巻　第3号　K-7-17
　編集　といま編集部
　東北新生園楓会文化部（上川豊）
　昭和27年4月1日　A5　48頁　50円
　機関誌
　※残部

04315　戸伊摩　5,6月号　第5巻　第4号　K-7-17
　編集　といま編集部
　東北新生園楓会文化部（上川豊）
　昭和27年6月10日　A5　60頁　50円
　機関誌
　※残部

04316　といま　7,8月号　第5巻　第5号　K-7-17
　編集　といま編集部
　東北新生園楓会文化部（上川豊）
　昭和27年8月1日　A5　48頁　50円
　機関誌
　※残部

04317　といま　9,10月号　第5巻　第6号　K-7-17
　編集　といま編集部
　東北新生園楓会文化部（上川豊）
　昭和27年10月10日　A5　48頁　50円
　機関誌
　※残部

04318　といま　11,12月号　第5巻　第7号　K-7-17
　編集　といま編集部
　東北新生園楓会文化部（上川豊）
　昭和27年12月1日　A5　48頁　50円
　機関誌
　※残部

04319　戸伊摩　1月号　第6巻　第1号　K-7-17
　編集　といま編集部
　東北新生園楓会文化部（上川豊）
　昭和28年1月1日　A5　60頁　50円
　機関誌
　※残部

04320　戸伊摩　2,3月号　第6巻　第2号　K-7-17
　編集　といま編集部
　東北新生園楓会文化部（上川豊）
　昭和28年3月1日　A5　48頁　50円
　機関誌
　※残部

04321　戸伊摩　4,5月号　第6巻　第3号　K-7-17
　編集　といま編集部
　東北新生園楓会文化部（上川豊）
　昭和28年5月1日　A5　48頁　50円
　機関誌
　※残部

04322　戸伊摩　6月号　第6巻　第4号　K-7-17
　編集　といま編集部
　東北新生園楓会文化部（上川豊）
　昭和28年6月1日　A5　52頁　50円
　機関誌
　※残部

04323　戸伊摩　7,8月号　第6巻　第5号　K-7-17
　編集　といま編集部
　東北新生園楓会文化部（上川豊）
　昭和28年8月1日　A5　57頁　50円
　機関誌
　※残部

04324　戸伊摩　9,10月号　第6巻　第6号　K-7-17
　編集　といま編集部
　東北新生園楓会文化部（上川豊）
　昭和28年10月1日　A5　51頁　50円
　機関誌
　※残部

04325　戸伊摩　11,12月号　第6巻　第7号　K-7-17
　編集　といま編集部
　東北新生園楓会文化部（上川豊）
　昭和28年12月1日　A5　62頁　50円
　機関誌
　※残部

04326　戸伊摩　1,2月号　第7巻　第1・2号　K-7-17
　編集　といま編集部
　東北新生園楓会文化部（上川豊）
　昭和29年2月1日　A5　78頁　50円
　機関誌
　※残部

04327　戸伊摩　3,4月号　第7巻　第3・4号　K-7-17
　編集　といま編集部
　東北新生園楓会文化部（上川豊）
　昭和29年4月1日　A5　74頁　50円
　機関誌
　※残部

04328　戸伊摩　5,6月号　第7巻　第5・6号　K-7-17
　編集　といま編集部
　東北新生園楓会文化部（上川豊）
　昭和29年4月1日　A5　58頁　50円
　機関誌
　※残部

04329　戸伊摩　7,8月号　第8巻　第7・8号　K-7-17
　編集　といま編集部
　東北新生園楓会文化部（上川豊）
　昭和29年8月15日　A5　49頁　50円
　機関誌
　※残部

04330　戸伊摩　9,10月号　第7巻　第9号　K-7-17
　編集　といま編集部
　東北新生園楓会文化部（上川豊）
　昭和29年10月15日　A5　48頁　50円
　機関誌
　※残部

04331　戸伊摩　11,12月号　第7巻　第10号　K-7-17
　編集　といま編集部
　東北新生園楓会文化部（上川豊）
　昭和29年12月5日　A5　62頁　50円
　機関誌
　※残部

04332　戸伊摩　1,2月号　第7巻　第11号　K-7-17
　編集　といま編集部
　東北新生園楓会文化部（上川豊）
　昭和30年2月25日　A5　62頁　50円
　機関誌
　※残部

04333　戸伊摩　3,4月号　第7巻　第12号　K-7-17
　編集　といま編集部
　東北新生園楓会文化部（上川豊）
　昭和30年4月25日　A5　46頁　50円
　機関誌
　※残部

04334　戸伊摩　5,6月号　第8巻　第1号　K-7-17
　編集　といま編集部
　東北新生園楓会文化部（上川豊）
　昭和30年6月10日　A5　56頁　50円
　機関誌
　※残部

04335　戸伊摩　7,8月号　第8巻　第7・8号　K-7-17
　編集　といま編集部
　東北新生園楓会文化部（上川豊）
　昭和30年8月7日　A5　52頁　50円
　機関誌
　※残部

04336　戸伊摩　9,10月号　第8巻　第9・10号　K-7-17
　編集　といま編集部
　東北新生園楓会文化部（上川豊）
　昭和30年10月20日　A5　62頁　50円
　機関誌
　※残部

04337　戸伊摩　11,12月号　第8巻　第11・12号
　K-7-17
　編集　といま編集部
　東北新生園楓会文化部（上川豊）
　昭和30年12月20日　A5　70頁　50円
　機関誌
　※残部

04338　戸伊摩　1　第9巻　第1号　K-7-17
　編集　といま編集部
　東北新生園慰安会（上川豊）
　昭和31年1月27日　A5　60頁　50円
　機関誌
　※残部

04339　戸伊摩　2・3月号　第9巻　第2号　K-7-17
　編集　といま編集部
　東北新生園慰安会（上川豊）
　昭和31年3月30日　A5　60頁　50円
　機関誌
　※残部

04340　戸伊摩　4・5月号　第9巻　第3号　K-7-17
　編集　といま編集部
　東北新生園慰安会（上川豊）
　昭和31年5月20日　A5　66頁　50円
　機関誌
　※残部

04341　新生　6月号　第9巻　第6号　K-7-18
　編集　新生編集部
　東北新生園慰安会（上川豊）
　昭和31年6月25日　A5　78頁　50円
　機関誌
　※残部

04342　新生　7・8合併号　第9巻　第5号　K-7-18
　編集　新生編集部
　東北新生園慰安会（上川豊）
　昭和31年8月10日　A5　72頁　50円
　機関誌
　※残部

04343　新生　第9巻　第6号　K-7-18
　編集　新生編集部
　東北新生園慰安会（上川豊）
　昭和31年11月1日　A5　108頁　50円
　機関誌
　※残部

04344　新生　9・10合併号　第9巻　第7号　K-7-18
　編集　新生編集部
　東北新生園慰安会（上川豊）
　昭和31年10月30日　A5　88頁　50円
　機関誌
　※残部

04345　新生　11・12合併号　第9巻　第8号　K-7-18
　編集　新生編集部
　東北新生園慰安会（上川豊）
　昭和31年12月20日　A5　66頁　50円
　機関誌
　※残部

04346　新生　新年号　第10巻　第1号　K-7-18
　編集　新生編集部
　東北新生園慰安会（上川豊）
　昭和32年1月20日　A5　61頁　50円
　機関誌
　※残部

04347　新生　2・3月合併号　第10巻　第2号　K-7-18
　編集　新生編集部
　東北新生園慰安会（上川豊）
　昭和32年2月20日　A5　52頁　50円
　機関誌
　※残部

04348　新生　4・5月合併号　第10巻　第3号　K-7-18
　編集　新生編集部
　東北新生園慰安会（上川豊）
　昭和32年5月10日　A5　64頁　50円
　機関誌
　※残部

04349　新生　6月号　第10巻　第4号　K-7-18
　編集　新生編集部
　東北新生園慰安会（上川豊）
　昭和32年6月10日　A5　63頁　50円

04350　**新生　7・8　第10巻　第5号**　K-7-18
　　編集　新生編集部
　　東北新生園慰安会（上川豊）
　　昭和32年7月10日　A5　38頁　50円
　　機関誌
　　※残部

04351　**新生　9・10　第10巻　第6号**　K-7-18
　　編集　新生編集部
　　東北新生園慰安会（上川豊）
　　昭和32年9月10日　A5　36頁　50円
　　機関誌
　　※残部

04352　**新生　11・12　第10巻　第7号**　K-7-18
　　編集　新生編集部
　　東北新生園慰安会（上川豊）
　　昭和32年12月5日　A5　42頁　50円
　　機関誌
　　※残部

04353　**新生　1　第11巻　第1号**　K-7-18
　　編集　新生編集部
　　東北新生園慰安会（上川豊）
　　昭和33年2月5日　A5　32頁　50円
　　機関誌
　　※残部

04354　**新生　2・3　第11巻　第2号**　K-7-18
　　編集　新生編集部
　　東北新生園慰安会（上川豊）
　　昭和33年3月20日　A5　54頁　50円
　　機関誌
　　※残部

04355　**新生　4・5　第11巻　第3号**　K-7-18
　　編集　新生編集部
　　東北新生園慰安会（上川豊）
　　昭和33年5月20日　A5　46頁　50円
　　機関誌
　　※残部

04356　**新生　6　第11巻　第4号**　K-7-18
　　編集　新生編集部
　　東北新生園慰安会（上川豊）
　　昭和33年6月25日　A5　60頁　50円
　　機関誌
　　※残部

04357　**新生　7・8　第11巻　第5号**　K-7-18
　　編集　新生編集部
　　東北新生園慰安会（上川豊）
　　昭和33年9月5日　A5　66頁　50円
　　機関誌
　　※残部

04358　**新生　9・10　第11巻　第6号**　K-7-18
　　編集　新生編集部
　　東北新生園慰安会（上川豊）
　　昭和33年10月25日　A5　36頁　50円
　　機関誌
　　※残部

04359　**新生　11・12　第11巻　第7号**　K-7-18
　　編集　新生編集部
　　東北新生園慰安会（上川豊）
　　昭和33年12月10日　A5　46頁　50円
　　機関誌
　　※残部

04360　**新生　1　第12巻　第1号**　K-7-18
　　編集　新生編集部
　　東北新生園慰安会（上川豊）
　　昭和34年1月20日　A5　34頁　50円
　　機関誌
　　※残部

04361　**新生　2・3　第12巻　第2号**　K-7-18
　　編集　新生編集部
　　東北新生園慰安会（上川豊）
　　昭和34年2月20日　A5　50頁　50円
　　機関誌
　　※残部

04362　**新生　12巻3号**　K-7-18
　　編集　新生編集部
　　東北新生園慰安会（上川豊）
　　昭和34年7月30日　A5　54頁　50円
　　機関誌
　　※残部

04363　**新生　12巻4号**　K-7-18
　　編集　新生編集部
　　東北新生園慰安会（上川豊）
　　昭和34年10月27日　A5　76頁　50円
　　機関誌
　　※残部

04364　**新生　第12巻　第5号**　K-7-18
　　編集　新生編集部
　　東北新生園慰安会（上川豊）
　　昭和35年1月25日　A5　80頁

04365　**新生　第12巻　第6号**　K-7-18
編集　新生編集部
東北新生園慰安会（上川豊）
昭和35年5月25日　A5　60頁
機関誌
※残部

04366　**新生　第12巻　第7号**　K-7-18
編集　新生編集部
東北新生園慰安会（上川豊）
昭和35年8月10日　A5　50頁
機関誌
※残部

04367　**新生　第12巻　第8号**　K-7-18
編集　新生編集部
東北新生園慰安会（上川豊）
昭和35年10月15日　A5　46頁
機関誌
※残部

04368　**新生　第13巻　第1号**　K-7-18
編集　新生編集部
東北新生園慰安会（上川豊）
昭和36年1月10日　A5　42頁
機関誌
※残部

04369　**新生　第13巻　第2号**　K-7-18
編集　新生編集部
東北新生園慰安会（上川豊）
昭和36年4月10日　A5　42頁
機関誌
※残部

04370　**新生　第13巻　第3号**　K-7-18
編集　新生編集部
東北新生園慰安会（上川豊）
昭和36年6月10日　A5　88頁
機関誌
※残部

04371　**新生　第13巻　第4号**　K-7-18
編集　新生編集部
東北新生園慰安会（上川豊）
昭和36年9月5日　A5　98頁
機関誌
※残部

04372　**新生　第14巻　第1号**　K-7-18
編集　新生編集部
東北新生園慰安会（上川豊）
昭和37年1月10日　A5　62頁
機関誌
※残部

04373　**新生　第14巻　第2号**　K-7-18
編集　新生編集部
東北新生園慰安会（上川豊）
昭和37年3月15日　A5　42頁
機関誌
※残部

04374　**新生　第14巻　第3号**　K-7-18
編集　新生編集部
東北新生園慰安会（上川豊）
昭和37年6月15日　A5　38頁
機関誌
※残部

04375　**新生　第14巻　第4号**　K-7-18
編集　楓会文化部
東北新生園慰安会（上川豊）
昭和37年8月15日　A5　22頁
機関誌
※残部

04376　**新生　第14巻　第5号**　K-7-18
編集　楓会文化部
東北新生園慰安会（上川豊）
昭和37年9月20日　A5　36頁
機関誌
※残部

04377　**新生　第14巻　第6号**　K-7-18
編集　楓会文化部
東北新生園慰安会（上川豊）
昭和37年10月20日　A5　30頁
機関誌
※残部

04378　**新生　第15巻　第1号**　K-7-18
編集　楓会文化部
東北新生園慰安会（上川豊）
昭和38年1月20日　A5　66頁
機関誌
※残部

04379　**新生　第15巻　第4号**　K-7-18
編集　楓会文化部
東北新生園慰安会（上川豊）
昭和38年7月20日　A5　30頁

機関誌
　　※残部

04380　**新生　第15巻　第5号**　K-7-18
　　編集　楓会文化部
　　東北新生園慰安会（上川豊）
　　昭和38年9月30日　A5　32頁
　　機関誌
　　※残部

04381　**新生　第15巻　第6号**　K-7-18
　　編集　楓会文化部
　　東北新生園慰安会（上川豊）
　　昭和38年12月30日　A5　42頁
　　機関誌
　　※残部

04382　**新生　第16巻　第1号**　K-7-18
　　編集　楓会文化部
　　東北新生園慰安会（上川豊）
　　昭和39年1月20日　A5　40頁
　　機関誌
　　※残部

04383　**新生　第16巻　第2号**　K-7-18
　　編集　楓会文化部
　　東北新生園慰安会（上川豊）
　　昭和39年3月20日　A5　24頁
　　機関誌
　　※残部

04384　**新生　第16巻　第3号**　K-7-18
　　編集　楓会文化部
　　東北新生園慰安会（上川豊）
　　昭和39年6月20日　A5　32頁
　　機関誌
　　※残部

04385　**新生　第16巻　第4号**　K-7-18
　　編集　楓会文化部
　　東北新生園慰安会（上川豊）
　　昭和39年7月20日　A5　22頁
　　機関誌
　　※残部

04386　**新生　第16巻　第5号**　K-7-18
　　編集　楓会文化部
　　東北新生園慰安会（上川豊）
　　昭和39年9月20日　A5　20頁
　　機関誌
　　※残部

04387　**新生　第16巻　第6号**　K-7-18
　　編集　楓会文化部
　　東北新生園慰安会（上川豊）
　　昭和39年11月20日　A5　60頁
　　機関誌
　　※残部

04388　**新生　第17巻　第1号**　K-7-19
　　編集　楓会文化部
　　東北新生園慰安会（上川豊）
　　昭和40年1月20日　A5　26頁
　　機関誌
　　※残部

04389　**新生　第17巻　第2号**　K-7-19
　　編集　楓会文化部
　　東北新生園慰安会（上川豊）
　　昭和40年3月20日　A5　22頁
　　機関誌
　　※残部

04390　**新生　第17巻　第3号**　K-7-19
　　編集　楓会文化部
　　東北新生園慰安会（佐藤太郎）
　　昭和40年6月20日　A5　40頁
　　機関誌
　　※残部

04391　**新生　第17巻　第4号**　K-7-19
　　編集　楓会文化部
　　東北新生園慰安会（佐藤太郎）
　　昭和40年8月20日　A5　22頁
　　機関誌
　　※残部

04392　**新生　第17巻　第5号**　K-7-19
　　編集　楓会文化部
　　東北新生園慰安会（佐藤太郎）
　　昭和40年10月20日　A5　24頁
　　機関誌
　　※残部

04393　**新生　第17巻　第6号**　K-7-19
　　編集　楓会文化部
　　東北新生園慰安会（佐藤太郎）
　　昭和49年12月20日　A5　24頁
　　機関誌
　　※残部

04394　**新生　第18巻　第1号**　K-7-19
　　編集　楓会文化部
　　東北新生園慰安会（佐藤太郎）
　　昭和41年1月20日　A5　34頁

機関誌
※残部

04395　**新生　第18巻　第2号**　K-7-19
　編集　楓会文化部
　東北新生園慰安会（佐藤太郎）
　昭和41年3月20日　A5　22頁
　機関誌
　※残部

04396　**新生　第18巻　第3号**　K-7-19
　編集　楓会文化部
　東北新生園慰安会（佐藤太郎）
　昭和41年6月20日　A5　24頁
　機関誌
　※残部

04397　**新生　第18巻　第4号**　K-7-19
　編集　楓会文化部
　東北新生園慰安会（佐藤太郎）
　昭和41年8月20日　A5　32頁
　機関誌
　※残部

04398　**新生　第18巻　第5号**　K-7-19
　編集　楓会文化部
　東北新生園慰安会（佐藤太郎）
　昭和41年10月20日　A5　28頁
　機関誌
　※残部

04399　**新生　第18巻　第6号**　K-7-19
　編集　楓会文化部
　東北新生園慰安会（佐藤太郎）
　昭和41年12月20日　A5　24頁
　機関誌
　※残部

04400　**新生　第19巻　第1号**　K-7-19
　編集　楓会文化部
　東北新生園慰安会（佐藤太郎）
　昭和42年1月20日　A5　32頁
　機関誌
　※残部

04401　**新生　第19巻　第2号**　K-7-19
　編集　楓会文化部
　東北新生園慰安会（佐藤太郎）
　昭和42年3月20日　A5　28頁
　機関誌
　※残部

04402　**新生　第19巻　第3号**　K-7-19
　編集　楓会文化部
　東北新生園慰安会（佐藤太郎）
　昭和42年6月20日　A5　30頁
　機関誌
　※残部

04403　**新生　第19巻　第4号**　K-7-19
　編集　楓会文化部
　東北新生園慰安会（佐藤太郎）
　昭和42年8月20日　A5　50頁
　機関誌
　※残部

04404　**新生　第19巻　第5号**　K-7-19
　編集　楓会文化部
　東北新生園慰安会（佐藤太郎）
　昭和42年10月20日　A5　24頁
　機関誌
　※残部

04405　**新生　第20巻　第1号**　K-7-19
　編集　楓会文化部
　東北新生園慰安会（佐藤太郎）
　昭和43年1月20日　A5　30頁
　機関誌
　※残部

04406　**新生　第20巻　第2号**　K-7-19
　編集　楓会文化部
　東北新生園慰安会（佐藤太郎）
　昭和43年3月20日　A5　22頁
　機関誌
　※残部

04407　**新生　第20巻　第3号**　K-7-19
　編集　楓会文化部
　東北新生園慰安会（佐藤太郎）
　昭和43年6月20日　A5　20頁
　機関誌
　※残部

04408　**新生　第20巻　第4号**　K-7-19
　編集　楓会文化部
　東北新生園慰安会（佐藤太郎）
　昭和43年8月20日　A5　22頁
　機関誌
　※残部

04409　**新生　第20巻　第5号**　K-7-19
　編集　楓会文化部
　東北新生園慰安会（佐藤太郎）
　昭和43年10月20日　A5　22頁

機関誌
※残部

04410 　新生　第20巻　第6号　K-7-19
　編集　楓会文化部
　東北新生園慰安会（佐藤太郎）
　昭和43年12月20日　A5　24頁
　機関誌
　※残部

04411 　新生　第21巻　第1号　K-7-19
　編集　楓会文化部
　東北新生園慰安会（佐藤太郎）
　昭和44年1月20日　A5　24頁
　機関誌
　※残部

04412 　新生　第21巻　第2号　K-7-19
　編集　楓会文化部
　東北新生園慰安会（佐藤太郎）
　昭和44年3月20日　A5　24頁
　機関誌
　※残部

04413 　新生　第21巻　第3号　K-7-19
　編集　楓会文化部
　東北新生園慰安会（佐藤太郎）
　昭和44年6月20日　A5　20頁
　機関誌
　※残部

04414 　新生　第21巻　第4号　K-7-19
　編集　楓会文化部
　東北新生園慰安会（佐藤太郎）
　昭和44年8月20日　A5　24頁
　機関誌
　※残部

04415 　新生　第21巻　第5号　K-7-19
　編集　楓会文化部
　東北新生園慰安会（佐藤太郎）
　昭和44年10月20日　A5　26頁
　機関誌
　※残部

04416 　新生　第21巻　第6号　K-7-19
　編集　楓会文化部
　東北新生園慰安会（佐藤太郎）
　昭和44年12月20日　A5　24頁
　機関誌
　※残部

04417 　新生　第22巻　第1号　K-7-19
　編集　楓会文化部
　東北新生園慰安会（佐藤太郎）
　昭和45年1月20日　A5　30頁
　機関誌
　※残部

04418 　新生　第22巻　第2号　K-7-19
　編集　楓会文化部
　東北新生園慰安会（佐藤太郎）
　昭和45年3月20日　A5　26頁
　機関誌
　※残部

04419 　新生　第22巻　第3号　K-7-19
　編集　楓会文化部
　東北新生園慰安会（佐藤太郎）
　昭和45年6月20日　A5　22頁
　機関誌
　※残部

04420 　新生　第22巻　第4号　K-7-19
　編集　楓会文化部
　東北新生園慰安会（佐藤太郎）
　昭和45年9月20日　A5　20頁
　機関誌
　※残部

04421 　新生　第22巻　第5号　K-7-19
　編集　楓会文化部
　東北新生園慰安会（佐藤太郎）
　昭和45年12月20日　A5　30頁
　機関誌
　※残部

04422 　新生　第23巻　第1号　K-7-19
　編集　楓会文化部
　東北新生園慰安会（佐藤太郎）
　昭和46年3月20日　A5　26頁
　機関誌
　※残部

04423 　新生　第23巻　第2号　K-7-19
　編集　楓会文化部
　東北新生園慰安会（佐藤太郎）
　昭和46年6月20日　A5　28頁
　機関誌
　※残部

04424 　新生　第23巻　第3号　K-7-19
　編集　楓会文化部
　東北新生園慰安会（横田篤三）
　昭和46年9月20日　A5　22頁

機関誌
※残部

04425　**新生　第23巻　第4号**　K-7-19
　編集　楓会文化部
　東北新生園慰安会（横田篤三）
　昭和46年12月20日　A5　30頁
　機関誌
　※残部

04426　**新生　第24巻　第2号**　K-7-19
　編集　楓会文化部
　東北新生園慰安会（横田篤三）
　昭和47年6月20日　A5　26頁
　機関誌
　※残部

04427　**新生　第25巻　第2号**　K-7-19
　編集　楓会文化部
　東北新生園慰安会（横田篤三）
　昭和48年6月20日　A5　30頁
　機関誌
　※残部

04428　**新生　第25巻　第3号**　K-7-19
　編集　楓会文化部
　東北新生園慰安会（横田篤三）
　昭和48年9月20日　A5　24頁
　機関誌
　※残部

04429　**新生　第25巻　第4号**　K-7-19
　編集　楓会文化部
　東北新生園慰安会（横田篤三）
　昭和48年12月20日　A5　28頁
　機関誌
　※残部

04430　**新生　第26巻　第1号**　K-7-19
　編集　楓会文化部
　東北新生園慰安会（横田篤三）
　昭和49年3月20日　A5　22頁
　機関誌
　※残部

04431　**新生　第26巻　第2号**　K-7-19
　編集　楓会文化部
　東北新生園慰安会（横田篤三）
　昭和49年6月20日　A5　24頁
　機関誌
　※残部

04432　**新生　第26巻　第3号**　K-7-19
　編集　楓会文化部
　東北新生園慰安会（横田篤三）
　昭和49年9月20日　A5　26頁
　機関誌
　※残部

04433　**新生　第26巻　第4号**　K-7-19
　編集　楓会文化部
　東北新生園慰安会（横田篤三）
　昭和49年12月20日　A5　26頁
　機関誌
　※残部

04434　**新生　第27巻　第1号**　K-7-19
　編集　楓会文化部
　東北新生園慰安会（横田篤三）
　昭和50年3月20日　A5　22頁
　機関誌
　※残部

04435　**新生　第27巻　第2号**　K-7-19
　編集　楓会文化部
　東北新生園慰安会（横田篤三）
　昭和50年6月20日　A5　24頁
　機関誌
　※残部

04436　**新生　第27巻　第4号**　K-7-19
　編集　楓会文化部
　東北新生園慰安会（横田篤三）
　昭和50年12月20日　A5　24頁
　機関誌
　※残部

04437　**新生　第28巻　第1号**　K-7-19
　編集　楓会文化部
　東北新生園慰安会（横田篤三）
　昭和51年3月20日　A5　22頁
　機関誌
　※残部

04438　**新生　第28巻　第2号**　K-7-19
　編集　楓会文化部
　東北新生園慰安会（横田篤三）
　昭和51年6月20日　A5　26頁
　機関誌
　※残部

04439　**新生　第28巻　第3号**　K-7-19
　編集　楓会文化部
　東北新生園慰安会（横田篤三）
　昭和51年9月20日　A5　20頁

機関誌
※残部

04440 **新生　第29巻　第4号** K-7-19
　編集　楓会文化部
　東北新生園慰安会（横田篤三）
　昭和51年12月20日　A5　22頁
　機関誌
　※残部

04441 **新生　第29巻　第1号** K-7-19
　編集　楓会文化部
　東北新生園慰安会（横田篤三）
　昭和52年3月20日　A5　28頁
　機関誌
　※残部

04442 **新生　第29巻　第2号** K-7-19
　編集　楓会文化部
　東北新生園慰安会（横田篤三）
　昭和52年6月20日　A5　22頁
　機関誌
　※残部

04443 **新生　第29巻　第3号** K-7-19
　編集　楓会文化部
　東北新生園慰安会（横田篤三）
　昭和52年9月20日　A5　30頁
　機関誌
　※残部

04444 **新生　第29巻　第4号** K-7-19
　編集　楓会文化部
　東北新生園慰安会（横田篤三）
　昭和52年12月20日　A5　22頁
　機関誌
　※残部

04445 **新生　第30巻　第1号** K-7-19
　編集　楓会文化部
　東北新生園慰安会（横田篤三）
　昭和53年3月20日　A5　24頁
　機関誌
　※残部

04446 **新生　第30巻　第2号** K-7-19
　編集　楓会文化部
　東北新生園慰安会（横田篤三）
　昭和53年6月20日　A5　26頁
　機関誌
　※残部

04447 **新生　第30巻　第3号** K-7-19
　編集　楓会文化部
　東北新生園慰安会（横田篤三）
　昭和53年9月20日　A5　26頁
　機関誌
　※残部

04448 **新生　第30巻　第4号** K-7-19
　編集　楓会文化部
　東北新生園慰安会（横田篤三）
　昭和53年12月20日　A5　26頁
　機関誌
　※残部

04449 **新生　第31巻　第1号** K-7-19
　編集　楓会文化部
　東北新生園慰安会（横田篤三）
　昭和54年3月20日　A5　22頁
　機関誌
　※残部

04450 **新生　第31巻　第2号** K-7-19
　編集　楓会文化部
　東北新生園慰安会（横田篤三）
　昭和54年6月20日　A5　28頁
　機関誌
　※残部

04451 **新生　第31巻　第3号** K-7-19
　編集　楓会文化部
　東北新生園慰安会（横田篤三）
　昭和54年9月20日　A5　22頁
　機関誌
　※残部

04452 **新生　第31巻　第4号** K-7-19
　編集　楓会文化部
　東北新生園慰安会（横田篤三）
　昭和54年12月20日　A5　30頁
　機関誌
　※残部

04453 **新生　第32巻　第1号** K-7-19
　編集　楓会文化部
　東北新生園慰安会（横田篤三）
　昭和55年3月20日　A5　20頁
　機関誌
　※残部

04454 **新生　第32巻　第2号** K-7-19
　編集　楓会文化部
　東北新生園慰安会（横田篤三）
　昭和55年6月20日　A5　20頁

機関誌
※残部

04455　**新生　第32巻　第3号**　K-7-19
編集　楓会文化部
東北新生園慰安会（横田篤三）
昭和55年9月20日　A5　20頁
機関誌
※残部

04456　**新生　第32巻　第4号**　K-7-19
編集　楓会文化部
東北新生園慰安会（横田篤三）
昭和55年12月20日　A5　34頁
機関誌
※残部

04457　**新生　第33巻　第1号**　K-7-19
編集　楓会文化部
東北新生園慰安会（横田篤三）
昭和56年3月20日　A5　24頁
機関誌
※残部

04458　**新生　第33巻　第2号**　K-7-19
編集　楓会文化部
東北新生園慰安会（横田篤三）
昭和56年6月20日　A5　28頁
機関誌
※残部

04459　**新生　第33巻　第4号**　K-7-19
編集　楓会文化部
東北新生園慰安会（横田篤三）
昭和56年12月20日　A5　32頁
機関誌
※残部

04460　**新生　第34巻　第1号**　K-7-19
編集　楓会文化部
東北新生園慰安会（横田篤三）
昭和57年3月20日　A5　26頁
機関誌
※残部

04461　**新生　第34巻　第2号**　K-7-19
編集　楓会文化部
東北新生園慰安会（横田篤三）
昭和57年5月20日　A5　34頁
機関誌
※残部

04462　**新生　第34巻　第3号**　K-7-19
編集　楓会文化部
東北新生園慰安会（横田篤三）
昭和57年9月20日　A5　30頁
機関誌
※残部

04463　**新生　第34巻　第4号**　K-7-19
編集　楓会文化部
東北新生園慰安会（横田篤三）
昭和57年12月20日　A5　34頁
機関誌
※残部

04464　**新生　第35巻　第1号**　K-7-19
編集　楓会文化部
東北新生園慰安会（横田篤三）
昭和58年3月20日　A5　28頁
機関誌
※残部

04465　**新生　第35巻　第2号**　K-7-19
編集　楓会文化部
東北新生園慰安会（横田篤三）
昭和58年6月20日　A5　30頁
機関誌
※残部

04466　**新生　第35巻　第3号**　K-7-19
編集　楓会文化部
東北新生園慰安会（横田篤三）
昭和58年9月20日　A5　28頁
機関誌
※残部

04467　**新生　第35巻　第4号**　K-7-19
編集　楓会文化部
東北新生園慰安会（横田篤三）
昭和58年12月20日　A5　32頁
機関誌
※残部

04468　**新生　第36巻　第1号**　K-7-19
編集　楓会文化部
東北新生園慰安会（横田篤三）
昭和59年3月20日　A5　30頁
機関誌
※残部

04469　**新生　第36巻　第2号**　K-7-19
編集　楓会文化部
東北新生園慰安会（横田篤三）
昭和59年6月20日　A5　28頁

機関誌
※残部

04470　新生　第36巻　第4号　K-7-19
　編集　楓会文化部
　東北新生園慰安会（真山旭）
　昭和59年12月20日　A5　34頁
　機関誌
　※残部

04471　新生　第37巻　第1号　K-7-19
　編集　楓会文化部
　東北新生園慰安会（真山旭）
　昭和60年3月20日　A5　28頁
　機関誌
　※残部

04472　新生　第37巻　第2号　K-7-19
　編集　楓会文化部
　東北新生園慰安会（真山旭）
　昭和60年6月20日　A5　24頁
　機関誌
　※残部

04473　新生　第37巻　第3号　K-7-19
　編集　楓会文化部
　東北新生園慰安会（真山旭）
　昭和60年9月20日　A5　23頁
　機関誌
　※残部

04474　新生　第37巻　第4号　K-7-19
　編集　楓会文化部
　東北新生園慰安会（真山旭）
　昭和60年12月20日　A5　30頁
　機関誌
　※残部

04475　新生　第38巻　第1号　K-7-19
　編集　楓会文化部
　東北新生園慰安会（真山旭）
　昭和61年3月20日　A5　32頁
　機関誌
　※残部

04476　新生　第38巻　第2号　K-7-19
　編集　楓会文化部
　東北新生園慰安会（真山旭）
　昭和61年6月20日　A5　32頁
　機関誌
　※残部

04477　新生　第38巻　第3号　K-7-19
　編集　楓会文化部
　東北新生園慰安会（真山旭）
　昭和61年9月20日　A5　32頁
　機関誌
　※残部

04478　新生　第38巻　第4号　K-7-19
　編集　楓会文化部
　東北新生園慰安会（真山旭）
　昭和61年12月20日　A5　34頁
　機関誌
　※残部

04479　新生　第39巻　第1号　K-7-19
　編集　楓会文化部
　東北新生園慰安会（真山旭）
　昭和62年3月20日　A5　28頁
　機関誌
　※残部

04480　新生　第39巻　第2号　K-7-19
　編集　楓会文化部
　東北新生園慰安会（真山旭）
　昭和62年6月20日　A5　26頁
　機関誌
　※残部

04481　新生　第39巻　第3号　K-7-19
　編集　楓会文化部
　東北新生園慰安会（真山旭）
　昭和62年9月20日　A5　28頁
　機関誌
　※残部

04482　新生　第40巻　第1号　K-7-19
　編集　楓会文化部
　東北新生園慰安会（真山旭）
　昭和63年3月20日　A5　30頁
　機関誌
　※残部

04483　新生　第40巻　第2号　K-7-19
　編集　楓会文化部
　東北新生園慰安会（真山旭）
　昭和63年6月20日　A5　28頁
　機関誌
　※残部

04484　新生　第40巻　第3号　K-7-19
　編集　楓会文化部
　東北新生園慰安会（真山旭）
　昭和63年9月20日　A5　32頁

機関誌
　※残部

04485　新生　第40巻　第4号　K-7-19
　編集　楓会文化部
　東北新生園慰安会（真山旭）
　昭和63年12月20日　A5　36頁
　機関誌
　※残部

04486　新生　第41巻　第1号　K-7-20
　編集　楓会文化部
　東北新生園慰安会（真山旭）
　平成元年3月20日　A5　30頁
　機関誌
　※残部

04487　新生　第41巻　第3号　K-7-20
　編集　楓会文化部
　東北新生園慰安会（真山旭）
　平成元年9月20日　A5　32頁
　機関誌
　※残部

04488　新生　第41巻　第4号　K-7-20
　編集　楓会文化部
　東北新生園慰安会（真山旭）
　平成元年12月20日　A5　38頁
　機関誌
　※残部

04489　新生　第42巻　第1号　K-7-20
　編集　楓会文化部
　東北新生園慰安会（真山旭）
　平成2年3月20日　A5　30頁
　機関誌
　※残部

04490　新生　第42巻　第2号　K-7-20
　編集　楓会文化部
　東北新生園慰安会（真山旭）
　平成2年6月20日　A5　32頁
　機関誌
　※残部

04491　新生　第42巻　第3号　K-7-20
　編集　楓会文化部
　東北新生園慰安会（真山旭）
　平成2年9月20日　A5　26頁
　機関誌
　※残部

04492　新生　第42巻　第4号　K-7-20
　編集　楓会文化部
　東北新生園慰安会（真山旭）
　平成2年12月20日　A5　34頁
　機関誌
　※残部

04493　新生　第43巻　第1号　K-7-20
　編集　楓会文化部
　東北新生園慰安会（真山旭）
　平成3年3月20日　A5　32頁
　機関誌
　※残部

04494　新生　第43巻　第2号　K-7-20
　編集　楓会文化部
　東北新生園慰安会（佐々木紀典）
　平成3年6月20日　A5　32頁
　機関誌
　※残部

04495　新生　第43巻　第3号　K-7-20
　編集　楓会文化部
　東北新生園慰安会（佐々木紀典）
　平成3年9月20日　A5　26頁
　機関誌
　※残部

04496　新生　第44巻　第1号　K-7-20
　編集　楓会文化部
　東北新生園慰安会（佐々木紀典）
　平成4年3月20日　A5　32頁
　機関誌
　※残部

04497　新生　第44巻　第2号　K-7-20
　編集　楓会文化部
　東北新生園慰安会（佐々木紀典）
　平成4年6月20日　A5　28頁
　機関誌
　※残部

04498　新生　第44巻　第3号　K-7-20
　編集　楓会文化部
　東北新生園慰安会（佐々木紀典）
　平成4年9月20日　A5　28頁
　機関誌
　※残部

04499　新生　第44巻　第4号　K-7-20
　編集　楓会文化部
　東北新生園慰安会（佐々木紀典）
　平成4年12月20日　A5　40頁

機関誌
※残部

04500　**新生　第45巻　第1号**　K-7-20
　編集　楓会文化部
　東北新生園慰安会（佐々木紀典）
　平成5年3月20日　A5　34頁
　機関誌
　※残部

04501　**新生　第45巻　第2号**　K-7-20
　編集　楓会文化部
　東北新生園慰安会（佐々木紀典）
　平成5年6月20日　A5　28頁
　機関誌
　※残部

04502　**新生　第45巻　第3号**　K-7-20
　編集　楓会文化部
　東北新生園慰安会（佐々木紀典）
　平成5年9月20日　A5　30頁
　機関誌
　※残部

04503　**新生　第45巻　第4号**　K-7-20
　編集　楓会文化部
　東北新生園慰安会（佐々木紀典）
　平成5年12月20日　A5　40頁
　機関誌
　※残部

04504　**新生　第46巻　第1号**　K-7-20
　編集　楓会文化部
　東北新生園慰安会（佐々木紀典）
　平成6年3月20日　A5　30頁
　機関誌
　※残部

04505　**新生　第46巻　第2号**　K-7-20
　編集　楓会文化部
　東北新生園慰安会（棟方博文）
　平成6年6月20日　A5　30頁
　機関誌
　※残部

04506　**新生　第46巻　第3号**　K-7-20
　編集　楓会文化部
　東北新生園慰安会（棟方博文）
　平成6年9月20日　A5　32頁
　機関誌
　※残部

04507　**新生　第46巻　第4号**　K-7-20
　編集　楓会文化部
　東北新生園慰安会（棟方博文）
　平成6年12月20日　A5　38頁
　機関誌
　※残部

04508　**新生　第47巻　第1号**　K-7-20
　編集　楓会文化部
　東北新生園慰安会（棟方博文）
　平成7年3月20日　A5　28頁
　機関誌
　※残部

04509　**新生　第47巻　第3号**　K-7-20
　編集　楓会文化部
　東北新生園慰安会（棟方博文）
　平成7年9月20日　A5　34頁
　機関誌
　※残部

04510　**新生　第47巻　第4号**　K-7-20
　編集　楓会文化部
　東北新生園慰安会（棟方博文）
　平成7年12月20日　A5　36頁
　機関誌
　※残部

04511　**新生　第48巻　第1号**　K-7-20
　編集　楓会文化部
　東北新生園慰安会（棟方博文）
　平成8年3月20日　A5　32頁
　機関誌
　※残部

04512　**新生　第48巻　第2号**　K-7-20
　編集　楓会文化部
　東北新生園慰安会（棟方博文）
　平成8年6月20日　A5　40頁
　機関誌
　※残部

04513　**新生　第48巻　第3号**　K-7-20
　編集　楓会文化部
　東北新生園慰安会（棟方博文）
　平成8年9月20日　A5　40頁
　機関誌
　※残部

04514　**新生　第48巻　第4号**　K-7-20
　編集　楓会文化部
　東北新生園慰安会（棟方博文）
　平成8年12月20日　A5　44頁

機関誌
※残部

04515　新生　第49巻　第1号　K-7-20
　編集　楓会文化部
　東北新生園慰安会（棟方博文）
　平成9年3月20日　A5　38頁
　機関誌
　※残部

04516　新生　第49巻　第2号　K-7-20
　編集　楓会文化部
　東北新生園慰安会（棟方博文）
　平成9年6月20日　A5　28頁
　機関誌
　※残部　2冊

04517　新生　第49巻　第3号　K-7-20
　編集　楓会文化部
　東北新生園慰安会（棟方博文）
　平成9年9月20日　A5　28頁
　機関誌
　※残部　2冊

04518　新生　第49巻　第4号　K-7-20
　編集　楓会文化部
　東北新生園慰安会（栁橋次雄）
　平成9年12月20日　A5　42頁
　機関誌
　※残部　2冊

04519　新生　第50巻　第1号　K-7-20
　編集　楓会文化部
　東北新生園慰安会（栁橋次雄）
　平成10年3月20日　A5　36頁
　機関誌
　※残部

04520　新生　第50巻　第2号　K-7-20
　編集　楓会文化部
　東北新生園慰安会（栁橋次雄）
　平成10年6月20日　A5　36頁
　機関誌
　※残部

04521　新生　第50巻　第3号　K-7-20
　編集　楓会文化部
　東北新生園慰安会（栁橋次雄）
　平成10年9月20日　A5　32頁
　機関誌
　※残部

04522　新生　第50巻　第4号　K-7-20
　編集　楓会文化部
　東北新生園慰安会（栁橋次雄）
　平成10年12月20日　A5　42頁
　機関誌
　※残部

04523　新生　第51巻　第1号　K-7-20
　編集　楓会文化部
　東北新生園慰安会（栁橋次雄）
　平成11年3月20日　A5　38頁
　機関誌
　※残部

04524　新生　第51巻　第2号　K-7-20
　編集　楓会文化部
　東北新生園慰安会（栁橋次雄）
　平成11年6月20日　A5　32頁
　機関誌
　※残部　2冊

04525　新生　第51巻　第3号　K-7-20
　編集　楓会文化部
　東北新生園慰安会（栁橋次雄）
　平成11年9月20日　A5　32頁
　機関誌
　※残部　2冊

04526　新生　第51巻　第4号　K-7-20
　編集　楓会文化部
　東北新生園慰安会（栁橋次雄）
　平成11年12月20日　A5　34頁
　機関誌
　※残部

04527　新生　第52巻　第1号　K-7-20
　編集　楓会文化部
　東北新生園慰安会（栁橋次雄）
　平成12年3月20日　A5　32頁
　機関誌
　※残部

04528　新生　第52巻　第2号　K-7-20
　編集　楓会文化部
　東北新生園楓会（自治会）
　平成12年6月20日　A5　32頁
　機関誌
　※残部

04529　新生　第52巻　第3号　K-7-20
　編集　楓会文化部
　東北新生園楓会（自治会）
　平成12年9月20日　A5　32頁

機関誌
※残部

04530　新生　第52巻　第4号　K-7-20
編集　楓会文化部
東北新生園楓会（自治会）
平成12年12月20日　A5　40頁
機関誌
※残部

04531　新生　第53巻　第1号　K-7-20
編集　楓会文化部
東北新生園楓会（自治会）
平成13年3月20日　A5　30頁
機関誌
※残部

04532　新生　第54巻　第1号　K-7-20
編集　楓会文化部
東北新生園楓会（自治会）
平成14年3月20日　A5　36頁
機関誌
※残部

04533　新生　第62巻　第3号　K-7-20
編集　楓会文化部
東北新生園楓会（自治会）
平成22年9月20日　A5　28頁
機関誌
※残部

04534　新生　第64巻　第1号　K-7-20
編集　楓会文化部
東北新生園楓会（自治会）
平成24年3月20日　A5　40頁
機関誌
※残部

04535　新生　第65巻　第3号　K-7-20
編集　楓会文化部
東北新生園楓会（自治会）
平成25年9月20日　A5　34頁
機関誌
※残部

04536　新生　第66巻　第2号　K-7-20
編集　楓会文化部
東北新生園楓会（自治会）
平成26年6月20日　A5　36頁
機関誌
※残部

04537　歌集　夢のもつれ　K-7-21
久保瑛二
国立療養所　東北新生園
2022年2月2日　A5変形　227頁
歌集
※本

04538　高原　第2巻　第12号　L-1-1
編集　徳満唯吉
高原社（徳満唯吉）
昭和8年12月5日　A5　22頁　非売品
機関誌
※製本

04539　高原　第3巻　第1号　L-1-1
編集　徳満唯吉
高原社（徳満唯吉）
昭和9年1月4日　A5　24頁　非売品
機関誌
※製本

04540　高原　第3巻　第2号　L-1-1
編集　徳満唯吉
高原社（徳満唯吉）
昭和9年2月10日　A5　20頁　非売品
機関誌
※製本

04541　高原　第3巻　第3号　L-1-1
編集　徳満唯吉
高原社（徳満唯吉）
昭和9年3月5日　A5　22頁　非売品
機関誌
※製本

04542　高原　第3巻　第4号　L-1-1
編集　徳満唯吉
高原社（徳満唯吉）
昭和9年4月20日　A5　20頁　非売品
機関誌
※製本

04543　高原　第3巻　第6号　L-1-1
編集　徳満唯吉
高原社（徳満唯吉）
昭和9年6月5日　A5　20頁　非売品
機関誌
※製本

04544　高原　第3巻　第7号　L-1-1
編集　徳満唯吉
高原社（徳満唯吉）
昭和9年7月5日　A5　24頁　非売品

機関誌
※製本

04545 **高原　第3巻　第8号** L-1-1
編集　德満唯吉
高原社（德満唯吉）
昭和9年8月5日　A5　24頁　非売品
機関誌
※製本

04546 **高原　第3巻　第9号** L-1-1
編集　德満唯吉
高原社（德満唯吉）
昭和9年9月5日　A5　18頁　非売品
機関誌
※製本

04547 **高原　第3巻　第11号** L-1-1
編集　德満唯吉
高原社（德満唯吉）
昭和9年11月5日　A5　20頁　非売品
機関誌
※製本

04548 **高原　第3巻　第12号** L-1-1
編集　德満唯吉
高原社（德満唯吉）
昭和9年12月10日　A5　24頁　非売品
機関誌
※製本

04549 **高原　第4巻　第1号** L-1-2
編集　德満唯吉
高原社（德満唯吉）
昭和10年1月5日　A5　22頁　非売品
機関誌
※製本

04550 **高原　第4巻　第2号** L-1-2
編集　德満唯吉
高原社（德満唯吉）
昭和10年2月5日　A5　24頁　非売品
機関誌
※製本

04551 **高原　第4巻　第3号** L-1-2
編集　德満唯吉
高原社（德満唯吉）
昭和10年3月5日　A5　20頁　非売品
機関誌
※製本

04552 **高原　第4巻　第4号** L-1-2
編集　德満唯吉
高原社（德満唯吉）
昭和10年4月15日　A5　22頁　非売品
機関誌
※製本

04553 **高原　第4巻　第5号** L-1-2
編集　德満唯吉
高原社（德満唯吉）
昭和10年5月5日　A5　22頁　非売品
機関誌
※製本

04554 **高原　第4巻　第6号** L-1-2
編集　德満唯吉
高原社（德満唯吉）
昭和10年6月10日　A5　42頁　非売品
機関誌
※製本

04555 **高原　第4巻　第7号** L-1-2
編集　德満唯吉
高原社（德満唯吉）
昭和10年7月6日　A5　16頁　非売品
機関誌
※製本

04556 **高原　第4巻　第8号** L-1-2
編集　德満唯吉
高原社（德満唯吉）
昭和10年8月6日　A5　20頁　非売品
機関誌
※製本

04557 **高原　第4巻　第9号** L-1-2
編集　德満唯吉
高原社（德満唯吉）
昭和10年9月5日　A5　20頁　非売品
機関誌
※製本

04558 **高原　第4巻　第10号** L-1-2
編集　德満唯吉
高原社（德満唯吉）
昭和10年10月5日　A5　20頁　非売品
機関誌
※製本

04559 **高原　第4巻　第11号** L-1-2
編集　德満唯吉
高原社（德満唯吉）
昭和10年11月5日　A5　20頁　非売品

機関誌
※製本

04560　**高原　第4巻　第12号** L-1-2
編集　徳満唯吉
高原社（徳満唯吉）
昭和10年12月5日　A5　20頁　非売品
機関誌
※製本

04561　**高原　第5巻　第1号** L-1-2
編集　徳満唯吉
高原社（徳満唯吉）
昭和11年1月5日　A5　22頁　非売品
機関誌
※製本

04562　**高原　第5巻　第3号** L-1-2
編集　徳満唯吉
高原社（徳満唯吉）
昭和11年3月5日　A5　20頁　非売品
機関誌
※製本

04563　**高原　第5巻　第4号** L-1-2
編集　徳満唯吉
高原社（徳満唯吉）
昭和11年4月5日　A5　20頁　非売品
機関誌
※製本

04564　**高原　第5巻　第5号** L-1-2
編集　徳満唯吉
高原社（徳満唯吉）
昭和11年5月5日　A5　22頁　非売品
機関誌
※製本

04565　**高原　第5巻　第6号** L-1-2
編集　徳満唯吉
高原社（徳満唯吉）
昭和11年6月5日　A5　20頁　非売品
機関誌
※製本

04566　**高原　第5巻　第7号** L-1-2
編集　徳満唯吉
高原社（徳満唯吉）
昭和11年7月5日　A5　20頁　非売品
機関誌
※製本

04567　**高原　第5巻　第8号** L-1-2
編集　徳満唯吉
高原社（徳満唯吉）
昭和11年8月5日　A5　20頁　非売品
機関誌
※製本

04568　**高原　第5巻　第9号** L-1-2
編集　徳満唯吉
高原社（徳満唯吉）
昭和11年9月5日　A5　20頁　非売品
機関誌
※製本

04569　**高原　第5巻　第10号** L-1-2
編集　徳満唯吉
高原社（徳満唯吉）
昭和11年10月1日　A5　18頁　非売品
機関誌
※製本

04570　**高原　第5巻　第11号** L-1-2
編集　徳満唯吉
高原社（徳満唯吉）
昭和11年11月5日　A5　20頁　非売品
機関誌
※製本

04571　**高原　第5巻　第12号** L-1-2
編集　徳満唯吉
高原社（徳満唯吉）
昭和11年12月1日　A5　20頁　非売品
機関誌
※製本

04572　**高原　第5巻　第11号** L-1-3
編集　徳満唯吉
高原社（徳満唯吉）
昭和11年11月5日　A5　20頁　非売品
機関誌
※製本

04573　**高原　第5巻　第12号** L-1-3
編集　徳満唯吉
高原社（徳満唯吉）
昭和11年12月1日　A5　20頁　非売品
機関誌
※製本

04574　**高原　第6巻　第1号** L-1-3
編集　徳満唯吉
高原社（徳満唯吉）
昭和12年1月1日　A5　26頁　非売品

機関誌
※製本

04575　高原　第6巻　第2号　L-1-3
　編集　德満唯吉
　高原社（德満唯吉）
　昭和12年2月1日　A5　24頁　非売品
　機関誌
※製本

04576　高原　第6巻　第3号　L-1-3
　編集　德満唯吉
　高原社（德満唯吉）
　昭和12年3月1日　A5　24頁　非売品
　機関誌
※製本

04577　高原　第6巻　第4号　L-1-3
　編集　德満唯吉
　高原社（德満唯吉）
　昭和12年4月1日　A5　22頁　20銭
　機関誌
※製本

04578　高原　第6巻　第5号　L-1-3
　編集　德満唯吉
　高原社（德満唯吉）
　昭和12年5月1日　A5　22頁　20銭
　機関誌
※製本

04579　高原　第6巻　第6号　L-1-3
　編集　德満唯吉
　高原社（德満唯吉）
　昭和12年6月1日　A5　26頁　20銭
　機関誌
※製本

04580　高原　第6巻　第7号　L-1-3
　編集　德満唯吉
　高原社（德満唯吉）
　昭和12年7月1日　A5　24頁　20銭
　機関誌
※製本

04581　高原　第6巻　第8号　L-1-3
　編集　德満唯吉
　高原社（德満唯吉）
　昭和12年8月1日　A5　28頁　20銭
　機関誌
※製本

04582　高原　第6巻　第9号　L-1-3
　編集　德満唯吉
　高原社（德満唯吉）
　昭和12年9月1日　A5　26頁　20銭
　機関誌
※製本

04583　高原　第6巻　第10号　L-1-3
　編集　德満唯吉
　高原社（德満唯吉）
　昭和12年10月1日　A5　26頁　20銭
　機関誌
※製本

04584　高原　第6巻　第11号　L-1-3
　編集　德満唯吉
　高原社（德満唯吉）
　昭和12年11月1日　A5　26頁　20銭
　機関誌
※製本

04585　高原　第6巻　第12号　L-1-3
　編集　德満唯吉
　高原社（德満唯吉）
　昭和12年12月1日　A5　26頁　20銭
　機関誌
※製本

04586　高原　第7巻　第1号　L-1-4
　編集　德満唯吉
　高原社（德満唯吉）
　昭和13年1月1日　A5　26頁　20銭
　機関誌
※製本

04587　高原　第7巻　第2号　L-1-4
　編集　德満唯吉
　高原社（德満唯吉）
　昭和13年2月1日　A5　24頁　20銭
　機関誌
※製本

04588　高原　第7巻　第3号　L-1-4
　編集　德満唯吉
　高原社（德満唯吉）
　昭和13年3月1日　A5　24頁　20銭
　機関誌
※製本

04589　高原　第7巻　第4号　L-1-4
　編集　德満唯吉
　高原社（德満唯吉）
　昭和13年4月1日　A5　26頁　20銭

機関誌
※製本

04590　高原　第7巻　第5号　L-1-4
編集　徳満唯吉
高原社（徳満唯吉）
昭和13年5月1日　A5　17頁　20銭
機関誌
※製本

04591　高原　第7巻　第6号　L-1-4
編集　徳満唯吉
高原社（徳満唯吉）
昭和13年6月1日　A5　22頁　20銭
機関誌
※製本

04592　高原　第7巻　第7号　L-1-4
編集　徳満唯吉
高原社（徳満唯吉）
昭和13年7月1日　A5　22頁　20銭
機関誌
※製本

04593　高原　第7巻　第8号　L-1-4
編集　徳満唯吉
高原社（徳満唯吉）
昭和13年8月1日　A5　22頁　20銭
機関誌
※製本

04594　高原　第7巻　第9号　L-1-4
編集　徳満唯吉
高原社（徳満唯吉）
昭和13年9月1日　A5　21頁　20銭
機関誌
※製本

04595　高原　第7巻　第10号　L-1-4
編集　徳満唯吉
高原社（徳満唯吉）
昭和13年10月1日　A5　24頁　20銭
機関誌
※製本

04596　高原　第7巻　第11号　L-1-4
編集　徳満唯吉
高原社（徳満唯吉）
昭和13年11月1日　A5　22頁　20銭
機関誌
※製本

04597　高原　第7巻　第12号　L-1-4
編集　徳満唯吉
高原社（徳満唯吉）
昭和13年12月1日　A5　26頁　20銭
機関誌
※製本

04598　高原　第8巻　第1号　L-1-5
編集　徳満唯吉
高原社（徳満唯吉）
昭和14年1月1日　A5　24頁　20銭
機関誌
※製本

04599　高原　第8巻　第2号　L-1-5
編集　徳満唯吉
高原社（徳満唯吉）
昭和14年2月1日　A5　24頁　20銭
機関誌
※製本

04600　高原　第8巻　第3号　L-1-5
編集　徳満唯吉
高原社（徳満唯吉）
昭和14年3月1日　A5　20頁　20銭
機関誌
※製本

04601　高原　第8巻　第4号　L-1-5
編集　徳満唯吉
高原社（徳満唯吉）
昭和14年4月1日　A5　20頁　20銭
機関誌
※製本

04602　高原　第8巻　第5号　L-1-5
編集　徳満唯吉
高原社（徳満唯吉）
昭和14年5月1日　A5　16頁　20銭
機関誌
※製本

04603　高原　第8巻　第6号　L-1-5
編集　徳満唯吉
高原社（徳満唯吉）
昭和14年6月1日　A5　19頁　20銭
機関誌
※製本

04604　高原　第8巻　第7号　L-1-5
編集　徳満唯吉
高原社（徳満唯吉）
昭和14年7月1日　A5　18頁　20銭

機関誌
※製本

04605 **高原　第8巻　第8号** L-1-5
編集　徳満唯吉
高原社（徳満唯吉）
昭和14年8月1日　A5　18頁　20銭
機関誌
※製本

04606 **高原　第8巻　第9号** L-1-5
編集　徳満唯吉
高原社（徳満唯吉）
昭和14年9月1日　A5　24頁　20銭
機関誌
※製本

04607 **高原　第8巻　第10号** L-1-5
編集　徳満唯吉
高原社（徳満唯吉）
昭和14年10月1日　A5　18頁　20銭
機関誌
※製本

04608 **高原　第8巻　第11号** L-1-5
編集　徳満唯吉
高原社（徳満唯吉）
昭和14年11月1日　A5　24頁　20銭
機関誌
※製本

04609 **高原　第8巻　第12号** L-1-5
編集　徳満唯吉
高原社（徳満唯吉）
昭和14年12月1日　A5　20頁　20銭
機関誌
※製本

04610 **高原　第9巻　第1号** L-1-5
編集　徳満唯吉
高原社（徳満唯吉）
昭和15年1月1日　A5　20頁　20銭
機関誌
※製本

04611 **高原　第9巻　第2号** L-1-5
編集　徳満唯吉
高原社（徳満唯吉）
昭和15年2月1日　A5　18頁　20銭
機関誌
※製本

04612 **高原　第9巻　第3号** L-1-5
編集　徳満唯吉
高原社（徳満唯吉）
昭和15年3月1日　A5　18頁　20銭
機関誌
※製本

04613 **高原　第9巻　第4号** L-1-5
編集　徳満唯吉
高原社（徳満唯吉）
昭和15年4月1日　A5　20頁　20銭
機関誌
※製本

04614 **高原　第9巻　第5号** L-1-5
編集　徳満唯吉
高原社（徳満唯吉）
昭和15年5月1日　A5　20頁　20銭
機関誌
※製本

04615 **高原　第9巻　第6号** L-1-5
編集　徳満唯吉
高原社（徳満唯吉）
昭和15年6月1日　A5　14頁　20銭
機関誌
※製本

04616 **高原　第9巻　第7号** L-1-5
編集　徳満唯吉
高原社（徳満唯吉）
昭和15年7月1日　A5　18頁　20銭
機関誌
※製本

04617 **高原　第9巻　第8号** L-1-5
編集　徳満唯吉
高原社（徳満唯吉）
昭和15年8月1日　A5　16頁　20銭
機関誌
※製本

04618 **高原　第9巻　第9号** L-1-5
編集　徳満唯吉
高原社（徳満唯吉）
昭和15年9月1日　A5　16頁　20銭
機関誌
※製本

04619 **高原　第9巻　第10号** L-1-5
編集　徳満唯吉
高原社（徳満唯吉）
昭和15年10月1日　A5　16頁　20銭

04620 **高原　第9巻　第11号** L-1-5
　編集　徳満唯吉
　高原社（徳満唯吉）
　昭和15年11月1日　A5　16頁　20銭
　機関誌
　※製本

04621 **高原　第9巻　第12号** L-1-5
　編集　徳満唯吉
　高原社（徳満唯吉）
　昭和15年12月1日　A5　12頁　20銭
　機関誌
　※製本

04622 **高原　第10巻　第1号** L-1-5
　編集　徳満唯吉
　高原社（徳満唯吉）
　昭和16年1月1日　A5　12頁　20銭
　機関誌
　※製本

04623 **高原　第10巻　第2号** L-1-5
　編集　徳満唯吉
　高原社（徳満唯吉）
　昭和16年2月1日　A5　30頁　20銭
　機関誌
　※製本

04624 **高原　第2巻　第4号** L-1-6
　編集　夏海八郎
　楽泉園文芸部（夏海八郎）
　昭和22年9月10日　A5　11頁　非売品
　機関誌
　※製本

04625 **高原　第3巻　第7号** L-1-7
　編集　臣木至
　楽泉園文芸部（臣木至）
　昭和23年3月30日　A5　11頁　非売品
　機関誌
　※製本

04626 **高原　第3巻　第8号** L-1-7
　編集　臣木至
　楽泉園文芸部（臣木至）
　昭和23年7月20日　A5　11頁　非売品
　機関誌
　※製本

04627 **高原　第3巻　第9号** L-1-7
　編集　高原編輯部
　楽泉園文化部（玉村孝三）
　昭和23年8月20日　A5　11頁　非売品
　機関誌
　※製本

04628 **高原　第3巻　第10号** L-1-7
　編集　高原編輯部
　楽泉園文化部（玉村孝三）
　昭和23年11月30日　A5　26頁　非売品
　機関誌
　※製本

04629 **高原　第3巻　第11号** L-1-7
　編集　高原編輯部
　楽泉園文化部（玉村孝三）
　昭和24年2月10日　A5　17頁　非売品
　機関誌
　※製本

04630 **高原　第4巻　第12号** L-1-8
　編集　高原編輯部
　楽泉園文化部（矢嶋良一）
　昭和24年4月25日　A5　15頁　非売品
　機関誌
　※製本

04631 **高原　第4巻　第13号** L-1-8
　編集　高原編輯部
　楽泉園文化部（矢嶋良一）
　昭和24年7月15日　A5　31頁　非売品
　機関誌
　※製本

04632 **高原　第4巻　第14号** L-1-8
　編集　高原編輯部
　楽泉園文化部（矢嶋良一）
　昭和24年8月30日　A5　23頁　非売品
　機関誌
　※製本

04633 **高原　第4巻　第15号** L-1-8
　編集　高原編輯部
　楽泉園文化部（矢嶋良一）
　昭和24年10月30日　A5　23頁　非売品
　機関誌
　※製本

04634 **高原　第4巻　第16号** L-1-8
　編集　高原編輯部
　楽泉園文化部（矢嶋良一）
　昭和24年12月20日　A5　42頁　非売品

機関誌
※創刊3周年記念特集号
※製本

04635 **高原　第5巻　第17号** L-1-9
編集　高原編輯部
楽泉園文化部（矢嶋良一）
昭和25年3月20日　A5　29頁　非売品
機関誌
※製本

04636 **高原　第5巻　第18号** L-1-9
編集　高原編輯部
楽泉園文化部（矢嶋良一）
昭和25年5月30日　A5　30頁　非売品
機関誌
※製本

04637 **高原　第5巻　第19号** L-1-9
編集　高原編輯部
楽泉園文化部（矢嶋良一）
昭和25年7月13日　A5　33頁　非売品
機関誌
※製本

04638 **高原　第5巻　第20号** L-1-9
編集　高原編輯部
楽泉園文化部（矢嶋良一）
昭和25年9月25日　A5　32頁　非売品
機関誌
※製本

04639 **高原　第5巻　第21号** L-1-9
編集　高原編輯部
楽泉園文化部（矢嶋良一）
昭和25年11月15日　A5　28頁　非売品
機関誌
※製本

04640 **高原　第6巻　第22号** L-1-9
編集　高原編集部
楽泉園文化部（矢嶋良一）
昭和25年12月25日　A5　39頁
機関誌
※製本

04641 **高原　第6巻　第23号** L-1-9
編集　高原編集部
楽泉園文化部（矢嶋良一）
昭和26年2月25日　A5　33頁
機関誌
※製本

04642 **高原　陽春号　第6巻　第3号** L-1-9
編集　高原編集部
楽泉園文化部（矢嶋良一）
昭和26年4月25日　A5　32頁
機関誌
※製本

04643 **高原　盛夏号　第6巻　第4号** L-1-9
編集　高原編集部
楽泉園文化部（矢嶋良一）
昭和26年6月25日　A5　34頁
機関誌
※製本

04644 **高原　第6巻　第5号** L-1-9
編集　高原編集部
楽泉園文化部（矢嶋良一）
昭和26年8月20日　A5　34頁
機関誌
※貞明皇后追悼号
※製本

04645 **高原　第6巻　第6号** L-1-9
編集　高原編集部
楽泉園文化部（矢嶋良一）
昭和26年10月20日　A5　38頁
機関誌
※製本

04646 **高原　第6巻　第7号** L-1-9
編集　高原編集部
楽泉園文化部（矢嶋良一）
昭和26年12月20日　A5　35頁
機関誌
※製本

04647 **高原　第7巻　第1号** L-1-10
編集　高原編集部
楽泉園文化部（矢嶋良一）
昭和27年2月20日　A5　42頁
機関誌
※製本

04648 **高原　第7巻　第2号** L-1-10
編集　高原編集部
楽泉園文化部（矢嶋良一）
昭和27年4月20日　A5　46頁
機関誌
※製本

04649 **高原　第7巻　第3号** L-1-10
編集　高原編集部
楽泉園文化部（矢嶋良一）

昭和27年6月20日　A5　42頁
機関誌
※製本

04650　**高原　第7巻　第4号**　L-1-10
編集　高原編集部
楽泉園文化部（矢嶋良一）
昭和27年8月20日　A5　32頁
機関誌
※製本

04651　**高原　第7巻　第5号**　L-1-10
編集　高原編集部
楽泉園文化部（矢嶋良一）
昭和27年11月20日　A5　130頁
機関誌
※開園20周年記念
※製本

04652　**高原　第7巻　第5号**　L-1-10
編集　高原編集部
楽泉園文化部（矢嶋良一）
昭和27年12月20日　A5　42頁
機関誌
※製本

04653　**高原　第8巻　第1号**　L-1-11
編集　高原編集部
楽泉園文化部（矢嶋良一）
昭和28年2月20日　A5　32頁
機関誌
※製本

04654　**高原　第8巻　第2号　通巻36号**　L-1-11
編集　高原編集部
楽泉園文化部（矢嶋良一）
昭和28年4月1日　A5　32頁
機関誌
※製本

04655　**高原　第8巻　第3号　通巻37号**　L-1-11
編集　高原編集部
楽泉園文化部（矢嶋良一）
昭和28年5月1日　A5　32頁
機関誌
※製本

04656　**高原　第8巻　第4号　No.38**　L-1-11
編集　高原編集部
楽泉園文化部（矢嶋良一）
昭和28年6月1日　A5　32頁
機関誌
※製本

04657　**高原　第8巻　第5号　No.39**　L-1-11
編集　高原編集部
楽泉園文化部（矢嶋良一）
昭和28年7月1日　A5　34頁
機関誌
※製本

04658　**高原　第8巻　第6号　No.40**　L-1-11
編集　高原編集部
栗生楽泉園文化部（矢嶋良一）
昭和28年8月1日　A5　32頁　45円
機関誌
※製本

04659　**高原　第8巻　第7号　No.41**　L-1-11
編集　高原編集部
栗生楽泉園文化部（矢嶋良一）
昭和28年9月1日　A5　34頁　45円
機関誌
※製本

04660　**高原　第8巻　第8号　No.42**　L-1-11
編集　高原編集部
栗生楽泉園文化部（矢嶋良一）
昭和28年10月1日　A5　32頁　45円
機関誌
※製本

04661　**高原　第8巻　第9号　No.43**　L-1-11
編集　高原編集部
栗生楽泉園文化部（矢嶋良一）
昭和28年11月1日　A5　32頁　45円
機関誌
※製本

04662　**高原　第8巻　第10号　No.44**　L-1-11
編集　高原編集部
栗生楽泉園文化部（矢嶋良一）
昭和28年12月1日　A5　32頁　45円
機関誌
※製本

04663　**高原　第9巻　第1号　No.45**　L-1-12
編集　高原編集部
栗生楽泉園文化部（矢嶋良一）
昭和29年1月1日　A5　32頁　45円
機関誌
※製本

04664　**高原　第9巻　第2号　No.46**　L-1-12
編集　高原編集部
栗生楽泉園文化部（矢嶋良一）
昭和29年2月1日　A5　32頁　45円

機関誌
※製本

04665　高原　第9巻　第3号　No.47　L-1-12
　編集　高原編集部
　栗生楽泉園文化部（矢嶋良一）
　昭和29年3月1日　A5　32頁　45円
　機関誌
　※製本

04666　高原　第9巻　第4号　No.48　L-1-12
　編集　高原編集部
　栗生楽泉園文化部（矢嶋良一）
　昭和29年4月1日　A5　37頁　45円
　機関誌
　※製本

04667　高原　第9巻　第5号　No.49　L-1-12
　編集　高原編集部
　栗生楽泉園文化部（矢嶋良一）
　昭和29年5月1日　A5　32頁
　機関誌
　※製本

04668　高原　第9巻　第6号　No.50　L-1-12
　編集　高原編集部
　栗生楽泉園文化部（矢嶋良一）
　昭和29年6月1日　A5　76頁　90円
　機関誌
　※製本

04669　高原　第9巻　第7号　No.51　L-1-12
　編集　高原編集部
　栗生楽泉園文化部（矢嶋良一）
　昭和29年7月1日　A5　48頁
　機関誌
　※製本

04670　高原　第9巻　第8号　No.52　L-1-12
　編集　高原編集部
　栗生楽泉園文化部（矢嶋良一）
　昭和29年9月1日　A5　52頁　90円
　機関誌
　※製本

04671　高原　第9巻　第10号　No.53　L-1-12
　編集　高原編集部
　栗生楽泉園文化部（矢嶋良一）
　昭和29年10月1日　A5　58頁　80円
　機関誌
　※製本

04672　高原　第9巻　第10号　No.54　L-1-12
　編集　高原編集部
　栗生楽泉園文化部（矢嶋良一）
　昭和29年11月1日　A5　34頁
　機関誌
　※製本

04673　高原　第9巻　第11号　No.55　L-1-12
　編集　高原編集部
　栗生楽泉園文化部（矢嶋良一）
　昭和29年12月1日　A5　32頁
　機関誌
　※製本

04674　高原　第10巻　第1号　通巻56号　L-1-13
　編集　高原編集部
　栗生楽泉園文化部（矢嶋良一）
　昭和30年1月1日　A5　38頁
　機関誌
　※製本

04675　高原　第10巻　第2号　通算57号　L-1-13
　編集　高原編集部
　栗生楽泉園文化部（矢嶋良一）
　昭和30年2月1日　A5　74頁　45円
　機関誌
　※製本

04676　高原　第10巻　第3号　通巻58号　L-1-13
　編集　高原編集部
　栗生楽泉園文化部（矢嶋良一）
　昭和30年3月1日　A5　60頁　45円
　機関誌
　※製本

04677　高原　第10巻　第4号　通巻59号　L-1-13
　編集　高原編集部
　栗生楽泉園文化部（矢嶋良一）
　昭和30年3月1日　A5　39頁　45円
　機関誌
　※製本

04678　高原　第10巻　第5号　通巻60号　L-1-13
　編集　高原編集部
　栗生楽泉園文化部（矢嶋良一）
　昭和30年5月1日　A5　32頁　45円
　機関誌
　※製本

04679　高原　第10巻　第6号　通巻61号　L-1-13
　編集　高原編集部
　栗生楽泉園文化部（矢嶋良一）
　昭和30年6月1日　A5　36頁　45円

04680　高原　第10巻　第7号　通巻62号　L-1-13
　編集　高原編集部
　栗生楽泉園文化部（矢嶋良一）
　昭和30年7月1日　A5　34頁　45円
　機関誌
　※製本

04681　高原　第10巻　第8号　通巻63号　L-1-13
　編集　高原編集部
　栗生楽泉園文化部（矢嶋良一）
　昭和30年8月1日　A5　36頁　45円
　機関誌
　※製本

04682　高原　第10巻　第9号　通巻64号　L-1-13
　編集　高原編集部
　栗生楽泉園文化部（矢嶋良一）
　昭和30年9月1日　A5　34頁　45円
　機関誌
　※製本

04683　高原　第10巻　第10号　通巻65号　L-1-13
　編集　高原編集部
　栗生楽泉園文化部（矢嶋良一）
　昭和30年10月1日　A5　32頁　45円
　機関誌
　※製本

04684　高原　第10巻　第11号　通巻66号　L-1-13
　編集　高原編集部
　栗生楽泉園文化部（矢嶋良一）
　昭和30年11月1日　A5　57頁　45円
　機関誌
　※製本

04685　高原　第10巻　第12号　通巻67号　L-1-13
　編集　高原編集部
　栗生楽泉園文化部（矢嶋良一）
　昭和30年12月1日　A5　36頁
　機関誌
　※製本

04686　高原　第11巻　第1号　通巻68号　L-1-14
　編集　高原編集部
　栗生楽泉園文化部（矢嶋良一）
　昭和31年1月1日　A5　46頁　45円
　機関誌
　※製本

04687　高原　第11巻　第2号　通巻69号　L-1-14
　編集　高原編集部
　栗生楽泉園文化部（矢嶋良一）
　昭和31年2月1日　A5　39頁
　機関誌
　※製本

04688　高原　第11巻　第3号　通巻70号　L-1-14
　編集　高原編集部
　栗生楽泉園文化部（矢嶋良一）
　昭和31年3月1日　A5　34頁　45円
　機関誌
　※製本

04689　高原　第11巻　第4号　通巻71号　L-1-14
　編集　高原編集部
　栗生楽泉園文化部（矢嶋良一）
　昭和31年4月1日　A5　32頁　45円
　機関誌
　※製本

04690　高原　第11巻　第5号　通巻72号　L-1-14
　編集　高原編集部
　栗生楽泉園文化部（矢嶋良一）
　昭和31年5月1日　A5　36頁　45円
　機関誌
　※製本

04691　高原　第11巻　第6号　通巻73号　L-1-14
　編集　高原編集部
　栗生楽泉園文化部（矢嶋良一）
　昭和31年6月1日　A5　32頁　45円
　機関誌
　※製本

04692　高原　第11巻　第7号　通巻74号　L-1-14
　編集　高原編集部
　栗生楽泉園文化部（矢嶋良一）
　昭和31年7月1日　A5　34頁　45円
　機関誌
　※製本

04693　高原　第11巻　第8号　通巻75号　L-1-14
　編集　高原編集部
　栗生楽泉園文化部（矢嶋良一）
　昭和31年8月1日　A5　30頁　45円
　機関誌
　※製本

04694　高原　第11巻　第9号　通巻76号　L-1-14
　編集　高原編集部
　栗生楽泉園文化部（矢嶋良一）
　昭和31年9月1日　A5　34頁　45円

機関誌
※製本

04695　**高原　第11巻　第10号　通巻77号**　L-1-14
　編集　高原編集部
　栗生楽泉園文化部（矢嶋良一）
　昭和31年10月1日　A5　34頁　45円
　機関誌
　※製本

04696　**高原　第11巻　第11号　通巻78号**　L-1-14
　編集　高原編集部
　栗生楽泉園文化部（矢嶋良一）
　昭和31年11月1日　A5　30頁
　機関誌
　※製本

04697　**高原　第11巻　第12号　通巻79号**　L-1-14
　編集　高原編集部
　栗生楽泉園文化部（矢嶋良一）
　昭和31年12月1日　A5　60頁
　機関誌
　※製本

04698　**高原　第12巻　第1号　通巻80号**　L-1-15
　編集　高原編集部
　栗生楽泉園文化部（矢嶋良一）
　昭和32年1月1日　A5　34頁　45円
　機関誌
　※製本

04699　**高原　第12巻　第2号　通巻81号**　L-1-15
　編集　高原編集部
　栗生楽泉園文化部（矢嶋良一）
　昭和32年2月1日　A5　42頁　45円
　機関誌
　※製本

04700　**高原　第12巻　第3号　通巻82号**　L-1-15
　編集　高原編集部
　栗生楽泉園文化部（矢嶋良一）
　昭和32年3月1日　A5　36頁　45円
　機関誌
　※製本

04701　**高原　第12巻　第4号　通巻83号**　L-1-15
　編集　高原編集部
　栗生楽泉園文化部（矢嶋良一）
　昭和32年4月1日　A5　32頁　45円
　機関誌
　※製本

04702　**高原　第12巻　第5号　通巻84号**　L-1-15
　編集　高原編集部
　栗生楽泉園文化部（矢嶋良一）
　昭和32年5月1日　A5　32頁　45円
　機関誌
　※製本

04703　**高原　第12巻　第6号　通巻85号**　L-1-15
　編集　高原編集部
　栗生楽泉園文化部（矢嶋良一）
　昭和32年6月1日　A5　36頁　45円
　機関誌
　※製本

04704　**高原　第12巻　第7号　通巻86号**　L-1-15
　編集　高原編集部
　栗生楽泉園文化部（矢嶋良一）
　昭和32年7月1日　A5　34頁　45円
　機関誌
　※製本

04705　**高原　第12巻　第8号　通巻87号**　L-1-15
　編集　高原編集部
　栗生楽泉園文化部（矢嶋良一）
　昭和32年8月1日　A5　36頁　45円
　機関誌
　※製本

04706　**高原　第12巻　第9号　通巻88号**　L-1-15
　編集　高原編集部
　栗生楽泉園文化部（矢嶋良一）
　昭和32年8月1日　A5　34頁　45円
　機関誌
　※製本

04707　**高原　第12巻　第10号　通巻89号**　L-1-15
　編集　高原編集部
　栗生楽泉園文化部（矢嶋良一）
　昭和32年10月1日　A5　36頁　45円
　機関誌
　※製本

04708　**高原　第12巻　第11号　通巻90号**　L-1-15
　編集　高原編集部
　栗生楽泉園文化部（矢嶋良一）
　昭和32年11月1日　A5　32頁　45円
　機関誌
　※製本

04709　**高原　第12巻　第12号　通巻91号**　L-1-15
　編集　高原編集部
　栗生楽泉園文化部（矢嶋良一）
　昭和32年12月1日　A5　38頁　45円

04710　**高原　第13巻　第1号　通巻92号**　L-1-16
編集　高原編集部
栗生楽泉園文化部（矢嶋良一）
昭和33年1月1日　A5　41頁　45円
機関誌
※製本

04711　**高原　第13巻　第2号　通巻93号**　L-1-16
編集　高原編集部
栗生楽泉園文化部（矢嶋良一）
昭和33年2月1日　A5　34頁　45円
機関誌
※製本

04712　**高原　第13巻　第3号　通巻94号**　L-1-16
編集　高原編集部
栗生楽泉園文化部（矢嶋良一）
昭和33年3月1日　A5　30頁　45円
機関誌
※製本

04713　**高原　第13巻　第4号　通巻95号**　L-1-16
編集　高原編集部
栗生楽泉園文化部（矢嶋良一）
昭和33年4月1日　A5　33頁
機関誌
※製本

04714　**高原　第13巻　第5号　通巻96号**　L-1-16
編集　高原編集部
栗生楽泉園文化部（矢嶋良一）
昭和33年5月1日　A5　31頁　45円
機関誌
※製本

04715　**高原　第13巻　第6号　通巻97号**　L-1-16
編集　高原編集部
栗生楽泉園文化部（矢嶋良一）
昭和33年6月1日　A5　31頁　45円
機関誌
※製本

04716　**高原　第13巻　第7号　通巻98号**　L-1-16
編集　高原編集部
栗生楽泉園文化部（矢嶋良一）
昭和33年7月1日　A5　34頁　45円
機関誌
※製本

04717　**高原　第13巻　第8号　通巻99号**　L-1-16
編集　高原編集部
栗生楽泉園文化部（矢嶋良一）
昭和33年8月1日　A5　36頁　45円
機関誌
※製本

04718　**高原　第13巻　第9号　通巻100号**　L-1-16
編集　高原編集部
栗生楽泉園文化部（矢嶋良一）
昭和33年9月1日　A5　36頁　45円
機関誌
※製本

04719　**高原　第13巻　第10号　通巻101号**　L-1-16
編集　高原編集部
栗生楽泉園文化部（矢嶋良一）
昭和33年10月1日　A5　38頁　45円
機関誌
※製本

04720　**高原　第13巻　第11号　通巻102号**　L-1-16
編集　高原編集部
栗生楽泉園文化部（矢嶋良一）
昭和33年11月1日　A5　34頁　45円
機関誌
※製本

04721　**高原　第13巻　第12号　通巻104号**　L-1-16
編集　高原編集部
栗生楽泉園文化部（矢嶋良一）
昭和33年12月1日　A5　36頁
機関誌
※製本

04722　**高原　第14巻　第1号　通巻105号**　L-1-17
編集　高原編集部
栗生楽泉園文化部（矢嶋良一）
昭和34年1月1日　A5　32頁　45円
機関誌
※製本

04723　**高原　第14巻　第2号　通巻105号**　L-1-17
編集　高原編集部
栗生楽泉園文化部（矢嶋良一）
昭和34年2月1日　A5　36頁　45円
機関誌
※製本

04724　**高原　第14巻　第3号　通巻107号**　L-1-17
編集　高原編集部
栗生楽泉園文化部（矢嶋良一）
昭和34年3月1日　A5　37頁　45円

機関誌
　　※製本

04725　**高原　第14巻　第4号　通巻108号** L-1-17
　　編集　高原編集部
　　栗生楽泉園文化部（矢嶋良一）
　　昭和34年4月1日　A5　36頁　45円
　　機関誌
　　※製本

04726　**高原　第14巻　第5号　通巻109号** L-1-17
　　編集　高原編集部
　　栗生楽泉園文化部（矢嶋良一）
　　昭和34年5月1日　A5　32頁　40円
　　機関誌
　　※製本

04727　**高原　第14巻　第6号　通巻110号** L-1-17
　　編集　高原編集部
　　栗生楽泉園文化部（矢嶋良一）
　　昭和34年6月1日　A5　36頁　40円
　　機関誌
　　※製本

04728　**高原　第14巻　第7号　通巻110号** L-1-17
　　編集　高原編集部
　　栗生楽泉園文化部（矢嶋良一）
　　昭和34年7月1日　A5　32頁　40円
　　機関誌
　　※製本

04729　**高原　第14巻　第8号　通巻112号** L-1-17
　　編集　高原編集部
　　栗生楽泉園文化部（矢嶋良一）
　　昭和34年8月1日　A5　32頁　40円
　　機関誌
　　※製本

04730　**高原　第14巻　第9号　通巻112号** L-1-17
　　編集　高原編集部
　　栗生楽泉園文化部（矢嶋良一）
　　昭和34年9月1日　A5　35頁　40円
　　機関誌
　　※製本

04731　**高原　第14巻　第10号　通巻113号** L-1-17
　　編集　高原編集部
　　栗生楽泉園文化部（矢嶋良一）
　　昭和34年10月1日　A5　36頁　40円
　　機関誌
　　※製本

04732　**高原　第14巻　第11号　通巻114号** L-1-17
　　編集　高原編集部
　　栗生楽泉園文化部（矢嶋良一）
　　昭和34年11月1日　A5　38頁　40円
　　機関誌
　　※製本

04733　**高原　第14巻　第12号　通巻115号** L-1-17
　　編集　高原編集部
　　栗生楽泉園文化部（矢嶋良一）
　　昭和34年12月1日　A5　36頁
　　機関誌
　　※製本

04734　**高原　第15巻　第1号　通巻116号** L-1-18
　　編集　高原編集部
　　栗生楽泉園文化部（矢嶋良一）
　　昭和35年1月1日　A5　34頁
　　機関誌
　　※製本

04735　**高原　第15巻　第2号　通巻117号** L-1-18
　　編集　高原編集部
　　栗生楽泉園文化部（矢嶋良一）
　　昭和35年2月1日　A5　34頁
　　機関誌
　　※製本

04736　**高原　第15巻　第3号　通巻118号** L-1-18
　　編集　高原編集部
　　栗生楽泉園文化部（矢嶋良一）
　　昭和35年3月1日　A5　37頁
　　機関誌
　　※製本

04737　**高原　第15巻　第4号　通巻119号** L-1-18
　　編集　高原編集部
　　栗生楽泉園文化部（矢嶋良一）
　　昭和35年4月1日　A5　32頁
　　機関誌
　　※製本

04738　**高原　第15巻　第5号　通巻120号** L-1-18
　　編集　高原編集部
　　栗生楽泉園文化部（矢嶋良一）
　　昭和35年5月1日　A5　34頁
　　機関誌
　　※製本

04739　**高原　第15巻　第6号　通巻121号** L-1-18
　　編集　高原編集部
　　栗生楽泉園文化部（矢嶋良一）
　　昭和35年6月1日　A5　32頁

機関誌
※製本

04740　**高原　第15巻　第7号　通巻122号**　L-1-18
　編集　高原編集部
　栗生楽泉園文化部（矢嶋良一）
　昭和35年7月1日　A5　36頁
　機関誌
　※製本

04741　**高原　第15巻　第8号　通巻123号**　L-1-18
　編集　高原編集部
　栗生楽泉園文化部（矢嶋良一）
　昭和35年8月1日　A5　36頁
　機関誌
　※製本

04742　**高原　第15巻　第9号　通巻124号**　L-1-18
　編集　高原編集部
　栗生楽泉園文化部（矢嶋良一）
　昭和35年9月1日　A5　30頁
　機関誌
　※製本

04743　**高原　第15巻　第10号　通巻125号**　L-1-18
　編集　高原編集部
　栗生楽泉園文化部（矢嶋良一）
　昭和35年10月1日　A5　34頁
　機関誌
　※製本

04744　**高原　第15巻　第11号　通巻126号**　L-1-18
　編集　高原編集部
　栗生楽泉園文化部（矢嶋良一）
　昭和35年11月1日　A5　32頁
　機関誌
　※製本

04745　**高原　第15巻　第12号　通巻127号**　L-1-18
　編集　高原編集部
　栗生楽泉園文化部（矢嶋良一）
　昭和35年12月1日　A5　34頁
　機関誌
　※製本

04746　**高原　第16巻　128号**　L-1-19
　編集　高原編集部
　栗生楽泉園文化部（矢嶋良一）
　昭和36年1月1日　A5　32頁
　機関誌
　※製本

04747　**高原　第16巻　第2号**　L-1-19
　編集　高原編集部
　栗生楽泉園文化部（矢嶋良一）
　昭和36年2月1日　A5　29頁
　機関誌
　※製本

04748　**高原　第16巻　第3号**　L-1-19
　編集　高原編集部
　栗生楽泉園文化部（矢嶋良一）
　昭和36年3月1日　A5　32頁
　機関誌
　※製本

04749　**高原　第16巻　第4号**　L-1-19
　編集　高原編集部
　栗生楽泉園文化部（矢嶋良一）
　昭和36年4月1日　A5　34頁
　機関誌
　※製本

04750　**高原　第16巻　第5号**　L-1-19
　編集　高原編集部
　栗生楽泉園文化部（矢嶋良一）
　昭和36年5月1日　A5　34頁
　機関誌
　※製本

04751　**高原　第16巻　第6号**　L-1-19
　編集　高原編集部
　栗生楽泉園文化部（矢嶋良一）
　昭和36年6月1日　A5　34頁
　機関誌
　※製本

04752　**高原　第16巻　第7号**　L-1-19
　編集　高原編集部
　栗生楽泉園文化部（矢嶋良一）
　昭和36年7月1日　A5　36頁
　機関誌
　※製本

04753　**高原　第16巻　第8号**　L-1-19
　編集　高原編集部
　栗生楽泉園文化部（矢嶋良一）
　昭和36年8月1日　A5　36頁
　機関誌
　※製本

04754　**高原　第16巻　第9号**　L-1-19
　編集　高原編集部
　栗生楽泉園文化部（矢嶋良一）
　昭和36年9月1日　A5　33頁

機関誌
※製本

04755　**高原　第16巻　第10号**　L-1-19
編集　高原編集部
栗生楽泉園文化部（矢嶋良一）
昭和36年10月1日　A5　36頁
機関誌
※製本

04756　**高原　第16巻　第11号**　L-1-19
編集　高原編集部
栗生楽泉園文化部（矢嶋良一）
昭和36年11月1日　A5　40頁
機関誌
※製本

04757　**高原　第16巻　第12号**　L-1-19
編集　高原編集部
栗生楽泉園文化部（矢嶋良一）
昭和36年12月1日　A5　36頁
機関誌
※製本

04758　**高原　第17巻　第1号**　L-1-20
編集　高原編集部
栗生楽泉園文化部（矢嶋良一）
昭和37年1月1日　A5　36頁
機関誌
※製本

04759　**高原　第17巻　第2号**　L-1-20
編集　高原編集部
栗生楽泉園文化部（矢嶋良一）
昭和37年2月1日　A5　36頁
機関誌
※製本

04760　**高原　第17巻　第3号**　L-1-20
編集　高原編集部
栗生楽泉園文化部（矢嶋良一）
昭和37年3月1日　A5　44頁
機関誌
※製本

04761　**高原　第17巻　第4号**　L-1-20
編集　高原編集部
栗生楽泉園文化部（矢嶋良一）
昭和37年4月1日　A5　40頁
機関誌
※製本

04762　**高原　第17巻　第5号**　L-1-20
編集　高原編集部
栗生楽泉園文化部（矢嶋良一）
昭和37年5月1日　A5　36頁
機関誌
※製本

04763　**高原　第17巻　第6号**　L-1-20
編集　高原編集部
栗生楽泉園文化部（矢嶋良一）
昭和37年6月1日　A5　34頁
機関誌
※製本

04764　**高原　第17巻　第7号**　L-1-20
編集　高原編集部
栗生楽泉園文化部（矢嶋良一）
昭和37年7月1日　A5　36頁
機関誌
※製本

04765　**高原　第17巻　第8号**　L-1-20
編集　高原編集部
栗生楽泉園文化部（矢嶋良一）
昭和37年8月1日　A5　38頁
機関誌
※製本

04766　**高原　第17巻　第9号**　L-1-20
編集　高原編集部
栗生楽泉園文化部（矢嶋良一）
昭和37年9月1日　A5　36頁
機関誌
※製本

04767　**高原　第17巻　第11号**　L-1-20
編集　高原編集部
栗生楽泉園文化部（矢嶋良一）
昭和37年11月1日　A5　98頁
機関誌
※開園30周年記念
※製本

04768　**高原　第17巻　第12号**　L-1-20
編集　高原編集部
栗生楽泉園文化部（矢嶋良一）
昭和37年12月1日　A5　38頁
機関誌
※製本

04769　**高原　第18巻　第1号**　L-1-21
編集　高原編集部
栗生楽泉園文化部（矢嶋良一）

昭和38年1月1日　A5　36頁　40円
機関誌
※製本

04770　高原　第18巻　第2号　通巻156号　L-1-21
編集　高原編集部
栗生楽泉園文化部（矢嶋良一）
昭和38年2月1日　A5　40頁　40円
機関誌
※製本

04771　高原　第18巻　第3号　通巻157号　L-1-21
編集　高原編集部
栗生楽泉園文化部（矢嶋良一）
昭和38年3月1日　A5　36頁　40円
機関誌
※製本

04772　高原　第18巻　第4号　通巻158号　L-1-21
編集　高原編集部
栗生楽泉園文化部（矢嶋良一）
昭和38年4月1日　A5　38頁　50円
機関誌
※製本

04773　高原　第18巻　第5号　通巻159号　L-1-21
編集　高原編集部
栗生楽泉園文化部（矢嶋良一）
昭和38年5月1日　A5　38頁　40円
機関誌
※製本

04774　高原　第18巻　第6号　通巻160号　L-1-21
編集　高原編集部
栗生楽泉園文化部（矢嶋良一）
昭和38年6月1日　A5　38頁　50円
機関誌
※製本

04775　高原　第18巻　第7号　通巻157号　L-1-21
編集　高原編集部
栗生楽泉園文化部（阿部秀直）
昭和38年7月1日　A5　36頁　50円
機関誌
※製本

04776　高原　第18巻　第8号　通巻158号　L-1-21
編集　高原編集部
栗生楽泉園文化部（阿部秀直）
昭和38年8月1日　A5　34頁　50円
機関誌
※製本

04777　高原　第18巻　第9号　通巻159号　L-1-21
編集　高原編集部
栗生楽泉園文化部（阿部秀直）
昭和38年9月1日　A5　36頁　50円
機関誌
※製本

04778　高原　第18巻　第10号　通巻160号　L-1-21
編集　高原編集部
栗生楽泉園文化部（阿部秀直）
昭和38年10月1日　A5　34頁　50円
機関誌
※製本

04779　高原　第18巻　第11号　通巻161号　L-1-21
編集　高原編集部
栗生楽泉園文化部（阿部秀直）
昭和38年11月1日　A5　34頁　50円
機関誌
※製本

04780　高原　第18巻　第12号　通巻162号　L-1-21
編集　高原編集部
栗生楽泉園文化部（阿部秀直）
昭和38年12月1日　A5　34頁　50円
機関誌
※製本

04781　高原　第19巻　第1号　L-1-22
編集　高原編集部
栗生楽泉園文化部（阿部秀直）
昭和39年1月1日　A5　34頁　50円
機関誌
※製本

04782　高原　第19巻　第2号　L-1-22
編集　高原編集部
栗生楽泉園文化部（阿部秀直）
昭和39年2月1日　A5　34頁　50円
機関誌
※製本

04783　高原　第19巻　第3号　L-1-22
編集　高原編集部
栗生楽泉園文化部（阿部秀直）
昭和39年3月1日　A5　36頁　50円
機関誌
※製本

04784　高原　第19巻　第4号　L-1-22
編集　高原編集部
栗生楽泉園文化部（阿部秀直）
昭和39年4月1日　A5　34頁　50円

機関誌
※製本

04785　高原　第19巻　第5号　L-1-22
　編集　高原編集部
　栗生楽泉園文化部（阿部秀直）
　昭和39年5月1日　A5　36頁　50円
　機関誌
　※製本

04786　高原　第19巻　第6号　L-1-22
　編集　高原編集部
　栗生楽泉園文化部（阿部秀直）
　昭和39年6月1日　A5　34頁　50円
　機関誌
　※製本

04787　高原　第19巻　第7号　L-1-22
　編集　高原編集部
　栗生楽泉園文化部（阿部秀直）
　昭和39年7月1日　A5　32頁　50円
　機関誌
　※製本

04788　高原　第19巻　第8号　L-1-22
　編集　高原編集部
　栗生楽泉園総和会文化部（栗生楽泉園慰安会）
　昭和39年8月1日　A5　32頁　50円
　機関誌
　※製本

04789　高原　第19巻　第9号　通巻171号　L-1-22
　編集　高原編集部
　栗生楽泉園総和会文化部（栗生楽泉園慰安会）
　昭和39年9月1日　A5　34頁　50円
　機関誌
　※製本

04790　高原　第19巻　第10号　通巻172号　L-1-22
　編集　高原編集部
　栗生楽泉園総和会文化部（栗生楽泉園慰安会）
　昭和39年10月1日　A5　32頁　50円
　機関誌
　※製本

04791　高原　第19巻　第11号　通巻173号　L-1-22
　編集　高原編集部
　栗生楽泉園総和会文化部（栗生楽泉園慰安会）
　昭和39年11月1日　A5　32頁　50円
　機関誌
　※製本

04792　高原　第19巻　第12号　通巻174号　L-1-22
　編集　高原編集部
　栗生楽泉園総和会文化部（栗生楽泉園慰安会）
　昭和39年12月1Hい　A5　32頁　50円
　機関誌
　※製本

04793　高原　1月号　175号　L-1-23
　編集　高原編集部
　栗生楽泉園総和会文化部（栗生楽泉園慰安会）
　昭和40年1月1日　A5　36頁　50円
　機関誌
　※製本

04794　高原　2月号　176号　L-1-23
　編集　高原編集部
　栗生楽泉園総和会文化部（栗生楽泉園慰安会）
　昭和40年2月1日　A5　32頁　50円
　機関誌
　※製本

04795　高原　3月号　177号　L-1-23
　編集　高原編集部
　栗生楽泉園総和会文化部（栗生楽泉園慰安会）
　昭和40年3月1日　A5　32頁　50円
　機関誌
　※製本

04796　高原　4月号　178号　L-1-23
　編集　高原編集部
　栗生楽泉園総和会文化部（栗生楽泉園慰安会）
　昭和40年4月1日　A5　32頁　50円
　機関誌
　※製本

04797　高原　5月号　179号　L-1-23
　編集　高原編集部
　栗生楽泉園総和会文化部（栗生楽泉園慰安会）
　昭和40年5月1日　A5　32頁　50円
　機関誌
　※製本

04798　高原　6月号　180号　L-1-23
　編集　高原編集部
　栗生楽泉園総和会文化部（栗生楽泉園慰安会）
　昭和40年6月1日　A5　32頁　50円
　機関誌
　※製本

04799　高原　7月号　181号　L-1-23
　編集　高原編集部
　栗生楽泉園患者自治会（栗生楽泉園慰安会）
　昭和40年7月1日　A5　32頁　50円

機関誌
※製本

04800　高原　8月号　182号　L-1-23
　　編集　高原編集部
　　栗生楽泉園患者自治会（栗生楽泉園慰安会）
　　昭和40年8月1日　A5　32頁　50円
　　機関誌
　　※製本

04801　高原　9月号　183号　L-1-23
　　編集　高原編集部
　　栗生楽泉園患者自治会（栗生楽泉園慰安会）
　　昭和40年9月1日　A5　34頁　50円
　　機関誌
　　※製本

04802　高原　10月号　184号　L-1-23
　　編集　高原編集部
　　栗生楽泉園患者自治会（栗生楽泉園慰安会）
　　昭和40年10月1日　A5　32頁　50円
　　機関誌
　　※製本

04803　高原　11月号　185号　L-1-23
　　編集　高原編集部
　　栗生楽泉園患者自治会（栗生楽泉園慰安会）
　　昭和40年11月1日　A5　36頁　70円
　　機関誌
　　※製本

04804　高原　12月号　186号　L-1-23
　　編集　高原編集部
　　栗生楽泉園患者自治会（栗生楽泉園慰安会）
　　昭和40年12月1日　A5　32頁　70円
　　機関誌
　　※製本

04805　高原　1月号　187号　L-1-24
　　編集　高原編集部
　　栗生楽泉園患者自治会（栗生楽泉園慰安会）
　　昭和41年1月1日　A5　32頁　70円
　　機関誌
　　※製本

04806　高原　2月号　188号　L-1-24
　　編集　高原編集部
　　栗生楽泉園患者自治会（栗生楽泉園慰安会）
　　昭和41年2月1日　A5　32頁　70円
　　機関誌
　　※製本

04807　高原　3月号　189号　L-1-24
　　編集　高原編集部
　　栗生楽泉園患者自治会（栗生楽泉園慰安会）
　　昭和41年3月1日　A5　32頁　70円
　　機関誌
　　※製本

04808　高原　4月号　190号　L-1-24
　　編集　高原編集部
　　栗生楽泉園患者自治会（栗生楽泉園慰安会）
　　昭和41年4月1日　A5　32頁　70円
　　機関誌
　　※製本

04809　高原　5月号　191号　L-1-24
　　編集　高原編集部
　　栗生楽泉園患者自治会（栗生楽泉園慰安会）
　　昭和41年5月1日　A5　32頁　70円
　　機関誌
　　※製本

04810　高原　6月号　192号　L-1-24
　　編集　高原編集部
　　栗生楽泉園患者自治会（栗生楽泉園慰安会）
　　昭和41年6月1日　A5　32頁　70円
　　機関誌
　　※製本

04811　高原　7月号　193号　L-1-24
　　編集　高原編集部
　　栗生楽泉園患者自治会（栗生楽泉園慰安会）
　　昭和41年7月1日　A5　32頁　70円
　　機関誌
　　※製本

04812　高原　8月号　194号　L-1-24
　　編集　高原編集部
　　栗生楽泉園患者自治会（栗生楽泉園慰安会）
　　昭和41年8月1日　A5　32頁　70円
　　機関誌
　　※製本

04813　高原　9月号　195号　L-1-24
　　編集　高原編集部
　　栗生楽泉園患者自治会（栗生楽泉園慰安会）
　　昭和41年9月1日　A5　32頁　70円
　　機関誌
　　※製本

04814　高原　10月号　196号　L-1-24
　　編集　高原編集部
　　栗生楽泉園患者自治会（栗生楽泉園慰安会）
　　昭和41年10月1日　A5　32頁　70円

機関誌
※製本

04815　**高原　11月号　第197号**　L-1-24
編集　高原編集部
栗生楽泉園患者自治会（栗生楽泉園慰安会）
昭和41年11月1日　A5　30頁　70円
機関誌
※製本

04816　**高原　12月号　第198号**　L-1-24
編集　高原編集部
栗生楽泉園患者自治会（栗生楽泉園慰安会）
昭和41年12月1日　A5　30頁　70円
機関誌
※製本

04817　**高原　1月号　第199号**　L-1-25
編集　高原編集部
栗生楽泉園患者自治会（栗生楽泉園慰安会）
昭和42年1月1日　A5　32頁　70円
機関誌
※製本

04818　**高原　2月号　第200号**　L-1-25
編集　高原編集部
栗生楽泉園患者自治会（栗生楽泉園慰安会）
昭和42年2月1日　A5　40頁　70円
機関誌
※200号記念特集
※製本

04819　**高原　3月号　第201号**　L-1-25
編集　高原編集部
栗生楽泉園患者自治会（栗生楽泉園慰安会）
昭和42年3月1日　A5　34頁　70円
機関誌
※製本

04820　**高原　4月号　第202号**　L-1-25
編集　高原編集部
栗生楽泉園患者自治会（栗生楽泉園慰安会）
昭和42年4月1日　A5　30頁　70円
機関誌
※製本

04821　**高原　5月号　第203号**　L-1-25
編集　高原編集部
栗生楽泉園患者自治会（栗生楽泉園慰安会）
昭和42年5月1日　A5　32頁　70円
機関誌
※製本

04822　**高原　6月号　第204号**　L-1-25
編集　高原編集部
栗生楽泉園患者自治会（栗生楽泉園慰安会）
昭和42年6月1日　A5　32頁　70円
機関誌
※製本

04823　**高原　7月号　第205号**　L-1-25
編集　高原編集部
栗生楽泉園患者自治会（栗生楽泉園慰安会）
昭和42年7月1日　A5　32頁　70円
機関誌
※製本

04824　**高原　8月号　第206号**　L-1-25
編集　高原編集部
栗生楽泉園患者自治会（栗生楽泉園慰安会）
昭和42年8月1日　A5　34頁　70円
機関誌
※製本

04825　**高原　9月号　第207号**　L-1-25
編集　高原編集部
栗生楽泉園患者自治会（栗生楽泉園慰安会）
昭和42年9月1日　A5　32頁　70円
機関誌
※製本

04826　**高原　10月号　第208号**　L-1-25
編集　高原編集部
栗生楽泉園患者自治会（栗生楽泉園慰安会）
昭和42年10月1日　A5　32頁　70円
機関誌
※製本

04827　**高原　11月号　第209号**　L-1-25
編集　高原編集部
栗生楽泉園患者自治会（栗生楽泉園慰安会）
昭和42年11月1日　A5　32頁　70円
機関誌
※製本

04828　**高原　12月号　第210号**　L-1-25
編集　高原編集部
栗生楽泉園患者自治会（栗生楽泉園慰安会）
昭和42年12月1日　A5　32頁　70円
機関誌
※『高嶺』15周年記念
※製本

04829　**高原　1月号　第211号**　L-1-26
編集　高原編集部
栗生楽泉園患者自治会（栗生楽泉園慰安会）

昭和43年1月1日　A5　32頁　70円
機関誌
※製本

04830　**高原　2月号　第212号** L-1-26
　編集　高原編集部
　栗生楽泉園患者自治会（栗生楽泉園慰安会）
　昭和43年2月1日　A5　32頁　70円
　機関誌
　※製本

04831　**高原　3月号　第213号** L-1-26
　編集　高原編集部
　栗生楽泉園患者自治会（栗生楽泉園慰安会）
　昭和43年3月1日　A5　32頁　70円
　機関誌
　※製本

04832　**高原　4月号　第214号** L-1-26
　編集　高原編集部
　栗生楽泉園患者自治会（栗生楽泉園慰安会）
　昭和43年4月1日　A5　32頁　70円
　機関誌
　※製本

04833　**高原　5月号　第215号** L-1-26
　編集　高原編集部
　栗生楽泉園患者自治会（栗生楽泉園慰安会）
　昭和43年5月1日　A5　32頁　70円
　機関誌
　※製本

04834　**高原　6月号　第216号** L-1-26
　編集　高原編集部
　栗生楽泉園患者自治会（栗生楽泉園慰安会）
　昭和43年6月1日　A5　32頁　70円
　機関誌
　※製本

04835　**高原　7月号　第217号** L-1-26
　編集　高原編集部
　栗生楽泉園患者自治会（栗生楽泉園慰安会）
　昭和43年7月1日　A5　32頁　70円
　機関誌
　※製本

04836　**高原　8月号　第218号** L-1-26
　編集　高原編集部
　栗生楽泉園患者自治会（栗生楽泉園慰安会）
　昭和43年8月1日　A5　32頁　70円
　機関誌
　※製本

04837　**高原　9月号　第219号** L-1-26
　編集　高原編集部
　栗生楽泉園患者自治会（栗生楽泉園慰安会）
　昭和43年9月1日　A5　32頁　70円
　機関誌
　※製本

04838　**高原　10月号　第220号** L-1-26
　編集　高原編集部
　栗生楽泉園患者自治会（栗生楽泉園慰安会）
　昭和43年10月1日　A5　32頁　70円
　機関誌
　※製本

04839　**高原　11月号　第221号** L-1-26
　編集　高原編集部
　栗生楽泉園患者自治会（栗生楽泉園慰安会）
　昭和43年11月1日　A5　32頁　70円
　機関誌
　※製本

04840　**高原　12月号　第222号** L-1-26
　編集　高原編集部
　栗生楽泉園患者自治会（栗生楽泉園慰安会）
　昭和43年12月1日　A5　32頁　70円
　機関誌
　※製本

04841　**高原　1月号　第223号** L-2-1
　編集　高原編集部
　栗生楽泉園患者自治会（栗生楽泉園慰安会）
　昭和44年1月1日　A5　32頁　70円
　機関誌
　※製本

04842　**高原　2月号　第224号** L-2-1
　編集　高原編集部
　栗生楽泉園患者自治会（栗生楽泉園慰安会）
　昭和44年2月1日　A5　32頁　70円
　機関誌
　※製本

04843　**高原　3月号　第225号** L-2-1
　編集　高原編集部
　栗生楽泉園患者自治会（栗生楽泉園慰安会）
　昭和44年3月1日　A5　32頁　70円
　機関誌
　※製本

04844　**高原　4月号　第226号** L-2-1
　編集　高原編集部
　栗生楽泉園患者自治会（栗生楽泉園慰安会）
　昭和44年4月1日　A5　32頁　70円

04845　**高原　5月号　第227号**　L-2-1
編集　高原編集部
栗生楽泉園患者自治会（栗生楽泉園慰安会）
昭和44年5月1日　A5　32頁　70円
機関誌
※製本

04846　**高原　6月号　第228号**　L-2-1
編集　高原編集部
栗生楽泉園患者自治会（栗生楽泉園慰安会）
昭和44年6月1日　A5　32頁　70円
機関誌
※製本

04847　**高原　7月号　第229号**　L-2-1
編集　高原編集部
栗生楽泉園患者自治会（栗生楽泉園慰安会）
昭和44年7月1日　A5　32頁　70円
機関誌
※製本

04848　**高原　8月号　第230号**　L-2-1
編集　高原編集部
栗生楽泉園患者自治会（栗生楽泉園慰安会）
昭和44年8月1日　A5　32頁　70円
機関誌
※製本

04849　**高原　9月号　第231号**　L-2-1
編集　高原編集部
栗生楽泉園患者自治会（栗生楽泉園慰安会）
昭和44年9月1日　A5　32頁　70円
機関誌
※製本

04850　**高原　10月号　第232号**　L-2-1
編集　高原編集部
栗生楽泉園患者自治会（栗生楽泉園慰安会）
昭和44年10月1日　A5　32頁　70円
機関誌
※製本

04851　**高原　11月号　第233号**　L-2-1
編集　高原編集部
栗生楽泉園患者自治会（栗生楽泉園慰安会）
昭和44年11月1日　A5　32頁　70円
機関誌
※製本

04852　**高原　12月号　第234号**　L-2-1
編集　高原編集部
栗生楽泉園患者自治会（栗生楽泉園慰安会）
昭和44年12月1日　A5　32頁　70円
機関誌
※製本

04853　**高原　1月号　第235号**　L-2-2
編集　高原編集部
栗生楽泉園患者自治会（栗生楽泉園慰安会）
昭和45年1月1日　A5　32頁　70円
機関誌
※製本

04854　**高原　2月号　第236号**　L-2-2
編集　高原編集部
栗生楽泉園患者自治会（栗生楽泉園慰安会）
昭和45年2月1日　A5　32頁　70円
機関誌
※製本

04855　**高原　3月号　第237号**　L-2-2
編集　高原編集部
栗生楽泉園患者自治会（栗生楽泉園慰安会）
昭和45年3月1日　A5　32頁　70円
機関誌
※製本

04856　**高原　4月号　第238号**　L-2-2
編集　高原編集部
栗生楽泉園患者自治会（栗生楽泉園慰安会）
昭和45年4月1日　A5　32頁　70円
機関誌
※製本

04857　**高原　5月号　第239号**　L-2-2
編集　高原編集部
栗生楽泉園患者自治会（栗生楽泉園慰安会）
昭和45年5月1日　A5　32頁　70円
機関誌
※製本

04858　**高原　6月号　第240号**　L-2-2
編集　高原編集部
栗生楽泉園患者自治会（栗生楽泉園慰安会）
昭和45年6月1日　A5　32頁　70円
機関誌
※製本

04859　**高原　7月号　第241号**　L-2-2
編集　高原編集部
栗生楽泉園患者自治会（栗生楽泉園慰安会）
昭和45年7月1日　A5　32頁　70円

04860　**高原　8月号　第242号** L-2-2
　　編集　高原編集部
　　栗生楽泉園患者自治会（栗生楽泉園慰安会）
　　昭和45年8月1日　A5　34頁　70円
　　機関誌
　　※製本

04861　**高原　9月号　第243号** L-2-2
　　編集　高原編集部
　　栗生楽泉園患者自治会（栗生楽泉園慰安会）
　　昭和45年9月1日　A5　32頁　70円
　　機関誌
　　※製本

04862　**高原　10月号　第244号** L-2-2
　　編集　高原編集部
　　栗生楽泉園患者自治会（栗生楽泉園慰安会）
　　昭和45年10月1日　A5　32頁　70円
　　機関誌
　　※製本

04863　**高原　11月号　第245号** L-2-2
　　編集　高原編集部
　　栗生楽泉園患者自治会（栗生楽泉園慰安会）
　　昭和45年11月1日　A5　32頁　70円
　　機関誌
　　※製本

04864　**高原　12月号　246号** L-2-2
　　編集　高原編集部
　　栗生楽泉園患者自治会（栗生楽泉園慰安会）
　　昭和45年12月1日　A5　32頁　70円
　　機関誌
　　※製本

04865　**高原　1月号　247号** L-2-3
　　編集　高原編集部
　　栗生楽泉園患者自治会（栗生楽泉園慰安会）
　　昭和46年1月1日　A5　32頁　70円
　　機関誌
　　※製本

04866　**高原　2月号　248号** L-2-3
　　編集　高原編集部
　　栗生楽泉園患者自治会（栗生楽泉園慰安会）
　　昭和46年2月1日　A5　34頁　70円
　　機関誌
　　※製本

04867　**高原　3月号　249号** L-2-3
　　編集　高原編集部
　　栗生楽泉園患者自治会（栗生楽泉園慰安会）
　　昭和46年3月1日　A5　30頁　70円
　　機関誌
　　※製本

04868　**高原　4月号　第250号** L-2-3
　　編集　高原編集部
　　栗生楽泉園患者自治会（栗生楽泉園慰安会）
　　昭和46年4月1日　A5　32頁　70円
　　機関誌
　　※製本

04869　**高原　5月号　第251号** L-2-3
　　編集　高原編集部
　　栗生楽泉園患者自治会（栗生楽泉園慰安会）
　　昭和46年5月1日　A5　30頁　70円
　　機関誌
　　※製本

04870　**高原　6月号　第252号** L-2-3
　　編集　高原編集部
　　栗生楽泉園患者自治会（栗生楽泉園慰安会）
　　昭和46年6月1日　A5　32頁　70円
　　機関誌
　　※製本

04871　**高原　7月号　第253号** L-2-3
　　編集　高原編集部
　　栗生楽泉園患者自治会（栗生楽泉園慰安会）
　　昭和46年7月1日　A5　32頁　70円
　　機関誌
　　※製本

04872　**高原　8月号　第254号** L-2-3
　　編集　高原編集部
　　栗生楽泉園患者自治会（栗生楽泉園慰安会）
　　昭和46年8月1日　A5　32頁　70円
　　機関誌
　　※製本

04873　**高原　9月号　第255号** L-2-3
　　編集　高原編集部
　　栗生楽泉園患者自治会（栗生楽泉園慰安会）
　　昭和46年9月1日　A5　32頁　70円
　　機関誌
　　※製本

04874　**高原　10月号　第256号** L-2-3
　　編集　高原編集部
　　栗生楽泉園患者自治会（栗生楽泉園慰安会）
　　昭和46年10月1日　A5　32頁　70円

機関誌
※製本

04875 **高原 11月号 第257号** L-2-3
編集 高原編集部
栗生楽泉園患者自治会（栗生楽泉園慰安会）
昭和46年11月1日　A5　31頁　70円
機関誌
※製本

04876 **高原 12月号 第258号** L-2-3
編集 高原編集部
栗生楽泉園患者自治会（栗生楽泉園慰安会）
昭和46年12月1日　A5　28頁　70円
機関誌
※製本

04877 **高原 1月号 第259号** L-2-4
編集 高原編集部
栗生楽泉園患者自治会（栗生楽泉園慰安会）
昭和47年1月1日　A5　32頁　70円
機関誌
※製本

04878 **高原 2月号 第260号** L-2-4
編集 高原編集部
栗生楽泉園患者自治会（栗生楽泉園慰安会）
昭和47年2月1日　A5　32頁　70円
機関誌
※製本

04879 **高原 3月号 第261号** L-2-4
編集 高原編集部
栗生楽泉園患者自治会（栗生楽泉園慰安会）
昭和47年3月1日　A5　30頁　70円
機関誌
※製本

04880 **高原 4月号 第262号** L-2-4
編集 高原編集部
栗生楽泉園患者自治会（栗生楽泉園慰安会）
昭和47年4月1日　A5　32頁　100円
機関誌
※製本

04881 **高原 5月号 第263号** L-2-4
編集 高原編集部
栗生楽泉園患者自治会（栗生楽泉園慰安会）
昭和47年5月1日　A5　32頁　100円
機関誌
※製本

04882 **高原 6月号 第264号** L-2-4
編集 高原編集部
栗生楽泉園患者自治会（栗生楽泉園慰安会）
昭和47年6月1日　A5　30頁　100円
機関誌
※製本

04883 **高原 7月号 第265号** L-2-4
編集 高原編集部
栗生楽泉園患者自治会（栗生楽泉園慰安会）
昭和47年7月1日　A5　32頁　100円
機関誌
※製本

04884 **高原 8月号 第266号** L-2-4
編集 高原編集部
栗生楽泉園患者自治会（栗生楽泉園慰安会）
昭和47年8月1日　A5　34頁　100円
機関誌
※製本

04885 **高原 9月号 第267号** L-2-4
編集 高原編集部
栗生楽泉園患者自治会（栗生楽泉園慰安会）
昭和47年9月1日　A5　32頁　100円
機関誌
※製本

04886 **高原 10月号 第268号** L-2-4
昭和47年10月1日　A5　32頁
機関誌
※製本

04887 **高原 11月号 第269号** L-2-4
編集 高原編集部
栗生楽泉園患者自治会（栗生楽泉園慰安会）
昭和47年11月1日　A5　54頁　200円
機関誌
※製本

04888 **高原 12月号 第270号** L-2-4
編集 高原編集部
栗生楽泉園患者自治会（栗生楽泉園慰安会）
昭和47年12月1日　A5　32頁　100円
機関誌
※製本

04889 **高原 1月号 第271号** L-2-5
編集 高原編集部
栗生楽泉園患者自治会（栗生楽泉園慰安会）
昭和48年1月1日　A5　34頁　100円
機関誌
※製本

04890 高原　2月号　第272号　L-2-5
編集　高原編集部
栗生楽泉園患者自治会（栗生楽泉園慰安会）
昭和48年2月1日　A5　32頁　100円
機関誌
※製本

04891 高原　3月号　第273号　L-2-5
編集　高原編集部
栗生楽泉園患者自治会（栗生楽泉園慰安会）
昭和48年3月1日　A5　32頁　100円
機関誌
※製本

04892 高原　4月号　第274号　L-2-5
編集　高原編集部
栗生楽泉園患者自治会（栗生楽泉園慰安会）
昭和48年4月1日　A5　32頁　100円
機関誌
※製本

04893 高原　5月号　第275号　L-2-5
編集　高原編集部
栗生楽泉園患者自治会（栗生楽泉園慰安会）
昭和48年5月1日　A5　32頁　100円
機関誌
※製本

04894 高原　6月号　第276号　L-2-5
編集　高原編集部
栗生楽泉園患者自治会（栗生楽泉園慰安会）
昭和48年6月1日　A5　32頁　100円
機関誌
※製本

04895 高原　7月号　第277号　L-2-5
昭和48年7月1日　A5　32頁
機関誌
※製本

04896 高原　8月号　第278号　L-2-5
編集　高原編集部
栗生楽泉園患者自治会（栗生楽泉園慰安会）
昭和48年8月1日　A5　32頁　100円
機関誌
※製本

04897 高原　9月号　第279号　L-2-5
編集　高原編集部
栗生楽泉園患者自治会（栗生楽泉園慰安会）
昭和48年9月1日　A5　32頁　100円
機関誌
※製本

04898 高原　10月号　第280号　L-2-5
編集　高原編集部
栗生楽泉園患者自治会（栗生楽泉園慰安会）
昭和48年10月1日　A5　32頁　100円
機関誌
※製本

04899 高原　11月号　第281号　L-2-5
編集　高原編集部
栗生楽泉園患者自治会（栗生楽泉園慰安会）
昭和48年11月1日　A5　38頁　100円
機関誌
※製本

04900 高原　12月号　第282号　L-2-5
編集　高原編集部
栗生楽泉園患者自治会（栗生楽泉園慰安会）
昭和48年12月1日　A5　30頁　100円
機関誌
※製本

04901 高原　1月号　第283号　L-2-6
編集　高原編集部
栗生楽泉園患者自治会（栗生楽泉園慰安会）
昭和49年1月1日　A5　32頁　100円
機関誌
※製本

04902 高原　2月号　第284号　L-2-6
編集　高原編集部
栗生楽泉園患者自治会（栗生楽泉園慰安会）
昭和49年2月1日　A5　32頁　100円
機関誌
※製本

04903 高原　3月号　第285号　L-2-6
編集　高原編集部
栗生楽泉園患者自治会（栗生楽泉園慰安会）
昭和49年3月1日　A5　34頁　100円
機関誌
※製本

04904 高原　4月号　第286号　L-2-6
編集　高原編集部
栗生楽泉園患者自治会（栗生楽泉園慰安会）
昭和49年4月1日　A5　28頁　140円
機関誌
※製本

04905 高原　5月号　第287号　L-2-6
編集　高原編集部
栗生楽泉園患者自治会（栗生楽泉園慰安会）
昭和49年5月1日　A5　28頁　140円

機関誌
※製本

04906　**高原　6・7月号　第288号**　L-2-6
編集　高原編集部
栗生楽泉園患者自治会（栗生楽泉園慰安会）
昭和49年7月1日　A5　34頁　140円
機関誌
※製本

04907　**高原　8月号　第289号**　L-2-6
編集　高原編集部
栗生楽泉園患者自治会（栗生楽泉園慰安会）
昭和49年8月1日　A5　30頁　140円
機関誌
※製本

04908　**高原　9月号　第290号**　L-2-6
編集　高原編集部
栗生楽泉園患者自治会（栗生楽泉園慰安会）
昭和49年9月1日　A5　28頁　140円
機関誌
※製本

04909　**高原　10月号　第291号**　L-2-6
編集　高原編集部
栗生楽泉園患者自治会（栗生楽泉園慰安会）
昭和49年10月1日　A5　28頁　140円
機関誌
※製本

04910　**高原　11月号　第292号**　L-2-6
編集　高原編集部
栗生楽泉園患者自治会（栗生楽泉園慰安会）
昭和49年11月1日　A5　34頁　140円
機関誌
※製本

04911　**高原　12月号　第293号**　L-2-6
編集　高原編集部
栗生楽泉園患者自治会（栗生楽泉園慰安会）
昭和49年12月1日　A5　28頁　140円
機関誌
※製本

04912　**高原　1月号　第294号**　L-2-7
編集　高原編集部
栗生楽泉園患者自治会（栗生楽泉園慰安会）
昭和50年1月1日　A5　28頁　140円
機関誌
※製本

04913　**高原　2月号　第295号**　L-2-7
編集　高原編集部
栗生楽泉園患者自治会（栗生楽泉園慰安会）
昭和50年3月1日　A5　34頁　140円
機関誌
※製本

04914　**高原　4月号　第296号**　L-2-7
編集　高原編集部
栗生楽泉園患者自治会（栗生楽泉園慰安会）
昭和50年4月1日　A5　28頁　140円
機関誌
※製本

04915　**高原　5月号　第297号**　L-2-7
編集　高原編集部
栗生楽泉園患者自治会（栗生楽泉園慰安会）
昭和50年5月1日　A5　28頁　140円
機関誌
※製本

04916　**高原　6・7月号　第298号**　L-2-7
編集　高原編集部
栗生楽泉園患者自治会（栗生楽泉園慰安会）
昭和50年7月1日　A5　33頁　140円
機関誌
※製本

04917　**高原　8月号　第299号**　L-2-7
編集　高原編集部
栗生楽泉園患者自治会（栗生楽泉園慰安会）
昭和50年8月1日　A5　28頁　140円
機関誌
※製本

04918　**高原　9月号　第300号**　L-2-7
編集　高原編集部
栗生楽泉園患者自治会（栗生楽泉園慰安会）
昭和50年9月1日　A5　30頁　140円
機関誌
※通巻300号
※製本

04919　**高原　10月号　第301号**　L-2-7
編集　高原編集部
栗生楽泉園患者自治会（栗生楽泉園慰安会）
昭和50年10月1日　A5　28頁　140円
機関誌
※製本

04920　**高原　11月号　第302号**　L-2-7
編集　高原編集部
栗生楽泉園患者自治会（栗生楽泉園慰安会）

昭和50年11月1日　A5　32頁　140円
機関誌
※製本

04921　**高原　12月号　第303号**　L-2-7
編集　高原編集部
栗生楽泉園患者自治会（栗生楽泉園慰安会）
昭和50年12月1日　A5　28頁　140円
機関誌
※製本

04922　**高原　1月号　第304号**　L-2-8
編集　高原編集部
栗生楽泉園患者自治会（栗生楽泉園慰安会）
昭和51年1月1日　A5　28頁　140円
機関誌
※製本

04923　**高原　2・3月号　第305号**　L-2-8
編集　高原編集部
栗生楽泉園患者自治会（栗生楽泉園慰安会）
昭和51年3月1日　A5　28頁　140円
機関誌
※製本

04924　**高原　4月号　第306号**　L-2-8
編集　高原編集部
栗生楽泉園患者自治会（栗生楽泉園慰安会）
昭和51年4月1日　A5　34頁　140円
機関誌
※製本

04925　**高原　5月号　第307号**　L-2-8
編集　高原編集部
栗生楽泉園患者自治会（栗生楽泉園慰安会）
昭和51年5月1日　A5　28頁　140円
機関誌
※製本

04926　**高原　6月号　第308号**　L-2-8
編集　高原編集部
栗生楽泉園患者自治会（栗生楽泉園慰安会）
昭和51年6月1日　A5　28頁　140円
機関誌
※製本

04927　**高原　7月号　第309号**　L-2-8
編集　高原編集部
栗生楽泉園患者自治会（栗生楽泉園慰安会）
昭和51年7月1日　A5　28頁　140円
機関誌
※製本

04928　**高原　8月号　第310号**　L-2-8
編集　高原編集部
栗生楽泉園患者自治会（栗生楽泉園慰安会）
昭和51年8月1日　A5　29頁　140円
機関誌
※製本

04929　**高原　9月号　第311号**　L-2-8
編集　高原編集部
栗生楽泉園患者自治会（栗生楽泉園慰安会）
昭和51年9月1日　A5　28頁　140円
機関誌
※製本

04930　**高原　10月号　第312号**　L-2-8
編集　高原編集部
栗生楽泉園患者自治会（栗生楽泉園慰安会）
昭和51年10月1日　A5　30頁　140円
機関誌
※製本

04931　**高原　11月号　第313号**　L-2-8
編集　高原編集部
栗生楽泉園患者自治会（栗生楽泉園慰安会）
昭和51年11月1日　A5　34頁　140円
機関誌
※製本

04932　**高原　12月号　第314号**　L-2-8
編集　高原編集部
栗生楽泉園患者自治会（栗生楽泉園慰安会）
昭和51年12月1日　A5　28頁　140円
機関誌
※製本

04933　**高原　1月号・第315号**　L-2-9
編集　高原編集部
栗生楽泉園患者自治会（栗生楽泉園慰安会）
昭和52年1月1日　A5　28頁　140円
機関誌
※製本

04934　**高原　2月号・第316号**　L-2-9
編集　高原編集部
栗生楽泉園患者自治会（栗生楽泉園慰安会）
昭和52年2月1日　A5　28頁　140円
機関誌
※製本

04935　**高原　3月号・第317号**　L-2-9
編集　高原編集部
栗生楽泉園患者自治会（栗生楽泉園慰安会）
昭和52年3月1日　A5　30頁　140円

機関誌
※製本

04936　**高原　4月号・第318号**　L-2-9
　　編集　高原編集部
　　栗生楽泉園患者自治会（栗生楽泉園慰安会）
　　昭和52年4月1日　A5　28頁　140円
　　機関誌
　　※製本

04937　**高原　5月号・第319号**　L-2-9
　　編集　高原編集部
　　栗生楽泉園患者自治会（栗生楽泉園慰安会）
　　昭和52年5月1日　A5　30頁　140円
　　機関誌
　　※製本

04938　**高原　6月号・第320号**　L-2-9
　　編集　高原編集部
　　栗生楽泉園患者自治会（栗生楽泉園慰安会）
　　昭和52年6月1日　A5　28頁　140円
　　機関誌
　　※製本

04939　**高原　7月号・第321号**　L-2-9
　　編集　高原編集部
　　栗生楽泉園患者自治会（栗生楽泉園慰安会）
　　昭和52年7月1日　A5　28頁　140円
　　機関誌
　　※製本

04940　**高原　8月号・第322号**　L-2-9
　　編集　高原編集部
　　栗生楽泉園患者自治会（栗生楽泉園慰安会）
　　昭和52年8月1日　A5　28頁　140円
　　機関誌
　　※製本

04941　**高原　9月号・第323号**　L-2-9
　　編集　高原編集部
　　栗生楽泉園患者自治会（栗生楽泉園慰安会）
　　昭和52年9月1日　A5　28頁　140円
　　機関誌
　　※製本

04942　**高原　10月号・第324号**　L-2-9
　　編集　高原編集部
　　栗生楽泉園患者自治会（栗生楽泉園慰安会）
　　昭和52年10月1日　A5　28頁　140円
　　機関誌
　　※製本

04943　**高原　11月号・第325号**　L-2-9
　　編集　高原編集部
　　栗生楽泉園患者自治会（栗生楽泉園慰安会）
　　昭和52年11月1日　A5　30頁　140円
　　機関誌
　　※製本

04944　**高原　12月号・第326号**　L-2-9
　　編集　高原編集部
　　栗生楽泉園患者自治会（栗生楽泉園慰安会）
　　昭和52年12月1日　A5　28頁　140円
　　機関誌
　　※製本

04945　**高原　1月号・第327号**　L-2-10
　　編集　高原編集部
　　栗生楽泉園患者自治会（栗生楽泉園慰安会）
　　昭和53年1月1日　A5　28頁　140円
　　機関誌
　　※製本

04946　**高原　2月号・第328号**　L-2-10
　　編集　高原編集部
　　栗生楽泉園患者自治会（栗生楽泉園慰安会）
　　昭和53年2月1日　A5　28頁　140円
　　機関誌
　　※製本

04947　**高原　3月号・第329号**　L-2-10
　　編集　高原編集部
　　栗生楽泉園患者自治会（栗生楽泉園慰安会）
　　昭和53年3月1日　A5　30頁　140円
　　機関誌
　　※製本

04948　**高原　4月号・第330号**　L-2-10
　　編集　高原編集部
　　栗生楽泉園患者自治会（栗生楽泉園慰安会）
　　昭和53年4月1日　A5　26頁　140円
　　機関誌
　　※製本

04949　**高原　5月号・第331号**　L-2-10
　　編集　高原編集部
　　栗生楽泉園患者自治会（栗生楽泉園慰安会）
　　昭和53年5月1日　A5　28頁　140円
　　機関誌
　　※製本

04950　**高原　6月号・第332号**　L-2-10
　　編集　高原編集部
　　栗生楽泉園患者自治会（栗生楽泉園慰安会）
　　昭和53年6月1日　A5　28頁　140円

機関誌
※製本

04951　**高原　7月号・第333号**　L-2-10
　編集　高原編集部
　栗生楽泉園患者自治会（栗生楽泉園慰安会）
　昭和53年7月1日　A5　26頁　140円
　機関誌
　※製本

04952　**高原　8月号・第334号**　L-2-10
　編集　高原編集部
　栗生楽泉園患者自治会（栗生楽泉園慰安会）
　昭和53年8月1日　A5　28頁　140円
　機関誌
　※製本

04953　**高原　9月号・第335号**　L-2-10
　編集　高原編集部
　栗生楽泉園患者自治会（栗生楽泉園慰安会）
　昭和53年9月1日　A5　28頁　140円
　機関誌
　※製本

04954　**高原　10月号・第336号**　L-2-10
　編集　高原編集部
　栗生楽泉園患者自治会（栗生楽泉園慰安会）
　昭和53年10月1日　A5　30頁　140円
　機関誌
　※製本

04955　**高原　11月号・第337号**　L-2-10
　編集　高原編集部
　栗生楽泉園患者自治会（栗生楽泉園慰安会）
　昭和53年11月1日　A5　30頁　140円
　機関誌
　※製本

04956　**高原　12月号・第338号**　L-2-10
　編集　高原編集部
　栗生楽泉園患者自治会（栗生楽泉園慰安会）
　昭和53年12月1日　A5　28頁　140円
　機関誌
　※製本

04957　**高原　1月号・第339号**　L-2-11
　編集　高原編集部
　栗生楽泉園患者自治会（栗生楽泉園慰安会）
　昭和54年1月1日　A5　28頁　140円
　機関誌
　※製本

04958　**高原　2月号・第340号**　L-2-11
　編集　高原編集部
　栗生楽泉園患者自治会（栗生楽泉園慰安会）
　昭和54年2月1日　A5　28頁　140円
　機関誌
　※製本

04959　**高原　3月号・第341号**　L-2-11
　編集　高原編集部
　栗生楽泉園患者自治会（栗生楽泉園慰安会）
　昭和54年3月1日　A5　26頁　140円
　機関誌
　※製本

04960　**高原　4月号・第342号**　L-2-11
　編集　高原編集部
　栗生楽泉園患者自治会（栗生楽泉園慰安会）
　昭和54年4月1日　A5　30頁　140円
　機関誌
　※製本

04961　**高原　5月号・第343号**　L-2-11
　編集　高原編集部
　栗生楽泉園患者自治会（栗生楽泉園慰安会）
　昭和54年5月1日　A5　28頁　140円
　機関誌
　※製本

04962　**高原　6月号・第344号**　L-2-11
　編集　高原編集部
　栗生楽泉園患者自治会（栗生楽泉園慰安会）
　昭和54年6月1日　A5　28頁　140円
　機関誌
　※製本

04963　**高原　7月号・第345号**　L-2-11
　編集　高原編集部
　栗生楽泉園患者自治会（栗生楽泉園慰安会）
　昭和54年7月1日　A5　30頁　140円
　機関誌
　※製本

04964　**高原　8月号・第346号**　L-2-11
　編集　高原編集部
　栗生楽泉園患者自治会（栗生楽泉園慰安会）
　昭和54年8月1日　A5　26頁　140円
　機関誌
　※製本

04965　**高原　9月号・第347号**　L-2-11
　編集　高原編集部
　栗生楽泉園患者自治会（栗生楽泉園慰安会）
　昭和54年9月1日　A5　26頁　200円

機関誌
※製本

04966　**高原　10月号・第348号**　L-2-11
編集　高原編集部
栗生楽泉園患者自治会（栗生楽泉園慰安会）
昭和54年10月1日　A5　28頁　200円
機関誌
※製本

04967　**高原　11月号・第349号**　L-2-11
編集　高原編集部
栗生楽泉園患者自治会（栗生楽泉園慰安会）
昭和54年11月1日　A5　30頁　200円
機関誌
※製本

04968　**高原　12月号・第350号**　L-2-11
編集　高原編集部
栗生楽泉園患者自治会（栗生楽泉園慰安会）
昭和54年12月1日　A5　30頁
機関誌
※製本

04969　**高原　1月号・第351号**　L-2-12
編集　高原編集部
栗生楽泉園患者自治会（栗生楽泉園慰安会）
昭和55年1月1日　A5　28頁　200円
機関誌
※製本

04970　**高原　2・3月号　第352号**　L-2-12
編集　高原編集部
栗生楽泉園患者自治会（栗生楽泉園慰安会）
昭和55年3月1日　A5　30頁　140円
機関誌
※製本

04971　**高原　4月号　第353号**　L-2-12
編集　高原編集部
栗生楽泉園患者自治会（栗生楽泉園慰安会）
昭和55年4月1日　A5　28頁　200円
機関誌
※製本

04972　**高原　5月号　第354号**　L-2-12
編集　高原編集部
栗生楽泉園患者自治会（栗生楽泉園慰安会）
昭和55年5月1日　A5　28頁　200円
機関誌
※製本

04973　**高原　6月号　第355号**　L-2-12
編集　高原編集部
栗生楽泉園患者自治会（栗生楽泉園慰安会）
昭和55年6月1日　A5　28頁　200円
機関誌
※製本

04974　**高原　7月号・第356号**　L-2-12
編集　高原編集部
栗生楽泉園患者自治会（栗生楽泉園慰安会）
昭和55年7月1日　A5　28頁　200円
機関誌
※製本

04975　**高原　8月号・第357号**　L-2-12
編集　高原編集部
栗生楽泉園患者自治会（栗生楽泉園慰安会）
昭和55年8月1日　A5　28頁　200円
機関誌
※製本

04976　**高原　9月号・第358号**　L-2-12
編集　高原編集部
栗生楽泉園患者自治会（栗生楽泉園慰安会）
昭和55年9月1日　A5　28頁　200円
機関誌
※製本

04977　**高原　10月号・第359号**　L-2-12
編集　高原編集部
栗生楽泉園患者自治会（栗生楽泉園慰安会）
昭和55年10月1日　A5　28頁　200円
機関誌
※製本

04978　**高原　11月号・第360号**　L-2-12
編集　高原編集部
栗生楽泉園患者自治会（栗生楽泉園慰安会）
昭和55年11月1日　A5　32頁　200円
機関誌
※製本

04979　**高原　12月号・第361号**　L-2-12
編集　高原編集部
栗生楽泉園患者自治会（栗生楽泉園慰安会）
昭和55年12月1日　A5　30頁　200円
機関誌
※製本

04980　**高原　1月号・第362号**　L-2-13
編集　高原編集部
栗生楽泉園患者自治会（栗生楽泉園慰安会）
昭和56年1月1日　A5　28頁　200円

04981　**高原　2月号・第363号**　L-2-13
　　編集　高原編集部
　　栗生楽泉園患者自治会（栗生楽泉園慰安会）
　　昭和56年2月1日　A5　28頁　200円
　　機関誌
　　※製本

04982　**高原　3月号・第364号**　L-2-13
　　編集　高原編集部
　　栗生楽泉園患者自治会（栗生楽泉園慰安会）
　　昭和56年3月1日　A5　28頁　200円
　　機関誌
　　※製本

04983　**高原　4月号・第365号**　L-2-13
　　編集　高原編集部
　　栗生楽泉園患者自治会（栗生楽泉園慰安会）
　　昭和56年4月1日　A5　28頁　200円
　　機関誌
　　※製本

04984　**高原　5月号・第366号**　L-2-13
　　編集　高原編集部
　　栗生楽泉園患者自治会（栗生楽泉園慰安会）
　　昭和56年5月1日　A5　28頁　200円
　　機関誌
　　※製本

04985　**高原　6月号・第367号**　L-2-13
　　編集　高原編集部
　　栗生楽泉園患者自治会（栗生楽泉園慰安会）
　　昭和56年6月1日　A5　28頁　200円
　　機関誌
　　※製本

04986　**高原　7月号・第368号**　L-2-13
　　編集　高原編集部
　　栗生楽泉園患者自治会（栗生楽泉園慰安会）
　　昭和56年7月1日　A5　28頁　200円
　　機関誌
　　※製本

04987　**高原　8月号・第369号**　L-2-13
　　編集　高原編集部
　　栗生楽泉園患者自治会（栗生楽泉園慰安会）
　　昭和56年8月1日　A5　30頁　200円
　　機関誌
　　※製本

04988　**高原　9月号・第370号**　L-2-13
　　編集　高原編集部
　　栗生楽泉園患者自治会（栗生楽泉園慰安会）
　　昭和56年9月1日　A5　28頁　200円
　　機関誌
　　※製本

04989　**高原　10月号・第371号**　L-2-13
　　編集　高原編集部
　　栗生楽泉園患者自治会（栗生楽泉園慰安会）
　　昭和56年10月1日　A5　28頁　200円
　　機関誌
　　※製本

04990　**高原　11月号・第372号**　L-2-13
　　編集　高原編集部
　　栗生楽泉園患者自治会（栗生楽泉園慰安会）
　　昭和56年11月1日　A5　30頁　200円
　　機関誌
　　※製本

04991　**高原　12月号・第373号**　L-2-13
　　編集　高原編集部
　　栗生楽泉園患者自治会（栗生楽泉園慰安会）
　　昭和56年12月1日　A5　28頁
　　機関誌
　　※製本

04992　**高原　1月号・第374号**　L-2-14
　　編集　高原編集部
　　栗生楽泉園患者自治会（栗生楽泉園慰安会）
　　昭和57年1月1日　A5　28頁　200円
　　機関誌
　　※製本

04993　**高原　2月号・第375号**　L-2-14
　　編集　高原編集部
　　栗生楽泉園患者自治会（栗生楽泉園慰安会）
　　昭和57年2月1日　A5　30頁　200円
　　機関誌
　　※製本

04994　**高原　3月号・第376号**　L-2-14
　　編集　高原編集部
　　栗生楽泉園患者自治会（栗生楽泉園慰安会）
　　昭和57年3月1日　A5　28頁　200円
　　機関誌
　　※製本

04995　**高原　4月号・第377号**　L-2-14
　　編集　高原編集部
　　栗生楽泉園患者自治会（栗生楽泉園慰安会）
　　昭和57年4月1日　A5　28頁　200円

機関誌
※製本

04996　**高原　5月号・第378号**　L-2-14
編集　高原編集部
栗生楽泉園患者自治会（栗生楽泉園慰安会）
昭和57年5月1日　A5　28頁　200円
機関誌
※製本

04997　**高原　6月号・第379号**　L-2-14
編集　高原編集部
栗生楽泉園患者自治会（栗生楽泉園慰安会）
昭和57年6月1日　A5　28頁　200円
機関誌
※製本

04998　**高原　7月号・第380号**　L-2-14
編集　高原編集部
栗生楽泉園患者自治会（栗生楽泉園慰安会）
昭和57年7月1日　A5　28頁　200円
機関誌
※製本

04999　**高原　8月号・第381号**　L-2-14
編集　高原編集部
栗生楽泉園患者自治会（栗生楽泉園慰安会）
昭和57年8月1日　A5　30頁　200円
機関誌
※製本

05000　**高原　9月号・第382号**　L-2-14
編集　高原編集部
栗生楽泉園患者自治会（栗生楽泉園慰安会）
昭和57年9月1日　A5　30頁　200円
機関誌
※製本

05001　**高原　10月号・第383号**　L-2-14
編集　高原編集部
栗生楽泉園患者自治会（栗生楽泉園慰安会）
昭和57年10月1日　A5　30頁　200円
機関誌
※製本

05002　**高原　11月号・第384号**　L-2-14
編集　高原編集部
栗生楽泉園患者自治会（栗生楽泉園慰安会）
昭和57年11月1日　A5　40頁　200円
機関誌
※開園50周年記念
※製本

05003　**高原　12月号・第385号**　L-2-14
編集　高原編集部
栗生楽泉園患者自治会（栗生楽泉園慰安会）
昭和57年12月1日　A5　30頁
機関誌
※製本

05004　**高原　1月号・第386号**　L-2-15
編集　高原編集部
栗生楽泉園患者自治会（栗生楽泉園慰安会）
昭和58年1月1日　A5　30頁　200円
機関誌
※製本

05005　**高原　2月号・第387号**　L-2-15
編集　高原編集部
栗生楽泉園患者自治会（栗生楽泉園慰安会）
昭和58年2月1日　A5　30頁　200円
機関誌
※製本

05006　**高原　3月号・第388号**　L-2-15
編集　高原編集部
栗生楽泉園患者自治会（栗生楽泉園慰安会）
昭和58年3月1日　A5　30頁　200円
機関誌
※製本

05007　**高原　4月号・第389号**　L-2-15
編集　高原編集部
栗生楽泉園患者自治会（栗生楽泉園慰安会）
昭和58年4月1日　A5　30頁　200円
機関誌
※製本

05008　**高原　5月号・第390号**　L-2-15
編集　高原編集部
栗生楽泉園患者自治会（栗生楽泉園慰安会）
昭和58年5月1日　A5　30頁　200円
機関誌
※製本

05009　**高原　6月号・第391号**　L-2-15
編集　高原編集部
栗生楽泉園患者自治会（栗生楽泉園慰安会）
昭和58年6月1日　A5　30頁　200円
機関誌
※製本

05010　**高原　7月号・第392号**　L-2-15
編集　高原編集部
栗生楽泉園患者自治会（栗生楽泉園慰安会）
昭和58年7月1日　A5　30頁　200円

05011　**高原　8月号・第393号**　L-2-15
　編集　高原編集部
　栗生楽泉園患者自治会（栗生楽泉園慰安会）
　昭和58年8月1日　A5　30頁　200円
　機関誌
　※製本

05012　**高原　9月号・第394号**　L-2-15
　編集　高原編集部
　栗生楽泉園患者自治会（栗生楽泉園慰安会）
　昭和58年9月1日　A5　26頁　200円
　機関誌
　※製本

05013　**高原　10月号・第395号**　L-2-15
　編集　高原編集部
　栗生楽泉園患者自治会（栗生楽泉園慰安会）
　昭和58年10月1日　A5　30頁　200円
　機関誌
　※製本

05014　**高原　11月号・第396号**　L-2-15
　編集　高原編集部
　栗生楽泉園患者自治会（栗生楽泉園慰安会）
　昭和58年11月1日　A5　30頁　200円
　機関誌
　※製本

05015　**高原　12月号・第397号**　L-2-15
　編集　高原編集部
　栗生楽泉園患者自治会（栗生楽泉園慰安会）
　昭和58年12月1日　A5　28頁　200円
　機関誌
　※製本

05016　**高原　新年号　第398号**　L-2-16
　編集　高原編集部
　栗生楽泉園患者自治会（栗生楽泉園慰安会）
　昭和59年1月1日　A5　28頁　200円
　機関誌
　※製本

05017　**高原　2月号　第399号**　L-2-16
　編集　高原編集部
　栗生楽泉園患者自治会（栗生楽泉園慰安会）
　昭和59年2月1日　A5　28頁　200円
　機関誌
　※製本

05018　**高原　3月号　第400号**　L-2-16
　編集　高原編集部
　栗生楽泉園患者自治会（栗生楽泉園慰安会）
　昭和59年3月1日　A5　30頁　200円
　機関誌
　※製本

05019　**高原　4月号　第401号**　L-2-16
　編集　高原編集部
　栗生楽泉園患者自治会（栗生楽泉園慰安会）
　昭和59年4月1日　A5　30頁　200円
　機関誌
　※製本

05020　**高原　5月号　第402号**　L-2-16
　編集　高原編集部
　栗生楽泉園患者自治会（栗生楽泉園慰安会）
　昭和59年5月1日　A5　30頁　200円
　機関誌
　※製本

05021　**高原　6月号　第403号**　L-2-16
　編集　高原編集部
　栗生楽泉園患者自治会（栗生楽泉園慰安会）
　昭和59年6月1日　A5　28頁　200円
　機関誌
　※製本

05022　**高原　7月号　第404号**　L-2-16
　編集　高原編集部
　栗生楽泉園患者自治会（栗生楽泉園慰安会）
　昭和59年7月1日　A5　30頁　200円
　機関誌
　※製本

05023　**高原　8月号　第405号**　L-2-16
　編集　高原編集部
　栗生楽泉園患者自治会（栗生楽泉園慰安会）
　昭和59年8月1日　A5　28頁　200円
　機関誌
　※製本

05024　**高原　9月号　第406号**　L-2-16
　編集　高原編集部
　栗生楽泉園患者自治会（栗生楽泉園慰安会）
　昭和59年9月1日　A5　28頁　200円
　機関誌
　※製本

05025　**高原　10月号　第407号**　L-2-16
　編集　高原編集部
　栗生楽泉園患者自治会（栗生楽泉園慰安会）
　昭和59年10月1日　A5　30頁　200円

機関誌
※製本

05026　**高原　11月号　第408号** L-2-16
編集　高原編集部
栗生楽泉園患者自治会（栗生楽泉園慰安会）
昭和59年11月1日　A5　28頁　200円
機関誌
※製本

05027　**高原　12月号　第409号** L-2-16
編集　高原編集部
栗生楽泉園患者自治会（栗生楽泉園慰安会）
昭和59年12月1日　A5　28頁　200円
機関誌
※製本

05028　**高原　新年号　第410号** L-2-17
編集　高原編集部
栗生楽泉園患者自治会（栗生楽泉園慰安会）
昭和60年1月1日　A5　28頁　200円
機関誌
※製本

05029　**高原　2月号　第411号** L-2-17
編集　高原編集部
栗生楽泉園患者自治会（栗生楽泉園慰安会）
昭和60年2月1日　A5　28頁　200円
機関誌
※製本

05030　**高原　3月号　第412号** L-2-17
編集　高原編集部
栗生楽泉園患者自治会（栗生楽泉園慰安会）
昭和60年3月1日　A5　28頁　200円
機関誌
※製本

05031　**高原　4月号　第413号** L-2-17
編集　高原編集部
栗生楽泉園患者自治会（栗生楽泉園慰安会）
昭和60年4月1日　A5　28頁　250円
機関誌
※製本

05032　**高原　5月号　第414号** L-2-17
編集　高原編集部
栗生楽泉園患者自治会（栗生楽泉園慰安会）
昭和60年5月1日　A5　30頁　250円
機関誌
※製本

05033　**高原　6月号　第415号** L-2-17
編集　高原編集部
栗生楽泉園患者自治会（栗生楽泉園慰安会）
昭和60年6月1日　A5　32頁　250円
機関誌
※製本

05034　**高原　7月号　第416号** L-2-17
編集　高原編集部
栗生楽泉園患者自治会（栗生楽泉園慰安会）
昭和60年7月1日　A5　30頁　250円
機関誌
※製本

05035　**高原　8月号　第417号** L-2-17
編集　高原編集部
栗生楽泉園患者自治会（栗生楽泉園慰安会）
昭和60年8月1日　A5　30頁　250円
機関誌
※製本

05036　**高原　9月号　第418号** L-2-17
編集　高原編集部
栗生楽泉園患者自治会（栗生楽泉園慰安会）
昭和60年9月1日　A5　30頁　250円
機関誌
※製本

05037　**高原　10月号　第419号** L-2-17
編集　高原編集部
栗生楽泉園患者自治会（栗生楽泉園慰安会）
昭和60年10月1日　A5　30頁　250円
機関誌
※製本

05038　**高原　11月号　第420号** L-2-17
編集　高原編集部
栗生楽泉園患者自治会（栗生楽泉園慰安会）
昭和60年11月1日　A5　34頁　250円
機関誌
※製本

05039　**高原　12月号　第421号** L-2-17
編集　高原編集部
栗生楽泉園患者自治会（栗生楽泉園慰安会）
昭和60年12月1日　A5　34頁　250円
機関誌
※製本

05040　**高原　新年号　第422号** L-2-18
編集　高原編集部
栗生楽泉園患者自治会（栗生楽泉園慰安会）
昭和61年1月1日　A5　28頁　250円

05041　**高原　2月号　第423号**　L-2-18
　　編集　高原編集部
　　栗生楽泉園患者自治会（栗生楽泉慰安会）
　　昭和61年2月1日　A5　30頁　250円
　　機関誌
　　※製本

05042　**高原　3月号　第424号**　L-2-18
　　編集　高原編集部
　　栗生楽泉園患者自治会（栗生楽泉慰安会）
　　昭和61年3月1日　A5　28頁　250円
　　機関誌
　　※製本

05043　**高原　4月号　第425号**　L-2-18
　　編集　高原編集部
　　栗生楽泉園患者自治会（栗生楽泉慰安会）
　　昭和61年4月1日　A5　28頁　250円
　　機関誌
　　※製本

05044　**高原　5月号　第426号**　L-2-18
　　編集　高原編集部
　　栗生楽泉園患者自治会（栗生楽泉慰安会）
　　昭和61年5月1日　A5　30頁　250円
　　機関誌
　　※製本

05045　**高原　6月号　第427号**　L-2-18
　　編集　高原編集部
　　栗生楽泉園患者自治会（栗生楽泉慰安会）
　　昭和61年6月1日　A5　30頁　250円
　　機関誌
　　※製本

05046　**高原　7月号　第428号**　L-2-18
　　編集　高原編集部
　　栗生楽泉園患者自治会（栗生楽泉慰安会）
　　昭和61年7月1日　A5　30頁　250円
　　機関誌
　　※製本

05047　**高原　8月号　第429号**　L-2-18
　　編集　高原編集部
　　栗生楽泉園患者自治会（栗生楽泉慰安会）
　　昭和61年8月1日　A5　30頁　250円
　　機関誌
　　※製本

05048　**高原　9月号　第430号**　L-2-18
　　編集　高原編集部
　　栗生楽泉園患者自治会（栗生楽泉慰安会）
　　昭和61年9月1日　A5　28頁　250円
　　機関誌
　　※製本

05049　**高原　10月号　第431号**　L-2-18
　　編集　高原編集部
　　栗生楽泉園患者自治会（栗生楽泉慰安会）
　　昭和61年10月1日　A5　30頁　250円
　　機関誌
　　※製本

05050　**高原　11月号　第432号**　L-2-18
　　編集　高原編集部
　　栗生楽泉園患者自治会（栗生楽泉慰安会）
　　昭和61年11月1日　A5　30頁　250円
　　機関誌
　　※製本

05051　**高原　12月号　第433号**　L-2-18
　　編集　高原編集部
　　栗生楽泉園患者自治会（栗生楽泉慰安会）
　　昭和61年12月1日　A5　42頁　250円
　　機関誌
　　※発刊40周年記念
　　※製本

05052　**高原　新年号　第434号**　L-2-19
　　編集　高原編集部
　　栗生楽泉園患者自治会（栗生楽泉慰安会）
　　昭和62年1月1日　A5　36頁　250円
　　機関誌
　　※製本

05053　**高原　2月号　第435号**　L-2-19
　　編集　高原編集部
　　栗生楽泉園患者自治会（栗生楽泉慰安会）
　　昭和62年2月1日　A5　30頁　250円
　　機関誌
　　※製本

05054　**高原　3月号　第436号**　L-2-19
　　編集　高原編集部
　　栗生楽泉園患者自治会（栗生楽泉慰安会）
　　昭和62年3月1日　A5　30頁　250円
　　機関誌
　　※製本

05055　**高原　4月号　第437号**　L-2-19
　　編集　高原編集部
　　栗生楽泉園患者自治会（栗生楽泉慰安会）

昭和62年4月1日　A5　30頁　250円
機関誌
※製本

05056　**高原　5月号　第438号** L-2-19
編集　高原編集部
栗生楽泉園患者自治会（栗生楽泉園慰安会）
昭和62年5月1日　A5　30頁　250円
機関誌
※製本

05057　**高原　6月号　第439号** L-2-19
編集　高原編集部
栗生楽泉園患者自治会（栗生楽泉園慰安会）
昭和62年6月1日　A5　30頁　250円
機関誌
※製本

05058　**高原　7月号　第440号** L-2-19
編集　高原編集部
栗生楽泉園患者自治会（栗生楽泉園慰安会）
昭和62年7月1日　A5　30頁　250円
機関誌
※製本

05059　**高原　8月号　第441号** L-2-19
編集　高原編集部
栗生楽泉園患者自治会（栗生楽泉園慰安会）
昭和62年8月1日　A5　30頁　250円
機関誌
※製本

05060　**高原　9月号　第442号** L-2-19
編集　高原編集部
栗生楽泉園患者自治会（栗生楽泉園慰安会）
昭和62年9月1日　A5　30頁　250円
機関誌
※製本

05061　**高原　10月号　第443号** L-2-19
編集　高原編集部
栗生楽泉園患者自治会（栗生楽泉園慰安会）
昭和62年10月1日　A5　32頁　250円
機関誌
※製本

05062　**高原　11月号　第444号** L-2-19
編集　高原編集部
栗生楽泉園患者自治会（栗生楽泉園慰安会）
昭和62年11月1日　A5　30頁　250円
機関誌
※製本

05063　**高原　12月号　第445号** L-2-19
編集　高原編集部
栗生楽泉園患者自治会（栗生楽泉園慰安会）
昭和62年12月1日　A5　32頁　250円
機関誌
※製本

05064　**高原　新年号　第446号** L-2-20
編集　高原編集部
栗生楽泉園患者自治会（栗生楽泉園慰安会）
昭和63年1月1日　A5　30頁　250円
機関誌
※製本

05065　**高原　2月号　第447号** L-2-20
編集　高原編集部
栗生楽泉園患者自治会（栗生楽泉園慰安会）
昭和63年2月1日　A5　32頁
機関誌
※製本

05066　**高原　3月号　第448号** L-2-20
編集　高原編集部
栗生楽泉園患者自治会（栗生楽泉園慰安会）
昭和63年3月1日　A5　30頁
機関誌
※製本

05067　**高原　4月号　第449号** L-2-20
編集　高原編集部
栗生楽泉園患者自治会（栗生楽泉園慰安会）
昭和63年4月1日　A5　30頁　250円
機関誌
※製本

05068　**高原　5月号　第450号** L-2-20
編集　高原編集部
栗生楽泉園患者自治会（栗生楽泉園慰安会）
昭和63年5月1日　A5　32頁　250円
機関誌
※製本

05069　**高原　6月号　第451号** L-2-20
編集　高原編集部
栗生楽泉園患者自治会（栗生楽泉園慰安会）
昭和63年6月1日　A5　32頁　250円
機関誌
※製本

05070　**高原　7月号　第452号** L-2-20
編集　高原編集部
栗生楽泉園患者自治会（栗生楽泉園慰安会）
昭和63年7月1日　A5　32頁　250円

機関誌
※製本

05071　**高原　8月号　第453号**　L-2-20
編集　高原編集部
栗生楽泉園患者自治会（栗生楽泉園慰安会）
昭和63年8月1日　A5　30頁　250円
機関誌
※製本

05072　**高原　9月号　第454号**　L-2-20
編集　高原編集部
栗生楽泉園患者自治会（栗生楽泉園慰安会）
昭和63年9月1日　A5　30頁
機関誌
※製本

05073　**高原　10月号　第455号**　L-2-20
編集　高原編集部
栗生楽泉園患者自治会（栗生楽泉園慰安会）
昭和63年10月1日　A5　32頁
機関誌
※製本

05074　**高原　11月号　第456号**　L-2-20
編集　高原編集部
栗生楽泉園患者自治会（栗生楽泉園慰安会）
昭和63年11月1日　A5　32頁
機関誌
※製本

05075　**高原　12月号　第457号**　L-2-20
編集　高原編集部
栗生楽泉園患者自治会（栗生楽泉園慰安会）
昭和63年12月1日　A5　30頁
機関誌
※製本

05076　**高原　1月号　第458号**　L-2-21
編集　高原編集部
栗生楽泉園患者自治会（栗生楽泉園慰安会）
昭和64年1月1日　A5　28頁
機関誌
※製本

05077　**高原　2月号　第459号**　L-2-21
編集　高原編集部
栗生楽泉園患者自治会（栗生楽泉園慰安会）
平成元年2月1日　A5　32頁
機関誌
※製本

05078　**高原　3月号　第460号**　L-2-21
編集　高原編集部
栗生楽泉園患者自治会（栗生楽泉園慰安会）
平成元年3月1日　A5　32頁
機関誌
※製本

05079　**高原　4月号　第461号**　L-2-21
編集　高原編集部
栗生楽泉園患者自治会（栗生楽泉園慰安会）
平成元年4月1日　A5　30頁
機関誌
※製本

05080　**高原　5月号　第462号**　L-2-21
編集　高原編集部
栗生楽泉園患者自治会（栗生楽泉園慰安会）
平成元年5月1日　A5　32頁
機関誌
※製本

05081　**高原　6月号　第463号**　L-2-21
編集　高原編集部
栗生楽泉園患者自治会（栗生楽泉園慰安会）
平成元年6月1日　A5　36頁　250円
機関誌
※製本

05082　**高原　7月号　第464号**　L-2-21
編集　高原編集部
栗生楽泉園患者自治会（栗生楽泉園慰安会）
平成元年7月1日　A5　36頁
機関誌
※製本

05083　**高原　8月号　第465号**　L-2-21
編集　高原編集部
栗生楽泉園患者自治会（栗生楽泉園慰安会）
平成元年8月1日　A5　36頁
機関誌
※製本

05084　**高原　9月号　第466号**　L-2-21
編集　高原編集部
栗生楽泉園患者自治会（栗生楽泉園慰安会）
平成元年9月1日　A5　36頁
機関誌
※製本

05085　**高原　10月号　第467号**　L-2-21
編集　高原編集部
栗生楽泉園患者自治会（栗生楽泉園慰安会）
平成元年10月1日　A5　34頁

05086 **高原　11月号　第468号** L-2-21
編集　高原編集部
栗生楽泉園患者自治会（栗生楽泉園慰安会）
平成元年11月1日　A5　32頁
機関誌
※製本

05087 **高原　12月号　第469号** L-2-21
編集　高原編集部
栗生楽泉園患者自治会（栗生楽泉園慰安会）
平成元年12月1日　A5　32頁
機関誌
※製本

05088 **高原　新年号　第470号** L-2-22
編集　高原編集部
栗生楽泉園患者自治会（栗生楽泉園慰安会）
平成2年1月1日　A5　32頁　250円
機関誌
※製本

05089 **高原　2月号　471号** L-2-22
編集　高原編集部
栗生楽泉園患者自治会（栗生楽泉園慰安会）
平成2年2月1日　A5　32頁　250円
機関誌
※製本

05090 **高原　3月号　472号** L-2-22
編集　高原編集部
栗生楽泉園患者自治会（栗生楽泉園慰安会）
平成2年3月1日　A5　32頁　250円
機関誌
※製本

05091 **高原　4月号　473号** L-2-22
編集　高原編集部
栗生楽泉園患者自治会（栗生楽泉園慰安会）
平成2年4月1日　A5　32頁　250円
機関誌
※製本

05092 **高原　5月号　474号** L-2-22
編集　高原編集部
栗生楽泉園患者自治会（栗生楽泉園慰安会）
平成2年5月1日　A5　28頁　250円
機関誌
※製本

05093 **高原　6月号　475号** L-2-22
編集　高原編集部
栗生楽泉園患者自治会（栗生楽泉園慰安会）
平成2年6月1日　A5　38頁　250円
機関誌
※製本

05094 **高原　7月号　476号** L-2-22
編集　高原編集部
栗生楽泉園患者自治会（栗生楽泉園慰安会）
平成2年7月1日　A5　36頁　250円
機関誌
※製本

05095 **高原　8月号　477号** L-2-22
編集　高原編集部
栗生楽泉園患者自治会（栗生楽泉園慰安会）
平成2年8月1日　A5　44頁　250円
機関誌
※製本

05096 **高原　9月号　478号** L-2-22
編集　高原編集部
栗生楽泉園患者自治会（栗生楽泉園慰安会）
平成2年9月1日　A5　28頁　250円
機関誌
※製本

05097 **高原　10月号　479号** L-2-22
編集　高原編集部
栗生楽泉園患者自治会（栗生楽泉園慰安会）
平成2年10月1日　A5　30頁　250円
機関誌
※製本

05098 **高原　11月号　480号** L-2-22
編集　高原編集部
栗生楽泉園患者自治会（栗生楽泉園慰安会）
平成2年11月1日　A5　30頁　250円
機関誌
※製本

05099 **高原　12月号　481号** L-2-22
編集　高原編集部
栗生楽泉園患者自治会（栗生楽泉園慰安会）
平成2年12月1日　A5　38頁　250円
機関誌
※製本

05100 **高原　1月号　第482号** L-2-23
編集　高原編集部
栗生楽泉園患者自治会（栗生楽泉園慰安会）
平成3年1月1日　A5　30頁　250円

機関誌
※製本

05101　**高原　2月号　第483号**　L-2-23
　編集　高原編集部
　栗生楽泉園患者自治会（栗生楽泉園慰安会）
　平成3年2月1日　A5　32頁　250円
　機関誌
　※製本

05102　**高原　3月号　第484号**　L-2-23
　編集　高原編集部
　栗生楽泉園患者自治会（栗生楽泉園慰安会）
　平成3年3月1日　A5　34頁　250円
　機関誌
　※製本

05103　**高原　4月号　第485号**　L-2-23
　編集　高原編集部
　栗生楽泉園患者自治会（栗生楽泉園慰安会）
　平成3年4月1日　A5　28頁　250円
　機関誌
　※製本

05104　**高原　5月号　第486号**　L-2-23
　編集　高原編集部
　栗生楽泉園入園者自治会（栗生楽泉園慰安会）
　平成3年5月1日　A5　29頁　250円
　機関誌
　※製本

05105　**高原　6月号　第487号**　L-2-23
　編集　高原編集部
　栗生楽泉園入園者自治会（栗生楽泉園慰安会）
　平成3年6月1日　A5　26頁　250円
　機関誌
　※製本

05106　**高原　7月号　第488号**　L-2-23
　編集　高原編集部
　栗生楽泉園入園者自治会（栗生楽泉園慰安会）
　平成3年7月1日　A5　30頁　250円
　機関誌
　※製本

05107　**高原　8月号　第489号**　L-2-23
　編集　高原編集部
　栗生楽泉園入園者自治会（栗生楽泉園慰安会）
　平成3年8月1日　A5　30頁　250円
　機関誌
　※製本

05108　**高原　9月号　第490号**　L-2-23
　編集　高原編集部
　栗生楽泉園入園者自治会（栗生楽泉園慰安会）
　平成3年9月1日　A5　30頁　250円
　機関誌
　※製本

05109　**高原　10月号　第491号**　L-2-23
　編集　高原編集部
　栗生楽泉園入園者自治会（栗生楽泉園慰安会）
　平成3年10月1日　A5　30頁　250円
　機関誌
　※製本

05110　**高原　11月号　第492号**　L-2-23
　編集　高原編集部
　栗生楽泉園入園者自治会（栗生楽泉園慰安会）
　平成3年11月1日　A5　30頁　250円
　機関誌
　※製本

05111　**高原　12月号　第493号**　L-2-23
　編集　高原編集部
　栗生楽泉園入園者自治会（栗生楽泉園慰安会）
　平成3年12月1日　A5　32頁　250円
　機関誌
　※製本

05112　**高原　1月号　第494号**　L-2-24
　編集　高原編集部
　栗生楽泉園入園者自治会（栗生楽泉園慰安会）
　平成4年1月1日　A5　32頁　250円
　機関誌
　※製本

05113　**高原　2月号　第495号**　L-2-24
　編集　高原編集部
　栗生楽泉園入園者自治会（栗生楽泉園慰安会）
　平成4年2月1日　A5　30頁　250円
　機関誌
　※製本

05114　**高原　3月号　第496号**　L-2-24
　編集　高原編集部
　栗生楽泉園入園者自治会（栗生楽泉園慰安会）
　平成4年3月1日　A5　32頁　250円
　機関誌
　※製本

05115　**高原　4月号　第497号**　L-2-24
　編集　高原編集部
　栗生楽泉園入園者自治会（栗生楽泉園慰安会）
　平成4年4月1日　A5　32頁　250円

05116 **高原　5月号　第498号** L-2-24
編集　高原編集部
栗生楽泉園入園者自治会（栗生楽泉園慰安会）
平成4年5月1日　A5　30頁　250円
機関誌
※製本

05117 **高原　6月号　第499号** L-2-24
編集　高原編集部
栗生楽泉園入園者自治会（栗生楽泉園慰安会）
平成4年6月1日　A5　30頁　250円
機関誌
※製本

05118 **高原　7月号　第500号** L-2-24
編集　高原編集部
栗生楽泉園入園者自治会（栗生楽泉園慰安会）
平成4年7月1日　A5　32頁　250円
機関誌
※創刊500号記念
※製本

05119 **高原　8月号　第501号** L-2-24
編集　高原編集部
栗生楽泉園入園者自治会（栗生楽泉園慰安会）
平成4年8月1日　A5　32頁　250円
機関誌
※製本

05120 **高原　9月号　第502号** L-2-24
編集　高原編集部
栗生楽泉園入園者自治会（栗生楽泉園慰安会）
平成4年9月1日　A5　28頁　250円
機関誌
※製本

05121 **高原　10月号　第503号** L-2-24
編集　高原編集部
栗生楽泉園入園者自治会（栗生楽泉園慰安会）
平成4年10月1日　A5　46頁　250円
機関誌
※開園60周年記念特集
※製本

05122 **高原　11月号　第504号** L-2-24
編集　高原編集部
栗生楽泉園入園者自治会（栗生楽泉園慰安会）
平成4年11月1日　A5　32頁　250円
機関誌
※製本

05123 **高原　12月号　第505号** L-2-24
編集　高原編集部
栗生楽泉園入園者自治会（栗生楽泉園慰安会）
平成4年12月1日　A5　32頁　250円
機関誌
※製本

05124 **高原　1月号　第506号** L-2-25
編集　高原編集部
栗生楽泉園入園者自治会（栗生楽泉園慰安会）
平成5年1月1日　A5　32頁　250円
機関誌
※製本

05125 **高原　2月号　第507号** L-2-25
編集　高原編集部
栗生楽泉園入園者自治会（栗生楽泉園慰安会）
平成5年2月1日　A5　34頁　250円
機関誌
※製本

05126 **高原　3月号　第508号** L-2-25
編集　高原編集部
栗生楽泉園入園者自治会（栗生楽泉園慰安会）
平成5年3月1日　A5　32頁　250円
機関誌
※製本

05127 **高原　4月号　第509号** L-2-25
編集　高原編集部
栗生楽泉園入園者自治会（栗生楽泉園慰安会）
平成5年4月1日　A5　29頁　250円
機関誌
※製本

05128 **高原　5月号　第510号** L-2-25
編集　高原編集部
栗生楽泉園入園者自治会（栗生楽泉園慰安会）
平成5年5月1日　A5　28頁　250円
機関誌
※製本

05129 **高原　6月号　第511号** L-2-25
編集　高原編集部
栗生楽泉園入園者自治会（栗生楽泉園慰安会）
平成5年6月1日　A5　30頁　250円
機関誌
※製本

05130 **高原　7月号　第512号** L-2-25
編集　高原編集部
栗生楽泉園入園者自治会（栗生楽泉園慰安会）
平成5年7月1日　A5　28頁　250円

機関誌
※製本

05131 **高原　8月号　第513号** L-2-25
編集　高原編集部
栗生楽泉園入園者自治会（栗生楽泉園慰安会）
平成5年8月1日　A5　28頁　250円
機関誌
※製本

05132 **高原　9月号　第514号** L-2-25
編集　高原編集部
栗生楽泉園入園者自治会（栗生楽泉園慰安会）
平成5年9月1日　A5　29頁　250円
機関誌
※製本

05133 **高原　10月号　第515号** L-2-25
編集　高原編集部
栗生楽泉園入園者自治会（栗生楽泉園慰安会）
平成5年10月1日　A5　28頁　250円
機関誌
※製本　2冊冊

05134 **高原　11月号　第516号** L-2-25
編集　高原編集部
栗生楽泉園入園者自治会（栗生楽泉園慰安会）
平成5年11月1日　A5　36頁　250円
機関誌
※製本

05135 **高原　12月号　第517号** L-2-25
編集　高原編集部
栗生楽泉園入園者自治会（栗生楽泉園慰安会）
平成5年12月1日　A5　32頁　250円
機関誌
※製本

05136 **高原　1月号　第518号** L-2-26
編集　高原編集部
栗生楽泉園入園者自治会（栗生楽泉園慰安会）
平成6年1月1日　A5　30頁　250円
機関誌
※製本

05137 **高原　2月号　第519号** L-2-26
編集　高原編集部
栗生楽泉園入園者自治会（栗生楽泉園慰安会）
平成6年2月1日　A5　28頁　250円
機関誌
※製本

05138 **高原　3月号　第520号** L-2-26
編集　高原編集部
栗生楽泉園入園者自治会（栗生楽泉園慰安会）
平成6年3月1日　A5　30頁　250円
機関誌
※製本

05139 **高原　4月号　第521号** L-2-26
編集　高原編集部
栗生楽泉園入園者自治会（栗生楽泉園慰安会）
平成6年4月1日　A5　30頁　250円
機関誌
※製本

05140 **高原　5月号　第522号** L-2-26
編集　高原編集部
栗生楽泉園入園者自治会（栗生楽泉園慰安会）
平成6年5月1日　A5　32頁　250円
機関誌
※製本

05141 **高原　6月号　第523号** L-2-26
編集　高原編集部
栗生楽泉園入園者自治会（栗生楽泉園慰安会）
平成6年6月1日　A5　32頁　250円
機関誌
※製本

05142 **高原　7月号　第524号** L-2-26
編集　高原編集部
栗生楽泉園入園者自治会（栗生楽泉園慰安会）
平成6年7月1日　A5　32頁　250円
機関誌
※製本

05143 **高原　8月号　第525号** L-2-26
編集　高原編集部
栗生楽泉園入園者自治会（栗生楽泉園慰安会）
平成6年8月1日　A5　34頁　250円
機関誌
※製本

05144 **高原　9月号　第526号** L-2-26
編集　高原編集部
栗生楽泉園入園者自治会（栗生楽泉園慰安会）
平成6年9月1日　A5　30頁　250円
機関誌
※製本

05145 **高原　10月号　第527号** L-2-26
編集　高原編集部
栗生楽泉園入園者自治会（栗生楽泉園慰安会）
平成6年10月1日　A5　32頁　250円

機関誌
※製本

05146　**高原　11月号　第528号** L-2-26
　　編集　高原編集部
　　栗生楽泉園入園者自治会（栗生楽泉園慰安会）
　　平成6年11月1日　A5　32頁　250円
　　機関誌
　　※製本

05147　**高原　12月号　第529号** L-2-26
　　編集　高原編集部
　　栗生楽泉園入園者自治会（栗生楽泉園慰安会）
　　平成6年12月1日　A5　36頁　250円
　　機関誌
　　※製本

05148　**高原　1月号　第530号** L-2-27
　　編集　高原編集部
　　栗生楽泉園入園者自治会（栗生楽泉園慰安会）
　　平成7年1月1日　A5　30頁　250円
　　機関誌
　　※製本

05149　**高原　2月号　第531号** L-2-27
　　編集　高原編集部
　　栗生楽泉園入園者自治会（栗生楽泉園慰安会）
　　平成7年2月1日　A5　30頁　250円
　　機関誌
　　※製本

05150　**高原　3月号　第532号** L-2-27
　　編集　高原編集部
　　栗生楽泉園入園者自治会（栗生楽泉園慰安会）
　　平成7年3月1日　A5　34頁　250円
　　機関誌
　　※製本

05151　**高原　4月号　第533号** L-2-27
　　編集　高原編集部
　　栗生楽泉園入園者自治会（栗生楽泉園慰安会）
　　平成7年4月1日　A5　30頁　250円
　　機関誌
　　※製本

05152　**高原　5月号　第534号** L-2-27
　　編集　高原編集部
　　栗生楽泉園入園者自治会（栗生楽泉園慰安会）
　　平成7年5月1日　A5　32頁　250円
　　機関誌
　　※製本

05153　**高原　6月号　第535号** L-2-27
　　編集　高原編集部
　　栗生楽泉園入園者自治会（栗生楽泉園慰安会）
　　平成7年6月1日　A5　32頁　250円
　　機関誌
　　※製本

05154　**高原　7月号　第536号** L-2-27
　　編集　高原編集部
　　栗生楽泉園入園者自治会（栗生楽泉園慰安会）
　　平成7年7月1日　A5　30頁　250円
　　機関誌
　　※製本

05155　**高原　8月号　第537号** L-2-27
　　編集　高原編集部
　　栗生楽泉園入園者自治会（栗生楽泉園慰安会）
　　平成7年8月1日　A5　30頁　250円
　　機関誌
　　※製本

05156　**高原　9月号　第538号** L-2-27
　　編集　高原編集部
　　栗生楽泉園入園者自治会（栗生楽泉園慰安会）
　　平成7年9月1日　A5　32頁　250円
　　機関誌
　　※製本

05157　**高原　10月号　第539号** L-2-27
　　編集　高原編集部
　　栗生楽泉園入園者自治会（栗生楽泉園慰安会）
　　平成7年10月1日　A5　30頁　250円
　　機関誌
　　※製本

05158　**高原　11月号　第540号** L-2-27
　　編集　高原編集部
　　栗生楽泉園入園者自治会（栗生楽泉園慰安会）
　　平成7年11月1日　A5　32頁　250円
　　機関誌
　　※製本

05159　**高原　12月号　第541号** L-2-27
　　編集　高原編集部
　　栗生楽泉園入園者自治会（栗生楽泉園慰安会）
　　平成7年12月1日　A5　32頁　250円
　　機関誌
　　※製本

05160　**高原　1月号　第542号** L-2-28
　　編集　高原編集部
　　栗生楽泉園入園者自治会（栗生楽泉園慰安会）
　　平成8年1月1日　A5　32頁　250円

05161 **高原　2月号　第543号** L-2-28
編集　高原編集部
栗生楽泉園入園者自治会（栗生楽泉園慰安会）
平成8年2月1日　A5　32頁　250円
機関誌
※製本

05162 **高原　3月号　第544号** L-2-28
編集　高原編集部
栗生楽泉園入園者自治会（栗生楽泉園慰安会）
平成8年3月1日　A5　36頁　250円
機関誌
※製本

05163 **高原　4月号　第545号** L-2-28
編集　高原編集部
栗生楽泉園入園者自治会（栗生楽泉園慰安会）
平成8年4月1日　A5　30頁　250円
機関誌
※製本

05164 **高原　5月号　第546号** L-2-28
編集　高原編集部
栗生楽泉園入園者自治会（栗生楽泉園慰安会）
平成8年5月1日　A5　34頁　250円
機関誌
※製本

05165 **高原　特集・増刊号　第547号** L-2-28
編集　高原編集部
栗生楽泉園入園者自治会（栗生楽泉園慰安会）
平成8年5月25日　A5　56頁　500円
機関誌
※製本

05166 **高原　6月号　第548号** L-2-28
編集　高原編集部
栗生楽泉園入園者自治会（栗生楽泉園慰安会）
平成8年6月1日　A5　32頁　250円
機関誌
※製本

05167 **高原　7月号　第549号** L-2-28
編集　高原編集部
栗生楽泉園入園者自治会（栗生楽泉園慰安会）
平成8年7月1日　A5　34頁　250円
機関誌
※製本

05168 **高原　8月号　第550号** L-2-28
編集　高原編集部
栗生楽泉園入園者自治会（栗生楽泉園慰安会）
平成8年8月1日　A5　32頁　250円
機関誌
※製本

05169 **高原　9月号　第551号** L-2-28
編集　高原編集部
栗生楽泉園入園者自治会（栗生楽泉園慰安会）
平成8年9月1日　A5　34頁　250円
機関誌
※製本

05170 **高原　10月号　第552号** L-2-28
編集　高原編集部
栗生楽泉園入園者自治会（栗生楽泉園慰安会）
平成8年10月1日　A5　34頁　250円
機関誌
※製本

05171 **高原　11月号　第553号** L-2-28
編集　高原編集部
栗生楽泉園入園者自治会（栗生楽泉園慰安会）
平成8年11月1日　A5　34頁　250円
機関誌
※製本

05172 **高原　12月号　第554号** L-2-28
編集　高原編集部
栗生楽泉園入園者自治会（栗生楽泉園慰安会）
平成8年12月1日　A5　30頁　250円
機関誌
※製本

05173 **高原　1月号　第555号** L-3-1
編集　高原編集部
栗生楽泉園入園者自治会（栗生楽泉園慰安会）
平成9年1月1日　A5　32頁　250円
機関誌
※製本

05174 **高原　2月号　第556号** L-3-1
編集　高原編集部
栗生楽泉園入園者自治会（栗生楽泉園慰安会）
平成9年2月1日　A5　32頁　250円
機関誌
※製本

05175 **高原　3月号　第557号** L-3-1
編集　高原編集部
栗生楽泉園入園者自治会（栗生楽泉園慰安会）
平成9年3月1日　A5　32頁　250円

05176　**高原　4月号　第558号** L-3-1
　　編集　高原編集部
　　栗生楽泉園入園者自治会（栗生楽泉園慰安会）
　　平成9年4月1日　A5　30頁　250円
　　機関誌
　　※製本

05177　**高原　5月号　第559号** L-3-1
　　編集　高原編集部
　　栗生楽泉園入園者自治会（栗生楽泉園慰安会）
　　平成9年5月1日　A5　32頁　250円
　　機関誌
　　※製本

05178　**高原　6月号　第560号** L-3-1
　　編集　高原編集部
　　栗生楽泉園入園者自治会（栗生楽泉園慰安会）
　　平成9年6月1日　A5　30頁　250円
　　機関誌
　　※製本

05179　**高原　7月号　第561号** L-3-1
　　編集　高原編集部
　　栗生楽泉園入園者自治会（栗生楽泉園慰安会）
　　平成9年7月1日　A5　34頁　250円
　　機関誌
　　※製本

05180　**高原　8月号　第562号** L-3-1
　　編集　高原編集部
　　栗生楽泉園入園者自治会（栗生楽泉園慰安会）
　　平成9年8月1日　A5　34頁　250円
　　機関誌
　　※製本

05181　**高原　9月号　第563号** L-3-1
　　編集　高原編集部
　　栗生楽泉園入園者自治会（栗生楽泉園慰安会）
　　平成9年9月1日　A5　30頁　250円
　　機関誌
　　※製本

05182　**高原　10月号　第564号** L-3-1
　　編集　高原編集部
　　栗生楽泉園入園者自治会（栗生楽泉園慰安会）
　　平成9年10月1日　A5　28頁　250円
　　機関誌
　　※製本

05183　**高原　11月号　第565号** L-3-1
　　編集　高原編集部
　　栗生楽泉園入園者自治会（栗生楽泉園慰安会）
　　平成9年11月1日　A5　30頁　250円
　　機関誌
　　※製本

05184　**高原　12月号　第566号** L-3-1
　　編集　高原編集部
　　栗生楽泉園入園者自治会（栗生楽泉園慰安会）
　　平成9年12月1日　A5　30頁　250円
　　機関誌
　　※製本

05185　**高原　1月号　第567号** L-3-2
　　編集　高原編集部
　　栗生楽泉園入園者自治会（栗生楽泉園慰安会）
　　平成10年1月1日　A5　32頁　250円
　　機関誌
　　※製本

05186　**高原　2月号　第568号** L-3-2
　　編集　高原編集部
　　栗生楽泉園入園者自治会（栗生楽泉園慰安会）
　　平成10年2月1日　A5　32頁
　　機関誌
　　※製本

05187　**高原　3月号　第569号** L-3-2
　　編集　高原編集部
　　栗生楽泉園入園者自治会（栗生楽泉園慰安会）
　　平成10年3月1日　A5　30頁　250円
　　機関誌
　　※製本

05188　**高原　4月号　第570号** L-3-2
　　編集　高原編集部
　　栗生楽泉園入園者自治会（栗生楽泉園慰安会）
　　平成10年4月1日　A5　32頁　250円
　　機関誌
　　※製本

05189　**高原　5月号　第571号** L-3-2
　　編集　高原編集部
　　栗生楽泉園入園者自治会（栗生楽泉園慰安会）
　　平成10年5月1日　A5　28頁　250円
　　機関誌
　　※製本

05190　**高原　6月号　第572号** L-3-2
　　編集　高原編集部
　　栗生楽泉園入園者自治会（栗生楽泉園慰安会）
　　平成10年6月1日　A5　28頁　250円

05191　**高原　7月号　第573号** L-3-2
　　編集　高原編集部
　　栗生楽泉園入園者自治会（栗生楽泉園慰安会）
　　平成10年7月1日　A5　32頁　250円
　　機関誌
　　※製本

05192　**高原　8月号　第574号** L-3-2
　　編集　高原編集部
　　栗生楽泉園入園者自治会（栗生楽泉園慰安会）
　　平成10年8月1日　A5　40頁　250円
　　機関誌
　　※製本

05193　**高原　9月号　第575号** L-3-2
　　編集　高原編集部
　　栗生楽泉園入園者自治会（栗生楽泉園慰安会）
　　平成10年9月1日　A5　36頁　250円
　　機関誌
　　※製本

05194　**高原　10月号　第576号** L-3-2
　　編集　高原編集部
　　栗生楽泉園入園者自治会（栗生楽泉園慰安会）
　　平成10年10月1日　A5　34頁　250円
　　機関誌
　　※製本

05195　**高原　11月号　第577号** L-3-2
　　編集　高原編集部
　　栗生楽泉園入園者自治会（栗生楽泉園慰安会）
　　平成10年11月1日　A5　32頁　250円
　　機関誌
　　※製本

05196　**高原　12月号　第578号** L-3-2
　　編集　高原編集部
　　栗生楽泉園入園者自治会（栗生楽泉園慰安会）
　　平成10年12月1日　A5　32頁　250円
　　機関誌
　　※製本

05197　**高原　1月号　第579号** L-3-3
　　編集　高原編集部
　　栗生楽泉園入園者自治会（栗生楽泉園慰安会）
　　平成11年1月1日　A5　32頁　250円
　　機関誌
　　※製本

05198　**高原　2月号　第580号** L-3-3
　　編集　高原編集部
　　栗生楽泉園入園者自治会（栗生楽泉園慰安会）
　　平成11年2月1日　A5　28頁　250円
　　機関誌
　　※製本

05199　**高原　3月号　第581号** L-3-3
　　編集　高原編集部
　　栗生楽泉園入園者自治会（栗生楽泉園慰安会）
　　平成11年3月1日　A5　32頁　250円
　　機関誌
　　※製本

05200　**高原　4月号　第582号** L-3-3
　　編集　高原編集部
　　栗生楽泉園入園者自治会（栗生楽泉園慰安会）
　　平成11年4月1日　A5　34頁　250円
　　機関誌
　　※製本

05201　**高原　5月号　第583号** L-3-3
　　編集　高原編集部
　　栗生楽泉園入園者自治会（栗生楽泉園慰安会）
　　平成11年5月1日　A5　38頁　250円
　　機関誌
　　※製本

05202　**高原　6月号　第584号** L-3-3
　　編集　高原編集部
　　栗生楽泉園入園者自治会（栗生楽泉園慰安会）
　　平成11年6月1日　A5　34頁　250円
　　機関誌
　　※製本

05203　**高原　7月号　第585号** L-3-3
　　編集　高原編集部
　　栗生楽泉園入園者自治会（栗生楽泉園慰安会）
　　平成11年7月1日　A5　34頁　250円
　　機関誌
　　※製本

05204　**高原　8月号　第586号** L-3-3
　　編集　高原編集部
　　栗生楽泉園入園者自治会（栗生楽泉園慰安会）
　　平成11年8月1日　A5　38頁　250円
　　機関誌
　　※製本

05205　**高原　9月号　第587号** L-3-3
　　編集　高原編集部
　　栗生楽泉園入園者自治会（栗生楽泉園慰安会）
　　平成11年9月1日　A5　34頁　250円

機関誌
※製本

05206　高原　10月号　第588号 L-3-3
編集　高原編集部
栗生楽泉園入園者自治会（栗生楽泉園慰安会）
平成11年10月1日　A5　34頁　250円
機関誌
※製本

05207　高原　11月号　第589号 L-3-3
編集　高原編集部
栗生楽泉園入園者自治会（栗生楽泉園慰安会）
平成11年11月1日　A5　30頁　250円
機関誌
※製本

05208　高原　12月号　第590号 L-3-3
編集　高原編集部
栗生楽泉園入園者自治会（栗生楽泉園慰安会）
平成11年12月1日　A5　28頁　250円
機関誌
※製本

05209　高原　1月号　第591号 L-3-4
編集　高原編集部
栗生楽泉園入園者自治会（栗生楽泉園慰安会）
平成12年1月1日　A5　28頁　250円
機関誌
※製本

05210　高原　2月号　第592号 L-3-4
編集　高原編集部
栗生楽泉園入園者自治会（栗生楽泉園慰安会）
平成12年2月1日　A5　36頁　250円
機関誌
※製本

05211　高原　3月号　第593号 L-3-4
編集　高原編集部
栗生楽泉園入園者自治会（栗生楽泉園慰安会）
平成12年3月1日　A5　30頁　250円
機関誌
※製本

05212　高原　4月号　第594号 L-3-4
編集　高原編集部
栗生楽泉園入園者自治会（栗生楽泉園慰安会）
平成12年4月1日　A5　38頁　500円
機関誌
※製本

05213　高原　5月号　第595号 L-3-4
編集　高原編集部
栗生楽泉園入園者自治会（栗生楽泉園慰安会）
平成12年5月1日　A5　42頁　500円
機関誌
※製本

05214　高原　6月号　第596号 L-3-4
編集　高原編集部
栗生楽泉園入園者自治会（栗生楽泉園慰安会）
平成12年6月1日　A5　38頁　500円
機関誌
※製本

05215　高原　7月号　第597号 L-3-4
編集　高原編集部
栗生楽泉園入園者自治会（栗生楽泉園慰安会）
平成12年7月1日　A5　38頁　500円
機関誌
※製本

05216　高原　8月号　第598号 L-3-4
編集　高原編集部
栗生楽泉園入園者自治会（栗生楽泉園慰安会）
平成12年8月1日　A5　38頁　500円
機関誌
※製本

05217　高原　9月号　第599号 L-3-4
編集　高原編集部
栗生楽泉園入園者自治会（栗生楽泉園慰安会）
平成12年9月1日　A5　38頁　500円
機関誌
※製本

05218　高原　10月号　第600号 L-3-4
編集　高原編集部
栗生楽泉園入園者自治会（栗生楽泉園慰安会）
平成12年10月1日　A5　42頁　500円
機関誌
※製本

05219　高原　11月号　第601号 L-3-4
編集　高原編集部
栗生楽泉園入園者自治会（栗生楽泉園慰安会）
平成12年11月1日　A5　40頁　500円
機関誌
※製本

05220　高原　12月号　第602号 L-3-4
編集　高原編集部
栗生楽泉園入園者自治会（栗生楽泉園慰安会）
平成12年12月1日　A5　44頁　500円

機関誌
※製本

05221　**高原　1月号　第603号** L-3-5
　編集　高原編集部
　栗生楽泉園入園者自治会（栗生楽泉園慰安会）
　平成13年1月1日　A5　38頁　500円
　機関誌
　※製本

05222　**高原　2月号　第604号** L-3-5
　編集　高原編集部
　栗生楽泉園入園者自治会（栗生楽泉園慰安会）
　平成13年2月1日　A5　38頁　500円
　機関誌
　※製本

05223　**高原　3月号　第605号** L-3-5
　編集　高原編集部
　栗生楽泉園入園者自治会（栗生楽泉園慰安会）
　平成13年3月1日　A5　40頁　500円
　機関誌
　※製本

05224　**高原　4月号　第606号** L-3-5
　編集　高原編集部
　栗生楽泉園入園者自治会（栗生楽泉園慰安会）
　平成13年4月1日　A5　36頁　500円
　機関誌
　※製本

05225　**高原　5月号　第607号** L-3-5
　編集　高原編集部
　栗生楽泉園入園者自治会（栗生楽泉園慰安会）
　平成13年5月1日　A5　38頁　500円
　機関誌
　※製本

05226　**高原　6月号　第608号** L-3-5
　編集　高原編集部
　栗生楽泉園入園者自治会（栗生楽泉園慰安会）
　平成13年6月1日　A5　34頁　500円
　機関誌
　※製本

05227　**高原　7月号　第609号** L-3-5
　編集　高原編集部
　栗生楽泉園入園者自治会（栗生楽泉園慰安会）
　平成13年7月1日　A5　34頁　500円
　機関誌
　※製本

05228　**高原　8月号　第610号** L-3-5
　編集　高原編集部
　栗生楽泉園入園者自治会（栗生楽泉園慰安会）
　平成13年8月1日　A5　32頁　500円
　機関誌
　※製本

05229　**高原　9月号　第611号** L-3-5
　編集　高原編集部
　栗生楽泉園入園者自治会（栗生楽泉園慰安会）
　平成13年9月1日　A5　40頁　500円
　機関誌
　※製本

05230　**高原　10月号　第612号** L-3-5
　編集　高原編集部
　栗生楽泉園入園者自治会（栗生楽泉園慰安会）
　平成13年10月1日　A5　32頁　500円
　機関誌
　※製本

05231　**高原　11月号　第613号** L-3-5
　編集　高原編集部
　栗生楽泉園入園者自治会（栗生楽泉園慰安会）
　平成13年11月1日　A5　38頁　500円
　機関誌
　※製本

05232　**高原　12月号　第614号** L-3-5
　編集　高原編集部
　栗生楽泉園入園者自治会（栗生楽泉園慰安会）
　平成13年12月1日　A5　42頁　500円
　機関誌
　※製本

05233　**高原　1月号　第615号** L-3-6
　編集　高原編集部
　栗生楽泉園入園者自治会（栗生楽泉園慰安会）
　平成14年1月1日　A5　40頁　500円
　機関誌
　※製本

05234　**高原　2月号　第616号** L-3-6
　編集　高原編集部
　栗生楽泉園入園者自治会（栗生楽泉園慰安会）
　平成14年2月1日　A5　34頁　500円
　機関誌
　※製本

05235　**高原　3月号　第617号** L-3-6
　編集　高原編集部
　栗生楽泉園入園者自治会（栗生楽泉園慰安会）
　平成14年3月1日　A5　44頁　500円

機関誌
※製本

05236　高原　4月号　第618号　L-3-6
　　編集　高原編集部
　　栗生楽泉園入園者自治会（栗生楽泉園慰安会）
　　平成14年4月1日　A5　38頁　500円
　　機関誌
　　※製本

05237　高原　5月号　第619号　L-3-6
　　編集　高原編集部
　　栗生楽泉園入園者自治会（栗生楽泉園慰安会）
　　平成14年5月1日　A5　42頁　500円
　　機関誌
　　※製本

05238　高原　6月号　第620号　L-3-6
　　編集　高原編集部
　　栗生楽泉園入園者自治会（栗生楽泉園慰安会）
　　平成14年6月1日　A5　40頁　500円
　　機関誌
　　※製本

05239　高原　7月号　第621号　L-3-6
　　編集　高原編集部
　　栗生楽泉園入園者自治会（栗生楽泉園慰安会）
　　平成14年7月1日　A5　40頁　500円
　　機関誌
　　※製本

05240　高原　8月号　第622号　L-3-6
　　編集　高原編集部
　　栗生楽泉園入園者自治会（栗生楽泉園慰安会）
　　平成14年8月1日　A5　42頁　500円
　　機関誌
　　※製本

05241　高原　9月号　第623号　L-3-6
　　編集　高原編集部
　　栗生楽泉園入園者自治会（栗生楽泉園慰安会）
　　平成14年9月1日　A5　40頁　500円
　　機関誌
　　※製本

05242　高原　10月号　第624号　L-3-6
　　編集　高原編集部
　　栗生楽泉園入園者自治会（栗生楽泉園慰安会）
　　平成14年10月1日　A5　44頁　500円
　　機関誌
　　※製本

05243　高原　11月号　第625号　L-3-6
　　編集　高原編集部
　　栗生楽泉園入園者自治会（栗生楽泉園慰安会）
　　平成14年11月1日　A5　36頁　500円
　　機関誌
　　※製本

05244　高原　創立70周年記念特集号　L-3-6
　　栗生楽泉園入園者自治会
　　A5　220頁
　　機関誌
　　※創立70周年記念特集号
　　※製本

05245　高原　12月号　第626号　L-3-6
　　編集　高原編集部
　　栗生楽泉園入園者自治会（栗生楽泉園慰安会）
　　平成14年12月1日　A5　40頁　500円
　　機関誌
　　※製本

05246　高原　1月号　第627号　L-3-7
　　編集　高原編集部
　　栗生楽泉園入園者自治会（栗生楽泉園慰安会）
　　平成15年1月1日　A5　40頁　500円
　　機関誌
　　※製本

05247　高原　2月号　第628号　L-3-7
　　編集　高原編集部
　　栗生楽泉園入園者自治会（栗生楽泉園慰安会）
　　平成15年2月1日　A5　42頁　500円
　　機関誌
　　※製本

05248　高原　3月号　第629号　L-3-7
　　編集　高原編集部
　　栗生楽泉園入園者自治会（栗生楽泉園慰安会）
　　平成15年3月1日　A5　42頁　500円
　　機関誌
　　※製本

05249　高原　4月号　第630号　L-3-7
　　編集　高原編集部
　　栗生楽泉園入園者自治会（栗生楽泉園慰安会）
　　平成15年4月1日　A5　42頁　500円
　　機関誌
　　※製本

05250　高原　5月号　第631号　L-3-7
　　編集　高原編集部
　　栗生楽泉園入園者自治会（栗生楽泉園慰安会）
　　平成15年5月1日　A5　36頁　500円

機関誌
※製本

05251　高原　6月号　第632号　L-3-7
　　編集　高原編集部
　　栗生楽泉園入園者自治会（栗生楽泉園慰安会）
　　平成15年6月1日　A5　40頁　500円
　　機関誌
　　※製本

05252　高原　7月号　第633号　L-3-7
　　編集　高原編集部
　　栗生楽泉園入園者自治会（栗生楽泉園慰安会）
　　平成15年7月1日　A5　42頁　500円
　　機関誌
　　※製本

05253　高原　8月号　第634号　L-3-7
　　編集　高原編集部
　　栗生楽泉園入園者自治会（栗生楽泉園慰安会）
　　平成15年8月1日　A5　36頁　500円
　　機関誌
　　※製本

05254　高原　9月号　第635号　L-3-7
　　編集　高原編集部
　　栗生楽泉園入園者自治会（栗生楽泉園慰安会）
　　平成15年9月1日　A5　40頁　500円
　　機関誌
　　※製本

05255　高原　10月号　第636号　L-3-7
　　編集　高原編集部
　　栗生楽泉園入園者自治会（栗生楽泉園慰安会）
　　平成15年10月1日　A5　34頁　500円
　　機関誌
　　※製本

05256　高原　11月号　第637号　L-3-7
　　編集　高原編集部
　　栗生楽泉園入園者自治会（栗生楽泉園慰安会）
　　平成15年11月1日　A5　34頁　500円
　　機関誌
　　※製本

05257　高原　12月号　第638号　L-3-7
　　編集　高原編集部
　　栗生楽泉園入園者自治会（栗生楽泉園慰安会）
　　平成15年12月1日　A5　38頁　500円
　　機関誌
　　※製本

05258　高原　1月号　第639号　L-3-8
　　編集　高原編集部
　　栗生楽泉園入園者自治会（栗生楽泉園慰安会）
　　平成16年1月1日　A5　42頁　500円
　　機関誌
　　※製本

05259　高原　2月号　第640号　L-3-8
　　編集　高原編集部
　　栗生楽泉園入園者自治会（栗生楽泉園慰安会）
　　平成16年2月1日　A5　36頁　500円
　　※製本

05260　高原　3月号　第641号　L-3-8
　　編集　高原編集部
　　栗生楽泉園入園者自治会（栗生楽泉園慰安会）
　　平成16年3月1日　A5　42頁　500円
　　機関誌
　　※製本

05261　高原　4月号　第642号　L-3-8
　　編集　高原編集部
　　栗生楽泉園入園者自治会（栗生楽泉園慰安会）
　　平成16年4月1日　A5　40頁　500円
　　機関誌
　　※製本

05262　高原　5月号　第643号　L-3-8
　　編集　高原編集部
　　栗生楽泉園入園者自治会（栗生楽泉園慰安会）
　　平成16年5月1日　A5　40頁　500円
　　機関誌
　　※製本

05263　高原　6月号　第644号　L-3-8
　　編集　高原編集部
　　栗生楽泉園入園者自治会（栗生楽泉園慰安会）
　　平成16年6月1日　A5　38頁　500円
　　機関誌
　　※製本

05264　高原　7月号　第645号　L-3-8
　　編集　高原編集部
　　栗生楽泉園入園者自治会（栗生楽泉園慰安会）
　　平成16年7月1日　A5　36頁　500円
　　機関誌
　　※製本

05265　高原　8月号　第646号　L-3-8
　　編集　高原編集部
　　栗生楽泉園入園者自治会（栗生楽泉園慰安会）
　　平成16年8月1日　A5　40頁　500円

機関誌
※製本

05266　**高原　9月号　第647号** L-3-8
　編集　高原編集部
　栗生楽泉園入園者自治会（栗生楽泉園慰安会）
　平成16年9月1日　A5　36頁　500円
　機関誌
　※製本

05267　**高原　10月号　第648号** L-3-8
　編集　高原編集部
　栗生楽泉園入園者自治会（栗生楽泉園慰安会）
　平成16年10月1日　A5　42頁　500円
　機関誌
　※製本

05268　**高原　11月号　第649号** L-3-8
　編集　高原編集部
　栗生楽泉園入園者自治会（栗生楽泉園慰安会）
　平成16年11月1日　A5　36頁　500円
　機関誌
　※製本

05269　**高原　12月号　第650号** L-3-8
　編集　高原編集部
　栗生楽泉園入園者自治会（栗生楽泉園慰安会）
　平成16年12月1日　A5　40頁　500円
　機関誌
　※製本

05270　**高原　1月号　第651号** L-3-9
　編集　高原編集部
　栗生楽泉園入園者自治会（栗生楽泉園慰安会）
　平成17年1月1日　A5　40頁　500円
　機関誌
　※製本

05271　**高原　2月号　第652号** L-3-9
　編集　高原編集部
　栗生楽泉園入園者自治会（栗生楽泉園慰安会）
　平成17年2月1日　A5　36頁　500円
　機関誌
　※製本

05272　**高原　3月号　第653号** L-3-9
　編集　高原編集部
　栗生楽泉園入園者自治会（栗生楽泉園慰安会）
　平成17年3月1日　A5　40頁　500円
　機関誌
　※製本

05273　**高原　4月号　第654号** L-3-9
　編集　高原編集部
　栗生楽泉園入園者自治会（栗生楽泉園慰安会）
　平成17年4月1日　A5　38頁　500円
　機関誌
　※製本

05274　**高原　5月号　第655号** L-3-9
　編集　高原編集部
　栗生楽泉園入園者自治会（栗生楽泉園慰安会）
　平成17年5月1日　A5　36頁　500円
　機関誌
　※製本

05275　**高原　6月号　第656号** L-3-9
　編集　高原編集部
　栗生楽泉園入園者自治会（栗生楽泉園慰安会）
　平成17年6月1日　A5　36頁　500円
　機関誌
　※製本

05276　**高原　7月号　第657号** L-3-9
　編集　高原編集部
　栗生楽泉園入園者自治会（栗生楽泉園慰安会）
　平成17年7月1日　A5　36頁　500円
　機関誌
　※製本

05277　**高原　8月号　第658号** L-3-9
　編集　高原編集部
　栗生楽泉園入園者自治会（栗生楽泉園慰安会）
　平成17年8月1日　A5　36頁　500円
　機関誌
　※製本

05278　**高原　9月号　第659号** L-3-9
　編集　高原編集部
　栗生楽泉園入園者自治会（栗生楽泉園慰安会）
　平成17年9月1日　A5　34頁　500円
　機関誌
　※製本

05279　**高原　10月号　第660号** L-3-9
　編集　高原編集部
　栗生楽泉園入園者自治会（栗生楽泉園慰安会）
　平成17年10月1日　A5　36頁　500円
　機関誌
　※製本

05280　**高原　11月号　第661号** L-3-9
　編集　高原編集部
　栗生楽泉園入園者自治会（栗生楽泉園慰安会）
　平成17年11月1日　A5　36頁　500円

機関誌
※製本

05281　**高原　12月号　第662号**　L-3-9
編集　高原編集部
栗生楽泉園入園者自治会（栗生楽泉園慰安会）
平成17年12月1日　A5　34頁　500円
機関誌
※製本

05282　**高原　1月号　第663号**　L-3-10
編集　高原編集部
栗生楽泉園入園者自治会（栗生楽泉園慰安会）
平成18年1月1日　A5　38頁　500円
機関誌
※製本

05283　**高原　2月号　第664号**　L-3-10
編集　高原編集部
栗生楽泉園入園者自治会（栗生楽泉園慰安会）
平成18年2月1日　A5　40頁　500円
機関誌
※製本

05284　**高原　3月号　第665号**　L-3-10
編集　高原編集部
栗生楽泉園入園者自治会（栗生楽泉園慰安会）
平成18年3月1日　A5　40頁　500円
機関誌
※製本

05285　**高原　4月号　第666号**　L-3-10
編集　高原編集部
栗生楽泉園入園者自治会（栗生楽泉園慰安会）
平成18年4月1日　A5　34頁　500円
機関誌
※製本

05286　**高原　5月号　第667号**　L-3-10
編集　高原編集部
栗生楽泉園入園者自治会（栗生楽泉園慰安会）
平成18年5月1日　A5　34頁　500円
機関誌
※製本

05287　**高原　6月号　第668号**　L-3-10
編集　高原編集部
栗生楽泉園入園者自治会（栗生楽泉園慰安会）
平成18年6月1日　A5　38頁　500円
機関誌
※製本

05288　**高原　7月号　第669号**　L-3-10
編集　高原編集部
栗生楽泉園入園者自治会（栗生楽泉園慰安会）
平成18年7月1日　A5　36頁　500円
機関誌
※製本

05289　**高原　8月号　第670号**　L-3-10
編集　高原編集部
栗生楽泉園入園者自治会（栗生楽泉園慰安会）
平成18年8月1日　A5　36頁　500円
機関誌
※製本

05290　**高原　9月号　第671号**　L-3-10
編集　高原編集部
栗生楽泉園入園者自治会（栗生楽泉園慰安会）
平成18年9月1日　A5　38頁　500円
機関誌
※製本

05291　**高原　10月号　第672号**　L-3-10
編集　高原編集部
栗生楽泉園入園者自治会（栗生楽泉園慰安会）
平成18年10月1日　A5　38頁　500円
機関誌
※製本

05292　**高原　11月号　第673号**　L-3-10
編集　高原編集部
栗生楽泉園入園者自治会（栗生楽泉園慰安会）
平成18年11月1日　A5　38頁　500円
機関誌
※製本

05293　**高原　12月号　第674号**　L-3-10
編集　高原編集部
栗生楽泉園入園者自治会（栗生楽泉園慰安会）
平成18年12月1日　A5　36頁　500円
機関誌
※製本

05294　**高原　1月号　第675号**　L-3-11
編集　高原編集部
栗生楽泉園入園者自治会（栗生楽泉園慰安会）
平成19年1月1日　A5　38頁　500円
機関誌
※製本

05295　**高原　2月号　第676号**　L-3-11
編集　高原編集部
栗生楽泉園入園者自治会（栗生楽泉園慰安会）
平成19年2月1日　A5　36頁　500円

機関誌
※製本

05296　**高原　3月号　第677号**　L-3-11
　編集　高原編集部
　栗生楽泉園入園者自治会（栗生楽泉園慰安会）
　平成19年3月1日　A5　38頁　500円
　機関誌
　※製本

05297　**高原　4月号　第678号**　L-3-11
　編集　高原編集部
　栗生楽泉園入園者自治会（栗生楽泉園慰安会）
　平成19年4月1日　A5　36頁　500円
　機関誌
　※製本

05298　**高原　5月号　第679号**　L-3-11
　編集　高原編集部
　栗生楽泉園入園者自治会（栗生楽泉園慰安会）
　平成19年5月1日　A5　36頁　500円
　機関誌
　※製本

05299　**高原　6月号　第680号**　L-3-11
　編集　高原編集部
　栗生楽泉園入園者自治会（栗生楽泉園慰安会）
　平成19年6月1日　A5　36頁　500円
　機関誌
　※製本

05300　**高原　7月号　第681号**　L-3-11
　編集　高原編集部
　栗生楽泉園入園者自治会（栗生楽泉園慰安会）
　平成19年7月1日　A5　34頁　500円
　機関誌
　※製本

05301　**高原　8月号　第682号**　L-3-11
　編集　高原編集部
　栗生楽泉園入園者自治会（栗生楽泉園慰安会）
　平成19年8月1日　A5　36頁　500円
　機関誌
　※製本

05302　**高原　9月号　第683号**　L-3-11
　編集　高原編集部
　栗生楽泉園入園者自治会（栗生楽泉園慰安会）
　平成19年9月1日　A5　34頁　500円
　機関誌
　※製本

05303　**高原　10月号　第684号**　L-3-11
　編集　高原編集部
　栗生楽泉園入園者自治会（栗生楽泉園慰安会）
　平成19年10月1日　A5　34頁　500円
　機関誌
　※製本

05304　**高原　11月号　第685号**　L-3-11
　編集　高原編集部
　栗生楽泉園入園者自治会（栗生楽泉園慰安会）
　平成19年11月1日　A5　32頁　500円
　機関誌
　※製本

05305　**高原　創立75周年記念特集号**　L-3-11
　編集　栗生楽泉園入園者自治会
　栗生楽泉園入園者自治会（栗生楽泉園慰安会）
　平成19年11月16日　A5　192頁
　機関誌
　※製本

05306　**高原　12月号　第686号**　L-3-11
　編集　高原編集部
　栗生楽泉園入園者自治会（栗生楽泉園慰安会）
　平成19年12月1日　A5　38頁
　機関誌
　※製本

05307　**高原　1月号　第687号**　L-3-12
　編集　高原編集部
　栗生楽泉園入園者自治会（栗生楽泉園慰安会）
　平成20年1月1日　A5　38頁　500円
　機関誌
　※製本

05308　**高原　2月号　第688号**　L-3-12
　編集　高原編集部
　栗生楽泉園入園者自治会（栗生楽泉園慰安会）
　平成20年2月1日　A5　38頁　500円
　機関誌
　※製本

05309　**高原　3月号　第689号**　L-3-12
　編集　高原編集部
　栗生楽泉園入園者自治会（栗生楽泉園慰安会）
　平成20年3月1日　A5　38頁　500円
　機関誌
　※製本

05310　**高原　4月号　第690号**　L-3-12
　編集　高原編集部
　栗生楽泉園入園者自治会（栗生楽泉園慰安会）
　平成20年4月1日　A5　38頁　500円

機関誌
※製本

05311 **高原　5月号　第691号** L-3-12
　編集　高原編集部
　栗生楽泉園入園者自治会（栗生楽泉園慰安会）
　平成20年5月1日　A5　38頁　500円
　機関誌
　※製本

05312 **高原　6月号　第692号** L-3-12
　編集　高原編集部
　栗生楽泉園入園者自治会（栗生楽泉園慰安会）
　平成20年6月1日　A5　40頁　500円
　機関誌
　※製本

05313 **高原　7月号　第693号** L-3-12
　編集　高原編集部
　栗生楽泉園入園者自治会（栗生楽泉園慰安会）
　平成20年7月1日　A5　40頁　500円
　機関誌
　※製本

05314 **高原　8月号　第694号** L-3-12
　編集　高原編集部
　栗生楽泉園入園者自治会（栗生楽泉園慰安会）
　平成20年8月1日　A5　38頁　500円
　機関誌
　※製本

05315 **高原　9月号　第695号** L-3-12
　編集　高原編集部
　栗生楽泉園入園者自治会（栗生楽泉園慰安会）
　平成20年9月1日　A5　40頁　500円
　機関誌
　※製本

05316 **高原　10月号　第696号** L-3-12
　編集　高原編集部
　栗生楽泉園入園者自治会（栗生楽泉園慰安会）
　平成20年10月1日　A5　40頁　500円
　機関誌
　※製本

05317 **高原　11月号　第697号** L-3-12
　編集　高原編集部
　栗生楽泉園入園者自治会（栗生楽泉園慰安会）
　平成20年11月1日　A5　38頁　500円
　機関誌
　※製本

05318 **高原　12月号　第698号** L-3-12
　編集　高原編集部
　栗生楽泉園入園者自治会（栗生楽泉園慰安会）
　平成20年12月1日　A5　40頁　500円
　機関誌
　※製本

05319 **高原　1月号　第699号** L-3-13
　編集　高原編集部
　栗生楽泉園入園者自治会（栗生楽泉園慰安会）
　平成21年1月1日　A5　36頁　500円
　機関誌
　※製本

05320 **高原　2月号　第700号** L-3-13
　編集　高原編集部
　栗生楽泉園入園者自治会（栗生楽泉園慰安会）
　平成21年2月1日　A5　44頁　500円
　機関誌
　※製本

05321 **高原　3月号　第701号** L-3-13
　編集　高原編集部
　栗生楽泉園入園者自治会（栗生楽泉園慰安会）
　平成21年3月1日　A5　44頁　500円
　機関誌
　※製本

05322 **高原　4月号　第702号** L-3-13
　編集　高原編集部
　栗生楽泉園入園者自治会（栗生楽泉園慰安会）
　平成21年4月1日　A5　38頁　500円
　機関誌
　※製本

05323 **高原　5月号　第703号** L-3-13
　編集　高原編集部
　栗生楽泉園入園者自治会（栗生楽泉園慰安会）
　平成21年5月1日　A5　42頁　500円
　機関誌
　※製本

05324 **高原　6月号　第704号** L-3-13
　編集　高原編集部
　栗生楽泉園入園者自治会（栗生楽泉園慰安会）
　平成21年6月1日　A5　38頁　500円
　機関誌
　※製本

05325 **高原　7月号　第705号** L-3-13
　編集　高原編集部
　栗生楽泉園入園者自治会（栗生楽泉園慰安会）
　平成21年7月1日　A5　42頁　500円

機関誌
※製本

05326　**高原　8月号　第706号** L-3-13
　編集　高原編集部
　栗生楽泉園入園者自治会（栗生楽泉園慰安会）
　平成21年8月1日　A5　40頁　500円
　機関誌
　※製本

05327　**高原　9月号　第707号** L-3-13
　編集　高原編集部
　栗生楽泉園入園者自治会（栗生楽泉園慰安会）
　平成21年9月1日　A5　42頁　500円
　機関誌
　※製本

05328　**高原　10月号　第708号** L-3-13
　編集　高原編集部
　栗生楽泉園入園者自治会（栗生楽泉園慰安会）
　平成21年10月1日　A5　32頁　500円
　機関誌
　※製本

05329　**高原　11月号　第709号** L-3-13
　編集　高原編集部
　栗生楽泉園入園者自治会（栗生楽泉園慰安会）
　平成21年11月1日　A5　34頁　500円
　機関誌
　※製本

05330　**高原　12月号　第710号** L-3-13
　編集　高原編集部
　栗生楽泉園入園者自治会（栗生楽泉園慰安会）
　平成21年12月1日　A5　32頁　500円
　機関誌
　※製本

05331　**高原　1月号　第711号** L-3-14
　編集　高原編集部
　栗生楽泉園入園者自治会（栗生楽泉園慰安会）
　平成22年1月1日　A5　34頁　500円
　機関誌
　※製本

05332　**高原　2月号　第712号** L-3-14
　編集　高原編集部
　栗生楽泉園入園者自治会（栗生楽泉園慰安会）
　平成22年2月1日　A5　38頁　500円
　機関誌
　※製本

05333　**高原　3月号　第713号** L-3-14
　編集　高原編集部
　栗生楽泉園入園者自治会（栗生楽泉園慰安会）
　平成22年3月1日　A5　40頁　500円
　機関誌
　※製本

05334　**高原　4月号　第714号** L-3-14
　編集　高原編集部
　栗生楽泉園入園者自治会（栗生楽泉園慰安会）
　平成22年4月1日　A5　40頁　500円
　機関誌
　※製本

05335　**高原　5月号　第715号** L-3-14
　編集　高原編集部
　栗生楽泉園入園者自治会（栗生楽泉園慰安会）
　平成22年5月1日　A5　40頁　500円
　機関誌
　※製本

05336　**高原　6月号　第716号** L-3-14
　編集　高原編集部
　栗生楽泉園入園者自治会（栗生楽泉園慰安会）
　平成22年6月1日　A5　40頁　250円
　機関誌
　※製本

05337　**高原　7月号　第717号** L-3-14
　編集　高原編集部
　栗生楽泉園入園者自治会（栗生楽泉園慰安会）
　平成22年7月1日　A5　40頁　250円
　機関誌
　※製本

05338　**高原　8月号　第718号** L-3-14
　編集　高原編集部
　栗生楽泉園入園者自治会（栗生楽泉園慰安会）
　平成22年8月1日　A5　36頁　250円
　機関誌
　※製本

05339　**高原　9月号　第719号** L-3-14
　編集　高原編集部
　栗生楽泉園入園者自治会（栗生楽泉園慰安会）
　平成22年9月1日　A5　36頁　250円
　機関誌
　※製本

05340　**高原　10月号　第720号** L-3-14
　編集　高原編集部
　栗生楽泉園入園者自治会（栗生楽泉園慰安会）
　平成22年10月1日　A5　42頁　250円

05341 **高原　11月号　第721号** L-3-14
　　編集　高原編集部
　　栗生楽泉園入園者自治会（栗生楽泉園慰安会）
　　平成22年11月1日　A5　34頁　250円
　　機関誌
　　※製本

05342 **高原　12月号　第722号** L-3-14
　　編集　高原編集部
　　栗生楽泉園入園者自治会（栗生楽泉園慰安会）
　　平成22年12月1日　A5　42頁　250円
　　機関誌
　　※製本

05343 **高原　1月号　第723号** L-3-15
　　編集　高原編集部
　　栗生楽泉園入園者自治会（栗生楽泉園慰安会）
　　平成23年1月1日　A5　50頁　250円
　　機関誌
　　※製本

05344 **高原　2月号　第724号** L-3-15
　　編集　高原編集部
　　栗生楽泉園入園者自治会（栗生楽泉園慰安会）
　　平成23年2月1日　A5　40頁　250円
　　機関誌
　　※製本

05345 **高原　3月号　第725号** L-3-15
　　編集　高原編集部
　　栗生楽泉園入園者自治会（栗生楽泉園慰安会）
　　平成23年3月1日　A5　36頁　250円
　　機関誌
　　※製本

05346 **高原　4月号　第726号** L-3-15
　　編集　高原編集部
　　栗生楽泉園入園者自治会（栗生楽泉園慰安会）
　　平成23年4月1日　A5　40頁　250円
　　機関誌
　　※製本

05347 **高原　5月号　第727号** L-3-15
　　編集　高原編集部
　　栗生楽泉園入園者自治会（栗生楽泉園慰安会）
　　平成23年5月1日　A5　40頁　250円
　　機関誌
　　※製本

05348 **高原　6月号　第728号** L-3-15
　　編集　高原編集部
　　栗生楽泉園入園者自治会（栗生楽泉園慰安会）
　　平成23年6月1日　A5　40頁　250円
　　機関誌
　　※製本

05349 **高原　7月号　第729号** L-3-15
　　編集　高原編集部
　　栗生楽泉園入園者自治会（栗生楽泉園慰安会）
　　平成23年7月1日　A5　40頁　250円
　　機関誌
　　※製本

05350 **高原　8月号　第730号** L-3-15
　　編集　高原編集部
　　栗生楽泉園入園者自治会（栗生楽泉園慰安会）
　　平成23年8月1日　A5　40頁　250円
　　機関誌
　　※製本

05351 **高原　9月号　第731号** L-3-15
　　編集　高原編集部
　　栗生楽泉園入園者自治会（栗生楽泉園慰安会）
　　平成23年9月1日　A5　38頁　250円
　　機関誌
　　※製本

05352 **高原　10月号　第732号** L-3-15
　　編集　高原編集部
　　栗生楽泉園入園者自治会（栗生楽泉園慰安会）
　　平成23年10月1日　A5　34頁　250円
　　機関誌
　　※製本

05353 **高原　11月号　第733号** L-3-15
　　編集　高原編集部
　　栗生楽泉園入園者自治会（栗生楽泉園慰安会）
　　平成23年11月1日　A5　36頁　250円
　　機関誌
　　※製本

05354 **高原　12月号　第734号** L-3-15
　　編集　高原編集部
　　栗生楽泉園入園者自治会（栗生楽泉園慰安会）
　　平成23年12月1日　A5　38頁　250円
　　機関誌
　　※製本

05355 **高原　平成二十四年（735号 〜 746号）** L-3-16
　　※製本

05356　**高原　1月号　第735号**　L-3-16
編集　高原編集部
栗生楽泉園入園者自治会（栗生楽泉園慰安会）
平成24年1月1日　A5　42頁　250円
機関誌
※製本

05357　**高原　2月号　第736号**　L-3-16
編集　高原編集部
栗生楽泉園入園者自治会（栗生楽泉園慰安会）
平成24年2月1日　A5　40頁　250円
機関誌
※製本

05358　**高原　3月号　第737号**　L-3-16
編集　高原編集部
栗生楽泉園入園者自治会（栗生楽泉園慰安会）
平成24年3月1日　A5　40頁　250円
機関誌
※製本

05359　**高原　4月号　第738号**　L-3-16
編集　高原編集部
栗生楽泉園入園者自治会（栗生楽泉園慰安会）
平成24年4月1日　A5　38頁　250円
機関誌
※製本

05360　**高原　5月号　第739号**　L-3-16
編集　高原編集部
栗生楽泉園入園者自治会（栗生楽泉園慰安会）
平成24年5月1日　A5　40頁　250円
機関誌
※製本

05361　**高原　6月号　第740号**　L-3-16
編集　高原編集部
栗生楽泉園入園者自治会（栗生楽泉園慰安会）
平成24年6月1日　A5　40頁　250円
機関誌
※製本

05362　**高原　7月号　第741号**　L-3-16
編集　高原編集部
栗生楽泉園入園者自治会（栗生楽泉園慰安会）
平成24年7月1日　A5　40頁　250円
機関誌
※製本

05363　**高原　8月号　第742号**　L-3-16
編集　高原編集部
栗生楽泉園入園者自治会（栗生楽泉園慰安会）
平成24年8月1日　A5　44頁　250円
機関誌
※製本

05364　**高原　9月号　第743号**　L-3-16
編集　高原編集部
栗生楽泉園入園者自治会（栗生楽泉園慰安会）
平成24年9月1日　A5　36頁　250円
機関誌
※製本

05365　**高原　10月号　第744号**　L-3-16
編集　高原編集部
栗生楽泉園入園者自治会（栗生楽泉園慰安会）
平成24年10月1日　A5　38頁　250円
機関誌
※製本

05366　**高原　創立80周年記念特集号**　L-3-16
編集　栗生楽泉園入園者自治会
栗生楽泉園入園者自治会（栗生楽泉園慰安会）
平成24年10月16日　A5　200頁
機関誌
※製本

05367　**高原　11月号　第745号**　L-3-16
編集　高原編集部
栗生楽泉園入園者自治会（栗生楽泉園慰安会）
平成24年11月1日　A5　36頁　250円
機関誌
※製本

05368　**高原　12月号　第746号**　L-3-16
編集　高原編集部
栗生楽泉園入園者自治会（栗生楽泉園慰安会）
平成24年12月1日　A5　36頁　250円
機関誌
※製本

05369　**高原　1月号　第747号**　L-3-17
編集　高原編集部
栗生楽泉園入園者自治会（栗生楽泉園慰安会）
平成25年1月1日　A5　42頁　250円
機関誌
※製本

05370　**高原　2月号　第748号**　L-3-17
編集　高原編集部
栗生楽泉園入所者自治会（栗生楽泉園慰安会）
平成25年2月1日　A5　38頁　250円
機関誌
※製本

05371 **高原 3月号 第749号** L-3-17
編集　高原編集部
栗生楽泉園入所者自治会（栗生楽泉園慰安会）
平成25年3月1日　A5　42頁　250円
機関誌
※製本

05372 **高原 4月号 第750号** L-3-17
編集　高原編集部
栗生楽泉園入所者自治会（栗生楽泉園慰安会）
平成25年4月1日　A5　36頁　250円
機関誌
※製本

05373 **高原 5月号 第751号** L-3-17
編集　高原編集部
栗生楽泉園入所者自治会（栗生楽泉園慰安会）
平成25年5月1日　A5　36頁　250円
機関誌
※製本

05374 **高原 6月号 第752号** L-3-17
編集　高原編集部
栗生楽泉園入所者自治会（栗生楽泉園慰安会）
平成25年6月1日　A5　38頁　250円
機関誌
※製本

05375 **高原 7月号 第753号** L-3-17
編集　高原編集部
栗生楽泉園入所者自治会（栗生楽泉園慰安会）
平成25年7月1日　A5　34頁　250円
機関誌
※製本

05376 **高原 8月号 第754号** L-3-17
編集　高原編集部
栗生楽泉園入所者自治会（栗生楽泉園慰安会）
平成25年8月1日　A5　32頁　250円
機関誌
※製本

05377 **高原 9月号 第755号** L-3-17
編集　高原編集部
栗生楽泉園入所者自治会（栗生楽泉園慰安会）
平成25年9月1日　A5　32頁　250円
機関誌
※製本

05378 **高原 10月号 第756号** L-3-17
編集　高原編集部
栗生楽泉園入所者自治会（栗生楽泉園慰安会）
平成25年10月1日　A5　32頁　250円
機関誌
※製本

05379 **高原 11月号 第757号** L-3-17
編集　高原編集部
栗生楽泉園入所者自治会（栗生楽泉園慰安会）
平成25年11月1日　A5　34頁　250円
機関誌
※製本

05380 **高原 12月号 第758号** L-3-17
編集　高原編集部
栗生楽泉園入園者自治会
平成25年12月1日　A5　40頁　250円
機関誌
※製本

05381 **高原 1月号 第759号** L-3-18
編集　高原編集部
栗生楽泉園入園者自治会
平成26年1月1日　A5　36頁　250円
機関紙
※製本

05382 **高原 2月号 第760号** L-3-18
編集　高原編集部
栗生楽泉園入園者自治会
平成26年2月1日　A5　42頁　250円
機関紙
※製本

05383 **高原 3月号 第761号** L-3-18
編集　高原編集部
栗生楽泉園入園者自治会
平成26年3月1日　A5　40頁　250円
機関紙
※製本

05384 **高原 4月号 第762号** L-3-18
編集　高原編集部
栗生楽泉園入園者自治会
平成26年4月1日　A5　34頁　250円
機関紙
※製本

05385 **高原 5月号 第763号** L-3-18
編集　高原編集部
栗生楽泉園入園者自治会
平成26年5月1日　A5　30頁　250円
機関紙
※製本

05386 **高原　6月号　第764号** L-3-18
　編集　高原編集部
　栗生楽泉園入園者自治会
　平成26年6月1日　A5　26頁　250円
　機関紙
　※製本

05387 **高原　7月号　第765号** L-3-18
　編集　高原編集部
　栗生楽泉園入園者自治会
　平成26年7月1日　A5　38頁　250円
　機関紙
　※製本

05388 **高原　8月号　第766号** L-3-18
　編集　高原編集部
　栗生楽泉園入園者自治会
　平成26年8月1日　A5　44頁　250円
　機関紙
　※製本

05389 **高原　9月号　第767号** L-3-18
　編集　高原編集部
　栗生楽泉園入園者自治会
　平成26年9月1日　A5　40頁　250円
　機関紙
　※製本

05390 **高原　10月号　第768号** L-3-18
　編集　高原編集部
　栗生楽泉園入園者自治会
　平成26年10月1日　A5　38頁　250円
　機関紙
　※製本

05391 **高原　11月号　第769号** L-3-18
　編集　高原編集部
　栗生楽泉園入園者自治会
　平成26年11月1日　A5　36頁　250円
　機関紙
　※製本

05392 **高原　12月号　第770号** L-3-18
　編集　高原編集部
　栗生楽泉園入園者自治会
　平成26年12月1日　A5　48頁　250円
　機関紙
　※製本

05393 **高原　1月号　第771号** L-3-19
　編集　高原編集部
　栗生楽泉園入園者自治会
　平成27年1月1日　A5　40頁　250円
　機関紙
　※製本

05394 **高原　2月号　第772号** L-3-19
　編集　高原編集部
　栗生楽泉園入園者自治会
　平成27年2月1日　A5　44頁　250円
　機関紙
　※製本

05395 **高原　3月号　第773号** L-3-19
　編集　高原編集部
　栗生楽泉園入園者自治会
　平成27年3月1日　A5　36頁　250円
　機関紙
　※製本

05396 **高原　4月号　第774号** L-3-19
　編集　高原編集部
　栗生楽泉園入園者自治会
　平成27年4月1日　A5　34頁　250円
　機関紙
　※製本

05397 **高原　5月号　第775号** L-3-19
　編集　高原編集部
　栗生楽泉園入園者自治会
　平成27年5月1日　A5　32頁　250円
　機関紙
　※製本

05398 **高原　6月号　第776号** L-3-19
　編集　高原編集部
　栗生楽泉園入園者自治会
　平成27年6月1日　A5　76頁　250円
　機関紙
　※自治会発足80周年記念号
　※製本

05399 **高原　7月号　第777号** L-3-19
　編集　高原編集部
　栗生楽泉園入園者自治会
　平成27年7月1日　A5　44頁　250円
　機関紙
　※製本

05400 **高原　8月号　第778号** L-3-19
　編集　高原編集部
　栗生楽泉園入園者自治会
　平成27年8月1日　A5　40頁　250円
　機関紙
　※製本

05401 **高原　9月号　第779号** L-3-19
　　編集　高原編集部
　　栗生楽泉園入園者自治会
　　平成27年9月1日　A5　36頁　250円
　　機関紙
　　※製本

05402 **高原　10月号　第780号** L-3-19
　　編集　高原編集部
　　栗生楽泉園入園者自治会
　　平成27年10月1日　A5　44頁　250円
　　機関紙
　　※製本

05403 **高原　11月号　第781号** L-3-19
　　編集　高原編集部
　　栗生楽泉園入園者自治会
　　平成27年11月1日　A5　38頁　250円
　　機関紙
　　※製本

05404 **高原　12月号　第782号** L-3-19
　　編集　高原編集部
　　栗生楽泉園入園者自治会
　　平成27年12月1日　A5　40頁　250円
　　機関紙
　　※製本

05405 **高原　1月号　第783号** L-3-20
　　編集　高原編集部
　　栗生楽泉園入園者自治会
　　平成28年1月22日　A5　28頁　250円
　　機関紙
　　※製本

05406 **高原　2月号　第784号** L-3-20
　　編集　高原編集部
　　栗生楽泉園入園者自治会
　　平成28年2月22日　A5　34頁　250円
　　機関紙
　　※製本

05407 **高原　3月号　第785号** L-3-20
　　編集　高原編集部
　　栗生楽泉園入園者自治会
　　平成28年3月22日　A5　34頁　250円
　　機関紙
　　※製本

05408 **高原　4月号　第786号** L-3-20
　　編集　高原編集部
　　栗生楽泉園入園者自治会
　　平成28年4月22日　A5　32頁　250円
　　機関紙
　　※製本

05409 **高原　5月号　第787号** L-3-20
　　編集　高原編集部
　　栗生楽泉園入園者自治会
　　平成28年5月22日　A5　40頁　250円
　　機関紙
　　※製本

05410 **高原　6月号　第788号** L-3-20
　　編集　高原編集部
　　栗生楽泉園入園者自治会
　　平成28年6月22日　A5　40頁　250円
　　機関紙
　　※製本

05411 **高原　7月号　第789号** L-3-20
　　編集　高原編集部
　　栗生楽泉園入園者自治会
　　平成28年7月22日　A5　48頁　250円
　　機関紙
　　※製本

05412 **高原　8月号　第790号** L-3-20
　　編集　高原編集部
　　栗生楽泉園入園者自治会
　　平成28年8月22日　A5　40頁　250円
　　機関紙
　　※製本

05413 **高原　9月号　第791号** L-3-20
　　編集　高原編集部
　　栗生楽泉園入園者自治会
　　平成28年9月22日　A5　40頁　250円
　　機関紙
　　※製本

05414 **高原　10月号　第792号** L-3-20
　　編集　高原編集部
　　栗生楽泉園入園者自治会
　　平成28年10月22日　A5　40頁　250円
　　機関紙
　　※製本

05415 **高原　11月号　第793号** L-3-20
　　編集　高原編集部
　　栗生楽泉園入園者自治会
　　平成28年11月22日　A5　44頁　250円
　　機関紙
　　※製本

05416　**高原　12月号　第794号**　L-3-20
　　編集　高原編集部
　　栗生楽泉園入園者自治会
　　平成28年12月22日　A5　38頁　250円
　　機関紙
　　※製本

05417　**高原　1月号　第795号**　L-3-21
　　編集　高原編集部
　　栗生楽泉園入所者自治会
　　平成29年1月22日　A5　40頁
　　機関誌
　　※製本

05418　**高原　2月号　第796号**　L-3-21
　　編集　高原編集部
　　栗生楽泉園入所者自治会
　　平成29年2月22日　A5　34頁
　　機関誌
　　※製本

05419　**高原　3月号　第797号**　L-3-21
　　編集　高原編集部
　　栗生楽泉園入所者自治会
　　平成29年3月22日　A5　34頁
　　機関誌
　　※製本

05420　**高原　4月号　第798号**　L-3-21
　　編集　高原編集部
　　栗生楽泉園入所者自治会
　　平成29年4月22日　A5　32頁
　　機関誌
　　※製本

05421　**高原　5月号　第799号**　L-3-21
　　編集　高原編集部
　　栗生楽泉園入所者自治会
　　平成29年5月22日　A5　40頁
　　機関誌
　　※製本

05422　**高原　6月号　第800号**　L-3-21
　　編集　高原編集部
　　栗生楽泉園入所者自治会
　　平成29年6月22日　A5　36頁
　　機関誌
　　※製本

05423　**高原　7月号　第801号**　L-3-21
　　編集　高原編集部
　　栗生楽泉園入所者自治会
　　平成29年7月22日　A5　36頁
　　機関誌
　　※製本

05424　**高原　8月号　第802号**　L-3-21
　　編集　高原編集部
　　栗生楽泉園入所者自治会
　　平成29年8月22日　A5　34頁
　　機関誌
　　※製本

05425　**高原　9月号　第803号**　L-3-21
　　編集　高原編集部
　　栗生楽泉園入所者自治会
　　平成29年9月22日　A5　38頁
　　機関誌
　　※製本

05426　**高原　10月号　第804号**　L-3-21
　　編集　高原編集部
　　栗生楽泉園入所者自治会
　　平成29年10月22日　A5　60頁
　　機関誌
　　※製本

05427　**高原　11月号　第805号**　L-3-21
　　編集　高原編集部
　　栗生楽泉園入所者自治会
　　平成29年11月22日　A5　46頁
　　機関誌
　　※製本

05428　**高原　12月号　第806号**　L-3-21
　　編集　高原編集部
　　栗生楽泉園入所者自治会
　　平成29年12月22日　A5　38頁
　　機関誌
　　※製本

05429　**高原　2018　1・2月号　第807号**　L-3-22
　　編集　高原編集部
　　栗生楽泉園入所者自治会
　　平成30年2月22日　A5　62頁
　　機関誌
　　※製本

05430　**高原　2018　3・4月号　第808号**　L-3-22
　　編集　高原編集部
　　栗生楽泉園入所者自治会
　　平成30年4月22日　A5　43頁
　　機関誌
　　※製本

05431　**高原　2018　5・6月号　第809号**　L-3-22
　　編集　高原編集部
　　栗生楽泉園入所者自治会
　　平成30年6月22日　A5　47頁
　　機関誌
　　※製本

05432　**高原　2018　7・8月号　第810号**　L-3-22
　　編集　高原編集部
　　栗生楽泉園入所者自治会
　　平成30年8月22日　A5　49頁
　　機関誌
　　※製本

05433　**高原　2018　9・10月号　第811号**　L-3-22
　　編集　高原編集部
　　栗生楽泉園入所者自治会
　　平成30年10月21日　A5　47頁
　　機関誌
　　※製本

05434　**高原　2018　11・12月号　第812号**　L-3-22
　　編集　高原編集部
　　栗生楽泉園入所者自治会
　　平成30年12月22日　A5　49頁
　　機関誌
　　※製本

05435　**高原　2019　1・2月号　第813号**　L-3-23
　　編集　高原編集部
　　栗生楽泉園入所者自治会
　　平成31年2月22日　A5　53頁
　　機関誌
　　※製本

05436　**高原　2019　3・4月号　第814号**　L-3-23
　　編集　高原編集部
　　栗生楽泉園入所者自治会
　　平成31年4月22日　A5　43頁
　　機関誌
　　※製本

05437　**高原　2019　5・6月号　第815号**　L-3-23
　　編集　高原編集部
　　栗生楽泉園入所者自治会
　　令和1年6月22日　A5　49頁
　　機関誌
　　※製本

05438　**高原　2019　7・8月号　第816号**　L-3-23
　　編集　高原編集部
　　栗生楽泉園入所者自治会
　　令和1年8月22日　A5　51頁
　　機関誌
　　※製本

05439　**高原　2019　9・10月号　第817号**　L-3-23
　　編集　高原編集部
　　栗生楽泉園入所者自治会
　　令和1年10月22日　A5　37頁
　　機関誌
　　※製本

05440　**高原　2019　11・12月号　第818号**　L-3-23
　　編集　高原編集部
　　栗生楽泉園入所者自治会
　　令和1年12月22日　A5　51頁
　　機関誌
　　※製本

05441　**高原　2020　第1号　第819号**　L-3-23
　　編集　高原編集部
　　栗生楽泉園入所者自治会
　　令和2年3月22日　A5　47頁
　　機関誌
　　※製本

05442　**高原　2020　第2号　第820号**　L-3-23
　　編集　高原編集部
　　栗生楽泉園入所者自治会
　　令和2年6月22日　A5　43頁
　　機関誌
　　※製本

05443　**高原　2020　第3号　最終号（第821号）**
　　L-3-23
　　編集　高原編集部
　　栗生楽泉園入所者自治会
　　令和2年12月22日　A5　113頁
　　機関誌
　　※製本

05444　**句集　独眼**　L-4-1
　　村越化石
　　琅玕洞（楠本憲吉）
　　昭和37年8月　A5　176頁　500円
　　俳句
　　※本　2冊

05445　**句集　山國抄**　L-4-2
　　村越化石
　　濱発行所
　　昭和49年8月20日　A5　170頁　1,800円
　　俳句
　　※本　3冊

05446　**村越化石集**　L-4-3
　村越化石
　俳人協会（宮下翠舟）
　昭和54年2月1日　B6　154頁　880円
　俳句
　※自註現代俳句シリーズ・Ⅱ期　38
　※本　2冊

05447　**句集　端坐**　L-4-4
　村越化石
　濱発行所
　昭和57年6月20日　A5　165頁　2,300円
　俳句
　※本　2冊

05448　**句集　筒鳥**　L-4-5
　村越化石
　濱発行所
　昭和63年5月5日　A5　192頁　2,500円
　俳句
　※本　2冊

05449　**句集　石と杖**　L-4-6
　村越化石
　濱発行所
　平成4年12月17日　A5　161頁　2,300円
　俳句
　※本　2冊

05450　**八十八夜**　L-4-7
　村越化石
　近代文芸社
　1997年7月31日　A5　95頁　1,800円
　俳句
　※日本全国俳人叢書
　※本　2冊

05451　**句集　螢袋**　L-4-8
　村越化石
　角川書店（田口恵司）
　平成15年10月17日　A5　225頁　2,667円
　俳句
　※本

05452　**句集　八十路**　L-4-9
　村越化石
　角川書店（井上伸一郎）
　平成19年8月31日　A5　199頁　2,667円
　俳句
　※本　2冊

05453　**句集　団扇**　L-4-10
　村越化石
　角川書店（井上伸一郎）
　平成22年10月16日　A5　175頁　2,667円
　俳句
　※本

05454　**大龍勢　魂の俳人村越化石句碑建立記念集**　L-4-11
　編集　村越化石句碑建立実行委員会
　村越化石句碑建立実行委員会
　平成14年11月15日　A5　165頁
　俳句
　※本　2冊

05455　**俳句世界　2008年5月号**　L-4-12
　編集　清水哲男
　文学の森（姜琪東）
　2008年5月1日　A5　331頁　900円
　俳句
　※第8回山本健吉文学賞俳句部門村越化石受賞
　※本

05456　**俳句朝日　平成19年6月号**　L-4-13
　編集長　越村隆二
　朝日新聞社
　2007年6月1日　B5　174頁　990円
　俳句
　※特集「村越化石」強靱な詩魂
　※本

05457　**俳句界　2006年4月号**　L-4-14
　編集　山口亜希子
　文学の森
　2006年4月1日　B5　169頁　1,000円
　俳句
　※魂の俳人・村越化石…栗林浩
　※本

05458　**文藝春秋　特別版**　L-4-15
　編集　高橋一清
　文藝春秋（立林昭彦）
　平成17年3月15日　B5　224頁　1,000円
　俳句
　※言葉が息づく時（村越化石）…柳田邦男
　※本

05459　**《写真》平成12年10月15日　村越化石句碑開眼と祝賀**　L-4-16
　※ファイル

05460　**村越化石俳句のしおり**　L-4-16
　B5　4頁
　※ファイル

05461　風雪の紋 - 栗生楽泉園患者50年史 -　L-4-17
　栗生楽泉園患者自治会
　栗生楽泉園患者自治会
　1982年9月20日　A5　538頁　2,500円
　記録
　※本　3冊

05462　創立40周年記念誌　L-4-18
　国立療養所栗生楽泉園
　1972年10月20日　B5　105頁
　記録
　※本

05463　創立70周年記念誌　L-4-19
　国立療養所栗生楽泉園
　国立療養所栗生楽泉園（園長　東正明）
　平成14年10月　A4　77頁
　記録
　※本

05464　熊笹の尾根　栗生楽泉園創立七十周年記念写真集　L-4-20
　栗生楽泉園入園者自治会
　皓星社（栗生楽泉園入園者自治会）
　2002年10月25日　B5　126頁　5,000円
　写真集
　※本

05465　湯けむりの園　栗生盲人会五十年史　L-4-21
　栗生楽泉園盲人会
　栗生楽泉園盲人会
　1986年7月10日　A5　328頁　2,000円
　記録
　※本

05466　御座の湯口碑　L-4-22
　山本よ志朗／加藤三郎
　御座の湯口碑刊行協力委員会
　昭和47年10月15日　A5　260頁　2,000円
　記録
　※本

05467　高原詩人集　L-4-23
　加藤三郎／小林弘明／越一人／谺雄二／鈴木時次／高田四郎／竹村昇／武内慎之助／野中武志／ロシヤノフスキー
　昭和37年10月25日　A6　140頁　30円
　詩
　※100部限定
　※ファイル

05468　ある軍属の物語　草津の墓碑銘　L-4-24
　河東三郎

　思想の科学社（加太こうじ）
　平成1年3月25日　B6　246頁　1,500円
　記録
　※本

05469　『高原』創立80周年記念特集号　L-4-25
　栗生楽泉園入園者自治会
　栗生楽泉園慰安会
　平成24年10月16日　A5　200頁
　※本

05470　沢田五郎短編集　その土の上で　L-5-1
　沢田五郎
　沢田五郎
　1971年4月1日　A5　94頁　250円
　創作
　※本

05471　その木は這わず　L-5-2
　沢田五郎
　皓星社（藤巻修一）
　1989年3月31日　B6　197頁　1,800円
　短歌
　※本

05472　創作　野ざらし　L-5-3
　沢田五郎
　ぶどうぱん通信
　1991年11月25日　B6　284頁　1,800円
　創作
　※本　3冊

05473　歌集　まなうらの銀河　L-5-4
　沢田五郎
　短歌新聞社（石黒清介）
　1996年2月13日　B6　209頁　2,500円
　短歌
　※本

05474　創作　野ざらし（第二部）　L-5-5
　沢田五郎
　ぶどうぱん通信
　1997年2月1日　B6　311頁　2,500円
　創作
　※本

05475　とがなくてしす - 私が見た特別病室 -　L-5-6
　沢田五郎
　ぶどうぱん通信
　1998年9月20日　B6　140+27頁　1,200円
　記録
　※本

05476 　夜のほととぎす　L-5-7
　沢田五郎
　生活ジャーナル（山本尚由）
　2002年4月1日　B6　178頁　1,600円
　短歌
　※新日本歌人叢書569篇
　※本　2冊

05477 　とがなくてしす　草津重監房の記録　L-5-8
　沢田五郎
　皓星社（藤巻修一）
　2002年4月30日　B6　219頁　1,800円
　記録
　※ハンセン病叢書
　※本　2冊

05478 　風荒き中を　- ハンセン病療養所で送った青春 -　L-5-9
　沢田五郎
　皓星社（藤巻修一）
　2003年10月10日　B6　307頁　2,300円
　散文
　※本

05479 　その土の上で　L-5-10
　沢田五郎
　皓星社（藤巻修一）
　2008年3月17日　B6　243頁　1,800円
　散文
　※本　2冊

05480 　残影　L-5-11
　編集　栗生創作会（名草良作 / 沢田五郎 / 星政治）
　栗生楽泉園慰安会
　1968年6月25日　B6　300頁　700円
　創作
　※本

05481 　生きものの刻　L-5-12
　名草良作
　1972年1月1日　A5　183頁　500円
　創作
　※本

05482 　方舟の櫂　L-5-13
　藤田三四郎
　皓星社（藤巻修一）
　1988年10月10日　B6　366頁　2,000円
　詩文集
　※本　2冊

05483 　藤田三四郎詩集　L-5-14
　藤田三四郎
　青磁社（阿部慶司）
　1992年5月1日　B6　243頁　2,500円
　詩
　※本

05484 　藤田三四郎散文集　- マーガレットの思い出 -　L-5-15
　藤田三四郎
　青磁社（阿部慶司）
　1993年2月1日　B6　247頁　2,500円
　散文
　※本

05485 　藤田三四郎散文集　- 水仙の花を手にして -　L-5-16
　藤田三四郎
　さがらブックス（相良景行）
　1994年6月30日　B6　240頁　2,500円
　散文
　※本

05486 　詩集　出会い　L-5-17
　藤田三四郎
　土曜美術社出版販売（加藤幾恵）
　1996年8月22日　A5　120頁
　※本

05487 　月見草に出会う　L-5-18
　藤田三四郎
　土曜美術社出版販売（加藤幾恵）
　1997年5月20日　B6　209頁　2,000円
　随筆
　※本

05488 　歌集　棕櫚の葉　L-5-19
　川島多一
　短歌新聞社（石黒清介）
　昭和52年10月1日　B6　174頁　1,500円
　短歌
　※本　2冊

05489 　歌集　冬の花　L-5-20
　高原短歌会（代表　浅井あい）
　短歌新聞社（石黒清介）
　昭和53年7月30日　B6　174頁　1,800円
　短歌
　※本　3冊

05490 　歌集　杖の跡義肢の跡　L-5-21
　中島英一
　短歌新聞社（石黒清介）
　昭和51年5月25日　B6　261頁　1,500円
　短歌

※本

05491　歌集　凍雪　L-5-22
　高原短歌会　（代表・浅井あい）
　短歌新聞社（石黒清介）
　昭和63年3月15日　B6　155頁　1,700円
　短歌
　※本　2冊

05492　歌集　十月ぐみの歌　L-5-23
　田中美佐夫
　短歌新聞社（石黒清介）
　平成元年7月8日　B6　171頁　2,000円
　短歌
　※本

05493　歌集　花の香ありて　L-5-24
　福島まさ子
　短歌新聞社（石黒清介）
　平成6年12月9日　B6　267頁　2,500円
　短歌
　※本

05494　歌集　山霧　L-5-25
　著者代表　阿部秀直
　新星書房（伊藤幸子）
　昭和41年10月15日　B6　174頁　500円
　短歌
　※本

05495　歌集　高原短歌会・合同歌集　L-5-26
　高原短歌会（代表／沢田五郎）
　平成4年10月1日　A5　133頁　700円
　短歌
　※本

05496　和くら葉の心　L-5-27
　鈴木幸次
　平成6年6月25日　A5　324頁　2,800円
　記録
　※本

05497　草津のタルピッ（月あかり）　- 在日韓国朝鮮人ハンセン病者の証言　L-5-28
　編者　日本聖公会日韓協働委員会
　聖公会出版（水上タカ）
　平成11年4月4日　B6　251頁　1,800円
　記録
　※本

05498　終末の花 - 故タピタ太田清子に捧ぐ-　L-5-29
　編集　太田国男
　太田国男
　1983年11月26日　A6　235頁　非売品
　記録
　※本　2冊

05499　熟さない木の実　L-5-30
　山本良吉
　昭和50年3月20日　B6変形　134頁　1,000円
　川柳
　※本

05500　川柳合同句集「高原」　L-5-31
　編集　高原川柳会
　高原川柳会
　昭和57年5月1日　A5　266頁　2,000円
　川柳
　※本

05501　合同句集　ふるさとを捨てて　L-5-32
　編集　伊藤柳涯子
　高原川柳会（伊藤柳涯子）
　昭和47年11月16日　B6　190頁　非売品
　川柳
　※本　2冊

05502　句集　雪割　L-6-1
　草津栗生楽泉園　阿部秀直（編者／大野林火）
　草津栗生楽泉園
　1965年5月20日　B6　199頁　350円
　俳句
　※本

05503　句集　一代畑　L-6-2
　著者代表　阿部秀直
　栗生楽泉園高原俳句会
　1976年5月20日　B6　168頁　1,200円
　俳句
　※本　2冊

05504　句集　花鳥山水譜　L-6-3
　高原俳句会
　栗生楽泉園高原俳句会
　平成元年3月28日　B6　167頁　2,000円
　俳句
　※本　2冊

05505　句集　望郷独語　L-6-4
　金子晃典
　濱発行所
　昭和59年4月20日　B6　211頁　2,300円
　俳句
　※濱叢書第126篇
　※本

05506 **句集　喜雨**　L-6-5
　白井春星子
　濱発行所
　昭和60年6月10日　B6　150頁　2,300円
　俳句
　※濱叢書第139篇
　※本

05507 **句集　護身**　L-6-6
　白井春星子
　濱発行所
　平成5年9月15日　B6　168頁　2,300円
　俳句
　※濱叢書第228篇
　※本

05508 **句集　父似**　L-6-7
　上山茂子
　濱発行所
　昭和63年11月1日　B6　196頁
　俳句
　※濱叢書第171篇
　※本　2冊

05509 **句集　雪間**　L-6-8
　後藤一朗
　濱発行所
　昭和63年10月25日　B6　228頁　2,300円
　俳句
　※濱叢書第172篇
　※本

05510 **手毬花**　L-6-9
　白井米子
　梅里書房（山田勝彦）
　2006年7月15日　B6　157頁　2,500円
　俳句
　※本

05511 **句集　雪女郎**　L-6-10
　後藤房枝
　朝日新聞社（大上朝美）
　2000年2月15日　B6　210頁　1,800円
　俳句
　※本　2冊

05512 **句集　蕗童子**　L-6-11
　後藤房枝
　濱発行所
　1992年10月20日　B6　224頁
　俳句
　※濱叢書第218篇
　※本　2冊

05513 **句集　火山翳**　L-6-12
　草津栗生楽泉園　俳句会　矢嶋良一
　近藤書店（近藤伝之介／貴志正造）
　1955年12月20日　A6　158頁　170円
　俳句
　※本

05514 **越一人詩集　違い鷹羽**　L-6-13
　越一人
　創樹社
　1985年6月13日　A5　253頁　2,200円
　詩
　※本

05515 **詩集　闇の中の木立**　L-6-14
　小林弘明
　梨花書房
　1979年3月10日　B6　138頁　1,200円
　詩
　※本　2冊

05516 **ズボンの話**　L-6-15
　小林弘明
　小林弘明
　1989年12月18日　A5　108頁
　詩
　※本

05517 **詩と写真　ライは長い旅だから**　L-6-16
　谺雄二／趙根在
　皓星社（藤巻修一）
　1981年7月20日　B5　138頁　2,200円
　詩・写真
　※本　2冊

05518 **わすれられた命の詩　ハンセン病を生きて**
　L-6-17
　谺雄二／編集・清水能子
　ポプラ社（田中治夫）
　1987年4月1日　B6　222頁　980円
　散文
　※どんぐりブックス⑩
　※本

05519 **わすれられた命の詩　ハンセン病を生きて**
　L-6-18
　谺雄二／編集・清水能子
　ポプラ社（田中治夫）
　1989年2月（3刷）　B6　222頁　980円
　散文
　※どんぐりブックス⑩
　※本

05520 **歌集 白い視界** L-6-19
浅井あい
秋津書店（秋村宏）
1972年7月31日　B6　142頁　600円
短歌
※本　2冊

05521 **歌集 五十年** L-6-20
浅井あい
短歌新聞社（石黒清介）
昭和62年1月26日　B6　201頁　1,800円
短歌
※本

05522 **今日を生きる** L-6-21
浅井あい
アイ企画
平成8年10月1日　B6　183頁　1,300　1,300円
短歌　エッセイ
※2分冊
※本

05523 **骨片文字** L-6-22
編集　栗生詩話会
皓星社（藤巻修一）
昭和55年11月1日　A5　181頁　1,500円
詩
※本　3冊

05524 **詩集 草津の柵** L-6-23
編者　井手則雄
昭森社（森谷均）
昭和34年1月15日　B6　158頁　250円
詩
※本

05525 **ぎんよう** L-6-24
櫻井哲夫
SCSサイダ企画
1991年1月10日　B6　105頁　1,545円
詩
※西尾文学双書④
※本

05526 **香山末子詩集 青いめがね** L-6-25
香山末子
皓星社
1995年5月5日　B6　117頁　1,800円
詩
※本

05527 **エプロンのうた** L-6-26
香山末子／編集・榎本初子
皓星社（藤巻修一）
2002年8月26日　B6　304頁　2,000円
詩
※ハンセン病叢書
※本

05528 **詩集 ながれ** L-6-27
古川時夫
ベルデ出版社（碓井善博）
1986年4月30日　B6　125頁　2,000円
詩
※本

05529 **裸樹** L-6-28
武内慎之助
武内慎之助
昭和33年6月1日　B6　83頁　80円
詩
※本　2冊

05530 **詩集 あんた大丈夫かい** L-6-29
田中梅吉
土曜美術社出版販売
平成13年5月31日　A5　109頁　2,000円
詩
※本

05531 **川柳句集「義眼の達磨」** L-7-1
五津正人
岩谷いずみ
昭和63年7月1日　A5　164頁　非売品
川柳
※本

05532 **点字と共に** L-7-2
金夏日
皓星社（藤巻修一）
平成3年3月15日　B6　277頁　1,854円
記録
※本　2冊

05533 **金夏日歌集 無窮花** L-7-3
金夏日
光風社（秋村宏）
昭和46年2月1日　B6　110頁　500円
短歌
※本　2冊

05534 **中居屋重兵衛とらい** L-7-4
小林茂信　（編集・後藤鈴子）
皓星社（藤巻修一）
1987年10月20日　B6　254頁　2,300円
論述

※本　3冊

05535　**帰去来峠**　L-7-5
　小林草人（茂信）
　皓星社
　平成元年11月3日　B6　206頁
　俳句
　※本　2冊

05536　**鈴蘭村**　L-7-6
　藤本浩一
　博進堂（奥田恵一）
　昭和45年9月31日　B6　200頁　380円
　記録
　※本

05537　**創作集　黒い炎の影**　L-7-7
　栗生創作会編
　文理書院
　1960年8月10日　B6　248頁　200円
　創作
　※本

05538　**栗生楽泉園入所者証言集（上）**　L-7-8
　編者　冴雄二／福岡安則／黒坂愛衣
　栗生楽泉園入園者自治会
　2009年8月31日　A5　474頁　5,000円
　記録
　※本

05539　**栗生楽泉園入所者証言集（中）**　L-7-9
　編者　冴雄二／福岡安則／黒坂愛衣
　栗生楽泉園入園者自治会
　2009年8月31日　A5　446頁　5,000円
　記録
　※本

05540　**栗生楽泉園入所者証言集（下）**　L-7-10
　編者　冴雄二／福岡安則／黒坂愛衣
　栗生楽泉園入園者自治会
　2009年8月31日　A5　477頁　5,000円
　記録
　※本

05541　**ハンセン病療養所**　L-7-11
　冬敏之
　壺中庵書房（鶴岡征雄）
　2001年5月10日　A5　319頁　2,000円
　創作
　※本

05542　**埋もれる日々**　L-7-12
　冬敏之

　東邦出版社（藤山真人）
　昭和45年12月15日　B6　246頁　580円
　創作
　※本

05543　**平成13年度年報**　L-7-13
　国立療養所栗生楽泉園
　A4　51頁
　記録
　※Box

05544　**平成14年度年報**　L-7-13
　国立療養所栗生楽泉園
　A4　58頁
　記録
　※Box

05545　**平成15年度年報**　L-7-13
　国立療養所栗生楽泉園
　A4　58頁
　記録
　※Box

05546　**平成18年度年報**　L-7-13
　国立療養所栗生楽泉園
　A4　49頁
　記録
　※Box

05547　**平成19年度年報**　L-7-13
　国立療養所栗生楽泉園
　A4　48頁
　記録
　※Box

05548　**平成20年度年報**　L-7-13
　国立療養所栗生楽泉園
　A4　51頁
　記録
　※Box

05549　**平成21年度年報**　L-7-13
　国立療養所栗生楽泉園
　A4　52頁
　記録
　※Box

05550　**平成23年度年報**　L-7-13
　国立療養所栗生楽泉園
　A4　52頁
　記録
　※Box

05551　平成24年度年報　L-7-13
　国立療養所栗生楽泉園
　A4　55頁
　記録
　※Box

05552　平成25年度年報　L-7-13
　国立療養所栗生楽泉園
　A4　54頁
　記録
　※Box

05553　平成26年度年報　L-7-13
　国立療養所栗生楽泉園
　A4　56頁
　記録
　※Box

05554　平成27年度年報　L-7-13
　国立療養所栗生楽泉園
　A4　56頁
　記録
　※Box

05555　平成28年度年報　L-7-13
　国立療養所栗生楽泉園
　A4　56頁
　記録
　※Box

05556　平成29年度年報　L-7-13
　国立療養所栗生楽泉園
　A4　59頁
　記録
　※Box

05557　令和元年度年報　L-7-13
　国立療養所栗生楽泉園
　A4　56頁
　記録
　※Box

05558　令和2年度年報　L-7-13
　国立療養所栗生楽泉園
　A4　51頁
　記録
　※Box

05559　栗生細胞　No.2　L-7-14
　編集　谺雄二
　栗生楽泉園細胞
　1959年4月1日　B4　オモテウラ2P頁　2円
　機関誌

　※ファイル

05560　栗生細胞　No.3　L-7-14
　編集　谺雄二
　栗生細胞
　1959年5月1日　B4　オモテウラ2P頁　2円
　機関誌
　※ファイル

05561　栗生細胞　No.7　L-7-14
　編集　谺雄二
　栗生細胞
　1959年6月20日　B4　オモテウラ2P頁　2円
　機関誌
　※ファイル

05562　栗生　青年会新聞　No.32　L-7-14
　編集　栗生青年会文芸部
　栗生青年会会長
　1958年6月20日　B5　8頁
　新聞
　※ファイル

05563　くりう　青年会新聞　No.42　L-7-14
　1959年5月30日　B5　8頁
　新聞
　※ファイル

05564　俳誌　栗の花　第3巻　第9号　9月号　L-7-15
　A5　8頁
　※ファイル

05565　句集「白夢」浅香甲陽　歌集「ささやき」　L-7-16
　※ファイル

05566　歌集　ささやき　L-7-16
　笹々家泰信
　大雅洞（笹々家妙真）
　昭和42年9月10日　A6　38頁　非売品
　短歌
　※本

05567　白夢　L-7-16
　浅香甲陽
　栗生楽泉園文芸部（村越化石）
　昭和25年10月　A6　53頁
　俳句
　※本　2冊

05568　白夢　L-7-16
　浅香甲陽（編者／村越化石）
　鬱の会（林桂）

2002年7月8日　B7　62頁　800円
俳句
※限定200部
※本

05569　**栗生楽泉園ガイドブック**　L-7-17
　栗生楽泉園入所者自治会
　平成25年2月1日　A4　56頁
　※ファイル

05570　**栗生楽泉園園内地図**　L-7-17
　※ファイル

05571　**国立療養所栗生楽泉園**　L-7-17
　A4　15頁
　※ファイル

05572　**昭和30年代初めの国立療養所栗生楽泉園の模型による再現　栗生楽泉園に関する地図と同園の建物**　L-7-17
　編集　若林佳史
　国立療養所栗生楽泉園入園者自治会
　平成19年7月31日　A4　36頁
　※ファイル

05573　**俳句　2014年5月号**　L-7-18
　編集　鈴木忍
　KADOKAWA（郡司聡）
　平成26年4月25日　A5　306頁　1,020円
　俳句
　※追悼 - 魂の俳人　村越化石の生涯と仕事
　※本

05574　**鷲手の指 - 評伝　冬敏之 -**　L-7-19
　鶴岡征雄
　本の泉社（比留川洋）
　2014年11月1日　B6　302頁　2,000円
　伝記
　※本

05575　**重監房だより　くりう　No.1**　L-7-20
　編集　重監房資料室
　重監房資料館
　平成26年7月31日　A4　4頁
　※ファイル

05576　**重監房だより　くりう　No.2**　L-7-20
　編集　重監房資料室
　重監房資料館
　平成26年10月1日　A4　4頁
　※ファイル

05577　**重監房だより　くりう　No.3**　L-7-20
　編集　重監房資料室
　重監房資料館
　平成27年1月1日　A4　4頁
　※ファイル

05578　**重監房だより　くりう　No.4**　L-7-20
　編集　重監房資料室
　重監房資料館
　平成27年5月12日　A4　4頁
　※ファイル

05579　**重監房だより　くりう　No.5**　L-7-20
　編集　重監房資料室
　重監房資料館
　平成27年8月1日　A4　4頁
　※ファイル

05580　**重監房だより　くりう　No.6**　L-7-20
　編集　重監房資料室
　重監房資料館
　平成28年1月1日　A4　4頁
　※ファイル

05581　**重監房だより　くりう　No.7**　L-7-20
　編集　重監房資料室
　重監房資料館
　平成28年6月1日　A4　4頁
　※ファイル

05582　**重監房だより　くりう　No.9**　L-7-20
　編集　重監房資料室
　重監房資料館
　平成29年1月1日　A4　4頁
　※ファイル

05583　**重監房だより　くりう　No.10**　L-7-20
　編集　重監房資料室
　重監房資料館
　平成29年6月1日　A4　4頁
　※ファイル

05584　**重監房だより　くりう　No.11**　L-7-20
　編集　重監房資料室
　重監房資料館
　平成29年9月1日　A4　4頁
　※ファイル

05585　**重監房だより　くりう　No.12**　L-7-20
　編集　重監房資料室
　重監房資料館
　平成30年3月1日　A4　4頁
　※ファイル

05586 重監房だより　くりう　No.13　L-7-20
　　編集　重監房資料室
　　重監房資料館
　　平成30年8月8日　A4　4頁
　　※ファイル

05587 重監房だより　くりう　No.14　L-7-20
　　編集　重監房資料室
　　重監房資料館
　　平成31年1月1日　A4　4頁
　　※ファイル

05588 重監房だより　くりう　No.15　L-7-20
　　編集　重監房資料室
　　重監房資料館
　　令和元年7月1日　A4　4頁
　　※ファイル

05589 重監房だより　くりう　No.16　L-7-20
　　編集　重監房資料室
　　重監房資料館
　　令和2年5月2日　A4　4頁
　　※ファイル

05590 重監房だより　くりう　No.17　L-7-20
　　編集　重監房資料室
　　重監房資料館
　　令和3年7月1日　A4　6頁
　　※ファイル

05591 重監房だより　くりう　No.18　L-7-20
　　編集　重監房資料室
　　重監房資料館
　　令和3年11月1日　A4　4頁
　　※《チラシ》重監房を報道した男　関喜平展
　　※ファイル

05592 重監房だより　くりう　No.19　L-7-20
　　編集　重監房資料室
　　重監房資料館
　　令和4年3月25日　A4　4頁
　　※ファイル

05593 重監房だより　くりう　No.20　L-7-20
　　編集　重監房資料室
　　重監房資料館
　　令和4年7月10日　A4　4頁
　　※ファイル

05594 創立80周年記念誌　L-7-21
　　国立療養所栗生楽泉園
　　国立療養所栗生楽泉園（園長　東正明）
　　平成24年10月　A4　92頁
　　※本

05595 ともに生きた証（たたかい）の記録　L-7-22
　　編集　吉幸かおる／小山時子
　　群馬・ハンセン病訴訟を支援し、ともに生きる会
　　2016年10月16日　B5　38+7頁
　　記録
　　※本　2冊

05596 国立療養所栗生楽泉園内　重監房跡の発掘調査　L-7-23
　　重監房資料館
　　重監房資料館
　　平成28年3月31日　A4　123頁
　　記録
　　※本　3冊

05597 国立療養所栗生楽泉園内　門衛所跡の発掘調査　L-7-24
　　重監房資料館
　　重監房資料館
　　平成31年3月20日　A4　77頁
　　記録
　　※本

05598 風のうた三たび　療養生活記録・群馬県ハンセン病資料　L-7-25
　　藤田三四郎
　　新葉館出版（松岡恭子）
　　2020年5月30日　B6　101頁　2,000円
　　随筆
　　※本

05599 重監房の発掘調査　L-7-26
　　編集　Daisan
　　重監房資料館
　　平成28年3月31日　A4　123頁
　　※本　2冊

05600 歌集　黄土　L-7-27
　　金夏日
　　短歌新聞社（石黒清介）
　　昭和61年2月21日　B6　161頁　1800円
　　短歌
　　※本

05601 瀬木悦夫復刻シリーズ1　実話小説特別病室　L-7-28
　　重監房資料館
　　2022年3月31日　A4　15頁
　　版画文集
　　※本

05602　**高原　第3巻　第3号**　M-1-1
　編集　德満唯吉
　高原社（德満唯吉）
　昭和9年3月5日　A5　22頁　非売品
　機関誌
　※BOX（残部）

05603　**高原　第3巻　第4号**　M-1-1
　編集　德満唯吉
　高原社（德満唯吉）
　昭和9年4月20日　A5　20頁　非売品
　機関誌
　※BOX（残部）

05604　**高原　第3巻　第6号**　M-1-1
　編集　德満唯吉
　高原社（德満唯吉）
　昭和9年6月5日　A5　20頁　非売品
　機関誌
　※BOX（残部）

05605　**高原　第3巻　第8号**　M-1-1
　編集　德満唯吉
　高原社（德満唯吉）
　昭和9年8月5日　A5　24頁　非売品
　機関誌
　※BOX（残部）

05606　**高原　第3巻　第9号**　M-1-1
　編集　德満唯吉
　高原社（德満唯吉）
　昭和9年9月5日　A5　18頁　非売品
　機関誌
　※BOX（残部）

05607　**高原　第3巻　第12号**　M-1-1
　編集　德満唯吉
　高原社（德満唯吉）
　昭和9年12月10日　A5　24頁　非売品
　機関誌
　※BOX（残部）

05608　**高原　第4巻　第1号**　M-1-1
　編集　德満唯吉
　高原社（德満唯吉）
　昭和10年1月5日　A5　22頁　非売品
　機関誌
　※BOX（残部）

05609　**高原　第4巻　第2号**　M-1-1
　編集　德満唯吉
　高原社（德満唯吉）
　昭和10年2月5日　A5　24頁　非売品
　機関誌
　※BOX（残部）

05610　**高原　第4巻　第4号**　M-1-1
　編集　德満唯吉
　高原社（德満唯吉）
　昭和10年4月15日　A5　22頁　非売品
　機関誌
　※BOX（残部）

05611　**高原　第4巻　第5号**　M-1-1
　編集　德満唯吉
　高原社（德満唯吉）
　昭和10年5月5日　A5　22頁　非売品
　機関誌
　※BOX（残部）

05612　**高原　第4巻　第6号**　M-1-1
　編集　德満唯吉
　高原社（德満唯吉）
　昭和10年6月10日　A5　42頁　非売品
　機関誌
　※BOX（残部）

05613　**高原　第4巻　第7号**　M-1-1
　編集　德満唯吉
　高原社（德満唯吉）
　昭和10年7月6日　A5　16頁　非売品
　機関誌
　※BOX（残部）

05614　**高原　第4巻　第8号**　M-1-1
　編集　德満唯吉
　高原社（德満唯吉）
　昭和10年8月6日　A5　20頁　非売品
　機関誌
　※BOX（残部）

05615　**高原　第4巻　第10号**　M-1-1
　編集　德満唯吉
　高原社（德満唯吉）
　昭和10年10月5日　A5　20頁　非売品
　機関誌
　※BOX（残部）

05616　**高原　第4巻　第11号**　M-1-1
　編集　德満唯吉
　高原社（德満唯吉）
　昭和10年11月5日　A5　20頁　非売品
　機関誌
　※BOX（残部）

05617　**高原　第5巻　第3号**　M-1-1
編集　徳満唯吉
高原社（徳満唯吉）
昭和11年3月5日　A5　20頁　非売品
機関誌
※BOX（残部）　2冊

05618　**高原　第5巻　第5号**　M-1-1
編集　徳満唯吉
高原社（徳満唯吉）
昭和11年5月5日　A5　22頁　非売品
機関誌
※BOX（残部）

05619　**高原　第5巻　第6号**　M-1-1
編集　徳満唯吉
高原社（徳満唯吉）
昭和11年6月5日　A5　20頁　非売品
機関誌
※BOX（残部）　2冊

05620　**高原　第5巻　第8号**　M-1-1
編集　徳満唯吉
高原社（徳満唯吉）
昭和11年8月5日　A5　20頁　非売品
機関誌
※BOX（残部）

05621　**高原　第5巻　第11号**　M-1-1
編集　徳満唯吉
高原社（徳満唯吉）
昭和11年11月5日　A5　20頁　非売品
機関誌
※BOX（残部）

05622　**高原　第5巻　第12号**　M-1-1
編集　徳満唯吉
高原社（徳満唯吉）
昭和11年12月1日　A5　20頁　非売品
機関誌
※BOX（残部）

05623　**高原　第6巻　第1号**　M-1-1
編集　徳満唯吉
高原社（徳満唯吉）
昭和12年1月1日　A5　26頁　非売品
機関誌
※BOX（残部）

05624　**高原　第6巻　第2号**　M-1-1
編集　徳満唯吉
高原社（徳満唯吉）
昭和12年2月1日　A5　24頁　非売品
機関誌
※BOX（残部）

05625　**高原　第6巻　第4号**　M-1-1
編集　徳満唯吉
高原社（徳満唯吉）
昭和12年4月1日　A5　22頁　20銭
機関誌
※BOX（残部）　2冊

05626　**高原　第6巻　第5号**　M-1-1
編集　徳満唯吉
高原社（徳満唯吉）
昭和12年5月1日　A5　22頁　20銭
機関誌
※BOX（残部）

05627　**高原　第6巻　第6号**　M-1-1
編集　徳満唯吉
高原社（徳満唯吉）
昭和12年6月1日　A5　26頁　20銭
機関誌
※BOX（残部）

05628　**高原　第6巻　第7号**　M-1-1
編集　徳満唯吉
高原社（徳満唯吉）
昭和12年7月1日　A5　24頁　20銭
機関誌
※BOX（残部）

05629　**高原　第6巻　第8号**　M-1-1
編集　徳満唯吉
高原社（徳満唯吉）
昭和12年8月1日　A5　28頁　20銭
機関誌
※BOX（残部）

05630　**高原　第6巻　第9号**　M-1-1
編集　徳満唯吉
高原社（徳満唯吉）
昭和12年9月1日　A5　26頁　20銭
機関誌
※BOX（残部）

05631　**高原　第6巻　第10号**　M-1-1
編集　徳満唯吉
高原社（徳満唯吉）
昭和12年10月1日　A5　26頁　20銭
機関誌
※BOX（残部）

05632　**高原　第6巻　第11号**　M-1-1
編集　徳満唯吉
高原社（徳満唯吉）
昭和12年11月1日　A5　26頁　20銭
機関誌
※BOX（残部）

05633　**高原　第7巻　第1号**　M-1-1
編集　徳満唯吉
高原社（徳満唯吉）
昭和13年1月1日　A5　25頁　20銭
機関誌
※BOX（残部）

05634　**高原　第7巻　第2号**　M-1-1
編集　徳満唯吉
高原社（徳満唯吉）
昭和13年2月1日　A5　24頁　20銭
機関誌
※BOX（残部）

05635　**高原　第7巻　第3号**　M-1-1
編集　徳満唯吉
高原社（徳満唯吉）
昭和13年3月1日　A5　24頁　20銭
機関誌
※BOX（残部）

05636　**高原　第7巻　第4号**　M-1-1
編集　徳満唯吉
高原社（徳満唯吉）
昭和13年4月1日　A5　26頁　20銭
機関誌
※BOX（残部）

05637　**高原　第7巻　第5号**　M-1-1
編集　徳満唯吉
高原社（徳満唯吉）
昭和13年5月1日　A5　18頁　20銭
機関誌
※BOX（残部）

05638　**高原　第7巻　第6号**　M-1-1
編集　徳満唯吉
高原社（徳満唯吉）
昭和13年6月1日　A5　22頁　20銭
機関誌
※BOX（残部）

05639　**高原　第7巻　第7号**　M-1-1
編集　徳満唯吉
高原社（徳満唯吉）
昭和13年7月1日　A5　24頁　20銭
機関誌
※BOX（残部）

05640　**高原　第7巻　第8号**　M-1-1
編集　徳満唯吉
高原社（徳満唯吉）
昭和13年8月1日　A5　22頁　20銭
機関誌
※BOX（残部）

05641　**高原　第7巻　第9号**　M-1-1
編集　徳満唯吉
高原社（徳満唯吉）
昭和13年9月1日　A5　20頁　20銭
機関誌
※BOX（残部）

05642　**高原　第7巻　第10号**　M-1-1
編集　徳満唯吉
高原社（徳満唯吉）
昭和13年10月1日　A5　24頁　20銭
機関誌
※BOX（残部）

05643　**高原　第8巻　第3号**　M-1-1
編集　徳満唯吉
高原社（徳満唯吉）
昭和14年3月1日　A5　20頁　20銭
機関誌
※BOX（残部）

05644　**高原　第8巻　第6号**　M-1-1
編集　徳満唯吉
高原社（徳満唯吉）
昭和14年6月1日　A5　18頁　20銭
機関誌
※BOX（残部）

05645　**高原　第8巻　第7号**　M-1-1
編集　徳満唯吉
高原社（徳満唯吉）
昭和14年7月1日　A5　18頁　20銭
機関誌
※BOX（残部）

05646　**高原　第8巻　第8号**　M-1-1
編集　徳満唯吉
高原社（徳満唯吉）
昭和14年8月1日　A5　18頁　20銭
機関誌
※BOX（残部）

05647　高原　第8巻　第11号　M-1-1
　編集　徳満唯吉
　高原社（徳満唯吉）
　昭和14年11月1日　A5　24頁　20銭
　機関誌
　※BOX（残部）　2冊

05648　高原　第8巻　第12号　M-1-1
　編集　徳満唯吉
　高原社（徳満唯吉）
　昭和14年12月1日　A5　20頁　20銭
　機関誌
　※BOX（残部）

05649　高原　第9巻　第1号　M-1-1
　編集　徳満唯吉
　高原社（徳満唯吉）
　昭和15年1月1日　A5　20頁　20銭
　機関誌
　※BOX（残部）

05650　高原　第9巻　第2号　M-1-1
　編集　徳満唯吉
　高原社（徳満唯吉）
　昭和15年2月1日　A5　18頁　20銭
　機関誌
　※BOX（残部）　2冊

05651　高原　第9巻　第3号　M-1-1
　編集　徳満唯吉
　高原社（徳満唯吉）
　昭和15年3月1日　A5　18頁　20銭
　機関誌
　※BOX（残部）

05652　高原　第9巻　第4号　M-1-1
　編集　徳満唯吉
　高原社（徳満唯吉）
　昭和15年4月1日　A5　20頁　20銭
　機関誌
　※BOX（残部）

05653　高原　第9巻　第5号　M-1-1
　編集　徳満唯吉
　高原社（徳満唯吉）
　昭和15年5月1日　A5　20頁　20銭
　機関誌
　※BOX（残部）

05654　高原　第9巻　第6号　M-1-1
　編集　徳満唯吉
　高原社（徳満唯吉）
　昭和15年6月1日　A5　14頁　20銭

　機関誌
　※BOX（残部）

05655　栗生楽泉園　高原　昭和23年〜30年　M-1-2
　※BOX（残部）

05656　高原　第3巻　第10号　M-1-2
　編輯　高原編輯部
　楽泉園文化部（玉村孝三）
　昭和23年11月30日　A5　26頁　非売品
　機関誌
　※BOX（残部）　2冊

05657　高原　第4巻　第12号　M-1-2
　編輯　高原編輯部
　楽泉園文化部（矢島良一）
　昭和24年4月25日　A5　15頁　非売品
　機関誌
　※BOX（残部）　2冊

05658　高原　第4巻　第13号　M-1-2
　編輯　高原編輯部
　楽泉園文化部（矢嶋良一）
　昭和24年7月15日　A5　31頁　非売品
　機関誌
　※療養所開設40周年記念
　※BOX（残部）

05659　高原　第4巻　第14号　M-1-2
　編輯　高原編輯部
　楽泉園文化部（矢嶋良一）
　昭和24年8月30日　A5　23頁　非売品
　機関誌
　※BOX（残部）

05660　高原　第4巻　第15号　M-1-2
　編輯　高原編輯部
　楽泉園文化部（矢嶋良一）
　昭和24年10月30日　A5　23頁　非売品
　機関誌
　※BOX（残部）　2冊

05661　高原　第4巻　第16号　M-1-2
　編輯　高原編輯部
　楽泉園文化部（矢嶋良一）
　昭和24年12月20日　A5　42頁　非売品
　機関誌
　※創刊3周年記念特集号
　※BOX（残部）

05662　高原　第5巻　第17号　M-1-2
　編輯　高原編輯部
　楽泉園文化部（矢嶋良一）

昭和25年3月20日　A5　29頁　非売品
機関誌
※BOX（残部）

05663　**高原　第5巻　第18号**　M-1-2
　編輯　高原編輯部
　楽泉園文化部（矢嶋良一）
　昭和25年5月20日　A5　30頁　非売品
　機関誌
　※BOX（残部）

05664　**高原　第5巻　第19号**　M-1-2
　編輯　高原編輯部
　楽泉園文化部（矢嶋良一）
　昭和25年7月13日　A5　33頁　非売品
　機関誌
　※BOX（残部）

05665　**高原　第5巻　第20号**　M-1-2
　編輯　高原編輯部
　楽泉園文化部（矢嶋良一）
　昭和25年9月25日　A5　32頁　非売品
　機関誌
　※BOX（残部）

05666　**高原　第5巻　第21号**　M-1-2
　編輯　高原編輯部
　楽泉園文化部（矢嶋良一）
　昭和25年11月15日　A5　28頁　非売品
　機関誌
　※BOX（残部）

05667　**高原　第6巻　第22号**　M-1-2
　編集　高原編集部
　楽泉園文化部（矢嶋良一）
　昭和25年12月25日　A5　39頁
　機関誌
　※BOX（残部）

05668　**高原　第6巻　第23号**　M-1-2
　編集　高原編集部
　楽泉園文化部（矢嶋良一）
　昭和26年2月25日　A5　34頁
　機関誌
　※BOX（残部）

05669　**高原　第6巻　第3号**　M-1-2
　編集　高原編集部
　楽泉園文化部（矢嶋良一）
　昭和26年4月25日　A5　32頁
　機関誌
　※BOX（残部）

05670　**高原　第6巻　第4号**　M-1-2
　編集　高原編集部
　楽泉園文化部（矢嶋良一）
　昭和26年6月25日　A5　34頁
　機関誌
　※BOX（残部）

05671　**高原　第6巻　第5号**　M-1-2
　編集　高原編集部
　楽泉園文化部（矢嶋良一）
　昭和26年8月20日　A5　34頁
　機関誌
　※BOX（残部）

05672　**高原　第6巻　第7号**　M-1-2
　編集　高原編集部
　楽泉園文化部（矢嶋良一）
　昭和26年12月20日　A5　35頁
　機関誌
　※BOX（残部）

05673　**高原　第7巻　第1号**　M-1-2
　編集　高原編集部
　楽泉園文化部（矢嶋良一）
　昭和27年2月20日　A5　42頁
　機関誌
　※BOX（残部）

05674　**高原　第7巻　第3号**　M-1-2
　編集　高原編集部
　楽泉園文化部（矢嶋良一）
　昭和27年6月20日　A5　42頁
　機関誌
　※BOX（残部）

05675　**高原　第7巻　第4号**　M-1-2
　編集　高原編集部
　楽泉園文化部（矢嶋良一）
　昭和27年8月20日　A5　32頁
　機関誌
　※BOX（残部）

05676　**高原　第7巻　第5号**　M-1-2
　編集　高原編集部
　楽泉園文化部（矢嶋良一）
　昭和27年11月20日　A5　130頁
　機関誌
　※開園20周年記念
　※BOX（残部）

05677　**高原　第7巻　第5号**　M-1-2
　編集　高原編集部
　楽泉園文化部（矢嶋良一）

昭和27年12月20日　A5　42頁
機関誌
※BOX（残部）

05678　**高原　第8巻　第1号**　M-1-2
編集　高原編集部
楽泉園文化部（矢嶋良一）
昭和28年2月20日　A5　32頁
機関誌
※BOX（残部）

05679　**高原　第8巻　第2号　通巻36号**　M-1-2
編集　高原編集部
楽泉園文化部（矢嶋良一）
昭和28年4月1日　A5　32頁
機関誌
※BOX（残部）

05680　**高原　第8巻　第3号**　M-1-2
編集　高原編集部
楽泉園文化部（矢嶋良一）
昭和28年5月1日　A5　32頁
機関誌
※BOX（残部）

05681　**高原　第8巻　第4号　通巻38号**　M-1-2
編集　高原編集部
楽泉園文化部（矢嶋良一）
昭和28年6月1日　A5　32頁
機関誌
※BOX（残部）

05682　**高原　第8巻　第5号　通巻39号**　M-1-2
編集　高原編集部
楽泉園文化部（矢嶋良一）
昭和28年7月1日　A5　34頁
機関誌
※BOX（残部）

05683　**高原　第8巻　第6号　通巻40号**　M-1-2
編集　高原編集部
栗生楽泉園文化部（矢嶋良一）
昭和28年8月1日　A5　32頁　45円
機関誌
※BOX（残部）

05684　**高原　第8巻　第7号　通巻41号**　M-1-2
編集　高原編集部
栗生楽泉園文化部（矢嶋良一）
昭和28年9月1日　A5　34頁　45円
機関誌
※BOX（残部）

05685　**高原　第8巻　第8号　通巻42号**　M-1-2
編集　高原編集部
栗生楽泉園文化部（矢嶋良一）
昭和28年10月1日　A5　32頁　45円
機関誌
※BOX（残部）

05686　**高原　第8巻　第9号　通巻43号**　M-1-2
編集　高原編集部
栗生楽泉園文化部（矢嶋良一）
昭和28年11月1日　A5　32頁　45円
機関誌
※BOX（残部）

05687　**高原　第8巻　第10号　通巻44号**　M-1-2
編集　高原編集部
栗生楽泉園文化部（矢嶋良一）
昭和28年12月1日　A5　32頁　45円
機関誌
※BOX（残部）

05688　**高原　第9巻　第1号　通巻45号**　M-1-2
編集　高原編集部
栗生楽泉園文化部（矢嶋良一）
昭和29年1月1日　A5　32頁　45円
機関誌
※BOX（残部）

05689　**高原　第9巻　第2号　通巻46号**　M-1-2
編集　高原編集部
栗生楽泉園文化部（矢嶋良一）
昭和29年2月1日　A5　32頁　45円
機関誌
※BOX（残部）

05690　**高原　第9巻　第3号　通巻47号**　M-1-2
編集　高原編集部
栗生楽泉園文化部（矢嶋良一）
昭和29年3月1日　A5　32頁　45円
機関誌
※BOX（残部）

05691　**高原　第9巻　第4号　通巻48号**　M-1-2
編集　高原編集部
栗生楽泉園文化部（矢嶋良一）
昭和29年4月1日　A5　37頁　45円
機関誌
※BOX（残部）

05692　**高原　第9巻　第5号　通巻49号**　M-1-2
編集　高原編集部
栗生楽泉園文化部（矢嶋良一）
昭和29年5月1日　A5　32頁　45円

機関誌
※BOX（残部）

05693　**高原　第9巻　第6号　通巻50号**　M-1-2
　編集　高原編集部
　栗生楽泉園文化部（矢嶋良一）
　昭和29年6月1日　A5　76頁　90円
　機関誌
　※BOX（残部）

05694　**高原　第9巻　第7号　通巻51号**　M-1-2
　編集　高原編集部
　栗生楽泉園文化部（矢嶋良一）
　昭和29年7月1日　A5　48頁　45円
　機関誌
　※BOX（残部）

05695　**高原　第9巻　第8号　通巻52号**　M-1-2
　編集　高原編集部
　栗生楽泉園文化部（矢嶋良一）
　昭和29年9月1日　A5　52頁　90円
　機関誌
　※BOX（残部）

05696　**高原　第9巻　第10号　通巻53号**　M-1-2
　編集　高原編集部
　栗生楽泉園文化部（矢嶋良一）
　昭和29年10月1日　A5　58頁　80円
　機関誌
　※BOX（残部）

05697　**高原　第9巻　第10号　通巻54号**　M-1-2
　編集　高原編集部
　栗生楽泉園文化部（矢嶋良一）
　昭和29年11月1日　A5　34頁　45円
　機関誌
　※BOX（残部）

05698　**高原　第9巻　第11号　通巻第55号**　M-1-2
　編集　高原編集部
　栗生楽泉園文化部（矢嶋良一）
　昭和29年12月1日　A5　32頁　45円
　機関誌
　※BOX（残部）

05699　**高原　第10巻　第1号　通巻第56号**　M-1-2
　編集　高原編集部
　栗生楽泉園文化部（矢嶋良一）
　昭和30年1月1日　A5　38頁　45円
　機関誌
　※BOX（残部）

05700　**高原　第10巻　第2号　通巻第57号**　M-1-2
　編集　高原編集部
　栗生楽泉園文化部（矢嶋良一）
　昭和30年2月1日　A5　74頁　45円
　機関誌
　※BOX（残部）

05701　**高原　第10巻　第3号　通巻第58号**　M-1-2
　編集　高原編集部
　栗生楽泉園文化部（矢嶋良一）
　昭和30年3月1日　A5　60頁　45円
　機関誌
　※BOX（残部）

05702　**高原　第10巻　第4号　通巻第59号**　M-1-2
　編集　高原編集部
　栗生楽泉園文化部（矢嶋良一）
　昭和30年3月1日　A5　39頁　45円
　機関誌
　※BOX（残部）

05703　**高原　第10巻　第5号　通巻第60号**　M-1-2
　編集　高原編集部
　栗生楽泉園文化部（矢嶋良一）
　昭和30年5月1日　A5　32頁　45円
　機関誌
　※BOX（残部）

05704　**高原　第10巻　第6号　通巻第61号**　M-1-2
　編集　高原編集部
　栗生楽泉園文化部（矢嶋良一）
　昭和30年6月1日　A5　36頁　45円
　機関誌
　※BOX（残部）

05705　**高原　第10巻　第7号　通巻第62号**　M-1-2
　編集　高原編集部
　栗生楽泉園文化部（矢嶋良一）
　昭和30年7月1日　A5　34頁　45円
　機関誌
　※BOX（残部）

05706　**高原　第10巻　第8号　通巻第63号**　M-1-2
　編集　高原編集部
　栗生楽泉園文化部（矢嶋良一）
　昭和30年8月1日　A5　36頁　45円
　機関誌
　※BOX（残部）

05707　**高原　第10巻　第9号　通巻第64号**　M-1-2
　編集　高原編集部
　栗生楽泉園文化部（矢嶋良一）
　昭和30年9月1日　A5　34頁　45円

機関誌
※BOX（残部）

05708　**高原　第10巻　第10号　通巻第65号**　M-1-2
編集　高原編集部
栗生楽泉園文化部（矢嶋良一）
昭和30年10月1日　A5　32頁　45円
機関誌
※BOX（残部）

05709　**高原　第10巻　第11号　通巻66号**　M-1-2
編集　高原編集部
栗生楽泉園文化部（矢嶋良一）
昭和30年11月1日　A5　57頁　45円
機関誌
※BOX（残部）

05710　**高原　第10巻　第12号　通巻67号**　M-1-2
編集　高原編集部
栗生楽泉園文化部（矢嶋良一）
昭和30年12月1日　A5　36頁　45円
機関誌
※BOX（残部）

05711　**高原　第11巻　第1号　通巻第68号**　M-1-3
編集　高原編集部
栗生楽泉園文化部（矢嶋良一）
昭和31年1月1日　A5　46頁　45円
機関誌
※BOX（残部）

05712　**高原　第11巻　第2号　通巻第69号**　M-1-3
編集　高原編集部
栗生楽泉園文化部（矢嶋良一）
昭和31年2月1日　A5　40頁　45円
機関誌
※BOX（残部）

05713　**高原　第11巻　第3号　通巻第70号**　M-1-3
編集　高原編集部
栗生楽泉園文化部（矢嶋良一）
昭和31年3月1日　A5　34頁　45円
機関誌
※BOX（残部）

05714　**高原　第11巻　第4号　通巻第71号**　M-1-3
編集　高原編集部
栗生楽泉園文化部（矢嶋良一）
昭和31年4月1日　A5　32頁　45円
機関誌
※BOX（残部）

05715　**高原　第11巻　第5号　通巻72号**　M-1-3
編集　高原編集部
栗生楽泉園文化部（矢嶋良一）
昭和31年5月1日　A5　36頁　35円
機関誌
※BOX（残部）

05716　**高原　第11巻　第6号　通巻73号**　M-1-3
編集　高原編集部
栗生楽泉園文化部（矢嶋良一）
昭和31年6月1日　A5　43頁　45円
機関誌
※BOX（残部）

05717　**高原　第11巻　第7号　通巻74号**　M-1-3
編集　高原編集部
栗生楽泉園文化部（矢嶋良一）
昭和31年7月1日　A5　34頁　45円
機関誌
※BOX（残部）

05718　**高原　第11巻　第8号　通巻75号**　M-1-3
編集　高原編集部
栗生楽泉園文化部（矢嶋良一）
昭和31年8月1日　A5　30頁　45円
機関誌
※BOX（残部）

05719　**高原　第11巻　第9号　通巻76号**　M-1-3
編集　高原編集部
栗生楽泉園文化部（矢嶋良一）
昭和31年9月1日　A5　34頁　45円
機関誌
※BOX（残部）

05720　**高原　第11巻　第10号　通巻77号**　M-1-3
編集　高原編集部
栗生楽泉園文化部（矢嶋良一）
昭和31年10月1日　A5　34頁　45円
機関誌
※BOX（残部）

05721　**高原　第11巻　第11号　通巻78号**　M-1-3
編集　高原編集部
栗生楽泉園文化部（矢嶋良一）
昭和31年11月1日　A5　30頁　45円
機関誌
※BOX（残部）

05722　**高原　第11巻　第12号　通巻79号**　M-1-3
編集　高原編集部
栗生楽泉園文化部（矢嶋良一）
昭和31年12月1日　A5　60頁　45円

05723 **高原　第12巻　第1号　通巻80号**　M-1-3
編集　高原編集部
栗生楽泉園文化部（矢嶋良一）
昭和32年1月1日　A5　34頁　45円
機関誌
※BOX（残部）

05724 **高原　第12巻　第2号　通巻81号**　M-1-3
編集　高原編集部
栗生楽泉園文化部（矢嶋良一）
昭和32年2月1日　A5　42頁　45円
機関誌
※BOX（残部）

05725 **高原　第12巻　第3号　通巻82号**　M-1-3
編集　高原編集部
栗生楽泉園文化部（矢嶋良一）
昭和32年3月1日　A5　36頁　45円
機関誌
※BOX（残部）

05726 **高原　第12巻　第4号　通巻83号**　M-1-3
編集　高原編集部
栗生楽泉園文化部（矢嶋良一）
昭和32年4月1日　A5　32頁　45円
機関誌
※BOX（残部）

05727 **高原　第12巻　第5号　通巻84号**　M-1-3
編集　高原編集部
栗生楽泉園文化部（矢嶋良一）
昭和32年5月1日　A5　32頁　45円
機関誌
※BOX（残部）

05728 **高原　第12巻　第6号　通巻85号**　M-1-3
編集　高原編集部
栗生楽泉園文化部（矢嶋良一）
昭和32年6月1日　A5　36頁　45円
機関誌
※BOX（残部）

05729 **高原　第12巻　第7号　通巻86号**　M-1-3
編集　高原編集部
栗生楽泉園文化部（矢嶋良一）
昭和32年7月1日　A5　34頁　45円
機関誌
※BOX（残部）

05730 **高原　第12巻　第8号　通巻87号**　M-1-3
編集　高原編集部
栗生楽泉園文化部（矢嶋良一）
昭和32年8月1日　A5　36頁　45円
機関誌
※BOX（残部）

05731 **高原　第12巻　第9号　通巻88号**　M-1-3
編集　高原編集部
栗生楽泉園文化部（矢嶋良一）
昭和32年8月1日　A5　34頁　45円
機関誌
※BOX（残部）

05732 **高原　第12巻　第12号　通巻91号**　M-1-3
編集　高原編集部
栗生楽泉園文化部（矢嶋良一）
昭和32年12月1日　A5　38頁　45円
機関誌
※BOX（残部）

05733 **高原　第13巻　第1号　通巻92号**　M-1-3
編集　高原編集部
栗生楽泉園文化部（矢嶋良一）
昭和33年1月1日　A5　41頁　45円
機関誌
※BOX（残部）

05734 **高原　第13巻　第3号　通巻94号**　M-1-3
編集　高原編集部
栗生楽泉園文化部（矢嶋良一）
昭和33年3月1日　A5　30頁　45円
機関誌
※BOX（残部）

05735 **高原　第13巻　第4号　通巻95号**　M-1-3
編集　高原編集部
栗生楽泉園文化部（矢嶋良一）
昭和33年4月1日　A5　33頁　45円
機関誌
※BOX（残部）

05736 **高原　第13巻　第5号　通巻96号**　M-1-3
編集　高原編集部
栗生楽泉園文化部（矢嶋良一）
昭和33年5月1日　A5　31頁　45円
機関誌
※BOX（残部）

05737 **高原　第13巻　第6号　通巻97号**　M-1-3
編集　高原編集部
栗生楽泉園文化部（矢嶋良一）
昭和33年6月1日　A5　31頁　45円

機関誌
※BOX（残部）

05738　高原　第13巻　第7号　通巻98号　M-1-3
　編集　高原編集部
　栗生楽泉園文化部（矢嶋良一）
　昭和33年7月1日　A5　34頁　45円
　機関誌
　※BOX（残部）

05739　高原　第13巻　第8号　通巻99号　M-1-3
　編集　高原編集部
　栗生楽泉園文化部（矢嶋良一）
　昭和33年8月1日　A5　36頁　45円
　機関誌
　※BOX（残部）

05740　高原　第13巻　第10号　通巻101号　M-1-3
　編集　高原編集部
　栗生楽泉園文化部（矢嶋良一）
　昭和33年10月1日　A5　38頁　45円
　機関誌
　※BOX（残部）

05741　高原　第13巻　第11号　通巻102号　M-1-3
　編集　高原編集部
　栗生楽泉園文化部（矢嶋良一）
　昭和33年11月1日　A5　34頁　45円
　機関誌
　※BOX（残部）

05742　高原　第13巻　第12号　通巻104号　M-1-3
　編集　高原編集部
　栗生楽泉園文化部（矢嶋良一）
　昭和33年12月1日　A5　37頁　45円
　機関誌
　※BOX（残部）

05743　高原　第14巻　第2号　通巻105号　M-1-3
　編集　高原編集部
　栗生楽泉園文化部（矢嶋良一）
　昭和34年2月1日　A5　36頁　45円
　機関誌
　※BOX（残部）

05744　高原　第14巻　第4号　通巻108号　M-1-3
　編集　高原編集部
　栗生楽泉園文化部（矢嶋良一）
　昭和34年4月1日　A5　36頁　45円
　機関誌
　※BOX（残部）

05745　高原　第14巻　第5号　通巻109号　M-1-3
　編集　高原編集部
　栗生楽泉園文化部（矢嶋良一）
　昭和34年5月1日　A5　32頁　40円
　機関誌
　※BOX（残部）　2冊

05746　高原　第14巻　第7号　通巻110号　M-1-3
　編集　高原編集部
　栗生楽泉園文化部（矢嶋良一）
　昭和34年7月1日　A5　32頁　40円
　機関誌
　※BOX（残部）

05747　高原　第14巻　第8号　通巻112号　M-1-3
　編集　高原編集部
　栗生楽泉園文化部（矢嶋良一）
　昭和34年8月1日　A5　32頁　40円
　機関誌
　※BOX（残部）

05748　高原　第14巻　第10号　通巻113号　M-1-3
　編集　高原編集部
　栗生楽泉園文化部（矢嶋良一）
　昭和34年10月1日　A5　36頁　40円
　機関誌
　※BOX（残部）

05749　高原　第14巻　第12号　通巻115号　M-1-3
　編集　高原編集部
　栗生楽泉園文化部（矢嶋良一）
　昭和34年12月1日　A5　36頁　40円
　機関誌
　※BOX（残部）　2冊

05750　高原　第15巻　第1号　通巻116号　M-1-3
　編集　高原編集部
　栗生楽泉園文化部（矢嶋良一）
　昭和35年1月1日　A5　34頁　40円
　機関誌
　※BOX（残部）

05751　高原　第15巻　第2号　通巻117号　M-1-3
　編集　高原編集部
　栗生楽泉園文化部（矢嶋良一）
　昭和35年2月1日　A5　34頁　40円
　機関誌
　※BOX（残部）

05752　高原　第15巻　第3号　通巻118号　M-1-3
　編集　高原編集部
　栗生楽泉園文化部（矢嶋良一）
　昭和35年3月1日　A5　37頁　40円

機関誌
※BOX（残部）

05753　高原　第15巻　第4号　通巻119号　M-1-3
　編集　高原編集部
　栗生楽泉園文化部（矢嶋良一）
　昭和35年4月1日　A5　32頁　40円
　機関誌
　※BOX（残部）

05754　高原　第15巻　第5号　通巻120号　M-1-3
　編集　高原編集部
　栗生楽泉園文化部（矢嶋良一）
　昭和35年5月1日　A5　34頁　40円
　機関誌
　※BOX（残部）

05755　高原　第15巻　第6号　通巻121号　M-1-3
　編集　高原編集部
　栗生楽泉園文化部（矢嶋良一）
　昭和35年6月1日　A5　32頁　40円
　機関誌
　※BOX（残部）

05756　高原　第15巻　第7号　通巻122号　M-1-3
　編集　高原編集部
　栗生楽泉園文化部（矢嶋良一）
　昭和35年7月1日　A5　36頁　40円
　機関誌
　※BOX（残部）

05757　高原　第15巻　第8号　通巻123号　M-1-3
　編集　高原編集部
　栗生楽泉園文化部（矢嶋良一）
　昭和35年8月1日　A5　36頁　40円
　機関誌
　※BOX（残部）

05758　高原　第15巻　第9号　通巻124号　M-1-3
　編集　高原編集部
　栗生楽泉園文化部（矢嶋良一）
　昭和35年9月1日　A5　30頁　40円
　機関誌
　※BOX（残部）

05759　高原　第15巻　第10号　通巻125号　M-1-3
　編集　高原編集部
　栗生楽泉園文化部（矢嶋良一）
　昭和35年10月1日　A5　34頁　40円
　機関誌
　※BOX（残部）

05760　高原　第15巻　第11号　通巻126号　M-1-3
　編集　高原編集部
　栗生楽泉園文化部（矢嶋良一）
　昭和35年11月1日　A5　32頁　40円
　機関誌
　※BOX（残部）

05761　高原　第15巻　第12号　通巻127号　M-1-3
　編集　高原編集部
　栗生楽泉園文化部（矢嶋良一）
　昭和35年12月1日　A5　34頁　40円
　機関誌
　※BOX（残部）

05762　高原　第16巻　第1号　通巻128号　M-1-3
　編集　高原編集部
　栗生楽泉園文化部（矢嶋良一）
　昭和36年1月1日　A5　32頁　40円
　機関誌
　※BOX（残部）

05763　高原　第16巻　第2号　通巻129号　M-1-3
　編集　高原編集部
　栗生楽泉園文化部（矢嶋良一）
　昭和36年2月1日　A5　30頁　40円
　機関誌
　※BOX（残部）

05764　高原　第16巻　第3号　通巻130号　M-1-3
　編集　高原編集部
　栗生楽泉園文化部（矢嶋良一）
　昭和36年3月1日　A5　32頁　40円
　機関誌
　※BOX（残部）

05765　高原　第16巻　第4号　通巻131号　M-1-3
　編集　高原編集部
　栗生楽泉園文化部（矢嶋良一）
　昭和36年4月1日　A5　34頁　40円
　機関誌
　※BOX（残部）

05766　高原　第16巻　第5号　通巻132号　M-1-3
　編集　高原編集部
　栗生楽泉園文化部（矢嶋良一）
　昭和36年5月1日　A5　34頁　40円
　機関誌
　※BOX（残部）

05767　高原　第16巻　第6号　通巻133号　M-1-3
　編集　高原編集部
　栗生楽泉園文化部（矢嶋良一）
　昭和36年6月1日　A5　34頁　40円

05768　**高原　第16巻　第7号　通巻134号**　M-1-3
　　編集　高原編集部
　　栗生楽泉園文化部（矢嶋良一）
　　昭和36年7月1日　A5　36頁　40円
　　機関誌
　　※BOX（残部）

05769　**高原　第16巻　第8号　通巻135号**　M-1-3
　　編集　高原編集部
　　栗生楽泉園文化部（矢嶋良一）
　　昭和36年8月1日　A5　36頁　40円
　　機関誌
　　※BOX（残部）

05770　**高原　第16巻　第9号　通巻139号**　M-1-3
　　編集　高原編集部
　　栗生楽泉園文化部（矢嶋良一）
　　昭和36年9月1日　A5　33頁　40円
　　機関誌
　　※BOX（残部）

05771　**高原　第16巻　第10号　通巻137号**　M-1-3
　　編集　高原編集部
　　栗生楽泉園文化部（矢嶋良一）
　　昭和36年10月1日　A5　36頁　40円
　　機関誌
　　※BOX（残部）

05772　**高原　第16巻　第11号　通巻138号**　M-1-3
　　編集　高原編集部
　　栗生楽泉園文化部（矢嶋良一）
　　昭和36年11月1日　A5　40頁　40円
　　機関誌
　　※BOX（残部）

05773　**高原　第16巻　第12号　通巻142号**　M-1-3
　　編集　高原編集部
　　栗生楽泉園文化部（矢嶋良一）
　　昭和36年12月1日　A5　36頁　40円
　　機関誌
　　※BOX（残部）

05774　**高原　第17巻　第1号　通巻143号**　M-1-4
　　編集　高原編集部
　　栗生楽泉園文化部（矢嶋良一）
　　昭和37年1月1日　A5　36頁　40円
　　機関誌
　　※BOX（残部）

05775　**高原　第17巻　第2号　通巻144号**　M-1-4
　　編集　高原編集部
　　栗生楽泉園文化部（矢嶋良一）
　　昭和37年2月1日　A5　36頁　40円
　　機関誌
　　※BOX（残部）

05776　**高原　第17巻　第3号　通巻145号**　M-1-4
　　編集　高原編集部
　　栗生楽泉園文化部（矢嶋良一）
　　昭和37年3月1日　A5　44頁　40円
　　機関誌
　　※BOX（残部）

05777　**高原　第17巻　第4号　通巻146号**　M-1-4
　　編集　高原編集部
　　栗生楽泉園文化部（矢嶋良一）
　　昭和37年4月1日　A5　40頁　40円
　　機関誌
　　※BOX（残部）

05778　**高原　第17巻　第5号　通巻147号**　M-1-4
　　編集　高原編集部
　　栗生楽泉園文化部（矢嶋良一）
　　昭和37年5月1日　A5　36頁　40円
　　機関誌
　　※BOX（残部）

05779　**高原　第17巻　第6号　通巻148号**　M-1-4
　　編集　高原編集部
　　栗生楽泉園文化部（矢嶋良一）
　　昭和37年6月1日　A5　34頁　40円
　　機関誌
　　※BOX（残部）

05780　**高原　第17巻　第7号　通巻149号**　M-1-4
　　編集　高原編集部
　　栗生楽泉園文化部（矢嶋良一）
　　昭和37年7月1日　A5　36頁　40円
　　機関誌
　　※BOX（残部）

05781　**高原　第17巻　第8号　通巻150号**　M-1-4
　　編集　高原編集部
　　栗生楽泉園文化部（矢嶋良一）
　　昭和37年8月1日　A5　38頁　40円
　　機関誌
　　※BOX（残部）

05782　**高原　第17巻　第9号　通巻151号**　M-1-4
　　編集　高原編集部
　　栗生楽泉園文化部（矢嶋良一）
　　昭和37年9月1日　A5　36頁　40円

機関誌
※BOX（残部）

05783　**高原　第17巻　第10号　通巻152号**　M-1-4
編集　高原編集部
栗生楽泉園文化部（矢嶋良一）
昭和37年10月1日　A5　36頁　40円
機関誌
※BOX（残部）

05784　**高原　第17巻　第12号　通巻154号**　M-1-4
編集　高原編集部
栗生楽泉園文化部（矢嶋良一）
昭和37年12月1日　A5　38頁　40円
機関誌
※BOX（残部）

05785　**高原　第18巻　第5号　通巻159号**　M-1-4
編集　高原編集部
栗生楽泉園文化部（矢嶋良一）
昭和38年5月1日　A5　38頁　40円
機関誌
※BOX（残部）

05786　**高原　第18巻　第6号　通巻160号**　M-1-4
編集　高原編集部
栗生楽泉園文化部（矢嶋良一）
昭和38年6月1日　A5　38頁　50円
機関誌
※BOX（残部）

05787　**高原　第18巻　第10号　通巻160号**　M-1-4
編集　高原編集部
栗生楽泉園文化部（阿部秀直）
昭和38年10月1日　A5　34頁　50円
機関誌
※BOX（残部）

05788　**高原　第18巻　第12号　通巻162号**　M-1-4
編集　高原編集部
栗生楽泉園文化部（阿部秀直）
昭和38年12月1日　A5　34頁　50円
機関誌
※BOX（残部）

05789　**高原　第19巻　第2号　通巻164号**　M-1-4
編集　高原編集部
栗生楽泉園文化部（阿部秀直）
昭和39年2月1日　A5　34頁　50円
機関誌
※BOX（残部）

05790　**高原　第19巻　第3号　通巻165号**　M-1-4
編集　高原編集部
栗生楽泉園文化部（阿部秀直）
昭和39年3月1日　A5　36頁　50円
機関誌
※BOX（残部）

05791　**高原　第19巻　第4号　通巻166号**　M-1-4
編集　高原編集部
栗生楽泉園文化部（阿部秀直）
昭和39年4月1日　A5　34頁　50円
機関誌
※BOX（残部）

05792　**高原　第19巻　第5号　通巻167号**　M-1-4
編集　高原編集部
栗生楽泉園文化部（阿部秀直）
昭和39年5月1日　A5　36頁　50円
機関誌
※BOX（残部）

05793　**高原　第19巻　第6号　通巻168号**　M-1-4
編集　高原編集部
栗生楽泉園文化部（阿部秀直）
昭和39年6月1日　A5　34頁　50円
機関誌
※BOX（残部）

05794　**高原　第19巻　第7号　通巻169号**　M-1-4
編集　高原編集部
栗生楽泉園文化部（阿部秀直）
昭和39年7月1日　A5　32頁　50円
機関誌
※BOX（残部）

05795　**高原　第19巻　第8号　通巻170号**　M-1-4
編集　高原編集部
栗生楽泉園総和会文化部（栗生楽泉園慰安会）
昭和39年8月1日　A5　32頁　50円
機関誌
※BOX（残部）

05796　**高原　第19巻　第9号　通巻171号**　M-1-4
編集　高原編集部
栗生楽泉園総和会文化部（栗生楽泉園慰安会）
昭和39年9月1日　A5　34頁　50円
機関誌
※BOX（残部）

05797　**高原　第19巻　第11号　通巻173号**　M-1-4
編集　高原編集部
栗生楽泉園総和会文化部（栗生楽泉園慰安会）
昭和39年11月1日　A5　32頁　50円

機関誌
※BOX（残部）

05798　**高原　第19巻　第12号　通巻174号**　M-1-4
編集　高原編集部
栗生楽泉園総和会文化部（栗生楽泉園慰安会）
昭和39年12月1日　A5　32頁　50円
機関誌
※BOX（残部）

05799　**高原　第20巻　第1号　通巻175号**　M-1-4
編集　高原編集部
栗生楽泉園総和会文化部（栗生楽泉園慰安会）
昭和40年1月1日　A5　36頁　50円
機関誌
※BOX（残部）

05800　**高原　第20巻　第2号　通巻176号**　M-1-4
編集　高原編集部
栗生楽泉園総和会文化部（栗生楽泉園慰安会）
昭和40年2月1日　A5　32頁　50円
機関誌
※BOX（残部）

05801　**高原　第20巻　第3号　通巻177号**　M-1-4
編集　高原編集部
栗生楽泉園総和会文化部（栗生楽泉園慰安会）
昭和40年3月1日　A5　32頁　50円
機関誌
※BOX（残部）

05802　**高原　第20巻　第4号　通巻178号**　M-1-4
編集　高原編集部
栗生楽泉園総和会文化部（栗生楽泉園慰安会）
昭和40年4月1日　A5　32頁　50円
機関誌
※BOX（残部）

05803　**高原　第20巻　第5号　通巻179号**　M-1-4
編集　高原編集部
栗生楽泉園総和会文化部（栗生楽泉園慰安会）
昭和40年5月1日　A5　32頁　50円
機関誌
※BOX（残部）

05804　**高原　第20巻　第7号　通巻181号**　M-1-4
編集　高原編集部
栗生楽泉園患者自治会（栗生楽泉園慰安会）
昭和40年7月1日　A5　32頁　50円
機関誌
※BOX（残部）

05805　**高原　第20巻　第8号　通巻182号**　M-1-4
編集　高原編集部
栗生楽泉園患者自治会（栗生楽泉園慰安会）
昭和40年8月1日　A5　32頁　50円
機関誌
※BOX（残部）

05806　**高原　第20巻　第9号　通巻183号**　M-1-4
編集　高原編集部
栗生楽泉園患者自治会（栗生楽泉園慰安会）
昭和40年9月1日　A5　34頁　50円
機関誌
※BOX（残部）

05807　**高原　第20巻　第10号　通巻184号**　M-1-4
編集　高原編集部
栗生楽泉園患者自治会（栗生楽泉園慰安会）
昭和40年10月1日　A5　32頁　50円
機関誌
※BOX（残部）

05808　**高原　第20巻　第11号　通巻185号**　M-1-4
編集　高原編集部
栗生楽泉園患者自治会（栗生楽泉園慰安会）
昭和40年11月1日　A5　36頁　70円
機関誌
※BOX（残部）

05809　**高原　第20巻　第12号　通巻186号**　M-1-4
編集　高原編集部
栗生楽泉園患者自治会（栗生楽泉園慰安会）
昭和40年12月1日　A5　32頁　70円
機関誌
※BOX（残部）

05810　**高原　第21巻　第1号　通巻187号**　M-1-4
編集　高原編集部
栗生楽泉園患者自治会（栗生楽泉園慰安会）
昭和41年1月1日　A5　32頁　70円
機関誌
※BOX（残部）

05811　**高原　第21巻　第2号　通巻188号**　M-1-4
編集　高原編集部
栗生楽泉園患者自治会（栗生楽泉園慰安会）
昭和41年2月1日　A5　32頁　70円
機関誌
※BOX（残部）

05812　**高原　第21巻　第3号　通巻189号**　M-1-4
編集　高原編集部
栗生楽泉園患者自治会（栗生楽泉園慰安会）
昭和41年3月1日　A5　32頁　70円

機関誌
※BOX（残部）

05813　高原　第21巻　第4号　通巻190号　M-1-4
編集　高原編集部
栗生楽泉園患者自治会（栗生楽泉園慰安会）
昭和41年4月1日　A5　32頁　70円
機関誌
※BOX（残部）

05814　高原　第21巻　第5号　通巻191号　M-1-4
編集　高原編集部
栗生楽泉園患者自治会（栗生楽泉園慰安会）
昭和41年5月1日　A5　32頁　70円
機関誌
※BOX（残部）

05815　高原　第21巻　第6号　通巻192号　M-1-4
編集　高原編集部
栗生楽泉園患者自治会（栗生楽泉園慰安会）
昭和41年6月1日　A5　32頁　70円
機関誌
※BOX（残部）

05816　高原　第21巻　第7号　通巻193号　M-1-4
編集　高原編集部
栗生楽泉園患者自治会（栗生楽泉園慰安会）
昭和41年7月1日　A5　32頁　70円
機関誌
※BOX（残部）

05817　高原　第21巻　第8号　通巻194号　M-1-4
編集　高原編集部
栗生楽泉園患者自治会（栗生楽泉園慰安会）
昭和41年8月1日　A5　32頁　70円
機関誌
※BOX（残部）

05818　高原　第21巻　第9号　通巻195号　M-1-4
編集　高原編集部
栗生楽泉園患者自治会（栗生楽泉園慰安会）
昭和41年9月1日　A5　32頁　70円
機関誌
※BOX（残部）

05819　高原　第21巻　第10号　通巻196号　M-1-4
編集　高原編集部
栗生楽泉園患者自治会（栗生楽泉園慰安会）
昭和41年10月1日　A5　32頁　70円
機関誌
※BOX（残部）

05820　高原　第21巻　第11号　通巻197号　M-1-4
編集　高原編集部
栗生楽泉園患者自治会（栗生楽泉園慰安会）
昭和41年11月1日　A5　30頁　70円
機関誌
※BOX（残部）

05821　高原　第21巻　第12号　通巻198号　M-1-4
編集　高原編集部
栗生楽泉園患者自治会（栗生楽泉園慰安会）
昭和41年12月1日　A5　30頁　70円
機関誌
※BOX（残部）

05822　高原　第22巻　第1号　通巻199号　M-1-4
編集　高原編集部
栗生楽泉園患者自治会（栗生楽泉園慰安会）
昭和42年1月1日　A5　32頁　70円
機関誌
※BOX（残部）

05823　高原　第22巻　第2号　通巻200号　M-1-4
編集　高原編集部
栗生楽泉園患者自治会（栗生楽泉園慰安会）
昭和42年2月1日　A5　40頁　70円
機関誌
※BOX（残部）

05824　高原　第22巻　第3号　通巻201号　M-1-4
編集　高原編集部
栗生楽泉園患者自治会（栗生楽泉園慰安会）
昭和42年3月1日　A5　34頁　70円
機関誌
※BOX（残部）

05825　高原　第22巻　第4号　通巻202号　M-1-4
編集　高原編集部
栗生楽泉園患者自治会（栗生楽泉園慰安会）
昭和42年4月1日　A5　30頁　70円
機関誌
※BOX（残部）

05826　高原　第22巻　第5号　通巻203号　M-1-4
編集　高原編集部
栗生楽泉園患者自治会（栗生楽泉園慰安会）
昭和42年5月1日　A5　32頁　70円
機関誌
※BOX（残部）

05827　高原　第22巻　第6号　通巻204号　M-1-4
編集　高原編集部
栗生楽泉園患者自治会（栗生楽泉園慰安会）
昭和42年6月1日　A5　32頁　70円

機関誌
※BOX（残部）

05828　**高原　第22巻　第7号　通巻205号**　M-1-4
編集　高原編集部
栗生楽泉園患者自治会（栗生楽泉園慰安会）
昭和42年7月1日　A5　32頁　70円
機関誌
※BOX（残部）

05829　**高原　第22巻　第8号　通巻206号**　M-1-4
編集　高原編集部
栗生楽泉園患者自治会（栗生楽泉園慰安会）
昭和42年8月1日　A5　34頁　70円
機関誌
※BOX（残部）

05830　**高原　第22巻　第9号　通巻207号**　M-1-4
編集　高原編集部
栗生楽泉園患者自治会（栗生楽泉園慰安会）
昭和42年9月1日　A5　32頁　70円
機関誌
※BOX（残部）

05831　**高原　第22巻　第10号　通巻208号**　M-1-4
編集　高原編集部
栗生楽泉園患者自治会（栗生楽泉園慰安会）
昭和42年10月1日　A5　32頁　70円
機関誌
※BOX（残部）

05832　**高原　第22巻　第11号　通巻209号**　M-1-4
編集　高原編集部
栗生楽泉園患者自治会（栗生楽泉園慰安会）
昭和42年11月1日　A5　32頁　70円
機関誌
※BOX（残部）

05833　**高原　第22巻　第12号　通巻210号**　M-1-4
編集　高原編集部
栗生楽泉園患者自治会（栗生楽泉園慰安会）
昭和42年12月1日　A5　32頁　70円
機関誌
※BOX（残部）

05834　**高原　第23巻　第1号　通巻211号**　M-1-4
編集　高原編集部
栗生楽泉園患者自治会（栗生楽泉園慰安会）
昭和43年1月1日　A5　32頁　70円
機関誌
※BOX（残部）

05835　**高原　第24巻　第2号　通巻212号**　M-1-4
編集　高原編集部
栗生楽泉園患者自治会（栗生楽泉園慰安会）
昭和43年2月1日　A5　32頁　70円
機関誌
※BOX（残部）

05836　**高原　第23巻　第3号　通巻213号**　M-1-4
編集　高原編集部
栗生楽泉園患者自治会（栗生楽泉園慰安会）
昭和43年3月1日　A5　32頁　70円
機関誌
※BOX（残部）

05837　**高原　第24巻　第4号　通巻214号**　M-1-4
編集　高原編集部
栗生楽泉園患者自治会（栗生楽泉園慰安会）
昭和43年4月1日　A5　32頁　70円
機関誌
※BOX（残部）

05838　**高原　第23巻　第6号　通巻216号**　M-1-4
編集　高原編集部
栗生楽泉園患者自治会（栗生楽泉園慰安会）
昭和43年6月1日　A5　32頁　70円
機関誌
※BOX（残部）

05839　**高原　第24巻　第7号　通巻217号**　M-1-4
編集　高原編集部
栗生楽泉園患者自治会（栗生楽泉園慰安会）
昭和43年7月1日　A5　32頁　70円
機関誌
※BOX（残部）

05840　**高原　第23巻　第8号　通巻218号**　M-1-4
編集　高原編集部
栗生楽泉園患者自治会（栗生楽泉園慰安会）
昭和43年8月1日　A5　32頁　70円
機関誌
※BOX（残部）

05841　**高原　第24巻　第9号　通巻219号**　M-1-4
編集　高原編集部
栗生楽泉園患者自治会（栗生楽泉園慰安会）
昭和43年9月1日　A5　32頁　70円
機関誌
※BOX（残部）

05842　**高原　第24巻　第10号　通巻220号**　M-1-4
編集　高原編集部
栗生楽泉園患者自治会（栗生楽泉園慰安会）
昭和43年10月1日　A5　32頁　70円

機関誌
※BOX（残部）

05843 **高原　第24巻　第11号　通巻221号** M-1-4
編集　高原編集部
栗生楽泉園患者自治会（栗生楽泉園慰安会）
昭和43年11月1日　A5　32頁　70円
機関誌
※BOX（残部）

05844 **高原　第24巻　第12号　通巻222号** M-1-4
編集　高原編集部
栗生楽泉園患者自治会（栗生楽泉園慰安会）
昭和43年12月1日　A5　32頁　70円
機関誌
※BOX（残部）

05845 **高原　第25巻　第1号　通巻223号** M-1-5
編集　高原編集部
栗生楽泉園患者自治会（栗生楽泉園慰安会）
昭和44年1月1日　A5　32頁　70円
機関誌
※BOX（残部）

05846 **高原　第25巻　第2号　通巻224号** M-1-5
編集　高原編集部
栗生楽泉園患者自治会（栗生楽泉園慰安会）
昭和44年2月1日　A5　32頁　70円
機関誌
※BOX（残部）

05847 **高原　第25巻　第3号　通巻225号** M-1-5
編集　高原編集部
栗生楽泉園患者自治会（栗生楽泉園慰安会）
昭和44年3月1日　A5　32頁　70円
機関誌
※BOX（残部）

05848 **高原　第25巻　第4号　通巻226号** M-1-5
編集　高原編集部
栗生楽泉園患者自治会（栗生楽泉園慰安会）
昭和44年4月1日　A5　32頁　70円
機関誌
※BOX（残部）

05849 **高原　第25巻　第5号　通巻227号** M-1-5
編集　高原編集部
栗生楽泉園患者自治会（栗生楽泉園慰安会）
昭和44年5月1日　A5　32頁　70円
機関誌
※BOX（残部）

05850 **高原　第25巻　第6号　通巻228号** M-1-5
編集　高原編集部
栗生楽泉園患者自治会（栗生楽泉園慰安会）
昭和44年6月1日　A5　32頁　70円
機関誌
※BOX（残部）

05851 **高原　第25巻　第7号　通巻229号** M-1-5
編集　高原編集部
栗生楽泉園患者自治会（栗生楽泉園慰安会）
昭和44年7月1日　A5　32頁　70円
機関誌
※BOX（残部）

05852 **高原　第25巻　第8号　通巻230号** M-1-5
編集　高原編集部
栗生楽泉園患者自治会（栗生楽泉園慰安会）
昭和44年8月1日　A5　32頁　70円
機関誌
※BOX（残部）

05853 **高原　第25巻　第9号　通巻231号** M-1-5
編集　高原編集部
栗生楽泉園患者自治会（栗生楽泉園慰安会）
昭和44年9月1日　A5　32頁　70円
機関誌
※BOX（残部）

05854 **高原　第25巻　第10号　通巻232号** M-1-5
編集　高原編集部
栗生楽泉園患者自治会（栗生楽泉園慰安会）
昭和44年10月1日　A5　32頁　70円
機関誌
※BOX（残部）

05855 **高原　第25巻　第11号　通巻233号** M-1-5
編集　高原編集部
栗生楽泉園患者自治会（栗生楽泉園慰安会）
昭和44年11月1日　A5　32頁　70円
機関誌
※BOX（残部）

05856 **高原　第26巻　第1号　通巻235号** M-1-5
編集　高原編集部
栗生楽泉園患者自治会（栗生楽泉園慰安会）
昭和45年1月1日　A5　32頁　70円
機関誌
※BOX（残部）

05857 **高原　第26巻　第2号　通巻236号** M-1-5
編集　高原編集部
栗生楽泉園患者自治会（栗生楽泉園慰安会）
昭和45年2月1日　A5　32頁　70円

05858　**高原　第26巻　第3号　通巻237号**　M-1-5
編集　高原編集部
栗生楽泉園患者自治会（栗生楽泉園慰安会）
昭和45年3月1日　A5　32頁　70円
機関誌
※BOX（残部）

05859　**高原　第26巻　第4号　通巻238号**　M-1-5
編集　高原編集部
栗生楽泉園患者自治会（栗生楽泉園慰安会）
昭和45年4月1日　A5　32頁　70円
機関誌
※BOX（残部）

05860　**高原　第26巻　第5号　通巻239号**　M-1-5
編集　高原編集部
栗生楽泉園患者自治会（栗生楽泉園慰安会）
昭和45年5月1日　A5　32頁　70円
機関誌
※BOX（残部）

05861　**高原　第26巻　第6号　通巻240号**　M-1-5
編集　高原編集部
栗生楽泉園患者自治会（栗生楽泉園慰安会）
昭和45年6月1日　A5　32頁　70円
機関誌
※BOX（残部）

05862　**高原　第26巻　第7号　通巻241号**　M-1-5
編集　高原編集部
栗生楽泉園患者自治会（栗生楽泉園慰安会）
昭和45年7月1日　A5　32頁　70円
機関誌
※BOX（残部）

05863　**高原　第26巻　第8号　通巻242号**　M-1-5
編集　高原編集部
栗生楽泉園患者自治会（栗生楽泉園慰安会）
昭和45年8月1日　A5　34頁　70円
機関誌
※BOX（残部）

05864　**高原　第26巻　第9号　通巻243号**　M-1-5
編集　高原編集部
栗生楽泉園患者自治会（栗生楽泉園慰安会）
昭和45年9月1日　A5　32頁　70円
機関誌
※BOX（残部）

05865　**高原　第26巻　第10号　通巻244号**　M-1-5
編集　高原編集部
栗生楽泉園患者自治会（栗生楽泉園慰安会）
昭和45年10月1日　A5　32頁　70円
機関誌
※BOX（残部）

05866　**高原　第26巻　第11号　通巻245号**　M-1-5
編集　高原編集部
栗生楽泉園患者自治会（栗生楽泉園慰安会）
昭和45年11月1日　A5　32頁　70円
機関誌
※BOX（残部）

05867　**高原　第26巻　第12号　通巻246号**　M-1-5
編集　高原編集部
栗生楽泉園患者自治会（栗生楽泉園慰安会）
昭和45年12月1日　A5　32頁　70円
機関誌
※BOX（残部）

05868　**高原　第27巻　第1号　通巻247号**　M-1-5
編集　高原編集部
栗生楽泉園患者自治会（栗生楽泉園慰安会）
昭和46年1月1日　A5　32頁　70円
機関誌
※BOX（残部）

05869　**高原　第27巻　第2号　通巻248号**　M-1-5
編集　高原編集部
栗生楽泉園患者自治会（栗生楽泉園慰安会）
昭和46年2月1日　A5　34頁　70円
機関誌
※BOX（残部）

05870　**高原　第27巻　第6号　通巻252号**　M-1-5
編集　高原編集部
栗生楽泉園患者自治会（栗生楽泉園慰安会）
昭和46年6月1日　A5　32頁　70円
機関誌
※BOX（残部）

05871　**高原　第27巻　第7号　通巻253号**　M-1-5
編集　高原編集部
栗生楽泉園患者自治会（栗生楽泉園慰安会）
昭和46年7月1日　A5　32頁　70円
機関誌
※BOX（残部）

05872　**高原　第27巻　第8号　通巻254号**　M-1-5
編集　高原編集部
栗生楽泉園患者自治会（栗生楽泉園慰安会）
昭和46年8月1日　A5　32頁　70円

機関誌
※BOX（残部）

05873 **高原　第27巻　第9号　通巻255号** M-1-5
編集　高原編集部
栗生楽泉園患者自治会（栗生楽泉園慰安会）
昭和46年9月1日　A5　32頁　70円
機関誌
※BOX（残部）

05874 **高原　第27巻　第10号　通巻256号** M-1-5
編集　高原編集部
栗生楽泉園患者自治会（栗生楽泉園慰安会）
昭和46年10月1日　A5　32頁　70円
機関誌
※BOX（残部）

05875 **高原　第27巻　第11号　通巻257号** M-1-5
編集　高原編集部
栗生楽泉園患者自治会（栗生楽泉園慰安会）
昭和46年11月1日　A5　32頁　70円
機関誌
※BOX（残部）

05876 **高原　第27巻　第12号　通巻258号** M-1-5
編集　高原編集部
栗生楽泉園患者自治会（栗生楽泉園慰安会）
昭和46年12月1日　A5　28頁　70円
機関誌
※BOX（残部）

05877 **高原　第28巻　第1号　通巻259号** M-1-5
編集　高原編集部
栗生楽泉園患者自治会（栗生楽泉園慰安会）
昭和47年1月1日　A5　32頁　70円
機関誌
※BOX（残部）

05878 **高原　第28巻　第2号　通巻260号** M-1-5
編集　高原編集部
栗生楽泉園患者自治会（栗生楽泉園慰安会）
昭和47年2月1日　A5　32頁　70円
機関誌
※BOX（残部）

05879 **高原　第28巻　第5号　通巻263号** M-1-5
編集　高原編集部
栗生楽泉園患者自治会（栗生楽泉園慰安会）
昭和47年5月1日　A5　32頁　100円
機関誌
※BOX（残部）

05880 **高原　第28巻　第6号　通巻264号** M-1-5
編集　高原編集部
栗生楽泉園患者自治会（栗生楽泉園慰安会）
昭和47年6月1日　A5　32頁　100円
機関誌
※BOX（残部）

05881 **高原　第28巻　第7号　通巻265号** M-1-5
編集　高原編集部
栗生楽泉園患者自治会（栗生楽泉園慰安会）
昭和47年7月1日　A5　32頁　100円
機関誌
※BOX（残部）

05882 **高原　第28巻　第8号　通巻266号** M-1-5
編集　高原編集部
栗生楽泉園患者自治会（栗生楽泉園慰安会）
昭和47年8月1日　A5　34頁　100円
機関誌
※BOX（残部）

05883 **高原　第28巻　第9号　通巻267号** M-1-5
編集　高原編集部
栗生楽泉園患者自治会（栗生楽泉園慰安会）
昭和47年9月1日　A5　32頁　100円
機関誌
※BOX（残部）

05884 **高原　第28巻　第10号　通巻268号** M-1-5
昭和47年10月1日　A5　32頁　100円
機関誌
※BOX（残部）

05885 **高原　第28巻　第11号　通巻269号** M-1-5
編集　高原編集部
栗生楽泉園患者自治会（栗生楽泉園慰安会）
昭和47年11月1日　A5　54頁　200円
機関誌
※BOX（残部）

05886 **高原　第28巻　第12号　通巻270号** M-1-5
編集　高原編集部
栗生楽泉園患者自治会（栗生楽泉園慰安会）
昭和47年12月1日　A5　32頁　100円
機関誌
※BOX（残部）

05887 **高原　第29巻　第1号　通巻271号** M-1-5
編集　高原編集部
栗生楽泉園患者自治会（栗生楽泉園慰安会）
昭和48年1月1日　A5　34頁　100円
機関誌
※BOX（残部）

05888　高原　第29巻　第2号　通巻272号　M-1-5
編集　高原編集部
栗生楽泉園患者自治会（栗生楽泉園慰安会）
昭和48年2月1日　A5　32頁　100円
機関誌
※BOX（残部）

05889　高原　第29巻　第3号　通巻273号　M-1-5
編集　高原編集部
栗生楽泉園患者自治会（栗生楽泉園慰安会）
昭和48年3月1日　A5　32頁　100円
機関誌
※BOX（残部）

05890　高原　第29巻　第4号　通巻274号　M-1-5
編集　高原編集部
栗生楽泉園患者自治会（栗生楽泉園慰安会）
昭和48年4月1日　A5　32頁　100円
機関誌
※BOX（残部）

05891　高原　第29巻　第5号　通案275号　M-1-5
編集　高原編集部
栗生楽泉園患者自治会（栗生楽泉園慰安会）
昭和48年5月1日　A5　32頁　100円
機関誌
※BOX（残部）

05892　高原　第29巻　第6号　通巻276号　M-1-5
編集　高原編集部
栗生楽泉園患者自治会（栗生楽泉園慰安会）
昭和48年6月1日　A5　32頁　100円
機関誌
※BOX（残部）

05893　高原　第29巻　第7号　通巻277号　M-1-5
昭和48年7月1日　A5　32頁　100円
機関誌
※BOX（残部）

05894　高原　第29巻　第8号　通巻278号　M-1-5
編集　高原編集部
栗生楽泉園患者自治会（栗生楽泉園慰安会）
昭和48年8月1日　A5　32頁　100円
機関誌
※BOX（残部）

05895　高原　第29巻　第9号　通巻279号　M-1-5
編集　高原編集部
栗生楽泉園患者自治会（栗生楽泉園慰安会）
昭和48年9月1日　A5　32頁　100円
機関誌
※BOX（残部）

05896　高原　第29巻　第10号　通巻280号　M-1-5
編集　高原編集部
栗生楽泉園患者自治会（栗生楽泉園慰安会）
昭和48年10月1日　A5　32頁　100円
機関誌
※BOX（残部）

05897　高原　第29巻　第11号　通巻281号　M-1-5
編集　高原編集部
栗生楽泉園患者自治会（栗生楽泉園慰安会）
昭和48年11月1日　A5　38頁　100円
機関誌
※BOX（残部）

05898　高原　第29巻　第12号　通巻282号　M-1-5
編集　高原編集部
栗生楽泉園患者自治会（栗生楽泉園慰安会）
昭和48年12月1日　A5　30頁　100円
機関誌
※BOX（残部）

05899　高原　第30巻　第1号　通巻283号　M-1-5
編集　高原編集部
栗生楽泉園患者自治会（栗生楽泉園慰安会）
昭和49年1月1日　A5　32頁　100円
機関誌
※BOX（残部）

05900　高原　第30巻　第2号　通巻284号　M-1-5
編集　高原編集部
栗生楽泉園患者自治会（栗生楽泉園慰安会）
昭和49年2月1日　A5　32頁　100円
機関誌
※BOX（残部）

05901　高原　第30巻　第3号　通巻285号　M-1-5
編集　高原編集部
栗生楽泉園患者自治会（栗生楽泉園慰安会）
昭和49年3月1日　A5　34頁　100円
機関誌
※BOX（残部）

05902　高原　第30巻　第4号　通巻286号　M-1-5
編集　高原編集部
栗生楽泉園患者自治会（栗生楽泉園慰安会）
昭和49年4月1日　A5　28頁　140円
機関誌
※BOX（残部）

05903　高原　第30巻　第5号　通巻287号　M-1-5
編集　高原編集部
栗生楽泉園患者自治会（栗生楽泉園慰安会）
昭和49年5月1日　A5　28頁　140円

機関誌
※BOX（残部）

05904 **高原　第30巻　第6号　通巻288号** M-1-5
編集　高原編集部
栗生楽泉園患者自治会（栗生楽泉園慰安会）
昭和49年7月1日　A5　34頁　140円
機関誌
※BOX（残部）

05905 **高原　第30巻　第7号　通巻289号** M-1-5
編集　高原編集部
栗生楽泉園患者自治会（栗生楽泉園慰安会）
昭和49年8月1日　A5　30頁　140円
機関誌
※BOX（残部）

05906 **高原　第30巻　第8号　通巻290号** M-1-5
編集　高原編集部
栗生楽泉園患者自治会（栗生楽泉園慰安会）
昭和49年9月1日　A5　28頁　140円
機関誌
※BOX（残部）

05907 **高原　第30巻　第9号　通巻291号** M-1-5
編集　高原編集部
栗生楽泉園患者自治会（栗生楽泉園慰安会）
昭和49年10月1日　A5　28頁　140円
機関誌
※BOX（残部）

05908 **高原　第30巻　第10号　通巻292号** M-1-5
編集　高原編集部
栗生楽泉園患者自治会（栗生楽泉園慰安会）
昭和49年11月1日　A5　34頁　140円
機関誌
※BOX（残部）

05909 **高原　第30巻　第11号　通巻293号** M-1-5
編集　高原編集部
栗生楽泉園患者自治会（栗生楽泉園慰安会）
昭和49年12月1日　A5　28頁　140円
機関誌
※BOX（残部）

05910 **高原　第31巻　第1号　通巻294号** M-1-6
編集　高原編集部
栗生楽泉園患者自治会（栗生楽泉園慰安会）
昭和50年1月1日　A5　28頁　140円
機関誌
※BOX（残部）

05911 **高原　第31巻　第2号　通巻295号** M-1-6
編集　高原編集部
栗生楽泉園患者自治会（栗生楽泉園慰安会）
昭和50年3月1日　A5　34頁　140円
機関誌
※BOX（残部）

05912 **高原　第31巻　第3号　通巻296号** M-1-6
編集　高原編集部
栗生楽泉園患者自治会（栗生楽泉園慰安会）
昭和50年4月1日　A5　28頁　140円
機関誌
※BOX（残部）

05913 **高原　第31巻　第4号　通巻297号** M-1-6
編集　高原編集部
栗生楽泉園患者自治会（栗生楽泉園慰安会）
昭和50年5月1日　A5　28頁　140円
機関誌
※BOX（残部）

05914 **高原　第31巻　第5号　通巻298号** M-1-6
編集　高原編集部
栗生楽泉園患者自治会（栗生楽泉園慰安会）
昭和50年7月1日　A5　34頁　140円
機関誌
※BOX（残部）

05915 **高原　第31巻　第6号　通巻299号** M-1-6
編集　高原編集部
栗生楽泉園患者自治会（栗生楽泉園慰安会）
昭和50年8月1日　A5　28頁　140円
機関誌
※BOX（残部）

05916 **高原　第31巻　第7号　通巻300号** M-1-6
編集　高原編集部
栗生楽泉園患者自治会（栗生楽泉園慰安会）
昭和50年9月1日　A5　30頁　140円
機関誌
※BOX（残部）

05917 **高原　第31巻　第8号　通巻301号** M-1-6
編集　高原編集部
栗生楽泉園患者自治会（栗生楽泉園慰安会）
昭和50年10月1日　A5　28頁　140円
機関誌
※BOX（残部）

05918 **高原　第31巻　第9号　通巻302号** M-1-6
編集　高原編集部
栗生楽泉園患者自治会（栗生楽泉園慰安会）
昭和50年11月1日　A5　32頁　140円

機関誌
※BOX（残部）

05919　**高原　第31巻　第10号　通巻303号**　M-1-6
編集　高原編集部
栗生楽泉園患者自治会（栗生楽泉園慰安会）
昭和50年12月1日　A5　28頁　140円
機関誌
※BOX（残部）

05920　**高原　第32巻　第1号　通巻304号**　M-1-6
編集　高原編集部
栗生楽泉園患者自治会（栗生楽泉園慰安会）
昭和51年1月1日　A5　28頁　140円
機関誌
※BOX（残部）

05921　**高原　第32巻　第2号　通巻305号**　M-1-6
編集　高原編集部
栗生楽泉園患者自治会（栗生楽泉園慰安会）
昭和51年3月1日　A5　28頁　140円
機関誌
※BOX（残部）

05922　**高原　第32巻　第3号　通巻306号**　M-1-6
編集　高原編集部
栗生楽泉園患者自治会（栗生楽泉園慰安会）
昭和51年4月1日　A5　34頁　140円
機関誌
※BOX（残部）

05923　**高原　第32巻　第4号　通巻307号**　M-1-6
編集　高原編集部
栗生楽泉園患者自治会（栗生楽泉園慰安会）
昭和51年5月1日　A5　28頁　140円
機関誌
※BOX（残部）

05924　**高原　第32巻　第5号　通巻308号**　M-1-6
編集　高原編集部
栗生楽泉園患者自治会（栗生楽泉園慰安会）
昭和51年6月1日　A5　28頁　140円
機関誌
※BOX（残部）

05925　**高原　第32巻　第6号　通巻309号**　M-1-6
編集　高原編集部
栗生楽泉園患者自治会（栗生楽泉園慰安会）
昭和51年7月1日　A5　28頁　140円
機関誌
※BOX（残部）

05926　**高原　第32巻　第7号　通巻310号**　M-1-6
編集　高原編集部
栗生楽泉園患者自治会（栗生楽泉園慰安会）
昭和51年8月1日　A5　28頁　140円
機関誌
※BOX（残部）

05927　**高原　第32巻　第8号　通巻311号**　M-1-6
編集　高原編集部
栗生楽泉園患者自治会（栗生楽泉園慰安会）
昭和51年9月1日　A5　28頁　140円
機関誌
※BOX（残部）

05928　**高原　第32巻　第9号　通巻312号**　M-1-6
編集　高原編集部
栗生楽泉園患者自治会（栗生楽泉園慰安会）
昭和51年10月1日　A5　30頁　140円
機関誌
※BOX（残部）

05929　**高原　第32巻　第10号　通巻313号**　M-1-6
編集　高原編集部
栗生楽泉園患者自治会（栗生楽泉園慰安会）
昭和51年11月1日　A5　34頁　140円
機関誌
※BOX（残部）

05930　**高原　第32巻　第11号　通巻314号**　M-1-6
編集　高原編集部
栗生楽泉園患者自治会（栗生楽泉園慰安会）
昭和51年12月1日　A5　28頁　140円
機関誌
※BOX（残部）

05931　**高原　第33巻　第1号　通巻315号**　M-1-6
編集　高原編集部
栗生楽泉園患者自治会（栗生楽泉園慰安会）
昭和52年1月1日　A5　28頁　140円
機関誌
※BOX（残部）

05932　**高原　第33巻　第2号　通巻316号**　M-1-6
編集　高原編集部
栗生楽泉園患者自治会（栗生楽泉園慰安会）
昭和52年2月1日　A5　28頁　140円
機関誌
※BOX（残部）

05933　**高原　第33巻　第3号　通巻317号**　M-1-6
編集　高原編集部
栗生楽泉園患者自治会（栗生楽泉園慰安会）
昭和52年3月1日　A5　30頁　140円

機関誌
※BOX（残部）

05934　高原　第33巻　第4号　通巻318号　M-1-6
編集　高原編集部
栗生楽泉園患者自治会（栗生楽泉園慰安会）
昭和52年4月1日　A5　28頁　140円
機関誌
※BOX（残部）

05935　高原　第33巻　第5号　通巻319号　M-1-6
編集　高原編集部
栗生楽泉園患者自治会（栗生楽泉園慰安会）
昭和52年5月1日　A5　30頁　140円
機関誌
※BOX（残部）

05936　高原　第33巻　第6号　通巻320号　M-1-6
編集　高原編集部
栗生楽泉園患者自治会（栗生楽泉園慰安会）
昭和52年6月1日　A5　28頁　140円
機関誌
※BOX（残部）

05937　高原　第33巻　第7号　通巻321号　M-1-6
編集　高原編集部
栗生楽泉園患者自治会（栗生楽泉園慰安会）
昭和52年7月1日　A5　28頁　140円
機関誌
※BOX（残部）

05938　高原　第33巻　第8号　通巻322号　M-1-6
編集　高原編集部
栗生楽泉園患者自治会（栗生楽泉園慰安会）
昭和52年8月1日　A5　28頁　140円
機関誌
※BOX（残部）

05939　高原　第33巻　第9号　通巻323号　M-1-6
編集　高原編集部
栗生楽泉園患者自治会（栗生楽泉園慰安会）
昭和52年9月1日　A5　28頁　140円
機関誌
※BOX（残部）

05940　高原　第33巻　第10号　通巻324号　M-1-6
編集　高原編集部
栗生楽泉園患者自治会（栗生楽泉園慰安会）
昭和52年10月1日　A5　28頁　140円
機関誌
※BOX（残部）

05941　高原　第33巻　第11号　通巻325号　M-1-6
編集　高原編集部
栗生楽泉園患者自治会（栗生楽泉園慰安会）
昭和52年11月1日　A5　30頁　140円
機関誌
※BOX（残部）

05942　高原　第33巻　第12号　通巻326号　M-1-6
編集　高原編集部
栗生楽泉園患者自治会（栗生楽泉園慰安会）
昭和52年12月1日　A5　28頁　140円
機関誌
※BOX（残部）

05943　高原　第34巻　第1号　通巻327号　M-1-6
編集　高原編集部
栗生楽泉園患者自治会（栗生楽泉園慰安会）
昭和53年1月1日　A5　28頁　140円
機関誌
※BOX（残部）

05944　高原　第34巻　第2号　通巻328号　M-1-6
編集　高原編集部
栗生楽泉園患者自治会（栗生楽泉園慰安会）
昭和53年2月1日　A5　28頁　140円
機関誌
※BOX（残部）

05945　高原　第34巻　第3号　通巻329号　M-1-6
編集　高原編集部
栗生楽泉園患者自治会（栗生楽泉園慰安会）
昭和53年3月1日　A5　30頁　140円
機関誌
※BOX（残部）

05946　高原　第34巻　第4号　通巻330号　M-1-6
編集　高原編集部
栗生楽泉園患者自治会（栗生楽泉園慰安会）
昭和53年4月1日　A5　28頁　140円
機関誌
※BOX（残部）

05947　高原　第34巻　第5号　通巻331号　M-1-6
編集　高原編集部
栗生楽泉園患者自治会（栗生楽泉園慰安会）
昭和53年5月1日　A5　28頁　140円
機関誌
※BOX（残部）

05948　高原　第34巻　第6号　通巻332号　M-1-6
編集　高原編集部
栗生楽泉園患者自治会（栗生楽泉園慰安会）
昭和53年6月1日　A5　28頁　140円

機関誌
※BOX（残部）

05949 **高原　第34巻　第7号　通巻333号** M-1-6
編集　高原編集部
栗生楽泉園患者自治会（栗生楽泉園慰安会）
昭和53年7月1日　A5　26頁　140円
機関誌
※BOX（残部）

05950 **高原　第34巻　第8号　通巻334号** M-1-6
編集　高原編集部
栗生楽泉園患者自治会（栗生楽泉園慰安会）
昭和53年8月1日　A5　28頁　140円
機関誌
※BOX（残部）

05951 **高原　第34巻　第9号　通巻335号** M-1-6
編集　高原編集部
栗生楽泉園患者自治会（栗生楽泉園慰安会）
昭和53年9月1日　A5　28頁　140円
機関誌
※BOX（残部）

05952 **高原　第34巻　第10号　通巻336号** M-1-6
編集　高原編集部
栗生楽泉園患者自治会（栗生楽泉園慰安会）
昭和53年10月1日　A5　30頁　140円
機関誌
※BOX（残部）

05953 **高原　第34巻　第11号　通巻337号** M-1-6
編集　高原編集部
栗生楽泉園患者自治会（栗生楽泉園慰安会）
昭和53年11月1日　A5　30頁　140円
機関誌
※BOX（残部）

05954 **高原　第34巻　第12号　通巻338号** M-1-6
編集　高原編集部
栗生楽泉園患者自治会（栗生楽泉園慰安会）
昭和53年12月1日　A5　28頁　140円
機関誌
※BOX（残部）

05955 **高原　第35巻　第1号　通巻339号** M-1-6
編集　高原編集部
栗生楽泉園患者自治会（栗生楽泉園慰安会）
昭和54年1月1日　A5　28頁　140円
機関誌
※BOX（残部）

05956 **高原　第35巻　第2号　通巻340号** M-1-6
編集　高原編集部
栗生楽泉園患者自治会（栗生楽泉園慰安会）
昭和54年2月1日　A5　28頁　140円
機関誌
※BOX（残部）

05957 **高原　第35巻　第3号　通巻341号** M-1-6
編集　高原編集部
栗生楽泉園患者自治会（栗生楽泉園慰安会）
昭和54年3月1日　A5　28頁　140円
機関誌
※BOX（残部）

05958 **高原　第35巻　第4号　通巻342号** M-1-6
編集　高原編集部
栗生楽泉園患者自治会（栗生楽泉園慰安会）
昭和54年4月1日　A5　30頁　140円
機関誌
※BOX（残部）

05959 **高原　第35巻　第5号　通巻343号** M-1-6
編集　高原編集部
栗生楽泉園患者自治会（栗生楽泉園慰安会）
昭和54年5月1日　A5　28頁　140円
機関誌
※BOX（残部）

05960 **高原　第35巻　第6号　通巻344号** M-1-6
編集　高原編集部
栗生楽泉園患者自治会（栗生楽泉園慰安会）
昭和54年6月1日　A5　28頁　140円
機関誌
※BOX（残部）

05961 **高原　第35巻　第7号　通巻345号** M-1-6
編集　高原編集部
栗生楽泉園患者自治会（栗生楽泉園慰安会）
昭和54年7月1日　A5　30頁　140円
機関誌
※BOX（残部）

05962 **高原　第35巻　第8号　通巻346号** M-1-6
編集　高原編集部
栗生楽泉園患者自治会（栗生楽泉園慰安会）
昭和54年8月1日　A5　26頁　140円
機関誌
※BOX（残部）

05963 **高原　第35巻　第9号　通巻347号** M-1-6
編集　高原編集部
栗生楽泉園患者自治会（栗生楽泉園慰安会）
昭和54年9月1日　A5　28頁　200円

05964　高原　第35巻　第10号　通巻348号　M-1-6
　編集　高原編集部
　栗生楽泉園患者自治会（栗生楽泉園慰安会）
　昭和54年10月1日　A5　28頁　200円
　機関誌
　※BOX（残部）

05965　高原　第35巻　第11号　通巻349号　M-1-6
　編集　高原編集部
　栗生楽泉園患者自治会（栗生楽泉園慰安会）
　昭和54年11月1日　A5　30頁　200円
　機関誌
　※BOX（残部）

05966　高原　第35巻　第12号　通巻350号　M-1-6
　編集　高原編集部
　栗生楽泉園患者自治会（栗生楽泉園慰安会）
　昭和54年12月1日　A5　30頁　200円
　機関誌
　※BOX（残部）

05967　高原　第36巻　第1号　通巻351号　M-1-6
　編集　高原編集部
　栗生楽泉園患者自治会（栗生楽泉園慰安会）
　昭和55年1月1日　A5　28頁　200円
　機関誌
　※BOX（残部）

05968　高原　第36巻　第2号　通巻352号　M-1-6
　編集　高原編集部
　栗生楽泉園患者自治会（栗生楽泉園慰安会）
　昭和55年3月1日　A5　30頁　140円
　機関誌
　※BOX（残部）

05969　高原　第36巻　第3号　通巻353号　M-1-6
　編集　高原編集部
　栗生楽泉園患者自治会（栗生楽泉園慰安会）
　昭和55年4月1日　A5　28頁　200円
　機関誌
　※BOX（残部）

05970　高原　第36巻　第4号　通巻354号　M-1-6
　編集　高原編集部
　栗生楽泉園患者自治会（栗生楽泉園慰安会）
　昭和55年5月1日　A5　28頁　200円
　機関誌
　※BOX（残部）

05971　高原　第36巻　第5号　通巻355号　M-1-6
　編集　高原編集部
　栗生楽泉園患者自治会（栗生楽泉園慰安会）
　昭和55年6月1日　A5　28頁　200円
　機関誌
　※BOX（残部）

05972　高原　第36巻　第6号　通巻356号　M-1-6
　編集　高原編集部
　栗生楽泉園患者自治会（栗生楽泉園慰安会）
　昭和55年7月1日　A5　28頁　200円
　機関誌
　※BOX（残部）

05973　高原　第36巻　第7号　通巻357号　M-1-6
　編集　高原編集部
　栗生楽泉園患者自治会（栗生楽泉園慰安会）
　昭和55年8月1日　A5　28頁　200円
　機関誌
　※BOX（残部）

05974　高原　第36巻　第8号　通巻358号　M-1-6
　編集　高原編集部
　栗生楽泉園患者自治会（栗生楽泉園慰安会）
　昭和55年9月1日　A5　28頁　200円
　機関誌
　※BOX（残部）

05975　高原　第36巻　第9号　通巻359号　M-1-6
　編集　高原編集部
　栗生楽泉園患者自治会（栗生楽泉園慰安会）
　昭和55年10月1日　A5　28頁　200円
　機関誌
　※BOX（残部）

05976　高原　第36巻　第10号　通巻360号　M-1-6
　編集　高原編集部
　栗生楽泉園患者自治会（栗生楽泉園慰安会）
　昭和55年11月1日　A5　32頁　200円
　機関誌
　※BOX（残部）

05977　高原　第36巻　第12号　通巻361号　M-1-6
　編集　高原編集部
　栗生楽泉園患者自治会（栗生楽泉園慰安会）
　昭和55年12月1日　A5　30頁　200円
　機関誌
　※BOX（残部）

05978　高原　第37巻　第1号　通巻362号　M-1-6
　編集　高原編集部
　栗生楽泉園患者自治会（栗生楽泉園慰安会）
　昭和56年1月1日　A5　28頁　200円

機関誌
※BOX（残部）

05979　**高原　第37巻　第2号　通巻363号**　M-1-6
編集　高原編集部
栗生楽泉園患者自治会（栗生楽泉園慰安会）
昭和56年2月1日　A5　28頁　200円
機関誌
※BOX（残部）

05980　**高原　第37巻　第3号　通巻364号**　M-1-6
編集　高原編集部
栗生楽泉園患者自治会（栗生楽泉園慰安会）
昭和56年3月1日　A5　28頁　200円
機関誌
※BOX（残部）

05981　**高原　第37巻　第4号　通巻365号**　M-1-6
編集　高原編集部
栗生楽泉園患者自治会（栗生楽泉園慰安会）
昭和56年4月1日　A5　28頁　200円
機関誌
※BOX（残部）

05982　**高原　第37巻　第5号　通巻366号**　M-1-6
編集　高原編集部
栗生楽泉園患者自治会（栗生楽泉園慰安会）
昭和56年5月1日　A5　28頁　200円
機関誌
※BOX（残部）

05983　**高原　第37巻　第6号　通巻367号**　M-1-6
編集　高原編集部
栗生楽泉園患者自治会（栗生楽泉園慰安会）
昭和56年6月1日　A5　28頁　200円
機関誌
※BOX（残部）

05984　**高原　第37巻　第7号　通巻368号**　M-1-6
編集　高原編集部
栗生楽泉園患者自治会（栗生楽泉園慰安会）
昭和56年7月1日　A5　28頁　200円
機関誌
※BOX（残部）

05985　**高原　第37巻　第10号　通巻371号**　M-1-6
編集　高原編集部
栗生楽泉園患者自治会（栗生楽泉園慰安会）
昭和56年10月1日　A5　28頁　200円
機関誌
※BOX（残部）

05986　**高原　第37巻　第11号　通巻372号**　M-1-6
編集　高原編集部
栗生楽泉園患者自治会（栗生楽泉園慰安会）
昭和56年11月1日　A5　30頁　200円
機関誌
※BOX（残部）

05987　**高原　第37巻　第12号　通巻373号**　M-1-6
編集　高原編集部
栗生楽泉園患者自治会（栗生楽泉園慰安会）
昭和56年12月1日　A5　28頁　200円
機関誌
※BOX（残部）

05988　**高原　第38巻　第1号　通巻374号**　M-1-6
編集　高原編集部
栗生楽泉園患者自治会（栗生楽泉園慰安会）
昭和57年1月1日　A5　28頁　200円
機関誌
※BOX（残部）

05989　**高原　第38巻　第2号　通巻375号**　M-1-6
編集　高原編集部
栗生楽泉園患者自治会（栗生楽泉園慰安会）
昭和57年2月1日　A5　30頁　200円
機関誌
※BOX（残部）

05990　**高原　第38巻　第3号　通巻376号**　M-1-6
編集　高原編集部
栗生楽泉園患者自治会（栗生楽泉園慰安会）
昭和57年3月1日　A5　28頁　200円
機関誌
※BOX（残部）

05991　**高原　第38巻　第4号　通巻377号**　M-1-6
編集　高原編集部
栗生楽泉園患者自治会（栗生楽泉園慰安会）
昭和57年4月1日　A5　28頁　200円
機関誌
※BOX（残部）

05992　**高原　第38巻　第5号　通巻378号**　M-1-6
編集　高原編集部
栗生楽泉園患者自治会（栗生楽泉園慰安会）
昭和57年5月1日　A5　28頁　200円
機関誌
※BOX（残部）

05993　**高原　第38巻　第6号　通巻379号**　M-1-6
編集　高原編集部
栗生楽泉園患者自治会（栗生楽泉園慰安会）
昭和57年6月1日　A5　28頁　200円

機関誌
※BOX（残部）

05994 **高原　第38巻　第7号　通巻380号** M-1-6
編集　高原編集部
栗生楽泉園患者自治会（栗生楽泉園慰安会）
昭和57年7月1日　A5　28頁　200円
機関誌
※BOX（残部）

05995 **高原　第38巻　第8号　通巻381号** M-1-6
編集　高原編集部
栗生楽泉園患者自治会（栗生楽泉園慰安会）
昭和57年8月1日　A5　30頁　200円
機関誌
※BOX（残部）

05996 **高原　第38巻　第9号　通巻382号** M-1-6
編集　高原編集部
栗生楽泉園患者自治会（栗生楽泉園慰安会）
昭和57年9月1日　A5　30頁　200円
機関誌
※BOX（残部）

05997 **高原　第38巻　第11号　通巻384号** M-1-6
編集　高原編集部
栗生楽泉園患者自治会（栗生楽泉園慰安会）
昭和57年11月1日　A5　30頁　200円
機関誌
※BOX（残部）

05998 **高原　第38巻　第12号　通巻385号** M-1-6
編集　高原編集部
栗生楽泉園患者自治会（栗生楽泉園慰安会）
昭和57年12月1日　A5　30頁　200円
機関誌
※BOX（残部）

05999 **高原　第39巻　第1号　通巻386号** M-1-7
編集　高原編集部
栗生楽泉園患者自治会（栗生楽泉園慰安会）
昭和58年1月1日　A5　30頁　200円
機関誌
※BOX（残部）

06000 **高原　第39巻　第2号　通巻387号** M-1-7
編集　高原編集部
栗生楽泉園患者自治会（栗生楽泉園慰安会）
昭和58年2月1日　A5　30頁　200円
機関誌
※BOX（残部）

06001 **高原　第39巻　第3号　通巻388号** M-1-7
編集　高原編集部
栗生楽泉園患者自治会（栗生楽泉園慰安会）
昭和58年3月1日　A5　30頁　200円
機関誌
※BOX（残部）

06002 **高原　第39巻　第4号　通巻389号** M-1-7
編集　高原編集部
栗生楽泉園患者自治会（栗生楽泉園慰安会）
昭和58年4月1日　A5　30頁　200円
機関誌
※BOX（残部）

06003 **高原　第39巻　第5号　通巻390号** M-1-7
編集　高原編集部
栗生楽泉園患者自治会（栗生楽泉園慰安会）
昭和58年5月1日　A5　30頁　200円
機関誌
※BOX（残部）

06004 **高原　第39巻　第6号　通巻391号** M-1-7
編集　高原編集部
栗生楽泉園患者自治会（栗生楽泉園慰安会）
昭和58年6月1日　A5　30頁　200円
機関誌
※BOX（残部）

06005 **高原　第39巻　第7号　通巻392号** M-1-7
編集　高原編集部
栗生楽泉園患者自治会（栗生楽泉園慰安会）
昭和58年7月1日　A5　30頁　200円
機関誌
※BOX（残部）

06006 **高原　第39巻　第8号　通巻393号** M-1-7
編集　高原編集部
栗生楽泉園患者自治会（栗生楽泉園慰安会）
昭和58年8月1日　A5　30頁　200円
機関誌
※BOX（残部）

06007 **高原　第39巻　第9号　通巻394号** M-1-7
編集　高原編集部
栗生楽泉園患者自治会（栗生楽泉園慰安会）
昭和58年9月1日　A5　28頁　200円
機関誌
※BOX（残部）

06008 **高原　第39巻　第10号　通巻395号** M-1-7
編集　高原編集部
栗生楽泉園患者自治会（栗生楽泉園慰安会）
昭和58年10月1日　A5　30頁　200円

機関誌
※BOX（残部）

06009　**高原　第39巻　第12号　通巻397号**　M-1-7
編集　高原編集部
栗生楽泉園患者自治会（栗生楽泉園慰安会）
昭和58年12月1日　A5　28頁　200円
機関誌
※BOX（残部）

06010　**高原　第40巻　第1号　通巻398号**　M-1-7
編集　高原編集部
栗生楽泉園患者自治会（栗生楽泉園慰安会）
昭和59年1月1日　A5　28頁　200円
機関誌
※BOX（残部）

06011　**高原　第40巻　第2号　通巻399号**　M-1-7
編集　高原編集部
栗生楽泉園患者自治会（栗生楽泉園慰安会）
昭和59年2月1日　A5　28頁　200円
機関誌
※BOX（残部）

06012　**高原　第40巻　第3号　通巻400号**　M-1-7
編集　高原編集部
栗生楽泉園患者自治会（栗生楽泉園慰安会）
昭和59年3月1日　A5　30頁　200円
機関誌
※BOX（残部）

06013　**高原　第40巻　第4号　通巻401号**　M-1-7
編集　高原編集部
栗生楽泉園患者自治会（栗生楽泉園慰安会）
昭和59年4月1日　A5　30頁　200円
機関誌
※BOX（残部）

06014　**高原　第40巻　第5号　通巻402号**　M-1-7
編集　高原編集部
栗生楽泉園患者自治会（栗生楽泉園慰安会）
昭和59年5月1日　A5　30頁　200円
機関誌
※BOX（残部）

06015　**高原　第40巻　第6号　通巻403号**　M-1-7
編集　高原編集部
栗生楽泉園患者自治会（栗生楽泉園慰安会）
昭和59年6月1日　A5　28頁　200円
機関誌
※BOX（残部）

06016　**高原　第40巻　第7号　通巻404号**　M-1-7
編集　高原編集部
栗生楽泉園患者自治会（栗生楽泉園慰安会）
昭和59年7月1日　A5　30頁　200円
機関誌
※BOX（残部）

06017　**高原　第40巻　第8号　通巻405号**　M-1-7
編集　高原編集部
栗生楽泉園患者自治会（栗生楽泉園慰安会）
昭和59年8月1日　A5　28頁　200円
機関誌
※BOX（残部）

06018　**高原　第40巻　第9号　通巻406号**　M-1-7
編集　高原編集部
栗生楽泉園患者自治会（栗生楽泉園慰安会）
昭和59年9月1日　A5　28頁　200円
機関誌
※BOX（残部）

06019　**高原　第40巻　第11号　通巻408号**　M-1-7
編集　高原編集部
栗生楽泉園患者自治会（栗生楽泉園慰安会）
昭和59年11月1日　A5　28頁　200円
機関誌
※BOX（残部）

06020　**高原　第40巻　第12号　通巻409号**　M-1-7
編集　高原編集部
栗生楽泉園患者自治会（栗生楽泉園慰安会）
昭和59年12月1日　A5　28頁　200円
機関誌
※BOX（残部）

06021　**高原　第41巻　第1号　通巻410号**　M-1-7
編集　高原編集部
栗生楽泉園患者自治会（栗生楽泉園慰安会）
昭和60年1月1日　A5　28頁　200円
機関誌
※BOX（残部）

06022　**高原　第41巻　第2号　通巻411号**　M-1-7
編集　高原編集部
栗生楽泉園患者自治会（栗生楽泉園慰安会）
昭和60年2月1日　A5　28頁　200円
機関誌
※BOX（残部）

06023　**高原　第41巻　第3号　通巻412号**　M-1-7
編集　高原編集部
栗生楽泉園患者自治会（栗生楽泉園慰安会）
昭和60年3月1日　A5　28頁　200円

06024　**高原　第41巻　第4号　通巻413号**　M-1-7
　　編集　高原編集部
　　栗生楽泉園患者自治会（栗生楽泉園慰安会）
　　昭和60年4月1日　A5　28頁　250円
　　機関誌
　　※BOX（残部）

06025　**高原　第41巻　第5号　通巻414号**　M-1-7
　　編集　高原編集部
　　栗生楽泉園患者自治会（栗生楽泉園慰安会）
　　昭和60年5月1日　A5　30頁　250円
　　機関誌
　　※BOX（残部）

06026　**高原　第41巻　第6号　通巻415号**　M-1-7
　　編集　高原編集部
　　栗生楽泉園患者自治会（栗生楽泉園慰安会）
　　昭和60年6月1日　A5　32頁　250円
　　機関誌
　　※BOX（残部）

06027　**高原　第41巻　第7号　通巻416号**　M-1-7
　　編集　高原編集部
　　栗生楽泉園患者自治会（栗生楽泉園慰安会）
　　昭和60年7月1日　A5　30頁　250円
　　機関誌
　　※BOX（残部）

06028　**高原　第41巻　第8号　通巻417号**　M-1-7
　　編集　高原編集部
　　栗生楽泉園患者自治会（栗生楽泉園慰安会）
　　昭和60年8月1日　A5　30頁　250円
　　機関誌
　　※BOX（残部）

06029　**高原　第41巻　第9号　通巻418号**　M-1-7
　　編集　高原編集部
　　栗生楽泉園患者自治会（栗生楽泉園慰安会）
　　昭和60年9月1日　A5　30頁　250円
　　機関誌
　　※BOX（残部）

06030　**高原　第41巻　第10号　通巻419号**　M-1-7
　　編集　高原編集部
　　栗生楽泉園患者自治会（栗生楽泉園慰安会）
　　昭和60年10月1日　A5　30頁　250円
　　機関誌
　　※BOX（残部）

06031　**高原　第41巻　第11号　通巻420号**　M-1-7
　　編集　高原編集部
　　栗生楽泉園患者自治会（栗生楽泉園慰安会）
　　昭和60年11月1日　A5　34頁　250円
　　機関誌
　　※BOX（残部）

06032　**高原　第41巻　第12号　通巻421号**　M-1-7
　　編集　高原編集部
　　栗生楽泉園患者自治会（栗生楽泉園慰安会）
　　昭和60年12月1日　A5　34頁　250円
　　機関誌
　　※BOX（残部）

06033　**高原　第42巻　第1号　通巻422号**　M-1-7
　　編集　高原編集部
　　栗生楽泉園患者自治会（栗生楽泉園慰安会）
　　昭和61年1月1日　A5　28頁　250円
　　機関誌
　　※BOX（残部）

06034　**高原　第42巻　第2号　通巻423号**　M-1-7
　　編集　高原編集部
　　栗生楽泉園患者自治会（栗生楽泉園慰安会）
　　昭和61年2月1日　A5　30頁　250円
　　機関誌
　　※BOX（残部）

06035　**高原　第42巻　第3号　通巻424号**　M-1-7
　　編集　高原編集部
　　栗生楽泉園患者自治会（栗生楽泉園慰安会）
　　昭和61年3月1日　A5　28頁　250円
　　機関誌
　　※BOX（残部）

06036　**高原　第42巻　第4号　通巻425号**　M-1-7
　　編集　高原編集部
　　栗生楽泉園患者自治会（栗生楽泉園慰安会）
　　昭和61年4月1日　A5　28頁　250円
　　機関誌
　　※BOX（残部）

06037　**高原　第42巻　第5号　通巻426号**　M-1-7
　　編集　高原編集部
　　栗生楽泉園患者自治会（栗生楽泉園慰安会）
　　昭和61年5月1日　A5　30頁　250円
　　機関誌
　　※BOX（残部）

06038　**高原　第42巻　第7号　通巻428号**　M-1-7
　　編集　高原編集部
　　栗生楽泉園患者自治会（栗生楽泉園慰安会）
　　昭和61年7月1日　A5　30頁　250円

06039　**高原　第42巻　第8号　通巻429号**　M-1-7
編集　高原編集部
栗生楽泉園患者自治会（栗生楽泉園慰安会）
昭和61年8月1日　A5　30頁　250円
機関誌
※BOX（残部）

06040　**高原　第42巻　第9号　通巻430号**　M-1-7
編集　高原編集部
栗生楽泉園患者自治会（栗生楽泉園慰安会）
昭和61年9月1日　A5　28頁　250円
機関誌
※BOX（残部）

06041　**高原　第42巻　第10号　通巻431号**　M-1-7
編集　高原編集部
栗生楽泉園患者自治会（栗生楽泉園慰安会）
昭和61年10月1日　A5　30頁　250円
機関誌
※BOX（残部）

06042　**高原　第42巻　第11号　通巻432号**　M-1-7
編集　高原編集部
栗生楽泉園患者自治会（栗生楽泉園慰安会）
昭和61年11月1日　A5　30頁　250円
機関誌
※BOX（残部）

06043　**高原　第42巻　第12号　通巻433号**　M-1-7
編集　高原編集部
栗生楽泉園患者自治会（栗生楽泉園慰安会）
昭和61年12月1日　A5　42頁　250円
機関誌
※BOX（残部）

06044　**高原　第43巻　第1号　通巻434号**　M-1-7
編集　高原編集部
栗生楽泉園患者自治会（栗生楽泉園慰安会）
昭和62年1月1日　A5　36頁　250円
機関誌
※BOX（残部）

06045　**高原　第43巻　第2号　通巻435号**　M-1-7
編集　高原編集部
栗生楽泉園患者自治会（栗生楽泉園慰安会）
昭和62年2月1日　A5　30頁　250円
機関誌
※BOX（残部）

06046　**高原　第43巻　第3号　通巻436号**　M-1-7
編集　高原編集部
栗生楽泉園患者自治会（栗生楽泉園慰安会）
昭和62年3月1日　A5　30頁　250円
機関誌
※BOX（残部）

06047　**高原　第43巻　第4号　通巻437号**　M-1-7
編集　高原編集部
栗生楽泉園患者自治会（栗生楽泉園慰安会）
昭和62年4月1日　A5　30頁　250円
機関誌
※BOX（残部）

06048　**高原　第43巻　第5号　通巻438号**　M-1-7
編集　高原編集部
栗生楽泉園患者自治会（栗生楽泉園慰安会）
昭和62年5月1日　A5　30頁　250円
機関誌
※BOX（残部）

06049　**高原　第43巻　第6号　通巻439号**　M-1-7
編集　高原編集部
栗生楽泉園患者自治会（栗生楽泉園慰安会）
昭和62年6月1日　A5　30頁　250円
機関誌
※BOX（残部）

06050　**高原　第43巻　第7号　通巻440号**　M-1-7
編集　高原編集部
栗生楽泉園患者自治会（栗生楽泉園慰安会）
昭和62年7月1日　A5　30頁　250円
機関誌
※BOX（残部）

06051　**高原　第43巻　第8号　通巻441号**　M-1-7
編集　高原編集部
栗生楽泉園患者自治会（栗生楽泉園慰安会）
昭和62年8月1日　A5　30頁　250円
機関誌
※BOX（残部）

06052　**高原　第43巻　第9号　通巻442号**　M-1-7
編集　高原編集部
栗生楽泉園患者自治会（栗生楽泉園慰安会）
昭和62年9月1日　A5　30頁　250円
機関誌
※BOX（残部）

06053　**高原　第43巻　第10号　通巻443号**　M-1-7
編集　高原編集部
栗生楽泉園患者自治会（栗生楽泉園慰安会）
昭和62年10月1日　A5　32頁　250円

06054　**高原　第43巻　第11号　通巻444号**　M-1-7
編集　高原編集部
栗生楽泉園患者自治会（栗生楽泉園慰安会）
昭和62年11月1日　A5　30頁　250円
機関誌
※BOX（残部）

06055　**高原　第43巻　第12号　通巻445号**　M-1-7
編集　高原編集部
栗生楽泉園患者自治会（栗生楽泉園慰安会）
昭和62年12月1日　A5　32頁　250円
機関誌
※BOX（残部）

06056　**高原　第44巻　第1号　通巻446号**　M-1-7
編集　高原編集部
栗生楽泉園患者自治会（栗生楽泉園慰安会）
昭和63年1月1日　A5　30頁　250円
機関誌
※BOX（残部）

06057　**高原　第44巻　第2号　通巻447号**　M-1-7
編集　高原編集部
栗生楽泉園患者自治会（栗生楽泉園慰安会）
昭和63年2月1日　A5　32頁　250円
機関誌
※BOX（残部）

06058　**高原　第44巻　第3号　通巻448号**　M-1-7
編集　高原編集部
栗生楽泉園患者自治会（栗生楽泉園慰安会）
昭和63年3月1日　A5　30頁　250円
機関誌
※BOX（残部）

06059　**高原　第44巻　第4号　通巻449号**　M-1-7
編集　高原編集部
栗生楽泉園患者自治会（栗生楽泉園慰安会）
昭和63年4月1日　A5　30頁　250円
機関誌
※BOX（残部）

06060　**高原　第44巻　第5号　通巻450号**　M-1-7
編集　高原編集部
栗生楽泉園患者自治会（栗生楽泉園慰安会）
昭和63年5月1日　A5　32頁　250円
機関誌
※BOX（残部）

06061　**高原　第44巻　第6号　通巻451号**　M-1-7
編集　高原編集部
栗生楽泉園患者自治会（栗生楽泉園慰安会）
昭和63年6月1日　A5　32頁　250円
機関誌
※BOX（残部）

06062　**高原　第44巻　第7号　通巻452号**　M-1-7
編集　高原編集部
栗生楽泉園患者自治会（栗生楽泉園慰安会）
昭和63年7月1日　A5　32頁　250円
機関誌
※BOX（残部）

06063　**高原　第44巻　第8号　通巻453号**　M-1-7
編集　高原編集部
栗生楽泉園患者自治会（栗生楽泉園慰安会）
昭和63年8月1日　A5　30頁　250円
機関誌
※BOX（残部）

06064　**高原　第44巻　第9号　通巻454号**　M-1-7
編集　高原編集部
栗生楽泉園患者自治会（栗生楽泉園慰安会）
昭和63年9月1日　A5　30頁　250円
機関誌
※BOX（残部）

06065　**高原　第44巻　第10号　通巻455号**　M-1-7
編集　高原編集部
栗生楽泉園患者自治会（栗生楽泉園慰安会）
昭和63年10月1日　A5　32頁　250円
機関誌
※BOX（残部）

06066　**高原　第44巻　第11号　通巻456号**　M-1-7
編集　高原編集部
栗生楽泉園患者自治会（栗生楽泉園慰安会）
昭和63年11月1日　A5　32頁　250円
機関誌
※BOX（残部）

06067　**高原　第44巻　第12号　通巻457号**　M-1-7
編集　高原編集部
栗生楽泉園患者自治会（栗生楽泉園慰安会）
昭和63年12月1日　A5　30頁　250円
機関誌
※BOX（残部）

06068　**高原　第45巻　第1号　通巻458号**　M-1-8
編集　高原編集部
栗生楽泉園患者自治会（栗生楽泉園慰安会）
昭和64年1月1日　A5　30頁　250円

機関誌
※BOX（残部）

06069　高原　第45巻　第2号　通巻459号　M-1-8
編集　高原編集部
栗生楽泉園患者自治会（栗生楽泉園慰安会）
平成元年2月1日　A5　32頁　250円
機関誌
※BOX（残部）

06070　高原　第45巻　第3号　通巻460号　M-1-8
編集　高原編集部
栗生楽泉園患者自治会（栗生楽泉園慰安会）
平成元年3月1日　A5　32頁　250円
機関誌
※BOX（残部）

06071　高原　第45巻　第5号　通巻462号　M-1-8
編集　高原編集部
栗生楽泉園患者自治会（栗生楽泉園慰安会）
平成元年5月1日　A5　32頁　250円
機関誌
※BOX（残部）

06072　高原　第45巻　第6号　通巻463号　M-1-8
編集　高原編集部
栗生楽泉園患者自治会（栗生楽泉園慰安会）
平成元年6月1日　A5　36頁　250円
機関誌
※BOX（残部）

06073　高原　第45巻　第7号　通巻464号　M-1-8
編集　高原編集部
栗生楽泉園患者自治会（栗生楽泉園慰安会）
平成元年7月1日　A5　36頁　250円
機関誌
※BOX（残部）

06074　高原　第45巻　第8号　通巻465号　M-1-8
編集　高原編集部
栗生楽泉園患者自治会（栗生楽泉園慰安会）
平成元年8月1日　A5　36頁　250円
機関誌
※BOX（残部）

06075　高原　第45巻　第9号　通巻466号　M-1-8
編集　高原編集部
栗生楽泉園患者自治会（栗生楽泉園慰安会）
平成元年9月1日　A5　36頁　250円
機関誌
※BOX（残部）

06076　高原　第45巻　第11号　通巻468号　M-1-8
編集　高原編集部
栗生楽泉園患者自治会（栗生楽泉園慰安会）
平成元年11月1日　A5　32頁　250円
機関誌
※BOX（残部）

06077　高原　第45巻　第12号　通巻469号　M-1-8
編集　高原編集部
栗生楽泉園患者自治会（栗生楽泉園慰安会）
平成元年12月1日　A5　32頁　250円
機関誌
※BOX（残部）

06078　高原　第46巻　第1号　通巻470号　M-1-8
編集　高原編集部
栗生楽泉園患者自治会（栗生楽泉園慰安会）
平成2年1月1日　A5　32頁　250円
機関誌
※BOX（残部）

06079　高原　第46巻　第2号　通巻471号　M-1-8
編集　高原編集部
栗生楽泉園患者自治会（栗生楽泉園慰安会）
平成2年2月1日　A5　32頁　250円
機関誌
※BOX（残部）

06080　高原　第46巻　第3号　通巻472号　M-1-8
編集　高原編集部
栗生楽泉園患者自治会（栗生楽泉園慰安会）
平成2年3月1日　A5　32頁　250円
機関誌
※BOX（残部）

06081　高原　第46巻　第4号　通巻473号　M-1-8
編集　高原編集部
栗生楽泉園患者自治会（栗生楽泉園慰安会）
平成2年4月1日　A5　32頁　250円
機関誌
※BOX（残部）

06082　高原　第46巻　第5号　通巻474号　M-1-8
編集　高原編集部
栗生楽泉園患者自治会（栗生楽泉園慰安会）
平成2年5月1日　A5　28頁　250円
機関誌
※BOX（残部）

06083　高原　第46巻　第6号　通巻475号　M-1-8
編集　高原編集部
栗生楽泉園患者自治会（栗生楽泉園慰安会）
平成2年6月1日　A5　38頁　250円

機関誌
※BOX(残部)

06084　**高原　第46巻　第7号　通巻476号**　M-1-8
編集　高原編集部
栗生楽泉園患者自治会（栗生楽泉園慰安会）
平成2年7月1日　A5　36頁　250円
機関誌
※BOX(残部)

06085　**高原　第46巻　第9号　通巻478号**　M-1-8
編集　高原編集部
栗生楽泉園患者自治会（栗生楽泉園慰安会）
平成2年9月1日　A5　28頁　250円
機関誌
※BOX(残部)

06086　**高原　第46巻　第10号　通巻479号**　M-1-8
編集　高原編集部
栗生楽泉園患者自治会（栗生楽泉園慰安会）
平成2年10月1日　A5　30頁　250円
機関誌
※BOX(残部)

06087　**高原　第46巻　第11号　通巻480号**　M-1-8
編集　高原編集部
栗生楽泉園患者自治会（栗生楽泉園慰安会）
平成2年11月1日　A5　30頁　250円
機関誌
※BOX(残部)

06088　**高原　第46巻　第12号　通巻481号**　M-1-8
編集　高原編集部
栗生楽泉園患者自治会（栗生楽泉園慰安会）
平成2年12月1日　A5　38頁　250円
機関誌
※BOX(残部)

06089　**高原　第47巻　第1号　通巻482号**　M-1-8
編集　高原編集部
栗生楽泉園患者自治会（栗生楽泉園慰安会）
平成3年1月1日　A5　30頁　250円
機関誌
※BOX(残部)

06090　**高原　第47巻　第2号　通巻483号**　M-1-8
編集　高原編集部
栗生楽泉園患者自治会（栗生楽泉園慰安会）
平成3年2月1日　A5　32頁　250円
機関誌
※BOX(残部)

06091　**高原　第47巻　第3号　通巻484号**　M-1-8
編集　高原編集部
栗生楽泉園患者自治会（栗生楽泉園慰安会）
平成3年3月1日　A5　34頁　250円
機関誌
※BOX(残部)

06092　**高原　第47巻　第4号　通巻485号**　M-1-8
編集　高原編集部
栗生楽泉園患者自治会（栗生楽泉園慰安会）
平成3年4月1日　A5　28頁　250円
機関誌
※BOX(残部)

06093　**高原　第47巻　第5号　通巻486号**　M-1-8
編集　高原編集部
栗生楽泉園入園者自治会（栗生楽泉園慰安会）
平成3年5月1日　A5　28頁　250円
機関誌
※BOX(残部)

06094　**高原　第47巻　第6号　通巻487号**　M-1-8
編集　高原編集部
栗生楽泉園入園者自治会（栗生楽泉園慰安会）
平成3年6月1日　A5　26頁　250円
機関誌
※BOX(残部)

06095　**高原　第47巻　第7号　通巻488号**　M-1-8
編集　高原編集部
栗生楽泉園入園者自治会（栗生楽泉園慰安会）
平成3年7月1日　A5　30頁　250円
機関誌
※BOX(残部)

06096　**高原　第47巻　第8号　通巻489号**　M-1-8
編集　高原編集部
栗生楽泉園入園者自治会（栗生楽泉園慰安会）
平成3年8月1日　A5　30頁　250円
機関誌
※BOX(残部)

06097　**高原　第47巻　第9号　通巻490号**　M-1-8
編集　高原編集部
栗生楽泉園入園者自治会（栗生楽泉園慰安会）
平成3年9月1日　A5　30頁　250円
機関誌
※BOX(残部)

06098　**高原　第47巻　第10号　通巻491号**　M-1-8
編集　高原編集部
栗生楽泉園入園者自治会（栗生楽泉園慰安会）
平成3年10月1日　A5　30頁　250円

06099　**高原　第47巻　第11号　通巻492号**　M-1-8
編集　高原編集部
栗生楽泉園入園者自治会（栗生楽泉園慰安会）
平成3年11月1日　A5　30頁　250円
機関誌
※BOX（残部）

06100　**高原　第47巻　第12号　通巻493号**　M-1-8
編集　高原編集部
栗生楽泉園入園者自治会（栗生楽泉園慰安会）
平成3年12月1日　A5　32頁　250円
機関誌
※BOX（残部）

06101　**高原　第48巻　第1号　通巻494号**　M-1-8
編集　高原編集部
栗生楽泉園入園者自治会（栗生楽泉園慰安会）
平成4年1月1日　A5　32頁　250円
機関誌
※BOX（残部）

06102　**高原　第48巻　第2号　通巻495号**　M-1-8
編集　高原編集部
栗生楽泉園入園者自治会（栗生楽泉園慰安会）
平成4年2月1日　A5　30頁　250円
機関誌
※BOX（残部）

06103　**高原　第48巻　第3号　通巻496号**　M-1-8
編集　高原編集部
栗生楽泉園入園者自治会（栗生楽泉園慰安会）
平成4年3月1日　A5　32頁　250円
機関誌
※BOX（残部）

06104　**高原　第48巻　第4号　通巻497号**　M-1-8
編集　高原編集部
栗生楽泉園入園者自治会（栗生楽泉園慰安会）
平成4年4月1日　A5　32頁　250円
機関誌
※BOX（残部）

06105　**高原　第48巻　第5号　通巻498号**　M-1-8
編集　高原編集部
栗生楽泉園入園者自治会（栗生楽泉園慰安会）
平成4年5月1日　A5　30頁　250円
機関誌
※BOX（残部）

06106　**高原　第48巻　第6号　通巻499号**　M-1-8
編集　高原編集部
栗生楽泉園入園者自治会（栗生楽泉園慰安会）
平成4年6月1日　A5　30頁　250円
機関誌
※BOX（残部）

06107　**高原　第48巻　第7号　通巻500号**　M-1-8
編集　高原編集部
栗生楽泉園入園者自治会（栗生楽泉園慰安会）
平成4年7月1日　A5　32頁　250円
機関誌
※BOX（残部）

06108　**高原　第48巻　第8号　通巻501号**　M-1-8
編集　高原編集部
栗生楽泉園入園者自治会（栗生楽泉園慰安会）
平成4年8月1日　A5　30頁　250円
機関誌
※BOX（残部）

06109　**高原　第48巻　第9号　通巻502号**　M-1-8
編集　高原編集部
栗生楽泉園入園者自治会（栗生楽泉園慰安会）
平成4年9月1日　A5　28頁　250円
機関誌
※BOX（残部）

06110　**高原　第48巻　第10号　通巻503号**　M-1-8
編集　高原編集部
栗生楽泉園入園者自治会（栗生楽泉園慰安会）
平成4年10月1日　A5　46頁　250円
機関誌
※開園60周年記念特集
※BOX（残部）

06111　**高原　第48巻　第11号　通巻504号**　M-1-8
編集　高原編集部
栗生楽泉園入園者自治会（栗生楽泉園慰安会）
平成4年11月1日　A5　32頁　250円
機関誌
※BOX（残部）

06112　**高原　第48巻　第12号　通巻505号**　M-1-8
編集　高原編集部
栗生楽泉園入園者自治会（栗生楽泉園慰安会）
平成4年12月1日　A5　32頁　250円
機関誌
※BOX（残部）

06113　**高原　第49巻　第1号　通巻506号**　M-1-8
編集　高原編集部
栗生楽泉園入園者自治会（栗生楽泉園慰安会）

平成5年1月1日　A5　32頁　250円
機関誌
※BOX（残部）

06114　**高原　第49巻　第2号　通巻507号**　M-1-8
編集　高原編集部
栗生楽泉園入園者自治会（栗生楽泉園慰安会）
平成5年2月1日　A5　34頁　250円
機関誌
※BOX（残部）

06115　**高原　第49巻　第3号　通巻508号**　M-1-8
編集　高原編集部
栗生楽泉園入園者自治会（栗生楽泉園慰安会）
平成5年3月1日　A5　32頁　250円
機関誌
※BOX（残部）

06116　**高原　第49巻　第4号　通巻509号**　M-1-8
編集　高原編集部
栗生楽泉園入園者自治会（栗生楽泉園慰安会）
平成5年4月1日　A5　28頁　250円
機関誌
※BOX（残部）

06117　**高原　第49巻　第5号　通巻510号**　M-1-8
編集　高原編集部
栗生楽泉園入園者自治会（栗生楽泉園慰安会）
平成5年5月1日　A5　28頁　250円
機関誌
※BOX（残部）

06118　**高原　第49巻　第6号　通巻511号**　M-1-8
編集　高原編集部
栗生楽泉園入園者自治会（栗生楽泉園慰安会）
平成5年6月1日　A5　30頁　250円
機関誌
※BOX（残部）

06119　**高原　第49巻　第7号　通巻512号**　M-1-8
編集　高原編集部
栗生楽泉園入園者自治会（栗生楽泉園慰安会）
平成5年7月1日　A5　28頁　250円
機関誌
※BOX（残部）

06120　**高原　第49巻　第8号　通巻513号**　M-1-8
編集　高原編集部
栗生楽泉園入園者自治会（栗生楽泉園慰安会）
平成5年8月1日　A5　28頁　250円
機関誌
※BOX（残部）

06121　**高原　第49巻　第9号　通巻514号**　M-1-8
編集　高原編集部
栗生楽泉園入園者自治会（栗生楽泉園慰安会）
平成5年9月1日　A5　28頁　250円
機関誌
※BOX（残部）

06122　**高原　第49巻　第11号　通巻516号**　M-1-8
編集　高原編集部
栗生楽泉園入園者自治会（栗生楽泉園慰安会）
平成5年11月1日　A5　36頁　250円
機関誌
※BOX（残部）

06123　**高原　第49巻　第12号　通巻517号**　M-1-8
編集　高原編集部
栗生楽泉園入園者自治会（栗生楽泉園慰安会）
平成5年12月1日　A5　32頁　250円
機関誌
※BOX（残部）

06124　**高原　第50巻　第1号　通巻518号**　M-1-8
編集　高原編集部
栗生楽泉園入園者自治会（栗生楽泉園慰安会）
平成6年1月1日　A5　30頁　250円
機関誌
※BOX（残部）

06125　**高原　第50巻　第2号　通巻519号**　M-1-8
編集　高原編集部
栗生楽泉園入園者自治会（栗生楽泉園慰安会）
平成6年2月1日　A5　28頁　250円
機関誌
※BOX（残部）

06126　**高原　第50巻　第3号　通巻520号**　M-1-8
編集　高原編集部
栗生楽泉園入園者自治会（栗生楽泉園慰安会）
平成6年3月1日　A5　30頁　250円
機関誌
※BOX（残部）

06127　**高原　第50巻　第4号　通巻521号**　M-1-8
編集　高原編集部
栗生楽泉園入園者自治会（栗生楽泉園慰安会）
平成6年4月1日　A5　30頁　250円
機関誌
※BOX（残部）

06128　**高原　第50巻　第5号　通巻522号**　M-1-8
編集　高原編集部
栗生楽泉園入園者自治会（栗生楽泉園慰安会）
平成6年5月1日　A5　32頁　250円

機関誌
※BOX（残部）

06129　高原　第50巻　第6号　通巻523号　M-1-8
編集　高原編集部
栗生楽泉園入園者自治会（栗生楽泉園慰安会）
平成6年6月1日　A5　32頁　250円
機関誌
※BOX（残部）

06130　高原　第50巻　第7号　通巻524号　M-1-8
編集　高原編集部
栗生楽泉園入園者自治会（栗生楽泉園慰安会）
平成6年7月1日　A5　32頁　250円
機関誌
※BOX（残部）

06131　高原　第50巻　第8号　通巻525号　M-1-8
編集　高原編集部
栗生楽泉園入園者自治会（栗生楽泉園慰安会）
平成6年8月1日　A5　34頁　250円
機関誌
※BOX（残部）

06132　高原　第50巻　第9号　通巻526号　M-1-8
編集　高原編集部
栗生楽泉園入園者自治会（栗生楽泉園慰安会）
平成6年9月1日　A5　30頁　250円
機関誌
※BOX（残部）

06133　高原　第50巻　第10号　通巻527号　M-1-8
編集　高原編集部
栗生楽泉園入園者自治会（栗生楽泉園慰安会）
平成6年10月1日　A5　32頁　250円
機関誌
※BOX（残部）

06134　高原　第50巻　第11号　通巻528号　M-1-8
編集　高原編集部
栗生楽泉園入園者自治会（栗生楽泉園慰安会）
平成6年11月1日　A5　32頁　250円
機関誌
※BOX（残部）

06135　高原　第50巻　第12号　通巻529号　M-1-8
編集　高原編集部
栗生楽泉園入園者自治会（栗生楽泉園慰安会）
平成6年12月1日　A5　36頁　250円
機関誌
※BOX（残部）

06136　高原　第51巻　第1号　通巻第530号　M-2-1
編集　高原編集部
栗生楽泉園入園者自治会（栗生楽泉園慰安会）
平成7年1月1日　A5　30頁　250円
機関誌
※BOX（残部）

06137　高原　第51巻　第2号　通巻第531号　M-2-1
編集　高原編集部
栗生楽泉園入園者自治会（栗生楽泉園慰安会）
平成7年2月1日　A5　30頁　250円
機関誌
※BOX（残部）

06138　高原　第51巻　第3号　通巻第532号　M-2-1
編集　高原編集部
栗生楽泉園入園者自治会（栗生楽泉園慰安会）
平成7年3月1日　A5　34頁　250円
機関誌
※BOX（残部）

06139　高原　第51巻　第4号　通巻第533号　M-2-1
編集　高原編集部
栗生楽泉園入園者自治会（栗生楽泉園慰安会）
平成7年4月1日　A5　32頁　250円
機関誌
※BOX（残部）

06140　高原　第51巻　第5号　通巻第534号　M-2-1
編集　高原編集部
栗生楽泉園入園者自治会（栗生楽泉園慰安会）
平成7年5月1日　A5　32頁　250円
機関誌
※BOX（残部）

06141　高原　第51巻　第6号　通巻第535号　M-2-1
編集　高原編集部
栗生楽泉園入園者自治会（栗生楽泉園慰安会）
平成7年6月1日　A5　32頁　250円
機関誌
※BOX（残部）

06142　高原　第51巻　第7号　通巻第536号　M-2-1
編集　高原編集部
栗生楽泉園入園者自治会（栗生楽泉園慰安会）
平成7年7月1日　A5　30頁　250円
機関誌
※BOX（残部）

06143　高原　第51巻　第9号　通巻第538号　M-2-1
編集　高原編集部
栗生楽泉園入園者自治会（栗生楽泉園慰安会）
平成7年9月1日　A5　32頁　250円

機関誌
※BOX（残部）

06144　高原　第51巻　第10号　通巻第539号　M-2-1
編集　高原編集部
栗生楽泉園入園者自治会（栗生楽泉園慰安会）
平成7年10月1日　A5　30頁　250円
機関誌
※BOX（残部）

06145　高原　第51巻　第11号　通巻第540号　M-2-1
編集　高原編集部
栗生楽泉園入園者自治会（栗生楽泉園慰安会）
平成7年11月1日　A5　32頁　250円
機関誌
※BOX（残部）

06146　高原　第51巻　第12号　通巻第541号　M-2-1
編集　高原編集部
栗生楽泉園入園者自治会（栗生楽泉園慰安会）
平成7年12月1日　A5　32頁　250円
機関誌
※BOX（残部）

06147　高原　第52巻　第1号　通巻第542号　M-2-1
編集　高原編集部
栗生楽泉園入園者自治会（栗生楽泉園慰安会）
平成8年1月1日　A5　32頁　250円
機関誌
※BOX（残部）

06148　高原　第52巻　第2号　通巻第543号　M-2-1
編集　高原編集部
栗生楽泉園入園者自治会（栗生楽泉園慰安会）
平成8年2月1日　A5　32頁　250円
機関誌
※BOX（残部）

06149　高原　第52巻　第3号　通巻第544号　M-2-1
編集　高原編集部
栗生楽泉園入園者自治会（栗生楽泉園慰安会）
平成8年3月1日　A5　36頁　250円
機関誌
※BOX（残部）

06150　高原　第52巻　第4号　通巻第545号　M-2-1
編集　高原編集部
栗生楽泉園入園者自治会（栗生楽泉園慰安会）
平成8年4月1日　A5　30頁　250円
機関誌
※BOX（残部）

06151　高原　第52巻　第5号　通巻第546号　M-2-1
編集　高原編集部
栗生楽泉園入園者自治会（栗生楽泉園慰安会）
平成8年5月1日　A5　34頁　250円
機関誌
※BOX（残部）

06152　高原　第52巻　第6号　通巻第548号　M-2-1
編集　高原編集部
栗生楽泉園入園者自治会（栗生楽泉園慰安会）
平成8年6月1日　A5　32頁　250円
機関誌
※BOX（残部）

06153　高原　第52巻　第7号　通巻第549号　M-2-1
編集　高原編集部
栗生楽泉園入園者自治会（栗生楽泉園慰安会）
平成8年7月1日　A5　34頁　250円
機関誌
※BOX（残部）

06154　高原　第52巻　第8号　通巻第550号　M-2-1
編集　高原編集部
栗生楽泉園入園者自治会（栗生楽泉園慰安会）
平成8年8月1日　A5　32頁　250円
機関誌
※BOX（残部）

06155　高原　第52巻　第9号　通巻第551号　M-2-1
編集　高原編集部
栗生楽泉園入園者自治会（栗生楽泉園慰安会）
平成8年9月1日　A5　34頁　250円
機関誌
※BOX（残部）

06156　高原　第52巻　第10号　通巻第552号　M-2-1
編集　高原編集部
栗生楽泉園入園者自治会（栗生楽泉園慰安会）
平成8年10月1日　A5　34頁　250円
機関誌
※BOX（残部）　2冊

06157　高原　第52巻　第11号　通巻第553号　M-2-1
編集　高原編集部
栗生楽泉園入園者自治会（栗生楽泉園慰安会）
平成8年11月1日　A5　34頁　250円
機関誌
※BOX（残部）

06158　高原　第52巻　第12号　通巻第554号　M-2-1
編集　高原編集部

栗生楽泉園入園者自治会（栗生楽泉園慰安会）
平成8年12月1日　A5　30頁　250円
機関誌
※BOX（残部）

06159　**高原　第53巻　第1号　通巻第555号**　M-2-1
編集　高原編集部
栗生楽泉園入園者自治会（栗生楽泉園慰安会）
平成9年1月1日　A5　32頁　250円
機関誌
※BOX（残部）

06160　**高原　第53巻　第2号　通巻第556号**　M-2-1
編集　高原編集部
栗生楽泉園入園者自治会（栗生楽泉園慰安会）
平成9年2月1日　A5　32頁　250円
機関誌
※BOX（残部）

06161　**高原　第53巻　第3号　通巻第557号**　M-2-1
編集　高原編集部
栗生楽泉園入園者自治会（栗生楽泉園慰安会）
平成9年3月1日　A5　30頁　250円
機関誌
※BOX（残部）

06162　**高原　第53巻　第4号　通巻第558号**　M-2-1
編集　高原編集部
栗生楽泉園入園者自治会（栗生楽泉園慰安会）
平成9年4月1日　A5　30頁　250円
機関誌
※BOX（残部）

06163　**高原　第53巻　第5号　通巻第559号**　M-2-1
編集　高原編集部
栗生楽泉園入園者自治会（栗生楽泉園慰安会）
平成9年5月1日　A5　32頁　250円
機関誌
※BOX（残部）

06164　**高原　第53巻　第6号　通巻第560号**　M-2-1
編集　高原編集部
栗生楽泉園入園者自治会（栗生楽泉園慰安会）
平成9年6月1日　A5　30頁　250円
機関誌
※BOX（残部）

06165　**高原　第53巻　第7号　通巻第561号**　M-2-1
編集　高原編集部
栗生楽泉園入園者自治会（栗生楽泉園慰安会）
平成9年7月1日　A5　34頁　250円
機関誌
※BOX（残部）

06166　**高原　第53巻　第8号　通巻第562号**　M-2-1
編集　高原編集部
栗生楽泉園入園者自治会（栗生楽泉園慰安会）
平成9年8月1日　A5　34頁　250円
機関誌
※BOX（残部）

06167　**高原　第53巻　第9号　通巻第563号**　M-2-1
編集　高原編集部
栗生楽泉園入園者自治会（栗生楽泉園慰安会）
平成9年9月1日　A5　30頁　250円
機関誌
※BOX（残部）

06168　**高原　第53巻　第10号　通巻第564号**　M-2-1
編集　高原編集部
栗生楽泉園入園者自治会（栗生楽泉園慰安会）
平成9年10月1日　A5　28頁　250円
機関誌
※BOX（残部）

06169　**高原　第53巻　第11号　通巻第565号**　M-2-1
編集　高原編集部
栗生楽泉園入園者自治会（栗生楽泉園慰安会）
平成9年11月1日　A5　30頁　250円
機関誌
※BOX（残部）

06170　**高原　第53巻　第12号　通巻第566号**　M-2-1
編集　高原編集部
栗生楽泉園入園者自治会（栗生楽泉園慰安会）
平成9年12月1日　A5　30頁　250円
機関誌
※BOX（残部）

06171　**高原　第54巻　第9号　通巻第575号**　M-2-1
編集　高原編集部
栗生楽泉園入園者自治会（栗生楽泉園慰安会）
平成10年9月1日　A5　36頁　250円
機関誌
※BOX（残部）

06172　**高原　第54巻　第10号　通巻第576号**　M-2-1
編集　高原編集部
栗生楽泉園入園者自治会（栗生楽泉園慰安会）
平成10年10月1日　A5　34頁　250円
機関誌
※BOX（残部）

06173　**高原　第55巻　第3号　通巻第581号**　M-2-1
編集　高原編集部

栗生楽泉園入園者自治会（栗生楽泉園慰安会）
平成11年3月1日　A5　32頁　250円
機関誌
※BOX（残部）

06174　**高原　第55巻　第8号　通巻586号**　M-2-1
編集　高原編集部
栗生楽泉園入園者自治会（栗生楽泉園慰安会）
平成11年8月1日　A5　38頁　250円
機関誌
※BOX（残部）

06175　**高原　第56巻　第14号　通巻604号**　M-2-1
編集　高原編集部
栗生楽泉園入園者自治会（栗生楽泉園慰安会）
平成13年2月1日　A5　38頁　500円
機関誌
※BOX（残部）

06176　**高原　第58巻　第1号　通巻615号**　M-2-1
編集　高原編集部
栗生楽泉園入園者自治会（栗生楽泉園慰安会）
平成14年1月1日　A5　40頁　500円
機関誌
※BOX（残部）

06177　**高原　第59巻　第1号　通巻627号**　M-2-1
編集　高原編集部
栗生楽泉園入園者自治会（栗生楽泉園慰安会）
平成15年1月1日　A5　40頁　500円
機関誌
※BOX（残部）

06178　**高原　第59巻　第11号　通巻637号**　M-2-1
編集　高原編集部
栗生楽泉園入園者自治会（栗生楽泉園慰安会）
平成15年11月1日　A5　34頁　500円
機関誌
※BOX（残部）

06179　**高原　第64巻　第10号　通巻696号**　M-2-1
編集　高原編集部
栗生楽泉園入園者自治会（栗生楽泉園慰安会）
平成20年10月1日　A5　40頁　500円
機関誌
※BOX（残部）

06180　**高原　第65巻　第6号　通巻704号**　M-2-1
編集　高原編集部
栗生楽泉園入園者自治会（栗生楽泉園慰安会）
平成21年6月1日　A5　38頁　500円
機関誌
※BOX（残部）

06181　**高原　第67巻　第2号　通巻724号**　M-2-1
編集　高原編集部
栗生楽泉園入園者自治会（栗生楽泉園慰安会）
平成23年2月1日　A5　40頁　250円
機関誌
※BOX（残部）

06182　**高原　第67巻　第3号　通巻725号**　M-2-1
編集　高原編集部
栗生楽泉園入園者自治会（栗生楽泉園慰安会）
平成23年3月1日　A5　36頁　250円
機関誌
※BOX（残部）

06183　**高原　第67巻　第10号　通巻732号**　M-2-1
編集　高原編集部
栗生楽泉園入園者自治会（栗生楽泉園慰安会）
平成23年10月1日　A5　34頁　250円
機関誌
※BOX（残部）

06184　**高原　第68巻　第5号　通巻739号**　M-2-1
編集　高原編集部
栗生楽泉園入園者自治会（栗生楽泉園慰安会）
平成24年5月1日　A5　40頁　250円
機関誌
※BOX（残部）

06185　**高原　第69巻　第10号　通巻756号**　M-2-1
編集　高原編集部
栗生楽泉園入所者自治会（栗生楽泉園慰安会）
平成25年10月1日　A5　32頁　250円
機関誌
※BOX（残部）

06186　**高原　第69巻　第12号　通巻758号**　M-2-1
編集　高原編集部
栗生楽泉園入所者自治会
平成25年12月1日　A5　40頁　250円
機関誌
※BOX（残部）

06187　**高原　第70巻　第9号　通巻767号**　M-2-1
編集　高原編集部
栗生楽泉園入所者自治会
平成26年9月1日　A5　40頁　250円
機関誌
※BOX（残部）

06188　**山櫻　特別　第1号**　N-1-1
山櫻倶楽部
A5　5頁
機関誌

411

※ファイル

06189　山櫻　第11号　N-1-1
　山櫻倶楽部
　大正9年9月8日　A5　19頁
　機関誌
　※A4をA5に二つ折りにしたもの
　※ファイル

06190　山櫻　第12号　N-1-1
　大正9年9月8日　A4　15頁
　機関誌
　※A4をA5に二つ折りにしたもの
　※ファイル

06191　山櫻　第3巻　第6号　N-1-1
　山櫻倶楽部
　大正10年9月8日　A4　14頁
　機関誌
　※A4をA5に二つ折りにしたもの
　※ファイル

06192　山櫻　第4巻　第1号　N-1-2
　山櫻倶楽部
　大正11年1月8日　A4　13頁
　機関誌
　※A4をA5に二つ折りにしたもの
　※製本

06193　山櫻　第4巻　第2号　N-1-2
　山櫻倶楽部
　大正11年3月8日　A4　16頁
　機関誌
　※A4をA5に二つ折りにしたもの
　※製本

06194　山櫻　第4巻　第3号　N-1-2
　山櫻倶楽部
　大正11年4月8日　A4　19頁
　機関誌
　※A4をA5に二つ折りにしたもの
　※製本

06195　山櫻　第4巻　第4号　N-1-2
　大正11年5月8日　A4　19頁
　機関誌
　※A4をA5に二つ折りにしたもの
　※製本

06196　山櫻　6月号　N-1-2
　山櫻倶楽部
　大正11年6月　A4　16頁
　機関誌
　※A4をA5に二つ折りにしたもの
　※製本

06197　山櫻　第4巻　第6号　N-1-2
　山櫻倶楽部
　大正11年7月8日　A4　20頁
　機関誌
　※A4をA5に二つ折りにしたもの
　※製本

06198　山櫻　第4巻　第8号　N-1-2
　山櫻倶楽部
　大正11年9月8日　A4　17頁
　機関誌
　※A4をA5に二つ折りにしたもの
　※製本

06199　山櫻　第4巻　第9号　N-1-2
　山櫻倶楽部
　大正11年10月8日　A4　20頁
　機関誌
　※A4をA5に二つ折りにしたもの
　※製本

06200　山櫻　第4巻　第11号　N-1-2
　大正11年12月8日　A4　19頁
　機関誌
　※A4をA5に二つ折りにしたもの
　※製本

06201　山櫻　第5巻　第1号　N-1-3
　大正12年　A5　20頁
　機関誌
　※B4をB5に二つ折りにしたもの
　※製本

06202　山櫻　第5巻　第2号　N-1-3
　山櫻倶楽部
　大正12年2月8日　A5　19頁
　機関誌
　※B4をB5に二つ折りにしたもの
　※製本

06203　山櫻　第5巻　第3号　N-1-3
　大正12年3月8日　A5　15頁
　機関誌
　※B4をB5に二つ折りにしたもの
　※製本

06204　山櫻　第5巻　第4号　N-1-3
　山櫻倶楽部
　大正12年5月8日　A5　25頁
　機関誌
　※B4をB5に二つ折りにしたもの
　※製本

06205　山櫻　第5巻　第5号　N-1-3
山櫻倶楽部
大正12年6月8日　A5　20頁
機関誌
※B4をB5に二つ折にしたもの
※製本

06206　山櫻　第5巻　第6号　N-1-3
山櫻倶楽部
大正12年7月8日　A5　15頁
機関誌
※B4をB5に二つ折にしたもの
※製本

06207　山櫻　8月号　N-1-3
山櫻倶楽部
A5　22頁
機関誌
※B4をB5に二つ折にしたもの
※製本

06208　山櫻　第5巻　第8号　N-1-3
山櫻倶楽部
大正12年10月　A5　32頁
機関誌
※B4をB5に二つ折にしたもの
※製本

06209　山櫻　第5巻　第9号　N-1-3
大正12年12月　A5　30頁
機関誌
※B4をB5に二つ折にしたもの
※製本

06210　山櫻　第6巻　第1号　N-1-4
山櫻倶楽部
大正13年1月　A5　16頁
機関誌
※B4をB5に二つ折にしたもの
※製本

06211　山櫻　第6巻　第2号　N-1-4
山櫻倶楽部
大正13年2月8日　A5　22頁
機関誌
※B4をB5に二つ折にしたもの
※製本

06212　山櫻　第6巻　第6号　N-1-4
山櫻倶楽部
大正13年7月13日　A5　30頁
機関誌
※B4をB5に二つ折にしたもの

※製本

06213　山櫻　第7巻　第3号　N-1-5
大正14年3月8日　A5　36頁
機関誌
※製本

06214　山櫻　第7巻　第5号　N-1-5
大正14年5月8日　A5　50頁
機関誌
※製本

06215　山櫻　第7巻　第6号　N-1-5
大正14年6月8日　A5　38頁
機関誌
※製本

06216　山櫻　第7巻　第7号　N-1-5
山櫻倶楽部
大正14年7月8日　A5　18頁
機関誌
※製本

06217　山櫻　第7巻　第8号　N-1-5
大正14年8月8日　A5　30頁
機関誌
※製本

06218　山櫻　第7巻　第10号　N-1-5
大正14年10月8日　A5　53頁
機関誌
※製本

06219　山櫻　第7巻　第11号　N-1-5
大正14年11月8日　A5　50頁
機関誌
※製本

06220　山櫻　第7巻　第12号　N-1-5
編集　山櫻倶楽部
山櫻倶楽部
大正14年12月8日　A5　44頁
機関誌
※製本

06221　山櫻　第8巻　第1号　N-1-6
編集　山櫻倶楽部
山櫻倶楽部
大正15年1月8日　A5　35頁
機関誌
※製本

06222　**山櫻　第8巻　第7号**　N-1-6
　大正15年7月8日　A5　40頁
　機関誌
　※製本

06223　**山櫻　第8巻　第8号**　N-1-6
　大正15年8月8日　A5　41頁
　機関誌
　※製本

06224　**山櫻　第8巻　第10号**　N-1-6
　大正15年10月8日　A5　64頁
　機関誌
　※製本

06225　**山櫻　第9巻　第2号**　N-1-7
　昭和2年2月8日　A5　50頁
　機関誌
　※製本

06226　**山櫻　第9巻　第3号**　N-1-7
　山櫻倶楽部
　昭和2年3月8日　A5　40頁
　機関誌
　※製本

06227　**山櫻　第9巻　第7号**　N-1-7
　昭和2年7月8日　A5　58頁
　機関誌
　※製本

06228　**山櫻　第9巻　第8号**　N-1-7
　昭和2年8月8日　A5　60頁
　機関誌
　※製本

06229　**やまざくら　第9巻　第9号**　N-1-7
　昭和2年9月8日　A5　64頁
　機関誌
　※製本

06230　**山櫻　第9巻　第10号**　N-1-7
　昭和2年10月8日　A5　64頁
　機関誌
　※製本

06231　**山櫻　第9巻　第11号**　N-1-7
　昭和2年11月8日　A5　46頁
　機関誌
　※製本

06232　**山櫻　第9巻　第12号**　N-1-7
　山櫻倶楽部
　昭和2年12月8日　A5　46頁
　機関誌
　※製本

06233　**恩寵　第5巻　クリスマス号**　N-1-8
　編集　秋津教会
　山櫻倶楽部
　昭和2年12月30日　A5　22頁
　機関誌
　※山櫻臨時増刊
　※ファイル　3冊

06234　**恩寵　クリスマス号**　N-1-8
　山櫻倶楽部
　昭和2年1月10日　A5　35頁
　機関誌
　※山櫻臨時増刊
　※ファイル

06235　**山櫻　第10巻　第2号**　N-1-9
　昭和3年3月8日　A5　44頁
　機関誌
　※製本

06236　**山櫻　第10巻　4月号**　N-1-9
　山櫻倶楽部
　昭和3年4月8日　A5　46頁
　機関誌
　※製本

06237　**山櫻　第10巻　第4号　5月号**　N-1-9
　山櫻倶楽部
　昭和3年5月8日　A5　51頁
　機関誌
　※製本

06238　**山櫻　第10巻　第5号　6月号**　N-1-9
　昭和3年6月8日　A5　64頁
　機関誌
　※製本

06239　**やまざくら　第10巻　第6号　7月号**　N-1-9
　昭和3年7月8日　A5　57頁
　機関誌
　※製本

06240　**やまざくら　第10巻　第7号　8月号**　N-1-9
　昭和3年8月8日　A5　67頁
　機関誌
　※製本

06241　**やまざくら　第10巻　第8号　9月号**　N-1-9
　昭和3年9月8日　A5　56頁

機関誌
※製本

06242 **山桜　第10巻　第9号　10月号**　N-1-9
山櫻倶楽部
昭和3年10月8日　A5　63頁
機関誌
※製本

06243 **山櫻　第11巻　第1号　新年号**　N-1-10
編集　高橋惣太郎
高橋惣太郎
昭和4年1月30日　A5　28頁
機関誌
※製本

06244 **山櫻　第11巻　第2号　2月号**　N-1-10
編集　高橋惣太郎
山櫻倶楽部（高橋惣太郎）
昭和4年2月3日　A5　30頁
機関誌
※製本

06245 **山櫻　第11巻　第3号　3月号**　N-1-10
編集　高橋惣太郎
山櫻倶楽部（高橋惣太郎）
昭和4年3月30日　A5　34頁　10銭
機関誌
※製本

06246 **山櫻　第11巻　第4号　4月号**　N-1-10
編集　高橋惣太郎
山櫻倶楽部（高橋惣太郎）
昭和4年4月25日　A5　32頁　10銭
機関誌
※製本

06247 **山櫻　第11巻　第5号　5月号**　N-1-10
編集　高橋惣太郎
山櫻倶楽部（高橋惣太郎）
昭和4年5月28日　A5　35頁　10銭
機関誌
※製本

06248 **山櫻　第11巻　第6号　6月号**　N-1-10
編集　高橋惣太郎
山櫻倶楽部（高橋惣太郎）
昭和4年6月28日　A5　34頁　10銭
機関誌
※製本

06249 **山櫻　第11巻　第7号　7月号**　N-1-10
編集　高橋惣太郎
山櫻倶楽部（高橋惣太郎）
昭和4年7月28日　A5　33頁　10銭
機関誌
※製本

06250 **山櫻　第11巻　第8号　8月号**　N-1-10
編集　高橋惣太郎
山櫻倶楽部（高橋惣太郎）
昭和4年8月28日　A5　15頁　10銭
機関誌
※製本

06251 **山櫻　第11巻　第9号　9月特大号**　N-1-10
編集　高橋惣太郎
山櫻倶楽部（高橋惣太郎）
昭和4年9月28日　A5　84頁　10銭
機関誌
※開園20周年
※製本

06252 **山櫻　第11巻　第10号　10月号**　N-1-10
編集　高橋惣太郎
山櫻倶楽部（高橋惣太郎）
昭和4年10月28日　A5　39頁　10銭
機関誌
※製本

06253 **山櫻　第11巻　第11号　11月号**　N-1-10
編集　高橋惣太郎
山櫻倶楽部（高橋惣太郎）
昭和4年11月28日　A5　34頁　10銭
機関誌
※製本

06254 **山櫻　第11巻　第12号　12月号**　N-1-10
編集　高橋惣太郎
山櫻倶楽部（高橋惣太郎）
昭和4年12月28日　A5　30頁　10銭
機関誌
※製本

06255 **山櫻　第12巻　第1号　1月号**　N-1-11
編集　高橋惣太郎
山櫻倶楽部（高橋惣太郎）
昭和5年1月28日　A5　34頁　10銭
機関誌
※製本

06256 **山櫻　第12巻　第2号　2・3月合併号**　N-1-11
編集　高橋惣太郎
山櫻倶楽部（高橋惣太郎）
昭和5年2月18日　A5　36頁　10銭
機関誌

※製本

06257　**山櫻　第12巻　第3号　4月号**　N-1-11
　編集　高橋惣太郎
　山櫻倶楽部（高橋惣太郎）
　昭和5年4月8日　A5　38頁　10銭
　機関誌
　※製本

06258　**山櫻　第12巻　第4号　5月号**　N-1-11
　編集　高橋惣太郎
　山櫻倶楽部（高橋惣太郎）
　昭和5年5月1日　A5　34頁　10銭
　機関誌
　※製本

06259　**山櫻　第12巻　第5号　6月号**　N-1-11
　編集　高橋惣太郎
　山櫻倶楽部（高橋惣太郎）
　昭和5年6月5日　A5　32頁　10銭
　機関誌
　※製本

06260　**山櫻　第12巻　第6号　7月号**　N-1-11
　編集　高橋惣太郎
　山櫻倶楽部（高橋惣太郎）
　昭和5年7月1日　A5　32頁　10銭
　機関誌
　※製本

06261　**山櫻　第12巻　第7号　8月号**　N-1-11
　編集　高橋惣太郎
　山櫻倶楽部（高橋惣太郎）
　昭和5年8月1日　A5　32頁　10銭
　機関誌
　※製本

06262　**山櫻　第12巻　第8号　9月号**　N-1-11
　編集　高橋惣太郎
　山櫻倶楽部（高橋惣太郎）
　昭和5年9月1日　A5　32頁　10銭
　機関誌
　※製本

06263　**山櫻　第12巻　第9号　10月号**　N-1-11
　編集　高橋惣太郎
　山櫻倶楽部（高橋惣太郎）
　昭和5年10月1日　A5　32頁　10銭
　機関誌
　※製本

06264　**山櫻　第12巻　第10号　11月号**　N-1-11
　編集　高橋惣太郎
　山櫻倶楽部（高橋惣太郎）
　昭和5年11月1日　A5　36頁　10銭
　機関誌
　※製本

06265　**山櫻　第12巻　第11号　12月号**　N-1-11
　編集　高橋惣太郎
　山櫻倶楽部（高橋惣太郎）
　昭和5年12月1日　A5　32頁　10銭
　機関誌
　※製本

06266　**山桜　第13巻　第1号　新年号**　N-1-12
　編集　高橋惣太郎
　山櫻倶楽部（高橋惣太郎）
　昭和6年1月1日　A5　32頁　10銭
　機関誌
　※製本

06267　**山櫻　第13巻　第2号　2月号**　N-1-12
　編集　高橋惣太郎
　山櫻倶楽部（高橋惣太郎）
　昭和6年2月7日　A5　16頁　10銭
　機関誌
　※製本

06268　**山櫻　第13巻　第3号　3月号**　N-1-12
　編集　高橋惣太郎
　山櫻倶楽部（高橋惣太郎）
　昭和6年3月7日　A5　32頁　10銭
　機関誌
　※製本

06269　**山櫻　第13巻　第4号　4月号**　N-1-12
　編集　高橋惣太郎
　山櫻倶楽部（高橋惣太郎）
　昭和6年4月10日　A5　44頁　10銭
　機関誌
　※製本

06270　**山櫻　第13巻　第5号　5月号**　N-1-12
　編集　高橋惣太郎
　山櫻倶楽部（高橋惣太郎）
　昭和6年5月5日　A5　32頁　10銭
　機関誌
　※製本

06271　**山櫻　第13巻　第6号　6月号**　N-1-12
　編集　高橋惣太郎
　全生互恵会山櫻出版部（高橋惣太郎）
　昭和6年6月10日　A5　26頁　10銭
　機関誌
　※製本

06272　山櫻　第13巻　第7号　7月号　N-1-12
編集　高橋惣太郎
全生互恵会山櫻出版部（高橋惣太郎）
昭和6年7月18日　A5　40頁　10銭
機関誌
※製本

06273　山櫻　第13巻　第8号　8月号　N-1-12
編集　高橋惣太郎
全生互恵会山櫻出版部（高橋惣太郎）
昭和6年8月10日　A5　32頁　10銭
機関誌
※製本

06274　山櫻　第13巻　第9号　9月号　N-1-12
編集　高橋惣太郎
全生互恵会山櫻出版部（高橋惣太郎）
昭和6年9月10日　A5　32頁　10銭
機関誌
※製本

06275　山櫻　第13巻　第10号　10月号　N-1-12
編集　高橋惣太郎
全生互恵会山櫻出版部（高橋惣太郎）
昭和6年10月10日　A5　28頁　10銭
機関誌
※製本

06276　山櫻　第13巻　第11号　11月号　N-1-12
編集　高橋惣太郎
全生互恵会山櫻出版部（高橋惣太郎）
昭和6年11月10日　A5　26頁　10銭
機関誌
※製本

06277　山櫻　第13巻　第12号　12月号　N-1-12
編集　高橋惣太郎
全生互恵会山櫻出版部（高橋惣太郎）
昭和6年12月15日　A5　32頁　10銭
機関誌
※製本

06278　山櫻　第14巻　第1号　新年号　N-1-13
編集　高橋惣太郎
全生互恵会山櫻出版部（高橋惣太郎）
昭和7年1月10日　A5　40頁　10銭
機関誌
※製本

06279　山櫻　第14巻　第2号　2月号　N-1-13
編集　高橋惣太郎
全生互恵会山櫻出版部（高橋惣太郎）
昭和7年2月13日　A5　32頁　10銭
機関誌
※製本

06280　山櫻　第14巻　第3号　3月号　N-1-13
編集　高橋惣太郎
全生互恵会山櫻出版部（高橋惣太郎）
昭和7年3月10日　A5　40頁　10銭
機関誌
※製本

06281　山櫻　第14巻　第4号　4月号　N-1-13
編集　高橋惣太郎
全生互恵会山櫻出版部（高橋惣太郎）
昭和7年4月10日　A5　48頁　10銭
機関誌
※製本

06282　山櫻　第14巻　第5号　5月号　N-1-13
編集　高橋惣太郎
全生互恵会山櫻出版部（高橋惣太郎）
昭和7年5月20日　A5　40頁　10銭
機関誌
※製本

06283　山櫻　第14巻　第6号　6月号　N-1-13
編集　高橋惣太郎
全生互恵会山櫻出版部（高橋惣太郎）
昭和7年6月17日　A5　40頁　10銭
機関誌
※製本

06284　山櫻　第14巻　第7号　7月号　N-1-13
編集　高橋惣太郎
全生互恵会山櫻出版部（高橋惣太郎）
昭和7年7月10日　A5　32頁　10銭
機関誌
※製本

06285　山櫻　第14巻　第8号　8月号　N-1-13
編集　高橋惣太郎
全生互恵会山櫻出版部（高橋惣太郎）
昭和7年8月10日　A5　40頁　10銭
機関誌
※製本

06286　山櫻　第14巻　第9号　9月号　N-1-13
編集　高橋惣太郎
全生互恵会山櫻出版部（高橋惣太郎）
昭和7年9月15日　A5　80頁　10銭
機関誌
※製本

06287　山櫻　第14巻　第10号　10月号　N-1-13
編集　高橋惣太郎
全生互恵会山櫻出版部（高橋惣太郎）
昭和7年10月23日　A5　40頁　10銭
機関誌
※製本

06288　山櫻　第14巻　第11号　11月号　N-1-13
編集　高橋惣太郎
全生互恵会山櫻出版部（高橋惣太郎）
昭和7年11月8日　A5　32頁　10銭
機関誌
※製本

06289　山櫻　第14巻　第12号　恩寵号　N-1-13
編集　高橋惣太郎
全生互恵会山櫻出版部（高橋惣太郎）
昭和7年12月10日　A5　40頁　10銭
機関誌
※製本

06290　山櫻　第15巻　第1号　新年号　N-1-14
編集　高橋惣太郎
全生互恵会山櫻出版部（高橋惣太郎）
昭和8年1月1日　A5　52頁　10銭
機関誌
※製本

06291　山櫻　第15巻　第2号　2月号　N-1-14
編集　高橋惣太郎
全生互恵会山櫻出版部（高橋惣太郎）
昭和8年2月18日　A5　40頁　10銭
機関誌
※御歌奉戴記念号
※製本

06292　山櫻　第15巻　第3号　N-1-14
編集　高橋惣太郎
全生互恵会山櫻出版部（高橋惣太郎）
昭和8年3月14日　A5　40頁　10銭
機関誌
※歌舞伎号
※製本

06293　山櫻　第15巻　第4号　N-1-14
編集　高橋惣太郎
全生互恵会山櫻出版部（高橋惣太郎）
昭和8年4月10日　A5　40頁　10銭
機関誌
※宗教号
※製本

06294　山櫻　第15巻　第5号　5月号　N-1-14
編集　高橋惣太郎
全生互恵会山櫻出版部（高橋惣太郎）
昭和8年5月15日　A5　40頁　10銭
機関誌
※製本

06295　山櫻　第15巻　第6号　N-1-14
A5　32頁
※癩予防記念号
※製本

06296　山櫻　第15巻　第7号　7月号　N-1-14
編集　林芳信
全生互恵会山櫻出版部（林芳信）
昭和8年7月15日　A5　40頁　10銭
機関誌
※製本

06297　山櫻　第15巻　第8号　8月号　N-1-14
編集　林芳信
全生互恵会山櫻出版部（林芳信）
昭和8年8月10日　A5　40頁　10銭
機関誌
※製本

06298　山櫻　第15巻　第9号　9月号　N-1-14
編集　林芳信
全生互恵会山櫻出版部（林芳信）
昭和8年9月10日　A5　40頁　10銭
機関誌
※製本

06299　山櫻　第15巻　第10号　10月号　N-1-14
編集　林芳信
全生互恵会山櫻出版部（林芳信）
昭和8年10月10日　A5　40頁　10銭
機関誌
※製本

06300　山櫻　第15巻　第11号　N-1-14
編集　林芳信
全生互恵会山櫻出版部（林芳信）
昭和8年11月10日　A5　44頁　10銭
機関誌
※御坤徳記念号
※製本

06301　山櫻　第15巻　第12号　N-1-14
編集　林芳信
全生互恵会山櫻出版部（林芳信）
昭和8年12月10日　A5　44頁　10銭
機関誌

※製本

06302 **山櫻 第16巻 第1号 新年号** N-1-15
編集　林芳信
全生互恵会山櫻出版部（林芳信）
昭和9年1月10日　A5　44頁　10銭
機関誌
※製本

06303 **山櫻 第16巻 第2号 2月号** N-1-15
編集　林芳信
全生互恵会山櫻出版部（林芳信）
昭和9年2月10日　A5　35頁　10銭
機関誌
※製本

06304 **山櫻 第16巻 第3号 3月号** N-1-15
編集　林芳信
全生互恵会山櫻出版部（林芳信）
昭和9年3月10日　A5　40頁　10銭
機関誌
※製本

06305 **山櫻 第16巻 第4号 4月号** N-1-15
編集　林芳信
全生互恵会山櫻出版部（林芳信）
昭和9年4月10日　A5　44頁　10銭
機関誌
※製本

06306 **山櫻 第16巻 第5号 5月号** N-1-15
編集　林芳信
全生互恵会山櫻出版部（林芳信）
昭和9年5月10日　A5　40頁　10銭
機関誌
※製本

06307 **山櫻 第16巻 第6号 6月号** N-1-15
編集　林芳信
全生互恵会山櫻出版部（林芳信）
昭和9年6月10日　A5　48頁　10銭
機関誌
※製本

06308 **山櫻 第16巻 第7号 7月号** N-1-15
編集　林芳信
全生互恵会山櫻出版部（林芳信）
昭和9年7月15日　A5　39頁　10銭
機関誌
※製本

06309 **山櫻 第16巻 第8号** N-1-15
編集　林芳信
全生互恵会山櫻出版部（林芳信）
昭和9年8月18日　A5　78頁　10銭
機関誌
※製本

06310 **山櫻 第16巻 第9号** N-1-15
編集　林芳信
全生互恵会山櫻出版部（林芳信）
昭和9年9月20日　A5　62頁　10銭
機関誌
※創立25周年記念号
※製本

06311 **山櫻 第16巻 第10号** N-1-15
編集　林芳信
全生互恵会山櫻出版部（林芳信）
昭和9年10月12日　A5　40頁　10銭
機関誌
※製本

06312 **山櫻 第16巻 第11号** N-1-15
編集　林芳信
全生互恵会山櫻出版部（林芳信）
昭和9年11月10日　A5　34頁　10銭
機関誌
※製本

06313 **山櫻 第16巻 第12号 12月号** N-1-15
編集　林芳信
全生互恵会山櫻出版部（林芳信）
昭和9年12月1日　A5　35頁　10銭
機関誌
※製本

06314 **山櫻 第17巻 第1号 新年号** N-1-16
編集　林芳信
全生互恵会山櫻出版部（林芳信）
昭和10年1月10日　A5　41頁　10銭
機関誌
※製本

06315 **山櫻 第17巻 第2号 2月号** N-1-16
編集　林芳信
全生互恵会山櫻出版部（林芳信）
昭和10年2月17日　A5　40頁　10銭
機関誌
※製本

06316 **山櫻 第17巻 第3号 3月号** N-1-16
編集　林芳信
全生互恵会山櫻出版部（林芳信）
昭和10年3月17日　A5　36頁　10銭
機関誌
※製本

06317　山櫻　第17巻　第4号　4月号　N-1-16
　　編集　林芳信
　　全生互恵会山櫻出版部（林芳信）
　　昭和10年4月10日　A5　40頁　10銭
　　機関誌
　　※製本

06318　山櫻　第17巻　第5号　5月号　N-1-16
　　編集　林芳信
　　全生互恵会山櫻出版部（林芳信）
　　昭和10年5月15日　A5　45頁　10銭
　　機関誌
　　※製本

06319　山櫻　第17巻　第6号　6月号　N-1-16
　　編集　林芳信
　　全生互恵会山櫻出版部（林芳信）
　　昭和10年6月21日　A5　56頁　10銭
　　機関誌
　　※製本

06320　山櫻　第17巻　第7号　7月号　N-1-16
　　編集　林芳信
　　全生互恵会山櫻出版部（林芳信）
　　昭和10年7月22日　A5　42頁　10銭
　　機関誌
　　※製本

06321　山櫻　第17巻　第8号　8月号　N-1-16
　　編集　林芳信
　　全生互恵会山櫻出版部（林芳信）
　　昭和10年8月10日　A5　26頁　10銭
　　機関誌
　　※製本

06322　山櫻　第17巻　第9号　9月号　N-1-16
　　編集　林芳信
　　全生互恵会山櫻出版部（林芳信）
　　昭和10年9月18日　A5　48頁　10銭
　　機関誌
　　※製本

06323　山櫻　第17巻　第10号　10月号　N-1-16
　　編集　林芳信
　　全生互恵会山櫻出版部（林芳信）
　　昭和10年10月13日　A5　40頁　10銭
　　機関誌
　　※製本

06324　山櫻　第17巻　第11号　11月号　N-1-16
　　編集　林芳信
　　全生互恵会山櫻出版部（林芳信）
　　昭和10年11月17日　A5　40頁　10銭
　　機関誌
　　※製本

06325　山櫻　第17巻　第12号　12月号　N-1-16
　　編集　林芳信
　　全生互恵会山櫻出版部（林芳信）
　　昭和10年12月17日　A5　38頁　10銭
　　機関誌
　　※製本

06326　山櫻　第11巻　第7号　7月号　N-1-17
　　編集　高橋惣太郎
　　山櫻倶楽部（高橋惣太郎）
　　昭和4年7月28日　A5　32頁　10銭
　　機関誌
　　※製本

06327　山櫻　第17巻　第1号　新年号　N-1-17
　　編集　林芳信
　　全生互恵会山櫻出版部（林芳信）
　　昭和10年1月10日　A5　41頁　10銭
　　機関誌
　　※製本

06328　山櫻　第17巻　第2号　2月号　N-1-17
　　編集　林芳信
　　全生互恵会山櫻出版部（林芳信）
　　昭和10年2月17日　A5　40頁　10銭
　　機関誌
　　※製本

06329　山櫻　第17巻　第3号　3月号　N-1-17
　　A5　36頁
　　機関誌
　　※製本

06330　山櫻　第17巻　第4号　宗教号　N-1-17
　　編集　林芳信
　　全生互恵会山櫻出版部（林芳信）
　　昭和10年4月10日　A5　40頁　10銭
　　機関誌
　　※製本

06331　山櫻　第17巻　第5号　5月号　N-1-17
　　編集　林芳信
　　全生互恵会山櫻出版部（林芳信）
　　昭和10年5月15日　A5　45頁　10銭
　　機関誌
　　※製本

06332　山櫻　第17巻　第6号　6月号　N-1-17
　　編集　林芳信
　　全生互恵会山櫻出版部（林芳信）

昭和10年6月21日　A5　56頁　10銭
機関誌
※製本

06333　山櫻　第17巻　第7号　7月号　N-1-17
A5　42頁
機関誌
※製本

06334　山櫻　第17巻　第8号　8月号　N-1-17
編集　林芳信
全生互恵会山櫻出版部（林芳信）
昭和10年8月10日　A5　26頁　10銭
機関誌
※製本

06335　山櫻　第17巻　第9号　9月号　N-1-17
A5　48頁
機関誌
※製本

06336　山櫻　第17巻　第12号　12月号　N-1-17
編集　林芳信
全生互恵会山櫻出版部（林芳信）
昭和10年12月17日　A5　38頁　10銭
機関誌
※製本

06337　山櫻　第18巻　第1号　新年号　N-1-18
編集　林芳信
全生互恵会山櫻出版部（林芳信）
昭和11年1月10日　A5　51頁　10銭
機関誌
※製本

06338　山櫻　第18巻　第2号　2月号　N-1-18
編集　林芳信
全生互恵会山櫻出版部（林芳信）
昭和11年2月10日　A5　40頁　10銭
機関誌
※製本

06339　山櫻　第18巻　第3号　3月号　N-1-18
編集　林芳信
全生互恵会山櫻出版部（林芳信）
昭和11年3月15日　A5　43頁　10銭
機関誌
※製本

06340　山櫻　第18巻　第4号　4月号　N-1-18
編集　林芳信
全生互恵会山櫻出版部（林芳信）
昭和11年4月17日　A5　42頁　10銭
機関誌
※製本

06341　山櫻　第18巻　第5号　5月号　N-1-18
編集　林芳信
全生互恵会山櫻出版部（林芳信）
昭和11年5月17日　A5　40頁　10銭
機関誌
※製本

06342　山櫻　第18巻　第6号　6月号　N-1-18
編集　林芳信
全生互恵会山櫻出版部（林芳信）
昭和11年6月17日　A5　39頁　10銭
機関誌
※製本

06343　山櫻　第18巻　第7号　7月号　N-1-18
編集　林芳信
全生互恵会山櫻出版部（林芳信）
昭和11年7月17日　A5　79頁　10銭
機関誌
※製本

06344　山櫻　第18巻　第8号　8月号　N-1-18
編集　林芳信
全生互恵会山櫻出版部（林芳信）
昭和11年8月17日　A5　40頁　10銭
機関誌
※製本

06345　山櫻　第18巻　第9号　9月号　N-1-18
編集　林芳信
全生互恵会山櫻出版部（林芳信）
昭和11年9月10日　A5　38頁　10銭
機関誌
※製本

06346　山櫻　第18巻　第10号　10月号　N-1-18
編集　林芳信
全生互恵会山櫻出版部（林芳信）
昭和11年10月17日　A5　44頁　10銭
機関誌
※製本

06347　山櫻　第18巻　第11号　11月号　N-1-18
編集　林芳信
全生互恵会山櫻出版部（林芳信）
昭和11年11月15日　A5　42頁　10銭
機関誌
※製本

06348　**山櫻　第18巻　第12号　12月号**　N-1-18
編集　林芳信
全生互恵会山櫻出版部（林芳信）
昭和11年12月15日　A5　38頁　10銭
機関誌
※製本

06349　**山櫻　第19巻　第1号　1月号**　N-1-19
編集　林芳信
全生互恵会山櫻出版部（林芳信）
昭和12年1月10日　A5　48頁　10銭
機関誌
※製本

06350　**山櫻　第19巻　第2号　2月号**　N-1-19
編集　林芳信
全生互恵会山櫻出版部（林芳信）
昭和12年2月15日　A5　38頁　10銭
機関誌
※製本

06351　**山櫻　第19巻　第3号　3月号**　N-1-19
編集　林芳信
全生互恵会山櫻出版部（林芳信）
昭和12年3月13日　A5　39頁　10銭
機関誌
※製本

06352　**山櫻　第19巻　第4号　4月号**　N-1-19
編集　林芳信
全生互恵会山櫻出版部（林芳信）
昭和12年4月15日　A5　44頁　10銭
機関誌
※製本

06353　**山櫻　第19巻　第5号　5月号**　N-1-19
編集　林芳信
全生互恵会山櫻出版部（林芳信）
昭和12年5月15日　A5　44頁　10銭
機関誌
※製本

06354　**山櫻　第19巻　第6号　6月号**　N-1-19
編集　林芳信
全生互恵会山櫻出版部（林芳信）
昭和12年6月17日　A5　40頁　10銭
機関誌
※製本

06355　**山櫻　第19巻　第7号　7月号**　N-1-19
編集　林芳信
全生互恵会山櫻出版部（林芳信）
昭和12年7月13日　A5　39頁　10銭
機関誌
※製本

06356　**山櫻　第19巻　第8号　8月号**　N-1-19
編集　林芳信
全生互恵会山櫻出版部（林芳信）
昭和12年8月19日　A5　36頁　10銭
機関誌
※製本

06357　**山櫻　第19巻　第9号　9月号**　N-1-19
編集　林芳信
全生互恵会山櫻出版部（林芳信）
昭和12年9月13日　A5　28頁　10銭
機関誌
※製本

06358　**山櫻　第19巻　第10号　10月号**　N-1-19
編集　林芳信
全生互恵会山櫻出版部（林芳信）
昭和12年10月10日　A5　80頁　10銭
機関誌
※文藝特集号
※製本

06359　**山櫻　第19巻　第11号　11月号**　N-1-19
編集　林芳信
全生互恵会山櫻出版部（林芳信）
昭和12年11月15日　A5　31頁　10銭
機関誌
※製本

06360　**山櫻　第19巻　第12号　12月号**　N-1-19
編集　林芳信
全生互恵会山櫻出版部（林芳信）
昭和12年12月10日　A5　43頁　10銭
機関誌
※製本

06361　**山櫻　第20巻　第1号　1月号**　N-1-20
編集　林芳信
全生互恵会山櫻出版部（林芳信）
昭和13年1月10日　A5　43頁　10銭
機関誌
※製本

06362　**山櫻　第20巻　第2号　2月号**　N-1-20
編集　林芳信
全生互恵会山櫻出版部（林芳信）
昭和13年2月12日　A5　47頁　10銭
機関誌
※製本

06363　山櫻　第20巻　第3号　3月号　N-1-20
　編集　林芳信
　全生互恵会山櫻出版部（林芳信）
　昭和13年3月16日　A5　40頁　10銭
　機関誌
　※製本

06364　山櫻　第20巻　第4号　4月号　N-1-20
　編集　林芳信
　全生互恵会山櫻出版部（林芳信）
　昭和13年4月10日　A5　37頁　10銭
　機関誌
　※製本

06365　山櫻　第20巻　第5号　5月号　N-1-20
　編集　林芳信
　全生互恵会山櫻出版部（林芳信）
　昭和13年5月17日　A5　39頁　10銭
　機関誌
　※製本

06366　山櫻　第20巻　第6号　6月号　N-1-20
　編集　林芳信
　全生互恵会山櫻出版部（林芳信）
　昭和13年6月22日　A5　40頁　10銭
　機関誌
　※製本

06367　山櫻　第20巻　第7号　7月号　N-1-20
　編集　林芳信
　全生互恵会山櫻出版部（林芳信）
　昭和13年7月10日　A5　38頁　10銭
　機関誌
　※製本

06368　山櫻　第20巻　第8号　8月号　N-1-20
　編集　林芳信
　全生互恵会山櫻出版部（林芳信）
　昭和13年8月10日　A5　40頁　10銭
　機関誌
　※製本

06369　山櫻　第20巻　第9号　9月号　N-1-20
　編集　林芳信
　全生互恵会山櫻出版部（林芳信）
　昭和13年9月10日　A5　32頁　10銭
　機関誌
　※製本

06370　山櫻　第20巻　第10号　N-1-20
　編集　林芳信
　全生互恵会山櫻出版部（林芳信）
　昭和13年10月22日　A5　76頁　10銭
　機関誌
　※文藝特集号
　※製本

06371　山櫻　第20巻　第11号　11月号　N-1-20
　編集　林芳信
　全生互恵会山櫻出版部（林芳信）
　昭和13年11月18日　A5　28頁　10銭
　機関誌
　※製本

06372　山櫻　第20巻　第12号　12月号　N-1-20
　編集　林芳信
　全生互恵会山櫻出版部（林芳信）
　昭和13年12月10日　A5　32頁　10銭
　機関誌
　※製本

06373　山櫻　第21巻　第1号　1月号　N-2-1
　編集　林芳信
　全生互恵会山櫻出版部（林芳信）
　昭和14年1月10日　A5　28頁　10銭
　機関誌
　※製本

06374　山櫻　第21巻　第2号　2月号　N-2-1
　編集　林芳信
　全生互恵会山櫻出版部（林芳信）
　昭和14年2月10日　A5　28頁　10銭
　機関誌
　※製本

06375　山櫻　第21巻　第3号　3月号　N-2-1
　編集　林芳信
　全生互恵会山櫻出版部（林芳信）
　昭和14年3月20日　A5　34頁　10銭
　機関誌
　※製本

06376　山櫻　第21巻　第4号　4月号　N-2-1
　編集　林芳信
　全生互恵会山櫻出版部（林芳信）
　昭和14年4月15日　A5　32頁　10銭
　機関誌
　※製本

06377　山櫻　第21巻　第5号　5月号　N-2-1
　編集　林芳信
　全生互恵会山櫻出版部（林芳信）
　昭和14年5月20日　A5　32頁　10銭
　機関誌
　※製本

06378　**山櫻　第21巻　第6号　6月号**　N-2-1
編集　林芳信
全生互恵会山櫻出版部（林芳信）
昭和14年6月10日　A5　34頁　10銭
機関誌
※製本

06379　**山櫻　第21巻　第7号　7月号**　N-2-1
編集　林芳信
全生互恵会山櫻出版部（林芳信）
昭和14年7月15日　A5　32頁　10銭
機関誌
※製本

06380　**山櫻　第21巻　第8号　8月号**　N-2-1
編集　林芳信
全生互恵会山櫻出版部（林芳信）
昭和14年8月18日　A5　19頁　10銭
機関誌
※製本

06381　**山櫻　第21巻　第9号　9月号**　N-2-1
編集　林芳信
全生互恵会山櫻出版部（林芳信）
昭和14年9月30日　A5　104頁　20銭
機関誌
※創立30周年記念
※製本

06382　**山櫻　第21巻　第10号　10月号**　N-2-1
編集　林芳信
全生互恵会山櫻出版部（林芳信）
昭和14年10月31日　A5　32頁　10銭
機関誌
※製本

06383　**山櫻　第21巻　第11号　11月号**　N-2-1
編集　林芳信
全生互恵会山櫻出版部（林芳信）
昭和14年11月30日　A5　38頁　10銭
機関誌
※製本

06384　**山櫻　第21巻　第12号　12月号**　N-2-1
編集　林芳信
全生互恵会山櫻出版部（林芳信）
昭和14年12月15日　A5　33頁　10銭
機関誌
※製本

06385　**山櫻　第22巻　第1号　1月号**　N-2-2
編集　林芳信
全生互恵会山櫻出版部（林芳信）
昭和15年1月10日　A5　32頁　10銭
機関誌
※製本

06386　**山櫻　第22巻　第2号　2月号**　N-2-2
編集　林芳信
全生互恵会山櫻出版部（林芳信）
昭和15年2月20日　A5　30頁　10銭
機関誌
※製本

06387　**山櫻　第22巻　第3号　3月号**　N-2-2
編集　林芳信
全生互恵会山櫻出版部（林芳信）
昭和15年3月17日　A5　28頁　10銭
機関誌
※製本

06388　**山櫻　第22巻　第4号　4月号**　N-2-2
編集　林芳信
全生互恵会山櫻出版部（林芳信）
昭和15年4月22日　A5　29頁　10銭
機関誌
※製本

06389　**山櫻　第22巻　第5号　5月号**　N-2-2
編集　林芳信
全生互恵会山櫻出版部（林芳信）
昭和15年5月20日　A5　28頁　10銭
機関誌
※製本

06390　**山櫻　第22巻　第6号　6月号**　N-2-2
編集　林芳信
全生互恵会山櫻出版部（林芳信）
昭和15年6月20日　A5　30頁　10銭
機関誌
※製本

06391　**山桜　第22巻　第7号　7月号**　N-2-2
編集　林芳信
全生互恵会山櫻出版部（林芳信）
昭和15年7月20日　A5　30頁　10銭
機関誌
※製本

06392　**山櫻　第22巻　第8号　8月号**　N-2-2
編集　林芳信
全生互恵会山櫻出版部（林芳信）
昭和15年8月22日　A5　30頁　10銭
機関誌
※製本

06393　山櫻　第22巻　第9号　9月号　N-2-2
　　編集　林芳信
　　全生互恵会山櫻出版部（林芳信）
　　昭和15年9月12日　A5　24頁　10銭
　　機関誌
　　※製本

06394　山櫻　第22巻　第10号　10月号　N-2-2
　　編集　林芳信
　　全生互恵会山櫻出版部（林芳信）
　　昭和15年10月23日　A5　76頁　10銭
　　機関誌

06395　山櫻　第22巻　第11号　11月号　N-2-2
　　編集　林芳信
　　全生互恵会山櫻出版部（林芳信）
　　昭和15年11月22日　A5　32頁　10銭
　　機関誌
　　※製本

06396　山櫻　第22巻　第12号　12月号　N-2-2
　　編集　林芳信
　　全生互恵会山櫻出版部（林芳信）
　　昭和15年12月20日　A5　33頁　10銭
　　機関誌

06397　山櫻　第23巻　第1号　新年号　N-2-3
　　編集　林芳信
　　全生互恵会山櫻出版部（林芳信）
　　昭和16年1月10日　A5　44頁　15銭
　　機関誌
　　※製本

06398　山櫻　第23巻　第2号　2月号　N-2-3
　　編集　林芳信
　　全生互恵会山櫻出版部（林芳信）
　　昭和16年2月24日　A5　40頁　15銭
　　機関誌
　　※製本

06399　山櫻　第23巻　第3号　3月号　N-2-3
　　編集　林芳信
　　全生互恵会山櫻出版部（林芳信）
　　昭和16年3月27日　A5　44頁　15銭
　　機関誌
　　※製本

06400　山櫻　第23巻　第4号　4月号　N-2-3
　　編集　林芳信
　　全生互恵会山櫻出版部（林芳信）
　　昭和16年4月30日　A5　40頁　15銭
　　機関誌
　　※製本

06401　山櫻　第23巻　第5号　5月号　N-2-3
　　編集　林芳信
　　全生互恵会山櫻出版部（林芳信）
　　昭和16年5月23日　A5　40頁　15銭
　　機関誌
　　※製本

06402　山櫻　第23巻　第6号　6月号　N-2-3
　　編集　林芳信
　　全生互恵会山櫻出版部（林芳信）
　　昭和16年6月20日　A5　44頁　15銭
　　機関誌
　　※製本

06403　山櫻　第23巻　第7号　7月号　N-2-3
　　編集　林芳信
　　全生互恵会山櫻出版部（林芳信）
　　昭和16年7月28日　A5　40頁　15銭
　　機関誌
　　※製本

06404　山櫻　第23巻　第8号　8月号　N-2-3
　　編集　林芳信
　　全生互恵会山櫻出版部（林芳信）
　　昭和16年8月25日　A5　40頁　15銭
　　機関誌
　　※製本

06405　山櫻　第23巻　第9号　9月号　N-2-3
　　編集　林芳信
　　全生互恵会山櫻出版部（林芳信）
　　昭和16年9月26日　A5　36頁　15銭
　　機関誌
　　※製本

06406　山櫻　第23巻　第10号　10月号　N-2-3
　　編集　林芳信
　　全生互恵会山櫻出版部（林芳信）
　　昭和16年11月15日　A5　72頁　25銭
　　機関誌
　　※製本

06407　山櫻　第23巻　第11号　11月号　N-2-3
　　編集　林芳信
　　全生互恵会山櫻出版部（林芳信）
　　昭和16年11月28日　A5　44頁　15銭
　　機関誌
　　※製本

06408　**山櫻　第23巻　第12号　12月号**　N-2-3
　編集　林芳信
　全生互恵会山櫻出版部（林芳信）
　昭和16年12月18日　A5　33頁　15銭
　機関誌
　※製本

06409　**山櫻　第23巻　第2号　2月号**　N-2-4
　編集　林芳信
　全生互恵会山櫻出版部（林芳信）
　昭和16年2月24日　A5　40頁　15銭
　機関誌
　※製本

06410　**山櫻　第23巻　第4号　4月号**　N-2-4
　編集　林芳信
　全生互恵会山櫻出版部（林芳信）
　昭和16年4月30日　A5　40頁　15銭
　機関誌
　※製本

06411　**山櫻　第23巻　第6号　6月号**　N-2-4
　編集　林芳信
　全生互恵会山櫻出版部（林芳信）
　昭和16年6月20日　A5　44頁　15銭
　機関誌
　※製本

06412　**山櫻　第23巻　第7号　7月号**　N-2-4
　編集　林芳信
　全生互恵会山櫻出版部（林芳信）
　昭和16年7月28日　A5　40頁　15銭
　機関誌
　※製本

06413　**山櫻　第23巻　第8号　8月号**　N-2-4
　編集　林芳信
　全生互恵会山櫻出版部（林芳信）
　昭和16年8月25日　A5　40頁　15銭
　機関誌
　※製本

06414　**山櫻　第23巻　第9号　9月号**　N-2-4
　編集　林芳信
　全生互恵会山櫻出版部（林芳信）
　昭和16年9月26日　A5　36頁　15銭
　機関誌
　※製本

06415　**山櫻　第23巻　第10号　10月号**　N-2-4
　編集　林芳信
　全生互恵会山櫻出版部（林芳信）
　昭和16年11月15日　A5　72頁　25銭
　機関誌
　※製本

06416　**山櫻　第23巻　第11号　11月号**　N-2-4
　編集　林芳信
　全生互恵会山櫻出版部（林芳信）
　昭和16年11月28日　A5　44頁　15銭
　機関誌
　※製本

06417　**山櫻　第23巻　第12号　12月号**　N-2-4
　編集　林芳信
　全生互恵会山櫻出版部（林芳信）
　昭和16年12月18日　A5　33頁　15銭
　機関誌
　※製本

06418　**山櫻　第24巻　第1号　1月号**　N-2-5
　編集　林芳信
　全生互恵会山櫻出版部（林芳信）
　昭和17年1月28日　A5　40頁　15銭
　機関誌
　※製本

06419　**山櫻　第24巻　第2号　2月号**　N-2-5
　編集　林芳信
　全生互恵会山櫻出版部（林芳信）
　昭和17年3月2日　A5　39頁　15銭
　機関誌
　※製本

06420　**山櫻　第24巻　第3号　3月号**　N-2-5
　編集　林芳信
　全生互恵会山櫻出版部（林芳信）
　昭和17年3月30日　A5　32頁　15銭
　機関誌
　※製本

06421　**山櫻　第24巻　第4号　4月号**　N-2-5
　編集　林芳信
　全生互恵会山櫻出版部（林芳信）
　昭和17年4月29日　A5　36頁　15銭
　機関誌
　※製本

06422　**山櫻　第24巻　第5号　5月号**　N-2-5
　編集　林芳信
　全生互恵会山櫻出版部（林芳信）
　昭和17年5月18日　A5　32頁　15銭
　機関誌
　※製本

06423　山櫻　第24巻　第6号　6月号　N-2-5
　　編集　林芳信
　　全生互恵会山櫻出版部（林芳信）
　　昭和17年6月18日　A5　40頁　15銭
　　機関誌
　　※製本

06424　山櫻　第24巻　第7号　7月号　N-2-5
　　編集　林芳信
　　全生互恵会山櫻出版部（林芳信）
　　昭和17年7月10日　A5　36頁　15銭
　　機関誌
　　※製本

06425　山櫻　第24巻　第8号　8月号　N-2-5
　　編集　林芳信
　　全生互恵会山櫻出版部（林芳信）
　　昭和17年8月10日　A5　32頁　15銭
　　機関誌
　　※製本

06426　山櫻　第24巻　第9号　9月号　N-2-5
　　編集　林芳信
　　全生互恵会山櫻出版部（林芳信）
　　昭和17年9月10日　A5　28頁　15銭
　　機関誌
　　※製本

06427　山櫻　第24巻　第10号　10月号　N-2-5
　　編集　林芳信
　　全生互恵会山櫻出版部（林芳信）
　　昭和17年10月10日　A5　68頁　15銭
　　機関誌
　　※製本

06428　山櫻　第24巻　第11号　11月号　N-2-5
　　編集　林芳信
　　全生互恵会山櫻出版部（林芳信）
　　昭和17年11月10日　A5　38頁　15銭
　　機関誌
　　※製本

06429　山櫻　第24巻　第12号　12月号　N-2-5
　　編集　林芳信
　　全生互恵会山櫻出版部（林芳信）
　　昭和17年12月10日　A5　41頁　15銭
　　機関誌
　　※製本

06430　山櫻　第25巻　第1号　新年号　N-2-6
　　編集　林芳信
　　全生互恵会山櫻出版部（林芳信）
　　昭和18年1月10日　A5　47頁　15銭
　　機関誌
　　※製本

06431　山櫻　第25巻　第2号　2月号　N-2-6
　　編集　林芳信
　　全生互恵会山櫻出版部（林芳信）
　　昭和18年2月10日　A5　27頁　15銭
　　機関誌
　　※製本

06432　山櫻　第25巻　第3号　3月号　N-2-6
　　編集　林芳信
　　全生互恵会山櫻出版部（林芳信）
　　昭和18年3月10日　A5　39頁　15銭
　　機関誌
　　※製本

06433　山櫻　第25巻　第4号　4月号　N-2-6
　　編集　林芳信
　　全生互恵会山櫻出版部（林芳信）
　　昭和18年4月10日　A5　35頁　15銭
　　機関誌
　　※製本

06434　山櫻　第25巻　第5号　5月号　N-2-6
　　編集　林芳信
　　全生互恵会山櫻出版部（林芳信）
　　昭和18年5月10日　A5　21頁　15銭
　　機関誌
　　※製本

06435　山櫻　第25巻　第6号　6月号　N-2-6
　　編集　林芳信
　　全生互恵会山櫻出版部（林芳信）
　　昭和18年6月10日　A5　24頁　15銭
　　機関誌
　　※製本

06436　山櫻　第25巻　第7号　7月号　N-2-6
　　編集　林芳信
　　全生互恵会山櫻出版部（林芳信）
　　昭和18年7月10日　A5　32頁　15銭
　　機関誌
　　※製本

06437　山櫻　第25巻　第8号　8月号　N-2-6
　　編集　林芳信
　　全生互恵会山櫻出版部（林芳信）
　　昭和18年8月10日　A5　24頁　15銭
　　機関誌
　　※製本

06438　**山櫻　第25巻　第10号　10月号**　N-2-6
編集　林芳信
全生互恵会山櫻出版部（林芳信）
昭和18年10月10日　A5　48頁　15銭
機関誌
※文藝特集号
※製本

06439　**山櫻　第25巻　第11号　11月号**　N-2-6
編集　林芳信
全生互恵会山櫻出版部（林芳信）
昭和18年11月10日　A5　32頁　15銭
機関誌
※製本

06440　**山櫻　第25巻　第12号　12月号**　N-2-6
編集　林芳信
全生互恵会山櫻出版部（林芳信）
昭和18年12月10日　A5　24頁　15銭
機関誌
※製本

06441　**山櫻　第26巻　第1号　新年号**　N-2-6
編集　林芳信
全生互恵会山櫻出版部（林芳信）
昭和19年1月10日　A5　24頁　15銭
機関誌
※製本

06442　**山櫻　第26巻　第2号　2月号**　N-2-6
編集　林芳信
全生互恵会山櫻出版部（林芳信）
昭和19年2月19日　A5　32頁　15銭
機関誌
※製本

06443　**山櫻　第26巻　第3号　3月号**　N-2-6
編集　林芳信
全生互恵会山櫻出版部（林芳信）
昭和19年3月10日　A5　16頁　15銭
機関誌
※製本

06444　**山櫻　第26巻　第4号　4月号**　N-2-6
編集　林芳信
全生互恵会山櫻出版部（林芳信）
昭和19年4月10日　A5　16頁　15銭
機関誌
※製本

06445　**山櫻　第26巻　第5号　5月号**　N-2-6
編集　林芳信
全生互恵会山櫻出版部（林芳信）
昭和19年5月15日　A5　20頁　15銭
機関誌
※製本

06446　**山櫻　第26巻　第6号　6月号**　N-2-6
編集　林芳信
全生互恵会山櫻出版部（林芳信）
昭和19年6月10日　A5　16頁　15銭
機関誌
※製本

06447　**山櫻　第26巻　第7号　7月号**　N-2-6
編集　林芳信
全生互恵会山櫻出版部（林芳信）
昭和19年7月24日　A5　24頁　15銭
機関誌
※製本

06448　**山櫻　第25巻　第1号　新年号**　N-2-7
編集　林芳信
全生互恵会山櫻出版部（林芳信）
昭和18年1月10日　A5　47頁　15銭
機関誌
※製本

06449　**山櫻　第25巻　第2号　2月号**　N-2-7
編集　林芳信
全生互恵会山櫻出版部（林芳信）
昭和18年2月10日　A5　27頁　15銭
機関誌
※製本

06450　**山櫻　第25巻　第3号　3月号**　N-2-7
編集　林芳信
全生互恵会山櫻出版部（林芳信）
昭和18年3月10日　A5　39頁　15銭
機関誌
※製本

06451　**山櫻　第25巻　第4号　4月号**　N-2-7
編集　林芳信
全生互恵会山櫻出版部（林芳信）
昭和18年4月10日　A5　35頁　15銭
機関誌
※製本

06452　**山櫻　第25巻　第5号　5月号**　N-2-7
編集　林芳信
全生互恵会山櫻出版部（林芳信）
昭和18年5月10日　A5　21頁　15銭
機関誌
※製本

06453　**山櫻　第25巻　第7号　7月号**　N-2-7
　　編集　林芳信
　　全生互恵会山櫻出版部（林芳信）
　　昭和18年7月10日　A5　32頁　15銭
　　機関誌
　　※製本

06454　**山櫻　第25巻　第10号　10月号**　N-2-7
　　編集　林芳信
　　全生互恵会山櫻出版部（林芳信）
　　昭和18年10月10日　A5　48頁　15銭
　　機関誌
　　※文藝特集号
　　※製本

06455　**山櫻　第25巻　第11号　11月号**　N-2-7
　　編集　林芳信
　　全生互恵会山櫻出版部（林芳信）
　　昭和18年11月10日　A5　32頁　15銭
　　機関誌
　　※製本

06456　**山櫻　第25巻　第12号　12月号**　N-2-7
　　編集　林芳信
　　全生互恵会山櫻出版部（林芳信）
　　昭和18年12月10日　A5　24頁　15銭
　　機関誌
　　※製本

06457　**山櫻　第26巻　第1号　新年号**　N-2-7
　　編集　林芳信
　　全生互恵会山櫻出版部（林芳信）
　　昭和19年1月10日　A5　24頁　15銭
　　機関誌
　　※製本

06458　**山櫻　第26巻　第2号　2月号**　N-2-7
　　編集　林芳信
　　全生互恵会山櫻出版部（林芳信）
　　昭和19年2月19日　A5　32頁　15銭
　　機関誌
　　※製本

06459　**山櫻　第26巻　第4号　4月号**　N-2-7
　　編集　林芳信
　　全生互恵会山櫻出版部（林芳信）
　　昭和19年4月10日　A5　16頁　15銭
　　機関誌
　　※製本

06460　**山櫻　第26巻　第5号　5月号**　N-2-7
　　編集　林芳信
　　全生互恵会山櫻出版部（林芳信）
　　昭和19年5月15日　A5　20頁　15銭
　　機関誌
　　※製本

06461　**山櫻　第26巻　第6号　6月号**　N-2-7
　　編集　林芳信
　　全生互恵会山櫻出版部（林芳信）
　　昭和19年6月10日　A5　16頁　15銭
　　機関誌
　　※製本

06462　**山櫻　第27巻　第4号**　N-2-8
　　編集　林芳信
　　全生互恵会山櫻出版部（林芳信）
　　昭和21年4月1日　A5　16頁　1円
　　機関誌
　　※再刊号
　　※製本

06463　**山櫻　第28巻　第4号　4月号**　N-2-8
　　編集　林芳信
　　全生互恵会山櫻出版部（林芳信）
　　昭和22年5月10日　A5　8頁　1円
　　機関誌
　　※製本

06464　**山櫻　第28巻　第6号　6月号**　N-2-8
　　編集　林芳信
　　全生互恵会山櫻出版部（林芳信）
　　昭和22年6月10日　A5　18頁　3円
　　機関誌
　　※製本

06465　**山櫻　第28巻　第8号　8月号**　N-2-8
　　編集　林芳信
　　全生互恵会山櫻出版部（林芳信）
　　昭和22年8月10日　A5　8頁　3円
　　機関誌
　　※製本

06466　**山櫻　第28巻　第11号　11月号**　N-2-8
　　編集　林芳信
　　全生互恵会山櫻出版部（林芳信）
　　昭和22年11月10日　A5　18頁　3円
　　機関誌
　　※製本

06467　**山櫻　第28巻　第12号　12月号**　N-2-8
　　編集　林芳信
　　全生互恵会山櫻出版部（林芳信）
　　昭和22年12月10日　A5　10頁　3円
　　機関誌
　　※製本

06468　山櫻　第29巻　第2号　2・3月号　N-2-8
　編集　林芳信
　全生互恵会山櫻出版部（林芳信）
　昭和23年3月28日　A5　17頁　3円
　機関誌
　※製本

06469　山櫻　第29巻　第3号　4・5月号　N-2-8
　編集　林芳信
　全生互恵会山櫻出版部（林芳信）
　昭和23年5月28日　A5　17頁　3円
　機関誌
　※製本

06470　山櫻　第29巻　第4号　6月号　N-2-8
　編集　林芳信
　全生互恵会山櫻出版部（林芳信）
　昭和23年6月28日　A5　13頁　3円
　機関誌
　※製本

06471　山櫻　第29巻　第5号　7月号　N-2-8
　編集　林芳信
　全生互恵会山櫻出版部（林芳信）
　昭和23年7月28日　A5　21頁　3円
　機関誌
　※製本

06472　山櫻　第29巻　第6号　8月号　N-2-8
　編集　林芳信
　全生互恵会山櫻出版部（林芳信）
　昭和23年8月28日　A5　17頁　3円
　機関誌
　※製本

06473　山櫻　第29巻　第9号　9月号　N-2-8
　編集　林芳信
　全生互恵会山櫻出版部（林芳信）
　昭和23年9月28日　A5　12頁　5円
　機関誌
　※製本

06474　山櫻　第29巻　第10号　10月号　N-2-8
　編集　林芳信
　全生互恵会山櫻出版部（林芳信）
　昭和23年10月28日　A5　16頁　5円
　機関誌
　※製本

06475　山櫻　第29巻　第11号　11・12月号　N-2-8
　編集　林芳信
　全生互恵会山櫻出版部（林芳信）
　昭和23年12月20日　A5　72+10頁　10円
　機関誌
　※第21回癩学会記念号
　※製本

06476　山櫻　第30巻　第1号　1・2月号　N-2-9
　編集　林芳信
　全生互恵会山櫻出版部（林芳信）
　昭和24年2月20日　A5　48頁　10円
　機関誌
　※製本

06477　山櫻　第30巻　第2号　3月号　N-2-9
　編集　林芳信
　全生互恵会山櫻出版部（林芳信）
　昭和24年3月20日　A5　32頁　10円
　機関誌
　※製本

06478　山櫻　第30巻　第3号　4月号　N-2-9
　編集　林芳信
　全生互恵会山櫻出版部（林芳信）
　昭和24年4月20日　A5　24頁　10円
　機関誌
　※製本

06479　山櫻　第30巻　第4号　5月号　N-2-9
　編集　林芳信
　全生互恵会山櫻出版部（林芳信）
　昭和24年5月20日　A5　28頁　10円
　機関誌
　※製本

06480　山櫻　第30巻　第5号　6月号　N-2-9
　編集　林芳信
　全生互恵会山櫻出版部（林芳信）
　昭和24年6月20日　A5　32頁　10円
　機関誌
　※製本

06481　山櫻　第30巻　第7号　8月号　N-2-9
　編集　林芳信
　全生互恵会山櫻出版部（林芳信）
　昭和24年8月20日　A5　40頁　10円
　機関誌
　※製本

06482　山櫻　第30巻　第8号　9月号　N-2-9
　編集　林芳信
　全生互恵会山櫻出版部（林芳信）
　昭和24年9月20日　A5　28頁　10円
　機関誌
　※製本

06483　山櫻　第30巻　第9号　10・11月号　N-2-9
　編集　林芳信
　全生互恵会山櫻出版部（林芳信）
　昭和24年11月15日　A5　84頁　30円
　機関誌
　※創立40周年文藝特集号
　※製本

06484　山櫻　第30巻　第11号　12月号　N-2-9
　編集　林芳信
　全生互恵会山櫻出版部（林芳信）
　昭和24年12月1日　A5　40頁　10円
　機関誌
　※製本

06485　山櫻　第31巻　第1号　新年号　N-2-10
　編集　林芳信
　全生互恵会山櫻出版部（林芳信）
　昭和25年1月1日　A5　36頁　15円
　機関誌
　※製本

06486　山櫻　第31巻　第2号　2月号　N-2-10
　編集　林芳信
　全生互恵会山櫻出版部（林芳信）
　昭和25年2月1日　A5　28頁　15円
　機関誌
　※製本

06487　山櫻　第31巻　第3号　3月号　N-2-10
　編集　林芳信
　全生互恵会山櫻出版部（林芳信）
　昭和25年3月1日　A5　40頁　15円
　機関誌
　※製本

06488　山櫻　第31巻　第4号　4月号　N-2-10
　編集　林芳信
　全生互恵会山櫻出版部（林芳信）
　昭和25年4月1日　A5　40頁　15円
　機関誌
　※製本

06489　山櫻　第31巻　第5号　5月号　N-2-10
　編集　林芳信
　全生互恵会山櫻出版部（林芳信）
　昭和25年5月1日　A5　39頁　15円
　機関誌
　※製本

06490　山櫻　第31巻　第6号　6月号　N-2-10
　編集　林芳信
　全生互恵会山櫻出版部（林芳信）
　昭和25年6月1日　A5　32頁　15円
　機関誌
　※製本

06491　山櫻　第31巻　第7号　7月号　N-2-10
　編集　林芳信
　全生互恵会山櫻出版部（林芳信）
　昭和25年7月1日　A5　40頁　15円
　機関誌
　※製本

06492　山櫻　第31巻　第8号　8月号　N-2-10
　編集　林芳信
　全生互恵会山櫻出版部（林芳信）
　昭和25年8月1日　A5　36頁　15円
　機関誌
　※製本

06493　山櫻　第31巻　第9号　9月号　N-2-10
　編集　林芳信
　全生互恵会山櫻出版部（林芳信）
　昭和25年9月1日　A5　40頁　15円
　機関誌
　※製本

06494　山櫻　第31巻　第10号　10月号　N-2-10
　編集　林芳信
　全生互恵会山櫻出版部（林芳信）
　昭和25年10月1日　A5　32頁　15円
　機関誌
　※製本

06495　山櫻　第31巻　第11号　11月号　N-2-10
　編集　林芳信
　全生互恵会山櫻出版部（林芳信）
　昭和25年11月1日　A5　72頁　30円
　機関誌
　※製本

06496　山櫻　第31巻　第12号　12月号　N-2-10
　編集　林芳信
　全生互恵会山櫻出版部（林芳信）
　昭和25年12月1日　A5　32頁　15円
　機関誌
　※製本

06497　山櫻　第32巻　第1号　新年号　N-2-11
　編集　林芳信
　全生互恵会山櫻出版部（林芳信）
　昭和26年1月1日　A5　48頁　15円
　機関誌
　※製本

06498　**山櫻　第32巻　第2号　2月号**　N-2-11
　編集　林芳信
　全生互恵会山櫻出版部（林芳信）
　昭和26年2月1日　A5　32頁　15円
　機関誌
　※製本

06499　**山櫻　第32巻　第3号　3月号**　N-2-11
　編集　林芳信
　全生互恵会山櫻出版部（林芳信）
　昭和26年3月1日　A5　40頁　15円
　機関誌
　※製本

06500　**山櫻　第32巻　第4号　4月号**　N-2-11
　編集　林芳信
　全生互恵会山櫻出版部（林芳信）
　昭和26年4月1日　A5　48頁　15円
　機関誌
　※製本

06501　**山櫻　第32巻　第5号　5月号**　N-2-11
　編集　林芳信
　全生互恵会山櫻出版部（林芳信）
　昭和26年5月1日　A5　32頁　15円
　機関誌
　※製本

06502　**山櫻　第32巻　第6号　6月号**　N-2-11
　編集　林芳信
　全生互恵会山櫻出版部（林芳信）
　昭和26年6月1日　A5　32頁　15円
　機関誌
　※製本

06503　**山櫻　第32巻　第7号　7月号**　N-2-11
　編集　林芳信
　全生互恵会山櫻出版部（林芳信）
　昭和26年7月1日　A5　56頁　15円
　機関誌
　※製本

06504　**山櫻　第32巻　第9号　9月号**　N-2-11
　編集　林芳信
　全生互恵会山櫻出版部（林芳信）
　昭和26年9月1日　A5　43頁　30円
　機関誌
　※製本

06505　**山櫻　第32巻　第10号　10月号**　N-2-11
　編集　林芳信
　全生互恵会山櫻出版部（林芳信）
　昭和26年10月1日　A5　48頁　30円
　機関誌
　※製本

06506　**山櫻　第32巻　第11号　11月号**　N-2-11
　編集　林芳信
　全生互恵会山櫻出版部（林芳信）
　昭和26年11月1日　A5　40頁　30円
　機関誌
　※製本

06507　**山櫻　第32巻　第12号　12月号**　N-2-11
　編集　林芳信
　全生互恵会山櫻出版部（林芳信）
　昭和26年12月1日　A5　80頁　30円
　機関誌
　※製本

06508　**山櫻　第33巻　第1号　新年号**　N-2-12
　編集　林芳信
　全生互恵会山櫻出版部（林芳信）
　昭和27年1月1日　A5　56頁　30円
　機関誌
　※製本

06509　**山櫻　第33巻　第2号　2月号**　N-2-12
　編集　林芳信
　全生互恵会山櫻出版部（林芳信）
　昭和27年2月1日　A5　52頁　30円
　機関誌
　※製本

06510　**山櫻　第33巻　第3号　3月号**　N-2-12
　編集　林芳信
　全生互恵会山櫻出版部（林芳信）
　昭和27年3月1日　A5　52頁　30円
　機関誌
　※製本

06511　**山櫻　第33巻　第4号　4月号**　N-2-12
　編集　林芳信
　全生互恵会山櫻出版部（林芳信）
　昭和27年4月1日　A5　60頁　30円
　機関誌
　※製本

06512　**山櫻　第33巻　第5号　5月号**　N-2-12
　編集　林芳信
　全生互恵会山櫻出版部（林芳信）
　昭和27年5月1日　A5　40頁　30円
　機関誌
　※製本

06513　山櫻　第33巻　第6号　6月号　N-2-12
　編集　林芳信
　全生互恵会山櫻出版部（林芳信）
　昭和27年6月1日　A5　40頁　30円
　機関誌
　※製本

06514　山櫻　第33巻　第7号　7月号　N-2-12
　編集　林芳信
　全生互恵会山櫻出版部（林芳信）
　昭和27年7月1日　A5　40頁　30円
　機関誌
　※製本

06515　山櫻　第33巻　第8号　8月号　N-2-12
　編集　林芳信
　全生互恵会山櫻出版部（林芳信）
　昭和27年8月1日　A5　40頁　30円
　機関誌
　※製本

06516　山櫻　第33巻　第9号　9月号　N-2-12
　編集　林芳信
　全生互恵会山櫻出版部（林芳信）
　昭和27年9月1日　A5　40頁　30円
　機関誌
　※製本

06517　山櫻　第33巻　第10号　10月号　N-2-12
　編集　林芳信
　全生互恵会山櫻出版部（林芳信）
　昭和27年10月1日　A5　40頁　30円
　機関誌
　※製本

06518　多磨　第33巻　第11号　11月号　N-2-12
　編集　林芳信
　全生互恵会山櫻出版部（林芳信）
　昭和27年11月1日　A5　76頁　50円
　機関誌
　※製本

06519　多磨　第33巻　第12号　12月号　N-2-12
　編集　林芳信
　全生互恵会山櫻出版部（林芳信）
　昭和27年12月1日　A5　40頁　30円
　機関誌
　※製本

06520　多磨　第34巻　第1号　N-2-13
　編集　林芳信
　全生互恵会山櫻出版部（林芳信）
　昭和28年1月1日　A5　40頁　30円
　機関誌
　※製本

06521　多磨　第34巻　第2号　N-2-13
　編集　林芳信
　全生互恵会山櫻出版部（林芳信）
　昭和28年2月1日　A5　40頁　30円
　機関誌
　※製本

06522　多磨　第34巻　第3号　N-2-13
　編集　林芳信
　全生互恵会山櫻出版部（林芳信）
　昭和28年3月1日　A5　40頁　30円
　機関誌
　※製本

06523　多磨　第34巻　第4号　N-2-13
　編集　林芳信
　全生互恵会山櫻出版部（林芳信）
　昭和28年4月1日　A5　40頁　30円
　機関誌
　※製本

06524　多磨　第34巻　第5号　N-2-13
　編集　林芳信
　全生互恵会山櫻出版部（林芳信）
　昭和28年5月1日　A5　40頁　30円
　機関誌
　※製本

06525　多磨　第34巻　第6号　N-2-13
　編集　林芳信
　全生互恵会多磨出版部（林芳信）
　昭和28年6月1日　A5　40頁　30円
　機関誌
　※製本

06526　多磨　第34巻　第7号　N-2-13
　編集　林芳信
　全生互恵会多磨出版部（林芳信）
　昭和28年7月1日　A5　40頁　30円
　機関誌
　※製本

06527　多磨　第34巻　第8・9号　N-2-13
　編集　林芳信
　全生互恵会多磨出版部（林芳信）
　昭和28年9月7日　A5　48頁　30円
　機関誌
　※製本

06528 **多磨 第34巻 第10号** N-2-13
　編集　林芳信
　全生互恵会多磨出版部（林芳信）
　昭和28年10月1日　A5　40頁　30円
　機関誌
　※製本

06529 **多磨 第34巻 第11号** N-2-13
　編集　林芳信
　全生互恵会多磨出版部（林芳信）
　昭和28年11月1日　A5　72頁　30円
　機関誌
　※製本

06530 **多磨 第34巻 第12号** N-2-13
　編集　林芳信
　全生互恵会多磨出版部（林芳信）
　昭和28年12月1日　A5　40頁　30円
　機関誌
　※製本

06531 **多磨 第35巻 第1号** N-2-14
　編集　林芳信
　全生互恵会多磨出版部（林芳信）
　昭和29年1月1日　A5　44頁　30円
　機関誌
　※製本

06532 **多磨 第35巻 第2号** N-2-14
　編集　林芳信
　全生互恵会多磨出版部（林芳信）
　昭和29年2月1日　A5　48頁　30円
　機関誌
　※製本

06533 **多磨 第35巻 第3号** N-2-14
　編集　林芳信
　全生互恵会多磨出版部（林芳信）
　昭和29年3月1日　A5　48頁　30円
　機関誌
　※製本

06534 **多磨 第35巻 第4号** N-2-14
　編集　林芳信
　全生互恵会多磨出版部（林芳信）
　昭和29年4月1日　A5　48頁　30円
　機関誌
　※製本

06535 **多磨 第35巻 第5号** N-2-14
　編集　林芳信
　全生互恵会多磨出版部（林芳信）
　昭和29年5月1日　A5　48頁　30円
　機関誌
　※製本

06536 **多磨 第35巻 第6号** N-2-14
　編集　林芳信
　全生互恵会多磨出版部（林芳信）
　昭和29年6月1日　A5　48頁　30円
　機関誌
　※製本

06537 **多磨 第35巻 第7号** N-2-14
　編集　林芳信
　全生互恵会多磨出版部（林芳信）
　昭和29年7月1日　A5　48頁　30円
　機関誌
　※製本

06538 **多磨 第35巻 第8号** N-2-14
　編集　林芳信
　全生互恵会多磨出版部（林芳信）
　昭和29年8月1日　A5　48頁　30円
　機関誌
　※製本

06539 **多磨 第35巻 第9号** N-2-14
　編集　林芳信
　全生互恵会多磨出版部（林芳信）
　昭和29年9月1日　A5　36頁　30円
　機関誌
　※製本

06540 **多磨 第35巻 第10号** N-2-14
　編集　林芳信
　全生互恵会多磨出版部（林芳信）
　昭和29年10月1日　A5　32頁　30円
　機関誌
　※製本

06541 **多磨 第35巻 第11・12号** N-2-14
　編集　林芳信
　全生互恵会多磨出版部（林芳信）
　昭和29年12月1日　A5　76頁　60円
　機関誌
　※製本

06542 **多磨 第36巻 第1号** N-2-15
　編集　林芳信
　全生互恵会多磨出版部（林芳信）
　昭和30年1月1日　A5　32頁　30円
　機関誌
　※製本

06543　**多磨　第36巻　第2号**　N-2-15
　　編集　林芳信
　　全生互恵会多磨出版部（林芳信）
　　昭和30年2月1日　A5　32頁　30円
　　機関誌
　　※製本

06544　**多磨　第36巻　第3号**　N-2-15
　　編集　林芳信
　　全生互恵会多磨出版部（林芳信）
　　昭和30年3月1日　A5　32頁　30円
　　機関誌
　　※製本

06545　**多磨　第36巻　第4号**　N-2-15
　　編集　林芳信
　　全生互恵会多磨出版部（林芳信）
　　昭和30年4月1日　A5　32頁　30円
　　機関誌
　　※製本

06546　**多磨　第36巻　第5号**　N-2-15
　　編集　林芳信
　　全生互恵会多磨出版部（林芳信）
　　昭和30年5月1日　A5　32頁　30円
　　機関誌
　　※製本

06547　**多磨　第36巻　第6号**　N-2-15
　　編集　林芳信
　　全生互恵会多磨出版部（林芳信）
　　昭和30年6月1日　A5　32頁　30円
　　機関誌
　　※製本

06548　**多磨　第36巻　第7号**　N-2-15
　　編集　林芳信
　　全生互恵会多磨出版部（林芳信）
　　昭和30年7月1日　A5　32頁　30円
　　機関誌
　　※製本

06549　**多磨　第36巻　第8号**　N-2-15
　　編集　林芳信
　　全生互恵会多磨出版部（林芳信）
　　昭和30年8月1日　A5　49頁　30円
　　機関誌
　　※製本

06550　**多磨　第36巻　第9号**　N-2-15
　　編集　林芳信
　　全生互恵会多磨出版部（林芳信）
　　昭和30年9月12日　A5　83頁　80円
　　機関誌
　　※製本

06551　**多磨　第36巻　第10号**　N-2-15
　　編集　林芳信
　　全生互恵会多磨出版部（林芳信）
　　昭和30年10月1日　A5　40頁　30円
　　機関誌
　　※製本

06552　**多磨　第36巻　第12号**　N-2-15
　　編集　林芳信
　　全生互恵会多磨出版部（林芳信）
　　昭和30年12月1日　A5　71頁　60円
　　機関誌
　　※製本

06553　**多磨　第37巻　第1号**　N-2-16
　　編集　林芳信
　　全生互恵会多磨出版部（林芳信）
　　昭和31年1月1日　A5　32頁　30円
　　機関誌
　　※製本

06554　**多磨　第37巻　第2号**　N-2-16
　　編集　林芳信
　　全生互恵会多磨出版部（林芳信）
　　昭和31年2月1日　A5　32頁　30円
　　機関誌
　　※製本

06555　**多磨　第37巻　第3号**　N-2-16
　　編集　林芳信
　　全生互恵会多磨出版部（林芳信）
　　昭和31年3月1日　A5　32頁　30円
　　機関誌
　　※製本

06556　**多磨　第37巻　第4号**　N-2-16
　　編集　林芳信
　　全生互恵会多磨出版部（林芳信）
　　昭和31年4月1日　A5　32頁　30円
　　機関誌
　　※製本

06557　**多磨　第37巻　第5号**　N-2-16
　　編集　林芳信
　　全生互恵会多磨出版部（林芳信）
　　昭和31年5月1日　A5　32頁　30円
　　機関誌
　　※製本

06558　**多磨　第37巻　第6号**　N-2-16
　編集　林芳信
　全生互恵会多磨出版部（林芳信）
　昭和31年6月1日　A5　32頁　30円
　機関誌
　※製本

06559　**多磨　第37巻　第7号**　N-2-16
　編集　林芳信
　全生互恵会多磨出版部（林芳信）
　昭和31年7月1日　A5　32頁　30円
　機関誌
　※製本

06560　**多磨　第37巻　第8号**　N-2-16
　編集　林芳信
　全生互恵会多磨出版部（林芳信）
　昭和31年8月1日　A5　32頁　30円
　機関誌
　※製本

06561　**多磨　第37巻　第9号**　N-2-16
　編集　林芳信
　全生互恵会多磨出版部（林芳信）
　昭和31年9月1日　A5　32頁　30円
　機関誌
　※製本

06562　**多磨　第37巻　第10号**　N-2-16
　編集　林芳信
　全生互恵会多磨出版部（林芳信）
　昭和31年10月1日　A5　32頁　30円
　機関誌
　※製本

06563　**多磨　第37巻　第11号**　N-2-16
　編集　林芳信
　全生互恵会多磨出版部（林芳信）
　昭和31年12月1日　A5　68頁　60円
　機関誌
　※製本

06564　**多磨　第37巻　第12号**　N-2-16
　編集　林芳信
　多磨出版部（林芳信）
　昭和31年12月20日　A5　29頁　40円
　機関誌
　※臨時号
　※製本

06565　**多磨　第38巻　第1号**　N-2-17
　編集　林芳信
　全生互恵会多磨出版部（林芳信）
　昭和32年1月1日　A5　32頁　30円
　機関誌
　※製本

06566　**多磨　第38巻　第2号**　N-2-17
　編集　林芳信
　全生互恵会多磨出版部（林芳信）
　昭和32年2月1日　A5　32頁　30円
　機関誌
　※製本

06567　**多磨　第38巻　第3号**　N-2-17
　編集　林芳信
　全生互恵会多磨出版部（林芳信）
　昭和32年3月1日　A5　32頁　30円
　機関誌
　※製本

06568　**多磨　第38巻　第4号**　N-2-17
　編集　林芳信
　全生互恵会多磨出版部（林芳信）
　昭和32年4月1日　A5　32頁　30円
　機関誌
　※製本

06569　**多磨　第38巻　第5号**　N-2-17
　編集　林芳信
　全生互恵会多磨出版部（林芳信）
　昭和32年5月1日　A5　32頁　30円
　機関誌
　※製本

06570　**多磨　第38巻　第6号**　N-2-17
　編集　林芳信
　全生互恵会多磨出版部（林芳信）
　昭和32年6月1日　A5　32頁　30円
　機関誌
　※製本

06571　**多磨　第38巻　第7号**　N-2-17
　編集　林芳信
　全生互恵会多磨出版部（林芳信）
　昭和32年7月1日　A5　32頁　30円
　機関誌
　※製本

06572　**多磨　第38巻　第8号**　N-2-17
　編集　林芳信
　全生互恵会多磨出版部（林芳信）
　昭和32年8月1日　A5　32頁　30円
　機関誌
　※製本

06573　**多磨　第38巻　第9号**　N-2-17
編集　林芳信
全生互恵会多磨出版部（林芳信）
昭和32年9月1日　A5　32頁　30円
機関誌
※製本

06574　**多磨　第38巻　第10号**　N-2-17
編集　林芳信
全生互恵会多磨出版部（林芳信）
昭和32年10月1日　A5　32頁　30円
機関誌
※製本

06575　**多磨　第38巻　第11号**　N-2-17
編集　林芳信
全生互恵会多磨出版部（林芳信）
昭和32年11月1日　A5　64頁　50円
機関誌
※文藝特集号
※製本

06576　**多磨　第38巻　第12号**　N-2-17
編集　林芳信
全生互恵会多磨出版部（林芳信）
昭和32年12月1日　A5　32頁　30円
機関誌
※製本

06577　**多磨　第39巻　第1号**　N-2-18
編集　林芳信
全生互恵会多磨出版部（林芳信）
昭和33年1月1日　A5　32頁　30円
機関誌
※製本

06578　**多磨　第39巻　第2号**　N-2-18
編集　林芳信
全生互恵会多磨出版部（林芳信）
昭和33年2月1日　A5　32頁　30円
機関誌
※製本

06579　**多磨　第39巻　第3号**　N-2-18
編集　林芳信
全生互恵会多磨出版部（林芳信）
昭和33年3月1日　A5　32頁　30円
機関誌
※製本

06580　**多磨　第39巻　第5号**　N-2-18
編集　林芳信
全生互恵会多磨出版部（林芳信）
昭和33年5月1日　A5　32頁　30円
機関誌
※製本

06581　**多磨　第39巻　第6号**　N-2-18
編集　林芳信
全生互恵会多磨出版部（林芳信）
昭和33年6月1日　A5　32頁　30円
機関誌
※製本

06582　**多磨　第39巻　第7号**　N-2-18
編集　林芳信
全生互恵会多磨出版部（林芳信）
昭和33年7月1日　A5　32頁　30円
機関誌
※製本

06583　**多磨　第39巻　第8号**　N-2-18
編集　林芳信
全生互恵会多磨出版部（林芳信）
昭和33年8月1日　A5　32頁　30円
機関誌
※製本

06584　**多磨　第39巻　第9号**　N-2-18
編集　林芳信
全生互恵会多磨出版部（林芳信）
昭和33年9月1日　A5　32頁　30円
機関誌
※製本

06585　**多磨　第39巻　第10号**　N-2-18
編集　林芳信
全生互恵会多磨出版部（林芳信）
昭和33年10月1日　A5　32頁　30円
機関誌
※製本

06586　**多磨　第39巻　第11号**　N-2-18
編集　林芳信
全生互恵会多磨出版部（林芳信）
昭和33年11月1日　A5　64頁　50円
機関誌
※文藝特集号
※製本

06587　**多磨　第39巻　第12号**　N-2-18
編集　林芳信
全生互恵会多磨出版部（林芳信）
昭和33年12月1日　A5　32頁　30円
機関誌
※製本

06588　**多磨　第40巻　第1号**　N-2-19
　編集　林芳信
　全生互恵会多磨出版部（林芳信）
　昭和34年1月1日　A5　32頁　30円
　機関誌
　※製本

06589　**多磨　第40巻　第2号**　N-2-19
　編集　林芳信
　全生互恵会多磨出版部（林芳信）
　昭和34年2月1日　A5　32頁　30円
　機関誌
　※製本

06590　**多磨　第40巻　第3号**　N-2-19
　編集　林芳信
　全生互恵会多磨出版部（林芳信）
　昭和34年3月1日　A5　32頁　30円
　機関誌
　※製本

06591　**多磨　第40巻　第4号**　N-2-19
　編集　林芳信
　全生互恵会多磨出版部（林芳信）
　昭和34年4月1日　A5　32頁　30円
　機関誌
　※製本

06592　**多磨　第40巻　第5号**　N-2-19
　編集　林芳信
　全生互恵会多磨出版部（林芳信）
　昭和34年5月1日　A5　32頁　30円
　機関誌
　※製本

06593　**多磨　第40巻　第6号**　N-2-19
　編集　林芳信
　全生互恵会多磨出版部（林芳信）
　昭和34年6月1日　A5　32頁　30円
　機関誌
　※製本

06594　**多磨　第40巻　第7号**　N-2-19
　編集　林芳信
　全生互恵会多磨出版部（林芳信）
　昭和34年7月1日　A5　32頁　30円
　機関誌
　※製本

06595　**多磨　第40巻　第8号**　N-2-19
　編集　林芳信
　全生互恵会多磨出版部（林芳信）
　昭和34年8月1日　A5　32頁　30円
　機関誌
　※製本

06596　**多磨　第40巻　第9号**　N-2-19
　編集　林芳信
　全生互恵会多磨出版部（林芳信）
　昭和34年9月1日　A5　32頁　30円
　機関誌
　※製本

06597　**多磨　第40巻　第10号**　N-2-19
　編集　林芳信
　全生互恵会多磨出版部（林芳信）
　昭和34年11月1日　A5　120頁　80円
　機関誌
　※特集　戦前の多磨全生園
　※製本

06598　**多磨　第40巻　第11号**　N-2-19
　編集　林芳信
　全生互恵会多磨出版部（林芳信）
　昭和34年12月1日　A5　32頁　30円
　機関誌
　※開園50周年記念号　その2
　※製本

06599　**多磨　第41巻　第1号**　N-3-1
　編集　林芳信
　全生互恵会多磨出版部（林芳信）
　昭和35年1月1日　A5　32頁　30円
　機関誌
　※製本

06600　**多磨　第41巻　第2号**　N-3-1
　編集　林芳信
　全生互恵会多磨出版部（林芳信）
　昭和35年2月1日　A5　32頁　30円
　機関誌
　※製本

06601　**多磨　第41巻　第3号**　N-3-1
　編集　林芳信
　全生互恵会多磨出版部（林芳信）
　昭和35年3月1日　A5　32頁　30円
　機関誌
　※製本

06602　**多磨　第41巻　第4号**　N-3-1
　編集　林芳信
　全生互恵会多磨出版部（林芳信）
　昭和35年4月1日　A5　40頁　30円
　機関誌
　※製本

06603 **多磨　第41巻　第5号**　N-3-1
編集　林芳信
全生互恵会多磨出版部（林芳信）
昭和35年5月1日　A5　32頁　30円
機関誌
※製本

06604 **多磨　第41巻　第6号**　N-3-1
編集　林芳信
全生互恵会多磨出版部（林芳信）
昭和35年6月1日　A5　32頁　30円
機関誌
※製本

06605 **多磨　第41巻　第7号**　N-3-1
編集　林芳信
全生互恵会多磨出版部（林芳信）
昭和35年7月1日　A5　32頁　30円
機関誌
※製本

06606 **多磨　第41巻　第8号**　N-3-1
編集　林芳信
全生互恵会多磨出版部（林芳信）
昭和35年8月1日　A5　28頁　30円
機関誌
※製本

06607 **多磨　第41巻　第9号**　N-3-1
編集　林芳信
全生互恵会多磨出版部（林芳信）
昭和35年9月1日　A5　36頁　30円
機関誌
※製本

06608 **多磨　第41巻　第10号**　N-3-1
編集　林芳信
全生互恵会多磨出版部（林芳信）
昭和35年10月1日　A5　32頁　30円
機関誌
※製本

06609 **多磨　第41巻　第11号**　N-3-1
編集　林芳信
全生互恵会多磨出版部（林芳信）
昭和35年11月1日　A5　28頁　30円
機関誌
※製本

06610 **多磨　第41巻　第12号**　N-3-1
編集　林芳信
全生互恵会多磨出版部（林芳信）
昭和35年12月10日　A5　36頁　30円
機関誌
※製本

06611 **多磨　第42巻　第1号**　N-3-2
編集　林芳信
全生互恵会多磨出版部（林芳信）
昭和36年1月1日　A5　32頁　30円
機関誌
※製本

06612 **多磨　第42巻　第2号**　N-3-2
編集　林芳信
全生互恵会多磨出版部（林芳信）
昭和36年2月1日　A5　32頁　30円
機関誌
※製本

06613 **多磨　第42巻　第3号**　N-3-2
編集　林芳信
全生互恵会多磨出版部（林芳信）
昭和36年3月1日　A5　64頁　30円
機関誌
※製本

06614 **多磨　第42巻　第4号**　N-3-2
編集　林芳信
全生互恵会多磨出版部（林芳信）
昭和36年4月10日　A5　36頁　30円
機関誌
※製本

06615 **多磨　第42巻　第5号**　N-3-2
編集　林芳信
全生互恵会多磨出版部（林芳信）
昭和36年5月1日　A5　32頁　30円
機関誌
※製本

06616 **多磨　第42巻　第6号**　N-3-2
編集　林芳信
全生互恵会多磨出版部（林芳信）
昭和36年6月1日　A5　32頁　30円
機関誌
※製本

06617 **多磨　第42巻　第7号**　N-3-2
編集　林芳信
全生互恵会多磨出版部（林芳信）
昭和36年7月1日　A5　32頁　30円
機関誌
※製本

06618　**多磨　第42巻　第8号**　N-3-2
編集　林芳信
全生互恵会多磨出版部（林芳信）
昭和36年8月1日　A5　32頁　30円
機関誌
※製本

06619　**多磨　第42巻　第9号**　N-3-2
編集　林芳信
全生互恵会多磨出版部（林芳信）
昭和36年9月1日　A5　32頁　30円
機関誌
※製本

06620　**多磨　第42巻　第10号**　N-3-2
編集　林芳信
全生互恵会多磨出版部（林芳信）
昭和36年10月1日　A5　32頁　30円
機関誌
※製本

06621　**多磨　第42巻　第11号**　N-3-2
編集　林芳信
全生互恵会多磨出版部（林芳信）
昭和36年11月1日　A5　40頁　30円
機関誌
※製本

06622　**多磨　第42巻　第12号**　N-3-2
編集　林芳信
全生互恵会多磨出版部（林芳信）
昭和36年12月1日　A5　32頁　30円
機関誌
※製本

06623　**多磨　第43巻　第1号**　N-3-3
編集　林芳信
全生互恵会多磨出版部（林芳信）
昭和37年1月1日　A5　32頁　30円
機関誌
※製本

06624　**多磨　第43巻　第2号　2・3月号**　N-3-3
編集　林芳信
全生互恵会多磨出版部（林芳信）
昭和37年3月1日　A5　46頁　30円
機関誌
※製本

06625　**多磨　第43巻　第4号**　N-3-3
編集　林芳信
全生互恵会多磨出版部（林芳信）
昭和37年4月1日　A5　50頁　50円
機関誌
※製本

06626　**多磨　第43巻　第4号**　N-3-3
編集　林芳信
全生互恵会多磨出版部（林芳信）
昭和37年5月1日　A5　20頁　30円
機関誌
※製本

06627　**多磨　第43巻　第5号**　N-3-3
編集　林芳信
全生互恵会多磨出版部（林芳信）
昭和37年6月1日　A5　32頁　30円
機関誌
※製本

06628　**多磨　第43巻　第6号**　N-3-3
編集　林芳信
全生互恵会多磨出版部（林芳信）
昭和37年7月1日　A5　36頁　30円
機関誌
※製本

06629　**多磨　第43巻　第7号　8・9月号**　N-3-3
編集　林芳信
全生互恵会多磨出版部（林芳信）
昭和37年8月1日　A5　44頁　30円
機関誌
※製本

06630　**多磨　第43巻　第8号**　N-3-3
編集　林芳信
全生互恵会多磨出版部（林芳信）
昭和37年10月1日　A5　38頁　30円
機関誌
※製本

06631　**多磨　第43巻　第9号**　N-3-3
編集　林芳信
全生互恵会多磨出版部（林芳信）
昭和37年11月1日　A5　36頁　30円
機関誌
※製本

06632　**多磨　第43巻　第10号**　N-3-3
編集　林芳信
全生互恵会多磨出版部（林芳信）
昭和37年12月1日　A5　38頁　30円
機関誌
※製本

06633 **多磨　第44巻　第1号**　N-3-4
　編集　林芳信
　全生互恵会多磨出版部（林芳信）
　昭和38年1月1日　A5　34頁　30円
　機関誌
　※製本

06634 **多磨　第44巻　第2号**　N-3-4
　編集　林芳信
　全生互恵会多磨出版部（林芳信）
　昭和38年3月1日　A5　68頁　60円
　機関誌
　※文芸特集号
　※製本

06635 **多磨　第44巻　第3号**　N-3-4
　編集　林芳信
　全生互恵会多磨出版部（林芳信）
　昭和38年4月1日　A5　34頁　30円
　機関誌
　※製本

06636 **多磨　第44巻　第4号**　N-3-4
　編集　林芳信
　全生互恵会多磨出版部（林芳信）
　昭和38年5月1日　A5　32頁　30円
　機関誌
　※製本

06637 **多磨　第44巻　第5号**　N-3-4
　編集　林芳信
　全生互恵会多磨出版部（林芳信）
　昭和38年6月1日　A5　42頁　30円
　機関誌
　※製本

06638 **多磨　第44巻　第6号**　N-3-4
　編集　林芳信
　全生互恵会多磨出版部（林芳信）
　昭和38年7月1日　A5　34頁　30円
　機関誌
　※製本

06639 **多磨　第44巻　第7号**　N-3-4
　編集　矢嶋良一
　全生互恵会多磨出版部（矢嶋良一）
　昭和38年9月1日　A5　40頁　30円
　機関誌
　※製本

06640 **多磨　第44巻　第8号**　N-3-4
　編集　矢嶋良一
　全生互恵会多磨出版部（矢嶋良一）
　昭和38年10月1日　A5　28頁　30円
　機関誌
　※製本

06641 **多磨　第44巻　第9号**　N-3-4
　編集　矢嶋良一
　全生互恵会多磨出版部（矢嶋良一）
　昭和38年11月1日　A5　36頁　30円
　機関誌
　※製本

06642 **多磨　第44巻　第10号**　N-3-4
　編集　矢嶋良一
　全生互恵会多磨出版部（矢嶋良一）
　昭和38年12月1日　A5　28頁　30円
　機関誌
　※製本

06643 **多磨　第45巻　第1号**　N-3-5
　編集　矢嶋良一
　全生互恵会多磨出版部（矢嶋良一）
　昭和39年1月1日　A5　32頁　30円
　機関誌
　※製本

06644 **多磨　第45巻　第2号　2・3月号**　N-3-5
　編集　矢嶋良一
　全生互恵会多磨出版部（矢嶋良一）
　昭和39年3月1日　A5　70頁　60円
　機関誌
　※製本

06645 **多磨　第45巻　第4号　4月号**　N-3-5
　編集　矢嶋良一
　全生互恵会多磨出版部（矢嶋良一）
　昭和39年4月1日　A5　34頁　30円
　機関誌
　※製本

06646 **多磨　第45巻　第5号　5月号**　N-3-5
　編集　矢嶋良一
　全生互恵会多磨出版部（矢嶋良一）
　昭和39年5月1日　A5　32頁　30円
　機関誌
　※製本

06647 **多磨　第45巻　第5号　6月号**　N-3-5
　編集　矢嶋良一
　全生互恵会多磨出版部（矢嶋良一）
　昭和39年6月1日　A5　36頁　30円
　機関誌
　※製本

06648　**多磨　第45巻　第6号　7月号**　N-3-5
　編集　矢嶋良一
　全生互恵会多磨出版部（矢嶋良一）
　昭和39年7月1日　A5　32頁　30円
　機関誌
　※製本

06649　**多磨　第45巻　第7号　8月号**　N-3-5
　編集　矢嶋良一
　全生互恵会多磨出版部（矢嶋良一）
　昭和39年8月1日　A5　32頁　30円
　機関誌
　※製本

06650　**多磨　第45巻　第8号　9月号**　N-3-5
　編集　矢嶋良一
　全生互恵会多磨出版部（矢嶋良一）
　昭和39年9月1日　A5　34頁　30円
　機関誌
　※製本

06651　**多磨　第45巻　第9号　10月号**　N-3-5
　編集　矢嶋良一
　全生互恵会多磨出版部（矢嶋良一）
　昭和39年10月1日　A5　28頁　30円
　機関誌
　※製本

06652　**多磨　第45巻　第10号　11月号**　N-3-5
　編集　矢嶋良一
　全生互恵会多磨出版部（矢嶋良一）
　昭和39年11月1日　A5　32頁　30円
　機関誌
　※製本

06653　**多磨　第45巻　第11号　12月号**　N-3-5
　編集　矢嶋良一
　全生互恵会多磨出版部（矢嶋良一）
　昭和39年12月1日　A5　33頁　30円
　機関誌
　※製本

06654　**多磨　第46巻　第1号　1月号**　N-3-6
　編集　矢嶋良一
　全生互恵会多磨出版部（矢嶋良一）
　昭和40年1月1日　A5　30頁　30円
　機関誌
　※製本

06655　**多磨　第46巻　第1号　2月号**　N-3-6
　編集　矢嶋良一
　全生互恵会多磨出版部（矢嶋良一）
　昭和40年2月1日　A5　27頁　30円
　機関誌
　※製本

06656　**多磨　第46巻　第3号　3月号**　N-3-6
　編集　矢嶋良一
　全生互恵会多磨出版部（矢嶋良一）
　昭和40年3月1日　A5　42頁　40円
　機関誌
　※製本

06657　**多磨　第46巻　第4号　4月号**　N-3-6
　編集　矢嶋良一
　全生互恵会多磨出版部（矢嶋良一）
　昭和40年4月1日　A5　32頁　30円
　機関誌
　※製本

06658　**多磨　第46巻　第5号　5月号**　N-3-6
　編集　矢嶋良一
　全生互恵会多磨出版部（矢嶋良一）
　昭和40年5月1日　A5　32頁　30円
　機関誌
　※製本

06659　**多磨　第46巻　第6号　6月号**　N-3-6
　編集　矢嶋良一
　全生互恵会多磨出版部（矢嶋良一）
　昭和40年6月1日　A5　32頁　30円
　機関誌
　※製本

06660　**多磨　第46巻　第7号　7月号**　N-3-6
　編集　矢嶋良一
　全生互恵会多磨出版部（矢嶋良一）
　昭和40年7月1日　A5　44頁　30円
　機関誌
　※製本

06661　**多磨　第46巻　第8号　8月号**　N-3-6
　編集　矢嶋良一
　全生互恵会多磨出版部（矢嶋良一）
　昭和40年8月1日　A5　30頁　30円
　機関誌
　※製本

06662　**多磨　第46巻　第9号　9月号**　N-3-6
　編集　矢嶋良一
　全生互恵会多磨出版部（矢嶋良一）
　昭和40年9月1日　A5　32頁　30円
　機関誌
　※製本

06663　**多磨　第46巻　第10号　10月号**　N-3-6
　　編集　矢嶋良一
　　全生互恵会多磨出版部（矢嶋良一）
　　昭和40年10月1日　A5　30頁　30円
　　機関誌
　　※製本

06664　**多磨　第46巻　第11号　11月号**　N-3-6
　　編集　矢嶋良一
　　全生互恵会多磨出版部（矢嶋良一）
　　昭和40年11月1日　A5　38頁　30円
　　機関誌
　　※製本

06665　**多磨　第46巻　第12号　12月号**　N-3-6
　　編集　矢嶋良一
　　全生互恵会多磨出版部（矢嶋良一）
　　昭和40年12月1日　A5　34頁　30円
　　機関誌
　　※製本

06666　**多磨　第47巻　第1号　1月号**　N-3-7
　　編集　矢嶋良一
　　全生互恵会多磨出版部（矢嶋良一）
　　昭和41年1月1日　A5　32頁　30円
　　機関誌
　　※製本

06667　**多磨　第47巻　第2号　2月号**　N-3-7
　　編集　矢嶋良一
　　全生互恵会多磨出版部（矢嶋良一）
　　昭和41年2月1日　A5　56頁　30円
　　機関誌
　　※製本

06668　**多磨　第47巻　第3号　3月号**　N-3-7
　　編集　矢嶋良一
　　全生互恵会多磨出版部（矢嶋良一）
　　昭和41年3月1日　A5　36頁　30円
　　機関誌
　　※製本

06669　**多磨　第47巻　第4号　4月号**　N-3-7
　　編集　矢嶋良一
　　全生互恵会多磨出版部（矢嶋良一）
　　昭和41年4月1日　A5　28頁　30円
　　機関誌
　　※製本

06670　**多磨　第47巻　第5号　5月号**　N-3-7
　　編集　矢嶋良一
　　全生互恵会多磨出版部（矢嶋良一）
　　昭和41年5月1日　A5　30頁　30円
　　機関誌
　　※製本

06671　**多磨　第47巻　第6号　6月号**　N-3-7
　　編集　矢嶋良一
　　全生互恵会多磨出版部（矢嶋良一）
　　昭和41年6月1日　A5　36頁　30円
　　機関誌
　　※製本

06672　**多磨　第47巻　第7号　7月号**　N-3-7
　　編集　矢嶋良一
　　全生互恵会多磨出版部（矢嶋良一）
　　昭和41年7月1日　A5　34頁　30円
　　機関誌
　　※製本

06673　**多磨　第47巻　第8号　8月号**　N-3-7
　　編集　矢嶋良一
　　全生互恵会多磨出版部（矢嶋良一）
　　昭和41年8月1日　A5　32頁　30円
　　機関誌
　　※製本

06674　**多磨　第47巻　第9号　9月号**　N-3-7
　　編集　矢嶋良一
　　全生互恵会多磨出版部（矢嶋良一）
　　昭和41年9月1日　A5　32頁　30円
　　機関誌
　　※製本

06675　**多磨　第47巻　第10号　10月号**　N-3-7
　　編集　矢嶋良一
　　全生互恵会多磨出版部（矢嶋良一）
　　昭和41年10月1日　A5　37頁　30円
　　機関誌
　　※製本

06676　**多磨　第47巻　第11号　11月号**　N-3-7
　　編集　矢嶋良一
　　全生互恵会多磨出版部（矢嶋良一）
　　昭和41年11月1日　A5　32頁　30円
　　機関誌
　　※製本

06677　**多磨　第47巻　第12号　12月号**　N-3-7
　　編集　矢嶋良一
　　全生互恵会多磨出版部（矢嶋良一）
　　昭和41年12月1日　A5　34頁　30円
　　機関誌
　　※製本

06678　多磨　第48巻　第1号　1月号　N-3-8
　　編集　矢嶋良一
　　全生互恵会多磨出版部（矢嶋良一）
　　昭和42年1月1日　A5　32頁　30円
　　機関誌
　　※製本

06679　多磨　第48巻　第2号　2月号　N-3-8
　　編集　矢嶋良一
　　全生互恵会多磨出版部（矢嶋良一）
　　昭和42年2月1日　A5　52頁　40円
　　機関誌
　　※製本

06680　多磨　第48巻　第3号　3月号　N-3-8
　　編集　矢嶋良一
　　全生互恵会多磨出版部（矢嶋良一）
　　昭和42年3月1日　A5　32頁　40円
　　機関誌
　　※製本

06681　多磨　第48巻　第4号　4月号　N-3-8
　　編集　矢嶋良一
　　全生互恵会多磨出版部（矢嶋良一）
　　昭和42年4月1日　A5　34頁　40円
　　機関誌
　　※製本

06682　多磨　第48巻　第5号　5月号　N-3-8
　　編集　矢嶋良一
　　全生互恵会多磨出版部（矢嶋良一）
　　昭和42年5月1日　A5　36頁　40円
　　機関誌
　　※製本

06683　多磨　第48巻　第6号　6月号　N-3-8
　　編集　矢嶋良一
　　全生互恵会多磨出版部（矢嶋良一）
　　昭和42年6月1日　A5　32頁　40円
　　機関誌
　　※製本

06684　多磨　第48巻　第7号　7月号　N-3-8
　　編集　矢嶋良一
　　全生互恵会多磨出版部（矢嶋良一）
　　昭和42年7月1日　A5　36頁　40円
　　機関誌
　　※製本

06685　多磨　第48巻　第8号　8月号　N-3-8
　　編集　矢嶋良一
　　全生互恵会多磨出版部（矢嶋良一）
　　昭和42年8月1日　A5　36頁　40円
　　機関誌
　　※製本

06686　多磨　第48巻　第9号　9月号　N-3-8
　　編集　矢嶋良一
　　全生互恵会多磨出版部（矢嶋良一）
　　昭和42年9月1日　A5　34頁　40円
　　機関誌
　　※製本

06687　多磨　第48巻　第10号　10月号　N-3-8
　　編集　矢嶋良一
　　全生互恵会多磨出版部（矢嶋良一）
　　昭和42年10月1日　A5　32頁　40円
　　機関誌
　　※製本

06688　多磨　第48巻　第11号　11月号　N-3-8
　　編集　矢嶋良一
　　全生互恵会多磨出版部（矢島良一）
　　昭和42年11月1日　A5　32頁　40円
　　機関誌
　　※製本

06689　多磨　第48巻　第12号　12月号　N-3-8
　　編集　矢島良一
　　全生互恵会多磨出版部（矢島良一）
　　昭和42年12月1日　A5　36頁　40円
　　機関誌
　　※製本

06690　多磨　第49巻　第1号　1月号　通巻553号
　　N-3-9
　　編集　矢島良一
　　全生互恵会多磨出版部（矢島良一）
　　昭和43年1月1日　A5　32頁　30円
　　機関誌
　　※製本

06691　多磨　第49巻　第2号　2月号　通巻554号
　　N-3-9
　　編集　矢島良一
　　全生互恵会多磨出版部（矢島良一）
　　昭和43年2月1日　A5　48頁　40円
　　機関誌
　　※製本

06692　多磨　第49巻　第3号　3月号　通巻555号
　　N-3-9
　　編集　矢島良一
　　全生互恵会多磨出版部（矢島良一）
　　昭和43年3月1日　A5　28頁　30円
　　機関誌

06693　多磨　第49巻　第4号　4月号　通巻556号　N-3-9
　編集　矢島良一
　全生互恵会多磨出版部（矢島良一）
　昭和43年4月1日　A5　32頁　30円
　機関誌
　※製本

06694　多磨　第49巻　第5号　5月号　通巻557号　N-3-9
　編集　矢島良一
　全生互恵会多磨出版部（矢島良一）
　昭和43年5月1日　A5　30頁　30円
　機関誌
　※製本

06695　多磨　第49巻　第6号　6月号　通巻558号　N-3-9
　編集　矢島良一
　全生互恵会多磨出版部（矢島良一）
　昭和43年6月1日　A5　30頁　30円
　機関誌
　※製本

06696　多磨　第49巻　第7号　7月号　通巻559号　N-3-9
　編集　矢島良一
　全生互恵会多磨出版部（矢島良一）
　昭和43年7月1日　A5　30頁　30円
　機関誌
　※製本

06697　多磨　第49巻　第8号　8月号　通巻560号　N-3-9
　編集　矢島良一
　全生互恵会多磨出版部（矢島良一）
　昭和43年8月1日　A5　32頁　30円
　機関誌
　※製本

06698　多磨　第49巻　第9号　9月号　通巻561号　N-3-9
　編集　矢島良一
　全生互恵会多磨出版部（矢島良一）
　昭和43年9月1日　A5　32頁　30円
　機関誌
　※製本

06699　多磨　第49巻　第10号　10月号　通巻562号　N-3-9
　編集　矢島良一
　全生互恵会多磨出版部（矢島良一）
　昭和43年10月1日　A5　32頁　30円
　機関誌
　※製本

06700　多磨　第49巻　第11号　11月号　通巻563号　N-3-9
　編集　矢島良一
　全生互恵会多磨出版部（矢島良一）
　昭和43年11月1日　A5　30頁　30円
　機関誌
　※製本

06701　多磨　第49巻　第12号　12月号　通巻564号　N-3-9
　編集　矢島良一
　全生互恵会多磨出版部（矢島良一）
　昭和43年12月1日　A5　32頁　30円
　機関誌
　※製本

06702　多磨　第50巻　第1号　1月号　通巻565号　N-3-10
　編集　矢島良一
　全生互恵会多磨出版部（矢島良一）
　昭和44年1月1日　A5　36頁　30円
　機関誌
　※製本

06703　多磨　第50巻　第2号　2月号　通巻566号　N-3-10
　編集　矢島良一
　全生互恵会多磨出版部（矢島良一）
　昭和44年2月1日　A5　34頁　30円
　機関誌
　※製本

06704　多磨　第50巻　第3号　3月号　通巻567号　N-3-10
　編集　矢嶋良一
　全生互恵会多磨出版部（矢嶋良一）
　昭和44年3月1日　A5　32頁　30円
　機関誌
　※製本

06705　多磨　第50巻　第4号　4月号　通巻568号　N-3-10
　編集　矢嶋良一
　全生互恵会多磨出版部（矢嶋良一）
　昭和44年4月1日　A5　34頁　30円
　機関誌
　※製本

06706　多磨　第50巻　第5号　5月号　通巻569号

N-3-10
　編集　矢嶋良一
　全生互恵会多磨出版部（矢嶋良一）
　昭和44年5月1日　A5　34頁　30円
　機関誌
　※製本

06707　多磨　第50巻　第6号　6月号　通巻570号
N-3-10
　編集　矢嶋良一
　全生互恵会多磨出版部（矢嶋良一）
　昭和44年6月1日　A5　32頁　30円
　機関誌
　※製本

06708　多磨　第50巻　第7号　7月号　通巻571号
N-3-10
　編集　矢嶋良一
　全生互恵会多磨出版部（矢嶋良一）
　昭和44年7月1日　A5　32頁　30円
　機関誌
　※製本

06709　多磨　第50巻　第8号　8月号　通巻572号
N-3-10
　編集　矢嶋良一
　全生互恵会多磨出版部（矢嶋良一）
　昭和44年8月1日　A5　36頁　30円
　機関誌
　※製本

06710　多磨　第50巻　第9号　9月号　通巻573号
N-3-10
　編集　矢嶋良一
　全生互恵会多磨出版部（矢嶋良一）
　昭和44年9月1日　A5　48頁　30円
　機関誌
　※製本

06711　多磨　第50巻　第10号　10月号　通巻574号
N-3-10
　編集　矢嶋良一
　全生互恵会多磨出版部（矢嶋良一）
　昭和44年10月1日　A5　29頁　30円
　機関誌
　※製本

06712　多磨　第50巻　第11号　11月号　通巻575号
N-3-10
　編集　矢嶋良一
　全生互恵会多磨出版部（矢嶋良一）
　昭和44年11月1日　A5　28頁　30円
　機関誌
　※製本

06713　多磨　第50巻　第12号　12月号　通巻576号
N-3-10
　編集　矢嶋良一
　全生互恵会多磨出版部（矢嶋良一）
　昭和44年12月1日　A5　32頁　30円
　機関誌
　※製本

06714　多磨　第51巻　第1号　1月号　通巻577号
N-3-11
　編集　矢嶋良一
　全生互恵会多磨出版部（矢嶋良一）
　昭和45年1月1日　A5　32頁　30円
　機関誌
　※製本

06715　多磨　第51巻　第2号　2月号　通巻578号
N-3-11
　編集　矢嶋良一
　全生互恵会多磨出版部（矢嶋良一）
　昭和45年2月1日　A5　32頁　30円
　機関誌
　※製本

06716　多磨　第51巻　第3号　3月号　通巻579号
N-3-11
　編集　矢嶋良一
　全生互恵会多磨出版部（矢嶋良一）
　昭和45年3月1日　A5　32頁　30円
　機関誌
　※製本

06717　多磨　第51巻　第4号　4月号　通巻580号
N-3-11
　編集　矢嶋良一
　全生互恵会多磨出版部（矢嶋良一）
　昭和45年4月1日　A5　36頁　30円
　機関誌
　※製本

06718　多磨　第51巻　第5号　5月号　通巻581号
N-3-11
　編集　矢嶋良一
　全生互恵会多磨出版部（矢嶋良一）
　昭和45年5月1日　A5　32頁　30円
　機関誌
　※製本

06719　多磨　第51巻　第6号　6月号　通巻582号
N-3-11
　編集　矢嶋良一

全生互恵会多磨出版部（矢嶋良一）
昭和45年6月1日　A5　32頁　30円
機関誌
※製本

06720　多磨　第51巻　第7号　7月号　通巻583号
N-3-11
　編集　矢嶋良一
　全生互恵会多磨出版部（矢嶋良一）
　昭和45年7月1日　A5　32頁　30円
　機関誌
　※製本

06721　多磨　第51巻　第8号　8月号　通巻584号
N-3-11
　編集　矢嶋良一
　全生互恵会多磨出版部（矢嶋良一）
　昭和45年8月1日　A5　32頁　30円
　機関誌
　※製本

06722　多磨　第51巻　第9号　9月号　通巻585号
N-3-11
　編集　矢嶋良一
　全生互恵会多磨出版部（矢嶋良一）
　昭和45年9月1日　A5　28頁　30円
　機関誌
　※製本

06723　多磨　第51巻　第10号　10月号　通巻586号
N-3-11
　編集　矢嶋良一
　全生互恵会多磨出版部（矢嶋良一）
　昭和45年10月1日　A5　32頁　30円
　機関誌
　※製本

06724　多磨　第51巻　第11号　11月号　通巻587号
N-3-11
　編集　矢嶋良一
　全生互恵会多磨出版部（矢嶋良一）
　昭和45年11月1日　A5　32頁　30円
　機関誌
　※製本

06725　多磨　第51巻　第12号　12月号　通巻588号
N-3-11
　編集　矢嶋良一
　全生互恵会多磨出版部（矢嶋良一）
　昭和45年12月1日　A5　36頁　30円
　機関誌
　※製本

06726　多磨　第52巻　第1号　1月号　通巻589号
N-3-12
　編集　矢嶋良一
　全生互恵会多磨出版部（矢嶋良一）
　昭和46年1月1日　A5　32頁　30円
　機関誌
　※製本

06727　多磨　第52巻　第2号　2月号　通巻590号
N-3-12
　編集　矢嶋良一
　全生互恵会多磨出版部（矢嶋良一）
　昭和46年2月1日　A5　28頁　30円
　機関誌
　※製本

06728　多磨　第52巻　第3号　3月号　通巻591号
N-3-12
　編集　矢嶋良一
　全生互恵会多磨出版部（矢嶋良一）
　昭和46年3月1日　A5　36頁　30円
　機関誌
　※製本

06729　多磨　第52巻　第4号　4月号　通巻592号
N-3-12
　編集　矢嶋良一
　全生互恵会多磨出版部（矢嶋良一）
　昭和46年4月1日　A5　32頁　30円
　機関誌
　※製本

06730　多磨　第52巻　第5号　5月号　通巻593号
N-3-12
　編集　矢嶋良一
　全生互恵会多磨出版部（矢嶋良一）
　昭和46年5月1日　A5　32頁　30円
　機関誌
　※製本

06731　多磨　第52巻　第6号　6月号　通巻594号
N-3-12
　編集　矢嶋良一
　全生互恵会多磨出版部（矢嶋良一）
　昭和46年6月1日　A5　28頁　30円
　機関誌
　※製本

06732　多磨　第52巻　第7号　7月号　通巻595号
N-3-12
　編集　矢嶋良一
　全生互恵会多磨出版部（矢嶋良一）
　昭和46年7月1日　A5　32頁　30円
　機関誌

※製本

06733　多磨　第52巻　第8号　8月号　通巻596号
N-3-12
　編集　矢嶋良一
　全生互恵会多磨出版部（矢嶋良一）
　昭和46年8月1日　A5　28頁　30円
　機関誌
　※製本

06734　多磨　第52巻　第9号　9月号　通巻597号
N-3-12
　編集　矢嶋良一
　全生互恵会多磨出版部（矢嶋良一）
　昭和46年9月1日　A5　32頁　30円
　機関誌
　※製本

06735　多磨　第52巻　第10号　10月号　通巻598号　N-3-12
　編集　矢嶋良一
　全生互恵会多磨出版部（矢嶋良一）
　昭和46年10月1日　A5　28頁　30円
　機関誌
　※製本

06736　多磨　第52巻　第11号　11月号　通巻599号
N-3-12
　編集　矢嶋良一
　全生互恵会多磨出版部（矢嶋良一）
　昭和46年11月1日　A5　32頁　30円
　機関誌
　※製本

06737　多磨　第52巻　第12号　12月号　通巻600号　N-3-12
　編集　矢嶋良一
　全生互恵会多磨出版部（矢嶋良一）
　昭和46年12月1日　A5　40頁　30円
　機関誌
　※創刊600号記念号
　※製本

06738　多磨　第53巻　第1号　通巻601号　N-3-13
　編集　矢嶋良一
　全生互恵会多磨出版部（矢嶋良一）
　昭和47年1月1日　A5　36頁　30円
　機関誌
　※製本

06739　多磨　第53巻　第2号　通巻602号　N-3-13
　編集　矢嶋良一
　全生互恵会多磨出版部（矢嶋良一）
　昭和47年2月1日　A5　40頁　30円
　機関誌
　※製本

06740　多磨　第53巻　第3号　通巻603号　N-3-13
　編集　矢嶋良一
　全生互恵会多磨出版部（矢嶋良一）
　昭和47年3月1日　A5　32頁　30円
　機関誌
　※製本

06741　多磨　第53巻　第4号　通巻604号　N-3-13
　編集　矢嶋良一
　全生互恵会多磨出版部（矢嶋良一）
　昭和47年4月1日　A5　32頁　30円
　機関誌
　※製本

06742　多磨　第53巻　第5号　通巻605号　N-3-13
　編集　矢嶋良一
　全生互恵会多磨出版部（矢嶋良一）
　昭和47年5月1日　A5　32頁　60円
　機関誌
　※製本

06743　多磨　第53巻　第6号　通巻606号　N-3-13
　編集　矢嶋良一
　全生互恵会多磨出版部（矢嶋良一）
　昭和47年6月1日　A5　39頁　50円
　機関誌
　※製本

06744　多磨　第53巻　第7号　通巻607号　N-3-13
　編集　矢嶋良一
　全生互恵会多磨出版部（矢嶋良一）
　昭和47年7月1日　A5　40頁　60円
　機関誌
　※製本

06745　多磨　第53巻　第8号　通巻608号　N-3-13
　編集　矢嶋良一
　全生互恵会多磨出版部（矢嶋良一）
　昭和47年8月1日　A5　36頁　60円
　機関誌
　※製本

06746　多磨　第53巻　第9号　通巻609号　N-3-13
　編集　矢嶋良一
　全生互恵会多磨出版部（矢嶋良一）
　昭和47年9月1日　A5　34頁　60円
　機関誌
　※製本

06747　**多磨　第53巻　第10号　通巻610号**　N-3-13
　　編集　矢嶋良一
　　全生互恵会多磨出版部（矢嶋良一）
　　昭和47年10月1日　A5　36頁　60円
　　機関誌
　　※製本

06748　**多磨　第53巻　第11号　通巻611号**　N-3-13
　　編集　矢嶋良一
　　全生互恵会多磨出版部（矢嶋良一）
　　昭和47年11月1日　A5　38頁　60円
　　機関誌
　　※製本

06749　**多磨　第53巻　第12号　通巻612号**　N-3-13
　　編集　矢嶋良一
　　全生互恵会多磨出版部（矢嶋良一）
　　昭和47年12月1日　A5　36頁　60円
　　機関誌
　　※製本

06750　**多磨　第54巻　第1号　通巻613号**　N-3-14
　　編集　矢島良一
　　全生互恵会多磨出版部（矢島良一）
　　昭和48年1月1日　A5　46頁　60円
　　機関誌
　　※製本

06751　**多磨　第54巻　第2号　通巻614号**　N-3-14
　　編集　矢島良一
　　全生互恵会多磨出版部（矢島良一）
　　昭和48年2月1日　A5　36頁　60円
　　機関誌
　　※製本

06752　**多磨　第54巻　第3号　通巻615号**　N-3-14
　　編集　矢島良一
　　全生互恵会多磨出版部（矢島良一）
　　昭和48年3月1日　A5　32頁　60円
　　機関誌
　　※製本

06753　**多磨　第54巻　第4号　通巻616号**　N-3-14
　　編集　矢島良一
　　全生互恵会多磨出版部（矢島良一）
　　昭和48年4月1日　A5　36頁　60円
　　機関誌
　　※製本

06754　**多磨　第54巻　第5号　通巻617号**　N-3-14
　　編集　矢島良一
　　全生互恵会多磨出版部（矢島良一）
　　昭和48年5月1日　A5　32頁　60円
　　機関誌
　　※製本

06755　**多磨　第54巻　第7号　通巻618号**　N-3-14
　　編集　矢島良一
　　全生互恵会多磨出版部（矢島良一）
　　昭和48年7月1日　A5　36頁　60円
　　機関誌
　　※製本

06756　**多磨　第54巻　第8号　通巻619号**　N-3-14
　　編集　矢島良一
　　全生互恵会多磨出版部（矢島良一）
　　昭和48年8月1日　A5　36頁　60円
　　機関誌
　　※製本

06757　**多磨　第54巻　第9号　通巻620号**　N-3-14
　　編集　矢島良一
　　全生互恵会多磨出版部（矢島良一）
　　昭和48年9月1日　A5　32頁　60円
　　機関誌
　　※製本

06758　**多磨　第54巻　第10号　通巻621号**　N-3-14
　　編集　矢島良一
　　全生互恵会多磨出版部（矢島良一）
　　昭和48年10月1日　A5　42頁　60円
　　機関誌
　　※製本

06759　**多磨　第54巻　第11号　通巻622号**　N-3-14
　　編集　矢島良一
　　全生互恵会多磨出版部（矢島良一）
　　昭和48年11月1日　A5　32頁　60円
　　機関誌
　　※製本

06760　**多磨　第54巻　第12号　通巻623号**　N-3-14
　　編集　矢島良一
　　全生互恵会多磨出版部（矢島良一）
　　昭和48年12月1日　A5　32頁　60円
　　機関誌
　　※製本

06761　**多磨　第55巻　第1号　通巻624号**　N-3-15
　　編集　矢島良一
　　全生互恵会多磨出版部（矢島良一）
　　昭和49年1月1日　A5　36頁　60円
　　機関誌
　　※製本

06762　**多磨　第55巻　第2号　通巻625号**　N-3-15
　　編集　矢島良一
　　全生互恵会多磨出版部（矢島良一）
　　昭和49年2月1日　A5　36頁　60円
　　機関誌
　　※製本

06763　**多磨　第55巻　第3号　通巻626号**　N-3-15
　　編集　矢島良一
　　全生互恵会多磨出版部（矢島良一）
　　昭和49年3月1日　A5　34頁　60円
　　機関誌
　　※製本

06764　**多磨　第55巻　第4号　通巻627号**　N-3-15
　　編集　矢島良一
　　全生互恵会多磨出版部（矢島良一）
　　昭和49年4月1日　A5　34頁　60円
　　機関誌
　　※製本

06765　**多磨　第55巻　第5号　通巻628号**　N-3-15
　　編集　矢島良一
　　全生互恵会多磨出版部（矢島良一）
　　昭和49年5月1日　A5　32頁　60円
　　機関誌
　　※製本

06766　**多磨　第55巻　第6号　通巻629号**　N-3-15
　　編集　矢島良一
　　全生互恵会多磨出版部（矢島良一）
　　昭和49年6月1日　A5　32頁　60円
　　機関誌
　　※製本

06767　**多磨　第55巻　第7号　通巻630号**　N-3-15
　　編集　矢島良一
　　全生互恵会多磨出版部（矢島良一）
　　昭和49年7月1日　A5　36頁　60円
　　機関誌
　　※製本

06768　**多磨　第55巻　第8号　通巻631号**　N-3-15
　　編集　矢島良一
　　全生互恵会多磨出版部（矢島良一）
　　昭和49年8月1日　A5　32頁　60円
　　機関誌
　　※製本

06769　**多磨　第55巻　第9号　通巻632号**　N-3-15
　　編集　矢島良一
　　全生互恵会多磨出版部（矢島良一）
　　昭和49年9月1日　A5　32頁　60円
　　機関誌
　　※製本

06770　**多磨　第55巻　第10号　通巻633号**　N-3-15
　　編集　矢嶋良一
　　全生互恵会多磨出版部（矢嶋良一）
　　昭和49年10月1日　A5　34頁　60円
　　機関誌
　　※製本

06771　**多磨　第55巻　第11号　通巻634号**　N-3-15
　　編集　矢嶋良一
　　全生互恵会多磨出版部（矢嶋良一）
　　昭和49年11月1日　A5　34頁　60円
　　機関誌
　　※製本

06772　**多磨　第55巻　第12号　通巻635号**　N-3-15
　　編集　矢嶋良一
　　全生互恵会多磨出版部（矢嶋良一）
　　昭和49年12月1日　A5　32頁　60円
　　機関誌
　　※製本

06773　**多磨　第56巻　第1号　通巻636号**　N-3-16
　　編集　矢嶋良一
　　全生互恵会多磨出版部（矢嶋良一）
　　昭和50年1月1日　A5　36頁　60円
　　機関誌
　　※製本

06774　**多磨　第56巻　第2号　通巻637号**　N-3-16
　　編集　矢嶋良一
　　全生互恵会多磨出版部（矢嶋良一）
　　昭和50年2月1日　A5　32頁　60円
　　機関誌
　　※製本

06775　**多磨　第56巻　第3号　通巻638号**　N-3-16
　　編集　矢嶋良一
　　全生互恵会多磨出版部（矢嶋良一）
　　昭和50年3月1日　A5　36頁　60円
　　機関誌
　　※製本

06776　**多磨　第56巻　第4号　通巻639号**　N-3-16
　　編集　矢嶋良一
　　全生互恵会多磨出版部（矢嶋良一）
　　昭和50年4月1日　A5　32頁　60円
　　機関誌
　　※製本

06777　**多磨　第56巻　第5号　通巻640号**　N-3-16
　編集　矢嶋良一
　全生互恵会多磨出版部（矢嶋良一）
　昭和50年5月1日　A5　32頁　60円
　機関誌
　※製本

06778　**多磨　第56巻　第6号　通巻641号**　N-3-16
　編集　矢嶋良一
　全生互恵会多磨出版部（矢嶋良一）
　昭和50年6月1日　A5　34頁　60円
　機関誌
　※製本

06779　**多磨　第56巻　第7号　通巻642号**　N-3-16
　編集　矢嶋良一
　全生互恵会多磨出版部（矢嶋良一）
　昭和50年7月1日　A5　32頁　60円
　機関誌
　※製本

06780　**多磨　第56巻　第8号　通巻643号**　N-3-16
　編集　矢嶋良一
　全生互恵会多磨出版部（矢嶋良一）
　昭和50年8月1日　A5　34頁　60円
　機関誌
　※製本

06781　**多磨　第56巻　第9号　通巻644号**　N-3-16
　編集　矢嶋良一
　全生互恵会多磨出版部（矢嶋良一）
　昭和50年9月1日　A5　36頁　60円
　機関誌
　※製本

06782　**多磨　第56巻　第10号　通巻645号**　N-3-16
　編集　矢嶋良一
　全生互恵会多磨出版部（矢嶋良一）
　昭和50年10月1日　A5　34頁　60円
　機関誌
　※製本

06783　**多磨　第56巻　第11号　通巻646号**　N-3-16
　編集　矢嶋良一
　全生互恵会多磨出版部（矢嶋良一）
　昭和50年11月1日　A5　32頁　60円
　機関誌
　※製本

06784　**多磨　第56巻　第12号　通巻647号**　N-3-16
　編集　矢嶋良一
　全生互恵会多磨出版部（矢嶋良一）
　昭和50年12月1日　A5　32頁　60円
　機関誌
　※製本

06785　**多磨　第57巻　第1号　通巻648号**　N-3-17
　編集　矢嶋良一
　全生互恵会多磨出版部（矢嶋良一）
　昭和51年1月1日　A5　32頁　60円
　機関誌
　※製本

06786　**多磨　第57巻　第2号　通巻649号**　N-3-17
　編集　矢嶋良一
　全生互恵会多磨出版部（矢嶋良一）
　昭和51年2月1日　A5　36頁　60円
　機関誌
　※製本

06787　**多磨　第57巻　第3号　通巻650号**　N-3-17
　編集　矢嶋良一
　全生互恵会多磨出版部（矢嶋良一）
　昭和51年3月1日　A5　36頁　60円
　機関誌
　※製本

06788　**多磨　第57巻　第4号　通巻651号**　N-3-17
　編集　矢嶋良一
　全生互恵会多磨出版部（矢嶋良一）
　昭和51年4月1日　A5　32頁　60円
　機関誌
　※製本

06789　**多磨　第57巻　第5号　通巻652号**　N-3-17
　編集　新井正男
　全生互恵会多磨出版部（新井正男）
　昭和51年5月1日　A5　36頁　60円
　機関誌
　※製本

06790　**多磨　第57巻　第6号　通巻653号**　N-3-17
　編集　新井正男
　全生互恵会多磨出版部（新井正男）
　昭和51年6月1日　A5　34頁　60円
　機関誌
　※製本

06791　**多磨　第57巻　第7号　通巻654号**　N-3-17
　編集　新井正男
　全生互恵会多磨出版部（新井正男）
　昭和51年7月1日　A5　32頁　60円
　機関誌
　※製本

06792　**多磨　第57巻　第8号　通巻655号**　N-3-17
編集　新井正男
全生互恵会多磨出版部（新井正男）
昭和51年8月1日　A5　32頁　60円
機関誌
※製本

06793　**多磨　第57巻　第9号　通巻656号**　N-3-17
編集　新井正男
全生互恵会多磨出版部（新井正男）
昭和51年9月1日　A5　34頁　60円
機関誌
※製本

06794　**多磨　第57巻　第10号　通巻657号**　N-3-17
編集　新井正男
全生互恵会多磨出版部（新井正男）
昭和51年10月1日　A5　32頁　60円
機関誌
※製本

06795　**多磨　第57巻　第11号　通巻658号**　N-3-17
編集　新井正男
全生互恵会多磨出版部（新井正男）
昭和51年11月1日　A5　32頁　60円
機関誌
※製本

06796　**多磨　第57巻　第12号　通巻659号**　N-3-17
編集　新井正男
全生互恵会多磨出版部（新井正男）
昭和51年12月1日　A5　36頁　60円
機関誌
※製本

06797　**多磨　第58巻　第1号　通巻660号**　N-3-18
編集　新井正男
全生互恵会多磨出版部（新井正男）
昭和52年1月1日　A5　34頁　60円
機関誌
※製本

06798　**多磨　第58巻　第2号　通巻661号**　N-3-18
（代行）
全生互恵会多磨出版部
昭和52年2月1日　A5　34頁　60円
機関誌
※製本

06799　**多磨　第58巻　第3号　通巻662号**　N-3-18
（代行）
全生互恵会多磨出版部
昭和52年3月1日　A5　32頁　60円
機関誌
※製本

06800　**多磨　第58巻　第4号　通巻663号**　N-3-18
（代行）
全生互恵会多磨出版部
昭和52年4月1日　A5　36頁　60円
機関誌
※新井正男園長追悼号
※製本

06801　**多磨　第58巻　第5号　通巻664号**　N-3-18
編集　大西基四夫
全生互恵会多磨出版部（大西基四夫）
昭和52年5月1日　A5　34頁　60円
機関誌
※製本

06802　**多磨　第58巻　第6号　通巻665号**　N-3-18
編集　大西基四夫
全生互恵会多磨出版部（大西基四夫）
昭和52年6月1日　A5　34頁　60円
機関誌
※製本

06803　**多磨　第58巻　第7号　通巻666号**　N-3-18
編集　大西基四夫
全生互恵会多磨出版部（大西基四夫）
昭和52年7月1日　A5　34頁　60円
機関誌
※製本

06804　**多磨　第58巻　第8号　通巻667号**　N-3-18
編集　大西基四夫
全生互恵会多磨出版部（大西基四夫）
昭和52年8月1日　A5　34頁　60円
機関誌
※製本

06805　**多磨　第58巻　第9号　通巻668号**　N-3-18
編集　大西基四夫
全生互恵会多磨出版部（大西基四夫）
昭和52年9月1日　A5　32頁　60円
機関誌
※製本

06806　**多磨　第58巻　第10号　通巻668号**　N-3-18
編集　大西基四夫
全生互恵会多磨出版部（大西基四夫）
昭和52年10月1日　A5　34頁　60円
機関誌
※製本

06807　**多磨　第58巻　第11号　通巻670号**　N-3-18
　編集　大西基四夫
　全生互恵会多磨出版部（大西基四夫）
　昭和52年11月1日　A5　34頁　100円
　機関誌
　※製本

06808　**多磨　第58巻　第12号　通巻670号**　N-3-18
　編集　大西基四夫
　全生互恵会多磨出版部（大西基四夫）
　昭和52年12月1日　A5　32頁　100円
　機関誌
　※製本

06809　**多磨　第58巻　第1号　通巻660号**　N-3-19
　編集　新井正男
　全生互恵会多磨出版部（新井正男）
　昭和52年1月1日　A5　34頁　60円
　機関誌
　※製本

06810　**多磨　第58巻　第2号　通巻661号**　N-3-19
　（代行）
　全生互恵会多磨出版部
　昭和52年2月1日　A5　34頁　60円
　機関誌
　※製本

06811　**多磨　第58巻　第3号　通巻662号**　N-3-19
　（代行）
　全生互恵会多磨出版部
　昭和52年3月1日　A5　32頁　60円
　機関誌
　※製本

06812　**多磨　第58巻　第4号　通巻663号**　N-3-19
　（代行）
　全生互恵会多磨出版部
　昭和52年4月1日　A5　36頁　60円
　機関誌
　※新井正男園長追悼号
　※製本

06813　**多磨　第58巻　第5号　通巻664号**　N-3-19
　編集　大西基四夫
　全生互恵会多磨出版部（大西基四夫）
　昭和52年5月1日　A5　34頁　60円
　機関誌
　※製本

06814　**多磨　第58巻　第6号　通巻665号**　N-3-19
　編集　大西基四夫
　全生互恵会多磨出版部（大西基四夫）
　昭和52年6月1日　A5　34頁　60円
　機関誌
　※製本

06815　**多磨　第58巻　第7号　通巻666号**　N-3-19
　編集　大西基四夫
　全生互恵会多磨出版部（大西基四夫）
　昭和52年7月1日　A5　34頁　60円
　機関誌
　※製本

06816　**多磨　第58巻　第8号　通巻667号**　N-3-19
　編集　大西基四夫
　全生互恵会多磨出版部（大西基四夫）
　昭和52年8月1日　A5　34頁　60円
　機関誌
　※製本

06817　**多磨　第58巻　第9号　通巻668号**　N-3-19
　編集　大西基四夫
　全生互恵会多磨出版部（大西基四夫）
　昭和52年9月1日　A5　32頁　60円
　機関誌
　※製本

06818　**多磨　第58巻　第10号　通巻668号**　N-3-19
　編集　大西基四夫
　全生互恵会多磨出版部（大西基四夫）
　昭和52年10月1日　A5　34頁　60円
　機関誌
　※製本

06819　**多磨　第58巻　第11号　通巻670号**　N-3-19
　編集　大西基四夫
　全生互恵会多磨出版部（大西基四夫）
　昭和52年11月1日　A5　34頁　100円
　機関誌
　※製本

06820　**多磨　第58巻　第12号　通巻670号**　N-3-19
　編集　大西基四夫
　全生互恵会多磨出版部（大西基四夫）
　昭和52年12月1日　A5　32頁　100円
　機関誌
　※製本

06821　**多磨　第59巻　第1号　通巻672号**　N-3-20
　編集　大西基四夫
　全生互恵会多磨出版部（大西基四夫）
　昭和53年1月1日　A5　34頁　100円
　機関誌
　※製本

06822　多磨　第59巻　第2号　通巻673号　N-3-20
　編集　大西基四夫
　全生互恵会多磨出版部（大西基四夫）
　昭和53年2月1日　A5　36頁　100円
　機関誌
　※林名誉園長追悼号
　※製本

06823　多磨　第59巻　第3号　通巻674号　N-3-20
　編集　大西基四夫
　全生互恵会多磨出版部（大西基四夫）
　昭和53年3月1日　A5　34頁　100円
　機関誌
　※製本

06824　多磨　第59巻　第4号　通巻675号　N-3-20
　編集　大西基四夫
　全生互恵会多磨出版部（大西基四夫）
　昭和53年4月1日　A5　34頁　100円
　機関誌
　※製本

06825　多磨　第59巻　第5号　通巻676号　N-3-20
　編集　大西基四夫
　全生互恵会多磨出版部（大西基四夫）
　昭和53年5月1日　A5　34頁　100円
　機関誌
　※製本

06826　多磨　第59巻　第6号　通巻677号　N-3-20
　編集　大西基四夫
　全生互恵会多磨出版部（大西基四夫）
　昭和53年6月1日　A5　38頁　100円
　機関誌
　※製本

06827　多磨　第59巻　第7号　通巻678号　N-3-20
　編集　大西基四夫
　全生互恵会多磨出版部（大西基四夫）
　昭和53年7月1日　A5　34頁　100円
　機関誌
　※製本

06828　多磨　第59巻　第8号　通巻679号　N-3-20
　編集　大西基四夫
　全生互恵会多磨出版部（大西基四夫）
　昭和53年8月1日　A5　32頁　100円
　機関誌
　※製本

06829　多磨　第59巻　第9号　通巻680号　N-3-20
　編集　大西基四夫
　全生互恵会多磨出版部（大西基四夫）
　昭和53年9月1日　A5　34頁　100円
　機関誌
　※製本

06830　多磨　第59巻　第10号　通巻681号　N-3-20
　編集　大西基四夫
　全生互恵会多磨出版部（大西基四夫）
　昭和53年10月1日　A5　34頁　100円
　機関誌
　※製本

06831　多磨　第59巻　第11号　通巻682号　N-3-20
　編集　大西基四夫
　全生互恵会多磨出版部（大西基四夫）
　昭和53年11月1日　A5　36頁　100円
　機関誌
　※製本

06832　多磨　第59巻　第12号　通巻683号　N-3-20
　編集　大西基四夫
　全生互恵会多磨出版部（大西基四夫）
　昭和53年12月1日　A5　40頁　100円
　機関誌
　※製本

06833　多磨　第60巻　第1号　通巻684号　N-3-21
　編集　大西基四夫
　全生互恵会多磨出版部（大西基四夫）
　昭和54年1月1日　A5　32頁　100円
　機関誌
　※製本

06834　多磨　第60巻　第2号　通巻685号　N-3-21
　編集　大西基四夫
　全生互恵会多磨出版部（大西基四夫）
　昭和54年2月1日　A5　32頁　100円
　機関誌
　※製本

06835　多磨　第60巻　第3号　通巻686号　N-3-21
　編集　大西基四夫
　全生互恵会多磨出版部（大西基四夫）
　昭和54年3月1日　A5　34頁　100円
　機関誌
　※製本

06836　多磨　第60巻　第4号　通巻687号　N-3-21
　編集　大西基四夫
　全生互恵会多磨出版部（大西基四夫）
　昭和54年4月1日　A5　36頁　100円
　機関誌
　※製本

06837　多磨　第60巻　第5号　通巻688号　N-3-21
　編集　大西基四夫
　全生互恵会多磨出版部（大西基四夫）
　昭和54年5月1日　A5　36頁　100円
　機関誌
　※製本

06838　多磨　第60巻　第6号　通巻689号　N-3-21
　編集　大西基四夫
　全生互恵会多磨出版部（大西基四夫）
　昭和54年6月1日　A5　34頁　100円
　機関誌
　※製本

06839　多磨　第60巻　第7号　通巻690号　N-3-21
　編集　大西基四夫
　全生互恵会多磨出版部（大西基四夫）
　昭和54年7月1日　A5　34頁　100円
　機関誌
　※製本

06840　多磨　第60巻　第8号　通巻691号　N-3-21
　編集　大西基四夫
　全生互恵会多磨出版部（大西基四夫）
　昭和54年8月1日　A5　34頁　100円
　機関誌
　※製本

06841　多磨　第60巻　第9号　通過692号　N-3-21
　編集　大西基四夫
　全生互恵会多磨出版部（大西基四夫）
　昭和54年9月1日　A5　50頁　100円
　機関誌
　※国立多磨全生園創立70周年記念号
　※製本

06842　多磨　第60巻　第10号　通巻693号　N-3-21
　編集　大西基四夫
　全生互恵会多磨出版部（大西基四夫）
　昭和54年10月1日　A5　36頁　100円
　機関誌
　※国立多磨全生園創立70周年記念号
　※製本

06843　多磨　第60巻　第11号　通巻694号　N-3-21
　編集　大西基四夫
　全生互恵会多磨出版部（大西基四夫）
　昭和54年11月1日　A5　32頁　100円
　機関誌
　※製本

06844　多磨　第60巻　第12号　通巻695号　N-3-21
　編集　大西基四夫
　全生互恵会多磨出版部（大西基四夫）
　昭和54年12月1日　A5　38頁　100円
　機関誌
　※製本

06845　多磨　第61巻　第1号　通巻696号　N-4-1
　編集　大西基四夫
　全生互恵会多磨出版部（大西基四夫）
　昭和55年1月1日　A5　34頁　100円
　機関誌
　※製本

06846　多磨　第61巻　第2号　通巻697号　N-4-1
　編集　大西基四夫
　全生互恵会多磨出版部（大西基四夫）
　昭和55年2月1日　A5　32頁　100円
　機関誌
　※製本

06847　多磨　第61巻　第3号　通巻698号　N-4-1
　編集　大西基四夫
　全生互恵会多磨出版部（大西基四夫）
　昭和55年3月1日　A5　34頁　100円
　機関誌
　※製本

06848　多磨　第61巻　第4号　通巻699号　N-4-1
　編集　大西基四夫
　全生互恵会多磨出版部（大西基四夫）
　昭和55年4月1日　A5　34頁　100円
　機関誌
　※製本

06849　多磨　第61巻　第5号　通巻700号　N-4-1
　編集　大西基四夫
　全生互恵会多磨出版部（大西基四夫）
　昭和55年5月1日　A5　34頁　100円
　機関誌
　※製本

06850　多磨　第61巻　第6号　通巻701号　N-4-1
　編集　大西基四夫
　全生互恵会多磨出版部（大西基四夫）
　昭和55年6月1日　A5　36頁　100円
　機関誌
　※製本

06851　多磨　第61巻　第7号　通巻702号　N-4-1
　編集　大西基四夫
　全生互恵会多磨出版部（大西基四夫）
　昭和55年7月1日　A5　32頁　100円
　機関誌
　※製本

06852　**多磨　第61巻　第8号　通巻703号**　N-4-1
　　編集　大西基四夫
　　全生互恵会多磨出版部（大西基四夫）
　　昭和55年8月1日　A5　36頁　100円
　　機関誌
　　※製本

06853　**多磨　第61巻　第9号　通巻704号**　N-4-1
　　編集　大西基四夫
　　全生互恵会多磨出版部（大西基四夫）
　　昭和55年9月1日　A5　32頁　100円
　　機関誌
　　※製本

06854　多磨　第61巻　第10号　通巻705号　N-4-1
　　編集　大西基四夫
　　全生互恵会多磨出版部（大西基四夫）
　　昭和55年10月1日　A5　32頁　100円
　　機関誌
　　※製本

06855　多磨　第61巻　第11号　通巻706号　N-4-1
　　編集　大西基四夫
　　全生互恵会多磨出版部（大西基四夫）
　　昭和55年11月1日　A5　30頁　100円
　　機関誌
　　※製本

06856　多磨　第61巻　第12号　通巻707号　N-4-1
　　編集　大西基四夫
　　全生互恵会多磨出版部（大西基四夫）
　　昭和55年12月1日　A5　34頁　100円
　　機関誌
　　※製本

06857　多磨　第62巻　第1号　通巻708号　N-4-2
　　編集　大西基四夫
　　全生互恵会多磨出版部（大西基四夫）
　　昭和56年1月1日　A5　36頁　100円
　　機関誌
　　※製本

06858　多磨　第62巻　第2号　通巻709号　N-4-2
　　編集　大西基四夫
　　全生互恵会多磨出版部（大西基四夫）
　　昭和56年2月1日　A5　34頁　100円
　　機関誌
　　※製本

06859　多磨　第62巻　第3号　通巻710号　N-4-2
　　編集　大西基四夫
　　全生互恵会多磨出版部（大西基四夫）
　　昭和56年3月1日　A5　30頁　100円
　　機関誌
　　※製本

06860　多磨　第62巻　第4号　通巻711号　N-4-2
　　編集　大西基四夫
　　全生互恵会多磨出版部（大西基四夫）
　　昭和56年4月1日　A5　34頁　100円
　　機関誌
　　※製本

06861　多磨　第62巻　第5号　通巻712号　N-4-2
　　編集　大西基四夫
　　全生互恵会多磨出版部（大西基四夫）
　　昭和56年5月1日　A5　32頁　100円
　　機関誌
　　※製本

06862　多磨　第62巻　第6号　通巻713号　N-4-2
　　編集　松本馨
　　全生互恵会多磨出版部（松本馨）
　　昭和56年6月1日　A5　32頁　200円
　　機関誌
　　※製本

06863　多磨　第62巻　第7号　通巻714号　N-4-2
　　編集　松本馨
　　全生互恵会多磨出版部（松本馨）
　　昭和56年7月1日　A5　34頁　200円
　　機関誌
　　※製本

06864　多磨　第62巻　第8号　通巻715号　N-4-2
　　編集　松本馨
　　全生互恵会多磨出版部（松本馨）
　　昭和56年8月1日　A5　34頁　200円
　　機関誌
　　※製本

06865　多磨　第62巻　第9号　通巻716号　N-4-2
　　編集　松本馨
　　全生互恵会多磨出版部（松本馨）
　　昭和56年9月1日　A5　36頁　200円
　　機関誌
　　※製本

06866　多磨　第62巻　第10号　通巻717号　N-4-2
　　編集　松本馨
　　全生互恵会多磨出版部（松本馨）
　　昭和56年10月1日　A5　32頁　200円
　　機関誌
　　※製本

06867　**多磨　第62巻　第11号　通巻718号**　N-4-2
　　編集　松本馨
　　全生互恵会多磨出版部（松本馨）
　　昭和56年11月1日　A5　34頁　200円
　　機関誌
　　※製本

06868　**多磨　第62巻　第12号　通巻719号**　N-4-2
　　編集　松本馨
　　全生互恵会多磨出版部（松本馨）
　　昭和56年12月1日　A5　24頁　200円
　　機関誌
　　※製本

06869　**多磨　第63巻　第1号　通巻720号**　N-4-3
　　編集　松本馨
　　全生互恵会多磨出版部（松本馨）
　　昭和57年1月1日　A5　36頁　200円
　　機関誌
　　※製本

06870　**多磨　第63巻　第2号　通巻721号**　N-4-3
　　編集　松本馨
　　全生互恵会多磨出版部（松本馨）
　　昭和57年2月1日　A5　34頁　200円
　　機関誌
　　※製本

06871　**多磨　第63巻　第3号　通巻722号**　N-4-3
　　編集　松本馨
　　全生互恵会多磨出版部（松本馨）
　　昭和57年3月1日　A5　36頁　200円
　　機関誌
　　※製本

06872　**多磨　第63巻　第4号　通巻723号**　N-4-3
　　編集　松本馨
　　全生互恵会多磨出版部（松本馨）
　　昭和57年4月1日　A5　32頁　200円
　　機関誌
　　※製本

06873　**多磨　第63巻　第5号　通巻724号**　N-4-3
　　編集　松本馨
　　全生互恵会多磨出版部（松本馨）
　　昭和57年5月1日　A5　34頁　200円
　　機関誌
　　※製本

06874　**多磨　第63巻　第6号　通巻725号**　N-4-3
　　編集　松本馨
　　全生互恵会多磨出版部（松本馨）
　　昭和57年6月1日　A5　34頁　200円
　　機関誌
　　※製本

06875　**多磨　第63巻　第7号　通巻726号**　N-4-3
　　編集　松本馨
　　全生互恵会多磨出版部（松本馨）
　　昭和57年7月1日　A5　34頁　200円
　　機関誌
　　※製本

06876　**多磨　第63巻　第8号　通巻727号**　N-4-3
　　編集　松本馨
　　全生互恵会多磨出版部（松本馨）
　　昭和57年8月1日　A5　34頁　200円
　　機関誌
　　※製本

06877　**多磨　第63巻　第9号　通巻728号**　N-4-3
　　編集　松本馨
　　全生互恵会多磨出版部（松本馨）
　　昭和57年9月1日　A5　32頁　200円
　　機関誌
　　※製本

06878　**多磨　第63巻　第10号　通巻729号**　N-4-3
　　編集　松本馨
　　全生互恵会多磨出版部（松本馨）
　　昭和57年10月1日　A5　34頁　200円
　　機関誌
　　※製本

06879　**多磨　第63巻　第11号　通巻730号**　N-4-3
　　編集　松本馨
　　全生互恵会多磨出版部（松本馨）
　　昭和57年11月1日　A5　32頁　200円
　　機関誌
　　※製本

06880　**多磨　第63巻　第12号　通巻731号**　N-4-3
　　編集　松本馨
　　全生互恵会多磨出版部（松本馨）
　　昭和57年12月1日　A5　36頁　200円
　　機関誌
　　※製本

06881　**多磨　第64巻　第1号　通巻732号**　N-4-4
　　編集　松本馨
　　全生互恵会多磨出版部（松本馨）
　　昭和58年1月1日　A5　40頁　200円
　　機関誌
　　※製本

06882　**多磨　第64巻　第2号　通巻733号**　N-4-4
　編集　松本馨
　全生互恵会多磨出版部（松本馨）
　昭和58年2月1日　A5　34頁　200円
　機関誌
　※製本

06883　**多磨　第64巻　第3号　通巻734号**　N-4-4
　編集　松本馨
　全生互恵会多磨出版部（松本馨）
　昭和58年3月1日　A5　38頁　200円
　機関誌
　※製本

06884　**多磨　第64巻　第4号　通巻735号**　N-4-4
　編集　松本馨
　全生互恵会多磨出版部（松本馨）
　昭和58年4月1日　A5　34頁　200円
　機関誌
　※製本

06885　**多磨　第64巻　第5号　通巻736号**　N-4-4
　編集　松本馨
　全生互恵会多磨出版部（松本馨）
　昭和58年5月1日　A5　36頁　200円
　機関誌
　※製本

06886　**多磨　第64巻　第6号　通巻737号**　N-4-4
　編集　松本馨
　全生互恵会多磨出版部（松本馨）
　昭和58年6月1日　A5　32頁　200円
　機関誌
　※製本

06887　**多磨　第64巻　第7号　通巻738号**　N-4-4
　編集　松本馨
　全生互恵会多磨出版部（松本馨）
　昭和58年7月1日　A5　36頁　200円
　機関誌
　※製本

06888　**多磨　第64巻　第8号　通巻739号**　N-4-4
　編集　松本馨
　全生互恵会多磨出版部（松本馨）
　昭和58年8月1日　A5　32頁　200円
　機関誌
　※製本

06889　**多磨　第64巻　第9号　通巻740号**　N-4-4
　編集　松本馨
　全生互恵会多磨出版部（松本馨）
　昭和58年9月1日　A5　34頁　200円
　機関誌
　※製本

06890　**多磨　第64巻　第10号　通巻741号**　N-4-4
　編集　松本馨
　全生互恵会多磨出版部（松本馨）
　昭和58年10月1日　A5　34頁　200円
　機関誌
　※製本

06891　**多磨　第64巻　第11号　通巻742号**　N-4-4
　編集　松本馨
　全生互恵会多磨出版部（松本馨）
　昭和58年11月1日　A5　32頁　200円
　機関誌
　※製本

06892　**多磨　第64巻　第12号　通巻743号**　N-4-4
　編集　松本馨
　全生互恵会多磨出版部（松本馨）
　昭和58年12月1日　A5　36頁　200円
　機関誌
　※製本

06893　**多磨　第65巻　第1号　通巻744号**　N-4-5
　編集　松本馨
　全生互恵会多磨出版部（松本馨）
　昭和59年1月1日　A5　37頁　200円
　機関誌
　※製本

06894　**多磨　第65巻　第2号　通巻745号**　N-4-5
　編集　松本馨
　全生互恵会多磨出版部（松本馨）
　昭和59年2月1日　A5　30頁　200円
　機関誌
　※製本

06895　**多磨　第65巻　第3号　通巻746号**　N-4-5
　編集　松本馨
　全生互恵会多磨出版部（松本馨）
　昭和59年3月1日　A5　32頁　200円
　機関誌
　※製本

06896　**多磨　第65巻　第4号　通巻747号**　N-4-5
　編集　松本馨
　全生互恵会多磨出版部（松本馨）
　昭和59年4月1日　A5　34頁　200円
　機関誌
　※製本

06897 **多磨　第65巻　第5号　通巻748号**　N-4-5
　編集　松本馨
　全生互恵会多磨出版部（松本馨）
　昭和59年5月1日　A5　38頁　200円
　機関誌
　※製本

06898 **多磨　第65巻　第6号　通巻749号**　N-4-5
　編集　松本馨
　全生互恵会多磨出版部（松本馨）
　昭和59年6月1日　A5　32頁　200円
　機関誌
　※製本

06899 **多磨　第65巻　第7号　通巻750号**　N-4-5
　編集　松本馨
　全生互恵会多磨出版部（松本馨）
　昭和59年7月1日　A5　32頁　200円
　機関誌
　※製本

06900 **多磨　第65巻　第8号　通巻751号**　N-4-5
　編集　松本馨
　全生互恵会多磨出版部（松本馨）
　昭和59年8月1日　A5　32頁　200円
　機関誌
　※製本

06901 **多磨　第65巻　第9号　通巻752号**　N-4-5
　編集　松本馨
　全生互恵会多磨出版部（松本馨）
　昭和59年9月1日　A5　34頁　200円
　機関誌
　※製本

06902 **多磨　第65巻　第10号　通巻753号**　N-4-5
　編集　松本馨
　全生互恵会多磨出版部（松本馨）
　昭和59年10月1日　A5　32頁　200円
　機関誌
　※製本

06903 **多磨　第65巻　第11号　通巻754号**　N-4-5
　編集　松本馨
　全生互恵会多磨出版部（松本馨）
　昭和59年11月1日　A5　32頁　200円
　機関誌
　※製本

06904 **多磨　第65巻　第12号　通巻755号**　N-4-5
　編集　松本馨
　全生互恵会多磨出版部（松本馨）
　昭和59年12月1日　A5　34頁　200円
　機関誌
　※製本

06905 **多磨　第65巻　第1号　通巻744号**　N-4-6
　編集　松本馨
　全生互恵会多磨出版部（松本馨）
　昭和59年1月1日　A5　37頁　200円
　機関誌
　※製本

06906 **多磨　第65巻　第2号　通巻745号**　N-4-6
　編集　松本馨
　全生互恵会多磨出版部（松本馨）
　昭和59年2月1日　A5　30頁　200円
　機関誌
　※製本

06907 **多磨　第65巻　第3号　通巻746号**　N-4-6
　編集　松本馨
　全生互恵会多磨出版部（松本馨）
　昭和59年3月1日　A5　32頁　200円
　機関誌
　※製本

06908 **多磨　第65巻　第4号　通巻747号**　N-4-6
　編集　松本馨
　全生互恵会多磨出版部（松本馨）
　昭和59年4月1日　A5　34頁　200円
　機関誌
　※製本

06909 **多磨　第65巻　第5号　通巻748号**　N-4-6
　編集　松本馨
　全生互恵会多磨出版部（松本馨）
　昭和59年5月1日　A5　38頁　200円
　機関誌
　※製本

06910 **多磨　第65巻　第6号　通巻749号**　N-4-6
　編集　松本馨
　全生互恵会多磨出版部（松本馨）
　昭和59年6月1日　A5　32頁　200円
　機関誌
　※製本

06911 **多磨　第65巻　第7号　通巻750号**　N-4-6
　編集　松本馨
　全生互恵会多磨出版部（松本馨）
　昭和59年7月1日　A5　32頁　200円
　機関誌
　※製本

06912　**多磨　第65巻　第8号　通巻751号**　N-4-6
　編集　松本馨
　全生互恵会多磨出版部（松本馨）
　昭和59年8月1日　A5　32頁　200円
　機関誌
　※製本

06913　**多磨　第65巻　第9号　通巻752号**　N-4-6
　編集　松本馨
　全生互恵会多磨出版部（松本馨）
　昭和59年9月1日　A5　34頁　200円
　機関誌
　※製本

06914　**多磨　第65巻　第10号　通巻753号**　N-4-6
　編集　松本馨
　全生互恵会多磨出版部（松本馨）
　昭和59年10月1日　A5　32頁　200円
　機関誌
　※製本

06915　**多磨　第65巻　第11号　通巻754号**　N-4-6
　編集　松本馨
　全生互恵会多磨出版部（松本馨）
　昭和59年11月1日　A5　32頁　200円
　機関誌
　※製本

06916　**多磨　第65巻　第12号　通巻755号**　N-4-6
　編集　松本馨
　全生互恵会多磨出版部（松本馨）
　昭和59年12月1日　A5　34頁　200円
　機関誌
　※製本

06917　**多磨　第66巻　第1号　通巻756号**　N-4-7
　編集　松本馨
　全生互恵会多磨出版部（松本馨）
　昭和60年1月1日　A5　32頁　200円
　機関誌
　※製本

06918　**多磨　第66巻　第2号　通巻757号**　N-4-7
　編集　松本馨
　全生互恵会多磨出版部（松本馨）
　昭和60年2月1日　A5　32頁　200円
　機関誌
　※製本

06919　**多磨　第66巻　第3号　通巻758号**　N-4-7
　編集　松本馨
　全生互恵会多磨出版部（松本馨）
　昭和60年3月1日　A5　36頁　200円
　機関誌
　※製本

06920　**多磨　第66巻　第4号　通巻759号**　N-4-7
　編集　松本馨
　全生互恵会多磨出版部（松本馨）
　昭和60年4月1日　A5　34頁　200円
　機関誌
　※製本

06921　**多磨　第66巻　第5号　通巻760号**　N-4-7
　編集　松本馨
　全生互恵会多磨出版部（松本馨）
　昭和60年5月1日　A5　32頁　200円
　機関誌
　※製本

06922　**多磨　第66巻　第6号　通巻761号**　N-4-7
　編集　松本馨
　全生互恵会多磨出版部（松本馨）
　昭和60年6月1日　A5　32頁　200円
　機関誌
　※製本

06923　**多磨　第66巻　第7号　通巻762号**　N-4-7
　編集　松本馨
　全生互恵会多磨出版部（松本馨）
　昭和60年7月1日　A5　36頁　200円
　機関誌
　※製本

06924　**多磨　第66巻　第8号　通巻763号**　N-4-7
　編集　松本馨
　全生互恵会多磨出版部（松本馨）
　昭和60年8月1日　A5　34頁　200円
　機関誌
　※製本

06925　**多磨　第66巻　第9号　通巻764号**　N-4-7
　編集　松本馨
　全生互恵会多磨出版部（松本馨）
　昭和60年9月1日　A5　34頁　200円
　機関誌
　※製本

06926　**多磨　第66巻　第10号　通巻765号**　N-4-7
　編集　松本馨
　全生互恵会多磨出版部（松本馨）
　昭和60年10月1日　A5　32頁　200円
　機関誌
　※製本

06927　**多磨　第66巻　第11号　通巻766号**　N-4-7
編集　松本馨
全生互恵会多磨出版部（松本馨）
昭和60年11月1日　A5　32頁　200円
機関誌
※製本

06928　**多磨　第66巻　第12号　通巻767号**　N-4-7
編集　松本馨
全生互恵会多磨出版部（松本馨）
昭和60年12月1日　A5　32頁　200円
機関誌
※製本

06929　**多磨　第67巻　第1号　通巻768号**　N-4-8
編集　松本馨
全生互恵会多磨出版部（松本馨）
昭和61年1月1日　A5　32頁　200円
機関誌
※製本

06930　**多磨　第67巻　第2号　通巻769号**　N-4-8
編集　松本馨
全生互恵会多磨出版部（松本馨）
昭和61年2月1日　A5　32頁　200円
機関誌
※製本

06931　**多磨　第67巻　第3号　通巻770号**　N-4-8
編集　松本馨
全生互恵会多磨出版部（松本馨）
昭和61年3月1日　A5　30頁　200円
機関誌
※製本

06932　**多磨　第67巻　第4号　通巻771号**　N-4-8
編集　松本馨
全生互恵会多磨出版部（松本馨）
昭和61年4月1日　A5　32頁　200円
機関誌
※製本

06933　**多磨　第67巻　第5号　通巻772号**　N-4-8
編集　松本馨
全生互恵会多磨出版部（松本馨）
昭和61年5月1日　A5　34頁　200円
機関誌
※製本

06934　**多磨　第67巻　第6号　通巻773号**　N-4-8
編集　松本馨
全生互恵会多磨出版部（松本馨）
昭和61年6月1日　A5　32頁　200円
機関誌
※製本

06935　**多磨　第67巻　第7号　通巻774号**　N-4-8
編集　松本馨
全生互恵会多磨出版部（松本馨）
昭和61年7月1日　A5　28頁　200円
機関誌
※製本

06936　**多磨　第67巻　第8号　通巻775号**　N-4-8
編集　松本馨
全生互恵会多磨出版部（松本馨）
昭和61年8月1日　A5　28頁　200円
機関誌
※製本

06937　**多磨　第67巻　第9号　通巻776号**　N-4-8
編集　松本馨
全生互恵会多磨出版部（松本馨）
昭和61年9月1日　A5　28頁　200円
機関誌
※製本

06938　**多磨　第67巻　第10号　通巻777号**　N-4-8
編集　松本馨
全生互恵会多磨出版部（松本馨）
昭和61年10月1日　A5　28頁　200円
機関誌
※製本

06939　**多磨　第67巻　第11号　通巻778号**　N-4-8
編集　松本馨
全生互恵会多磨出版部（松本馨）
昭和61年11月1日　A5　30頁　200円
機関誌
※製本

06940　**多磨　第67巻　第12号　通巻779号**　N-4-8
編集　松本馨
全生互恵会多磨出版部（松本馨）
昭和61年12月1日　A5　30頁　200円
機関誌
※製本

06941　**多磨　第68巻　第1号　通巻780号**　N-4-9
編集　松本馨
全生互恵会多磨出版部（松本馨）
昭和62年1月1日　A5　30頁　200円
機関誌
※製本

06942　**多磨　第68巻　第2号　通巻781号**　N-4-9
　　編集　松本馨
　　全生互恵会多磨出版部（松本馨）
　　昭和62年2月1日　A5　30頁　200円
　　機関誌
　　※製本

06943　**多磨　第68巻　第3号　通巻782号**　N-4-9
　　編集　松本馨
　　全生互恵会多磨出版部（松本馨）
　　昭和62年3月1日　A5　30頁　200円
　　機関誌
　　※製本

06944　**多磨　第68巻　第4号　通巻783号**　N-4-9
　　編集　松本馨
　　全生互恵会多磨出版部（松本馨）
　　昭和62年4月1日　A5　34頁　200円
　　機関誌
　　※製本

06945　**多磨　第68巻　第5号　通巻784号**　N-4-9
　　編集　松本馨
　　全生互恵会多磨出版部（松本馨）
　　昭和62年5月1日　A5　32頁　200円
　　機関誌
　　※製本

06946　**多磨　第68巻　第6号　通巻785号**　N-4-9
　　編集　松本馨
　　全生互恵会多磨出版部（松本馨）
　　昭和62年6月1日　A5　32頁　200円
　　機関誌
　　※製本

06947　**多磨　第68巻　第7号　通巻786号**　N-4-9
　　編集　松本馨
　　全生互恵会多磨出版部（松本馨）
　　昭和62年7月1日　A5　34頁　200円
　　機関誌
　　※製本

06948　**多磨　第68巻　第8号　通巻787号**　N-4-9
　　編集　松本馨
　　全生互恵会多磨出版部（松本馨）
　　昭和62年8月1日　A5　32頁　200円
　　機関誌
　　※製本

06949　**多磨　第68巻　第9号　通巻788号**　N-4-9
　　編集　松本馨
　　全生互恵会多磨出版部（松本馨）
　　昭和62年9月1日　A5　32頁　200円
　　機関誌
　　※製本

06950　**多磨　第68巻　第10号　通巻789号**　N-4-9
　　編集　松本馨
　　全生互恵会多磨出版部（松本馨）
　　昭和62年10月1日　A5　34頁　200円
　　機関誌
　　※製本

06951　**多磨　第68巻　第11号　通巻790号**　N-4-9
　　編集　松本馨
　　全生互恵会多磨出版部（松本馨）
　　昭和62年11月1日　A5　32頁　200円
　　機関誌
　　※製本

06952　**多磨　第68巻　第12号　通巻791号**　N-4-9
　　編集　松本馨
　　全生互恵会多磨出版部（松本馨）
　　昭和62年12月1日　A5　34頁　200円
　　機関誌
　　※製本

06953　**多磨　第69巻　第1号　通巻792号**　N-4-10
　　編集　松本馨
　　全生互恵会多磨出版部（松本馨）
　　昭和63年1月1日　A5　32頁　200円
　　機関誌
　　※製本

06954　**多磨　第69巻　第2号　通巻793号**　N-4-10
　　編集　松本馨
　　全生互恵会多磨出版部（松本馨）
　　昭和63年2月1日　A5　32頁　200円
　　機関誌
　　※製本

06955　**多磨　第69巻　第3号　通巻794号**　N-4-10
　　編集　松本馨
　　全生互恵会多磨出版部（松本馨）
　　昭和63年3月1日　A5　32頁　200円
　　機関誌
　　※製本

06956　**多磨　第69巻　第4号　通巻795号**　N-4-10
　　編集　松本馨
　　全生互恵会多磨出版部（松本馨）
　　昭和63年4月1日　A5　32頁　200円
　　機関誌
　　※製本

06957　**多磨　第69巻　第5号　通巻796号**　N-4-10
　　編集　松本馨
　　全生互恵会多磨出版部（松本馨）
　　昭和63年5月1日　A5　32頁　200円
　　機関誌
　　※製本

06958　**多磨　第69巻　第6号　通巻797号**　N-4-10
　　編集　松本馨
　　全生互恵会多磨出版部（松本馨）
　　昭和63年6月1日　A5　34頁　200円
　　機関誌
　　※製本

06959　**多磨　第69巻　第7号　通巻798号**　N-4-10
　　編集　松本馨
　　全生互恵会多磨出版部（松本馨）
　　昭和63年7月1日　A5　32頁　200円
　　機関誌
　　※製本

06960　**多磨　第69巻　第8号　通巻799号**　N-4-10
　　編集　松本馨
　　全生互恵会多磨出版部（松本馨）
　　昭和63年8月1日　A5　34頁　200円
　　機関誌
　　※製本

06961　**多磨　第69巻　第9号　通巻800号**　N-4-10
　　編集　松本馨
　　全生互恵会多磨出版部（松本馨）
　　昭和63年9月1日　A5　32頁　200円
　　機関誌
　　※製本

06962　**多磨　第69巻　第10号　通巻801号**　N-4-10
　　編集　松本馨
　　全生互恵会多磨出版部（松本馨）
　　昭和63年10月1日　A5　34頁　200円
　　機関誌
　　※製本

06963　**多磨　第69巻　第11号　通巻802号**　N-4-10
　　編集　松本馨
　　全生互恵会多磨出版部（松本馨）
　　昭和63年11月1日　A5　32頁　200円
　　機関誌
　　※製本

06964　**多磨　第69巻　第12号　通巻803号**　N-4-10
　　編集　松本馨
　　全生互恵会多磨出版部（松本馨）
　　昭和63年12月1日　A5　34頁　200円
　　機関誌
　　※製本

06965　**多磨　第70巻　第1号　通巻804号**　N-4-11
　　編集　松本馨
　　全生互恵会多磨出版部（松本馨）
　　昭和64年1月1日　A5　40頁　200円
　　機関誌
　　※製本

06966　**多磨　第70巻　第2号　通巻805号**　N-4-11
　　編集　松本馨
　　全生互恵会多磨出版部（松本馨）
　　平成元年2月1日　A5　34頁　200円
　　機関誌
　　※製本

06967　**多磨　第70巻　第3号　通巻806号**　N-4-11
　　編集　松本馨
　　全生互恵会多磨出版部（松本馨）
　　平成元年3月1日　A5　32頁　200円
　　機関誌
　　※製本

06968　**多磨　第70巻　第4号　通巻807号**　N-4-11
　　編集　松本馨
　　全生互恵会多磨出版部（松本馨）
　　平成元年4月1日　A5　32頁　200円
　　機関誌
　　※製本

06969　**多磨　第70巻　第5号　通巻808号**　N-4-11
　　編集　松本馨
　　全生互恵会多磨出版部（松本馨）
　　平成元年5月1日　A5　33頁　200円
　　機関誌
　　※製本

06970　**多磨　第70巻　第6号　通巻809号**　N-4-11
　　編集　松本馨
　　全生互恵会多磨出版部（松本馨）
　　平成元年6月1日　A5　32頁　200円
　　機関誌
　　※製本

06971　**多磨　第70巻　第7号　通巻810号**　N-4-11
　　編集　松本馨
　　全生互恵会多磨出版部（松本馨）
　　平成元年7月1日　A5　32頁　200円
　　機関誌
　　※製本

06972　**多磨　第70巻　第8号　通巻811号**　N-4-11
　　編集　松本馨
　　全生互恵会多磨出版部（松本馨）
　　平成元年8月1日　A5　32頁　200円
　　機関誌
　　※製本

06973　**多磨　第70巻　第9号　通巻812号**　N-4-11
　　編集　松本馨
　　全生互恵会多磨出版部（松本馨）
　　平成元年9月1日　A5　32頁　200円
　　機関誌
　　※製本

06974　**多磨　第70巻　第10号　通巻813号**　N-4-11
　　編集　松本馨
　　全生互恵会多磨出版部（松本馨）
　　平成元年10月1日　A5　116頁　600円
　　機関誌
　　※全生園創立80周年記念特集号
　　※製本

06975　**多磨　第70巻　第11号　通巻814号**　N-4-11
　　編集　松本馨
　　全生互恵会多磨出版部（松本馨）
　　平成元年11月1日　A5　36頁　200円
　　機関誌
　　※製本

06976　**多磨　第70巻　第12号　通巻815号**　N-4-11
　　編集　松本馨
　　全生互恵会多磨出版部（松本馨）
　　平成元年12月1日　A5　36頁　200円
　　機関誌
　　※製本

06977　**多磨　第71巻　第1号　通巻816号**　N-4-12
　　編集　松本馨
　　全生互恵会多磨出版部（松本馨）
　　平成2年1月1日　A5　34頁　200円
　　機関誌
　　※製本

06978　**多磨　第71巻　第2号　通巻817号**　N-4-12
　　編集　松本馨
　　全生互恵会多磨出版部（松本馨）
　　平成2年2月1日　A5　36頁　200円
　　機関誌
　　※製本

06979　**多磨　第71巻　第3号　通巻818号**　N-4-12
　　編集　松本馨
　　全生互恵会多磨出版部（松本馨）
　　平成2年3月1日　A5　36頁　200円
　　機関誌
　　※製本

06980　**多磨　第71巻　第4号　通巻819号**　N-4-12
　　編集　松本馨
　　全生互恵会多磨出版部（松本馨）
　　平成2年4月1日　A5　32頁　200円
　　機関誌
　　※製本

06981　**多磨　第71巻　第5号　通巻820号**　N-4-12
　　編集　平沢保治
　　全生互恵会多磨出版部（平沢保治）
　　平成2年5月1日　A5　32頁　200円
　　機関誌
　　※製本

06982　**多磨　第71巻　第6号　通巻821号**　N-4-12
　　編集　平沢保治
　　全生互恵会多磨出版部（平沢保治）
　　平成2年6月1日　A5　37頁　200円
　　機関誌
　　※製本

06983　**多磨　第71巻　第7号　通巻822号**　N-4-12
　　編集　平沢保治
　　全生互恵会多磨出版部（平沢保治）
　　平成2年7月1日　A5　37頁　200円
　　機関誌
　　※製本

06984　**多磨　第71巻　第8号　通巻823号**　N-4-12
　　編集　平沢保治
　　全生互恵会多磨出版部（平沢保治）
　　平成2年8月1日　A5　36頁　200円
　　機関誌
　　※製本

06985　**多磨　第71巻　第9号　通巻824号**　N-4-12
　　編集　平沢保治
　　全生互恵会多磨出版部（平沢保治）
　　平成2年9月1日　A5　36頁　200円
　　機関誌
　　※製本

06986　**多磨　第71巻　第10号　通巻825号**　N-4-12
　　編集　平沢保治
　　全生互恵会多磨出版部（平沢保治）
　　平成2年10月1日　A5　37頁　200円
　　機関誌
　　※製本

06987　**多磨　第71巻　第11号　通巻826号**　N-4-12
　　編集　平沢保治
　　全生互恵会多磨出版部（平沢保治）
　　平成2年11月1日　A5　37頁　200円
　　機関誌
　　※製本

06988　**多磨　第71巻　第12号　通巻827号**　N-4-12
　　編集　平沢保治
　　全生互恵会多磨出版部（平沢保治）
　　平成2年12月1日　A5　35頁　200円
　　機関誌
　　※製本

06989　**多磨　第72巻　第1号　通巻828号**　N-4-13
　　編集　平沢保治
　　全生互恵会多磨出版部（平沢保治）
　　平成3年1月1日　A5　36頁　200円
　　機関誌
　　※製本

06990　**多磨　第72巻　第2号　通巻829号**　N-4-13
　　編集　平沢保治
　　全生互恵会多磨出版部（平沢保治）
　　平成3年2月1日　A5　36頁　200円
　　機関誌
　　※製本

06991　**多磨　第72巻　第3号　通巻830号**　N-4-13
　　編集　平沢保治
　　全生互恵会多磨出版部（平沢保治）
　　平成3年3月1日　A5　36頁　200円
　　機関誌
　　※製本

06992　**多磨　第72巻　第4号　通巻831号**　N-4-13
　　編集　平沢保治
　　全生互恵会多磨出版部（平沢保治）
　　平成3年4月1日　A5　36頁　200円
　　機関誌
　　※製本

06993　**多磨　第72巻　第5号　通巻832号**　N-4-13
　　編集　平沢保治
　　全生互恵会多磨出版部（平沢保治）
　　平成3年5月1日　A5　36頁　200円
　　機関誌
　　※製本

06994　**多磨　第72巻　第6号　通巻833号**　N-4-13
　　編集　平沢保治
　　全生互恵会多磨出版部（平沢保治）
　　平成3年6月1日　A5　37頁　200円
　　機関誌
　　※製本

06995　**多磨　第72巻　第7号　通巻834号**　N-4-13
　　編集　平沢保治
　　全生互恵会多磨出版部（平沢保治）
　　平成3年7月1日　A5　37頁　200円
　　機関誌
　　※製本

06996　**多磨　第72巻　第8号　通巻835号**　N-4-13
　　編集　平沢保治
　　全生互恵会多磨出版部（平沢保治）
　　平成3年8月1日　A5　37頁　200円
　　機関誌
　　※製本

06997　**多磨　第72巻　第9号　通巻836号**　N-4-13
　　編集　平沢保治
　　全生互恵会多磨出版部（平沢保治）
　　平成3年9月1日　A5　37頁　200円
　　機関誌
　　※製本

06998　**多磨　第72巻　第10号　通巻837号**　N-4-13
　　編集　平沢保治
　　全生互恵会多磨出版部（平沢保治）
　　平成3年10月1日　A5　37頁　200円
　　機関誌
　　※製本

06999　**多磨　第72巻　第11号　通巻838号**　N-4-13
　　編集　平沢保治
　　全生互恵会多磨出版部（平沢保治）
　　平成3年11月1日　A5　37頁　200円
　　機関誌
　　※製本

07000　**多磨　第72巻　第12号　通巻839号**　N-4-13
　　編集　平沢保治
　　全生互恵会多磨出版部（平沢保治）
　　平成3年12月1日　A5　37頁　200円
　　機関誌
　　※製本

07001　**多磨　第73巻　第1号　通巻840号**　N-4-14
　　編集　平沢保治
　　全生互恵会多磨出版部（平沢保治）
　　平成4年1月1日　A5　37頁　200円
　　機関誌
　　※製本

07002　**多磨　第73巻　第2号　通巻841号**　N-4-14
編集　平沢保治
全生互恵会多磨出版部（平沢保治）
平成4年2月1日　A5　36頁　200円
機関誌
※製本

07003　**多磨　第73巻　第3号　通巻842号**　N-4-14
編集　平沢保治
全生互恵会多磨出版部（平沢保治）
平成4年3月1日　A5　37頁　200円
機関誌
※製本

07004　**多磨　第73巻　第4号　通巻843号**　N-4-14
編集　平沢保治
全生互恵会多磨出版部（平沢保治）
平成4年4月1日　A5　37頁　200円
機関誌
※製本

07005　**多磨　第73巻　第5号　通巻844号**　N-4-14
編集　平沢保治
全生互恵会多磨出版部（平沢保治）
平成4年5月1日　A5　37頁　200円
機関誌
※製本

07006　**多磨　第73巻　第6号　通巻845号**　N-4-14
編集　平沢保治
全生互恵会多磨出版部（平沢保治）
平成4年6月1日　A5　38頁　200円
機関誌
※製本

07007　**多磨　第73巻　第7号　通巻846号**　N-4-14
編集　平沢保治
全生互恵会多磨出版部（平沢保治）
平成4年7月1日　A5　37頁　200円
機関誌
※製本

07008　**多磨　第73巻　第8号　通巻847号**　N-4-14
編集　平沢保治
全生互恵会多磨出版部（平沢保治）
平成4年8月1日　A5　37頁　200円
機関誌
※製本

07009　**多磨　第73巻　第9号　通巻848号**　N-4-14
編集　平沢保治
全生互恵会多磨出版部（平沢保治）
平成4年9月1日　A5　37頁　200円
機関誌
※製本

07010　**多磨　第73巻　第10号　通巻849号**　N-4-14
編集　平沢保治
全生互恵会多磨出版部（平沢保治）
平成4年10月1日　A5　38頁　200円
機関誌
※製本

07011　**多磨　第73巻　第11号　通巻850号**　N-4-14
編集　平沢保治
全生互恵会多磨出版部（平沢保治）
平成4年11月1日　A5　37頁　200円
機関誌
※製本

07012　**多磨　第73巻　第12号　通巻851号**　N-4-14
編集　平沢保治
全生互恵会多磨出版部（平沢保治）
平成4年12月1日　A5　37頁　200円
機関誌
※製本

07013　**多磨　第74巻　第1号　通巻852号**　N-4-15
編集　平沢保治
全生互恵会多磨出版部（平沢保治）
平成5年1月1日　A5　37頁　200円
機関誌
※製本

07014　**多磨　第74巻　第2号　通巻853号**　N-4-15
編集　平沢保治
全生互恵会多磨出版部（平沢保治）
平成5年2月1日　A5　37頁　200円
機関誌
※製本

07015　**多磨　第74巻　第3号　通巻854号**　N-4-15
編集　平沢保治
全生互恵会多磨出版部（平沢保治）
平成5年3月1日　A5　37頁　200円
機関誌
※製本

07016　**多磨　第74巻　第4号　通巻855号**　N-4-15
編集　平沢保治
全生互恵会多磨出版部（平沢保治）
平成5年4月1日　A5　37頁　200円
機関誌
※製本

07017　**多磨　第74巻　第5号　通巻856号**　N-4-15
　　編集　平沢保治
　　全生互恵会多磨出版部（平沢保治）
　　平成5年5月1日　A5　36頁　200円
　　機関誌
　　※製本

07018　**多磨　第74巻　第6号　通巻857号**　N-4-15
　　編集　平沢保治
　　全生互恵会多磨出版部（平沢保治）
　　平成5年6月1日　A5　38頁　200円
　　機関誌
　　※製本

07019　**多磨　第74巻　第7号　通巻858号**　N-4-15
　　編集　平沢保治
　　全生互恵会多磨出版部（平沢保治）
　　平成5年7月1日　A5　36頁　200円
　　機関誌
　　※製本

07020　**多磨　第74巻　第8号　通巻859号**　N-4-15
　　編集　平沢保治
　　全生互恵会多磨出版部（平沢保治）
　　平成5年8月1日　A5　36頁　200円
　　機関誌
　　※製本

07021　**多磨　第74巻　第9号　通巻860号**　N-4-15
　　編集　平沢保治
　　全生互恵会多磨出版部（平沢保治）
　　平成5年9月1日　A5　37頁　200円
　　機関誌
　　※製本

07022　**多磨　第74巻　第10号　通巻861号**　N-4-15
　　編集　平沢保治
　　全生互恵会多磨出版部（平沢保治）
　　平成5年10月1日　A5　40頁　200円
　　機関誌
　　※高松宮記念ハンセン病資料館落成記念特集号
　　※製本

07023　**多磨　第74巻　第11号　通巻862号**　N-4-15
　　編集　平沢保治
　　全生互恵会多磨出版部（平沢保治）
　　平成5年11月1日　A5　36頁　200円
　　機関誌
　　※製本

07024　**多磨　第74巻　第12号　通巻863号**　N-4-15
　　編集　平沢保治
　　全生互恵会多磨出版部（平沢保治）
　　平成5年12月1日　A5　36頁　200円
　　機関誌
　　※製本

07025　**多磨　第75巻　第1号　通巻864号**　N-4-16
　　編集　平沢保治
　　全生互恵会多磨出版部（平沢保治）
　　平成6年1月1日　A5　36頁　200円
　　機関誌
　　※製本

07026　**多磨　第75巻　第2号　通巻865号**　N-4-16
　　編集　平沢保治
　　全生互恵会多磨出版部（平沢保治）
　　平成6年2月1日　A5　36頁　200円
　　機関誌
　　※製本

07027　**多磨　第75巻　第3号　通巻866号**　N-4-16
　　編集　平沢保治
　　全生互恵会多磨出版部（平沢保治）
　　平成6年3月1日　A5　36頁　200円
　　機関誌
　　※製本

07028　**多磨　第75巻　第4号　通巻867号**　N-4-16
　　編集　平沢保治
　　全生互恵会多磨出版部（平沢保治）
　　平成6年4月1日　A5　36頁　200円
　　機関誌
　　※製本

07029　**多磨　第75巻　第5号　通巻868号**　N-4-16
　　編集　杜美太郎
　　全生互恵会多磨全生園入園者自治会（平沢保治）
　　平成6年5月1日　A5　36頁　200円
　　機関誌
　　※製本

07030　**多磨　第75巻　第6号　通巻869号**　N-4-16
　　編集　杜美太郎
　　全生互恵会多磨全生園入園者自治会（平沢保治）
　　平成6年6月1日　A5　36頁　200円
　　機関誌
　　※製本

07031　**多磨　第75巻　第7号　通巻870号**　N-4-16
　　編集　杜美太郎
　　全生互恵会多磨全生園入園者自治会（森元美代治）
　　平成6年7月1日　A5　36頁　200円
　　機関誌
　　※製本

07032　**多磨　第75巻　第8号　通巻871号**　N-4-16
編集　杜美太郎
全生互恵会多磨全生園入園者自治会（森元美代治）
平成6年8月1日　A5　36頁　200円
機関誌
※製本

07033　**多磨　第75巻　第9号　通巻872号**　N-4-16
編集　杜美太郎
全生互恵会多磨全生園入園者自治会（森元美代治）
平成6年9月1日　A5　36頁　200円
機関誌
※製本

07034　**多磨　第75巻　第10号　通巻873号**　N-4-16
編集　杜美太郎
全生互恵会多磨全生園入園者自治会（森元美代治）
平成6年10月1日　A5　36頁　200円
機関誌
※製本

07035　**多磨　第75巻　第11号　通巻874号**　N-4-16
編集　杜美太郎
全生互恵会多磨全生園入園者自治会（森元美代治）
平成6年11月1日　A5　36頁　200円
機関誌
※製本

07036　**多磨　第75巻　第12号　通巻875号**　N-4-16
編集　杜美太郎
全生互恵会多磨全生園入園者自治会（森元美代治）
平成6年12月1日　A5　36頁　200円
機関誌
※製本

07037　**多磨　第76巻　第1号　通巻876号**　N-4-17
編集　杜美太郎
全生互恵会多磨全生園入園者自治会（森元美代治）
平成7年1月1日　A5　36頁　200円
機関誌
※製本

07038　**多磨　第76巻　第2号　通巻877号**　N-4-17
編集　杜美太郎
全生互恵会多磨全生園入園者自治会（森元美代治）
平成7年2月1日　A5　36頁　200円
機関誌
※製本

07039　**多磨　第76巻　第3号　通巻878号**　N-4-17
編集　杜美太郎
全生互恵会多磨全生園入園者自治会（森元美代治）
平成7年3月1日　A5　38頁　200円
機関誌
※製本

07040　**多磨　第76巻　第4号　通巻879号**　N-4-17
編集　森元美代治
全生互恵会多磨全生園入園者自治会（森元美代治）
平成7年4月1日　A5　37頁　200円
機関誌
※製本

07041　**多磨　第76巻　第5号　通巻880号**　N-4-17
編集　森元美代治
全生互恵会多磨全生園入園者自治会（森元美代治）
平成7年5月1日　A5　37頁　200円
機関誌
※製本

07042　**多磨　第76巻　第6号　通巻881号**　N-4-17
編集　森元美代治
全生互恵会多磨全生園入園者自治会（森元美代治）
平成7年6月1日　A5　36頁　200円
機関誌
※製本

07043　**多磨　第76巻　第7号　通巻882号**　N-4-17
編集　森元美代治
全生互恵会多磨全生園入園者自治会（森元美代治）
平成7年7月1日　A5　37頁　200円
機関誌
※製本

07044　**多磨　第76巻　第8号　通巻883号**　N-4-17
編集　森元美代治
全生互恵会多磨全生園入園者自治会（森元美代治）
平成7年8月1日　A5　38頁　200円
機関誌
※製本

07045　**多磨　第76巻　第9号　通巻884号**　N-4-17
編集　森元美代治
全生互恵会多磨全生園入園者自治会（森元美代治）
平成7年9月1日　A5　36頁　200円
機関誌
※製本

07046　**多磨　第76巻　第10号　通巻885号**　N-4-17
編集　森元美代治
全生互恵会多磨全生園入園者自治会（森元美代治）
平成7年10月1日　A5　36頁　200円
機関誌
※製本

07047　**多磨　第76巻　第11号　通巻886号**　N-4-17
　　　編集　森元美代治
　　　全生互恵会多磨全生園入園者自治会（森元美代治）
　　　平成7年11月1日　A5　37頁　200円
　　　機関誌
　　　※製本

07048　**多磨　第76巻　第12号　通巻887号**　N-4-17
　　　編集　森元美代治
　　　全生互恵会多磨全生園入園者自治会（森元美代治）
　　　平成7年12月1日　A5　36頁　200円
　　　機関誌
　　　※製本

07049　**多磨　第77巻　第1号　通巻888号**　N-4-18
　　　編集　森元美代治
　　　全生互恵会多磨全生園入園者自治会（森元美代治）
　　　平成8年1月1日　A5　40頁　200円
　　　機関誌
　　　※製本

07050　**多磨　第77巻　第2号　通巻889号**　N-4-18
　　　編集　森元美代治
　　　全生互恵会多磨全生園入園者自治会（森元美代治）
　　　平成8年2月1日　A5　40頁　200円
　　　機関誌
　　　※製本

07051　**多磨　第77巻　第3号　通巻890号**　N-4-18
　　　編集　森元美代治
　　　全生互恵会多磨全生園入園者自治会（森元美代治）
　　　平成8年3月1日　A5　36頁　200円
　　　機関誌
　　　※製本

07052　**多磨　第77巻　第4号　通巻891号**　N-4-18
　　　編集　森元美代治
　　　全生互恵会多磨全生園入園者自治会（森元美代治）
　　　平成8年4月1日　A5　40頁　200円
　　　機関誌
　　　※製本

07053　**多磨　第77巻　第5号　通巻892号**　N-4-18
　　　編集　森元美代治
　　　全生互恵会多磨全生園入園者自治会（森元美代治）
　　　平成8年5月1日　A5　40頁　200円
　　　機関誌
　　　※製本

07054　**多磨　第77巻　第6号　通巻893号**　N-4-18
　　　編集　森元美代治
　　　全生互恵会多磨全生園入園者自治会（森元美代治）
　　　平成8年6月1日　A5　40頁　200円
　　　機関誌
　　　※製本

07055　**多磨　第77巻　第7号　通巻894号**　N-4-18
　　　編集　森元美代治
　　　全生互恵会多磨全生園入園者自治会（森元美代治）
　　　平成8年7月1日　A5　41頁　200円
　　　機関誌
　　　※製本

07056　**多磨　第77巻　第8号　通巻895号**　N-4-18
　　　編集　森元美代治
　　　全生互恵会多磨全生園入園者自治会（森元美代治）
　　　平成8年8月1日　A5　44頁　200円
　　　機関誌
　　　※製本

07057　**多磨　第77巻　第9号　通巻896号**　N-4-18
　　　編集　森元美代治
　　　全生互恵会多磨全生園入園者自治会（森元美代治）
　　　平成8年9月1日　A5　45頁　200円
　　　機関誌
　　　※製本

07058　**多磨　第77巻　第10号　通巻897号**　N-4-18
　　　編集　森元美代治
　　　全生互恵会多磨全生園入園者自治会（森元美代治）
　　　平成8年10月1日　A5　45頁　200円
　　　機関誌
　　　※製本

07059　**多磨　第77巻　第11号　通巻898号**　N-4-18
　　　編集　森元美代治
　　　全生互恵会多磨全生園入園者自治会（森元美代治）
　　　平成8年11月1日　A5　45頁　200円
　　　機関誌
　　　※製本

07060　**多磨　第77巻　第12号　通巻899号**　N-4-18
　　　編集　森元美代治
　　　全生互恵会多磨全生園入園者自治会（森元美代治）
　　　平成8年12月1日　A5　45頁　200円
　　　機関誌
　　　※製本

07061　**多磨　第78巻　第1号　通巻900号**　N-4-19
　　　編集　森元美代治
　　　全生互恵会多磨全生園入園者自治会（森元美代治）
　　　平成9年1月1日　A5　101頁　500円
　　　機関誌
　　　※900号記念特大号
　　　※製本

07062　多磨　第78巻　第2号　通巻901号　N-4-19
編集　森元美代治
全生互恵会多磨全生園入園者自治会（森元美代治）
平成9年2月1日　A5　44頁　200円
機関誌
※製本

07063　多磨　第78巻　第3号　通巻902号　N-4-19
編集　森元美代治
全生互恵会多磨全生園入園者自治会（森元美代治）
平成9年3月1日　A5　45頁　200円
機関誌
※製本

07064　多磨　第78巻　第4号　通巻903号　N-4-19
編集　森元美代治
全生互恵会多磨全生園入園者自治会（森元美代治）
平成9年4月1日　A5　44頁　200円
機関誌
※製本

07065　多磨　第78巻　第5号　通巻904号　N-4-19
編集　森元美代治
全生互恵会多磨全生園入園者自治会（森元美代治）
平成9年5月1日　A5　46頁　200円
機関誌
※製本

07066　多磨　第78巻　第6号　通巻905号　N-4-19
編集　平沢保治
全生互恵会多磨全生園入園者自治会（平沢保治）
平成9年6月1日　A5　46頁　200円
機関誌
※製本

07067　多磨　第78巻　第7号　通巻906号　N-4-19
編集　平沢保治
全生互恵会多磨全生園入園者自治会（平沢保治）
平成9年7月1日　A5　44頁　200円
機関誌
※製本

07068　多磨　第78巻　第8号　通巻907号　N-4-19
編集　平沢保治
全生互恵会多磨全生園入園者自治会（平沢保治）
平成9年8月1日　A5　44頁　200円
機関誌
※製本

07069　多磨　第78巻　第9号　通巻908号　N-4-19
編集　平沢保治
全生互恵会多磨全生園入園者自治会（平沢保治）
平成9年9月1日　A5　44頁　200円
機関誌
※製本

07070　多磨　第78巻　第10号　通巻909号　N-4-19
編集　平沢保治
全生互恵会多磨全生園入園者自治会（平沢保治）
平成9年10月1日　A5　53頁　200円
機関誌
※製本

07071　多磨　第78巻　第11号　通巻910号　N-4-19
編集　平沢保治
全生互恵会多磨全生園入園者自治会（平沢保治）
平成9年11月1日　A5　44頁　200円
機関誌
※製本

07072　多磨　第78巻　第12号　通巻911号　N-4-19
編集　平沢保治
全生互恵会多磨全生園入園者自治会（平沢保治）
平成9年12月1日　A5　47頁　200円
機関誌
※製本

07073　多磨　第79巻　第1号　通巻912号　N-4-20
編集　平沢保治
全生互恵会多磨全生園入園者自治会（平沢保治）
平成10年1月1日　A5　54頁　200円
機関誌
※製本

07074　多磨　第79巻　第2号　通巻913号　N-4-20
編集　平沢保治
全生互恵会多磨全生園入園者自治会（平沢保治）
平成10年2月1日　A5　44頁　200円
機関誌
※製本

07075　多磨　第79巻　第3号　通巻914号　N-4-20
編集　平沢保治
全生互恵会多磨全生園入園者自治会（平沢保治）
平成10年3月1日　A5　46頁　200円
機関誌
※製本

07076　多磨　第79巻　第4号　通巻915号　N-4-20
編集　平沢保治
全生互恵会多磨全生園入園者自治会（平沢保治）
平成10年4月1日　A5　44頁　200円
機関誌
※製本

07077　**多磨　第79巻　第5号　通巻916号**　N-4-20
編集　平沢保治
全生互恵会多磨全生園入園者自治会（平沢保治）
平成10年5月1日　A5　50頁　200円
機関誌
※製本

07078　**多磨　第79巻　第6号　通巻917号**　N-4-20
編集　平沢保治
全生互恵会多磨全生園入園者自治会（平沢保治）
平成10年6月1日　A5　54頁　200円
機関誌
※製本

07079　**多磨　第79巻　第7号　通巻918号**　N-4-20
編集　平沢保治
全生互恵会多磨全生園入園者自治会（平沢保治）
平成10年7月1日　A5　42頁　200円
機関誌
※製本

07080　**多磨　第79巻　第8号　通巻919号**　N-4-20
編集　平沢保治
全生互恵会多磨全生園入園者自治会（平沢保治）
平成10年8月1日　A5　42頁　200円
機関誌
※製本

07081　**多磨　第79巻　第9号　通巻920号**　N-4-20
編集　平沢保治
全生互恵会多磨全生園入園者自治会（平沢保治）
平成10年9月1日　A5　36頁　200円
機関誌
※製本

07082　**多磨　第79巻　第10号　通巻921号**　N-4-20
編集　自治会企画編集委員会
全生互恵会（所義治）
平成10年10月1日　A5　36頁　200円
機関誌
※製本

07083　**多磨　第79巻　第11号　通巻922号**　N-4-20
編集　自治会企画編集委員会
全生互恵会（所義治）
平成10年11月1日　A5　36頁　200円
機関誌
※製本

07084　**多磨　第79巻　第12号　通巻923号**　N-4-20
編集　自治会企画編集委員会
全生互恵会（所義治）
平成10年12月1日　A5　36頁　200円
機関誌
※製本

07085　**多磨　第80巻　第1号　通巻924号**　N-4-21
編集　自治会企画編集委員会
全生互恵会（所義治）
平成11年1月1日　A5　36頁　500円
機関誌
※製本

07086　**多磨　第80巻　第2号　通巻925号**　N-4-21
編集　自治会企画編集委員会
全生互恵会（所義治）
平成11年2月1日　A5　36頁　500円
機関誌
※製本

07087　**多磨　第80巻　第3号　通巻926号**　N-4-21
編集　自治会企画編集委員会
全生互恵会（所義治）
平成11年3月1日　A5　35頁　500円
機関誌
※製本

07088　**多磨　第80巻　第4号　通巻927号**　N-4-21
編集　自治会企画編集委員会
全生互恵会（所義治）
平成11年4月1日　A5　36頁　500円
機関誌
※製本

07089　**多磨　第80巻　第5号　通巻928号**　N-4-21
編集　自治会企画編集委員会
全生互恵会（所義治）
平成11年5月1日　A5　36頁　500円
機関誌
※製本

07090　**多磨　第80巻　第6号　通巻929号**　N-4-21
編集　自治会企画編集委員会
全生互恵会（所義治）
平成11年6月1日　A5　36頁　500円
機関誌
※製本

07091　**多磨　第80巻　第7号　通巻930号**　N-4-21
編集　自治会企画編集委員会
全生互恵会（所義治）
平成11年7月1日　A5　36頁　500円
機関誌
※製本

07092　**多磨　第80巻　第8号　通巻931号**　N-4-21
　編集　自治会企画編集委員会
　全生互恵会（所義治）
　平成11年8月1日　A5　36頁　500円
　機関誌
　※製本

07093　**多磨　第80巻　第9号　通巻932号**　N-4-21
　編集　自治会企画編集委員会
　全生互恵会（所義治）
　平成11年9月1日　A5　36頁　500円
　機関誌
　※製本

07094　**多磨　第80巻　第10号　通巻933号**　N-4-21
　編集　自治会企画編集委員会
　全生互恵会（所義治）
　平成11年10月1日　A5　216頁　1,000円
　機関誌
　※創立90周年記念特集号
　※製本

07095　**多磨　第80巻　第11号　通巻934号**　N-4-21
　編集　自治会企画編集委員会
　全生互恵会（所義治）
　平成11年11月1日　A5　36頁　500円
　機関誌
　※製本

07096　**多磨　第80巻　第12号　通巻935号**　N-4-21
　編集　自治会企画編集委員会
　全生互恵会（所義治）
　平成11年12月1日　A5　36頁　500円
　機関誌
　※製本

07097　**多磨　第81巻　第1号　通巻936号**　N-4-22
　編集　自治会企画編集委員会
　全生互恵会（所義治）
　平成12年1月1日　A5　58頁　500円
　機関誌
　※製本

07098　**多磨　第81巻　第2号　通巻937号**　N-4-22
　編集　自治会企画編集委員会
　全生互恵会（所義治）
　平成12年2月1日　A5　53頁　500円
　機関誌
　※製本

07099　**多磨　第81巻　第3号　通巻938号**　N-4-22
　編集　自治会企画編集委員会
　全生互恵会（所義治）
　平成12年3月1日　A5　48頁　500円
　機関誌
　※製本

07100　**多磨　第81巻　第4号　通巻939号**　N-4-22
　編集　自治会企画編集委員会
　全生互恵会（所義治）
　平成12年4月1日　A5　44頁　500円
　機関誌
　※製本

07101　**多磨　第81巻　第5号　通巻940号**　N-4-22
　編集　自治会企画編集委員会
　全生互恵会（所義治）
　平成12年5月1日　A5　44頁　500円
　機関誌
　※製本

07102　**多磨　第81巻　第6号　通巻941号**　N-4-22
　編集　自治会企画編集委員会
　全生互恵会（所義治）
　平成12年6月1日　A5　48頁　500円
　機関誌
　※製本

07103　**多磨　第81巻　第7号　通巻942号**　N-4-22
　編集　自治会企画編集委員会
　全生互恵会（所義治）
　平成12年7月1日　A5　48頁　500円
　機関誌
　※製本

07104　**多磨　第81巻　第8号　通巻943号**　N-4-22
　編集　自治会企画編集委員会
　全生互恵会（所義治）
　平成12年8月1日　A5　46頁　500円
　機関誌
　※製本

07105　**多磨　第81巻　第9号　通巻944号**　N-4-22
　編集　自治会企画編集委員会
　全生互恵会（所義治）
　平成12年9月1日　A5　48頁　500円
　機関誌
　※製本

07106　**多磨　第81巻　第10号　通巻945号**　N-4-22
　編集　自治会企画編集委員会
　全生互恵会（所義治）
　平成12年10月1日　A5　46頁　500円
　機関誌
　※製本

07107　多磨　第81巻　第11号　通巻946号　N-4-22
編集　自治会企画編集委員会
全生互恵会（所義治）
平成12年11月1日　A5　50頁　500円
機関誌
※製本

07108　多磨　第81巻　第12号　通巻947号　N-4-22
編集　自治会企画編集委員会
全生互恵会（所義治）
平成12年12月1日　A5　48頁　500円
機関誌
※製本

07109　多磨　第82巻　第1号　通巻948号　N-5-1
編集　自治会企画編集委員会
全生互恵会（所義治）
平成13年1月1日　A5　58頁　500円
機関誌
※製本

07110　多磨　第82巻　第2号　通巻949号　N-5-1
編集　自治会企画編集委員会
全生互恵会（所義治）
平成13年2月1日　A5　44頁　500円
機関誌
※製本

07111　多磨　第82巻　第3号　通巻950号　N-5-1
編集　自治会企画編集委員会
全生互恵会（所義治）
平成13年3月1日　A5　40頁　500円
機関誌
※製本

07112　多磨　第82巻　第4号　通巻951号　N-5-1
編集　自治会企画編集委員会
全生互恵会（所義治）
平成13年4月1日　A5　48頁　500円
機関誌
※製本

07113　多磨　第82巻　第5号　通巻952号　N-5-1
編集　自治会企画編集委員会
全生互恵会（所義治）
平成13年5月1日　A5　50頁　500円
機関誌
※製本

07114　多磨　第82巻　第6号　通巻953号　N-5-1
編集　自治会企画編集委員会
全生互恵会（所義治）
平成13年6月1日　A5　46頁　500円
機関誌
※製本

07115　多磨　第82巻　第7号　通巻954号　N-5-1
編集　自治会企画編集委員会
全生互恵会（所義治）
平成13年7月1日　A5　48頁　500円
機関誌
※製本

07116　多磨　第82巻　第8号　通巻955号　N-5-1
編集　自治会企画編集委員会
全生互恵会（所義治）
平成13年8月1日　A5　48頁　500円
機関誌
※製本

07117　多磨　第82巻　第9号　通巻956号　N-5-1
編集　自治会企画編集委員会
全生互恵会（所義治）
平成13年9月1日　A5　46頁　500円
機関誌
※製本

07118　多磨　第82巻　第10号　通巻957号　N-5-1
編集　自治会企画編集委員会
全生互恵会（所義治）
平成13年10月1日　A5　46頁　500円
機関誌
※製本

07119　多磨　第82巻　第11号　通巻958号　N-5-1
編集　自治会企画編集委員会
全生互恵会（所義治）
平成13年11月1日　A5　48頁　500円
機関誌
※製本

07120　多磨　第82巻　第12号　通巻959号　N-5-1
編集　自治会企画編集委員会
全生互恵会（所義治）
平成13年12月1日　A5　42頁　500円
機関誌
※製本

07121　多磨　第83巻　第1号　通巻960号　N-5-2
編集　自治会企画編集委員会
全生互恵会（所義治）
平成14年1月1日　A5　60頁　500円
機関誌
※製本

07122　**多磨　第83巻　第2号　通巻961号**　N-5-2
　編集　自治会企画編集委員会
　全生互恵会（所義治）
　平成14年2月1日　A5　36頁　500円
　機関誌
　※製本

07123　**多磨　第83巻　第3号　通巻962号**　N-5-2
　編集　自治会企画編集委員会
　全生互恵会（所義治）
　平成14年3月1日　A5　36頁　500円
　機関誌
　※製本

07124　**多磨　第83巻　第4号　通巻963号**　N-5-2
　編集　自治会企画編集委員会
　全生互恵会（所義治）
　平成14年4月1日　A5　48頁　500円
　機関誌
　※製本

07125　**多磨　第83巻　第5号　通巻964号**　N-5-2
　編集　自治会企画編集委員会
　全生互恵会（所義治）
　平成14年5月1日　A5　32頁　500円
　機関誌
　※製本

07126　**多磨　第83巻　第6号　通巻965号**　N-5-2
　編集　自治会企画編集委員会
　全生互恵会（所義治）
　平成14年6月1日　A5　32頁　500円
　機関誌
　※製本

07127　**多磨　第83巻　第7号　通巻966号**　N-5-2
　編集　自治会企画編集委員会
　全生互恵会（所義治）
　平成14年7月1日　A5　48頁　500円
　機関誌
　※製本

07128　**多磨　第83巻　第8号　通巻967号**　N-5-2
　編集　自治会企画編集委員会
　全生互恵会（所義治）
　平成14年8月1日　A5　50頁　500円
　機関誌
　※製本

07129　**多磨　第83巻　第9号　通巻968号**　N-5-2
　編集　自治会企画編集委員会
　全生互恵会（所義治）
　平成14年9月1日　A5　48頁　500円
　機関誌
　※製本

07130　**多磨　第83巻　第10号　通巻969号**　N-5-2
　編集　自治会企画編集委員会
　全生互恵会（所義治）
　平成14年10月1日　A5　48頁　500円
　機関誌
　※製本

07131　**多磨　第83巻　第11号　通巻970号**　N-5-2
　編集　自治会企画編集委員会
　全生互恵会（所義治）
　平成14年11月1日　A5　36頁　500円
　機関誌
　※製本

07132　**多磨　第83巻　第12号　通巻971号**　N-5-2
　編集　自治会企画編集委員会
　全生互恵会（所義治）
　平成14年12月1日　A5　44頁　500円
　機関誌
　※製本

07133　**多磨　第84巻　第1号　通巻972号**　N-5-3
　編集　自治会企画編集委員会
　全生互恵会（所義治）
　平成15年1月1日　A5　42頁　500円
　機関誌
　※製本

07134　**多磨　第84巻　第2号　通巻973号**　N-5-3
　編集　自治会企画編集委員会
　全生互恵会（所義治）
　平成15年2月1日　A5　48頁　500円
　機関誌
　※製本

07135　**多磨　第84巻　第3号　通巻974号**　N-5-3
　編集　自治会企画編集委員会
　全生互恵会（所義治）
　平成15年3月1日　A5　46頁　500円
　機関誌
　※製本

07136　**多磨　第84巻　第4号　通巻975号**　N-5-3
　編集　自治会企画編集委員会
　全生互恵会（所義治）
　平成15年4月1日　A5　48頁　500円
　機関誌
　※製本

07137　**多磨　第84巻　第5号　通巻976号**　N-5-3
編集　自治会企画編集委員会
全生互恵会（所義治）
平成15年5月1日　A5　54頁　500円
機関誌
※製本

07138　**多磨　第84巻　第6号　通巻977号**　N-5-3
編集　自治会企画編集委員会
全生互恵会（所義治）
平成15年6月1日　A5　44頁　500円
機関誌
※製本

07139　**多磨　第84巻　第7号　通巻978号**　N-5-3
編集　自治会企画編集委員会
全生互恵会（所義治）
平成15年7月1日　A5　44頁　500円
機関誌
※製本

07140　**多磨　第84巻　第8号　通巻979号**　N-5-3
編集　自治会企画編集委員会
全生互恵会（所義治）
平成15年8月1日　A5　42頁　500円
機関誌
※製本

07141　**多磨　第84巻　第9号　通巻980号**　N-5-3
編集　自治会企画編集委員会
全生互恵会（所義治）
平成15年9月1日　A5　46頁　500円
機関誌
※製本

07142　**多磨　第84巻　第10号　通巻981号**　N-5-3
編集　自治会企画編集委員会
全生互恵会（近藤隆治）
平成15年10月1日　A5　48頁　500円
機関誌
※製本

07143　**多磨　第84巻　第11号　通巻982号**　N-5-3
編集　自治会企画編集委員会
全生互恵会（近藤隆治）
平成15年11月1日　A5　40頁　500円
機関誌
※製本

07144　**多磨　第84巻　第12号　通巻983号**　N-5-3
編集　自治会企画編集委員会
全生互恵会（近藤隆治）
平成15年12月1日　A5　42頁　500円
機関誌
※製本

07145　**多磨　第85巻　第1号　通巻984号**　N-5-4
編集　自治会企画編集委員会
全生互恵会（近藤隆治）
平成16年1月1日　A5　44頁　500円
機関誌
※製本

07146　**多磨　第85巻　第2号　通巻985号**　N-5-4
編集　自治会企画編集委員会
全生互恵会（近藤隆治）
平成16年2月1日　A5　40頁　500円
機関誌
※製本

07147　**多磨　第85巻　第3号　通巻986号**　N-5-4
編集　自治会企画編集委員会
全生互恵会（近藤隆治）
平成16年3月1日　A5　42頁　500円
機関誌
※製本

07148　**多磨　第85巻　第4号　通巻987号**　N-5-4
編集　自治会企画編集委員会
全生互恵会（近藤隆治）
平成16年4月1日　A5　40頁　500円
機関誌
※製本

07149　**多磨　第85巻　第5号　通巻988号**　N-5-4
編集　自治会企画編集委員会
全生互恵会（近藤隆治）
平成16年5月1日　A5　40頁　500円
機関誌
※製本

07150　**多磨　第85巻　第6号　通巻989号**　N-5-4
編集　自治会企画編集委員会
全生互恵会（近藤隆治）
平成16年6月1日　A5　40頁　500円
機関誌
※製本

07151　**多磨　第85巻　第7号　通巻990号**　N-5-4
編集　自治会企画編集委員会
全生互恵会（近藤隆治）
平成16年7月1日　A5　44頁　500円
機関誌
※製本

07152　**多磨　第85巻　第8号　通巻991号**　N-5-4
　　編集　自治会企画編集委員会
　　全生互恵会（近藤隆治）
　　平成16年8月1日　A5　42頁　500円
　　機関誌
　　※製本

07153　**多磨　第85巻　第9号　通巻992号**　N-5-4
　　編集　自治会企画編集委員会
　　全生互恵会（近藤隆治）
　　平成16年9月1日　A5　40頁　500円
　　機関誌
　　※製本

07154　**多磨　第85巻　第10号　通巻993号**　N-5-4
　　編集　自治会企画編集委員会
　　全生互恵会（近藤隆治）
　　平成16年10月1日　A5　36頁　500円
　　機関誌
　　※製本

07155　**多磨　第85巻　第11号　通巻994号**　N-5-4
　　編集　自治会企画編集委員会
　　全生互恵会（近藤隆治）
　　平成16年11月1日　A5　36頁　500円
　　機関誌
　　※製本

07156　**多磨　第85巻　第12号　通巻995号**　N-5-4
　　編集　自治会企画編集委員会
　　全生互恵会（近藤隆治）
　　平成16年12月1日　A5　44頁　500円
　　機関誌
　　※製本

07157　**多磨　第86巻　第1号　通巻996号**　N-5-5
　　編集　自治会企画編集委員会
　　全生互恵会（近藤隆治）
　　平成17年1月1日　A5　38頁　500円
　　機関誌
　　※製本

07158　**多磨　第86巻　第2号　通巻997号**　N-5-5
　　編集　自治会企画編集委員会
　　全生互恵会（近藤隆治）
　　平成17年2月1日　A5　34頁　500円
　　機関誌
　　※製本

07159　**多磨　第86巻　第3号　通巻998号**　N-5-5
　　編集　自治会企画編集委員会
　　全生互恵会（近藤隆治）
　　平成17年3月1日　A5　36頁　500円
　　機関誌
　　※製本

07160　**多磨　第86巻　第4号　通巻999号**　N-5-5
　　編集　自治会企画編集委員会
　　全生互恵会（近藤隆治）
　　平成17年4月1日　A5　46頁　500円
　　機関誌
　　※製本

07161　**多磨　第86巻　第5号　通巻1000号**　N-5-5
　　編集　自治会多磨編集委員会
　　全生互恵会（近藤隆治）
　　平成17年5月1日　A5　60頁　500円
　　機関誌
　　※製本

07162　**多磨　第86巻　第6号　通巻1001号**　N-5-5
　　編集　自治会多磨編集委員会
　　全生互恵会（近藤隆治）
　　平成17年6月1日　A5　48頁　500円
　　機関誌
　　※製本

07163　**多磨　第86巻　第7号　通巻1002号**　N-5-5
　　編集　自治会多磨編集委員会
　　全生互恵会（近藤隆治）
　　平成17年7月1日　A5　58頁　500円
　　機関誌
　　※製本

07164　**多磨　第86巻　第8号　通巻1003号**　N-5-5
　　編集　自治会多磨編集委員会
　　全生互恵会（近藤隆治）
　　平成17年8月1日　A5　54頁　500円
　　機関誌
　　※製本

07165　**多磨　第86巻　第9号　通巻1004号**　N-5-5
　　編集　自治会多磨編集委員会
　　全生互恵会（近藤隆治）
　　平成17年9月1日　A5　42頁　500円
　　機関誌
　　※製本

07166　**多磨　第86巻　第10号　通巻1005号**　N-5-5
　　編集　自治会多磨編集委員会
　　全生互恵会（近藤隆治）
　　平成17年10月1日　A5　54頁　500円
　　機関誌
　　※製本

07167　多磨　第86巻　第11号　通巻1006号　N-5-5
　　編集　自治会多磨編集委員会
　　全生互恵会（近藤隆治）
　　平成17年11月1日　A5　38頁　500円
　　機関誌
　　※製本

07168　多磨　第86巻　第12号　通巻1007号　N-5-5
　　編集　自治会多磨編集委員会
　　全生互恵会（近藤隆治）
　　平成17年12月1日　A5　58頁　500円
　　機関誌
　　※製本

07169　多磨　第87巻　第1号　通巻1008号　N-5-6
　　編集　自治会多磨編集委員会
　　全生互恵会（近藤隆治）
　　平成18年1月1日　A5　44頁　500円
　　機関誌
　　※製本

07170　多磨　第87巻　第2号　通巻1009号　N-5-6
　　編集　自治会多磨編集委員会
　　全生互恵会（近藤隆治）
　　平成18年2月1日　A5　52頁　500円
　　機関誌
　　※製本

07171　多磨　第87巻　第3号　通巻1010号　N-5-6
　　編集　自治会多磨編集委員会
　　全生互恵会（近藤隆治）
　　平成18年3月1日　A5　48頁　500円
　　機関誌
　　※製本

07172　多磨　第87巻　第4号　通巻1011号　N-5-6
　　編集　自治会多磨編集委員会
　　全生互恵会（近藤隆治）
　　平成18年4月1日　A5　46頁　500円
　　機関誌
　　※製本

07173　多磨　第87巻　第5号　通巻1012号　N-5-6
　　編集　自治会多磨編集委員会
　　全生互恵会（近藤隆治）
　　平成18年5月1日　A5　52頁　500円
　　機関誌
　　※製本

07174　多磨　第87巻　第6号　通巻1013号　N-5-6
　　編集　自治会多磨編集委員会
　　全生互恵会（近藤隆治）
　　平成18年6月1日　A5　38頁　500円
　　機関誌
　　※製本

07175　多磨　第87巻　第7号　通巻1014号　N-5-6
　　編集　自治会多磨編集委員会
　　全生互恵会（近藤隆治）
　　平成18年7月1日　A5　34頁　500円
　　機関誌
　　※製本

07176　多磨　第87巻　第8号　通巻1015号　N-5-6
　　編集　自治会多磨編集委員会
　　全生互恵会（近藤隆治）
　　平成18年8月1日　A5　34頁　500円
　　機関誌
　　※製本

07177　多磨　第87巻　第9号　通巻1016号　N-5-6
　　編集　自治会多磨編集委員会
　　全生互恵会（近藤隆治）
　　平成18年9月1日　A5　30頁　500円
　　機関誌
　　※製本

07178　多磨　第87巻　第10号　通巻1017号　N-5-6
　　編集　自治会多磨編集委員会
　　全生互恵会（近藤隆治）
　　平成18年10月1日　A5　34頁　500円
　　機関誌
　　※製本

07179　多磨　第87巻　第11号　通巻1018号　N-5-6
　　編集　自治会多磨編集委員会
　　全生互恵会（近藤隆治）
　　平成18年11月1日　A5　42頁　500円
　　機関誌
　　※製本

07180　多磨　第87巻　第12号　通巻1019号　N-5-6
　　編集　自治会多磨編集委員会
　　全生互恵会（近藤隆治）
　　平成18年12月1日　A5　34頁　500円
　　機関誌
　　※製本

07181　多磨　第88巻　第1号　通巻1020号　N-5-7
　　編集　自治会多磨編集委員会
　　全生互恵会（近藤隆治）
　　平成19年1月1日　A5　56頁　500円
　　機関誌
　　※製本

07182　**多磨　第88巻　第2号　通巻1021号**　N-5-7
　編集　自治会多磨編集委員会
　全生互恵会（近藤隆治）
　平成19年2月1日　A5　40頁　500円
　機関誌
　※製本

07183　**多磨　第88巻　第3号　通巻1022号**　N-5-7
　編集　自治会多磨編集委員会
　全生互恵会（近藤隆治）
　平成19年3月1日　A5　38頁　500円
　機関誌
　※製本

07184　**多磨　第88巻　第4号　通巻1023号**　N-5-7
　編集　自治会多磨編集委員会
　全生互恵会（近藤隆治）
　平成19年4月1日　A5　34頁　500円
　機関誌
　※製本

07185　**多磨　第88巻　第5号　通巻1024号**　N-5-7
　編集　自治会多磨編集委員会
　全生互恵会（近藤隆治）
　平成19年5月1日　A5　38頁　500円
　機関誌
　※製本

07186　**多磨　第88巻　第6号　通巻1025号**　N-5-7
　編集　自治会多磨編集委員会
　全生互恵会（近藤隆治）
　平成19年6月1日　A5　36頁　500円
　機関誌
　※製本

07187　**多磨　第88巻　第7号　通巻1026号**　N-5-7
　編集　自治会多磨編集委員会
　全生互恵会（近藤隆治）
　平成19年7月1日　A5　34頁　500円
　機関誌
　※製本

07188　**多磨　第88巻　第8号　通巻1027号**　N-5-7
　編集　自治会多磨編集委員会
　全生互恵会（近藤隆治）
　平成19年8月1日　A5　34頁　500円
　機関誌
　※製本

07189　**多磨　第88巻　第9号　通巻1028号**　N-5-7
　編集　自治会多磨編集委員会
　全生互恵会（近藤隆治）
　平成19年9月1日　A5　36頁　500円
　機関誌
　※製本

07190　**多磨　第88巻　第10号　通巻1029号**　N-5-7
　編集　自治会多磨編集委員会
　全生互恵会（近藤隆治）
　平成19年10月1日　A5　38頁　500円
　機関誌
　※製本

07191　**多磨　第88巻　第11号　通巻1030号**　N-5-7
　編集　自治会多磨編集委員会
　全生互恵会（近藤隆治）
　平成19年11月1日　A5　32頁　500円
　機関誌
　※製本

07192　**多磨　第88巻　第12号　通巻1031号**　N-5-7
　編集　自治会多磨編集委員会
　全生互恵会（志田彊）
　平成19年12月1日　A5　32頁　500円
　機関誌
　※製本

07193　**多磨　第89巻　第1号　通巻1032号**　N-5-8
　編集　自治会多磨編集委員会
　全生互恵会（志田彊）
　平成20年1月1日　A5　40頁　500円
　機関誌
　※製本

07194　**多磨　第89巻　第2号　通巻1033号**　N-5-8
　編集　自治会多磨編集委員会
　全生互恵会（志田彊）
　平成20年2月1日　A5　40頁　500円
　機関誌
　※製本

07195　**多磨　第89巻　第3号　通巻1034号**　N-5-8
　編集　自治会多磨編集委員会
　全生互恵会（志田彊）
　平成20年3月1日　A5　36頁　500円
　機関誌
　※製本

07196　**多磨　第89巻　第4号　通巻1035号**　N-5-8
　編集　自治会多磨編集委員会
　全生互恵会（志田彊）
　平成20年4月1日　A5　38頁　500円
　機関誌
　※製本

07197　**多磨　第89巻　第5号　通巻1036号**　N-5-8
編集　自治会多磨編集委員会
全生互恵会（志田彊）
平成20年5月1日　A5　36頁　500円
機関誌
※製本

07198　**多磨　第89巻　第6号　通巻1037号**　N-5-8
編集　自治会多磨編集委員会
全生互恵会（志田彊）
平成20年6月1日　A5　36頁　500円
機関誌
※製本

07199　**多磨　第89巻　第7号　通巻1038号**　N-5-8
編集　自治会多磨編集委員会
全生互恵会（志田彊）
平成20年7月1日　A5　32頁　500円
機関誌
※製本

07200　**多磨　第89巻　第8号　通巻1039号**　N-5-8
編集　自治会多磨編集委員会
全生互恵会（志田彊）
平成20年8月1日　A5　32頁　500円
機関誌
※製本

07201　**多磨　第89巻　第9号　通巻1040号**　N-5-8
編集　自治会多磨編集委員会
全生互恵会（志田彊）
平成20年9月1日　A5　26頁　500円
機関誌
※製本

07202　**多磨　第89巻　第10号　通巻1041号**　N-5-8
編集　自治会多磨編集委員会
全生互恵会（志田彊）
平成20年10月1日　A5　28頁　500円
機関誌
※製本

07203　**多磨　第89巻　第11号　通巻1042号**　N-5-8
編集　自治会多磨編集委員会
全生互恵会（志田彊）
平成20年11月1日　A5　20頁　500円
機関誌
※製本

07204　**多磨　第89巻　第12号　通巻1043号**　N-5-8
編集　自治会多磨編集委員会
全生互恵会（志田彊）
平成20年12月1日　A5　38頁　500円
機関誌
※製本

07205　**多磨　第90巻　第1号　通巻1044号**　N-5-9
編集　自治会多磨編集委員会
全生互恵会（志田彊）
平成21年1月1日　A5　38頁　500円
機関誌
※製本

07206　**多磨　第90巻　第2号　通巻1045号**　N-5-9
編集　自治会多磨編集委員会
全生互恵会（志田彊）
平成21年2月1日　A5　24頁　500円
機関誌
※製本

07207　**多磨　第90巻　第3号　通巻1046号**　N-5-9
編集　自治会多磨編集委員会
全生互恵会（志田彊）
平成21年3月1日　A5　50頁　500円
機関誌
※製本

07208　**多磨　第90巻　第4号　通巻1047号**　N-5-9
編集　自治会多磨編集委員会
全生互恵会（志田彊）
平成21年4月1日　A5　24頁　500円
機関誌
※製本

07209　**多磨　第90巻　第5号　通巻1048号**　N-5-9
編集　自治会多磨編集委員会
全生互恵会（志田彊）
平成21年5月1日　A5　44頁　500円
機関誌
※製本

07210　**多磨　第90巻　第6号　通巻1049号**　N-5-9
編集　自治会多磨編集委員会
全生互恵会（志田彊）
平成21年6月1日　A5　44頁　500円
機関誌
※製本

07211　**多磨　第90巻　第7号　通巻1050号**　N-5-9
編集　自治会多磨編集委員会
全生互恵会（志田彊）
平成21年7月1日　A5　28頁　500円
機関誌
※製本

07212　**多磨　第90巻　第8号　通巻1051号**　N-5-9
　　編集　自治会多磨編集委員会
　　全生互恵会（志田彊）
　　平成21年8月1日　A5　34頁　500円
　　機関誌
　　※製本

07213　**多磨　第90巻　第9号　通巻1052号**　N-5-9
　　編集　自治会多磨編集委員会
　　全生互恵会（志田彊）
　　平成21年9月1日　A5　34頁　500円
　　機関誌
　　※製本

07214　**多磨　第90巻　第10号　通巻1053号**　N-5-9
　　編集　自治会多磨編集委員会
　　全生互恵会（志田彊）
　　平成21年10月1日　A5　202頁　500円
　　機関誌
　　※100周年記念号
　　※製本

07215　**多磨　第90巻　第11号　通巻1054号**　N-5-9
　　編集　自治会多磨編集委員会
　　全生互恵会（志田彊）
　　平成21年11月1日　A5　46頁　500円
　　機関誌
　　※製本

07216　**多磨　第90巻　第12号　通巻1055号**　N-5-9
　　編集　自治会多磨編集委員会
　　全生互恵会（志田彊）
　　平成21年12月1日　A5　42頁　500円
　　機関誌
　　※製本

07217　**多磨　第91巻　第1号　通巻1056号**　N-5-10
　　編集　自治会多磨編集委員会
　　全生互恵会（志田彊）
　　平成22年1月1日　A5　46頁　500円
　　機関誌
　　※製本

07218　**多磨　第91巻　第2号　通巻1057号**　N-5-10
　　編集　自治会多磨編集委員会
　　全生互恵会（志田彊）
　　平成22年2月1日　A5　68頁　500円
　　機関誌
　　※製本

07219　**多磨　第91巻　第3号　通巻1058号**　N-5-10
　　編集　自治会多磨編集委員会
　　全生互恵会（志田彊）
　　平成22年3月1日　A5　34頁　500円
　　機関誌
　　※製本

07220　**多磨　第91巻　第4号　通巻1059号**　N-5-10
　　編集　自治会多磨編集委員会
　　全生互恵会（志田彊）
　　平成22年4月1日　A5　80頁　500円
　　機関誌
　　※製本

07221　**多磨　第91巻　第5号　通巻1060号**　N-5-10
　　編集　自治会多磨編集委員会
　　全生互恵会（志田彊）
　　平成22年5月1日　A5　80頁　500円
　　機関誌
　　※製本

07222　**多磨　第91巻　第6号　通巻1061号**　N-5-10
　　編集　自治会多磨編集委員会
　　全生互恵会（志田彊）
　　平成22年6月1日　A5　44頁　500円
　　機関誌
　　※製本

07223　**多磨　第91巻　第7号　通巻1062号**　N-5-10
　　編集　自治会多磨編集委員会
　　全生互恵会（志田彊）
　　平成22年7月1日　A5　48頁　500円
　　機関誌
　　※製本

07224　**多磨　第91巻　第8号　通巻1063号**　N-5-10
　　編集　自治会多磨編集委員会
　　全生互恵会（志田彊）
　　平成22年8月1日　A5　50頁　500円
　　機関誌
　　※製本

07225　**多磨　第91巻　第9号　通巻1064号**　N-5-10
　　編集　自治会多磨編集委員会
　　全生互恵会（志田彊）
　　平成22年9月1日　A5　50頁　500円
　　機関誌
　　※製本

07226　**多磨　第91巻　第10号　通巻1065号**　N-5-10
　　編集　自治会多磨編集委員会
　　全生互恵会（志田彊）
　　平成22年10月1日　A5　38頁　500円
　　機関誌
　　※製本

07227　**多磨　第91巻　第11号　通巻1066号**　N-5-10
　　編集　自治会多磨編集委員会
　　全生互恵会（志田彊）
　　平成22年11月1日　A5　40頁　500円
　　機関誌
　　※製本

07228　**多磨　第91巻　第12号　通巻1067号**　N-5-10
　　編集　自治会多磨編集委員会
　　全生互恵会（志田彊）
　　平成22年12月1日　A5　54頁　500円
　　機関誌
　　※製本

07229　**多磨　第92巻　第1号　通巻1068号**　N-5-11
　　編集　自治会多磨編集委員会
　　全生互恵会（志田彊）
　　平成23年1月1日　A5　58頁　500円
　　機関誌
　　※製本

07230　**多磨　第92巻　第2号　通巻1069号**　N-5-11
　　編集　自治会多磨編集委員会
　　全生互恵会（志田彊）
　　平成23年2月1日　A5　44頁　500円
　　機関誌
　　※製本

07231　**多磨　第92巻　第3号　通巻1070号**　N-5-11
　　編集　自治会多磨編集委員会
　　全生互恵会（志田彊）
　　平成23年3月1日　A5　46頁　500円
　　機関誌
　　※製本

07232　**多磨　第92巻　第4号　通巻1071号**　N-5-11
　　編集　自治会多磨編集委員会
　　全生互恵会（志田彊）
　　平成23年4月1日　A5　48頁　500円
　　機関誌
　　※製本

07233　**多磨　第92巻　第5号　通巻1072号**　N-5-11
　　編集　自治会多磨編集委員会
　　全生互恵会（志田彊）
　　平成23年5月1日　A5　50頁　500円
　　機関誌
　　※製本

07234　**多磨　第92巻　第6号　通巻1073号**　N-5-11
　　編集　自治会多磨編集委員会
　　全生互恵会（志田彊）
　　平成23年6月1日　A5　48頁　500円
　　機関誌
　　※製本

07235　**多磨　第92巻　第7号　通巻1074号**　N-5-11
　　編集　自治会多磨編集委員会
　　全生互恵会（志田彊）
　　平成23年7月1日　A5　56頁　500円
　　機関誌
　　※製本

07236　**多磨　第92巻　第8号　通巻1075号**　N-5-11
　　編集　自治会多磨編集委員会
　　全生互恵会（志田彊）
　　平成23年8月1日　A5　62頁　500円
　　機関誌
　　※製本

07237　**多磨　第92巻　第9号　通巻1076号**　N-5-11
　　編集　自治会多磨編集委員会
　　全生互恵会（志田彊）
　　平成23年9月1日　A5　62頁　500円
　　機関誌
　　※製本

07238　**多磨　第92巻　第10号　通巻1077号**　N-5-11
　　編集　自治会多磨編集委員会
　　全生互恵会（志田彊）
　　平成23年10月1日　A5　62頁　500円
　　機関誌
　　※製本

07239　**多磨　第92巻　第11号　通巻1078号**　N-5-11
　　編集　自治会多磨編集委員会
　　全生互恵会（志田彊）
　　平成23年11月1日　A5　44頁　500円
　　機関誌
　　※製本

07240　**多磨　第92巻　第12号　通巻1079号**　N-5-11
　　編集　自治会多磨編集委員会
　　全生互恵会（志田彊）
　　平成23年12月1日　A5　44頁　500円
　　機関誌
　　※製本

07241　**多磨　第93巻　第1号　通巻1080号**　N-5-12
　　編集　自治会多磨編集委員会
　　全生互恵会（志田彊）
　　平成24年1月1日　A5　60頁　500円
　　機関誌
　　※製本

07242　**多磨　第93巻　第2号　通巻1081号**　N-5-12
編集　自治会多磨編集委員会
全生互恵会（志田彊）
平成24年2月1日　A5　64頁　500円
機関誌
※製本

07243　**多磨　第93巻　第3号　通巻1082号**　N-5-12
編集　自治会多磨編集委員会
全生互恵会（志田彊）
平成24年3月1日　A5　42頁　500円
機関誌
※製本

07244　**多磨　第93巻　第4号　通巻1083号**　N-5-12
編集　自治会多磨編集委員会
全生互恵会（志田彊）
平成24年4月1日　A5　42頁　500円
機関誌
※製本

07245　**多磨　第93巻　第5号　通巻1084号**　N-5-12
編集　自治会多磨編集委員会
全生互恵会（志田彊）
平成24年5月1日　A5　34頁　500円
機関誌
※製本

07246　**多磨　第93巻　第6号　通巻1085号**　N-5-12
編集　自治会多磨編集委員会
全生互恵会（志田彊）
平成24年6月1日　A5　48頁　500円
機関誌
※製本

07247　**多磨　第93巻　第7号　通巻1086号**　N-5-12
編集　自治会多磨編集委員会
全生互恵会（志田彊）
平成24年7月1日　A5　48頁　500円
機関誌
※製本

07248　**多磨　第93巻　第8号　通巻1087号**　N-5-12
編集　自治会多磨編集委員会
全生互恵会（志田彊）
平成24年8月1日　A5　48頁　500円
機関誌
※製本

07249　**多磨　第93巻　第9号　通巻1088号**　N-5-12
編集　自治会多磨編集委員会
全生互恵会（志田彊）
平成24年9月1日　A5　42頁　500円
機関誌
※製本

07250　**多磨　第93巻　第10号　通巻1089号**　N-5-12
編集　自治会多磨編集委員会
全生互恵会（志田彊）
平成24年10月1日　A5　49頁　500円
機関誌
※製本

07251　**多磨　第93巻　第11号　通巻1090号**　N-5-12
編集　自治会多磨編集委員会
全生互恵会（志田彊）
平成24年11月1日　A5　50頁　500円
機関誌
※製本

07252　**多磨　第93巻　第12号　通巻1091号**　N-5-12
編集　自治会多磨編集委員会
全生互恵会（志田彊）
平成24年12月1日　A5　52頁　500円
機関誌
※製本

07253　**多磨　第94巻　第1号　通巻1092号**　N-5-13
編集　自治会多磨編集委員会
全生互恵会（志田彊）
平成25年1月1日　A5　68頁　500円
機関誌
※製本

07254　**多磨　第94巻　第2号　通巻1093号**　N-5-13
編集　自治会多磨編集委員会
全生互恵会（志田彊）
平成25年2月1日　A5　50頁　500円
機関誌
※製本

07255　**多磨　第94巻　第3号　通巻1094号**　N-5-13
編集　自治会多磨編集委員会
全生互恵会（志田彊）
平成25年3月1日　A5　44頁　500円
機関誌
※製本

07256　**多磨　第94巻　第4号　通巻1095号**　N-5-13
編集　自治会多磨編集委員会
全生互恵会（志田彊）
平成25年4月1日　A5　54頁　500円
機関誌
※製本

07257　**多磨　第94巻　第5号　通巻1096号**　N-5-13
　　編集　自治会多磨編集委員会
　　全生互恵会（志田彊）
　　平成25年5月1日　A5　34頁　500円
　　機関誌
　　※製本

07258　**多磨　第94巻　第6号　通巻1097号**　N-5-13
　　編集　自治会多磨編集委員会
　　全生互恵会（志田彊）
　　平成25年6月1日　A5　36頁　500円
　　機関誌
　　※製本

07259　**多磨　第94巻　第7号　通巻1098号**　N-5-13
　　編集　自治会多磨編集委員会
　　全生互恵会（志田彊）
　　平成25年7月1日　A5　46頁　500円
　　機関誌
　　※製本

07260　**多磨　第94巻　第8号　通巻1099号**　N-5-13
　　編集　自治会多磨編集委員会
　　全生互恵会（志田彊）
　　平成25年8月1日　A5　38頁　500円
　　機関誌
　　※製本

07261　**多磨　第94巻　第9号　通巻1100号**　N-5-13
　　編集　自治会多磨編集委員会
　　全生互恵会（志田彊）
　　平成25年9月1日　A5　44頁　500円
　　機関誌
　　※製本

07262　**多磨　第94巻　第10号　通巻1101号**　N-5-13
　　編集　自治会多磨編集委員会
　　全生互恵会（志田彊）
　　平成25年10月1日　A5　54頁　500円
　　機関誌
　　※製本

07263　**多磨　第94巻　第11号　通巻1102号**　N-5-13
　　編集　自治会多磨編集委員会
　　全生互恵会（志田彊）
　　平成25年11月1日　A5　60頁　500円
　　機関誌
　　※製本

07264　**多磨　第94巻　第12号　通巻1103号**　N-5-13
　　編集　自治会多磨編集委員会
　　全生互恵会（志田彊）
　　平成25年12月1日　A5　68頁　500円
　　機関誌
　　※製本

07265　**多磨　第95巻　第1号　通巻1104号**　N-5-14
　　編集　自治会多磨編集委員会
　　全生互恵会（志田彊）
　　平成26年1月1日　A5　58頁　500円
　　機関誌
　　※製本

07266　**多磨　第95巻　第2号　通巻1105号**　N-5-14
　　編集　自治会多磨編集委員会
　　全生互恵会（志田彊）
　　平成26年2月1日　A5　52頁　500円
　　機関誌
　　※製本

07267　**多磨　第95巻　第3号　通巻1106号**　N-5-14
　　編集　自治会多磨編集委員会
　　全生互恵会（志田彊）
　　平成26年3月1日　A5　50頁　500円
　　機関誌
　　※製本

07268　**多磨　第95巻　第4号　通巻1107号**　N-5-14
　　編集　自治会多磨編集委員会
　　全生互恵会（志田彊）
　　平成26年4月1日　A5　42頁　500円
　　機関誌
　　※製本

07269　**多磨　第95巻　第5号　通巻1108号**　N-5-14
　　編集　自治会多磨編集委員会
　　全生互恵会（志田彊）
　　平成26年5月1日　A5　40頁　500円
　　機関誌
　　※製本

07270　**多磨　第95巻　第6号　通巻1109号**　N-5-14
　　編集　自治会多磨編集委員会
　　全生互恵会（志田彊）
　　平成26年6月1日　A5　40頁　500円
　　機関誌
　　※製本

07271　**多磨　第95巻　第7号　通巻1110号**　N-5-14
　　編集　自治会多磨編集委員会
　　全生互恵会（佐川修）
　　平成26年7月1日　A5　50頁　500円
　　機関誌
　　※製本

07272　**多磨　第95巻　第8号　通巻1111号**　N-5-14
編集　自治会多磨編集委員会
全生互恵会（佐川修）
平成26年8月1日　A5　44頁　500円
機関誌
※製本

07273　**多磨　第95巻　第9号　通巻1112号**　N-5-14
編集　自治会多磨編集委員会
全生互恵会（佐川修）
平成26年9月1日　A5　34頁　500円
機関誌
※製本

07274　**多磨　第95巻　第10号　通巻1113号**　N-5-14
編集　自治会多磨編集委員会
全生互恵会（佐川修）
平成26年10月1日　A5　40頁　500円
機関誌
※製本

07275　**多磨　第95巻　第11号　通巻1114号**　N-5-14
編集　自治会多磨編集委員会
全生互恵会（佐川修）
平成26年11月1日　A5　40頁　500円
機関誌
※製本

07276　**多磨　第95巻　第12号　通巻1115号**　N-5-14
編集　自治会多磨編集委員会
全生互恵会（佐川修）
平成26年12月1日　A5　34頁　500円
機関誌
※製本

07277　**多磨　第96巻　第1号　通巻1116号**　N-5-15
編集　自治会多磨編集委員会
全生互恵会（佐川修）
平成27年1月1日　A5　60頁　500円
機関誌
※製本

07278　**多磨　第96巻　第2号　通巻1117号**　N-5-15
編集　自治会多磨編集委員会
全生互恵会（佐川修）
平成27年2月1日　A5　48頁　500円
機関誌
※製本

07279　**多磨　第96巻　第3号　通巻1118号**　N-5-15
編集　自治会多磨編集委員会
全生互恵会（佐川修）
平成27年3月1日　A5　50頁　500円
機関誌
※製本

07280　**多磨　第96巻　第4号　通巻1119号**　N-5-15
編集　自治会多磨編集委員会
全生互恵会（佐川修）
平成27年4月1日　A5　48頁　500円
機関誌
※製本

07281　**多磨　第96巻　第5号　通巻1120号**　N-5-15
編集　自治会多磨編集委員会
全生互恵会（佐川修）
平成27年5月1日　A5　68頁　500円
機関誌
※製本

07282　**多磨　第96巻　第6号　通巻1121号**　N-5-15
編集　自治会多磨編集委員会
全生互恵会（佐川修）
平成27年6月1日　A5　48頁　500円
機関誌
※製本

07283　**多磨　第96巻　第7号　通巻1122号**　N-5-15
編集　自治会多磨編集委員会
全生互恵会（佐川修）
平成27年7月1日　A5　56頁　500円
機関誌
※製本

07284　**多磨　第96巻　第8号　通巻1123号**　N-5-15
編集　自治会多磨編集委員会
全生互恵会（佐川修）
平成27年8月1日　A5　50頁　500円
機関誌
※製本

07285　**多磨　第96巻　第9号　通巻1124号**　N-5-15
編集　自治会多磨編集委員会
全生互恵会（佐川修）
平成27年9月1日　A5　72頁　500円
機関誌
※製本

07286　**多磨　第96巻　第10号　通巻1125号**　N-5-15
編集　自治会多磨編集委員会
全生互恵会（佐川修）
平成27年10月1日　A5　52頁　500円
機関誌
※製本

07287 **多磨 第96巻 第11号 通巻1126号** N-5-15
編集　自治会多磨編集委員会
全生互恵会（佐川修）
平成27年11月1日　A5　60頁　500円
機関誌
※製本

07288 **多磨 第96巻 第12号 通巻1127号** N-5-15
編集　自治会多磨編集委員会
全生互恵会（佐川修）
平成27年12月1日　A5　62頁　500円
機関誌
※製本

07289 **多磨 第97巻 第1号 通巻1128号** N-5-16
編集　自治会多磨編集委員会
全生互恵会（佐川修）
平成28年1月1日　A5　66頁　500円
機関誌
※製本

07290 **多磨 第97巻 第2号 通巻1129号** N-5-16
編集　自治会多磨編集委員会
全生互恵会（佐川修）
平成28年2月1日　A5　54頁　500円
機関誌
※製本

07291 **多磨 第97巻 第3号 通巻1130号** N-5-16
編集　自治会多磨編集委員会
全生互恵会（佐川修）
平成28年3月1日　A5　50頁　500円
機関誌
※製本

07292 **多磨 第97巻 第4号 通巻1131号** N-5-16
編集　自治会多磨編集委員会
全生互恵会（佐川修）
平成28年4月1日　A5　52頁　500円
機関誌
※製本

07293 **多磨 第97巻 第5号 通巻1132号** N-5-16
編集　自治会多磨編集委員会
全生互恵会（佐川修）
平成28年5月1日　A5　50頁　500円
機関誌
※製本

07294 **多磨 第97巻 第6号 通巻1133号** N-5-16
編集　自治会多磨編集委員会
全生互恵会（佐川修）
平成28年6月1日　A5　60頁　500円
機関誌
※製本

07295 **多磨 第97巻 第7号 通巻1134号** N-5-16
編集　自治会多磨編集委員会
全生互恵会（佐川修）
平成28年7月1日　A5　58頁　500円
機関誌
※製本

07296 **多磨 第97巻 第8号 通巻1135号** N-5-16
編集　自治会多磨編集委員会
全生互恵会（佐川修）
平成28年8月1日　A5　72頁　500円
機関誌
※製本

07297 **多磨 第97巻 第9号 通巻1136号** N-5-16
編集　自治会多磨編集委員会
全生互恵会（佐川修）
平成28年9月9日　A5　52頁　500円
機関誌
※製本

07298 **多磨 第97巻 第10号 通巻1137号** N-5-16
編集　自治会多磨編集委員会
全生互恵会（佐川修）
平成28年10月1日　A5　60頁　500円
機関誌
※製本

07299 **多磨 第97巻 第11号 通巻1138号** N-5-16
編集　自治会多磨編集委員会
全生互恵会（佐川修）
平成28年11月1日　A5　62頁　500円
機関誌
※製本

07300 **多磨 第97巻 第12号 通巻1139号** N-5-16
編集　自治会多磨編集委員会
全生互恵会（佐川修）
平成28年12月1日　A5　60頁　500円
機関誌
※製本

07301 **多磨 第98巻 第1号 通巻1140号** N-5-17
編集　自治会多磨編集委員会
全生互恵会（佐川修）
平成29年1月1日　A5　68頁　500円
機関誌
※製本

07302　**多磨　第98巻　第2号　通巻1141号**　N-5-17
編集　自治会多磨編集委員会
全生互恵会（佐川修）
平成29年2月1日　A5　56頁　500円
機関誌
※製本

07303　**多磨　第98巻　第3号　通巻1142号**　N-5-17
編集　自治会多磨編集委員会
全生互恵会（平沢保治）
平成29年3月1日　A5　58頁　500円
機関誌
※製本

07304　**多磨　第98巻　第4号　通巻1143号**　N-5-17
編集　自治会多磨編集委員会
多磨入所者自治会（平沢保治）
平成29年4月1日　A5　50頁　500円
機関誌
※製本

07305　**多磨　第98巻　第5号　通巻1144号**　N-5-17
編集　自治会多磨編集委員会
多磨入所者自治会（平沢保治）
平成29年5月1日　A5　62頁　500円
機関誌
※製本

07306　**多磨　第98巻　第6号　通巻1145号**　N-5-17
編集　自治会多磨編集委員会
多磨入所者自治会（平沢保治）
平成29年6月1日　A5　58頁　500円
機関誌
※製本

07307　**多磨　第98巻　第7号　通巻1146号**　N-5-17
編集　自治会多磨編集委員会
多磨入所者自治会（平沢保治）
平成29年7月1日　A5　58頁　500円
機関誌
※製本

07308　**多磨　第98巻　第8号　通巻1147号**　N-5-17
編集　自治会多磨編集委員会
多磨入所者自治会（平沢保治）
平成29年8月1日　A5　52頁　500円
機関誌
※製本

07309　**多磨　第98巻　第9号　通巻1148号**　N-5-17
編集　自治会多磨編集委員会
多磨入所者自治会（平沢保治）
平成29年9月1日　A5　52頁　500円
機関誌
※製本

07310　**多磨　第98巻　第10号　通巻1149号**　N-5-17
編集　自治会多磨編集委員会
多磨入所者自治会（平沢保治）
平成29年10月1日　A5　50頁　500円
機関誌
※製本

07311　**多磨　第98巻　第11号　通巻1150号**　N-5-17
編集　自治会多磨編集委員会
多磨入所者自治会（平沢保治）
平成29年11月1日　A5　52頁　500円
機関誌
※製本

07312　**多磨　第98巻　第12号　通巻1151号**　N-5-17
編集　自治会多磨編集委員会
多磨入所者自治会（平沢保治）
平成29年12月1日　A5　52頁　500円
機関誌
※製本

07313　**多磨　第99巻　第1号　通巻1152号**　N-6-1
編集　多磨編集委員会
多磨全生園入所者自治会（平沢保治）
平成30年1月1日　A5　70頁　500円
機関誌
※製本

07314　**多磨　第99巻　第2号　通巻1153号**　N-6-1
編集　多磨編集委員会
多磨全生園入所者自治会（平沢保治）
平成30年2月1日　A5　50頁　500円
機関誌
※製本

07315　**多磨　第99巻　第3号　通巻1154号**　N-6-1
編集　多磨編集委員会
多磨全生園入所者自治会（平沢保治）
平成30年3月1日　A5　54頁　500円
機関誌
※製本

07316　**多磨　第99巻　第4号　通巻1155号**　N-6-1
編集　多磨編集委員会
多磨全生園入所者自治会（平沢保治）
平成30年4月1日　A5　52頁　500円
機関誌
※製本

07317　**多磨　第99巻　第5号　通巻1156号**　N-6-1
編集　多磨編集委員会
多磨全生園入所者自治会（平沢保治）
平成30年5月1日　A5　56頁　500円
機関誌
※製本

07318　**多磨　第99巻　第6号　通巻1157号**　N-6-1
編集　多磨編集委員会
多磨全生園入所者自治会（平沢保治）
平成30年6月1日　A5　52頁　500円
機関誌
※製本

07319　**多磨　第99巻　第7号　通巻1158号**　N-6-1
編集　多磨編集委員会
多磨全生園入所者自治会（平沢保治）
平成30年7月1日　A5　52頁　500円
機関誌
※製本

07320　**多磨　第99巻　第8号　通巻1159号**　N-6-1
編集　多磨編集委員会
多磨全生園入所者自治会（平沢保治）
平成30年8月1日　A5　54頁　500円
機関誌
※製本

07321　**多磨　第99巻　第9号　通巻1160号**　N-6-1
編集　多磨編集委員会
多磨全生園入所者自治会（平沢保治）
平成30年9月1日　A5　50頁　500円
機関誌
※製本

07322　**多磨　第99巻　第10号　通巻1161号**　N-6-1
編集　多磨編集委員会
多磨全生園入所者自治会（平沢保治）
平成30年10月1日　A5　58頁　500円
機関誌
※製本

07323　**多磨　第99巻　第11号　通巻1162号**　N-6-1
編集　多磨編集委員会
多磨全生園入所者自治会（平沢保治）
平成30年11月1日　A5　60頁　500円
機関誌
※製本

07324　**多磨　第99巻　第12号　通巻1163号**　N-6-1
編集　多磨編集委員会
多磨全生園入所者自治会（平沢保治）
平成30年12月1日　A5　62頁　500円
機関誌
※製本

07325　**多磨　第100巻　第1号　通巻1164号**　N-6-2
編集　多磨編集委員会
多磨全生園入所者自治会（平沢保治）
平成31年1月1日　A5　68頁　500円
機関誌
※製本

07326　**多磨　第100巻　第2号　通巻1165号**　N-6-2
編集　多磨編集委員会
多磨全生園入所者自治会（平沢保治）
平成31年2月1日　A5　60頁　500円
機関誌
※製本

07327　**多磨　第100巻　第3号　通巻1166号**　N-6-2
編集　多磨編集委員会
多磨全生園入所者自治会（平沢保治）
平成31年3月1日　A5　72頁　500円
機関誌
※製本

07328　**多磨　第100巻　第4号　通巻1167号**　N-6-2
編集　多磨編集委員会
多磨全生園入所者自治会（平沢保治）
平成31年4月1日　A5　60頁　500円
機関誌
※製本

07329　**多磨　第100巻　第5号　通巻1168号**　N-6-2
編集　多磨編集委員会
多磨全生園入所者自治会（平沢保治）
令和1年5月1日　A5　64頁　500円
機関誌
※製本

07330　**多磨　第100巻　第6号　通巻1169号**　N-6-2
編集　多磨編集委員会
多磨全生園入所者自治会（平沢保治）
令和1年6月1日　A5　68頁　500円
機関誌
※製本

07331　**多磨　第100巻　第7号　通巻1170号**　N-6-2
編集　多磨編集委員会
多磨全生園入所者自治会（平沢保治）
令和1年7月1日　A5　60頁　500円
機関誌
※製本

07332 **多磨　第100巻　第8号　通巻1171号**　N-6-2
編集　多磨編集委員会
多磨全生園入所者自治会（平沢保治）
令和1年8月1日　A5　58頁　500円
機関誌
※製本

07333 **多磨　第100巻　第9号　通巻1172号**　N-6-2
編集　多磨編集委員会
多磨全生園入所者自治会（平沢保治）
令和1年9月1日　A5　66頁　500円
機関誌
※製本

07334 **多磨　第100巻　第10号　通巻1173号**　N-6-2
編集　多磨編集委員会
多磨全生園入所者自治会（平沢保治）
令和1年10月1日　A5　132頁　1,000円
機関誌
※創立110周年記念特別号
※製本

07335 **多磨　第100巻　第11号　通巻1174号**　N-6-2
編集　多磨編集委員会
多磨全生園入所者自治会（平沢保治）
令和1年11月1日　A5　66頁　500円
機関誌
※製本

07336 **多磨　第100巻　第12号　通巻1175号**　N-6-2
編集　多磨編集委員会
多磨全生園入所者自治会（平沢保治）
令和1年12月1日　A5　68頁　500円
機関誌
※製本

07337 **多磨　第101巻　第1号　通巻1176号**　N-6-3
編集　多磨編集委員会
多磨全生園入所者自治会（平沢保治）
令和2年1月1日　A5　50頁　500円
機関誌
※製本

07338 **多磨　第101巻　第2号　通巻1177号**　N-6-3
編集　多磨編集委員会
多磨全生園入所者自治会（平沢保治）
令和2年2月1日　A5　60頁　500円
機関誌
※製本

07339 **多磨　第101巻　第3号　通巻1178号**　N-6-3
編集　多磨編集委員会
多磨全生園入所者自治会（平沢保治）
令和2年3月1日　A5　58頁　500円
機関誌
※製本

07340 **多磨　第101巻　第4号　通巻1179号**　N-6-3
編集　多磨編集委員会
多磨全生園入所者自治会（山岡吉夫）
令和2年4月1日　A5　54頁　500円
機関誌
※製本

07341 **多磨　第101巻　第5号　通巻1180号**　N-6-3
編集　多磨編集委員会
多磨全生園入所者自治会（山岡吉夫）
令和2年5月1日　A5　60頁　500円
機関誌
※製本

07342 **多磨　第101巻　第6号　通巻1181号**　N-6-3
編集　多磨編集委員会
多磨全生園入所者自治会（山岡吉夫）
令和2年6月1日　A5　64頁　500円
機関誌
※製本

07343 **多磨　第101巻　第7号　通巻1182号**　N-6-3
編集　多磨編集委員会
多磨全生園入所者自治会（山岡吉夫）
令和2年7月1日　A5　70頁　500円
機関誌
※製本

07344 **多磨　第101巻　第8号　通巻1183号**　N-6-3
編集　多磨編集委員会
多磨全生園入所者自治会（山岡吉夫）
令和2年8月1日　A5　62頁　500円
機関誌
※製本

07345 **多磨　第101巻　第9号　通巻1184号**　N-6-3
編集　多磨編集委員会
多磨全生園入所者自治会（山岡吉夫）
令和2年9月1日　A5　74頁　500円
機関誌
※製本

07346 **多磨　第101巻　第10号　通巻1185号**　N-6-3
編集　多磨編集委員会
多磨全生園入所者自治会（山岡吉夫）

令和2年10月1日　A5　56頁　500円
機関誌
※製本

07347　**多磨　第101巻　第11号　通巻1186号**　N-6-3
編集　多磨編集委員会
多磨全生園入所者自治会（山岡吉夫）
令和2年11月1日　A5　66頁　500円
機関誌
※製本

07348　**多磨　第101巻　第12号　通巻1187号**　N-6-3
編集　多磨編集委員会
多磨全生園入所者自治会（山岡吉夫）
令和2年12月1日　A5　76頁　500円
機関誌
※製本

07349　**多磨　第46巻　第1号　1月号**　N-7-1
編集　矢嶋良一
全生互恵会多磨出版部（矢嶋良一）
昭和40年1月1日　A5　30頁　30円
機関誌
※BOX（残部）

07350　**多磨　第46巻　第1号　2月号**　N-7-1
編集　矢嶋良一
全生互恵会多磨出版部（矢嶋良一）
昭和40年2月1日　A5　27頁　30円
機関誌
※BOX（残部）

07351　**多磨　第46巻　第3号　3月号**　N-7-1
編集　矢嶋良一
全生互恵会多磨出版部（矢嶋良一）
昭和40年3月1日　A5　42頁　40円
機関誌
※BOX（残部）

07352　**多磨　第46巻　第4号　4月号**　N-7-1
編集　矢嶋良一
全生互恵会多磨出版部（矢嶋良一）
昭和40年4月1日　A5　32頁　30円
機関誌
※BOX（残部）

07353　**多磨　第46巻　第5号　5月号**　N-7-1
編集　矢嶋良一
全生互恵会多磨出版部（矢嶋良一）
昭和40年5月1日　A5　32頁　30円
機関誌
※BOX（残部）

07354　**多磨　第46巻　第6号　6月号**　N-7-1
編集　矢嶋良一
全生互恵会多磨出版部（矢嶋良一）
昭和40年6月1日　A5　32頁　30円
機関誌
※BOX（残部）

07355　**多磨　第46巻　第7号　7月号**　N-7-1
編集　矢嶋良一
全生互恵会多磨出版部（矢嶋良一）
昭和40年7月1日　A5　44頁　30円
機関誌
※BOX（残部）

07356　**多磨　第46巻　第9号　9月号**　N-7-1
編集　矢嶋良一
全生互恵会多磨出版部（矢嶋良一）
昭和40年9月1日　A5　32頁　30円
機関誌
※BOX（残部）

07357　**多磨　第46巻　第11号　11月号**　N-7-1
編集　矢嶋良一
全生互恵会多磨出版部（矢嶋良一）
昭和40年11月1日　A5　38頁　30円
機関誌
※BOX（残部）

07358　**多磨　第46巻　第12号　12月号**　N-7-1
編集　矢嶋良一
全生互恵会多磨出版部（矢嶋良一）
昭和40年12月1日　A5　34頁　30円
機関誌
※BOX（残部）

07359　**多磨　第47巻　第1号　1月号**　N-7-1
編集　矢嶋良一
全生互恵会多磨出版部（矢嶋良一）
昭和41年1月1日　A5　32頁　30円
機関誌
※BOX（残部）

07360　**多磨　第47巻　第2号　2月号**　N-7-1
編集　矢嶋良一
全生互恵会多磨出版部（矢嶋良一）
昭和41年2月1日　A5　56頁　30円
機関誌
※BOX（残部）

07361　**多磨　第47巻　第3号　3月号**　N-7-1
編集　矢嶋良一
全生互恵会多磨出版部（矢嶋良一）
昭和41年3月1日　A5　36頁　30円

機関誌
　※BOX（残部）

07362　**多磨　第47巻　第4号　4月号**　N-7-1
　編集　矢嶋良一
　全生互恵会多磨出版部（矢嶋良一）
　昭和41年4月1日　A5　28頁　30円
　機関誌
　※BOX（残部）

07363　**多磨　第47巻　第5号　5月号**　N-7-1
　編集　矢嶋良一
　全生互恵会多磨出版部（矢島良一）
　昭和41年5月1日　A5　30頁　30円
　機関誌
　※BOX（残部）

07364　**多磨　第47巻　第6号　6月号**　N-7-1
　編集　矢嶋良一
　全生互恵会多磨出版部（矢嶋良一）
　昭和41年6月1日　A5　36頁　30円
　機関誌
　※BOX（残部）

07365　**多磨　第47巻　第7号　7月号**　N-7-1
　編集　矢嶋良一
　全生互恵会多磨出版部（矢嶋良一）
　昭和41年7月1日　A5　34頁　30円
　機関誌
　※BOX（残部）

07366　**多磨　第47巻　第8号　8月号**　N-7-1
　編集　矢嶋良一
　全生互恵会多磨出版部（矢嶋良一）
　昭和41年8月1日　A5　32頁　30円
　機関誌
　※BOX（残部）

07367　**多磨　第47巻　第9号　9月号**　N-7-1
　編集　矢嶋良一
　全生互恵会多磨出版部（矢嶋良一）
　昭和41年9月1日　A5　32頁　30円
　機関誌
　※BOX（残部）

07368　**多磨　第47巻　第10号　10月号**　N-7-1
　編集　矢嶋良一
　全生互恵会多磨出版部（矢嶋良一）
　昭和41年10月1日　A5　37頁　30円
　機関誌
　※BOX（残部）

07369　**多磨　第47巻　第11号　11月号**　N-7-1
　編集　矢嶋良一
　全生互恵会多磨出版部（矢嶋良一）
　昭和41年11月1日　A5　32頁　30円
　機関誌
　※BOX（残部）

07370　**多磨　第47巻　第12号　12月号**　N-7-1
　編集　矢嶋良一
　全生互恵会多磨出版部（矢嶋良一）
　昭和41年12月1日　A5　34頁　30円
　機関誌
　※BOX（残部）

07371　**多磨　第48巻　第1号　1月号**　N-7-1
　編集　矢嶋良一
　全生互恵会多磨出版部（矢嶋良一）
　昭和42年1月1日　A5　32頁　30円
　機関誌
　※BOX（残部）

07372　**多磨　第48巻　第2号　2月号**　N-7-1
　編集　矢嶋良一
　全生互恵会多磨出版部（矢嶋良一）
　昭和42年2月1日　A5　52頁　40円
　機関誌
　※BOX（残部）

07373　**多磨　第48巻　第3号　3月号**　N-7-1
　編集　矢嶋良一
　全生互恵会多磨出版部（矢嶋良一）
　昭和42年3月1日　A5　32頁　40円
　機関誌
　※BOX（残部）

07374　**多磨　第48巻　第4号　4月号**　N-7-1
　編集　矢嶋良一
　全生互恵会多磨出版部（矢嶋良一）
　昭和42年4月1日　A5　34頁　40円
　機関誌
　※BOX（残部）

07375　**多磨　第48巻　第5号　5月号**　N-7-1
　編集　矢嶋良一
　全生互恵会多磨出版部（矢嶋良一）
　昭和42年5月1日　A5　36頁　40円
　機関誌
　※BOX（残部）

07376　**多磨　第48巻　第6号　6月号**　N-7-1
　編集　矢嶋良一
　全生互恵会多磨出版部（矢嶋良一）
　昭和42年6月1日　A5　32頁　40円

機関誌
※BOX（残部）

07377 **多磨 第48巻 第7号 7月号** N-7-1
編集　矢嶋良一
全生互恵会多磨出版部（矢嶋良一）
昭和42年7月1日　A5　36頁　40円
機関誌
※BOX（残部）

07378 **多磨 第48巻 第9号 9月号** N-7-1
編集　矢嶋良一
全生互恵会多磨出版部（矢嶋良一）
昭和42年9月1日　A5　34頁　40円
機関誌
※BOX（残部）

07379 **多磨 第48巻 第10号 10月号** N-7-1
編集　矢嶋良一
全生互恵会多磨出版部（矢嶋良一）
昭和42年10月1日　A5　32頁　40円
機関誌
※BOX（残部）

07380 **多磨 第48巻 第11号 11月号** N-7-1
編集　矢嶋良一
全生互恵会多磨出版部（矢嶋良一）
昭和42年11月1日　A5　32頁　40円
機関誌
※BOX（残部）

07381 **多磨 第48巻 第12号 12月号** N-7-1
編集　矢嶋良一
全生互恵会多磨出版部（矢嶋良一）
昭和42年12月1日　A5　36頁　40円
機関誌
※BOX（残部）

07382 **多磨 第49巻 第1号 1月号 通巻553号**
N-7-1
編集　矢嶋良一
全生互恵会多磨出版部（矢嶋良一）
昭和43年1月1日　A5　32頁　30円
機関誌
※BOX（残部）

07383 **多磨 第49巻 第2号 2月号 通巻554号**
N-7-1
編集　矢嶋良一
全生互恵会多磨出版部（矢嶋良一）
昭和43年2月1日　A5　48頁　40円
機関誌
※BOX（残部）

07384 **多磨 第49巻 第3号 3月号 通巻555号**
N-7-1
編集　矢島良一
全生互恵会多磨出版部（矢島良一）
昭和43年3月1日　A5　28頁　30円
機関誌
※BOX（残部）

07385 **多磨 第49巻 第4号 4月号 通巻556号**
N-7-1
編集　矢島良一
全生互恵会多磨出版部（矢島良一）
昭和43年4月1日　A5　32頁　30円
機関誌
※BOX（残部）

07386 **多磨 第49巻 第5号 5月号 通巻557号**
N-7-1
編集　矢島良一
全生互恵会多磨出版部（矢島良一）
昭和43年5月1日　A5　30頁　30円
機関誌
※BOX（残部）

07387 **多磨 第49巻 第6号 6月号 通巻558号**
N-7-1
編集　矢島良一
全生互恵会多磨出版部（矢島良一）
昭和43年6月1日　A5　30頁　30円
機関誌
※BOX（残部）

07388 **多磨 第49巻 第7号 7月号 通巻559号**
N-7-1
編集　矢島良一
全生互恵会多磨出版部（矢島良一）
昭和43年7月1日　A5　30頁　30円
機関誌
※BOX（残部）

07389 **多磨 第49巻 第8号 8月号 通巻560号**
N-7-1
編集　矢島良一
全生互恵会多磨出版部（矢島良一）
昭和43年8月1日　A5　32頁　30円
機関誌
※BOX（残部）

07390 **多磨 第49巻 第9号 9月号 通巻561号**
N-7-1
編集　矢島良一
全生互恵会多磨出版部（矢島良一）
昭和43年9月1日　A5　32頁　30円

機関誌
※BOX（残部）

07391 **多磨　第49巻　第10号　10月号　通巻562号** N-7-1
　編集　矢島良一
　全生互恵会多磨出版部（矢島良一）
　昭和43年10月1日　A5　32頁　30円
　機関誌
　※BOX（残部）

07392 **多磨　第49巻　第11号　11月号　通巻563号** N-7-1
　編集　矢島良一
　全生互恵会多磨出版部（矢島良一）
　昭和43年11月1日　A5　30頁　30円
　機関誌
　※BOX（残部）

07393 **多磨　第49巻　第12号　12月号　通巻564号** N-7-1
　編集　矢島良一
　全生互恵会多磨出版部（矢島良一）
　昭和43年12月1日　A5　32頁　30円
　機関誌
　※BOX（残部）

07394 **多磨　第50巻　第1号　1月号　通巻565号** N-7-1
　編集　矢島良一
　全生互恵会多磨出版部（矢島良一）
　昭和44年1月1日　A5　36頁　30円
　機関誌
　※BOX（残部）

07395 **多磨　第50巻　第2号　2月号　通巻566号** N-7-1
　編集　矢島良一
　全生互恵会多磨出版部（矢島良一）
　昭和44年2月1日　A5　34頁　30円
　機関誌
　※BOX（残部）

07396 **多磨　第50巻　第3号　3月号　通巻567号** N-7-1
　編集　矢島良一
　全生互恵会多磨出版部（矢島良一）
　昭和44年3月1日　A5　32頁　30円
　機関誌
　※BOX（残部）

07397 **多磨　第50巻　第4号　4月号　通巻568号** N-7-1
　編集　矢嶋良一
　全生互恵会多磨出版部（矢嶋良一）
　昭和44年4月1日　A5　34頁　30円
　機関誌
　※BOX（残部）

07398 **多磨　第50巻　第5号　5月号　通巻569号** N-7-1
　編集　矢嶋良一
　全生互恵会多磨出版部（矢嶋良一）
　昭和44年5月1日　A5　34頁　30円
　機関誌
　※BOX（残部）

07399 **多磨　第50巻　第6号　6月号　通巻570号** N-7-1
　編集　矢嶋良一
　全生互恵会多磨出版部（矢嶋良一）
　昭和44年6月1日　A5　32頁　30円
　機関誌
　※BOX（残部）

07400 **多磨　第50巻　第7号　7月号　通巻571号** N-7-1
　編集　矢嶋良一
　全生互恵会多磨出版部（矢嶋良一）
　昭和44年7月1日　A5　32頁　30円
　機関誌
　※BOX（残部）

07401 **多磨　第50巻　第8号　8月号　通巻572号** N-7-1
　編集　矢嶋良一
　全生互恵会多磨出版部（矢嶋良一）
　昭和44年8月1日　A5　36頁　30円
　機関誌
　※BOX（残部）

07402 **多磨　第50巻　第9号　9月号　通巻573号** N-7-1
　編集　矢嶋良一
　全生互恵会多磨出版部（矢嶋良一）
　昭和44年9月1日　A5　48頁　30円
　機関誌
　※創立60周年記念特集
　※BOX（残部）

07403 **多磨　第50巻　第10号　10月号　通巻574号** N-7-1
　編集　矢嶋良一
　全生互恵会多磨出版部（矢嶋良一）
　昭和44年10月1日　A5　30頁　30円

07404 **多磨　第51巻　第1号　1月号　通巻577号**
N-7-1
　　編集　矢嶋良一
　　全生互恵会多磨出版部（矢嶋良一）
　　昭和45年1月1日　A5　32頁　30円
　　機関誌
　　※BOX（残部）

07405 **多磨　第51巻　第2号　2月号　通巻578号**
N-7-1
　　編集　矢嶋良一
　　全生互恵会多磨出版部（矢嶋良一）
　　昭和45年2月1日　A5　32頁　30円
　　機関誌
　　※BOX（残部）

07406 **多磨　第51巻　第3号　3月号　通巻579号**
N-7-1
　　編集　矢嶋良一
　　全生互恵会多磨出版部（矢嶋良一）
　　昭和45年3月1日　A5　32頁　30円
　　機関誌
　　※BOX（残部）

07407 **多磨　第51巻　第4号　4月号　通巻580号**
N-7-1
　　編集　矢嶋良一
　　全生互恵会多磨出版部（矢嶋良一）
　　昭和45年4月1日　A5　36頁　30円
　　機関誌
　　※BOX（残部）

07408 **多磨　第51巻　第5号　5月号　通巻581号**
N-7-1
　　編集　矢嶋良一
　　全生互恵会多磨出版部（矢嶋良一）
　　昭和45年5月1日　A5　32頁　30円
　　機関誌
　　※BOX（残部）

07409 **多磨　第51巻　第6号　6月号　通巻582号**
N-7-1
　　編集　矢嶋良一
　　全生互恵会多磨出版部（矢嶋良一）
　　昭和45年6月1日　A5　32頁　30円
　　機関誌
　　※BOX（残部）

07410 **多磨　第51巻　第7号　7月号　通巻583号**
N-7-1
　　編集　矢嶋良一
　　全生互恵会多磨出版部（矢嶋良一）
　　昭和45年7月1日　A5　32頁　30円
　　機関誌
　　※BOX（残部）

07411 **多磨　第51巻　第8号　8月号　通巻584号**
N-7-1
　　編集　矢嶋良一
　　全生互恵会多磨出版部（矢嶋良一）
　　昭和45年8月1日　A5　32頁　30円
　　機関誌
　　※BOX（残部）

07412 **多磨　第51巻　第9号　9月号　通巻585号**
N-7-1
　　編集　矢嶋良一
　　全生互恵会多磨出版部（矢嶋良一）
　　昭和45年9月1日　A5　28頁　30円
　　機関誌
　　※BOX（残部）

07413 **多磨　第51巻　第10号　10月号　通巻586号**
N-7-1
　　編集　矢嶋良一
　　全生互恵会多磨出版部（矢嶋良一）
　　昭和45年10月1日　A5　32頁　30円
　　機関誌
　　※BOX（残部）

07414 **多磨　第51巻　第11号　11月号　通巻587号**
N-7-1
　　編集　矢嶋良一
　　全生互恵会多磨出版部（矢嶋良一）
　　昭和45年11月1日　A5　32頁　30円
　　機関誌
　　※BOX（残部）

07415 **多磨　第51巻　第12号　12月号　通巻588号**
N-7-1
　　編集　矢嶋良一
　　全生互恵会多磨出版部（矢嶋良一）
　　昭和45年12月1日　A5　36頁　30円
　　機関誌
　　※BOX（残部）

07416 **多磨　第52巻　第1号　1月号　通巻589号**
N-7-2
　　編集　矢嶋良一
　　全生互恵会多磨出版部（矢嶋良一）
　　昭和46年1月1日　A5　32頁　30円
　　機関誌

※BOX（残部）

07417　多磨　第52巻　第2号　2月号　通巻590号
N-7-2
　　編集　矢嶋良一
　　全生互恵会多磨出版部（矢嶋良一）
　　昭和46年2月1日　A5　28頁　30円
　　機関誌
　　※BOX（残部）

07418　多磨　第52巻　第3号　3月号　通巻591号
N-7-2
　　編集　矢嶋良一
　　全生互恵会多磨出版部（矢嶋良一）
　　昭和46年3月1日　A5　36頁　30円
　　機関誌
　　※BOX（残部）

07419　多磨　第52巻　第4号　4月号　通巻592号
N-7-2
　　編集　矢嶋良一
　　全生互恵会多磨出版部（矢嶋良一）
　　昭和46年4月1日　A5　32頁　30円
　　機関誌
　　※BOX（残部）

07420　多磨　第52巻　第5号　5月号　通巻593号
N-7-2
　　編集　矢嶋良一
　　全生互恵会多磨出版部（矢嶋良一）
　　昭和46年5月1日　A5　32頁　30円
　　機関誌
　　※BOX（残部）

07421　多磨　第52巻　第6号　6月号　通巻594号
N-7-2
　　編集　矢嶋良一
　　全生互恵会多磨出版部（矢嶋良一）
　　昭和46年6月1日　A5　28頁　30円
　　機関誌
　　※BOX（残部）

07422　多磨　第52巻　第7号　7月号　通巻595号
N-7-2
　　編集　矢嶋良一
　　全生互恵会多磨出版部（矢嶋良一）
　　昭和46年7月1日　A5　32頁　30円
　　機関誌
　　※BOX（残部）

07423　多磨　第52巻　第8号　8月号　通巻596号
N-7-2
　　編集　矢嶋良一

全生互恵会多磨出版部（矢嶋良一）
昭和46年8月1日　A5　28頁　30円
機関誌
※BOX（残部）

07424　多磨　第52巻　第9号　9月号　通巻597号
N-7-2
　　編集　矢嶋良一
　　全生互恵会多磨出版部（矢嶋良一）
　　昭和46年9月1日　A5　32頁　30円
　　機関誌
　　※BOX（残部）

07425　多磨　第52巻　第10号　10月号　通巻598号
N-7-2
　　編集　矢嶋良一
　　全生互恵会多磨出版部（矢嶋良一）
　　昭和46年10月1日　A5　28頁　30円
　　機関誌
　　※BOX（残部）

07426　多磨　第52巻　第11号　11月号　通巻599号
N-7-2
　　編集　矢嶋良一
　　全生互恵会多磨出版部（矢嶋良一）
　　昭和46年11月1日　A5　32頁　30円
　　機関誌
　　※BOX（残部）

07427　多磨　第52巻　第12号　12月号　通巻600号　N-7-2
　　編集　矢嶋良一
　　全生互恵会多磨出版部（矢嶋良一）
　　昭和46年12月1日　A5　40頁　30円
　　機関誌
　　※BOX（残部）

07428　多磨　第53巻　第1号　1月号　通巻601号
N-7-2
　　編集　矢嶋良一
　　全生互恵会多磨出版部（矢嶋良一）
　　昭和47年1月1日　A5　36頁　30円
　　機関誌
　　※BOX（残部）

07429　多磨　第53巻　第2号　2月号　通巻602号
N-7-2
　　編集　矢嶋良一
　　全生互恵会多磨出版部（矢嶋良一）
　　昭和47年2月1日　A5　40頁　30円
　　機関誌
　　※BOX（残部）

07430　**多磨　第53巻　第3号　通巻603号**　N-7-2
　　編集　矢嶋良一
　　全生互恵会多磨出版部（矢嶋良一）
　　昭和47年3月1日　A5　32頁　30円
　　機関誌
　　※BOX（残部）

07431　**多磨　第53巻　第4号　通巻604号**　N-7-2
　　編集　矢嶋良一
　　全生互恵会多磨出版部（矢嶋良一）
　　昭和47年4月1日　A5　32頁　30円
　　機関誌
　　※BOX（残部）

07432　**多磨　第53巻　第5号　通巻605号**　N-7-2
　　編集　矢嶋良一
　　全生互恵会多磨出版部（矢嶋良一）
　　昭和47年5月1日　A5　32頁　60円
　　機関誌
　　※BOX（残部）

07433　**多磨　第53巻　第6号　通巻606号**　N-7-2
　　編集　矢嶋良一
　　全生互恵会多磨出版部（矢嶋良一）
　　昭和47年6月1日　A5　39頁　50円
　　機関誌
　　※BOX（残部）

07434　**多磨　第53巻　第7号　通巻607号**　N-7-2
　　編集　矢嶋良一
　　全生互恵会多磨出版部（矢嶋良一）
　　昭和47年7月1日　A5　40頁　60円
　　機関誌
　　※BOX（残部）

07435　**多磨　第53巻　第8号　通巻608号**　N-7-2
　　編集　矢嶋良一
　　全生互恵会多磨出版部（矢嶋良一）
　　昭和47年8月1日　A5　36頁　60円
　　機関誌
　　※BOX（残部）

07436　**多磨　第53巻　第9号　通巻609号**　N-7-2
　　編集　矢嶋良一
　　全生互恵会多磨出版部（矢嶋良一）
　　昭和47年9月1日　A5　34頁　60円
　　機関誌
　　※BOX（残部）

07437　**多磨　第53巻　第10号　通巻610号**　N-7-2
　　編集　矢嶋良一
　　全生互恵会多磨出版部（矢嶋良一）
　　昭和47年10月1日　A5　36頁　60円
　　機関誌
　　※BOX（残部）

07438　**多磨　第53巻　第11号　通巻611号**　N-7-2
　　編集　矢島良一
　　全生互恵会多磨出版部（矢島良一）
　　昭和47年11月1日　A5　38頁　60円
　　機関誌
　　※BOX（残部）

07439　**多磨　第53巻　第12号　通巻612号**　N-7-2
　　編集　矢島良一
　　全生互恵会多磨出版部（矢島良一）
　　昭和47年12月1日　A5　36頁　60円
　　機関誌
　　※BOX（残部）　2冊

07440　**多磨　第54巻　第1号　通巻613号**　N-7-2
　　編集　矢島良一
　　全生互恵会多磨出版部（矢島良一）
　　昭和48年1月1日　A5　46頁　60円
　　機関誌
　　※BOX（残部）

07441　**多磨　第54巻　第2号　通巻614号**　N-7-2
　　編集　矢島良一
　　全生互恵会多磨出版部（矢島良一）
　　昭和48年2月1日　A5　36頁　60円
　　機関誌
　　※BOX（残部）

07442　**多磨　第54巻　第3号　通巻615号**　N-7-2
　　編集　矢島良一
　　全生互恵会多磨出版部（矢島良一）
　　昭和48年3月1日　A5　32頁　60円
　　機関誌
　　※BOX（残部）

07443　**多磨　第54巻　第4号　通巻616号**　N-7-2
　　編集　矢島良一
　　全生互恵会多磨出版部（矢島良一）
　　昭和48年4月1日　A5　36頁　60円
　　機関誌
　　※BOX（残部）

07444　**多磨　第54巻　第5号　通巻617号**　N-7-2
　　編集　矢島良一
　　全生互恵会多磨出版部（矢島良一）
　　昭和48年5月1日　A5　32頁　60円
　　機関誌
　　※BOX（残部）

07445　**多磨　第54巻　第7号　通巻618号**　N-7-2
　編集　矢島良一
　全生互恵会多磨出版部（矢島良一）
　昭和48年7月1日　A5　36頁　60円
　機関誌
　※BOX（残部）

07446　**多磨　第54巻　第8号　通巻619号**　N-7-2
　編集　矢島良一
　全生互恵会多磨出版部（矢島良一）
　昭和48年8月1日　A5　36頁　60円
　機関誌
　※BOX（残部）

07447　**多磨　第54巻　第9号　通巻620号**　N-7-2
　編集　矢島良一
　全生互恵会多磨出版部（矢島良一）
　昭和48年9月1日　A5　32頁　60円
　機関誌
　※BOX（残部）

07448　**多磨　第54巻　第10号　通巻621号**　N-7-2
　編集　矢島良一
　全生互恵会多磨出版部（矢島良一）
　昭和48年10月1日　A5　42頁　60円
　機関誌
　※BOX（残部）

07449　**多磨　第54巻　第11号　通巻622号**　N-7-2
　編集　矢島良一
　全生互恵会多磨出版部（矢島良一）
　昭和48年11月1日　A5　32頁　60円
　機関誌
　※BOX（残部）

07450　**多磨　第54巻　第12号　通巻623号**　N-7-2
　編集　矢島良一
　全生互恵会多磨出版部（矢島良一）
　昭和48年12月1日　A5　32頁　60円
　機関誌
　※BOX（残部）

07451　**多磨　第55巻　第1号　通巻624号**　N-7-2
　編集　矢島良一
　全生互恵会多磨出版部（矢島良一）
　昭和49年1月1日　A5　36頁　60円
　機関誌
　※BOX（残部）

07452　**多磨　第55巻　第2号　通巻625号**　N-7-2
　編集　矢島良一
　全生互恵会多磨出版部（矢島良一）
　昭和49年2月1日　A5　36頁　60円
　機関誌
　※BOX（残部）

07453　**多磨　第55巻　第3号　通巻626号**　N-7-2
　編集　矢島良一
　全生互恵会多磨出版部（矢島良一）
　昭和49年3月1日　A5　34頁　60円
　機関誌
　※BOX（残部）

07454　**多磨　第55巻　第4号　通巻627号**　N-7-2
　編集　矢島良一
　全生互恵会多磨出版部（矢島良一）
　昭和49年4月1日　A5　34頁　60円
　機関誌
　※BOX（残部）

07455　**多磨　第55巻　第5号　通巻628号**　N-7-2
　編集　矢島良一
　全生互恵会多磨出版部（矢島良一）
　昭和49年5月1日　A5　32頁　60円
　機関誌
　※BOX（残部）

07456　**多磨　第55巻　第6号　通巻629号**　N-7-2
　編集　矢島良一
　全生互恵会多磨出版部（矢島良一）
　昭和49年6月1日　A5　32頁　60円
　機関誌
　※BOX（残部）

07457　**多磨　第55巻　第7号　通巻630号**　N-7-2
　編集　矢島良一
　全生互恵会多磨出版部（矢島良一）
　昭和49年7月1日　A5　36頁　60円
　機関誌
　※BOX（残部）

07458　**多磨　第55巻　第8号　通巻631号**　N-7-2
　編集　矢島良一
　全生互恵会多磨出版部（矢島良一）
　昭和49年8月1日　A5　32頁　60円
　機関誌
　※BOX（残部）

07459　**多磨　第55巻　第9号　通巻632号**　N-7-2
　編集　矢島良一
　全生互恵会多磨出版部（矢島良一）
　昭和49年9月1日　A5　32頁　60円
　機関誌
　※BOX（残部）

07460　**多磨　第55巻　第10号　通巻633号**　N-7-2
　編集　矢嶋良一
　全生互恵会多磨出版部（矢嶋良一）
　昭和49年10月1日　A5　34頁　60円
　機関誌
　※BOX（残部）

07461　**多磨　第55巻　第11号　通巻634号**　N-7-2
　編集　矢嶋良一
　全生互恵会多磨出版部（矢嶋良一）
　昭和49年11月1日　A5　34頁　60円
　機関誌
　※BOX（残部）

07462　**多磨　第55巻　第12号　通巻635号**　N-7-2
　編集　矢嶋良一
　全生互恵会多磨出版部（矢嶋良一）
　昭和49年12月1日　A5　32頁　60円
　機関誌
　※BOX（残部）

07463　**多磨　第56巻　第1号　通巻636号**　N-7-2
　編集　矢嶋良一
　全生互恵会多磨出版部（矢嶋良一）
　昭和50年1月1日　A5　36頁　60円
　機関誌
　※BOX（残部）

07464　**多磨　第56巻　第2号　通巻637号**　N-7-2
　編集　矢嶋良一
　全生互恵会多磨出版部（矢嶋良一）
　昭和50年2月1日　A5　32頁　60円
　機関誌
　※BOX（残部）

07465　**多磨　第56巻　第3号　通巻638号**　N-7-2
　編集　矢嶋良一
　全生互恵会多磨出版部（矢嶋良一）
　昭和50年3月1日　A5　36頁　60円
　機関誌
　※BOX（残部）

07466　**多磨　第56巻　第4号　通巻639号**　N-7-2
　編集　矢嶋良一
　全生互恵会多磨出版部（矢嶋良一）
　昭和50年4月1日　A5　32頁　60円
　機関誌
　※BOX（残部）

07467　**多磨　第56巻　第5号　通巻640号**　N-7-2
　編集　矢嶋良一
　全生互恵会多磨出版部（矢嶋良一）
　昭和50年5月1日　A5　32頁　60円
　機関誌
　※BOX（残部）

07468　**多磨　第56巻　第6号　通巻641号**　N-7-2
　編集　矢嶋良一
　全生互恵会多磨出版部（矢嶋良一）
　昭和50年6月1日　A5　34頁　60円
　機関誌
　※BOX（残部）

07469　**多磨　第56巻　第7号　通巻642号**　N-7-2
　編集　矢嶋良一
　全生互恵会多磨出版部（矢嶋良一）
　昭和50年7月1日　A5　32頁　60円
　機関誌
　※BOX（残部）

07470　**多磨　第56巻　第8号　通巻643号**　N-7-2
　編集　矢嶋良一
　全生互恵会多磨出版部（矢嶋良一）
　昭和50年8月1日　A5　34頁　60円
　機関誌
　※BOX（残部）

07471　**多磨　第56巻　第9号　通巻644号**　N-7-2
　編集　矢嶋良一
　全生互恵会多磨出版部（矢嶋良一）
　昭和50年9月1日　A5　36頁　60円
　機関誌
　※BOX（残部）

07472　**多磨　第56巻　第10号　通巻645号**　N-7-2
　編集　矢嶋良一
　全生互恵会多磨出版部（矢嶋良一）
　昭和50年10月1日　A5　34頁　60円
　機関誌
　※BOX（残部）

07473　**多磨　第56巻　第11号　通巻646号**　N-7-2
　編集　矢嶋良一
　全生互恵会多磨出版部（矢嶋良一）
　昭和50年11月1日　A5　32頁　60円
　機関誌
　※BOX（残部）

07474　**多磨　第56巻　第12号　通巻647号**　N-7-2
　編集　矢嶋良一
　全生互恵会多磨出版部（矢嶋良一）
　昭和50年12月1日　A5　32頁　60円
　機関誌
　※BOX（残部）

07475　**多磨　第57巻　第1号　通巻648号**　N-7-2
　編集　矢嶋良一
　全生互恵会多磨出版部（矢嶋良一）
　昭和51年1月1日　A5　32頁　60円
　機関誌
　※BOX（残部）

07476　**多磨　第57巻　第2号　通巻649号**　N-7-2
　編集　矢嶋良一
　全生互恵会多磨出版部（矢嶋良一）
　昭和51年2月1日　A5　36頁　60円
　機関誌
　※BOX（残部）

07477　**多磨　第57巻　第3号　通巻650号**　N-7-2
　編集　矢嶋良一
　全生互恵会多磨出版部（矢嶋良一）
　昭和51年3月1日　A5　36頁　60円
　機関誌
　※BOX（残部）

07478　**多磨　第57巻　第4号　通巻651号**　N-7-2
　編集　矢嶋良一
　全生互恵会多磨出版部（矢嶋良一）
　昭和51年4月1日　A5　32頁　60円
　機関誌
　※BOX（残部）

07479　**多磨　第57巻　第5号　通巻652号**　N-7-2
　編集　新井正男
　全生互恵会多磨出版部（新井正男）
　昭和51年5月1日　A5　36頁　60円
　機関誌
　※BOX（残部）

07480　**多磨　第57巻　第6号　通巻653号**　N-7-2
　編集　新井正男
　全生互恵会多磨出版部（新井正男）
　昭和51年6月1日　A5　34頁　60円
　機関誌
　※BOX（残部）

07481　**多磨　第57巻　第7号　通巻654号**　N-7-2
　編集　新井正男
　全生互恵会多磨出版部（新井正男）
　昭和51年7月1日　A5　32頁　60円
　機関誌
　※BOX（残部）

07482　**多磨　第57巻　第8号　通巻655号**　N-7-2
　編集　新井正男
　全生互恵会多磨出版部（新井正男）
　昭和51年8月1日　A5　32頁　60円
　機関誌
　※BOX（残部）

07483　**多磨　第57巻　第9号　通巻656号**　N-7-2
　編集　新井正男
　全生互恵会多磨出版部（新井正男）
　昭和51年9月1日　A5　34頁　60円
　機関誌
　※BOX（残部）

07484　**多磨　第57巻　第10号　通巻657号**　N-7-2
　編集　新井正男
　全生互恵会多磨出版部（新井正男）
　昭和51年10月1日　A5　32頁　60円
　機関誌
　※BOX（残部）

07485　**多磨　第57巻　第11号　通巻658号**　N-7-2
　編集　新井正男
　全生互恵会多磨出版部（新井正男）
　昭和51年11月1日　A5　32頁　60円
　機関誌
　※BOX（残部）

07486　**多磨　第57巻　第12号　通巻659号**　N-7-2
　編集　新井正男
　全生互恵会多磨出版部（新井正男）
　昭和51年12月1日　A5　36頁　60円
　機関誌
　※BOX（残部）

07487　**多磨　第58巻　第1号　通巻660号**　N-7-3
　編集　新井正男
　全生互恵会多磨出版部（新井正男）
　昭和52年1月1日　A5　34頁　60円
　機関誌
　※BOX（残部）

07488　**多磨　第58巻　第2号　通巻661号**　N-7-3
　編集　（代行）
　全生互恵会多磨出版部（代行）
　昭和52年2月1日　A5　34頁　60円
　機関誌
　※BOX（残部）

07489　**多磨　第58巻　第3号　通巻662号**　N-7-3
　編集　（代行）
　全生互恵会多磨出版部（代行）
　昭和52年3月1日　A5　32頁　60円
　機関誌
　※BOX（残部）

07490　多磨　第58巻　第4号　通巻663号　N-7-3
編集　（代行）
全生互恵会多磨出版部（代行）
昭和52年4月1日　A5　36頁　60円
機関誌
※新井正男園長追悼号
※BOX（残部）

07491　多磨　第58巻　第5号　通巻664号　N-7-3
編集　大西基四夫
全生互恵会多磨出版部（大西基四夫）
昭和52年5月1日　A5　34頁　60円
機関誌
※BOX（残部）

07492　多磨　第58巻　第6号　通巻665号　N-7-3
編集　大西基四夫
全生互恵会多磨出版部（大西基四夫）
昭和52年6月1日　A5　34頁　60円
機関誌
※BOX（残部）

07493　多磨　第58巻　第7号　通巻666号　N-7-3
編集　大西基四夫
全生互恵会多磨出版部（大西基四夫）
昭和52年7月1日　A5　34頁　60円
機関誌
※BOX（残部）

07494　多磨　第58巻　第8号　通巻667号　N-7-3
編集　大西基四夫
全生互恵会多磨出版部（大西基四夫）
昭和52年8月1日　A5　34頁　60円
機関誌
※BOX（残部）

07495　多磨　第58巻　第9号　通巻668号　N-7-3
編集　大西基四夫
全生互恵会多磨出版部（大西基四夫）
昭和52年9月1日　A5　32頁　60円
機関誌
※BOX（残部）

07496　多磨　第58巻　第10号　通巻668号　N-7-3
編集　大西基四夫
全生互恵会多磨出版部（大西基四夫）
昭和52年10月1日　A5　34頁　60円
機関誌
※BOX（残部）

07497　多磨　第58巻　第11号　通巻670号　N-7-3
編集　大西基四夫
全生互恵会多磨出版部（大西基四夫）
昭和52年11月1日　A5　34頁　100円
機関誌
※BOX（残部）

07498　多磨　第58巻　第12号　通巻670号　N-7-3
編集　大西基四夫
全生互恵会多磨出版部（大西基四夫）
昭和52年12月1日　A5　32頁　100円
機関誌
※BOX（残部）

07499　多磨　第59巻　第1号　通巻672号　N-7-3
編集　大西基四夫
全生互恵会多磨出版部（大西基四夫）
昭和53年1月1日　A5　34頁　100円
機関誌
※BOX（残部）

07500　多磨　第59巻　第2号　通巻673号　N-7-3
編集　大西基四夫
全生互恵会多磨出版部（大西基四夫）
昭和53年2月1日　A5　36頁　100円
機関誌
※林芳信名誉園長追悼号
※BOX（残部）

07501　多磨　第59巻　第3号　通巻674号　N-7-3
編集　大西基四夫
全生互恵会多磨出版部（大西基四夫）
昭和53年3月1日　A5　34頁　100円
機関誌
※BOX（残部）

07502　多磨　第59巻　第4号　通巻675号　N-7-3
編集　大西基四夫
全生互恵会多磨出版部（大西基四夫）
昭和53年4月1日　A5　34頁　100円
機関誌
※BOX（残部）

07503　多磨　第59巻　第5号　通巻676号　N-7-3
編集　大西基四夫
全生互恵会多磨出版部（大西基四夫）
昭和53年5月1日　A5　34頁　100円
機関誌
※BOX（残部）

07504　多磨　第59巻　第6号　通巻677号　N-7-3
編集　大西基四夫
全生互恵会多磨出版部（大西基四夫）
昭和53年6月1日　A5　38頁　100円
機関誌
※BOX（残部）

07505　**多磨　第59巻　第7号　通巻678号**　N-7-3
　編集　大西基四夫
　全生互恵会多磨出版部（大西基四夫）
　昭和53年7月1日　A5　34頁　100円
　機関誌
　※BOX（残部）

07506　**多磨　第59巻　第8号　通巻679号**　N-7-3
　編集　大西基四夫
　全生互恵会多磨出版部（大西基四夫）
　昭和53年8月1日　A5　32頁　100円
　機関誌
　※BOX（残部）

07507　**多磨　第59巻　第9号　通巻680号**　N-7-3
　編集　大西基四夫
　全生互恵会多磨出版部（大西基四夫）
　昭和53年9月1日　A5　34頁　100円
　機関誌
　※BOX（残部）

07508　**多磨　第59巻　第10号　通巻681号**　N-7-3
　編集　大西基四夫
　全生互恵会多磨出版部（大西基四夫）
　昭和53年10月1日　A5　34頁　100円
　機関誌
　※BOX（残部）

07509　**多磨　第59巻　第11号　通巻682号**　N-7-3
　編集　大西基四夫
　全生互恵会多磨出版部（大西基四夫）
　昭和53年11月1日　A5　36頁　100円
　機関誌
　※BOX（残部）

07510　**多磨　第59巻　第12号　通巻683号**　N-7-3
　編集　大西基四夫
　全生互恵会多磨出版部（大西基四夫）
　昭和53年12月1日　A5　40頁　100円
　機関誌
　※BOX（残部）

07511　**多磨　第60巻　第1号　通巻684号**　N-7-3
　編集　大西基四夫
　全生互恵会多磨出版部（大西基四夫）
　昭和54年1月1日　A5　32頁　100円
　機関誌
　※BOX（残部）

07512　**多磨　第60巻　第2号　通巻685号**　N-7-3
　編集　大西基四夫
　全生互恵会多磨出版部（大西基四夫）
　昭和54年2月1日　A5　32頁　100円
　機関誌
　※BOX（残部）

07513　**多磨　第60巻　第3号　通巻686号**　N-7-3
　編集　大西基四夫
　全生互恵会多磨出版部（大西基四夫）
　昭和54年3月1日　A5　34頁　100円
　機関誌
　※BOX（残部）

07514　**多磨　第60巻　第4号　通巻687号**　N-7-3
　編集　大西基四夫
　全生互恵会多磨出版部（大西基四夫）
　昭和54年4月1日　A5　36頁　100円
　機関誌
　※BOX（残部）

07515　**多磨　第60巻　第5号　通巻688号**　N-7-3
　編集　大西基四夫
　全生互恵会多磨出版部（大西基四夫）
　昭和54年5月1日　A5　36頁　100円
　機関誌
　※BOX（残部）

07516　**多磨　第60巻　第6号　通巻689号**　N-7-3
　編集　大西基四夫
　全生互恵会多磨出版部（大西基四夫）
　昭和54年6月1日　A5　34頁　100円
　機関誌
　※BOX（残部）

07517　**多磨　第60巻　第7号　通巻690号**　N-7-3
　編集　大西基四夫
　全生互恵会多磨出版部（大西基四夫）
　昭和54年7月1日　A5　34頁　100円
　機関誌
　※BOX（残部）

07518　**多磨　第60巻　第8号　通巻691号**　N-7-3
　編集　大西基四夫
　全生互恵会多磨出版部（大西基四夫）
　昭和54年8月1日　A5　34頁　100円
　機関誌
　※BOX（残部）

07519　**多磨　第60巻　第9号　通過692号**　N-7-3
　編集　大西基四夫
　全生互恵会多磨出版部（大西基四夫）
　昭和54年9月1日　A5　50頁　100円
　機関誌
　※創立70周年記念号
　※BOX（残部）

07520　多磨　第60巻　第10号　通巻693号　N-7-3
　編集　大西基四夫
　全生互恵会多磨出版部（大西基四夫）
　昭和54年10月1日　A5　36頁　100円
　機関誌
　※BOX（残部）

07521　多磨　第60巻　第11号　通巻694号　N-7-3
　編集　大西基四夫
　全生互恵会多磨出版部（大西基四夫）
　昭和54年11月1日　A5　32頁　100円
　機関誌
　※BOX（残部）

07522　多磨　第60巻　第12号　通巻695号　N-7-3
　編集　大西基四夫
　全生互恵会多磨出版部（大西基四夫）
　昭和54年12月1日　A5　38頁　100円
　機関誌
　※BOX（残部）

07523　多磨　第61巻　第1号　通巻696号　N-7-3
　編集　大西基四夫
　全生互恵会多磨出版部（大西基四夫）
　昭和55年1月1日　A5　34頁　100円
　機関誌
　※BOX（残部）　2冊

07524　多磨　第61巻　第2号　通巻697号　N-7-3
　編集　大西基四夫
　全生互恵会多磨出版部（大西基四夫）
　昭和55年2月1日　A5　32頁　100円
　機関誌
　※BOX（残部）

07525　多磨　第61巻　第3号　通巻698号　N-7-3
　編集　大西基四夫
　全生互恵会多磨出版部（大西基四夫）
　昭和55年3月1日　A5　34頁　100円
　機関誌
　※BOX（残部）

07526　多磨　第61巻　第4号　通巻699号　N-7-3
　編集　大西基四夫
　全生互恵会多磨出版部（大西基四夫）
　昭和55年4月1日　A5　34頁　100円
　機関誌
　※BOX（残部）

07527　多磨　第61巻　第5号　通巻700号　N-7-3
　編集　大西基四夫
　全生互恵会多磨出版部（大西基四夫）
　昭和55年5月1日　A5　34頁　100円
　機関誌
　※BOX（残部）

07528　多磨　第61巻　第6号　通巻701号　N-7-3
　編集　大西基四夫
　全生互恵会多磨出版部（大西基四夫）
　昭和55年6月1日　A5　36頁　100円
　機関誌
　※BOX（残部）

07529　多磨　第61巻　第7号　通巻702号　N-7-3
　編集　大西基四夫
　全生互恵会多磨出版部（大西基四夫）
　昭和55年7月1日　A5　32頁　100円
　機関誌
　※BOX（残部）

07530　多磨　第61巻　第8号　通巻703号　N-7-3
　編集　大西基四夫
　全生互恵会多磨出版部（大西基四夫）
　昭和55年8月1日　A5　36頁　100円
　機関誌
　※BOX（残部）

07531　多磨　第61巻　第9号　通巻704号　N-7-3
　編集　大西基四夫
　全生互恵会多磨出版部（大西基四夫）
　昭和55年9月1日　A5　32頁　100円
　機関誌
　※BOX（残部）

07532　多磨　第61巻　第10号　通巻705号　N-7-3
　編集　大西基四夫
　全生互恵会多磨出版部（大西基四夫）
　昭和55年10月1日　A5　32頁　100円
　機関誌
　※BOX（残部）

07533　多磨　第61巻　第11号　通巻706号　N-7-3
　編集　大西基四夫
　全生互恵会多磨出版部（大西基四夫）
　昭和55年11月1日　A5　30頁　100円
　機関誌
　※BOX（残部）

07534　多磨　第61巻　第12号　通巻707号　N-7-3
　編集　大西基四夫
　全生互恵会多磨出版部（大西基四夫）
　昭和55年12月1日　A5　34頁　100円
　機関誌
　※BOX（残部）

07535　**多磨　第62巻　第1号　通巻708号**　N-7-3
編集　大西基四夫
全生互恵会多磨出版部（大西基四夫）
昭和56年1月1日　A5　36頁　100円
機関誌
※BOX（残部）

07536　**多磨　第62巻　第2号　通巻709号**　N-7-3
編集　大西基四夫
全生互恵会多磨出版部（大西基四夫）
昭和56年2月1日　A5　34頁　100円
機関誌
※BOX（残部）

07537　**多磨　第62巻　第3号　通巻710号**　N-7-3
編集　大西基四夫
全生互恵会多磨出版部（大西基四夫）
昭和56年3月1日　A5　30頁　100円
機関誌
※BOX（残部）　2冊

07538　**多磨　第62巻　第4号　通巻711号**　N-7-3
編集　大西基四夫
全生互恵会多磨出版部（大西基四夫）
昭和56年4月1日　A5　34頁　100円
機関誌
※BOX（残部）

07539　**多磨　第62巻　第5号　通巻712号**　N-7-3
編集　大西基四夫
全生互恵会多磨出版部（大西基四夫）
昭和56年5月1日　A5　32頁　100円
機関誌
※BOX（残部）

07540　**多磨　第62巻　第6号　通巻713号**　N-7-3
編集　松本馨
全生互恵会多磨出版部（松本馨）
昭和56年6月1日　A5　32頁　200円
機関誌
※BOX（残部）

07541　**多磨　第62巻　第7号　通巻714号**　N-7-3
編集　松本馨
全生互恵会多磨出版部（松本馨）
昭和56年7月1日　A5　34頁　200円
機関誌
※BOX（残部）

07542　**多磨　第62巻　第8号　通巻715号**　N-7-3
編集　松本馨
全生互恵会多磨出版部（松本馨）
昭和56年8月1日　A5　34頁　200円
機関誌
※BOX（残部）

07543　**多磨　第62巻　第9号　通巻716号**　N-7-3
編集　松本馨
全生互恵会多磨出版部（松本馨）
昭和56年9月1日　A5　36頁　200円
機関誌
※BOX（残部）

07544　**多磨　第62巻　第10号　通巻717号**　N-7-3
編集　松本馨
全生互恵会多磨出版部（松本馨）
昭和56年10月1日　A5　32頁　200円
機関誌
※BOX（残部）

07545　**多磨　第62巻　第11号　通巻718号**　N-7-3
編集　松本馨
全生互恵会多磨出版部（松本馨）
昭和56年11月1日　A5　34頁　200円
機関誌
※BOX（残部）　2冊

07546　**多磨　第62巻　第12号　通巻719号**　N-7-3
編集　松本馨
全生互恵会多磨出版部（松本馨）
昭和56年12月1日　A5　34頁　200円
機関誌
※BOX（残部）

07547　**多磨　第63巻　第1号　通巻720号**　N-7-3
編集　松本馨
全生互恵会多磨出版部（松本馨）
昭和57年1月1日　A5　36頁　200円
機関誌
※BOX（残部）

07548　**多磨　第63巻　第2号　通巻721号**　N-7-3
編集　松本馨
全生互恵会多磨出版部（松本馨）
昭和57年2月1日　A5　34頁　200円
機関誌
※BOX（残部）

07549　**多磨　第63巻　第3号　通巻722号**　N-7-3
編集　松本馨
全生互恵会多磨出版部（松本馨）
昭和57年3月1日　A5　36頁　200円
機関誌
※BOX（残部）

07550　**多磨　第63巻　第4号　通巻723号**　N-7-3
　編集　松本馨
　全生互恵会多磨出版部（松本馨）
　昭和57年4月1日　A5　32頁　200円
　機関誌
　※BOX（残部）

07551　**多磨　第63巻　第5号　通巻724号**　N-7-3
　編集　松本馨
　全生互恵会多磨出版部（松本馨）
　昭和57年5月1日　A5　34頁　200円
　機関誌
　※BOX（残部）

07552　**多磨　第63巻　第6号　通巻725号**　N-7-3
　編集　松本馨
　全生互恵会多磨出版部（松本馨）
　昭和57年6月1日　A5　34頁　200円
　機関誌
　※BOX（残部）

07553　**多磨　第63巻　第7号　通巻726号**　N-7-3
　編集　松本馨
　全生互恵会多磨出版部（松本馨）
　昭和57年7月1日　A5　34頁　200円
　機関誌
　※BOX（残部）

07554　**多磨　第63巻　第8号　通巻727号**　N-7-3
　編集　松本馨
　全生互恵会多磨出版部（松本馨）
　昭和57年8月1日　A5　34頁　200円
　機関誌
　※BOX（残部）

07555　**多磨　第63巻　第9号　通巻728号**　N-7-3
　編集　松本馨
　全生互恵会多磨出版部（松本馨）
　昭和57年9月1日　A5　32頁　200円
　機関誌
　※BOX（残部）

07556　**多磨　第63巻　第10号　通巻729号**　N-7-3
　編集　松本馨
　全生互恵会多磨出版部（松本馨）
　昭和57年10月1日　A5　34頁　200円
　機関誌
　※BOX（残部）

07557　**多磨　第63巻　第11号　通巻730号**　N-7-3
　編集　松本馨
　全生互恵会多磨出版部（松本馨）
　昭和57年11月1日　A5　32頁　200円
　機関誌
　※BOX（残部）

07558　**多磨　第63巻　第12号　通巻731号**　N-7-3
　編集　松本馨
　全生互恵会多磨出版部（松本馨）
　昭和57年12月1日　A5　36頁　200円
　機関誌
　※BOX（残部）

07559　**多磨　第64巻　第1号　通巻732号**　N-7-4
　編集　松本馨
　全生互恵会多磨出版部（松本馨）
　昭和58年1月1日　A5　40頁　200円
　機関誌
　※BOX（残部）

07560　**多磨　第64巻　第2号　通巻733号**　N-7-4
　編集　松本馨
　全生互恵会多磨出版部（松本馨）
　昭和58年2月1日　A5　34頁　200円
　機関誌
　※BOX（残部）　2冊

07561　**多磨　第64巻　第3号　通巻734号**　N-7-4
　編集　松本馨
　全生互恵会多磨出版部（松本馨）
　昭和58年3月1日　A5　38頁　200円
　機関誌
　※BOX（残部）

07562　**多磨　第64巻　第4号　通巻735号**　N-7-4
　編集　松本馨
　全生互恵会多磨出版部（松本馨）
　昭和58年4月1日　A5　34頁　200円
　機関誌
　※BOX（残部）

07563　**多磨　第64巻　第5号　通巻736号**　N-7-4
　編集　松本馨
　全生互恵会多磨出版部（松本馨）
　昭和58年5月1日　A5　36頁　200円
　機関誌
　※BOX（残部）

07564　**多磨　第64巻　第6号　通巻737号**　N-7-4
　編集　松本馨
　全生互恵会多磨出版部（松本馨）
　昭和58年6月1日　A5　32頁　200円
　機関誌
　※BOX（残部）

07565　多磨　第64巻　第7号　通巻738号　N-7-4
　編集　松本馨
　全生互恵会多磨出版部（松本馨）
　昭和58年7月1日　A5　36頁　200円
　機関誌
　※BOX（残部）

07566　多磨　第64巻　第8号　通巻739号　N-7-4
　編集　松本馨
　全生互恵会多磨出版部（松本馨）
　昭和58年8月1日　A5　32頁　200円
　機関誌
　※BOX（残部）

07567　多磨　第64巻　第9号　通巻740号　N-7-4
　編集　松本馨
　全生互恵会多磨出版部（松本馨）
　昭和58年9月1日　A5　34頁　200円
　機関誌
　※BOX（残部）　2冊

07568　多磨　第64巻　第10号　通巻741号　N-7-4
　編集　松本馨
　全生互恵会多磨出版部（松本馨）
　昭和58年10月1日　A5　34頁　200円
　機関誌
　※BOX（残部）　2冊

07569　多磨　第64巻　第11号　通巻742号　N-7-4
　編集　松本馨
　全生互恵会多磨出版部（松本馨）
　昭和58年11月1日　A5　32頁　200円
　機関誌
　※BOX（残部）　2冊

07570　多磨　第64巻　第12号　通巻743号　N-7-4
　編集　松本馨
　全生互恵会多磨出版部（松本馨）
　昭和58年12月1日　A5　36頁　200円
　機関誌
　※BOX（残部）

07571　多磨　第65巻　第1号　通巻744号　N-7-4
　編集　松本馨
　全生互恵会多磨出版部（松本馨）
　昭和59年1月1日　A5　37頁　200円
　機関誌
　※BOX（残部）

07572　多磨　第65巻　第2号　通巻745号　N-7-4
　編集　松本馨
　全生互恵会多磨出版部（松本馨）
　昭和59年2月1日　A5　30頁　200円
　機関誌
　※BOX（残部）

07573　多磨　第65巻　第3号　通巻746号　N-7-4
　編集　松本馨
　全生互恵会多磨出版部（松本馨）
　昭和59年3月1日　A5　32頁　200円
　機関誌
　※BOX（残部）

07574　多磨　第65巻　第4号　通巻747号　N-7-4
　編集　松本馨
　全生互恵会多磨出版部（松本馨）
　昭和59年4月1日　A5　34頁　200円
　機関誌
　※BOX（残部）

07575　多磨　第65巻　第5号　通巻748号　N-7-4
　編集　松本馨
　全生互恵会多磨出版部（松本馨）
　昭和59年5月1日　A5　38頁　200円
　機関誌
　※BOX（残部）　2冊

07576　多磨　第65巻　第6号　通巻749号　N-7-4
　編集　松本馨
　全生互恵会多磨出版部（松本馨）
　昭和59年6月1日　A5　32頁　200円
　機関誌
　※BOX（残部）

07577　多磨　第65巻　第7号　通巻750号　N-7-4
　編集　松本馨
　全生互恵会多磨出版部（松本馨）
　昭和59年7月1日　A5　32頁　200円
　機関誌
　※BOX（残部）

07578　多磨　第65巻　第9号　通巻752号　N-7-4
　編集　松本馨
　全生互恵会多磨出版部（松本馨）
　昭和59年9月1日　A5　34頁　200円
　機関誌
　※BOX（残部）

07579　多磨　第65巻　第10号　通巻753号　N-7-4
　編集　松本馨
　全生互恵会多磨出版部（松本馨）
　昭和59年10月1日　A5　32頁　200円
　機関誌
　※BOX（残部）　2冊

07580　**多磨　第65巻　第11号　通巻754号**　N-7-4
　編集　松本馨
　全生互恵会多磨出版部（松本馨）
　昭和59年11月1日　A5　32頁　200円
　機関誌
　※BOX（残部）

07581　**多磨　第65巻　第12号　通巻755号**　N-7-4
　編集　松本馨
　全生互恵会多磨出版部（松本馨）
　昭和59年12月1日　A5　34頁　200円
　機関誌
　※BOX（残部）

07582　**多磨　第66巻　第1号　通巻756号**　N-7-4
　編集　松本馨
　全生互恵会多磨出版部（松本馨）
　昭和60年1月1日　A5　32頁　200円
　機関誌
　※BOX（残部）　2冊

07583　**多磨　第66巻　第2号　通巻757号**　N-7-4
　編集　松本馨
　全生互恵会多磨出版部（松本馨）
　昭和60年2月1日　A5　32頁　200円
　機関誌
　※BOX（残部）　2冊

07584　**多磨　第66巻　第3号　通巻758号**　N-7-4
　編集　松本馨
　全生互恵会多磨出版部（松本馨）
　昭和60年3月1日　A5　36頁　200円
　機関誌
　※BOX（残部）　2冊

07585　**多磨　第66巻　第4号　通巻759号**　N-7-4
　編集　松本馨
　全生互恵会多磨出版部（松本馨）
　昭和60年4月1日　A5　34頁　200円
　機関誌
　※BOX（残部）　2冊

07586　**多磨　第66巻　第5号　通巻760号**　N-7-4
　編集　松本馨
　全生互恵会多磨出版部（松本馨）
　昭和60年5月1日　A5　32頁　200円
　機関誌
　※BOX（残部）　2冊

07587　**多磨　第66巻　第6号　通巻761号**　N-7-4
　編集　松本馨
　全生互恵会多磨出版部（松本馨）
　昭和60年6月1日　A5　32頁　200円
　機関誌
　※BOX（残部）

07588　**多磨　第66巻　第7号　通巻762号**　N-7-4
　編集　松本馨
　全生互恵会多磨出版部（松本馨）
　昭和60年7月1日　A5　36頁　200円
　機関誌
　※BOX（残部）

07589　**多磨　第66巻　第8号　通巻763号**　N-7-4
　編集　松本馨
　全生互恵会多磨出版部（松本馨）
　昭和60年8月1日　A5　34頁　200円
　機関誌
　※BOX（残部）　2冊

07590　**多磨　第66巻　第9号　通巻764号**　N-7-4
　編集　松本馨
　全生互恵会多磨出版部（松本馨）
　昭和60年9月1日　A5　34頁　200円
　機関誌
　※BOX（残部）

07591　**多磨　第66巻　第10号　通巻765号**　N-7-4
　編集　松本馨
　全生互恵会多磨出版部（松本馨）
　昭和60年10月1日　A5　32頁　200円
　機関誌
　※BOX（残部）

07592　**多磨　第66巻　第11号　通巻766号**　N-7-4
　編集　松本馨
　全生互恵会多磨出版部（松本馨）
　昭和60年11月1日　A5　32頁　200円
　機関誌
　※BOX（残部）

07593　**多磨　第66巻　第12号　通巻767号**　N-7-4
　編集　松本馨
　全生互恵会多磨出版部（松本馨）
　昭和60年12月1日　A5　32頁　200円
　機関誌
　※BOX（残部）

07594　**多磨　第67巻　第1号　通巻768号**　N-7-4
　編集　松本馨
　全生互恵会多磨出版部（松本馨）
　昭和61年1月1日　A5　32頁　200円
　機関誌
　※BOX（残部）

07595　**多磨　第67巻　第2号　通巻769号**　N-7-4
　編集　松本馨
　全生互恵会多磨出版部（松本馨）
　昭和61年2月1日　A5　32頁　200円
　機関誌
　※BOX（残部）

07596　**多磨　第67巻　第3号　通巻770号**　N-7-4
　編集　松本馨
　全生互恵会多磨出版部（松本馨）
　昭和61年3月1日　A5　30頁　200円
　機関誌
　※BOX（残部）

07597　**多磨　第67巻　第4号　通巻771号**　N-7-4
　編集　松本馨
　全生互恵会多磨出版部（松本馨）
　昭和61年4月1日　A5　32頁　200円
　機関誌
　※BOX（残部）

07598　**多磨　第67巻　第5号　通巻772号**　N-7-4
　編集　松本馨
　全生互恵会多磨出版部（松本馨）
　昭和61年5月1日　A5　34頁　200円
　機関誌
　※BOX（残部）

07599　**多磨　第67巻　第6号　通巻773号**　N-7-4
　編集　松本馨
　全生互恵会多磨出版部（松本馨）
　昭和61年6月1日　A5　32頁　200円
　機関誌
　※BOX（残部）

07600　**多磨　第67巻　第7号　通巻774号**　N-7-4
　編集　松本馨
　全生互恵会多磨出版部（松本馨）
　昭和61年7月1日　A5　28頁　200円
　機関誌
　※BOX（残部）　2冊

07601　**多磨　第67巻　第8号　通巻775号**　N-7-4
　編集　松本馨
　全生互恵会多磨出版部（松本馨）
　昭和61年8月1日　A5　28頁　200円
　機関誌
　※BOX（残部）

07602　**多磨　第67巻　第9号　通巻776号**　N-7-4
　編集　松本馨
　全生互恵会多磨出版部（松本馨）
　昭和61年9月1日　A5　28頁　200円
　機関誌
　※BOX（残部）

07603　**多磨　第67巻　第10号　通巻777号**　N-7-4
　編集　松本馨
　全生互恵会多磨出版部（松本馨）
　昭和61年10月1日　A5　27頁　200円
　機関誌
　※BOX（残部）　2冊

07604　**多磨　第67巻　第11号　通巻778号**　N-7-4
　編集　松本馨
　全生互恵会多磨出版部（松本馨）
　昭和61年11月1日　A5　30頁　200円
　機関誌
　※BOX（残部）

07605　**多磨　第67巻　第12号　通巻779号**　N-7-4
　編集　松本馨
　全生互恵会多磨出版部（松本馨）
　昭和61年12月1日　A5　30頁　200円
　機関誌
　※BOX（残部）

07606　**多磨　第68巻　第1号　通巻780号**　N-7-4
　編集　松本馨
　全生互恵会多磨出版部（松本馨）
　昭和62年1月1日　A5　30頁　200円
　機関誌
　※BOX（残部）

07607　**多磨　第68巻　第2号　通巻781号**　N-7-4
　編集　松本馨
　全生互恵会多磨出版部（松本馨）
　昭和62年2月1日　A5　30頁　200円
　機関誌
　※BOX（残部）

07608　**多磨　第68巻　第3号　通巻782号**　N-7-4
　編集　松本馨
　全生互恵会多磨出版部（松本馨）
　昭和62年3月1日　A5　30頁　200円
　機関誌
　※BOX（残部）

07609　**多磨　第68巻　第4号　通巻783号**　N-7-4
　編集　松本馨
　全生互恵会多磨出版部（松本馨）
　昭和62年4月1日　A5　34頁　200円
　機関誌
　※BOX（残部）

07610　**多磨　第68巻　第5号　通巻784号**　N-7-4
編集　松本馨
全生互恵会多磨出版部（松本馨）
昭和62年5月1日　A5　32頁　200円
機関誌
※BOX（残部）

07611　**多磨　第69巻　第1号　通巻792号**　N-7-4
編集　松本馨
全生互恵会多磨出版部（松本馨）
昭和63年1月1日　A5　32頁　200円
機関誌
※BOX（残部）　2冊

07612　**多磨　第69巻　第2号　通巻793号**　N-7-4
編集　松本馨
全生互恵会多磨出版部（松本馨）
昭和63年2月1日　A5　32頁　200円
機関誌
※BOX（残部）　2冊

07613　**多磨　第69巻　第3号　通巻794号**　N-7-4
編集　松本馨
全生互恵会多磨出版部（松本馨）
昭和63年3月1日　A5　32頁　200円
機関誌
※BOX（残部）　3冊

07614　**多磨　第69巻　第4号　通巻795号**　N-7-4
編集　松本馨
全生互恵会多磨出版部（松本馨）
昭和63年4月1日　A5　32頁　200円
機関誌
※BOX（残部）

07615　**多磨　第69巻　第5号　通巻796号**　N-7-4
編集　松本馨
全生互恵会多磨出版部（松本馨）
昭和63年5月1日　A5　32頁　200円
機関誌
※BOX（残部）　2冊

07616　**多磨　第69巻　第6号　通巻797号**　N-7-4
編集　松本馨
全生互恵会多磨出版部（松本馨）
昭和63年6月1日　A5　34頁　200円
機関誌
※BOX（残部）　2冊

07617　**多磨　第69巻　第7号　通巻798号**　N-7-4
編集　松本馨
全生互恵会多磨出版部（松本馨）
昭和63年7月1日　A5　32頁　200円
機関誌
※BOX（残部）

07618　**多磨　第69巻　第8号　通巻799号**　N-7-4
編集　松本馨
全生互恵会多磨出版部（松本馨）
昭和63年8月1日　A5　34頁　200円
機関誌
※BOX（残部）　3冊

07619　**多磨　第69巻　第9号　通巻800号**　N-7-4
編集　松本馨
全生互恵会多磨出版部（松本馨）
昭和63年9月1日　A5　32頁　200円
機関誌
※BOX（残部）　2冊

07620　**多磨　第69巻　第10号　通巻801号**　N-7-4
編集　松本馨
全生互恵会多磨出版部（松本馨）
昭和63年10月1日　A5　34頁　200円
機関誌
※BOX（残部）

07621　**多磨　第69巻　第11号　通巻802号**　N-7-4
編集　松本馨
全生互恵会多磨出版部（松本馨）
昭和63年11月1日　A5　32頁　200円
機関誌
※BOX（残部）　2冊

07622　**多磨　第69巻　第12号　通巻803号**　N-7-4
編集　松本馨
全生互恵会多磨出版部（松本馨）
昭和63年12月1日　A5　34頁　200円
機関誌
※BOX（残部）

07623　**多磨　第70巻　第1号　通巻804号**　N-7-5
編集　松本馨
全生互恵会多磨出版部（松本馨）
昭和64年1月1日　A5　40頁　200円
機関誌
※BOX（残部）

07624　**多磨　第70巻　第2号　通巻805号**　N-7-5
編集　松本馨
全生互恵会多磨出版部（松本馨）
平成元年2月1日　A5　34頁　200円
機関誌
※BOX（残部）

07625　**多磨　第70巻　第3号　通巻806号**　N-7-5
　編集　松本馨
　全生互恵会多磨出版部（松本馨）
　平成元年3月1日　A5　32頁　200円
　機関誌
　※BOX（残部）

07626　**多磨　第70巻　第4号　通巻807号**　N-7-5
　編集　松本馨
　全生互恵会多磨出版部（松本馨）
　平成元年4月1日　A5　32頁　200円
　機関誌
　※BOX（残部）

07627　**多磨　第70巻　第5号　通巻808号**　N-7-5
　編集　松本馨
　全生互恵会多磨出版部（松本馨）
　平成元年5月1日　A5　33頁　200円
　機関誌
　※BOX（残部）

07628　**多磨　第70巻　第6号　通巻809号**　N-7-5
　編集　松本馨
　全生互恵会多磨出版部（松本馨）
　平成元年6月1日　A5　32頁　200円
　機関誌
　※BOX（残部）

07629　**多磨　第70巻　第7号　通巻810号**　N-7-5
　編集　松本馨
　全生互恵会多磨出版部（松本馨）
　平成元年7月1日　A5　32頁　200円
　機関誌
　※BOX（残部）

07630　**多磨　第70巻　第8号　通巻811号**　N-7-5
　編集　松本馨
　全生互恵会多磨出版部（松本馨）
　平成元年8月1日　A5　32頁　200円
　機関誌
　※BOX（残部）

07631　**多磨　第70巻　第9号　通巻812号**　N-7-5
　編集　松本馨
　全生互恵会多磨出版部（松本馨）
　平成元年9月1日　A5　32頁　200円
　機関誌
　※BOX（残部）

07632　**多磨　第70巻　第10号　通巻813号**　N-7-5
　編集　松本馨
　全生互恵会多磨出版部（松本馨）
　平成元年10月1日　A5　116頁　600円
　機関誌
　※創立80周年記念特集号
　※BOX（残部）

07633　**多磨　第70巻　第11号　通巻814号**　N-7-5
　編集　松本馨
　全生互恵会多磨出版部（松本馨）
　平成元年11月1日　A5　36頁　200円
　機関誌
　※BOX（残部）

07634　**多磨　第70巻　第12号　通巻815号**　N-7-5
　編集　松本馨
　全生互恵会多磨出版部（松本馨）
　平成元年12月1日　A5　36頁　200円
　機関誌
　※BOX（残部）

07635　**多磨　第71巻　第1号　通巻816号**　N-7-5
　編集　松本馨
　全生互恵会多磨出版部（松本馨）
　平成2年1月1日　A5　34頁　200円
　機関誌
　※BOX（残部）　2冊

07636　**多磨　第71巻　第2号　通巻817号**　N-7-5
　編集　松本馨
　全生互恵会多磨出版部（松本馨）
　平成2年2月1日　A5　36頁　200円
　機関誌
　※BOX（残部）

07637　**多磨　第71巻　第3号　通巻818号**　N-7-5
　編集　松本馨
　全生互恵会多磨出版部（松本馨）
　平成2年3月1日　A5　36頁　200円
　機関誌
　※BOX（残部）

07638　**多磨　第71巻　第4号　通巻819号**　N-7-5
　編集　松本馨
　全生互恵会多磨出版部（松本馨）
　平成2年4月1日　A5　32頁　200円
　機関誌
　※BOX（残部）

07639　**多磨　第71巻　第5号　通巻820号**　N-7-5
　編集　平沢保治
　全生互恵会多磨出版部（平沢保治）
　平成2年5月1日　A5　32頁　200円
　機関誌
　※BOX（残部）　2冊

07640　**多磨　第71巻　第6号　通巻821号**　N-7-5
編集　平沢保治
全生互恵会多磨出版部（平沢保治）
平成2年6月1日　A5　37頁　200円
機関誌
※BOX（残部）　2冊

07641　**多磨　第71巻　第7号　通巻822号**　N-7-5
編集　平沢保治
全生互恵会多磨出版部（平沢保治）
平成2年7月1日　A5　37頁　200円
機関誌
※BOX（残部）

07642　**多磨　第71巻　第8号　通巻823号**　N-7-5
編集　平沢保治
全生互恵会多磨出版部（平沢保治）
平成2年8月1日　A5　36頁　200円
機関誌
※BOX（残部）　2冊

07643　**多磨　第71巻　第9号　通巻824号**　N-7-5
編集　平沢保治
全生互恵会多磨出版部（平沢保治）
平成2年9月1日　A5　36頁　200円
機関誌
※BOX（残部）　2冊

07644　**多磨　第71巻　第10号　通巻825号**　N-7-5
編集　平沢保治
全生互恵会多磨出版部（平沢保治）
平成2年10月1日　A5　37頁　200円
機関誌
※BOX（残部）

07645　**多磨　第71巻　第11号　通巻826号**　N-7-5
編集　平沢保治
全生互恵会多磨出版部（平沢保治）
平成2年11月1日　A5　37頁　200円
機関誌
※BOX（残部）

07646　**多磨　第71巻　第12号　通巻827号**　N-7-5
編集　平沢保治
全生互恵会多磨出版部（平沢保治）
平成2年12月1日　A5　36頁　200円
機関誌
※BOX（残部）

07647　**多磨　第72巻　第1号　通巻828号**　N-7-5
編集　平沢保治
全生互恵会多磨出版部（平沢保治）
平成3年1月1日　A5　36頁　200円
機関誌
※BOX（残部）　2冊

07648　**多磨　第72巻　第2号　通巻829号**　N-7-5
編集　平沢保治
全生互恵会多磨出版部（平沢保治）
平成3年2月1日　A5　36頁　200円
機関誌
※BOX（残部）

07649　**多磨　第72巻　第3号　通巻830号**　N-7-5
編集　平沢保治
全生互恵会多磨出版部（平沢保治）
平成3年3月1日　A5　36頁　200円
機関誌
※BOX（残部）　2冊

07650　**多磨　第72巻　第4号　通巻831号**　N-7-5
編集　平沢保治
全生互恵会多磨出版部（平沢保治）
平成3年4月1日　A5　36頁　200円
機関誌
※BOX（残部）　2冊

07651　**多磨　第72巻　第5号　通巻832号**　N-7-5
編集　平沢保治
全生互恵会多磨出版部（平沢保治）
平成3年5月1日　A5　36頁　200円
機関誌
※BOX（残部）

07652　**多磨　第72巻　第6号　通巻833号**　N-7-5
編集　平沢保治
全生互恵会多磨出版部（平沢保治）
平成3年6月1日　A5　37頁　200円
機関誌
※BOX（残部）

07653　**多磨　第72巻　第8号　通巻835号**　N-7-5
編集　平沢保治
全生互恵会多磨出版部（平沢保治）
平成3年8月1日　A5　37頁　200円
機関誌
※BOX（残部）　2冊

07654　**多磨　第72巻　第9号　通巻836号**　N-7-5
編集　平沢保治
全生互恵会多磨出版部（平沢保治）
平成3年9月1日　A5　37頁　200円
機関誌
※BOX（残部）

07655　多磨　第72巻　第10号　通巻837号　N-7-5
　編集　平沢保治
　全生互恵会多磨出版部（平沢保治）
　平成3年10月1日　A5　37頁　200円
　機関誌
　※BOX（残部）

07656　多磨　第72巻　第11号　通巻838号　N-7-5
　編集　平沢保治
　全生互恵会多磨出版部（平沢保治）
　平成3年11月1日　A5　37頁　200円
　機関誌
　※BOX（残部）

07657　多磨　第72巻　第12号　通巻839号　N-7-5
　編集　平沢保治
　全生互恵会多磨出版部（林芳信）
　平成3年12月1日　A5　37頁　200円
　機関誌
　※BOX（残部）

07658　多磨　第73巻　第4号　通巻843号　N-7-5
　編集　平沢保治
　全生互恵会多磨出版部（平沢保治）
　平成4年4月1日　A5　37頁　200円
　機関誌
　※BOX（残部）

07659　多磨　第73巻　第5号　通巻844号　N-7-5
　編集　平沢保治
　全生互恵会多磨出版部（平沢保治）
　平成4年5月1日　A5　37頁　200円
　機関誌
　※BOX（残部）

07660　多磨　第73巻　第6号　通巻845号　N-7-5
　編集　平沢保治
　全生互恵会多磨出版部（平沢保治）
　平成4年6月1日　A5　38頁　200円
　機関誌
　※BOX（残部）

07661　多磨　第73巻　第8号　通巻847号　N-7-5
　編集　平沢保治
　全生互恵会多磨出版部（平沢保治）
　平成4年8月1日　A5　37頁　200円
　機関誌
　※BOX（残部）

07662　多磨　第73巻　第9号　通巻848号　N-7-5
　編集　平沢保治
　全生互恵会多磨出版部（平沢保治）
　平成4年9月1日　A5　37頁　200円
　機関誌
　※BOX（残部）

07663　多磨　第73巻　第10号　通巻849号　N-7-5
　編集　平沢保治
　全生互恵会多磨出版部（平沢保治）
　平成4年10月1日　A5　38頁　200円
　機関誌
　※BOX（残部）

07664　多磨　第73巻　第11号　通巻850号　N-7-5
　編集　平沢保治
　全生互恵会多磨出版部（平沢保治）
　平成4年11月1日　A5　37頁　200円
　機関誌
　※BOX（残部）

07665　多磨　第75巻　第1号　通巻864号　N-7-5
　編集　平沢保治
　全生互恵会多磨出版部（平沢保治）
　平成6年1月1日　A5　36頁　200円
　機関誌
　※BOX（残部）

07666　多磨　第75巻　第2号　通巻865号　N-7-5
　編集　平沢保治
　全生互恵会多磨出版部（平沢保治）
　平成6年2月1日　A5　36頁　200円
　機関誌
　※BOX（残部）

07667　多磨　第75巻　第3号　通巻866号　N-7-5
　編集　平沢保治
　全生互恵会多磨出版部（平沢保治）
　平成6年3月1日　A5　36頁　200円
　機関誌
　※BOX（残部）

07668　多磨　第76巻　第7号　通巻882号　N-7-5
　編集　森元美代治
　全生互恵会多磨全生園入園者自治会（森元美代治）
　平成7年7月1日　A5　37頁　200円
　機関誌
　※BOX（残部）

07669　多磨　第76巻　第9号　通巻884号　N-7-5
　編集　森元美代治
　全生互恵会多磨全生園入園者自治会（森元美代治）
　平成7年9月1日　A5　36頁　200円
　機関誌
　※BOX（残部）

07670　**多磨　第76巻　第10号　通巻885号**　N-7-5
編集　森元美代治
全生互恵会多磨全生園入園者自治会（森元美代治）
平成7年10月1日　A5　36頁　200円
機関誌
※BOX（残部）　2冊

07671　**多磨　第76巻　第11号　通巻886号**　N-7-5
編集　森元美代治
全生互恵会多磨全生園入園者自治会（森元美代治）
平成7年11月1日　A5　37頁　200円
機関誌
※BOX（残部）　2冊

07672　**多磨　第77巻　第3号　通巻890号**　N-7-5
編集　森元美代治
全生互恵会多磨全生園入園者自治会（森元美代治）
平成8年3月1日　A5　36頁　200円
機関誌
※BOX（残部）

07673　**多磨　第78巻　第1号　通巻900号**　N-7-5
編集　森元美代治
全生互恵会多磨全生園入園者自治会（森元美代治）
平成9年1月1日　A5　101頁　500円
機関誌
※900号記念特大号
※BOX（残部）

07674　**多磨　第78巻　第2号　通巻901号**　N-7-5
編集　森元美代治
全生互恵会多磨全生園入園者自治会（森元美代治）
平成9年2月1日　A5　44頁　200円
機関誌
※BOX（残部）

07675　**多磨　第78巻　第3号　通巻902号**　N-7-5
編集　森元美代治
全生互恵会多磨全生園入園者自治会（森元美代治）
平成9年3月1日　A5　45頁　200円
機関誌
※BOX（残部）

07676　**多磨　第78巻　第5号　通巻904号**　N-7-5
編集　森元美代治
全生互恵会多磨全生園入園者自治会（森元美代治）
平成9年5月1日　A5　46頁　200円
機関誌
※BOX（残部）

07677　**多磨　第78巻　第6号　通巻905号**　N-7-5
編集　平沢保治
全生互恵会多磨全生園入園者自治会（平沢保治）
平成9年6月1日　A5　46頁　200円
機関誌
※BOX（残部）

07678　**多磨　第78巻　第7号　通巻906号**　N-7-5
編集　平沢保治
全生互恵会多磨全生園入園者自治会（平沢保治）
平成9年7月1日　A5　40頁　200円
機関誌
※BOX（残部）

07679　**多磨　第78巻　第10号　通巻909号**　N-7-5
編集　平沢保治
全生互恵会多磨全生園入園者自治会（平沢保治）
平成9年10月1日　A5　53頁　200円
機関誌
※BOX（残部）

07680　**多磨　第79巻　第1号　通巻912号**　N-7-5
編集　平沢保治
全生互恵会多磨全生園入園者自治会（平沢保治）
平成10年1月1日　A5　54頁　200円
機関誌
※BOX（残部）

07681　**多磨　第79巻　第2号　通巻913号**　N-7-5
編集　平沢保治
全生互恵会多磨全生園入園者自治会（平沢保治）
平成10年2月1日　A5　44頁　200円
機関誌
※BOX（残部）

07682　**多磨　第79巻　第3号　通巻914号**　N-7-5
編集　平沢保治
全生互恵会多磨全生園入園者自治会（平沢保治）
平成10年3月1日　A5　46頁　200円
機関誌
※BOX（残部）

07683　**多磨　第79巻　第5号　通巻916号**　N-7-5
編集　平沢保治
全生互恵会多磨全生園入園者自治会（平沢保治）
平成10年5月1日　A5　50頁　200円
機関誌
※BOX（残部）

07684　**多磨　第79巻　第6号　通巻917号**　N-7-5
編集　平沢保治
全生互恵会多磨全生園入園者自治会（平沢保治）
平成10年6月1日　A5　54頁　200円
機関誌
※BOX（残部）

07685　**多磨　第79巻　第11号　通巻922号**　N-7-5
編集　自治会企画編集委員会
全生互恵会（所義治）
平成10年11月1日　A5　36頁　200円
機関誌
※BOX（残部）

07686　**多磨　第79巻　第12号　通巻923号**　N-7-5
編集　自治会企画編集委員会
全生互恵会（所義治）
平成10年12月1日　A5　36頁　200円
機関誌
※BOX（残部）

07687　**多磨　第80巻　第1号　通巻924号**　N-7-5
編集　自治会企画編集委員会
全生互恵会（所義治）
平成11年1月1日　A5　36頁　500円
機関誌
※BOX（残部）

07688　**多磨　第80巻　第2号　通巻925号**　N-7-5
編集　自治会企画編集委員会
全生互恵会（所義治）
平成11年2月1日　A5　36頁　500円
機関誌
※BOX（残部）

07689　**多磨　第80巻　第3号　通巻926号**　N-7-5
編集　自治会企画編集委員会
全生互恵会（所義治）
平成11年3月1日　A5　36頁　500円
機関誌
※BOX（残部）

07690　**多磨　第80巻　第4号　通巻927号**　N-7-5
編集　自治会企画編集委員会
全生互恵会（所義治）
平成11年4月1日　A5　36頁　500円
機関誌
※BOX（残部）　2冊

07691　**多磨　第80巻　第5号　通巻928号**　N-7-5
編集　自治会企画編集委員会
全生互恵会（所義治）
平成11年5月1日　A5　36頁　500円
機関誌
※BOX（残部）

07692　**多磨　第80巻　第6号　通巻929号**　N-7-5
編集　自治会企画編集委員会
全生互恵会（所義治）
平成11年6月1日　A5　36頁　500円
機関誌
※BOX（残部）

07693　**多磨　第80巻　第7号　通巻930号**　N-7-5
編集　自治会企画編集委員会
全生互恵会（所義治）
平成11年7月1日　A5　36頁　500円
機関誌
※BOX（残部）

07694　**多磨　第80巻　第8号　通巻931号**　N-7-5
編集　自治会企画編集委員会
全生互恵会（所義治）
平成11年8月1日　A5　36頁　500円
機関誌
※BOX（残部）

07695　**多磨　第80巻　第9号　通巻932号**　N-7-5
編集　自治会企画編集委員会
全生互恵会（所義治）
平成11年9月1日　A5　36頁　500円
機関誌
※BOX（残部）

07696　**多磨　第80巻　第10号　通巻933号**　N-7-5
編集　自治会企画編集委員会
全生互恵会（所義治）
平成11年10月1日　A5　216頁　1,000円
機関誌
※創立90周年記念特集号
※BOX（残部）　2冊

07697　**多磨　第80巻　第11号　通巻934号**　N-7-5
編集　自治会企画編集委員会
全生互恵会（所義治）
平成11年11月1日　A5　36頁　500円
機関誌
※BOX（残部）

07698　**多磨　第80巻　第12号　通巻935号**　N-7-5
編集　自治会企画編集委員会
全生互恵会（所義治）
平成11年12月1日　A5　36頁　500円
機関誌
※BOX（残部）

07699　**多磨　第81巻　第1号　通巻936号**　N-7-6
編集　自治会企画編集委員会
全生互恵会（所義治）
平成12年1月1日　A5　58頁　500円
機関誌
※BOX（残部）

07700　多磨　第81巻　第2号　通巻937号　N-7-6
編集　自治会企画編集委員会
全生互恵会（所義治）
平成12年2月1日　A5　51頁　500円
機関誌
※BOX（残部）　2冊

07701　多磨　第81巻　第3号　通巻938号　N-7-6
編集　自治会企画編集委員会
全生互恵会（所義治）
平成12年3月1日　A5　48頁　500円
機関誌
※BOX（残部）

07702　多磨　第81巻　第4号　通巻939号　N-7-6
編集　自治会企画編集委員会
全生互恵会（所義治）
平成12年4月1日　A5　44頁　500円
機関誌
※BOX（残部）　2冊

07703　多磨　第81巻　第6号　通巻941号　N-7-6
編集　自治会企画編集委員会
全生互恵会（所義治）
平成12年6月1日　A5　48頁　500円
機関誌
※BOX（残部）　2冊

07704　多磨　第81巻　第7号　通巻942号　N-7-6
編集　自治会企画編集委員会
全生互恵会（所義治）
平成12年7月1日　A5　48頁　500円
機関誌
※BOX（残部）　3冊

07705　多磨　第81巻　第8号　通巻943号　N-7-6
編集　自治会企画編集委員会
全生互恵会（所義治）
平成12年8月1日　A5　46頁　500円
機関誌
※BOX（残部）

07706　多磨　第81巻　第9号　通巻944号　N-7-6
編集　自治会企画編集委員会
全生互恵会（所義治）
平成12年9月1日　A5　48頁　500円
機関誌
※BOX（残部）　2冊

07707　多磨　第81巻　第10号　通巻945号　N-7-6
編集　自治会企画編集委員会
全生互恵会（所義治）
平成12年10月1日　A5　46頁　500円
機関誌
※BOX（残部）

07708　多磨　第81巻　第11号　通巻946号　N-7-6
編集　自治会企画編集委員会
全生互恵会（所義治）
平成12年11月1日　A5　50頁　500円
機関誌
※BOX（残部）　2冊

07709　多磨　第81巻　第12号　通巻947号　N-7-6
編集　自治会企画編集委員会
全生互恵会（所義治）
平成12年12月1日　A5　48頁　500円
機関誌
※BOX（残部）

07710　多磨　第82巻　第1号　通巻948号　N-7-6
編集　自治会企画編集委員会
全生互恵会（所義治）
平成13年1月1日　A5　58頁　500円
機関誌
※BOX（残部）　3冊

07711　多磨　第82巻　第2号　通巻949号　N-7-6
編集　自治会企画編集委員会
全生互恵会（所義治）
平成13年2月1日　A5　44頁　500円
機関誌
※BOX（残部）　3冊

07712　多磨　第82巻　第3号　通巻950号　N-7-6
編集　自治会企画編集委員会
全生互恵会（所義治）
平成13年3月1日　A5　40頁　500円
機関誌
※BOX（残部）　3冊

07713　多磨　第82巻　第4号　通巻951号　N-7-6
編集　自治会企画編集委員会
全生互恵会（所義治）
平成13年4月1日　A5　48頁　500円
機関誌
※BOX（残部）　3冊

07714　多磨　第82巻　第5号　通巻952号　N-7-6
編集　自治会企画編集委員会
全生互恵会（所義治）
平成13年5月1日　A5　50頁　500円
機関誌
※BOX（残部）　2冊

07715　**多磨　第82巻　第6号　通巻953号**　N-7-6
編集　自治会企画編集委員会
全生互恵会（所義治）
平成13年6月1日　A5　46頁　500円
機関誌
※BOX（残部）　3冊

07716　**多磨　第82巻　第7号　通巻954号**　N-7-6
編集　自治会企画編集委員会
全生互恵会（所義治）
平成13年7月1日　A5　48頁　500円
機関誌
※BOX（残部）　3冊

07717　**多磨　第82巻　第8号　通巻955号**　N-7-6
編集　自治会企画編集委員会
全生互恵会（所義治）
平成13年8月1日　A5　48頁　500円
機関誌
※BOX（残部）　3冊

07718　**多磨　第82巻　第9号　通巻956号**　N-7-6
編集　自治会企画編集委員会
全生互恵会（所義治）
平成13年9月1日　A5　46頁　500円
機関誌
※BOX（残部）

07719　**多磨　第82巻　第10号　通巻957号**　N-7-6
編集　自治会企画編集委員会
全生互恵会（所義治）
平成13年10月1日　A5　46頁　500円
機関誌
※BOX（残部）　2冊

07720　**多磨　第82巻　第11号　通巻958号**　N-7-6
編集　自治会企画編集委員会
全生互恵会（所義治）
平成13年11月1日　A5　48頁　500円
機関誌
※BOX（残部）

07721　**多磨　第82巻　第12号　通巻959号**　N-7-6
編集　自治会企画編集委員会
全生互恵会（所義治）
平成13年12月1日　A5　42頁　500円
機関誌
※BOX（残部）

07722　**多磨　第83巻　第1号　通巻960号**　N-7-6
編集　自治会企画編集委員会
全生互恵会（所義治）
平成14年1月1日　A5　60頁　500円
機関誌
※BOX（残部）　2冊

07723　**多磨　第83巻　第2号　通巻961号**　N-7-6
編集　自治会企画編集委員会
全生互恵会（所義治）
平成14年2月1日　A5　36頁　500円
機関誌
※BOX（残部）　2冊

07724　**多磨　第83巻　第3号　通巻962号**　N-7-6
編集　自治会企画編集委員会
全生互恵会（所義治）
平成14年3月1日　A5　36頁　500円
機関誌
※BOX（残部）　4冊

07725　**多磨　第83巻　第4号　通巻963号**　N-7-6
編集　自治会企画編集委員会
全生互恵会（所義治）
平成14年4月1日　A5　48頁　500円
機関誌
※BOX（残部）　2冊

07726　**多磨　第83巻　第5号　通巻964号**　N-7-6
編集　自治会企画編集委員会
全生互恵会（所義治）
平成14年5月1日　A5　32頁　500円
機関誌
※BOX（残部）

07727　**多磨　第83巻　第6号　通巻965号**　N-7-6
編集　自治会企画編集委員会
全生互恵会（所義治）
平成14年6月1日　A5　32頁　500円
機関誌
※BOX（残部）

07728　**多磨　第83巻　第7号　通巻966号**　N-7-6
編集　自治会企画編集委員会
全生互恵会（所義治）
平成14年7月1日　A5　48頁　500円
機関誌
※BOX（残部）

07729　**多磨　第83巻　第8号　通巻967号**　N-7-6
編集　自治会企画編集委員会
全生互恵会（所義治）
平成14年8月1日　A5　50頁　500円
機関誌
※BOX（残部）

07730　**多磨　第83巻　第9号　通巻968号**　N-7-6
編集　自治会企画編集委員会
全生互恵会（所義治）
平成14年9月1日　A5　48頁　500円
機関誌
※BOX（残部）

07731　**多磨　第83巻　第10号　通巻969号**　N-7-6
編集　自治会企画編集委員会
全生互恵会（所義治）
平成14年10月1日　A5　48頁　500円
機関誌
※BOX（残部）

07732　**多磨　第83巻　第11号　通巻970号**　N-7-6
編集　自治会企画編集委員会
全生互恵会（所義治）
平成14年11月1日　A5　36頁　500円
機関誌
※BOX（残部）

07733　**多磨　第84巻　第1号　通巻972号**　N-7-6
編集　自治会企画編集委員会
全生互恵会（所義治）
平成15年1月1日　A5　42頁　500円
機関誌
※BOX（残部）

07734　**多磨　第84巻　第2号　通巻973号**　N-7-6
編集　自治会企画編集委員会
全生互恵会（所義治）
平成15年2月1日　A5　48頁　500円
機関誌
※BOX（残部）

07735　**多磨　第84巻　第3号　通巻974号**　N-7-6
編集　自治会企画編集委員会
全生互恵会（所義治）
平成15年3月1日　A5　46頁　500円
機関誌
※BOX（残部）

07736　**多磨　第84巻　第4号　通巻975号**　N-7-6
編集　自治会企画編集委員会
全生互恵会（所義治）
平成15年4月1日　A5　48頁　500円
機関誌
※BOX（残部）

07737　**多磨　第84巻　第6号　通巻977号**　N-7-6
編集　自治会企画編集委員会
全生互恵会（所義治）
平成15年6月1日　A5　44頁　500円
機関誌
※BOX（残部）

07738　**多磨　第84巻　第7号　通巻978号**　N-7-6
編集　自治会企画編集委員会
全生互恵会（所義治）
平成15年7月1日　A5　44頁　500円
機関誌
※BOX（残部）

07739　**多磨　第84巻　第8号　通巻979号**　N-7-6
編集　自治会企画編集委員会
全生互恵会（所義治）
平成15年8月1日　A5　42頁　500円
機関誌
※BOX（残部）

07740　**多磨　第84巻　第9号　通巻980号**　N-7-6
編集　自治会企画編集委員会
全生互恵会（所義治）
平成15年9月1日　A5　46頁　500円
機関誌
※BOX（残部）

07741　**多磨　第84巻　第10号　通巻981号**　N-7-6
編集　自治会企画編集委員会
全生互恵会（近藤隆治）
平成15年10月1日　A5　48頁　500円
機関誌
※BOX（残部）

07742　**多磨　第84巻　第11号　通巻982号**　N-7-6
編集　自治会企画編集委員会
全生互恵会（近藤隆治）
平成15年11月1日　A5　40頁　500円
機関誌
※BOX（残部）

07743　**多磨　第84巻　第12号　通巻983号**　N-7-6
編集　自治会企画編集委員会
全生互恵会（近藤隆治）
平成15年12月1日　A5　42頁　500円
機関誌
※BOX（残部）

07744　**望郷の丘　多磨盲人会創立20周年記念誌**
O-1-1
編者　多磨盲人会記念誌編纂委員会（汲田冬峯）
多磨盲人会
昭和54年5月3日　A5　335頁　2,500円
記録
※本　3冊

07745　**倶会一処　患者が綴る全生園の70年**　O-1-2
　　多磨全生園患者自治会（松本馨）
　　一光社（鈴木大吉）
　　昭和54年8月31日　A5　114頁　2,500円
　　記録
　　※本　3冊

07746　**北條民雄全集　上巻**　O-1-3
　　北條民雄
　　東京創元社（平松一郎）
　　昭和55年10月20日　A5　425頁　3,500円
　　小説
　　※本

07747　**北條民雄全集　上巻**　O-1-4
　　北條民雄
　　東京創元社（平松一郎）
　　昭和58年8月30日　B6　425頁　3,500円
　　小説
　　※本

07748　**北條民雄全集　下巻**　O-1-5
　　北條民雄
　　東京創元社（平松一郎）
　　昭和55年12月20日　A5　463頁　3,000円
　　小説
　　※本　2冊

07749　**いのちの初夜**　O-1-6
　　北條民雄
　　B6　354頁
　　小説
　　※本

07750　**癩者の魂**　O-1-7
　　編者　全生文藝協会
　　白鳳書院（日野嘉晴）
　　昭和25年2月20日　B6　266頁　160円
　　小説
　　※本

07751　**歌集　東雲のまぶた**　O-1-8
　　武蔵野短歌会（宮川量）
　　長崎書店（長崎次郎）
　　昭和5年11月28日　B6　138頁　50銭
　　短歌
　　※本

07752　**歌集　東雲のまぶた**　O-1-9
　　武蔵野短歌会（宮川量）
　　長崎書店（長崎次郎）
　　昭和6年7月1日（3刷）　B6　138頁　50銭
　　短歌
　　※本

07753　**曼珠沙華**　O-1-10
　　武蔵野短歌会（鈴木楽光）
　　長崎書店（長崎次郎）
　　昭和9年2月25日　B6　111頁　30銭
　　短歌
　　※本　2冊

07754　**野の家族**　O-1-11
　　編纂　内田静生
　　全生病院患者慰安会（林芳信）
　　昭和10年4月5日　B6　96頁　35銭
　　詩
　　※本　2冊

07755　**春眠　遺稿句集**　O-1-12
　　早川兎月
　　昭和18年12月　A5　101頁
　　俳句
　　※本

07756　**星影　第3輯***　O-1-13
　　編纂　関午司
　　全生小学校　星影会
　　昭和5年11月15日　B6　85頁　30銭
　　児童詩集
　　※中性紙箱　○　2冊

07757　**星影　第4輯**　O-1-14
　　編者　藤田工三
　　長崎書店（長崎次郎）
　　昭和6年6月26日　B6　108頁　30銭
　　児童詩集
　　※本　2冊

07758　**句集　雑林**　O-1-15
　　編者　白石天羽子　熊倉双葉
　　長崎書店（長崎次郎）
　　昭和7年6月1日　A6　102頁　50円
　　俳句
　　※本　3冊

07759　**いずみ　第65号**　O-1-16
　　カトリック愛徳会
　　昭和50年6月1日　A5　76頁
　　宗教
　　※渡辺清二郎追悼号
　　※本

07760　**この病いは死に至らず**　O-1-17
　　松本馨
　　キリスト教夜間講座出版部

昭和47年7月30日　B6　282頁　780円
宗教
※本　2冊

07761　生まれたのは何のために　O-1-18
松木信
教文館（中村義治）
平成5年2月15日　B6　372頁　2,575円
随筆
※本

07762　火花　北條民雄の生涯　O-1-19
高山文彦
飛鳥新社（土井尚道）
平成11年8月15日　B6　198頁　1,900円
記録
※本　2冊

07763　いのちの真珠　O-1-20
原田嘉悦
日本MTL
昭和47年5月1日　A6　140頁　200円
宗教
※本　2冊

07764　吹雪と細雨　北條民雄　いのちの旅　O-2-1
清原工
皓星社（藤巻修一）
2002年12月20日　B6　264頁　2,600円
伝記
※本　2冊

07765　証言・日本人の過ち　ハンセン病を生きて - 森元美代治・美恵子は語る　O-2-2
編著　藤田真一
人間と歴史社（佐々木久夫）
1996年11月30日（2刷）　B6　416頁　2,200円
記録
※本　3冊

07766　生きて、ふたたび　隔離55年 - ハンセン病者半生の軌跡　O-2-3
国本衛　（編集　山本敦）
毎日新聞社（山本進）
2000年1月5日　B6　271頁　1,800円
記録
※本

07767　生きる日、燃ゆる日　ハンセン病者の魂の軌跡　O-2-4
国本衛　（編集　山本敦）
毎日新聞社（仁科邦男）
2003年7月30日　B6　261頁　1,800円
記録
※本

07768　生きぬいた証に - ハンセン病療養所多磨全生園朝鮮人・韓国人の記録　O-2-5
編者　立教大学史学科山田ゼミナール
緑蔭書房（南里知樹）
1989年9月20日　B6　312頁　2,760円
記録
※本　2冊

07769　句集　芽生　O-2-6
多磨全生園俳句会（編者　皆吉爽雨）
近藤書店
昭和32年11月25日　B6　142頁　230円
俳句
※本

07770　歌集　深冬　O-2-7
光岡良二
勁草社
昭和33年4月20日　A6　128頁　180円
短歌
※本　2冊

07771　歌集　古代微笑　O-2-8
光岡良二
風林文庫（長谷川潔）
昭和43年5月5日　A6　166頁　450円
短歌
※本　2冊

07772　水の相聞　光岡良二歌集　O-2-9
光岡良二
雁書館（冨士田元彦）
1980年5月1日　B6　175頁　2,000円
短歌
※本　2冊

07773　いのちの火影　北條民雄覚え書　O-2-10
光岡良二
新潮社（佐藤亮一）
昭和45年7月5日　B6　222頁　650円
記録
※本　2冊

07774　歌集　石上の火　O-2-11
木谷花夫
日本文芸社（石黒清介）
昭和34年7月15日　B6　166頁　250円
短歌
※本　2冊

07775　歌集　輪唱　O-2-12
　武蔵野短歌会
　白塔書房
　昭和34年9月28日　B6　138頁　250円
　短歌
　※本　2冊

07776　棕櫚の花咲く窓　O-2-13
　櫻戸丈司
　垂水書房
　昭和40年12月10日　B6　262頁　500円
　短歌
　※本

07777　句集　菊守　O-2-14
　桂玲人
　昭和44年4月1日　B6　162頁　500円
　俳句
　※本　2冊

07778　らいからの解放 - その受難と闘い -　O-2-15
　大竹章
　草土文化
　1970年4月10日　B6　290頁　490円
　記録
　※本　3冊

07779　歌集　大樹の風　O-2-16
　汲田冬峰
　新星書房（伊藤幸子）
　昭和62年11月20日　B6　236頁　3,000円
　短歌
　※本

07780　歌集　白色白光　O-2-17
　久保田明聖
　短歌草原社（柳瀬留治）
　昭和46年6月15日　B6　133頁　500円
　短歌
　※本　2冊

07781　合同句集　心開眼　O-2-18
　編者　杉浦強
　全生園盲人会俳句部
　1974年5月20日　B5　108頁
　俳句
　※本　2冊

07781-2　ユマニテの人　木下杢太郎とハンセン病　O-2-19
　成田稔
　2004年3月3日　A5　280頁　1429円
　※本

07782　遺稿集　いのち愛（かな）しく　O-3-1
　渡辺清二郎
　渡辺立子
　昭和50年12月8日　A5　244頁
　宗教
　※本

07783　みづきの花　O-3-2
　光岡芳枝
　光岡良二
　昭和52年7月25日　B6　167頁　1,500円
　短歌
　※本　3冊

07784　合同歌集　開かれた門　O-3-3
　代表　島田秋夫
　短歌新聞社（石黒清介）
　昭和54年5月1日（再版）　B6　190頁　2,000円
　短歌
　※昭和53年9月1日　初版
　※本　3冊

07785　不幸な楽園　雑誌にみる病める足跡　O-3-4
　編　芳葉郁郎
　1991年12月10日　B6　179頁　非売品
　※本

07786　むさし野怨歌　O-3-5
　芳葉郁郎
　平成元年10月31日　B6　428頁　2,000円
　記録
　※本

07787　花の軌跡　前編　O-3-6
　芳葉郁郎
　平成5年1月31日　A5　362頁　2,000円
　記録
　※本

07788　花の軌跡　後編　O-3-7
　芳葉郁郎
　平成5年3月31日　A5　158頁　1,800円
　記録
　※本

07789　歌集　落葉の炎　O-3-8
　鈴木和夫　（編集　鈴木楽光）
　短歌新聞社（石黒清介）
　昭和54年7月1日　B6　166頁　1,500円
　短歌
　※本　2冊

07790 　真筆版北条民雄日記　昭和十二年　O-3-9
　　北条民雄　（編集　山下道輔／荒井裕樹）
　　荒井裕樹
　　平成16年6月3日　A5　127頁
　　記録
　　※本

07791 　『山桜』山桜倶楽部　大正八年～大正九年
　O-3-10
　　A5　199頁
　　機関誌
　　※本

07792 　いのちの歌　O-3-11
　　東條耿一
　　新教出版社（小林望）
　　2009年9月4日　B6　226頁　2,500円
　　宗教
　　※本

07793 　柊の垣はいらない　救らいに生涯をささげた医師の足跡　O-3-12
　　桜沢房義／三輪照峰
　　世界ハンセン病友の会
　　平成7年1月21日　A6　359頁　600円
　　記録
　　※光田／小笠原／林／馬場／大西／成田
　　※本

07794 　全生今昔　O-3-13
　　桜沢房義　（編集／三輪照峰）
　　平成3年1月21日　B6　327頁　非売品
　　記録
　　※本　3冊

07795 　歌集　熊笹の道　O-3-14
　　笹川佐之
　　佐川幸子
　　昭和55年4月19日　B6　159頁　1,300円
　　短歌
　　※本

07796 　歌集　冬の光　O-3-15
　　鈴木楽光　（編者／菊池みつ）
　　九藝出版（山本友一）
　　昭和56年1月15日　B6　208頁　2,500円
　　短歌
　　※国民文学双書第203篇
　　※本　2冊

07797 　遺句集　闘病鬼　O-3-16
　　渡辺城山
　　渡辺しげの

　　昭和58年12月1日　B6　170頁　2,000円
　　俳句
　　※本

07798 　オリオンの哀しみ　O-3-17
　　氷上恵介
　　氷上恵介遺稿集出版委員会
　　1985年1月5日　B6　185頁　1,500円
　　記録
　　※本　3冊

07799 　漂泊の日に　O-3-18
　　國満静志
　　皓星社（藤巻修一）
　　1988年9月15日　B6　213頁　2,000円
　　詩
　　※本

07800 　句集　望郷　O-3-19
　　児島宗子
　　白鳳社（高橋謙）
　　平成元年9月30日　B6　208頁　2,500円
　　俳句
　　※本　2冊

07801 　谷間に生きる小さな命　O-3-20
　　山田十郎
　　昭和59年3月1日　A5　33頁
　　記録
　　※本

07802 　歌集　たまきわる　いのちのうた　O-3-21
　　中山哲
　　遠藤博子
　　昭和61年3月10日　A5　88頁
　　短歌
　　※本

07803 　ハンセン病を生きて　きみたちに伝えたいこと　O-3-22
　　伊波敏男
　　岩波書店（山口昭男）
　　2007年8月21日　A6　207頁　780円
　　記録
　　※本

07804 　句集　蓼の花　O-3-23
　　吉田香春
　　世界ハンセン病友の会（三輪照峰）
　　平成2年1月8日　B6　134頁　2,500円
　　俳句
　　※本

07805　日本の癩（らい）対策から何を学ぶか　O-3-24
　成田稔
　明石書店（石井昭男）
　2009年6月5日　A5　550頁　5,700円
　研究
　※本

07806　看護の足もと　O-3-25
　成田稔
　日本看護協会出版会
　1988年5月25日　A5　116頁　900円
　研究
　※本

07807　創立50周年記念誌　O-3-26
　国立療養所多磨全生園
　昭和34年9月28日　B5　168頁
　記録
　※本

07808　創立60周年記念誌　O-3-27
　国立療養所多磨全生園
　昭和44年9月28日　B5　101頁
　記録
　※本

07809　ヒイラギの檻　O-4-1
　瓜谷修治
　三五館（星山佳須也）
　1998年7月28日　B6　266頁　1,600円
　記録
　※本

07810　らい学級の記録　O-4-2
　鈴木敏子
　明治図書出版（藤原政雄）
　1963年9月　B6　202頁　380円
　記録
　※本

07811　回顧五十年　O-4-3
　編集　芳信先生遺稿記念出版会（大西基四夫）
　林芳信先生遺稿記念出版会
　昭和54年9月1日　A5　228+20頁　1,000円
　記録
　※本

07812　望郷の日々に　北條民雄いしぶみ　O-4-4
　岸文雄
　徳島県教育印刷（千草信男）
　昭和56年7月20日（再版）　B6　261頁　1,200円
　伝記
　※昭和55年9月20日　初版

※本

07813　評伝徳島人　北條民雄　O-4-5
　岸文雄
　徳島新聞
　1991年10月〜1992年1月　B5　82頁
　評伝
　※ファイル

07814　初期文芸名作選　ハンセン病に咲いた花　戦前編　O-4-6
　盾木氾
　皓星社（藤巻修一）
　2002年4月30日　A5　335頁　3,000円
　総合
　※内田／北條／光岡／麓／東條／於泉／細田／山岡／松井／辻／林／森田
　※本

07815　ハンセン病文学資料拾遺　予防協会募集原稿／患者作品映画素材集　O-4-7
　編　山下道輔・荒井裕樹
　国立療養所多磨全生園自治会ハンセン病図書館
　2004年3月　B5　206頁
　記録
　※本

07816　ハンセン病文学資料拾遺　第2巻　患者創作集／患者作品映画素材集（2輯）　O-4-8
　編　山下道輔・荒井裕樹
　国立療養所多磨全生園自治会ハンセン病図書館
　2004年4月　B5　167頁
　記録
　※本

07817　全生園創立90周年記念東村山市立小学生・中学生文集　はばたき　O-4-10
　国立多磨全生園創立90周年実行委員会
　平成11年12月　B5　56頁
　文集
　※本　2冊

07818　全生園の森 - 人と光と風と　創立90周年記念写真集　O-4-11
　多磨全生園創立90周年記念事業実行委員会
　現代書館
　1999年9月28日　B5　111頁　4,000円
　写真集　記録
　※本

07819　法音　No.481　O-4-12
　日蓮宗法音会
　平成21年11月1日　A5　72頁　非売品

※ハンセン病隔離百年…佐川修講演（上）
※本

07820　法音　№482　O-4-13
　日蓮宗法音会
　平成21年12月1日　A5　76頁　非売品
　※ハンセン病隔離百年…佐川修講演（下）
　※本

07821　近藤宏一さんの授賞式随行記　O-4-14
　佐々木松雄
　佐々木松雄
　2008年2月25日　A5　22頁
　※本

07822　東村山と全生園　明日に託すもの　O-4-15
　編集　澤田泉
　東村山活き生きまちづくり
　2012年4月　A5　154頁
　記録
　※本

07823　灯泥　①　O-4-16
　※製本

07824　灯泥　創刊号*　O-4-16
　編集　灯泥同人
　灯泥会
　昭和25年12月15日　A5　25頁
　詩
　※全ページコピー
　※○

07825　灯泥　3月号*　O-4-16
　編集　灯泥同人
　灯泥会
　昭和26年2月15日　A5　29頁
　詩
　※○

07826　灯泥　第5集*　O-4-16
　編集　灯泥同人
　灯泥会
　昭和26年4月15日　A5　28頁　40円
　詩
　※○

07827　灯泥　第6集*　O-4-16
　編集　灯泥同人
　灯泥会
　昭和26年5月15日　A5　28頁
　詩
　※○

07828　灯泥　第7集*　O-4-16
　編集　灯泥同人
　灯泥会
　昭和26年6月15日　A5　28頁
　詩
　※○

07829　灯泥　第8集*　O-4-16
　編集　灯泥同人
　灯泥会
　昭和26年7月15日　A5　28頁
　詩
　※○

07830　灯泥　第9集*　O-4-16
　編集　灯泥同人
　灯泥会
　昭和26年9月15日　A5　24頁
　詩
　※○

07831　灯泥　12月号*　O-4-16
　編集　灯泥同人
　灯泥会
　昭和26年12月15日　A5　35頁
　詩
　※1周年記念号
　※○

07832　灯泥　№11*　O-4-16
　編集　灯泥同人
　灯泥会
　昭和27年4月15日　A5　28頁
　詩
　※○

07833　灯泥　第12集*　O-4-16
　編集　灯泥同人
　灯泥会
　昭和27年7月12日　A5　28頁
　詩
　※全ページコピー
　※○

07834　灯泥　第13輯*　O-4-16
　編集　灯泥同人
　灯泥会
　昭和27年9月30日　A5　21頁
　詩
　※○

07835　灯泥　№14*　O-4-16
　編集　灯泥同人

灯泥会
昭和27年11月25日　A5　34頁
詩
※2周年記念号
※○

07836　**灯泥　第15輯*** O-4-16
編集　灯泥同人
灯泥会
昭和28年2月25日　A5　15頁
詩
※全ページコピー
※○

07837　**呼子鳥　十一月特集号** O-4-18
編集　林芳信
全生学園（林芳信）
昭和10年11月28日　A5　44頁　非売品
機関誌
※ファイル

07838　**呼子鳥　第九輯** O-4-18
編集　林芳信
全生学園（林芳信）
昭和11年3月25日　A5　30頁　非売品
機関誌
※ファイル

07839　**呼子鳥　第十輯** O-4-18
編集　林芳信
全生学園（林芳信）
昭和11年6月25日　A5　32頁
機関誌
※恵の日記念号
※ファイル

07840　**呼子鳥　第十一輯** O-4-18
編集　林芳信
全生学園（林芳信）
昭和11年11月13日　A5　36頁
機関誌
※ファイル

07841　**呼子鳥** O-4-18
編集　林芳信
全生学園（林芳信）
昭和12年3月20日　A5　32頁
機関誌
※ファイル

07842　**呼子鳥　第十三号*** O-4-18
編集　林芳信

全生学園（林芳信）
昭和12年8月8日　A5　32頁
機関誌
※中性紙箱　○

07843　**慈光　第一号** O-4-18
編集　熊倉貫一郎
全生病院大師講
昭和5年7月15日　A5　12頁　非売品
宗教
※ファイル

07844　**恩寵　第五巻** O-4-18
昭和3年12月25日　B5　40頁
宗教
※ファイル

07845　**恩寵　第六巻** O-4-18
秋津教会
昭和4年12月15日　A5　30頁　非売品
宗教
※ファイル

07846　**恩寵** O-4-18
編集　原田樫子
山櫻倶楽部
昭和6年4月10日　A5　10頁
宗教
※山櫻第11巻第四号　付録
※ファイル

07847　**報恩　第四号** O-4-18
真宗報恩会
昭和5年11月28日　A5　30頁　非売品
宗教
※ファイル

07848　**報恩　第五号** O-4-18
編集　池田香童
真宗報恩会（福島源衛門）
昭和6年11月28日　A5　26頁　非売品
宗教
※ファイル

07849　**報恩　第壱巻** O-4-18
全生病院内真宗報恩会
昭和2年12月1日　A5　107頁
宗教
※ファイル

07850　**同人　第1号** O-4-19
編集　船城稔美
全生詩話会（杜美太郎）

昭和36年7月1日　A5　12頁　50円
詩
※ファイル　3冊

07851　**多磨文学　第1号**　O-4-20
多磨文学グループ
1957年12月5日　B5　52頁　20円
創作・評論
※ファイル

07852　**多磨文学　第2号**　O-4-20
多磨文学グループ
1958年7月20日　B5　52頁　20円
創作・評論
※ファイル

07853　**広場　11号**　O-4-21
編集　田島康子
広場の会（田島康子）
昭和29年5月　A5　28頁
機関誌
※中性紙箱

07854　**広場　12号**　O-4-21
編集　田島康子
広場の会（田島康子）
昭和29年6月　A5　24頁
機関誌
※中性紙箱

07855　**広場　15号***　O-4-21
編集　田島康子
広場の会（田島康子）
昭和29年12月　A5　28頁
機関誌
※中性紙箱　○

07856　**広場　16号***　O-4-21
※中性紙箱　○

07857　**多磨全生園創立80周年記念シンポジウム　ハンセン病療養所における医療の現状と将来を考える**
O-4-22
記念講演　成田稔
多磨全生園入園者自治会
平成2年8月10日　B5　96頁
講演記録
※ファイル　2冊

07858　**ハンセン病患者の生存と人権**　O-4-23
大竹章
障害者問題研究　36
昭和59年1月　B5　P34～43頁

※ファイル

07859　**『風花』出版記念集**　O-4-24
冬敏之
『風花』出版記念集編集委員会
昭和53年10月20日　B5　62頁　500円
感想文
※ファイル

07860　**多磨59巻（昭和53年）より抜粋　44巻（昭和38年）より抜粋　山桜16,17巻（昭和9,19年）より抜粋**
O-4-25
A5　36頁
※ファイル

07861　**道標　第2号**　O-4-26
責任者　菊池儀一
多磨盲人会
昭和32年9月15日　B5　22頁
機関誌
※ファイル

07862　**道標　第4号**　O-4-26
責任者　菊池儀一
多磨盲人会
昭和33年5月20日　B5　23頁
機関誌
※ファイル

07863　**道標　第5号**　O-4-26
多磨盲人会（菊地儀一）
昭和33年8月18日　A5　48頁
機関誌
※ファイル

07864　**道標　第6号**　O-4-26
編集　山本龍三郎／山内昇三郎
多磨盲人会（汲田冬峰）
昭和34年8月5日　A5　40頁
機関誌
※ファイル

07865　**道標　第8号**　O-4-26
編集　山本龍三郎／山内昇三郎
多磨盲人会（汲田冬峰）
1959年12月13日　A5　27頁
機関誌
※ファイル

07866　**道標　第16号**　O-4-27
編集　滝真澄／氏原孝
多磨盲人会（汲田冬峰）
1962年9月20日　A5　30頁

機関誌
※ファイル

07867 道標 第18号 O-4-27
編集 滝真澄/氏原孝
多磨盲人会（汲田冬峰）
1963年4月15日　A5　32頁
機関誌
※ファイル

07868 道標 第19号 O-4-27
編集 山本龍三郎/氏原孝
多磨盲人会（汲田冬峰）
1963年9月10日　A5　32頁
機関誌
※ファイル

07869 道標 第20号 O-4-27
編集 山本龍三郎/氏原孝
多磨盲人会（汲田冬峰）
1964年1月1日　A5　42頁
機関誌
※ファイル

07870 道標 第21号 O-4-27
編集 滝真澄
多磨盲人会（日原一）
1964年6月1日　A5　38頁
機関誌
※ファイル

07871 道標 第22号 O-4-27
編集 滝真澄
多磨盲人会（日原一）
昭和39年9月15日　A5　26頁
機関誌
※ファイル

07872 道標 第24号 O-4-28
編集 滝真澄
多磨盲人会（日原一）
1965年4月8日　A5　26頁
機関誌
※ファイル

07873 道標 第25号 O-4-28
多磨盲人会
1965年7月8日　A5　26頁
機関誌
※ファイル

07874 道標 第26号 O-4-28
編集 滝真澄

多磨盲人会（日原一）
昭和40年10月1日　A5　21頁
機関誌
※ファイル

07875 道標 第35号 O-4-28
編集 芹沢了
多磨盲人会（日原一）
1968年6月25日　A5　20頁
機関誌
※ファイル

07876 道標 第36号 O-4-28
編集 芹沢了
多磨盲人会（日原一）
昭和43年10月25日　A5　22頁
機関誌
※ファイル

07877 道標 第37号 O-4-28
編集 吉田哲郎
多磨盲人会（汲田冬峰）
1969年3月1日　A5　20頁
機関誌
※ファイル

07878 道標 第38号 O-4-28
編集 吉田哲郎
多磨盲人会（汲田冬峰）
1969年7月7日　A5　18頁
機関誌
※ファイル

07879 道標 第39号 O-4-28
編集 吉田哲郎
多磨盲人会（汲田冬峰）
昭和44年11月3日　A5　20頁
機関誌
※ファイル

07880 道標 第40・41号 O-4-29
編集 日原一
多磨盲人会（汲田冬峰）
昭和45年4月15日　A5　44頁
機関誌
※ファイル

07881 道標 第42号 O-4-29
編集 日原一
多磨盲人会（汲田冬峰）
昭和45年8月1日　A5　22頁
機関誌
※ファイル

07882　**道標　第43号**　O-4-29
　編集　日原一
　多磨盲人会（汲田冬峰）
　昭和45年11月15日　A5　32頁
　機関誌
　※ファイル

07883　**道標　第44号**　O-4-29
　編集　日原一
　多磨盲人会（芹沢了）
　昭和46年4月10日　A5　22頁
　機関誌
　※ファイル

07884　**道標　第45・46合併号**　O-4-29
　編集　日原一
　多磨盲人会（芹沢了）
　昭和46年11月10日　A5　44頁
　機関誌
　※ファイル

07885　**道標　第50号**　O-4-30
　編集　日原一
　多磨盲人会（芹沢了）
　昭和47年12月1日　A5　46頁
　機関誌
　※50号記念特輯
　※ファイル

07886　**道標　第52,53号**　O-4-30
　編集　日原一
　多磨盲人会（芹沢了）
　昭和48年8月20日　A5　44頁
　機関誌
　※ファイル

07887　**道標　第54,55合併号**　O-4-30
　編集　滝真澄
　多磨盲人会（汲田冬峰）
　昭和49年3月30日　A5　36頁
　機関誌
　※ファイル

07888　**道標　第56号**　O-4-30
　編集　滝真澄
　多磨盲人会（汲田冬峰）
　昭和49年7月10日　A5　24頁
　機関誌
　※ファイル

07889　**道標　第57号**　O-4-30
　編集　芹沢了
　多磨盲人会（汲田冬峰）
　昭和49年11月15日　A5　50頁
　機関誌
　※ファイル

07890　**道標　102号**　O-4-31
　編集　鈴木ひさし
　多磨盲人会（汲田冬峰）
　平成4年4月29日　A5　34頁
　機関誌
　※ファイル

07891　**道標　創立50周年記念号　通巻121号**　O-4-32
　編集　坂井定治
　多磨盲人会（坂井定治）
　平成16年10月1日　B5　216頁
　記録
　※本

07892　**友を訪ねて**　O-4-33
　堀口あき
　昭和4年7月18日　A5　64頁
　総合
　※ファイル

07893　**全生園芸部**　O-4-34
　1930年4月　A5　22頁
　記録
　※ファイル

07894　**全生園芸部**　O-4-34
　1930年6月　A5　22頁
　記録
　※ファイル

07895　**昭和24年統計年報**　O-4-35
　国立療養所多磨全生園
　昭和25年8月15日　A5　67頁　非売品
　記録
　※ファイル

07896　**緑のしおり**　O-4-36
　国立療養所多磨全生園入園者自治会
　1989年9月25日　A3　オモテウラ2P（8ッ折）頁
　※ファイル

07897　**《チラシ》《ポスター》北條民雄文学賞作品募集**　O-4-36
　平成27年8月3日〜平成28年2月29日
　主催　徳島市阿南市
　※ファイル

07898　武蔵野　第1号　O-4-37
　武蔵野短歌会
　昭和26年8月15日　A5　38頁
　短歌
　※ファイル

07899　武蔵野　第2号　O-4-37
　武蔵野短歌会
　昭和26年11月10日　A5　40頁　非売品
　短歌
　※ファイル

07900　武蔵野　第3号　O-4-37
　武蔵野短歌会
　昭和27年3月10日　A5　44頁　非売品
　短歌
　※ファイル

07901　武蔵野　第4号　O-4-37
　武蔵野短歌会
　昭和27年7月10日　A5　40頁　非売品
　短歌
　※ファイル

07902　武蔵野短歌　11月号　O-4-37
　編集　林芳信
　武蔵野短歌会
　昭和12年11月5日　A5　16頁
　短歌
　※ファイル

07903　青い芽　第12号　O-4-38
　東村山市立第二中学校全生分教室
　昭和47年3月18日　B5　40頁
　総合
　※ファイル　2冊

07904　校友　冬期号　O-4-38
　編集　校友会編集部
　校友会
　昭和29年12月15日　B5　24頁
　詩文
　※ファイル

07905　獏　第1号*　O-4-39
　編集　伊東秋雄
　全生詩話会
　昭和26年3月15日　B4　30頁
　詩
　※中性紙箱　○

07906　平成24年度年報　O-4-40
　国立療養所多磨全生園年報編集委員会
　国立療養所多磨全生園
　平成26年4月　A4　87頁
　記録
　※本

07907　山下道輔さんのお話　O-4-41
　ハンセン病文庫・朋の会
　2015年月24日　A5　98頁
　聞き書き
　※本

07908　日本の癩対策の誤りと「名誉回復」　O-4-42
　成田稔
　明石書店
　平成29年9月5日　B6　230頁　3,200円
　※本　2冊

07909　芽生　第4巻　第1号　新年号　O-5-7
　武井政義
　芽生会（武井政義）
　昭和6年1月23日　A5　16頁　10銭
　俳句
　※コピー
　※製本

07910　芽生　第4巻　第2号　2月号　第35号　O-5-7
　武井政義
　芽生会（武井政義）
　昭和6年2月25日　A5　16頁　10銭
　俳句
　※製本

07911　芽生　第4巻　第3号　3・4月号　第36号　O-5-7
　武井政義
　芽生会（武井政義）
　昭和6年4月1日　A5　16頁　10銭
　俳句
　※コピー
　※製本

07912　芽生　第4巻　第4号　5月号　第37号　O-5-7
　武井政義
　芽生会（武井政義）
　昭和6年5月1日　A5　16頁　10銭
　俳句
　※製本

07913　芽生　第4巻　第5号　6月号　第38号　O-5-7
　武井政義
　芽生会（武井政義）
　昭和6年6月1日　A5　20頁　10銭
　俳句

07914　芽生　第4巻　第6号　7月号　第39号　O-5-7
　武井政義
　芽生会（武井政義）
　昭和6年6月28日　A5　16頁　10銭
　俳句
　※製本

07915　芽生　第4巻　第7号　8月号　第40号　O-5-7
　武井政義
　芽生会（武井政義）
　昭和6年7月25日　A5　16頁　10銭
　俳句
　※製本

07916　芽生　第4巻　第8号　9月号　第41号　O-5-7
　熊倉双葉
　芽生会（武井政義）
　昭和6年8月25日　A5　16頁　10銭
　俳句
　※製本

07917　芽生　第4巻　第9号　10月号　第42号　O-5-7
　熊倉双葉
　芽生会（武井政義）
　昭和6年9月25日　A5　16頁　10銭
　俳句
　※製本

07918　芽生　第4巻　第10号　第43号　O-5-7
　武井政義
　芽生会（武井政義）
　昭和6年12月10日　A5　20頁　10銭
　俳句
　※製本

07919　芽生　第5巻　第1号　第44号　O-5-1
　編集　武井政義
　芽生会（武井政義）
　昭和7年2月1日　A5　20頁　10銭
　俳句
　※製本

07920　芽生　第5巻　第2号　第45号　O-5-1
　編集　武井政義
　芽生会（武井政義）
　昭和7年4月28日　A5　20頁　10銭
　俳句
　※製本

07921　芽生　第5巻　第3号　第46号　O-5-1
　編集　武井政義
　芽生会（武井政義）
　昭和7年6月1日　A5　20頁　10銭
　俳句
　※製本

07922　芽生　第5巻　第4号　第47号　O-5-1
　編集　武井政義
　芽生会（武井政義）
　昭和7年8月1日　A5　20頁　10銭
　俳句
　※製本

07923　芽生　第5巻　第5号　第48号　O-5-1
　編集　武井政義
　芽生会（武井政義）
　昭和7年10月1日　A5　20頁　10銭
　俳句
　※製本

07924　芽生　第5巻　第6号　第49号　O-5-1
　編集　武井政義
　芽生会（武井政義）
　昭和7年12月1日　A5　20頁　10銭
　俳句
　※製本

07925　芽生　第6巻　第1号　第50号　O-5-1
　編集　武井政義
　芽生会（武井政義）
　昭和8年2月1日　A5　20頁　10銭
　俳句
　※製本

07926　芽生　第6巻　第2号　第51号　O-5-1
　編集　武井政義
　芽生会（武井政義）
　昭和8年3月1日　A5　16頁　10銭
　俳句
　※製本

07927　芽生　第6巻　第3号　O-5-1
　編集　武井政義
　芽生会（武井政義）
　昭和8年4月1日　A5　20頁　10銭
　俳句
　※製本

07928　芽生　第6巻　第4号　O-5-1
　編集　武井政義
　芽生会（武井政義）
　昭和8年5月1日　A5　20頁　10銭

07929 　芽生　第6巻　第5号　O-5-1
　編集　武井政義
　芽生会（武井政義）
　昭和8年6月1日　A5　20頁　10銭
　俳句
　※製本

07930 　芽生　第6巻　第6号　O-5-1
　編集　武井政義
　芽生会（武井政義）
　昭和8年7月1日　A5　24頁　10銭
　俳句
　※製本

07931 　芽生　第6巻　第7号　O-5-1
　編集　武井政義
　芽生会（武井政義）
　昭和8年8月1日　A5　20頁　10銭
　俳句
　※製本

07932 　芽生　第6巻　第8号　O-5-1
　編集　武井政義
　芽生会（武井政義）
　昭和8年9月1日　A5　20頁　10銭
　俳句
　※製本

07933 　芽生　第6巻　第9号　O-5-1
　編集　武井政義
　芽生会（武井政義）
　昭和8年10月1日　A5　20頁　10銭
　俳句
　※製本

07934 　芽生　第6巻　第10号　O-5-1
　編集　武井政義
　芽生会（武井政義）
　昭和8年11月1日　A5　24頁　10銭
　俳句
　※製本

07935 　芽生　第6巻　第11号　O-5-1
　編集　武井政義
　芽生会（武井政義）
　昭和8年12月1日　A5　20頁　10銭
　俳句
　※製本

07936 　芽生　第7巻　第1号　O-5-2
　編集　武井政義
　芽生会（武井政義）
　昭和9年1月1日　A5　28頁　10銭
　俳句
　※製本

07937 　芽生　第7巻　第2号　O-5-2
　編集　武井政義
　芽生会（武井政義）
　昭和9年2月1日　A5　28頁　10銭
　俳句
　※製本

07938 　芽生　第7巻　第3号　O-5-2
　編集　武井政義
　芽生会（武井政義）
　昭和9年3月1日　A5　24頁　10銭
　俳句
　※製本

07939 　芽生　第7巻　第4号　O-5-2
　編集　武井政義
　芽生会（武井政義）
　昭和9年4月1日　A5　24頁　10銭
　俳句
　※製本

07940 　芽生　第7巻　第5号　O-5-2
　編集　武井政義
　芽生会（武井政義）
　昭和9年5月1日　A5　26頁　10銭
　俳句
　※製本

07941 　芽生　第7巻　第6号　O-5-2
　編集　武井政義
　芽生会（武井政義）
　昭和9年6月1日　A5　34頁　10銭
　俳句
　※製本

07942 　芽生　第7巻　第7号　O-5-2
　編集　武井政義
　芽生会（武井政義）
　昭和9年7月1日　A5　28頁　10銭
　俳句
　※製本

07943 　芽生　第7巻　第8号　O-5-2
　編集　武井政義
　芽生会（武井政義）
　昭和9年8月1日　A5　32頁　10銭

俳句
※製本

07944　**芽生　第7巻　第9号**　O-5-2
編集　武井政義
芽生会（武井政義）
昭和9年9月1日　A5　26頁　10銭
俳句
※製本

07945　**芽生　第7巻　第10号**　O-5-2
編集　武井政義
芽生会（武井政義）
昭和9年10月1日　A5　32頁　10銭
俳句
※製本

07946　**芽生　第7巻　第11号**　O-5-2
編集　武井政義
芽生会（武井政義）
昭和9年11月1日　A5　32頁　10銭
俳句
※製本

07947　**芽生　第7巻　第12号**　O-5-2
編集　武井政義
芽生会（武井政義）
昭和9年12月1日　A5　28頁　10銭
俳句
※製本

07948　**芽生　第8巻　第1号**　O-5-3
編集　林芳信
芽生会（林芳信）
昭和10年1月1日　A5　34頁　10銭
俳句
※製本

07949　**芽生　第8巻　第2号**　O-5-3
編集　林芳信
芽生会（林芳信）
昭和10年2月1日　A5　28頁　10銭
俳句
※製本

07950　**芽生　第8巻　第3号**　O-5-3
編集　林芳信
芽生会（林芳信）
昭和10年3月1日　A5　32頁　10銭
俳句
※製本

07951　**芽生　第8巻　第4号**　O-5-3
編集　林芳信
芽生会（林芳信）
昭和10年4月1日　A5　28頁　10銭
俳句
※製本

07952　**芽生　第8巻　第5号**　O-5-3
編集　林芳信
芽生会（林芳信）
昭和10年5月1日　A5　28頁　10銭
俳句
※製本

07953　**芽生　第8巻　第6号**　O-5-3
編集　林芳信
芽生会（林芳信）
昭和10年6月1日　A5　26頁　10銭
俳句
※製本

07954　**芽生　第8巻　第7号**　O-5-3
編集　林芳信
芽生会（林芳信）
昭和10年7月1日　A5　28頁　10銭
俳句
※製本

07955　**芽生　第8巻　第8号**　O-5-3
編集　林芳信
芽生会（林芳信）
昭和10年8月1日　A5　26頁　10銭
俳句
※製本

07956　**芽生　第8巻　第9号**　O-5-3
編集　林芳信
芽生会（林芳信）
昭和10年9月1日　A5　28頁　10銭
俳句
※製本

07957　**芽生　第8巻　第10号**　O-5-3
編集　林芳信
芽生会（林芳信）
昭和10年10月1日　A5　30頁　10銭
俳句
※製本

07958　**芽生　第8巻　第11号**　O-5-3
編集　林芳信
芽生会（林芳信）
昭和10年11月1日　A5　32頁　10銭

俳句
※製本

07959 芽生 第8巻 第12号 O-5-3
編集 林芳信
芽生会（林芳信）
昭和10年12月1日 A5 40頁 10銭
俳句
※武蔵野探勝会歓迎号
※製本

07960 芽生 第9巻 第1号 O-5-4
編集 林芳信
芽生会（林芳信）
昭和11年1月1日 A5 32頁 10銭
俳句
※製本

07961 芽生 第9巻 第2号 O-5-4
編集 林芳信
芽生会（林芳信）
昭和11年2月1日 A5 28頁 10銭
俳句
※製本

07962 芽生 第9巻 第3号 O-5-4
編集 林芳信
芽生会（林芳信）
昭和11年3月1日 A5 28頁 10銭
俳句
※製本

07963 芽生 第9巻 第4号 O-5-4
編集 林芳信
芽生会（林芳信）
昭和11年4月1日 A5 26頁 10銭
俳句
※製本

07964 芽生 第9巻 第5号 O-5-4
編集 林芳信
芽生会（林芳信）
昭和11年5月1日 A5 32頁 10銭
俳句
※製本

07965 芽生 第9巻 第6号 O-5-4
編集 林芳信
芽生会（林芳信）
昭和11年6月1日 A5 34頁 10銭
俳句
※製本

07966 芽生 第9巻 第7号 O-5-4
編集 林芳信
芽生会（林芳信）
昭和11年7月1日 A5 30頁 10銭
俳句
※製本

07967 芽生 第9巻 第8号 O-5-4
編集 林芳信
芽生会（林芳信）
昭和11年8月1日 A5 32頁 10銭
俳句
※製本

07968 芽生 第9巻 第9号 O-5-4
編集 林芳信
芽生会（林芳信）
昭和11年9月1日 A5 28頁 10銭
俳句
※製本

07969 芽生 第9巻 第10号 O-5-4
編集 林芳信
芽生会（林芳信）
昭和11年10月1日 A5 30頁 10銭
俳句
※製本

07970 芽生 第9巻 第11号 O-5-4
編集 林芳信
芽生会（林芳信）
昭和11年11月1日 A5 32頁 10銭
俳句
※製本

07971 芽生 第9巻 第12号 O-5-4
編集 林芳信
芽生会（林芳信）
昭和11年12月1日 A5 32頁 10銭
俳句
※製本

07972 芽生 第10巻 第1号 O-5-5
編集 林芳信
芽生会（林芳信）
昭和12年1月1日 A5 36頁 10銭
俳句
※製本

07973 芽生 第10巻 第2号 O-5-5
編集 林芳信
芽生会（林芳信）
昭和12年2月1日 A5 28頁 10銭

俳句
※製本

07974　芽生　第10巻　第3号　O-5-5
　編集　林芳信
　芽生会（林芳信）
　昭和12年3月1日　A5　32頁　10銭
　俳句
　※製本

07975　芽生　第10巻　第4号　O-5-5
　編集　林芳信
　芽生会（林芳信）
　昭和12年4月1日　A5　63頁　10銭
　俳句
　※第100号記念
　※製本

07976　芽生　第10巻　第5号　O-5-5
　編集　林芳信
　芽生会（林芳信）
　昭和12年5月1日　A5　34頁　10銭
　俳句
　※製本

07977　芽生　第10巻　第6号　O-5-5
　編集　林芳信
　芽生会（林芳信）
　昭和12年6月1日　A5　28頁　10銭
　俳句
　※製本

07978　芽生　第10巻　第7号　O-5-5
　編集　林芳信
　芽生会（林芳信）
　昭和12年7月1日　A5　28頁　10銭
　俳句
　※製本

07979　芽生　第10巻　第8号　O-5-5
　編集　林芳信
　芽生会（林芳信）
　昭和12年8月1日　A5　28頁　10銭
　俳句
　※製本

07980　芽生　第10巻　第9号　O-5-5
　編集　林芳信
　芽生会（林芳信）
　昭和12年9月1日　A5　27頁　10銭
　俳句
　※製本

07981　芽生　第10巻　第10号　O-5-5
　編集　林芳信
　芽生会（林芳信）
　昭和12年10月1日　A5　26頁　10銭
　俳句
　※製本

07982　芽生　第10巻　第11号　O-5-5
　編集　林芳信
　芽生会（林芳信）
　昭和12年11月1日　A5　24頁　10銭
　俳句
　※製本

07983　芽生　第10巻　第12号　O-5-5
　編集　林芳信
　芽生会（林芳信）
　昭和12年12月1日　A5　22頁　10銭
　俳句
　※製本

07984　芽生　第10巻　第4号　O-5-6
　編集　林芳信
　芽生会（林芳信）
　昭和12年4月1日　A5　63頁　10銭
　俳句
　※第100号記念
　※製本

07985　芽生　第10巻　第5号　O-5-6
　編集　林芳信
　芽生会（林芳信）
　昭和12年5月1日　A5　34頁　10銭
　俳句
　※製本

07986　芽生　第10巻　第6号　O-5-6
　編集　林芳信
　芽生会（林芳信）
　昭和12年6月1日　A5　28頁　10銭
　俳句
　※製本

07987　芽生　第10巻　第7号　O-5-6
　編集　林芳信
　芽生会（林芳信）
　昭和12年7月1日　A5　28頁　10銭
　俳句
　※製本

07988　芽生　第10巻　第8号　O-5-6
　編集　林芳信
　芽生会（林芳信）

昭和12年8月1日　A5　28頁　10銭
俳句
※製本

07989　芽生　第10巻　第9号　O-5-6
編集　林芳信
芽生会（林芳信）
昭和12年9月1日　A5　27頁　10銭
俳句
※製本

07990　芽生　第10巻　第10号　O-5-6
編集　林芳信
芽生会（林芳信）
昭和12年10月1日　A5　26頁　10銭
俳句
※製本

07991　芽生　第10巻　第11号　O-5-6
編集　林芳信
芽生会（林芳信）
昭和12年11月1日　A5　24頁　10銭
俳句
※製本

07992　芽生　第10巻　第12号　O-5-6
編集　林芳信
芽生会（林芳信）
昭和12年12月1日　A5　22頁　10銭
俳句
※製本

07993　想いでできた土地　多磨全生園の記憶・くらし・望みをめぐる　O-5-8
編集　国立ハンセン病資料館
国立ハンセン病資料館
平成25年10月5日　A5　78頁　非売品
記録
※本

07994　看護・介護研究業績集　平成26年度　O-5-9
国立療養所多磨全生園
平成28年3月　A4　127頁
※本

07995　年報　平成25 ～ 30年度（2013 ～ 2018年度）
O-5-10
国立療養所多磨全生園
国立療養所多磨全生園年報編集委員会（石井則久）
令和元年9月　A4　72頁
※本　3冊

07996　芽生　昭和3年10月号　O-5-11
昭和3年10月　A5　33頁
俳句
※ファイル

07997　芽生　第2巻　第7号　8・9月号　O-5-11
武井政義
芽生会（島田シゲリ）
昭和4年8月15日　A5　29頁　10銭
俳句
※ファイル

07998　芽生　第3巻　第1号　1月号　O-5-11
武井政義
芽生会（島田シゲリ）
昭和5年1月15日　A5　26頁　10銭
俳句
※ファイル

07999　芽生　第3巻　第2号　2月号　O-5-11
武井政義
芽生会（島田シゲリ）
昭和5年2月25日　A5　28頁　10銭
俳句
※ファイル

08000　芽生　第3巻　第5号　5月号　O-5-11
武井政義
芽生会（島田シゲリ）
昭和5年5月15日　A5　16頁　10銭
俳句
※ファイル

08001　芽生　第3巻　第9号　9月号　O-5-11
武井政義
芽生会（武井政義）
昭和5年9月15日　A5　16頁　10銭
俳句
※ファイル

08002　芽生　第3巻　第12号　12月号　O-5-11
武井政義
芽生会（武井政義）
昭和5年12月20日　A5　16頁　10銭
俳句
※ファイル

08003　芽生　第2巻　第4号　5月号*　O-5-12
武井政義
芽生会（島田シゲリ）
昭和4年5月15日　A5　24頁　10銭
俳句
※箱　◎

08004　**芽生　第2巻　第5号　6月号*** O-5-12
　武井政義
　芽生会（島田シゲリ）
　昭和4年6月15日　A5　26頁　10銭
　俳句
　※箱　◎

08005　**芽生　第2巻　第6号　7月号*** O-5-12
　武井政義
　芽生会（島田シゲリ）
　昭和4年7月15日　A5　22頁　10銭
　俳句
　※箱　◎

08006　**芽生　第2巻　第8号　10月号*** O-5-12
　武井政義
　芽生会（島田シゲリ）
　昭和4年10月15日　A5　24頁　10銭
　俳句
　※箱　◎

08007　**芽生　第2巻　第9号　11月号*** O-5-12
　武井政義
　芽生会（島田シゲリ）
　昭和4年11月15日　A5　19頁　10銭
　俳句
　※箱　◎

08008　**芽生　第2巻　第10号　12月号*** O-5-12
　武井政義
　芽生会（島田シゲリ）
　昭和4年12月15日　A5　26頁　10銭
　俳句
　※箱　◎

08009　**芽生　第3巻　第3号　3月号*** O-5-12
　武井政義
　芽生会（島田シゲリ）
　昭和5年3月15日　A5　24頁　10銭
　俳句
　※箱　◎

08010　**芽生　第3巻　第4号　4月号*** O-5-12
　武井政義
　芽生会（島田シゲリ）
　昭和5年4月18日　A5　18頁　10銭
　俳句
　※箱　◎

08011　**芽生　第3巻　第7号　7月号*** O-5-12
　武井政義
　芽生会（島田シゲリ）
　昭和5年7月15日　A5　16頁　10銭
　俳句
　※箱　◎

08012　**芽生　第3巻　第8号　8月号*** O-5-12
　武井政義
　芽生会（武井政義）
　昭和5年8月15日　A5　16頁　10銭
　俳句
　※箱　◎

08013　**芽生　第5巻　第1号　44号*** O-5-12
　武井政義
　芽生会（武井政義）
　昭和7年2月1日　A5　20頁　10銭
　俳句
　※箱　◎

08014　**芽生　第5巻　第6号　49号*** O-5-12
　武井政義
　芽生会（武井政義）
　昭和7年12月1日　A5　20頁　10銭
　俳句
　※箱　◎

08015　**芽生　第6巻　第1号　50号*** O-5-12
　武井政義
　芽生会（武井政義）
　昭和8年2月1日　A5　20頁　10銭
　俳句
　※箱　◎

08016　**芽生　第6巻　第2号　3月号　51号*** O-5-12
　武井政義
　芽生会（武井政義）
　昭和8年3月1日　A5　16頁　10銭
　俳句
　※箱　◎

08017　**芽生　第6巻　第3号　4月号　52号*** O-5-12
　武井政義
　芽生会（武井政義）
　昭和8年4月1日　A5　20頁　10銭
　俳句
　※箱　◎

08018　**芽生　第6巻　第4号　5月号　53号*** O-5-12
　武井政義
　芽生会（武井政義）
　昭和8年5月1日　A5　20頁　10銭
　俳句
　※箱　◎

08019　芽生　第6巻　第5号　6月号　54号*　O-5-12
武井政義
芽生会（武井政義）
昭和8年6月1日　A5　20頁　10銭
俳句
※箱　◎

08020　芽生　第6巻　第6号　7月号　55号*　O-5-12
武井政義
芽生会（武井政義）
昭和8年7月1日　A5　24頁　10銭
俳句
※箱　◎

08021　芽生　第6巻　第7号　8月号　56号*　O-5-12
武井政義
芽生会（武井政義）
昭和8年8月1日　A5　30頁　10銭
俳句
※箱　◎

08022　芽生　第6巻　第8号　9月号　57号*　O-5-12
武井政義
芽生会（武井政義）
昭和8年9月1日　A5　20頁　10銭
俳句
※箱　◎

08023　芽生　第6巻　第9号　10月号　58号*　O-5-12
武井政義
芽生会（武井政義）
昭和8年10月1日　A5　20頁　10銭
俳句
※箱　◎

08024　芽生　第6巻　第10号　11月号　59号*　O-5-12
武井政義
芽生会（武井政義）
昭和8年11月1日　A5　24頁　10銭
俳句
※箱　◎

08025　芽生　第6巻　第11号　12月号　60号*　O-5-12
武井政義
芽生会（武井政義）
昭和8年12月1日　A5　20頁　10銭
俳句
※箱　◎

08026　芽生　第7巻　第1号　1月号　61号*　O-5-13
武井政義
芽生会（武井政義）
昭和9年1月1日　A5　28頁　10銭
俳句
※箱　◎

08027　芽生　第7巻　第6号　6月号　66号*　O-5-13
武井政義
芽生会（武井政義）
昭和9年6月1日　A5　24頁　10銭
俳句
※箱　◎

08028　芽生　第7巻　第7号　7月号　67号*　O-5-13
武井政義
芽生会（武井政義）
昭和9年7月1日　A5　23頁　10銭
俳句
※箱　◎

08029　芽生　第7巻　第8号　8月号　68号*　O-5-13
武井政義
芽生会（武井政義）
昭和9年8月1日　A5　32頁　10銭
俳句
※箱　◎

08030　芽生　第7巻　第9号　9月号　69号*　O-5-13
武井政義
芽生会（武井政義）
昭和9年9月1日　A5　26頁　10銭
俳句
※箱　◎

08031　芽生　第7巻　第10号　10月号　70号*　O-5-13
武井政義
芽生会（武井政義）
昭和9年10月1日　A5　32頁　10銭
俳句
※箱　◎

08032　芽生　第7巻　第11号　11月号　71号*　O-5-13
武井政義
芽生会（武井政義）
昭和9年11月1日　A5　32頁　10銭
俳句
※箱　◎

08033　芽生　第7巻　第12号　12月号　72号*　O-5-13

13
武井政義
芽生会(武井政義)
昭和9年12月1日　A5　23頁　10銭
俳句
※箱　◎

08034　**芽生　第8巻　第1号　1月号　73号***　O-5-14
林芳信
芽生会(林芳信)
昭和10年1月1日　A5　34頁　10銭
俳句
※箱　◎

08035　**芽生　第8巻　第2号　2月号　74号***　O-5-14
林芳信
芽生会(林芳信)
昭和10年2月1日　A5　28頁　10銭
俳句
※箱　◎

08036　**芽生　第8巻　第3号　3月号　75号***　O-5-14
林芳信
芽生会(林芳信)
昭和10年3月1日　A5　32頁　10銭
俳句
※箱　◎

08037　**芽生　第8巻　第4号　4月号　76号***　O-5-14
林芳信
芽生会(林芳信)
昭和10年4月1日　A5　28頁　10銭
俳句
※箱　◎

08038　**芽生　第8巻　第5号　5月号　77号***　O-5-14
林芳信
芽生会(林芳信)
昭和10年5月1日　A5　28頁　10銭
俳句
※箱　◎

08039　**芽生　第8巻　第6号　6月号　78号***　O-5-14
林芳信
芽生会(林芳信)
昭和10年6月1日　A5　26頁　10銭
俳句
※箱　◎

08040　**芽生　第8巻　第7号　7月号　79号***　O-5-14
林芳信
芽生会(林芳信)
昭和10年7月1日　A5　28頁　10銭
俳句
※箱　◎

08041　**芽生　第8号　第10号　10月号　82号***　O-5-14
林芳信
芽生会(林芳信)
昭和10年10月1日　A5　30頁　10銭
俳句
※箱　◎

08042　**芽生　第8巻　第11号　11月号　83号***　O-5-14
林芳信
芽生会(林芳信)
昭和10年11月1日　A5　32頁　10銭
俳句
※箱　◎

08043　**芽生　第8巻　第12号　12月号　84号***　O-5-14
林芳信
芽生会(林芳信)
昭和10年12月1日　A5　40頁　10銭
俳句
※箱　◎

08044　**芽生　第9巻　第1号　1月号　85号***　O-5-14
林芳信
芽生会(林芳信)
昭和11年1月1日　A5　32頁　10銭
俳句
※箱　◎　2冊

08045　**芽生　第9巻　第2号　2月号　86号***　O-5-14
林芳信
芽生会(林芳信)
昭和11年2月1日　A5　28頁　10銭
俳句
※箱　◎　2冊

08046　**芽生　第9巻　第3号　3月号　87号***　O-5-15
林芳信
芽生会(林芳信)
昭和11年3月1日　A5　28頁　10銭
俳句
※箱　◎　2冊

08047　**芽生　第9巻　第4号　4月号　88号***　O-5-15
林芳信
芽生会(林芳信)
昭和11年4月1日　A5　26頁　10銭
俳句

535

※箱 ◎ 2冊

08048　芽生　第9巻　第5号　5月号　89号*　O-5-15
　林芳信
　芽生会（林芳信）
　昭和11年5月1日　A5　32頁　10銭
　俳句
　※箱 ◎ 2冊

08049　芽生　第9巻　第6号　6月号　90号*　O-5-15
　林芳信
　芽生会（林芳信）
　昭和11年6月1日　A5　34頁　10銭
　俳句
　※箱 ◎ 2冊

08050　芽生　第9巻　第7号　7月号　91号*　O-5-15
　林芳信
　芽生会（林芳信）
　昭和11年7月1日　A5　30頁　10銭
　俳句
　※箱 ◎

08051　芽生　第9巻　第8号　8月号　92号*　O-5-15
　林芳信
　芽生会（林芳信）
　昭和11年8月1日　A5　32頁　10銭
　俳句
　※箱 ◎

08052　芽生　第9巻　第9号　9月号　93号*　O-5-15
　林芳信
　芽生会（林芳信）
　昭和11年9月1日　A5　28頁　10銭
　俳句
　※箱 ◎

08053　芽生　第9巻　第10号　10月号　94号*　O-5-15
　林芳信
　芽生会（林芳信）
　昭和11年10月1日　A5　30頁　10銭
　俳句
　※箱 ◎ 2冊

08054　芽生　第9巻　第11号　11月号　95号*　O-5-15
　林芳信
　芽生会（林芳信）
　昭和11年11月1日　A5　32頁　10銭
　俳句
　※箱 ◎

08055　芽生　第9巻　第12号　12月号　96号*　O-5-15

　林芳信
　芽生会（林芳信）
　昭和11年12月1日　A5　32頁　10銭
　俳句
　※箱 ◎

08056　芽生　第10巻　第2号　2月号　98号*　O-5-16
　昭和12年2月1日　A5
　俳句
　※箱 ◎

08057　芽生　第10巻　第4号　4月号　100号*　O-5-16
　林芳信
　芽生会（林芳信）
　昭和12年4月1日　A5　63頁　10銭
　俳句
　※箱 ◎

08058　芽生　第10巻　第5号　5月号　101号*　O-5-16
　林芳信
　芽生会（林芳信）
　昭和12年5月1日　A5　34頁　10銭
　俳句
　※箱 ◎ 2冊

08059　芽生　第10巻　第6号　6月号　102号*　O-5-16
　林芳信
　芽生会（林芳信）
　昭和12年6月1日　A5　28頁　10銭
　俳句
　※箱 ◎ 2冊

08060　芽生　第10巻　第7号　7月号　103号*　O-5-16
　林芳信
　芽生会（林芳信）
　昭和12年7月1日　A5　28頁　10銭
　俳句
　※箱 ◎

08061　芽生　第10巻　第8号　8月号　104号*　O-5-16
　林芳信
　芽生会（林芳信）
　昭和12年8月1日　A5　28頁　10銭
　俳句
　※箱 ◎

08062　芽生　第10巻　第9号　9月号　105号*　O-5-

16

林芳信
芽生会（林芳信）
昭和12年9月1日　A5　27頁　10銭
俳句
※箱　◎

08063　芽生　第10巻　第10号　10月号　106号＊　O-5-16

林芳信
芽生会（林芳信）
昭和12年10月1日　A5　26頁　10銭
俳句
※箱　◎

08064　芽生　第10巻　第11号　11月号　107号＊　O-5-16

林芳信
芽生会（林芳信）
昭和12年11月1日　A5　24頁　10銭
俳句
※箱　◎

08065　芽生　第10巻　第12号　12月号　108号＊　O-5-16

林芳信
芽生会（林芳信）
昭和12年12月1日　A5　22頁　10銭
俳句
※箱　◎

08066　芽生　第11巻　第13号　1月号　109号＊　O-5-17

林芳信
芽生会（林芳信）
昭和13年1月1日　A5　32頁　10銭
俳句
※箱　◎

08067　芽生　第11巻　第2号　2月号　110号＊　O-5-17

林芳信
芽生会（林芳信）
昭和13年2月1日　A5　24頁　10銭
俳句
※箱　◎　2冊

08068　芽生　第11巻　第3号　3月号　111号＊　O-5-17

林芳信
芽生会（林芳信）
昭和13年3月1日　A5　26頁　10銭
俳句

※箱　◎

08069　芽生　第11巻　第4号　4月号　112号＊　O-5-17

林芳信
芽生会（林芳信）
昭和13年4月1日　A5　26頁　10銭
俳句
※箱　◎

08070　芽生　第11巻　第5号　5月号　113号＊　O-5-17

林芳信
芽生会（林芳信）
昭和13年5月1日　A5　28頁　10銭
俳句
※箱　◎

08071　芽生　第11巻　第6号　6月号　114号＊　O-5-17

林芳信
芽生会（林芳信）
昭和13年6月1日　A5　26頁　10銭
俳句
※箱　◎

08072　芽生　第11巻　第7号　7月号　115号＊　O-5-17

林芳信
芽生会（林芳信）
昭和13年7月1日　A5　20頁　10銭
俳句
※箱　◎

08073　芽生　第11巻　第8号　8月号　116号＊　O-5-17

林芳信
芽生会（林芳信）
昭和13年8月1日　A5　20頁　10銭
俳句
※箱　◎

08074　芽生　第11巻　第9号　9月号　117号＊　O-5-17

林芳信
芽生会（林芳信）
昭和13年9月1日　A5　32頁　10銭
俳句
※箱　◎

08075　芽生　第11巻　第11号　11月号　119号＊　O-5-17

林芳信

芽生会（林芳信）
昭和13年11月1日　A5　22頁　10銭
俳句
※箱　◎

08076　芽生　第11巻　第12号　12月号　120号* O-5-17
林芳信
芽生会（林芳信）
昭和13年12月1日　A5　23頁　10銭
俳句
※箱　◎

08077　芽生　第12巻　第3号　3月号* O-5-18
林芳信
芽生会（林芳信）
昭和14年3月1日　A5　20頁　10銭
俳句
※箱　◎

08078　芽生　第12巻　第4号　4月号　124号* O-5-18
林芳信
芽生会（林芳信）
昭和14年4月1日　A5　20頁　10銭
俳句
※箱　◎

08079　芽生　第12巻　第6号　6月号　126号* O-5-18
林芳信
芽生会（林芳信）
昭和14年6月1日　A5　20頁　10銭
俳句
※箱　◎

08080　芽生　第12巻　第7号　7月号　127号* O-5-18
林芳信
芽生会（林芳信）
昭和14年7月1日　A5　20頁　10銭
俳句
※箱　◎

08081　芽生　第12巻　第8号　8月号　128号* O-5-18
林芳信
芽生会（林芳信）
昭和14年8月1日　A5　22頁　10銭
俳句
※箱　◎

08082　芽生　第12巻　第9号　9月号　129号* O-5-18
林芳信
芽生会（林芳信）
昭和14年9月1日　A5　20頁　10銭
俳句
※箱　◎

08083　芽生　第12巻　第10号　10月号　130号* O-5-18
林芳信
芽生会（林芳信）
昭和14年10月1日　A5　18頁　10銭
俳句
※箱　◎

08084　芽生　第12巻　第12号　12月号　132号* O-5-18
林芳信
芽生会（林芳信）
昭和14年12月1日　A5　24頁　10銭
俳句
※箱　◎

08085　芽生　第13巻　第1号　1月号　133号* O-5-18
林芳信
芽生会（林芳信）
昭和15年1月1日　A5　22頁　10銭
俳句
※箱　◎

08086　芽生　第13巻　第5号　5月号　137号* O-5-18
林芳信
芽生会（林芳信）
昭和15年5月1日　A5　16頁　10銭
俳句
※箱　◎

08087　芽生　第13巻　第6号　6月号　138号* O-5-18
林芳信
芽生会（林芳信）
昭和15年6月1日　A5　30頁　10銭
俳句
※箱　◎

08088　芽生　第13巻　第11号　11月号　143号* O-5-18
林芳信
芽生会（林芳信）
昭和15年11月1日　A5　22頁　10銭
俳句

※箱 ◎

08089　芽生　第13巻　第12号　12月号　144号＊
O-5-18
　林芳信
　芽生会（林芳信）
　昭和15年12月1日　A5　18頁　10銭
　俳句
　※箱 ◎

08090　年報　（2019年度）　O-5-19
　国立療養所多磨全生園
　国立療養所多磨全生園年報編集委員会（石井則久）
　令和2年9月　A4　116頁
　※本

08091　多磨全生園　ぶらっと万歩計　74年を生きて
O-5-20
　三芳　晃（平沢保治）
　神山直子／江藤佳子
　令和3年7月23日　A5　267頁
　※本

08092　山櫻　第5巻　第1号　新年号　O-6-1
　大正12年　A5
　機関誌
　※A4　20P
　※BOX（残部）　2冊

08093　山櫻　第5巻　第2号　O-6-1
　山櫻倶楽部
　大正12年2月8日　A5
　機関誌
　※A4　19P
　※BOX（残部）　7冊

08094　山櫻　第5巻　第3号　O-6-1
　大正12年3月8日　A5
　機関誌
　※A4　15P
　※BOX（残部）　11冊

08095　山櫻　第5巻　第4号　O-6-1
　山櫻倶楽部
　大正12年5月8日　A5
　機関誌
　※A4　25P
　※BOX（残部）　3冊

08096　山櫻　第5巻　第6号　O-6-1
　山櫻倶楽部
　大正12年7月8日　A5
　機関誌

※A4　15P
※BOX（残部）

08097　山櫻　第5巻　第8号　O-6-1
　山櫻倶楽部
　大正12年10月　A5
　機関誌
　※A4　32P
　※BOX（残部）

08098　山櫻　第5巻　第9号　O-6-1
　大正12年12月　A5
　機関誌
　※A4　30P
　※BOX（残部）

08099　山櫻　第6巻　第1号　O-6-1
　山櫻倶楽部
　大正13年1月　A5
　機関誌
　※A4　16P
　※BOX（残部）　2冊

08100　山櫻　第6巻　第2号　O-6-1
　山櫻倶楽部
　大正13年2月8日　A5
　機関誌
　※A4　22P
　※BOX（残部）

08101　山櫻　第7巻　第5号　O-6-1
　大正14年5月8日　A5　50頁
　機関誌
　※BOX（残部）

08102　山櫻　第7巻　第8号　O-6-1
　大正14年8月8日　A5　32頁
　機関誌
　※BOX（残部）

08103　山櫻　第10巻　4月号　O-6-2
　山櫻倶楽部
　昭和3年4月8日　A5　46頁
　機関誌
　※BOX（残部）

08104　山櫻　第10巻　第5号　6月号　O-6-2
　山櫻倶楽部
　昭和3年6月8日　A5　64頁
　機関誌
　※BOX（残部）

08105　**山櫻　第10巻　第6号　7月号**　O-6-2
　　　山櫻倶楽部
　　　昭和3年7月8日　A5　57頁
　　　機関誌
　　　※BOX（残部）

08106　**やまさくら　第10巻　第7号　8月号**　O-6-2
　　　山櫻倶楽部
　　　昭和3年8月8日　A5　67頁
　　　機関誌
　　　※BOX（残部）

08107　**やまざくら　第10巻　第8号　9月号**　O-6-2
　　　山櫻倶楽部
　　　昭和3年9月8日　A5　56頁　非売品
　　　機関誌
　　　※BOX（残部）

08108　**山櫻　第11巻　第1号　新年号**　O-6-2
　　　編集　高橋惣太郎
　　　山櫻倶楽部（高橋惣太郎）
　　　昭和4年1月30日　A5　28頁　非売品
　　　機関誌
　　　※BOX（残部）

08109　**山櫻　第11巻　第6号　6月号**　O-6-2
　　　編集　高橋惣太郎
　　　山櫻倶楽部（高橋惣太郎）
　　　昭和4年6月28日　A5　34頁　10銭
　　　機関誌
　　　※BOX（残部）

08110　**山櫻　第11巻　第9号**　O-6-2
　　　編集　高橋惣太郎
　　　山櫻倶楽部（高橋惣太郎）
　　　昭和4年9月28日　A5　84頁　10銭
　　　機関誌
　　　※BOX（残部）

08111　**山櫻　第12巻　第4号　5月号**　O-6-2
　　　編集　高橋惣太郎
　　　山櫻倶楽部（高橋惣太郎）
　　　昭和5年5月1日　A5　34頁　10銭
　　　機関誌
　　　※BOX（残部）　3冊

08112　**山櫻　第13巻　第2号　2月号**　O-6-2
　　　編集　高橋惣太郎
　　　山櫻倶楽部（高橋惣太郎）
　　　昭和6年2月7日　A5　16頁　10銭
　　　機関誌
　　　※BOX（残部）

08113　**山櫻　第13巻　第3号　3月号**　O-6-2
　　　編集　高橋惣太郎
　　　山櫻倶楽部（高橋惣太郎）
　　　昭和6年3月7日　A5　32頁　10銭
　　　機関誌
　　　※愛生園紹介号
　　　※BOX（残部）

08114　**山櫻　第13巻　第4号　4月号**　O-6-2
　　　編集　高橋惣太郎
　　　山櫻倶楽部（高橋惣太郎）
　　　昭和6年4月10日　A5　44頁　10銭
　　　機関誌
　　　※BOX（残部）

08115　**山櫻　第13巻　第5号　5月号**　O-6-2
　　　編集　高橋惣太郎
　　　山櫻倶楽部（高橋惣太郎）
　　　昭和6年5月5日　A5　32頁　10銭
　　　機関誌
　　　※BOX（残部）

08116　**山櫻　第13巻　第6号　6月号**　O-6-2
　　　編集　高橋惣太郎
　　　全生互恵会山櫻出版部（高橋惣太郎）
　　　昭和6年6月10日　A5　26頁　10銭
　　　機関誌
　　　※BOX（残部）

08117　**山櫻　第13巻　第7号　7月号**　O-6-2
　　　編集　高橋惣太郎
　　　全生互恵会山櫻出版部（高橋惣太郎）
　　　昭和6年7月18日　A5　40頁　10銭
　　　機関誌
　　　※BOX（残部）

08118　**山櫻　第13巻　第8号　8月号**　O-6-2
　　　編集　高橋惣太郎
　　　全生互恵会山櫻出版部（高橋惣太郎）
　　　昭和6年8月10日　A5　32頁　10銭
　　　機関誌
　　　※BOX（残部）

08119　**山櫻　第13巻　第9号　9月号**　O-6-2
　　　編集　高橋惣太郎
　　　全生互恵会山櫻出版部（高橋惣太郎）
　　　昭和6年9月10日　A5　32頁　10銭
　　　機関誌
　　　※BOX（残部）

08120　**山櫻　第13巻　第10号　10月号**　O-6-2
　　　編集　高橋惣太郎
　　　全生互恵会山櫻出版部（高橋惣太郎）

昭和6年10月10日　A5　28頁　10銭
機関誌
※BOX（残部）

08121　**山櫻　第13巻　第11号　11月号**　O-6-2
編集　高橋惣太郎
全生互恵会山櫻出版部（高橋惣太郎）
昭和6年11月10日　A5　28頁　10銭
機関誌
※BOX（残部）

08122　**山櫻　第14巻　第1号　新年号**　O-6-2
編集　高橋惣太郎
全生互恵会山櫻出版部（高橋惣太郎）
昭和7年1月10日　A5　40頁　10銭
機関誌
※BOX（残部）

08123　**山櫻　第14巻　第2号　2月号**　O-6-2
編集　高橋惣太郎
全生互恵会山櫻出版部（高橋惣太郎）
昭和7年2月13日　A5　32頁　10銭
機関誌
※BOX（残部）

08124　**山櫻　第14巻　第3号　3月号**　O-6-2
編集　高橋惣太郎
全生互恵会山櫻出版部（高橋惣太郎）
昭和7年3月10日　A5　40頁　10銭
機関誌
※BOX（残部）

08125　**山櫻　第14巻　第4号　4月号**　O-6-2
編集　高橋惣太郎
全生互恵会山櫻出版部（高橋惣太郎）
昭和7年4月10日　A5　48頁　10銭
機関誌
※BOX（残部）

08126　**山櫻　第14巻　第5号　5月号**　O-6-2
編集　高橋惣太郎
全生互恵会山櫻出版部（高橋惣太郎）
昭和7年5月20日　A5　40頁　10銭
機関誌
※BOX（残部）

08127　**山櫻　第14巻　第6号　6月号**　O-6-2
編集　高橋惣太郎
全生互恵会山櫻出版部（高橋惣太郎）
昭和7年6月17日　A5　40頁　10銭
機関誌
※BOX（残部）

08128　**山櫻　第14巻　第7号　7月号**　O-6-2
編集　高橋惣太郎
全生互恵会山櫻出版部（高橋惣太郎）
昭和7年7月10日　A5　32頁　10銭
機関誌
※BOX（残部）

08129　**山櫻　第14巻　第8号　8月号**　O-6-2
編集　高橋惣太郎
全生互恵会山櫻出版部（高橋惣太郎）
昭和7年8月10日　A5　40頁　10銭
機関誌
※BOX（残部）

08130　**山櫻　第14巻　第9号**　O-6-2
編集　高橋惣太郎
全生互恵会山櫻出版部（高橋惣太郎）
昭和7年9月15日　A5　80頁　20銭
機関誌
※BOX（残部）

08131　**山櫻　第14巻　第10号　10月号**　O-6-2
編集　高橋惣太郎
全生互恵会山櫻出版部（高橋惣太郎）
昭和7年10月23日　A5　40頁　10銭
機関誌
※BOX（残部）

08132　**山櫻　第14巻　第11号　11月号**　O-6-2
編集　高橋惣太郎
全生互恵会山櫻出版部（高橋惣太郎）
昭和7年11月8日　A5　32頁　10銭
機関誌
※BOX（残部）

08133　**山櫻　第14巻　第12号**　O-6-2
編集　高橋惣太郎
全生互恵会山櫻出版部（高橋惣太郎）
昭和7年12月10日　A5　40頁　10銭
機関誌
※BOX（残部）

08134　**山櫻　第15巻　第3号**　O-6-2
編集　高橋惣太郎
全生互恵会山櫻出版部（高橋惣太郎）
昭和8年3月14日　A5　40頁　10銭
機関誌
※BOX（残部）

08135　**山櫻　第15巻　第5号**　O-6-2
編集　高橋惣太郎
全生互恵会山櫻出版部（高橋惣太郎）
昭和8年5月15日　A5　40頁　10銭

機関誌
※BOX（残部）

08136　山櫻　第15巻　第6号　O-6-2
　編集　林芳信
　全生互恵会山櫻出版部（林芳信）
　昭和8年6月15日　A5　40頁　10銭
　機関誌
　※BOX（残部）

08137　山櫻　第15巻　第8号　8月号　O-6-2
　編集　林芳信
　全生互恵会山櫻出版部（林芳信）
　昭和8年8月10日　A5　40頁　10銭
　機関誌
　※BOX（残部）

08138　山櫻　第15巻　第9号　9月号　O-6-2
　編集　林芳信
　全生互恵会山櫻出版部（林芳信）
　昭和8年9月10日　A5　40頁　10銭
　機関誌
　※BOX（残部）

08139　山櫻　第15巻　第10号　10月号　O-6-2
　編集　林芳信
　全生互恵会山櫻出版部（林芳信）
　昭和8年10月10日　A5　40頁　10銭
　機関誌
　※BOX（残部）

08140　山櫻　第16巻　第2号　2月号　O-6-2
　編集　林芳信
　全生互恵会山櫻出版部（林芳信）
　昭和9年2月10日　A5　35頁　10銭
　機関誌
　※BOX（残部）

08141　山櫻　第16巻　第3号　3月号　O-6-2
　編集　林芳信
　全生互恵会山櫻出版部（林芳信）
　昭和9年3月10日　A5　40頁　10銭
　機関誌
　※BOX（残部）

08142　山櫻　第16巻　第7号　7月号　O-6-2
　編集　林芳信
　全生互恵会山櫻出版部（林芳信）
　昭和9年7月15日　A5　39頁　10銭
　機関誌
　※BOX（残部）

08143　山櫻　第16巻　第10号　10月号　O-6-2
　編集　林芳信
　全生互恵会山櫻出版部（林芳信）
　昭和9年10月12日　A5　40頁　10銭
　機関誌
　※BOX（残部）

08144　山櫻　第16巻　第11号　11月号　O-6-2
　編集　林芳信
　全生互恵会山櫻出版部（林芳信）
　昭和9年11月10日　A5　34頁　10銭
　機関誌
　※BOX（残部）

08145　山櫻　第16巻　第12号　12月号　O-6-2
　編集　林芳信
　全生互恵会山櫻出版部（林芳信）
　昭和9年12月10日　A5　35頁　10銭
　機関誌
　※BOX（残部）

08146　山櫻　第17巻　第9号　9月号　O-6-2
　編集　林芳信
　全生互恵会山櫻出版部（林芳信）
　昭和10年9月18日　A5　48頁　10銭
　機関誌
　※BOX（残部）

08147　山櫻　第17巻　第10号　10月号　O-6-2
　編集　林芳信
　全生互恵会山櫻出版部（林芳信）
　昭和10年10月13日　A5　40頁　10銭
　機関誌
　※BOX（残部）

08148　山櫻　第17巻　第11号　11月号　O-6-2
　編集　林芳信
　全生互恵会山櫻出版部（林芳信）
　昭和10年11月17日　A5　40頁　10銭
　機関誌
　※BOX（残部）

08149　山櫻　第17巻　第12号　12月号　O-6-2
　編集　林芳信
　全生互恵会山櫻出版部（林芳信）
　昭和10年12月17日　A5　35頁　10銭
　機関誌
　※BOX（残部）

08150　山櫻　第17巻　第1号　新年号　O-6-2
　編集　林芳信
　全生互恵会山櫻出版部（林芳信）
　昭和10年1月10日　A5　41頁　10銭

機関誌
※BOX（残部）

08151　山櫻　第17巻　第2号　2月号　O-6-2
編集　林芳信
全生互恵会山櫻出版部（林芳信）
昭和10年2月17日　A5　40頁　10銭
機関誌
※BOX（残部）

08152　山櫻　第17巻　第3号　3月号　O-6-2
編集　林芳信
全生互恵会山櫻出版部（林芳信）
昭和10年3月17日　A5　36頁　10銭
機関誌
※BOX（残部）

08153　山櫻　第17巻　第4号　O-6-2
編集　林芳信
全生互恵会山櫻出版部（林芳信）
昭和10年4月10日　A5　40頁　10銭
機関誌
※BOX（残部）

08154　山櫻　第17巻　第5号　5月号　O-6-2
編集　林芳信
全生互恵会山櫻出版部（林芳信）
昭和10年5月15日　A5　45頁　10銭
機関誌
※BOX（残部）

08155　山櫻　第17巻　第6号　6月号　O-6-2
編集　林芳信
全生互恵会山櫻出版部（林芳信）
昭和10年6月21日　A5　56頁　10銭
機関誌
※BOX（残部）

08156　山櫻　第17巻　第7号　7月号　O-6-2
編集　林芳信
全生互恵会山櫻出版部（林芳信）
昭和10年7月22日　A5　42頁　10銭
機関誌
※BOX（残部）

08157　山櫻　第17巻　第8号　8月号　O-6-2
編集　林芳信
全生互恵会山櫻出版部（林芳信）
昭和10年8月10日　A5　25頁　10銭
機関誌
※BOX（残部）

08158　山櫻　第18巻　第1号　1月号　O-6-2
編集　林芳信
全生互恵会山櫻出版部（林芳信）
昭和11年1月10日　A5　51頁　10銭
機関誌
※BOX（残部）

08159　山櫻　第18巻　第2号　2月号　O-6-2
編集　林芳信
全生互恵会山櫻出版部（林芳信）
昭和11年2月10日　A5　40頁　10銭
機関誌
※BOX（残部）

08160　山櫻　第18巻　第3号　3月号　O-6-2
編集　林芳信
全生互恵会山櫻出版部（林芳信）
昭和11年3月15日　A5　43頁　10銭
機関誌
※BOX（残部）

08161　山櫻　第18巻　第4号　4月号　O-6-2
編集　林芳信
全生互恵会山櫻出版部（林芳信）
昭和11年4月17日　A5　42頁　10銭
機関誌
※BOX（残部）

08162　山櫻　第18巻　第5号　5月号　O-6-2
A5　40頁
機関誌
※BOX（残部）

08163　山櫻　第18巻　第6号　6月号　O-6-2
編集　林芳信
全生互恵会山櫻出版部（林芳信）
昭和11年6月17日　A5　39頁　10銭
機関誌
※BOX（残部）

08164　山櫻　第18巻　第7号　7月号　O-6-2
編集　林芳信
全生互恵会山櫻出版部（林芳信）
昭和11年7月17日　A5　79頁　10銭
機関誌
※BOX（残部）

08165　山櫻　第18巻　第8号　8月号　O-6-2
編集　林芳信
全生互恵会山櫻出版部（林芳信）
昭和11年8月17日　A5　40頁　10銭
機関誌
※BOX（残部）

08166 山櫻　第18巻　第9号　9月号　O-6-2
　編集　林芳信
　全生互恵会山櫻出版部（林芳信）
　昭和11年9月10日　A5　39頁　10銭
　機関誌
　※BOX（残部）

08167 山櫻　第18巻　第10号　10月号　O-6-2
　編集　林芳信
　全生互恵会山櫻出版部（林芳信）
　昭和11年10月17日　A5　44頁　10銭
　機関誌
　※BOX（残部）

08168 山櫻　第18巻　第11号　11月号　O-6-2
　編集　林芳信
　全生互恵会山櫻出版部（林芳信）
　昭和11年11月15日　A5　42頁　10銭
　機関誌
　※BOX（残部）

08169 山櫻　第18巻　第12号　12月号　O-6-2
　編集　林芳信
　全生互恵会山櫻出版部（林芳信）
　昭和11年12月15日　A5　38頁　10銭
　機関誌
　※BOX（残部）

08170 山桜　第19巻　第1号　1月号　O-6-3
　編集　林芳信
　全生互恵会山櫻出版部（林芳信）
　昭和12年1月10日　A5　48頁　10銭
　機関誌
　※BOX（残部）

08171 山櫻　第19巻　第2号　2月号　O-6-3
　編集　林芳信
　全生互恵会山櫻出版部（林芳信）
　昭和12年2月15日　A5　38頁　10銭
　機関誌
　※BOX（残部）

08172 山櫻　第19巻　第3号　3月号　O-6-3
　編集　林芳信
　全生互恵会山櫻出版部（林芳信）
　昭和12年3月13日　A5　39頁　10銭
　機関誌
　※BOX（残部）

08173 山櫻　第19巻　第4号　4月号　O-6-3
　編集　林芳信
　全生互恵会山櫻出版部（林芳信）
　昭和12年4月15日　A5　44頁　10銭
　機関誌
　※BOX（残部）

08174 山櫻　第19巻　第5号　5月号　O-6-3
　編集　林芳信
　全生互恵会山櫻出版部（林芳信）
　昭和12年5月15日　A5　44頁　10銭
　機関誌
　※BOX（残部）

08175 山櫻　第19巻　第7号　7月号　O-6-3
　編集　林芳信
　全生互恵会山櫻出版部（林芳信）
　昭和12年7月13日　A5　39頁　10銭
　機関誌
　※BOX（残部）　2冊

08176 山櫻　第19巻　第8号　8月号　O-6-3
　編集　林芳信
　全生互恵会山櫻出版部（林芳信）
　昭和12年8月19日　A5　36頁　10銭
　機関誌
　※BOX（残部）

08177 山櫻　第19巻　第9号　9月号　O-6-3
　編集　林芳信
　全生互恵会山櫻出版部（林芳信）
　昭和12年9月13日　A5　28頁　10銭
　機関誌
　※BOX（残部）

08178 山櫻　第19巻　第10号　O-6-3
　編集　林芳信
　全生互恵会山櫻出版部（林芳信）
　昭和12年10月10日　A5　80頁　20銭
　機関誌
　※BOX（残部）

08179 山櫻　第19巻　第11号　11月号　O-6-3
　編集　林芳信
　全生互恵会山櫻出版部（林芳信）
　昭和12年11月15日　A5　31頁　10銭
　機関誌
　※BOX（残部）

08180 山櫻　第19巻　第12号　12月号　O-6-3
　編集　林芳信
　全生互恵会山櫻出版部（林芳信）
　昭和12年12月10日　A5　43頁　10銭
　機関誌
　※BOX（残部）

08181　山櫻　第20巻　第1号　1月号　O-6-3
　編集　林芳信
　全生互恵会山櫻出版部（林芳信）
　昭和13年1月10日　A5　43頁　10銭
　機関誌
　※BOX（残部）

08182　山櫻　第20巻　第2号　2月号　O-6-3
　編集　林芳信
　全生互恵会山櫻出版部（林芳信）
　昭和13年2月12日　A5　47頁　10銭
　機関誌
　※BOX（残部）

08183　山櫻　第20巻　第4号　4月号　O-6-3
　編集　林芳信
　全生互恵会山櫻出版部（林芳信）
　昭和13年4月10日　A5　37頁　10銭
　機関誌
　※BOX（残部）

08184　山櫻　第20巻　第5号　5月号　O-6-3
　編集　林芳信
　全生互恵会山櫻出版部（林芳信）
　昭和13年5月17日　A5　39頁　10銭
　機関誌
　※BOX（残部）

08185　山櫻　第20巻　第11号　11月号　O-6-3
　編集　林芳信
　全生互恵会山櫻出版部（林芳信）
　昭和13年11月18日　A5　28頁　10銭
　機関誌
　※BOX（残部）

08186　山櫻　第20巻　第12号　12月号　O-6-3
　編集　林芳信
　全生互恵会山櫻出版部（林芳信）
　昭和13年12月10日　A5　32頁　10銭
　機関誌
　※BOX（残部）

08187　山櫻　第21巻　第1号　1月号　O-6-3
　編集　林芳信
　全生互恵会山櫻出版部（林芳信）
　昭和14年1月10日　A5　39頁　10銭
　機関誌
　※BOX（残部）

08188　山櫻　第21巻　第2号　2月号　O-6-3
　編集　林芳信
　全生互恵会山櫻出版部（林芳信）
　昭和14年2月10日　A5　28頁　10銭
　機関誌
　※BOX（残部）

08189　山櫻　第21巻　第4号　4月号　O-6-3
　編集　林芳信
　全生互恵会山櫻出版部（林芳信）
　昭和14年4月15日　A5　32頁　10銭
　機関誌
　※BOX（残部）

08190　山櫻　第21巻　第8号　8月号　O-6-3
　編集　林芳信
　全生互恵会山櫻出版部（林芳信）
　昭和14年8月18日　A5　19頁　10銭
　機関誌
　※BOX（残部）

08191　山櫻　第22巻　第1号　1月号　O-6-3
　編集　林芳信
　全生互恵会山櫻出版部（林芳信）
　昭和15年1月10日　A5　32頁　10銭
　機関誌
　※BOX（残部）

08192　山櫻　第23巻　第6号　6月号　O-6-3
　編集　林芳信
　全生互恵会山櫻出版部（林芳信）
　昭和16年6月20日　A5　44頁　15銭
　機関誌
　※BOX（残部）

08193　山櫻　第24巻　第1号　1月号　O-6-3
　編集　林芳信
　全生互恵会山櫻出版部（林芳信）
　昭和17年1月28日　A5　40頁　15銭
　機関誌
　※BOX（残部）

08194　山櫻　第24巻　第3号　3月号　O-6-3
　編集　林芳信
　全生互恵会山櫻出版部（林芳信）
　昭和17年3月30日　A5　32頁　15銭
　機関誌
　※BOX（残部）

08195　山櫻　第24巻　第4号　4月号　O-6-3
　編集　林芳信
　全生互恵会山櫻出版部（林芳信）
　昭和17年4月29日　A5　36頁　15銭
　機関誌
　※BOX（残部）

08196　山櫻　第24巻　第5号　5月号　O-6-3
　編集　林芳信
　全生互恵会山櫻出版部（林芳信）
　昭和17年5月10日　A5　32頁　15銭
　機関誌
　※BOX（残部）

08197　山櫻　第24巻　第6号　6月号　O-6-3
　編集　林芳信
　全生互恵会山櫻出版部（林芳信）
　昭和17年6月18日　A5　40頁　15銭
　機関誌
　※BOX（残部）

08198　山櫻　第24巻　第7号　7月号　O-6-3
　編集　林芳信
　全生互恵会山櫻出版部（林芳信）
　昭和17年7月10日　A5　36頁　15銭
　機関誌
　※BOX（残部）

08199　山櫻　第24巻　第10号　10月号　O-6-3
　昭和17年10月10日　A5　64頁　25銭
　機関誌
　※BOX（残部）

08200　山櫻　第25巻　第1号　新年号　O-6-3
　編集　林芳信
　全生互恵会山櫻出版部（林芳信）
　昭和18年1月10日　A5　47頁　25銭
　機関誌
　※BOX（残部）

08201　山櫻　第25巻　第2号　2月号　O-6-3
　編集　林芳信
　全生互恵会山櫻出版部（林芳信）
　昭和18年2月10日　A5　27頁　15銭
　機関誌
　※BOX（残部）

08202　山櫻　第25巻　第3号　3月号　O-6-3
　編集　林芳信
　全生互恵会山櫻出版部（林芳信）
　昭和18年3月10日　A5　39頁　15銭
　機関誌
　※BOX（残部）

08203　山櫻　第25巻　第4号　4月号　O-6-3
　編集　林芳信
　全生互恵会山櫻出版部（林芳信）
　昭和18年4月10日　A5　35頁　15銭
　機関誌
　※BOX（残部）

08204　山櫻　第26巻　第1号　新年号　O-6-3
　編集　林芳信
　全生互恵会山櫻出版部（林芳信）
　昭和19年1月8日　A5　24頁　15銭
　機関誌
　※BOX（残部）

08205　山櫻　第26巻　第7号　7月号　O-6-3
　編集　林芳信
　全生互恵会山櫻出版部（林芳信）
　昭和19年7月24日　A5　24頁　15銭
　機関誌
　※BOX（残部）

08206　山櫻　第28巻　第7号　7月号　O-6-4
　編集　林芳信
　全生互恵会山櫻出版部（林芳信）
　昭和22年7月10日　A5　18頁　100銭
　機関誌
　※林文雄先生追悼号
　※BOX（残部）

08207　山櫻　第28巻　第9号　9月号　O-6-4
　編集　林芳信
　全生互恵会山櫻出版部（林芳信）
　昭和22年9月10日　A5　7頁　300銭
　機関誌
　※BOX（残部）

08208　山櫻　第28巻　第10号　10月号　O-6-4
　編集　林芳信
　全生互恵会山櫻出版部（林芳信）
　昭和22年10月10日　A5　8頁　300銭
　機関誌
　※BOX（残部）

08209　山櫻　第28巻　第11号　11月号　O-6-4
　編集　林芳信
　全生互恵会山櫻出版部（林芳信）
　昭和22年11月10日　A5　18頁　300銭
　機関誌
　※BOX（残部）

08210　山櫻　第28巻　第12号　12月号　O-6-4
　編集　林芳信
　全生互恵会山櫻出版部（林芳信）
　昭和22年12月10日　A5　10頁　300銭
　機関誌
　※BOX（残部）　2冊

08211　山櫻　第29巻　第3号　4・5月号　O-6-4
　編集　林芳信
　全生互恵会山櫻出版部（林芳信）

昭和23年5月28日　A5　16頁　3円
機関誌
※BOX（残部）

08212　山櫻　第29巻　第4号　6月号　O-6-4
編集　林芳信
全生互恵会山櫻出版部（林芳信）
昭和23年6月28日　A5　13頁　3円
機関誌
※BOX（残部）

08213　山櫻　第29巻　第5号　7月号　O-6-4
編集　林芳信
全生互恵会山櫻出版部（林芳信）
昭和23年7月28日　A5　20頁　3円
機関誌
※BOX（残部）

08214　山櫻　第29巻　第6号　8月号　O-6-4
編集　林芳信
全生互恵会山櫻出版部（林芳信）
昭和23年8月28日　A5　16頁　3円
機関誌
※BOX（残部）

08215　山櫻　第29巻　第10号　10月号　O-6-4
編集　林芳信
全生互恵会山櫻出版部（林芳信）
昭和23年10月28日　A5　16頁　5円
機関誌
※BOX（残部）

08216　山櫻　第29巻　第11号　11・12月号　O-6-4
編集　林芳信
全生互恵会山櫻出版部（林芳信）
昭和23年12月20日　A5　72+9頁　10円
機関誌
※第21回らい学会記念号
※BOX（残部）

08217　山櫻　第30巻　第2号　3月号　O-6-4
編集　林芳信
全生互恵会山櫻出版部（林芳信）
昭和24年3月20日　A5　32頁　10円
機関誌
※BOX（残部）

08218　山櫻　第30巻　第3号　4月号　O-6-4
編集　林芳信
全生互恵会山櫻出版部（林芳信）
昭和24年4月20日　A5　24頁　10円
機関誌
※BOX（残部）

08219　山櫻　第30巻　第4号　5月号　O-6-4
編集　林芳信
全生互恵会山櫻出版部（林芳信）
昭和24年5月20日　A5　28頁　10円
機関誌
※BOX（残部）

08220　山櫻　第30巻　第5号　6月号　O-6-4
編集　林芳信
全生互恵会山櫻出版部（林芳信）
昭和24年6月20日　A5　32頁　10円
機関誌
※BOX（残部）

08221　山櫻　第30巻　第6号　7月号　O-6-4
編集　林芳信
全生互恵会山櫻出版部（林芳信）
昭和24年7月20日　A5　32頁　10円
機関誌
※BOX（残部）

08222　山櫻　第30巻　第7号　8月号　O-6-4
編集　林芳信
全生互恵会山櫻出版部（林芳信）
昭和24年8月20日　A5　40頁　10円
機関誌
※BOX（残部）

08223　山櫻　第31巻　第1号　新年号　O-6-4
編集　林芳信
全生互恵会山櫻出版部（林芳信）
昭和25年1月1日　A5　36頁　15円
機関誌
※BOX（残部）

08224　山櫻　第31巻　第2号　2月号　O-6-4
編集　林芳信
全生互恵会山櫻出版部（林芳信）
昭和25年2月1日　A5　28頁　15円
機関誌
※BOX（残部）

08225　山櫻　第31巻　第3号　3月号　O-6-4
編集　林芳信
全生互恵会山櫻出版部（林芳信）
昭和25年3月1日　A5　40頁　15円
機関誌
※BOX（残部）

08226　山櫻　第31巻　第4号　4月号　O-6-4
編集　林芳信
全生互恵会山櫻出版部（林芳信）
昭和25年4月1日　A5　40頁　15円

機関誌
※BOX（残部）

08227 **山櫻　第31巻　第5号　5月号**　O-6-4
　編集　林芳信
　全生互恵会山櫻出版部（林芳信）
　昭和25年5月1日　A5　31頁　15円
　機関誌
　※BOX（残部）

08228 **山櫻　第31巻　第6号　6月号**　O-6-4
　編集　林芳信
　全生互恵会山櫻出版部（林芳信）
　昭和25年6月1日　A5　32頁　15円
　機関誌
　※BOX（残部）

08229 **山櫻　第31巻　第7号　7月号**　O-6-4
　編集　林芳信
　全生互恵会山櫻出版部（林芳信）
　昭和25年7月1日　A5　40頁　15円
　機関誌
　※BOX（残部）

08230 **山櫻　第31巻　第8号　8月号**　O-6-4
　編集　林芳信
　全生互恵会山櫻出版部（林芳信）
　昭和25年8月1日　A5　36頁　15円
　機関誌
　※BOX（残部）

08231 **山櫻　第31巻　第9号　9月号**　O-6-4
　編集　林芳信
　全生互恵会山櫻出版部（林芳信）
　昭和25年9月1日　A5　40頁　15円
　機関誌
　※BOX（残部）

08232 **山櫻　第31巻　第10号　10月号**　O-6-4
　編集　林芳信
　全生互恵会山櫻出版部（林芳信）
　昭和25年10月1日　A5　32頁　15円
　機関誌
　※BOX（残部）

08233 **山櫻　第31巻　第11号　11月号**　O-6-4
　編集　林芳信
　全生互恵会山櫻出版部（林芳信）
　昭和25年11月1日　A5　72頁　30円
　機関誌
　※文藝特集号
　※BOX（残部）

08234 **山櫻　第31巻　第12号　12月号**　O-6-4
　編集　林芳信
　全生互恵会山櫻出版部（林芳信）
　昭和25年12月1日　A5　32頁　15円
　機関誌
　※BOX（残部）

08235 **山櫻　第32巻　新年号**　O-6-4
　編集　林芳信
　全生互恵会山櫻出版部（林芳信）
　昭和26年1月1日　A5　49頁　15円
　機関誌
　※BOX（残部）

08236 **山櫻　第32巻　2月号**　O-6-4
　編集　林芳信
　全生互恵会山櫻出版部（林芳信）
　昭和26年2月1日　A5　32頁　15円
　機関誌
　※BOX（残部）

08237 **山櫻　第32巻　第3号　3月号**　O-6-4
　編集　林芳信
　全生互恵会山櫻出版部（林芳信）
　昭和26年3月1日　A5　40頁　15円
　機関誌
　※BOX（残部）

08238 **山櫻　第32巻　第4号　4月号**　O-6-4
　編集　林芳信
　全生互恵会山櫻出版部（林芳信）
　昭和26年4月1日　A5　48頁　15円
　機関誌
　※BOX（残部）

08239 **山櫻　第32巻　第5号　5月号**　O-6-4
　編集　林芳信
　全生互恵会山櫻出版部（林芳信）
　昭和26年5月1日　A5　32頁　15円
　機関誌
　※BOX（残部）

08240 **山櫻　第32巻　第6号　6月号**　O-6-4
　編集　林芳信
　全生互恵会山櫻出版部（林芳信）
　昭和26年6月1日　A5　32頁　15円
　機関誌
　※BOX（残部）

08241 **山櫻　第32巻　第7号　7月号**　O-6-4
　編集　林芳信
　全生互恵会山櫻出版部（林芳信）
　昭和26年7月1日　A5　56頁　15円

機関誌
※BOX（残部）

08242 山櫻　第32巻　第9号　9月号　O-6-4
編集　林芳信
全生互恵会山櫻出版部（林芳信）
昭和26年9月1日　A5　43頁　30円
機関誌
※BOX（残部）

08243 山櫻　第32巻　第10号　10月号　O-6-4
編集　林芳信
全生互恵会山櫻出版部（林芳信）
昭和26年10月1日　A5　46頁　30円
機関誌
※BOX（残部）

08244 山櫻　第32巻　第12号　12月号　O-6-4
編集　林芳信
全生互恵会山櫻出版部（林芳信）
昭和26年12月1日　A5　80頁　30円
機関誌
※文藝特集号
※BOX（残部）

08245 山櫻　第33巻　第1号　新年号　O-6-4
編集　林芳信
全生互恵会山櫻出版部（林芳信）
昭和27年1月1日　A5　56頁　30円
機関誌
※BOX（残部）

08246 山櫻　第33巻　第2号　2月号　O-6-4
編集　林芳信
全生互恵会山櫻出版部（林芳信）
昭和27年2月1日　A5　52頁　30円
機関誌
※BOX（残部）

08247 山櫻　第33巻　第3号　3月号　O-6-4
編集　林芳信
全生互恵会山櫻出版部（林芳信）
昭和27年3月1日　A5　52頁　30円
機関誌
※BOX（残部）

08248 山櫻　第33巻　第4号　4月号　O-6-4
編集　林芳信
全生互恵会山櫻出版部（林芳信）
昭和27年4月1日　A5　60頁　30円
機関誌
※BOX（残部）

08249 山櫻　第33巻　第5号　5月号　O-6-4
編集　林芳信
全生互恵会山櫻出版部（林芳信）
昭和27年5月1日　A5　40頁　30円
機関誌
※BOX（残部）

08250 山櫻　第33巻　第6号　6月号　O-6-4
編集　林芳信
全生互恵会山櫻出版部（林芳信）
昭和27年6月1日　A5　40頁　30円
機関誌
※BOX（残部）

08251 山櫻　第33巻　第7号　7月号　O-6-4
編集　林芳信
全生互恵会山櫻出版部（林芳信）
昭和27年7月1日　A5　40頁　30円
機関誌
※BOX（残部）

08252 山櫻　第33巻　第8号　8月号　O-6-4
編集　林芳信
全生互恵会山櫻出版部（林芳信）
昭和27年8月1日　A5　40頁　30円
機関誌
※BOX（残部）

08253 山櫻　第33巻　第9号　9月号　O-6-4
編集　林芳信
全生互恵会山櫻出版部（林芳信）
昭和27年9月1日　A5　40頁　30円
機関誌
※BOX（残部）

08254 山櫻　第33巻　第10号　10月号　O-6-4
編集　林芳信
全生互恵会山櫻出版部（林芳信）
昭和27年10月1日　A5　40頁　30円
機関誌
※BOX（残部）

08255 山櫻　第33巻　第11号　11月号　O-6-4
編集　林芳信
全生互恵会山櫻出版部（林芳信）
昭和27年11月1日　A5　76頁　50円
機関誌
※文藝特集号
※BOX（残部）

08256 山櫻　第33巻　第12号　12月号　O-6-4
編集　林芳信
全生互恵会山櫻出版部（林芳信）

昭和27年12月1日　A5　40頁　30円
機関誌
※BOX（残部）

08257　**多磨　第34巻　第1号**　O-6-5
編集　林芳信
全生互恵会山櫻出版部（林芳信）
昭和28年1月1日　A5　40頁　30円
機関誌
※BOX（残部）

08258　**多磨　第34巻　第2号**　O-6-5
編集　林芳信
全生互恵会山櫻出版部（林芳信）
昭和28年2月1日　A5　40頁　30円
機関誌
※BOX（残部）

08259　**多磨　第35巻　第3号**　O-6-5
編集　林芳信
全生互恵会山櫻出版部（林芳信）
昭和28年3月1日　A5　40頁　30円
機関誌
※BOX（残部）

08260　**多磨　第34巻　第4号**　O-6-5
編集　林芳信
全生互恵会山櫻出版部（林芳信）
昭和28年4月1日　A5　40頁　30円
機関誌
※BOX（残部）

08261　**多磨　第34巻　第5号**　O-6-5
編集　林芳信
全生互恵会山櫻出版部（林芳信）
昭和28年5月1日　A5　40頁　30円
機関誌
※BOX（残部）

08262　**多磨　第34巻　第6号**　O-6-5
編集　林芳信
全生互恵会多磨出版部（林芳信）
昭和28年6月1日　A5　40頁　30円
機関誌
※BOX（残部）

08263　**多磨　第34巻　第7号**　O-6-5
編集　林芳信
全生互恵会多磨出版部（林芳信）
昭和28年7月1日　A5　40頁　30円
機関誌
※BOX（残部）

08264　**多磨　第34巻　第8・9号　9月号**　O-6-5
編集　林芳信
全生互恵会多磨出版部（林芳信）
昭和28年9月7日　A5　48頁　30円
機関誌
※BOX（残部）

08265　**多磨　第34巻　第10号**　O-6-5
編集　林芳信
全生互恵会多磨出版部（林芳信）
昭和28年10月1日　A5　40頁　30円
機関誌
※BOX（残部）

08266　**多磨　第34巻　第11号**　O-6-5
編集　林芳信
全生互恵会多磨出版部（林芳信）
昭和28年11月1日　A5　72頁　30円
機関誌
※BOX（残部）

08267　**多磨　第34巻　第12号　12月号**　O-6-5
編集　林芳信
全生互恵会多磨出版部（林芳信）
昭和28年12月1日　A5　40頁　30円
機関誌
※BOX（残部）

08268　**多磨　第35巻　第1号　1月号**　O-6-5
編集　林芳信
全生互恵会多磨出版部（林芳信）
昭和29年1月1日　A5　44頁　30円
機関誌
※BOX（残部）

08269　**多磨　第35巻　第2号　2月号**　O-6-5
編集　林芳信
全生互恵会多磨出版部（林芳信）
昭和29年2月1日　A5　48頁　30円
機関誌
※BOX（残部）

08270　**多磨　第35巻　第3号**　O-6-5
編集　林芳信
全生互恵会多磨出版部（林芳信）
昭和29年3月1日　A5　43頁　30円
機関誌
※BOX（残部）

08271　**多磨　第35巻　第4号**　O-6-5
編集　林芳信
全生互恵会多磨出版部（林芳信）
昭和29年4月1日　A5　43頁　30円

機関誌
※BOX（残部）

08272　**多磨　第35巻　第5号**　O-6-5
　編集　林芳信
　全生互恵会多磨出版部（林芳信）
　昭和29年5月1日　A5　43頁　30円
　機関誌
※BOX（残部）

08273　**多磨　第35巻　第6号**　O-6-5
　編集　林芳信
　全生互恵会多磨出版部（林芳信）
　昭和29年6月1日　A5　48頁　30円
　機関誌
※BOX（残部）

08274　**多磨　第35巻　第7号**　O-6-5
　編集　林芳信
　全生互恵会多磨出版部（林芳信）
　昭和29年7月1日　A5　48頁　30円
　機関誌
※BOX（残部）

08275　**多磨　第35巻　第8号**　O-6-5
　編集　林芳信
　全生互恵会多磨出版部（林芳信）
　昭和29年8月1日　A5　48頁　30円
　機関誌
※BOX（残部）

08276　**多磨　第35巻　第9号**　O-6-5
　編集　林芳信
　全生互恵会多磨出版部（林芳信）
　昭和29年9月1日　A5　36頁　30円
　機関誌
※BOX（残部）

08277　**多磨　第35巻　第10号**　O-6-5
　編集　林芳信
　全生互恵会多磨出版部（林芳信）
　昭和29年10月1日　A5　32頁　30円
　機関誌
※BOX（残部）

08278　**多磨　第35巻　第11,12号**　O-6-5
　編集　林芳信
　全生互恵会多磨出版部（林芳信）
　昭和29年12月1日　A5　76頁　60円
　機関誌
※BOX（残部）

08279　**多磨　第36巻　第1号**　O-6-5
　編集　林芳信
　全生互恵会多磨出版部（林芳信）
　昭和30年1月1日　A5　32頁　30円
　機関誌
※BOX（残部）

08280　**多磨　第36巻　第2号**　O-6-5
　編集　林芳信
　全生互恵会多磨出版部（林芳信）
　昭和30年2月1日　A5　32頁　30円
　機関誌
※BOX（残部）

08281　**多磨　第36巻　第3号**　O-6-5
　編集　林芳信
　全生互恵会多磨出版部（林芳信）
　昭和30年3月1日　A5　32頁　30円
　機関誌
※BOX（残部）

08282　**多磨　第36巻　第4号**　O-6-5
　編集　林芳信
　全生互恵会多磨出版部（林芳信）
　昭和30年4月1日　A5　32頁　30円
　機関誌
※BOX（残部）

08283　**多磨　第36巻　第5号**　O-6-5
　編集　林芳信
　全生互恵会多磨出版部（林芳信）
　昭和30年5月1日　A5　32頁　30円
　機関誌
※BOX（残部）

08284　**多磨　第36巻　第6号**　O-6-5
　編集　林芳信
　全生互恵会多磨出版部（林芳信）
　昭和30年6月1日　A5　32頁　30円
　機関誌
※BOX（残部）

08285　**多磨　第36巻　第7号**　O-6-5
　編集　林芳信
　全生互恵会多磨出版部（林芳信）
　昭和30年7月1日　A5　32頁　30円
　機関誌
※BOX（残部）

08286　**多磨　第36巻　第8号**　O-6-5
　編集　林芳信
　全生互恵会多磨出版部（林芳信）
　昭和30年8月1日　A5　49頁　30円

機関誌
※BOX（残部）

08287　多磨　第36巻　第9号　O-6-5
　編集　林芳信
　全生互恵会多磨出版部（林芳信）
　昭和30年9月12日　A5　83頁　80円
　機関誌
　※全生園の戦後十年史
　※BOX（残部）

08288　多磨　第36巻　第10号　O-6-5
　編集　林芳信
　全生互恵会多磨出版部（林芳信）
　昭和30年10月1日　A5　40頁　30円
　機関誌
　※BOX（残部）

08289　多磨　第36巻　第12号　O-6-5
　編集　林芳信
　全生互恵会多磨出版部（林芳信）
　昭和30年12月1日　A5　71頁　60円
　機関誌
　※文芸特集号
　※BOX（残部）

08290　多磨　第37巻　第1号　O-6-5
　編集　林芳信
　全生互恵会多磨出版部（林芳信）
　昭和31年1月1日　A5　32頁　30円
　機関誌
　※BOX（残部）

08291　多磨　第37巻　第2号　O-6-5
　編集　林芳信
　全生互恵会多磨出版部（林芳信）
　昭和31年2月1日　A5　32頁　30円
　機関誌
　※BOX（残部）

08292　多磨　第37巻　第3号　O-6-5
　編集　林芳信
　全生互恵会多磨出版部（林芳信）
　昭和31年3月1日　A5　32頁　30円
　機関誌
　※BOX（残部）

08293　多磨　第37巻　第4号　O-6-5
　編集　林芳信
　全生互恵会多磨出版部（林芳信）
　昭和31年4月1日　A5　32頁　30円
　機関誌
　※BOX（残部）

08294　多磨　第37巻　第5号　O-6-5
　編集　林芳信
　全生互恵会多磨出版部（林芳信）
　昭和31年5月1日　A5　32頁　30円
　機関誌
　※BOX（残部）

08295　多磨　第37巻　第6号　O-6-5
　編集　林芳信
　全生互恵会多磨出版部（林芳信）
　昭和31年6月1日　A5　32頁　30円
　機関誌
　※BOX（残部）

08296　多磨　第37巻　第7号　O-6-5
　編集　林芳信
　全生互恵会多磨出版部（林芳信）
　昭和31年7月1日　A5　32頁　30円
　機関誌
　※BOX（残部）

08297　多磨　第37巻　第8号　O-6-5
　編集　林芳信
　全生互恵会多磨出版部（林芳信）
　昭和31年8月1日　A5　32頁　30円
　機関誌
　※BOX（残部）

08298　多磨　第37巻　第9号　O-6-5
　編集　林芳信
　全生互恵会多磨出版部（林芳信）
　昭和31年9月1日　A5　32頁　30円
　機関誌
　※BOX（残部）

08299　多磨　第37巻　第10号　O-6-5
　編集　林芳信
　全生互恵会多磨出版部（林芳信）
　昭和31年10月1日　A5　32頁　30円
　機関誌
　※BOX（残部）

08300　多磨　第37巻　第12号　O-6-5
　編集　林芳信
　全生互恵会多磨出版部（林芳信）
　昭和31年12月1日　A5　68頁　60円
　機関誌
　※BOX（残部）　2冊

08301　多磨　第37巻　第12号　臨時号　O-6-5
　編集　林芳信
　多磨出版部（林芳信）
　昭和31年12月20日　A5　29頁　40円

機関誌
※BOX（残部）

08302 **多磨　第38巻　第1号** O-6-5
編集　林芳信
全生互恵会多磨出版部（林芳信）
昭和32年1月1日　A5　32頁　30円
機関誌
※BOX（残部）

08303 **多磨　第38巻　第2号　2月号** O-6-5
編集　林芳信
全生互恵会多磨出版部（林芳信）
昭和32年2月1日　A5　32頁　30円
機関誌
※BOX（残部）

08304 **多磨　第38巻　第3号　3月号** O-6-5
編集　林芳信
全生互恵会多磨出版部（林芳信）
昭和32年3月1日　A5　32頁　30円
機関誌
※BOX（残部）

08305 **多磨　第38巻　第4号** O-6-5
編集　林芳信
全生互恵会多磨出版部（林芳信）
昭和32年4月1日　A5　32頁　30円
機関誌
※BOX（残部）

08306 **多磨　第38巻　第5号** O-6-5
編集　林芳信
全生互恵会多磨出版部（林芳信）
昭和32年5月1日　A5　32頁　30円
機関誌
※BOX（残部）

08307 **多磨　第38巻　第6号** O-6-5
編集　林芳信
全生互恵会多磨出版部（林芳信）
昭和32年6月1日　A5　32頁　30円
機関誌
※BOX（残部）

08308 **多磨　第38巻　第7号** O-6-5
編集　林芳信
全生互恵会多磨出版部（林芳信）
昭和32年7月1日　A5　32頁　30円
機関誌
※BOX（残部）

08309 **多磨　第38巻　第8号** O-6-5
編集　林芳信
全生互恵会多磨出版部（林芳信）
昭和32年8月1日　A5　32頁　30円
機関誌
※BOX（残部）

08310 **多磨　第38巻　第9号** O-6-5
編集　林芳信
全生互恵会多磨出版部（林芳信）
昭和32年9月1日　A5　32頁　30円
機関誌
※BOX（残部）

08311 **多磨　第38巻　第10号** O-6-5
編集　林芳信
全生互恵会多磨出版部（林芳信）
昭和32年10月1日　A5　32頁　30円
機関誌
※BOX（残部）

08312 **多磨　第38巻　第11号** O-6-5
編集　林芳信
全生互恵会多磨出版部（林芳信）
昭和32年11月1日　A5　64頁　50円
機関誌
※BOX（残部）

08313 **多磨　第38巻　第12号** O-6-5
編集　林芳信
全生互恵会多磨出版部（林芳信）
昭和32年12月1日　A5　32頁　30円
機関誌
※BOX（残部）　2冊

08314 **多磨　第39巻　第1号** O-6-5
編集　林芳信
全生互恵会多磨出版部（林芳信）
昭和33年1月1日　A5　32頁　30円
機関誌
※BOX（残部）

08315 **多磨　第39巻　第2号** O-6-5
編集　林芳信
全生互恵会多磨出版部（林芳信）
昭和33年2月1日　A5　32頁　30円
機関誌
※BOX（残部）

08316 **多磨　第39巻　第3号** O-6-5
編集　林芳信
全生互恵会多磨出版部（林芳信）
昭和33年3月1日　A5　32頁　30円

機関誌
※BOX（残部）

08317　多磨　第39巻　第5号　O-6-5
編集　林芳信
全生互恵会多磨出版部（林芳信）
昭和33年5月1日　A5　32頁　30円
機関誌
※BOX（残部）

08318　多磨　第39巻　第6号　O-6-5
編集　林芳信
全生互恵会多磨出版部（林芳信）
昭和33年6月1日　A5　32頁　30円
機関誌
※BOX（残部）

08319　多磨　第39巻　第7号　O-6-5
編集　林芳信
全生互恵会多磨出版部（林芳信）
昭和33年7月1日　A5　33頁　30円
機関誌
※BOX（残部）

08320　多磨　第39巻　第8号　O-6-5
編集　林芳信
全生互恵会多磨出版部（林芳信）
昭和33年8月1日　A5　32頁　30円
機関誌
※BOX（残部）

08321　多磨　第39巻　第9号　O-6-5
編集　林芳信
全生互恵会多磨出版部（林芳信）
昭和33年9月1日　A5　32頁　30円
機関誌
※BOX（残部）　2冊

08322　多磨　第39巻　第10号　O-6-5
編集　林芳信
全生互恵会多磨出版部（林芳信）
昭和33年10月1日　A5　32頁　30円
機関誌
※BOX（残部）

08323　多磨　第39巻　第11号　O-6-5
編集　林芳信
全生互恵会多磨出版部（林芳信）
昭和33年11月1日　A5　61頁　50円
機関誌
※文藝特集号
※BOX（残部）　2冊

08324　多磨　第39巻　第12号　O-6-5
編集　林芳信
全生互恵会多磨出版部（林芳信）
昭和33年12月1日　A5　32頁　30円
機関誌
※BOX（残部）

08325　多磨　第40巻　第1号　O-6-6
編集　林芳信
全生互恵会多磨出版部（林芳信）
昭和34年1月1日　A5　32頁　30円
機関誌
※BOX（残部）

08326　多磨　第40巻　第2号　O-6-6
編集　林芳信
全生互恵会多磨出版部（林芳信）
昭和34年2月1日　A5　32頁　30円
機関誌
※BOX（残部）

08327　多磨　第40巻　第3号　O-6-6
編集　林芳信
全生互恵会多磨出版部（林芳信）
昭和34年3月1日　A5　32頁　30円
機関誌
※BOX（残部）

08328　多磨　第40巻　第4号　O-6-6
編集　林芳信
全生互恵会多磨出版部（林芳信）
昭和34年4月1日　A5　32頁　30円
機関誌
※BOX（残部）

08329　多磨　第40巻　第5号　O-6-6
編集　林芳信
全生互恵会多磨出版部（林芳信）
昭和34年5月1日　A5　32頁　30円
機関誌
※BOX（残部）

08330　多磨　第40巻　第6号　O-6-6
編集　林芳信
全生互恵会多磨出版部（林芳信）
昭和34年6月1日　A5　32頁　30円
機関誌
※BOX（残部）

08331　多磨　第40巻　第7号　O-6-6
編集　林芳信
全生互恵会多磨出版部（林芳信）
昭和34年7月1日　A5　32頁　30円

機関誌
※BOX（残部）

08332　**多磨　第40巻　第8号**　O-6-6
編集　林芳信
全生互恵会多磨出版部（林芳信）
昭和34年8月1日　A5　32頁　30円
機関誌
※BOX（残部）

08333　**多磨　第40巻　第9号**　O-6-6
編集　林芳信
全生互恵会多磨出版部（林芳信）
昭和34年9月1日　A5　31頁　30円
機関誌
※BOX（残部）

08334　**多磨　第40巻　第10号**　O-6-6
編集　林芳信
全生互恵会多磨出版部（林芳信）
昭和34年11月1日　A5　120頁　80円
機関誌
※戦前の多磨全生園
※BOX（残部）

08335　**多磨　第40巻　第11号**　O-6-6
編集　林芳信
全生互恵会多磨出版部（林芳信）
昭和34年12月1日　A5　32頁　30円
機関誌
※開園50周年記念号　その2
※BOX（残部）

08336　**多磨　第41巻　第1号**　O-6-6
編集　林芳信
全生互恵会多磨出版部（林芳信）
昭和35年1月1日　A5　32頁　30円
機関誌
※BOX（残部）

08337　**多磨　第41巻　第2号**　O-6-6
編集　林芳信
全生互恵会多磨出版部（林芳信）
昭和35年2月1日　A5　32頁　30円
機関誌
※BOX（残部）

08338　**多磨　第41巻　第3号**　O-6-6
編集　林芳信
全生互恵会多磨出版部（林芳信）
昭和35年3月1日　A5　32頁　30円
機関誌
※文藝特集（一）

※BOX（残部）

08339　**多磨　第41巻　第4号**　O-6-6
編集　林芳信
全生互恵会多磨出版部（林芳信）
昭和35年4月1日　A5　40頁　30円
機関誌
※文藝特集号（二）
※BOX（残部）

08340　**多磨　第41巻　第5号**　O-6-6
編集　林芳信
全生互恵会多磨出版部（林芳信）
昭和35年5月1日　A5　32頁　30円
機関誌
※BOX（残部）

08341　**多磨　第41巻　第6号**　O-6-6
編集　林芳信
全生互恵会多磨出版部（林芳信）
昭和35年6月1日　A5　32頁　30円
機関誌
※BOX（残部）

08342　**多磨　第41巻　第7号**　O-6-6
編集　林芳信
全生互恵会多磨出版部（林芳信）
昭和35年7月1日　A5　32頁　30円
機関誌
※BOX（残部）

08343　**多磨　第41巻　第8号**　O-6-6
編集　林芳信
全生互恵会多磨出版部（林芳信）
昭和35年8月1日　A5　28頁　30円
機関誌
※BOX（残部）

08344　**多磨　第41巻　第9号**　O-6-6
編集　林芳信
全生互恵会多磨出版部（林芳信）
昭和35年9月1日　A5　36頁　30円
機関誌
※BOX（残部）

08345　**多磨　第41巻　第10号**　O-6-6
編集　林芳信
全生互恵会多磨出版部（林芳信）
昭和35年10月1日　A5　32頁　30円
機関誌
※BOX（残部）

08346　**多磨　第41巻　第11号**　O-6-6
編集　林芳信
全生互恵会多磨出版部（林芳信）
昭和35年11月1日　A5　28頁　30円
機関誌
※BOX（残部）

08347　**多磨　第41巻　第12号**　O-6-6
編集　林芳信
全生互恵会多磨出版部（林芳信）
昭和35年12月10日　A5　36頁　30円
機関誌
※BOX（残部）

08348　**多磨　第42巻　第1号**　O-6-6
編集　林芳信
全生互恵会多磨出版部（林芳信）
昭和36年1月1日　A5　32頁　30円
機関誌
※BOX（残部）

08349　**多磨　第42巻　第2号**　O-6-6
編集　林芳信
全生互恵会多磨出版部（林芳信）
昭和36年2月1日　A5　32頁　30円
機関誌
※BOX（残部）

08350　**多磨　第42巻　第3号**　O-6-6
編集　林芳信
全生互恵会多磨出版部（林芳信）
昭和36年3月1日　A5　64頁　30円
機関誌
※BOX（残部）

08351　**多磨　第42巻　第4号**　O-6-6
編集　林芳信
全生互恵会多磨出版部（林芳信）
昭和36年4月10日　A5　36頁　30円
機関誌
※BOX（残部）

08352　**多磨　第42巻　第5号**　O-6-6
編集　林芳信
全生互恵会多磨出版部（林芳信）
昭和36年5月1日　A5　32頁　30円
機関誌
※BOX（残部）

08353　**多磨　第42巻　第6号**　O-6-6
編集　林芳信
全生互恵会多磨出版部（林芳信）
昭和36年6月1日　A5　32頁　30円
機関誌
※BOX（残部）

08354　**多磨　第42巻　第7号**　O-6-6
編集　林芳信
全生互恵会多磨出版部（林芳信）
昭和36年7月1日　A5　32頁　30円
機関誌
※BOX（残部）

08355　**多磨　第42巻　第8号**　O-6-6
編集　林芳信
全生互恵会多磨出版部（林芳信）
昭和36年8月1日　A5　32頁　30円
機関誌
※BOX（残部）

08356　**多磨　第42巻　第9号**　O-6-6
編集　林芳信
全生互恵会多磨出版部（林芳信）
昭和36年9月1日　A5　32頁　30円
機関誌
※BOX（残部）

08357　**多磨　第42巻　第10号**　O-6-6
編集　林芳信
全生互恵会多磨出版部（林芳信）
昭和36年10月1日　A5　32頁　30円
機関誌
※BOX（残部）

08358　**多磨　第42巻　第11号**　O-6-6
編集　林芳信
全生互恵会多磨出版部（林芳信）
昭和36年11月1日　A5　40頁　30円
機関誌
※BOX（残部）

08359　**多磨　第42巻　第12号**　O-6-6
編集　林芳信
全生互恵会多磨出版部（林芳信）
昭和36年12月1日　A5　32頁　30円
機関誌
※BOX（残部）

08360　**多磨　第43巻　第1号**　O-6-6
編集　林芳信
全生互恵会多磨出版部（林芳信）
昭和37年1月1日　A5　32頁　30円
機関誌
※BOX（残部）

08361　**多磨　第43巻　第2号　2・3月号**　O-6-6
　編集　林芳信
　全生互恵会多磨出版部（林芳信）
　昭和37年3月1日　A5　45頁　30円
　機関誌
　※BOX（残部）

08362　**多磨　第43巻　第4号　4月号**　O-6-6
　編集　林芳信
　全生互恵会多磨出版部（林芳信）
　昭和37年4月1日　A5　40頁　50円
　機関誌
　※BOX（残部）

08363　**多磨　第43巻　第5号　5月号**　O-6-6
　編集　林芳信
　全生互恵会多磨出版部（林芳信）
　昭和37年5月1日　A5　20頁　30円
　機関誌
　※BOX（残部）

08364　**多磨　第43巻　第5号　6月号**　O-6-6
　編集　林芳信
　全生互恵会多磨出版部（林芳信）
　昭和37年6月1日　A5　32頁　30円
　機関誌
　※BOX（残部）

08365　**多磨　第43巻　第6号　7月号**　O-6-6
　編集　林芳信
　全生互恵会多磨出版部（林芳信）
　昭和37年7月1日　A5　36頁　30円
　機関誌
　※BOX（残部）

08366　**多磨　第43巻　第7号　8・9月号**　O-6-6
　編集　林芳信
　全生互恵会多磨出版部（林芳信）
　昭和37年8月1日　A5　44頁　30円
　機関誌
　※BOX（残部）

08367　**多磨　第43巻　第8号　10月号**　O-6-6
　編集　林芳信
　全生互恵会多磨出版部（林芳信）
　昭和37年10月1日　A5　38頁　30円
　機関誌
　※BOX（残部）

08368　**多磨　第43巻　第9号　11月号**　O-6-6
　編集　林芳信
　全生互恵会多磨出版部（林芳信）
　昭和37年11月1日　A5　36頁　30円
　機関誌
　※BOX（残部）

08369　**多磨　第43巻　第10号　12月号**　O-6-6
　編集　林芳信
　全生互恵会多磨出版部（林芳信）
　昭和37年12月1日　A5　38頁　30円
　機関誌
　※BOX（残部）

08370　**多磨　第44巻　第1号　1月号**　O-6-6
　編集　林芳信
　全生互恵会多磨出版部（林芳信）
　昭和38年1月1日　A5　34頁　30円
　機関誌
　※BOX（残部）

08371　**多磨　第44巻　第2号　2・3月号**　O-6-6
　編集　林芳信
　全生互恵会多磨出版部（林芳信）
　昭和38年3月1日　A5　68頁　60円
　機関誌
　※BOX（残部）

08372　**多磨　第44巻　第3号　4月号**　O-6-6
　編集　林芳信
　全生互恵会多磨出版部（林芳信）
　昭和38年4月1日　A5　34頁　30円
　機関誌
　※BOX（残部）　2冊

08373　**多磨　第44巻　第4号　5月号**　O-6-6
　編集　林芳信
　全生互恵会多磨出版部（林芳信）
　昭和38年5月1日　A5　32頁　30円
　機関誌
　※BOX（残部）

08374　**多磨　第44巻　第5号　6月号**　O-6-6
　編集　林芳信
　全生互恵会多磨出版部（林芳信）
　昭和38年6月1日　A5　42頁　30円
　機関誌
　※BOX（残部）

08375　**多磨　第44巻　第6号　7月号**　O-6-6
　編集　林芳信
　全生互恵会多磨出版部（林芳信）
　昭和38年7月1日　A5　34頁　30円
　機関誌
　※BOX（残部）

08376　**多磨　第44巻　第7号　8・9月号**　O-6-6
編集　矢嶋良一
全生互恵会多磨出版部（矢嶋良一）
昭和38年9月1日　A5　40頁　30円
機関誌
※BOX（残部）

08377　**多磨　第44巻　第8号　10月号**　O-6-6
編集　矢嶋良一
全生互恵会多磨出版部（矢嶋良一）
昭和38年10月1日　A5　28頁　30円
機関誌
※BOX（残部）

08378　**多磨　第44巻　第9号　11月号**　O-6-6
編集　矢嶋良一
全生互恵会多磨出版部（林芳信）
昭和38年11月1日　A5　36頁　30円
機関誌
※BOX（残部）

08379　**多磨　第44巻　第10号　12月号**　O-6-6
編集　矢嶋良一
全生互恵会多磨出版部（矢嶋良一）
昭和38年12月1日　A5　28頁　30円
機関誌
※BOX（残部）

08380　**多磨　第45巻　第1号　1月号**　O-6-6
編集　矢嶋良一
全生互恵会多磨出版部（矢嶋良一）
昭和39年1月1日　A5　32頁　30円
機関誌
※BOX（残部）

08381　**多磨　第45巻　第2号　2・3月号**　O-6-6
編集　矢嶋良一
全生互恵会多磨出版部（矢嶋良一）
昭和39年3月1日　A5　70頁　60円
機関誌
※BOX（残部）

08382　**多磨　第45巻　第4号　4月号**　O-6-6
編集　矢嶋良一
全生互恵会多磨出版部（矢嶋良一）
昭和39年4月1日　A5　34頁　30円
機関誌
※BOX（残部）

08383　**多磨　第45巻　第5号　5月号**　O-6-6
編集　矢嶋良一
全生互恵会多磨出版部（林芳信）
昭和39年5月1日　A5　32頁　30円
機関誌
※BOX（残部）

08384　**多磨　第45巻　第5号　6月号**　O-6-6
編集　矢嶋良一
全生互恵会多磨出版部（矢嶋良一）
昭和39年6月1日　A5　36頁　30円
機関誌
※BOX（残部）

08385　**多磨　第45巻　第6号　7月号**　O-6-6
編集　矢嶋良一
全生互恵会多磨出版部（矢嶋良一）
昭和39年7月1日　A5　32頁　30円
機関誌
※BOX（残部）

08386　**多磨　第45巻　第7号　8月号**　O-6-6
編集　矢嶋良一
全生互恵会多磨出版部（矢嶋良一）
昭和39年8月1日　A5　32頁　30円
機関誌
※BOX（残部）

08387　**多磨　第45巻　第8号　9月号**　O-6-6
編集　矢嶋良一
全生互恵会多磨出版部（矢嶋良一）
昭和39年9月1日　A5　34頁　30円
機関誌
※BOX（残部）

08388　**多磨　第45巻　第9号　10月号**　O-6-6
編集　矢嶋良一
全生互恵会多磨出版部（矢嶋良一）
昭和39年10月1日　A5　28頁　30円
機関誌
※BOX（残部）

08389　**多磨　第45巻　第10号　11月号**　O-6-6
編集　矢嶋良一
全生互恵会多磨出版部（矢嶋良一）
昭和39年11月1日　A5　32頁　30円
機関誌
※BOX（残部）

08390　**多磨　第45巻　第11号　12月号**　O-6-6
編集　矢嶋良一
全生互恵会多磨出版部（矢嶋良一）
昭和39年12月1日　A5　33頁　30円
機関誌
※BOX（残部）

08391　**多磨　第85巻　第1号　通巻984号**　O-7-1
編集　自治会企画編集委員会
全生互恵会（近藤隆治）
平成16年1月1日　A5　44頁　500円
機関誌
※BOX（残部）

08392　**多磨　第85巻　第4号　通巻987号**　O-7-1
編集　自治会企画編集委員会
全生互恵会（近藤隆治）
平成16年4月1日　A5　40頁　500円
機関誌
※BOX（残部）

08393　**多磨　第85巻　第5号　通巻988号**　O-7-1
編集　自治会企画編集委員会
全生互恵会（近藤隆治）
平成16年5月1日　A5　40頁　500円
機関誌
※BOX（残部）

08394　**多磨　第85巻　第6号　通巻989号**　O-7-1
編集　自治会企画編集委員会
全生互恵会（近藤隆治）
平成16年6月1日　A5　40頁　500円
機関誌
※BOX（残部）

08395　**多磨　第85巻　第8号　通巻991号**　O-7-1
編集　自治会企画編集委員会
全生互恵会（近藤隆治）
平成16年8月1日　A5　42頁　500円
機関誌
※BOX（残部）

08396　**多磨　第85巻　第10号　通巻993号**　O-7-1
編集　自治会企画編集委員会
全生互恵会（近藤隆治）
平成16年10月1日　A5　36頁　500円
機関誌
※BOX（残部）

08397　**多磨　第85巻　第11号　通巻994号**　O-7-1
編集　自治会企画編集委員会
全生互恵会（近藤隆治）
平成16年11月1日　A5　36頁　500円
機関誌
※BOX（残部）

08398　**多磨　第86巻　第1号　通巻996号**　O-7-1
編集　自治会企画編集委員会
全生互恵会（近藤隆治）
平成17年1月1日　A5　38頁　500円
機関誌
※BOX（残部）

08399　**多磨　第86巻　第2号　通巻997号**　O-7-1
編集　自治会企画編集委員会
全生互恵会（近藤隆治）
平成17年2月1日　A5　34頁　500円
機関誌
※BOX（残部）

08400　**多磨　第86巻　第3号　通巻998号**　O-7-1
編集　自治会企画編集委員会
全生互恵会（近藤隆治）
平成17年3月1日　A5　36頁　500円
機関誌
※BOX（残部）

08401　**多磨　第86巻　第5号　通巻1000号**　O-7-1
編集　自治会多磨編集委員会
全生互恵会（近藤隆治）
平成17年5月1日　A5　60頁　500円
機関誌
※BOX（残部）

08402　**多磨　第86巻　第6号　通巻1001号**　O-7-1
編集　自治会多磨編集委員会
全生互恵会（近藤隆治）
平成17年6月1日　A5　48頁　500円
機関誌
※BOX（残部）

08403　**多磨　第86巻　第7号　通巻1002号**　O-7-1
編集　自治会多磨編集委員会
全生互恵会（近藤隆治）
平成17年7月1日　A5　58頁　500円
機関誌
※BOX（残部）

08404　**多磨　第86巻　第8号　通巻1003号**　O-7-1
編集　自治会多磨編集委員会
全生互恵会（近藤隆治）
平成17年8月1日　A5　54頁　500円
機関誌
※BOX（残部）

08405　**多磨　第86巻　第9号　通巻1004号**　O-7-1
編集　自治会多磨編集委員会
全生互恵会（近藤隆治）
平成17年9月1日　A5　42頁　500円
機関誌
※BOX（残部）

08406　**多磨　第86巻　第11号　通巻1006号**　O-7-1
編集　自治会多磨編集委員会
全生互恵会（近藤隆治）
平成17年11月1日　A5　38頁　500円
機関誌
※BOX（残部）

08407　**多磨　第86巻　第12号　通巻1007号**　O-7-1
編集　自治会多磨編集委員会
全生互恵会（近藤隆治）
平成17年12月1日　A5　58頁　500円
機関誌
※BOX（残部）

08408　**多磨　第87巻　第1号　通巻1008号**　O-7-1
編集　自治会多磨編集委員会
全生互恵会（近藤隆治）
平成18年1月1日　A5　44頁　500円
機関誌
※BOX（残部）

08409　**多磨　第87巻　第2号　通巻1009号**　O-7-1
編集　自治会多磨編集委員会
全生互恵会（近藤隆治）
平成18年2月1日　A5　52頁　500円
機関誌
※BOX（残部）

08410　**多磨　第87巻　第3号　通巻1010号**　O-7-1
編集　自治会多磨編集委員会
全生互恵会（近藤隆治）
平成18年3月1日　A5　48頁　500円
機関誌
※BOX（残部）

08411　**多磨　第87巻　第4号　通巻1011号**　O-7-1
編集　自治会多磨編集委員会
全生互恵会（近藤隆治）
平成18年4月1日　A5　46頁　500円
機関誌
※BOX（残部）

08412　**多磨　第87巻　第5号　通巻1012号**　O-7-1
編集　自治会多磨編集委員会
全生互恵会（近藤隆治）
平成18年5月1日　A5　51頁　500円
機関誌
※BOX（残部）

08413　**多磨　第87巻　第6号　通巻1013号**　O-7-1
編集　自治会多磨編集委員会
全生互恵会（近藤隆治）
平成18年6月1日　A5　38頁　500円
機関誌
※BOX（残部）

08414　**多磨　第87巻　第7号　通巻1014号**　O-7-1
編集　自治会多磨編集委員会
全生互恵会（近藤隆治）
平成18年7月1日　A5　34頁　500円
機関誌
※BOX（残部）

08415　**多磨　第87巻　第8号　通巻1015号**　O-7-1
編集　自治会多磨編集委員会
全生互恵会（近藤隆治）
平成18年8月1日　A5　34頁　500円
機関誌
※BOX（残部）

08416　**多磨　第87巻　第10号　通巻1017号**　O-7-1
編集　自治会多磨編集委員会
全生互恵会（近藤隆治）
平成18年10月1日　A5　34頁　500円
機関誌
※BOX（残部）

08417　**多磨　第87巻　第11号　通巻1018号**　O-7-1
編集　自治会多磨編集委員会
全生互恵会（近藤隆治）
平成18年11月1日　A5　42頁　500円
機関誌
※BOX（残部）

08418　**多磨　第87巻　第12号　通巻1019号**　O-7-1
編集　自治会多磨編集委員会
全生互恵会（近藤隆治）
平成18年12月1日　A5　34頁　500円
機関誌
※BOX（残部）

08419　**多磨　第88巻　第1号　通巻1020号**　O-7-1
編集　自治会多磨編集委員会
全生互恵会（近藤隆治）
平成19年1月1日　A5　56頁　500円
機関誌
※BOX（残部）

08420　**多磨　第88巻　第2号　通巻1021号**　O-7-1
編集　自治会多磨編集委員会
全生互恵会（近藤隆治）
平成19年2月1日　A5　40頁　500円
機関誌
※BOX（残部）

08421 **多磨　第88巻　第3号　通巻1022号**　O-7-1
編集　自治会多磨編集委員会
全生互恵会（近藤隆治）
平成19年3月1日　A5　38頁　500円
機関誌
※BOX（残部）

08422 **多磨　第88巻　第4号　通巻1023号**　O-7-1
編集　自治会多磨編集委員会
全生互恵会（近藤隆治）
平成19年4月1日　A5　34頁　500円
機関誌
※BOX（残部）

08423 **多磨　第88巻　第5号　通巻1024号**　O-7-1
編集　自治会多磨編集委員会
全生互恵会（近藤隆治）
平成19年5月1日　A5　38頁　500円
機関誌
※BOX（残部）

08424 **多磨　第88巻　第6号　通巻1025号**　O-7-1
編集　自治会多磨編集委員会
全生互恵会（近藤隆治）
平成19年6月1日　A5　36頁　500円
機関誌
※BOX（残部）

08425 **多磨　第88巻　第7号　通巻1026号**　O-7-1
編集　自治会多磨編集委員会
全生互恵会（近藤隆治）
平成19年7月1日　A5　34頁　500円
機関誌
※BOX（残部）

08426 **多磨　第88巻　第10号　通巻1029号**　O-7-1
編集　自治会多磨編集委員会
全生互恵会（近藤隆治）
平成19年10月1日　A5　38頁　500円
機関誌
※BOX（残部）

08427 **多磨　第88巻　第12号　通巻1031号**　O-7-1
編集　自治会多磨編集委員会
全生互恵会（志田彊）
平成19年12月1日　A5　32頁　500円
機関誌
※BOX（残部）

08428 **多磨　第89巻　第2号　通巻1033号**　O-7-1
編集　自治会多磨編集委員会
全生互恵会（志田彊）
平成20年2月1日　A5　40頁　500円
機関誌
※BOX（残部）

08429 **多磨　第89巻　第5号　通巻1036号**　O-7-1
編集　自治会多磨編集委員会
全生互恵会（志田彊）
平成20年5月1日　A5　36頁　500円
機関誌
※BOX（残部）

08430 **多磨　第89巻　第6号　通巻1037号**　O-7-1
編集　自治会多磨編集委員会
全生互恵会（志田彊）
平成20年6月1日　A5　36頁　500円
機関誌
※BOX（残部）

08431 **多磨　第89巻　第8号　通巻1039号**　O-7-1
編集　自治会多磨編集委員会
全生互恵会（志田彊）
平成20年8月1日　A5　32頁　500円
機関誌
※BOX（残部）

08432 **多磨　第89巻　第9号　通巻1040号**　O-7-1
編集　自治会多磨編集委員会
全生互恵会（志田彊）
平成20年9月1日　A5　26頁　500円
機関誌
※BOX（残部）

08433 **多磨　第89巻　第10号　通巻1041号**　O-7-1
編集　自治会多磨編集委員会
全生互恵会（志田彊）
平成20年10月1日　A5　28頁　500円
機関誌
※BOX（残部）

08434 **多磨　第89巻　第11号　通巻1042号**　O-7-1
編集　自治会多磨編集委員会
全生互恵会（志田彊）
平成20年11月1日　A5　20頁　500円
機関誌
※BOX（残部）

08435 **多磨　第89巻　第12号　通巻1043号**　O-7-1
編集　自治会多磨編集委員会
全生互恵会（志田彊）
平成20年12月1日　A5　38頁　500円
機関誌
※BOX（残部）

08436 **多磨　第90巻　第1号　通巻1044号** O-7-1
編集　自治会多磨編集委員会
全生互恵会（志田彊）
平成21年1月1日　A5　38頁　500円
機関誌
※BOX（残部）

08437 **多磨　第90巻　第2号　通巻1045号** O-7-1
編集　自治会多磨編集委員会
全生互恵会（志田彊）
平成21年2月1日　A5　24頁　500円
機関誌
※BOX（残部）

08438 **多磨　第90巻　第5号　通巻1048号** O-7-1
編集　自治会多磨編集委員会
全生互恵会（志田彊）
平成21年5月1日　A5　44頁　500円
機関誌
※BOX（残部）

08439 **多磨　第90巻　第7号　通巻1050号** O-7-1
編集　自治会多磨編集委員会
全生互恵会（志田彊）
平成21年7月1日　A5　28頁　500円
機関誌
※BOX（残部）

08440 **多磨　第90巻　第8号　通巻1051号** O-7-1
編集　自治会多磨編集委員会
全生互恵会（志田彊）
平成21年8月1日　A5　34頁　500円
機関誌
※BOX（残部）

08441 **多磨　第90巻　第9号　通巻1052号** O-7-1
編集　自治会多磨編集委員会
全生互恵会（志田彊）
平成21年9月1日　A5　34頁　500円
機関誌
※BOX（残部）

08442 **多磨　第90巻　第10号　通巻1053号** O-7-1
編集　自治会多磨編集委員会
全生互恵会（志田彊）
平成21年10月1日　A5　202頁　500円
機関誌
※100周年記念号
※BOX（残部）

08443 **多磨　第90巻　第11号　通巻1054号** O-7-1
編集　自治会多磨編集委員会
全生互恵会（志田彊）
平成21年11月1日　A5　46頁　500円
機関誌
※BOX（残部）

08444 **多磨　第90巻　第12号　通巻1055号** O-7-1
編集　自治会多磨編集委員会
全生互恵会（志田彊）
平成21年12月1日　A5　42頁　500円
機関誌
※BOX（残部）

08445 **多磨　第91巻　第1号　通巻1056号** O-7-1
編集　自治会多磨編集委員会
全生互恵会（志田彊）
平成22年1月1日　A5　46頁　500円
機関誌
※BOX（残部）

08446 **多磨　第91巻　第2号　通巻1057号** O-7-1
編集　自治会多磨編集委員会
全生互恵会（志田彊）
平成22年2月1日　A5　68頁　500円
機関誌
※BOX（残部）

08447 **多磨　第91巻　第3号　通巻1058号** O-7-1
編集　自治会多磨編集委員会
全生互恵会（志田彊）
平成22年3月1日　A5　34頁　500円
機関誌
※BOX（残部）

08448 **多磨　第91巻　第4号　通巻1059号** O-7-1
編集　自治会多磨編集委員会
全生互恵会（志田彊）
平成22年4月1日　A5　80頁　500円
機関誌
※BOX（残部）

08449 **多磨　第91巻　第5号　通巻1060号** O-7-1
編集　自治会多磨編集委員会
全生互恵会（志田彊）
平成22年5月1日　A5　80頁　500円
機関誌
※BOX（残部）

08450 **多磨　第91巻　第6号　通巻1061号** O-7-1
編集　自治会多磨編集委員会
全生互恵会（志田彊）
平成22年6月1日　A5　44頁　500円
機関誌
※BOX（残部）

08451　**多磨　第91巻　第7号　通巻1062号**　O-7-1
編集　自治会多磨編集委員会
全生互恵会（志田彊）
平成22年7月1日　A5　48頁　500円
機関誌
※BOX（残部）

08452　**多磨　第91巻　第8号　通巻1063号**　O-7-1
編集　自治会多磨編集委員会
全生互恵会（志田彊）
平成22年8月1日　A5　50頁　500円
機関誌
※BOX（残部）

08453　**多磨　第91巻　第9号　通巻1064号**　O-7-1
編集　自治会多磨編集委員会
全生互恵会（志田彊）
平成22年9月1日　A5　50頁　500円
機関誌
※BOX（残部）

08454　**多磨　第91巻　第10号　通巻1065号**　O-7-1
編集　自治会多磨編集委員会
全生互恵会（志田彊）
平成22年10月1日　A5　38頁　500円
機関誌
※BOX（残部）

08455　**多磨　第91巻　第11号　通巻1066号**　O-7-1
編集　自治会多磨編集委員会
全生互恵会（志田彊）
平成22年11月1日　A5　40頁　500円
機関誌
※BOX（残部）

08456　**多磨　第91巻　第12号　通巻1067号**　O-7-1
編集　自治会多磨編集委員会
全生互恵会（志田彊）
平成22年12月1日　A5　54頁　500円
機関誌
※BOX（残部）

08457　**多磨　第92巻　第1号　通巻1068号**　O-7-1
編集　自治会多磨編集委員会
全生互恵会（志田彊）
平成23年1月1日　A5　58頁　500円
機関誌
※BOX（残部）　2冊

08458　**多磨　第92巻　第2号　通巻1069号**　O-7-1
編集　自治会多磨編集委員会
全生互恵会（志田彊）
平成23年2月1日　A5　44頁　500円
機関誌
※BOX（残部）

08459　**多磨　第92巻　第3号　通巻1070号**　O-7-1
編集　自治会多磨編集委員会
全生互恵会（志田彊）
平成23年3月1日　A5　46頁　500円
機関誌
※BOX（残部）

08460　**多磨　第92巻　第4号　通巻1071号**　O-7-1
編集　自治会多磨編集委員会
全生互恵会（志田彊）
平成23年4月1日　A5　48頁　500円
機関誌
※BOX（残部）

08461　**多磨　第92巻　第5号　通巻1072号**　O-7-1
編集　自治会多磨編集委員会
全生互恵会（志田彊）
平成23年5月1日　A5　50頁　500円
機関誌
※BOX（残部）

08462　**多磨　第92巻　第6号　通巻1073号**　O-7-1
編集　自治会多磨編集委員会
全生互恵会（志田彊）
平成23年6月1日　A5　48頁　500円
機関誌
※BOX（残部）　2冊

08463　**多磨　第92巻　第8号　通巻1075号**　O-7-1
編集　自治会多磨編集委員会
全生互恵会（志田彊）
平成23年8月1日　A5　62頁　500円
機関誌
※BOX（残部）

08464　**多磨　第92巻　第9号　通巻1076号**　O-7-1
編集　自治会多磨編集委員会
全生互恵会（志田彊）
平成23年9月1日　A5　62頁　500円
機関誌
※BOX（残部）

08465　**多磨　第92巻　第11号　通巻1078号**　O-7-1
編集　自治会多磨編集委員会
全生互恵会（志田彊）
平成23年11月1日　A5　44頁　500円
機関誌
※BOX（残部）

08466　**多磨　第92巻　第12号　通巻1079号**　O-7-1
編集　自治会多磨編集委員会
全生互恵会（志田彊）
平成23年12月1日　A5　44頁　500円
機関誌
※BOX（残部）

08467　**多磨　第93巻　第1号　通巻1080号**　O-7-2
編集　自治会多磨編集委員会
全生互恵会（志田彊）
平成24年1月1日　A5　60頁　500円
機関誌
※BOX（残部）

08468　**多磨　第93巻　第2号　通巻1081号**　O-7-2
編集　自治会多磨編集委員会
全生互恵会（志田彊）
平成24年2月1日　A5　64頁　500円
機関誌
※BOX（残部）

08469　**多磨　第93巻　第3号　通巻1082号**　O-7-2
編集　自治会多磨編集委員会
全生互恵会（志田彊）
平成24年3月1日　A5　44頁　500円
機関誌
※BOX（残部）　2冊

08470　**多磨　第93巻　第4号　通巻1083号**　O-7-2
編集　自治会多磨編集委員会
全生互恵会（志田彊）
平成24年4月1日　A5　42頁　500円
機関誌
※BOX（残部）

08471　**多磨　第93巻　第5号　通巻1084号**　O-7-2
編集　自治会多磨編集委員会
全生互恵会（志田彊）
平成24年5月1日　A5　34頁　500円
機関誌
※BOX（残部）

08472　**多磨　第93巻　第7号　通巻1086号**　O-7-2
編集　自治会多磨編集委員会
全生互恵会（志田彊）
平成24年7月1日　A5　48頁　500円
機関誌
※BOX（残部）

08473　**多磨　第93巻　第8号　通巻1087号**　O-7-2
編集　自治会多磨編集委員会
全生互恵会（志田彊）
平成24年8月1日　A5　48頁　500円
機関誌
※BOX（残部）

08474　**多磨　第93巻　第9号　通巻1088号**　O-7-2
編集　自治会多磨編集委員会
全生互恵会（志田彊）
平成24年9月1日　A5　42頁　500円
機関誌
※BOX（残部）

08475　**多磨　第93巻　第10号　通巻1089号**　O-7-2
編集　自治会多磨編集委員会
全生互恵会（志田彊）
平成24年10月1日　A5　50頁　500円
機関誌
※BOX（残部）

08476　**多磨　第93巻　第11号　通巻1090号**　O-7-2
編集　自治会多磨編集委員会
全生互恵会（志田彊）
平成24年11月1日　A5　50頁　500円
機関誌
※BOX（残部）

08477　**多磨　第93巻　第12号　通巻1091号**　O-7-2
編集　自治会多磨編集委員会
全生互恵会（志田彊）
平成24年12月1日　A5　52頁　500円
機関誌
※BOX（残部）

08478　**多磨　第94巻　第1号　通巻1092号**　O-7-2
編集　自治会多磨編集委員会
全生互恵会（志田彊）
平成25年1月1日　A5　68頁　500円
機関誌
※BOX（残部）　2冊

08479　**多磨　第94巻　第2号　通巻1093号**　O-7-2
編集　自治会多磨編集委員会
全生互恵会（志田彊）
平成25年2月1日　A5　50頁　500円
機関誌
※BOX（残部）

08480　**多磨　第94巻　第3号　通巻1094号**　O-7-2
編集　自治会多磨編集委員会
全生互恵会（志田彊）
平成25年3月1日　A5　44頁　500円
機関誌
※BOX（残部）

08481 **多磨　第94巻　第4号　通巻1095号**　O-7-2
編集　自治会多磨編集委員会
全生互恵会（志田彊）
平成25年4月1日　A5　54頁　500円
機関誌
※BOX（残部）

08482 **多磨　第94巻　第5号　通巻1096号**　O-7-2
編集　自治会多磨編集委員会
全生互恵会（志田彊）
平成25年5月1日　A5　34頁　500円
機関誌
※BOX（残部）

08483 **多磨　第94巻　第6号　通巻1097号**　O-7-2
編集　自治会多磨編集委員会
全生互恵会（志田彊）
平成25年6月1日　A5　36頁　500円
機関誌
※BOX（残部）

08484 **多磨　第94巻　第7号　通巻1098号**　O-7-2
編集　自治会多磨編集委員会
全生互恵会（志田彊）
平成25年7月1日　A5　46頁　500円
機関誌
※BOX（残部）

08485 **多磨　第94巻　第8号　通巻1099号**　O-7-2
編集　自治会多磨編集委員会
全生互恵会（志田彊）
平成25年8月1日　A5　38頁　500円
機関誌
※BOX（残部）

08486 **多磨　第94巻　第9号　通巻1100号**　O-7-2
編集　自治会多磨編集委員会
全生互恵会（志田彊）
平成25年9月1日　A5　44頁　500円
機関誌
※BOX（残部）

08487 **多磨　第94巻　第10号　通巻1101号**　O-7-2
編集　自治会多磨編集委員会
全生互恵会（志田彊）
平成25年10月1日　A5　54頁　500円
機関誌
※BOX（残部）

08488 **多磨　第94巻　第11号　通巻1102号**　O-7-2
編集　自治会多磨編集委員会
全生互恵会（志田彊）
平成25年11月1日　A5　60頁　500円
機関誌
※BOX（残部）　2冊

08489 **多磨　第94巻　第12号　通巻1103号**　O-7-2
編集　自治会多磨編集委員会
全生互恵会（志田彊）
平成25年12月1日　A5　68頁　500円
機関誌
※BOX（残部）

08490 **多磨　第95巻　第1号　通巻1104号**　O-7-2
編集　自治会多磨編集委員会
全生互恵会（志田彊）
平成26年1月1日　A5　58頁　500円
機関誌
※BOX（残部）

08491 **多磨　第95巻　第2号　通巻1105号**　O-7-2
編集　自治会多磨編集委員会
全生互恵会（志田彊）
平成26年2月1日　A5　52頁　500円
機関誌
※BOX（残部）

08492 **多磨　第95巻　第3号　通巻1106号**　O-7-2
編集　自治会多磨編集委員会
全生互恵会（志田彊）
平成26年3月1日　A5　50頁　500円
機関誌
※BOX（残部）

08493 **多磨　第95巻　第4号　通巻1107号**　O-7-2
編集　自治会多磨編集委員会
全生互恵会（志田彊）
平成26年4月1日　A5　42頁　500円
機関誌
※BOX（残部）

08494 **多磨　第95巻　第5号　通巻1108号**　O-7-2
編集　自治会多磨編集委員会
全生互恵会（志田彊）
平成26年5月1日　A5　40頁　500円
機関誌
※BOX（残部）

08495 **多磨　第95巻　第6号　通巻1109号**　O-7-2
編集　自治会多磨編集委員会
全生互恵会（志田彊）
平成26年6月1日　A5　40頁　500円
機関誌
※BOX（残部）

08496 **多磨　第95巻　第7号　通巻1110号**　O-7-2
編集　自治会多磨編集委員会
全生互恵会（佐川修）
平成26年7月1日　A5　50頁　500円
機関誌
※BOX（残部）

08497 **多磨　第95巻　第8号　通巻1111号**　O-7-2
編集　自治会多磨編集委員会
全生互恵会（佐川修）
平成26年8月1日　A5　44頁　500円
機関誌
※BOX（残部）

08498 **多磨　第95巻　第9号　通巻1112号**　O-7-5
編集　自治会多磨編集委員会
全生互恵会（佐川修）
平成26年9月1日　A5　34頁　500円
機関誌
※BOX（残部）

08499 **楓　創刊号　5月号**　P-1-1
編集　原田久作
外島保養院患者慰藉会（原田久作）
昭和11年5月24日　A5　48頁　10銭
機関誌
※製本

08500 **楓　第1巻　第2号　6月号**　P-1-1
編集　原田久作
外島保養院患者慰藉会（原田久作）
昭和11年6月25日　A5　58頁　10銭
機関誌
※製本

08501 **楓　第1巻　第3号　7月号**　P-1-1
編集　原田久作
外島保養院患者慰藉会（原田久作）
昭和11年7月25日　A5　38頁　10銭
機関誌
※製本

08502 **楓　第1巻　第4号　8月号**　P-1-1
編集　原田久作
外島保養院患者慰藉会（原田久作）
昭和11年8月25日　A5　42頁　10銭
機関誌
※製本

08503 **楓　第1巻　第5号　9月号**　P-1-1
編集　原田久作
外島保養院患者慰藉会（原田久作）
昭和11年9月25日　A5　54頁　10銭
機関誌
※風水害記念号
※製本

08504 **楓　第1巻　第6号　10月号**　P-1-1
編集　原田久作
外島保養院患者慰藉会（原田久作）
昭和11年10月25日　A4　41頁　10銭
機関誌
※製本

08505 **楓　第1巻　第7号　11月号**　P-1-1
編集　原田久作
外島保養院患者慰藉会（原田久作）
昭和11年11月25日　A5　17頁　10銭
機関誌
※製本

08506 **楓　第1巻　第8号　12月号**　P-1-1
編集　原田久作
外島保養院患者慰藉会（原田久作）
昭和11年12月25日　A5　20頁　10銭
機関誌
※製本

08507 **楓　第2巻　第1号　1月号**　P-1-2
編集　原田久作
外島保養院患者慰藉会（原田久作）
昭和12年1月25日　A5　28頁　10銭
機関誌
※製本

08508 **楓　第2巻　第2号　2月号**　P-1-2
編集　原田久作
外島保養院患者慰藉会（原田久作）
昭和12年2月25日　A5　28頁　10銭
機関誌
※製本

08509 **楓　第2巻　第3号　3月号**　P-1-2
編集　原田久作
外島保養院患者慰藉会（原田久作）
昭和12年3月25日　A5　32頁　10銭
機関誌
※製本

08510 **楓　第2巻　第4号　4月号**　P-1-2
編集　原田久作
外島保養院患者慰藉会（原田久作）
昭和12年4月25日　A5　33頁　10銭
機関誌
※製本

08511 **楓　第2巻　第5号　5月号**　P-1-2
　編集　原田久作
　外島保養院患者慰藉会（原田久作）
　昭和12年5月1日　A5　36頁　10銭
　機関誌
　※製本

08512 **楓　第2巻　第6号　6月号**　P-1-2
　編集　原田久作
　外島保養院患者慰藉会（原田久作）
　昭和12年6月1日　A5　32頁　10銭
　機関誌
　※製本

08513 **楓　第2巻　第7号　7月号**　P-1-2
　編集　原田久作
　外島保養院患者慰藉会（原田久作）
　昭和12年7月1日　A5　32頁　10銭
　機関誌
　※製本

08514 **楓　第2巻　第8号　8月号**　P-1-2
　編集　原田久作
　外島保養院患者慰藉会（原田久作）
　昭和12年8月1日　A5　46頁　10銭
　機関誌
　※製本

08515 **楓　第2巻　第9号　9月号**　P-1-2
　編集　原田久作
　外島保養院患者慰藉会（原田久作）
　昭和12年9月1日　A5　36頁　10銭
　機関誌
　※製本

08516 **楓　第2巻　第10号　10月号**　P-1-2
　編集　原田久作
　外島保養院患者慰藉会（原田久作）
　昭和12年10月1日　A5　44頁　10銭
　機関誌
　※製本

08517 **楓　第2巻　第11号　11月号**　P-1-2
　編集　原田久作
　外島保養院患者慰藉会（原田久作）
　昭和12年11月1日　A5　44頁　10銭
　機関誌
　※製本

08518 **楓　第2巻　第12号　12月号**　P-1-2
　編集　原田久作
　外島保養院患者慰藉会（原田久作）
　昭和12年12月1日　A5　36頁　10銭
　機関誌
　※製本

08519 **楓　第3巻　第1号　新年号**　P-1-3
　編集　原田久作
　外島保養院患者慰藉会（原田久作）
　昭和13年1月1日　A5　40頁　10銭
　機関誌
　※製本

08520 **楓　第3巻　第2号　2月号**　P-1-3
　編集　原田久作
　外島保養院患者慰藉会（原田久作）
　昭和13年2月1日　A5　29頁　10銭
　機関誌
　※製本

08521 **楓　第3巻　第3号　3月号**　P-1-3
　編集　原田久作
　外島保養院患者慰藉会（原田久作）
　昭和13年3月1日　A5　42頁　10銭
　機関誌
　※製本

08522 **楓　第3巻　第4号　4月号**　P-1-3
　編集　原田久作
　外島保養院患者慰藉会（原田久作）
　昭和13年4月1日　A5　47頁　10銭
　機関誌
　※製本

08523 **楓　第3巻　第5号　5月号**　P-1-3
　編集　原田久作
　外島保養院患者慰藉会（原田久作）
　昭和13年5月1日　A5　24頁　10銭
　機関誌
　※製本

08524 **楓　第3巻　第6号　6月号**　P-1-3
　編集　神宮良一
　光明園慰安会（神宮良一）
　昭和13年6月15日　A5　54頁　10銭
　機関誌
　※製本

08525 **楓　第3巻　第7号　7月号**　P-1-3
　編集　神宮良一
　光明園慰安会（神宮良一）
　昭和13年7月1日　A5　36頁　10銭
　機関誌
　※製本

08526 楓　第3巻　第8号　8月号　P-1-3
　編集　神宮良一
　光明園慰安会（神宮良一）
　昭和13年8月1日　A5　44頁　10銭
　機関誌
　※製本

08527 楓　第3巻　第9号　9月号　P-1-3
　編集　神宮良一
　光明園慰安会（神宮良一）
　昭和13年9月1日　A5　20頁　10銭
　機関誌
　※製本

08528 楓　第3巻　第10号　10月号　P-1-3
　編集　神宮良一
　光明園慰安会（神宮良一）
　昭和13年10月1日　A5　34頁　10銭
　機関誌
　※製本

08529 楓　第3巻　第11号　11月号　P-1-3
　編集　神宮良一
　光明園慰安会（神宮良一）
　昭和13年11月1日　A5　36頁　10銭
　機関誌
　※製本

08530 楓　第3巻　第12号　12月号　P-1-3
　編集　神宮良一
　光明園慰安会（神宮良一）
　昭和13年12月1日　A5　36頁　10銭
　機関誌
　※製本

08531 楓　第4巻　第1号　新年号　P-1-4
　編集　神宮良一
　光明園慰安会（神宮良一）
　昭和14年1月1日　A5　42頁　10銭
　機関誌
　※製本

08532 楓　第4巻　第2号　2月号　P-1-4
　編集　神宮良一
　光明園慰安会（神宮良一）
　昭和14年2月1日　A5　28頁　10銭
　機関誌
　※製本

08533 楓　第4巻　第3・4号　3・4月号　P-1-4
　編集　神宮良一
　光明園慰安会（神宮良一）
　昭和14年4月10日　A5　38頁　10銭
　機関誌
　※製本

08534 楓　第4巻　第5号　5月号　P-1-4
　編集　神宮良一
　光明園慰安会（神宮良一）
　昭和14年5月1日　A5　42頁　10銭
　機関誌
　※全ページコピー
　※製本

08535 楓　第4巻　第6号　6月号　P-1-4
　編集　神宮良一
　光明園慰安会（神宮良一）
　昭和14年6月1日　A5　45頁　10銭
　機関誌
　※製本

08536 楓　第4巻　第7号　7月号　P-1-4
　編集　神宮良一
　光明園慰安会（神宮良一）
　昭和14年7月1日　A5　37頁　10銭
　機関誌
　※製本

08537 楓　第4巻　第8号　8月号　P-1-4
　編集　神宮良一
　光明園慰安会（神宮良一）
　昭和14年8月1日　A5　29頁　10銭
　機関誌
　※製本

08538 楓　第4巻　第9号　9月号　P-1-4
　編集　神宮良一
　光明園慰安会（神宮良一）
　昭和14年9月1日　A5　28頁　10銭
　機関誌
　※製本

08539 楓　第4巻　第10号　10月号　P-1-4
　編集　神宮良一
　光明園慰安会（神宮良一）
　昭和14年10月1日　A5　22頁　10銭
　機関誌
　※製本

08540 楓　第4巻　第11号　11月号　P-1-4
　編集　神宮良一
　光明園慰安会（神宮良一）
　昭和14年11月1日　A5　29頁　10銭
　機関誌
　※全ページコピー
　※製本

08541　楓　第4巻　第12号　12月号　P-1-4
　編集　神宮良一
　光明園慰安会（神宮良一）
　昭和14年12月1日　A5　32頁　10銭
　機関誌
　※製本

08542　楓　第5巻　第1号　1月号　P-1-5
　編集　神宮良一
　光明園慰安会（神宮良一）
　昭和15年1月1日　A5　29頁　10銭
　機関誌
　※製本

08543　楓　第5巻　第2号　2月号　P-1-5
　編集　神宮良一
　光明園慰安会（神宮良一）
　昭和15年2月1日　A5　20頁　10銭
　機関誌
　※製本

08544　楓　第5巻　第3号　3月号　P-1-5
　編集　神宮良一
　光明園慰安会（神宮良一）
　昭和15年3月1日　A5　40頁　10銭
　機関誌
　※製本

08545　楓　第5巻　第4号　4月号　P-1-5
　編集　神宮良一
　光明園慰安会（神宮良一）
　昭和15年4月5日　A5　32頁　10銭
　機関誌
　※製本

08546　楓　第5巻　第5号　5月号　P-1-5
　編集　神宮良一
　光明園慰安会（神宮良一）
　昭和15年5月5日　A5　22頁　10銭
　機関誌
　※製本

08547　楓　第5巻　第6号　6月号　P-1-5
　編集　神宮良一
　光明園慰安会（神宮良一）
　昭和15年6月5日　A5　32頁　10銭
　機関誌
　※製本

08548　楓　第5巻　第7号　7月号　P-1-5
　編集　神宮良一
　光明園慰安会（神宮良一）
　昭和15年7月5日　A5　26頁　10銭
　機関誌
　※製本

08549　楓　第5巻　第8号　8月号　P-1-5
　編集　神宮良一
　光明園慰安会（神宮良一）
　昭和15年8月1日　A5　36頁　10銭
　機関誌
　※製本

08550　楓　第5巻　第9,10号　9,10月号　P-1-5
　編集　神宮良一
　光明園慰安会（神宮良一）
　昭和15年10月5日　A5　49頁　10銭
　機関誌
　※製本

08551　楓　第5巻　第11号　11月号　P-1-5
　編集　神宮良一
　光明園慰安会（神宮良一）
　昭和15年11月5日　A5　36頁　10銭
　機関誌
　※製本

08552　楓　第5巻　第11号　12月号　P-1-5
　編集　神宮良一
　光明園慰安会（神宮良一）
　昭和15年12月5日　A5　29頁　10銭
　機関誌
　※製本

08553　楓　第6巻　第1号　1月号　P-1-5
　編集　神宮良一
　光明園慰安会（神宮良一）
　昭和16年2月5日　A5　10銭
　機関誌
　※製本

08554　楓　第6巻　第2号　3月号　P-1-5
　編集　神宮良一
　光明園慰安会（神宮良一）
　昭和16年3月5日　A5　22頁　10銭
　機関誌
　※製本

08555　楓　第6巻　第3号　4月号　P-1-5
　編集　神宮良一
　光明園慰安会（神宮良一）
　昭和16年4月5日　A5　34頁　10銭
　機関誌
　※製本

08556 楓 第6巻 第4号 5月号　P-1-5
　編集　神宮良一
　光明園慰安会（神宮良一）
　昭和16年5月5日　A5　10銭
　機関誌
　※製本

08557 楓 第6巻 第5号 6月号　P-1-5
　編集　神宮良一
　光明園慰安会（神宮良一）
　昭和16年6月5日　A5　48頁　10銭
　機関誌
　※製本

08558 楓 第6巻 第6号 7月号　P-1-5
　編集　神宮良一
　光明園慰安会（神宮良一）
　昭和16年7月5日　A5　52頁　10銭
　機関誌
　※製本

08559 楓 第6巻 第7号 8月号　P-1-5
　編集　神宮良一
　邑久光明園慰安会（神宮良一）
　昭和16年8月5日　A5　42頁　10銭
　機関誌
　※製本

08560 楓 第6巻 第8号 9月号　P-1-5
　編集　神宮良一
　邑久光明園慰安会（神宮良一）
　昭和16年9月5日　A5　28頁　10銭
　機関誌
　※製本

08561 楓 第6巻 第9号 10月号　P-1-5
　編集　神宮良一
　邑久光明園慰安会（神宮良一）
　昭和16年10月5日　A5　36頁　10銭
　機関誌
　※製本

08562 楓 第6巻 第10号 11,12月号　P-1-5
　編集　神宮良一
　邑久光明園慰安会（神宮良一）
　昭和16年12月5日　A5　45頁　10銭
　機関誌
　※製本

08563 楓 第7巻 第1号 1月号　P-1-6
　編集　神宮良一
　邑久光明園慰安会（神宮良一）
　昭和17年1月5日　A5　32頁　10銭
　機関誌
　※製本

08564 楓 第7巻 第2号 2月号　P-1-6
　編集　神宮良一
　邑久光明園慰安会（神宮良一）
　昭和17年2月5日　A5　26頁　10銭
　機関誌
　※製本

08565 楓 第7巻 第3号 3月号　P-1-6
　編集　神宮良一
　邑久光明園慰安会（神宮良一）
　昭和17年3月5日　A5　26頁　10銭
　機関誌
　※製本

08566 楓 第7巻 第4号 4月号　P-1-6
　編集　神宮良一
　邑久光明園慰安会（神宮良一）
　昭和17年4月5日　A5　34頁　10銭
　機関誌
　※製本

08567 楓 第7巻 第5号 5月号　P-1-6
　編集　神宮良一
　邑久光明園慰安会（神宮良一）
　昭和17年5月5日　A5　44頁　10銭
　機関誌
　※製本

08568 楓 第7巻 第6号 6月号　P-1-6
　編集　神宮良一
　邑久光明園慰安会（神宮良一）
　昭和17年6月5日　A5　34頁　10銭
　機関誌
　※製本

08569 楓 第7巻 第7号 7月号　P-1-6
　編集　神宮良一
　邑久光明園慰安会（神宮良一）
　昭和17年7月5日　A5　32頁　10銭
　機関誌
　※製本

08570 楓 第7巻 第8号 8月号　P-1-6
　編集　神宮良一
　邑久光明園慰安会（神宮良一）
　昭和17年8月5日　A5　36頁　10銭
　機関誌
　※製本

08571　楓　第7巻　第9号　9月号　P-1-6
　編集　神宮良一
　邑久光明園慰安会（神宮良一）
　昭和17年9月5日　A5　37頁　10銭
　機関誌
　※製本

08572　楓　第7巻　第10号　10月号　P-1-6
　編集　神宮良一
　邑久光明園慰安会（神宮良一）
　昭和17年10月5日　A5　48頁　10銭
　機関誌
　※製本

08573　楓　第7巻　第11,12月合併号　P-1-6
　編集　神宮良一
　邑久光明園慰安会（神宮良一）
　昭和17年12月5日　A5　62頁　10銭
　機関誌
　※製本

08574　楓　第8巻　2・3月号　P-1-7
　編集　神宮良一
　邑久光明園慰安会（神宮良一）
　昭和18年3月5日　A5　54頁　10銭
　機関誌
　※製本

08575　楓　第8巻　4月号　P-1-7
　編集　神宮良一
　邑久光明園慰安会（神宮良一）
　昭和18年4月5日　A5　40頁　10銭
　機関誌
　※製本

08576　楓　第8巻　5月号　P-1-7
　編集　神宮良一
　邑久光明園慰安会（神宮良一）
　昭和18年5月5日　A5　39頁　10銭
　機関誌
　※製本

08577　楓　第8巻　6月号　P-1-7
　編集　神宮良一
　邑久光明園慰安会（神宮良一）
　昭和18年6月5日　A5　42頁　10銭
　機関誌
　※開園5周年記念号
　※製本

08578　楓　第8巻　7月号　P-1-7
　A5　38頁
　機関誌

　※製本

08579　楓　第8巻　8月号　P-1-7
　A5　30頁
　機関誌
　※製本

08580　楓　第8巻　9月号　P-1-7
　A5　24頁
　機関誌
　※製本

08581　楓　第8巻　10月号　P-1-7
　編集　神宮良一
　邑久光明園（神宮良一）
　昭和18年10月5日　A5　31頁
　機関誌
　※製本

08582　楓　第8巻　11月号　P-1-7
　編集　神宮良一
　邑久光明園（神宮良一）
　昭和18年11月5日　A5　27頁
　機関誌
　※製本

08583　楓　第8巻　12月号　P-1-7
　編集　神宮良一
　邑久光明園（神宮良一）
　昭和18年12月5日　A5　37頁
　機関誌
　※製本

08584　楓　第9巻　正月号　P-1-7
　編集　神宮良一
　邑久光明園（神宮良一）
　昭和19年1月5日　A5　25頁
　機関誌
　※製本

08585　楓　第9巻　2月号　P-1-7
　編集　神宮良一
　邑久光明園（神宮良一）
　昭和19年2月5日　A5　27頁
　機関誌
　※製本

08586　楓　第9巻　3月号　P-1-7
　編集　神宮良一
　邑久光明園（神宮良一）
　昭和19年3月5日　A5　26頁
　機関誌
　※製本

08587　**楓　第9巻　4月号**　P-1-7
　編集　神宮良一
　邑久光明園（神宮良一）
　昭和19年4月5日　A5　15頁
　機関誌
　※製本

08588　**楓　第9巻　5月号**　P-1-7
　編集　神宮良一
　邑久光明園（神宮良一）
　昭和19年5月5日　A5　26頁
　機関誌
　※製本

08589　**楓　第9巻　6月号**　P-1-7
　編集　神宮良一
　邑久光明園（神宮良一）
　昭和19年6月5日　A5　30頁
　機関誌
　※製本

08590　**楓　第9巻　7月号**　P-1-7
　編集　神宮良一
　邑久光明園（神宮良一）
　昭和19年7月5日　A5　42頁
　機関誌
　※製本

08591　**楓　第1巻　第5号　8,9月合併号**　P-1-8
　編集　楓編集部
　文藝会
　昭和22年10月15日　A5　43頁　非売品
　機関誌
　※全ページ原稿用紙に手書き

08592　**楓　第1巻　第6号　10,11月号**　P-1-8
　編集　楓編集部
　文藝会
　昭和22年12月5日　A5　65頁
　機関誌
　※全ページ手書き

08593　**楓　第1巻　第5号　8,9月合併号**　P-1-9
　編集　楓編集部
　文藝会
　昭和22年10月15日　A5　43頁　非売品
　機関誌
　※全ページコピー

08594　**楓　第1巻　第6号　10,11月号**　P-1-10
　編集　楓編集部
　文藝会
　昭和22年12月5日　A5　65頁
　機関誌
　※全ページコピー

08595　**楓　2,3月号　第2巻　第9号**　P-1-11
　編集　光明園文藝会編集部
　光明園文藝会
　昭和23年3月25日　A5　31頁
　機関誌
　※全ページ手書き

08596　**楓　陽春特別号　第2巻　第3号　4月号**　P-1-11
　編集　文藝会
　邑久光明園
　昭和23年4月25日　A5　114頁
　機関誌
　※全ページ手書き

08597　**楓　2,3月号　第2巻　第9号**　P-1-12
　編集　光明園文藝会編集部
　光明園文藝会
　昭和23年3月25日　A5　30頁
　機関誌
　※全ページコピー

08598　**楓　陽春特別号　第2巻　第3号　4月号**　P-1-13
　編集　文藝会
　邑久光明園
　昭和23年4月25日　A5　114頁
　機関誌
　※全ページコピー

08599　**楓　第2巻　第4号**　P-1-14
　編集　楓編集部
　文芸会編集部
　昭和23年6月10日　B5　30頁　非売品
　機関誌

08600　**楓　第2巻　第4号**　P-1-15
　編集　楓編集部
　文芸会編集部
　昭和23年6月10日　B5　30頁　非売品
　機関誌
　※全ページコピー
　※製本

08601　**楓　第2巻　第5号**　P-1-15
　編集　文芸会編集部
　光明園文芸会
　昭和23年7月10日　B5　30頁　非売品
　機関誌
　※製本

08602 **楓　第2巻　第6号**　P-1-15
　編集　楓編集部
　邑久光明園文芸会
　昭和23年8月15日　B5　32頁
　機関誌
　※製本

08603 **楓　第2巻　第7号**　P-1-15
　編集　楓編集部
　光明園文芸会
　昭和23年9月5日　B5　36頁
　機関誌
　※製本

08604 **楓　第2巻　第8号**　P-1-15
　編集　楓編集部同人
　光明園文芸会
　昭和23年10月10日　B5　40頁　非売品
　機関誌
　※製本

08605 **楓　第2巻　第9号**　P-1-15
　編集　文芸会編集部
　光明園文芸会
　昭和23年11月5日　B5　34頁
　機関誌
　※全ページコピー
　※製本

08606 **楓　第2巻　第10号**　P-1-15
　編集　文芸会編集部
　光明園文芸会
　昭和23年12月10日　B5　44頁　非売品
　機関誌
　※製本

08607 **開園十周年記念号　昭和二十三年**　P-1-16
　編集　松本杉夫、木下吉雄
　邑久光明園（神宮良一）
　昭和23年12月25日　A5　116頁
　機関誌

08608 **楓**　P-1-17
　編集　松本杉夫、木下吉雄
　邑久光明園（神宮良一）
　昭和23年12月25日　A5　166頁
　機関誌
　※製本

08609 **楓　1・2月合併号**　P-1-17
　編集　神宮良一
　邑久光明園（神宮良一）
　昭和24年3月1日　A5　48頁
　機関誌
　※製本

08610 **楓　第3巻　第2号　3・4月号**　P-1-17
　編集　木下吉雄、松本杉夫
　邑久光明園慰安会（神宮良一）
　昭和24年5月1日　A5　48頁
　機関誌
　※製本

08611 **楓　第3巻　第3号　5・6月号**　P-1-17
　編集　木下吉雄、松本杉夫
　邑久光明園慰安会（神宮良一）
　昭和24年7月1日　A5　46頁
　機関誌
　※製本

08612 **楓　第3巻　第4号**　P-1-17
　編集　木下吉雄、松本杉夫
　邑久光明園慰安会（神宮良一）
　昭和24年9月1日　A5　68頁
　機関誌
　※開設40周年記念号
　※製本

08613 **楓　第3巻　第5号　9・10月合併号**　P-1-17
　昭和24年10月1日　A5　53頁
　機関誌
　※製本

08614 **楓　11・12月号**　P-1-17
　編集　木下吉雄、松本杉夫
　邑久光明園慰安会（神宮良一）
　昭和24年12月20日　A5　56頁
　機関誌
　※製本

08615 **楓　1・2月合併号**　P-1-18
　編集　神宮良一
　邑久光明園（神宮良一）
　昭和24年3月1日　A5　48頁
　機関誌
　※製本

08616 **楓　第3巻　第2号　3・4月号**　P-1-18
　編集　木下吉雄、松本杉夫
　邑久光明園慰安会（神宮良一）
　昭和24年5月1日　A5　47頁
　機関誌
　※製本

08617 **楓　第3巻　第3号　5・6月号**　P-1-18
　編集　木下吉雄、松本杉夫

邑久光明園慰安会（神宮良一）
昭和24年7月1日　A5　46頁
機関誌
※製本

08618　楓　第3巻　第4号　P-1-18
編集　木下吉雄、松本杉夫
邑久光明園慰安会（神宮良一）
昭和24年9月1日　A5　68頁
機関誌
※開設40周年記念号
※製本

08619　楓　第3巻　第5号　9・10月合併号　P-1-18
編集　木下吉雄、松本杉夫
邑久光明園慰安会（神宮良一）
昭和24年10月1日　A5　54頁
機関誌
※製本

08620　楓　11・12月号　P-1-18
編集　木下吉雄、松本杉夫
邑久光明園慰安会（神宮良一）
昭和24年12月20日　A5　56頁
※製本

08621　楓　1・2月号　P-1-19
編集　木下吉雄、上林直吉
邑久光明園慰安会（神宮良一）
昭和25年2月25日　A5　58頁
機関誌
※製本

08622　楓　3・4月号　P-1-19
編集　木下吉雄、上林直吉
邑久光明園慰安会（神宮良一）
昭和25年4月25日　A5　76頁
機関誌
※製本

08623　楓　第4巻　第3号　5・6月号　P-1-19
編集　木下吉雄、上林直吉
邑久光明園慰安会（神宮椅堂）
昭和25年6月25日　A5　80頁
機関誌
※製本

08624　楓　第4巻　第4号　7・8月号　P-1-19
編集　木下吉雄、上林直吉
邑久光明園慰安会（神宮良一）
昭和25年8月25日　A5　88頁
機関誌

※製本

08625　楓　第4巻　第5号　9・10月号　P-1-19
編集　木下吉雄、上林直吉
邑久光明園慰安会（神宮良一）
昭和25年10月1日　A5　96頁
機関誌
※製本

08626　楓　第4巻　第6号　11・12月号　P-1-19
編集　木下吉雄、上林直吉
邑久光明園慰安会（神宮良一）
昭和25年12月1日　A5　80頁
機関誌
※製本

08627　楓　第5巻　第1号　1月号　P-1-20
編集　木下吉雄、上林直吉
邑久光明園慰安会（神宮良一）
昭和25年12月25日　A5　52頁
機関誌
※製本

08628　楓　第5巻　第2号　2・3月号　P-1-20
編集　木下吉雄、上林直吉
邑久光明園慰安会（神宮良一）
昭和26年3月5日　A5　88頁
機関誌
※製本

08629　楓　第5巻　第3号　4月号　P-1-20
編集　木下吉雄、上林直吉
邑久光明園慰安会（神宮良一）
昭和26年4月1日　A5　54頁
機関誌
※製本

08630　楓　第5巻　第4号　5月号　P-1-20
編集　木下吉雄、上林直吉
邑久光明園慰安会（神宮良一）
昭和26年5月1日　A5　50頁
機関誌
※製本

08631　楓　第5巻　第5号　6月号　P-1-20
編集　木下吉雄、上林直吉
邑久光明園慰安会（神宮良一）
昭和26年6月1日　A5　46頁
機関誌
※製本

08632　楓　P-1-20
編集　神宮良一

邑久光明園（神宮良一）
昭和26年6月15日　A5　50頁
機関誌
※皇太后陛下追悼特集号
※製本

08633　**楓　第5巻　第6号　7月号**　P-1-20
編集　木下吉雄、上林直吉
邑久光明園慰安会（神宮良一）
昭和26年7月1日　A5　50頁
機関誌
※国立移管10周年記念号
※製本

08634　**楓　第5巻　第7号　8月号**　P-1-20
編集　木下吉雄、上林直吉
邑久光明園慰安会（神宮良一）
昭和26年8月1日　A5　46頁
機関誌
※製本

08635　**楓　第5巻　第8号　9月号**　P-1-20
編集　木下吉雄、上林直吉
邑久光明園（神宮良一）
昭和26年9月1日　A5　50頁
機関誌
※製本

08636　**楓　第5巻　第9号　10月号**　P-1-20
編集　木下吉雄、上林直吉
邑久光明園慰安会（神宮良一）
昭和26年10月1日　A5　48頁
機関誌
※製本

08637　**楓　第5巻　第10号　11月号**　P-1-20
編集　木下吉雄、上林直吉
邑久光明園慰安会（神宮良一）
昭和26年11月1日　A5　48頁
機関誌
※製本

08638　**楓　第5巻　第11号　12月号**　P-1-20
編集　木下吉雄、上林直吉
邑久光明園慰安会（神宮良一）
昭和26年12月1日　A5　52頁
機関誌
※製本

08639　**楓　第6巻　第1号　1月号**　P-1-21
編集　木下吉雄、上林直吉
邑久光明園慰安会（神宮良一）
昭和26年12月20日　A5　54頁
機関誌
※製本

08640　**楓　第6巻　第2号　2月号**　P-1-21
編集　木下吉雄、千島染太郎
邑久光明園慰安会（神宮良一）
昭和27年1月25日　A5　51頁
機関誌
※製本

08641　**楓　第6巻　第3号　3月号**　P-1-21
編集　木下吉雄、千島染太郎
邑久光明園慰安会（神宮良一）
昭和27年3月1日　A5　48頁
機関誌
※製本

08642　**楓　第6巻　第4号　4月号**　P-1-21
編集　木下吉雄、千島染太郎
邑久光明園慰安会（神宮良一）
昭和27年4月1日　A5　48頁
機関誌
※製本

08643　**楓　第6巻　第5号　5月号**　P-1-21
編集　木下吉雄、千島染太郎
邑久光明園慰安会（神宮良一）
昭和27年5月1日　A5　44頁
機関誌
※製本

08644　**楓　第6巻　第6号　6月号**　P-1-21
編集　木下吉雄、千島染太郎
邑久光明園慰安会（神宮良一）
昭和27年6月1日　A5　50頁
機関誌
※製本

08645　**楓　第6巻　第7号　7月号**　P-1-21
編集　木下吉雄、千島染太郎
邑久光明園慰安会（神宮良一）
昭和27年6月26日　A5　46頁
機関誌
※製本

08646　**楓　第6巻　第8号　8月号**　P-1-21
編集　木下吉雄、千島染太郎
邑久光明園慰安会（神宮良一）
昭和27年7月26日　A5　48頁
機関誌
※製本

08647 **楓　第6巻　第9号　9月号**　P-1-21
　編集　木下吉雄、千島染太郎
　邑久光明園慰安会（神宮良一）
　昭和27年8月26日　A5　58頁
　機関誌
　※製本

08648 **楓　第6巻　第10号　10月号**　P-1-21
　編集　木下吉雄、千島染太郎
　邑久光明園慰安会（神宮慮一）
　昭和27年9月26日　A5　48頁
　機関誌
　※製本

08649 **楓　第6巻　第11号　11月号**　P-1-21
　編集　木下吉雄、千島染太郎
　邑久光明園慰安会（神宮良一）
　昭和27年10月26日　A5　54頁
　機関誌
　※製本

08650 **楓　第6巻　第12号　12月号**　P-1-21
　編集　木下吉雄、千島染太郎
　邑久光明園慰安会（神宮良一）
　昭和27年11月26日　A5　50頁
　機関誌
　※製本

08651 **楓　第7巻　第1号　1月号**　P-1-22
　昭和27年12月25日　A5　52頁
　機関誌

08652 **楓　第7巻　第2号　2月号**　P-1-22
　編集　木下吉雄、千島染太郎
　邑久光明園慰安会（神宮良一）
　昭和28年1月26日　A5　52頁
　機関誌

08653 **楓　第7巻　第3号　3月号**　P-1-22
　編集　木下吉雄、千島染太郎
　邑久光明園慰安会（神宮良一）
　昭和28年2月26日　A5　50頁
　機関誌

08654 **楓　第7巻　第4号　4月号**　P-1-22
　編集　木下吉雄、千島染太郎
　邑久光明園慰安会（神宮良一）
　昭和28年3月26日　A5　54頁
　機関誌

08655 **楓　第7巻　第5号　5月号**　P-1-22
　編集　木下吉雄、千島染太郎
　邑久光明園慰安会（神宮良一）
　昭和28年4月26日　A5　52頁
　機関誌

08656 **楓　第7巻　第6号　6月号**　P-1-22
　編集　木下吉雄、千島染太郎
　邑久光明園慰安会（神宮良一）
　昭和28年5月26日　A5　52頁
　機関誌

08657 **楓　第7巻　第7号　7月号**　P-1-22
　編集　木下吉雄、千島染太郎
　邑久光明園慰安会（神宮良一）
　昭和28年6月26日　A5　52頁
　機関誌

08658 **楓　第7巻　第8号　8月号**　P-1-22
　編集　木下吉雄、千島染太郎
　邑久光明園慰安会（神宮良一）
　昭和28年7月26日　A5　48頁
　機関誌

08659 **楓　第7巻　第9号　9月号**　P-1-22
　編集　木下吉雄、千島染太郎
　邑久光明園慰安会（神宮良一）
　昭和28年8月26日　A5　48頁　40円
　機関誌

08660 **楓　第7巻　第10号　10月号**　P-1-22
　編集　木下吉雄、千島染太郎
　邑久光明園慰安会（神宮良一）
　昭和28年9月26日　A5　50頁　40円
　機関誌

08661 **楓　第7巻　第11号　11月号**　P-1-22
　編集　木下吉雄、千島染太郎
　邑久光明園慰安会（神宮良一）
　昭和28年10月26日　A5　52頁　40円
　機関誌

08662 **楓　第7巻　第12号　12月号**　P-1-22
　編集　木下吉雄、千島染太郎
　邑久光明園慰安会（神宮良一）
　昭和28年11月26日　A5　50頁　40円
　機関誌

08663 **楓　文芸特集号**　P-1-22
　編集　木下吉雄、千島染太郎
　邑久光明園（神宮良一）
　昭和28年11月30日　A5　148頁
　機関誌
　※開園15周年記念

08664　**楓　第8巻　第1号　1月号**　P-1-23
編集　木下吉雄、千島染太郎
邑久光明園慰安会（神宮良一）
昭和28年12月26日　A5　58頁　40円
機関誌
※製本

08665　**楓　第8巻　第2号　2月号**　P-1-23
編集　木下吉雄、千島染太郎
邑久光明園慰安会（神宮良一）
昭和29年1月26日　A5　52頁　40円
機関誌
※製本

08666　**楓　第8巻　第3号　3月号**　P-1-23
編集　木下吉雄、千島染太郎
邑久光明園慰安会（神宮良一）
昭和29年2月26日　A5　54頁　40円
機関誌
※製本

08667　**楓　第8巻　第4号　4月号**　P-1-23
編集　木下吉雄、名草良作
邑久光明園慰安会（神宮良一）
昭和29年3月26日　A5　60頁　40円
機関誌
※製本

08668　**楓　第8巻　第5号　5月号**　P-1-23
編集　木下吉雄、名草良作
邑久光明園慰安会（神宮良一）
昭和29年4月26日　A5　70頁　40円
機関誌
※製本

08669　**楓　第8巻　第6号　6月号**　P-1-23
邑久光明園慰安会
昭和29年6月1日　A5　69頁　40円
機関誌
※製本

08670　**楓　第8巻　第7号　7月号**　P-1-23
編集　木下吉雄、名草良作
邑久光明園慰安会（神宮良一）
昭和29年7月1日　A5　60頁　40円
機関誌
※製本

08671　**楓　第8巻　第8号　8月号**　P-1-23
編集　木下吉雄、名草良作
邑久光明園慰安会（神宮良一）
昭和29年8月1日　A5　62頁　40円
機関誌
※製本

08672　**楓　第8巻　第9号　9月号**　P-1-23
編集　木下吉雄、名草良作
邑久光明園慰安会（神宮良一）
昭和29年9月1日　A5　54頁　40円
機関誌
※製本

08673　**楓　第8巻　第10号　10月号**　P-1-23
編集　木下吉雄、名草良作
邑久光明園慰安会（神宮良一）
昭和29年10月1日　A5　58頁　40円
機関誌
※製本

08674　**楓　第8巻　第11号　11月号**　P-1-23
編集　木下吉雄、名草良作
邑久光明園慰安会（神宮良一）
昭和29年11月1日　A5　56頁　40円
機関誌
※製本

08675　**楓　第8巻　第12号**　P-1-23
編集　木下吉雄、名草良作
邑久光明園慰安会（神宮良一）
昭和29年12月1日　A5　120頁
※創立45周年記念文芸特集号
※製本

08676　**楓　第9巻　第1号**　P-1-24
編集　木下吉雄、名草良作
邑久光明園慰安会（神宮良一）
昭和30年1月1日　A5　56頁
機関誌
※製本

08677　**楓　第9巻　第2号**　P-1-24
編集　木下吉雄、名草良作
邑久光明園慰安会（神宮良一）
昭和30年2月1日　A5　62頁
機関誌
※製本

08678　**楓　第9巻　第3号**　P-1-24
編集　木下吉雄、千島染太郎
邑久光明園慰安会（神宮良一）
昭和30年3月1日　A5　58頁
機関誌
※製本

08679　**楓　第9巻　第4号**　P-1-24
編集　木下吉雄、千島染太郎

邑久光明園慰安会（神宮良一）
昭和30年4月1日　A5　58頁
機関誌
※製本

08680　楓　第9巻　第5号　P-1-24
編集　木下吉雄、千島染太郎
邑久光明園慰安会（神宮良一）
昭和30年5月1日　A5　60頁
機関誌
※製本

08681　楓　第9巻　第6号　P-1-24
編集　木下吉雄、千島染太郎
邑久光明園慰安会（神宮良一）
昭和30年6月1日　A5　48頁
機関誌
※製本

08682　楓　第9巻　第7号　P-1-24
編集　木下吉雄、千島染太郎
邑久光明園慰安会（神宮良一）
昭和30年7月1日　A5　48頁
機関誌
※製本

08683　楓　第9巻　第8号　P-1-24
編集　木下吉雄、千島染太郎
邑久光明園慰安会（神宮良一）
昭和30年8月1日　A5　50頁
機関誌
※製本

08684　楓　第9巻　第9号　P-1-24
編集　木下吉雄、千島染太郎
邑久光明園慰安会（神宮良一）
昭和30年9月1日　A5　50頁
機関誌
※製本

08685　楓　第9巻　第10号　P-1-24
編集　木下吉雄、千島染太郎
邑久光明園慰安会（神宮良一）
昭和30年10月1日　A5　46頁
機関誌
※製本

08686　楓　第9巻　第11号　P-1-24
編集　木下吉雄、千島染太郎
邑久光明園慰安会（神宮良一）
昭和30年11月1日　A5　48頁　40円
機関誌
※製本

08687　楓　第9巻　第12号　P-1-24
編集　木下吉雄、千島染太郎
邑久光明園慰安会（神宮良一）
昭和30年12月1日　A5　50頁
機関誌
※製本

08688　楓　第10巻　第1号　1月号　P-1-25
編集　木下吉雄、千島染太郎
邑久光明園慰安会（神宮良一）
昭和31年1月1日　A5　54頁
機関誌
※製本

08689　楓　第10巻　第2号　2月号　P-1-25
編集　木下吉雄、千島染太郎
邑久光明園慰安会（神宮良一）
昭和31年2月1日　A5　60頁
機関誌
※製本

08690　楓　第10巻　第3号　3月号　P-1-25
編集　木下吉雄、千島染太郎
邑久光明園慰安会（神宮良一）
昭和31年3月1日　A5　58頁
機関誌
※製本

08691　楓　第10巻　第4号　4月号　P-1-25
編集　木下吉雄、千島染太郎
邑久光明園慰安会（神宮良一）
昭和31年4月1日　A5　54頁　60円
機関誌
※製本

08692　楓　第10巻　第5号　5月号　P-1-25
編集　木下吉雄、千島染太郎
邑久光明園慰安会（神宮良一）
昭和31年5月1日　A5　56頁　60円
機関誌
※製本

08693　楓　第10巻　第6号　6月号　P-1-25
編集　木下吉雄、千島染太郎
邑久光明園慰安会（神宮良一）
昭和31年6月1日　A5　58頁
機関誌
※製本

08694　楓　第10巻　第7号　7月号　P-1-25
編集　木下吉雄、千島染太郎
邑久光明園慰安会（神宮良一）
昭和31年7月1日　A5　48頁

機関誌
※製本

08695　楓　第10巻　第8号　8月号　P-1-25
　編集　木下吉雄、千島染太郎
　邑久光明園慰安会（神宮良一）
　昭和31年8月1日　A5　52頁　60円
　機関誌
　※製本

08696　楓　第10巻　第9号　9月号　P-1-25
　編集　木下吉雄、千島染太郎
　邑久光明園慰安会（神宮良一）
　昭和31年9月1日　A5　48頁　60円
　機関誌
　※製本

08697　楓　第10巻　第10号　10月号　P-1-25
　編集　木下吉雄、千島染太郎
　邑久光明園慰安会（神宮良一）
　昭和31年10月1日　A5　41頁　60円
　機関誌
　※製本

08698　楓　第10巻　第11号　11月号　P-1-25
　編集　木下吉雄、千島染太郎
　邑久光明園慰安会（神宮良一）
　昭和31年11月1日　A5　80頁　60円
　機関誌
　※製本

08699　楓　第10巻　第12号　12月号　P-1-25
　編集　木下吉雄、千島染太郎
　邑久光明園慰安会（神宮良一）
　昭和31年12月1日　A5　68頁
　機関誌
　※製本

08700　楓　第11巻　第1号　1月号　P-1-26
　編集　木下吉雄、千島染太郎
　邑久光明園慰安会（神宮良一）
　昭和32年1月1日　A5　58頁　60円
　機関誌
　※製本

08701　楓　第11巻　第2号　2月号　P-1-26
　編集　木下吉雄、千島染太郎
　邑久光明園慰安会（神宮良一）
　昭和32年2月1日　A5　62頁　60円
　機関誌
　※製本

08702　楓　第11巻　第3号　3月号　P-1-26
　編集　木下吉雄、縣清志
　邑久光明園慰安会（神宮良一）
　昭和32年3月1日　A5　48頁　60円
　機関誌
　※製本

08703　楓　第11巻　第4号　4月号　P-1-26
　編集　木下吉雄、縣清志
　邑久光明園慰安会（神宮良一）
　昭和32年4月1日　A5　60頁　60円
　機関誌
　※製本

08704　楓　第11巻　第5号　5月号　P-1-26
　編集　木下吉雄、縣清志
　邑久光明園慰安会（神宮良一）
　昭和32年5月1日　A5　58頁　60円
　機関誌
　※製本

08705　楓　第11巻　第6号　6月号　P-1-26
　編集　木下吉雄、縣清志
　邑久光明園慰安会（神宮良一）
　昭和32年6月1日　A5　52頁　60円
　機関誌
　※製本

08706　楓　第20巻　第7号　7月号　P-1-26
　編集　木下吉雄、縣清志
　邑久光明園慰安会（神宮良一）
　昭和32年7月1日　A5　52頁　60円
　機関誌
　※製本

08707　楓　第20巻　第8号　8月号　通巻202号　P-1-26
　編集　木下吉雄、縣清志
　邑久光明園慰安会（神宮良一）
　昭和32年8月1日　A5　50頁　60円
　機関誌
　※製本

08708　楓　第20巻　第9号　9月号　通巻203号　P-1-26
　編集　木下吉雄、縣清志
　邑久光明園慰安会（藤井義明）
　昭和32年9月1日　A5　54頁　60円
　機関誌
　※故神宮園長を偲ぶ
　※製本

08709　楓　第20巻　第10号　10月号　通巻204号

P-1-26
　編集　木下吉雄、縣清志
　邑久光明園慰安会（藤井義明）
　昭和32年10月1日　A5　54頁　60円
　機関誌
　※製本

08710　楓　第20巻　第11号　11月号　通巻205号
P-1-26
　編集　木下吉雄、縣清志
　邑久光明園慰安会（藤井義明）
　昭和32年11月1日　A5　86頁　60円
　機関誌
　※製本

08711　楓　第20巻　第12号　12月号　通巻206号
P-1-26
　編集　鹿野幸一郎、県清志
　邑久光明園慰安会（藤井義明）
　昭和32年12月1日　A5　48頁　60円
　機関誌
　※製本

08712　楓　第21巻　第1号　1月号　通巻207号
P-2-1
　編集　鹿野幸一郎、県清志
　邑久光明園慰安会（藤井義明）
　昭和33年1月1日　A5　50頁　60円
　機関誌
　※製本

08713　楓　第21巻　第2号　2月号　通巻208号
P-2-1
　編集　鹿野幸一郎、望月拓郎
　邑久光明園慰安会（藤井義明）
　昭和33年2月1日　A5　52頁　60円
　機関誌
　※製本

08714　楓　第21巻　第3号　3月号　通巻209号
P-2-1
　編集　鹿野幸一郎、望月拓郎
　邑久光明園慰安会（藤井義明）
　昭和33年3月1日　A5　54頁　60円
　機関誌
　※製本

08715　楓　第21巻　第4号　4月号　通巻210号
P-2-1
　編集　鹿野幸一郎、望月拓郎
　邑久光明園慰安会（藤井義明）
　昭和33年4月1日　A5　54頁　60円
　機関誌
　※製本

08716　楓　第21巻　第5号　5月号　通巻211号
P-2-1
　編集　鹿野幸一郎、望月拓郎
　邑久光明園慰安会（守屋睦夫）
　昭和33年5月1日　A5　58頁　60円
　機関誌
　※製本

08717　楓　第21巻　第6号　6月号　通巻212号
P-2-1
　編集　鹿野幸一郎、望月拓郎
　邑久光明園慰安会（守屋睦夫）
　昭和33年6月1日　A5　60頁　60円
　機関誌
　※製本

08718　楓　第21巻　第7号　7月号　通巻213号
P-2-1
　編集　鹿野幸一郎、望月拓郎
　邑久光明園慰安会（守屋睦夫）
　昭和33年7月1日　A5　56頁　60円
　機関誌
　※製本

08719　楓　第21巻　第8号　8月号　通巻214号
P-2-1
　編集　鹿野幸一郎、望月拓郎
　邑久光明園慰安会（守屋睦夫）
　昭和33年8月1日　A5　56頁　60円
　機関誌
　※製本

08720　楓　第21巻　第9号　9月号　通巻215号
P-2-1
　編集　鹿野幸一郎、望月拓郎
　邑久光明園慰安会（守屋睦夫）
　昭和33年9月1日　A5　58頁
　機関誌
　※製本

08721　楓　第21巻　第10号　10月号　通巻216号
P-2-1
　編集　鹿野幸一郎、望月拓郎
　邑久光明園慰安会（守屋睦夫）
　昭和33年10月1日　A5　116頁
　機関誌
　※製本

08722　楓　第21巻　第11号　11月号　通巻217号
P-2-1
　編集　鹿野幸一郎、望月拓郎

邑久光明園慰安会（守屋睦夫）
昭和33年11月1日　A5　58頁
機関誌
※製本

08723　楓　第21巻　第12号　12月号　通巻218号
P-2-1
　編集　鹿野幸一郎、望月拓郎
　邑久光明園慰安会（守屋睦夫）
　昭和33年12月1日　A5　56頁　60円
　機関誌
　※製本

08724　楓　第22巻　第1号　1月号　通巻219号
P-2-2
　編集　鹿野幸一郎、望月拓郎
　邑久光明園慰安会（守屋睦夫）
　昭和34年1月1日　A5　56頁　60円
　機関誌
　※製本

08725　楓　第22巻　第2号　2月号　通巻220号
P-2-2
　編集　鹿野幸一郎、望月拓郎
　邑久光明園慰安会（守屋睦夫）
　昭和34年2月1日　A5　56頁　60円
　機関誌
　※製本

08726　楓　第22巻　第3号　3月号　通巻221号
P-2-2
　編集　鹿野幸一郎、望月拓郎
　邑久光明園慰安会（守屋睦夫）
　昭和34年3月1日　A5　56頁　60円
　機関誌
　※製本

08727　楓　第22巻　第4号　4月号　通巻222号
P-2-2
　編集　鹿野幸一郎、望月拓郎
　邑久光明園慰安会（守屋睦夫）
　昭和34年4月1日　A5　58頁　60円
　機関誌
　※製本

08728　楓　第22巻　第5号　5月号　通巻223号
P-2-2
　編集　鹿野幸一郎、望月拓郎
　邑久光明園慰安会（守屋睦夫）
　昭和34年5月1日　A5　56頁　60円
　機関誌
　※製本

08729　楓　第22巻　第6号　6月号　通巻224号
P-2-2
　編集　鹿野幸一郎、望月拓郎
　邑久光明園慰安会（守屋睦夫）
　昭和34年6月1日　A5　56頁　60円
　機関誌
　※製本

08730　楓　第22巻　第7号　7月号　通巻225号
P-2-2
　編集　鹿野幸一郎、望月拓郎
　邑久光明園慰安会（守屋睦夫）
　昭和34年7月1日　A5　56頁　60円
　機関誌
　※製本

08731　楓　第22巻　第8号　8月号　通巻226号
P-2-2
　編集　鹿野幸一郎、望月拓郎
　邑久光明園慰安会（守屋睦夫）
　昭和34年8月1日　A5　56頁　60円
　機関誌
　※製本

08732　楓　第22巻　第9号　9月号　通巻227号
P-2-2
　編集　鹿野幸一郎、望月拓郎
　邑久光明園慰安会（守屋睦夫）
　昭和34年9月1日　A5　56頁　60円
　機関誌
　※製本

08733　楓　第22巻　第10号　10月号　通巻228号
P-2-2
　編集　鹿野幸一郎、望月拓郎
　邑久光明園慰安会（守屋睦夫）
　昭和34年10月1日　A5　56頁　60円
　機関誌
　※製本

08734　楓　第22巻　第11号　11月号　通巻229号
P-2-2
　編集　鹿野幸一郎、望月拓郎
　邑久光明園慰安会（守屋睦夫）
　昭和34年11月1日　A5　56頁　60円
　機関誌
　※製本

08735　楓　第22巻　第12号　12月号　通巻230号
P-2-2
　編集　鹿野幸一郎、高杉晋
　邑久光明園慰安会（守屋睦夫）
　昭和34年12月1日　A5　84頁
　機関誌

※創立50周年記念全国文芸特集号
※製本

08736　楓　第23巻　第1号　1月号　通巻231号
P-2-3
　編集　鹿野幸一郎、高杉晋
　邑久光明園慰安会（守屋睦夫）
　昭和35年1月1日　A5　56頁
　機関誌
　※製本

08737　楓　第23巻　第2号　2月号　通巻232号
P-2-3
　編集　鹿野幸一郎、高杉晋
　邑久光明園慰安会（守屋睦夫）
　昭和35年2月1日　A5　56頁
　機関誌
　※製本

08738　楓　第23巻　第3号　3月号　通巻233号
P-2-3
　編集　鹿野幸一郎、高杉晋
　邑久光明園慰安会（守屋睦夫）
　昭和35年3月1日　A5　54頁
　機関誌
　※製本

08739　楓　第23巻　第4号　4月号　通巻234号
P-2-3
　編集　鹿野幸一郎、高杉晋
　邑久光明園慰安会（守屋睦夫）
　昭和35年4月1日　A5　54頁
　機関誌
　※製本

08740　楓　第23巻　第5号　5月号　通巻235号
P-2-3
　編集　鹿野幸一郎、高杉晋
　邑久光明園慰安会（守屋睦夫）
　昭和35年5月1日　A5　54頁
　機関誌
　※製本

08741　楓　第23巻　第6号　6月号　通巻236号
P-2-3
　編集　鹿野幸一郎、高杉晋
　邑久光明園慰安会（守屋睦夫）
　昭和35年6月1日　A5　58頁
　機関誌
　※製本

08742　楓　第23巻　第7号　7月号　通巻237号
P-2-3
　編集　鹿野幸一郎、高杉晋
　邑久光明園慰安会（守屋睦夫）
　昭和35年7月1日　A5　56頁
　機関誌
　※製本

08743　楓　第23巻　第8号　8月号　通巻238号
P-2-3
　編集　鹿野幸一郎、高杉晋
　邑久光明園慰安会（守屋睦夫）
　昭和35年8月1日　A5　54頁
　機関誌
　※製本

08744　楓　第23巻　第9号　9月号　通巻239号
P-2-3
　編集　鹿野幸一郎、高杉晋
　邑久光明園慰安会（守屋睦夫）
　昭和35年9月1日　A5　52頁
　機関誌
　※製本

08745　楓　第23巻　第10号　10月号　通巻240号
P-2-3
　編集　鹿野幸一郎、高杉晋
　邑久光明園慰安会（守屋睦夫）
　昭和35年10月1日　A5　60頁
　機関誌
　※製本

08746　楓　第23巻　第11号　11月号　通巻241号
P-2-3
　編集　鹿野幸一郎、高杉晋
　邑久光明園慰安会（守屋睦夫）
　昭和35年11月1日　A5　84頁
　機関誌
　※全国文芸特集号
　※製本

08747　楓　第23巻　第12号　12月号　通巻242号
P-2-3
　編集　鹿野幸一郎、高杉晋
　邑久光明園慰安会（守屋睦夫）
　昭和35年12月1日　A5　54頁
　機関誌
　※製本

08748　楓　第24巻　第1号　新年号　通巻243号
P-2-4
　編集　鹿野幸一郎、高杉晋
　邑久光明園慰安会（守屋睦夫）
　昭和36年1月1日　A5　55頁

機関誌
※製本

08749　楓　第24巻　第2号　2月号　通巻244号
P-2-4
　編集　鹿野幸一郎、望月拓郎
　邑久光明園慰安会（守屋睦夫）
　昭和36年2月1日　A5　64頁
　機関誌
　※製本

08750　楓　第24巻　第3号　3月号　通巻245号
P-2-4
　編集　鹿野幸一郎、望月拓郎
　邑久光明園慰安会（守屋睦夫）
　昭和36年3月1日　A5　54頁
　機関誌
　※製本

08751　楓　第24巻　第4号　4月号　通巻246号
P-2-4
　編集　鹿野幸一郎、望月拓郎
　邑久光明園慰安会（守屋睦夫）
　昭和36年4月1日　A5　60頁
　機関誌
　※製本

08752　楓　第24巻　第5号　5月号　通巻247号
P-2-4
　編集　鹿野幸一郎、望月拓郎
　邑久光明園慰安会（守屋睦夫）
　昭和36年5月1日　A5　55頁
　機関誌
　※製本

08753　楓　第24巻　第6号　6月号　通巻248号
P-2-4
　編集　鹿野幸一郎、望月拓郎
　邑久光明園慰安会（守屋睦夫）
　昭和36年6月1日　A5　56頁
　機関誌
　※製本

08754　楓　第24巻　第7号　7月号　通巻249号
P-2-4
　編集　鹿野幸一郎、望月拓郎
　邑久光明園慰安会（守屋睦夫）
　昭和36年7月1日　A5　55頁
　機関誌
　※製本

08755　楓　第24巻　第8号　8月号　通巻250号
P-2-4
　編集　鹿野幸一郎、望月拓郎
　邑久光明園慰安会（守屋睦夫）
　昭和36年8月1日　A5　54頁
　機関誌
　※製本

08756　楓　第24巻　第9号　9月号　通巻251号
P-2-4
　編集　鹿野幸一郎、望月拓郎
　邑久光明園慰安会（守屋睦夫）
　昭和36年9月1日　A5　48頁
　機関誌
　※製本

08757　楓　第24巻　第10号　10月号　通巻252号
P-2-4
　編集　鹿野幸一郎、望月拓郎
　邑久光明園慰安会（守屋睦夫）
　昭和36年10月1日　A5　48頁
　機関誌
　※製本

08758　楓　第24巻　第11号　11月号　通巻253号
P-2-4
　編集　鹿野幸一郎、望月拓郎
　邑久光明園慰安会
　昭和36年11月1日　A5　85頁
　機関誌
　※製本

08759　楓　第24巻　第12号　12月号　通巻254号
P-2-4
　編集　鹿野幸一郎、望月拓郎
　邑久光明園慰安会
　昭和36年12月1日　A5　49頁
　機関誌
　※製本

08760　楓　第25巻　第1号　新年号　通巻255号
P-2-5
　編集　鹿野幸一郎、望月拓郎
　邑久光明園慰安会
　昭和37年1月1日　A5　51頁
　機関誌
　※製本

08761　楓　第25巻　第2号　2月号　通巻256号
P-2-5
　編集　鹿野幸一郎、望月拓郎
　邑久光明園慰安会
　昭和37年2月1日　A5　49頁
　機関誌

※製本

08762 楓 第25巻 第3号 3月号 通巻257号
P-2-5

編集　鹿野幸一郎、望月拓郎
邑久光明園慰安会
昭和37年3月1日　A5　49頁
機関誌
※製本

08763 楓 第25巻 第4号 4月号 通巻258号
P-2-5

編集　鹿野幸一郎、望月拓郎
邑久光明園慰安会
昭和37年4月1日　A5　41頁
機関誌
※製本

08764 楓 第25巻 第5号 5月号 通巻259号
P-2-5

編集　鹿野幸一郎、望月拓郎
邑久光明園慰安会
昭和37年5月1日　A5　40頁
機関誌
※製本

08765 楓 第25巻 第6号 6月号 通巻260号
P-2-5

編集　鹿野幸一郎、望月拓郎
邑久光明園慰安会
昭和37年6月1日　A5　38頁
機関誌
※製本

08766 楓 第25巻 第7号 7月号 通巻261号
P-2-5

編集　鹿野幸一郎、望月拓郎
邑久光明園慰安会
昭和37年7月1日　A5　41頁
機関誌
※製本

08767 楓 第25巻 第8号 8月号 通巻262号
P-2-5

編集　鹿野幸一郎、望月拓郎
邑久光明園慰安会
昭和37年8月1日　A5　41頁
機関誌
※製本

08768 楓 第25巻 第9号 9月号 通巻263号
P-2-5

編集　鹿野幸一郎、望月拓郎
邑久光明園慰安会
昭和37年9月1日　A5　40頁
機関誌
※製本

08769 楓 第25巻 第10号 10月号 通巻264号
P-2-5

編集　鹿野幸一郎、望月拓郎
邑久光明園慰安会
昭和37年10月1日　A5　40頁
機関誌
※製本

08770 楓 第25巻 第11号 11月号 通巻265号
P-2-5

編集　鹿野幸一郎、望月拓郎
邑久光明園慰安会
昭和37年11月1日　A5　41頁
機関誌
※製本

08771 楓 第25巻 第12号 12月号 通巻266号
P-2-5

編集　鹿野幸一郎、望月拓郎
邑久光明園慰安会
昭和37年12月1日　A5　40頁
機関誌
※製本

08772 楓 第26巻 第1号 新年号 通巻267号
P-2-6

編集　鹿野幸一郎、望月拓郎
邑久光明園慰安会
昭和38年1月1日　A5　43頁　60円
機関誌
※製本

08773 楓 第26巻 第2号 2月号 通巻268号
P-2-6

編集　鹿野幸一郎、望月拓郎
邑久光明園慰安会
昭和38年2月1日　A5　40頁　60円
機関誌
※製本

08774 楓 第26巻 第3号 3月号 通巻269号
P-2-6

編集　鹿野幸一郎、望月拓郎
邑久光明園慰安会
昭和38年3月1日　A5　40頁　60円
機関誌
※製本

08775 楓 第26巻 第4号 4月号 通巻270号

P-2-6
    編集　鹿野幸一郎、志田彊
    邑久光明園慰安会
    昭和38年4月1日　A5　38頁　60円
    機関誌
    ※製本

08776　楓　第26巻　第5号　5月号　通巻271号
P-2-6
    編集　鹿野幸一郎、志田彊
    邑久光明園慰安会
    昭和38年5月1日　A5　36頁　60円
    機関誌
    ※製本

08777　楓　第26巻　第6号　6月号　通巻272号
P-2-6
    編集　鹿野幸一郎、志田彊
    邑久光明園慰安会
    昭和38年6月1日　A5　30頁　60円
    機関誌
    ※製本

08778　楓　第26巻　第7号　7月号　通巻273号
P-2-6
    編集　鹿野幸一郎、志田彊
    邑久光明園慰安会
    昭和38年7月1日　A5　32頁　60円
    機関誌
    ※製本

08779　楓　第26巻　第8号　8月号　通巻274号
P-2-6
    編集　鹿野幸一郎、志田彊
    邑久光明園慰安会
    昭和38年8月1日　A5　32頁　60円
    機関誌
    ※製本

08780　楓　第26巻　第9号　9月号　通巻275号
P-2-6
    編集　鹿野幸一郎、志田彊
    邑久光明園慰安会
    昭和38年9月1日　A5　34頁　60円
    機関誌
    ※製本

08781　楓　第26巻　第10号　10・11月号　通巻276号　P-2-6
    編集　鹿野幸一郎、志田彊
    邑久光明園慰安会
    昭和38年11月1日　A5　56頁　80円
    機関誌
    ※製本

08782　楓　第26巻　第11号　12月号　通巻277号
P-2-6
    編集　鹿野幸一郎、志田彊
    邑久光明園慰安会
    昭和38年12月1日　A5　36頁
    機関誌
    ※製本

08783　楓　第27巻　第1号　1月号　通巻278号
P-2-7
    編集　鹿野幸一郎、志田彊
    邑久光明園慰安会
    昭和39年1月1日　A5　32頁　60円
    機関誌
    ※製本

08784　楓　第27巻　第2号　2月号　通巻279号
P-2-7
    編集　鹿野幸一郎、志田彊
    邑久光明園慰安会
    昭和39年2月1日　A5　34頁
    機関誌
    ※製本

08785　楓　第27巻　第3号　3月号　通巻280号
P-2-7
    編集　鹿野幸一郎、望月拓郎
    邑久光明園慰安会
    昭和39年3月1日　A5　32頁　60円
    機関誌
    ※製本

08786　楓　第27巻　第4号　4月号　通巻281号
P-2-7
    編集　鹿野幸一郎、望月拓郎
    邑久光明園慰安会
    昭和39年4月1日　A5　32頁
    機関誌
    ※製本

08787　楓　第27巻　第5号　5月号　通巻282号
P-2-7
    編集　鹿野幸一郎、望月拓郎
    邑久光明園慰安会
    昭和39年5月1日　A5　36頁
    機関誌
    ※製本

08788　楓　第27巻　第6号　6月号　通巻283号
P-2-7
    編集　鹿野幸一郎、望月拓郎

邑久光明園慰安会
昭和39年6月1日　A5　34頁　60円
機関誌
※製本

08789　楓　第27巻　第7号　7月号　通巻284号
P-2-7
　編集　鹿野幸一郎、望月拓郎
　邑久光明園慰安会
　昭和39年7月1日　A5　32頁
　機関誌
　※製本

08790　楓　第27巻　第8号　8月号　通巻285号
P-2-7
　編集　鹿野幸一郎、望月拓郎
　邑久光明園慰安会
　昭和39年8月1日　A5　33頁
　機関誌
　※製本

08791　楓　第27巻　第9号　9月号　通巻286号
P-2-7
　編集　鹿野幸一郎、望月拓郎
　邑久光明園慰安会
　昭和39年9月1日　A5　32頁
　機関誌
　※製本

08792　楓　第27巻　第10号　10月号　通巻287号
P-2-7
　編集　鹿野幸一郎、望月拓郎
　邑久光明園慰安会
　昭和39年10月1日　A5　34頁
　機関誌
　※製本

08793　楓　第27巻　第11号　11月号　通巻288号
P-2-7
　編集　鹿野幸一郎、望月拓郎
　邑久光明園慰安会
　昭和39年11月1日　A5　68頁
　機関誌
　※製本

08794　楓　第27巻　第12号　12月号　通巻289号
P-2-7
　編集　鹿野幸一郎、望月拓郎
　邑久光明園慰安会
　昭和39年12月1日　A5　34頁
　機関誌
　※製本

08795　楓　1月号　通巻290号　P-2-8
　編集　鹿野幸一郎、望月拓郎
　邑久光明園慰安会
　昭和40年1月1日　A5　35頁
　機関誌
　※製本

08796　楓　2月号　通巻291号　P-2-8
　編集　鹿野幸一郎、望月拓郎
　邑久光明園慰安会
　昭和40年2月1日　A5　35頁
　機関誌
　※製本

08797　楓　3月号　通巻292号　P-2-8
　編集　鹿野幸一郎、望月拓郎
　邑久光明園慰安会
　昭和40年3月1日　A5　33頁
　機関誌
　※製本

08798　楓　4月号　通巻293号　P-2-8
　編集　鹿野幸一郎、望月拓郎
　邑久光明園慰安会
　昭和40年4月1日　A5　32頁
　機関誌
　※製本

08799　楓　5月号　通巻294号　P-2-8
　編集　鹿野幸一郎、望月拓郎
　邑久光明園慰安会
　昭和40年5月1日　A5　35頁
　機関誌
　※製本

08800　楓　6月号　通巻295号　P-2-8
　編集　鹿野幸一郎、望月拓郎
　邑久光明園慰安会
　昭和40年6月1日　A5　34頁
　機関誌
　※製本

08801　楓　7月号　通巻296号　P-2-8
　編集　鹿野幸一郎、望月拓郎
　邑久光明園慰安会
　昭和40年7月1日　A5　35頁
　機関誌
　※製本

08802　楓　8月号　通巻297号　P-2-8
　編集　鹿野幸一郎、望月拓郎
　邑久光明園慰安会
　昭和40年8月1日　A5　34頁

機関誌
※製本

08803　**楓　9月号　通巻298号**　P-2-8
編集　鹿野幸一郎、望月拓郎
邑久光明園慰安会
昭和40年9月1日　A5　30頁
機関誌
※製本

08804　**楓　10月号　通巻299号**　P-2-8
編集　鹿野幸一郎、望月拓郎
邑久光明園慰安会
昭和40年10月1日　A5　34頁
機関誌
※製本

08805　**楓　11月号　通巻300号**　P-2-8
編集　鹿野幸一郎　望月拓郎
邑久光明園慰安会
昭和40年11月1日　A5　102頁
機関誌
※300号記念特集
※製本

08806　**楓　12月号　通巻301号**　P-2-8
編集　鹿野幸一郎　望月拓郎
邑久光明園慰安会
昭和40年12月1日　A5　36頁
機関誌
※製本

08807　**楓　第29巻　第1号　通巻302号**　P-2-9
編集　鹿野幸一郎、望月拓郎
邑久光明園慰安会
昭和41年1月1日　A5　41頁　60円
機関誌
※製本

08808　**楓　第29巻　第2号　通巻303号**　P-2-9
編集　鹿野幸一郎、望月拓郎
邑久光明園慰安会
昭和41年2月1日　A5　38頁　60円
機関誌
※製本

08809　**楓　第29巻　第3号　通巻304号**　P-2-9
編集　鹿野幸一郎　望月拓郎
邑久光明園慰安会
昭和41年3月1日　A5　34頁　60円
機関誌
※製本

08810　**楓　第29巻　第4号　通巻305号**　P-2-9
編集　鹿野幸一郎、望月拓郎
邑久光明園慰安会
昭和41年4月1日　A5　34頁　60円
機関誌
※製本

08811　**楓　第29巻　第5号　通巻306号**　P-2-9
編集　鹿野幸一郎、望月拓郎
邑久光明園慰安会
昭和41年5月1日　A5　32頁　60円
機関誌
※製本

08812　**楓　第29巻　第6号　通巻307号**　P-2-9
編集　鹿野幸一郎、望月拓郎
邑久光明園慰安会
昭和41年6月1日　A5　36頁　60円
機関誌
※製本

08813　**楓　第29巻　第7号　通巻308号**　P-2-9
編集　鹿野幸一郎、望月拓郎
邑久光明園慰安会
昭和41年7月1日　A5　33頁　60円
機関誌
※製本

08814　**楓　第29巻　第8号　通巻309号**　P-2-9
編集　鹿野幸一郎、望月拓郎
邑久光明園慰安会
昭和41年8月1日　A5　36頁
機関誌
※製本

08815　**楓　第29巻　第9号　通巻310号**　P-2-9
編集　鹿野幸一郎、望月拓郎
邑久光明園慰安会
昭和41年9月1日　A5　37頁
機関誌
※製本

08816　**楓　第29巻　第10号　通巻311号**　P-2-9
編集　鹿野幸一郎、望月拓郎
邑久光明園慰安会
昭和41年10月1日　A5　34頁
機関誌
※製本

08817　**楓　第29巻　第11号　通巻312号**　P-2-9
編集　鹿野幸一郎、望月拓郎
邑久光明園慰安会
昭和41年11月1日　A5　48頁

機関誌
※製本

08818　**楓　第29巻　第12号　通巻313号**　P-2-9
編集　鹿野幸一郎、望月拓郎
邑久光明園慰安会
昭和41年12月1日　A5　32頁
機関誌
※製本

08819　**楓　第30巻　第1号　通巻314号**　P-2-10
編集　鹿野幸一郎、望月拓郎
邑久光明園慰安会
昭和42年1月1日　A5　36頁
機関誌
※製本

08820　**楓　第30巻　第2号　通巻315号**　P-2-10
編集　割鞘三之丞、望月拓郎
邑久光明園慰安会
昭和42年2月1日　A5　34頁
機関誌
※製本

08821　**楓　第30巻　第2号　通巻316号**　P-2-10
編集　割鞘三之丞、千島染太郎
邑久光明園慰安会
昭和42年3月1日　A5　30頁
機関誌
※製本

08822　**楓　第30巻　第4号　通巻317号**　P-2-10
編集　割鞘三之丞、千島染太郎
邑久光明園慰安会
昭和42年4月1日　A5　32頁
機関誌
※製本

08823　**楓　5月号　通巻318号**　P-2-10
編集　割鞘三之助、千島染太郎
邑久光明園慰安会
昭和42年5月1日　A5　32頁
機関誌
※製本

08824　**楓　6月号　通巻319号**　P-2-10
編集　割鞘三之助、千島染太郎
邑久光明園慰安会
昭和42年6月1日　A5　34頁
機関誌
※製本

08825　**楓　7月号　通巻320号**　P-2-10
編集　割鞘三之助、千島染太郎
邑久光明園慰安会
昭和42年7月1日　A5　34頁
機関誌
※製本

08826　**楓　8月号　通巻321号**　P-2-10
編集　割鞘三之助、千島染太郎
邑久光明園慰安会
昭和42年8月1日　A5　32頁
機関誌
※製本

08827　**楓　9月号　通巻322号**　P-2-10
編集　割鞘三之助、千島染太郎
邑久光明園慰安会
昭和42年9月1日　A5　32頁　60円
機関誌
※製本

08828　**楓　10月号　通巻323号**　P-2-10
編集　割鞘三之助、千島染太郎
邑久光明園慰安会
昭和42年10月1日　A5　34頁　60円
機関誌
※製本

08829　**楓　11・12月号合併号　通巻324号**　P-2-10
編集　割鞘三之助、千島染太郎
邑久光明園慰安会
昭和42年11月　A5　48頁
機関誌
※製本

08830　**楓　第31巻　第1号　通巻325号**　P-2-11
編集　割鞘三之助、千島染太郎
邑久光明園慰安会
昭和43年1月1日　A5　34頁
機関誌
※製本

08831　**楓　第31巻　第2号　通巻326号**　P-2-11
編集　割鞘三之助、千島染太郎
邑久光明園慰安会
昭和43年2月1日　A5　32頁
機関誌
※製本

08832　**楓　第31巻　第3号　通巻327号**　P-2-11
編集　割鞘三之助、千島染太郎
邑久光明園慰安会
昭和43年3月1日　A5　32頁

機関誌
※製本

08833 楓 第31巻 第4号 通巻328号　P-2-11
編集　割鞘三之助、千島染太郎
邑久光明園慰安会
昭和43年4月1日　A5　34頁
機関誌
※製本

08834 楓 第31巻 第5号 通巻329号　P-2-11
編集　割鞘三之助、千島染太郎
邑久光明園慰安会
昭和43年5月1日　A5　32頁
機関誌
※製本

08835 楓 第31巻 第6号 通巻330号　P-2-11
編集　割鞘三之助、千島染太郎
邑久光明園慰安会
昭和43年6月1日　A5　32頁
機関誌
※製本

08836 楓 第31巻 第7号 通巻331号　P-2-11
編集　割鞘三之助、千島染太郎
邑久光明園慰安会
昭和43年7月1日　A5　32頁
機関誌
※製本

08837 楓 第31巻 第8号 通巻332号　P-2-11
編集　割鞘三之助、千島染太郎
邑久光明園慰安会
昭和43年7月1日　A5　32頁
機関誌
※製本

08838 楓 第31巻 第9号 通巻333号　P-2-11
編集　割鞘三之助、千島染太郎
邑久光明園慰安会
昭和43年9月1日　A5　32頁
機関誌
※製本

08839 楓 第31巻 第10号 通巻334号　P-2-11
編集　割鞘三之助、千島染太郎
邑久光明園慰安会
昭和43年10月1日　A5　34頁
機関誌
※製本

08840 楓 第31巻 第11号 11・12合併号 通巻335号　P-2-11
編集　割鞘三之助、千島染太郎
邑久光明園慰安会
昭和43年11月1日　A5　58頁
機関誌
※製本

08841 楓 第32巻 第1号 通巻336号　P-2-12
編集　割鞘三之助、千島染太郎
邑久光明園慰安会
昭和44年1月1日　A5　38頁
機関誌
※製本

08842 楓 2月号 通巻337号　P-2-12
編集　割鞘三之助、千島染太郎
邑久光明園慰安会
昭和44年2月1日　A5　36頁　60円
機関誌
※製本

08843 楓 3月号 通巻338号　P-2-12
編集　割鞘三之助、大森重吉
邑久光明園慰安会
昭和44年3月1日　A5　32頁　60円
機関誌
※製本

08844 楓 4月号 通巻339号　P-2-12
編集　割鞘三之助、大森重吉
邑久光明園慰安会
昭和44年4月1日　A5　32頁
機関誌
※製本

08845 楓 5月号 通巻340号　P-2-12
編集　割鞘三之助、大森重吉
邑久光明園慰安会
昭和44年5月1日　A5　32頁
機関誌
※製本

08846 楓 6月号 通巻341号　P-2-12
編集　大野定夫、大森重吉
邑久光明園慰安会
昭和44年6月1日　A5　32頁
機関誌
※製本

08847 楓 7月号 通巻342号　P-2-12
編集　大野定夫、大森重吉
邑久光明園慰安会
昭和44年7月1日　A5　34頁

機関誌
※製本

08848　楓　8月号　通巻343号　P-2-12
編集　大野定夫、大森重吉
邑久光明園慰安会
昭和44年8月1日　A5　32頁　60円
機関誌
※製本

08849　楓　9月号　通巻344号　P-2-12
編集　大野定夫、大森重吉
邑久光明園慰安会
昭和44年9月1日　A5　30頁　60円
機関誌
※製本

08850　楓　10月号　通巻345号　P-2-12
編集　大野定夫、大森重吉
邑久光明園慰安会
昭和44年10月1日　A5　32頁　60円
機関誌
※製本

08851　楓　12月号　通巻347号　P-2-12
編集　大野定夫、大森重吉
邑久光明園慰安会
昭和44年12月1日　A5　32頁
機関誌
※製本

08852　楓　第32巻　第11号　11月号　通巻346号
P-2-12
編集　大野定夫、大森重吉
邑久光明園慰安会
昭和44年11月1日　A5　70頁
機関誌
※製本

08853　楓　第33巻　第1号　通巻348号　P-2-13
編集　大野定夫、大森重吉
邑久光明園慰安会
昭和45年1月1日　A5　32頁　60円
機関誌
※製本

08854　楓　2月号　通巻349号　P-2-13
編集　大野定夫、大森重吉
邑久光明園慰安会
昭和45年2月1日　A5　34頁　60円
機関誌
※製本

08855　楓　3・4月号　通巻350号　P-2-13
編集　大野定夫、大森重吉
邑久光明園慰安会
昭和45年4月1日　A5　36頁　60円
機関誌
※製本

08856　楓　5月号　通巻351号　P-2-13
編集　大野定夫、大森重吉
邑久光明園慰安会
昭和45年5月1日　A5　34頁　60円
機関誌
※製本

08857　楓　6月号　通巻352号　P-2-13
編集　大野定夫、大森重吉
邑久光明園慰安会
昭和45年6月1日　A5　32頁　60円
機関誌
※製本

08858　楓　7月号　通巻353号　P-2-13
編集　大野定夫、大森重吉
邑久光明園慰安会
昭和45年7月1日　A5　32頁　60円
機関誌
※製本

08859　楓　8月号　通巻354号　P-2-13
編集　大野定夫、望月拓郎
邑久光明園慰安会
昭和45年8月1日　A5　30頁　60円
機関誌
※製本

08860　楓　9月号　通巻355号　P-2-13
編集　大野定夫、望月拓郎
邑久光明園慰安会
昭和45年9月1日　A5　32頁　60円
機関誌
※製本

08861　楓　10月号　通巻356号　P-2-13
編集　大野定夫、望月拓郎
邑久光明園慰安会
昭和45年10月1日　A5　32頁　60円
機関誌
※製本

08862　楓　第33巻　第11号　11,12月合併号　通巻357号　P-2-13
編集　大野定夫、望月拓郎
邑久光明園慰安会

昭和45年11月1日　A5　48頁　60円
機関誌
※製本

08863　楓　第34巻　第1号　通巻358号　P-2-14
編集　大野定夫、望月拓郎
邑久光明園慰安会
昭和46年1月1日　A5　34頁
機関誌
※製本

08864　楓　第34巻　第2号　通巻359号　P-2-14
編集　大野定夫、望月拓郎
邑久光明園慰安会
昭和46年2月1日　A5　32頁　60円
機関誌
※製本

08865　楓　第34巻　第3号　3月号　通巻360号
P-2-14
編集　大野定夫、望月拓郎
邑久光明園慰安会
昭和46年3月1日　A5　32頁　60円
機関誌
※製本

08866　楓　4月号　通巻361号　P-2-14
編集　大野定夫、望月拓郎
邑久光明園慰安会
昭和46年4月1日　A5　30頁　60円
機関誌
※製本

08867　楓　5月号　通巻362号　P-2-14
編集　大野定夫、望月拓郎
邑久光明園慰安会
昭和46年5月1日　A5　28頁　60円
機関誌
※製本

08868　楓　6月号　通巻363号　P-2-14
編集　大野定夫、望月拓郎
邑久光明園慰安会
昭和46年6月1日　A5　32頁　60円
機関誌
※製本

08869　楓　第34巻　第6号　通巻364号　P-2-14
編集　大野定夫、望月拓郎
邑久光明園慰安会
昭和46年7月1日　A5　28頁
機関誌
※製本

08870　楓　8月号　通巻365号　P-2-14
編集　大野定夫、望月拓郎
邑久光明園慰安会
昭和46年8月1日　A5　30頁
機関誌
※製本

08871　楓　9月号　通巻366号　P-2-14
編集　大野定夫、望月拓郎
邑久光明園慰安会
昭和46年9月1日　A5　30頁
機関誌
※製本

08872　楓　10月号　通巻367号　P-2-14
編集　大野定夫、望月拓郎
邑久光明園慰安会
昭和46年10月1日　A5　32頁
機関誌
※製本

08873　楓　11,12月号　通巻368号　P-2-14
編集　大野定夫、望月拓郎
邑久光明園慰安会
昭和46年11月1日　A5　54頁
機関誌
※製本

08874　楓　1月号　通巻369号　P-2-15
編集　大野定夫、望月拓郎
邑久光明園慰安会
昭和47年1月1日　A5　36頁　60円
機関誌
※製本

08875　楓　2月号　通巻370号　P-2-15
編集　大野定夫、望月拓郎
邑久光明園慰安会
昭和47年2月1日　A5　30頁
機関誌
※製本

08876　楓　3月号　通巻371号　P-2-15
編集　大野定夫、望月拓郎
邑久光明園慰安会
昭和47年3月1日　A5　30頁
機関誌
※製本

08877　楓　4月号　通巻372号　P-2-15
編集　大野定夫、小室政夫
邑久光明園慰安会
昭和47年4月1日　A5　32頁

機関誌
※製本

08878　楓　5月号　通巻373号　P-2-15
編集　大野定夫、小室政夫
邑久光明園慰安会
昭和47年5月1日　A5　32頁
機関誌
※製本

08879　楓　6月号　通巻374号　P-2-15
編集　大野定夫、小室政夫
邑久光明園慰安会
昭和47年6月1日　A5　30頁
機関誌
※製本

08880　楓　7月号　通巻375号　P-2-15
編集　大野定夫、小室政夫
邑久光明園慰安会
昭和47年7月1日　A5　30頁
機関誌
※製本

08881　楓　8月号　通巻376号　P-2-15
編集　大野定夫、小室政夫
邑久光明園慰安会
昭和47年8月1日　A5　30頁
機関誌
※製本

08882　楓　9月号　通巻377号　P-2-15
編集　大野定夫、小室政夫
邑久光明園慰安会
昭和47年9月1日　A5　28頁
機関誌
※製本

08883　楓　10月号　通巻378号　P-2-15
編集　大野定夫、小室政夫
邑久光明園慰安会
昭和47年10月1日　A5　30頁
機関誌
※製本

08884　楓　11・12月号　通巻379号　P-2-15
編集　大野定夫、小室政夫
邑久光明園慰安会
昭和47年12月1日　A5　56頁
機関誌
※製本

08885　楓　1月号　通巻380号　P-2-16
編集　大野定夫、小室政夫
邑久光明園慰安会
昭和48年1月1日　A5　34頁
機関誌
※製本

08886　楓　2月号　通巻381号　P-2-16
編集　大野定夫、小室政夫
邑久光明園慰安会
昭和48年2月1日　A5　30頁　60円
機関誌
※製本

08887　楓　第36巻　第3号　3月号　通巻382号
P-2-16
編集　大野定夫、小室政夫
邑久光明園慰安会
昭和48年3月1日　A5　30頁　60円
機関誌
※製本

08888　楓　4月号　通巻383号　P-2-16
編集　大野定夫、小室政夫
邑久光明園慰安会
昭和48年4月1日　A5　30頁　60円
機関誌
※製本

08889　楓　5月号　通巻384号　P-2-16
編集　白井長清、小室政夫
邑久光明園慰安会
昭和48年5月1日　A5　28頁　60円
機関誌
※製本

08890　楓　6月号　通巻385号　P-2-16
編集　白井長清、小室政夫
邑久光明園慰安会
昭和48年6月1日　A5　28頁　60円
機関誌
※製本

08891　楓　第36巻　第7号　7月号　通巻386号
P-2-16
編集　白井長清
邑久光明園慰安会
昭和48年7月1日　A5　30頁　60円
機関誌
※製本

08892　楓　8月号　通巻387号　P-2-16
編集　白井長清

邑久光明園慰安会
昭和48年8月1日　A5　28頁
機関誌
※製本

08893　かえで　第1号　P-2-17
邑久光明園慰安会
1977年12月1日　B5　6頁
機関誌
※製本

08894　かえで　第2号　P-2-17
邑久光明園慰安会
1978年4月1日　B5　6頁
機関誌
※製本

08895　かえで　第3号　P-2-17
邑久光明園慰安会
1978年7月1日　B5　6頁
機関誌
※製本

08896　かえで　第4号　P-2-17
邑久光明園慰安会
1978年10月1日　B5　6頁
機関誌
※製本

08897　かえで　第5号　P-2-17
邑久光明園慰安会
1979年1月1日　B5　6頁
機関誌
※製本

08898　かえで　第6号　P-2-17
邑久光明園慰安会
1979年4月1日　B5　6頁
機関誌
※製本

08899　かえで　第7号　P-2-17
邑久光明園慰安会
1979年7月1日　B5　8頁
機関誌
※製本

08900　かえで　第8号　P-2-17
邑久光明園慰安会
1979年11月1日　B5　6頁
機関誌
※製本

08901　かえで　第9号　P-2-17
邑久光明園慰安会
1980年2月1日　B5　6頁
機関誌
※製本

08902　かえで　第10号　P-2-17
邑久光明園慰安会
1980年5月15日　B5　6頁
機関誌
※製本

08903　かえで　第11号　P-2-17
邑久光明園慰安会
1980年8月15日　B5　6頁
機関誌
※製本

08904　かえで　第12号　P-2-17
邑久光明園慰安会
1980年11月15日　B5　6頁
機関誌
※製本

08905　かえで　第13号　P-2-17
邑久光明園慰安会
1981年2月15日　B5　6頁
機関誌
※製本

08906　かえで　第14号　P-2-17
邑久光明園慰安会
1981年7月1日　B5　6頁
機関誌
※製本

08907　かえで　第15号　P-2-17
邑久光明園慰安会
1981年10月1日　B5　8頁
機関誌
※製本

08908　かえで　第16号　P-2-17
邑久光明園慰安会
1981年12月1日　B5　6頁
機関誌
※製本

08909　かえで　第17号　P-2-17
邑久光明園慰安会
1982年4月1日　B5　6頁
機関誌
※製本

08910　かえで　第18号　P-2-17
　　邑久光明園慰安会
　　1982年7月1日　B5　6頁
　　機関誌
　　※製本

08911　かえで　第19号　P-2-17
　　邑久光明園慰安会
　　1982年10月1日　B5　8頁
　　機関誌
　　※製本

08912　かえで　第20号　P-2-17
　　邑久光明園慰安会
　　1982年12月1日　B5　6頁
　　機関誌
　　※製本

08913　かえで　第21号　P-2-17
　　邑久光明園慰安会
　　1983年4月1日　B5　6頁
　　機関誌
　　※製本

08914　かえで　第22号　P-2-17
　　邑久光明園慰安会
　　1983年9月1日　B5　6頁
　　機関誌
　　※製本

08915　かえで　第23号　P-2-17
　　邑久光明園慰安会
　　1983年12月1日　B5　6頁
　　機関誌
　　※製本

08916　かえで　第24号　P-2-17
　　邑久光明園慰安会
　　1984年3月1日　B5　6頁
　　機関誌
　　※製本

08917　かえで　第25号　P-2-17
　　邑久光明園慰安会
　　1984年7月1日　B5　6頁
　　機関誌
　　※製本

08918　かえで　第26号　P-2-17
　　邑久光明園慰安会
　　1984年11月1日　B5　6頁
　　機関誌
　　※製本

08919　かえで　第27号　P-2-17
　　邑久光明園慰安会
　　1985年1月1日　B5　6頁
　　機関誌
　　※製本

08920　かえで　第28号　P-2-17
　　邑久光明園慰安会
　　1985年5月1日　B5　6頁
　　機関誌
　　※製本

08921　かえで　第29号　P-2-17
　　邑久光明園慰安会
　　1985年11月1日　B5　8頁
　　機関誌
　　※製本

08922　かえで　第30号　P-2-17
　　邑久光明園慰安会
　　1986年1月1日　B5　6頁
　　機関誌
　　※製本

08923　かえで　第31号　P-2-17
　　邑久光明園慰安会
　　1986年3月1日　B5　8頁
　　機関誌
　　※製本

08924　かえで　第32号　P-2-17
　　邑久光明園慰安会
　　1986年7月1日　B5　6頁
　　機関誌
　　※製本

08925　かえで　第33号　P-2-17
　　邑久光明園慰安会
　　1986年10月1日　B5　8頁
　　機関誌
　　※製本

08926　かえで　第34号　P-2-17
　　邑久光明園慰安会
　　1987年1月1日　B5　6頁
　　機関誌
　　※製本

08927　かえで　第35号　P-2-17
　　邑久光明園慰安会
　　1987年3月1日　B5　6頁
　　機関誌
　　※製本

08928　かえで　第36号　P-2-17
　邑久光明園慰安会
　1987年6月1日　B5　6頁
　機関誌
　※製本

08929　かえで　第37号　P-2-17
　邑久光明園慰安会
　1987年9月1日　B5　6頁
　機関誌
　※製本

08930　かえで　第38号　P-2-17
　邑久光明園慰安会
　1987年12月1日　B5　6頁
　機関誌
　※製本

08931　かえで　第39号　P-2-17
　邑久光明園慰安会
　1988年3月1日　B5　8頁
　機関誌
　※製本

08932　かえで　第40号　P-2-17
　邑久光明園慰安会
　1988年6月1日　B5　8頁
　機関誌
　※製本

08933　かえで　第41号　P-2-17
　邑久光明園慰安会
　1988年10月1日　B5　6頁
　機関誌
　※製本

08934　かえで　第42号　P-2-17
　邑久光明園慰安会
　1989年6月1日　B5　10頁
　機関誌
　※製本

08935　かえで　記念特集号　P-2-17
　邑久光明園慰安会
　1989年8月30日　B5　10頁
　機関誌
　※製本

08936　かえで　第43号　P-2-17
　邑久光明園慰安会
　1989年10月1日　B5　8頁
　機関誌
　※製本

08937　かえで　第44号　P-2-17
　邑久光明園慰安会
　1989年12月1日　B5　8頁
　機関誌
　※製本

08938　かえで　第45号　P-2-18
　邑久光明園慰安会
　1990年3月1日　B5　8頁
　機関誌
　※製本

08939　かえで　第46号　P-2-18
　邑久光明園慰安会
　1990年6月1日　B5　6頁
　機関誌
　※製本

08940　かえで　第47号　P-2-18
　邑久光明園慰安会
　1990年9月1日　B5　6頁
　機関誌
　※製本

08941　かえで　第48号　P-2-18
　邑久光明園慰安会
　1990年12月1日　B5　6頁
　機関誌
　※製本

08942　かえで　第49号　P-2-18
　邑久光明園慰安会
　1991年3月1日　B5　8頁
　機関誌
　※製本

08943　かえで　第50号　P-2-18
　邑久光明園慰安会
　1991年6月1日　B5　6頁
　機関誌
　※製本

08944　かえで　第51号　P-2-18
　邑久光明園慰安会
　1991年9月1日　B5　8頁
　機関誌
　※製本

08945　かえで　第52号　P-2-18
　邑久光明園慰安会
　1991年12月1日　B5　8頁
　機関誌
　※製本

08946 かえで 第53号 P-2-18
邑久光明園慰安会
1992年3月1日 B5 8頁
機関誌
※製本

08947 かえで 第54号 P-2-18
邑久光明園慰安会
1992年6月1日 B5 6頁
機関誌
※製本

08948 かえで 第55号 P-2-18
邑久光明園慰安会
1992年9月1日 B5 6頁
機関誌
※製本

08949 かえで 第56号 P-2-18
邑久光明園慰安会
1992年12月1日 B5 8頁
機関誌
※製本

08950 かえで 第57号 P-2-18
邑久光明園慰安会
1993年3月1日 B5 10頁
機関誌
※製本

08951 かえで 第58号 P-2-18
邑久光明園慰安会
1993年6月1日 B5 6頁
機関誌
※製本

08952 かえで 第59号 P-2-18
邑久光明園慰安会
1993年9月15日 B5 8頁
機関誌
※製本

08953 かえで 第60号 P-2-18
邑久光明園慰安会
1993年12月1日 B5 8頁
機関誌
※製本

08954 かえで 第61号 P-2-18
邑久光明園慰安会
1994年3月1日 B5 6頁
機関誌
※製本

08955 かえで 第62号 P-2-18
邑久光明園慰安会
1994年6月1日 B5 8頁
機関誌
※製本

08956 かえで 第63号 P-2-18
邑久光明園慰安会
1994年10月1日 B5 8頁
機関誌
※製本

08957 かえで 第64号 P-2-18
邑久光明園慰安会
1994年12月20日 B5 8頁
機関誌
※製本

08958 かえで 第65号 P-2-18
邑久光明園慰安会
1995年4月1日 B5 6頁
機関誌
※製本

08959 かえで 第66号 P-2-18
邑久光明園慰安会
1995年7月1日 B5 6頁
機関誌
※製本

08960 かえで 第67号 P-2-18
邑久光明園慰安会
1995年10月1日 B5 8頁
機関誌
※製本

08961 かえで 第68号 P-2-19
邑久光明園慰安会
1996年1月1日 B5 8頁
機関誌
※製本

08962 かえで 第69号 P-2-19
邑久光明園慰安会
1996年4月1日 B5 6頁
機関誌
※製本

08963 かえで 第70号 P-2-19
邑久光明園慰安会
1996年7月1日 B5 8頁
機関誌
※製本

08964　かえで　第71号　P-2-19
　　邑久光明園慰安会
　　1996年10月1日　B5　8頁
　　機関誌
　　※製本

08965　かえで　第72号　P-2-19
　　邑久光明園慰安会
　　1997年1月1日　B5　12頁
　　機関誌
　　※製本

08966　かえで　第73号　P-2-19
　　邑久光明園慰安会
　　1997年5月1日　B5　8頁
　　機関誌
　　※製本

08967　かえで　第74号　P-2-19
　　邑久光明園慰安会
　　1997年9月1日　B5　8頁
　　機関誌
　　※製本

08968　かえで　第75号　P-2-19
　　邑久光明園慰安会
　　1997年12月1日　B5　6頁
　　機関誌
　　※製本

08969　かえで　第76号　P-2-19
　　邑久光明園慰安会
　　1998年2月1日　B5　8頁
　　機関誌
　　※製本

08970　かえで　第77号　P-2-19
　　邑久光明園慰安会
　　1998年9月1日　B5　6頁
　　機関誌
　　※製本

08971　かえで　第78号　P-2-19
　　邑久光明園慰安会
　　1998年11月1日　B5　8頁
　　機関誌
　　※製本

08972　かえで　第79号　P-2-19
　　邑久光明園慰安会
　　1999年1月4日　B5　8頁
　　機関誌
　　※製本

08973　かえで　第80号　P-2-19
　　邑久光明園慰安会
　　1999年3月1日　B5　12頁
　　機関誌
　　※製本

08974　楓　復刊号　通巻468号　7・8月号　P-2-20
　　編集　楓編集委員会
　　邑久光明園慰安会
　　1999年7・8月　A5　44頁
　　機関誌
　　※製本

08975　楓　通巻469号　9・10月号　P-2-20
　　編集　楓編集委員会
　　邑久光明園慰安会
　　1999年9・10月　A5　42頁　300円
　　機関誌
　　※製本

08976　楓　通巻470号　11・12月号　P-2-20
　　編集　楓編集委員会
　　邑久光明園慰安会
　　1999年11・12月　A5　42頁　300円
　　機関誌
　　※製本

08977　楓　通巻471号　1・2月号　P-2-20
　　編集　楓編集委員会
　　邑久光明園慰安会
　　2000年1・2月　A5　38頁　300円
　　機関誌
　　※製本

08978　楓　通巻472号　3・4月号　P-2-20
　　編集　楓編集委員会
　　邑久光明園慰安会
　　2000年3・4月　A5　38頁　300円
　　機関誌
　　※製本

08979　楓　通巻473号　5・6月号　P-2-20
　　編集　楓編集委員会
　　邑久光明園慰安会
　　2000年5・6月　A5　40頁　300円
　　機関誌
　　※製本

08980　楓　通巻474号　7・8月号　P-2-20
　　編集　楓編集委員会
　　邑久光明園慰安会
　　2000年7・8月　A5　42頁　300円
　　機関誌

08981　**楓　通巻475号　9・10月号**　P-2-20
　　編集　楓編集委員会
　　邑久光明園慰安会
　　2000年9・10月　A5　42頁　300円
　　機関誌
　　※製本

08982　**楓　通巻476号　11・12月号**　P-2-20
　　編集　楓編集委員会
　　邑久光明園慰安会
　　2000年11・12月　A5　38頁　300円
　　機関誌
　　※製本

08983　**楓　通巻477号　1・2月号**　P-2-20
　　編集　楓編集委員会
　　邑久光明園慰安会
　　2001年1・2月　A5　38頁　300円
　　機関誌
　　※製本

08984　**楓　通巻478号　3・4月号**　P-2-20
　　編集　楓編集委員会
　　邑久光明園慰安会
　　2001年3・4月　A5　44頁　300円
　　機関誌
　　※製本

08985　**楓　通巻479号　5・6月号**　P-2-20
　　編集　楓編集委員会
　　邑久光明園慰安会
　　2001年5・6月　A5　40頁　300円
　　機関誌
　　※製本

08986　**楓　通巻480号　7・8月号**　P-2-20
　　編集　楓編集委員会
　　邑久光明園慰安会
　　2001年7・8月　A5　46頁　300円
　　機関誌
　　※製本

08987　**楓　通巻481号　9・10月号**　P-2-20
　　編集　楓編集委員会
　　邑久光明園慰安会
　　2001年9・10月　A5　46頁　300円
　　機関誌
　　※製本

08988　**楓　通巻482号　11・12月号**　P-2-20
　　編集　楓編集委員会
　　邑久光明園慰安会
　　2001年11・12月　A5　38頁　300円
　　機関誌
　　※製本

08989　**楓　通巻483号　1・2月号**　P-2-21
　　編集　楓編集委員会
　　邑久光明園慰安会
　　2002年1・2月　A5　46頁　300円
　　機関誌
　　※製本

08990　**楓　通巻484号　3・4月号**　P-2-21
　　編集　楓編集委員会
　　邑久光明園慰安会
　　2002年3・4月　A5　44頁　300円
　　機関誌
　　※製本

08991　**楓　通巻485号　5・6月号**　P-2-21
　　編集　楓編集委員会
　　邑久光明園慰安会
　　2002年5・6月　A5　45頁　300円
　　機関誌
　　※製本

08992　**楓　通巻486号　7・8月号**　P-2-21
　　編集　楓編集委員会
　　邑久光明園慰安会
　　2002年7・8月　A5　48頁　300円
　　機関誌
　　※製本

08993　**楓　通巻487号　9・10月号**　P-2-21
　　編集　楓編集委員会
　　邑久光明園慰安会
　　2002年9・10月　A5　46頁　300円
　　機関誌
　　※製本

08994　**楓　通巻488号　11・12月号**　P-2-21
　　編集　楓編集委員会
　　邑久光明園慰安会
　　2002年11・12月　A5　36頁　300円
　　機関誌
　　※製本

08995　**楓　通巻489号　1・2月号**　P-2-21
　　編集　楓編集委員会
　　邑久光明園慰安会
　　2003年1・2月　A5　46頁　300円
　　機関誌
　　※製本

08996　**楓　通巻490号　3・4月号**　P-2-21
　　　編集　楓編集委員会
　　　邑久光明園慰安会
　　　2003年3・4月　A5　46頁　300円
　　　機関誌
　　　※製本

08997　**楓　通巻491号　5・6月号**　P-2-21
　　　編集　楓編集委員会
　　　邑久光明園慰安会
　　　2003年5・6月　A5　48頁　300円
　　　機関誌
　　　※製本

08998　**楓　通巻492号　7・8月号**　P-2-21
　　　編集　楓編集委員会
　　　邑久光明園慰安会
　　　2003年7・8月　A5　54頁　300円
　　　機関誌
　　　※製本

08999　**楓　通巻493号　9・10月号**　P-2-21
　　　編集　楓編集委員会
　　　邑久光明園慰安会
　　　2003年9・10月　A5　44頁　300円
　　　機関誌
　　　※製本

09000　**楓　通巻494号　11・12月号**　P-2-21
　　　編集　楓編集委員会
　　　邑久光明園慰安会
　　　2003年11・12月　A5　56頁　300円
　　　機関誌
　　　※製本

09001　**楓　通巻495号　1・2月号**　P-2-22
　　　編集　楓編集委員会
　　　邑久光明園慰安会
　　　2004年1・2月　A5　43頁　300円
　　　機関誌
　　　※製本

09002　**楓　通巻496号　3・4月号**　P-2-22
　　　編集　楓編集委員会
　　　邑久光明園慰安会
　　　2004年3・4月　A5　42頁　300円
　　　機関誌
　　　※製本

09003　**楓　通巻497号　5・6月号**　P-2-22
　　　編集　楓編集委員会
　　　邑久光明園慰安会
　　　2004年5・6月　A5　48頁　300円
　　　機関誌
　　　※製本

09004　**楓　通巻498号　7・8月号**　P-2-22
　　　編集　楓編集委員会
　　　邑久光明園慰安会
　　　2004年7・8月　A5　48頁　300円
　　　機関誌
　　　※製本

09005　**楓　通巻499号　9・10月号**　P-2-22
　　　編集　楓編集委員会
　　　邑久光明園慰安会
　　　2004年9・10月　A5　50頁　300円
　　　機関誌
　　　※製本

09006　**楓　通巻500号　11・12月号**　P-2-22
　　　編集　楓編集委員会
　　　邑久光明園慰安会
　　　2004年11・12月　A5　40頁　300円
　　　機関誌
　　　※製本

09007　**楓　通巻501号　1・2月号**　P-2-22
　　　編集　楓編集委員会
　　　邑久光明園慰安会
　　　2005年1・2月　A5　48頁　300円
　　　機関誌
　　　※製本

09008　**楓　通巻502号　3・4月号**　P-2-22
　　　編集　楓編集委員会
　　　邑久光明園慰安会
　　　2005年3・4月　A5　44頁　300円
　　　機関誌
　　　※製本

09009　**楓　通巻503号　5・6月号**　P-2-22
　　　編集　楓編集委員会
　　　邑久光明園慰安会
　　　2005年5・6月　A5　36頁　300円
　　　機関誌
　　　※製本

09010　**楓　通巻504号　7・8月号**　P-2-22
　　　編集　楓編集委員会
　　　邑久光明園慰安会
　　　2005年7・8月　A5　46頁　300円
　　　機関誌
　　　※製本

09011　楓　通巻505号　9・10月号　P-2-22
　　　編集　楓編集委員会
　　　邑久光明園慰安会
　　　2005年9・10月　A5　38頁　300円
　　　機関誌
　　　※製本

09012　楓　通巻506号　11・12月号　P-2-22
　　　編集　楓編集委員会
　　　邑久光明園慰安会
　　　2005年11・12月　A5　46頁　300円
　　　機関誌
　　　※製本

09013　楓　通巻507号　1・2月号　P-2-23
　　　編集　楓編集委員会
　　　邑久光明園慰安会
　　　2006年1・2月　A5　52頁
　　　機関誌
　　　※製本

09014　楓　通巻508号　3・4月号　P-2-23
　　　編集　楓編集委員会
　　　邑久光明園慰安会
　　　2006年3・4月　A5　36頁
　　　機関誌
　　　※製本

09015　楓　通巻509号　5・6月号　P-2-23
　　　編集　楓編集委員会
　　　邑久光明園慰安会
　　　2006年5・6月　A5　38頁
　　　機関誌
　　　※製本

09016　楓　通巻510号　7・8月号　P-2-23
　　　編集　楓編集委員会
　　　邑久光明園慰安会
　　　2006年7・8月　A5　36頁
　　　機関誌
　　　※製本

09017　楓　通巻511号　9・10月号　P-2-23
　　　編集　楓編集委員会
　　　邑久光明園慰安会
　　　2006年9・10月　A5　36頁
　　　機関誌
　　　※製本

09018　楓　通巻512号　11・12月号　P-2-23
　　　編集　楓編集委員会
　　　邑久光明園慰安会
　　　2006年11・12月　A5　36頁　300円
　　　機関誌
　　　※製本

09019　楓　通巻513号　1・2月号　P-2-23
　　　編集　楓編集委員会
　　　邑久光明園慰安会
　　　2007年1・2月　A5　48頁
　　　機関誌
　　　※製本

09020　楓　通巻514号　3・5月号　P-2-23
　　　編集　楓編集委員会
　　　邑久光明園慰安会
　　　2007年3・4月　A5　38頁
　　　機関誌
　　　※製本

09021　楓　通巻515号　5・6月号　P-2-23
　　　編集　楓編集委員会
　　　邑久光明園慰安会
　　　2007年5・6月　A5　40頁
　　　機関誌
　　　※製本

09022　楓　通巻516号　7・8月号　P-2-23
　　　編集　楓編集委員会
　　　邑久光明園慰安会
　　　2007年7・8月　A5　38頁
　　　機関誌
　　　※製本

09023　楓　通巻517号　9・10月号　P-2-23
　　　編集　楓編集委員会
　　　邑久光明園慰安会
　　　2007年9・10月　A5　38頁　300円
　　　機関誌
　　　※製本

09024　楓　通巻518号　11・12月号　P-2-23
　　　編集　楓編集委員会
　　　邑久光明園慰安会
　　　2007年11・12月　A5　44頁
　　　機関誌
　　　※製本

09025　楓　通巻519号　1・2月号　P-2-24
　　　編集　楓編集委員会
　　　邑久光明園慰安会
　　　2008年1・2月　A5　42頁
　　　機関誌
　　　※製本

09026　**楓　通巻520号　3・4月号**　P-2-24
　　編集　楓編集委員会
　　邑久光明園慰安会
　　2008年3・4月　A5　50頁
　　機関誌
　　※製本

09027　**楓　通巻521号　5・6月号**　P-2-24
　　編集　楓編集委員会
　　邑久光明園慰安会
　　2008年5・6月　A5　38頁
　　機関誌
　　※製本

09028　**楓　通巻522号　7・8月号**　P-2-24
　　編集　楓編集委員会
　　邑久光明園慰安会
　　2008年7・8月　A5　42頁
　　機関誌
　　※製本

09029　**楓　通巻523号　9・10月号**　P-2-24
　　編集　楓編集委員会
　　邑久光明園慰安会
　　2008年9・10月　A5　39頁
　　機関誌
　　※製本

09030　**楓　通巻524号　11・12月号**　P-2-24
　　編集　楓編集委員会
　　邑久光明園慰安会
　　2008年11・12月　A5　39頁
　　機関誌
　　※製本

09031　**楓　通巻525号　1・2月号**　P-2-24
　　編集　楓編集委員会
　　邑久光明園慰安会
　　2009年1・2月　A5　37頁
　　機関誌
　　※製本

09032　**楓　通巻526号　3・4月号**　P-2-24
　　編集　楓編集委員会
　　邑久光明園慰安会
　　2009年3・4月　A5　39頁
　　機関誌
　　※製本

09033　**楓　通巻527号　5・6月号**　P-2-24
　　編集　楓編集委員会
　　邑久光明園慰安会
　　2009年4・6月　A5　47頁
　　機関誌
　　※製本

09034　**楓　通巻528号　7・8月号**　P-2-24
　　編集　楓編集委員会
　　邑久光明園慰安会
　　2009年7・8月　A5　44頁
　　機関誌
　　※製本

09035　**楓　通巻529号　9・10月号**　P-2-24
　　編集　楓編集委員会
　　国立療養所邑久光明園
　　2009年9・10月　A5　45頁
　　機関誌
　　※製本

09036　**楓　通巻530号　11・12月号**　P-2-24
　　編集　楓編集委員会
　　国立療養所邑久光明園
　　2009年11・12月　A5　39頁
　　機関誌
　　※製本

09037　**楓　通巻531号　1・2月号**　P-2-25
　　編集　楓編集委員会
　　国立療養所邑久光明園
　　2010年1・2月　A5　37頁
　　機関誌
　　※製本

09038　**楓　通巻532号　3・4月号**　P-2-25
　　編集　楓編集委員会
　　国立療養所邑久光明園
　　2010年3・4月　A5　38頁
　　機関誌
　　※製本

09039　**楓　通巻533号　5・6月号**　P-2-25
　　編集　楓編集委員会
　　国立療養所邑久光明園
　　2010年5・6月　A5　36頁
　　機関誌
　　※製本

09040　**楓　通巻534号　7・8月号**　P-2-25
　　編集　楓編集委員会
　　国立療養所邑久光明園
　　2010年7・8月　A5　36頁
　　機関誌
　　※製本

09041　楓　通巻535号　9・10月号　P-2-25
　　編集　楓編集委員会
　　国立療養所邑久光明園
　　2010年9・10月　A5　36頁
　　機関誌
　　※製本

09042　楓　通巻536号　11・12月号　P-2-25
　　編集　楓編集委員会
　　国立療養所邑久光明園
　　2010年11・12月　A5　40頁
　　機関誌
　　※製本

09043　楓　通巻537号　1・2月号　P-2-25
　　編集　楓編集委員会
　　国立療養所邑久光明園
　　2011年1・2月　A5　42頁
　　機関誌
　　※製本

09044　楓　通巻538号　3・4月号　P-2-25
　　編集　楓編集委員会
　　国立療養所邑久光明園
　　2011年3・4月　A5　34頁
　　機関誌
　　※製本

09045　楓　通巻539号　5・6月号　P-2-25
　　編集　楓編集委員会
　　国立療養所邑久光明園
　　2011年5・6月　A5　37頁
　　機関誌
　　※製本

09046　楓　通巻540号　7・8月号　P-2-25
　　編集　楓編集委員会
　　国立療養所邑久光明園
　　2011年7・8月　A5　38頁
　　機関誌
　　※製本

09047　楓　通巻541号　9・10月号　P-2-25
　　編集　楓編集委員会
　　国立療養所邑久光明園
　　2011年9・10月号　A5　40頁
　　機関誌
　　※製本

09048　楓　通巻542号　11・12月号　P-2-25
　　編集　楓編集委員会
　　国立療養所邑久光明園
　　2011年11・12月号　A5　32頁
　　機関誌
　　※製本

09049　楓　通巻543号　1・2月号　P-2-26
　　編集　楓編集委員会
　　国立療養所邑久光明園
　　2012年1・2月号　A5　42頁
　　機関紙
　　※製本

09050　楓　通巻544号　3・4月号　P-2-26
　　編集　楓編集委員会
　　国立療養所邑久光明園
　　2012年3・4月号　A5　38頁
　　機関紙
　　※製本

09051　楓　通巻545号　5・6月号　P-2-26
　　編集　楓編集委員会
　　国立療養所邑久光明園
　　2012年5・6月号　A5　32頁
　　機関紙
　　※製本

09052　楓　通巻546号　7・8月号　P-2-26
　　編集　楓編集委員会
　　国立療養所邑久光明園
　　2012年7・8月号　A5　32頁
　　機関紙
　　※製本

09053　楓　通巻547号　9・10月号　P-2-26
　　編集　楓編集委員会
　　国立療養所邑久光明園
　　2012年9・10月号　A5　44頁
　　機関紙
　　※製本

09054　楓　通巻548号　11・12月号　P-2-26
　　編集　楓編集委員会
　　国立療養所邑久光明園
　　2012年11・12月号　A5　32頁
　　機関紙
　　※製本

09055　楓　通巻549号　1・2月号　P-2-26
　　編集　楓編集委員会
　　国立療養所邑久光明園
　　2013年1・2月号　A5　36頁
　　機関紙
　　※製本

09056　**楓　通巻550号　3・4月号**　P-2-26
　　編集　楓編集委員会
　　国立療養所邑久光明園
　　2013年3・4月号　A5　38頁
　　機関紙
　　※製本

09057　**楓　通巻551号　5・6月号**　P-2-26
　　編集　楓編集委員会
　　国立療養所邑久光明園
　　2013年5・6月号　A5　32頁
　　機関紙
　　※製本

09058　**楓　通巻552号　7・8月号**　P-2-26
　　編集　楓編集委員会
　　国立療養所邑久光明園
　　2013年7・8月号　A5　32頁
　　機関紙
　　※製本

09059　**楓　通巻553号　9・10月号**　P-2-26
　　編集　楓編集委員会
　　国立療養所邑久光明園
　　2013年9・10月号　A5　40頁
　　機関紙
　　※製本

09060　**楓　通巻554号　11・12月号**　P-2-26
　　編集　楓編集委員会
　　国立療養所邑久光明園
　　2013年9・11月号　A5　30頁
　　機関紙
　　※製本

09061　**楓　通巻555号　1・2月号**　P-2-27
　　編集　楓編集委員会
　　国立療養所邑久光明園
　　2014年1・2月号　A5　32頁
　　機関紙
　　※製本

09062　**楓　通巻556号　3・4月号**　P-2-27
　　編集　楓編集委員会
　　国立療養所邑久光明園
　　2014年3・4月号　A5　32頁
　　機関紙
　　※製本

09063　**楓　通巻557号　5・6月号**　P-2-27
　　編集　楓編集委員会
　　国立療養所邑久光明園
　　2014年5・6月号　A5　36頁
　　機関紙
　　※製本

09064　**楓　通巻558号　7・8月号**　P-2-27
　　編集　楓編集委員会
　　国立療養所邑久光明園
　　2014年7・8月号　A5　42頁
　　機関紙
　　※製本

09065　**楓　通巻559号　9・10月号**　P-2-27
　　編集　楓編集委員会
　　国立療養所邑久光明園
　　2014年9・10月号　A5　40頁
　　機関紙
　　※製本

09066　**楓　通巻560号　11・12月号**　P-2-27
　　編集　楓編集委員会
　　国立療養所邑久光明園
　　2014年11・12月号　A5　38頁
　　機関紙
　　※製本

09067　**楓　通巻561号　1・2月号**　P-2-27
　　編集　楓編集委員会
　　国立療養所邑久光明園
　　2015年1・2月号　A5　38頁
　　機関紙
　　※製本

09068　**楓　通巻562号　3・4月号**　P-2-27
　　編集　楓編集委員会
　　国立療養所邑久光明園
　　2015年3・4月号　A5　32頁
　　機関紙
　　※製本

09069　**楓　通巻563号　5・6月号**　P-2-27
　　編集　楓編集委員会
　　国立療養所邑久光明園
　　2015年5・6月号　A5　40頁
　　機関紙
　　※製本

09070　**楓　通巻564号　7・8月号**　P-2-27
　　編集　楓編集委員会
　　国立療養所邑久光明園
　　2015年7・8月号　A5　38頁
　　機関紙
　　※製本

09071　楓　通巻565号　9・10月号　P-2-27
　　編集　楓編集委員会
　　国立療養所邑久光明園
　　2015年9・10月号　A5　50頁
　　機関紙
　　※製本

09072　楓　通巻566号　11・12月号　P-2-27
　　編集　楓編集委員会
　　国立療養所邑久光明園
　　2015年11・12月号　A5　34頁
　　機関紙
　　※製本

09073　風水害記念誌　第三區府縣立外島保養院
P-3-1
　　第三區府縣立外島保養院
　　第三區府縣立外島保養院
　　昭和10年9月10日　A5　357頁　非売品
　　記念誌
　　※ファイル　2冊

09074　外島保養院　P-3-2
　　※ハンセン病と外島の出来ごと…中村勲／外島の思出を語る…野島多以司（青松）
　　※ファイル

09075　療友外島に捧ぐ（愛生昭和9年10号）　P-3-3
　　※ファイル

09076　外島事件外伝（渡部政夫）　P-3-4
　　山下峰幸
　　1988年12月25日　B5　23頁
　　※むらぎも通信
　　※ファイル

09077　昭和29年邑久光明園年報　28年建物配置図
P-3-5
　　邑久光明園
　　邑久光明園
　　昭和29年　A5　84頁
　　記録
　　※ファイル

09078　楓誌の歩み・光明園の歩み・外部のらいの歩み年表　P-3-6
　　楓編集部
　　（「楓」別冊）
　　昭和40年11月　A5　28頁
　　機関誌
　　※ファイル　2冊

09079　楓誌　年表　昭和41年～平成14年　302号～488号　P-3-7
　　楓編集委員会
　　邑久光明園慰安会　楓編集委員会
　　平成15年3月　A5　61頁
　　機関誌
　　※ファイル

09080　台風17号にともなう集中豪雨災害復旧記録
P-3-8
　　編集　アルバム編集委員会
　　国立療養所邑久光明園
　　昭和52年9月10日　A5　24頁
　　写真記録
　　※ファイル

09081　濫救惰眠　P-3-9
　　森幹郎
　　（「楓」昭和32年5月号）
　　A5　P2～5頁
　　※ファイル

09082　この頃納得の行かないこと二題　P-3-9
　　森幹郎
　　1999年7月7日　A4　7枚頁
　　※ファイル

09083　《手紙》双見美智子様　P-3-9
　　森幹郎
　　2枚頁
　　※ファイル

09084　楓　開園15周年記念文芸特集号　P-3-10
　　編集　木下吉雄・千島染太郎
　　国立療養所邑久光明園
　　昭和28年11月30日　A5　148頁
　　機関誌
　　※ファイル

09085　邑久光明園60周年記念史　P-3-11
　　編集　国立療養所邑久光明園
　　国立療養所邑久光明園
　　昭和44年3月　A4変形　103頁
　　記録
　　※本　2冊

09086　創立70周年記念誌　P-3-12
　　編集　国立療養所邑久光明園
　　国立療養所邑久光明園
　　昭和54年4月　B5　44頁
　　※ファイル

09087　創立80周年記念誌　P-3-13
　　編集　原田禹雄

国立療養所邑久光明園（原田禹雄）
平成元年4月1日　B5　533頁　非売品
記録
※本　3冊

09088　**国立療養所邑久光明園創立90周年記念誌**
P-3-14
創立90周年記念誌編集委員
国立療養所邑久光明園
平成11年11月　A4　282頁
記録
※本

09089　**国立療養所邑久光明園創立100周年記念誌**
P-3-15
国立療養所邑久光明園
平成22年3月　A5　395頁
※本

09090　**風と海のなか-邑久光明園入園者八十年の歩み**　P-3-16
邑久光明園入園者自治会
日本文教出版（邑久光明園入園者自治会）
平成元年8月30日　A5　520頁　2,500円
記録
※本　3冊

09091　**邑久光明園創立百周年記念誌「隔離から解放へ」邑久光明園入所者百年の歩み**　P-3-17
編集　国立療養所邑久光明園入所者自治会
山陽新聞社
2009年10月29日　B5　335頁
記録
※本

09092　**白い道標-邑久光明園盲人会40年史**　P-3-18
邑久光明園盲人会
邑久光明園盲人会
平成7年8月1日　A5　423頁　2,000円
記録
※本

09093　**ライ療養所に於る教育の問題**　P-3-19
編集　長瀬昌
邑久光明園（神宮良一）
1955年1月1日　A5　91+14頁
研究
※本

09094　**句集　卯の花　第一輯**　P-3-20
編集　邑久光明園文芸会卯の花会
邑久光明園慰安会（神宮良一）
昭和27年11月25日　B6　224頁　250円
俳句
※本　2冊

09095　**句集　年輪**　P-3-21
編集　邑久光明園卯の花句会（上丸春生子）
昭和32年1月1日　B6　133頁　100円
俳句
※本　2冊

09096　**歌集　やすらひ**　P-3-22
飯崎吐詩朗
外島保養院患者慰藉会
昭和13年3月1日　B6　178頁　1円
短歌
※本

09097　**歌集　光明苑　第一輯**　P-3-23
編集　邑久光明園文芸会楓短歌会
邑久光明園慰安会（神宮良一）
昭和28年11月10日　B6　223頁　250円
短歌
※本　2冊

09098　**旅程**　P-3-24
楓短歌会「旅程」同人
楓短歌会「旅程」同人
昭和30年11月1日　A6　90頁　100円
短歌
※本

09099　**海中石**　P-3-25
編集　楓短歌会「海中石」同人
楓短歌会「海中石」同人
昭和31年12月25日　A6　98頁　100円
短歌
※本

09100　**詩集　光の杖　第一輯**　P-3-26
編集　邑久光明園文芸会詩作会
邑久光明園慰安会（神宮良一）
昭和29年12月1日　B6　207頁　300円
詩
※本

09101　**詩集　こだま**　P-3-27
こだま研究会
こだま研究会
昭和30年11月1日　A6　102頁　100円
詩
※本　2冊

09102　**跫音**　P-3-28
編者　木島始

出版書肆パトリア（丸本多代）
1957年11月15日　B6　262頁　250円
創作
※本　3冊

09103　はてしなき涯　強制労働・発病・結婚　P-4-1
　許在文（ホチェムン）・金潤任（キムスンニム）
　1992年8月　A5　86頁
　記録
　※本

09104　随筆集　藤本とし　P-4-2
　藤本とし
　復権文庫（内野洋）
　1970年7月30日　A5　264頁
　随筆
　※本　2冊

09105　詩謡　踏切　P-4-3
　千島染太郎
　B5　2枚頁
　詩
　※ファイル

09106　随想　響流十万　P-4-3
　千島染太郎
　A4　1枚頁
　随筆
　※ファイル

09107　童謡　糸電話　P-4-3
　千島染太郎
　A4　1枚頁
　童謡
　※ファイル

09108　作詞　石けりのうた／鰯雲の歌／ひとりぼっちの旅／山の子のうた／ひとりぼっちの赤とんぼ　P-4-3
　千島染太郎
　A3　1枚頁
　詩
　※ファイル

09109　作詞　街角の赤電話　P-4-3
　千島染太郎
　A4　1枚頁
　詩
　※ファイル

09110　岡山市民の歌　P-4-3
　千島染太郎
　A4　1枚頁
　詩
　※ファイル

09111　童謡　糸電話　P-4-3
　千島染太郎
　A4　1枚頁
　詩
　※ファイル

09112　河童／一人静　P-4-3
　千島染太郎
　B5　1枚頁
　随筆
　※ファイル

09113　随筆　読み書き／弥勒菩薩／結社遍歴／遠くを眺める　P-4-3
　千島染太郎
　B5　2枚頁
　随筆
　※ファイル

09114　随筆　白衣燦々　P-4-3
　千島染太郎
　B5　2枚頁
　随筆
　※ファイル

09115　随想　響流十万　P-4-3
　千島染太郎
　B5　3枚頁
　随筆
　※ファイル

09116　随筆　有縁無縁　P-4-3
　千島染太郎
　B5　3枚頁
　随筆
　※ファイル

09117　卯の花　復活第1号　P-4-4
　編集　坂井長太郎
　卯の花会（坂井長太郎）
　昭和14年8月5日　A5　15頁　非売品
　俳句
　※製本

09118　卯の花　復活第2号　9月号　P-4-4
　編集　坂井長太郎
　卯の花会（坂井長太郎）
　昭和14年9月1日　A5　14頁　非売品
　俳句
　※製本

09119　卯の花　第1巻　第3号　10月号　P-4-4
　編集　坂井長太郎
　卯の花会（坂井長太郎）
　昭和14年10月1日　A5　14頁　非売品
　俳句
　※製本

09120　卯の花　第1巻　第4号　11月号　P-4-4
　編集　坂井長太郎
　卯の花会（坂井長太郎）
　昭和14年11月5日　A5　14頁　非売品
　俳句
　※製本

09121　卯の花　第1巻　第5号　12月号　P-4-4
　編集　坂井長太郎
　卯の花会（坂井長太郎）
　昭和14年12月1日　A5　14頁　非売品
　俳句
　※製本

09122　卯の花　第1巻　第6号　新年号　P-4-4
　編集　坂井長太郎
　卯の花会（坂井長太郎）
　昭和15年1月1日　A5　15頁　非売品
　俳句
　※製本

09123　卯の花　第2巻　第7,8号　2・3月号　P-4-4
　編集　坂井長太郎
　卯の花会（坂井長太郎）
　昭和15年3月1日　A5　26頁　非売品
　俳句
　※製本

09124　卯の花　第2巻　第9号　4月号　P-4-4
　編集　坂井長太郎
　卯の花会（坂井長太郎）
　昭和15年4月1日　A5　16頁　非売品
　俳句
　※製本

09125　卯の花　第2巻　第10号　5月号　P-4-4
　編集　坂井長太郎
　卯の花会（坂井長太郎）
　昭和15年5月1日　A5　16頁　非売品
　俳句
　※製本

09126　卯の花　第2巻　第11号　6月号　P-4-4
　編集　坂井長太郎
　卯の花会（坂井長太郎）
　昭和15年6月1日　A5　16頁　非売品
　俳句
　※製本

09127　卯の花　第2巻　第11号　7月号　P-4-4
　編集　坂井長太郎
　卯の花会（坂井長太郎）
　昭和15年7月1日　A5　16頁　非売品
　俳句
　※製本

09128　卯の花　第2巻　第13号　復活1周年記念号　P-4-4
　編集　坂井長太郎
　卯の花会（坂井長太郎）
　昭和15年8月1日　A5　16頁　非売品
　俳句
　※製本

09129　卯の花　第2巻　第14号　9月号　P-4-4
　編集　坂井長太郎
　卯の花会（坂井長太郎）
　昭和15年9月1日　A5　16頁　非売品
　俳句
　※製本

09130　卯の花　第2巻　第15号　10月号　P-4-4
　編集　坂井長太郎
　卯の花会（坂井長太郎）
　昭和15年10月1日　A5　16頁　非売品
　俳句
　※製本

09131　卯の花　第2巻　第16号　11月号　P-4-4
　編集　坂井長太郎
　卯の花会（坂井長太郎）
　昭和15年11月1日　A5　16頁　非売品
　俳句
　※製本

09132　卯の花　第2巻　第17号　12月号　P-4-4
　編集　坂井長太郎
　卯の花会（坂井長太郎）
　昭和15年12月1日　A5　16頁　非売品
　俳句
　※製本

09133　卯の花　第3巻　第18号　新年号　P-4-4
　編集　坂井長太郎
　卯の花会（坂井長太郎）
　昭和16年1月1日　A5　16頁　非売品
　俳句
　※製本

09134　卯の花　第3巻　第19号　2月号　P-4-4
　　A5　16頁　非売品
　　俳句
　　※製本

09135　卯の花　第3巻　第20号　3月号　P-4-4
　　編集　坂井長太郎
　　卯の花会（坂井長太郎）
　　昭和16年3月1日　A5　16頁　非売品
　　俳句
　　※製本

09136　卯の花　第3巻　第21号　4月号　P-4-4
　　編集　坂井長太郎
　　卯の花会（坂井長太郎）
　　昭和16年4月1日　A5　16頁　非売品
　　俳句
　　※製本

09137　卯の花　第3巻　第22号　5月号　P-4-4
　　編集　坂井長太郎
　　卯の花会（坂井長太郎）
　　昭和16年5月1日　A5　16頁　非売品
　　俳句
　　※製本

09138　卯の花　第3巻　第6号　6月号　P-4-4
　　編集　坂井長太郎
　　卯の花会（坂井長太郎）
　　昭和16年6月1日　A5　16頁　非売品
　　俳句
　　※製本

09139　卯の花　第3巻　第7号　7月号　P-4-4
　　編集　坂井長太郎
　　卯の花会（坂井長太郎）
　　昭和16年7月1日　A5　16頁　非売品
　　俳句
　　※製本

09140　卯の花　第3巻　第8号　8月号　P-4-4
　　編集　坂井長太郎
　　卯の花会（坂井長太郎）
　　昭和16年8月1日　A5　16頁　非売品
　　俳句
　　※製本

09141　卯の花　第3巻　第9号　9月号　P-4-4
　　編集　坂井長太郎
　　卯の花会（坂井長太郎）
　　昭和16年9月1日　A5　16頁　非売品
　　俳句
　　※製本

09142　卯の花　第3巻　第10号　10月号　P-4-4
　　編集　坂井長太郎
　　卯の花会（坂井長太郎）
　　昭和16年10月1日　A5　16頁　非売品
　　俳句
　　※製本

09143　卯の花　第3巻　第11号　最終号　P-4-4
　　編集　坂井長太郎
　　卯の花会（坂井長太郎）
　　昭和16年11月1日　A5　16頁　非売品
　　俳句
　　※製本

09144　青年　創刊号　P-4-5①
　　編集　青年団文化部
　　邑久光明園青年団（竹村栄一）
　　昭和24年3月1日　B5　24頁
　　機関誌
　　※ファイル

09145　青年　第1巻　第7号　10,11月号　P-4-5①
　　編集　青年団文化部
　　邑久光明園青年団（竹村栄一）
　　昭和24年11月11日　B5　33頁
　　機関誌
　　※ファイル

09146　青年　7月号　P-4-5①
　　B5　15頁
　　機関誌
　　※ファイル

09147　青年　第2巻　第6号　P-4-5①
　　編集　青年団文化部
　　邑久光明園青年団（山本みのる）
　　昭和25年10月1日　B5　27頁
　　機関誌
　　※ファイル

09148　青年　第2巻　第7号　P-4-5①
　　編集　青年団文化部
　　邑久光明園青年団（山本実）
　　昭和25年11月1日　B5　21頁
　　機関誌
　　※ファイル

09149　青年　第3巻　第4号　P-4-5①
　　編集　青年団文化部
　　邑久光明園青年団（山本みのる）
　　昭和26年8月5日　B5　22頁
　　機関誌
　　※ファイル

09150　青年　第3巻　第5号　P-4-5①
　編集　青年団文化部
　邑久光明園青年団（山本みのる）
　昭和26年10月5日　B5　20頁
　機関誌
　※ファイル

09151　青年　第3巻　第6号　P-4-5②
　編集　青年団文化部
　邑久光明園青年団（山本みのる）
　昭和26年12月5日　B5　22頁
　機関誌
　※ファイル

09152　青年　第4巻　第2号　P-4-5②
　編集　青年団文化部
　邑久光明園青年団（藤岡泰雄）
　昭和27年4月1日　B5　20頁
　機関誌
　※ファイル

09153　青年　第4巻　第1号　P-4-5②
　編集　青年団文化部
　邑久光明園青年団（若葉かをる）
　昭和28年2月13日　B5　22頁
　機関誌
　※ファイル

09154　青年　第5巻　第2号　P-4-5②
　編集　青年団文化部
　邑久光明園青年団（瀬戸領）
　昭和28年3月25日　B5　22頁
　機関誌
　※ファイル

09155　青年　第5巻　第3号　P-4-5②
　編集　青年団文化部
　邑久光明園青年団（瀬戸領）
　昭和28年6月1日　B5　20頁
　機関誌
　※ファイル

09156　青年　第6巻　第2号　P-4-5②
　編集　青年団文化部
　邑久光明園青年団（森下正春）
　昭和29年4月1日　B5　18頁
　機関誌
　※ファイル

09157　青年　第6巻　第3号　P-4-5②
　編集　青年団文化部
　森下正春／青年団
　昭和29年6月6日　B5　24頁
　機関誌
　※ファイル

09158　青年　第6巻　第4号　P-4-6①
　昭和29年7月28日　B5　29頁
　機関誌
　※ファイル

09159　青年　第6巻　第5号　P-4-6①
　編集　青年団文化部
　邑久光明園青年団（森下正春）
　昭和29年9月27日　B5　40頁
　機関誌
　※ファイル

09160　青年　第6巻　第6号　P-4-6①
　編集　青年団文化部
　邑久光明園青年団（森下正春）
　昭和29年12月6日　B5　39頁
　機関誌
　※ファイル

09161　青年　3・4月号　P-4-6①
　B5　28頁
　機関誌
　※ファイル

09162　青年　第7巻　第3号　P-4-6①
　編集　青年団文化部
　邑久光明園青年団（石原英雄）
　昭和30年6月3日　B5　30頁
　機関誌
　※ファイル

09163　青年　第7巻　第4号　P-4-6①
　編集　青年団文化部
　邑久光明園青年団（石原英雄）
　昭和30年8月1日　B5　34頁
　機関誌
　※ファイル

09164　青年　第7巻　第5号　P-4-6①
　編集　青年団文化部
　邑久光明園青年団（石原英雄）
　昭和30年9月25日　B5　35頁
　機関誌
　※ファイル

09165　青年　第7巻　第7号　P-4-6②
　編集　青年団文化部
　邑久光明園青年団
　昭和30年11月20日　B5　37頁
　機関誌

※ファイル

09166　青年　1・2月号　P-4-6②
　昭和30年2月　B5　24頁
　機関誌
　※ファイル

09167　青年　1・2月号　P-4-6②
　昭和31年1月　B5　30頁
　機関誌
　※ファイル

09168　青年　5・6月号　P-4-6②
　昭和31年5月　B5　30頁
　機関誌
　※ファイル

09169　青年　第8巻　第4号　P-4-6②
　編集　青年団文化部
　邑久光明園青年団（大森重吉）
　昭和31年7月29日　B5　24頁
　機関誌
　※ファイル

09170　青年　12月号　P-4-6②
　編集　青年団文化部
　邑久光明園青年団（竹村栄一）
　12月18日　B5　20頁
　機関誌
　※ファイル

09171　句集　父子独楽　P-4-7
　中山秋夫
　1989年12月　B6　104頁
　俳句
　※本

09172　句集　父子独楽　P-4-8
　中山秋夫
　1992年11月　B6　104頁
　俳句
　※2刷
　※本

09173　中山秋夫　散文集　鎮魂の花火　P-4-9
　中山秋夫
　B5　14頁
　散文
　※ファイル

09174　句集　父子独楽　感想集　P-4-9
　永瀬清子／青木伸一／寺尾俊平／島比呂志／島田等／浅田修一／石田恒夫／藤井善／板垣哲子／斎藤ヒツ子／上田昭／蓮井三佐男／本田稔／池内悦子／沢田五郎／佐々木実／金末子／坂下強／根本俊雄
　1990年7月30日　B6　37頁
　感想
　※全ページコピー
　※ファイル　2冊

09175　松本明生遺句集　娑羅の花　P-4-10
　松本明生
　1995年11月　B6　105頁
　俳句
　※本

09176　どっこい生きてるで　五十年の隔離の時を越えて　P-4-11
　金地慶四郎
　1990年12月　A5　70頁
　記録
　※本

09177　万年青　P-4-12
　鶴崎逸朗
　富士見書房（中井茂雄）
　平成4年3月25日　B6　187頁
　俳句
　※本　3冊

09178　猫を喰った話-ハンセン病を生きて　P-4-13
　崔龍一
　解放出版社
　平成14年9月30日　B6　219頁　2,000円
　随筆
　※本

09179　孤島　在日韓国・朝鮮人ハンセン病療養者生活記録　P-4-14
　編著　崔南龍
　解放出版社
　2007年11月30日　B6　262頁　2,000円
　記録
　※本　2冊

09180　孤島　韓国人ハンセン氏病療養者生活記録（第一集・第二集）　P-4-15
　編集　崔南龍
　崔南龍
　1985年2月10日　B6　234頁　非売品
　記録
　※本　2冊

09181　無垢清浄光　宮川弘道遺稿集　P-4-16
　宮川弘道
　宮川清子

昭和60年9月28日　B6　285頁
随筆
※本　2冊

09182　遺歌集　冬風の島　P-4-17
永井静夫
邑久光明園真言宗大師講
平成12年2月22日　B6　173頁　非売品
短歌
※本　2冊

09183　足跡は消えても-人物日本ライ小史-*　P-4-18
森幹郎
キリスト新聞社
昭和38年11月1日　B6　221頁　330円
記録
※本　◎全

09184　差別としてのライ*　P-4-19
森幹郎
法政出版（佐藤正敏）
1993年12月20日　B6　303頁　1,800円
研究
※本　◎全　2冊

09185　ハンセン病史上のキリスト者たち　足跡は消えても　P-4-20
森幹郎
ヨルダン社（藤野精三）
平成8年12月16日　B6　357頁　3,090円
記録
※本　2冊

09186　証言・ハンセン病 - 療養所元職員が見た民族浄化 - *　P-4-21
森幹郎
現代書館（菊地泰博）
平成13年1月25日　B6　274頁　2,400円
記録
※本　◎全

09187　らいについて　P-4-22
編著　原田禹雄
国立療養所邑久光明園（守屋睦夫）
1964年6月25日　A5　30頁　非売品
論述
※ファイル

09188　分からないけど理由がある　P-4-23
畑野研太郎
聖公会出版（長尾優）
2014年4月20日　B6　306頁　1,800円
随筆
※本

09189　国立療養所邑久光明園年報　平成25年度年報　P-4-24
国立療養所邑久光明園
国立療養所邑久光明園
平成26年11月　A4　97頁
※本

09190　国立療養所邑久光明園年報　平成26年度年報　P-4-25
国立療養所邑久光明園
国立療養所邑久光明園
平成27年8月　A4　107頁
記録
※本

09191　国立療養所邑久光明園年報　平成27年度年報　P-4-26
国立療養所邑久光明園
国立療養所邑久光明園
平成28年8月　A4　104頁
記録
※本

09192　一枚の切符　あるハンセン病者のいのちの綴り方　P-4-27
崔南龍（チェナムヨン）
みすず書房
2017年5月10日　B6　304頁　2,600円
随筆
※本

09193　崔南龍写真帖　島の65年　ハンセン病療養所邑久光明園から　P-4-28
崔南龍
解放出版社
2006年12月①日　A5　79頁　2,000円
写真集
※本

09194　国立療養所邑久光明園年報　平成29（2017）年度　P-4-29
国立療養所邑久光明園
国立療養所邑久光明園
平成30年9月　A4　100頁
記録
※本

09195　国立療養所邑久光明園年報　平成30（2018）年度　P-4-30
国立療養所邑久光明園
国立療養所邑久光明園

令和元年10月　A4　104頁
記録
※本

09196　国立療養所邑久光明園年報　令和元（2019）
年度　P-4-31
　　国立療養所邑久光明園
　　国立療養所邑久光明園
　　令和2年9月　A4　103頁
　　記録
　　※本

09197　令和2年瀬戸内三園関係府県ハンセン病事務
担当者協議会　P-4-32
　　担当県　香川県　担当施設　国立療養所邑久光明園
　　A4　32頁
　　※ファイル

09198　楓　第1巻　第2号　6月号　P-5-1
　　編集　原田久作
　　外島保養院患者慰藉会（原田久作）
　　昭和11年6月25日　A5　59頁
　　機関誌
　　※Box（残部）

09199　楓　第1巻　第3号　7月号　P-5-1
　　編集　原田久作
　　外島保養院患者慰藉会（原田久作）
　　昭和11年7月25日　A5　38頁
　　機関誌
　　※Box（残部）

09200　楓　第1巻　第4号　8月号　P-5-1
　　編集　原田久作
　　外島保養院患者慰藉会（原田久作）
　　昭和11年8月25日　A5　42頁
　　機関誌
　　※Box（残部）

09201　楓　第1巻　第6号　10月号　P-5-1
　　編集　原田久作
　　外島保養院患者慰藉会（原田久作）
　　昭和11年10月25日　A5　41頁
　　機関誌
　　※Box（残部）

09202　楓　第1巻　第7号　11月号　P-5-1
　　編集　原田久作
　　外島保養院患者慰藉会（原田久作）
　　昭和11年11月25日　A5　17頁
　　機関誌
　　※Box（残部）

09203　楓　第1巻　第8号　12月号　P-5-1
　　編集　原田久作
　　外島保養院患者慰藉会（原田久作）
　　昭和11年12月25日　A5　20頁
　　機関誌
　　※Box（残部）　2冊

09204　楓　第2巻　第1号　1月号　P-5-1
　　編集　原田久作
　　外島保養院患者慰藉会（原田久作）
　　昭和12年1月25日　A5　29頁
　　機関誌
　　※Box（残部）

09205　楓　第2巻　第2号　2月号　P-5-1
　　編集　原田久作
　　外島保養院患者慰藉会（原田久作）
　　昭和12年2月25日　A5　28頁
　　機関誌
　　※Box（残部）

09206　楓　第2巻　第3号　3月号　P-5-1
　　編集　原田久作
　　外島保養院患者慰藉会（原田久作）
　　昭和12年3月25日　A5　32頁
　　機関誌
　　※Box（残部）

09207　楓　第2巻　第4号　4月号　P-5-1
　　編集　原田久作
　　外島保養院患者慰藉会（原田久作）
　　昭和12年4月25日　A5　32頁
　　機関誌
　　※Box（残部）

09208　楓　第2巻　第5号　5月号　P-5-1
　　編集　原田久作
　　外島保養院患者慰藉会（原田久作）
　　昭和12年5月1日　A5　36頁
　　機関誌
　　※Box（残部）　2冊

09209　楓　第2巻　第6号　6月号　P-5-1
　　編集　原田久作
　　外島保養院患者慰藉会（原田久作）
　　昭和12年6月1日　A5　32頁
　　機関誌
　　※Box（残部）

09210　楓　第2巻　第7号　7月号　P-5-1
　　編集　原田久作
　　外島保養院患者慰藉会（原田久作）
　　昭和12年7月1日　A5　32頁

機関誌
※Box（残部）

09211 **楓　第2巻　第8号　8月号** P-5-1
編集　原田久作
外島保養院患者慰藉会（原田久作）
昭和12年8月1日　A5　46頁　10銭
機関誌
※Box（残部）

09212 **楓　第2巻　第9号　9月号** P-5-1
編集　原田久作
外島保養院患者慰藉会（原田久作）
昭和12年9月1日　A5　36頁　10銭
機関誌
※Box（残部）

09213 **楓　第2巻　第10号　10月号** P-5-1
編集　原田久作
外島保養院患者慰藉会（原田久作）
昭和12年10月1日　A5　44頁　10銭
機関誌
※Box（残部）

09214 **楓　第3巻　第1号　新年号** P-5-1
編集　原田久作
外島保養院患者慰藉会（原田久作）
昭和13年1月1日　A5　40頁　10銭
機関誌
※Box（残部）

09215 **楓　第3巻　第2号　2月号** P-5-1
編集　原田久作
外島保養院患者慰藉会（原田久作）
昭和13年2月1日　A5　28頁　10銭
機関誌
※Box（残部）

09216 **楓　第3巻　第3号　3月号** P-5-1
編集　原田久作
外島保養院患者慰藉会（原田久作）
昭和13年3月1日　A5　42頁　10銭
機関誌
※Box（残部）

09217 **楓　第3巻　第5号　5月号** P-5-1
編集　原田久作
外島保養院患者慰藉会（原田久作）
昭和13年5月1日　A5　24頁　10銭
機関誌
※Box（残部）

09218 **楓　第3巻　第6号　6月号** P-5-1
編集　神宮良一
光明園慰安会（神宮良一）
昭和13年6月15日　A5　55頁　10銭
機関誌
※落成式記念号
※Box（残部）

09219 **楓　第3巻　第7号　7月号** P-5-1
編集　神宮良一
光明園慰安会（神宮良一）
昭和13年7月1日　A5　36頁　10銭
機関誌
※Box（残部）

09220 **楓　第3巻　第10号　10月号** P-5-1
編集　神宮良一
光明園慰安会（神宮良一）
昭和13年10月1日　A5　34頁　10銭
機関誌
※Box（残部）

09221 **楓　第3巻　第11号　11月号** P-5-1
編集　神宮良一
光明園慰安会（神宮良一）
昭和13年11月1日　A5　36頁　10銭
機関誌
※Box（残部）

09222 **楓　第4巻　第8号　8月号** P-5-1
編集　神宮良一
光明園慰安会（神宮良一）
昭和14年8月1日　A5　28頁　10銭
機関誌
※Box（残部）

09223 **楓　第4巻　第9号　9月号** P-5-1
編集　神宮良一
光明園慰安会（神宮良一）
昭和14年9月1日　A5　28頁　10銭
機関誌
※Box（残部）

09224 **楓　第5巻　第1号　1月号** P-5-1
編集　神宮良一
光明園慰安会（神宮良一）
昭和15年1月1日　A5　28頁　10銭
機関誌
※Box（残部）

09225 **楓　第5巻　第3号　3月号** P-5-1
編集　神宮良一
光明園慰安会（神宮良一）

昭和15年3月1日　A5　41頁　10銭
機関誌
※Box（残部）

09226　楓　第6巻　第1号　1月号　P-5-1
編集　神宮良一
光明園慰安会（神宮良一）
昭和16年2月5日　A5　28頁　10銭
機関誌
※Box（残部）

09227　楓　第6巻　第8号　9月号　P-5-1
編集　神宮良一
邑久光明園慰安会（神宮良一）
昭和16年9月5日　A5　28頁　10銭
機関誌
※Box（残部）

09228　楓　第6巻　第9号　10月号　P-5-1
編集　神宮良一
邑久光明園慰安会（神宮良一）
昭和16年10月5日　A5　36頁　10銭
機関誌
※Box（残部）

09229　楓　第6巻　第10号　11、12月号　P-5-1
編集　神宮良一
邑久光明園慰安会（神宮良一）
昭和16年12月5日　A5　45頁　10銭
機関誌
※Box（残部）

09230　楓　第7巻　第1号　1月号　P-5-1
編集　神宮良一
邑久光明園慰安会（神宮良一）
昭和17年1月5日　A5　32頁　10銭
機関誌
※Box（残部）

09231　楓　第7巻　第2号　2月号　P-5-1
編集　神宮良一
邑久光明園慰安会（神宮良一）
昭和17年2月5日　A5　26頁　10銭
機関誌
※Box（残部）

09232　楓　第7巻　第3号　3月号　P-5-1
編集　神宮良一
邑久光明園慰安会（神宮良一）
昭和17年3月5日　A5　26頁　10銭
機関誌
※Box（残部）

09233　楓　第7巻　第7号　7月号　P-5-1
編集　神宮良一
邑久光明園慰安会（神宮良一）
昭和17年7月5日　A5　32頁　10銭
機関誌
※Box（残部）

09234　楓　第7巻　第8号　8月号　P-5-1
編集　神宮良一
邑久光明園慰安会（神宮良一）
昭和17年8月5日　A5　36頁　10銭
機関誌
※Box（残部）

09235　楓　第7巻　第9号　9月号　P-5-1
編集　神宮良一
邑久光明園慰安会（神宮良一）
昭和17年9月5日　A5　36頁　10銭
機関誌
※Box（残部）

09236　楓　第8巻　第2号　2、3月号　P-5-1
編集　神宮良一
邑久光明園慰安会（神宮良一）
昭和18年3月5日　A5　54頁　10銭
機関誌
※Box（残部）

09237　楓　第8巻　第3号　4月号　P-5-1
編集　神宮良一
邑久光明園慰安会（神宮良一）
昭和18年4月5日　A5　40頁　10銭
機関誌
※Box（残部）

09238　楓　第8巻　第5号　6月号　P-5-1
編集　神宮良一
邑久光明園慰安会（神宮良一）
昭和18年6月5日　A5　42頁　10銭
機関誌
※開園5周年記念号
※Box（残部）

09239　楓　第8巻　第7号　8月号　P-5-1
編集　神宮良一
邑久光明園慰安会（神宮良一）
昭和18年8月5日　A5　31頁　10銭
機関誌
※Box（残部）

09240　楓　第8巻　第9号　10月号　P-5-1
編集　神宮良一
邑久光明園（神宮良一）

昭和18年10月5日　A5　33頁
機関誌
※Box（残部）

09241　**楓　第9巻　第1号　1月号**　P-5-1
編集　神宮良一
邑久光明園（神宮良一）
昭和19年1月5日　A5　25頁
機関誌
※Box（残部）

09242　**楓　第9巻　第2号　2月号**　P-5-1
編集　神宮良一
邑久光明園（神宮良一）
昭和19年2月5日　A5　27頁
機関誌
※Box（残部）

09243　**楓　第9巻　第3号　3月号**　P-5-1
編集　神宮良一
邑久光明園（神宮良一）
昭和19年3月5日　A5　26頁
機関誌
※Box（残部）

09244　**楓　第9巻　第5号　5月号**　P-5-1
編集　神宮良一
邑久光明園（神宮良一）
昭和19年5月5日　A5　26頁
機関誌
※Box（残部）

09245　**楓　第9巻　第6号　6月号**　P-5-1
編集　神宮良一
邑久光明園（神宮良一）
昭和19年6月5日　A5　30頁
機関誌
※Box（残部）

09246　**楓　第9巻　第7号　7月号**　P-5-1
編集　神宮良一
邑久光明園（神宮良一）
昭和19年7月5日　A5　42頁
機関誌
※Box（残部）

09247　**楓　第2巻　第4号**　P-5-1
編集　楓編集部
文芸会編集部（楓編集部）
昭和23年6月10日　B5　30頁
機関誌
※Box（残部）

09248　**楓　第2巻　第8号**　P-5-1
編集　楓編集部同人
光明園文芸会
昭和23年10月10日　B5　40頁　非売品
機関誌
※Box（残部）

09249　**楓　第2巻　第10号　11、12号**　P-5-1
編集　文芸会編集部
光明園文芸会
昭和23年12月10日　B5　44頁　非売品
機関誌
※Box（残部）

09250　**楓　1・2月合併号**　P-5-2
編集　神宮良一
邑久光明園（神宮良一）
昭和24年3月1日　A5　48頁
機関誌
※Box（残部）

09251　**楓　第3巻　第2号　3・4月号**　P-5-2
編集　木下吉雄、松本杉夫
邑久光明園慰安会（神宮良一）
昭和24年5月1日　A5　48頁
機関誌
※Box（残部）

09252　**楓　第3巻　第5号　9・10月合併号**　P-5-2
編集　木下吉雄、松本杉夫
邑久光明園慰安会（神宮良一）
昭和24年10月1日　A5　54頁
機関誌
※Box（残部）

09253　**楓　11・12月号**　P-5-2
編集　木下吉雄、松本杉夫
邑久光明園慰安会（神宮良一）
昭和24年12月20日　A5　56頁
機関誌
※Box（残部）

09254　**楓　1・2月号**　P-5-2
編集　木下吉雄、上林直吉
邑久光明園慰安会（神宮良一）
昭和25年2月25日　A5　58頁
機関誌
※Box（残部）

09255　**楓　3・4月号**　P-5-2
編集　木下吉雄、上林直吉
邑久光明園慰安会（神宮良一）
昭和25年4月25日　A5　76頁

09256　**楓　第4巻　第3号　5・6月号**　P-5-2
　　編集　木下吉雄、上林直吉
　　邑久光明園慰安会（神宮良一）
　　昭和25年6月25日　A5　80頁
　　機関誌
　　※Box（残部）

09257　**楓　第4巻　第5号　9・10月号**　P-5-2
　　編集　木下吉雄、上林直吉
　　邑久光明園慰安会（神宮良一）
　　昭和25年10月1日　A5　96頁
　　機関誌
　　※Box（残部）　2冊

09258　**楓　第4巻　第6号　11・12月号**　P-5-2
　　編集　木下吉雄、上林直吉
　　邑久光明園慰安会（神宮良一）
　　昭和25年12月1日　A5　80頁
　　機関誌
　　※Box（残部）　3冊

09259　**楓　第5巻　第2号　2・3月号**　P-5-2
　　編集　木下吉雄、上林直吉
　　邑久光明園慰安会（神宮良一）
　　昭和26年3月5日　A5　88頁
　　機関誌
　　※Box（残部）

09260　**楓　第5巻　第3号　4月号**　P-5-2
　　編集　木下吉雄、上林直吉
　　邑久光明園慰安会（神宮良一）
　　昭和26年4月1日　A5　54頁
　　機関誌
　　※Box（残部）

09261　**楓　第5巻　第4号　5月号**　P-5-2
　　編集　木下吉雄、上林直吉
　　邑久光明園慰安会（神宮良一）
　　昭和26年5月1日　A5　50頁
　　機関誌
　　※Box（残部）

09262　**楓　第5巻　第5号　6月号**　P-5-2
　　編集　木下吉雄、上林直吉
　　邑久光明園慰安会（神宮良一）
　　昭和26年6月1日　A5　46頁
　　機関誌
　　※Box（残部）

09263　**楓　第5巻　第6号　7月号**　P-5-2
　　編集　木下吉雄、上林直吉
　　邑久光明園慰安会（神宮良一）
　　昭和26年7月1日　A5　50頁
　　機関誌
　　※国立移管10周年記念号
　　※Box（残部）

09264　**楓　第5巻　第8号　9月号**　P-5-2
　　編集　木下吉雄、上林直吉
　　邑久光明園（神宮良一）
　　昭和26年9月1日　A5　50頁
　　機関誌
　　※Box（残部）

09265　**楓　第5巻　第9号　10月号**　P-5-2
　　編集　木下吉雄、上林直吉
　　邑久光明園慰安会（神宮良一）
　　昭和26年10月1日　A5　48頁
　　機関誌
　　※Box（残部）

09266　**楓　第5巻　第10号　11月号**　P-5-2
　　編集　木下吉雄、上林直吉
　　邑久光明園慰安会（神宮良一）
　　昭和26年11月1日　A5　48頁
　　機関誌
　　※Box（残部）

09267　**楓　第5巻　第11号　12月号**　P-5-2
　　編集　木下吉雄、上林直吉
　　邑久光明園慰安会（神宮良一）
　　昭和26年12月1日　A5　52頁
　　機関誌
　　※Box（残部）

09268　**楓**　P-5-2
　　編集　神宮良一
　　邑久光明園（神宮良一）
　　昭和26年6月15日　A5　50頁
　　機関誌
　　※皇太后陛下追悼特集号
　　※Box（残部）　3冊

09269　**楓　第6巻　第1号　1月号**　P-5-2
　　編集　木下吉雄、上林直吉
　　邑久光明園慰安会（神宮良一）
　　昭和26年12月20日　A5　54頁
　　機関誌
　　※Box（残部）　2冊

09270　**楓　第6巻　第2号　2月号**　P-5-2
　　編集　木下吉雄、千島染太郎

邑久光明園慰安会（神宮良一）
昭和27年1月25日　A5　51頁
機関誌
※Box（残部）

09271　**楓　第6巻　第3号　3月号**　P-5-2
編集　木下吉雄、千島染太郎
邑久光明園慰安会（神宮良一）
昭和27年3月1日　A5　48頁
機関誌
※Box（残部）

09272　**楓　第6巻　第4号　4月号**　P-5-2
編集　木下吉雄、千島染太郎
邑久光明園慰安会（神宮良一）
昭和27年4月1日　A5　48頁
機関誌
※Box（残部）

09273　**楓　第6巻　第5号　5月号**　P-5-2
編集　木下吉雄、千島染太郎
邑久光明園慰安会（神宮良一）
昭和27年5月1日　A5　44頁
機関誌
※Box（残部）

09274　**楓　第6巻　第6号　6月号**　P-5-2
編集　木下吉雄、千島染太郎
邑久光明園慰安会（神宮良一）
昭和27年6月1日　A5　50頁
機関誌
※Box（残部）

09275　**楓　第6巻　第7号　7月号**　P-5-2
編集　木下吉雄、千島染太郎
邑久光明園慰安会（神宮良一）
昭和27年6月26日　A5　46頁
機関誌
※Box（残部）

09276　**楓　第6巻　第8号　8月号**　P-5-2
編集　木下吉雄、千島染太郎
邑久光明園慰安会（神宮良一）
昭和27年7月26日　A5　48頁
機関誌
※Box（残部）

09277　**楓　第6巻　第9号　9月号**　P-5-2
編集　木下吉雄、千島染太郎
邑久光明園慰安会（神宮良一）
昭和27年8月26日　A5　58頁
機関誌
※Box（残部）

09278　**楓　第6巻　第10号　10月号**　P-5-2
編集　木下吉雄、千島染太郎
邑久光明園慰安会（神宮良一）
昭和27年9月26日　A5　48頁
機関誌
※Box（残部）

09279　**楓　第6巻　第11号　11月号**　P-5-2
編集　木下吉雄、千島染太郎
邑久光明園慰安会（神宮良一）
昭和27年10月26日　A5　54頁
機関誌
※Box（残部）

09280　**楓　第6巻　第12号　12月号**　P-5-2
編集　木下吉雄、千島染太郎
邑久光明園慰安会（神宮良一）
昭和27年11月26日　A5　50頁
機関誌
※Box（残部）

09281　**楓　第7巻　第1号　1月号**　P-5-2
邑久光明園慰安会
昭和27年12月25日　A5　52頁
機関誌
※Box（残部）

09282　**楓　第7巻　第2号　2月号**　P-5-2
編集　木下吉雄、千島染太郎
邑久光明園慰安会（神宮良一）
昭和28年1月26日　A5　52頁
機関誌
※Box（残部）

09283　**楓　第7巻　第3号　3月号**　P-5-2
編集　木下吉雄、千島染太郎
邑久光明園慰安会（神宮良一）
昭和28年2月26日　A5　50頁
機関誌
※Box（残部）

09284　**楓　第7巻　第4号　4月号**　P-5-2
編集　木下吉雄、千島染太郎
邑久光明園慰安会（神宮良一）
昭和28年3月26日　A5　54頁
機関誌
※Box（残部）

09285　**楓　第7巻　第5号　5月号**　P-5-2
編集　木下吉雄、千島染太郎
邑久光明園慰安会（神宮良一）
昭和28年4月26日　A5　52頁
機関誌

※Box（残部）

09286　楓　第7巻　第6号　6月号　P-5-2
　編集　木下吉雄、千島染太郎
　邑久光明園慰安会（神宮良一）
　昭和28年5月26日　A5　52頁
　機関誌
　※Box（残部）　2冊

09287　楓　第7巻　第7号　7月号　P-5-2
　編集　木下吉雄、千島染太郎
　邑久光明園慰安会（神宮良一）
　昭和28年6月26日　A5　51頁
　機関誌
　※Box（残部）　2冊

09288　楓　第7巻　第8号　8月号　P-5-2
　編集　木下吉雄、千島染太郎
　邑久光明園慰安会（神宮良一）
　昭和28年7月26日　A5　48頁
　機関誌
　※Box（残部）

09289　楓　第7巻　第9号　9月号　P-5-2
　編集　木下吉雄、千島染太郎
　邑久光明園慰安会（神宮良一）
　昭和28年8月26日　A5　48頁　40円
　機関誌
　※Box（残部）

09290　楓　第7巻　第10号　10月号　P-5-2
　編集　木下吉雄、千島染太郎
　邑久光明園慰安会（神宮良一）
　昭和28年9月26日　A5　50頁　40円
　機関誌
　※Box（残部）

09291　楓　第7巻　第11号　11月号　P-5-2
　編集　木下吉雄、千島染太郎
　邑久光明園慰安会（神宮良一）
　昭和28年10月26日　A5　52頁　40円
　機関誌
　※Box（残部）

09292　楓　第7巻　第12号　12月号　P-5-2
　編集　木下吉雄、千島染太郎
　邑久光明園慰安会（神宮良一）
　昭和28年11月26日　A5　50頁　40円
　機関誌
　※Box（残部）

09293　楓　P-5-2
　編集　木下吉雄、千島染太郎
　国立療養所邑久光明園（神宮良一）
　昭和28年11月30日　A5　148頁
　機関誌
　※開園15周年記念文芸特集号
　※Box（残部）　3冊

09294　楓　第8巻　第1号　1月号　P-5-3
　編集　木下吉雄、千島染太郎
　邑久光明園慰安会（神宮良一）
　昭和28年12月26日　A5　58頁　40円
　機関誌
　※Box（残部）

09295　楓　第8巻　第2号　2月号　P-5-3
　編集　木下吉雄、千島染太郎
　邑久光明園慰安会（神宮良一）
　昭和29年1月26日　A5　52頁　40円
　機関誌
　※Box（残部）

09296　楓　第8巻　第3号　3月号　P-5-3
　編集　木下吉雄、千島染太郎
　邑久光明園慰安会（神宮良一）
　昭和29年2月26日　A5　54頁　40円
　機関誌
　※Box（残部）

09297　楓　第8巻　第4号　4月号　P-5-3
　編集　木下吉雄、名草良作
　邑久光明園慰安会（神宮良一）
　昭和29年3月26日　A5　60頁　40円
　機関誌
　※Box（残部）

09298　楓　第8巻　第5号　5月号　P-5-3
　編集　木下吉雄、名草良作
　邑久光明園慰安会（神宮良一）
　昭和29年4月26日　A5　70頁　40円
　機関誌
　※Box（残部）

09299　楓　第8巻　第6号　6月号　P-5-3
　邑久光明園慰安会
　昭和29年6月1日　A5　69頁　40円
　機関誌
　※Box（残部）

09300　楓　第8巻　第8号　8月号　P-5-3
　編集　木下吉雄、名草良作
　邑久光明園慰安会（神宮良一）
　昭和29年8月1日　A5　62頁　40円
　機関誌
　※Box（残部）

09301 **楓　第8巻　第9号　9月号**　P-5-3
　編集　木下吉雄、名草良作
　邑久光明園慰安会（神宮良一）
　昭和29年9月1日　A5　54頁　40円
　機関誌
　※Box（残部）

09302 **楓　第8巻　第10号　10月号**　P-5-3
　編集　木下吉雄、名草良作
　邑久光明園慰安会（神宮良一）
　昭和29年10月1日　A5　58頁　40円
　機関誌
　※Box（残部）

09303 **楓　第8巻　第11号　11月号**　P-5-3
　編集　木下吉雄、名草良作
　邑久光明園慰安会（神宮良一）
　昭和29年11月1日　A5　56頁　40円
　機関誌
　※Box（残部）

09304 **楓　第8巻　第12号　12月号**　P-5-3
　編集　木下吉雄、名草良作
　邑久光明園慰安会（神宮良一）
　昭和29年12月1日　A5　120頁
　機関誌
　※創立45周年記念文芸特集号
　※Box（残部）　2冊

09305 **楓　第9巻　第1号**　P-5-3
　編集　木下吉雄、名草良作
　邑久光明園慰安会（神宮良一）
　昭和30年1月1日　A5　56頁
　機関誌
　※Box（残部）

09306 **楓　第9巻　第2号**　P-5-3
　編集　木下吉雄、名草良作
　邑久光明園慰安会（神宮良一）
　昭和30年2月1日　A5　62頁
　機関誌
　※Box（残部）

09307 **楓　第9巻　第3号**　P-5-3
　編集　木下吉雄、千島染太郎
　邑久光明園慰安会（神宮良一）
　昭和30年3月1日　A5　58頁
　機関誌
　※Box（残部）

09308 **楓　第9巻　第4号**　P-5-3
　編集　木下吉雄、千島染太郎
　邑久光明園慰安会（神宮良一）
　昭和30年4月1日　A5　58頁
　機関誌
　※Box（残部）

09309 **楓　第9巻　第5号**　P-5-3
　編集　木下吉雄、千島染太郎
　邑久光明園慰安会（神宮良一）
　昭和30年5月1日　A5　60頁
　機関誌
　※Box（残部）

09310 **楓　第9巻　第6号**　P-5-3
　編集　木下吉雄、千島染太郎
　邑久光明園慰安会（神宮良一）
　昭和30年6月1日　A5　48頁
　機関誌
　※Box（残部）

09311 **楓　第9巻　第7号**　P-5-3
　編集　木下吉雄、千島染太郎
　邑久光明園慰安会（神宮良一）
　昭和30年7月1日　A5　48頁
　機関誌
　※Box（残部）

09312 **楓　第9巻　第8号**　P-5-3
　編集　木下吉雄、千島染太郎
　邑久光明園慰安会（神宮良一）
　昭和30年8月1日　A5　50頁
　機関誌
　※Box（残部）

09313 **楓　第9巻　第9号**　P-5-3
　編集　木下吉雄、千島染太郎
　邑久光明園慰安会（神宮良一）
　昭和30年9月1日　A5　50頁
　機関誌
　※Box（残部）

09314 **楓　第9巻　第10号**　P-5-3
　編集　木下吉雄、千島染太郎
　邑久光明園慰安会（神宮良一）
　昭和30年10月1日　A5　46頁
　機関誌
　※Box（残部）

09315 **楓　第9巻　第12号**　P-5-3
　編集　木下吉雄、千島染太郎
　邑久光明園慰安会（神宮良一）
　昭和30年12月1日　A5　50頁　40円
　機関誌
　※Box（残部）

09316　楓　第10巻　第1号　P-5-3
　編集　木下吉雄、千島染太郎
　邑久光明園慰安会（神宮良一）
　昭和31年1月1日　A5　54頁　60円
　機関誌
　※Box（残部）

09317　楓　第10巻　第2号　P-5-3
　編集　木下吉雄、千島染太郎
　邑久光明園慰安会（神宮良一）
　昭和31年2月1日　A5　60頁　60円
　機関誌
　※Box（残部）

09318　楓　第10巻　第4号　P-5-3
　編集　木下吉雄、千島染太郎
　邑久光明園慰安会（神宮良一）
　昭和31年4月1日　A5　54頁　60円
　機関誌
　※Box（残部）

09319　楓　第10巻　第5号　P-5-3
　編集　木下吉雄、千島染太郎
　邑久光明園慰安会（神宮良一）
　昭和31年5月1日　A5　56頁　60円
　機関誌
　※Box（残部）

09320　楓　第10巻　第6号　P-5-3
　編集　木下吉雄、千島染太郎
　邑久光明園慰安会（神宮良一）
　昭和31年6月1日　A5　58頁　60円
　機関誌
　※Box（残部）

09321　楓　第10巻　第7号　P-5-3
　編集　木下吉雄、千島染太郎
　邑久光明園慰安会（神宮良一）
　昭和31年7月1日　A5　48頁　60円
　機関誌
　※Box（残部）

09322　楓　第10巻　第8号　P-5-3
　編集　木下吉雄、千島染太郎
　邑久光明園慰安会（神宮良一）
　昭和31年8月1日　A5　52頁　60円
　機関誌
　※Box（残部）

09323　楓　第10巻　第9号　P-5-3
　編集　木下吉雄、千島染太郎
　邑久光明園慰安会（神宮良一）
　昭和31年9月1日　A5　48頁　60円
　機関誌
　※Box（残部）

09324　楓　第10巻　第11号　P-5-3
　編集　木下吉雄、千島染太郎
　邑久光明園慰安会（神宮良一）
　昭和31年11月1日　A5　80頁　60円
　機関誌
　※Box（残部）

09325　楓　第11巻　第1号　P-5-4
　編集　木下吉雄、千島染太郎
　邑久光明園慰安会（神宮良一）
　昭和32年1月1日　A5　58頁　60円
　機関誌
　※Box（残部）

09326　楓　第11巻　第3号　P-5-4
　編集　木下吉雄、縣清志
　邑久光明園慰安会（神宮良一）
　昭和32年3月1日　A5　48頁　60円
　機関誌
　※Box（残部）　2冊

09327　楓　第11巻　第4号　P-5-4
　編集　木下吉雄、縣清志
　邑久光明園慰安会（神宮良一）
　昭和32年4月1日　A5　60頁　60円
　機関誌
　※Box（残部）

09328　楓　第11巻　第5号　P-5-4
　編集　木下吉雄、縣清志
　邑久光明園慰安会（神宮良一）
　昭和32年5月1日　A5　58頁　60円
　機関誌
　※Box（残部）

09329　楓　第11巻　第6号　P-5-4
　編集　木下吉雄、縣清志
　邑久光明園慰安会（神宮良一）
　昭和32年6月1日　A5　52頁　60円
　機関誌
　※Box（残部）

09330　楓　第20巻　第7号　通巻201号　P-5-4
　編集　木下吉雄、縣清志
　邑久光明園慰安会（神宮良一）
　昭和32年7月1日　A5　52頁　60円
　機関誌
　※Box（残部）

09331　**楓　第20巻　第8号　通巻202号**　P-5-4
編集　木下吉雄、縣清志
邑久光明園慰安会（神宮良一）
昭和32年8月1日　A5　50頁　60円
機関誌
※Box（残部）

09332　**楓　第20巻　第9号　通巻203号**　P-5-4
編集　木下吉雄、縣清志
邑久光明園慰安会（藤井義明）
昭和32年9月1日　A5　54頁　60円
機関誌
※Box（残部）　2冊

09333　**楓　第20巻　第10号　通巻204号**　P-5-4
編集　木下吉雄、縣清志
邑久光明園慰安会（藤井義明）
昭和32年10月1日　A5　54頁　60円
機関誌
※Box（残部）

09334　**楓　第20巻　第11号　通巻205号**　P-5-4
編集　木下吉雄、縣清志
邑久光明園慰安会（藤井義明）
昭和32年11月1日　A5　86頁　60円
機関誌
※Box（残部）　2冊

09335　**楓　第20巻　第12号　通巻206号**　P-5-4
編集　鹿野幸一郎、縣清志
邑久光明園慰安会（藤井義明）
昭和32年12月1日　A5　48頁　60円
機関誌
※Box（残部）

09336　**楓　第21巻　第1号　通巻207号**　P-5-4
編集　鹿野幸一郎、県清志
邑久光明園慰安会（藤井義明）
昭和33年1月1日　A5　50頁　60円
機関誌
※Box（残部）

09337　**楓　第21巻　第2号　通巻208号**　P-5-4
編集　鹿野幸一郎、望月拓郎
邑久光明園慰安会（藤井義明）
昭和33年2月1日　A5　52頁　60円
機関誌
※Box（残部）

09338　**楓　第21巻　第3号　通巻209号**　P-5-4
編集　鹿野幸一郎、望月拓郎
邑久光明園慰安会（藤井義明）
昭和33年3月1日　A5　54頁　60円
機関誌
※Box（残部）

09339　**楓　第21巻　第4号　通巻210号**　P-5-4
編集　鹿野幸一郎、望月拓郎
邑久光明園慰安会（藤井義明）
昭和33年4月1日　A5　54頁　60円
機関誌
※Box（残部）

09340　**楓　第21巻　第5号　通巻211号**　P-5-4
編集　鹿野幸一郎、望月拓郎
邑久光明園慰安会（守屋睦夫）
昭和33年5月1日　A5　58頁　60円
機関誌
※Box（残部）

09341　**楓　第21巻　第6号　通巻212号**　P-5-4
編集　鹿野幸一郎、望月拓郎
邑久光明園慰安会（守屋睦夫）
昭和33年6月1日　A5　60頁　60円
機関誌
※Box（残部）

09342　**楓　第21巻　第7号　通巻213号**　P-5-4
編集　鹿野幸一郎、望月拓郎
邑久光明園慰安会（守屋睦夫）
昭和33年7月1日　A5　56頁　60円
機関誌
※Box（残部）

09343　**楓　第21巻　第8号　通巻214号**　P-5-4
編集　鹿野幸一郎、望月拓郎
邑久光明園慰安会（守屋睦夫）
昭和33年8月1日　A5　56頁　60円
機関誌
※Box（残部）

09344　**楓　第21巻　第9号　通巻215号**　P-5-4
編集　鹿野幸一郎、望月拓郎
邑久光明園慰安会（守屋睦夫）
昭和33年9月1日　A5　58頁　60円
機関誌
※Box（残部）

09345　**楓　第21巻　第10号　通巻216号**　P-5-4
編集　鹿野幸一郎、望月拓郎
邑久光明園慰安会（守屋睦夫）
昭和33年10月1日　A5　116頁　60円
機関誌
※全国文芸特集号
※Box（残部）

09346 **楓　第21巻　第11号　通巻217号**　P-5-4
編集　鹿野幸一郎、望月拓郎
邑久光明園慰安会（守屋睦夫）
昭和33年11月1日　A5　58頁　60円
機関誌
※Box（残部）

09347 **楓　第21巻　第12号　通巻218号**　P-5-4
編集　鹿野幸一郎、望月拓郎
邑久光明園慰安会（守屋睦夫）
昭和33年12月1日　A5　56頁　60円
機関誌
※Box（残部）

09348 **楓　第22巻　第1号　通巻219号**　P-5-4
編集　鹿野幸一郎、望月拓郎
邑久光明園慰安会（守屋睦夫）
昭和34年1月1日　A5　56頁　60円
機関誌
※Box（残部）

09349 **楓　第22巻　第3号　通巻221号**　P-5-4
編集　鹿野幸一郎、望月拓郎
邑久光明園慰安会（守屋睦夫）
昭和34年3月1日　A5　56頁　60円
機関誌
※Box（残部）

09350 **楓　第22巻　第6号　通巻224号**　P-5-4
編集　鹿野幸一郎、望月拓郎
邑久光明園慰安会（守屋睦夫）
昭和34年6月1日
※Box（残部）

09351 **楓　第22巻　第8号　通巻226号**　P-5-4
編集　鹿野幸一郎、望月拓郎
邑久光明園慰安会（守屋睦夫）
昭和34年8月1日　A5　56頁　60円
機関誌
※Box（残部）

09352 **楓　第22巻　第9号　通巻227号**　P-5-4
編集　鹿野幸一郎、望月拓郎
邑久光明園慰安会（守屋睦夫）
昭和34年9月1日　A5　56頁　60円
機関誌
※Box（残部）

09353 **楓　第22巻　第10号　通巻228号**　P-5-4
編集　鹿野幸一郎、望月拓郎
邑久光明園慰安会（守屋睦夫）
昭和34年10月1日　A5　56頁　60円
機関誌
※Box（残部）

09354 **楓　第22巻　第11号　通巻229号**　P-5-4
編集　鹿野幸一郎、望月拓郎
邑久光明園慰安会（守屋睦夫）
昭和34年11月1日　A5　56頁　60円
機関誌
※Box（残部）

09355 **楓　第23巻　第1号　通巻231号**　P-5-4
編集　鹿野幸一郎、高杉晋
邑久光明園慰安会（守屋睦夫）
昭和35年1月1日　A5　56頁　60円
機関誌
※Box（残部）

09356 **楓　第23巻　第2号　通巻232号**　P-5-4
編集　鹿野幸一郎、高杉晋
邑久光明園慰安会（守屋睦夫）
昭和35年2月1日　A5　56頁　60円
機関誌
※Box（残部）

09357 **楓　第23巻　第3号　通巻233号**　P-5-4
編集　鹿野幸一郎、高杉晋
邑久光明園慰安会（守屋睦夫）
昭和35年3月1日　A5　54頁　60円
機関誌
※Box（残部）

09358 **楓　第23巻　第4号　通巻234号**　P-5-4
編集　鹿野幸一郎、高杉晋
邑久光明園慰安会（守屋睦夫）
昭和35年4月1日　A5　54頁　60円
機関誌
※Box（残部）

09359 **楓　第23巻　第5号　通巻235号**　P-5-4
編集　鹿野幸一郎、高杉晋
邑久光明園慰安会（守屋睦夫）
昭和35年5月1日　A5　54頁　60円
機関誌
※Box（残部）

09360 **楓　第23巻　第6号　通巻236号**　P-5-4
編集　鹿野幸一郎、高杉晋
邑久光明園慰安会（守屋睦夫）
昭和35年6月1日　A5　58頁　60円
機関誌
※Box（残部）

09361 **楓　第23巻　第7号　通巻237号**　P-5-4
編集　鹿野幸一郎、高杉晋

09362　**楓　第23巻　第8号　通巻238号**　P-5-4
　　編集　鹿野幸一郎、高杉晋
　　邑久光明園慰安会（守屋睦夫）
　　昭和35年8月1日　A5　54頁　60円
　　機関誌
　　※Box（残部）

09363　**楓　第23巻　第11号　通巻241号**　P-5-4
　　編集　鹿野幸一郎、高杉晋
　　邑久光明園慰安会（守屋睦夫）
　　昭和35年11月1日　A5　84頁　60円
　　機関誌
　　※Box（残部）

09364　**楓　第23巻　第12号　通巻242号**　P-5-4
　　編集　鹿野幸一郎、高杉晋
　　邑久光明園慰安会（守屋睦夫）
　　昭和35年12月1日　A5　54頁　60円
　　機関誌
　　※Box（残部）

09365　**楓　第24巻　第1号　通巻243号**　P-5-5
　　編集　鹿野幸一郎、高杉晋
　　邑久光明園慰安会（守屋睦夫）
　　昭和36年1月1日　A5　55頁　60円
　　機関誌
　　※Box（残部）

09366　**楓　第24巻　第2号　通巻244号**　P-5-5
　　編集　鹿野幸一郎、望月拓郎
　　邑久光明園慰安会（守屋睦夫）
　　昭和36年2月1日　A5　64頁　60円
　　機関誌
　　※Box（残部）

09367　**楓　第24巻　第3号　通巻245号**　P-5-5
　　編集　鹿野幸一郎、望月拓郎
　　邑久光明園慰安会（守屋睦夫）
　　昭和36年3月1日　A5　54頁　60円
　　機関誌
　　※Box（残部）

09368　**楓　第24巻　第4号　通巻246号**　P-5-5
　　編集　鹿野幸一郎、望月拓郎
　　邑久光明園慰安会（守屋睦夫）
　　昭和36年4月1日　A5　61頁　60円
　　機関誌
　　※Box（残部）

09369　**楓　第24巻　第5号　通巻247号**　P-5-5
　　編集　鹿野幸一郎、望月拓郎
　　邑久光明園慰安会（守屋睦夫）
　　昭和36年5月1日　A5　55頁　60円
　　機関誌
　　※Box（残部）

09370　**楓　第24巻　第6号　通巻248号**　P-5-5
　　編集　鹿野幸一郎、望月拓郎
　　邑久光明園慰安会（守屋睦夫）
　　昭和36年6月1日　A5　56頁　60円
　　機関誌
　　※Box（残部）

09371　**楓　第24巻　第7号　通巻249号**　P-5-5
　　編集　鹿野幸一郎、望月拓郎
　　邑久光明園慰安会（守屋睦夫）
　　昭和36年7月1日　A5　55頁　60円
　　機関誌
　　※Box（残部）

09372　**楓　第24巻　第8号　通巻250号**　P-5-5
　　編集　鹿野幸一郎、望月拓郎
　　邑久光明園慰安会（守屋睦夫）
　　昭和36年8月1日　A5　54頁　60円
　　機関誌
　　※Box（残部）

09373　**楓　第24巻　第9号　通巻251号**　P-5-5
　　編集　鹿野幸一郎、望月拓郎
　　邑久光明園慰安会（守屋睦夫）
　　昭和36年9月1日　A5　48頁　60円
　　機関誌
　　※Box（残部）

09374　**楓　第24巻　第10号　通巻252号**　P-5-5
　　編集　鹿野幸一郎、望月拓郎
　　邑久光明園慰安会（守屋睦夫）
　　昭和36年10月1日　A5　48頁　60円
　　機関誌
　　※Box（残部）

09375　**楓　第24巻　第12号　通巻254号**　P-5-5
　　編集　鹿野幸一郎、望月拓郎
　　邑久光明園慰安会
　　昭和36年12月1日　A5　49頁　60円
　　機関誌
　　※Box（残部）

09376　**楓　第25巻　第1号　通巻255号**　P-5-5
　　編集　鹿野幸一郎、望月拓郎
　　邑久光明園慰安会
　　昭和37年1月1日　A5　51頁　60円

09377 楓　第25巻　第2号　通巻256号　P-5-5
編集　鹿野幸一郎、望月拓郎
邑久光明園慰安会
昭和37年2月1日　A5　48頁　60円
機関誌
※Box（残部）

09378 楓　第25巻　第4号　通巻258号　P-5-5
編集　鹿野幸一郎、望月拓郎
邑久光明園慰安会
昭和37年4月1日　A5　41頁　60円
機関誌
※Box（残部）

09379 楓　第25巻　第5号　通巻259号　P-5-5
編集　鹿野幸一郎、望月拓郎
邑久光明園慰安会
昭和37年5月1日　A5　40頁　60円
機関誌
※Box（残部）

09380 楓　第25巻　第6号　通巻260号　P-5-5
編集　鹿野幸一郎、望月拓郎
邑久光明園慰安会
昭和37年6月1日　A5　38頁　60円
機関誌
※Box（残部）

09381 楓　第25巻　第7号　通巻261号　P-5-5
編集　鹿野幸一郎、望月拓郎
邑久光明園慰安会
昭和37年7月1日　A5　41頁　60円
機関誌
※Box（残部）

09382 楓　第25巻　第9号　通巻263号　P-5-5
編集　鹿野幸一郎、望月拓郎
邑久光明園慰安会
昭和37年9月1日　A5　40頁　60円
機関誌
※Box（残部）

09383 楓　第25巻　第10号　通巻264号　P-5-5
編集　鹿野幸一郎、望月拓郎
邑久光明園慰安会
昭和37年10月1日　A5　40頁　60円
機関誌
※Box（残部）

09384 楓　第25巻　第11号　通巻265号　P-5-5
編集　鹿野幸一郎、望月拓郎
邑久光明園慰安会
昭和37年11月1日　A5　41頁　60円
機関誌
※Box（残部）

09385 楓　第25巻　第12号　通巻266号　P-5-5
編集　鹿野幸一郎、望月拓郎
邑久光明園慰安会
昭和37年12月1日　A5　40頁　60円
機関誌
※Box（残部）

09386 楓　第26巻　第1号　通巻267号　P-5-5
編集　鹿野幸一郎、望月拓郎
邑久光明園慰安会
昭和38年1月1日　A5　43頁　60円
機関誌
※Box（残部）

09387 楓　第26巻　第2号　通巻268号　P-5-5
編集　鹿野幸一郎、望月拓郎
邑久光明園慰安会
昭和38年2月1日　A5　40頁　60円
機関誌
※Box（残部）

09388 楓　第26巻　第4号　通巻270号　P-5-5
編集　鹿野幸一郎、志田彊
邑久光明園慰安会
昭和38年4月1日　A5　38頁　60円
機関誌
※Box（残部）

09389 楓　第26巻　第5号　通巻271号　P-5-5
編集　鹿野幸一郎、志田彊
邑久光明園慰安会
昭和38年5月1日　A5　36頁　60円
機関誌
※Box（残部）

09390 楓　第26巻　第7号　通巻273号　P-5-5
編集　鹿野幸一郎、志田彊
邑久光明園慰安会
昭和38年7月1日　A5　32頁　60円
機関誌
※Box（残部）

09391 楓　第26巻　第8号　通巻274号　P-5-5
編集　鹿野幸一郎、志田彊
邑久光明園慰安会
昭和38年8月1日　A5　32頁　60円

09392 **楓　第26巻　第9号　通巻275号**　P-5-5
編集　鹿野幸一郎、志田彊
邑久光明園慰安会
昭和38年9月1日　A5　34頁　60円
機関誌
※Box（残部）

09393 **楓　第26巻　第10号　通巻276号**　P-5-5
編集　鹿野幸一郎、志田彊
邑久光明園慰安会
昭和38年11月1日　A5　56頁　80円
機関誌
※Box（残部）

09394 **楓　第27巻　第1号　通巻278号**　P-5-5
編集　鹿野幸一郎、志田彊
邑久光明園慰安会
昭和39年1月1日　A5　32頁　60円
機関誌
※Box（残部）

09395 **楓　第27巻　第2号　通巻279号**　P-5-5
編集　鹿野幸一郎、志田彊
邑久光明園慰安会
昭和39年2月1日　A5　34頁　60円
機関誌
※Box（残部）

09396 **楓　第27巻　第3号　通巻280号**　P-5-5
編集　鹿野幸一郎、望月拓郎
邑久光明園慰安会
昭和39年3月1日　A5　33頁　60円
機関誌
※Box（残部）

09397 **楓　第27巻　第4号　通巻281号**　P-5-5
編集　鹿野幸一郎、望月拓郎
邑久光明園慰安会
昭和39年4月1日　A5　32頁　60円
機関誌
※Box（残部）

09398 **楓　第27巻　第5号　通巻282号**　P-5-5
編集　鹿野幸一郎、望月拓郎
邑久光明園慰安会
昭和39年5月1日　A5　36頁　60円
機関誌
※Box（残部）

09399 **楓　第27巻　第6号　通巻283号**　P-5-5
編集　鹿野幸一郎、望月拓郎
邑久光明園慰安会
昭和39年6月1日　A5　34頁　60円
機関誌
※Box（残部）

09400 **楓　第27巻　第7号　通巻284号**　P-5-5
編集　鹿野幸一郎、望月拓郎
邑久光明園慰安会
昭和39年7月1日　A5　32頁　60円
機関誌
※Box（残部）

09401 **楓　第27巻　第8号　通巻285号**　P-5-5
編集　鹿野幸一郎、望月拓郎
邑久光明園慰安会
昭和39年8月1日　A5　33頁　60円
機関誌
※Box（残部）

09402 **楓　第27巻　第9号　通巻286号**　P-5-5
編集　鹿野幸一郎、望月拓郎
邑久光明園慰安会
昭和39年9月1日　A5　32頁　60円
機関誌
※Box（残部）

09403 **楓　第27巻　第10号　通巻287号**　P-5-5
編集　鹿野幸一郎、望月拓郎
邑久光明園慰安会
昭和39年10月1日　A5　34頁　60円
機関誌
※Box（残部）

09404 **楓　第27巻　第11号　通巻288号**　P-5-5
編集　鹿野幸一郎、望月拓郎
邑久光明園慰安会
昭和39年11月1日　A5　68頁　60円
機関誌
※Box（残部）　2冊

09405 **楓　第28巻　第1号　通巻290号**　P-5-5
編集　鹿野幸一郎、望月拓郎
邑久光明園慰安会
昭和40年1月1日　A5　35頁　60円
機関誌
※Box（残部）

09406 **楓　第28巻　第2号　通巻292号**　P-5-5
編集　鹿野幸一郎、望月拓郎
邑久光明園慰安会
昭和40年3月1日　A5　33頁　60円

機関誌
※ Box（残部）　2冊

09407　**楓　第28巻　第2号　通巻293号**　P-5-5
編集　鹿野幸一郎、望月拓郎
邑久光明園慰安会
昭和40年4月1日　A5　32頁　60円
機関誌
※ Box（残部）

09408　**楓　第28巻　第6号　通巻295号**　P-5-5
編集　鹿野幸一郎、望月拓郎
邑久光明園慰安会
昭和40年6月1日　A5　34頁　60円
機関誌
※ Box（残部）

09409　**楓　第28巻　第7号　通巻296号**　P-5-5
編集　鹿野幸一郎、望月拓郎
邑久光明園慰安会
昭和40年7月1日　A5　35頁　60円
機関誌
※ Box（残部）

09410　**楓　第28巻　第11号　通巻300号**　P-5-5
編集　鹿野幸一郎、望月拓郎
邑久光明園慰安会
昭和40年11月1日　A5　102頁　60円
機関誌
※300号記念特輯
※ Box（残部）

09411　**楓　第29巻　第1号　通巻302号**　P-5-5
編集　鹿野幸一郎、望月拓郎
邑久光明園慰安会
昭和41年1月1日　A5　41頁　60円
機関誌
※ Box（残部）

09412　**楓　第29巻　第2号　通巻303号**　P-5-5
編集　鹿野幸一郎、望月拓郎
邑久光明園慰安会
昭和41年2月1日　A5　38頁　60円
機関誌
※ Box（残部）

09413　**楓　第29巻　第3号　通巻304号**　P-5-5
編集　鹿野幸一郎、望月拓郎
邑久光明園慰安会
昭和41年3月1日　A5　34頁　60円
機関誌
※ Box（残部）　2冊

09414　**楓　第29巻　第4号　通巻305号**　P-5-5
編集　鹿野幸一郎、望月拓郎
邑久光明園慰安会
昭和41年4月1日　A5　34頁　60円
機関誌
※ Box（残部）

09415　**楓　第29巻　第5号　通巻306号**　P-5-5
編集　鹿野幸一郎、望月拓郎
邑久光明園慰安会
昭和41年5月1日　A5　32頁　60円
機関誌
※ Box（残部）

09416　**楓　第29巻　第6号　通巻307号**　P-5-5
編集　鹿野幸一郎、望月拓郎
邑久光明園慰安会
昭和41年6月1日　A5　36頁　60円
機関誌
※ Box（残部）

09417　**楓　第29巻　第7号　通巻308号**　P-5-5
編集　鹿野幸一郎、望月拓郎
邑久光明園慰安会
昭和41年7月1日　A5　33頁　60円
機関誌
※ Box（残部）

09418　**楓　第29巻　第10号　通巻311号**　P-5-5
編集　鹿野幸一郎、望月拓郎
邑久光明園慰安会
昭和41年10月1日　A5　34頁　60円
機関誌
※ Box（残部）

09419　**楓　第29巻　第11号　通巻312号**　P-5-5
編集　鹿野幸一郎、望月拓郎
邑久光明園慰安会
昭和41年11月1日　A5　48頁　60円
機関誌
※ Box（残部）

09420　**楓　第29巻　第12号　通巻313号**　P-5-5
編集　鹿野幸一郎、望月拓郎
邑久光明園慰安会
昭和41年12月1日　A5　32頁　60円
機関誌
※ Box（残部）

09421　**楓　第30巻　第1号　通巻314号**　P-5-6
編集　鹿野幸一郎、望月拓郎
邑久光明園慰安会
昭和42年1月1日　A5　36頁　60円

09422 **楓　第30巻　第4号　通巻317号** P-5-6
編集　割鞘三之丞、千島染太郎
邑久光明園慰安会
昭和42年4月1日　A5　32頁　60円
機関誌
※Box（残部）

09423 **楓　第30巻　第7号　通巻320号** P-5-6
編集　割鞘三之助、千島染太郎
邑久光明園慰安会
昭和42年7月1日　A5　34頁　60円
機関誌
※Box（残部）

09424 **楓　第30巻　第9号　通巻322号** P-5-6
編集　割鞘三之助、千島染太郎
邑久光明園慰安会
昭和42年9月1日　A5　32頁　60円
機関誌
※Box（残部）

09425 **楓　第30巻　第10号　通巻323号** P-5-6
編集　割鞘三之助、千島染太郎
邑久光明園慰安会
昭和42年10月1日　A5　34頁　60円
機関誌
※Box（残部）

09426 **楓　第31巻　第1号　通巻325号** P-5-6
編集　割鞘三之助、千島染太郎
邑久光明園慰安会
昭和43年1月1日　A5　34頁　60円
機関誌
※Box（残部）

09427 **楓　第31巻　第2号　通巻326号** P-5-6
編集　割鞘三之助、千島染太郎
邑久光明園慰安会
昭和43年2月1日　A5　32頁　60円
機関誌
※Box（残部）

09428 **楓　第31巻　第3号　通巻327号** P-5-6
編集　割鞘三之助、千島染太郎
邑久光明園慰安会
昭和43年3月1日　A5　32頁　60円
機関誌
※Box（残部）

09429 **楓　第31巻　第4号　通巻328号** P-5-6
編集　割鞘三之助、千島染太郎
邑久光明園慰安会
昭和43年4月1日　A5　34頁　60円
機関誌
※Box（残部）

09430 **楓　第31巻　第5号　通巻329号** P-5-6
編集　割鞘三之助、千島染太郎
邑久光明園慰安会
昭和43年5月1日　A5　32頁　60円
機関誌
※Box（残部）

09431 **楓　第31巻　第6号　通巻330号** P-5-6
編集　割鞘三之助、千島染太郎
邑久光明園慰安会
昭和43年6月1日　A5　32頁　60円
機関誌
※Box（残部）

09432 **楓　第31巻　第7号　通巻331号** P-5-6
編集　割鞘三之助、千島染太郎
邑久光明園慰安会
昭和43年7月1日　A5　32頁　60円
機関誌
※Box（残部）

09433 **楓　第31巻　第8号　通巻332号** P-5-6
編集　割鞘三之助、千島染太郎
邑久光明園慰安会
昭和43年8月1日　A5　32頁　60円
機関誌
※Box（残部）

09434 **楓　第31巻　第9号　通巻333号** P-5-6
編集　割鞘三之助、千島染太郎
邑久光明園慰安会
昭和43年9月1日　A5　32頁　60円
機関誌
※Box（残部）

09435 **楓　第31巻　第10号　通巻334号** P-5-6
編集　割鞘三之助、千島染太郎
邑久光明園慰安会
昭和43年10月1日　A5　34頁　60円
機関誌
※Box（残部）

09436 **楓　第31巻　第11号　通巻335号** P-5-6
編集　割鞘三之助、千島染太郎
邑久光明園慰安会
昭和43年11月1日　A5　58頁　60円

機関誌
※ Box（残部）

09437 **楓　第32巻　第2号　通巻337号** P-5-6
編集　割鞘三之助、千島染太郎
邑久光明園慰安会
昭和44年2月1日　A5　36頁　60円
機関誌
※ Box（残部）

09438 **楓　第32巻　第3号　通巻338号** P-5-6
編集　割鞘三之助、大森重吉
邑久光明園慰安会
昭和44年3月1日　A5　32頁　60円
機関誌
※ Box（残部）

09439 **楓　第32巻　第4号　通巻339号** P-5-6
編集　割鞘三之助、大森重吉
邑久光明園慰安会
昭和44年4月1日　A5　32頁　60円
機関誌
※ Box（残部）

09440 **楓　第32巻　第5号　通巻340号** P-5-6
編集　割鞘三之助、大森重吉
邑久光明園慰安会
昭和44年5月1日　A5　32頁　60円
機関誌
※ Box（残部）

09441 **楓　第32巻　第6号　通巻341号** P-5-6
編集　大野定夫、大森重吉
邑久光明園慰安会
昭和44年6月1日　A5　32頁　60円
機関誌
※ Box（残部）

09442 **楓　第32巻　第7号　通巻342号** P-5-6
編集　大野定夫、大森重吉
邑久光明園慰安会
昭和44年7月1日　A5　34頁　60円
機関誌
※ Box（残部）

09443 **楓　第32巻　第8号　通巻343号** P-5-6
編集　大野定夫、大森重吉
邑久光明園慰安会
昭和44年8月1日　A5　32頁　60円
機関誌
※ Box（残部）

09444 **楓　第32巻　第9号　通巻344号** P-5-6
編集　大野定夫、大森重吉
邑久光明園慰安会
昭和44年9月1日　A5　30頁　60円
機関誌
※ Box（残部）

09445 **楓　第32巻　第10号　通巻345号** P-5-6
編集　大野定夫、大森重吉
邑久光明園慰安会
昭和44年10月1日　A5　32頁　60円
機関誌
※ Box（残部）

09446 **楓　第32巻　第11号　通巻346号** P-5-6
編集　大野定夫、大森重吉
邑久光明園慰安会
昭和44年11月1日　A5　70頁　60円
機関誌
※ Box（残部）

09447 **楓　第32巻　第12号　通巻347号** P-5-6
編集　大野定夫、大森重吉
邑久光明園慰安会
昭和44年12月1日　A5　32頁　60円
機関誌
※ Box（残部）

09448 **楓　第33巻　第2号　通巻349号** P-5-6
編集　大野定夫、大森重吉
邑久光明園慰安会
昭和45年2月1日　A5　34頁　60円
機関誌
※ Box（残部）

09449 **楓　第33巻　第3・4号　通巻350号** P-5-6
編集　大野定夫、大森重吉
邑久光明園慰安会
昭和45年4月1日　A5　36頁　60円
機関誌
※ Box（残部）

09450 **楓　第33巻　第5号　通巻351号** P-5-6
編集　大野定夫、大森重吉
邑久光明園慰安会
昭和45年5月1日　A5　34頁　60円
機関誌
※ Box（残部）

09451 **楓　第33巻　第6号　通巻352号** P-5-6
編集　大野定夫、大森重吉
邑久光明園慰安会
昭和45年6月1日　A5　32頁　60円

09452　**楓　第33巻　第7号　通巻353号**　P-5-6
編集　大野定夫、大森重吉
邑久光明園慰安会
昭和45年7月1日　A5　32頁　60円
機関誌
※Box（残部）

09453　**楓　第33巻　第8号　通巻354号**　P-5-6
編集　大野定夫、望月拓郎
邑久光明園慰安会
昭和45年8月1日　A5　30頁　60円
機関誌
※Box（残部）

09454　**楓　第33巻　第9号　通巻355号**　P-5-6
編集　大野定夫、望月拓郎
邑久光明園慰安会
昭和45年9月1日　A5　32頁　60円
機関誌
※Box（残部）

09455　**楓　第33巻　第10号　通巻356号**　P-5-6
編集　大野定夫、望月拓郎
邑久光明園慰安会
昭和45年10月1日　A5　32頁　60円
機関誌
※Box（残部）

09456　**楓　第33巻　第11号　通巻357号**　P-5-6
編集　大野定夫、望月拓郎
邑久光明園慰安会
昭和45年11月1日　A5　48頁　60円
機関誌
※Box（残部）

09457　**楓　第34巻　第2号　通巻359号**　P-5-6
編集　大野定夫、望月拓郎
邑久光明園慰安会
昭和46年2月1日　A5　32頁　60円
機関誌
※Box（残部）

09458　**楓　第34巻　第4号　通巻361号**　P-5-6
編集　大野定夫、望月拓郎
邑久光明園慰安会
昭和46年4月1日　A5　30頁　60円
機関誌
※Box（残部）

09459　**楓　第34巻　第5号　通巻362号**　P-5-6
編集　大野定夫、望月拓郎
邑久光明園慰安会
昭和46年5月1日　A5　28頁　60円
機関誌
※Box（残部）

09460　**楓　第34巻　第6号　通巻363号**　P-5-6
編集　大野定夫、望月拓郎
邑久光明園慰安会
昭和46年6月1日　A5　32頁　60円
機関誌
※Box（残部）

09461　**楓　第34巻　第6号　通巻364号**　P-5-6
編集　大野定夫、望月拓郎
邑久光明園慰安会
昭和46年7月1日　A5　28頁　60円
機関誌
※Box（残部）

09462　**楓　第34巻　第8号　通巻365号**　P-5-6
編集　大野定夫、望月拓郎
邑久光明園慰安会
昭和46年8月1日　A5　30頁　60円
機関誌
※Box（残部）

09463　**楓　第34巻　第9号　通巻366号**　P-5-6
編集　大野定夫、望月拓郎
邑久光明園慰安会
昭和46年9月1日　A5　30頁　60円
機関誌
※Box（残部）

09464　**楓　第34巻　第10号　通巻367号**　P-5-6
編集　大野定夫、望月拓郎
邑久光明園慰安会
昭和46年10月1日　A5　32頁　60円
機関誌
※Box（残部）

09465　**楓　第34巻　第11号　通巻368号**　P-5-6
編集　大野定夫、望月拓郎
邑久光明園慰安会
昭和46年11月1日　A5　54頁　60円
機関誌
※Box（残部）

09466　**楓　第35巻　第1号　通巻369号**　P-5-6
編集　大野定夫、望月拓郎
邑久光明園慰安会
昭和47年1月1日　A5　36頁　60円

機関誌
※Box（残部）

09467　**楓　第35巻　第2号　通巻370号**　P-5-6
編集　大野定夫、望月拓郎
邑久光明園慰安会
昭和47年2月1日　A5　30頁　60円
機関誌
※Box（残部）

09468　**楓　第35巻　第3号　通巻371号**　P-5-6
編集　大野定夫、望月拓郎
邑久光明園慰安会
昭和47年3月1日　A5　30頁　60円
機関誌
※Box（残部）

09469　**楓　第35巻　第5号　通巻374号**　P-5-6
編集　大野定夫、小室政夫
邑久光明園慰安会
昭和47年6月1日　A5　30頁　60円
機関誌
※Box（残部）

09470　**楓　第35巻　第5号　通巻375号**　P-5-6
編集　大野定夫、小室政夫
邑久光明園慰安会
昭和47年7月1日　A5　30頁　60円
機関誌
※Box（残部）

09471　**楓　第35巻　第10号　通巻378号**　P-5-6
編集　大野定夫、小室政夫
邑久光明園慰安会
昭和47年10月1日　A5　30頁　60円
機関誌
※Box（残部）

09472　**楓　第35巻　第11号　通巻379号**　P-5-6
編集　大野定夫、小室政夫
邑久光明園慰安会
昭和47年12月1日　A5　56頁　60円
機関誌
※Box（残部）

09473　**楓　第36巻　第1号　通巻380号**　P-5-6
編集　大野定夫、小室政夫
邑久光明園慰安会
昭和48年1月1日　A5　34頁　60円
機関誌
※Box（残部）

09474　**楓　第36巻　第2号　通巻381号**　P-5-6
編集　大野定夫、小室政夫
邑久光明園慰安会
昭和48年2月1日　A5　30頁　60円
機関誌
※Box（残部）

09475　**楓　第36巻　第3号　通巻382号**　P-5-6
編集　大野定夫、小室政夫
邑久光明園慰安会
昭和48年3月1日　A5　30頁　60円
機関誌
※Box（残部）

09476　**楓　第36巻　第3号　通巻383号**　P-5-6
編集　大野定夫、小室政夫
邑久光明園慰安会
昭和48年4月1日　A5　30頁　60円
機関誌
※Box（残部）

09477　**楓　第36巻　第4号　通巻384号**　P-5-6
編集　大野定夫、小室政夫
邑久光明園慰安会
昭和48年5月1日　A5　28頁　60円
機関誌
※Box（残部）

09478　**楓　第36巻　第5号　通巻385号**　P-5-6
編集　大野定夫、小室政夫
邑久光明園慰安会
昭和48年6月1日　A5　28頁　60円
機関誌
※Box（残部）

09479　**楓　第36巻　第7号　通巻386号**　P-5-6
編集　白井長清
邑久光明園慰安会
昭和48年7月1日　A5　30頁　60円
機関誌
※Box（残部）

09480　**楓　通巻487号**　P-5-6
編集　楓編集委員会
邑久光明園慰安会
2002年9・10月　A5　46頁　300円
機関誌
※Box（残部）

09481　**楓　通巻490号**　P-5-6
編集　楓編集委員会
邑久光明園慰安会
2003年3・4月　A5　46頁　300円

機関誌
※Box（残部）

09482　楓　通巻491号　P-5-6
編集　楓編集委員会
邑久光明園慰安会
2003年5・6月　A5　48頁　300円
機関誌
※Box（残部）

09483　楓　通巻492号　P-5-6
編集　楓編集委員会
邑久光明園慰安会
2003年7・8月　A5　54頁　300円
機関誌
※Box（残部）

09484　楓　通巻494号　P-5-6
編集　楓編集委員会
邑久光明園慰安会
2003年11・12月　A5　56頁　300円
機関誌
※Box（残部）

09485　楓　通巻535号　P-5-6
編集　楓編集委員会
国立療養所邑久光明園
2010年9・10月　A5　36頁
機関誌
※Box（残部）　2冊

09486　楓　通巻539号　P-5-6
編集　楓編集委員会
国立療養所邑久光明園
2011年5・6月　A5　37頁
機関誌
※Box（残部）

09487　楓　通巻544号　P-5-6
編集　楓編集委員会
国立療養所邑久光明園
2012年3・4月　A5　38頁
機関誌
※Box（残部）

09488　かえで　第1号　P-5-7
邑久光明園慰安会
1977年12月1日　B5　6頁
機関誌
※ファイル（残部）

09489　かえで　第2号　P-5-7
邑久光明園慰安会
1978年4月1日　B5　6頁
機関誌
※ファイル（残部）

09490　かえで　第3号　P-5-7
邑久光明園慰安会
1978年7月1日　B5　6頁
機関誌
※ファイル（残部）

09491　かえで　第4号　P-5-7
邑久光明園慰安会
1978年10月1日　B5　6頁
機関誌
※ファイル（残部）

09492　かえで　第6号　P-5-7
邑久光明園慰安会
1979年4月1日　B5　6頁
機関誌
※ファイル（残部）

09493　かえで　第7号　P-5-7
邑久光明園慰安会
1979年7月1日　B5　8頁
機関誌
※ファイル（残部）

09494　かえで　第9号　P-5-7
邑久光明園慰安会
1980年2月1日　B5　6頁
機関誌
※ファイル（残部）

09495　かえで　第10号　P-5-7
邑久光明園慰安会
1980年5月15日　B5　6頁
機関誌
※ファイル（残部）

09496　かえで　第11号　P-5-7
邑久光明園慰安会
1980年8月15日　B5　6頁
機関誌
※ファイル（残部）

09497　かえで　第12号　P-5-7
邑久光明園慰安会
1980年11月15日　B5　6頁
機関誌
※ファイル（残部）

09498　かえで　第13号　P-5-7
　　　邑久光明園慰安会
　　　1981年2月15日　B5　6頁
　　　機関誌
　　　※ファイル（残部）

09499　かえで　第14号　P-5-7
　　　邑久光明園慰安会
　　　1981年7月1日　B5　6頁
　　　機関誌
　　　※ファイル（残部）

09500　かえで　第15号　P-5-7
　　　邑久光明園慰安会
　　　1981年10月1日　B5　8頁
　　　機関誌
　　　※ファイル（残部）

09501　かえで　第16号　P-5-7
　　　邑久光明園慰安会
　　　1981年12月1日　B5　6頁
　　　機関誌
　　　※ファイル（残部）

09502　かえで　第17号　P-5-7
　　　邑久光明園慰安会
　　　1982年4月1日　B5　6頁
　　　機関誌
　　　※ファイル（残部）

09503　かえで　第18号　P-5-7
　　　邑久光明園慰安会
　　　1982年7月1日　B5　6頁
　　　機関誌
　　　※ファイル（残部）

09504　かえで　第19号　P-5-7
　　　邑久光明園慰安会
　　　1982年10月1日　B5　8頁
　　　機関誌
　　　※ファイル（残部）

09505　かえで　第20号　P-5-7
　　　邑久光明園慰安会
　　　1982年12月1日　B5　6頁
　　　機関誌
　　　※ファイル（残部）

09506　かえで　第21号　P-5-7
　　　邑久光明園慰安会
　　　1983年4月1日　B5　6頁
　　　機関誌
　　　※ファイル（残部）

09507　かえで　第22号　P-5-7
　　　邑久光明園慰安会
　　　1983年9月1日　B5　6頁
　　　機関誌
　　　※ファイル（残部）

09508　かえで　第23号　P-5-7
　　　邑久光明園慰安会
　　　1983年12月1日　B5　6頁
　　　機関誌
　　　※ファイル（残部）

09509　かえで　第24号　P-5-7
　　　邑久光明園慰安会
　　　1984年3月1日　B5　6頁
　　　機関誌
　　　※ファイル（残部）

09510　かえで　第25号　P-5-7
　　　邑久光明園慰安会
　　　1984年7月1日　B5　6頁
　　　機関誌
　　　※ファイル（残部）

09511　かえで　第26号　P-5-7
　　　邑久光明園慰安会
　　　1984年11月1日　B5　6頁
　　　機関誌
　　　※ファイル（残部）

09512　かえで　第27号　P-5-7
　　　邑久光明園慰安会
　　　1985年1月1日　B5　6頁
　　　機関誌
　　　※ファイル（残部）

09513　かえで　第28号　P-5-7
　　　邑久光明園慰安会
　　　1985年5月1日　B5　6頁
　　　機関誌
　　　※ファイル（残部）

09514　かえで　第29号　P-5-7
　　　邑久光明園慰安会
　　　1985年11月1日　B5　8頁
　　　機関誌
　　　※ファイル（残部）

09515　かえで　第30号　P-5-8
　　　邑久光明園慰安会
　　　1986年1月1日　B5　6頁
　　　機関誌
　　　※ファイル（残部）

09516　かえで　第31号　P-5-8
邑久光明園慰安会
1986年3月1日　B5　8頁
機関誌
※ファイル（残部）

09517　かえで　第33号　P-5-8
邑久光明園慰安会
1986年10月1日　B5　8頁
機関誌
※ファイル（残部）

09518　かえで　第35号　P-5-8
邑久光明園慰安会
1987年3月1日　B5　6頁
機関誌
※ファイル（残部）

09519　かえで　第36号　P-5-8
邑久光明園慰安会
1987年6月1日　B5　6頁
機関誌
※ファイル（残部）

09520　かえで　第38号　P-5-8
邑久光明園慰安会
1987年12月1日　B5　6頁
機関誌
※ファイル（残部）

09521　かえで　第40号　P-5-8
邑久光明園慰安会
1988年6月1日　B5　8頁
機関誌
※ファイル（残部）

09522　かえで　第41号　P-5-8
邑久光明園慰安会
1988年10月1日　B5　6頁
機関誌
※ファイル（残部）

09523　かえで　第43号　P-5-8
邑久光明園慰安会
1989年10月1日　B5　8頁
機関誌
※ファイル（残部）

09524　かえで　第45号　P-5-8
邑久光明園慰安会
1990年3月1日　B5　8頁
機関誌
※ファイル（残部）

09525　かえで　第49号　P-5-8
邑久光明園慰安会
1991年3月1日　B5　8頁
機関誌
※ファイル（残部）

09526　かえで　第51号　P-5-8
邑久光明園慰安会
1991年9月1日　B5　8頁
機関誌
※ファイル（残部）

09527　かえで　第52号　P-5-8
邑久光明園慰安会
1991年12月1日　B5　8頁
機関誌
※ファイル（残部）

09528　かえで　第54号　P-5-8
邑久光明園慰安会
1992年6月1日　B5　6頁
機関誌
※ファイル（残部）

09529　かえで　第55号　P-5-8
邑久光明園慰安会
1992年9月1日　B5　6頁
機関誌
※ファイル（残部）

09530　かえで　第56号　P-5-8
邑久光明園慰安会
1992年12月1日　B5　8頁
機関誌
※ファイル（残部）

09531　かえで　第57号　P-5-8
邑久光明園慰安会
1993年3月1日　B5　10頁
機関誌
※ファイル（残部）

09532　かえで　第58号　P-5-8
邑久光明園慰安会
1993年6月1日　B5　6頁
機関誌
※ファイル（残部）

09533　かえで　第59号　P-5-8
邑久光明園慰安会
1993年9月15日　B5　8頁
機関誌
※ファイル（残部）

09534　かえで　第60号　P-5-8
　邑久光明園慰安会
　1993年12月1日　B5　8頁
　機関誌
　※ファイル（残部）

09535　かえで　第61号　P-5-8
　邑久光明園慰安会
　1994年3月1日　B5　6頁
　機関誌
　※ファイル（残部）

09536　かえで　第63号　P-5-8
　邑久光明園慰安会
　1994年10月1日　B5　8頁
　機関誌
　※ファイル（残部）

09537　かえで　第64号　P-5-8
　邑久光明園慰安会
　1994年12月20日　B5　8頁
　機関誌
　※ファイル（残部）

09538　かえで　第65号　P-5-8
　邑久光明園慰安会
　1995年4月1日　B5　6頁
　機関誌
　※ファイル（残部）

09539　かえで　第66号　P-5-8
　邑久光明園慰安会
　1995年7月1日　B5　6頁
　機関誌
　※ファイル（残部）

09540　かえで　第69号　P-5-9
　邑久光明園慰安会
　1996年4月1日　B5　6頁
　機関誌
　※ファイル（残部）

09541　かえで　第71号　P-5-9
　邑久光明園慰安会
　1996年10月1日　B5　8頁
　機関誌
　※ファイル（残部）

09542　かえで　第72号　P-5-9
　邑久光明園慰安会
　1997年1月1日　B5　12頁
　機関誌
　※ファイル（残部）

09543　かえで　第73号　P-5-9
　邑久光明園慰安会
　1997年5月1日　B5　8頁
　機関誌
　※ファイル（残部）

09544　かえで　第74号　P-5-9
　邑久光明園慰安会
　1997年9月1日　B5　8頁
　機関誌
　※ファイル（残部）

09545　かえで　第75号　P-5-9
　邑久光明園慰安会
　1997年12月1日　B5　6頁
　機関誌
　※ファイル（残部）

09546　かえで　第76号　P-5-9
　邑久光明園慰安会
　1998年2月1日　B5　8頁
　機関誌
　※ファイル（残部）

09547　かえで　第77号　P-5-9
　邑久光明園慰安会
　1998年9月1日　B5　6頁
　機関誌
　※ファイル（残部）

09548　かえで　第78号　P-5-9
　邑久光明園慰安会
　1998年11月1日　B5　8頁
　機関誌
　※ファイル（残部）

09549　かえで　第79号　P-5-9
　邑久光明園慰安会
　1999年1月4日　B5　8頁
　機関誌
　※ファイル（残部）

09550　かえで　第80号　P-5-9
　邑久光明園慰安会
　1999年3月1日　B5　12頁
　機関誌
　※ファイル（残部）

09551　楓　通巻567号　1・2月号　P-5-10
　編集　楓編集委員会
　国立療養所邑久光明園
　2016年1・2月号　A5　36頁
　機関誌

※製本

09552　**楓　通巻568号　3・4月号**　P-5-10
　編集　楓編集委員会
　国立療養所邑久光明園
　2016年3・4月号　A5　36頁
　機関誌
　※製本

09553　**楓　通巻569号　5・6月号**　P-5-10
　編集　楓編集委員会
　国立療養所邑久光明園
　2016年5・6月号　A5　36頁
　機関誌
　※製本

09554　**楓　通巻570号　7・8月号**　P-5-10
　編集　楓編集委員会
　国立療養所邑久光明園
　2016年7・8月号　A5　34頁
　機関誌
　※製本

09555　**楓　通巻571号　9・10月号**　P-5-10
　編集　楓編集委員会
　国立療養所邑久光明園
　2016年9・10月号　A5　38頁
　機関誌
　※製本

09556　**楓　通巻572号　11・12月号**　P-5-10
　編集　楓編集委員会
　国立療養所邑久光明園
　2016年11・12月号　A5　40頁
　機関誌
　※製本

09557　**楓　通巻573号　1・2月号**　P-5-10
　編集　楓編集委員会
　国立療養所邑久光明園
　2017年1・2月号　A5　38頁
　機関誌
　※製本

09558　**楓　通巻574号　3・4月号**　P-5-10
　編集　楓編集委員会
　国立療養所邑久光明園
　2017年3・4月号　A5　36頁
　機関誌
　※製本

09559　**楓　通巻575号　5・6月号**　P-5-10
　編集　楓編集委員会
　国立療養所邑久光明園
　2017年5・6月号　A5　32頁
　機関誌
　※製本

09560　**楓　通巻576号　7・8月号**　P-5-10
　編集　楓編集委員会
　国立療養所邑久光明園
　2017年7・8月号　A5　54頁
　機関誌
　※製本

09561　**楓　通巻577号　9・10月号**　P-5-10
　編集　楓編集委員会
　国立療養所邑久光明園
　2017年9・10月号　A5　30頁
　機関誌
　※製本

09562　**楓　通巻578号　11・12月号**　P-5-10
　編集　楓編集委員会
　国立療養所邑久光明園
　2017年11・12月号　A5　52頁
　機関誌
　※製本

09563　**楓　通巻579号　1・2月号**　P-5-11
　編集　楓編集委員会
　国立療養所邑久光明園
　2018年1・2月号　A5　46頁
　機関誌
　※製本

09564　**楓　通巻580号　3・4月号**　P-5-11
　編集　楓編集委員会
　国立療養所邑久光明園
　2018年3・4月号　A5　36頁
　機関誌
　※製本

09565　**楓　通巻581号　5・6月号**　P-5-11
　編集　楓編集委員会
　国立療養所邑久光明園
　2018年5・6月号　A5　48頁
　機関誌
　※製本

09566　**楓　通巻582号　7・8月号**　P-5-11
　編集　楓編集委員会
　国立療養所邑久光明園
　2018年7・8月号　A5　45頁
　機関誌
　※製本

09567　楓　通巻583号　9・10月号　P-5-11
　編集　楓編集委員会
　国立療養所邑久光明園
　2018年9・10月号　A5　42頁
　機関誌
　※製本

09568　楓　通巻584号　11・12月号　P-5-11
　編集　楓編集委員会
　国立療養所邑久光明園
　2018年11・12月号　A5　52頁
　機関誌
　※製本

09569　楓　通巻585号　1・2月号　P-5-11
　編集　楓編集委員会
　国立療養所邑久光明園
　2019年1・2月号　A5　50頁
　機関誌
　※製本

09570　楓　通巻586号　3・5月号　P-5-11
　編集　楓編集委員会
　国立療養所邑久光明園
　2019年3・4月号　A5　48頁
　機関誌
　※製本

09571　楓　通巻587号　5・6月号　P-5-11
　編集　楓編集委員会
　国立療養所邑久光明園
　2019年5・6月号　A5　52頁
　機関誌
　※製本

09572　楓　通巻588号　7・8月号　P-5-11
　編集　楓編集委員会
　国立療養所邑久光明園
　2019年7・8月号　A5　54頁
　機関誌
　※製本

09573　楓　通巻589号　9・10月号　P-5-11
　編集　楓編集委員会
　国立療養所邑久光明園
　2019年9・10月号　A5　48頁
　機関誌
　※製本

09574　楓　通巻590号　11・12月号　P-5-11
　編集　楓編集委員会
　国立療養所邑久光明園
　2019年11・12月号　A5　44頁

　機関誌
　※製本

09575　芙蓉　第1巻　第1号　夏季号　創刊号　P-6-1
　編集　高島重孝
　駿河療養所（高島重孝）
　昭和24年9月20日　A5　28頁
　機関誌
　※開園5周年記念
　※製本

09576　芙蓉　第1巻　第2号　冬季号　P-6-1
　編集　高島重孝
　駿河療養所（高島重孝）
　昭和25年3月20日　A5　40頁
　機関誌
　※製本

09577　芙蓉　第3巻　第1号　春季号　第3号　P-6-1
　編集　高島重孝
　国立駿河療養所（高島重孝）
　昭和25年7月20日　A5　34頁
　機関誌
　※製本

09578　芙蓉　第4巻　第1号　春季号　P-6-1
　編集　高島重孝
　国立駿河療養所（高島重孝）
　昭和26年5月30日　A5　32頁
　機関誌
　※製本

09579　芙蓉　第4巻　第2号　秋季号　P-6-1
　A5　34頁
　機関誌
　※製本

09580　芙蓉　第4巻　第2号　夏季号　P-6-1
　編集　高島重孝
　国立駿河療養所（高島重孝）
　昭和26年9月30日　A5　31頁
　機関誌
　※製本

09581　芙蓉　第4巻　第3号　秋季号　P-6-1
　A5　33頁
　機関誌
　※製本

09582　芙蓉　第4巻　第4号　冬季号　P-6-1
　編集　高島重孝
　神山国立療養所（高島重孝）

昭和27年6月5日　A5　40頁
機関誌
※製本

09583　芙蓉　第5巻　第1号　陽春号　P-6-1
　編集　高島重孝
　国立駿河療養所（高島重孝）
　昭和27年4月5日　A5　34頁
　機関誌
　※製本

09584　芙蓉　第5巻　第2号　夏季号　P-6-1
　編集　高島重孝
　国立駿河療養所（高島重孝）
　昭和27年10月30日　A5　38頁
　機関誌
　※製本

09585　芙蓉　第5巻　第3号　冬季号　P-6-1
　編集　高島重孝
　国立駿河療養所（高島重孝）
　昭和28年1月1日　A5　58頁
　機関誌
　※製本

09586　芙蓉　第6巻　第1号　緑蔭号　P-6-1
　編集　高島重孝
　国立駿河療養所（高島重孝）
　昭和28年7月1日　A5　36頁
　機関誌
　※製本

09587　芙蓉　第6巻　第2号　冬季号　P-6-2
　編集　高島重孝
　国立駿河療養所慰安会（高島重孝）
　昭和29年1月1日　A5　37頁
　機関誌
　※製本

09588　芙蓉　第7巻　第1号　夏季号　P-6-2
　編集　高島重孝
　国立駿河療養所慰安会（高島重孝）
　昭和29年5月1日　A5　32頁
　機関誌
　※製本

09589　芙蓉　第7巻　第2号　盛夏号　P-6-2
　編集　高島重孝
　国立駿河療養所慰安会（高島重孝）
　昭和29年8月10日　A5　32頁
　機関誌
　※製本

09590　芙蓉　第7巻　第3号　秋季号　P-6-2
　編集　高島重孝
　国立駿河療養所慰安会（高島重孝）
　昭和29年10月30日　A5　34頁
　機関誌
　※製本

09591　芙蓉　第7巻　第4号　11,12月号　P-6-2
　編集　高島重孝
　国立駿河療養所慰安会（高島重孝）
　昭和29年12月30日　A5　32頁
　機関誌
　※製本

09592　芙蓉　第8巻　第1号　1・2月号　P-6-2
　編集　高島重孝
　国立駿河療養所慰安会（高島重孝）
　昭和30年2月25日　A5　33頁
　機関誌
　※製本

09593　芙蓉　第8巻　第4号　P-6-2
　編集　鈴木司郎
　国立駿河療養所後援会（和田伝太郎）
　昭和30年8月25日　A5　64頁
　機関誌
　※開所10周年記念文芸特集号
　※製本

09594　芙蓉　第8巻　第5号　9・10月号　P-6-2
　編集　芙蓉編集部
　国立駿河療養所後援会（和田伝太郎）
　昭和30年10月25日　A5　33頁
　機関誌
　※製本

09595　芙蓉　P-6-2
　編集　羽里譲二
　駿河療養所慰安会（高島重孝）
　昭和32年1月31日　A5　32頁
　機関誌
　※製本

09596　芙蓉　春季号　P-6-2
　編集　羽里譲二
　駿河療養所慰安会（稲葉俊雄）
　昭和33年4月25日　A5　48頁
　機関誌
　※製本

09597　芙蓉　第2巻　第2号　夏季号　P-6-2
　編集　藤村昭善
　駿河療養所慰安会（稲葉俊雄）

昭和33年7月25日　A5　46頁
機関誌
※開所記念特集
※製本

09598　芙蓉　第2巻　第3号　秋季号　P-6-2
　編集　藤村昭善
　駿河療養所慰安会（稲葉俊雄）
　昭和33年10月25日　A5　46頁
　機関誌
　※製本

09599　芙蓉　第3巻　第1号　冬季号　P-6-2
　編集　藤村昭善
　駿河療養所慰安会（稲葉俊雄）
　昭和34年1月20日　A5　48頁
　機関誌
　※製本

09600　芙蓉　第3巻　第2号　春季号　P-6-2
　編集　藤村昭善
　駿河療養所慰安会（稲葉俊雄）
　昭和34年4月25日　A5　48頁
　機関誌
　※製本

09601　芙蓉　第3巻　第3号　夏季号　P-6-2
　編集　藤村昭善
　駿河療養所慰安会（稲葉俊雄）
　昭和34年8月20日　A5　48頁
　機関誌
　※製本

09602　駿河　創刊号　No.1　P-6-3
　編集　機関誌編集委員会
　国立駿河療養所（駿河会会長　西村時夫）
　平成11年11月1日　A5　34頁
　機関誌
　※製本

09603　駿河　冬号　第2号　P-6-3
　編集　機関誌編集委員会
　国立駿河療養所（駿河会会長　西村時夫）
　平成12年2月1日　A5　58頁
　機関誌
　※小泉孝之さん追悼集
　※製本

09604　駿河　春号　第3号　P-6-3
　編集　機関誌編集委員会
　国立駿河療養所（駿河会会長　西村時夫）
　平成12年3月27日　A5　54頁
　機関誌
　※製本

09605　駿河　夏号　第4号　P-6-3
　編集　機関誌編集委員会
　国立駿河療養所（駿河会代表　西村時夫）
　平成12年8月1日　A5　51頁
　機関誌
　※製本

09606　駿河　秋号　第5号　P-6-3
　編集　機関誌編集委員会
　国立駿河療養所（駿河会代表　西村時夫）
　平成12年11月1日　A5　50頁　500円
　機関誌
　※製本

09607　駿河　冬号　第6号　P-6-3
　編集　機関誌編集委員会
　国立駿河療養所（駿河会代表　西村時夫）
　平成13年2月1日　A5　58頁　500円
　機関誌
　※製本

09608　駿河　春号　第7号　P-6-3
　編集　機関誌編集委員会
　国立駿河療養所（駿河会代表　西村時夫）
　平成13年5月1日　A5　50頁　500円
　機関誌
　※製本

09609　駿河　夏号　第8号　P-6-3
　編集　機関誌編集委員会
　国立駿河療養所（駿河会代表　西村時夫）
　平成13年8月1日　A5　68頁　500円
　機関誌
　※製本

09610　駿河　秋号　第9号　P-6-3
　編集　機関誌編集委員会
　国立駿河療養所（駿河会代表　西村時夫）
　平成13年11月1日　A5　60頁　500円
　機関誌
　※製本

09611　駿河　冬号　第10号　P-6-4
　編集　機関誌編集委員会
　国立駿河療養所（駿河会代表　西村時夫）
　平成14年2月1日　A5　54頁　500円
　機関誌
　※製本

09612　駿河　春号　第11号　P-6-4
　編集　機関誌編集委員会

国立駿河療養所（駿河会代表　西村時夫）
平成14年5月1日　A5　56頁　500円
機関誌
※製本

09613　駿河　夏号　第12号　P-6-4
編集　機関誌編集委員会
国立駿河療養所（駿河会代表　西村時夫）
平成14年8月1日　A5　56頁　500円
機関誌
※製本

09614　駿河　秋号　第13号　P-6-4
編集　機関誌編集委員会
国立駿河療養所（駿河会代表　西村時夫）
平成14年11月1日　A5　62頁　500円
機関誌
※製本

09615　駿河　冬号　第14号　P-6-4
編集　機関誌編集委員会
国立駿河療養所（駿河会代表　西村時夫）
平成15年2月1日　A5　58頁　500円
機関誌
※製本

09616　駿河　春号　第15号　P-6-4
編集　機関誌編集委員会
国立駿河療養所（駿河会代表　西村時夫）
平成15年5月1日　A5　56頁　500円
機関誌
※製本

09617　駿河　夏号　第16号　P-6-4
編集　機関誌編集委員会
国立駿河療養所（駿河会代表　西村時夫）
平成15年8月1日　A5　56頁　500円
機関誌
※製本

09618　駿河　秋号　第17号　P-6-4
編集　機関誌編集委員会
国立駿河療養所（駿河会代表　西村時夫）
平成15年11月1日　A5　51頁　500円
機関誌
※製本

09619　駿河　冬号　第18号　P-6-5
編集　機関誌編集委員会
国立駿河療養所（駿河会代表　西村時夫）
平成16年2月1日　A5　60頁　500円
機関誌
※製本

09620　駿河　春号　第19号　P-6-5
編集　機関誌編集委員会
国立駿河療養所（駿河会）
平成16年5月1日　A5　56頁　500円
機関誌
※製本

09621　駿河　夏号　第20号　P-6-5
編集　機関誌編集委員会
国立駿河療養所（駿河会）
平成16年8月1日　A5　40頁　500円
機関誌
※製本

09622　駿河　秋号　第21号　P-6-5
編集　機関誌編集委員会
国立駿河療養所（駿河会）
平成16年11月1日　A5　60頁　500円
機関誌
※製本

09623　駿河　冬号　第22号　P-6-5
編集　機関誌編集委員会
国立駿河療養所（駿河会）
平成17年2月1日　A5　42頁　500円
機関誌
※製本

09624　駿河　春号　第23号　P-6-5
編集　機関誌編集委員会
国立駿河療養所（駿河会）
平成17年5月1日　A5　40頁　500円
機関誌
※製本

09625　駿河　夏号　第24号　P-6-5
編集　機関誌編集委員会
国立駿河療養所（駿河会）
平成17年8月1日　A5　36頁　500円
機関誌
※製本

09626　駿河　秋号　第25号　P-6-5
編集　機関誌編集委員会
国立駿河療養所（駿河会）
平成17年11月1日　A5　40頁　500円
機関誌
※製本

09627　駿河　冬号　第26号　P-6-6
編集　機関誌編集委員会
国立駿河療養所（駿河会）
平成18年2月1日　A5　50頁　500円

機関誌
※製本

09628　**駿河　春号　第27号**　P-6-6
　編集　機関誌編集委員会
　国立駿河療養所（駿河会）
　平成18年5月1日　A5　38頁　500円
　機関誌
　※製本

09629　**駿河　夏号　第28号**　P-6-6
　編集　機関誌編集委員会
　国立駿河療養所（駿河会）
　平成18年8月1日　A5　36頁　500円
　機関誌
　※製本

09630　**駿河　秋号　第29号**　P-6-6
　編集　機関誌編集委員会
　国立駿河療養所（駿河会）
　平成18年11月1日　A5　44頁　500円
　機関誌
　※製本

09631　**駿河　冬号　第30号**　P-6-6
　編集　機関誌編集委員会
　国立駿河療養所（駿河会）
　平成19年2月1日　A5　42頁　500円
　機関誌
　※製本

09632　**駿河　春号　第31号**　P-6-6
　編集　機関誌編集委員会
　国立駿河療養所（駿河会）
　平成19年5月1日　A5　38頁　500円
　機関誌
　※製本

09633　**駿河　夏号　第32号**　P-6-6
　編集　機関誌編集委員会
　国立駿河療養所（駿河会）
　平成19年8月1日　A5　42頁　500円
　機関誌
　※製本

09634　**駿河　秋号　第33号**　P-6-6
　編集　機関誌編集委員会
　国立駿河療養所（駿河会）
　平成19年11月1日　A5　40頁　500円
　機関誌
　※製本

09635　**駿河　冬号　第34号**　P-6-7
　編集　機関誌編集委員会
　国立駿河療養所（駿河会）
　平成20年2月1日　A5　32頁　500円
　機関誌
　※製本

09636　**駿河　春号　第35号**　P-6-7
　編集　機関誌編集委員会
　国立駿河療養所（駿河会）
　平成20年5月1日　A5　34頁　500円
　機関誌
　※製本

09637　**駿河　夏号　第36号**　P-6-7
　編集　機関誌編集委員会
　国立駿河療養所（駿河会）
　平成20年8月1日　A5　40頁　500円
　機関誌
　※製本

09638　**駿河　秋号　第37号**　P-6-7
　編集　機関誌編集委員会
　国立駿河療養所（駿河会）
　平成20年11月1日　A5　38頁　500円
　機関誌
　※製本

09639　**駿河　冬号　第38号**　P-6-7
　編集　機関誌編集委員会
　国立駿河療養所（駿河会）
　平成21年2月1日　A5　38頁　500円
　機関誌
　※製本

09640　**駿河　春号　第39号**　P-6-7
　編集　機関誌編集委員会
　国立駿河療養所（駿河会）
　平成21年5月1日　A5　34頁　500円
　機関誌
　※製本

09641　**駿河　夏号　第40号**　P-6-7
　編集　機関誌編集委員会
　国立駿河療養所（駿河会）
　平成21年8月1日　A5　32頁　500円
　機関誌
　※製本

09642　**駿河　秋号　第41号**　P-6-7
　編集　機関誌編集委員会
　国立駿河療養所（駿河会）
　平成21年11月1日　A5　38頁　500円

機関誌
※製本

09643 **駿河　冬号　第42号**　P-6-8
編集　機関誌編集委員会
国立駿河療養所（駿河会）
平成22年2月1日　A5　36頁　500円
機関誌
※製本

09644 **駿河　春号　第43号**　P-6-8
編集　機関誌編集委員会
国立駿河療養所（駿河会）
平成22年5月1日　A5　34頁　500円
機関誌
※製本

09645 **駿河　夏号　第44号**　P-6-8
編集　機関誌編集委員会
国立駿河療養所（駿河会）
平成22年8月1日　A5　38頁　500円
機関誌
※製本

09646 **駿河　秋号　第45号**　P-6-8
編集　機関誌編集委員会
国立駿河療養所（駿河会）
平成22年11月1日　A5　30頁　500円
機関誌
※製本

09647 **駿河　冬号　第46号**　P-6-8
編集　機関誌編集委員会
国立駿河療養所（駿河会）
平成23年1月1日　A5　30頁　500円
機関誌
※製本

09648 **駿河　春号　第47号**　P-6-8
編集　機関誌編集委員会
国立駿河療養所（駿河会）
平成23年5月1日　A5　26頁　500円
機関誌
※製本

09649 **駿河　秋号　第48号**　P-6-8
編集　機関誌編集委員会
国立駿河療養所（駿河会）
平成23年11月1日　A5　24頁　500円
機関誌
※製本

09650 **駿河　冬号　第49号**　P-6-8
編集　機関誌編集委員会
国立駿河療養所（駿河会）
平成24年2月1日　A5　26頁　500円
機関誌
※終刊
※製本

09651 **山椒　創刊号**　P-6-8
編集　都波修
駿河創作会山椒同人（小泉孝之）
昭和39年2月20日　A5　120頁　非売品
創作
※Box

09652 **山椒　第4号**　P-6-8
編集　都波修
駿河創作会山椒同人（小泉孝之）
昭和40年5月1日　A5　132頁　非売品
創作
※Box　2冊

09653 **山椒　第5号**　P-6-8
編集　都波修
駿河創作会山椒同人（小泉孝之）
昭和40年7月20日　A5　141頁　非売品
創作
※Box

09654 **山椒　第6号**　P-6-8
編集　都波修
駿河創作会山椒同人（小泉孝之）
昭和40年11月1日　A5　84頁　非売品
創作
※Box

09655 **山椒　第7号**　P-6-8
編集　都波修
駿河創作会山椒同人（小泉孝之）
昭和41年2月20日　A5　120頁　非売品
創作
※Box

09656 **山椒　第8号**　P-6-8
編集　都波修
駿河創作会山椒同人（小泉孝之）
昭和41年6月25日　A5　112頁　非売品
創作
※Box

09657 **山椒　第9号**　P-6-8
編集　都波修
駿河創作会山椒同人（小泉孝之）

昭和41年9月20日　A5　116頁　非売品
創作
※ Box

09658　**山椒　第10号**　P-6-8
　編集　都波修
　駿河創作会山椒同人（小泉孝之）
　昭和41年12月30日　A5　116頁　非売品
　創作
　※ Box

09659　**山椒　第11号**　P-6-8
　編集　都波修
　駿河創作会山椒同人（小泉孝之）
　昭和42年2月28日　A5　122頁　非売品
　創作
　※ Box

09660　**山椒　第12号**　P-6-8
　編集　都波修
　駿河創作会山椒同人（小泉孝之）
　昭和42年6月30日　A5　124頁　非売品
　創作
　※ Box

09661　**山椒　第13号**　P-6-8
　編集　都波修
　駿河創作会山椒同人（小泉孝之）
　昭和42年9月30日　A5　114頁　非売品
　創作
　※ Box

09662　**山椒　第15号**　P-6-8
　編集　都波修
　駿河創作会山椒同人（小泉孝之）
　昭和43年6月20日　A5　108頁　非売品
　創作
　※ Box

09663　**山椒　第16号**　P-6-8
　編集　都波修
　駿河創作会山椒同人（小泉孝之）
　昭和43年9月30日　A5　124頁　非売品
　創作
　※ Box

09664　**山椒　第17号**　P-6-8
　編集　都波修
　駿河創作会山椒同人（小泉孝之）
　昭和43年12月30日　A5　104頁
　創作
　※ Box

09665　**山椒　第18号**　P-6-8
　編集　都波修
　駿河創作会山椒同人（小泉孝之）
　昭和44年3月30日　A5　129頁
　創作
　※ Box

09666　**山椒　第19号**　P-6-8
　編集　都波修
　駿河創作会山椒同人（小泉孝之）
　昭和44年10月20日　A5　120頁
　創作
　※ Box

09667　**山椒　第20号**　P-6-8
　編集　都波修
　駿河創作会山椒同人（小泉孝之）
　昭和45年3月20日　A5　120頁
　創作
　※ Box

09668　**山椒　第21号**　P-6-8
　編集　都波修
　駿河創作会山椒同人（小泉孝之）
　昭和45年11月10日　A5　116頁
　創作
　※ Box

09669　**山椒　第22号**　P-6-8
　編集　都波修
　駿河創作会山椒同人（小泉孝之）
　昭和46年9月30日　A5　120頁
　創作
　※ Box　2冊

09670　**山椒　第23号**　P-6-8
　編集　都波修
　駿河創作会山椒同人（小泉孝之）
　昭和47年3月31日　A5　134頁
　創作
　※ Box

09671　**山椒　第24号**　P-6-9
　編集　都波修
　駿河創作会山椒同人（小泉孝之）
　昭和47年11月10日　A5　124頁
　創作
　※ Box

09672　**山椒　第25号**　P-6-9
　編集　都波修
　駿河創作会山椒同人（小泉孝之）
　昭和48年5月15日　A5　120頁

創作
※Box

09673　**山椒　第26号**　P-6-9
　編集　都波修
　駿河創作会山椒同人（小泉孝之）
　昭和48年12月20日　A5　120頁
　創作
　※Box

09674　**山椒　第27号**　P-6-9
　編集　都波修
　駿河創作会山椒同人（小泉孝之）
　昭和49年3月10日　A5　120頁
　創作
　※Box

09675　**山椒　第28号**　P-6-9
　編集　都波修
　駿河創作会山椒同人（小泉孝之）
　昭和49年6月10日　A5　120頁
　創作
　※Box

09676　**山椒　第29号**　P-6-9
　編集　都波修
　駿河創作会山椒同人（小泉孝之）
　昭和49年10月10日　A5　120頁
　創作
　※Box

09677　**山椒　第30号**　P-6-9
　編集　都波修
　駿河創作会山椒同人（小泉孝之）
　昭和50年4月30日　A5　120頁
　創作
　※Box

09678　**山椒　第31号**　P-6-9
　編集　都波修
　駿河創作会山椒同人（小泉孝之）
　昭和50年9月10日　A5　120頁
　創作
　※Box

09679　**山椒　第32号**　P-6-9
　編集　都波修
　駿河創作会山椒同人（小泉孝之）
　昭和50年11月15日　A5　124頁
　創作
　※Box

09680　**山椒　第33号**　P-6-9
　編集　都波修
　駿河創作会山椒同人（小泉孝之）
　昭和51年6月30日　A5　111頁
　創作
　※Box

09681　**山椒　第34号**　P-6-9
　編集　都波修
　駿河創作会山椒同人（小泉孝之）
　昭和52年4月30日　A5　116頁
　創作
　※Box

09682　**山椒　第35号**　P-6-9
　編集　都波修
　駿河創作会山椒同人（小泉孝之）
　昭和52年9月30日　A5　116頁
　創作
　※Box

09683　**雑草　創刊号**　P-6-10
　編集　望月章
　駿河詩話会
　昭和40年2月15日　A5　36頁
　詩
　※ファイル　3冊

09684　**雑草　第二号**　P-6-11
　編集　望月章
　駿河詩話会
　昭和40年11月1日　A5　26頁
　詩
　※ファイル　7冊

09685　**雑草　第三号**　P-6-12
　編集　望月章
　駿河詩話会
　昭和41年11月20日　A5　36頁
　詩
　※ファイル　2冊

09686　**雑草　第四、五合併号**　P-6-12
　編集　望月章
　駿河詩話会
　昭和43年10月30日　A5　39頁
　詩
　※ファイル

09687　**ダヴィドの歌　3　復活祭号**　P-6-13
　駿河カトリック会ダヴィドの歌編集部（何条玄太）
　1961年6月25日　B5　44頁
　宗教

※本

09688 芙蓉は散らず P-6-14
都波修（編集・並木英一）
昭和58年5月3日　B6　312頁　非売品
随筆
※本

09689 女脈 P-6-15
都波修（編集・並木英一）
昭和61年9月1日　A5　380頁　非売品
随筆
※本

09690 慈雲の蔭 P-6-16
都波修
都波修
昭和62年9月24日　B6　122頁　非売品
随筆
※本　3冊

09691 MADO No.2 P-6-17
窓俳句会
昭和34年1月20日　B6　58頁
俳句
※ファイル

09692 MADO 3 伊藤朋二郎集 P-6-18
伊藤朋二郎
窓俳句会
昭和34年11月10日　B6　64頁
俳句
※ファイル

09693 句集窓第四集　疎林 P-6-19
石浦洋
窓俳句会
昭和36年11月15日　B6　80頁
俳句
※ファイル　2冊

09694 鈴木才雄句集　窓俳句会第5集 P-6-20
鈴木才雄
窓俳句会
昭和38年11月15日　B6　88頁
俳句
※ファイル　2冊

09695 句集　尖　窓第六集 P-6-21
草野京二
窓俳句会
昭和39年7月15日　B6　88頁
俳句

※ファイル　3冊

09696 窓第七集　駿河山人　赤城たけ子句集 P-6-22
赤城たけ子
窓俳句会
昭和40年3月30日　B6　68頁
俳句
※ファイル　2冊

09697 歌集　灌木地帯 P-6-23
神村正史・永井鐵山
石黒清介
昭和31年7月25日　A6　94頁　150円
短歌
※本

09698 歌集　道 P-6-24
神村正史
山脈短歌会（伊藤祐輔）
1965年11月3日　B6　160頁　90円
短歌
※本

09699 苔龍胆* P-6-25
岳南短歌会
岳南短歌会
昭和29年12月15日　B6　67頁
短歌
※本　◎全

09700 苔龍胆　第五集 P-6-26
岳南短歌会
岳南短歌会
昭和48年11月10日　B5　89頁
短歌
※本

09701 苔龍胆　第六集 P-6-27
岳南短歌会
岳南短歌会
昭和55年10月1日　B5　111頁
短歌
※本

09702 田村史朗遺歌集 P-6-28
田村史朗
岳南短歌会
1961年8月25日　B6　144頁　非売品
短歌
※本

09703 **創作集Ⅰ** P-6-29
小泉孝之
復権文庫（飯河梨貴）
1970年7月30日　A5　96頁
創作
※本　3冊

09704 **いのち豊かに** P-6-30
大日向繁
大日向百合子
1992年3月16日　A5　269頁　1,500円
随筆
※本　2冊

09705 **いのち豊かに** P-6-31
大日向繁
大日向百合子
1993年3月20日　A5　269頁　2,000円
随筆
※（第3刷）
※本

09706 **わが主よ　わが神よ** P-6-32
大日向繁
大日向百合子
1996年12月25日　A5　302頁　2,000円
随筆
※本

09707 **「らい予防法」で生きた六十年の苦闘　第一部　少年時代・青年時代** P-6-33
沢田二郎
皓星社（藤巻修一）
2002年9月13日　B6　248頁　2,400円
記録
※本

09708 **蓮物語　加藤健写真集** P-6-34
加藤健
加藤健
2000年4月15日　B5　38頁
写真
※本　2冊

09709 **芙蓉　第1巻　第2号　冬季号** P-7-1
編集　高島重孝
駿河療養所（高島重孝）
昭和25年3月20日　A5　40頁
機関誌
※Box（残部）

09710 **芙蓉　第4巻　第1号　春季号** P-7-1
編集　高島重孝
国立駿河療養所（高島重孝）
昭和26年5月30日　A5　32頁
機関誌
※Box（残部）

09711 **芙蓉　第4巻　第2号　夏季号** P-7-1
編集　高島重孝
国立駿河療養所（高島重孝）
昭和26年9月30日　A5　31頁
機関誌
※Box（残部）

09712 **芙蓉　第4巻　第3号　秋季号** P-7-1
編集　高島重孝
国立駿河療養所（高島重孝）
昭和26年12月25日　A5　34頁
機関誌
※Box（残部）

09713 **芙蓉　第4巻　第4号　冬季号** P-7-1
編集　高島重孝
神山国立療養所（高島重孝）
昭和27年6月5日　A5　40頁
機関誌
※Box（残部）

09714 **芙蓉　第5巻　第1号　陽春号** P-7-1
編集　高島重孝
国立駿河療養所（高島重孝）
昭和27年4月5日　A5　34頁
機関誌
※Box（残部）

09715 **芙蓉　第5巻　第2号　夏季号** P-7-1
編集　高島重孝
国立駿河療養所（高島重孝）
昭和27年10月30日　A5　38頁
機関誌
※Box（残部）

09716 **芙蓉　第5巻　第3号　冬季号** P-7-1
編集　高島重孝
国立駿河療養所（高島重孝）
昭和28年1月1日　A5　58頁
機関誌
※Box（残部）

09717 **芙蓉　第6巻　第1号　緑蔭号** P-7-1
編集　高島重孝
国立駿河療養所（高島重孝）
昭和28年7月1日　A5　36頁
機関誌
※Box（残部）

09718　芙蓉　第6巻　第2号　冬季号　P-7-1
編集　高島重孝
国立駿河療養所慰安会（高島重孝）
昭和29年1月1日　A5　37頁
機関誌
※Box（残部）

09719　芙蓉　第7巻　第2号　盛夏号　P-7-1
編集　高島重孝
国立駿河療養所慰安会（高島重孝）
昭和29年8月10日　A5　32頁
機関誌
※Box（残部）

09720　芙蓉　第7巻　第3号　秋季号　P-7-1
編集　芙蓉編集部
国立駿河療養所慰安会（高島重孝）
昭和29年10月30日　A5　34頁
機関誌
※Box（残部）

09721　芙蓉　第7巻　第1号　春季号　P-7-1
編集　高島重孝
国立駿河療養所慰安会（高島重孝）
昭和29年5月10日　A5　32頁
機関誌
※Box（残部）

09722　芙蓉　第7巻　第4号　11,12月号　P-7-1
編集　芙蓉編集部
国立駿河療養所慰安会（高島重孝）
昭和29年12月30日　A5　32頁
機関誌
※Box（残部）　2冊

09723　芙蓉　第8巻　第4号　P-7-1
編集　鈴木司郎
国立駿河療養所後援会（和田伝太郎）
昭和30年8月25日　A5　64頁
機関誌
※開所10周年記念文芸特集号
※Box（残部）

09724　芙蓉　第8巻　第5号　9・10月号　P-7-1
編集　芙蓉編集部
国立駿河療養所後援会（和田伝太郎）
昭和30年10月25日　A5　33頁
機関誌
※Box（残部）　2冊

09725　芙蓉　1957　1　P-7-1
編集　羽里譲二
駿河療養所慰安会（高島重孝）
昭和32年1月31日　A5　32頁
機関誌
※Box（残部）

09726　芙蓉　1958　春季号　P-7-1
編集　羽里譲二
駿河療養所慰安会（稲葉俊雄）
昭和33年4月25日　A5　48頁
機関誌
※Box（残部）

09727　芙蓉　1958　夏季号　P-7-1
編集　藤村昭善
駿河療養所慰安会（稲葉俊雄）
昭和33年7月25日　A5　46頁
機関誌
※Box（残部）

09728　芙蓉　1958　秋季号　P-7-1
編集　藤村昭善
駿河療養所慰安会（稲葉俊雄）
昭和33年10月25日　A5　46頁
機関誌
※Box（残部）

09729　芙蓉　別冊　1958　No.1　Vol.1　P-7-1
編集　藤村昭善
駿河療養所慰安会（稲葉俊雄）
昭和33年6月10日　A5　32頁
機関誌
※Box（残部）

09730　芙蓉　1959　第3巻　第1号　冬季号　P-7-1
編集　藤村昭善
駿河療養所慰安会（稲葉俊雄）
昭和34年1月20日　A5　48頁
機関誌
※Box（残部）

09731　芙蓉　1959　第3巻　第2号　春季号　P-7-1
編集　藤村昭善
駿河療養所慰安会（稲葉俊雄）
昭和34年4月25日　A5　48頁
機関誌
※Box（残部）

09732　芙蓉　第3巻　第3号　夏季号　P-7-1
編集　藤村昭善
駿河療養所慰安会（稲葉俊雄）
昭和34年8月20日　A5　48頁
機関誌
※Box（残部）

09733　芙蓉　第4巻　第1号　P-7-1
編集　藤村昭善
駿河療養所慰安会（稲葉俊雄）
昭和35年1月25日　A5　68頁
機関誌
※ Box（残部）　3冊

09734　駿河　'99　創刊号　P-7-2
編集　機関誌編集委員会
国立駿河療養所（駿河会会長　西村時夫）
平成11年11月1日　A5　34頁　250円
機関誌
※ Box（残部）

09735　駿河　冬号　第2号　P-7-2
編集　機関誌編集委員会
国立駿河療養所（駿河会会長　西村時夫）
平成12年2月1日　A5　58頁　500円
機関誌
※ Box（残部）

09736　駿河　春号　第3号　P-7-2
編集　機関誌編集委員会
国立駿河療養所（駿河会会長　西村時夫）
平成12年3月27日　A5　54頁　500円
機関誌
※ Box（残部）

09737　駿河　夏号　第4号　P-7-2
編集　機関誌編集委員会
国立駿河療養所（駿河会代表　西村時夫）
平成12年8月1日　A5　51頁　500円
機関誌
※ Box（残部）

09738　駿河　秋号　第5号　P-7-2
編集　機関誌編集委員会
国立駿河療養所（駿河会代表　西村時夫）
平成12年11月1日　A5　50頁　500円
機関誌
※ Box（残部）

09739　駿河　冬号　第6号　P-7-2
編集　機関誌編集委員会
国立駿河療養所（駿河会代表　西村時夫）
平成13年2月1日　A5　58頁　500円
機関誌
※ Box（残部）

09740　駿河　春号　第7号　P-7-2
編集　機関誌編集委員会
国立駿河療養所（駿河会代表　西村時夫）
平成13年5月1日　A5　50頁　500円
機関誌
※ Box（残部）

09741　駿河　夏号　第8号　P-7-2
編集　機関誌編集委員会
国立駿河療養所（駿河会代表　西村時夫）
平成13年8月1日　A5　68頁　500円
機関誌
※ Box（残部）

09742　駿河　秋号　第9号　P-7-2
編集　機関誌編集委員会
国立駿河療養所（駿河会代表　西村時夫）
平成13年11月1日　A5　60頁　500円
機関誌
※ Box（残部）

09743　駿河　冬号　第10号　P-7-2
編集　機関誌編集委員会
国立駿河療養所（駿河会代表　西村時夫）
平成14年2月1日　A5　54頁　500円
機関誌
※ Box（残部）

09744　駿河　冬号　第22号　P-7-2
編集　機関誌編集委員会
国立駿河療養所（駿河会）
平成17年2月1日　A5　42頁　500円
機関誌
※ Box（残部）

09745　駿河　春号　第23号　P-7-2
編集　機関誌編集委員会
国立駿河療養所（駿河会）
平成17年5月1日　A5　40頁　500円
機関誌
※ Box（残部）

09746　駿河　春号　第47号　P-7-2
編集　機関誌編集委員会
国立駿河療養所（駿河会）
平成23年5月1日　A5　26頁　500円
機関誌
※ Box（残部）

09747　駿河　秋号　第48号　P-7-2
編集　機関誌編集委員会
国立駿河療養所（駿河会）
平成23年11月1日　A5　24頁　500円
機関誌
※ Box（残部）

09748　駿河　夏号　第50号　P-7-2
　編集　機関誌編集委員会
　国立駿河療養所（駿河会）
　平成24年8月1日　A5　26頁　500円
　機関誌
　※Box（残部）

09749　駿河療養所ガイドマップ　P-7-2
　※Box（残部）

09750　文芸集報　復刊　第9号　P-7-3
　編集　青柳敦
　駿河文芸協会
　昭和42年4月10日　A5　42頁　非売品
　総合
　※ファイル

09751　冨士　第18号　P-7-3
　編集　大塚俊雄
　駿河盲人会
　昭和43年8月30日　A5　52頁
　機関誌
　※ファイル

09752　平成23～26年度年報　P-7-4
　編　国立駿河療養所年報編集委員会
　国立駿河療養所
　平成27年9月　A4　87頁
　記録
　※本

09753　開所60周年記念誌　P-7-5
　国立駿河療養所入所者自治会駿河会
　国立駿河療養所
　平成17年10月28日　A4　188頁
　記録
　※本

09754　開所70周年記念誌　P-7-6
　国立駿河療養所入所者自治会駿河会
　国立駿河療養所
　平成28年1月1日　A4　161頁
　記録
　※本

09755　平成27年度年報　P-7-7
　編　国立駿河療養所年報編集委員会
　国立駿河療養所
　平成28年12月　A4　108頁
　記録
　※本

09756　平成29年度年報　P-7-8
　編　国立駿河療養所年報編集委員会
　国立駿河療養所
　平成31年3月　A4　82頁
　記録
　※本

09757　2018年（平成30年度）2019年（平成31年・令和元年度）年報　P-7-9
　編　国立駿河療養所年報編集委員会
　国立駿河療養所（青木美憲）
　令和2年12月　A4　175頁
　記録
　※本

09758　田村史朗全歌集　P-7-10
　田村史朗
　皓星社（晴山生菜）
　2021年12月22日　B6　480頁
　歌文
　※2022年3月31日　石井明美さんより寄贈
　※本

09759　藻汐草　第1巻　第1号　Q-1-1
　編集　野島泰治
　野島泰治
　昭和7年4月10日　A5　56頁　非売品
　機関誌
　※製本

09760　藻汐草　第1巻　第2号　Q-1-1
　編集　野島泰治
　野島泰治
　昭和7年9月5日　A5　66頁　非売品
　機関誌
　※製本

09761　藻汐草　第2巻　第1号　Q-1-1
　編集　野島泰治
　野島泰治
　昭和8年1月15日　A5　80頁　非売品
　機関誌
　※製本

09762　藻汐草　感謝特別号　Q-1-1
　編集　野島泰治
　野島泰治
　昭和8年3月30日　A5　48頁　非売品
　機関誌
　※製本

09763　藻汐草　第2巻　第3号　Q-1-1
　編集　宗内敏男

648

宗内敏男
昭和8年5月30日　A5　122頁　非売品
機関誌
※製本

09764　**藻汐草　第2巻　第4号**　Q-1-1
編集　宗内敏男
宗内敏男
昭和8年12月25日　A5　110頁　非売品
機関誌
※製本

09765　**藻汐草　第3巻　第1号　通巻第7号**　Q-1-2
編集　宗内敏男
宗内敏男
昭和9年4月10日　A5　55頁　非売品
機関誌
※製本

09766　**藻汐草　第3巻　第2号　通巻第8号**　Q-1-2
編集　宗内敏男
宗内敏男
昭和9年6月7日　A5　36頁　非売品
機関誌
※製本

09767　**藻汐草　第3巻　第3号　通巻第9号**　Q-1-2
編集　宗内敏男
宗内敏男
昭和9年8月15日　A5　94頁　非売品
機関誌
※創立25周年記念号
※製本

09768　**藻汐草　第3巻　第4号　通巻第10号**　Q-1-2
編集　宗内敏男
宗内敏男
昭和9年9月15日　A5　50頁　10銭
機関誌
※製本

09769　**藻汐草　第3巻　第5号　通巻第11号**　Q-1-2
編集　大島療養所患者慰安会代表者　野島泰治
大島療養所患者慰安会代表者　野島泰治
昭和9年11月10日　A5　68頁　10銭
機関誌
※製本

09770　**藻汐草　第3巻　第6号　通巻第12号**　Q-1-2
編集　大島療養所患者慰安会代表者　野島泰治
大島療養所患者慰安会代表者　野島泰治
昭和9年12月25日　A5　34頁　10銭
機関誌

※製本

09771　**藻汐草　第4巻　第1号　通巻第13号**　Q-1-3
編集　大島療養所患者慰安会代表者　野島泰治
大島療養所患者慰安会代表者　野島泰治
昭和10年3月15日　A5　39頁　10銭
機関誌
※製本

09772　**藻汐草　第4巻　第2号　通巻第14号**　Q-1-3
編集　大島療養所患者慰安会代表者　野島泰治
大島療養所患者慰安会代表者　野島泰治
昭和10年4月30日　A5　34頁　10銭
機関誌
※製本

09773　**藻汐草　第4巻　第3号　通巻第15号**　Q-1-3
編集　大島療養所患者慰安会　野島泰治
大島療養所患者慰安会　野島泰治
昭和10年6月15日　A5　56頁　15銭
機関誌
※製本

09774　**藻汐草　第4巻　第4号　通巻第16号**　Q-1-3
編集　大島療養所患者慰安会　野島泰治
大島療養所患者慰安会　野島泰治
昭和10年8月10日　A5　39頁　10銭
機関誌
※製本

09775　**藻汐草　第4巻　第5号　通巻第17号**　Q-1-3
編集　大島療養所患者慰安会　野島泰治
大島療養所患者慰安会　野島泰治
昭和10年10月1日　A5　16頁　10銭
機関誌
※製本

09776　**藻汐草　第4巻　第6号　通巻第18号**　Q-1-3
編集　大島療養所患者慰安会　野島泰治
大島療養所患者慰安会　野島泰治
昭和10年11月1日　A5　17頁　10銭
機関誌
※製本

09777　**藻汐草　第4巻　第7号　通巻第19号**　Q-1-3
編集　大島療養所患者慰安会　野島泰治
大島療養所患者慰安会　野島泰治
昭和10年12月1日　A5　25頁　10銭
機関誌
※製本

09778　**藻汐草　第5巻　第1号　通巻第20号**　Q-1-4
編集　大島療養所患者慰安会　野島泰治

大島療養所患者慰安会　野島泰治
昭和11年1月17日　A5　37頁　10銭
機関誌
※製本

09779　藻汐草　第5巻　第3号　通巻第22号　Q-1-4
編集　大島療養所患者慰安会　野島泰治
大島療養所患者慰安会　野島泰治
昭和11年3月5日　A5　28頁　10銭
機関誌
※製本

09780　藻汐草　4月号　通巻第23号　Q-1-4
編集　大島療養所患者慰安会　野島泰治
大島療養所患者慰安会　野島泰治
昭和11年4月15日　A5　38頁　15銭
機関誌
※製本

09781　藻汐草　5月号　通巻第24号　Q-1-4
編集　大島療養所患者慰安会　野島泰治
大島療養所患者慰安会　野島泰治
昭和11年5月15日　A5　34頁　10銭
機関誌
※製本

09782　藻汐草　6月号　通巻第25号　Q-1-4
編集　大島療養所患者慰安会　野島泰治
大島療養所患者慰安会　野島泰治
昭和11年6月5日　A5　28頁　15銭
機関誌
※製本

09783　藻汐草　7月号　通巻第26号　Q-1-4
編集　大島療養所患者慰安会　野島泰治
大島療養所患者慰安会　野島泰治
昭和11年7月5日　A5　24頁　15銭
機関誌
※製本

09784　藻汐草　8月号　通巻第27号　Q-1-4
編集　大島療養所患者慰安会　野島泰治
大島療養所患者慰安会　野島泰治
昭和11年8月5日　A5　30頁　15銭
機関誌
※製本

09785　藻汐草　9月号　通巻第28号　Q-1-4
編集　大島療養所患者慰安会　野島泰治
大島療養所患者慰安会　野島泰治
昭和11年9月5日　A5　36頁　15銭
機関誌
※製本

09786　藻汐草　10月号　通巻第29号　Q-1-4
編集　大島療養所患者慰安会　野島泰治
大島療養所患者慰安会　野島泰治
昭和11年10月5日　A5　34頁　15銭
機関誌
※製本

09787　藻汐草　11月号　通巻第30号　Q-1-4
編集　大島療養所患者慰安会　野島泰治
大島療養所患者慰安会　野島泰治
昭和11年11月5日　A5　36頁　15銭
機関誌
※製本

09788　藻汐草　12月号　第5巻　第12号　通巻第31号　Q-1-4
編集　大島療養所患者慰安会　野島泰治
大島療養所患者慰安会　野島泰治
昭和11年12月5日　A5　36頁　15銭
機関誌
※製本

09789　藻汐草　1月号　通巻第32号　Q-1-5
編集　大島療養所患者慰安会　野島泰治
大島療養所患者慰安会　野島泰治
昭和12年1月5日　A5　59頁　15銭
機関誌
※製本

09790　藻汐草　2月号　第6巻　第2号　通巻第33号　Q-1-5
編集　大島療養所患者慰安会　野島泰治
大島療養所患者慰安会　野島泰治
昭和12年2月5日　A5　22頁　15銭
機関誌
※製本

09791　藻汐草　3月号　第6巻　第3号　通巻第34号　Q-1-5
編集　大島療養所患者慰安会　野島泰治
大島療養所患者慰安会　野島泰治
昭和12年3月5日　A5　36頁　15銭
機関誌
※製本

09792　藻汐草　4月号　第6巻　第4号　通巻第35号　Q-1-5
編集　大島療養所患者慰安会　野島泰治
大島療養所患者慰安会　野島泰治
昭和12年4月5日　A5　52頁　20銭
機関誌
※製本

09793　藻汐草　5月号　第6巻　第5号　通巻第36号

Q-1-5
　　編集　　大島療養所患者慰安会　　野島泰治
　　大島療養所患者慰安会　　野島泰治
　　昭和12年5月5日　　A5　　26頁　　10銭
　　機関誌
　　※製本

09794　藻汐草　6月号　第6巻　第6号　通巻第37号
Q-1-5
　　編集　　大島療養所患者慰安会　　野島泰治
　　大島療養所患者慰安会　　野島泰治
　　昭和12年6月5日　　A5　　29頁　　10銭
　　機関誌
　　※製本

09795　藻汐草　7月号　第6巻　第7号　通巻第38号
Q-1-5
　　編集　　大島療養所患者慰安会　　野島泰治
　　大島療養所患者慰安会　　野島泰治
　　昭和12年7月5日　　A5　　60頁　　10銭
　　機関誌
　　※製本

09796　藻汐草　8月号　第6巻　第8号　通巻第39号
Q-1-5
　　編集　　大島療養所患者慰安会　　野島泰治
　　大島療養所患者慰安会　　野島泰治
　　昭和12年8月5日　　A5　　30頁　　10銭
　　機関誌
　　※製本

09797　藻汐草　9月号　第6巻　第9号　通巻第40号
Q-1-5
　　編集　　大島療養所患者慰安会　　野島泰治
　　大島療養所患者慰安会　　野島泰治
　　昭和12年9月5日　　A5　　36頁　　10銭
　　機関誌
　　※製本

09798　藻汐草　10月号　第6巻　第10号　通巻第41号　Q-1-5
　　編集　　大島療養所患者慰安会　　野島泰治
　　大島療養所患者慰安会　　野島泰治
　　昭和12年10月5日　　A5　　34頁　　10銭
　　機関誌
　　※製本

09799　藻汐草　11月号　第6巻　第11号　通巻第42号　Q-1-5
　　編集　　大島療養所患者慰安会　　野島泰治
　　大島療養所患者慰安会　　野島泰治
　　昭和12年11月5日　　A5　　40頁　　10銭
　　機関誌
　　※製本

09800　藻汐草　12月号　第6巻　第12号　通巻第43号　Q-1-5
　　編集　　大島療養所患者慰安会　　野島泰治
　　大島療養所患者慰安会　　野島泰治
　　昭和12年12月5日　　A5　　40頁　　10銭
　　機関誌
　　※製本

09801　藻汐草　1月号　第7巻　第1号　通巻第44号
Q-1-6
　　編集　　大島療養所患者慰安会　　野島泰治
　　大島療養所患者慰安会　　野島泰治
　　昭和13年1月5日　　A5　　52頁　　10銭
　　機関誌
　　※製本

09802　藻汐草　2月号　第7巻　第2号　通巻第45号
Q-1-6
　　編集　　大島療養所患者慰安会　　野島泰治
　　大島療養所患者慰安会　　野島泰治
　　昭和13年2月5日　　A5　　32頁　　10銭
　　機関誌
　　※製本

09803　藻汐草　3月号　第7巻　第3号　通巻第46号
Q-1-6
　　編集　　大島療養所患者慰安会　　野島泰治
　　大島療養所患者慰安会　　野島泰治
　　昭和13年3月5日　　A5　　40頁　　20銭
　　機関誌
　　※製本

09804　藻汐草　4月号　第7巻　第4号　通巻第47号
Q-1-6
　　編集　　大島療養所患者慰安会　　野島泰治
　　大島療養所患者慰安会　　野島泰治
　　昭和13年4月5日　　A5　　66頁　　20銭
　　機関誌
　　※製本

09805　藻汐草　5月号　第7巻　第5号　通巻第48号
Q-1-6
　　編集　　大島療養所患者慰安会　　野島泰治
　　大島療養所患者慰安会　　野島泰治
　　昭和13年5月5日　　A5　　38頁　　20銭
　　機関誌
　　※製本

09806　藻汐草　6月号　第7巻　第6号　通巻第49号
Q-1-6
　　編集　　大島療養所患者慰安会　　野島泰治

大島療養所患者慰安会　野島泰治
昭和13年6月5日　A5　36頁　20銭
機関誌
※製本

09807　藻汐草　7月号　第7巻　第7号　通巻第50号
Q-1-6
　編集　大島療養所患者慰安会　野島泰治
　大島療養所患者慰安会　野島泰治
　昭和13年7月5日　A5　39頁　20銭
　機関誌
　※製本

09808　藻汐草　8月号　第7巻　第8号　通巻第51号
Q-1-6
　編集　大島療養所患者慰安会　野島泰治
　大島療養所患者慰安会　野島泰治
　昭和13年8月5日　A5　41頁　10銭
　機関誌
　※製本

09809　藻汐草　9月号　第7巻　第9号　通巻第52号
Q-1-6
　編集　大島療養所患者慰安会　野島泰治
　大島療養所患者慰安会　野島泰治
　昭和13年9月5日　A5　22頁　20銭
　機関誌
　※製本

09810　藻汐草　10月号　第7巻　第10号　通巻第53号　Q-1-6
　編集　大島療養所患者慰安会　野島泰治
　大島療養所患者慰安会　野島泰治
　昭和13年10月5日　A5　40頁　10銭
　機関誌
　※製本

09811　藻汐草　11月号　第7巻　第11号　通巻第54号　Q-1-6
　編集　大島療養所患者慰安会　野島泰治
　大島療養所患者慰安会　野島泰治
　昭和13年11月5日　A5　40頁　10銭
　機関誌
　※製本

09812　藻汐草　12月号　第7巻　第12号　通巻第55号　Q-1-6
　編集　大島療養所患者慰安会　野島泰治
　大島療養所患者慰安会　野島泰治
　昭和13年12月5日　A5　34頁　10銭
　機関誌
　※製本

09813　藻汐草　1月号　第8巻　第1号　通巻第56号
Q-1-7
　編集　大島療養所患者慰安会　野島泰治
　大島療養所患者慰安会　野島泰治
　昭和14年1月5日　A5　28頁　10銭
　機関誌
　※製本

09814　藻汐草　2月号　第8巻　第2号　通巻第57号
Q-1-7
　編集　大島療養所患者慰安会　野島泰治
　大島療養所患者慰安会　野島泰治
　昭和14年2月5日　A5　18頁　10銭
　機関誌
　※製本

09815　藻汐草　3月号　第8巻　第3号　通巻第58号
Q-1-7
　編集　大島療養所患者慰安会　野島泰治
　大島療養所患者慰安会　野島泰治
　昭和14年3月5日　A5　28頁　10銭
　機関誌
　※製本

09816　藻汐草　4月号　第8巻　第4号　通巻第58号
Q-1-7
　編集　大島療養所患者慰安会　野島泰治
　大島療養所患者慰安会　野島泰治
　昭和14年4月5日　A5　28頁　10銭
　機関誌
　※製本

09817　藻汐草　5月号　第8巻　第5号　通巻第59号
Q-1-7
　編集　大島療養所患者慰安会　野島泰治
　大島療養所患者慰安会　野島泰治
　昭和14年5月5日　A5　24頁　10銭
　機関誌
　※製本

09818　藻汐草　6・7月号　第8巻　第7号　通巻第60号　Q-1-7
　編集　大島療養所患者慰安会　野島泰治
　大島療養所患者慰安会　野島泰治
　昭和14年7月5日　A5　46頁　10銭
　機関誌
　※製本

09819　藻汐草　8月号　第8巻　第8号　通巻第61号
Q-1-7
　編集　大島療養所患者慰安会　野島泰治
　大島療養所患者慰安会　野島泰治
　昭和14年8月5日　A5　46頁　10銭
　機関誌

09820　藻汐草　9月号　第9巻　第9号　通巻第62号
Q-1-7
　　編集　大島療養所患者慰安会　野島泰治
　　大島療養所患者慰安会　野島泰治
　　昭和14年9月5日　A5　36頁　10銭
　　機関誌
　　※製本

09821　藻汐草　10月号　第8巻　第10号　通巻第63号　Q-1-7
　　編集　大島療養所患者慰安会　野島泰治
　　大島療養所患者慰安会　野島泰治
　　昭和14年10月5日　A5　36頁　10銭
　　機関誌
　　※製本

09822　藻汐草　11月号　第8巻　第11号　通巻第64号　Q-1-7
　　編集　大島療養所患者慰安会　野島泰治
　　大島療養所患者慰安会　野島泰治
　　昭和14年11月5日　A5　34頁　10銭
　　機関誌
　　※製本

09823　藻汐草　12月号　第8巻　第12号　通巻第65号　Q-1-7
　　編集　大島療養所患者慰安会　野島泰治
　　大島療養所患者慰安会　野島泰治
　　昭和14年12月5日　A5　24頁　10銭
　　機関誌
　　※製本

09824　藻汐草　1月号　第9巻　第1号　通巻第66号
Q-1-8
　　編集　大島療養所患者慰安会　野島泰治
　　大島療養所患者慰安会　野島泰治
　　昭和15年1月5日　A5　28頁　10銭
　　機関誌
　　※製本

09825　藻汐草　3月号　第9巻　第3号　通巻第67号
Q-1-8
　　編集　大島療養所患者慰安会　野島泰治
　　大島療養所患者慰安会　野島泰治
　　昭和15年3月5日　A5　12頁　10銭
　　機関誌
　　※製本

09826　藻汐草　4月号　第9巻　第4号　通巻第68号
Q-1-8
　　編集　大島療養所患者慰安会　野島泰治
　　大島療養所患者慰安会　野島泰治
　　昭和15年4月5日　A5　34頁　10銭
　　機関誌
　　※森脇先生追悼号
　　※製本

09827　藻汐草　5月号　第9巻　第5号　通巻第69号
Q-1-8
　　編集　大島療養所患者慰安会　野島泰治
　　大島療養所患者慰安会　野島泰治
　　昭和15年5月5日　A5　48頁　10銭
　　機関誌
　　※製本

09828　藻汐草　6月号　第9巻　第6号　通巻第70号
Q-1-8
　　編集　大島療養所患者慰安会　野島泰治
　　大島療養所患者慰安会　野島泰治
　　昭和15年6月5日　A5　28頁　10銭
　　機関誌
　　※製本

09829　藻汐草　7月号　第9巻　第7号　通巻第71号
Q-1-8
　　編集　大島療養所患者慰安会　野島泰治
　　大島療養所患者慰安会　野島泰治
　　昭和15年7月5日　A5　32頁　10銭
　　機関誌
　　※製本

09830　藻汐草　8月号　第9巻　第8号　通巻第72号
Q-1-8
　　編集　大島療養所患者慰安会　野島泰治
　　大島療養所患者慰安会　野島泰治
　　昭和15年8月5日　A5　38頁　10銭
　　機関誌
　　※製本

09831　藻汐草　9月号　第9巻　第9号　通巻第73号
Q-1-8
　　編集　大島療養所患者慰安会　野島泰治
　　大島療養所患者慰安会　野島泰治
　　昭和15年9月5日　A5　40頁　20銭
　　機関誌
　　※製本

09832　藻汐草　10月号　第9巻　第10号　通巻第74号　Q-1-8
　　編集　大島療養所患者慰安会　野島泰治
　　大島療養所患者慰安会　野島泰治
　　昭和15年10月5日　A5　62頁　20銭
　　機関誌
　　※製本

09833　藻汐草　11月号　第9巻　第11号　通巻第74号　Q-1-8
編集　大島療養所患者慰安会　野島泰治
大島療養所患者慰安会　野島泰治
昭和15年11月5日　A5　30頁　20銭
機関誌
※製本

09834　藻汐草　12月号　第9巻　第12号　通巻第75号　Q-1-8
編集　大島療養所患者慰安会　野島泰治
大島療養所患者慰安会　野島泰治
昭和15年12月5日　A5　28頁　20銭
機関誌
※製本

09835　藻汐草　1月号　第10巻　第1号　通巻第76号　Q-1-9
編集　大島療養所患者慰安会　野島泰治
大島療養所患者慰安会　野島泰治
昭和16年1月5日　A5　24頁　20銭
機関誌
※製本

09836　藻汐草　3月号　第10巻　第3号　通巻第77号　Q-1-9
編集　大島療養所患者慰安会　野島泰治
大島療養所患者慰安会　野島泰治
昭和16年3月5日　A5　28頁　10銭
機関誌
※製本

09837　藻汐草　4月号　第10巻　第4号　通巻第78号　Q-1-9
編集　大島療養所患者慰安会　野島泰治
大島療養所患者慰安会　野島泰治
昭和16年4月5日　A5　28頁　10銭
機関誌
※製本

09838　藻汐草　5月号　第10巻　第5号　通巻第79号　Q-1-9
編集　大島療養所患者慰安会　野島泰治
大島療養所患者慰安会　野島泰治
昭和16年5月5日　A5　40頁　10銭
機関誌
※製本

09839　藻汐草　6月号　第10巻　第6号　通巻第80号　Q-1-9
編集　大島療養所患者慰安会　野島泰治
大島療養所患者慰安会　野島泰治
昭和16年6月5日　A5　30頁　10銭
機関誌
※製本

09840　藻汐草　7月号　第10巻　第7号　通巻第81号　Q-1-9
編集　大島青松園慰安会　野島泰治
大島青松園慰安会　野島泰治
昭和16年7月5日　A5　48頁　10銭
機関誌
※国立移管記念号
※製本

09841　藻汐草　8月号　第10巻　第8号　通巻第82号　Q-1-9
編集　大島青松園慰安会　野島泰治
大島青松園慰安会　野島泰治
昭和16年8月5日　A5　32頁　10銭
機関誌
※製本

09842　藻汐草　9月号　第10巻　第9号　通巻第83号　Q-1-9
編集　大島青松園慰安会　野島泰治
大島青松園慰安会　野島泰治
昭和16年9月5日　A5　18頁　10銭
機関誌
※製本

09843　藻汐草　11月号　第10巻　第10号　通巻第84号　Q-1-9
編集　大島青松園慰安会　野島泰治
大島青松園慰安会　野島泰治
昭和16年11月5日　A5　32頁　10銭
機関誌
※製本

09844　藻汐草　12月号　第10巻　第12号　通巻第85号　Q-1-9
編集　大島青松園慰安会　野島泰治
大島青松園慰安会　野島泰治
昭和16年12月5日　A5　28頁　10銭
機関誌
※製本

09845　藻汐草　1月号　第11巻　第1号　通巻第86号　Q-1-10
編集　大島青松園慰安会　野島泰治
大島青松園慰安会　野島泰治
昭和17年1月5日　A5　32頁　10銭
機関誌
※製本

09846　藻汐草　3月号　第11巻　第3号　通巻第

87号　Q-1-10
編集　大島青松園慰安会　野島泰治
大島青松園慰安会　野島泰治
昭和17年3月5日　A5　18頁　10銭
機関誌
※製本

09847　藻汐草　4月号　第11巻　第4号　通巻88号　Q-1-10
編集　大島青松園慰安会　野島泰治
大島青松園慰安会　野島泰治
昭和17年4月5日　A5　24頁　10銭
機関誌
※製本

09848　藻汐草　5月号　第11巻　第5号　通巻第89号　Q-1-10
編集　大島青松園慰安会　野島泰治
大島青松園慰安会　野島泰治
昭和17年5月5日　A5　30頁　10銭
機関誌
※製本

09849　藻汐草　6月号　第11巻　第6号　通巻第90号　Q-1-10
編集　大島青松園慰安会　野島泰治
大島青松園慰安会　野島泰治
昭和17年6月5日　A5　40頁　10銭
機関誌
※製本

09850　藻汐草　7月号　第11巻　第7号　通巻第91号　Q-1-10
編集　大島青松園慰安会　野島泰治
大島青松園慰安会　野島泰治
昭和17年7月5日　A5　40頁　10銭
機関誌
※製本

09851　藻汐草　8月号　第11巻　第8号　通巻第92号　Q-1-10
編集　大島青松園慰安会　野島泰治
大島青松園慰安会　野島泰治
昭和17年8月5日　A5　40頁　10銭
機関誌
※製本

09852　藻汐草　9月号　通巻第93号　Q-1-10
編集　大島青松園慰安会　野島泰治
大島青松園慰安会　野島泰治
昭和17年9月5日　A5　30頁　10銭
機関誌
※製本

09853　藻汐草　10月号　通巻第94号　Q-1-10
編集　大島青松園慰安会　野島泰治
大島青松園慰安会　野島泰治
昭和17年10月5日　A5　32頁　10銭
機関誌
※製本

09854　藻汐草　11月号　通巻第95号　Q-1-10
編集　大島青松園慰安会　野島泰治
大島青松園慰安会　野島泰治
昭和17年11月5日　A5　32頁　10銭
機関誌
※製本

09855　藻汐草　12月号　通巻第96号　Q-1-10
編集　大島青松園慰安会　野島泰治
大島青松園慰安会　野島泰治
昭和17年12月5日　A5　30頁　10銭
機関誌
※製本

09856　藻汐草　1月号　第10巻　第1号　通巻第76号　Q-1-11
編集　大島療養所患者慰安会　野島泰治
大島療養所患者慰安会　野島泰治
昭和16年1月5日　A5　24頁　20銭
機関誌
※製本

09857　藻汐草　3月号　第10巻　第3号　通巻第77号　Q-1-11
編集　大島療養所患者慰安会　野島泰治
大島療養所患者慰安会　野島泰治
昭和16年3月5日　A5　28頁　10銭
機関誌
※製本

09858　藻汐草　5月号　第10巻　第5号　通巻第79号　Q-1-11
編集　大島療養所患者慰安会　野島泰治
大島療養所患者慰安会　野島泰治
昭和16年5月5日　A5　40頁　10銭
機関誌
※製本

09859　藻汐草　6月号　第10巻　第6号　通巻第80号　Q-1-11
編集　大島療養所患者慰安会　野島泰治
大島療養所患者慰安会　野島泰治
昭和16年6月5日　A5　30頁　10銭
機関誌
※製本

09860　藻汐草　7月号　第10巻　第7号　通巻第

81号 Q-1-11
　編集　大島青松園慰安会　野島泰治
　大島青松園慰安会　野島泰治
　昭和16年7月5日　A5　48頁　10銭
　機関誌
　※国立移管記念号
　※製本

09861　藻汐草　8月号　第10巻　第8号　通巻第82号 Q-1-11
　編集　大島青松園慰安会　野島泰治
　大島青松園慰安会　野島泰治
　昭和16年8月5日　A5　32頁　10銭
　機関誌
　※製本

09862　藻汐草　9月号　第10巻　第9号　通巻第83号 Q-1-11
　編集　大島青松園慰安会　野島泰治
　大島青松園慰安会　野島泰治
　昭和16年9月5日　A5　18頁　10銭
　機関誌
　※製本

09863　藻汐草　9月号　第10巻　第9号　通巻第83号 Q-1-11
　編集　大島青松園慰安会　野島泰治
　大島青松園慰安会　野島泰治
　昭和16年9月5日　A5　18頁　10銭
　機関誌
　※製本

09864　藻汐草　11月号　第10巻　第10号　通巻第84号 Q-1-11
　編集　大島青松園慰安会　野島泰治
　大島青松園慰安会　野島泰治
　昭和16年11月5日　A5　32頁　10銭
　機関誌
　※製本

09865　藻汐草　12月号　第10巻　第12号　通巻第85号 Q-1-11
　編集　大島青松園慰安会　野島泰治
　大島青松園慰安会　野島泰治
　昭和16年12月5日　A5　28頁　10銭
　機関誌
　※製本

09866　藻汐草　1月号　第11巻　第1号　通巻第86号 Q-1-11
　編集　大島青松園慰安会　野島泰治
　大島青松園慰安会　野島泰治
　昭和17年1月5日　A5　32頁　10銭
　機関誌
　※製本

09867　藻汐草　3月号　第11巻　第3号　通巻第87号 Q-1-11
　編集　大島青松園慰安会　野島泰治
　大島青松園慰安会　野島泰治
　昭和17年3月5日　A5　18頁　10銭
　機関誌
　※製本

09868　藻汐草　5月号　第11巻　第5号　通巻第89号 Q-1-11
　編集　大島青松園慰安会　野島泰治
　大島青松園慰安会　野島泰治
　昭和17年5月5日　A5　30頁　10銭
　機関誌
　※製本

09869　藻汐草　6月号　第11巻　第6号　通巻第90号 Q-1-11
　編集　大島青松園慰安会　野島泰治
　大島青松園慰安会　野島泰治
　昭和17年6月5日　A5　40頁　10銭
　機関誌
　※製本

09870　藻汐草　7月号　第11巻　第7号　通巻第91号 Q-1-11
　編集　大島青松園慰安会　野島泰治
　大島青松園慰安会　野島泰治
　昭和17年7月5日　A5　40頁　10銭
　機関誌
　※製本

09871　藻汐草　8月号　第11巻　第8号　通巻第92号 Q-1-11
　編集　大島青松園慰安会　野島泰治
　大島青松園慰安会　野島泰治
　昭和17年8月5日　A5　40頁　10銭
　機関誌
　※製本

09872　藻汐草　9月号　通巻第93号 Q-1-11
　編集　大島青松園慰安会　野島泰治
　大島青松園慰安会　野島泰治
　昭和17年9月5日　A5　30頁　10銭
　機関誌
　※製本

09873　藻汐草　10月号　通巻第94号 Q-1-11
　編集　大島青松園慰安会　野島泰治
　大島青松園慰安会　野島泰治

昭和17年10月5日　A5　32頁　10銭
機関誌
※製本

09874　**藻汐草　11月号　通巻第95号**　Q-1-11
編集　大島青松園慰安会　野島泰治
大島青松園慰安会　野島泰治
昭和17年11月5日　A5　32頁　10銭
機関誌
※製本

09875　**藻汐草　12月号　通巻第96号**　Q-1-11
編集　大島青松園慰安会　野島泰治
大島青松園慰安会　野島泰治
昭和17年12月5日　A5　30頁　10銭
機関誌
※製本

09876　**藻汐草　1月号　通巻第97号**　Q-1-12
編集　大島青松園慰安会　野島泰治
大島青松園慰安会　野島泰治
昭和18年1月5日　A5　28頁　10銭
機関誌
※製本

09877　**藻汐草　2月号　通巻第98号**　Q-1-12
編集　大島青松園慰安会　野島泰治
大島青松園慰安会　野島泰治
昭和18年2月5日　A5　24頁　10銭
機関誌
※製本

09878　**藻汐草　3月号　通巻第99号**　Q-1-12
編集　大島青松園慰安会　野島泰治
大島青松園慰安会　野島泰治
昭和18年3月5日　A5　34頁　10銭
機関誌
※製本

09879　**藻汐草　4・5月号　通巻第100号**　Q-1-12
編集　大島青松園慰安会　野島泰治
大島青松園慰安会　野島泰治
昭和18年5月5日　A5　44頁　10銭
機関誌
※製本

09880　**藻汐草　6月号　通巻第101号**　Q-1-12
編集　大島青松園慰安会　野島泰治
大島青松園慰安会　野島泰治
昭和18年6月5日　A5　32頁　10銭
機関誌
※製本

09881　**藻汐草　7月号　通巻第102号**　Q-1-12
編集　大島青松園慰安会　野島泰治
大島青松園慰安会　野島泰治
昭和18年7月5日　A5　26頁　10銭
機関誌
※製本

09882　**藻汐草　8月号　通巻第103号**　Q-1-12
編集　大島青松園慰安会　野島泰治
大島青松園慰安会　野島泰治
昭和18年8月5日　A5　26頁　10銭
機関誌
※製本

09883　**藻汐草　9月号　通巻第104号**　Q-1-12
編集　大島青松園慰安会　野島泰治
大島青松園慰安会　野島泰治
昭和18年9月5日　A5　24頁　10銭
機関誌
※製本

09884　**藻汐草　10月号　通巻第105号**　Q-1-12
編集　大島青松園慰安会　野島泰治
大島青松園慰安会　野島泰治
昭和18年10月5日　A5　24頁　10銭
機関誌
※製本

09885　**藻汐草　11月号　通巻第106号**　Q-1-12
編集　大島青松園慰安会　野島泰治
大島青松園慰安会　野島泰治
昭和18年11月5日　A5　24頁　10銭
機関誌
※製本

09886　**藻汐草　12月号　通巻第107号**　Q-1-12
編集　大島青松園慰安会　野島泰治
大島青松園慰安会　野島泰治
昭和18年12月5日　A5　20頁　10銭
機関誌
※製本

09887　**藻汐草　1月号　通巻第108号**　Q-1-13
編集　大島青松園慰安会　野島泰治
大島青松園慰安会　野島泰治
昭和19年1月5日　A5　24頁　10銭
機関誌
※製本

09888　**藻汐草　2月号　通巻第109号**　Q-1-13
編集　大島青松園慰安会　野島泰治
大島青松園慰安会　野島泰治
昭和19年2月5日　A5　20頁　10銭

機関誌
※製本

09889　**藻汐草　3,4月号　通巻第110号** Q-1-13
　編集　大島青松園慰安会　野島泰治
　大島青松園慰安会　野島泰治
　昭和19年4月5日　A5　20頁　10銭
　機関誌
　※製本

09890　**藻汐草　5月号　通巻第111号** Q-1-13
　編集　大島青松園慰安会　野島泰治
　大島青松園慰安会　野島泰治
　昭和19年5月5日　A5　16頁　10銭
　機関誌
　※河村事務官追悼号
　※製本

09891　**藻汐草　6月号　通巻第112号** Q-1-13
　編集　大島青松園慰安会　野島泰治
　大島青松園慰安会　野島泰治
　昭和19年6月5日　A5　20頁　10銭
　機関誌
　※製本

09892　**藻汐草　6月号　通巻第113号** Q-1-13
　編集　大島青松園慰安会　野島泰治
　大島青松園慰安会　野島泰治
　昭和19年7月5日　A5　26頁　10銭
　機関誌
　※休刊号
　※製本

09893　**青松　林文雄博士昇天1週年記念号** Q-1-14
　B5　8頁
　機関誌
　※製本

09894　**青松　10月号　通巻第45号** Q-1-14
　編集　須田宏
　青松編集部
　昭和23年12月　A5　24頁
　機関誌
　※製本

09895　**青松　11,12月合併号** Q-1-14
　編集　末沢政太
　大島青松園（末沢政太）
　昭和23年12月31日　A5　27頁　非売品
　機関誌
　※製本

09896　**青松　新年号　第6巻　第1号　通巻47号** Q-1-14
　編集　末澤政太
　末澤政太
　昭和24年1月1日　B5　30頁
　機関誌
　※製本

09897　**青松　第7巻　第2号　通巻54号** Q-1-14
　編集　野島泰治
　大島青松園（野島泰治）
　昭和25年3月1日　B5　38頁　30円
　機関誌
　※製本

09898　**青松　第7巻　第2号　通巻54号** Q-1-14
　編集　野島泰治
　大島青松園（野島泰治）
　昭和25年3月1日　B5　38頁　30円
　機関誌
　※製本

09899　**青松　5月号** Q-1-14
　編集　野島泰治
　大島青松園（野島泰治）
　昭和25年5月10日　B5　28頁　30円
　機関誌
　※製本

09900　**青松　7月号** Q-1-14
　編集　野島泰治
　大島青松園（野島泰治）
　昭和25年7月10日　B5　28頁　30円
　機関誌
　※製本

09901　**青松　新年号　第6巻　第1号　通巻47号**
Q-1-15
　編集　末澤政太
　末澤政太
　昭和24年1月1日　B5　30頁
　機関誌
　※製本

09902　**青松　2・3月合併号** Q-1-15
　編集　末澤政太
　大島青松園（末澤政太）
　昭和24年3月5日　B5　32頁
　機関誌
　※製本

09903　**青松　6月号** Q-1-15
　編集　末澤政太
　大島青松園（末澤政太）

昭和24年6月10日　B5　61頁
機関誌
※開園40周年記念号
※製本

09904　**青松　6月号　別冊**　Q-1-15
B5　4頁
※製本

09905　**青松　8月号**　Q-1-15
編集　野島泰治
大島青松園慰安会（野島泰治）
昭和24年8月10日　B5　37頁
機関誌
※製本

09906　**青松　10月号**　Q-1-15
編集　野島泰治
大島青松園慰安会（野島泰治）
昭和24年10月5日　B5　36頁
機関誌
※製本

09907　**青松　12月号**　Q-1-15
編集　野島泰治
大島青松園（野島泰治）
昭和24年12月5日　B5　34頁
機関誌
※製本

09908　**青松　新年号**　Q-1-16
編集　野島泰治
大島青松園（野島泰治）
昭和25年1月5日　B5　40頁　30円
機関誌
※製本

09909　**青松　3月号**　Q-1-16
編集　野島泰治
大島青松園（野島泰治）
昭和25年3月1日　B5　38頁　30円
機関誌
※製本

09910　**青松　5月号**　Q-1-16
編集　野島泰治
大島青松園（野島泰治）
昭和25年5月10日　B5　28頁　30円
機関誌
※製本

09911　**青松　7月号**　Q-1-16
編集　野島泰治
大島青松園（野島泰治）
昭和25年7月10日　B5　28頁　30円
機関誌
※製本

09912　**青松　9月号**　Q-1-16
編集　野島泰治
大島青松園（野島泰治）
昭和25年9月5日　B5　25頁　30円
機関誌
※製本

09913　**青松　12月号**　Q-1-16
編集　野島泰治
大島青松園（野島泰治）
昭和25年12月1日　B5　35頁　30円
機関誌
※製本

09914　**青松　第60号**　Q-1-17
編集　野島泰治
大島青松園（野島泰治）
昭和26年1月1日　A5　61頁　30円
機関誌
※製本

09915　**青松　第62号**　Q-1-17
編集　野島泰治
大島青松園（野島泰治）
昭和26年3月5日　A5　53頁　30円
機関誌
※製本

09916　**青松　第63号**　Q-1-17
編集　野島泰治
大島青松園（野島泰治）
昭和26年5月20日　A5　53頁　30円
機関誌
※製本

09917　**青松　第64号**　Q-1-17
編集　野島泰治
大島青松園（野島泰治）
昭和26年6月30日　A5　22頁
機関誌
※製本

09918　**青松　第65号**　Q-1-17
編集　野島泰治
大島青松園（野島泰治）
昭和26年8月10日　A5　49頁　30円
機関誌
※製本

09919　**青松　第66号**　Q-1-17
　編集　野島泰治
　大島青松園（野島泰治）
　昭和26年10月5日　A5　61頁　30円
　機関誌
　※製本

09920　**青松　第67号**　Q-1-17
　編集　野島泰治
　大島青松園（野島泰治）
　昭和26年12月10日　A5　55頁　30円
　機関誌
　※製本

09921　**青松　第68号　新年号**　Q-1-18
　編集　野島泰治
　大島青松園（野島泰治）
　昭和27年1月10日　A5　55頁　30円
　機関誌
　※製本

09922　**青松　第69号　3月号**　Q-1-18
　編集　野島泰治
　大島青松園（野島泰治）
　昭和27年3月5日　A5　64頁　40円
　機関誌
　※製本

09923　**青松　第70号　5月号**　Q-1-18
　編集　野島泰治
　大島青松園（野島泰治）
　昭和27年5月5日　A5　41頁　40円
　機関誌
　※製本

09924　**青松　第71号　7月号**　Q-1-18
　編集　野島泰治
　大島青松園（野島泰治）
　昭和27年7月5日　A5　70頁　40円
　機関誌
　※製本

09925　**青松　第72号　10月号**　Q-1-18
　編集　野島泰治
　大島青松園（野島泰治）
　昭和27年10月5日　A5　51頁　40円
　機関誌
　※製本

09926　**青松　第73号　12月号**　Q-1-18
　編集　野島泰治
　大島青松園（野島泰治）
　昭和27年12月5日　A5　61頁　40円
　機関誌
　※製本

09927　**青松　第74号　1月号**　Q-1-19
　編集　野島泰治
　大島青松園（野島泰治）
　昭和28年1月5日　A5　38頁　30円
　機関誌
　※製本

09928　**青松　第75号　2月号**　Q-1-19
　編集　野島泰治
　大島青松園（野島泰治）
　昭和28年2月5日　A5　50頁　30円
　機関誌
　※製本

09929　**青松　第76号　3月号**　Q-1-19
　編集　野島泰治
　大島青松園（野島泰治）
　昭和28年3月5日　A5　36頁　30円
　機関誌
　※製本

09930　**青松　第77号　4月号**　Q-1-19
　編集　国分正礼
　大島青松園（国分正礼）
　昭和28年4月5日　A5　46頁　30円
　機関誌
　※製本

09931　**青松　第78号　5月号**　Q-1-19
　編集　国分正礼
　大島青松園（国分正礼）
　昭和28年5月5日　A5　52頁　30円
　機関誌
　※製本

09932　**青松　第79号　6月号**　Q-1-19
　編集　国分正礼
　大島青松園（国分正礼）
　昭和28年6月5日　A5　56頁　30円
　機関誌
　※製本

09933　**青松　第80号　7月号**　Q-1-19
　編集　国分正礼
　大島青松園（国分正礼）
　昭和28年7月5日　A5　50頁　30円
　機関誌
　※製本

09934　**青松　別冊　第81号**　Q-1-19
　　編集　国分正礼
　　大島青松園（国分正礼）
　　昭和28年7月15日　A5　25頁　非売品
　　機関誌
　　※製本

09935　**青松　第82号　9月号**　Q-1-19
　　編集　国分正礼
　　大島青松園（国分正礼）
　　昭和28年9月5日　A5　56頁　30円
　　機関誌
　　※製本

09936　**青松　第83号　10月号**　Q-1-19
　　編集　国分正礼
　　大島青松園（国分正礼）
　　昭和28年10月10日　A5　46頁　30円
　　機関誌
　　※製本

09937　**青松　第84号　11月号**　Q-1-19
　　編集　国分正礼
　　大島青松園（国分正礼）
　　昭和28年11月10日　A5　50頁　30円
　　機関誌
　　※製本

09938　**青松　第85号　12月号**　Q-1-19
　　編集　国分正礼
　　大島青松園（国分正礼）
　　昭和28年12月10日　A5　44頁　30円
　　機関誌
　　※製本

09939　**青松　第86号　1月号**　Q-1-20
　　編集　国分正礼
　　大島青松園（国分正礼）
　　昭和29年1月10日　A5　46頁　30円
　　機関誌
　　※製本

09940　**青松　第87号　2月号**　Q-1-20
　　編集　国分正礼
　　大島青松園（国分正礼）
　　昭和29年2月10日　A5　44頁　30円
　　機関誌
　　※製本

09941　**青松　第88号　3月号**　Q-1-20
　　編集　国分正礼
　　大島青松園（国分正礼）
　　昭和29年3月10日　A5　40頁　30円
　　機関誌
　　※製本

09942　**青松　第89号　4月号**　Q-1-20
　　編集　国分正礼
　　大島青松園（国分正礼）
　　昭和29年4月10日　A5　40頁　30円
　　機関誌
　　※製本

09943　**青松　第90号　5月号**　Q-1-20
　　編集　国分正礼
　　大島青松園（国分正礼）
　　昭和29年5月10日　A5　46頁　30円
　　機関誌
　　※製本

09944　**青松　第91号　6月号**　Q-1-20
　　編集　国分正礼
　　大島青松園（国分正礼）
　　昭和29年6月10日　A5　42頁　30円
　　機関誌
　　※製本

09945　**青松　第92号　7月号**　Q-1-20
　　編集　国分正礼
　　大島青松園（国分正礼）
　　昭和29年7月10日　A5　40頁　30円
　　機関誌
　　※製本

09946　**青松　第93号　8月号**　Q-1-20
　　編集　国分正礼
　　大島青松園（国分正礼）
　　昭和29年8月10日　A5　45頁　30円
　　機関誌
　　※製本

09947　**青松　第94号　9月号**　Q-1-20
　　編集　国分正礼
　　大島青松園（国分正礼）
　　昭和29年9月10日　A5　38頁　30円
　　機関誌
　　※製本

09948　**青松　第95号　10月号**　Q-1-20
　　編集　国分正礼
　　大島青松園（国分正礼）
　　昭和29年10月10日　A5　40頁　30円
　　機関誌
　　※製本

09949　青松　第96号　11月号　Q-1-20
　編集　国分正礼
　大島青松園（国分正礼）
　昭和29年11月10日　A5　41頁　30円
　機関誌
　※製本

09950　青松　第97号　12月号　Q-1-20
　編集　国分正礼
　大島青松園（国分正礼）
　昭和29年12月10日　A5　60頁　30円
　機関誌
　※製本

09951　青松　第12巻　第1号　通巻98号　新年号
Q-1-21
　編集　国分正礼
　大島青松園（国分正礼）
　昭和30年1月10日　A5　40頁　30円
　機関誌
　※製本

09952　青松　第12巻　第2号　通巻99号　2月号
Q-1-21
　編集　国分正礼
　大島青松園（国分正礼）
　昭和30年2月10日　A5　42頁　30円
　機関誌
　※製本

09953　青松　第12巻　第3号　通巻100号　3月号
Q-1-21
　編集　国分正礼
　大島青松園（国分正礼）
　昭和30年3月10日　A5　98頁　50円
　機関誌
　※100号記念号
　※製本

09954　青松　第12巻　第4号　通巻101号　4月号
Q-1-21
　編集　国分正礼
　大島青松園（国分正礼）
　昭和30年4月10日　A5　48頁　30円
　機関誌
　※製本

09955　青松　第12巻　第5号　通巻102号　5月号
Q-1-21
　編集　国分正礼
　大島青松園（国分正礼）
　昭和30年5月10日　A5　48頁　30円
　機関誌

　※製本

09956　青松　第12巻　第6号　通巻103号　6月号
Q-1-21
　編集　国分正礼
　大島青松園（国分正礼）
　昭和30年6月25日　A5　42頁　30円
　機関誌
　※製本

09957　青松　通巻104号　7・8月号　Q-1-21
　編集　国分正礼
　大島青松園（国分正礼）
　昭和30年7月25日　A5　45頁　30円
　機関誌
　※製本

09958　青松　通巻105号　9月号　Q-1-21
　編集　国分正礼
　大島青松園（国分正礼）
　昭和30年9月20日　A5　42頁　30円
　機関誌
　※製本

09959　青松　10月号　通巻106号　第12巻　Q-1-21
　編集　国分正礼
　大島青松園（国分正礼）
　昭和30年10月20日　A5　46頁　30円
　機関誌
　※製本

09960　青松　11月号　通巻107号　第12巻　Q-1-21
　編集　国分正礼
　大島青松園（国分正礼）
　昭和30年11月20日　A5　62頁　30円
　機関誌
　※製本

09961　青松　通巻108号　12月号　Q-1-21
　編集　国分正礼
　大島青松園（国分正礼）
　昭和30年12月20日　A5　42頁　30円
　機関誌
　※製本

09962　青松　1月号　第13巻　第1号　通巻109号
Q-1-22
　編集　国分正礼
　大島青松園（国分正礼）
　昭和31年1月20日　A5　50頁　30円
　機関誌
　※製本

09963　青松　2月号　第13巻　第2号　通巻110号

Q-1-22
　　編集　国分正礼
　　大島青松園（国分正礼）
　　昭和31年2月20日　A5　50頁　30円
　　機関誌
　　※製本

09964　青松　3月号　第13巻　第3号　通巻111号
Q-1-22
　　編集　国分正礼
　　大島青松園（国分正礼）
　　昭和31年3月20日　A5　38頁　30円
　　機関誌
　　※製本

09965　青松　4月号　第13巻　第4号　通巻112号
Q-1-22
　　編集　国分正礼
　　大島青松園（国分正礼）
　　昭和31年4月20日　A5　56頁　30円
　　機関誌
　　※製本

09966　青松　5月号　第13巻　第5号　通巻113号
Q-1-22
　　編集　国分正礼
　　大島青松園（国分正礼）
　　昭和31年5月20日　A5　42頁　30円
　　機関誌
　　※製本

09967　青松　6月号　第13巻　第6号　通巻114号
Q-1-22
　　編集　国分正礼
　　大島青松園（国分正礼）
　　昭和31年6月20日　A5　46頁　30円
　　機関誌
　　※製本

09968　青松　7・8月合併号　第13巻　第7号　通巻115号　Q-1-22
　　編集　国分正礼
　　大島青松園（国分正礼）
　　昭和31年7月20日　A5　38頁　30円
　　機関誌
　　※製本

09969　青松　9月号　第13巻　第8号　通巻116号
Q-1-22
　　編集　国分正礼
　　大島青松園（国分正礼）
　　昭和31年9月20日　A5　38頁　30円
　　機関誌
　　※製本

09970　青松　10月号　第13巻　第9号　通巻117号
Q-1-22
　　編集　国分正礼
　　大島青松園（国分正礼）
　　昭和31年10月20日　A5　39頁　30円
　　機関誌
　　※製本

09971　青松　11月号　第13巻　第10号　通巻118号
Q-1-22
　　編集　国分正礼
　　大島青松園（国分正礼）
　　昭和31年11月20日　A5　42頁　30円
　　機関誌
　　※製本

09972　青松　12月号　第13巻　第11号　通巻119号
Q-1-22
　　編集　国分正礼
　　大島青松園（国分正礼）
　　昭和31年12月20日　A5　42頁　30円
　　機関誌
　　※製本

09973　青松　新年号　第14巻　第1号　通巻120号
Q-1-25
　　編集　国分正礼
　　大島青松園（国分正礼）
　　昭和32年1月5日　A5　52頁　30円
　　機関誌
　　※製本

09974　青松　2月号　第14巻　第2号　通巻121号
Q-1-25
　　編集　国分正礼
　　大島青松園（国分正礼）
　　昭和32年2月5日　A5　38頁　30円
　　機関誌
　　※製本

09975　青松　3月号　第14巻　第3号　通巻122号
Q-1-25
　　編集　国分正礼
　　大島青松園（国分正礼）
　　昭和32年3月5日　A5　44頁　30円
　　機関誌
　　※製本

09976　青松　4月号　第14巻　第4号　通巻123号
Q-1-25
　　編集　国分正礼

大島青松園（国分正礼）
昭和32年4月5日　A5　40頁　30円
機関誌
※製本

09977　青松　5月号　第14巻　第5号　通巻124号
Q-1-25
　　編集　国分正礼
　　大島青松園（国分正礼）
　　昭和32年5月5日　A5　35頁　30円
　　機関誌
　　※製本

09978　青松　6月号　第14巻　第6号　通巻125号
Q-1-25
　　編集　国分正礼
　　大島青松園（国分正礼）
　　昭和32年6月5日　A5　40頁　30円
　　機関誌
　　※製本

09979　青松　7月号　第14巻　第7号　通巻126号
Q-1-25
　　編集　国分正礼
　　大島青松園（国分正礼）
　　昭和32年7月5日　A5　40頁　30円
　　機関誌
　　※製本

09980　青松　8月号　第14巻　第8号　通巻127号
Q-1-25
　　編集　国分正礼
　　大島青松園（国分正礼）
　　昭和32年8月5日　A5　42頁　30円
　　機関誌
　　※製本

09981　青松　9・10月号　第14巻　第9号　通巻128号　Q-1-25
　　編集　国分正礼
　　大島青松園（国分正礼）
　　昭和32年10月5日　A5　40頁　30円
　　機関誌
　　※製本

09982　青松　11月号　第14巻　第10号　通巻129号
Q-1-25
　　編集　国分正礼
　　大島青松園（国分正礼）
　　昭和32年11月5日　A5　50頁　30円
　　機関誌
　　※製本

09983　青松　12月号　第14巻　第11号　通巻130号
Q-1-25
　　編集　国分正礼
　　大島青松園（国分正礼）
　　昭和32年12月5日　A5　38頁　30円
　　機関誌
　　※製本

09984　青松　新年号　第15巻　第1号　通巻131号
Q-1-26
　　編集　国分正礼
　　大島青松園（国分正礼）
　　昭和33年1月5日　A5　46頁　30円
　　機関誌
　　※製本

09985　青松　2月号　第15巻　第2号　通巻132号
Q-1-26
　　編集　国分正礼
　　大島青松園（国分正礼）
　　昭和33年2月5日　A5　38頁　30円
　　機関誌
　　※製本

09986　青松　3月号　第15巻　第3号　通巻133号
Q-1-26
　　編集　国分正礼
　　大島青松園（国分正礼）
　　昭和33年3月5日　A5　40頁　30円
　　機関誌
　　※製本

09987　青松　4月号　第15巻　第4号　通巻134号
Q-1-26
　　編集　国分正礼
　　大島青松園（国分正礼）
　　昭和33年4月5日　A5　44頁　30円
　　機関誌
　　※製本

09988　青松　5月号　第15巻　第5号　通巻135号
Q-1-26
　　編集　国分正礼
　　大島青松園（国分正礼）
　　昭和33年5月5日　A5　50頁　30円
　　機関誌
　　※製本

09989　青松　6月号　第15巻　第6号　通巻136号
Q-1-26
　　編集　国分正礼
　　大島青松園（国分正礼）
　　昭和33年6月5日　A5　38頁　30円
　　機関誌

※製本

09990　青松　7月号　第15巻　第7号　通巻137号
Q-1-26
　編集　国分正礼
　大島青松園（国分正礼）
　昭和33年7月5日　A5　38頁　30円
　機関誌
　※製本

09991　青松　8月号　第15巻　第8号　通巻138号
Q-1-26
　編集　国分正礼
　大島青松園（国分正礼）
　昭和33年8月5日　A5　36頁　30円
　機関誌
　※製本

09992　青松　9月号　第15巻　第9号　通巻139号
Q-1-26
　編集　国分正礼
　大島青松園（国分正礼）
　昭和33年9月5日　A5　41頁　30円
　機関誌
　※製本

09993　青松　10・11月号　第15巻　第10号　通巻140号　Q-1-26
　編集　国分正礼
　大島青松園（国分正礼）
　昭和33年11月5日　A5　44頁　30円
　機関誌
　※製本

09994　青松　12月号　第15巻　第11号　通巻141号
Q-1-26
　編集　国分正礼
　大島青松園（国分正礼）
　昭和33年12月5日　A5　40頁　30円
　機関誌
　※製本

09995　青松　1月号　第16巻　第1号　通巻142号
Q-1-27
　編集　国分正礼
　大島青松園（国分正礼）
　昭和34年1月5日　A5　38頁　30円
　機関誌
　※製本

09996　青松　2月号　第16巻　第2号　通巻143号
Q-1-27
　編集　国分正礼
　大島青松園（国分正礼）
　昭和34年2月5日　A5　42頁　30円
　機関誌
　※製本

09997　青松　3月号　第16巻　第3号　通巻144号
Q-1-27
　編集　国分正礼
　大島青松園（国分正礼）
　1959年3月5日　A5　44頁　30円
　機関誌
　※製本

09998　青松　4月号　第16巻　第4号　通巻145号
Q-1-27
　編集　国分正礼
　大島青松園（国分正礼）
　1959年4月5日　A5　40頁　30円
　機関誌
　※製本

09999　青松　5月号　第16巻　第5号　通巻146号
Q-1-27
　編集　国分正礼
　大島青松園（国分正礼）
　1959年5月5日　A5　42頁　30円
　機関誌
　※製本

10000　青松　6月号　第16巻　第6号　通巻147号
Q-1-27
　編集　国分正礼
　大島青松園（国分正礼）
　1959年6月5日　A5　61頁　30円
　機関誌
　※製本

10001　青松　7月号　第16巻　第7号　通巻148号
Q-1-27
　編集　国分正礼
　大島青松園（国分正礼）
　1959年7月5日　A5　36頁　30円
　機関誌
　※製本

10002　青松　8月号　第16巻　第8号　通巻149号
Q-1-27
　編集　国分正礼
　大島青松園慰安会（国分正礼）
　1959年8月5日　A5　38頁　30円
　機関誌
　※製本

10003　青松　9月号　第16巻　第9号　通巻150号

Q-1-27
　　編集　国分正礼
　　大島青松園慰安会（国分正礼）
　　1959年9月5日　A5　40頁　30円
　　機関誌
　　※製本

10004　青松　10・11月号　第16巻　第10号　通巻151号　Q-1-27
　　編集　国分正礼
　　大島青松園慰安会（国分正礼）
　　1959年11月5日　A5　98頁　30円
　　機関誌
　　※開園50周年記念号
　　※製本

10005　青松　12月号　第16巻　第11号　通巻152号
Q-1-27
　　編集　国分正礼
　　大島青松園慰安会（国分正礼）
　　1959年12月5日　A5　40頁　30円
　　機関誌
　　※製本

10006　青松　新年号　第17巻　第1号　第153号
Q-1-28
　　編集　国分正礼
　　大島青松園慰安会（国分正礼）
　　1960年1月5日　A5　39頁　30円
　　機関誌
　　※製本

10007　青松　2月号　第17巻　第2号　通巻154号
Q-1-28
　　編集　国分正礼
　　大島青松園慰安会（国分正礼）
　　1960年2月5日　A5　42頁　30円
　　機関誌
　　※製本

10008　青松　3月号　第17巻　第3号　通巻155号
Q-1-28
　　編集　国分正礼
　　大島青松園慰安会（国分正礼）
　　1960年3月5日　A5　40頁　30円
　　機関誌
　　※製本

10009　青松　4月号　第17巻　第4号　通巻156号
Q-1-28
　　編集　国分正礼
　　大島青松園慰安会（国分正礼）
　　1960年4月5日　A5　44頁　30円
　　機関誌
　　※製本

10010　青松　5月号　第17巻　第5号　通巻157号
Q-1-28
　　編集　国分正礼
　　大島青松園慰安会（国分正礼）
　　1960年5月5日　A5　41頁　30円
　　機関誌
　　※製本

10011　青松　6月号　第17巻　第6号　通巻158号
Q-1-28
　　編集　国分正礼
　　大島青松園慰安会（国分正礼）
　　1960年6月5日　A5　40頁　30円
　　機関誌
　　※製本

10012　青松　7月号　第17巻　第7号　通巻159号
Q-1-28
　　編集　国分正礼
　　大島青松園慰安会（国分正礼）
　　1960年7月5日　A5　40頁　30円
　　機関誌
　　※製本

10013　青松　8月号　第17巻　第8号　Q-1-28
　　編集　国分正礼
　　大島青松園慰安会（国分正礼）
　　1960年8月5日　A5　38頁　30円
　　機関誌
　　※製本

10014　青松　9・10月号　第17巻　第10号　Q-1-28
　　編集　国分正礼
　　大島青松園慰安会（国分正礼）
　　1960年10月5日　A5　42頁　30円
　　機関誌
　　※製本

10015　青松　11月号　第17巻　第10号　通巻162号
Q-1-28
　　編集　国分正礼
　　大島青松園慰安会（国分正礼）
　　1960年11月5日　A5　42頁　30円
　　機関誌
　　※製本

10016　青松　12月号　通巻163号　Q-1-28
　　編集　国分正礼
　　大島青松園慰安会（国分正礼）
　　1960年12月5日　A5　40頁　30円

機関誌
※製本

10017　青松　新年号　第17巻　第1号　通巻153号
Q-1-29

　編集　国分正礼
　大島青松園慰安会（国分正礼）
　1960年1月5日　A5　39頁　30円
　機関誌
　※製本

10018　青松　2月号　第17巻　第2号　通巻154号
Q-1-29

　編集　国分正礼
　大島青松園慰安会（国分正礼）
　1960年2月5日　A5　42頁　30円
　機関誌
　※製本

10019　青松　3月号　第17巻　第3号　通巻155号
Q-1-29

　編集　国分正礼
　大島青松園慰安会（国分正礼）
　1960年3月5日　A5　40頁　30円
　機関誌
　※製本

10020　青松　4月号　第17巻　第4号　通巻156号
Q-1-29

　編集　国分正礼
　大島青松園慰安会（国分正礼）
　1960年4月5日　A5　44頁　30円
　機関誌
　※製本

10021　青松　5月号　第17巻　第5号　通巻157号
Q-1-29

　編集　国分正礼
　大島青松園慰安会（国分正礼）
　1960年5月5日　A5　40頁　30円
　機関誌
　※製本

10022　青松　6月号　第17巻　第6号　通巻158号
Q-1-29

　編集　国分正礼
　大島青松園慰安会（国分正礼）
　1960年6月5日　A5　40頁　30円
　機関誌
　※製本

10023　青松　7月号　第17巻　第7号　通巻159号
Q-1-29

　編集　国分正礼
　大島青松園慰安会（国分正礼）
　1960年7月5日　A5　40頁　30円
　機関誌
　※製本

10024　青松　8月号　第17巻　第8号　Q-1-29

　編集　国分正礼
　大島青松園慰安会（国分正礼）
　1960年8月5日　A5　38頁　30円
　機関誌
　※製本

10025　青松　9・10月号　第17巻　第10号　Q-1-29

　編集　国分正礼
　大島青松園慰安会（国分正礼）
　1960年10月5日　A5　42頁　30円
　機関誌
　※製本

10026　青松　11月号　第17巻　第10号　通巻162号
Q-1-29

　編集　国分正礼
　大島青松園慰安会（国分正礼）
　1960年11月5日　A5　42頁　30円
　機関誌
　※製本

10027　青松　12月号　第17巻　第11号　通巻163号
Q-1-29

　編集　国分正礼
　大島青松園慰安会（国分正礼）
　1960年12月5日　A5　40頁　30円
　機関誌
　※製本

10028　青松　新年号　通巻164号　Q-2-1

　編集　国分正礼
　大島青松園慰安会（国分正礼）
　1961年1月5日　A5　50頁　30円
　機関誌
　※製本

10029　青松　2月号　第18巻　第2号　通巻165号
Q-2-1

　編集　国分正礼
　大島青松園慰安会（国分正礼）
　1961年2月25日　A5　52頁　30円
　機関誌
　※製本

10030　青松　3月号　第18巻　第3号　通巻166号

Q-2-1
　編集　国分正礼
　大島青松園慰安会（国分正礼）
　1961年3月25日　A5　58頁　30円
　機関誌
　※製本

10031　青松　4・5月号　第18巻　第4号　通巻167号
Q-2-1
　編集　国分正礼
　大島青松園慰安会（国分正礼）
　1961年5月5日　A5　50頁　30円
　機関誌
　※製本

10032　青松　6月号　第18巻　第5号　通巻168号
Q-2-1
　編集　国分正礼
　大島青松園慰安会（国分正礼）
　1961年6月5日　A5　42頁　40円
　機関誌
　※製本

10033　青松　7月号　第18巻　第6号　通巻169号
Q-2-1
　編集　国分正礼
　大島青松園慰安会（国分正礼）
　1961年7月5日　A5　38頁　40円
　機関誌
　※製本

10034　青松　8月号　第18巻　第7号　通巻170号
Q-2-1
　編集　国分正礼
　大島青松園慰安会（国分正礼）
　1961年8月5日　A5　38頁　40円
　機関誌
　※製本

10035　青松　9月号　第18巻　第8号　通巻171号
Q-2-1
　編集　国分正礼
　大島青松園慰安会（国分正礼）
　1961年9月5日　A5　46頁　40円
　機関誌
　※製本

10036　青松　10月号　第18巻　第9号　通巻172号
Q-2-1
　編集　国分正礼
　大島青松園慰安会（国分正礼）
　1961年10月5日　A5　36頁　40円
　機関誌

　※製本

10037　青松　11月号　第18巻　第10号　通巻173号
Q-2-1
　編集　国分正礼
　大島青松園慰安会（国分正礼）
　1961年11月5日　A5　32頁　40円
　機関誌
　※製本

10038　青松　12月号　第18巻　第11号　通巻174号
Q-2-1
　編集　国分正礼
　大島青松園慰安会（国分正礼）
　1961年12月5日　A5　30頁　40円
　機関誌
　※製本

10039　青松　新年号　第19巻　第1号　通巻175号
Q-2-2
　編集　国分正礼
　大島青松園慰安会（国分正礼）
　1962年1月1日　A5　36頁　40円
　機関誌
　※製本

10040　青松　2・3月号　第19巻　第2号　通巻176号
Q-2-2
　編集　国分正礼
　大島青松園慰安会（国分正礼）
　1962年3月5日　A5　50頁　40円
　機関誌
　※製本

10041　青松　4月号　第19巻　第3号　通巻177号
Q-2-2
　編集　国分正礼
　大島青松園慰安会（国分正礼）
　1962年4月5日　A5　44頁　40円
　機関誌
　※製本

10042　青松　5月号　第19巻　第4号　通巻178号
Q-2-2
　編集　国分正礼
　大島青松園慰安会（国分正礼）
　1962年5月5日　A5　40頁　40円
　機関誌
　※製本

10043　青松　6月号　第19巻　第5号　通巻179号
Vol.19・6　Q-2-2
　編集　国分正礼

大島青松園慰安会（国分正礼）
1962年6月15日　A5　32頁　40円
機関誌
※製本

10044　青松　7月号　第19巻　第6号　通巻180号 Q-2-2
　編集　国分正礼
　大島青松園慰安会（国分正礼）
　1962年7月5日　A5　34頁　40円
　機関誌
　※製本

10045　青松　8月号　第19巻　第7号　通巻181号 Q-2-2
　編集　国分正礼
　大島青松園慰安会（国分正礼）
　1962年8月5日　A5　44頁　40円
　機関誌
　※製本

10046　青松　9月号　第19巻　第8号　通巻182号 Q-2-2
　編集　国分正礼
　大島青松園慰安会（国分正礼）
　1962年9月5日　A5　48頁　40円
　機関誌
　※製本

10047　青松　10月号　第19巻　第9号　通巻183号 Q-2-2
　編集　国分正礼
　大島青松園慰安会（国分正礼）
　1962年10月5日　A5　42頁　40円
　機関誌
　※製本

10048　青松　11・12月号　第19巻　第10号　通巻184号 Q-2-2
　編集　国分正礼
　大島青松園慰安会（国分正礼）
　1962年12月5日　A5　40頁　40円
　機関誌
　※製本

10049　青松　新年号　第20巻　第1号　通巻185号 Q-2-3
　編集　国分正礼
　大島青松園慰安会（国分正礼）
　1963年1月10日　A5　46頁　40円
　機関誌
　※製本

10050　青松　2月号　第20巻　第2号　通巻186号 Q-2-3
　編集　国分正礼
　大島青松園慰安会（国分正礼）
　1963年2月10日　A5　32頁　40円
　機関誌
　※製本

10051　青松　3・4月合併号　第20巻　第3号　通巻187号 Q-2-3
　編集　国分正礼
　大島青松園慰安会（国分正礼）
　1963年4月10日　A5　36頁　40円
　機関誌
　※製本

10052　青松　5月号　第20巻　第4号　通巻188号 Q-2-3
　編集　国分正礼
　大島青松園慰安会（国分正礼）
　1963年5月5日　A5　44頁　40円
　機関誌
　※製本

10053　青松　6月号　第20巻　第5号　通巻189号 Q-2-3
　編集　国分正礼
　大島青松園慰安会（国分正礼）
　1963年6月5日　A5　54頁　40円
　機関誌
　※製本

10054　青松　7月号　第20巻　第6号　通巻190号 Q-2-3
　編集　国分正礼
　大島青松園慰安会（国分正礼）
　1963年7月5日　A5　44頁　40円
　機関誌
　※製本

10055　青松　8月号　第20巻　第7号　通巻191号 Q-2-3
　編集　国分正礼
　大島青松園慰安会（国分正礼）
　1963年8月5日　A5　44頁　40円
　機関誌
　※製本

10056　青松　9月号　第20巻　第8号　通巻192号 Q-2-3
　編集　国分正礼
　大島青松園慰安会（国分正礼）
　1963年9月5日　A5　34頁　40円
　機関誌

※製本

10057　青松　10・11月号　第20巻　第9号　通巻193号　Q-2-3
　　編集　国分正礼
　　大島青松園慰安会（国分正礼）
　　1963年11月5日　A5　46頁　40円
　　機関誌
　　※製本

10058　青松　12月号　第20巻　第10号　通巻194号
Q-2-3
　　編集　国分正礼
　　大島青松園慰安会（国分正礼）
　　1963年12月5日　A5　42頁　40円
　　機関誌
　　※製本

10059　青松　1月号　第21巻　第1号　通巻195号
Q-2-4
　　編集　国分正礼
　　大島青松園慰安会（国分正礼）
　　1964年1月5日　A5　48頁　40円
　　機関誌
　　※製本

10060　青松　2月号　第21巻　第2号　通巻196号
Q-2-4
　　編集　国分正礼
　　大島青松園慰安会（国分正礼）
　　1964年2月5日　A5　96頁　100円
　　機関誌
　　※療養所の未来像について
　　※製本

10061　青松　3・4月号　第21巻　第3号　通巻197号
Q-2-4
　　編集　国分正礼
　　大島青松園（国分正礼）
　　1964年4月5日　A5　50頁　40円
　　機関誌
　　※製本

10062　青松　5月号　第21巻　第4号　通巻198号
Q-2-4
　　編集　難波良三
　　大島青松会（難波良三）
　　1964年5月5日　A5　54頁　40円
　　機関誌
　　※製本

10063　青松　6月号　第21巻　第5号　通巻199号
Q-2-4
　　編集　難波良三
　　大島青松会（難波良三）
　　1964年6月5日　A5　40頁　40円
　　機関誌
　　※製本

10064　青松　7月号　第21巻　第6号　通巻200号
Q-2-4
　　編集　難波良造
　　大島青松会（難波良造）
　　1964年7月5日　A5　36頁　40円
　　機関誌
　　※製本

10065　青松　8月号　第21巻　第7号　通巻201号
Q-2-4
　　編集　難波良造
　　大島青松会（難波良造）
　　1964年8月5日　A5　40頁　40円
　　機関誌
　　※製本

10066　青松　9月号　通巻202号　Q-2-4
　　編集　難波良造
　　大島青松会（難波良造）
　　1964年9月5日　A5　38頁　40円
　　機関誌
　　※製本

10067　青松　10・11月号　通巻203号　Q-2-4
　　編集　難波良造
　　大島青松会（難波良造）
　　1964年11月5日　A5　38頁　40円
　　機関誌
　　※製本

10068　青松　12月号　通巻204号　Q-2-4
　　編集　難波良造
　　大島青松会（難波良造）
　　1964年12月5日　A5　38頁　40円
　　機関誌
　　※製本

10069　青松　1月号　通巻205号　第22巻　第1号
Q-2-5
　　編集　難波良造
　　大島青松会（難波良造）
　　1965年1月　A5　36頁　40円
　　機関誌
　　※製本

10070　青松　2月号　通巻206号　第22巻　第2号

Q-2-5
　編集　難波良造
　大島青松会（難波良造）
　1965年2月5日　A5　48頁　40円
　機関誌
　※製本

10071　**青松　3・4月号　第22巻　第3号　通巻207号**　Q-2-5
　編集　難波良造
　大島青松会（難波良造）
　1965年4月5日　A5　42頁　40円
　機関誌
　※製本

10072　**青松　5月号　通巻208号**　Q-2-5
　編集　難波良造
　大島青松会（難波良造）
　1965年5月5日　A5　40頁　40円
　機関誌
　※製本

10073　**青松　6月号　通巻209号**　Q-2-5
　編集　難波良造
　大島青松会（難波良造）
　1965年6月5日　A5　40頁　40円
　機関誌
　※製本

10074　**青松　7月号　第22巻　第6号　通巻210号**　Q-2-5
　編集　難波良造
　大島青松会（難波良造）
　1965年7月5日　A5　44頁　40円
　機関誌
　※製本

10075　**青松　8月号　第22巻　第7号　通巻211号**　Q-2-5
　編集　難波良造
　大島青松会（難波良造）
　1965年8月5日　A5　36頁　40円
　機関誌
　※製本

10076　**青松　9月号　第22巻　第8号　通巻212号**　Q-2-5
　編集　難波良造
　大島青松会（難波良造）
　1965年9月5日　A5　36頁　40円
　機関誌
　※製本

10077　**青松　10・11月号　通巻213号　第22巻　第9号**　Q-2-5
　編集　難波良造
　大島青松会（難波良造）
　1965年11月5日　A5　42頁　40円
　機関誌
　※製本

10078　**青松　12月号　通巻214号**　Q-2-5
　編集　難波良造
　大島青松会（難波良造）
　1965年12月5日　A5　36頁　40円
　機関誌
　※製本

10079　**青松　新年号　第23巻　第1号　通巻215号**　Q-2-6
　編集　難波良造
　大島青松会（難波良造）
　1966年1月5日　A5　36頁　40円
　機関誌
　※製本

10080　**青松　2月号　通巻216号**　Q-2-6
　編集　難波良造
　大島青松会（難波良造）
　1966年2月5日　A5　38頁　40円
　機関誌
　※製本

10081　**青松　3・4月号　第23巻　第3号　通巻217号**　Q-2-6
　編集　難波良造
　大島青松会（難波良造）
　1966年4月5日　A5　38頁　40円
　機関誌
　※製本

10082　**青松　5月号　第23巻　第4号　通巻218号**　Q-2-6
　編集　難波良造
　大島青松会（難波良造）
　1966年5月5日　A5　40頁　40円
　機関誌
　※製本

10083　**青松　6月号　第23巻　第5号　通巻219号**　Q-2-6
　編集　前川一郎
　大島青松会（前川一郎）
　1966年6月5日　A5　32頁　40円
　機関誌
　※製本

10084　青松　7月号　通巻220号　Q-2-6
　編集　前川一郎
　大島青松会（前川一郎）
　1966年7月5日　A5　38頁　40円
　機関誌
　※製本

10085　青松　8月号　通巻221号　Q-2-6
　編集　前川一郎
　大島青松会（前川一郎）
　1966年8月5日　A5　40頁　40円
　機関誌
　※製本

10086　青松　9月号　通巻222号　第23巻　第8号
Q-2-6
　編集　前川一郎
　大島青松会（前川一郎）
　1966年9月5日　A5　42頁　40円
　機関誌
　※製本

10087　青松　10・11月号　通巻223号　Q-2-6
　編集　前川一郎
　大島青松会（前川一郎）
　1966年11月5日　A5　38頁　40円
　機関誌
　※製本

10088　青松　12月号　通巻224号　Q-2-6
　編集　前川一郎
　大島青松会（前川一郎）
　1966年12月5日　A5　36頁　40円
　機関誌
　※製本

10089　青松　1月号　通巻225号　Q-2-7
　編集　前川一郎
　大島青松会（前川一郎）
　1967年1月5日　A5　42頁　40円
　機関誌
　※製本

10090　青松　2月号　通巻226号　Q-2-7
　編集　前川一郎
　大島青松会（前川一郎）
　1967年2月5日　A5　40頁　40円
　機関誌
　※製本

10091　青松　3・4月号　通巻227号　Q-2-7
　編集　前川一郎
　大島青松会（前川一郎）
　1967年4月5日　A5　40頁　40円
　機関誌
　※製本

10092　青松　5月号　通巻228号　Q-2-7
　編集　前川一郎
　大島青松会（前川一郎）
　1967年5月5日　A5　38頁　40円
　機関誌
　※製本

10093　青松　6月号　通巻229号　Q-2-7
　編集　前川一郎
　大島青松会（前川一郎）
　1967年6月5日　A5　32頁　40円
　機関誌
　※製本

10094　青松　7月号　通巻230号　Q-2-7
　編集　前川一郎
　大島青松会（前川一郎）
　1967年7月5日　A5　34頁　40円
　機関誌
　※製本

10095　青松　8月号　通巻231号　Q-2-7
　編集　前川一郎
　大島青松会（前川一郎）
　1967年8月5日　A5　34頁　40円
　機関誌
　※製本

10096　青松　9月号　通巻232号　Q-2-7
　編集　前川一郎
　大島青松会（前川一郎）
　1967年9月5日　A5　36頁　40円
　機関誌
　※製本

10097　青松　10・11月号　通巻233号　Q-2-7
　編集　前川一郎
　大島青松会（前川一郎）
　1967年10月5日　A5　38頁　40円
　機関誌
　※製本

10098　青松　12月号　通巻234号　Q-2-7
　編集　前川一郎
　大島青松会（前川一郎）
　1967年12月5日　A5　42頁　40円
　機関誌
　※製本

10099 **青松 1月号　通巻235号** Q-2-8
編集　前川一郎
大島青松会（前川一郎）
1968年1月5日　A5　34頁　40円
機関誌
※製本

10100 **青松 2月号　通巻236号** Q-2-8
編集　前川一郎
大島青松会（前川一郎）
1968年2月5日　A5　34頁　40円
機関誌
※製本

10101 **青松 3・4月号　通巻237号** Q-2-8
編集　前川一郎
大島青松会（前川一郎）
1968年4月5日　A5　40頁　40円
機関誌
※製本

10102 **青松 5月号　通巻238号** Q-2-8
編集　前川一郎
大島青松会（前川一郎）
1968年5月5日　A5　30頁　40円
機関誌
※製本

10103 **青松 6月号　通巻239号** Q-2-8
編集　前川一郎
大島青松会（前川一郎）
1968年6月5日　A5　32頁　40円
機関誌
※製本

10104 **青松 7月号　通巻240号** Q-2-8
編集　前川一郎
大島青松会（前川一郎）
1968年7月5日　A5　32頁　40円
機関誌
※製本

10105 **青松 8月号　通巻241号** Q-2-8
編集　前川一郎
大島青松会（前川一郎）
1968年8月5日　A5　34頁　40円
機関誌
※製本

10106 **青松 9月号　通巻242号** Q-2-8
編集　前川一郎
大島青松会（前川一郎）
1968年9月5日　A5　36頁　40円
機関誌
※製本

10107 **青松 10・11月号　通巻243号** Q-2-8
編集　前川一郎
大島青松会（前川一郎）
1968年11月5日　A5　36頁　40円
機関誌
※製本

10108 **青松 12月号　通巻244号** Q-2-8
編集　前川一郎
大島青松会（前川一郎）
1968年12月5日　A5　36頁　40円
機関誌
※製本

10109 **青松 1月号　通巻245号** Q-2-9
編集　縄田正直
大島青松会（縄田正直）
1969年1月5日　A5　32頁　40円
機関誌
※製本

10110 **青松 2月号　通巻246号** Q-2-9
編集　縄田正直
大島青松会（縄田正直）
1969年2月5日　A5　38頁　40円
機関誌
※製本

10111 **青松 3・4月号　通巻247号** Q-2-9
編集　縄田正直
大島青松会（縄田正直）
1969年4月5日　A5　36頁　40円
機関誌
※製本

10112 **青松 5月号　通巻248号** Q-2-9
編集　縄田正直
大島青松会（縄田正直）
1969年5月5日　A5　34頁　60円
機関誌
※製本

10113 **青松 6月号　通巻249号** Q-2-9
編集　縄田正直
大島青松会（縄田正直）
1969年6月5日　A5　32頁　60円
機関誌
※製本

10114 青松 7月号 通巻250号 Q-2-9
 編集 縄田正直
 大島青松会（縄田正直）
 1969年7月5日 A5 28頁 60円
 機関誌
 ※製本

10115 青松 8月号 通巻251号 Q-2-9
 編集 縄田正直
 大島青松会（縄田正直）
 1969年8月5日 A5 32頁 60円
 機関誌
 ※製本

10116 青松 9月号 通巻252号 Q-2-9
 編集 縄田正直
 大島青松会（縄田正直）
 1969年9月5日 A5 32頁 60円
 機関誌
 ※製本

10117 青松 10・11月号 通巻253号 Q-2-9
 編集 縄田正直
 大島青松会（縄田正直）
 1969年11月5日 A5 70頁 60円
 機関誌
 ※開園60周年記念特集号
 ※製本

10118 青松 12月号 通巻254号 Q-2-9
 編集 縄田正直
 大島青松会（縄田正直）
 1969年12月5日 A5 36頁 60円
 機関誌
 ※製本

10119 青松 1月号 通巻255号 Q-2-10
 編集 縄田正直
 大島青松会（縄田正直）
 1970年1月5日 A5 32頁 60円
 機関誌
 ※製本

10120 青松 2月号 通巻256号 Q-2-10
 編集 縄田正直
 大島青松会（縄田正直）
 1970年2月5日 A5 34頁 60円
 機関誌
 ※製本

10121 青松 3・4月号 通巻257号 Q-2-10
 編集 縄田正直
 大島青松会（縄田正直）
 1970年4月5日 A5 32頁 60円
 機関誌
 ※製本

10122 青松 5月号 通巻258号 Q-2-10
 編集 縄田正直
 大島青松会（縄田正直）
 1970年5月5日 A5 32頁 60円
 機関誌
 ※製本

10123 青松 6月号 通巻259号 Q-2-10
 編集 縄田正直
 大島青松会（縄田正直）
 1970年6月5日 A5 64頁 60円
 機関誌
 ※野島名誉園長追悼号
 ※製本

10124 青松 7月号 通巻260号 Q-2-10
 編集 縄田正直
 大島青松会（縄田正直）
 1970年7月5日 A5 28頁 60円
 機関誌
 ※製本

10125 青松 8月号 通巻261号 Q-2-10
 編集 縄田正直
 大島青松会（縄田正直）
 1970年8月5日 A5 32頁 60円
 機関誌
 ※製本

10126 青松 9月号 通巻262号 Q-2-10
 編集 縄田正直
 大島青松会（縄田正直）
 1970年9月5日 A5 28頁 60円
 機関誌
 ※製本

10127 青松 10・11月号 通巻263号 Q-2-10
 編集 縄田正直
 大島青松会（縄田正直）
 1970年11月5日 A5 34頁 60円
 機関誌
 ※製本

10128 青松 12月号 通巻264号 Q-2-10
 編集 縄田正直
 大島青松会（縄田正直）
 1970年12月5日 A5 35頁 60円
 機関誌
 ※製本

10129　青松　1月号　通巻265号　Q-2-11
編集　縄田正直
大島青松会（縄田正直）
1971年1月5日　A5　36頁　60円
機関誌
※製本

10130　青松　2月号　通巻266号　Q-2-11
編集　縄田正直
大島青松会（縄田正直）
1971年2月5日　A5　35頁　60円
機関誌
※製本

10131　青松　3・4月号　通巻267号　第28巻　第3号　Q-2-11
編集　縄田正直
大島青松会（縄田正直）
1971年4月5日　A5　34頁　60円
機関誌
※製本

10132　青松　5月号　通巻268号　第28巻　第4号　Q-2-11
編集　縄田正直
大島青松会（縄田正直）
1971年5月5日　A5　32頁　60円
機関誌
※製本

10133　青松　6月号　通巻269号　Q-2-11
編集　縄田正直
大島青松会（縄田正直）
1971年6月5日　A5　34頁　60円
機関誌
※製本

10134　青松　7月号　通巻270号　第28巻　第6号　Q-2-11
編集　縄田正直
大島青松会（縄田正直）
1971年7月5日　A5　34頁　60円
機関誌
※製本

10135　青松　8月号　通巻271号　第28巻　第7号　Q-2-11
編集　縄田正直
大島青松会（縄田正直）
1971年8月5日　A5　40頁　60円
機関誌
※製本

10136　青松　9月号　通巻272号　第28巻　第8号　Q-2-11
編集　縄田正直
大島青松会（縄田正直）
1971年9月5日　A5　36頁　60円
機関誌
※製本

10137　青松　10・11月号　通巻273号　第28巻　第9号　Q-2-11
編集　縄田正直
大島青松会（縄田正直）
1971年11月5日　A5　42頁　60円
機関誌
※製本

10138　青松　12月号　通巻274号　第28巻　第10号　Q-2-11
編集　縄田正直
大島青松会（縄田正直）
1971年12月5日　A5　34頁　60円
機関誌
※製本

10139　青松　1月号　通巻275号　Q-2-12
編集　縄田正直
大島青松会（縄田正直）
1972年1月5日　A5　32頁　60円
機関誌
※製本

10140　青松　2月号　通巻276号　第29巻　第2号　Q-2-12
編集　縄田正直
大島青松会（縄田正直）
1972年2月5日　A5　34頁　60円
機関誌
※製本

10141　青松　3・4月号　通巻277号　Q-2-12
編集　縄田正直
大島青松会（縄田正直）
1972年4月5日　A5　38頁　60円
機関誌
※製本

10142　青松　5月号　通巻278号　Q-2-12
編集　縄田正直
大島青松会（縄田正直）
1972年5月5日　A5　32頁　60円
機関誌
※製本

10143　青松　6月号　通巻279号　Q-2-12
　　編集　縄田正直
　　大島青松会（縄田正直）
　　1972年6月5日　A5　34頁　60円
　　機関誌
　　※製本

10144　青松　7月号　通巻280号　Q-2-12
　　編集　縄田正直
　　大島青松会（縄田正直）
　　1972年7月5日　A5　34頁　60円
　　機関誌
　　※製本

10145　青松　8月号　通巻281号　Q-2-12
　　編集　縄田正直
　　大島青松会（縄田正直）
　　1972年8月5日　A5　34頁　60円
　　機関誌
　　※製本

10146　青松　9月号　通巻282号　Q-2-12
　　編集　縄田正直
　　大島青松会（縄田正直）
　　1972年9月5日　A5　34頁　60円
　　機関誌
　　※製本

10147　青松　10・11月号　通巻283号　Q-2-12
　　編集　縄田正直
　　大島青松会（縄田正直）
　　1972年11月5日　A5　42頁　60円
　　機関誌
　　※製本

10148　青松　12月号　通巻284号　Q-2-12
　　編集　縄田正直
　　大島青松会（縄田正直）
　　1972年12月5日　A5　34頁　60円
　　機関誌
　　※製本

10149　青松　1月号　通巻285号　Q-2-13
　　編集　縄田正直
　　大島青松会（縄田正直）
　　1973年1月5日　A5　32頁　60円
　　機関誌
　　※製本

10150　青松　2月号　通巻286号　Q-2-13
　　編集　縄田正直
　　大島青松会（縄田正直）
　　1973年2月5日　A5　34頁　60円
　　機関誌
　　※製本

10151　青松　3・4月号　通巻287号　第30巻　第3号　Q-2-13
　　編集　縄田正直
　　大島青松会（縄田正直）
　　1973年4月5日　A5　38頁　60円
　　機関誌
　　※製本

10152　青松　5月号　通巻288号　第30巻　第4号　Q-2-13
　　編集　縄田正直
　　大島青松会（縄田正直）
　　1973年5月5日　A5　32頁　70円
　　機関誌
　　※製本

10153　青松　6月号　通巻289号　第30巻　第5号　Q-2-13
　　編集　縄田正直
　　大島青松会（縄田正直）
　　1973年6月5日　A5　32頁　70円
　　機関誌
　　※製本

10154　青松　7月号　通巻290号　第30巻　第6号　Q-2-13
　　編集　縄田正直
　　大島青松会（縄田正直）
　　1973年7月5日　A5　34頁
　　機関誌
　　※製本

10155　青松　8月号　通巻291号　第30巻　第7号　Q-2-13
　　編集　縄田正直
　　大島青松会（縄田正直）
　　1973年8月5日　A5　34頁
　　機関誌
　　※製本

10156　青松　9月号　通巻292号　第30巻　第8号　Q-2-13
　　編集　縄田正直
　　大島青松会（縄田正直）
　　1973年9月5日　A5　34頁
　　機関誌
　　※製本

10157　青松　10・11月号　通巻293号　Q-2-13
　　編集　縄田正直

大島青松会（縄田正直）
1973年11月5日　A5　46頁
機関誌
※製本

10158　**青松　12月号　通巻294号**　Q-2-13
編集　縄田正直
大島青松会（縄田正直）
1973年12月5日　A5　34頁
機関誌
※製本

10159　**青松　1月号　通巻295号　第31巻　第1号**
Q-2-14
編集　縄田正直
大島青松会（縄田正直）
1974年1月5日　A5　34頁
機関誌
※製本

10160　**青松　2月号　通巻296号　第31巻　第2号**
Q-2-14
編集　縄田正直
大島青松会（縄田正直）
1974年2月5日　A5　36頁
機関誌
※製本

10161　**青松　3・4月号　通巻297号　第31巻　第3号**
Q-2-14
編集　縄田正直
大島青松会（縄田正直）
1974年4月5日　A5　34頁
機関誌
※製本

10162　**青松　5月号　通巻298号　第31巻　第4号**
Q-2-14
編集　縄田正直
大島青松会（縄田正直）
1974年5月5日　A5　30頁
機関誌
※製本

10163　**青松　6月号　通巻299号　第31巻　第5号**
Q-2-14
編集　縄田正直
大島青松会（縄田正直）
1974年6月5日　A5　34頁
機関誌
※製本

10164　**青松　7月号　通巻300号　第31巻　第6号**
Q-2-14
編集　縄田正直
大島青松会（縄田正直）
1974年7月5日　A5　50頁
機関誌
※製本

10165　**青松　8月号　通巻301号　第31巻　第7号**
Q-2-14
編集　縄田正直
大島青松会（縄田正直）
1974年8月5日　A5　32頁
機関誌
※製本

10166　**青松　9月号　通巻302号　第31巻　第8号**
Q-2-14
編集　縄田正直
大島青松会（縄田正直）
1974年9月5日　A5　34頁
機関誌
※製本

10167　**青松　10・11月号　通巻303号　第31巻　第9号**　Q-2-14
編集　縄田正直
大島青松会（縄田正直）
1974年11月5日　A5　41頁
機関誌
※製本

10168　**青松　12月号　通巻304号　第31巻　第10号**
Q-2-14
編集　縄田正直
大島青松会（縄田正直）
1974年12月5日　A5　34頁
機関誌
※製本

10169　**青松　1月号　通巻305号　第32巻　第1号**
Q-2-15
編集　縄田正直
大島青松会（縄田正直）
昭和50年1月5日　A5　38頁
機関誌
※製本

10170　**青松　2月号　通巻306号　第32巻　第2号**
Q-2-15
編集　縄田正直
大島青松会（縄田正直）
昭和50年2月5日　A5　32頁
機関誌

※製本

10171　青松　3・4月号　通巻307号　第32巻　第3号
Q-2-15
　編集　縄田正直
　大島青松会（縄田正直）
　昭和50年4月5日　A5　40頁
　機関誌
　※製本

10172　青松　5月号　通巻308号　第32巻　第4号
Q-2-15
　編集　縄田正直
　大島青松会（縄田正直）
　昭和50年5月5日　A5　34頁
　機関誌
　※製本

10173　青松　6月号　通巻309号　第32巻　第5号
Q-2-15
　編集　縄田正直
　大島青松会（縄田正直）
　昭和50年6月5日　A5　36頁
　機関誌
　※製本

10174　青松　7月号　通巻310号　第32巻　第6号
Q-2-15
　編集　縄田正直
　大島青松会（縄田正直）
　昭和50年7月5日　A5　32頁
　機関誌
　※製本

10175　青松　8月号　通巻311号　第32巻　第7号
Q-2-15
　編集　縄田正直
　大島青松会（縄田正直）
　昭和50年8月5日　A5　34頁
　機関誌
　※製本

10176　青松　9・10月号　通巻312号　第32巻　第8号　Q-2-15
　編集　縄田正直
　大島青松会（縄田正直）
　昭和50年10月5日　A5　48頁
　機関誌
　※製本

10177　青松　11月号　通巻313号　第32巻　第9号
Q-2-15
　編集　縄田正直
　大島青松会（縄田正直）
　昭和50年11月5日　A5　34頁
　機関誌
　※製本

10178　青松　12月号　通巻314号　第32巻　第10号
Q-2-15
　編集　縄田正直
　大島青松会（縄田正直）
　昭和50年12月5日　A5　34頁
　機関誌
　※製本

10179　青松　1月号　通巻315号　第33巻　第1号
Q-2-16
　編集　縄田正直
　大島青松会（縄田正直）
　昭和51年1月5日　A5　34頁
　機関誌
　※製本

10180　青松　2月号　通巻316号　第33巻　第2号
Q-2-16
　編集　縄田正直
　大島青松会（縄田正直）
　昭和51年2月5日　A5　34頁
　機関誌
　※製本

10181　青松　3・4月号　通巻317号　第33巻　第3号
Q-2-16
　編集　縄田正直
　大島青松会（縄田正直）
　昭和51年3月5日　A5　38頁
　機関誌
　※製本

10182　青松　5月号　通巻318号　第33巻　第4号
Q-2-16
　編集　縄田正直
　大島青松会（縄田正直）
　昭和51年5月5日　A5　32頁　120円
　機関誌
　※製本

10183　青松　6月号　通巻319号　第33巻　第5号
Q-2-16
　国立療養所大島青松園協和会（岡本清）
　昭和51年6月5日　A5　32頁　120円
　機関誌
　※製本

10184　青松　7月号　通巻320号　第33巻　第6号

Q-2-16
国立療養所大島青松園協和会（岡本清）
昭和51年7月5日　A5　30頁　120円
機関誌
※製本

10185　青松　8月号　通巻321号　第33巻　第7号 Q-2-16
国立療養所大島青松園協和会（岡本清）
昭和51年8月5日　A5　42頁　120円
機関誌
※製本

10186　青松　9月号　通巻322号　第33巻　第8号 Q-2-16
国立療養所大島青松園協和会（岡本清）
昭和51年9月5日　A5　32頁　120円
機関誌
※製本

10187　青松　10・11月号　通巻323号　第33巻　第9号 Q-2-16
国立療養所大島青松園協和会（岡本清）
昭和51年11月5日　A5　38頁　120円
機関誌
※製本

10188　青松　12月号　通巻324号　第33巻　第10号 Q-2-16
国立療養所大島青松園協和会（岡本清）
昭和51年12月5日　A5　30頁　120円
機関誌
※製本

10189　青松　1月号　通巻325号　第34巻　第1号 Q-2-17
国立療養所大島青松園協和会（岡本清）
昭和52年1月5日　A5　32頁　120円
機関誌
※製本

10190　青松　2月号　通巻326号　第34巻　第2号 Q-2-17
国立療養所大島青松園協和会（神崎正男）
昭和52年2月5日　A5　30頁　120円
機関誌
※製本

10191　青松　3・4月号　通巻327号　第34巻　第3号 Q-2-17
国立療養所大島青松園協和会（神崎正男）
昭和52年4月5日　A5　32頁　120円
機関誌
※製本

10192　青松　5月号　通巻328号　第34巻　第4号 Q-2-17
国立療養所大島青松園協和会（神崎正男）
昭和52年5月5日　A5　32頁　120円
機関誌
※製本

10193　青松　6月号　通巻329号　第34巻　第5号 Q-2-17
国立療養所大島青松園協和会（神崎正男）
昭和52年6月5日　A5　34頁　120円
機関誌
※製本

10194　青松　7月号　通巻330号　第34巻　第6号 Q-2-17
国立療養所大島青松園協和会（神崎正男）
昭和52年7月5日　A5　38頁　120円
機関誌
※製本

10195　青松　8月号　通巻331号　第34巻　第7号 Q-2-17
国立療養所大島青松園協和会（神崎正男）
昭和52年8月5日　A5　34頁　120円
機関誌
※製本

10196　青松　9月号　通巻332号　第34巻　第8号 Q-2-17
国立療養所大島青松園協和会（神崎正男）
昭和52年9月5日　A5　34頁　120円
機関誌
※製本

10197　青松　10・11月号　通巻333号　第34巻　第9号 Q-2-17
国立療養所大島青松園協和会（神崎正男）
昭和52年11月5日　A5　44頁　120円
機関誌
※製本

10198　青松　12月号　通巻334号　第34巻　第10号 Q-2-17
国立療養所大島青松園協和会（神崎正男）
昭和52年12月5日　A5　34頁　120円
機関誌
※製本

10199　青松　1月号　通巻335号　第35巻　第1号

Q-2-18
国立療養所大島青松園協和会（神崎正男）
昭和53年1月5日　A5　34頁　120円
機関誌
※製本

10200　青松　2月号　通巻336号　第35巻　第2号
Q-2-18
国立療養所大島青松園協和会（神崎正男）
昭和53年2月5日　A5　34頁　120円
機関誌
※製本

10201　青松　3・4月号　通巻337号　第35巻　第3号　Q-2-18
国立療養所大島青松園協和会（曾我野一美）
昭和53年4月5日　A5　42頁　120円
機関誌
※製本

10202　青松　5月号　通巻338号　第35巻　第4号
Q-2-18
国立療養所大島青松園協和会（曾我野一美）
昭和53年5月5日　A5　34頁　120円
機関誌
※製本

10203　青松　6月号　通巻339号　第35巻　第5号
Q-2-18
国立療養所大島青松園協和会（曾我野一美）
昭和53年6月5日　A5　40頁　120円
機関誌
※製本

10204　青松　7月号　通巻340号　第35巻　第6号
Q-2-18
国立療養所大島青松園協和会（曾我野一美）
昭和53年7月5日　A5　34頁　120円
機関誌
※製本

10205　青松　8月号　通巻341号　第35巻　第7号
Q-2-18
国立療養所大島青松園協和会（曾我野一美）
昭和53年8月5日　A5　36頁　120円
機関誌
※製本

10206　青松　9月号　通巻342号　第35巻　第8号
Q-2-18
国立療養所大島青松園協和会（曾我野一美）
昭和53年9月5日　A5　34頁　120円
機関誌
※製本

10207　青松　10・11月号　通巻343号　第35巻　第9号　Q-2-18
国立療養所大島青松園協和会（曾我野一美）
昭和53年11月5日　A5　44頁　120円
機関誌
※製本

10208　青松　12月号　通巻344号　第35巻　第10号　Q-2-18
国立療養所大島青松園協和会（曾我野一美）
昭和53年12月5日　A5　34頁　120円
機関誌
※製本

10209　青松　1月号　通巻345号　第36巻　第1号
Q-2-19
国立療養所大島青松園協和会（曾我野一美）
昭和54年1月5日　A5　34頁　120円
機関誌
※製本

10210　青松　2月号　通巻346号　第36巻　第2号
Q-2-19
国立療養所大島青松園協和会（曾我野一美）
昭和54年2月5日　A5　34頁　120円
機関誌
※製本

10211　青松　3・4月号　通巻347号　第36巻　第3号
Q-2-19
国立療養所大島青松園協和会（岡本清）
昭和54年4月5日　A5　44頁　120円
機関誌
※製本

10212　青松　5月号　通巻348号　第36巻　第4号
Q-2-19
国立療養所大島青松園協和会（岡本清）
昭和54年5月5日　A5　34頁　120円
機関誌
※製本

10213　青松　6月号　通巻349号　第36巻　第5号
Q-2-19
国立療養所大島青松園協和会（岡本清）
昭和54年6月5日　A5　34頁　150円
機関誌
※製本

10214　青松　7月号　通巻350号　第36巻　第6号

Q-2-19
　国立療養所大島青松園協和会（岡本清）
　昭和54年7月5日　A5　36頁　150円
　機関誌
　※製本

10215　青松　8月号　通巻351号　第36巻　第7号
Q-2-19
　国立療養所大島青松園協和会（岡本清）
　昭和54年8月5日　A5　34頁　150円
　機関誌
　※製本

10216　青松　9月号　通巻352号　第36巻　第8号
Q-2-19
　国立療養所大島青松園協和会（岡本清）
　昭和54年9月5日　A5　34頁　150円
　機関誌
　※製本

10217　青松　10・11月号　通巻353号　第36巻　第9号　Q-2-19
　国立療養所大島青松園協和会（岡本清）
　昭和54年10月5日　A5　92頁　200円
　機関誌
　※開園70周年記念特集号
　※製本

10218　青松　12月号　通巻354号　第36巻　第10号
Q-2-19
　国立療養所大島青松園協和会（岡本清）
　昭和54年12月5日　A5　34頁　150円
　機関誌
　※製本

10219　青松　1月号　通巻355号　第37巻　第1号
Q-2-20
　国立療養所大島青松園協和会（岡本清）
　昭和55年1月5日　A5　34頁　150円
　機関誌
　※製本

10220　青松　2月号　通巻356号　第37巻　第2号
Q-2-20
　国立療養所大島青松園協和会（岡本清）
　昭和55年2月5日　A5　48頁　150円
　機関誌
　※製本

10221　青松　3・4月号　通巻357号　第37巻　第3号
Q-2-20
　国立療養所大島青松園協和会（神崎正男）
　昭和55年4月5日　A5　46頁　150円
　機関誌
　※製本

10222　青松　5月号　通巻358号　第37巻　第4号
Q-2-20
　国立療養所大島青松園協和会（神崎正男）
　昭和55年5月5日　A5　36頁　150円
　機関誌
　※製本

10223　青松　6月号　通巻359号　第37巻　第5号
Q-2-20
　国立療養所大島青松園協和会（神崎正男）
　昭和55年6月5日　A5　44頁　200円
　機関誌
　※製本

10224　青松　7月号　通巻360号　第37巻　第6号
Q-2-20
　国立療養所大島青松園協和会（神崎正男）
　昭和55年7月5日　A5　34頁　200円
　機関誌
　※製本

10225　青松　8月号　通巻361号　第37巻　第7号
Q-2-20
　国立療養所大島青松園協和会（神崎正男）
　昭和55年8月5日　A5　34頁　200円
　機関誌
　※製本

10226　青松　9月号　通巻362号　第37巻　第8号
Q-2-20
　国立療養所大島青松園協和会（神崎正男）
　昭和55年9月5日　A5　32頁　200円
　機関誌
　※製本

10227　青松　10・11月号　通巻363号　第37巻　第9号　Q-2-20
　国立療養所大島青松園協和会（神崎正男）
　昭和55年11月5日　A5　50頁　200円
　機関誌
　※製本

10228　青松　12月号　通巻364号　第37巻　第10号
Q-2-20
　国立療養所大島青松園協和会（神崎正男）
　昭和55年12月5日　A5　34頁　200円
　機関誌
　※製本

10229　青松　1月号　通巻365号　第38巻　第1号

Q-2-21
国立療養所大島青松園協和会（神崎正男）
昭和56年1月5日　A5　32頁　200円
機関誌
※製本

10230　青松　2月号　通巻366号　第38巻　第2号
Q-2-21
国立療養所大島青松園協和会（曾我野一美）
昭和56年2月5日　A5　36頁　200円
機関誌
※製本

10231　青松　3・4月号　通巻367号　第38巻　第3号　Q-2-21
国立療養所大島青松園協和会（曾我野一美）
昭和56年4月5日　A5　40頁　200円
機関誌
※製本

10232　青松　5月号　通巻368号　第38巻　第4号
Q-2-21
国立療養所大島青松園協和会（曾我野一美）
昭和56年5月5日　A5　34頁　200円
機関誌
※製本

10233　青松　6月号　通巻369号　第38巻　第5号
Q-2-21
国立療養所大島青松園協和会（曾我野一美）
昭和56年6月5日　A5　44頁　200円
機関誌
※製本

10234　青松　7月号　通巻370号　第38巻　第6号
Q-2-21
国立療養所大島青松園協和会（曾我野一美）
昭和56年7月5日　A5　34頁　200円
機関誌
※製本

10235　青松　8月号　通巻371号　第38巻　第7号
Q-2-21
国立療養所大島青松園協和会（曾我野一美）
昭和56年8月5日　A5　38頁　200円
機関誌
※製本

10236　青松　9月号　通巻372号　第38巻　第8号
Q-2-21
国立療養所大島青松園協和会（曾我野一美）
昭和56年9月5日　A5　34頁　200円
機関誌

※製本

10237　青松　10・11月号　通巻373号　第38巻　第9号　Q-2-21
国立療養所大島青松園協和会（曾我野一美）
昭和56年11月5日　A5　50頁　200円
機関誌
※製本

10238　青松　12月号　通巻374号　第38巻　第10号
Q-2-21
国立療養所大島青松園協和会（曾我野一美）
昭和56年12月5日　A5　34頁　200円
機関誌
※製本

10239　青松　1月号　通巻375号　第39巻　第1号
Q-2-22
国立療養所大島青松園協和会（曾我野一美）
昭和57年1月5日　A5　32頁　200円
機関誌
※製本

10240　青松　2月号　通巻376号　第39巻　第2号
Q-2-22
国立療養所大島青松園協和会（曾我野一美）
昭和57年2月5日　A5　34頁　200円
機関誌
※製本

10241　青松　3・4月号　通巻377号　第39巻　第3号
Q-2-22
国立療養所大島青松園協和会（多田勇）
昭和57年4月5日　A5　46頁　200円
機関誌
※製本

10242　青松　5月号　通巻378号　第39巻　第4号
Q-2-22
国立療養所大島青松園協和会（多田勇）
昭和57年5月5日　A5　36頁　200円
機関誌
※製本

10243　青松　6月号　通巻379号　第39巻　第5号
Q-2-22
国立療養所大島青松園協和会（多田勇）
昭和57年6月5日　A5　36頁　200円
機関誌
※製本

10244　青松　7月号　通巻380号　第39巻　第6号

Q-2-22
　国立療養所大島青松園協和会（多田勇）
　昭和57年7月5日　A5　32頁　200円
　機関誌
　※製本

10245　青松　8月号　通巻381号　第39巻　第7号
Q-2-22
　国立療養所大島青松園協和会（多田勇）
　昭和57年8月5日　A5　36頁　200円
　機関誌
　※製本

10246　青松　9月号　通巻382号　第39巻　第8号
Q-2-22
　国立療養所大島青松園協和会（多田勇）
　昭和57年9月5日　A5　34頁　200円
　機関誌
　※製本

10247　青松　10・11月号　通巻383号　第39巻　第9号　Q-2-22
　国立療養所大島青松園協和会（多田勇）
　昭和57年11月5日　A5　44頁　200円
　機関誌
　※製本

10248　青松　12月号　通巻384号　第39巻　第10号　Q-2-22
　国立療養所大島青松園協和会（多田勇）
　昭和57年12月5日　A5　36頁　200円
　機関誌
　※製本

10249　青松　1月号　通巻385号　第40巻　第1号
Q-2-23
　国立療養所大島青松園協和会（多田勇）
　昭和58年1月5日　A5　36頁　200円
　機関誌
　※製本

10250　青松　2月号　通巻386号　第40巻　第2号
Q-2-23
　国立療養所大島青松園協和会（多田勇）
　昭和58年2月5日　A5　32頁　200円
　機関誌
　※製本

10251　青松　3・4月号　通巻387号　第40巻　第3号
Q-2-23
　国立療養所大島青松園協和会（山本輝夫）
　昭和58年4月5日　A5　44頁　200円
　機関誌

　※製本

10252　青松　5月号　通巻388号　第40巻　第4号
Q-2-23
　国立療養所大島青松園協和会（山本輝夫）
　昭和58年5月5日　A5　44頁　200円
　機関誌
　※製本

10253　青松　6月号　通巻389号　第40巻　第5号
Q-2-23
　国立療養所大島青松園協和会（山本輝夫）
　昭和58年6月5日　A5　36頁　200円
　機関誌
　※製本

10254　青松　7月号　通巻390号　第40巻　第6号
Q-2-23
　国立療養所大島青松園協和会（山本輝夫）
　昭和58年7月5日　A5　35頁　200円
　機関誌
　※製本

10255　青松　8月号　通巻391号　第40巻　第7号
Q-2-23
　国立療養所大島青松園協和会（山本輝夫）
　昭和58年8月5日　A5　34頁　200円
　機関誌
　※製本

10256　青松　9月号　通巻392号　第40巻　第8号
Q-2-23
　国立療養所大島青松園協和会（山本輝夫）
　昭和58年9月5日　A5　34頁　200円
　機関誌
　※製本

10257　青松　10・11月号　通巻393号　第40巻　第9号　Q-2-23
　国立療養所大島青松園協和会（山本輝夫）
　昭和58年11月5日　A5　44頁　200円
　機関誌
　※製本

10258　青松　12月号　通巻394号　第41巻　第10号
Q-2-23
　国立療養所大島青松園協和会（山本輝夫）
　昭和58年12月5日　A5　34頁　200円
　機関誌
　※製本

10259　青松　1月号　通巻395号　第41巻　第1号

Q-2-24
国立療養所大島青松園協和会（山本輝夫）
昭和59年1月5日　A5　34頁　200円
機関誌
※製本

10260　青松　2月号　通巻396号　第41巻　第2号
Q-2-24
国立療養所大島青松園協和会（中石俊夫）
昭和59年2月5日　A5　36頁　200円
機関誌
※製本

10261　青松　3・4月号　通巻397号　第41巻　第3号
Q-2-24
国立療養所大島青松園協和会（中石俊夫）
昭和59年4月5日　A5　48頁　200円
機関誌
※製本

10262　青松　5月号　通巻398号　第41巻　第4号
Q-2-24
国立療養所大島青松園協和会（中石俊夫）
昭和59年5月5日　A5　36頁　200円
機関誌
※製本

10263　青松　6月号　通巻399号　第41巻　第5号
Q-2-24
国立療養所大島青松園協和会（中石俊夫）
昭和59年6月5日　A5　30頁　200円
機関誌
※製本

10264　青松　7・8月号　通巻400号　第41巻　第6号
Q-2-24
国立療養所大島青松園協和会（中石俊夫）
昭和59年8月5日　A5　84頁　200円
機関誌
※青松第400号記念特集
※製本

10265　青松　9月号　通巻401号　第41巻　第7号
Q-2-24
国立療養所大島青松園協和会（中石俊夫）
昭和59年9月5日　A5　34頁　200円
機関誌
※製本

10266　青松　10・11月号　通巻402号　第41巻　第8号　Q-2-24
国立療養所大島青松園協和会（中石俊夫）
昭和59年11月5日　A5　46頁　200円
機関誌
※製本

10267　青松　12月号　通巻403号　第41巻　第9号
Q-2-24
国立療養所大島青松園協和会（中石俊夫）
昭和59年12月5日　A5　38頁　200円
機関誌
※製本

10268　青松　1月号　通巻404号　第42巻　第1号
Q-2-25
国立療養所大島青松園協和会（中石俊夫）
昭和60年1月5日　A5　34頁　200円
機関誌
※製本

10269　青松　2月号　通巻405号　第42巻　第2号
Q-2-25
国立療養所大島青松園協和会（中石俊夫）
昭和60年2月5日　A5　36頁　200円
機関誌
※製本

10270　青松　3・4月号　通巻406号　第42巻　第3号　Q-2-25
国立療養所大島青松園協和会（多田勇）
昭和60年4月5日　A5　42頁　200円
機関誌
※製本

10271　青松　5月号　通巻407号　第42巻　第4号
Q-2-25
国立療養所大島青松園協和会（多田勇）
昭和60年5月5日　A5　38頁　250円
機関誌
※製本

10272　青松　6月号　通巻408号　第42巻　第5号
Q-2-25
国立療養所大島青松園協和会（多田勇）
昭和60年6月5日　A5　34頁　250円
機関誌
※製本

10273　青松　7月号　通巻409号　第42巻　第6号
Q-2-25
国立療養所大島青松園協和会（多田勇）
昭和60年7月5日　A5　32頁　250円
機関誌
※製本

10274　青松　8月号　通巻410号　第42巻　第7号

Q-2-25
国立療養所大島青松園協和会（多田勇）
昭和60年8月5日　A5　32頁　250円
機関誌
※製本

10275　青松　9月号　通巻411号　第42巻　第8号
Q-2-25
国立療養所大島青松園協和会（多田勇）
昭和60年9月5日　A5　34頁　250円
機関誌
※製本

10276　青松　10・11月号　通巻412号　第42巻　第9号　Q-2-25
国立療養所大島青松園協和会（多田勇）
昭和60年11月5日　A5　40頁　250円
機関誌
※製本

10277　青松　12月号　通巻413号　第42巻　第10号　Q-2-25
国立療養所大島青松園協和会（多田勇）
昭和60年12月5日　A5　30頁　250円
機関誌
※製本

10278　青松　1月号　通巻414号　第43巻　第1号
Q-2-26
国立療養所大島青松園協和会（多田勇）
昭和61年1月5日　A5　30頁　250円
機関誌
※製本

10279　青松　2月号　通巻415号　第43巻　第2号
Q-2-26
国立療養所大島青松園協和会（多田勇）
昭和61年2月5日　A5　36頁　250円
機関誌
※製本

10280　青松　3・4月号　通巻416号　第43巻　第3号　Q-2-26
国立療養所大島青松園協和会（山本照夫）
昭和61年4月5日　A5　42頁　250円
機関誌
※製本

10281　青松　5月号　通巻417号　第43巻　第4号
Q-2-26
国立療養所大島青松園協和会（山本照夫）
昭和61年5月5日　A5　32頁　250円
機関誌
※製本

10282　青松　6月号　通巻418号　第43巻　第5号
Q-2-26
国立療養所大島青松園協和会（山本照夫）
昭和61年6月5日　A5　34頁　250円
機関誌
※製本

10283　青松　7月号　通巻419号　第43巻　第6号
Q-2-26
国立療養所大島青松園協和会（山本照夫）
昭和61年7月5日　A5　32頁　250円
機関誌
※製本

10284　青松　8月号　通巻420号　第43巻　第7号
Q-2-26
国立療養所大島青松園協和会（山本照夫）
昭和61年8月5日　A5　32頁　250円
機関誌
※製本

10285　青松　9月号　通巻421号　第43巻　第8号
Q-2-26
国立療養所大島青松園協和会（山本照夫）
昭和61年9月5日　A5　34頁　250円
機関誌
※製本

10286　青松　10・11月号　通巻422号　第43巻　第9号　Q-2-26
国立療養所大島青松園協和会（山本照夫）
昭和61年11月5日　A5　36頁　250円
機関誌
※製本

10287　青松　12月号　通巻423号　第43巻　第10号　Q-2-26
国立療養所大島青松園協和会（山本照夫）
昭和61年12月5日　A5　30頁　250円
機関誌
※製本

10288　青松　1月号　通巻424号　第44巻　第1号
Q-2-27
国立療養所大島青松園協和会（山本照夫）
昭和62年1月5日　A5　32頁　250円
機関誌
※製本

10289　青松　2月号　通巻425号　第44巻　第2号

Q-2-27
国立療養所大島青松園協和会(山本照夫)
昭和62年2月5日　A5　30頁　250円
機関誌
※製本

10290　青松　3・4月号　通巻426号　第44巻　第3号　Q-2-27
国立療養所大島青松園協和会(神崎正男)
昭和62年4月5日　A5　36頁　250円
機関誌
※製本

10291　青松　5月号　通巻427号　第44巻　第4号
Q-2-27
国立療養所大島青松園協和会(神崎正男)
昭和62年5月5日　A5　28頁　250円
機関誌
※製本

10292　青松　6月号　通巻428号　第44巻　第5号
Q-2-27
国立療養所大島青松園協和会(神崎正男)
昭和62年6月5日　A5　30頁　250円
機関誌
※製本

10293　青松　7月号　通巻429号　第44巻　第6号
Q-2-27
国立療養所大島青松園協和会(神崎正男)
昭和62年7月5日　A5　30頁　250円
機関誌
※製本

10294　青松　8月号　通巻430号　第44巻　第7号
Q-2-27
国立療養所大島青松園協和会(神崎正男)
昭和62年8月5日　A5　32頁　250円
機関誌
※製本

10295　青松　9月号　通巻431号　第44巻　第8号
Q-2-27
国立療養所大島青松園協和会(神崎正男)
昭和62年9月5日　A5　30頁　250円
機関誌
※製本

10296　青松　10・11月号　通巻432号　第44巻　第9号　Q-2-27
国立療養所大島青松園協和会(神崎正男)
昭和62年11月5日　A5　36頁　250円
機関誌
※製本

10297　青松　12月号　通巻433号　第44巻　第10号　Q-2-27
国立療養所大島青松園協和会(神崎正男)
昭和62年12月5日　A5　30頁　250円
機関誌
※製本

10298　青松　1月号　通巻434号　第45巻　第1号
Q-2-28
国立療養所大島青松園協和会(神崎正男)
昭和63年1月5日　A5　32頁　250円
機関誌
※製本

10299　青松　2月号　通巻435号　第45巻　第2号
Q-2-28
国立療養所大島青松園協和会(神崎正男)
昭和63年2月5日　A5　32頁　250円
機関誌
※製本

10300　青松　3・4月号　通巻436号　第45巻　第3号　Q-2-28
国立療養所大島青松園協和会(神崎正男)
昭和63年4月5日　A5　34頁　250円
機関誌
※製本

10301　青松　5月号　通巻437号　第45巻　第4号
Q-2-28
国立療養所大島青松園協和会(神崎正男)
昭和63年5月5日　A5　32頁　250円
機関誌
※製本

10302　青松　6月号　通巻438号　第45巻　第5号
Q-2-28
国立療養所大島青松園協和会(神崎正男)
昭和63年6月5日　A5　36頁　250円
機関誌
※製本

10303　青松　7月号　通巻439号　第45巻　第6号
Q-2-28
国立療養所大島青松園協和会(神崎正男)
昭和63年7月5日　A5　36頁　250円
機関誌
※製本

10304　青松　8月号　通巻440号　第45巻　第7号

Q-2-28
国立療養所大島青松園協和会（神崎正男）
昭和63年8月5日　A5　34頁　250円
機関誌
※製本

10305　青松　9月号　通巻441号　第45巻　第8号
Q-2-28
国立療養所大島青松園協和会（神崎正男）
昭和63年9月5日　A5　32頁　250円
機関誌
※製本

10306　青松　10・11月号　通巻442号　第45巻　第9号　Q-2-28
国立療養所大島青松園協和会（中石俊夫）
昭和63年11月5日　A5　34頁　250円
機関誌
※製本

10307　青松　12月号　通巻443号　第45巻　第10号　Q-2-28
国立療養所大島青松園協和会（中石俊夫）
昭和63年12月5日　A5　32頁　250円
機関誌
※製本

10308　青松　1月号　通巻444号　第46巻　第1号
Q-2-29
国立療養所大島青松園協和会（中石俊夫）
昭和64年1月5日　A5　32頁　250円
機関誌
※製本

10309　青松　2月号　通巻445号　第46巻　第2号
Q-2-29
国立療養所大島青松園協和会（中石俊夫）
平成元年2月5日　A5　30頁　250円
機関誌
※製本

10310　青松　3・4月号　通巻446号　第46巻　第3号　Q-2-29
国立療養所大島青松園協和会（中石俊夫）
平成元年4月5日　A5　36頁　250円
機関誌
※製本

10311　青松　5月号　通巻447号　第46巻　第4号
Q-2-29
国立療養所大島青松園協和会（中石俊夫）
平成元年5月5日　A5　32頁　250円
機関誌

※製本

10312　青松　6月号　通巻448号　第46巻　第5号
Q-2-29
国立療養所大島青松園協和会（中石俊夫）
平成元年6月5日　A5　36頁　250円
機関誌
※製本

10313　青松　7月号　通巻449号　第46巻　第6号
Q-2-29
国立療養所大島青松園協和会（中石俊夫）
平成元年7月5日　A5　36頁　250円
機関誌
※製本

10314　青松　8月号　通巻450号　第46巻　第7号
Q-2-29
国立療養所大島青松園協和会（中石俊夫）
平成元年8月5日　A5　38頁　250円
機関誌
※製本

10315　青松　9月号　通巻451号　第46巻　第8号
Q-2-29
国立療養所大島青松園協和会（中石俊夫）
平成元年9月5日　A5　38頁　250円
機関誌
※製本

10316　青松　10・11月号　通巻452号　第46巻　第9号　Q-2-29
国立療養所大島青松園協和会（中石俊夫）
平成元年11月5日　A5　80頁　400円
機関誌
※創立80年記念特集号
※製本

10317　青松　12月号　通巻453号　第46巻　第10号
Q-2-29
国立療養所大島青松園協和会（中石俊夫）
平成元年12月5日　A5　34頁　250円
機関誌
※製本

10318　青松　1月号　通巻454号　第47巻　第1号
Q-2-30
国立療養所大島青松園協和会（中石俊夫）
平成2年1月5日　A5　36頁　250円
機関誌
※製本

10319　青松　2月号　通巻455号　第47巻　第2号

Q-2-30
国立療養所大島青松園協和会（中石俊夫）
平成2年2月5日　A5　34頁　250円
機関誌
※製本

10320　青松　3・4月号　通巻456号　第47巻　第3号　Q-2-30
国立療養所大島青松園協和会（山本照夫）
平成2年4月5日　A5　36頁　250円
機関誌
※製本

10321　青松　5月号　通巻457号　第47巻　第4号
Q-2-30
国立療養所大島青松園協和会（山本照夫）
平成2年5月5日　A5　30頁　250円
機関誌
※製本

10322　青松　6月号　通巻458号　第47巻　第5号
Q-2-30
国立療養所大島青松園協和会（山本照夫）
平成2年6月5日　A5　34頁　250円
機関誌
※製本

10323　青松　7月号　通巻459号　第47巻　第6号
Q-2-30
国立療養所大島青松園協和会（山本照夫）
平成2年7月5日　A5　32頁　250円
機関誌
※製本

10324　青松　8月号　通巻460号　第47巻　第7号
Q-2-30
国立療養所大島青松園協和会（山本照夫）
平成2年8月5日　A5　30頁　250円
機関誌
※製本

10325　青松　9月号　通巻461号　第47巻　第8号
Q-2-30
国立療養所大島青松園協和会（山本照夫）
平成2年9月5日　A5　34頁　250円
機関誌
※製本

10326　青松　10・11月号　通巻462号　第47巻　第9号　Q-2-30
国立療養所大島青松園協和会（山本照夫）
平成2年11月5日　A5　40頁　250円
機関誌
※製本

10327　青松　12月号　通巻463号　第47巻　第10号
Q-2-30
国立療養所大島青松園協和会（山本照夫）
平成2年12月5日　A5　40頁　250円
機関誌
※製本

10328　青松　1月号　通巻464号　第48巻　第1号
Q-2-31
国立療養所大島青松園協和会（山本照夫）
平成3年1月5日　A5　34頁　250円
機関誌
※製本

10329　青松　2月号　通巻465号　第48巻　第2号
Q-2-31
国立療養所大島青松園協和会（山本照夫）
平成3年2月5日　A5　34頁　250円
機関誌
※製本

10330　青松　3・4月号　通巻466号　第48巻　第3号　Q-2-31
国立療養所大島青松園協和会（山本隆久）
平成3年4月5日　A5　44頁　250円
機関誌
※製本

10331　青松　5月号　通巻467号　第48巻　第4号
Q-2-31
国立療養所大島青松園協和会（山本隆久）
平成3年5月5日　A5　40頁　250円
機関誌
※製本

10332　青松　6月号　通巻468号　第48巻　第5号
Q-2-31
国立療養所大島青松園協和会（山本隆久）
平成3年6月5日　A5　40頁　250円
機関誌
※製本

10333　青松　7月号　通巻469号　第48巻　第6号
Q-2-31
国立療養所大島青松園協和会（山本隆久）
平成3年7月5日　A5　34頁　250円
機関誌
※製本

10334　青松　8月号　通巻470号　第48巻　第7号

Q-2-31
　国立療養所大島青松園協和会（山本隆久）
　平成3年8月5日　A5　32頁　250円
　機関誌
　※製本

10335　青松　9月号　通巻471号　第48巻　第8号
Q-2-31
　国立療養所大島青松園協和会（山本隆久）
　平成3年9月5日　A5　34頁　250円
　機関誌
　※製本

10336　青松　10・11月号　通巻472号　第48巻　第9号　Q-2-31
　国立療養所大島青松園協和会（山本隆久）
　平成3年11月5日　A5　34頁　250円
　機関誌
　※製本

10337　青松　12月号　通巻473号　第48巻　第10号　Q-2-31
　国立療養所大島青松園協和会（山本隆久）
　平成3年12月5日　A5　32頁　250円
　機関誌
　※製本

10338　青松　1月号　通巻474号　第49巻　第1号
Q-2-32
　編集　曽我野一美・瀬戸口裕郎
　国立療養所大島青松園協和会（山本隆久）
　平成4年1月5日　A5　34頁　250円
　機関誌
　※製本

10339　青松　2月号　通巻475号　第49巻　第2号
Q-2-32
　編集　曽我野一美・瀬戸口裕郎
　国立療養所大島青松園協和会（山本隆久）
　平成4年2月5日　A5　36頁　250円
　機関誌
　※土谷勉氏追悼特集号
　※製本

10340　青松　3・4月号　通巻476号　第49巻　第3号　Q-2-32
　編集　中石俊夫・瀬戸口裕郎
　国立療養所大島青松園協和会（曽我野一美）
　平成4年4月5日　A5　34頁　250円
　機関誌
　※製本

10341　青松　5月号　通巻477号　第49巻　第4号

Q-2-32
　編集　中石俊夫・瀬戸口裕郎
　国立療養所大島青松園協和会（曽我野一美）
　平成4年5月5日　A5　32頁　250円
　機関誌
　※製本

10342　青松　6月号　通巻478号　第49巻　第5号
Q-2-32
　編集　中石俊夫・瀬戸口裕郎
　国立療養所大島青松園協和会（曽我野一美）
　平成4年6月5日　A5　30頁　250円
　機関誌
　※製本

10343　青松　7月号　通巻479号　第49巻　第6号
Q-2-32
　編集　中石俊夫・瀬戸口裕郎
　国立療養所大島青松園協和会（曽我野一美）
　平成4年7月5日　A5　30頁　250円
　機関誌
　※製本

10344　青松　8月号　通巻480号　第49巻　第7号
Q-2-32
　編集　中石俊夫・瀬戸口裕郎
　国立療養所大島青松園協和会（曽我野一美）
　平成4年8月5日　A5　30頁　250円
　機関誌
　※製本

10345　青松　9月号　通巻481号　第49巻　第8号
Q-2-32
　編集　中石俊夫・瀬戸口裕郎
　国立療養所大島青松園協和会（曽我野一美）
　平成4年9月5日　A5　30頁　250円
　機関誌
　※製本

10346　青松　10・11月号　通巻482号　第49巻　第9号　Q-2-32
　編集　中石俊夫・瀬戸口裕郎
　国立療養所大島青松園協和会（曽我野一美）
　平成4年11月5日　A5　30頁　250円
　機関誌
　※製本

10347　青松　12月号　通巻483号　第49巻　第10号　Q-2-32
　編集　中石俊夫・瀬戸口裕郎
　国立療養所大島青松園協和会（曽我野一美）
　平成4年12月5日　A5　30頁　250円
　機関誌

※製本

10348　青松　1月号　通巻484号　第50巻　第1号
Q-2-33
　編集　中石俊夫・瀬戸口裕郎
　国立療養所大島青松園協和会（曽我野一美）
　平成5年1月5日　A5　30頁　250円
　機関誌
　※製本

10349　青松　2月号　通巻485号　第50巻　第2号
Q-2-33
　編集　中石俊夫・瀬戸口裕郎
　国立療養所大島青松園協和会（曽我野一美）
　平成5年2月5日　A5　30頁　250円
　機関誌
　※製本

10350　青松　3・4月号　通巻486号　第50巻　第3号　Q-2-33
　編集　中石俊夫・瀬戸口裕郎
　国立療養所大島青松園協和会（山本照夫）
　平成5年4月5日　A5　30頁　250円
　機関誌
　※製本

10351　青松　5月号　通巻487号　第50巻　第4号
Q-2-33
　編集　中石俊夫・瀬戸口裕郎
　国立療養所大島青松園協和会（山本照夫）
　平成5年5月5日　A5　32頁　250円
　機関誌
　※製本

10352　青松　6月号　通巻488号　第50巻　第5号
Q-2-33
　編集　中石俊夫・瀬戸口裕郎
　国立療養所大島青松園協和会（山本照夫）
　平成5年6月5日　A5　30頁　250円
　機関誌
　※製本

10353　青松　7月号　通巻489号　第50巻　第6号
Q-2-33
　編集　中石俊夫・瀬戸口裕郎
　国立療養所大島青松園協和会（山本照夫）
　平成5年7月5日　A5　32頁　250円
　機関誌
　※製本

10354　青松　8月号　通巻490号　第50巻　第7号
Q-2-33
　編集　中石俊夫・瀬戸口裕郎
　国立療養所大島青松園協和会（山本照夫）
　平成5年8月5日　A5　30頁　250円
　機関誌
　※製本

10355　青松　9月号　通巻491号　第50巻　第8号
Q-2-33
　編集　中石俊夫・瀬戸口裕郎
　国立療養所大島青松園協和会（山本照夫）
　平成5年9月5日　A5　30頁　250円
　機関誌
　※製本

10356　青松　10・11月号　通巻492号　第50巻　第9号　Q-2-33
　編集　中石俊夫・瀬戸口裕郎
　国立療養所大島青松園協和会（山本照夫）
　平成5年11月5日　A5　32頁　250円
　機関誌
　※製本

10357　青松　12月号　通巻493号　第50巻　第10号　Q-2-33
　編集　中石俊夫・瀬戸口裕郎
　国立療養所大島青松園協和会（山本照夫）
　平成5年12月5日　A5　34頁　250円
　機関誌
　※製本

10358　青松　1月号　通巻494号　第51巻　第1号
Q-3-1
　編集　中石俊夫・瀬戸口裕郎
　国立療養所大島青松園協和会（山本照夫）
　平成6年1月5日　A5　34頁　250円
　機関誌
　※製本

10359　青松　2月号　通巻495号　第51巻　第2号
Q-3-1
　編集　中石俊夫・瀬戸口裕郎
　国立療養所大島青松園協和会（山本照夫）
　平成6年2月5日　A5　32頁　250円
　機関誌
　※製本

10360　青松　3・4月号　通巻496号　第51巻　第3号
Q-3-1
　編集　中石俊夫・瀬戸口裕郎
　国立療養所大島青松園協和会（山本隆久）
　平成6年4月5日　A5　34頁　250円
　機関誌
　※製本

10361　青松　5月号　通巻497号　第51巻　第4号

Q-3-1
編集　中石俊夫・瀬戸口裕郎
国立療養所大島青松園協和会（山本隆久）
平成6年5月5日　A5　30頁　250円
機関誌
※製本

10362　青松　6月号　通巻498号　第51巻　第5号
Q-3-1
編集　中石俊夫・瀬戸口裕郎
国立療養所大島青松園協和会（山本隆久）
平成6年6月5日　A5　30頁　250円
機関誌
※製本

10363　青松　7月号　通巻499号　第51巻　第6号
Q-3-1
編集　中石俊夫
国立療養所大島青松園協和会（山本隆久）
平成6年7月5日　A5　30頁　250円
機関誌
※製本

10364　青松　8月号　通巻500号　第51巻　第7号
Q-3-1
編集　中石俊夫・湯浅一忠
国立療養所大島青松園協和会（山本隆久）
平成6年8月5日　A5　68頁　250円
機関誌
※通巻500号記念特集
※製本

10365　青松　9月号　通巻501号　第51巻　第8号
Q-3-1
編集　中石俊夫・湯浅一忠
国立療養所大島青松園協和会（山本隆久）
平成6年9月5日　A5　48頁　250円
機関誌
※製本

10366　青松　10・11月号　通巻502号　第51巻　第9号　Q-3-1
編集　中石俊夫・湯浅一忠
国立療養所大島青松園協和会（山本隆久）
平成6年11月5日　A5　34頁　250円
機関誌
※製本

10367　青松　12月号　通巻503号　第51巻　第10号
Q-3-1
編集　中石俊夫・湯浅一忠
国立療養所大島青松園協和会（山本隆久）
平成6年12月5日　A5　32頁　250円
機関誌
※製本

10368　青松　1月号　通巻504号　第52巻　第1号
Q-3-2
編集　中石俊夫・湯浅一忠
国立療養所大島青松園協和会（山本隆久）
平成7年1月5日　A5　32頁　250円
機関誌
※製本

10369　青松　2月号　通巻505号　第52巻　第2号
Q-3-2
編集　中石俊夫・湯浅一忠
国立療養所大島青松園協和会（山本隆久）
平成7年2月5日　A5　30頁　250円
機関誌
※製本

10370　青松　3・4月号　通巻506号　第52巻　第3号　Q-3-2
編集　中石俊夫・湯浅一忠
国立療養所大島青松園協和会（曽我野一美）
平成7年4月5日　A5　42頁　250円
機関誌
※製本

10371　青松　5月号　通巻507号　第52巻　第4号
Q-3-2
編集　中石俊夫・湯浅一忠
国立療養所大島青松園協和会（曽我野一美）
平成7年5月5日　A5　30頁　250円
機関誌
※製本

10372　青松　6月号　通巻508号　第52巻　第5号
Q-3-2
編集　中石俊夫・湯浅一忠
国立療養所大島青松園協和会（曽我野一美）
平成7年6月5日　A5　32頁　250円
機関誌
※製本

10373　青松　7月号　通巻509号　第52巻　第6号
Q-3-2
編集　中石俊夫・湯浅一忠
国立療養所大島青松園協和会（曽我野一美）
平成7年7月5日　A5　32頁　250円
機関誌
※製本

10374　青松　8月号　通巻510号　第52巻　第7号

Q-3-2
　　編集　中石俊夫・湯浅一忠
　　国立療養所大島青松園協和会（曽我野一美）
　　平成7年8月5日　A5　44頁　250円
　　機関誌
　　※戦後50年戦争を考える手記特集
　　※製本

10375　青松　9月号　通巻511号　第52巻　第8号
Q-3-2
　　編集　中石俊夫・湯浅一忠
　　国立療養所大島青松園協和会（曽我野一美）
　　平成7年9月5日　A5　40頁　250円
　　機関誌
　　※「らい予防法」についての見解特集
　　※製本

10376　青松　10・11月号　通巻512号　第52巻　第9号　Q-3-2
　　編集　中石俊夫・湯浅一忠
　　国立療養所大島青松園協和会（曽我野一美）
　　平成7年11月5日　A5　32頁　250円
　　機関誌
　　※製本

10377　青松　12月号　通巻513号　第52巻　第10号
Q-3-2
　　編集　中石俊夫・湯浅一忠
　　国立療養所大島青松園協和会（曽我野一美）
　　平成7年12月5日　A5　30頁　250円
　　機関誌
　　※製本

10378　青松　1月号　通巻514号　第53巻　第1号
Q-3-3
　　編集　中石俊夫・湯浅一忠
　　国立療養所大島青松園協和会（曽我野一美）
　　平成8年1月5日　A5　32頁　250円
　　機関誌
　　※製本

10379　青松　2月号　通巻515号　第53巻　第2号
Q-3-3
　　編集　中石俊夫・湯浅一忠
　　国立療養所大島青松園協和会（曽我野一美）
　　平成8年2月5日　A5　30頁　250円
　　機関誌
　　※製本

10380　青松　3・4月号　通巻516号　第53巻　第3号
Q-3-3
　　編集　中石俊夫・湯浅一忠
　　国立療養所大島青松園協和会（曽我野一美）
　　平成8年4月5日　A5　38頁　250円
　　機関誌
　　※製本

10381　青松　5月号　通巻517号　第53巻　第4号
Q-3-3
　　編集　中石俊夫・湯浅一忠
　　国立療養所大島青松園協和会（曽我野一美）
　　平成8年5月5日　A5　30頁　250円
　　機関誌
　　※製本

10382　青松　6月号　通巻518号　第53巻　第5号
Q-3-3
　　編集　中石俊夫・湯浅一忠
　　国立療養所大島青松園協和会（曽我野一美）
　　平成8年6月5日　A5　30頁　250円
　　機関誌
　　※製本

10383　青松　7月号　通巻519号　第53巻　第6号
Q-3-3
　　編集　中石俊夫・湯浅一忠
　　国立療養所大島青松園協和会（曽我野一美）
　　平成8年7月5日　A5　30頁　250円
　　機関誌
　　※製本

10384　青松　8月号　通巻520号　第53巻　第7号
Q-3-3
　　編集　中石俊夫・湯浅一忠
　　国立療養所大島青松園協和会（曽我野一美）
　　平成8年8月5日　A5　30頁　250円
　　機関誌
　　※製本

10385　青松　9月号　通巻521号　第53巻　第8号
Q-3-3
　　編集　中石俊夫・湯浅一忠
　　国立療養所大島青松園協和会（曽我野一美）
　　平成8年9月5日　A5　34頁　250円
　　機関誌
　　※製本

10386　青松　10・11月号　通巻522号　第53巻　第9号　Q-3-3
　　編集　中石俊夫・湯浅一忠
　　国立療養所大島青松園協和会（曽我野一美）
　　平成8年11月5日　A5　34頁　250円
　　機関誌
　　※製本

10387　青松　12月号　通巻523号　第53巻　第

10号　Q-3-3
　編集　中石俊夫・湯浅一忠
　国立療養所大島青松園協和会（曽我野一美）
　平成8年12月5日　A5　32頁　250円
　機関誌
　※製本

10388　青松　1月号　通巻524号　第54巻　第1号 Q-3-4
　編集　中石俊夫・湯浅一忠
　国立療養所大島青松園協和会（曽我野一美）
　平成9年1月5日　A5　36頁　250円
　機関誌
　※製本

10389　青松　2月号　通巻525号　第54巻　第2号 Q-3-4
　編集　中石俊夫・湯浅一忠
　国立療養所大島青松園協和会（曽我野一美）
　平成9年2月5日　A5　34頁　250円
　機関誌
　※製本

10390　青松　3・4月号　通巻526号　第54巻　第3号　Q-3-4
　編集　中石俊夫・湯浅一忠
　国立療養所大島青松園協和会（曽我野一美）
　平成9年4月5日　A5　32頁　250円
　機関誌
　※製本

10391　青松　5月号　通巻527号　第54巻　第4号 Q-3-4
　編集　中石俊夫・湯浅一忠
　国立療養所大島青松園協和会（曽我野一美）
　平成9年5月5日　A5　34頁　250円
　機関誌
　※製本

10392　青松　6月号　通巻528号　第54巻　第5号 Q-3-4
　編集　中石俊夫・湯浅一忠
　国立療養所大島青松園協和会（曽我野一美）
　平成9年6月5日　A5　34頁　250円
　機関誌
　※製本

10393　青松　7月号　通巻529号　第54巻　第6号 Q-3-4
　編集　中石俊夫・湯浅一忠
　国立療養所大島青松園協和会（曽我野一美）
　平成9年7月5日　A5　32頁　250円
　機関誌
　※製本

10394　青松　8月号　通巻530号　第54巻　第7号 Q-3-4
　編集　中石俊夫・湯浅一忠
　国立療養所大島青松園協和会（曽我野一美）
　平成9年8月5日　A5　32頁　250円
　機関誌
　※製本

10395　青松　9月号　通巻531号　第54巻　第8号 Q-3-4
　編集　中石俊夫・湯浅一忠
　国立療養所大島青松園協和会（曽我野一美）
　平成9年9月5日　A5　34頁　250円
　機関誌
　※製本

10396　青松　10・11月号　通巻532号　第54巻　第9号　Q-3-4
　編集　中石俊夫・湯浅一忠
　国立療養所大島青松園協和会（曽我野一美）
　平成9年11月5日　A5　35頁　250円
　機関誌
　※製本

10397　青松　12月号　通巻533号　第54巻　第10号　Q-3-4
　編集　中石俊夫・湯浅一忠
　国立療養所大島青松園協和会（曽我野一美）
　平成9年12月5日　A5　34頁　250円
　機関誌
　※製本

10398　青松　1月号　通巻534号　第55巻　第1号 Q-3-5
　編集　中石俊夫・湯浅一忠
　国立療養所大島青松園協和会（曽我野一美）
　平成10年1月5日　A5　40頁　250円
　機関誌
　※製本

10399　青松　2月号　通巻535号　第55巻　第2号 Q-3-5
　編集　中石俊夫・湯浅一忠
　国立療養所大島青松園協和会（曽我野一美）
　平成10年2月5日　A5　34頁　250円
　機関誌
　※製本

10400　青松　3・4月号　通巻536号　第55巻　第3号　Q-3-5
　編集　中石俊夫・湯浅一忠

国立療養所大島青松園協和会（曽我野一美）
平成10年4月5日　A5　42頁　250円
機関誌
※製本

10401　青松　5月号　通巻537号　第55巻　第4号
Q-3-5
　編集　中石俊夫・湯浅一忠
　国立療養所大島青松園協和会（曽我野一美）
　平成10年5月5日　A5　40頁　250円
　機関誌
　※製本

10402　青松　6月号　通巻538号　第55巻　第5号
Q-3-5
　編集　中石俊夫・湯浅一忠
　国立療養所大島青松園協和会（曽我野一美）
　平成10年6月5日　A5　30頁　250円
　機関誌
　※製本

10403　青松　7月号　通巻539号　第55巻　第6号
Q-3-5
　編集　中石俊夫・藪内真琴
　国立療養所大島青松園協和会（曽我野一美）
　平成10年7月5日　A5　34頁　250円
　機関誌
　※製本

10404　青松　8月号　通巻540号　第55巻　第7号
Q-3-5
　編集　中石俊夫・藪内真琴
　国立療養所大島青松園協和会（曽我野一美）
　平成10年8月5日　A5　34頁　250円
　機関誌
　※製本

10405　青松　9月号　通巻541号　第55巻　第8号
Q-3-5
　編集　中石俊夫・藪内真琴
　国立療養所大島青松園協和会（曽我野一美）
　平成10年9月5日　A5　36頁　250円
　機関誌
　※製本

10406　青松　10・11月号　通巻542号　第55巻　第9号　Q-3-5
　編集　中石俊夫・藪内真琴
　国立療養所大島青松園協和会（曽我野一美）
　平成10年11月5日　A5　42頁　250円
　機関誌
　※製本

10407　青松　12月号　通巻543号　第55巻　第10号　Q-3-5
　編集　中石俊夫・藪内真琴
　国立療養所大島青松園協和会（曽我野一美）
　平成10年12月5日　A5　38頁　250円
　機関誌
　※製本

10408　青松　1月号　通巻544号　第56巻　第1号
Q-3-6
　編集　中石俊夫・藪内真琴
　国立療養所大島青松園協和会（曽我野一美）
　平成11年1月5日　A5　34頁　250円
　機関誌
　※製本

10409　青松　2月号　通巻545号　第56巻　第2号
Q-3-6
　編集　中石俊夫・藪内真琴
　国立療養所大島青松園協和会（曽我野一美）
　平成11年2月5日　A5　34頁　250円
　機関誌
　※製本

10410　青松　3・4月号　通巻456号　第56巻　第3号
Q-3-6
　編集　中石俊夫・藪内真琴
　国立療養所大島青松園協和会（山本隆久）
　平成11年4月5日　A5　36頁　250円
　機関誌
　※製本

10411　青松　5月号　通巻547号　第56巻　第4号
Q-3-6
　編集　中石俊夫・藪内真琴
　国立療養所大島青松園協和会（山本隆久）
　平成11年5月5日　A5　32頁　250円
　機関誌
　※製本

10412　青松　6月号　通巻548号　第56巻　第5号
Q-3-6
　編集　中石俊夫・藪内真琴
　国立療養所大島青松園協和会（山本隆久）
　平成11年6月5日　A5　32頁　250円
　機関誌
　※製本

10413　青松　7月号　通巻549号　第56巻　第6号
Q-3-6
　編集　中石俊夫・藪内真琴
　国立療養所大島青松園協和会（山本隆久）
　平成11年7月5日　A5　32頁　250円
　機関誌

10414　青松　8月号　通巻550号　第56巻　第7号 Q-3-6
　編集　中石俊夫・藪内真琴
　国立療養所大島青松園協和会（山本隆久）
　平成11年8月5日　A5　34頁　250円
　機関誌
　※製本

10415　青松　9月号　通巻551号　第56巻　第8号 Q-3-6
　編集　中石俊夫・藪内真琴
　国立療養所大島青松園協和会（山本隆久）
　平成11年9月5日　A5　32頁　250円
　機関誌
　※製本

10416　青松　10・11月号　通巻552号　第56巻　第9号 Q-3-6
　編集　中石俊夫・藪内真琴
　国立療養所大島青松園協和会（山本隆久）
　平成11年11月5日　A5　36頁　250円
　機関誌
　※製本

10417　青松　12月号　通巻553号　第56巻　第10号 Q-3-6
　編集　中石俊夫・藪内真琴
　国立療養所大島青松園協和会（山本隆久）
　平成11年12月5日　A5　32頁　250円
　機関誌
　※製本

10418　青松　1月号　通巻554号　第57巻　第1号 Q-3-7
　編集　中石俊夫・藪内真琴
　国立療養所大島青松園協和会（山本隆久）
　平成12年1月5日　A5　30頁　250円
　機関誌
　※製本

10419　青松　2月号　通巻555号　第57巻　第2号 Q-3-7
　編集　中石俊夫・藪内真琴
　国立療養所大島青松園協和会（山本隆久）
　平成12年2月5日　A5　34頁　250円
　機関誌
　※製本

10420　青松　3・4月号　通巻556号　第57巻　第3号 Q-3-7
　編集　中石俊夫・藪内真琴
　国立療養所大島青松園協和会（森和男）
　平成12年4月5日　A5　32頁　250円
　機関誌
　※製本

10421　青松　5月号　通巻557号　第57巻　第4号 Q-3-7
　編集　中石俊夫・藪内真琴
　国立療養所大島青松園協和会（森和男）
　平成12年5月5日　A5　32頁　250円
　機関誌
　※製本

10422　青松　6月号　通巻558号　第57巻　第5号 Q-3-7
　編集　中石俊夫・藪内真琴
　国立療養所大島青松園協和会（森和男）
　平成12年6月5日　A5　32頁　250円
　機関誌
　※製本

10423　青松　7月号　通巻559号　第57巻　第6号 Q-3-7
　編集　中石俊夫・藪内真琴
　国立療養所大島青松園協和会（森和男）
　平成12年7月5日　A5　30頁　250円
　機関誌
　※製本

10424　青松　8月号　通巻560号　第57巻　第7号 Q-3-7
　編集　中石俊夫・藪内真琴
　国立療養所大島青松園協和会（森和男）
　平成12年8月5日　A5　32頁　250円
　機関誌
　※製本

10425　青松　9月号　通巻561号　第57巻　第8号 Q-3-7
　編集　中石俊夫・藪内真琴
　国立療養所大島青松園協和会（森和男）
　平成12年9月5日　A5　32頁　250円
　機関誌
　※製本

10426　青松　10・11月号　通巻562号　第57巻　第9号 Q-3-7
　編集　中石俊夫・藪内真琴
　国立療養所大島青松園協和会（森和男）
　平成12年11月5日　A5　34頁　250円
　機関誌
　※製本

10427　青松　12月号　通巻563号　第57巻　第10号

Q-3-7
　編集　中石俊夫・藪内真琴
　国立療養所大島青松園協和会（森和男）
　平成12年12月5日　A5　36頁　250円
　機関誌
　※製本

10428　青松　1月号　通巻564号　第58巻　第1号
Q-3-8
　編集　中石俊夫・藪内真琴
　国立療養所大島青松園協和会（森和男）
　平成13年1月5日　A5　36頁　250円
　機関誌
　※製本

10429　青松　2月号　通巻565号　第58巻　第2号
Q-3-8
　編集　中石俊夫・藪内真琴
　国立療養所大島青松園協和会（森和男）
　平成13年2月5日　A5　34頁　250円
　機関誌
　※製本

10430　青松　3・4月号　通巻566号　第58巻　第3号　Q-3-8
　編集　中石俊夫・藪内真琴
　国立療養所大島青松園協和会（冨田幹雄）
　平成13年4月5日　A5　32頁　250円
　機関誌
　※製本

10431　青松　5月号　通巻567号　第58巻　第4号
Q-3-8
　編集　中石俊夫・藪内真琴
　国立療養所大島青松園協和会（冨田幹雄）
　平成13年5月5日　A5　36頁　250円
　機関誌
　※製本

10432　青松　6月号　通巻568号　第58巻　第5号
Q-3-8
　編集　藪内真琴
　国立療養所大島青松園協和会（冨田幹雄）
　平成13年6月5日　A5　32頁　250円
　機関誌
　※製本

10433　青松　7月号　通巻569号　第58巻　第6号
Q-3-8
　編集　藪内真琴
　国立療養所大島青松園協和会（冨田幹雄）
　平成13年7月5日　A5　32頁　250円
　機関誌
　※製本

10434　青松　8月号　通巻570号　第58巻　第7号
Q-3-8
　編集　青松編集委員会（藪内真琴）
　国立療養所大島青松園協和会（冨田幹雄）
　平成13年8月5日　A5　36頁　250円
　機関誌
　※製本

10435　青松　9月号　通巻571号　第58巻　第8号
Q-3-8
　編集　青松編集委員会（藪内真琴）
　国立療養所大島青松園協和会（冨田幹雄）
　平成13年9月5日　A5　34頁　250円
　機関誌
　※製本

10436　青松　10・11月号　通巻572号　第58巻　第9号　Q-3-8
　編集　青松編集委員会（藪内真琴）
　国立療養所大島青松園協和会（冨田幹雄）
　平成13年11月5日　A5　58頁　250円
　機関誌
　※製本

10437　青松　12月号　通巻573号　第58巻　第10号　Q-3-8
　編集　青松編集委員会（藪内真琴）
　国立療養所大島青松園協和会（冨田幹雄）
　平成13年12月5日　A5　36頁　250円
　機関誌
　※製本

10438　青松　1月号　通巻574号　第59巻　第1号
Q-3-9
　編集　青松編集委員会（藪内真琴）
　国立療養所大島青松園協和会（冨田幹雄）
　平成14年1月5日　A5　36頁　250円
　機関誌
　※製本

10439　青松　2月号　通巻575号　第59巻　第2号
Q-3-9
　編集　青松編集委員会（藪内真琴）
　国立療養所大島青松園協和会（冨田幹雄）
　平成14年2月5日　A5　34頁　250円
　機関誌
　※製本

10440　青松　3・4月号　通巻576号　第59巻　第3号　Q-3-9
　編集　青松編集委員会（藪内真琴）

国立療養所大島青松園協和会（山本隆久）
平成14年4月5日　A5　30頁　250円
機関誌
※製本

10441　**青松　5月号　通巻577号　第59巻　第4号**
Q-3-9

編集　青松編集委員会（藪内真琴）
国立療養所大島青松園協和会（山本隆久）
平成14年5月5日　A5　34頁　250円
機関誌
※製本

10442　**青松　6月号　通巻578号　第59巻　第5号**
Q-3-9

編集　青松編集委員会（藪内真琴）
国立療養所大島青松園協和会（山本隆久）
平成14年6月5日　A5　30頁　250円
機関誌
※製本

10443　**青松　7月号　通巻579号　第59巻　第6号**
Q-3-9

編集　青松編集委員会（藪内真琴）
国立療養所大島青松園協和会（山本隆久）
平成14年7月5日　A5　30頁　250円
機関誌
※製本

10444　**青松　8月号　通巻580号　第59巻　第7号**
Q-3-9

編集　青松編集委員会（藪内真琴）
国立療養所大島青松園協和会（山本隆久）
平成14年8月5日　A5　30頁　250円
機関誌
※製本

10445　**青松　9月号　通巻581号　第59巻　第8号**
Q-3-9

編集　青松編集委員会（藪内真琴）
国立療養所大島青松園協和会（山本隆久）
平成14年9月5日　A5　30頁　250円
機関誌
※製本

10446　**青松　10・11月号　通巻582号　第59巻　第9号**　Q-3-9

編集　青松編集委員会（藪内真琴）
国立療養所大島青松園協和会（山本隆久）
平成14年11月5日　A5　38頁　250円
機関誌
※製本

10447　**青松　12月号　通巻583号　第59巻　第10号**　Q-3-9

編集　青松編集委員会（藪内真琴）
国立療養所大島青松園協和会（山本隆久）
平成14年12月5日　A5　30頁　250円
機関誌
※製本

10448　**青松　1月号　通巻584号　第60巻　第1号**
Q-3-10

編集　青松編集委員会（藪内真琴）
国立療養所大島青松園協和会（山本隆久）
平成15年1月5日　A5　32頁　250円
機関誌
※製本

10449　**青松　2月号　通巻585号　第60巻　第2号**
Q-3-10

編集　青松編集委員会（藪内真琴）
国立療養所大島青松園協和会（山本隆久）
平成15年2月5日　A5　32頁　250円
機関誌
※製本

10450　**青松　3・4月号　通巻586号　第60巻　第3号**　Q-3-10

編集　青松編集委員会（藪内真琴）
国立療養所大島青松園協和会（曽我野一美）
平成15年4月5日　A5　34頁　250円
機関誌
※製本

10451　**青松　5月号　通巻587号　第60巻　第4号**
Q-3-10

編集　青松編集委員会（藪内真琴）
国立療養所大島青松園協和会（曽我野一美）
平成15年5月5日　A5　30頁　250円
機関誌
※製本

10452　**青松　6月号　通巻588号　第60巻　第5号**
Q-3-10

編集　青松編集委員会（藪内真琴）
国立療養所大島青松園協和会（曽我野一美）
平成15年6月5日　A5　30頁　250円
機関誌
※製本

10453　**青松　7月号　通巻589号　第60巻　第6号**
Q-3-10

編集　青松編集委員会（藪内真琴）
国立療養所大島青松園協和会（曽我野一美）
平成15年7月5日　A5　30頁　250円
機関誌

※製本

10454　青松　8月号　通巻590号　第60巻　第7号
Q-3-10
　編集　青松編集委員会（藪内真琴）
　国立療養所大島青松園協和会（曽我野一美）
　平成15年8月5日　A5　30頁　250円
　機関誌
　※製本

10455　青松　9月号　通巻591号　第60巻　第8号
Q-3-10
　編集　青松編集委員会（藪内真琴）
　国立療養所大島青松園協和会（曽我野一美）
　平成15年9月5日　A5　30頁　250円
　機関誌
　※製本

10456　青松　10・11月号　通巻592号　第60巻　第9号　Q-3-10
　編集　青松編集委員会（藪内真琴）
　国立療養所大島青松園協和会（曽我野一美）
　平成15年11月5日　A5　32頁　250円
　機関誌
　※製本

10457　青松　12月号　通巻593号　第60巻　第10号　Q-3-10
　編集　青松編集委員会（藪内真琴）
　国立療養所大島青松園協和会（曽我野一美）
　平成15年12月5日　A5　32頁　250円
　機関誌
　※製本

10458　青松　1月号　通巻594号　第61巻　第1号
Q-3-11
　編集　青松編集委員会（藪内真琴）
　国立療養所大島青松園協和会（曽我野一美）
　平成16年1月5日　A5　30頁　250円
　機関誌
　※製本

10459　青松　2月号　通巻595号　第61巻　第2号
Q-3-11
　編集　青松編集委員会（藪内真琴）
　国立療養所大島青松園協和会（曽我野一美）
　平成16年2月5日　A5　30頁　250円
　機関誌
　※製本

10460　青松　3・4月号　通巻596号　第61巻　第3号
Q-3-11
　編集　青松編集委員会（藪内真琴）
　国立療養所大島青松園協和会（曽我野一美）
　平成16年4月5日　A5　30頁　250円
　機関誌
　※製本

10461　青松　5月号　通巻597号　第61巻　第4号
Q-3-11
　編集　青松編集委員会（藪内真琴）
　国立療養所大島青松園協和会（曽我野一美）
　平成16年5月5日　A5　30頁　250円
　機関誌
　※製本

10462　青松　6月号　通巻598号　第61巻　第5号
Q-3-11
　編集　青松編集委員会（藪内真琴）
　国立療養所大島青松園協和会（曽我野一美）
　平成16年6月5日　A5　30頁　250円
　機関誌
　※製本

10463　青松　7月号　通巻599号　第61巻　第6号
Q-3-11
　編集　青松編集委員会（藪内真琴）
　国立療養所大島青松園協和会（曽我野一美）
　平成16年7月5日　A5　30頁　250円
　機関誌
　※製本

10464　青松　8・9月号　通巻600号　第61巻　第7号　Q-3-11
　編集　青松編集委員会（藪内真琴）
　国立療養所大島青松園協和会（曽我野一美）
　平成16年9月5日　A5　60頁　250円
　機関誌
　※通巻600号記念特集
　※製本

10465　青松　10月号　通巻601号　第61巻　第8号
Q-3-11
　編集　青松編集委員会（藪内真琴）
　国立療養所大島青松園協和会（曽我野一美）
　平成16年10月5日　A5　30頁　250円
　機関誌
　※製本

10466　青松　11月号　通巻602号　第61巻　第9号
Q-3-11
　編集　青松編集委員会（藪内真琴）
　国立療養所大島青松園協和会（曽我野一美）
　平成16年11月5日　A5　32頁　250円
　機関誌
　※製本

10467　青松　12月号　通巻603号　第61巻　第10号
Q-3-11
　編集　青松編集委員会（藪内真琴）
　国立療養所大島青松園協和会（曽我野一美）
　平成16年12月5日　A5　30頁　250円
　機関誌
　※製本

10468　青松　1月号　通巻604号　第62巻　第1号
Q-3-12
　編集　青松編集委員会（藪内真琴）
　国立療養所大島青松園協和会（曽我野一美）
　平成17年1月5日　A5　28頁　250円
　機関誌
　※製本

10469　青松　2月号　通巻605号　第62巻　第2号
Q-3-12
　編集　青松編集委員会（藪内真琴）
　国立療養所大島青松園協和会（山本隆久）
　平成17年2月5日　A5　30頁　250円
　機関誌
　※製本

10470　青松　3・4月号　通巻606号　第62巻　第3号　Q-3-12
　編集　青松編集委員会（藪内真琴）
　国立療養所大島青松園協和会（山本隆久）
　平成17年4月5日　A5　32頁　250円
　機関誌
　※製本

10471　青松　5月号　通巻607号　第62巻　第4号
Q-3-12
　編集　青松編集委員会（藪内真琴）
　国立療養所大島青松園協和会（山本隆久）
　平成17年5月5日　A5　30頁　250円
　機関誌
　※製本

10472　青松　6月号　通巻608号　第62巻　第5号
Q-3-12
　編集　青松編集委員会（藪内真琴）
　国立療養所大島青松園協和会（山本隆久）
　平成17年6月5日　A5　30頁　250円
　機関誌
　※製本

10473　青松　7月号　通巻609号　第62巻　第6号
Q-3-12
　編集　青松編集委員会（藪内真琴）
　国立療養所大島青松園協和会（山本隆久）
　平成17年7月5日　A5　28頁　250円
　機関誌
　※製本

10474　青松　8月号　通巻610号　第62巻　第7号
Q-3-12
　編集　青松編集委員会（藪内真琴）
　国立療養所大島青松園協和会（山本隆久）
　平成17年8月5日　A5　30頁　250円
　機関誌
　※製本

10475　青松　9月号　通巻611号　第62巻　第8号
Q-3-12
　編集　青松編集委員会（藪内真琴）
　国立療養所大島青松園協和会（山本隆久）
　平成17年9月5日　A5　30頁　250円
　機関誌
　※製本

10476　青松　10・11月号　通巻612号　第62巻　第9号　Q-3-12
　編集　青松編集委員会（藪内真琴）
　国立療養所大島青松園協和会（山本隆久）
　平成17年11月5日　A5　30頁　250円
　機関誌
　※製本

10477　青松　12月号　通巻613号　第62巻　第10号
Q-3-12
　編集　青松編集委員会（藪内真琴）
　国立療養所大島青松園協和会（山本隆久）
　平成17年12月5日　A5　28頁　250円
　機関誌
　※製本

10478　青松　1月号　通巻614号　第63巻　第1号
Q-3-13
　編集　青松編集委員会（藪内真琴）
　国立療養所大島青松園協和会（山本隆久）
　平成18年1月5日　A5　28頁　250円
　機関誌
　※製本

10479　青松　2月号　通巻615号　第63巻　第2号
Q-3-13
　編集　青松編集委員会（藪内真琴）
　国立療養所大島青松園協和会（森和男）
　平成18年2月5日　A5　28頁　250円
　機関誌
　※製本

10480　青松　3・4月号　通巻616号　第63巻　第

3号　Q-3-13
　　編集　青松編集委員会（藪内真琴）
　　国立療養所大島青松園協和会（森和男）
　　平成18年4月5日　A5　30頁　250円
　　機関誌
　　※製本

10481　青松　5月号　通巻617号　第63巻　第4号
Q-3-13
　　編集　青松編集委員会（藪内真琴）
　　国立療養所大島青松園協和会（森和男）
　　平成18年5月5日　A5　30頁　250円
　　機関誌
　　※製本

10482　青松　6月号　通巻618号　第63巻　第5号
Q-3-13
　　編集　青松編集委員会（藪内真琴）
　　国立療養所大島青松園協和会（森和男）
　　平成18年6月5日　A5　28頁　250円
　　機関誌
　　※製本

10483　青松　7月号　通巻619号　第63巻　第6号
Q-3-13
　　編集　青松編集委員会（藪内真琴）
　　国立療養所大島青松園協和会（森和男）
　　平成18年7月5日　A5　28頁　250円
　　機関誌
　　※製本

10484　青松　8月号　通巻620号　第63巻　第7号
Q-3-13
　　編集　青松編集委員会（藪内真琴）
　　国立療養所大島青松園協和会（森和男）
　　平成18年8月5日　A5　28頁　250円
　　機関誌
　　※製本

10485　青松　9月号　通巻621号　第63巻　第8号
Q-3-13
　　編集　青松編集委員会（藪内真琴・山下博之）
　　国立療養所大島青松園協和会（森和男）
　　平成18年9月5日　A5　28頁　250円
　　機関誌
　　※製本

10486　青松　10・11月号　通巻622号　第63巻　第9号　Q-3-13
　　編集　青松編集委員会（藪内真琴・山下博之）
　　国立療養所大島青松園協和会（森和男）
　　平成18年11月5日　A5　32頁　250円
　　機関誌
　　※製本

10487　青松　12月号　通巻623号　第63巻　第10号　Q-3-13
　　編集　青松編集委員会（藪内真琴・山下博之）
　　国立療養所大島青松園協和会（森和男）
　　平成18年12月5日　A5　30頁　250円
　　機関誌
　　※製本

10488　青松　1月号　通巻624号　第64巻　第1号
Q-3-14
　　編集　青松編集委員会（藪内真琴・山下博之）
　　国立療養所大島青松園協和会（森和男）
　　平成19年1月5日　A5　30頁　250円
　　機関誌
　　※製本

10489　青松　2月号　通巻625号　第64巻　第2号
Q-3-14
　　編集　青松編集委員会（藪内真琴・山下博之）
　　国立療養所大島青松園協和会（山下隆久）
　　平成19年2月5日　A5　28頁　250円
　　機関誌
　　※製本

10490　青松　3・4月号　通巻626号　第64巻　第3号　Q-3-14
　　編集　青松編集委員会（藪内真琴・山下博之）
　　国立療養所大島青松園協和会（山本隆久）
　　平成19年4月5日　A5　30頁　250円
　　機関誌
　　※製本

10491　青松　5月号　通巻627号　第64巻　第4号
Q-3-14
　　編集　青松編集委員会（藪内真琴・山下博之）
　　国立療養所大島青松園協和会（山本隆久）
　　平成19年5月5日　A5　30頁　250円
　　機関誌
　　※製本

10492　青松　6月号　通巻628号　第64巻　第5号
Q-3-14
　　編集　青松編集委員会（藪内真琴・山下博之）
　　国立療養所大島青松園協和会（山本隆久）
　　平成19年6月5日　A5　30頁　250円
　　機関誌
　　※製本

10493　青松　7月号　通巻629号　第64巻　第6号
Q-3-14
　　編集　青松編集委員会（藪内真琴・山下博之）

国立療養所大島青松園協和会（山本隆久）
平成19年7月5日　A5　32頁　250円
機関誌
※製本

10494　青松　8月号　通巻630号　第64巻　第7号
Q-3-14
　編集　青松編集委員会（藪内真琴・山下博之）
　国立療養所大島青松園協和会（山本隆久）
　平成19年8月5日　A5　28頁　250円
　機関誌
　※製本

10495　青松　9月号　通巻631号　第64巻　第8号
Q-3-14
　編集　青松編集委員会（藪内真琴・山下博之）
　国立療養所大島青松園協和会（山本隆久）
　平成19年9月5日　A5　28頁　250円
　機関誌
　※製本

10496　青松　10・11月号　通巻632号　第64巻　第9号　Q-3-14
　編集　青松編集委員会（藪内真琴・山下博之）
　国立療養所大島青松園協和会（山本隆久）
　平成19年11月5日　A5　28頁　250円
　機関誌
　※製本

10497　青松　12月号　通巻633号　第64巻　第10号　Q-3-14
　編集　青松編集委員会（藪内真琴・山下博之）
　国立療養所大島青松園協和会（山本隆久）
　平成19年12月5日　A5　28頁　250円
　機関誌
　※製本

10498　青松　1月号　通巻634号　第65巻　第1号
Q-3-15
　編集　青松編集委員会（藪内真琴・山下博之）
　国立療養所大島青松園協和会（山本隆久）
　平成20年1月5日　A5　30頁　250円
　機関誌
　※製本

10499　青松　2月号　通巻635号　第65巻　第2号
Q-3-15
　編集　青松編集委員会（藪内真琴・山下博之）
　国立療養所大島青松園協和会（森和男）
　平成20年2月5日　A5　26頁　250円
　機関誌
　※製本

10500　青松　3・4月号　通巻636号　第65巻　第3号　Q-3-15
　編集　青松編集委員会（藪内真琴・山下博之）
　国立療養所大島青松園協和会（森和男）
　平成20年4月5日　A5　28頁　250円
　機関誌
　※製本

10501　青松　5月号　通巻637号　第65巻　第4号
Q-3-15
　編集　青松編集委員会（藪内真琴・山下博之）
　国立療養所大島青松園協和会（森和男）
　平成20年5月5日　A5　28頁　250円
　機関誌
　※製本

10502　青松　6月号　通巻638号　第65巻　第5号
Q-3-15
　編集　青松編集委員会（藪内真琴・山下博之）
　国立療養所大島青松園協和会（森和男）
　平成20年6月5日　A5　28頁　250円
　機関誌
　※製本

10503　青松　7月号　通巻639号　第65巻　第6号
Q-3-15
　編集　青松編集委員会（藪内真琴・山下博之）
　国立療養所大島青松園協和会（森和男）
　平成20年7月5日　A5　30頁　250円
　機関誌
　※製本

10504　青松　8月号　通巻640号　第65巻　第7号
Q-3-15
　編集　青松編集委員会（藪内真琴・山下博之）
　国立療養所大島青松園協和会（森和男）
　平成20年8月5日　A5　28頁　250円
　機関誌
　※製本

10505　青松　9月号　通巻641号　第65巻　第8号
Q-3-15
　編集　青松編集委員会（藪内真琴・山下博之）
　国立療養所大島青松園協和会（森和男）
　平成20年9月5日　A5　28頁　250円
　機関誌
　※製本

10506　青松　10・11月号　通巻642号　第65巻　第9号　Q-3-15
　編集　青松編集委員会（藪内真琴・山下博之）
　国立療養所大島青松園協和会（森和男）
　平成20年11月5日　A5　28頁　250円
　機関誌

10507　青松　12月号　通巻643号　第65巻　第10号　Q-3-15
編集　青松編集委員会（藪内真琴・山下博之）
国立療養所大島青松園協和会（森和男）
平成20年12月5日　A5　28頁　250円
機関誌
※製本

10508　青松　1・2月号　通巻644号　第66巻　第1号　Q-3-16
編集　青松編集委員会（藪内真琴・山下博之）
国立療養所大島青松園協和会（森和男）
平成21年2月5日　A5　30頁　250円
機関誌
※製本

10509　青松　3・4月号　通巻645号　第66巻　第2号　Q-3-16
編集　青松編集委員会（藪内真琴・山下博之）
国立療養所大島青松園協和会（森和男）
平成21年4月5日　A5　30頁　250円
機関誌
※製本

10510　青松　5・6月号　通巻646号　第66巻　第3号　Q-3-16
編集　青松編集委員会（藪内真琴・山下博之）
国立療養所大島青松園協和会（森和男）
平成21年6月5日　A5　30頁　250円
機関誌
※製本

10511　青松　7・8月号　通巻647号　第66巻　第4号　Q-3-16
編集　青松編集委員会（藪内真琴・山下博之）
国立療養所大島青松園協和会（森和男）
平成21年8月5日　A5　30頁　250円
機関誌
※製本

10512　青松　9・10月号　通巻648号　第66巻　第5号　Q-3-16
編集　青松編集委員会（藪内真琴・山下博之）
国立療養所大島青松園協和会（森和男）
平成21年10月5日　A5　28頁　250円
機関誌
※製本

10513　青松　11・12月号　通巻649号　第66巻　第6号　Q-3-16
編集　青松編集委員会（藪内真琴・山下博之）
国立療養所大島青松園協和会（森和男）
平成21年12月5日　A5　30頁　250円
機関誌
※製本

10514　青松　1・2月号　通巻650号　第67巻　第1号　Q-3-17
編集　青松編集委員会（藪内真琴・山下博之）
国立療養所大島青松園協和会（山本隆久）
平成22年2月5日　A5　30頁　250円
機関誌
※製本

10515　青松　3・4月号　通巻651号　第67巻　第2号　Q-3-17
編集　青松編集委員会（藪内真琴・山下博之）
国立療養所大島青松園協和会（山本隆久）
平成22年4月5日　A5　32頁　250円
機関誌
※製本

10516　青松　5・6月号　通巻652号　第67巻　第3号　Q-3-17
編集　青松編集委員会（藪内真琴・山下博之）
国立療養所大島青松園協和会（山本隆久）
平成22年6月5日　A5　30頁　250円
機関誌
※製本

10517　青松　7・8月号　通巻653号　第67巻　第4号　Q-3-17
編集　青松編集委員会（藪内真琴・山下博之）
国立療養所大島青松園協和会（山本隆久）
平成22年8月5日　A5　30頁　250円
機関誌
※製本

10518　青松　9・10月号　通巻654号　第67巻　第5号　Q-3-17
編集　青松編集委員会（藪内真琴・山下博之）
国立療養所大島青松園協和会（山本隆久）
平成22年10月5日　A5　30頁　250円
機関誌
※製本

10519　青松　11・12月号　通巻655号　第67巻　第6号　Q-3-17
編集　青松編集委員会（藪内真琴・山下博之）
国立療養所大島青松園協和会（山本隆久）
平成22年12月5日　A5　34頁　250円
機関誌
※製本

10520　青松　1・2月号　通巻656号　第68巻　第1号

Q-3-18
　　編集　青松編集委員会（稲垣真琴・山下博之）
　　国立療養所大島青松園協和会（山本隆久）
　　平成23年2月5日　A5　32頁　250円
　　機関誌
　　※製本

10521　青松　3・4月号　通巻657号　第68巻　第2号　Q-3-18
　　編集　青松編集委員会（稲垣真琴・山下博之）
　　国立療養所大島青松園協和会（山本隆久）
　　平成23年4月5日　A5　32頁　250円
　　機関誌
　　※製本

10522　青松　5・6月号　通巻658号　第68巻　第3号　Q-3-18
　　編集　青松編集委員会（山下博之）
　　国立療養所大島青松園協和会（山本隆久）
　　平成23年6月5日　A5　30頁　250円
　　機関誌
　　※製本

10523　青松　7・8月号　通巻659号　第68巻　第4号　Q-3-18
　　編集　青松編集委員会（山下博之）
　　国立療養所大島青松園協和会（森和男）
　　平成23年8月5日　A5　32頁　250円
　　機関誌
　　※製本

10524　青松　9・10月号　通巻660号　第68巻　第5号　Q-3-18
　　編集　青松編集委員会（山下博之）
　　国立療養所大島青松園協和会（森和男）
　　平成23年10月5日　A5　30頁　250円
　　機関誌
　　※製本

10525　青松　11・12月号　通巻661号　第68巻　第6号　Q-3-18
　　編集　青松編集委員会（山下博之）
　　国立療養所大島青松園協和会（森和男）
　　平成23年12月5日　A5　78頁　250円
　　機関誌
　　※自治会創立80周年記念譜附録
　　※製本

10526　青松　1・2月号　通巻662号　第69巻　第1号　Q-3-19
　　編集　青松編集委員会（山下博之）
　　国立療養所大島青松園協和会（森和男）
　　平成24年2月5日　A5　34頁　250円
　　機関誌
　　※製本

10527　青松　3・4月号　通巻663号　第69巻　第2号　Q-3-19
　　編集　青松編集委員会（山下博之）
　　国立療養所大島青松園協和会（山本隆久）
　　平成24年4月5日　A5　30頁　250円
　　機関誌
　　※製本

10528　青松　5・6月号　通巻664号　第69巻　第3号　Q-3-19
　　編集　青松編集委員会（山下博之）
　　国立療養所大島青松園協和会（山本隆久）
　　平成24年6月5日　A5　32頁　250円
　　機関誌
　　※製本

10529　青松　7・8月号　通巻665号　第69巻　第4号　Q-3-19
　　編集　青松編集委員会（山下博之）
　　国立療養所大島青松園協和会（山本隆久）
　　平成24年8月5日　A5　34頁　250円
　　機関誌
　　※製本

10530　青松　9・10月号　通巻666号　第69巻　第5号　Q-3-19
　　編集　青松編集委員会（山下博之）
　　国立療養所大島青松園協和会（山本隆久）
　　平成24年10月5日　A5　28頁　250円
　　機関誌
　　※製本

10531　青松　11・12月号　通巻667号　第69巻　第6号　Q-3-19
　　編集　青松編集委員会（山下博之）
　　国立療養所大島青松園協和会（山本隆久）
　　平成24年12月5日　A5　28頁　250円
　　機関誌
　　※製本

10532　青松　1・2月号　通巻668号　第70巻　第1号　Q-3-19
　　編集　青松編集委員会（山下博之）
　　国立療養所大島青松園協和会（山本隆久）
　　平成25年2月5日　A5　34頁　250円
　　機関誌
　　※製本

10533　青松　3・4月号　通巻669号　第70巻　第

2号　Q-3-19
　　編集　青松編集委員会（山下博之）
　　国立療養所大島青松園協和会（森和男）
　　平成25年4月5日　A5　66頁　250円
　　機関誌
　　※曽我野一美追悼号
　　※製本

10534　青松　5・6月号　通巻670号　第70巻　第3号　Q-3-19
　　編集　青松編集委員会（川西耕司）
　　国立療養所大島青松園協和会（森和男）
　　平成25年6月5日　A5　32頁　250円
　　機関誌
　　※製本

10535　青松　7・8月号　通巻671号　第70巻　第4号　Q-3-19
　　編集　青松編集委員会（川西耕司）
　　国立療養所大島青松園協和会（森和男）
　　平成25年8月5日　A5　32頁　250円
　　機関誌
　　※製本

10536　青松　9・10月号　通巻672号　第70巻　第5号　Q-3-19
　　編集　青松編集委員会（川西耕司）
　　国立療養所大島青松園協和会（森和男）
　　平成25年10月5日　A5　30頁　250円
　　機関誌
　　※製本

10537　青松　11・12月号　通巻673号　第70巻　第6号　Q-3-19
　　編集　青松編集委員会（川西耕司）
　　国立療養所大島青松園協和会（森和男）
　　平成25年12月5日　A5　38頁　250円
　　機関誌
　　※詩人・塔和子特集
　　※製本

10538　青松　1・2月号　通巻674号　第71巻　第1号　Q-3-20
　　編集　青松編集委員会（川西耕司）
　　国立療養所大島青松園協和会（森和男）
　　平成26年2月5日　A5　44頁　250円
　　機関誌
　　※製本

10539　青松　3・4月号　通巻675号　第71巻　第2号　Q-3-20
　　編集　青松編集委員会（川西耕司）
　　国立療養所大島青松園協和会（山本隆久）
　　平成26年4月5日　A5　56頁　250円
　　機関誌
　　※製本

10540　青松　5・6月号　通巻676号　第71巻　第3号　Q-3-20
　　編集　青松編集委員会（川西耕司）
　　国立療養所大島青松園協和会（山本隆久）
　　平成26年6月5日　A5　68頁　250円
　　機関誌
　　※製本

10541　青松　7・8月号　通巻677号　第71巻　第4号　Q-3-20
　　編集　青松編集委員会（川西耕司）
　　国立療養所大島青松園協和会（山本隆久）
　　平成26年8月5日　A5　36頁　250円
　　機関誌
　　※製本

10542　青松　9・10月号　通巻678号　第71巻　第5号　Q-3-20
　　編集　青松編集委員会（川西耕司）
　　国立療養所大島青松園協和会（山本隆久）
　　平成26年10月5日　A5　42頁　250円
　　機関誌
　　※製本

10543　青松　11・12月号　通巻679号　第71巻　第6号　Q-3-20
　　編集　青松編集委員会（川西耕司）
　　国立療養所大島青松園協和会（山本隆久）
　　平成26年12月5日　A5　92頁　250円
　　機関誌
　　※製本

10544　青松　1・2月号　通巻680号　第72巻　第1号　Q-3-20
　　編集　青松編集委員会（川西耕司）
　　国立療養所大島青松園協和会（山本隆久）
　　平成27年2月5日　A5　40頁　250円
　　機関誌
　　※製本

10545　青松　3・4月号　通巻681号　第72巻　第2号　Q-3-20
　　編集　青松編集委員会（川西耕司）
　　国立療養所大島青松園協和会（山本隆久）
　　平成27年4月5日　A5　42頁　250円
　　機関誌
　　※製本

10546　青松　5・6月号　通巻682号　第72巻　第

3号　Q-3-20
　　編集　青松編集委員会（川西耕司）
　　国立療養所大島青松園協和会（山本隆久）
　　平成27年6月5日　A5　30頁　250円
　　機関誌
　　※製本

10547　青松　7・8月号　通巻683号　第72巻　第4号　Q-3-20
　　編集　青松編集委員会（川西耕司）
　　国立療養所大島青松園協和会（森和男）
　　平成27年8月5日　A5　32頁　250円
　　機関誌
　　※製本

10548　青松　9・10月号　通巻684号　第72巻　第5号　Q-3-20
　　編集　青松編集委員会（川西耕司）
　　国立療養所大島青松園協和会（森和男）
　　平成27年10月5日　A5　36頁　250円
　　機関誌
　　※製本

10549　青松　11・12月号　通巻685号　第72巻　第6号　Q-3-20
　　編集　青松編集委員会（川西耕司）
　　国立療養所大島青松園協和会（森和男）
　　平成27年12月5日　A5　32頁　250円
　　機関誌
　　※製本

10550　青松　1・2月号　通巻686号　第73巻　第1号　Q-3-21
　　編集　大島編集委員会（川西耕司）
　　国立療養所大島青松園協和会（森和男）
　　平成28年2月5日　A5　28頁　250円
　　機関誌
　　※製本

10551　青松　3・4月号　通巻687号　第73巻　第2号　Q-3-21
　　編集　大島編集委員会（川西耕司）
　　国立療養所大島青松園協和会（森和男）
　　平成28年4月5日　A5　30頁　250円
　　機関誌
　　※製本

10552　青松　5・6月号　通巻688号　第73巻　第3号　Q-3-21
　　編集　大島編集委員会（川西耕司）
　　国立療養所大島青松園協和会（森和男）
　　平成28年6月5日　A5　36頁　250円
　　機関誌
　　※製本

10553　青松　7・8月号　通巻689号　第73巻　第4号　Q-3-21
　　編集　大島編集委員会（川西耕司）
　　国立療養所大島青松園協和会（森和男）
　　平成28年8月5日　A5　34頁　250円
　　機関誌
　　※製本

10554　青松　9・10月号　通巻690号　第73巻　第5号　Q-3-21
　　編集　大島編集委員会（川西耕司）
　　国立療養所大島青松園協和会（森和男）
　　平成28年10月5日　A5　36頁　250円
　　機関誌
　　※製本

10555　青松　11・12月号　通巻691号　第73巻　第6号　Q-3-21
　　編集　大島編集委員会（川西耕司）
　　国立療養所大島青松園協和会（森和男）
　　平成28年12月5日　A5　34頁　250円
　　機関誌
　　※製本

10556　青松　1・2月号　通巻692号　第74巻　第1号　Q-3-21
　　編集　大島編集委員会（川西耕司）
　　国立療養所大島青松園協和会（森和男）
　　平成29年2月5日　A5　34頁　250円
　　機関誌
　　※製本

10557　青松　3・4月号　通巻693号　第74巻　第2号　Q-3-21
　　編集　大島編集委員会（川西耕司）
　　国立療養所大島青松園協和会（森和男）
　　平成29年4月5日　A5　28頁　250円
　　機関誌
　　※製本

10558　青松　5・6月号　通巻694号　第74巻　第3号　Q-3-21
　　編集　大島編集委員会（川西耕司）
　　国立療養所大島青松園協和会（森和男）
　　平成29年6月5日　A5　42頁　250円
　　機関誌
　　※製本

10559　青松　7・8月号　通巻695号　第74巻　第4号　Q-3-21
　　編集　大島編集委員会（川西耕司）

国立療養所大島青松園協和会（森和男）
平成28年8月5日　A5　46頁　250円
機関誌
※製本

10560　青松　9・10月号　通巻696号　第74巻　第5号　Q-3-21
編輯　大島編集委員会（川西耕司）
国立療養所大島青松園協和会（森和男）
平成29年10月5日　A5　40頁　250円
機関誌
※製本

10561　青松　11・12月号　通巻697号　第74巻　第6号　Q-3-21
編輯　大島編集委員会（川西耕司）
国立療養所大島青松園協和会（森和男）
平成29年12月5日　A5　38頁　250円
機関誌
※製本

10562　霊交　第150号　Q-3-31
編輯　長田穂波
霊交会（長田穂波）
昭和6年3月1日　B5　8頁　非売品
宗教

10563　霊交　第152号　Q-3-31
編輯　長田穂波
霊交会（長田穂波）
昭和6年5月1日　B5　8頁　非売品
宗教

10564　霊交　第153号　Q-3-31
編輯　長田穂波
霊交会（長田穂波）
昭和6年6月1日　B5　8頁　非売品
宗教

10565　霊交　第154号　Q-3-31
編輯　長田穂波
霊交会（長田穂波）
昭和6年7月1日　B5　8頁　非売品
宗教

10566　霊交　第1巻　第1号　Q-3-31
編輯　長田穂波
霊交会（長田穂波）
昭和6年11月10日　B5　8頁　非売品
宗教

10567　霊交　第1巻　第2号　Q-3-31
編輯　長田穂波
霊交会（長田穂波）
昭和6年12月10日　B5　8頁　非売品
宗教

10568　霊交　第1巻　第3号　Q-3-31
編輯　長田穂波
霊交会（長田穂波）
昭和7年1月10日　B5　8頁　非売品
宗教

10569　霊交　第1巻　第4号　Q-3-31
編輯　長田穂波
霊交会（長田穂波）
昭和7年2月10日　B5　8頁　非売品
宗教

10570　霊交　第1巻　第5号　Q-3-31
編輯　長田穂波
霊交会（長田穂波）
昭和7年3月10日　B5　8頁　非売品
宗教

10571　霊交　第1巻　第6号　Q-3-31
編輯　長田穂波
霊交会（長田穂波）
昭和7年4月10日　B5　8頁　非売品
宗教

10572　霊交　第1巻　第7号　Q-3-31
編輯　長田穂波
霊交会（長田穂波）
昭和7年5月10日　B5　8頁　非売品
宗教

10573　霊交　第1巻　第8号　Q-3-31
編輯　長田穂波
霊交会（長田穂波）
昭和7年6月10日　B5　8頁　非売品
宗教

10574　霊交　第1巻　第9号　Q-3-31
編輯　長田穂波
霊交会（長田穂波）
昭和7年7月10日　B5　8頁　非売品
宗教

10575　霊交　第1巻　第10号　Q-3-31
編輯　長田穂波
霊交会（長田穂波）
昭和7年8月10日　B5　8頁　非売品
宗教

10576　霊交　第1巻　第11号　Q-3-31
編輯　長田穂波
霊交会（長田穂波）
昭和7年9月10日　B5　8頁　非売品
宗教

10577　霊交　第1巻　第12号　Q-3-31
編輯　長田穂波
霊交会（長田穂波）
昭和7年10月10日　B5　8頁　非売品
宗教

10578　霊交　第1巻　第13号　Q-3-31
編輯　長田穂波
霊交会（長田穂波）
昭和7年11月10日　B5　8頁　非売品
宗教

10579　霊交　第1巻　第14号　Q-3-31
編輯　長田穂波
霊交会（長田穂波）
昭和7年12月10日　B5　8頁　非売品
宗教

10580　霊交　第170号　Q-3-31
編輯　長田穂波
霊交会（長田穂波）
昭和8年1月10日　B5　8頁　非売品
宗教

10581　霊交　第171号　Q-3-31
編輯　長田穂波
霊交会（長田穂波）
昭和8年2月10日　B5　8頁　非売品
宗教

10582　霊交　第174号　Q-3-31
編輯　長田穂波
霊交会（長田穂波）
昭和8年5月10日　B5　8頁　非売品
宗教

10583　霊交　第175号　Q-3-31
編輯　長田穂波
霊交会（長田穂波）
昭和8年6月10日　B5　8頁　非売品
宗教

10584　霊交　第176号　Q-3-31
編輯　長田穂波
霊交会（長田穂波）
昭和8年7月10日　B5　8頁　非売品
宗教

10585　霊交　第178号　Q-3-31
編輯　長田穂波
霊交会（長田穂波）
昭和8年9月10日　B5　8頁　非売品
宗教

10586　霊交　第179号　Q-3-31
編輯　長田穂波
霊交会（長田穂波）
昭和8年10月10日　B5　8頁　非売品
宗教

10587　霊交　第180号　Q-3-31
編輯　長田穂波
霊交会（長田穂波）
昭和8年11月10日　B5　8頁　非売品
宗教

10588　霊交　第181号　Q-3-31
編輯　長田穂波
霊交会（長田穂波）
昭和8年12月10日　B5　8頁　非売品
宗教

10589　霊交　第182号　Q-3-31
編輯　長田穂波
霊交会（長田穂波）
昭和9年1月10日　B5　8頁　非売品
宗教

10590　霊交　第183号　Q-3-31
編輯　長田穂波
霊交会（長田穂波）
昭和9年2月10日　B5　8頁　非売品
宗教

10591　霊交　第184号　Q-3-31
編輯　長田穂波
霊交会（長田穂波）
昭和9年3月10日　B5　8頁　5銭
宗教

10592　霊交　第185号　Q-3-31
編輯　長田穂波
霊交会（長田穂波）
昭和9年4月10日　B5　8頁　5銭
宗教

10593　霊交　第186号　Q-3-31
編輯　長田穂波
霊交会（長田穂波）
昭和9年5月10日　B5　8頁　5銭
宗教

10594　**霊交　第187号**　Q-3-31
編輯　長田穂波
霊交会（長田穂波）
昭和9年6月10日　B5　8頁　5銭
宗教

10595　**霊交　第189号**　Q-3-31
編輯　長田穂波
霊交会（長田穂波）
昭和9年8月10日　B5　8頁　5銭
宗教

10596　**霊交　第190号　9月号**　Q-3-31
編輯　長田穂波
霊交会（長田穂波）
昭和9年9月10日　B5　8頁　5銭
宗教

10597　**霊交　第191号　10月号**　Q-3-31
編輯　長田穂波
霊交会（長田穂波）
昭和9年10月10日　B5　8頁　5銭
宗教

10598　**霊交　第192号　11月号**　Q-3-31
編輯　長田穂波
霊交会（長田穂波）
昭和9年11月10日　B5　8頁　5銭
宗教

10599　**霊交　第193号　12月号**　Q-3-31
編輯　長田穂波
霊交会（長田穂波）
昭和9年12月10日　B5　8頁　5銭
宗教

10600　**霊交　第194号　1月号**　Q-3-32
編輯　長田穂波
霊交会（長田穂波）
昭和10年1月10日　B5　8頁　5銭
宗教
※製本

10601　**霊交　第195号　2月号**　Q-3-32
編輯　長田穂波
霊交会（長田穂波）
昭和10年2月10日　B5　8頁　5銭
宗教
※製本

10602　**霊交　第196号　3月号**　Q-3-32
編輯　長田穂波
霊交会（長田穂波）
昭和10年3月10日　B5　8頁　5銭
宗教
※製本

10603　**霊交　第197号　4月号**　Q-3-32
編輯　長田穂波
霊交会（長田穂波）
昭和10年4月10日　B5　8頁　5銭
宗教
※製本

10604　**霊交　第198号　5月号**　Q-3-32
編輯　長田穂波
霊交会（長田穂波）
昭和10年5月10日　B5　8頁　5銭
宗教
※製本

10605　**霊交　第199号　6月号**　Q-3-32
編輯　長田穂波
霊交会（長田穂波）
昭和10年6月10日　B5　8頁　5銭
宗教
※製本

10606　**霊交　第200号　7月号**　Q-3-32
編輯　長田穂波
霊交会（長田穂波）
昭和10年7月10日　B5　8頁　5銭
宗教
※製本

10607　**霊交　第201号　8月号**　Q-3-32
編輯　長田嘉吉（穂波）
霊交会（長田嘉吉（穂波））
昭和10年8月10日　B5　8頁　5銭
宗教
※製本

10608　**霊交　第202号　9月号**　Q-3-32
編輯　長田嘉吉（穂波）
霊交会（長田嘉吉（穂波））
昭和10年9月10日　B5　8頁　5銭
宗教
※製本

10609　**霊交　第203号　10月号**　Q-3-32
編輯　長田嘉吉（穂波）
霊交会（長田嘉吉（穂波））
昭和10年10月10日　B5　8頁　5銭
宗教
※製本

10610　霊交　第204号　11月号　Q-3-32
　編輯　長田嘉吉（穂波）
　霊交会（長田嘉吉（穂波））
　昭和10年11月10日　B5　8頁　5銭
　宗教
　※製本

10611　霊交　第205号　12月号　Q-3-32
　編輯　長田嘉吉（穂波）
　霊交会（長田嘉吉（穂波））
　昭和10年12月10日　B5　8頁　5銭
　宗教
　※製本

10612　霊交　第206号　1月号　Q-3-32
　編輯　長田嘉吉（穂波）
　霊交会（長田嘉吉（穂波））
　昭和11年1月10日　B5　8頁　5銭
　宗教
　※製本

10613　霊交　第207号　2月号　Q-3-32
　編輯　長田嘉吉（穂波）
　霊交会（長田嘉吉（穂波））
　昭和11年2月10日　B5　8頁　5銭
　宗教
　※製本

10614　霊交　第208号　3月号　Q-3-32
　編輯　長田嘉吉（穂波）
　霊交会（長田嘉吉（穂波））
　昭和11年3月10日　B5　8頁　5銭
　宗教
　※製本

10615　霊交　第209号　4月号　Q-3-32
　編輯　長田嘉吉（穂波）
　霊交会（長田嘉吉（穂波））
　昭和11年4月10日　B5　8頁　5銭
　宗教
　※製本

10616　霊交　第210号　5月号　Q-3-32
　編輯　長田嘉吉（穂波）
　霊交会（長田嘉吉（穂波））
　昭和11年5月10日　B5　8頁　5銭
　宗教
　※製本

10617　霊交　第211号　6月号　Q-3-32
　編輯　長田嘉吉（穂波）
　霊交会（長田嘉吉（穂波））
　昭和11年6月10日　B5　8頁　5銭
　宗教
　※製本

10618　霊交　第212号　7月号　Q-3-32
　編輯　長田嘉吉（穂波）
　霊交会（長田嘉吉（穂波））
　昭和11年7月10日　B5　8頁　5銭
　宗教
　※製本

10619　霊交　第213号　8月号　Q-3-32
　編輯　長田嘉吉（穂波）
　霊交会（長田嘉吉（穂波））
　昭和11年8月10日　B5　8頁　5銭
　宗教
　※製本

10620　霊交　第214号　9月号　Q-3-32
　編輯　長田嘉吉（穂波）
　霊交会（長田嘉吉（穂波））
　昭和11年9月10日　B5　8頁　5銭
　宗教
　※製本

10621　霊交　第215号　10月号　Q-3-32
　編輯　長田嘉吉（穂波）
　霊交会（長田嘉吉（穂波））
　昭和11年10月10日　B5　8頁　5銭
　宗教
　※製本

10622　霊交　第216号　11月号　Q-3-32
　編輯　長田嘉吉（穂波）
　霊交会（長田嘉吉（穂波））
　昭和11年11月10日　B5　8頁　5銭
　宗教
　※製本

10623　霊交　第217号　12月号　Q-3-32
　編輯　長田嘉吉（穂波）
　霊交会（長田嘉吉（穂波））
　昭和11年12月10日　B5　8頁　5銭
　宗教
　※製本

10624　霊交　第218号　1月号　Q-3-32
　編輯　長田嘉吉（穂波）
　霊交会（長田嘉吉（穂波））
　昭和12年1月10日　B5　8頁　5銭
　宗教
　※製本

10625　霊交　第219号　2月号　Q-3-32
編輯　長田嘉吉（穂波）
霊交会（長田嘉吉（穂波））
昭和12年2月10日　B5　8頁　5銭
宗教
※製本

10626　霊交　第220号　3月号　Q-3-32
編輯　長田嘉吉（穂波）
霊交会（長田嘉吉（穂波））
昭和12年3月10日　B5　8頁　5銭
宗教
※製本

10627　霊交　第221号　4月号　Q-3-32
編輯　長田嘉吉（穂波）
霊交会（長田嘉吉（穂波））
昭和12年4月10日　B5　8頁　5銭
宗教
※製本

10628　霊交　第222号　5月号　Q-3-32
編輯　長田嘉吉（穂波）
霊交会（長田嘉吉（穂波））
昭和12年5月10日　B5　8頁　5銭
宗教
※製本

10629　霊交　第223号　6月号　Q-3-32
編輯　長田嘉吉（穂波）
霊交会（長田嘉吉（穂波））
昭和12年6月10日　B5　8頁　5銭
宗教
※製本

10630　霊交　第224号　7月号　Q-3-32
編輯　長田嘉吉（穂波）
霊交会（長田嘉吉（穂波））
昭和12年7月10日　B5　8頁　5銭
宗教
※製本

10631　霊交　第225号　8月号　Q-3-32
編輯　長田嘉吉（穂波）
霊交会（長田嘉吉（穂波））
昭和12年8月10日　B5　8頁　5銭
宗教
※製本

10632　霊交　第226号　9月号　Q-3-32
編輯　長田嘉吉（穂波）
霊交会（長田嘉吉（穂波））
昭和12年9月10日　B5　8頁　5銭
宗教
※製本

10633　霊交　第227号　10月号　Q-3-32
編輯　長田嘉吉（穂波）
霊交会（長田嘉吉（穂波））
昭和12年10月10日　B5　8頁　5銭
宗教
※製本

10634　霊交　第228号　11月号　Q-3-32
編輯　長田嘉吉（穂波）
霊交会（長田嘉吉（穂波））
昭和12年11月10日　B5　8頁　5銭
宗教
※製本

10635　霊交　第229号　12月号　Q-3-32
編輯　長田嘉吉（穂波）
霊交会（長田嘉吉（穂波））
昭和12年12月10日　B5　8頁　5銭
宗教
※製本

10636　霊交　第230号　1月号　Q-3-32
編輯　長田嘉吉（穂波）
霊交会（長田嘉吉（穂波））
昭和13年1月10日　B5　8頁　5銭
宗教
※製本

10637　霊交　第231号　2月号　Q-3-32
編輯　長田嘉吉（穂波）
霊交会（長田嘉吉（穂波））
昭和13年2月10日　B5　8頁　5銭
宗教
※製本

10638　霊交　第232号　3月号　Q-3-32
編輯　長田嘉吉（穂波）
霊交会（長田嘉吉（穂波））
昭和13年3月10日　B5　8頁　5銭
宗教
※製本

10639　霊交　第242号　1月号　Q-3-32
編輯　長田嘉吉（穂波）
霊交会（長田嘉吉（穂波））
昭和14年1月10日　B5　8頁　5銭
宗教
※製本

10640　霊交　第243号　2月号　Q-3-32
　編輯　長田嘉吉（穂波）
　霊交会（長田嘉吉（穂波））
　昭和14年2月10日　B5　8頁　5銭
　宗教
　※製本

10641　霊交　第245号　4月号　Q-3-32
　編輯　長田嘉吉（穂波）
　霊交会（長田嘉吉（穂波））
　昭和14年4月10日　B5　8頁　5銭
　宗教
　※製本

10642　霊交　第246号　5月号　Q-3-32
　編輯　長田嘉吉（穂波）
　霊交会（長田嘉吉（穂波））
　昭和14年5月10日　B5　8頁　5銭
　宗教
　※製本

10643　霊交　第247号　6月号　Q-3-32
　編輯　長田嘉吉（穂波）
　霊交会（長田嘉吉（穂波））
　昭和14年6月10日　B5　8頁　5銭
　宗教
　※製本

10644　霊交　第248号　7月号　Q-3-32
　編輯　長田嘉吉（穂波）
　霊交会（長田嘉吉（穂波））
　昭和14年7月10日　B5　8頁　5銭
　宗教
　※製本

10645　霊交　第249号　8月号　Q-3-32
　編輯　長田嘉吉（穂波）
　霊交会（長田嘉吉（穂波））
　昭和14年8月10日　B5　8頁　5銭
　宗教
　※製本

10646　霊交　第250号　9月号　Q-3-32
　編輯　長田嘉吉（穂波）
　霊交会（長田嘉吉（穂波））
　昭和14年9月10日　B5　8頁　5銭
　宗教
　※製本

10647　霊交　第251号　10月号　Q-3-32
　編輯　長田嘉吉（穂波）
　霊交会（長田嘉吉（穂波））
　昭和14年10月10日　B5　8頁　5銭
　宗教
　※製本

10648　霊交　第252号　11月号　Q-3-32
　編輯　長田嘉吉（穂波）
　霊交会（長田嘉吉（穂波））
　昭和14年11月10日　B5　8頁　5銭
　宗教
　※製本

10649　霊交　第253号　12月号　Q-3-32
　編輯　長田嘉吉（穂波）
　霊交会（長田嘉吉（穂波））
　昭和14年12月10日　B5　8頁　5銭
　宗教
　※製本

10650　霊交　第255号　2月号　Q-3-32
　編輯　長田嘉吉（穂波）
　霊交会（長田嘉吉（穂波））
　昭和15年2月10日　B5　8頁　5銭
　宗教
　※製本

10651　霊交　第256号　3月号　Q-3-32
　編輯　長田嘉吉（穂波）
　霊交会（長田嘉吉（穂波））
　昭和15年3月10日　B5　8頁　5銭
　宗教
　※製本

10652　霊交　第257号　4月号　Q-3-32
　編輯　長田嘉吉（穂波）
　霊交会（長田嘉吉）
　昭和15年4月10日　B5　8頁　5銭
　宗教
　※製本

10653　霊交　第258号　5月号　Q-3-32
　編輯　長田嘉吉（穂波）
　霊交会（長田嘉吉）
　昭和15年5月10日　B5　8頁　5銭
　宗教
　※製本

10654　霊交　第259号　6月号　Q-3-32
　編輯　長田嘉吉（穂波）
　霊交会（長田嘉吉）
　昭和15年6月10日　B5　8頁　5銭
　宗教
　※製本

10655　霊交　第263号　10月号　Q-3-32
　編輯　長田嘉吉（穂波）
　霊交会（長田嘉吉）
　昭和15年10月10日　B5　8頁　5銭
　宗教
　※製本

10656　霊交　第264号　11月号　Q-3-32
　編輯　長田嘉吉（穂波）
　霊交会（長田嘉吉）
　昭和15年11月10日　B5　8頁　5銭
　宗教
　※製本

10657　報知大島　第41号　Q-3-33
　編集　長田穂波
　報知大島社（長田穂波）
　昭和9年1月15日　A4　4頁
　新聞
　※ファイル

10658　報知大島　国立療養所大島青松園史料シリーズ1　Q-3-34
　監修　阿部安成
　近現代資料刊行会
　平成24年11月11日　A4　410頁
　新聞
　※本

10659　第32回ハンセン病コ・メディカル学術集会抄録集　Q-3-35
　大島青松園
　大島青松園
　令和2年11月1日　A4　58頁
　記録
　※本

10660　創立百十周年記念誌　Q-3-36
　国立療養所大島青松園
　国立療養所大島青松園
　令和1年12月1日　A4　140頁
　記録
　※本

10661　平成30年度研究業績集　Q-3-37
　国立療養所大島青松園　岡野美子
　国立療養所大島青松園
　令和2年3月　A4　148頁
　※本

10662　青松　通巻第698号　2018、1・2号　Q-3-38
　編集　大島編集委員会（川西耕司）
　国立療養所大島青松園協和会（森和男）
　2018年2月5日　A4　36頁　250円
　機関誌
　※製本

10663　青松　通巻第699号　2018、3・4月号　Q-3-38
　編集　大島編集委員会（川西耕司）
　国立療養所大島青松園協和会（森和男）
　2018年4月5日　A4　46頁　250円
　機関誌
　※製本

10664　青松　通巻第700号　2018、5・6月号　Q-3-38
　編集　大島編集委員会（川西耕司）
　国立療養所大島青松園協和会（森和男）
　2018年6月5日　A4　44頁　250円
　機関誌
　※製本

10665　青松　通巻第701号　2018、7・8月号　Q-3-38
　編集　大島編集委員会（川西耕司）
　国立療養所大島青松園協和会（森和男）
　2018年8月5日　A4　32頁　250円
　機関誌
　※製本

10666　青松　通巻第702号　2018　9・10月号　Q-3-38
　編集　大島編集委員会（川西耕司）
　国立療養所大島青松園協和会（森和男）
　2018年10月5日　A4　46頁　250円
　機関誌
　※製本

10667　青松　通巻第703号　2018、11・12月号　Q-3-38
　編集　大島編集委員会（川西耕司）
　国立療養所大島青松園協和会（森和男）
　2018年12月5日　A4　48頁　250円
　機関誌
　※製本

10668　青松　通巻第704号　2019、1・2月号　Q-3-38
　編集　大島編集委員会（川西耕司）
　国立療養所大島青松園協和会（森和男）
　2019年2月5日　A4　66頁　250円
　機関誌
　※製本

10669　青松　通巻第705号　2019、3・4月号　Q-3-38
　編集　大島編集委員会（川西耕司）
　国立療養所大島青松園協和会（森和男）

2019年4月5日　A4　54頁　250円
機関誌
※製本

10670　**青松　通巻第706号　2019、5・6月号**　Q-3-38
編集　大島編集委員会（川西耕司）
国立療養所大島青松園協和会（森和男）
2019年6月5日　A4　44頁　250円
機関誌
※製本

10671　**青松　通巻第707号　2019、7・8月号**　Q-3-38
編集　大島編集委員会（川西耕司）
国立療養所大島青松園協和会（森和男）
2019年8月5日　A4　50頁　250円
機関誌
※製本

10672　**青松　通巻第708号　2019、9・10月号**　Q-3-38
編集　大島編集委員会（川西耕司）
国立療養所大島青松園協和会（森和男）
2019年10月5日　A4　48頁　250円
機関誌
※製本

10673　**青松　通巻第709号　2019、11・12月号**　Q-3-38
編集　大島編集委員会（川西耕司）
国立療養所大島青松園協和会（森和男）
2019年12月5日　A4　48頁　250円
機関誌
※製本

10674　**灯台　通巻第31号**　Q-4-1
編集　盲人会編集部
青松園盲人会
昭和36年11月5日　A5　20頁
機関誌
※製本

10675　**灯台　通巻第32号**　Q-4-1
編集　盲人会編集部
青松園盲人会
昭和37年2月5日　A5　28頁
機関誌
※製本

10676　**灯台　通巻第34号**　Q-4-1
編集　盲人会編集部
青松園盲人会
昭和37年8月10日　A5　32頁
機関誌
※製本

10677　**灯台　通巻第35号**　Q-4-1
編集　盲人会編集部
青松園盲人会
昭和37年11月5日　A5　20頁
機関誌
※製本

10678　**灯台　通巻第36号**　Q-4-1
編集　盲人会編集部
青松園盲人会
昭和38年5月1日　A5　22頁
機関誌
※製本

10679　**灯台　通巻第38号**　Q-4-1
編集　盲人会編集部
青松園盲人会
昭和38年8月1日　A5　24頁
機関誌
※製本

10680　**灯台　通巻39号**　Q-4-1
編集　盲人会編集部
青松園盲人会
昭和38年11月1日　A5　22頁
機関誌
※製本

10681　**灯台　通巻40号**　Q-4-1
編集　盲人会編集部
青松園盲人会
昭和39年2月1日　A5　32頁
機関誌
※創刊10週年記念号
※製本

10682　**灯台　通巻41号**　Q-4-1
編集　盲人会編集部
青松園盲人会
昭和39年5月1日　A5　21頁
機関誌
※製本

10683　**灯台　通巻42号**　Q-4-1
編集　盲人会編集部
青松園盲人会
昭和39年8月1日　A5　21頁
機関誌
※製本

10684　**灯台　通巻43号**　Q-4-1
　編集　盲人会編集部
　青松園盲人会
　昭和39年11月1日　A5　26頁
　機関誌
　※製本

10685　**灯台　通巻44・5合併号**　Q-4-1
　編集　盲人会編集部
　青松園盲人会
　昭和40年6月1日　A5　50頁
　機関誌
　※点字図書館完成記念特集
　※製本

10686　**灯台　通巻46号**　Q-4-1
　編集　盲人会編集部
　青松園盲人会
　昭和40年8月5日　A5　20頁
　機関誌
　※製本

10687　**灯台　通巻47号**　Q-4-1
　編集　盲人会編集部
　青松園盲人会
　昭和40年11月5日　A5　35頁
　機関誌
　※製本

10688　**灯台　通巻48号**　Q-4-1
　編集　盲人会編集部
　青松園盲人会
　昭和41年2月5日　A5　24頁
　機関誌
　※製本

10689　**灯台　通巻49号**　Q-4-2
　編集　盲人会編集部
　青松園盲人会
　昭和41年5月5日　A5　26頁
　機関誌
　※製本

10690　**灯台　通巻50号**　Q-4-2
　編集　盲人会編集部
　青松園盲人会
　昭和41年8月10日　A5　44頁
　機関誌
　※50号記念特集
　※製本

10691　**灯台　通巻53号**　Q-4-2
　編集　盲人会編集部
　青松園盲人会
　昭和42年5月5日　A5　24頁
　機関誌
　※製本

10692　**灯台　通巻55号**　Q-4-2
　編集　盲人会編集部
　青松園盲人会
　昭和42年11月5日　A5　36頁
　機関誌
　※製本

10693　**灯台　通巻61号**　Q-4-2
　編集　盲人会編集部
　青松園盲人会
　昭和44年4月30日　A5　32頁
　機関誌
　※製本

10694　**灯台　通巻62号**　Q-4-2
　編集　盲人会編集部
　青松園盲人会
　昭和44年7月30日　A5　26頁
　機関誌
　※製本

10695　**灯台　通巻65号**　Q-4-2
　編集　盲人会編集部
　青松園盲人会
　昭和45年4月30日　A5　26頁
　機関誌
　※製本

10696　**灯台　通巻68号**　Q-4-2
　編集　盲人会編集部
　青松園盲人会
　昭和46年1月5日　A5　24頁
　機関誌
　※製本

10697　**灯台　通巻69号**　Q-4-2
　編集　盲人会編集部
　青松園盲人会
　昭和46年5月5日　A5　26頁
　機関誌
　※製本

10698　**灯台　通巻70号**　Q-4-2
　編集　盲人会編集部
　青松園盲人会
　昭和46年8月1日　A5　26頁
　機関誌
　※製本

10699 **灯台　通巻71号**　Q-4-2
編集　盲人会編集部
青松園盲人会
昭和46年12月5日　A5　26頁
機関誌
※製本

10700 **灯台　通巻80号**　Q-4-2
編集　盲人会編集部
青松園盲人会
昭和51年10月5日　A5　44頁
機関誌
※創刊80号記念特集
※製本

10701 **灯台　通巻72号**　Q-4-3
編集　盲人会編集部
青松園盲人会
昭和47年8月25日　A5　40頁
機関誌
※会創立40周年記念特集
※製本

10702 **灯台　通巻78号**　Q-4-3
編集　盲人会編集部
青松園盲人会
昭和50年5月31日　A5　30頁
機関誌
※製本

10703 **灯台　通巻80号**　Q-4-3
編集　盲人会編集部
青松園盲人会
昭和51年10月5日　A5　44頁
機関誌
※創刊80号記念特集
※製本

10704 **灯台　通巻81号**　Q-4-3
編集　盲人会編集部
青松園盲人会
昭和52年5月5日　A5　30頁
機関誌
※製本

10705 **灯台　通巻82号**　Q-4-3
編集　盲人会編集部
青松園盲人会
昭和52年10月5日　A5　30頁
機関誌
※会創立45周年記念特集
※製本

10706 **灯台　通巻83号**　Q-4-3
編集　盲人会編集部
青松園盲人会
昭和53年6月15日　A5　34頁
機関誌
※製本

10707 **灯台　通巻84号**　Q-4-3
編集　盲人会編集部
青松園盲人会
昭和53年12月20日　A5　34頁
機関誌
※製本

10708 **灯台　通巻86号**　Q-4-3
編集　盲人会編集部
青松園盲人会
昭和54年11月25日　A5　34頁
機関誌
※製本

10709 **灯台　通巻87号**　Q-4-3
編集　盲人会編集部
青松園盲人会
昭和55年6月5日　A5　30頁
機関誌
※製本

10710 **灯台　通巻88号**　Q-4-3
編集　盲人会編集部
青松園盲人会
昭和55年11月10日　A5　34頁
機関誌
※製本

10711 **灯台　通巻89号**　Q-4-3
編集　盲人会編集部
青松園盲人会
昭和56年6月15日　A5　30頁
機関誌
※製本

10712 **灯台　通巻90号**　Q-4-3
編集　盲人会編集部
青松園盲人会
昭和56年12月5日　A5　34頁
機関誌
※製本

10713 **灯台　通巻91号**　Q-4-4
編集　盲人会編集部
青松園盲人会
昭和57年7月5日　A5　52頁

機関誌
※会創立50周年記念号
※製本

10714 **灯台 通巻93号** Q-4-4
編集　盲人会編集部
青松園盲人会
昭和58年6月30日　A5　28頁
機関誌
※製本

10715 **灯台 通巻94号** Q-4-4
編集　盲人会編集部
青松園盲人会
昭和58年11月15日　A5　30頁
機関誌
※製本

10716 **灯台 通巻95号** Q-4-4
編集　盲人会編集部
青松園盲人会
昭和59年6月15日　A5　42頁
機関誌
※五十年史出版記念特集号
※製本

10717 **灯台 通巻96号** Q-4-4
編集　盲人会編集部
青松園盲人会
昭和59年11月10日　A5　44頁
機関誌
※製本

10718 **灯台 通巻97号** Q-4-4
編集　盲人会編集部
青松園盲人会
昭和60年7月10日　A5　38頁
機関誌
※製本

10719 **灯台 通巻98号** Q-4-4
編集　盲人会編集部
青松園盲人会
昭和60年11月15日　A5　36頁
機関誌
※製本

10720 **灯台 通巻99号** Q-4-4
編集　盲人会編集部
青松園盲人会
昭和61年7月5日　A5　28頁
機関誌
※製本

10721 **灯台 通巻100号** Q-4-4
編集　盲人会編集部
青松園盲人会
昭和61年11月30日　A5　70頁
機関誌
※100号記念特集号
※製本

10722 **灯台 通巻101号** Q-4-4
編集　盲人会編集部
青松園盲人会
昭和62年6月20日　A5　42頁
機関誌
※製本

10723 **灯台 通巻102号** Q-4-4
編集　盲人会編集部
青松園盲人会
昭和62年11月20日　A5　40頁
機関誌
※盲人会創立55周年記念特集
※製本

10724 **灯台 通巻103号** Q-4-4
編集　盲人会編集部
青松園盲人会
昭和63年6月5日　A5　34頁
機関誌
※製本

10725 **灯台 通巻104号** Q-4-5
編集　盲人会編集部
青松園盲人会
昭和63年11月5日　A5　36頁
機関誌
※製本

10726 **灯台 通巻105号** Q-4-5
編集　盲人会編集部
青松園盲人会
平成元年6月25日　A5　34頁
機関誌
※製本

10727 **灯台 通巻106号** Q-4-5
編集　盲人会編集部
青松園盲人会
平成元年11月5日　A5　36頁
機関誌
※製本

10728 **灯台 通巻107号** Q-4-5
編集　盲人会編集部

青松園盲人会
平成2年6月30日　A5　28頁
機関誌
※製本

10729　**灯台　通巻108号**　Q-4-5
編集　盲人会編集部
青松園盲人会
平成2年11月20日　A5　38頁
機関誌
※製本

10730　**灯台　通巻109号**　Q-4-5
編集　盲人会編集部
青松園盲人会
平成3年6月20日　A5　34頁
機関誌
※製本

10731　**灯台　通巻110号**　Q-4-5
編集　盲人会編集部
青松園盲人会
平成3年10月31日　A5　40頁
機関誌
※製本

10732　**灯台　通巻111号**　Q-4-5
編集　盲人会編集部
青松園盲人会
平成4年11月1日　A5　100頁
機関誌
※会創立60周年記念特集
※製本

10733　**灯台　通巻112号**　Q-4-5
編集　盲人会編集部
青松園盲人会
平成5年6月20日　A5　30頁
機関誌
※製本

10734　**灯台　通巻113号**　Q-4-5
編集　盲人会編集部
青松園盲人会
平成5年11月20日　A5　34頁
機関誌
※製本

10735　**灯台　通巻114号**　Q-4-5
編集　盲人会編集部
青松園盲人会
平成6年6月15日　A5　34頁
機関誌

※製本

10736　**灯台　通巻115号**　Q-4-5
編集　盲人会編集部
青松園盲人会
平成6年11月5日　A5　44頁
機関誌
※製本

10737　**灯台　通巻116号**　Q-4-5
編集　盲人会編集部
青松園盲人会
平成7年6月10日　A5　30頁
機関誌
※製本

10738　**灯台　通巻117号**　Q-4-5
編集　盲人会編集部
青松園盲人会
平成7年10月20日　A5　34頁
機関誌
※製本

10739　**灯台　通巻118号**　Q-4-6
編集　盲人会編集部
青松園盲人会
平成8年6月30日　A5　32頁
機関誌
※製本

10740　**灯台　通巻119号**　Q-4-6
編集　盲人会編集部
青松園盲人会
平成8年10月10日　A5　36頁
機関誌
※製本

10741　**灯台　通巻120号**　Q-4-6
編集　盲人会編集部
青松園盲人会
平成9年6月5日　A5　28頁
機関誌
※製本

10742　**灯台　通巻121号**　Q-4-6
編集　盲人会編集部
青松園盲人会
平成9年10月25日　A5　38頁
機関誌
※製本

10743　**灯台　通巻122号**　Q-4-6
編集　盲人会編集部

青松園盲人会
平成10年7月1日　A5　30頁
機関誌
※製本

10744　**灯台　通巻123号**　Q-4-6
　編集　盲人会編集部
　青松園盲人会
　平成10年11月5日　A5　38頁
　機関誌
　※製本

10745　**灯台　通巻124号**　Q-4-6
　編集　盲人会編集部
　青松園盲人会
　平成11年7月5日　A5　32頁
　機関誌
　※製本

10746　**灯台　通巻125号**　Q-4-6
　編集　盲人会編集部
　青松園盲人会
　平成11年10月10日　A5　36頁
　機関誌
　※製本

10747　**灯台　通巻126号**　Q-4-6
　編集　盲人会編集部
　青松園盲人会
　平成12年6月15日　A5　36頁
　機関誌
　※製本

10748　**灯台　通巻127号**　Q-4-6
　編集　盲人会編集部
　青松園盲人会
　平成12年10月15日　A5　40頁
　機関誌
　※製本

10749　**灯台　通巻128号**　Q-4-6
　編集　盲人会編集部
　青松園盲人会
　平成13年6月5日　A5　32頁
　機関誌
　※製本

10750　**灯台　通巻129号**　Q-4-7
　編集　盲人会編集部
　青松園盲人会
　平成13年9月15日　A5　38頁
　機関誌
　※会創立70周年記念特集

※製本

10751　**灯台　通巻130号**　Q-4-7
　編集　盲人会編集部
　青松園盲人会
　平成14年12月25日　A5　124頁
　機関誌
　※製本

10752　**灯台　通巻131号**　Q-4-7
　編集　盲人会編集部
　青松園盲人会
　平成15年7月5日　A5　44頁
　機関誌
　※製本

10753　**灯台　通巻132号**　Q-4-7
　編集　盲人会編集部
　青松園盲人会
　平成15年12月15日　A5　36頁
　機関誌
　※製本

10754　**灯台　通巻133号**　Q-4-7
　編集　盲人会編集部
　青松園盲人会
　平成16年5月15日　A5　32頁
　機関誌
　※製本

10755　**灯台　通巻134号**　Q-4-7
　編集　盲人会編集部
　青松園盲人会
　平成16年10月15日　A5　38頁
　機関誌
　※製本

10756　**灯台　通巻135号　春季号**　Q-4-7
　編集　盲人会編集部
　青松園盲人会
　平成17年6月10日　A5　32頁
　機関誌
　※製本

10757　**灯台　通巻136号　秋季号**　Q-4-7
　編集　盲人会編集部
　青松園盲人会
　平成17年10月15日　A5　32頁
　機関誌
　※製本

10758　**灯台　通巻137号　春季号**　Q-4-8
　編集　盲人会編集部

青松園盲人会
平成18年6月15日　A5　38頁
機関誌
※製本

10759　灯台　通巻138号　秋季号　Q-4-8
編集　盲人会編集部
大島青松園盲人会
平成18年11月15日　A5　44頁
機関誌
※製本

10760　灯台　通巻139号　春季号　Q-4-8
編集　盲人会編集部
大島青松園盲人会
平成19年5月15日　A5　44頁
機関誌
※製本

10761　灯台　通巻140号　秋季号　Q-4-8
編集　盲人会編集部
大島青松園盲人会
平成19年12月15日　A5　102頁
機関誌
※会創立75周年記念特集
※製本

10762　灯台　通巻141号　秋季号　Q-4-8
編集　盲人会編集部
青松園盲人会
平成20年10月20日　A5　44頁
機関誌
※製本

10763　灯台　通巻142号　春季号　Q-4-8
編集　盲人会編集部
青松園盲人会
平成21年4月15日　A5　52頁
機関誌
※製本

10764　灯台　通巻143号　秋季号　Q-4-8
編集　盲人会編集部
青松園盲人会
平成21年11月30日　A5　42頁
機関誌
※製本

10765　灯台　通巻144号　Q-4-8
編集　盲人会編集部
青松園盲人会
平成22年8月20日　A5　44頁
機関誌
※製本

10766　灯台　通巻145号　Q-4-8
編集　盲人会編集部
大島青松園盲人会
平成24年12月10日　A5　112頁
機関誌
※会創立80周年記念特集号
※製本

10767　灯台　第34号〜第47号（昭和37年〜昭和40年）　Q-4-9
青松園盲人会
2013年3月31日　A5
※灯台　第34〜47号　復刻版
※本　2冊

10768　閉ざされた島の昭和史　国立療養所大島青松園入園者自治会五十年史　Q-4-10
大島青松園入園者自治会（協和会）
昭和56年3月8日　A5　346頁　2,200円
記録
※本　3冊

10769　わたしはここに生きた　国立療養所大島青松園盲人会五十年史　Q-4-11
大島青松園盲人会
昭和59年1月20日　A5　342頁　2,500円
記録
※本　2冊

10770　創立80周年記念誌　Q-4-12
国立療養所大島青松園（鈴木美佐雄）
平成元年10月1日　B5　158頁
記録
※本

10771　創立90周年記念誌　Q-4-13
大島青松園（児玉純一）
平成12年3月1日　A4　237頁
記録
※本　2冊

10772　私のメモ　Q-4-14
海老沼健次
国分正礼
昭和34年3月15日　B6　109頁　非売品
記録
※34年6月24日再版 /35年8月15日重版
※ファイル

10773　河童　第17集　Q-4-15
編集　徳島県坂本町　広瀬志津雄

昭和25年11月15日　B5　57頁
詩
※ファイル

10774　**エチュード　5*** Q-4-16
青松詩謡会
青松詩謡会
昭和26年7月22日　B5　11頁
詩
※製本　○

10775　**エチュード　6*** Q-4-16
青松詩謡会
青松詩謡会
昭和27年1月25日　B5　15頁
詩
※製本　○

10776　**内海詩人　7*** Q-4-17
青松詩人会
昭和29年3月15日　B5　16頁
詩
※製本　○

10777　**内海詩人　8*** Q-4-17
青松詩人会
昭和29年4月20日　B5　20頁
詩
※製本　○

10778　**内海詩人　9*** Q-4-17
編集　山沢芳
青松詩人会
昭和29年5月25日　B5　18頁
詩
※製本　○

10779　**内海詩人　10*** Q-4-17
編集　山沢芳
青松詩人会
昭和29年6月25日　B5　16頁
詩
※製本　○

10780　**内海詩人　12*** Q-4-17
編集　山沢芳
青松詩人会
昭和30年1月30日　B5　24頁
詩
※製本　○

10781　**海図　第13号*** Q-4-18
編集　山沢芳
青松詩人会
昭和31年2月1日　A5　28頁
詩
※製本　○

10782　**海図　第14号*** Q-4-18
編集　中石としお
青松詩人会
昭和31年3月25日　A5　26頁
詩
※製本　○

10783　**海図　第15号*** Q-4-18
編集　中石としお
青松詩人会
昭和31年5月10日　A5　24頁
詩
※製本　○

10784　**海図　第16号*** Q-4-18
編集　中石としお
青松詩人会
昭和31年7月20日　A5　28頁
詩
※製本　○

10785　**海図　第17号*** Q-4-18
編集　中石としお
青松詩人会
昭和31年9月15日　A5　28頁
詩
※製本　○

10786　**海図　第18号*** Q-4-18
編集　中石としお
青松詩人会
昭和32年1月10日　A5　24頁
詩
※製本　○

10787　**海図　第19号*** Q-4-18
編集　中石としお
青松詩人会
昭和32年3月10日　A5　20頁
詩
※製本　○

10788　**海図　第20号*** Q-4-18
編集　山沢芳
青松詩人会
昭和32年7月5日　A5　20頁
詩
※製本　○

10789　**海図　第21号*** Q-4-18
　編集　山沢芳
　青松詩人会
　昭和33年1月15日　A5　20頁
　詩
　※製本　○

10790　**海図　第22号*** Q-4-19
　編集　山本いわお
　青松詩人会
　昭和33年6月30日　A5　20頁
　詩
　※製本　○

10791　**海図　第23号*** Q-4-19
　編集　山本いわお
　大島青松園　海図の会
　昭和33年8月5日　A5　22頁
　詩
　※製本　○

10792　**海図　第25号*** Q-4-19
　編集　山本いわお
　大島青松園　海図の会
　昭和34年2月1日　A5　20頁
　詩
　※製本　○

10793　**海図　第26号*** Q-4-19
　編集　山本いわお
　大島青松園　海図の会
　昭和34年4月1日　A5　30頁
　詩
　※製本　○

10794　**海図　第27号*** Q-4-19
　編集　中石としお
　大島青松園　海図の会
　昭和34年7月1日　A5　32頁
　詩
　※製本　○

10795　**海図　第29号*** Q-4-19
　編集　中石としお
　大島青松園　海図の会
　昭和35年1月1日　A5　20頁
　詩
　※製本　○

10796　**海図　第30号*** Q-4-19
　編集　中石としお
　大島青松園　海図の会
　昭和35年4月1日　A5　24頁
　詩
　※製本　○

10797　**海図　第32号*** Q-4-19
　編集　黒田義雄
　大島青松園　海図の会
　昭和35年10月1日　A5　24頁
　詩
　※製本　○

10798　**海図　第33号*** Q-4-19
　編集　中石としお
　大島青松園　海図の会
　昭和36年1月10日　A5　23頁
　詩
　※製本　○

10799　**海図　第34号*** Q-4-20
　編集　中石としお
　大島青松園　海図の会
　昭和36年5月1日　A5　24頁　25円
　詩
　※製本　○

10800　**海図　第35号*** Q-4-20
　編集　中石としお
　大島青松園　海図の会
　昭和36年8月1日　A5　24頁　25円
　詩
　※製本　○

10801　**海図　第36号*** Q-4-20
　編集　中石としお
　大島青松園　海図の会
　昭和36年12月1日　A5　22頁　25円
　詩
　※製本　○

10802　**海図　第37号*** Q-4-20
　編集　中石としお
　大島青松園　海図の会
　昭和37年4月1日　A5　26頁　30円
　詩
　※製本　○

10803　**海図　第38号*** Q-4-20
　編集　塔和子
　大島青松園　海図の会
　昭和37年6月20日　A5　24頁　30円
　詩
　※製本　○

10804　海図　第40号*　Q-4-20
　編集　黒田義雄
　大島青松園　海図の会
　昭和38年2月1日　A5　24頁
　詩
　※製本　○

10805　海図　第44号*　Q-4-20
　編集　塔和子
　大島青松園　海図の会
　昭和39年3月5日　A5　22頁
　詩
　※製本　○

10806　アエラ　No.25　Q-4-21
　朝日新聞社
　1992年6月23日　A4　86頁　350円
　週刊誌
　※歌人政石蒙ハンセン病の孤独をうたう　P57〜61
　※ファイル

10807　俳句と短歌　第1巻　第2号　Q-4-22
　編集　火星俳句会・青松歌人会
　俳句と短歌社
　昭和35年8月10日　A5　20頁　25円
　俳句・短歌
　※ファイル

10808　俳句と短歌　第3号　Q-4-22
　編集　火星俳句会・青松歌人会
　俳句と短歌社
　昭和35年12月5日　A5　20頁　25円
　俳句・短歌
　※ファイル

10809　俳句と短歌　第4号　Q-4-22
　編集　火星俳句会・青松歌人会
　俳句と短歌社
　昭和36年3月10日　A5　19頁　25円
　俳句・短歌
　※ファイル

10810　俳句と短歌　第5号　Q-4-22
　編集　火星俳句会・青松歌人会
　俳句と短歌社
　昭和36年7月5日　A5　18頁　25円
　俳句・短歌
　※ファイル

10811　俳句と短歌　第7号　Q-4-22
　編集　火星俳句会・青松歌人会
　俳句と短歌社
　昭和40年10月1日　A5　30頁
　俳句・短歌
　※ファイル

10812　俳句と短歌　Q-4-22
　編集　俳句と短歌社
　火星俳句会（俳句と短歌社）
　1969年10月15日　A5　26頁
　俳句・短歌
　※ファイル

10813　スクラム　No.4　Q-4-23
　編集　相愛青年団文化部
　大島青松園相愛青年団文化部
　昭和24年12月1日　A5　23頁
　機関誌
　※ファイル

10814　スクラム　No.5　Q-4-23
　編集　相愛青年団文化部
　大島青松園相愛青年団文化部
　昭和25年3月15日　A5　24頁
　機関誌
　※ファイル

10815　スクラム　第2巻　第2号　Q-4-23
　編集　相愛青年団文化部
　青松園相愛青年団
　昭和25年8月1日　A5　22頁
　機関誌
　※ファイル

10816　スクラム　5　Q-4-23
　編集　相愛青年団文化部
　大島青松園相愛青年団
　昭和26年2月6日　A5　16頁
　機関誌
　※ファイル

10817　癩院創世　Q-4-24
　土谷勉
　坂入福三郎
　昭和24年5月25日　B6　107頁　35円
　創作
　※本　2冊

10818　癩院創世　Q-4-25
　土谷勉
　キリスト教大島霊交会
　平成6年11月11日　B6　111頁　非売品
　創作
　※本　2冊

10819 昔の癩のこぼればなし Q-4-26
　土谷勉
　厚生時報社（癩予防協会）
　昭和25年4月20日　B6　199頁　120円
　創作
　※本　3冊

10820 霊火は燃ゆる　詩集 Q-4-27
　長田穂波
　光友社（奥村要平）
　昭和5年10月25日　B6　302頁　1円80銭
　詩
　※本

10821 穂波実相 Q-4-28
　長田穂波
　日曜世界社（西阪保治）
　昭和13年9月15日　B6　184頁　70銭
　詩
　※本

10822 病床　その日　その日 Q-4-29
　長田穂波
　ともしび社（斎藤敏夫）
　昭和16年12月5日　A6　124頁　30銭
　記録
　※本

10823 小見山和夫歌文集 Q-4-30
　小見山和夫
　俳句と短歌社（蓮井三佐男）
　昭和40年12月10日　B6　187頁　200円
　随筆
　※本　2冊

10824 ハンセン病者が生きた美しき島　大島　自然と語り対話する哲学者　脇林清の半生と写真集 Q-4-31
　編　脇林清
　風間書房（風間敬子）
　令和4年3月20日　A5　162頁　2,700円
　写真記録
　※本

10825 年刊歌集　稜線 Q-5-1
　編纂　青松歌人会
　青松歌人会
　昭和27年12月25日　A6　83頁　非売品
　短歌
　※本

10826 歌集　澪 Q-5-2
　編纂　青松歌人会
　青松歌人会
　昭和29年2月25日　A6　95頁　非売品
　短歌
　※本　2冊

10827 歌集　冬潮 Q-5-3
　綾井譲
　大島青松園（野島泰治）
　昭和24年11月3日　A6　141頁　非売品
　短歌
　※本

10828 歌集　義肢 Q-5-4
　笠居誠一
　青松歌人会（笠居誠一）
　昭和40年6月10日　B6　184頁　非売品
　短歌
　※水甕社叢書百六十八篇
　※本　2冊

10829 歌集　糞虫 Q-5-5
　萩原澄
　青松歌人会（萩原澄）
　昭和41年11月15日　B6　201頁　250円
　短歌
　※本

10830 光ある方へ Q-5-6
　萩原澄
　青松歌人会（萩原澄）
　昭和49年8月15日　B6　170頁　800円
　短歌
　※本

10831 歌集　今ありて Q-5-7
　萩原澄
　讃文社
　昭和61年8月31日　B6　250頁　2,300円
　短歌
　※本

10832 歌集　小島に生かされて Q-5-8
　萩原とほる・林みち子
　関西アララギ発行所
　平成13年7月25日　B6　174頁　2,500円
　短歌
　※本　2冊

10833 歌集　やどりぎ Q-5-9
　林みち子
　青松歌人会（林みち子）
　昭和43年9月1日　B6　183頁　350円
　短歌

※本　2冊

10834　歌集　心よ羽ばたけ　Q-5-10
　林みち子
　林みち子
　昭和52年10月1日　B6　182頁　900円
　短歌
　※本　2冊

10835　歌集　夕映ながく　Q-5-11
　林みち子
　讃文社
　昭和63年3月1日　B6　188頁　2,000円
　短歌
　※本　2冊

10836　乱泥流　Q-5-12
　政石蒙
　青松歌人会（政石蒙）
　昭和39年11月15日　B6　166頁　非売品
　短歌
　※本

10837　花までの距離　Q-5-13
　政石蒙
　政石蒙
　昭和54年11月3日　A5　232頁　1,500円
　短歌
　※本　2冊

10838　歌集　遥かなれども　Q-5-14
　政石蒙
　讃文社
　平成2年12月3日　A5　212頁　2,500円
　短歌
　※本　2冊

10839　異形　Q-5-15
　朝滋夫
　砂金短歌会
　昭和47年1月25日　B6　183頁　600円
　短歌
　※本　3冊

10840　歌集　樹瘤　Q-5-16
　朝滋夫
　玉川書房（渡辺於禹男）
　昭和56年11月1日　B6　204頁　2,200円
　短歌
　※本　2冊

10841　歌集　生の構図　Q-5-17
　朝滋夫

讃文社
1992年10月1日　A5　200頁　2,500円
短歌
※本　2冊

10842　歌文集　花なり人も　Q-5-18
　吉田美枝子
　讃文社
　平成元年6月1日　A5　239頁　2,500円
　歌文集
　※本　2冊

10843　天のかりがね　吉田美枝子遺歌集　Q-5-19
　吉田美枝子
　砂子屋書房（田村雅之）
　1997年5月10日　B6　159頁　1,800円
　短歌
　※本　2冊

10844　歌集　傘寿　Q-5-20
　井上真佐夫
　讃文社
　平成3年11月1日　A5　256頁　2,500円
　短歌
　※本　2冊

10845　歌集　草に立つ風　Q-5-21
　赤沢正美
　讃文社
　昭和62年10月10日　B6　187頁　2,000円
　短歌
　※本

10846　投影　Q-5-22
　赤沢正美
　青松歌人会（赤沢正美）
　昭和49年1月30日　B6　169頁　700円
　短歌
　※本　2冊

10847　歌集　海あかり　Q-5-23
　松浦篤男
　関西アララギ発行所
　平成13年1月25日　B6　190頁　2,500円
　短歌
　※本　3冊

10848　歌集　朝光の島　Q-5-24
　松浦篤男
　讃文社
　平成2年2月12日　A5　260頁　2,500円
　短歌
　※本　3冊

10849　うたかた　Q-5-25
　岩田信子
　大島青松園（岩田実太郎）
　昭和24年6月25日　B6　116頁　非売品
　短歌
　※本

10850　斎木創歌集　Q-5-26
　斎木創
　角川書店
　平成9年2月25日　A5　204頁　2,500円
　短歌
　※本　2冊

10851　海のこだま　Q-5-27
　斎木創
　七月堂（木村栄治）
　平成元年5月20日　A5　249頁　1,500円
　短歌
　※本

10852　歌集　緑の島　Q-5-28
　太田井敏夫
　太田井敏夫
　昭和53年3月15日　B6　198頁　1,000円
　短歌
　※本　2冊

10852-2　歌文集　天の国籍　Q-5-29
　東條康江
　東條康江
　平成10年9月1日　A5　210頁　価格なし
　短歌
　※本

10852-3　歌文集　恵みに生きて　Q-5-30
　東條康江
　東條康江
　平成19年12月1日　A5　365頁　価格なし
　※本

10853　火星人　Q-6-1
　編集　火星会
　火星俳句会（火星会）
　昭和31年6月10日　B6　165頁　150円
　俳句
　※本

10854　火星人　第二輯　Q-6-2
　編集　火星俳句会
　火星俳句会
　昭和40年9月5日　B6　157頁　200円
　俳句

　※本　2冊

10855　句集　島の土　Q-6-3
　山田静考
　藤原棋人
　昭和44年5月15日　B6　185頁　非売品
　俳句
　※本　3冊

10856　句集　東風　第二輯　Q-6-4
　編集　大島青松園邱山会
　大島青松園協和会文化部（野島泰治）
　昭和28年7月18日　B6　128頁　150円
　俳句
　※本　2冊

10857　句集　杖　Q-6-5
　藤田薫水
　邱山会
　昭和27年9月10日　B6　163頁　非売品
　俳句
　※本

10858　句集　海綿　Q-6-6
　辻長風
　邱山俳句会
　昭和34年8月4日　B6　140頁　180円
　俳句
　※本　2冊

10859　句集　四十代　Q-6-7
　辻長風
　辻長寿
　昭和29年11月3日　B6　117頁　150円
　俳句
　※本

10860　句集　彼岸　Q-6-8
　青木湖舟
　火星俳句会
　昭和60年10月1日　B6　148頁　非売品
　俳句
　※本　2冊

10861　句集　寒林　Q-6-9
　桂自然坊
　讃文社
　昭和63年7月1日　A5　192頁　2,500円
　俳句
　※本　2冊

10862　句集　一処不動　Q-6-10
　蓮井三佐男

725

蓮井三佐男
昭和59年9月1日　A5　201頁　2,000円
俳句
※本　2冊

10863　句集　遠かもめ　Q-6-11
蓮井三佐男
吉田美枝子
平成3年12月1日　B6　184頁
俳句
※本　3冊

10864　桃邨遺句集　星塚　Q-6-12
大島桃邨
椿発行所（大島鈴子）
昭和60年6月1日　B6　273頁　非売品
俳句
※本

10865　あかね雲　Q-6-13
田中京祐
田中京祐
昭和53年3月1日　B6　250頁　1,000円
俳句
※本

10866　大島の冬　Q-6-14
飛谷俊雄
農村文化社
昭和25年11月1日　B6　72頁　非売品
川柳
※本

10867　花虎魚　Q-6-15
編集　青松詩人会
協和会文化部
昭和31年10月15日　B6　194頁　200円
詩
※本

10868　裸木　Q-6-16
塔和子
1970年3月1日　B6　51頁
詩
※本

10869　はだか木　Q-6-17
塔和子
河本睦子
昭和36年11月3日　B6変形　80頁　非売品
詩
※本

10870　分身　Q-6-18
塔和子
塔和子
昭和44年11月3日　B6　173頁　400円
詩
※本　2冊

10871　エバの裔　Q-6-19
塔和子
燎原社
昭和48年6月25日　B6変形　116頁　700円
詩
※本

10872　第一日の孤独　Q-6-20
塔和子
蝸牛社
1976年3月25日　A5変形　123頁　1,000円
詩
※本

10873　聖なるものは木　Q-6-21
塔和子
花神社（大久保憲一）
1978年8月30日　A5変形　99頁　1,300円
詩
※本

10874　いちま人形　Q-6-22
塔和子
花神社（大久保憲一）
1989年8月10日　A5変形　97頁　1,500円
詩
※本　2冊

10875　日常　Q-6-23
塔和子
日本基督教団出版部
1993年5月10日　A5変形　96頁　1,600円
詩
※本

10876　いのちの詩　Q-6-24
塔和子
編集工房ノア（川崎正明）
1999年11月20日（2刷）　A5変形　150頁　1,890円
詩
※本

10877　藻汐草10巻　リプリント　国立大島青松園史料シリーズ　2　Q-6-25
監修　阿部安成
近現代資料刊行会（北舘正公）

2014年4月20日　A5　5300頁　65,000（揃）
機関誌
※本

10878　**藻汐草（リプリント）大島青松園史料シリーズ リーフレット**　Q-6-26
B5　3枚頁
※ファイル

10879　**透過する隔離 - 療養所での生をめぐる批評の在処 -**　Q-6-27
阿部安成
滋賀大学経済学部
2014年3月28日　A5　218頁
※本

10880　**島で　ハンセン病療養所の百年**　Q-6-28
阿部安成
サンライズ出版（岩根順子）
2015年3月20日　A5　191頁　1,800円
記録
※本

10881　**大島レター　9/10**　Q-6-29
編集協力　大島青松園入所者自治会
2021年3月1日　A5
※こえび隊
※ファイル

10882　**研究業績集　平成31年度**　Q-6-30
国立療養所　大島青松園
国立療養所　大島青松園（岡野美子）
令和2年8月　A4　119頁
※本

10883　**藻汐草　第1巻　第2号**　Q-6-31
編輯　野島泰治
野島泰治
昭和7年9月5日　A5　66頁　非売品
機関誌
※Box（残部）

10884　**藻汐草　第2巻　第1号**　Q-6-31
編輯　野島泰治
野島泰治
昭和8年1月15日　A5　80頁　非売品
機関誌
※Box（残部）

10885　**藻汐草　感謝特別号**　Q-6-31
編輯　野島泰治
野島泰治
昭和8年3月30日　A5　48頁　非売品

機関誌
※Box（残部）

10886　**藻汐草　第2巻　第3号**　Q-6-31
編輯　宗内敏男
宗内敏男
昭和8年5月30日　A5　122頁　非売品
機関誌
※Box（残部）

10887　**藻汐草　第2巻　第4号**　Q-6-31
編輯　宗内敏男
宗内敏男
昭和8年12月25日　A5　110頁　非売品
機関誌
※Box（残部）

10888　**藻汐草　第3巻　第1号　通巻第7号**　Q-6-31
編輯　宗内敏男
宗内敏男
昭和9年4月10日　A5　55頁　非売品
機関誌
※Box（残部）

10889　**藻汐草**　Q-6-31
編輯　宗内敏男
宗内敏男
昭和9年4月10日　A5　55頁　非売品
機関誌
※Box（残部）

10890　**藻汐草　第3巻　第2号　通巻第8号**　Q-6-31
編輯　宗内敏男
宗内敏男
昭和9年6月7日　A5　36頁　非売品
機関誌
※Box（残部）

10891　**藻汐草　第3巻　第3号　通巻第9号**　Q-6-31
編輯　宗内敏男
宗内敏男
昭和9年8月15日　A5　94頁　非売品
機関誌
※創立25周年記念号
※Box（残部）

10892　**藻汐草**　Q-6-31
編輯　宗内敏男
宗内敏男
昭和9年8月15日　A5　94頁　非売品
機関誌
※Box（残部）

10893　藻汐草　第3巻　第4号　通巻第10号　Q-6-31
編輯　宗内敏男
宗内敏男
昭和9年9月15日　A5　50頁　10銭
機関誌
※Box（残部）

10894　藻汐草　第3巻　第5号　通巻第11号　Q-6-31
編輯　野島泰治
野島泰治
昭和9年11月10日　A5　68頁　10銭
機関誌
※Box（残部）

10895　藻汐草　第3巻　第6号　通巻第12号　Q-6-31
編輯　野島泰治
野島泰治
昭和9年12月25日　A5　34頁　10銭
機関誌
※Box（残部）

10896　藻汐草　第4巻　第1号　通巻第13号　Q-6-31
編輯　野島泰治
野島泰治
昭和10年3月15日　A5　39頁　10銭
機関誌
※Box（残部）

10897　藻汐草　第4巻　第2号　通巻第14号　Q-6-31
編輯　野島泰治
野島泰治
昭和10年4月30日　A5　34頁　10銭
機関誌
※Box（残部）

10898　藻汐草　第4巻　第5号　通巻第17号　Q-6-31
編輯　野島泰治
野島泰治
昭和10年10月1日　A5　16頁　10銭
機関誌
※Box（残部）

10899　藻汐草　第5巻　第1号　通巻第20号　Q-6-31
編輯　野島泰治
野島泰治
昭和11年1月17日　A5　38頁　15銭
機関誌
※Box（残部）

10900　藻汐草　第5巻　第6号　通巻第25号　Q-6-31
編輯　大島療養所患者慰安会（野島泰治）
大島療養所患者慰安会（野島泰治）
昭和11年6月5日　A5　28頁　15銭
機関誌
※Box（残部）

10901　藻汐草　第5巻　第7号　通巻第26号　Q-6-31
編輯　大島療養所患者慰安会（野島泰治）
大島療養所患者慰安会（野島泰治）
昭和11年7月5日　A5　24頁　15銭
機関誌
※Box（残部）

10902　藻汐草　第5巻　第8号　通巻第27号　Q-6-31
編輯　大島療養所患者慰安会（野島泰治）
大島療養所患者慰安会（野島泰治）
昭和11年8月5日　A5　30頁　15銭
機関誌
※Box（残部）　2冊

10903　藻汐草　第5巻　第9号　通巻第28号　Q-6-31
編輯　大島療養所患者慰安会（野島泰治）
大島療養所患者慰安会（野島泰治）
昭和11年9月5日　A5　36頁　15銭
機関誌
※Box（残部）　2冊

10904　藻汐草　第5巻　第10号　通巻第29号　Q-6-31
編輯　大島療養所患者慰安会（野島泰治）
大島療養所患者慰安会（野島泰治）
昭和11年10月5日　A5　34頁　15銭
機関誌
※Box（残部）

10905　藻汐草　第5巻　第11号　通巻第30号　Q-6-31
編輯　大島療養所患者慰安会（野島泰治）
大島療養所患者慰安会（野島泰治）
昭和11年11月5日　A5　36頁　15銭
機関誌
※Box（残部）

10906　藻汐草　第5巻　第12号　通巻第31号　Q-6-31
編輯　大島療養所患者慰安会（野島泰治）
大島療養所患者慰安会（野島泰治）
昭和11年12月5日　A5　36頁　15銭
機関誌
※Box（残部）

10907　藻汐草　第6巻　第3号　通巻第34号　Q-6-

編輯　大島療養所患者慰安会（野島泰治）
大島療養所患者慰安会（野島泰治）
昭和12年3月5日　A5　36頁　15銭
機関誌
※ Box（残部）

10908　藻汐草　第6巻　第5号　通巻第36号　Q-6-31

編輯　大島療養所患者慰安会（野島泰治）
大島療養所患者慰安会（野島泰治）
昭和12年5月5日　A5　26頁　10銭
機関誌
※ Box（残部）

10909　藻汐草　第6巻　第6号　通巻第37号　Q-6-31

編輯　大島療養所患者慰安会（野島泰治）
大島療養所患者慰安会（野島泰治）
昭和12年6月5日　A5　29頁　10銭
機関誌
※ Box（残部）

10910　藻汐草　第6巻　第8号　通巻第39号　Q-6-31

編輯　大島療養所患者慰安会（野島泰治）
大島療養所患者慰安会（野島泰治）
昭和12年8月5日　A5　30頁　10銭
機関誌
※ Box（残部）

10911　藻汐草　第6巻　第9号　通巻第40号　Q-6-31

編輯　大島療養所患者慰安会（野島泰治）
大島療養所患者慰安会（野島泰治）
昭和12年9月5日　A5　36頁　10銭
機関誌
※ Box（残部）

10912　藻汐草　第6巻　第11号　通巻第42号　Q-6-31

編輯　大島療養所患者慰安会（野島泰治）
大島療養所患者慰安会（野島泰治）
昭和12年11月5日　A5　40頁　10銭
機関誌
※ Box（残部）

10913　藻汐草　第7巻　第3号　通巻第46号　Q-6-31

編輯　大島療養所患者慰安会（野島泰治）
大島療養所患者慰安会（野島泰治）
昭和13年3月5日　A5　40頁　10銭
機関誌
※ Box（残部）

10914　藻汐草　第7巻　第4号　通巻第47号　Q-6-31

編輯　大島療養所患者慰安会（野島泰治）
大島療養所患者慰安会（野島泰治）
昭和13年4月5日　A5　66頁　10銭
機関誌
※ Box（残部）

10915　藻汐草　第7巻　第5号　通巻第48号　Q-6-31

編輯　大島療養所患者慰安会（野島泰治）
大島療養所患者慰安会（野島泰治）
昭和13年5月5日　A5　38頁　10銭
機関誌
※ Box（残部）

10916　藻汐草　第7巻　第6号　通巻第49号　Q-6-31

編輯　大島療養所患者慰安会（野島泰治）
大島療養所患者慰安会（野島泰治）
昭和13年6月5日　A5　36頁　10銭
機関誌
※ Box（残部）

10917　藻汐草　第7巻　第7号　通巻第50号　Q-6-31

編輯　大島療養所患者慰安会（野島泰治）
大島療養所患者慰安会（野島泰治）
昭和13年7月5日　A5　39頁　10銭
機関誌
※ Box（残部）

10918　藻汐草　第7巻　第8号　通巻第51号　Q-6-31

編輯　大島療養所患者慰安会（野島泰治）
大島療養所患者慰安会（野島泰治）
昭和13年8月5日　A5　41頁　10銭
機関誌
※ Box（残部）

10919　藻汐草　第7巻　第9号　通巻第52号　Q-6-31

編輯　大島療養所患者慰安会（野島泰治）
大島療養所患者慰安会（野島泰治）
昭和13年9月5日　A5　22頁　10銭
機関誌
※ Box（残部）

10920　藻汐草　第7巻　第10号　通巻第53号　Q-6-31

編輯　大島療養所患者慰安会（野島泰治）
大島療養所患者慰安会（野島泰治）
昭和13年10月5日　A5　40頁　10銭
機関誌
※ Box（残部）

10921　藻汐草　第7巻　第11号　通巻第54号　Q-6-31

編輯　大島療養所患者慰安会（野島泰治）

大島療養所患者慰安会（野島泰治）
昭和13年11月5日　A5　40頁　10銭
機関誌
※ Box（残部）

10922　藻汐草　第8巻　第1号　通巻第56号　Q-6-31
編輯　大島療養所患者慰安会（野島泰治）
大島療養所患者慰安会（野島泰治）
昭和14年1月5日　A5　28頁　10銭
機関誌
※ Box（残部）

10923　藻汐草　第8巻　第2号　通巻第57号　Q-6-31
編輯　大島療養所患者慰安会（野島泰治）
大島療養所患者慰安会（野島泰治）
昭和14年2月5日　A5　18頁　10銭
機関誌
※ Box（残部）

10924　藻汐草　第8巻　第3号　通巻第58号　Q-6-31
編輯　大島療養所患者慰安会（野島泰治）
大島療養所患者慰安会（野島泰治）
昭和14年3月5日　A5　28頁　10銭
機関誌
※ Box（残部）

10925　藻汐草　第8巻　第4号　通巻第58号　Q-6-31
編輯　大島療養所患者慰安会（野島泰治）
大島療養所患者慰安会（野島泰治）
昭和14年4月5日　A5　28頁　10銭
機関誌
※ Box（残部）

10926　藻汐草　第8巻　第5号　通巻第59号　Q-6-31
編輯　大島療養所患者慰安会（野島泰治）
大島療養所患者慰安会（野島泰治）
昭和14年5月5日　A5　24頁　10銭
機関誌
※ Box（残部）

10927　藻汐草　第8巻　第7号　通巻第60号　Q-6-31
編輯　大島療養所患者慰安会（野島泰治）
大島療養所患者慰安会（野島泰治）
昭和14年7月5日　A5　46頁　10銭
機関誌
※ Box（残部）

10928　藻汐草　第8巻　第8号　通巻第61号　Q-6-31
編輯　大島療養所患者慰安会（野島泰治）
大島療養所患者慰安会（野島泰治）
昭和14年8月5日　A5　46頁　10銭
機関誌
※ Box（残部）

10929　藻汐草　第8巻　第9号　通巻第62号　Q-6-31
編輯　大島療養所患者慰安会（野島泰治）
大島療養所患者慰安会（野島泰治）
昭和14年9月5日　A5　36頁　10銭
機関誌
※ Box（残部）

10930　藻汐草　第8巻　第10号　通巻第63号　Q-6-31
編輯　大島療養所患者慰安会（野島泰治）
大島療養所患者慰安会（野島泰治）
昭和14年10月5日　A5　36頁　10銭
機関誌
※ Box（残部）

10931　藻汐草　第8巻　第11号　通巻第64号　Q-6-31
編輯　大島療養所患者慰安会（野島泰治）
大島療養所患者慰安会（野島泰治）
昭和14年11月5日　A5　34頁　10銭
機関誌
※ Box（残部）

10932　藻汐草　第8巻　第12号　通巻第65号　Q-6-31
編輯　大島療養所患者慰安会（野島泰治）
大島療養所患者慰安会（野島泰治）
昭和14年12月5日　A5　24頁　10銭
機関誌
※ Box（残部）

10933　藻汐草　第9巻　第1号　通巻第66号　Q-6-32
編輯　大島療養所患者慰安会（野島泰治）
大島療養所患者慰安会（野島泰治）
昭和15年1月5日　A5　28頁　10銭
機関誌
※ Box（残部）

10934　藻汐草　第9巻　第3号　通巻第67号　Q-6-32
編輯　大島療養所患者慰安会（野島泰治）
大島療養所患者慰安会（野島泰治）
昭和15年3月5日　A5　12頁　10銭
機関誌
※ Box（残部）

10935　藻汐草　第9巻　第4号　通巻第68号　Q-6-

編集　大島療養所患者慰安会（野島泰治）
大島療養所患者慰安会（野島泰治）
昭和15年4月5日　A5　34頁　10銭
機関誌
※Box（残部）

10936　藻汐草　第9巻　第5号　通巻第69号　Q-6-32

編集　大島療養所患者慰安会（野島泰治）
大島療養所患者慰安会（野島泰治）
昭和15年5月5日　A5　48頁　10銭
機関誌
※Box（残部）

10937　藻汐草　第9巻　第6号　通巻第70号　Q-6-32

編集　大島療養所患者慰安会（野島泰治）
大島療養所患者慰安会（野島泰治）
昭和15年6月5日　A5　28頁　10銭
機関誌
※Box（残部）

10938　藻汐草　第9巻　第7号　通巻第71号　Q-6-32
編集　大島療養所患者慰安会（野島泰治）
大島療養所患者慰安会（野島泰治）
昭和15年7月5日　A5　32頁　10銭
機関誌
※Box（残部）

10939　藻汐草　第9巻　第8号　通巻第72号　Q-6-32
編集　大島療養所患者慰安会（野島泰治）
大島療養所患者慰安会（野島泰治）
昭和15年8月5日　A5　38頁　10銭
機関誌
※Box（残部）

10940　藻汐草　第9巻　第9号　通巻第73号　Q-6-32
編集　大島療養所患者慰安会（野島泰治）
大島療養所患者慰安会（野島泰治）
昭和15年9月5日　A5　40頁　20銭
機関誌
※Box（残部）

10941　藻汐草　第9巻　第10号　通巻第74号　Q-6-32
編集　大島療養所患者慰安会（野島泰治）
大島療養所患者慰安会（野島泰治）
昭和15年10月5日　A5　62頁　20銭
機関誌
※Box（残部）

10942　藻汐草　第9巻　第11号　通巻第74号　Q-6-32

編集　大島療養所患者慰安会（野島泰治）
大島療養所患者慰安会（野島泰治）
昭和15年11月5日　A5　30頁　20銭
機関誌
※Box（残部）

10943　藻汐草　第9巻　第12号　通巻第75号　Q-6-32

編集　大島療養所患者慰安会（野島泰治）
大島療養所患者慰安会（野島泰治）
昭和15年12月5日　A5　28頁　20銭
機関誌
※Box（残部）

10944　藻汐草　第10巻　第1号　通巻第76号　Q-6-32

編集　大島療養所患者慰安会（野島泰治）
大島療養所患者慰安会（野島泰治）
昭和16年1月5日　A5　24頁　20銭
機関誌
※Box（残部）

10945　藻汐草　第10巻　第3号　通巻第77号　Q-6-32

編集　大島療養所患者慰安会（野島泰治）
大島療養所患者慰安会（野島泰治）
昭和16年3月5日　A5　28頁　10銭
機関誌
※Box（残部）

10946　藻汐草　第10巻　第4号　通巻第78号　Q-6-32

編集　大島療養所患者慰安会（野島泰治）
大島療養所患者慰安会（野島泰治）
昭和16年4月5日　A5　28頁　10銭
機関誌
※Box（残部）

10947　藻汐草　第10巻　第6号　通巻第80号　Q-6-32

編集　大島療養所患者慰安会（野島泰治）
大島療養所患者慰安会（野島泰治）
昭和16年6月5日　A5　30頁　10銭
機関誌
※Box（残部）

10948　藻汐草　第10巻　第7号　通巻第81号　Q-6-32

編集　大島青松園慰安会（野島泰治）
大島青松園慰安会（野島泰治）
昭和16年7月5日　A5　48頁　10銭

機関誌
※国立移管記念号
※Box（残部）

10949　藻汐草　第10巻　第8号　通巻第82号　Q-6-32

編輯　大島青松園慰安会（野島泰治）
大島青松園慰安会（野島泰治）
昭和16年8月5日　A5　32頁　10銭
機関誌
※Box（残部）

10950　藻汐草　第10巻　第10号　通巻第84号　Q-6-32

編輯　大島青松園慰安会（野島泰治）
大島青松園慰安会（野島泰治）
昭和16年11月5日　A5　32頁　10銭
機関誌
※Box（残部）

10951　藻汐草　第10巻　第12号　通巻第85号　Q-6-32

編輯　大島青松園慰安会（野島泰治）
大島青松園慰安会（野島泰治）
昭和16年12月5日　A5　28頁　10銭
機関誌
※Box（残部）

10952　藻汐草　第11巻　第1号　通巻第86号　Q-6-32

編輯　大島青松園慰安会（野島泰治）
大島青松園慰安会（野島泰治）
昭和17年1月5日　A5　32頁　10銭
機関誌
※Box（残部）

10953　藻汐草　第11巻　第3号　通巻第87号　Q-6-32

編輯　大島青松園慰安会（野島泰治）
大島青松園慰安会（野島泰治）
昭和17年3月5日　A5　18頁　10銭
機関誌
※Box（残部）

10954　藻汐草　第11巻　第5号　通巻第89号　Q-6-32

編輯　大島青松園慰安会（野島泰治）
大島青松園慰安会（野島泰治）
昭和17年5月5日　A5　30頁　10銭
機関誌
※Box（残部）

10955　藻汐草　第11巻　第6号　通巻第90号　Q-6-32

編輯　大島青松園慰安会（野島泰治）
大島青松園慰安会（野島泰治）
昭和17年6月5日　A5　40頁　10銭
機関誌
※Box（残部）

10956　藻汐草　第11巻　第7号　通巻第91号　Q-6-32

編輯　大島青松園慰安会（野島泰治）
大島青松園慰安会（野島泰治）
昭和17年7月5日　A5　40頁　10銭
機関誌
※Box（残部）

10957　藻汐草　第11巻　第8号　通巻第92号　Q-6-32

編輯　大島青松園慰安会（野島泰治）
大島青松園慰安会（野島泰治）
昭和17年8月5日　A5　40頁　10銭
機関誌
※Box（残部）

10958　藻汐草　第11巻　第11号　通巻第95号　Q-6-32

編輯　大島青松園慰安会（野島泰治）
大島青松園慰安会（野島泰治）
昭和17年11月5日　A5　32頁　10銭
機関誌
※Box（残部）

10959　藻汐草　第11巻　第12号　通巻第96号　Q-6-32

昭和17年12月5日　A5　30頁
機関誌
※Box（残部）

10960　藻汐草　第12巻　第1号　通巻第97号　Q-6-32

編輯　大島青松園慰安会（野島泰治）
大島青松園慰安会（野島泰治）
昭和18年1月5日　A5　28頁　10銭
機関誌
※Box（残部）

10961　藻汐草　第12巻　第2号　通巻第98号　Q-6-32

編輯　大島青松園慰安会（野島泰治）
大島青松園慰安会（野島泰治）
昭和18年2月5日　A5　24頁　10銭
機関誌
※Box（残部）

10962　藻汐草　第12巻　第3号　通巻第99号　Q-6-

編輯　大島青松園慰安会（野島泰治）
大島青松園慰安会（野島泰治）
昭和18年3月5日　A5　34頁　10銭
機関誌
※Box（残部）

10963　藻汐草　第12巻　第4号　通巻第100号
Q-6-32
　編輯　大島青松園慰安会（野島泰治）
大島青松園慰安会（野島泰治）
昭和18年5月5日　A5　44頁　10銭
機関誌
※Box（残部）

10964　藻汐草　第12巻　第5号　通巻第101号
Q-6-32
　編輯　大島青松園慰安会（野島泰治）
大島青松園慰安会（野島泰治）
昭和18年6月5日　A5　32頁　10銭
機関誌
※Box（残部）

10965　藻汐草　第12巻　第6号　通巻第102号
Q-6-32
　編輯　大島青松園慰安会（野島泰治）
大島青松園慰安会（野島泰治）
昭和18年7月5日　A5　26頁　10銭
機関誌
※Box（残部）

10966　藻汐草　第12巻　第7号　通巻第103号
Q-6-32
　編輯　大島青松園慰安会（野島泰治）
大島青松園慰安会（野島泰治）
昭和18年8月5日　A5　26頁　10銭
機関誌
※Box（残部）

10967　藻汐草　第12巻　第8号　通巻第104号
Q-6-32
　編輯　大島青松園慰安会（野島泰治）
大島青松園慰安会（野島泰治）
昭和18年9月5日　A5　24頁　10銭
機関誌
※Box（残部）

10968　藻汐草　第12巻　第9号　通巻第105号
Q-6-32
　編輯　大島青松園慰安会（野島泰治）
大島青松園慰安会（野島泰治）
昭和18年10月5日　A5　24頁　10銭
機関誌

※Box（残部）

10969　藻汐草　第12巻　第10号　通巻第106号
Q-6-32
　編輯　大島青松園慰安会（野島泰治）
大島青松園慰安会（野島泰治）
昭和18年11月5日　A5　24頁　10銭
機関誌
※Box（残部）

10970　藻汐草　第12巻　第11号　通巻第107号
Q-6-32
　編輯　大島青松園慰安会（野島泰治）
大島青松園慰安会（野島泰治）
昭和18年12月5日　A5　20頁　10銭
機関誌
※Box（残部）

10971　藻汐草　第13巻　第1号　通巻第108号　Q-6-32
　編輯　大島青松園慰安会（野島泰治）
大島青松園慰安会（野島泰治）
昭和19年1月5日　A5　24頁　10銭
機関誌
※Box（残部）

10972　藻汐草　第13巻　第3号　通巻第110号
Q-6-32
　編輯　大島青松園慰安会（野島泰治）
大島青松園慰安会（野島泰治）
昭和19年4月5日　A5　20頁　10銭
機関誌
※Box（残部）

10973　藻汐草　第13巻　第4号　通巻第111号　Q-6-32
　編輯　大島青松園慰安会（野島泰治）
大島青松園慰安会（野島泰治）
昭和19年5月5日　A5　16頁　10銭
機関誌
※Box（残部）

10974　藻汐草　第13巻　第5号　通巻第112号　Q-6-32
　編輯　大島青松園慰安会（野島泰治）
大島青松園慰安会（野島泰治）
昭和19年6月5日　A5　20頁　10銭
機関誌
※Box（残部）　3冊

10975　藻汐草　第13巻　第6号　通巻第113号　Q-6-32
　編輯　大島青松園慰安会（野島泰治）

大島青松園慰安会（野島泰治）
昭和19年7月5日　A5　26頁　10銭
機関誌
※休刊号
※Box（残部）　2冊

10976　青松　通巻46号　11・12月合併号　Q-7-1
編集　末沢政太
大島青松園（末沢政太）
昭和23年12月31日　A5　27頁　非売品
機関誌
※Box（残部）　3冊

10977　青松　2・3月合併号　6巻　第2号　通巻47号
Q-7-1
編集　末澤政太
大島青松園（末澤政太）
昭和24年3月5日　B5　32頁
機関誌
※Box（残部）

10978　青松　新年号　第7巻　第1号　通巻53号
Q-7-1
編集　野島泰治
大島青松園（野島泰治）
昭和25年1月5日　B5　40頁　30円
機関誌
※Box（残部）

10979　青松　3月号　第7巻　第2号　通巻54号
Q-7-1
編集　野島泰治
大島青松園（野島泰治）
昭和25年3月1日　B5　39頁　30円
機関誌
※Box（残部）

10980　青松　5月号　第7巻　第3号　通巻55号
Q-7-1
編集　野島泰治
大島青松園（野島泰治）
昭和25年5月10日　B5　28頁　30円
機関誌
※Box（残部）

10981　青松　7月後　第7巻　第4号　通巻56号
Q-7-1
編集　野島泰治
大島青松園（野島泰治）
昭和25年7月10日　B5　28頁　30円
機関誌
※Box（残部）

10982　青松　9月号　第7巻　第5号　通巻57号
Q-7-1
編集　野島泰治
大島青松園（野島泰治）
昭和25年9月5日　B5　25頁　30円
機関誌
※Box（残部）

10983　青松　1月号　通巻第60号　Q-7-1
編集　野島泰治
大島青松園（野島泰治）
昭和26年1月1日　A5　61頁　30円
機関誌
※Box（残部）

10984　青松　3月号　通巻第62号　Q-7-1
編集　野島泰治
大島青松園（野島泰治）
昭和26年3月5日　A5　53頁　30円
機関誌
※Box（残部）

10985　青松　5月号　通巻第63号　Q-7-1
編集　野島泰治
大島青松園（野島泰治）
昭和26年5月20日　A5　53頁　30円
機関誌
※Box（残部）

10986　青松　6月号　通巻第64号　Q-7-1
編集　野島泰治
大島青松園（野島泰治）
昭和26年6月30日　A5　22頁
機関誌
※Box（残部）

10987　青松　8月号　通巻第65号　Q-7-1
編集　野島泰治
大島青松園（野島泰治）
昭和26年8月10日　A5　49頁　30円
機関誌
※Box（残部）

10988　青松　12月号　通巻第67号　Q-7-1
編集　野島泰治
大島青松園（野島泰治）
昭和26年12月10日　A5　55頁　30円
機関誌
※Box（残部）

10989　青松　新年号　通巻第68号　Q-7-1
編集　野島泰治
大島青松園（野島泰治）
昭和27年1月10日　A5　55頁　30円

機関誌
※Box（残部）

10990　青松　3月号　通巻第69号　Q-7-1
編集　野島泰治
大島青松園（野島泰治）
昭和27年3月5日　A5　63頁　40円
機関誌
※Box（残部）

10991　青松　5月号　通巻第70号　Q-7-1
編集　野島泰治
大島青松園（野島泰治）
昭和27年5月5日　A5　41頁　40円
機関誌
※Box（残部）　2冊

10992　青松　7月号　通巻第71号　Q-7-1
編集　野島泰治
大島青松園（野島泰治）
昭和27年7月5日　A5　70頁　40円
機関誌
※Box（残部）

10993　青松　10月号　通巻第72号　Q-7-1
編集　野島泰治
大島青松園（野島泰治）
昭和27年10月5日　A5　51頁　40円
機関誌
※Box（残部）

10994　青松　12月号　通巻第73号　Q-7-1
編集　野島泰治
大島青松園（野島泰治）
昭和27年12月5日　A5　61頁　40円
機関誌
※Box（残部）

10995　青松　1月号　通巻第74号　Q-7-1
編集　野島泰治
大島青松園（野島泰治）
昭和28年1月5日　A5　39頁　30円
機関誌
※Box（残部）

10996　青松　2月号　通巻第75号　Q-7-1
編集　野島泰治
大島青松園（野島泰治）
昭和28年2月5日　A5　50頁　30円
機関誌
※Box（残部）

10997　青松　3月号　通巻第76号　Q-7-1
編集　野島泰治
大島青松園（野島泰治）
昭和28年3月5日　A5　36頁　30円
機関誌
※Box（残部）

10998　青松　4月号　通巻第77号　Q-7-1
編集　国分正礼
大島青松園（国分正礼）
昭和28年4月5日　A5　46頁　30円
機関誌
※Box（残部）

10999　青松　5月号　通巻第78号　Q-7-1
編集　国分正礼
大島青松園（国分正礼）
昭和28年5月5日　A5　50頁　30円
機関誌
※Box（残部）

11000　青松　6月号　通巻第79号　Q-7-1
編集　国分正礼
大島青松園（国分正礼）
昭和28年6月5日　A5　56頁　30円
機関誌
※Box（残部）

11001　青松　7月号　通巻第80号　Q-7-1
編集　国分正礼
大島青松園（国分正礼）
昭和28年7月5日　A5　50頁　30円
機関誌
※Box（残部）

11002　青松　別冊　通巻第81号　Q-7-1
編集　国分正礼
大島青松園（国分正礼）
昭和28年7月15日　A5　25頁　非売品
機関誌
※Box（残部）

11003　青松　9月号　通巻第82号　Q-7-1
編集　国分正礼
大島青松園（国分正礼）
昭和28年9月5日　A5　56頁　30円
機関誌
※Box（残部）

11004　青松　10月号　通巻第83号　Q-7-1
編集　国分正礼
大島青松園（国分正礼）
昭和28年10月10日　A5　46頁　30円

機関誌
※Box（残部）

11005　**青松　11月号　通巻第84号**　Q-7-1
編集　国分正礼
大島青松園（国分正礼）
昭和28年11月10日　A5　50頁　30円
機関誌
※Box（残部）

11006　**青松　12月号　通巻第85号**　Q-7-1
編集　国分正礼
大島青松園（国分正礼）
昭和28年12月10日　A5　44頁　30円
機関誌
※Box（残部）

11007　**青松　1月号　通巻第86号**　Q-7-1
編集　国分正礼
大島青松園（国分正礼）
昭和29年1月10日　A5　46頁　30円
機関誌
※Box（残部）

11008　**青松　2月号　通巻第87号**　Q-7-1
編集　国分正礼
大島青松園（国分正礼）
昭和29年2月10日　A5　44頁　30円
機関誌
※Box（残部）

11009　**青松　3月号　通巻第88号**　Q-7-1
編集　国分正礼
大島青松園（国分正礼）
昭和29年3月10日　A5　40頁　30円
機関誌
※Box（残部）

11010　**青松　4月号　通巻第89号**　Q-7-1
編集　国分正礼
大島青松園（国分正礼）
昭和29年4月10日　A5　40頁　30円
機関誌
※Box（残部）

11011　**青松　5月号　通巻第90号**　Q-7-1
編集　国分正礼
大島青松園（国分正礼）
昭和29年5月10日　A5　46頁　30円
機関誌
※Box（残部）

11012　**青松　6月号　通巻第91号**　Q-7-1
編集　国分正礼
大島青松園（国分正礼）
昭和29年6月10日　A5　42頁　30円
機関誌
※Box（残部）

11013　**青松　7月号　通巻第92号**　Q-7-1
編集　国分正礼
大島青松園（国分正礼）
昭和29年7月10日　A5　40頁　30円
機関誌
※Box（残部）

11014　**青松　8月号　通巻第93号**　Q-7-1
編集　国分正礼
大島青松園（国分正礼）
昭和29年8月10日　A5　45頁　30円
機関誌
※Box（残部）

11015　**青松　9月号　通巻第94号**　Q-7-1
編集　国分正礼
大島青松園（国分正礼）
昭和29年9月10日　A5　38頁　30円
機関誌
※Box（残部）

11016　**青松　10月号　通巻第95号**　Q-7-1
編集　国分正礼
大島青松園（国分正礼）
昭和29年10月10日　A5　40頁　30円
機関誌
※Box（残部）

11017　**青松　11月号　通巻第96号**　Q-7-1
編集　国分正礼
大島青松園（国分正礼）
昭和29年11月10日　A5　44頁　30円
機関誌
※Box（残部）

11018　**青松　12月号　通巻第97号**　Q-7-1
編集　国分正礼
大島青松園（国分正礼）
昭和29年12月10日　A5　60頁　30円
機関誌
※Box（残部）

11019　**青松　新年号　第12巻　第1号　通巻第98号**
Q-7-2
編集　国分正礼
大島青松園（国分正礼）

昭和30年1月10日　A5　40頁　30円
機関誌
※Box（残部）

11020　青松　2月号　第12巻　第2号　通巻第99号　Q-7-2
　編集　国分正礼
　大島青松園（国分正礼）
　昭和30年2月10日　A5　42頁　30円
　機関誌
　※Box（残部）

11021　青松　3月号　第12巻　第3号　通巻第100号　Q-7-2
　編集　国分正礼
　大島青松園（国分正礼）
　昭和30年3月10日　A5　98頁　50円
　機関誌
　※百号記念特輯
　※Box（残部）

11022　青松　4月号　第12巻　第4号　通巻第101号　Q-7-2
　編集　国分正礼
　大島青松園（国分正礼）
　昭和30年4月10日　A5　48頁　30円
　機関誌
　※Box（残部）

11023　青松　5月号　第12巻　第5号　通巻第102号　Q-7-2
　編集　国分正礼
　大島青松園（国分正礼）
　昭和30年5月10日　A5　48頁　30円
　機関誌
　※Box（残部）

11024　青松　6月号　第12巻　第6号　通巻第103号　Q-7-2
　編集　国分正礼
　大島青松園（国分正礼）
　昭和30年6月25日　A5　42頁　30円
　機関誌
　※Box（残部）

11025　青松　7・8月合併号　第12巻　通巻第104号　Q-7-2
　編集　国分正礼
　大島青松園（国分正礼）
　昭和30年7月25日　A5　45頁　30円
　機関誌
　※Box（残部）

11026　青松　9月号　第12巻　通巻第105号　Q-7-2
　編集　国分正礼
　大島青松園（国分正礼）
　昭和30年9月20日　A5　42頁　30円
　機関誌
　※Box（残部）

11027　青松　10月号　第12巻　通巻第106号　Q-7-2
　編集　国分正礼
　大島青松園（国分正礼）
　昭和30年10月20日　A5　46頁　30円
　機関誌
　※Box（残部）

11028　青松　11月号　第12巻　通巻第107号　Q-7-2
　編集　国分正礼
　大島青松園（国分正礼）
　昭和30年11月20日　A5　61頁　30円
　機関誌
　※Box（残部）

11029　青松　12月号　第12巻　通巻第108号　Q-7-2
　編集　国分正礼
　大島青松園（国分正礼）
　昭和30年12月20日　A5　42頁　30円
　機関誌
　※Box（残部）

11030　青松　1月号　第13巻　第1号　通巻第109号　Q-7-2
　編集　国分正礼
　大島青松園（国分正礼）
　昭和31年1月20日　A5　50頁　30円
　機関誌
　※Box（残部）

11031　青松　2月号　第13巻　第2号　通巻第110号　Q-7-2
　編集　国分正礼
　大島青松園（国分正礼）
　昭和31年2月20日　A5　50頁　30円
　機関誌
　※Box（残部）

11032　青松　3月号　第13巻　第3号　通巻第111号　Q-7-2
　編集　国分正礼
　大島青松園（国分正礼）
　昭和31年3月20日　A5　38頁　30円
　機関誌
　※Box（残部）

11033　青松　4月号　第13巻　第4号　通巻第112号

Q-7-2
 編集　国分正礼
 大島青松園（国分正礼）
 昭和31年4月20日　A5　56頁　30円
 機関誌
 ※Box（残部）

11034　青松　5月号　第13巻　第5号　通巻第113号 Q-7-2
 編集　国分正礼
 大島青松園（国分正礼）
 昭和31年5月20日　A5　42頁　30円
 機関誌
 ※Box（残部）

11035　青松　6月号　第13巻　第6号　通巻第114号 Q-7-2
 編集　国分正礼
 大島青松園（国分正礼）
 昭和31年6月20日　A5　46頁　30円
 機関誌
 ※Box（残部）

11036　青松　7・8月合併号　第13巻　第7号　通巻第115号　Q-7-2
 編集　国分正礼
 大島青松園（国分正礼）
 昭和31年7月20日　A5　38頁　30円
 機関誌
 ※Box（残部）

11037　青松　9月号　第13巻　第8号　通巻第116号 Q-7-2
 編集　国分正礼
 大島青松園（国分正礼）
 昭和31年9月20日　A5　38頁　30円
 機関誌
 ※Box（残部）

11038　青松　10月号　第13巻　第9号　通巻第117号　Q-7-2
 編集　国分正礼
 大島青松園（国分正礼）
 昭和31年10月20日　A5　39頁　30円
 機関誌
 ※Box（残部）

11039　青松　11月号　第13巻　第10号　通巻第118号　Q-7-2
 編集　国分正礼
 大島青松園（国分正礼）
 昭和31年11月20日　A5　42頁　30円
 機関誌

 ※Box（残部）

11040　青松　12月号　第13巻　第11号　通巻第119号 Q-7-2
 編集　国分正礼
 大島青松園（国分正礼）
 昭和31年12月20日　A5　42頁　30円
 機関誌
 ※Box（残部）

11041　青松　新年号　第14巻　第1号　通巻第120号 Q-7-2
 編集　国分正礼
 大島青松園（国分正礼）
 昭和32年1月5日　A5　52頁　30円
 機関誌
 ※Box（残部）

11042　青松　2月号　第14巻　第2号　通巻121号 Q-7-2
 編集　国分正礼
 大島青松園（国分正礼）
 昭和32年2月5日　A5　38頁　30円
 機関誌
 ※Box（残部）

11043　青松　3月号　第14巻　第3号　通巻第122号 Q-7-2
 編集　国分正礼
 大島青松園（国分正礼）
 昭和32年3月5日　A5　44頁　30円
 機関誌
 ※Box（残部）

11044　青松　4月号　第14巻　第4号　通巻第123号 Q-7-2
 編集　国分正礼
 大島青松園（国分正礼）
 昭和32年4月5日　A5　40頁　30円
 機関誌
 ※Box（残部）

11045　青松　5月号　第14巻　第5号　通巻第124号 Q-7-2
 編集　国分正礼
 大島青松園（国分正礼）
 昭和32年5月5日　A5　33頁　30円
 機関誌
 ※Box（残部）

11046　青松　6月号　第14巻　第6号　通巻第125号 Q-7-2
 編集　国分正礼

大島青松園（国分正礼）
昭和32年6月5日　A5　40頁　30円
機関誌
※Box（残部）

11047　青松　7月号　第14巻　第7号　通巻第126号　Q-7-2
編集　国分正礼
大島青松園（国分正礼）
昭和32年7月5日　A5　40頁　30円
機関誌
※Box（残部）

11048　青松　8月号　第14巻　第8号　通巻127号　Q-7-2
編集　国分正礼
大島青松園（国分正礼）
昭和32年8月5日　A5　42頁　30円
機関誌
※Box（残部）

11049　青松　9・10月号　第14巻　第9号　通巻第128号　Q-7-2
編集　国分正礼
大島青松園（国分正礼）
昭和32年10月5日　A5　40頁　30円
機関誌
※Box（残部）

11050　青松　11月号　第14巻　第10号　通巻第129号　Q-7-2
編集　国分正礼
大島青松園（国分正礼）
昭和32年11月5日　A5　50頁　30円
機関誌
※Box（残部）

11051　青松　12月号　第14巻　第11号　通巻第130号　Q-7-2
編集　国分正礼
大島青松園（国分正礼）
昭和32年12月5日　A5　38頁　30円
機関誌
※Box（残部）

11052　青松　新年号　第15巻　第1号　通巻第131号　Q-7-2
編集　国分正礼
大島青松園（国分正礼）
昭和33年1月5日　A5　46頁　30円
機関誌
※Box（残部）

11053　青松　2月号　第15巻　第2号　通巻第132号　Q-7-2
編集　国分正礼
大島青松園（国分正礼）
昭和33年2月5日　A5　38頁　30円
機関誌
※Box（残部）

11054　青松　3月号　第15巻　第3号　通巻第133号　Q-7-2
編集　国分正礼
大島青松園（国分正礼）
昭和33年3月5日　A5　40頁　30円
機関誌
※Box（残部）

11055　青松　4月号　第15巻　第4号　通巻第134号　Q-7-2
編集　国分正礼
大島青松園（国分正礼）
昭和33年4月5日　A5　44頁　30円
機関誌
※Box（残部）

11056　青松　5月号　第15巻　第5号　通巻第135号　Q-7-2
編集　国分正礼
大島青松園（国分正礼）
昭和33年5月5日　A5　50頁　30円
機関誌
※Box（残部）

11057　青松　6月号　第15巻　第6号　通巻第136号　Q-7-2
編集　国分正礼
大島青松園（国分正礼）
昭和33年6月5日　A5　38頁　30円
機関誌
※Box（残部）

11058　青松　7月号　第15巻　第7号　通巻第137号　Q-7-2
編集　国分正礼
大島青松園（国分正礼）
昭和33年7月5日　A5　38頁　30円
機関誌
※Box（残部）

11059　青松　8月号　第15巻　第8号　通巻第138号　Q-7-2
編集　国分正礼
大島青松園（国分正礼）
昭和33年8月5日　A5　36頁　30円
機関誌

※Box（残部）

11060　青松　9月号　第15巻　第9号　通巻第139号
Q-7-2
　編集　国分正礼
　大島青松園（国分正礼）
　昭和33年9月5日　A5　42頁　30円
　機関誌
　※Box（残部）

11061　青松　10・11号　第15巻　第10号　通巻第140号　Q-7-2
　編集　国分正礼
　大島青松園（国分正礼）
　昭和33年11月5日　A5　44頁　30円
　機関誌
　※Box（残部）

11062　青松　12月号　第15巻　第11号　通巻第141号　Q-7-2
　編集　国分正礼
　大島青松園（国分正礼）
　昭和33年12月5日　A5　40頁　30円
　機関誌
　※Box（残部）

11063　青松　1月号　第16巻　第1号　通巻第142号
Q-7-2
　編集　国分正礼
　大島青松園（国分正礼）
　昭和34年1月5日　A5　38頁　30円
　機関誌
　※Box（残部）

11064　青松　2月号　第16巻　第2号　通巻第143号
Q-7-2
　編集　国分正礼
　大島青松園（国分正礼）
　昭和34年2月5日　A5　42頁　30円
　機関誌
　※Box（残部）

11065　青松　3月号　第16巻　第3号　通巻第144号
Q-7-2
　編集　国分正礼
　大島青松園（国分正礼）
　1959年3月5日　A5　44頁　30円
　機関誌
　※Box（残部）

11066　青松　4月号　第16巻　第4号　通巻第145号
Q-7-2
　編集　国分正礼
　大島青松園（国分正礼）
　1959年4月5日　A5　38頁　30円
　機関誌
　※Box（残部）

11067　青松　5月号　第16巻　第5号　通巻第146号
Q-7-2
　編集　国分正礼
　大島青松園（国分正礼）
　1959年5月5日　A5　42頁　30円
　機関誌
　※Box（残部）

11068　青松　6月号　第16巻　第6号　通巻第147号
Q-7-2
　編集　国分正礼
　大島青松園（国分正礼）
　1959年6月5日　A5　61頁　30円
　機関誌
　※Box（残部）

11069　青松　7月号　第16巻　第7号　通巻第148号
Q-7-2
　編集　国分正礼
　大島青松園（国分正礼）
　1959年7月5日　A5　36頁　30円
　機関誌
　※Box（残部）

11070　青松　8月号　第16巻　第8号　通巻第149号
Q-7-2
　編集　国分正礼
　大島青松園慰安会（国分正礼）
　1959年8月5日　A5　38頁　30円
　機関誌
　※Box（残部）

11071　青松　9月号　第16巻　第9号　通巻第150号
Q-7-2
　編集　国分正礼
　大島青松園慰安会（国分正礼）
　1959年9月5日　A5　40頁　30円
　機関誌
　※Box（残部）

11072　青松　10・11月号　第16巻　第10号　通巻第151号　Q-7-2
　編集　国分正礼
　大島青松園慰安会（国分正礼）
　1959年11月5日　A5　98頁　30円
　機関誌
　※開園50周年記念号
　※Box（残部）

11073 　青松　12月号　第16巻　第11号　通巻第152号　Q-7-2
　編集　国分正礼
　大島青松園慰安会（国分正礼）
　1959年12月5日　A5　40頁　30円
　機関誌
　※Box（残部）

11074 　青松　新年号　第17巻　第1号　通巻第153号　Q-7-3
　編集　国分正礼
　大島青松園慰安会（国分正礼）
　1960年1月5日　A5　39頁　30円
　機関誌
　※Box（残部）

11075 　青松　2月号　第17巻　第2号　通巻第154号　Q-7-3
　編集　国分正礼
　大島青松園慰安会（国分正礼）
　1960年2月5日　A5　42頁　30円
　機関誌
　※Box（残部）

11076 　青松　3月号　第17巻　第3号　通巻第155号　Q-7-3
　編集　国分正礼
　大島青松園慰安会（国分正礼）
　1960年3月5日　A5　40頁　30円
　機関誌
　※Box（残部）

11077 　青松　4月号　第17巻　第4号　通巻第156号　Q-7-3
　編集　国分正礼
　大島青松園慰安会（国分正礼）
　1960年4月5日　A5　44頁　30円
　機関誌
　※Box（残部）

11078 　青松　5月号　第17巻　第5号　通巻第157号　Q-7-3
　編集　国分正礼
　大島青松園慰安会（国分正礼）
　1960年5月5日　A5　41頁　30円
　機関誌
　※Box（残部）

11079 　青松　6月号　第17巻　第6号　通巻第158号　Q-7-3
　編集　国分正礼
　大島青松園慰安会（国分正礼）
　1960年6月5日　A5　40頁　30円
　機関誌
　※Box（残部）

11080 　青松　7月号　第17巻　第7号　通巻第159号　Q-7-3
　編集　国分正礼
　大島青松園慰安会（国分正礼）
　1960年7月5日　A5　40頁　30円
　機関誌
　※Box（残部）

11081 　青松　8月号　第17巻　第8号　通巻第160号　Q-7-3
　編集　国分正礼
　大島青松園慰安会（国分正礼）
　1960年8月5日　A5　38頁　30円
　機関誌
　※Box（残部）

11082 　青松　9・10月号　第17巻　第10号　通巻第161号　Q-7-3
　編集　国分正礼
　大島青松園慰安会（国分正礼）
　1960年10月5日　A5　42頁　30円
　機関誌
　※Box（残部）

11083 　青松　11月号　第17巻　第10号　通巻第162号　Q-7-3
　編集　国分正礼
　大島青松園慰安会（国分正礼）
　1960年11月5日　A5　40頁　30円
　機関誌
　※Box（残部）

11084 　青松　12月号　第17巻　第11号　通巻第163号　Q-7-3
　編集　国分正礼
　大島青松園慰安会（国分正礼）
　1960年12月5日　A5　40頁　30円
　機関誌
　※Box（残部）

11085 　青松　新年号　通巻第164号　Q-7-3
　編集　国分正礼
　大島青松園慰安会（国分正礼）
　1961年1月5日　A5　50頁　30円
　機関誌
　※Box（残部）

11086 　青松　2月号　第18巻　第2号　通巻第165号　Q-7-3
　編集　国分正礼

大島青松園慰安会（国分正礼）
1961年2月25日　A5　52頁　30円
機関誌
※Box（残部）

11087　**青松　3月号　第18巻　第3号　通巻第166号**　Q-7-3

編集　国分正礼
大島青松園慰安会（国分正礼）
1961年3月25日　A5　58頁　30円
機関誌
※Box（残部）

11088　**青松　4・5月号　第18巻　第4号　通巻第167号**　Q-7-3

編集　国分正礼
大島青松園慰安会（国分正礼）
1961年5月5日　A5　50頁　30円
機関誌
※Box（残部）

11089　**青松　6月号　第18巻　第5号　通巻第168号**　Q-7-3

編集　国分正礼
大島青松園慰安会（国分正礼）
1961年6月5日　A5　42頁　40円
機関誌
※Box（残部）

11090　**青松　7月号　第18巻　第6号　通巻第169号**　Q-7-3

編集　国分正礼
大島青松園慰安会（国分正礼）
1961年7月5日　A5　38頁　40円
機関誌
※Box（残部）

11091　**青松　8月号　第18巻　第7号　通巻第170号**　Q-7-3

編集　国分正礼
大島青松園慰安会（国分正礼）
1961年8月5日　A5　38頁　40円
機関誌
※Box（残部）

11092　**青松　9月号　第18巻　第8号　通巻第171号**　Q-7-3

編集　国分正礼
大島青松園慰安会（国分正礼）
1961年9月5日　A5　46頁　40円
機関誌
※Box（残部）

11093　**青松　10月号　第18巻　第9号　通巻第172号**　Q-7-3

編集　国分正礼
大島青松園慰安会（国分正礼）
1961年10月5日　A5　36頁　40円
機関誌
※Box（残部）

11094　**青松　11月号　第18巻　第10号　通巻第173号**　Q-7-3

編集　国分正礼
大島青松園慰安会（国分正礼）
1961年11月5日　A5　32頁　40円
機関誌
※Box（残部）

11095　**青松　12月号　第18巻　第11号　通巻第174号**　Q-7-3

編集　国分正礼
大島青松園慰安会（国分正礼）
1961年12月5日　A5　30頁　40円
機関誌
※Box（残部）

11096　**青松　新年号　第19巻　第1号　通巻第175号**　Q-7-3

編集　国分正礼
大島青松園慰安会（国分正礼）
1962年1月1日　A5　36頁　40円
機関誌
※Box（残部）

11097　**青松　2・3月号　第19巻　第2号　通巻第176号**　Q-7-3

編集　国分正礼
大島青松園慰安会（国分正礼）
1962年3月5日　A5　50頁　40円
機関誌
※Box（残部）

11098　**青松　4月号　第19巻　第3号　通巻第177号**　Q-7-3

編集　国分正礼
大島青松園慰安会（国分正礼）
1962年4月5日　A5　44頁　40円
機関誌
※Box（残部）

11099　**青松　5月号　第19巻　第4号　通巻第178号**　Q-7-3

編集　国分正礼
大島青松園慰安会（国分正礼）
1962年5月5日　A5　50頁　40円
機関誌

※Box（残部）

11100　青松　6月号　第19巻　第5号　通巻第179号
Q-7-3

　編集　国分正礼
　大島青松園慰安会（国分正礼）
　1962年6月15日　A5　32頁　40円
　機関誌
　※Box（残部）

11101　青松　7月号　第19巻　第6号　通巻第180号
Q-7-3

　編集　国分正礼
　大島青松園慰安会（国分正礼）
　1962年7月5日　A5　34頁　40円
　機関誌
　※Box（残部）

11102　青松　8月号　第19巻　第7号　通巻第181号
Q-7-3

　編集　国分正礼
　大島青松園慰安会（国分正礼）
　1962年8月5日　A5　44頁　40円
　機関誌
　※Box（残部）

11103　青松　9月号　第19巻　第8号　通巻第182号
Q-7-3

　編集　国分正礼
　大島青松園慰安会（国分正礼）
　1962年9月5日　A5　48頁　40円
　機関誌
　※Box（残部）

11104　青松　10月号　第19巻　第9号　通巻第183号　Q-7-3

　編集　国分正礼
　大島青松園慰安会（国分正礼）
　1962年10月5日　A5　42頁　40円
　機関誌
　※Box（残部）

11105　青松　11・12月号　第19巻　第10号　通巻第184号　Q-7-3

　編集　国分正礼
　大島青松園慰安会（国分正礼）
　1962年12月5日　A5　40頁　40円
　機関誌
　※Box（残部）

11106　青松　新年号　第20巻　第1号　通巻第185号　Q-7-3

　編集　国分正礼
　大島青松園慰安会（国分正礼）
　1963年1月10日　A5　46頁　40円
　機関誌
　※Box（残部）

11107　青松　2月号　第20巻　第2号　通巻第186号
Q-7-3

　編集　国分正礼
　大島青松園慰安会（国分正礼）
　1963年2月10日　A5　32頁　40円
　機関誌
　※Box（残部）

11108　青松　3・4月号　第20巻　第3号　通巻第187号　Q-7-3

　編集　国分正礼
　大島青松園慰安会（国分正礼）
　1963年4月5日　A5　36頁　40円
　機関誌
　※Box（残部）

11109　青松　5月号　第20巻　第4号　通巻第188号
Q-7-3

　編集　国分正礼
　大島青松園慰安会（国分正礼）
　1963年5月5日　A5　42頁　40円
　機関誌
　※Box（残部）

11110　青松　6月号　第20巻　第5号　通巻第189号
Q-7-3

　編集　国分正礼
　大島青松園慰安会（国分正礼）
　1963年6月5日　A5　54頁　40円
　機関誌
　※Box（残部）

11111　青松　7月号　第20巻　第6号　通巻第190号
Q-7-3

　編集　国分正礼
　大島青松園慰安会（国分正礼）
　1963年7月5日　A5　44頁　40円
　機関誌
　※Box（残部）

11112　青松　8月号　第20巻　第7号　通巻第191号
Q-7-3

　編集　国分正礼
　大島青松園慰安会（国分正礼）
　1963年8月5日　A5　44頁　40円
　機関誌
　※Box（残部）

11113　青松　9月号　第20巻　第8号　通巻第192号

Q-7-3
 編集　国分正礼
 大島青松園慰安会（国分正礼）
 1963年9月5日　A5　34頁　40円
 機関誌
 ※Box（残部）

11114　青松　10・11月号　第20巻　第9号　通巻第193号　Q-7-3
 編集　国分正礼
 大島青松園慰安会（国分正礼）
 1963年11月5日　A5　16頁　40円
 機関誌
 ※Box（残部）

11115　青松　12月号　第20巻　第10号　通巻第194号　Q-7-3
 編集　国分正礼
 大島青松園慰安会（国分正礼）
 1963年12月5日　A5　42頁　40円
 機関誌
 ※Box（残部）

11116　青松　1月号　第21巻　第1号　通巻第195号　Q-7-3
 編集　国分正礼
 大島青松園慰安会（国分正礼）
 1964年1月5日　A5　43頁　40円
 機関誌
 ※Box（残部）　2冊

11117　青松　2月号　第21巻　第2号　通巻第196号　Q-7-3
 編集　国分正礼
 大島青松園慰安会（国分正礼）
 1964年2月5日　A5　96頁　100円
 機関誌
 ※療養所の未来像について
 ※Box（残部）　2冊

11118　青松　3・4月号　第21巻　第3号　通巻第197号　Q-7-3
 編集　国分正礼
 大島青松園（国分正礼）
 1964年4月5日　A5　50頁　40円
 機関誌
 ※Box（残部）

11119　青松　5月号　第21巻　第4号　通巻第198号　Q-7-3
 編集　難波良造
 大島青松会（難波良造）
 1964年5月5日　A5　54頁　40円
 機関誌
 ※Box（残部）

11120　青松　6月号　第21巻　第5号　通巻第199号　Q-7-3
 編集　難波良造
 大島青松会（難波良造）
 1964年6月5日　A5　40頁　40円
 機関誌
 ※Box（残部）

11121　青松　7月号　第21巻　第6号　通巻第200号　Q-7-3
 編集　難波良造
 大島青松会（難波良造）
 1964年7月5日　A5　36頁　40円
 機関誌
 ※Box（残部）

11122　青松　8月号　第21巻　第7号　通巻第201号　Q-7-3
 編集　難波良造
 大島青松会（難波良造）
 1964年8月5日　A5　38頁　40円
 機関誌
 ※Box（残部）

11123　青松　9月号　第21巻　第8号　通巻第202号　Q-7-3
 編集　難波良造
 大島青松会（難波良造）
 1964年9月5日　A5　38頁　40円
 機関誌
 ※Box（残部）

11124　青松　10・11月号　第21巻　第9号　通巻第203号　Q-7-3
 編集　難波良造
 大島青松会（難波良造）
 1964年11月5日　A5　38頁　40円
 機関誌
 ※Box（残部）

11125　青松　12月号　第21巻　第10号　通巻第204号　Q-7-3
 編集　難波良造
 大島青松会（難波良造）
 1964年12月5日　A5　38頁　40円
 機関誌
 ※Box（残部）

11126　青松　1月号　第22巻　第1号　通巻第205号

Q-7-3
　編集　難波良造
　大島青松会（難波良造）
　1965年1月5日　A5　36頁　40円
　機関誌
　※Box（残部）

11127　青松　2月号　第22巻　第2号　通巻206号
Q-7-3
　編集　難波良造
　大島青松会（難波良造）
　1965年2月5日　A5　47頁　40円
　機関誌
　※Box（残部）

11128　青松　3・4月号　第22巻　第3号　通巻第207号　Q-7-3
　編集　難波良造
　大島青松会（難波良造）
　1965年4月5日　A5　42頁　40円
　機関誌
　※Box（残部）

11129　青松　5月号　第22巻　第4号　通巻第208号
Q-7-3
　編集　難波良造
　大島青松会（難波良造）
　1965年5月5日　A5　40頁　40円
　機関誌
　※Box（残部）

11130　青松　6月号　第22巻　第5号　通巻第209号
Q-7-3
　編集　難波良造
　大島青松会（難波良造）
　1965年6月1日　A5　40頁　40円
　機関誌
　※Box（残部）

11131　青松　7月号　第22巻　第6号　通巻第210号
Q-7-3
　編集　難波良造
　大島青松会（難波良造）
　1965年7月5日　A5　44頁　40円
　機関誌
　※Box（残部）

11132　青松　8月号　第22巻　第7号　通巻第211号
Q-7-3
　編集　難波良造
　大島青松会（難波良造）
　1965年8月5日　A5　36頁　40円
　機関誌
　※Box（残部）

11133　青松　9月号　第22巻　第8号　通巻第212号
Q-7-3
　編集　難波良造
　大島青松会（難波良造）
　1965年9月5日　A5　38頁　40円
　機関誌
　※Box（残部）

11134　青松　10・11月号　第22巻　第9号　通巻第213号　Q-7-3
　編集　難波良造
　大島青松会（難波良造）
　1965年11月5日　A5　42頁　40円
　機関誌
　※Box（残部）

11135　青松　12月号　第22巻　第10号　通巻第214号　Q-7-3
　編集　難波良造
　大島青松会（難波良造）
　1965年12月5日　A5　34頁　40円
　機関誌
　※Box（残部）

11136　青松　新年号　第23巻　第1号　通巻第215号　Q-7-4
　編集　難波良造
　大島青松会（難波良造）
　1966年1月5日　A5　36頁　40円
　機関誌
　※Box（残部）

11137　青松　2月号　第23巻　第2号　通巻第216号
Q-7-4
　編集　難波良造
　大島青松会（難波良造）
　1966年2月5日　A5　38頁　40円
　機関誌
　※Box（残部）

11138　青松　3・4月号　第23巻　第3号　通巻第217号　Q-7-4
　編集　難波良造
　大島青松会（難波良造）
　1966年4月5日　A5　38頁　40円
　機関誌
　※Box（残部）

11139　青松　5月号　第23巻　第4号　通巻第218号
Q-7-4
　編集　前川一郎

大島青松会（前川一郎）
1966年5月5日　A5　52頁　40円
機関誌
※Box（残部）

11140　青松　5月号　第23巻　第5号　通巻第219号 Q-7-4

編集　前川一郎
大島青松会（前川一郎）
1966年6月5日　A5　32頁　40円
機関誌
※Box（残部）

11141　青松　7月号　第23巻　第6号　通巻第220号 Q-7-4

編集　前川一郎
大島青松会（前川一郎）
1966年7月5日　A5　38頁　40円
機関誌
※Box（残部）

11142　青松　8月号　第23巻　第7号　通巻第221号 Q-7-4

編集　前川一郎
大島青松会（前川一郎）
1966年8月5日　A5　40頁　40円
機関誌
※Box（残部）

11143　青松　9月号　第23巻　第8号　通巻第222号 Q-7-4

編集　前川一郎
大島青松会（前川一郎）
1966年9月5日　A5　42頁　40円
機関誌
※Box（残部）

11144　青松　10・11月号　第23巻　第9号　通巻第223号　Q-7-4

編集　前川一郎
大島青松会（前川一郎）
1966年11月5日　A5　38頁　40円
機関誌
※Box（残部）

11145　青松　12月号　第23巻　第10号　通巻第224号　Q-7-4

編集　前川一郎
大島青松会（前川一郎）
1966年12月5日　A5　36頁　40円
機関誌
※Box（残部）

11146　青松　1月号　第24巻　第1号　通巻第225号 Q-7-4

編集　前川一郎
大島青松会（前川一郎）
1967年1月5日　A5　42頁　40円
機関誌
※Box（残部）

11147　青松　2月号　第24巻　第2号　通巻第226号 Q-7-4

編集　前川一郎
大島青松会（前川一郎）
1967年2月5日　A5　40頁　40円
機関誌
※Box（残部）

11148　青松　3・4月号　第24巻　第3号　通巻第227号　Q-7-4

編集　前川一郎
大島青松会（前川一郎）
1967年4月5日　A5　40頁　40円
機関誌
※Box（残部）

11149　青松　5月号　第24巻　第4号　通巻第228号 Q-7-4

編集　前川一郎
大島青松会（前川一郎）
1967年5月5日　A5　38頁　40円
機関誌
※Box（残部）

11150　青松　6月号　第24巻　第5号　通巻第229号 Q-7-4

編集　前川一郎
大島青松会（前川一郎）
1967年6月5日　A5　32頁　40円
機関誌
※Box（残部）

11151　青松　7月号　第24巻　第6号　通巻第230号 Q-7-4

編集　前川一郎
大島青松会（前川一郎）
1967年7月5日　A5　34頁　40円
機関誌
※Box（残部）

11152　青松　8月号　第24巻　第7号　通巻第231号 Q-7-4

編集　前川一郎
大島青松会（前川一郎）
1967年8月5日　A5　34頁　40円
機関誌

※Box（残部）

11153 **青松 9月号 第24巻 第8号 通巻第232号**
Q-7-4
編集　前川一郎
大島青松会（前川一郎）
1967年9月5日　A5　36頁　40円
機関誌
※Box（残部）

11154 **青松 10・11月号 第24巻 第9号 通巻第233号**　Q-7-4
編集　前川一郎
大島青松会（前川一郎）
1967年11月5日　A5　38頁　40円
機関誌
※Box（残部）

11155 **青松 12月号 第24巻 第10号 通巻第234号**　Q-7-4
編集　前川一郎
大島青松会（前川一郎）
1967年12月5日　A5　42頁　40円
機関誌
※Box（残部）

11156 **青松 1月号 第25巻 第1号 通巻第235号**
Q-7-4
編集　前川一郎
大島青松会（前川一郎）
1968年1月5日　A5　34頁　40円
機関誌
※Box（残部）

11157 **青松 2月号 第25巻 第2号 通巻第236号**
Q-7-4
編集　前川一郎
大島青松会（前川一郎）
1968年2月5日　A5　34頁　40円
機関誌
※Box（残部）

11158 **青松 3・4月号 第25巻 第3号 通巻第237号**　Q-7-4
編集　前川一郎
大島青松会（前川一郎）
1968年4月5日　A5　40頁　40円
機関誌
※Box（残部）

11159 **青松 5月号 第25巻 第4号 通巻第238号**
Q-7-4
編集　前川一郎

大島青松会（前川一郎）
1968年5月5日　A5　30頁　40円
機関誌
※Box（残部）

11160 **青松 6月号 第25巻 第5号 通巻第239号**
Q-7-4
編集　前川一郎
大島青松会（前川一郎）
1968年6月5日　A5　32頁　40円
機関誌
※Box（残部）

11161 **青松 7月号 第25巻 第6号 通巻第240号**
Q-7-4
編集　前川一郎
大島青松会（前川一郎）
1968年7月5日　A5　32頁　40円
機関誌
※Box（残部）

11162 **青松 8月号 第25巻 第7号 通巻第241号**
Q-7-4
編集　前川一郎
大島青松会（前川一郎）
1968年8月5日　A5　34頁　40円
機関誌
※Box（残部）

11163 **青松 10・11月号 第25巻 第9号 通巻第243号**　Q-7-4
編集　前川一郎
大島青松会（前川一郎）
1968年11月5日　A5　36頁　40円
機関誌
※Box（残部）

11164 **青松 12月号 第25巻 第10号 通巻第244号**　Q-7-4
編集　前川一郎
大島青松会（前川一郎）
1968年12月5日　A5　36頁　40円
機関誌
※Box（残部）

11165 **青松 1月号 第26巻 第1号 通巻第245号**
Q-7-4
編集　縄田正直
大島青松会（縄田正直）
1969年1月5日　A5　32頁　40円
機関誌
※Box（残部）

11166 **青松 2月号 第26巻 第2号 通巻第246号**

11167 青松　3・4月号　第26巻　第3号　通巻第247号　Q-7-4
　編集　縄田正直
　大島青松会（縄田正直）
　1969年4月5日　A5　36頁　40円
　機関誌
　※Box（残部）

11168 青松　5月号　第26巻　第4号　通巻第248号　Q-7-4
　編集　縄田正直
　大島青松会（縄田正直）
　1969年5月5日　A5　34頁　60円
　機関誌
　※Box（残部）

11169 青松　6月号　第26巻　第5号　通巻第249号　Q-7-4
　編集　縄田正直
　大島青松会（縄田正直）
　1969年6月5日　A5　32頁　60円
　機関誌
　※Box（残部）

11170 青松　7月号　第26巻　第6号　通巻第250号　Q-7-4
　編集　縄田正直
　大島青松会（縄田正直）
　1969年7月5日　A5　28頁　60円
　機関誌
　※Box（残部）

11171 青松　8月号　第26巻　第7号　通巻第251号　Q-7-4
　編集　縄田正直
　大島青松会（縄田正直）
　1969年8月5日　A5　32頁　60円
　機関誌
　※Box（残部）

11172 青松　9月号　第26巻　第8号　通巻第252号　Q-7-4
　編集　縄田正直
　大島青松会（縄田正直）
　1969年9月5日　A5　32頁　60円
　機関誌
　※Box（残部）

11173 青松　10・11月号　第26巻　第9号　通巻第253号　Q-7-4
　編集　縄田正直
　大島青松会（縄田正直）
　1969年11月5日　A5　70頁　60円
　機関誌
　※Box（残部）

11174 青松　12月号　第26巻　第10号　通巻第254号　Q-7-4
　編集　縄田正直
　大島青松会（縄田正直）
　1969年12月5日　A5　36頁　60円
　機関誌
　※Box（残部）

11175 青松　1月号　第27巻　第1号　通巻第255号　Q-7-4
　編集　縄田正直
　大島青松会（縄田正直）
　1970年1月5日　A5　32頁　60円
　機関誌
　※Box（残部）

11176 青松　2月号　第27巻　第2号　通巻第256号　Q-7-4
　編集　縄田正直
　大島青松会（縄田正直）
　1970年2月5日　A5　34頁　60円
　機関誌
　※Box（残部）

11177 青松　3・4月号　第27巻　第3号　通巻第257号　Q-7-4
　編集　縄田正直
　大島青松会（縄田正直）
　1970年4月5日　A5　32頁　60円
　機関誌
　※Box（残部）

11178 青松　5月号　第27巻　第4号　通巻第258号　Q-7-4
　編集　縄田正直
　大島青松会（縄田正直）
　1970年5月5日　A5　32頁　60円
　機関誌
　※Box（残部）

11179 青松　6月号　第27巻　第5号　通巻第259号　Q-7-4
　編集　縄田正直

大島青松会（縄田正直）
1970年6月5日　A5　64頁　60円
機関誌
※野島名誉園長追悼号
※Box（残部）

11180　青松　7月号　第27巻　第6号　通巻第260号
Q-7-4
　編集　縄田正直
　大島青松会（縄田正直）
　1970年7月5日　A5　28頁　60円
　機関誌
　※Box（残部）

11181　青松　8月号　第27巻　第7号　通巻第261号
Q-7-4
　編集　縄田正直
　大島青松会（縄田正直）
　1970年8月5日　A5　32頁　60円
　機関誌
　※Box（残部）

11182　青松　9月号　第27巻　第8号　通巻第262号
Q-7-4
　編集　縄田正直
　大島青松会（縄田正直）
　1970年9月5日　A5　28頁　60円
　機関誌
　※Box（残部）

11183　青松　10・11月号　第27巻　第9号　通巻第263号　Q-7-4
　編集　縄田正直
　大島青松会（縄田正直）
　1970年11月5日　A5　34頁　60円
　機関誌
　※Box（残部）

11184　青松　12月号　第27巻　第10号　通巻第264号　Q-7-4
　編集　縄田正直
　大島青松会（縄田正直）
　1970年12月5日　A5　34頁　60円
　機関誌
　※Box（残部）

11185　青松　1月号　第28巻　第1号　通巻第265号
Q-7-4
　編集　縄田正直
　大島青松会（縄田正直）
　1971年1月5日　A5　36頁　60円
　機関誌
　※Box（残部）

11186　青松　2月号　第28巻　第2号　通巻第266号
Q-7-4
　編集　縄田正直
　大島青松会（縄田正直）
　1971年2月5日　A5　35頁　60円
　機関誌
　※Box（残部）

11187　青松　3・4月号　第28巻　第3号　通巻第267号　Q-7-4
　編集　縄田正直
　大島青松会（縄田正直）
　1971年4月5日　A5　34頁　60円
　機関誌
　※Box（残部）

11188　青松　5月号　第28巻　第4号　通巻第268号
Q-7-4
　編集　縄田正直
　大島青松会（縄田正直）
　1971年5月5日　A5　32頁　60円
　機関誌
　※Box（残部）

11189　青松　6月号　第28巻　第5号　通巻第269号
Q-7-4
　編集　縄田正直
　大島青松会（縄田正直）
　1971年6月5日　A5　34頁　60円
　機関誌
　※Box（残部）

11190　青松　7月号　第28巻　第6号　通巻第270号
Q-7-4
　編集　縄田正直
　大島青松会（縄田正直）
　1971年7月5日　A5　34頁　60円
　機関誌
　※Box（残部）

11191　青松　8月号　第28巻　第7号　通巻第271号
Q-7-4
　編集　縄田正直
　大島青松会（縄田正直）
　1971年8月5日　A5　40頁　60円
　機関誌
　※Box（残部）

11192　青松　9月号　第28巻　第8号　通巻第272号
Q-7-4
　編集　縄田正直
　大島青松会（縄田正直）
　1971年9月5日　A5　36頁　60円

機関誌
※Box（残部）

11193　青松　10・11月号　第28巻　第9号　通巻第273号　Q-7-4
　編集　縄田正直
　大島青松会（縄田正直）
　1971年11月5日　A5　42頁　60円
　機関誌
　※Box（残部）

11194　青松　12月号　第28巻　第10号　通巻第274号　Q-7-4
　編集　縄田正直
　大島青松会（縄田正直）
　1971年12月5日　A5　34頁　60円
　機関誌
　※Box（残部）

11195　青松　1月号　第29巻　第1号　通巻第275号
Q-7-4
　編集　縄田正直
　大島青松会（縄田正直）
　1972年1月5日　A5　32頁　60円
　機関誌
　※Box（残部）

11196　青松　2月号　第29巻　第2号　通巻第276号
Q-7-4
　編集　縄田正直
　大島青松会（縄田正直）
　1972年2月5日　A5　35頁　60円
　機関誌
　※Box（残部）

11197　青松　3・4月号　第29巻　第3号　通巻第277号　Q-7-4
　編集　縄田正直
　大島青松会（縄田正直）
　1972年4月5日　A5　38頁　60円
　機関誌
　※Box（残部）

11198　青松　5月号　第29巻　第4号　通巻第278号
Q-7-4
　編集　縄田正直
　大島青松会（縄田正直）
　1972年5月5日　A5　32頁　60円
　機関誌
　※Box（残部）

11199　青松　6月号　第29巻　第5号　通巻第279号

Q-7-4
　編集　縄田正直
　大島青松会（縄田正直）
　1972年6月5日　A5　34頁　60円
　機関誌
　※Box（残部）

11200　青松　7月号　第29巻　第6号　通巻第280号
Q-7-4
　編集　縄田正直
　大島青松会（縄田正直）
　1972年7月5日　A5　34頁　60円
　機関誌
　※Box（残部）

11201　青松　8月号　第29巻　第7号　通巻第281号
Q-7-4
　編集　縄田正直
　大島青松会（縄田正直）
　1972年8月5日　A5　34頁　60円
　機関誌
　※Box（残部）

11202　青松　9月号　第29巻　第8号　通巻第282号
Q-7-4
　編集　縄田正直
　大島青松会（縄田正直）
　1972年9月5日　A5　34頁　60円
　機関誌
　※Box（残部）

11203　青松　10・11月号　第29巻　第9号　通巻第283号　Q-7-4
　編集　縄田正直
　大島青松会（縄田正直）
　1972年11月5日　A5　42頁　60円
　機関誌
　※Box（残部）

11204　青松　12月号　第29巻　第10号　通巻第284号　Q-7-4
　編集　縄田正直
　大島青松会（縄田正直）
　1972年12月5日　A5　34頁　60円
　機関誌
　※Box（残部）

11205　青松　1月号　第30巻　第1号　通巻第285号
Q-7-4
　編集　縄田正直
　大島青松会（縄田正直）
　1973年1月5日　A5　32頁　60円
　機関誌

※Box（残部）　2冊

11206　青松　2月号　第30巻　第2号　通巻第286号
Q-7-4
　編集　縄田正直
　大島青松会（縄田正直）
　1973年2月5日　A5　34頁　60円
　機関誌
　※Box（残部）　2冊

11207　青松　3・4月号　第30巻　第3号　通巻第287号　Q-7-4
　編集　縄田正直
　大島青松会（縄田正直）
　1973年4月5日　A5　38頁　60円
　機関誌
　※Box（残部）

11208　青松　5月号　第30巻　第4号　通巻第288号
Q-7-4
　編集　縄田正直
　大島青松会（縄田正直）
　1973年5月5日　A5　32頁　70円
　機関誌
　※Box（残部）

11209　青松　6月号　第30巻　第5号　通巻第289号
Q-7-4
　編集　縄田正直
　大島青松会（縄田正直）
　1973年6月5日　A5　32頁　70円
　機関誌
　※Box（残部）　2冊

11210　青松　7月号　第30巻　第6号　通巻第290号
Q-7-4
　編集　縄田正直
　大島青松会（縄田正直）
　1973年7月5日　A5　34頁
　機関誌
　※Box（残部）

11211　青松　8月号　第30巻　第7号　通巻第291号
Q-7-4
　編集　縄田正直
　大島青松会（縄田正直）
　1973年8月5日　A5　34頁
　機関誌
　※Box（残部）

11212　青松　9月号　第30巻　第8号　通巻第292号
Q-7-4
　編集　縄田正直
　大島青松会（縄田正直）
　1973年9月5日　A5　34頁
　機関誌
　※Box（残部）

11213　青松　10・11月号　第30巻　第9号　通巻第293号　Q-7-4
　編集　縄田正直
　大島青松会（縄田正直）
　1973年11月5日　A5　46頁
　機関誌
　※Box（残部）

11214　青松　12月号　第30巻　第10号　通巻第294号　Q-7-4
　編集　縄田正直
　大島青松会（縄田正直）
　1973年12月5日　A5　34頁
　機関誌
　※Box（残部）

11215　青松　1月号　第31巻　第1号　通巻第295号
Q-7-5
　編集　縄田正直
　大島青松会（縄田正直）
　1974年1月5日　A5　34頁
　機関誌
　※Box（残部）

11216　青松　2月号　第31巻　第2号　通巻第296号
Q-7-5
　編集　縄田正直
　大島青松会（縄田正直）
　1974年2月5日　A5　36頁
　機関誌
　※Box（残部）

11217　青松　3・4月号　第31巻　第3号　通巻第297号　Q-7-5
　編集　縄田正直
　大島青松会（縄田正直）
　1974年4月5日　A5　34頁
　機関誌
　※Box（残部）

11218　青松　5月号　第31巻　第4号　通巻第298号
Q-7-5
　編集　縄田正直
　大島青松会（縄田正直）
　1974年5月5日　A5　30頁
　機関誌
　※Box（残部）

11219　青松　6月号　第31巻　第5号　通巻第299号

Q-7-5
　編集　縄田正直
　大島青松会（縄田正直）
　1974年6月5日　A5　34頁
　機関誌
　※ Box（残部）

11220　青松　7月号　第31巻　第6号　通巻第300号
Q-7-5
　編集　縄田正直
　大島青松会（縄田正直）
　1974年7月5日　A5　50頁
　機関誌
　※ Box（残部）

11221　青松　8月号　第31巻　第7号　通巻第301号
Q-7-5
　編集　縄田正直
　大島青松会（縄田正直）
　1974年8月5日　A5　32頁
　機関誌
　※ Box（残部）

11222　青松　9月号　第31巻　第8号　通巻第302号
Q-7-5
　編集　縄田正直
　大島青松会（縄田正直）
　1974年9月5日　A5　34頁
　機関誌
　※ Box（残部）

11223　青松　10・11月号　第31巻　第9号　通巻第303号　Q-7-5
　編集　縄田正直
　大島青松会（縄田正直）
　1974年11月5日　A5　41頁
　機関誌
　※ Box（残部）

11224　青松　12月号　第31巻　第10号　通巻第304号　Q-7-5
　編集　縄田正直
　大島青松会（縄田正直）
　1974年12月5日　A5　34頁
　機関誌
　※ Box（残部）

11225　青松　1月号　第32巻　第1号　通巻第305号
Q-7-5
　編集　縄田正直
　大島青松会（縄田正直）
　1975年1月5日　A5　38頁
　機関誌

　※ Box（残部）

11226　青松　2月号　第32巻　第2号　通巻第306号
Q-7-5
　編集　縄田正直
　大島青松会（縄田正直）
　1975年2月5日　A5　32頁
　機関誌
　※ Box（残部）

11227　青松　3・4月号　第32巻　第3号　通巻第307号　Q-7-5
　編集　縄田正直
　大島青松会（縄田正直）
　1975年4月5日　A5　40頁
　機関誌
　※ Box（残部）

11228　青松　5月号　第32巻　第4号　通巻第308号
Q-7-5
　編集　縄田正直
　大島青松会（縄田正直）
　1975年5月5日　A5　34頁
　機関誌
　※ Box（残部）

11229　青松　6月号　第32巻　第5号　通巻第309号
Q-7-5
　編集　縄田正直
　大島青松会（縄田正直）
　1975年6月5日　A5　36頁
　機関誌
　※ Box（残部）

11230　青松　7月号　第32巻　第6号　通巻第310号
Q-7-5
　編集　縄田正直
　大島青松会（縄田正直）
　1975年7月5日　A5　32頁
　機関誌
　※ Box（残部）

11231　青松　8月号　第32巻　第7号　通巻第311号
Q-7-5
　編集　縄田正直
　大島青松会（縄田正直）
　1975年8月5日　A5　34頁
　機関誌
　※ Box（残部）

11232　青松　9・10月号　第32巻　第8号　通巻第312号　Q-7-5
　編集　縄田正直

大島青松会（縄田正直）
1975年10月5日　A5　48頁
機関誌
※ Box（残部）

11233　青松　11月号　第32巻　第9号　通巻第313号　Q-7-5
編集　縄田正直
大島青松会（縄田正直）
1975年11月5日　A5　34頁
機関誌
※ Box（残部）

11234　青松　12月号　第32巻　第10号　通巻第314号　Q-7-5
編集　縄田正直
大島青松会（縄田正直）
1975年12月5日　A5　34頁
機関誌
※ Box（残部）

11235　青松　1月号　第33巻　第1号　通巻第315号　Q-7-5
編集　縄田正直
大島青松会（縄田正直）
1976年1月5日　A5　34頁
機関誌
※ Box（残部）

11236　青松　2月号　第33巻　第2号　通巻第316号　Q-7-5
編集　縄田正直
大島青松会（縄田正直）
1976年2月5日　A5　34頁
機関誌
※ Box（残部）

11237　青松　3・4月号　第33巻　第3号　通巻第317号　Q-7-5
編集　縄田正直
大島青松会（縄田正直）
1976年4月5日　A5　38頁
機関誌
※ Box（残部）

11238　青松　5月号　第33巻　第4号　通巻第318号　Q-7-5
編集　縄田正直
大島青松会（縄田正直）
1976年5月5日　A5　32頁　120円
機関誌
※ Box（残部）

11239　青松　6月号　第33巻　第5号　通巻第319号　Q-7-5
国立療養所大島青松園協和会（岡本清）
1976年6月5日　A5　32頁　120円
機関誌
※ Box（残部）

11240　青松　7月号　第33巻　第6号　通巻第320号　Q-7-5
国立療養所大島青松園協和会（岡本清）
1976年7月5日　A5　30頁　120円
機関誌
※ Box（残部）

11241　青松　8月号　第33巻　第7号　通巻第321号　Q-7-5
国立療養所大島青松園協和会（岡本清）
1976年8月5日　A5　42頁　120円
機関誌
※ Box（残部）

11242　青松　9月号　第33巻　第8号　通巻第322号　Q-7-5
国立療養所大島青松園協和会（岡本清）
1976年9月5日　A5　32頁　120円
機関誌
※ Box（残部）

11243　青松　10・11月号　第33巻　第9号　通巻第323号　Q-7-5
国立療養所大島青松園協和会（岡本清）
1976年11月5日　A5　38頁　120円
機関誌
※ Box（残部）

11244　青松　12月号　第33巻　第10号　通巻第324号　Q-7-5
国立療養所大島青松園協和会（岡本清）
1976年12月5日　A5　30頁　120円
機関誌
※ Box（残部）

11245　青松　1月号　第34巻　第1号　通巻第325号　Q-7-5
国立療養所大島青松園協和会（岡本清）
1977年1月5日　A5　32頁　120円
機関誌
※ Box（残部）

11246　青松　2月号　第34巻　第2号　通巻第326号　Q-7-5
国立療養所大島青松園協和会（神崎正男）
1977年2月5日　A5　30頁　120円
機関誌

※Box（残部）

11247　青松　3・4月号　第34巻　第3号　通巻第327号　Q-7-5
　国立療養所大島青松園協和会（神崎正男）
　1977年4月5日　A5　32頁　120円
　機関誌
　※Box（残部）

11248　青松　5月号　第34巻　第4号　通巻第328号　Q-7-5
　国立療養所大島青松園協和会（神崎正男）
　1977年5月5日　A5　32頁　120円
　機関誌
　※Box（残部）

11249　青松　6月号　第34巻　第5号　通巻第329号　Q-7-5
　国立療養所大島青松園協和会（神崎正男）
　1977年6月5日　A5　34頁　120円
　機関誌
　※Box（残部）

11250　青松　7月号　第34巻　第6号　通巻第330号　Q-7-5
　国立療養所大島青松園協和会（神崎正男）
　1977年7月5日　A5　38頁　120円
　機関誌
　※Box（残部）

11251　青松　8月号　第34巻　第7号　通巻第331号　Q-7-5
　国立療養所大島青松園協和会（神崎正男）
　1977年8月5日　A5　34頁　120円
　機関誌
　※Box（残部）

11252　青松　9月号　第34巻　第8号　通巻第332号　Q-7-5
　国立療養所大島青松園協和会（神崎正男）
　1977年9月5日　A5　34頁　120円
　機関誌
　※Box（残部）

11253　青松　10・11月号　第34巻　第9号　通巻第333号　Q-7-5
　国立療養所大島青松園協和会（神崎正男）
　1977年11月5日　A5　44頁　120円
　機関誌
　※Box（残部）

11254　青松　12月号　第34巻　第10号　通巻第334号　Q-7-5
　国立療養所大島青松園協和会（神崎正男）
　1977年12月5日　A5　34頁　120円
　機関誌
　※Box（残部）

11255　青松　1月号　第35巻　第1号　通巻第335号　Q-7-5
　国立療養所大島青松園協和会（神崎正男）
　1978年1月5日　A5　34頁　120円
　機関誌
　※Box（残部）　2冊

11256　青松　2月号　第35巻　第2号　通巻第336号　Q-7-5
　国立療養所大島青松園協和会（神崎正男）
　1978年2月5日　A5　34頁　120円
　機関誌
　※Box（残部）

11257　青松　3・4月号　第35巻　第3号　通巻第337号　Q-7-5
　国立療養所大島青松園協和会（曽我野一美）
　1978年4月5日　A5　42頁　120円
　機関誌
　※Box（残部）

11258　青松　5月号　第35巻　第4号　通巻第338号　Q-7-5
　国立療養所大島青松園協和会（曽我野一美）
　1978年5月5日　A5　34頁　120円
　機関誌
　※Box（残部）

11259　青松　6月号　第35巻　第5号　通巻第339号　Q-7-5
　国立療養所大島青松園協和会（曽我野一美）
　1978年6月5日　A5　40頁　120円
　機関誌
　※Box（残部）　2冊

11260　青松　7月号　第35巻　第6号　通巻第340号　Q-7-5
　国立療養所大島青松園協和会（曽我野一美）
　1978年7月5日　A5　34頁　120円
　機関誌
　※Box（残部）

11261　青松　8月号　第35巻　第7号　通巻第341号　Q-7-5
　国立療養所大島青松園協和会（曽我野一美）
　1978年8月5日　A5　36頁　120円
　機関誌

11262 　青松　9月号　第35巻　第8号　通巻第342号 Q-7-5
　　国立療養所大島青松園協和会（曽我野一美）
　　1978年9月5日　A5　34頁　120円
　　機関誌
　　※Box（残部）

11263 　青松　10・11月号　第35巻　第9号　通巻第343号 Q-7-5
　　国立療養所大島青松園協和会（曽我野一美）
　　1978年11月5日　A5　44頁　120円
　　機関誌
　　※Box（残部）

11264 　青松　12月号　第35巻　第10号　通巻第344号 Q-7-5
　　国立療養所大島青松園協和会（曽我野一美）
　　1978年12月5日　A5　34頁　120円
　　機関誌
　　※Box（残部）

11265 　青松　1月号　第36巻　第1号　通巻第345号 Q-7-5
　　国立療養所大島青松園協和会（曽我野一美）
　　1979年1月5日　A5　36頁　120円
　　機関誌
　　※Box（残部）

11266 　青松　2月号　第36巻　第2号　通巻第346号 Q-7-5
　　国立療養所大島青松園協和会（曽我野一美）
　　1979年2月5日　A5　34頁　120円
　　機関誌
　　※Box（残部）

11267 　青松　3・4月号　第36巻　第3号　通巻第347号 Q-7-5
　　国立療養所大島青松園協和会（岡本清）
　　1979年4月5日　A5　44頁　120円
　　機関誌
　　※Box（残部）

11268 　青松　7月号　第36巻　第6号　通巻第350号 Q-7-5
　　国立療養所大島青松園協和会（岡本清）
　　1979年7月5日　A5　36頁　150円
　　機関誌
　　※Box（残部）

11269 　青松　8月号　第36巻　第7号　通巻第351号 Q-7-5
　　国立療養所大島青松園協和会（岡本清）
　　1979年8月5日　A5　34頁　150円
　　機関誌
　　※Box（残部）

11270 　青松　10・11月号　第36巻　第9号　通巻第353号 Q-7-5
　　国立療養所大島青松園協和会（岡本清）
　　1979年10月5日　A5　92頁　200円
　　機関誌
　　※開園70周年記念特集号
　　※Box（残部）

11271 　青松　12月号　第36巻　第10号　通巻第354号 Q-7-5
　　国立療養所大島青松園協和会（岡本清）
　　1979年12月5日　A5　34頁　150円
　　機関誌
　　※Box（残部）

11272 　青松　1月号　第37巻　第1号　通巻第355号 Q-7-5
　　国立療養所大島青松園協和会（岡本清）
　　1980年1月5日　A5　34頁　150円
　　機関誌
　　※Box（残部）

11273 　青松　2月号　第37巻　第2号　通巻第356号 Q-7-5
　　国立療養所大島青松園協和会（岡本清）
　　1980年2月5日　A5　48頁　150円
　　機関誌
　　※Box（残部）

11274 　青松　3・4月号　第37巻　第3号　通巻第357号 Q-7-5
　　国立療養所大島青松園協和会（神崎正男）
　　1980年4月5日　A5　46頁　150円
　　機関誌
　　※Box（残部）

11275 　青松　5月号　第37巻　第4号　通巻第358号 Q-7-5
　　国立療養所大島青松園協和会（神崎正男）
　　1980年5月5日　A5　36頁　150円
　　機関誌
　　※Box（残部）

11276 　青松　6月号　第37巻　第5号　通巻第359号 Q-7-5
　　国立療養所大島青松園協和会（神崎正男）
　　1980年6月5日　A5　44頁　200円

機関誌
※Box（残部）

11277　青松　7月号　第37巻　第6号　通巻第360号
Q-7-5

国立療養所大島青松園協和会（神崎正男）
1980年7月5日　A5　34頁　200円
機関誌
※Box（残部）

11278　青松　8月号　第37巻　第7号　通巻第361号
Q-7-5

国立療養所大島青松園協和会（神崎正男）
1980年8月5日　A5　34頁　200円
機関誌
※Box（残部）

11279　青松　9月号　第37巻　第8号　通巻第362号
Q-7-5

国立療養所大島青松園協和会（神崎正男）
1980年9月5日　A5　32頁　200円
機関誌
※Box（残部）

11280　青松　10・11月号　第37巻　第9号　通巻第363号　Q-7-5

国立療養所大島青松園協和会（神崎正男）
1980年11月5日　A5　50頁　200円
機関誌
※曽根病院増改築竣工祝賀式特集
※Box（残部）

11281　青松　12月号　第37巻　第10号　通巻第364号　Q-7-5

国立療養所大島青松園協和会（神崎正男）
1980年12月5日　A5　34頁　200円
機関誌
※Box（残部）

11282　青松　1月号　第38巻　第1号　通巻第365号
Q-7-5

国立療養所大島青松園協和会（神崎正男）
1981年1月5日　A5　32頁　200円
機関誌
※Box（残部）

11283　青松　2月号　第38巻　第2号　通巻第366号
Q-7-5

国立療養所大島青松園協和会（曽我野一美）
1981年2月5日　A5　36頁　200円
機関誌
※Box（残部）

11284　青松　3・4月号　第38巻　第3号　通巻第367号　Q-7-5

国立療養所大島青松園協和会（曽我野一美）
1981年4月5日　A5　40頁　200円
機関誌
※Box（残部）

11285　青松　5月号　第38巻　第4号　通巻第368号
Q-7-5

国立療養所大島青松園協和会（曽我野一美）
1981年5月5日　A5　34頁　200円
機関誌
※Box（残部）

11286　青松　6月号　第38巻　第5号　通巻第369号
Q-7-5

国立療養所大島青松園協和会（曽我野一美）
1981年6月5日　A5　44頁　200円
機関誌
※Box（残部）

11287　青松　10・11月号　第38巻　第9号　通巻第373号　Q-7-5

国立療養所大島青松園協和会（曽我野一美）
1981年11月5日　A5　50頁　200円
機関誌
※Box（残部）

11288　青松　12月号　第38巻　第10号　通巻第374号　Q-7-5

国立療養所大島青松園協和会（曽我野一美）
1981年12月5日　A5　34頁　200円
機関誌
※Box（残部）

11289　青松　1月号　第39巻　第1号　通巻第375号
Q-7-6

国立療養所大島青松園協和会（曽我野一美）
1982年1月5日　A5　32頁　200円
機関誌
※Box（残部）

11290　青松　2月号　第39巻　第2号　通巻第376号
Q-7-6

国立療養所大島青松園協和会（曽我野一美）
1982年2月5日　A5　34頁　200円
機関誌
※Box（残部）

11291　青松　3・4月号　第39巻　第3号　通巻第377号　Q-7-6

国立療養所大島青松園協和会（多田勇）
1982年4月5日　A5　46頁　200円
機関誌

※Box（残部）　2冊

11292　青松　5月号　第39巻　第4号　通巻第378号
Q-7-6
国立療養所大島青松園協和会（多田勇）
1982年5月5日　A5　36頁　200円
機関誌
※Box（残部）

11293　青松　6月号　第39巻　第5号　通巻第379号
Q-7-6
国立療養所大島青松園協和会（多田勇）
1982年6月5日　A5　36頁　200円
機関誌
※Box（残部）

11294　青松　7月号　第39巻　第6号　通巻第380号
Q-7-6
国立療養所大島青松園協和会（多田勇）
1982年7月5日　A5　32頁　200円
機関誌
※Box（残部）

11295　青松　8月号　第39巻　第7号　通巻第381号
Q-7-6
国立療養所大島青松園協和会（多田勇）
1982年8月5日　A5　36頁　200円
機関誌
※Box（残部）

11296　青松　9月号　第39巻　第8号　通巻第382号
Q-7-6
国立療養所大島青松園協和会（多田勇）
1982年9月5日　A5　34頁　200円
機関誌
※Box（残部）

11297　青松　10・11月号　第39巻　第9号　通巻第383号　Q-7-6
国立療養所大島青松園協和会（多田勇）
1982年11月5日　A5　44頁　200円
機関誌
※Box（残部）

11298　青松　12月号　第39巻　第10号　通巻第384号　Q-7-6
国立療養所大島青松園協和会（多田勇）
1982年12月5日　A5　36頁　200円
機関誌
※Box（残部）

11299　青松　1月号　第40巻　第1号　通巻第385号
Q-7-6
国立療養所大島青松園協和会（多田勇）
1983年1月5日　A5　36頁　200円
機関誌
※Box（残部）

11300　青松　2月号　第40巻　第2号　通巻第386号
Q-7-6
国立療養所大島青松園協和会（多田勇）
1983年2月5日　A5　32頁　200円
機関誌
※Box（残部）

11301　青松　3・4月号　第40巻　第3号　通巻第387号　Q-7-6
国立療養所大島青松園協和会（山本輝夫）
1983年4月5日　A5　44頁　200円
機関誌
※Box（残部）

11302　青松　5月号　第40巻　第4号　通巻第388号
Q-7-6
国立療養所大島青松園協和会（山本輝夫）
1983年5月5日　A5　34頁　200円
機関誌
※Box（残部）

11303　青松　6月号　第40巻　第5号　通巻第389号
Q-7-6
国立療養所大島青松園協和会（山本輝夫）
1983年6月5日　A5　36頁　200円
機関誌
※Box（残部）

11304　青松　7月号　第40巻　第6号　通巻第390号
Q-7-6
国立療養所大島青松園協和会（山本輝夫）
1983年7月5日　A5　35頁　200円
機関誌
※Box（残部）

11305　青松　8月号　第40巻　第7号　通巻第391号
Q-7-6
国立療養所大島青松園協和会（山本輝夫）
1983年8月5日　A5　34頁　200円
機関誌
※Box（残部）

11306　青松　9月号　第40巻　第8号　通巻第392号
Q-7-6
国立療養所大島青松園協和会（山本輝夫）
1983年9月5日　A5　33頁　200円
機関誌

※Box（残部）

11307　青松　10・11月号　第40巻　第9号　通巻第393号　Q-7-6
国立療養所大島青松園協和会（山本輝夫）
1983年11月5日　A5　44頁　200円
機関誌
※Box（残部）

11308　青松　1月号　第41巻　第1号　通巻第395号
Q-7-6
国立療養所大島青松園協和会（山本輝夫）
1984年1月5日　A5　34頁　200円
機関誌
※Box（残部）

11309　青松　2月号　第41巻　第2号　通巻第396号
Q-7-6
国立療養所大島青松園協和会（中石俊夫）
1984年2月5日　A5　35頁　200円
機関誌
※Box（残部）

11310　青松　3・4月号　第41巻　第3号　通巻第397号　Q-7-6
国立療養所大島青松園協和会（中石俊夫）
1984年4月5日　A5　48頁　200円
機関誌
※Box（残部）

11311　青松　5月号　第41巻　第4号　通巻第398号
Q-7-6
国立療養所大島青松園協和会（中石俊夫）
1984年5月5日　A5　35頁　200円
機関誌
※Box（残部）

11312　青松　7・8月号　第41巻　第6号　通巻第400号　Q-7-6
国立療養所大島青松園協和会（中石俊夫）
1984年8月5日　A5　84頁　200円
機関誌
※青松第400号記念特集
※Box（残部）

11313　青松　10・11月号　第41巻　第8号　通巻第402号　Q-7-6
国立療養所大島青松園協和会（中石俊夫）
1984年11月5日　A5　46頁　200円
機関誌
※Box（残部）

11314　青松　12月号　第41巻　第9号　通巻第403号　Q-7-6
国立療養所大島青松園協和会（中石俊夫）
1984年12月5日　A5　38頁　200円
機関誌
※Box（残部）

11315　青松　1月号　第42巻　第1号　通巻第404号
Q-7-6
国立療養所大島青松園協和会（中石俊夫）
1985年1月5日　A5　33頁　200円
機関誌
※Box（残部）

11316　青松　2月号　第42巻　第2号　通巻第405号
Q-7-6
国立療養所大島青松園協和会（中石俊夫）
1985年2月5日　A5　36頁　200円
機関誌
※Box（残部）

11317　青松　3・4月号　第42巻　第3号　通巻第406号　Q-7-6
国立療養所大島青松園協和会（多田勇）
1985年4月5日　A5　41頁　200円
機関誌
※Box（残部）

11318　青松　5月号　第42巻　第4号　通巻第407号
Q-7-6
国立療養所大島青松園協和会（多田勇）
1985年5月5日　A5　38頁　250円
機関誌
※Box（残部）

11319　青松　6月号　第42巻　第5号　通巻第408号
Q-7-6
国立療養所大島青松園協和会（多田勇）
1985年6月5日　A5　34頁　250円
機関誌
※Box（残部）

11320　青松　7月号　第42巻　第6号　通巻第409号
Q-7-6
国立療養所大島青松園協和会（多田勇）
1985年7月5日　A5　32頁　250円
機関誌
※Box（残部）

11321　青松　8月号　第42巻　第7号　通巻第410号
Q-7-6
国立療養所大島青松園協和会（多田勇）
1985年8月5日　A5　32頁　250円
機関誌

※Box（残部）

11322　青松　9月号　第42巻　第8号　通巻第411号
Q-7-6

国立療養所大島青松園協和会（多田勇）
1985年9月5日　A5　34頁　250円
機関誌
※Box（残部）

11323　青松　10・11月号　第42巻　第9号　通巻第412号　Q-7-6

国立療養所大島青松園協和会（多田勇）
1985年10月5日　A5　40頁　250円
機関誌
※Box（残部）　2冊

11324　青松　12月号　第42巻　第10号　通巻第413号　Q-7-6

国立療養所大島青松園協和会（多田勇）
1985年12月5日　A5　30頁　250円
機関誌
※Box（残部）

11325　青松　1月号　第43巻　第1号　通巻第414号
Q-7-6

国立療養所大島青松園協和会（多田勇）
1986年1月5日　A5　30頁　250円
機関誌
※Box（残部）

11326　青松　2月号　第43巻　第2号　通巻第415号
Q-7-6

国立療養所大島青松園協和会（多田勇）
1986年2月5日　A5　36頁　250円
機関誌
※Box（残部）

11327　青松　3・4月号　第43巻　第3号　通巻第416号　Q-7-6

国立療養所大島青松園協和会（山本照夫）
1986年4月5日　A5　42頁　250円
機関誌
※Box（残部）

11328　青松　5月号　第43巻　第4号　通巻第417号
Q-7-6

国立療養所大島青松園協和会（山本照夫）
1986年5月5日　A5　32頁　250円
機関誌
※Box（残部）

11329　青松　6月号　第43巻　第5号　通巻第418号

Q-7-6

国立療養所大島青松園協和会（山本照夫）
1986年6月5日　A5　34頁　250円
機関誌
※Box（残部）

11330　青松　7月号　第43巻　第6号　通巻第419号
Q-7-6

国立療養所大島青松園協和会（山本照夫）
1986年7月5日　A5　32頁　250円
機関誌
※Box（残部）

11331　青松　8月号　第43巻　第7号　通巻第420号
Q-7-6

国立療養所大島青松園協和会（山本照夫）
1986年8月5日　A5　32頁　250円
機関誌
※Box（残部）

11332　青松　9月号　第43巻　第8号　通巻第421号
Q-7-6

国立療養所大島青松園協和会（山本照夫）
1986年9月5日　A5　34頁　250円
機関誌
※Box（残部）

11333　青松　10・11月号　第43巻　第9号　通巻第422号　Q-7-6

国立療養所大島青松園協和会（山本照夫）
1986年11月5日　A5　36頁　250円
機関誌
※Box（残部）

11334　青松　12月号　第43巻　第10号　通巻第423号　Q-7-6

国立療養所大島青松園協和会（山本照夫）
1986年12月5日　A5　30頁　250円
機関誌
※Box（残部）

11335　青松　1月号　第44巻　第1号　通巻第424号
Q-7-6

国立療養所大島青松園協和会（山本照夫）
1987年1月5日　A5　32頁　250円
機関誌
※Box（残部）

11336　青松　2月号　第44巻　第2号　通巻第425号
Q-7-6

国立療養所大島青松園協和会（山本照夫）
1987年2月5日　A5　30頁　250円
機関誌

※ Box（残部）

11337　青松　3・4月号　第44巻　第3号　通巻第426号　Q-7-6
国立療養所大島青松園協和会（神崎正男）
1987年4月5日　A5　36頁　250円
機関誌
※ Box（残部）

11338　青松　5月号　第44巻　第4号　通巻第427号
Q-7-6
国立療養所大島青松園協和会（神崎正男）
1987年5月5日　A5　28頁　250円
機関誌
※ Box（残部）

11339　青松　6月号　第44巻　第5号　通巻第428号
Q-7-6
国立療養所大島青松園協和会（神崎正男）
1987年6月5日　A5　30頁　250円
機関誌
※ Box（残部）

11340　青松　7月号　第44巻　第6号　通巻第429号
Q-7-6
国立療養所大島青松園協和会（神崎正男）
1987年7月5日　A5　30頁　250円
機関誌
※ Box（残部）

11341　青松　8月号　第44巻　第7号　通巻第430号
Q-7-6
国立療養所大島青松園協和会（神崎正男）
1987年8月5日　A5　32頁　250円
機関誌
※ Box（残部）

11342　青松　9月号　第44巻　第8号　通巻第431号
Q-7-6
国立療養所大島青松園協和会（神崎正男）
1987年9月5日　A5　30頁　250円
機関誌
※ Box（残部）

11343　青松　10・11月号　第44巻　第9号　通巻第432号　Q-7-6
国立療養所大島青松園協和会（神崎正男）
1987年11月5日　A5　36頁　250円
機関誌
※ Box（残部）

11344　青松　12月号　第44巻　第10号　通巻第433号　Q-7-6
国立療養所大島青松園協和会（神崎正男）
1987年12月5日　A5　30頁　250円
機関誌
※ Box（残部）

11345　青松　1月号　第45巻　第1号　通巻第434号
Q-7-6
国立療養所大島青松園協和会（神崎正男）
1988年1月5日　A5　32頁　250円
機関誌
※ Box（残部）

11346　青松　2月号　第45巻　第2号　通巻435号
Q-7-6
国立療養所大島青松園協和会（神崎正男）
1988年2月5日　A5　32頁　250円
機関誌
※ Box（残部）

11347　青松　3・4月号　第45巻　第3号　通巻第436号　Q-7-6
国立療養所大島青松園協和会（神崎正男）
1988年4月5日　A5　34頁　250円
機関誌
※ Box（残部）

11348　青松　5月号　第45巻　第4号　通巻第437号
Q-7-6
国立療養所大島青松園協和会（神崎正男）
1988年5月5日　A5　32頁　250円
機関誌
※ Box（残部）

11349　青松　6月号　第45巻　第5号　通巻第438号
Q-7-6
国立療養所大島青松園協和会（神崎正男）
1988年6月5日　A5　36頁　250円
機関誌
※ Box（残部）

11350　青松　7月号　第45巻　第6号　通巻第439号
Q-7-6
国立療養所大島青松園協和会（神崎正男）
1988年7月5日　A5　36頁　250円
機関誌
※ Box（残部）

11351　青松　8月号　第45巻　第7号　通巻第440号
Q-7-6
国立療養所大島青松園協和会（神崎正男）
1988年8月5日　A5　34頁　250円
機関誌

※Box（残部）

11352　青松　9月号　第45巻　第8号　通巻第441号
Q-7-6
　国立療養所大島青松園協和会（神崎正男）
　1988年9月5日　A5　32頁　250円
　機関誌
　※Box（残部）

11353　青松　10・11月号　第45巻　第9号　通巻第442号　Q-7-6
　国立療養所大島青松園協和会（中石俊夫）
　1988年11月5日　A5　34頁　250円
　機関誌
　※Box（残部）

11354　青松　12月号　第45巻　第10号　通巻第443号　Q-7-6
　国立療養所大島青松園協和会（中石俊夫）
　1988年12月5日　A5　32頁　250円
　機関誌
　※Box（残部）

11355　青松　1月号　第46巻　第1号　通巻第444号
Q-7-7
　国立療養所大島青松園協和会（中石俊夫）
　1989年1月5日　A5　32頁　250円
　機関誌
　※Box（残部）

11356　青松　2月号　第46巻　第2号　通巻第445号
Q-7-7
　国立療養所大島青松園協和会（中石俊夫）
　1989年2月5日　A5　30頁　250円
　機関誌
　※Box（残部）

11357　青松　3・4月号　第46巻　第3号　通巻第446号　Q-7-7
　国立療養所大島青松園協和会（中石俊夫）
　1989年4月5日　A5　36頁　250円
　機関誌
　※Box（残部）

11358　青松　5月号　第46巻　第4号　通巻第447号
Q-7-7
　国立療養所大島青松園協和会（中石俊夫）
　1989年5月5日　A5　32頁　250円
　機関誌
　※Box（残部）

11359　青松　6月号　第46巻　第5号　通巻第448号
Q-7-7
　国立療養所大島青松園協和会（中石俊夫）
　1989年6月5日　A5　36頁　250円
　機関誌
　※Box（残部）

11360　青松　7月号　第46巻　第6号　通巻第449号
Q-7-7
　国立療養所大島青松園協和会（中石俊夫）
　1989年7月5日　A5　36頁　250円
　機関誌
　※Box（残部）

11361　青松　8月号　第46巻　第7号　通巻第450号
Q-7-7
　国立療養所大島青松園協和会（中石俊夫）
　1989年8月5日　A5　38頁　250円
　機関誌
　※Box（残部）

11362　青松　9月号　第46巻　第8号　通巻第451号
Q-7-7
　国立療養所大島青松園協和会（中石俊夫）
　1989年9月5日　A5　38頁　250円
　機関誌
　※Box（残部）

11363　青松　10・11月号　第46巻　第9号　通巻第452号　Q-7-7
　国立療養所大島青松園協和会（中石俊夫）
　1989年11月5日　A5　80頁　400円
　機関誌
　※大島青松園創立80周年記念特集号
　※Box（残部）

11364　青松　12月号　第46巻　第10号　通巻第453号　Q-7-7
　国立療養所大島青松園協和会（中石俊夫）
　1989年12月5日　A5　34頁　250円
　機関誌
　※Box（残部）

11365　青松　1月号　第47巻　第1号　通巻第454号
Q-7-7
　国立療養所大島青松園協和会（中石俊夫）
　1990年1月5日　A5　36頁　250円
　機関誌
　※Box（残部）

11366　青松　2月号　第47巻　第2号　通巻第455号
Q-7-7
　国立療養所大島青松園協和会（中石俊夫）
　1990年2月5日　A5　34頁　250円

機関誌
※Box（残部）

11367　青松　3・4月号　第47巻　第3号　通巻第456号　Q-7-7
中石俊夫・瀬戸口裕郎
国立療養所大島青松園協和会（山本照夫）
1990年4月5日　A5　36頁　250円
機関誌
※Box（残部）

11368　青松　5月号　第47巻　第4号　通巻第457号
Q-7-7
中石俊夫・瀬戸口裕郎
国立療養所大島青松園協和会（山本照夫）
1990年5月5日　A5　30頁　250円
機関誌
※Box（残部）

11369　青松　6月号　第47巻　第5号　通巻第458号
Q-7-7
中石俊夫・瀬戸口裕郎
国立療養所大島青松園協和会（山本照夫）
1990年6月5日　A5　34頁　250円
機関誌
※Box（残部）

11370　青松　7月号　第47巻　第6号　通巻第459号
Q-7-7
中石俊夫・瀬戸口裕郎
国立療養所大島青松園協和会（山本照夫）
1990年7月5日　A5　32頁　250円
機関誌
※Box（残部）

11371　青松　8月号　第47巻　第7号　通巻第460号
Q-7-7
曽我野一美・瀬戸口裕郎
国立療養所大島青松園協和会（山本照夫）
1990年8月5日　A5　30頁　250円
機関誌
※Box（残部）

11372　青松　9月号　第47巻　第8号　通巻第461号
Q-7-7
曽我野一美・瀬戸口裕郎
国立療養所大島青松園協和会（山本照夫）
1990年9月5日　A5　34頁　250円
機関誌
※Box（残部）

11373　青松　10・11月号　第47巻　第9号　通巻第462号　Q-7-7
曽我野一美・瀬戸口裕郎
国立療養所大島青松園協和会（山本照夫）
1990年11月5日　A5　40頁　250円
機関誌
※Box（残部）

11374　青松　12月号　第47巻　第10号　通巻第463号　Q-7-7
曽我野一美・瀬戸口裕郎
国立療養所大島青松園協和会（山本照夫）
1990年12月5日　A5　40頁　250円
機関誌
※Box（残部）

11375　青松　1月号　第48巻　第1号　通巻第464号
Q-7-7
曽我野一美・瀬戸口裕郎
国立療養所大島青松園協和会（山本照夫）
1991年1月5日　A5　34頁　250円
機関誌
※Box（残部）

11376　青松　2月号　第48巻　第2号　通巻第465号
Q-7-7
曽我野一美・瀬戸口裕郎
国立療養所大島青松園協和会（山本照夫）
1991年2月5日　A5　34頁　250円
機関誌
※Box（残部）

11377　青松　3・4月号　第48巻　第3号　通巻第466号　Q-7-7
曽我野一美・瀬戸口裕郎
国立療養所大島青松園協和会（山本隆久）
1991年4月5日　A5　44頁　250円
機関誌
※Box（残部）

11378　青松　5月号　第48巻　第4号　通巻第467号
Q-7-7
曽我野一美・瀬戸口裕郎
国立療養所大島青松園協和会（山本隆久）
1991年5月5日　A5　40頁　250円
機関誌
※Box（残部）

11379　青松　6月号　第48巻　第5号　通巻第468号
Q-7-7
曽我野一美・瀬戸口裕郎
国立療養所大島青松園協和会（山本隆久）
1991年6月5日　A5　40頁　250円
機関誌

※Box（残部）

11380　青松　7月号　第48巻　第6号　通巻第469号
Q-7-7

曽我野一美・瀬戸口裕郎
国立療養所大島青松園協和会（山本隆久）
1991年7月5日　A5　34頁　250円
機関誌
※Box（残部）

11381　青松　8月号　第48巻　第7号　通巻第470号
Q-7-7

曽我野一美・瀬戸口裕郎
国立療養所大島青松園協和会（山本隆久）
1991年8月5日　A5　32頁　250円
機関誌
※Box（残部）

11382　青松　9月号　第48巻　第8号　通巻第471号
Q-7-7

曽我野一美・瀬戸口裕郎
国立療養所大島青松園協和会（山本隆久）
1991年9月5日　A5　34頁　250円
機関誌
※Box（残部）

11383　青松　10・11月号　第48巻　第9号　通巻第472号　Q-7-7

曽我野一美・瀬戸口裕郎
国立療養所大島青松園協和会（山本隆久）
1991年11月5日　A5　34頁　250円
機関誌
※Box（残部）

11384　青松　12月号　第48巻　第10号　通巻第473号　Q-7-7

曽我野一美・瀬戸口裕郎
国立療養所大島青松園協和会（山本隆久）
1991年12月5日　A5　32頁　250円
機関誌
※Box（残部）

11385　青松　1月号　第49巻　第1号　通巻第474号
Q-7-7

曽我野一美・瀬戸口裕郎
国立療養所大島青松園協和会（山本隆久）
1992年1月5日　A5　34頁　250円
機関誌
※Box（残部）

11386　青松　2月号　第49巻　第2号　通巻第475号
Q-7-7

曽我野一美・瀬戸口裕郎
国立療養所大島青松園協和会（山本隆久）
1992年2月5日　A5　36頁　250円
機関誌
※土谷勉氏追悼特集号
※Box（残部）

11387　青松　3・4月号　第49巻　第3号　通巻第476号　Q-7-7

中石俊夫・瀬戸口裕郎
国立療養所大島青松園協和会（曽我野一美）
1992年4月5日　A5　34頁　250円
機関誌
※Box（残部）

11388　青松　5月号　第49巻　第4号　通巻第477号
Q-7-7

中石俊夫・瀬戸口裕郎
国立療養所大島青松園協和会（曽我野一美）
1992年5月5日　A5　32頁　250円
機関誌
※Box（残部）

11389　青松　6月号　第49巻　第5号　通巻第478号
Q-7-7

中石俊夫・瀬戸口裕郎
国立療養所大島青松園協和会（曽我野一美）
1992年6月5日　A5　30頁　250円
機関誌
※Box（残部）

11390　青松　7月号　第49巻　第6号　通巻第479号
Q-7-7

中石俊夫・瀬戸口裕郎
国立療養所大島青松園協和会（曽我野一美）
1992年7月5日　A5　30頁　250円
機関誌
※Box（残部）

11391　青松　8月号　第49巻　第7号　通巻第480号
Q-7-7

中石俊夫・瀬戸口裕郎
国立療養所大島青松園協和会（曽我野一美）
1992年8月5日　A5　30頁　250円
機関誌
※Box（残部）

11392　青松　9月号　第49巻　第8号　通巻第481号
Q-7-7

中石俊夫・瀬戸口裕郎
国立療養所大島青松園協和会（曽我野一美）
1992年9月5日　A5　30頁　250円
機関誌
※Box（残部）

11393　青松　10・11月号　第49巻　第9号　通巻第482号　Q-7-7
中石俊夫・瀬戸口裕郎
国立療養所大島青松園協和会（曽我野一美）
1992年11月5日　A5　30頁　250円
機関誌
※Box（残部）

11394　青松　12月号　第49巻　第10号　通巻第483号　Q-7-7
中石俊夫・瀬戸口裕郎
国立療養所大島青松園協和会（曽我野一美）
1992年12月5日　A5　30頁　250円
機関誌
※Box（残部）

11395　青松　1月号　第50巻　第1号　通巻第484号
Q-7-7
中石俊夫・瀬戸口裕郎
国立療養所大島青松園協和会（曽我野一美）
1993年1月5日　A5　30頁　250円
機関誌
※Box（残部）

11396　青松　2月号　第50巻　第2号　通巻第485号
Q-7-7
中石俊夫・瀬戸口裕郎
国立療養所大島青松園協和会（曽我野一美）
1993年2月5日　A5　30頁　250円
機関誌
※Box（残部）

11397　青松　3・4月号　第50巻　第3号　通巻第486号　Q-7-7
中石俊夫・瀬戸口裕郎
国立療養所大島青松園協和会（山本照夫）
1993年4月5日　A5　30頁　250円
機関誌
※Box（残部）

11398　青松　5月号　第50巻　第4号　通巻第487号
Q-7-7
中石俊夫・瀬戸口裕郎
国立療養所大島青松園協和会（山本照夫）
1993年5月5日　A5　30頁　250円
機関誌
※Box（残部）

11399　青松　6月号　第50巻　第5号　通巻第488号
Q-7-7
中石俊夫・瀬戸口裕郎
国立療養所大島青松園協和会（山本照夫）
1993年6月5日　A5　30頁　250円
機関誌
※Box（残部）

11400　青松　7月号　第50巻　第6号　通巻第489号
Q-7-7
中石俊夫・瀬戸口裕郎
国立療養所大島青松園協和会（山本照夫）
1993年7月5日　A5　32頁　250円
機関誌
※Box（残部）

11401　青松　8月号　第50巻　第7号　通巻第490号
Q-7-7
中石俊夫・瀬戸口裕郎
国立療養所大島青松園協和会（山本照夫）
1993年8月5日　A5　30頁　250円
機関誌
※Box（残部）

11402　青松　9月号　第50巻　第8号　通巻第491号
Q-7-7
中石俊夫・瀬戸口裕郎
国立療養所大島青松園協和会（山本照夫）
1993年9月5日　A5　30頁　250円
機関誌
※Box（残部）

11403　青松　10・11月号　第50巻　第9号　通巻第492号　Q-7-7
中石俊夫・瀬戸口裕郎
国立療養所大島青松園協和会（山本照夫）
1993年11月5日　A5　32頁　250円
機関誌
※Box（残部）

11404　青松　12月号　第50巻　第10号　通巻第493号　Q-7-7
中石俊夫・瀬戸口裕郎
国立療養所大島青松園協和会（山本照夫）
1993年12月5日　A5　34頁　250円
機関誌
※Box（残部）

11405　青松　1月号　第51巻　第1号　通巻第494号
Q-7-7
中石俊夫・瀬戸口裕郎
国立療養所大島青松園協和会（山本照夫）
1994年1月5日　A5　34頁　250円
機関誌
※Box（残部）

11406　青松　2月号　第51巻　第2号　通巻第495号

Q-7-7
中石俊夫・瀬戸口裕郎
国立療養所大島青松園協和会（山本照夫）
1994年2月5日　A5　32頁　250円
機関誌
※Box（残部）

11407　青松　3・4月号　第51巻　第3号　通巻第496号　Q-7-7
中石俊夫・瀬戸口裕郎
国立療養所大島青松園協和会（山本隆久）
1994年4月5日　A5　34頁　250円
機関誌
※Box（残部）　2冊

11408　青松　5月号　第51巻　第4号　通巻第497号
Q-7-7
中石俊夫・瀬戸口裕郎
国立療養所大島青松園協和会（山本隆久）
1994年5月5日　A5　30頁　250円
機関誌
※Box（残部）

11409　青松　6月号　第51巻　第5号　通巻第498号
Q-7-7
中石俊夫・瀬戸口裕郎
国立療養所大島青松園協和会（山本隆久）
1994年6月5日　A5　30頁　250円
機関誌
※Box（残部）

11410　青松　7月号　第51巻　第6号　通巻第499号
Q-7-7
中石俊夫
国立療養所大島青松園協和会（山本隆久）
1994年7月5日　A5　30頁　250円
機関誌
※Box（残部）

11411　青松　8月号　第51巻　第7号　通巻第500号
Q-7-7
中石俊夫・湯浅一忠
国立療養所大島青松園協和会（山本隆久）
1994年8月5日　A5　68頁　250円
機関誌
※通巻第500号
※Box（残部）

11412　青松　9月号　第51巻　第8号　通巻第501号
Q-7-7
中石俊夫・湯浅一忠
国立療養所大島青松園協和会（山本隆久）
1994年9月5日　A5　48頁　250円
機関誌
※Box（残部）　2冊

11413　青松　10・11月号　第51巻　第9号　通巻第502号　Q-7-7
中石俊夫・湯浅一忠
国立療養所大島青松園協和会（山本隆久）
1994年11月5日　A5　34頁　250円
機関誌
※Box（残部）

11414　青松　12月号　第51巻　第10号　通巻第503号　Q-7-7
中石俊夫・湯浅一忠
国立療養所大島青松園協和会（山本隆久）
1994年12月5日　A5　32頁　250円
機関誌
※Box（残部）

11415　青松　6月号　第52巻　第5号　通巻第508号
Q-7-7
中石俊夫・湯浅一忠
国立療養所大島青松園協和会（曽我野一美）
1995年6月5日　A5　32頁　250円
機関誌
※Box（残部）

11416　青松　7月号　第52巻　第6号　通巻第509号
Q-7-7
中石俊夫・湯浅一忠
国立療養所大島青松園協和会（曽我野一美）
1995年7月5日　A5　32頁　250円
機関誌
※Box（残部）

11417　青松　8月号　第52巻　第7号　通巻第510号
Q-7-7
中石俊夫・湯浅一忠
国立療養所大島青松園協和会（曽我野一美）
1995年8月5日　A5　44頁　250円
機関誌
※Box（残部）

11418　青松　9月号　第52巻　第8号　通巻第511号
Q-7-7
中石俊夫・湯浅一忠
国立療養所大島青松園協和会（曽我野一美）
1995年9月5日　A5　40頁　250円
機関誌
※Box（残部）

11419　青松　10・11月号　第52巻　第9号　通巻第

512号 Q-7-7
中石俊夫・湯浅一忠
国立療養所大島青松園和会（曽我野一美）
1995年11月5日　A5　32頁　250円
機関誌
※Box（残部）

11420　青松　12月号　第52巻　第10号　通巻第523号　Q-7-7
中石俊夫・湯浅一忠
国立療養所大島青松園協和会（曽我野一美）
1995年12月5日　A5　30頁　250円
機関誌
※Box（残部）

11421　青松　8月号　第53巻　第7号　通巻第520号　Q-7-7
中石俊夫・湯浅一忠
国立療養所大島青松園協和会（曽我野一美）
1996年8月5日　A5　32頁　250円
機関誌
※Box（残部）

11422　青松　9月号　第53巻　第8号　通巻第521号　Q-7-7
中石俊夫・湯浅一忠
国立療養所大島青松園協和会（曽我野一美）
1996年9月5日　A5　34頁　250円
機関誌
※Box（残部）

11423　青松　10・11月号　第53巻　第9号　通巻第522号　Q-7-7
中石俊夫・湯浅一忠
国立療養所大島青松園協和会（曽我野一美）
1996年11月5日　A5　34頁　250円
機関誌
※Box（残部）

11424　青松　12月号　第53巻　第10号　通巻第523号　Q-7-7
中石俊夫・湯浅一忠
国立療養所大島青松園協和会（曽我野一美）
1996年12月5日　A5　32頁　250円
機関誌
※Box（残部）

11425　青松　1月号　第54巻　第1号　通巻第524号　Q-7-7
中石俊夫・湯浅一忠
国立療養所大島青松園協和会（曽我野一美）
1997年1月5日　A5　36頁　250円
機関誌

※Box（残部）

11426　青松　3・4月号　第53巻　第3号　通巻第526号　Q-7-7
中石俊夫・湯浅一忠
国立療養所大島青松園協和会（曽我野一美）
1997年4月5日　A5　32頁　250円
機関誌
※Box（残部）

11427　青松　5月号　第54号　第4号　通巻第527号　Q-7-7
中石俊夫・湯浅一忠
国立療養所大島青松園協和会（曽我野一美）
1997年5月5日　A5　34頁　250円
機関誌
※Box（残部）　2冊

11428　青松　5月号　第54号　第5号　通巻第528号　Q-7-7
中石俊夫・湯浅一忠
国立療養所大島青松園協和会（曽我野一美）
1997年6月5日　A5　34頁　250円
機関誌
※Box（残部）

11429　青松　7月号　第54巻　第6号　通巻第529号　Q-7-7
中石俊夫・湯浅一忠
国立療養所大島青松園協和会（曽我野一美）
1997年7月5日　A5　32頁　250円
機関誌
※Box（残部）

11430　青松　8月号　第54巻　第7号　通巻第530号　Q-7-7
中石俊夫・湯浅一忠
国立療養所大島青松園協和会（曽我野一美）
1997年8月5日　A5　32頁　250円
機関誌
※Box（残部）

11431　青松　9月号　第54巻　第8号　通巻第531号　Q-7-7
中石俊夫・湯浅一忠
国立療養所大島青松園協和会（曽我野一美）
1997年9月5日　A5　34頁　250円
機関誌
※Box（残部）

11432　青松　10・11月号　第54巻　第9号　通巻第532号　Q-7-7
中石俊夫・湯浅一忠

国立療養所大島青松園協和会（曽我野一美）
1997年11月5日　A5　34頁　250円
機関誌
※Box（残部）

11433　青松　12月号　第54巻　第10号　通巻第533号　Q-7-7
中石俊夫・湯浅一忠
国立療養所大島青松園協和会（曽我野一美）
1997年12月5日　A5　34頁　250円
機関誌
※Box（残部）

11434　青松　1月号　第55巻　第1号　通巻第534号　Q-7-7
中石俊夫・湯浅一忠
国立療養所大島青松園協和会（曽我野一美）
1998年1月5日　A5　40頁　250円
機関誌
※Box（残部）

11435　青松　2月号　第55巻　第2号　通巻第535号　Q-7-7
中石俊夫・湯浅一忠
国立療養所大島青松園協和会（曽我野一美）
1998年2月5日　A5　34頁　250円
機関誌
※Box（残部）

11436　青松　3・4月号　第55巻　第3号　通巻第536号　Q-7-7
中石俊夫・湯浅一忠
国立療養所大島青松園協和会（曽我野一美）
1998年4月5日　A5　42頁　250円
機関誌
※Box（残部）

11437　青松　5月号　第55巻　第4号　通巻第537号　Q-7-7
中石俊夫・湯浅一忠
国立療養所大島青松園協和会（曽我野一美）
1998年5月5日　A5　40頁　250円
機関誌
※Box（残部）

11438　青松　6月号　第55巻　第5号　通巻第538号　Q-7-7
中石俊夫・湯浅一忠
国立療養所大島青松園協和会（曽我野一美）
1998年6月5日　A5　30頁　250円
機関誌
※Box（残部）

11439　青松　7月号　第55巻　第6号　通巻第539号　Q-7-7
中石俊夫・藪内真琴
国立療養所大島青松園協和会（曽我野一美）
1998年7月5日　A5　34頁　250円
機関誌
※Box（残部）

11440　青松　8月号　第55巻　第7号　通巻第540号　Q-7-7
中石俊夫・藪内真琴
国立療養所大島青松園協和会（曽我野一美）
1998年8月5日　A5　34頁　250円
機関誌
※Box（残部）

11441　青松　9月号　第55巻　第8号　通巻第541号　Q-7-7
中石俊夫・藪内真琴
国立療養所大島青松園協和会（曽我野一美）
1998年9月5日　A5　36頁　250円
機関誌
※Box（残部）

11442　青松　10・11月号　第55巻　第9号　通巻第542号　Q-7-7
中石俊夫・藪内真琴
国立療養所大島青松園協和会（曽我野一美）
1998年11月5日　A5　42頁　250円
機関誌
※Box（残部）

11443　青松　12月号　第55巻　第10号　通巻第543号　Q-7-7
中石俊夫・藪内真琴
国立療養所大島青松園協和会（曽我野一美）
1998年12月5日　A5　38頁　250円
機関誌
※Box（残部）

11444　青松　1月号　第56巻　第1号　通巻第544号　Q-7-7
中石俊夫・藪内真琴
国立療養所大島青松園協和会（曽我野一美）
1999年1月5日　A5　34頁　250円
機関誌
※Box（残部）

11445　青松　2月号　第56巻　第2号　通巻第545号　Q-7-7
中石俊夫・藪内真琴
国立療養所大島青松園協和会（曽我野一美）
1999年2月5日　A5　34頁　250円
機関誌

※Box（残部）

11446 青松 3・4月号 第56巻 第3号 通巻第546号 Q-7-7
中石俊夫・藪内真琴
国立療養所大島青松園協和会（山本隆久）
1999年4月5日　A5　36頁　250円
機関誌
※Box（残部）

11447 青松 5月号 第56巻 第4号 通巻第547号 Q-7-7
中石俊夫・藪内真琴
国立療養所大島青松園協和会（山本隆久）
1999年5月5日　A5　32頁　250円
機関誌
※Box（残部）

11448 青松 6月号 第56巻 第5号 通巻第548号 Q-7-7
中石俊夫・藪内真琴
国立療養所大島青松園協和会（山本隆久）
1999年6月5日　A5　32頁　250円
機関誌
※Box（残部）

11449 青松 7月号 第56巻 第6号 通巻第549号 Q-7-7
中石俊夫・藪内真琴
国立療養所大島青松園協和会（山本隆久）
1999年7月5日　A5　32頁　250円
機関誌
※Box（残部）

11450 青松 8月号 第56巻 第7号 通巻第550号 Q-7-7
中石俊夫・藪内真琴
国立療養所大島青松園協和会（山本隆久）
1999年8月5日　A5　34頁　250円
機関誌
※Box（残部）

11451 青松 9月号 第56巻 第8号 通巻第551号 Q-7-7
中石俊夫・藪内真琴
国立療養所大島青松園協和会（山本隆久）
1999年9月5日　A5　32頁　250円
機関誌
※Box（残部）

11452 青松 10・11月号 第56巻 第9号 通巻第552号 Q-7-7
中石俊夫・藪内真琴
国立療養所大島青松園協和会（山本隆久）
1999年11月5日　A5　36頁　250円
機関誌
※Box（残部）

11453 青松 12月号 第56巻 第10号 通巻第553号 Q-7-7
中石俊夫・藪内真琴
国立療養所大島青松園協和会（山本隆久）
1999年12月5日　A5　32頁　250円
機関誌
※Box（残部）

11454 青松 1月号 第57巻 第1号 通巻第554号 Q-7-7
中石俊夫・藪内真琴
国立療養所大島青松園協和会（山本隆久）
2000年1月5日　A5　30頁　250円
機関誌
※Box（残部）

11455 青松 2月号 第57巻 第2号 通巻第555号 Q-7-7
中石俊夫・藪内真琴
国立療養所大島青松園協和会（山本隆久）
2000年2月5日　A5　34頁　250円
機関誌
※Box（残部）

11456 青松 3・4月号 第57巻 第3号 通巻第556号 Q-7-7
中石俊夫・藪内真琴
国立療養所大島青松園協和会（森和男）
2000年4月5日　A5　32頁　250円
機関誌
※Box（残部）

11457 青松 5月号 第57巻 第4号 通巻第557号 Q-7-7
中石俊夫・藪内真琴
国立療養所大島青松園協和会（森和男）
2000年5月5日　A5　32頁　250円
機関誌
※Box（残部）

11458 青松 6月号 第57巻 第5号 通巻第558号 Q-7-7
中石俊夫・藪内真琴
国立療養所大島青松園協和会（森和男）
2000年6月5日　A5　32頁　250円
機関誌
※Box（残部）

11459 青松 7月号 第57巻 第6号 通巻第559号

Q-7-7
中石俊夫・藪内真琴
国立療養所大島青松園協和会（森和男）
2000年7月5日　A5　30頁　250円
機関誌
※ Box（残部）

11460　青松　8月号　第57巻　第7号　通巻第560号
Q-7-7
中石俊夫・藪内真琴
国立療養所大島青松園協和会（森和男）
2000年8月5日　A5　32頁　250円
機関誌
※ Box（残部）

11461　青松　9月号　第57巻　第8号　通巻第561号
Q-7-7
中石俊夫・藪内真琴
国立療養所大島青松園協和会（森和男）
2000年9月5日　A5　32頁　250円
機関誌
※ Box（残部）

11462　青松　10・11月号　第57巻　第9号　通巻第562号　Q-7-7
中石俊夫・藪内真琴
国立療養所大島青松園協和会（森和男）
2000年11月5日　A5　34頁　250円
機関誌
※ Box（残部）

11463　青松　12月号　第57巻　第10号　通巻第563号　Q-7-7
中石俊夫・藪内真琴
国立療養所大島青松園協和会（森和男）
2000年12月5日　A5　36頁　250円
機関誌
※ Box（残部）

11464　青松　1月号　第58巻　第1号　通巻第564号
Q-7-8
中石俊夫・藪内真琴
国立療養所大島青松園協和会（森和男）
2001年1月5日　A5　36頁　250円
機関誌
※ Box（残部）

11465　青松　2月号　第58巻　第2号　通巻第565号
Q-7-8
中石俊夫・藪内真琴
国立療養所大島青松園協和会（森和男）
2001年2月5日　A5　34頁　250円
機関誌

※ Box（残部）

11466　青松　3・4月号　第58巻　第3号　通巻第566号　Q-7-8
中石俊夫・藪内真琴
国立療養所大島青松園協和会（冨田幹雄）
2001年4月5日　A5　32頁　250円
機関誌
※ Box（残部）

11467　青松　5月号　第58巻　第4号　通巻第567号
Q-7-8
中石俊夫・藪内真琴
国立療養所大島青松園協和会（冨田幹雄）
2001年5月5日　A5　36頁　250円
機関誌
※ Box（残部）

11468　青松　6月号　第58巻　第5号　通巻第568号
Q-7-8
藪内真琴
国立療養所大島青松園協和会（冨田幹雄）
2001年6月5日　A5　32頁　250円
機関誌
※ Box（残部）

11469　青松　7月号　第58巻　第6号　通巻第569号
Q-7-8
藪内真琴
国立療養所大島青松園協和会（冨田幹雄）
2001年7月5日　A5　32頁　250円
機関誌
※ Box（残部）

11470　青松　8月号　第58巻　第7号　通巻第570号
Q-7-8
青松編集委員会（藪内真琴）
国立療養所大島青松園協和会（冨田幹雄）
2001年8月5日　A5　36頁　250円
機関誌
※ Box（残部）

11471　青松　9月号　第58巻　第8号　通巻第571号
Q-7-8
青松編集委員会（藪内真琴）
国立療養所大島青松園協和会（冨田幹雄）
2001年9月5日　A5　34頁　250円
機関誌
※ Box（残部）

11472　青松　10・11月号　第58巻　第9号　通巻第572号　Q-7-8
青松編集委員会（藪内真琴）

国立療養所大島青松園協和会（冨田幹雄）
2001年11月5日　A5　58頁　250円
機関誌
※Box（残部）

11473　青松　12月号　第58巻　第10号　通巻第573号　Q-7-8
青松編集委員会（藪内真琴）
国立療養所大島青松園協和会（冨田幹雄）
2001年12月5日　A5　36頁　250円
機関誌
※Box（残部）

11474　青松　1月号　第59巻　第1号　通巻第574号
Q-7-8
青松編集委員会（藪内真琴）
国立療養所大島青松園協和会（冨田幹雄）
2002年1月5日　A5　36頁　250円
機関誌
※Box（残部）

11475　青松　2月号　第59巻　第2号　通巻第575号
Q-7-8
青松編集委員会（藪内真琴）
国立療養所大島青松園協和会（冨田幹雄）
2002年2月5日　A5　34頁　250円
機関誌
※Box（残部）

11476　青松　3・4月号　第59巻　第3号　通巻第576号　Q-7-8
青松編集委員会（藪内真琴）
国立療養所大島青松園協和会（山本隆久）
2002年4月5日　A5　30頁　250円
機関誌
※Box（残部）

11477　青松　5月号　第59巻　第4号　通巻第577号
Q-7-8
青松編集委員会（藪内真琴）
国立療養所大島青松園協和会（山本隆久）
2002年5月5日　A5　34頁　250円
機関誌
※Box（残部）

11478　青松　6月号　第59巻　第5号　通巻第578号
Q-7-8
青松編集委員会（藪内真琴）
国立療養所大島青松園協和会（山本隆久）
2002年6月5日　A5　30頁　250円
機関誌
※Box（残部）

11479　青松　7月号　第59巻　第6号　通巻第579号
Q-7-8
青松編集委員会（藪内真琴）
国立療養所大島青松園協和会（山本隆久）
2002年7月5日　A5　30頁　250円
機関誌
※Box（残部）

11480　青松　8月号　第59巻　第7号　通巻第580号
Q-7-8
青松編集委員会（藪内真琴）
国立療養所大島青松園協和会（山本隆久）
2002年8月5日　A5　30頁　250円
機関誌
※Box（残部）

11481　青松　9月号　第59巻　第8号　通巻第581号
Q-7-8
青松編集委員会（藪内真琴）
国立療養所大島青松園協和会（山本隆久）
2002年9月5日　A5　30頁　250円
機関誌
※Box（残部）

11482　青松　10・11月号　第59巻　第9号　通巻第582号　Q-7-8
青松編集委員会（藪内真琴）
国立療養所大島青松園協和会（山本隆久）
2002年11月5日　A5　38頁　250円
機関誌
※Box（残部）

11483　青松　12月号　第59巻　第10号　通巻第583号　Q-7-8
青松編集委員会（藪内真琴）
国立療養所大島青松園協和会（山本隆久）
2002年12月5日　A5　30頁　250円
機関誌
※Box（残部）

11484　青松　1月号　第60巻　第1号　通巻第584号
Q-7-8
青松編集委員会（藪内真琴）
国立療養所大島青松園協和会（山本隆久）
2003年1月5日　A5　32頁　250円
機関誌
※Box（残部）

11485　青松　2月号　第60巻　第2号　通巻第585号
Q-7-8
青松編集委員会（藪内真琴）
国立療養所大島青松園協和会（山本隆久）
2003年2月5日　A5　32頁　250円
機関誌

※Box（残部）

11486 青松 3・4月号 第60巻 第3号 通巻第586号 Q-7-8
青松編集委員会（藪内真琴）
国立療養所大島青松園協和会（曽我野一美）
2003年4月5日　A5　34頁　250円
機関誌
※Box（残部）

11487 青松（製本）昭和53年（325号〜334号） Q-7-8
※製本失敗のもの
※Box（残部）

11488 青松 7・8月号 第68巻 第4号 通巻第659号 Q-7-8
青松編集委員会（山下博之）
国立療養所大島青松園協和会（森和男）
2011年8月5日　A5　32頁　250円
機関誌
※Box（残部）

11489 青松 5・6月号 第69巻 第3号 通巻第664号 Q-7-8
青松編集委員会（山下博之）
国立療養所大島青松園協和会（森和男）
2012年6月5日　A5　32頁　250円
機関誌
※Box（残部）

11490 青松 7・8月号 第70巻 第4号 通巻671号 Q-7-8
編集　青松編集委員会（川西耕司）
国立療養所大島青松園協和会（森和男）
2013年8月5日　A5　32頁　250円
機関誌
※Box（残部）

11491 青松 11・12月号 第70巻 第6号 通巻673号 Q-7-8
編集　青松編集委員会（川西耕司）
国立療養所大島青松園協和会（森和男）
2013年12月5日　A5　38頁　250円
機関誌
※Box（残部）

11492 青松 1・2月号 第71巻 第1号 通巻674号 Q-7-8
編集　青松編集委員会（川西耕司）
国立療養所大島青松園協和会（森和男）
2014年2月5日　A5　44頁　250円
機関誌

※Box（残部）

11493 青松 11・12月号 第71巻 第6巻 通巻679号 Q-7-8
編集　青松編集委員会（川西耕司）
国立療養所大島青松園協和会（山本隆久）
2014年12月5日　A5　92頁　250円
機関誌
※Box（残部）

11494 愛楽新聞　第70号 R-1-1
編集　沖縄愛楽園入園者自治会
上原信雄
1963年3月15日　B4　4頁
新聞
※ファイル

11495 愛楽新聞　第72号 R-1-1
編集　沖縄愛楽園入園者自治会
上原信雄
1963年5月15日　B4　4頁
新聞
※ファイル

11496 愛楽新聞　第77号 R-1-1
編集　沖縄愛楽園入園者自治会
上原信雄
1963年10月30日　B4　4頁　5銭
新聞
※ファイル

11497 愛楽新聞　第78号 R-1-1
編集　沖縄愛楽園入園者自治会
上原信雄
1963年11月30日　B4　4頁　5銭
新聞
※ファイル

11498 愛楽新聞　第79号 R-1-1
編集　沖縄愛楽園入園者自治会
上原信雄
1963年12月31日　B4　4頁　5銭
新聞
※ファイル

11499 愛楽新聞　第80号 R-1-1
編集　沖縄愛楽園入園者自治会
上原信雄
1964年1月30日　B4　4頁　5銭
新聞
※ファイル

11500　愛楽新聞　第84号　R-1-1
編集　沖縄愛楽園入園者自治会
上原信雄
1964年5月30日　B4　4頁　5銭
新聞
※ファイル

11501　愛楽新聞　第87号　R-1-1
編集　沖縄愛楽園入園者自治会
上原信雄
1964年8月31日　B4　4頁　5銭
新聞
※ファイル

11502　愛楽新聞　第88号　R-1-1
編集　沖縄愛楽園入園者自治会
上原信雄
1964年9月30日　B4　4頁　5銭
新聞
※ファイル

11503　愛楽新聞　第89号　R-1-1
編集　沖縄愛楽園入園者自治会
上原信雄
1964年10月31日　B4　4頁　5銭
新聞
※ファイル

11504　愛楽新聞　第94号　R-1-1
編集　沖縄愛楽園入園者自治会
上原信雄
1965年3月31日　B4　2頁　5銭
新聞
※ファイル

11505　愛楽新聞　第93号　R-1-1
編集　沖縄愛楽園入園者自治会
上原信雄
1965年2月28日　B4　4頁　5銭
新聞
※ファイル

11506　愛楽新聞　第95号　R-1-1
編集　沖縄愛楽園入園者自治会
上原信雄
1965年4月30日　B4　4頁　5銭
新聞
※ファイル　2冊

11507　愛楽新聞　第96号　R-1-1
編集　沖縄愛楽園入園者自治会
上原信雄
1965年5月30日　B4　4頁　5銭
新聞
※ファイル　2冊

11508　愛楽新聞　第97号　R-1-1
編集　沖縄愛楽園入園者自治会
上原信雄
1965年6月30日　B4　4頁　5銭
新聞
※ファイル　2冊

11509　愛楽新聞　第98号　R-1-1
編集　沖縄愛楽園入園者自治会
上原信雄
1965年7月31日　B4　4頁　5銭
新聞
※ファイル　2冊

11510　愛楽新聞　第100号　R-1-1
編集　沖縄愛楽園入園者自治会
上原信雄
1965年9月30日　B4　4頁
新聞
※ファイル　2冊

11511　愛楽新聞　第101号　R-1-1
編集　沖縄愛楽園入園者自治会
上原信雄
1965年10月31日　B4　2頁
新聞
※ファイル

11512　愛楽新聞　第102号　R-1-1
編集　沖縄愛楽園入園者自治会
上原信雄
1965年11月31日　B4　2頁
新聞
※ファイル　2冊

11513　愛楽新聞　第103号　R-1-1
編集　沖縄愛楽園入園者自治会
上原信雄
1965年12月31日　B4　2頁
新聞
※ファイル

11514　愛楽新聞　第104号　R-1-1
編集　沖縄愛楽園入園者自治会
上原信雄
1966年1月31日　B4　2頁
新聞
※ファイル

11515　愛楽新聞　第105号　R-1-1
編集　沖縄愛楽園入園者自治会
上原信雄
1966年3月31日　B4　4頁
新聞
※ファイル

11516　愛楽新聞　第106号　R-1-1
編集　沖縄愛楽園入園者自治会
上原信雄
1966年4月30日　B4　4頁
新聞
※ファイル

11517　愛楽新聞　第107号　R-1-1
編集　沖縄愛楽園入園者自治会
上原信雄
1966年5月31日　B4　4頁
新聞
※ファイル

11518　愛楽新聞　第108号　R-1-1
編集　沖縄愛楽園入園者自治会
上原信雄
1966年6月30日　B4　4頁
新聞
※ファイル

11519　愛楽新聞　第109号　R-1-1
編集　沖縄愛楽園入園者自治会
上原信雄
1966年7月31日　B4　4頁
新聞
※ファイル

11520　愛楽新聞　第110号　R-1-1
編集　沖縄愛楽園入園者自治会
上原信雄
1966年8月31日　B4　4頁
新聞
※ファイル

11521　愛楽新聞　第111号　R-1-1
編集　沖縄愛楽園入園者自治会
上原信雄
1966年9月30日　B4　4頁
新聞
※ファイル

11522　愛楽園ニュース　第1号　R-1-1
編集　入園者自治会文化部編集室
沖縄愛楽園入園者自治会（田場盛吉）
1967年7月1日　B4　2頁
新聞

11523　愛楽園ニュース　第2号　R-1-1
編集　入園者自治会文化部編集室
沖縄愛楽園入園者自治会（田場盛吉）
1967年8月1日　B4　2頁
新聞

11524　愛楽園ニュース　第6号　R-1-1
編集　入園者自治会文化部編集室
沖縄愛楽園入園者自治会（田場盛吉）
1968年10月1日　B4　2頁
新聞

11525　愛楽園ニュース　第7号　R-1-1
編集　入園者自治会文化部編集室
沖縄愛楽園入園者自治会（田場盛吉）
1968年12月1日　B4　2頁
新聞

11526　愛楽園ニュース　第8号　R-1-1
編集　入園者自治会文化部編集室
沖縄愛楽園入園者自治会（田場盛吉）
1969年2月1日　B4　2頁
新聞

11527　愛楽園ニュース　第9号　R-1-1
編集　入園者自治会文化部編集室
沖縄愛楽園入園者自治会（田場盛吉）
1969年4月1日　B4　4頁
新聞
2冊

11528　愛楽園ニュース　第10号　R-1-1
編集　入園者自治会文化部編集室
沖縄愛楽園入園者自治会（田場盛吉）
1969年6月1日　B4　2頁
新聞

11529　愛楽園ニュース　第11号　R-1-1
編集　入園者自治会文化部編集室
沖縄愛楽園入園者自治会（田場盛吉）
1969年8月1日　B4　2頁
新聞

11530　愛楽園ニュース　第12号　R-1-1
編集　入園者自治会文化部編集室
沖縄愛楽園入園者自治会（田場盛吉）
1969年10月1日　B4　2頁
新聞

11531　愛楽園ニュース　第13号　R-1-1
編集　入園者自治会文化部編集室

沖縄愛楽園入園者自治会（田場盛吉）
1969年12月1日　B4　2頁
新聞

11532　愛楽園ニュース　第14号　R-1-1
編集　入園者自治会文化部編集室
沖縄愛楽園入園者自治会（田場盛吉）
1970年2月1日　B4　2頁
新聞
2冊

11533　愛楽園ニュース　第15号　R-1-1
編集　入園者自治会文化部編集室
沖縄愛楽園入園者自治会（田場盛吉）
1970年4月1日　B4　2頁
新聞
2冊

11534　愛楽園ニュース　第16号　R-1-1
編集　入園者自治会文化部編集室
沖縄愛楽園入園者自治会（田場盛吉）
1970年7月1日　B4　2頁
新聞
2冊

11535　愛楽園ニュース　第17号　R-1-1
編集　入園者自治会文化部編集室
沖縄愛楽園入園者自治会（田場盛吉）
1970年9月1日　B4　2頁
新聞
2冊

11536　愛楽園ニュース　第18号　R-1-1
編集　入園者自治会文化部編集室
沖縄愛楽園入園者自治会（田場盛吉）
1970年12月1日　B4　2頁
新聞

11537　愛楽園ニュース　第19号　R-1-1
編集　入園者自治会文化部編集室
沖縄愛楽園入園者自治会（天久佐信）
1971年2月1日　B4　2頁
新聞
2冊

11538　愛楽園ニュース　第20号　R-1-1
編集　入園者自治会文化部編集室
沖縄愛楽園入園者自治会（天久佐信）
1971年4月1日　B4　2頁
新聞

11539　愛楽園ニュース　第21号　R-1-1
編集　入園者自治会文化部編集室

沖縄愛楽園入園者自治会（天久佐信）
1971年7月1日　B4　2頁
新聞
2冊

11540　愛楽園ニュース　第23号　R-1-1
編集　入園者自治会文化部編集室
沖縄愛楽園入園者自治会（天久佐信）
1971年12月1日　B4　4頁
新聞
2冊

11541　時報・沖縄愛楽園　第1号　R-1-1
編集　入園者自治会文化部編集室
沖縄愛楽園入園者自治会（田場盛吉）
昭和48年7月1日　B4　2頁
新聞
3冊

11542　時報・沖縄愛楽園　第2号　R-1-1
編集　入園者自治会文化部編集室
沖縄愛楽園入園者自治会（田場盛吉）
昭和48年9月1日　B4　2頁
新聞
2冊

11543　時報・沖縄愛楽園　第3号　R-1-1
編集　入園者自治会文化部編集室
沖縄愛楽園入園者自治会（田場盛吉）
昭和48年11月1日　B4　2頁
新聞
3冊

11544　時報・沖縄愛楽園　第4号　R-1-1
編集　田場盛吉
沖縄愛楽園（犀川一夫）
昭和49年1月1日　B4　4頁
新聞
2冊

11545　あだんの実　第114号　R-1-1
編集　沖縄愛楽園・宮古南静園入園者自治会
上原信雄
1966年12月30日　B4　4頁
機関誌

11546　あだんの実　第115号　R-1-1
編集　沖縄愛楽園・宮古南静園入園者自治会
上原信雄
1967年1月1日　B4　4頁
機関誌

11547　あだんの実　第117号　R-1-1
編集　沖縄愛楽園・宮古南静園入園者自治会
上原信雄
1967年3月1日　B4　4頁
機関誌

11548　あだんの実　第118号　R-1-1
編集　沖縄ハンセン氏病予防協会
上原信雄
1967年4月1日　B4　2頁
機関誌

11549　あだんの実　第119号　R-1-1
編集　沖縄ハンセン氏病予防協会
上原信雄
1967年5月1日　B4　2頁
機関誌

11550　あだんの実　第120号　R-1-1
編集　沖縄ハンセン氏病予防協会
上原信雄
1967年6月1日　B4　2頁
機関誌

11551　あだんの実　第121号　R-1-1
編集　沖縄ハンセン氏病予防協会
上原信雄
1967年7月1日　B4　2頁
機関誌

11552　あだんの実　第122号　R-1-1
編集　沖縄ハンセン氏病予防協会
上原信雄
1967年8月1日　B4　2頁
機関誌

11553　あだんの実　第123号　R-1-1
編集　沖縄ハンセン氏病予防協会
上原信雄
1967年9月1日　B4　2頁
機関誌

11554　あだんの実　第127号　R-1-1
編集　沖縄ハンセン氏病予防協会
上原信雄
1968年1月1日　B4　2頁
機関誌

11555　あだんの実　第129号　R-1-1
編集　沖縄ハンセン氏病予防協会
上原信雄
1968年3月1日　B4　2頁
機関誌

11556　あだんの実　第135号　R-1-1
編集　沖縄ハンセン氏病予防協会
上原信雄
1968年9月1日　B4　2頁
機関誌

11557　あだんの実　第136号　R-1-1
編集　沖縄ハンセン氏病予防協会
上原信雄
1968年10月1日　B4　2頁
機関誌

11558　あだんの実　第137号　R-1-1
編集　沖縄ハンセン氏病予防協会
上原信雄
1968年11月1日　B4　4頁
機関誌

11559　あだんの実　第138号　R-1-1
編集　沖縄ハンセン氏病予防協会
上原信雄
1969年1月1日　B4　2頁
機関誌

11560　あだんの実　第139号　R-1-1
編集　沖縄ハンセン氏病予防協会
上原信雄
1969年2月1日　B4　2頁
機関誌

11561　あだんの実　第140号　R-1-1
編集　沖縄ハンセン氏病予防協会
上原信雄
1969年3月1日　B4　2頁
機関誌

11562　あだんの実　第141号　R-1-1
編集　沖縄ハンセン氏病予防協会
上原信雄
1969年8月31日　B5　4頁
機関誌

11563　あだんの実　第142号　R-1-1
編集　沖縄ハンセン氏病予防協会
上原信雄
1969年10月31日　B5　4頁
機関誌
2冊

11564　あだんの実　第143号　R-1-1
編集　沖縄ハンセン氏病予防協会
上原信雄
1970年3月15日　B4　4頁

11565 あだんの実　第146号　R-1-1
編集　沖縄ハンセン氏病予防協会
上原信雄
1970年4月1日　B4　4頁
機関誌

11566 あだんの実　第147号　R-1-1
編集　沖縄ハンセン氏病予防協会
上原信雄
1970年7月1日　B4　4頁
機関誌

11567 あだんの実　第148号　R-1-1
編集　沖縄ハンセン氏病予防協会
上原信雄
1970年7月15日　B4　4頁
機関誌

11568 あだんの実　第149号　R-1-1
編集　沖縄ハンセン氏病予防協会
上原信雄
1970年9月1日　B4　4頁
機関誌

11569 あだんの実　第150号　R-1-1
編集　沖縄ハンセン氏病予防協会
上原信雄
1970年10月30日　B4　4頁
機関誌

11570 あだんの実　第151号　R-1-1
編集　沖縄ハンセン氏病予防協会
上原信雄
1970年11月10日　B4　4頁
機関誌

11571 あだんの実　第152号　R-1-1
編集　沖縄ハンセン氏病予防協会
上原信雄
1970年12月30日　B4　4頁
機関誌

11572 あだんの実　第153号　R-1-1
編集　沖縄ハンセン氏病予防協会
上原信雄
1971年2月1日　B4　4頁
機関誌

11573 あだんの実　第154号　R-1-1
編集　沖縄ハンセン氏病予防協会
上原信雄
1971年3月1日　B4　4頁
機関誌

11574 あだんの実　第155号　R-1-1
編集　沖縄ハンセン氏病予防協会
上原信雄
1971年7月1日　B4　4頁
機関誌

11575 あだんの実　第157号　R-1-1
編集　沖縄ハンセン氏病予防協会
上原信雄
1971年11月1日　B4　4頁
機関誌
2冊

11576 あだんの実　第158号　R-1-1
編集　沖縄ハンセン氏病予防協会
上原信雄
1972年1月1日　B4　4頁
機関誌

11577 あだんの実　第159号　R-1-1
編集　沖縄ハンセン氏病予防協会
上原信雄
1972年3月10日　B4　4頁
機関誌

11578 あだんの実　第162号　R-1-1
編集　沖縄らい予防協会事務局
上原信雄
昭和48年6月10日　B4　2頁
機関誌

11579 あだんの実　第163号　R-1-1
編集　沖縄らい予防協会事務局
上原信雄
昭和48年7月20日　B4　4頁
機関誌

11580 あだんの実　第164号　R-1-1
編集　沖縄らい予防協会事務局
上原信雄
昭和48年8月20日　B4　2頁
機関誌

11581 あだんの実　第165号　R-1-1
編集　沖縄らい予防協会事務局
犀川一夫
昭和49年3月1日　B4　4頁
機関誌

11582 あだんの実 第166号 R-1-1
編集 沖縄らい予防協会事務局
犀川一夫
昭和49年7月1日 B4 4頁
機関誌

11583 あだんの実 第167号 R-1-1
編集 沖縄らい予防協会事務局
犀川一夫
昭和49年11月1日 B4 2頁
機関誌

11584 あだんの実 第168号 R-1-1
編集 沖縄らい予防協会事務局
犀川一夫
昭和50年2月1日 B4 4頁
機関誌

11585 あだんの実 第169号 R-1-1
編集 沖縄らい予防協会事務局
犀川一夫
昭和50年3月1日 B4 4頁
機関誌

11586 あだんの実 第170号 R-1-1
編集 沖縄らい予防協会事務局
犀川一夫
昭和50年6月1日 B4 4頁
機関誌

11587 あだんの実 第171号 R-1-1
編集 沖縄らい予防協会事務局
犀川一夫
昭和50年8月1日 B4 4頁
機関誌

11588 あだんの実 第172号 R-1-1
編集 沖縄らい予防協会事務局
犀川一夫
昭和51年3月1日 B4 4頁
機関誌

11589 あだんの実 第176号 R-1-1
編集 沖縄らい予防協会事務局
犀川一夫
昭和51年1月 B4 4頁
機関誌

11590 あだんの実 第177号 R-1-1
編集 沖縄らい予防協会事務局
犀川一夫
昭和51年3月1日 B4 4頁
機関誌

11591 あだんの実 第178号 R-1-1
編集 沖縄らい予防協会事務局
犀川一夫
昭和52年9月1日 B4 4頁
機関誌

11592 あだんの実 第179号 R-1-1
編集 沖縄らい予防協会事務局
犀川一夫
昭和53年1月1日 B4 4頁
機関誌

11593 あだんの実 第180号 R-1-1
編集 沖縄らい予防協会事務局
犀川一夫
昭和53年3月1日 B4 4頁
機関誌

11594 あだんの実 第181号 R-1-1
編集 沖縄らい予防協会事務局
犀川一夫
昭和53年8月1日 B4 4頁
機関誌

11595 あだんの実 第182号 R-1-1
編集 沖縄らい予防協会事務局
犀川一夫
昭和53年12月1日 B4 4頁
機関誌

11596 沖縄学援会々報 第15号 R-1-1
沖縄学援会同窓会「竹の子」
1984年5月10日 B4 4頁
機関誌

11597 国頭愛楽園写真年報 昭和13年～18年 R-1-2

※全ページコピー
※ファイル

11598 檜の影 2月号 第5巻 第2号 S-1-1
編集 島田尺草
檜の影発行所
A5 48頁 非売品
機関誌
※大橋巴章追悼号
※製本

11599 檜の影 8月号 第5巻 第8号 S-1-1
編集 島田尺草
檜の影発行所
A5 41頁 非売品
機関誌

※製本

11600 檜の影　9月号　第5巻　第9号　S-1-1
編集　島田尺草
檜の影発行所
A5　28頁　非売品
機関誌
※製本

11601 檜の影　10月号　第5巻　第10号　S-1-1
編集　島田尺草
檜の影社
A5　40頁　非売品
機関誌
※製本

11602 檜の影　11月号　第5巻　第11号　S-1-1
編集　島田尺草
檜の影発行所
A5　40頁　非売品
機関誌
※製本

11603 檜の影　1月号　第6巻　第1号　S-1-2
編集　島田尺草
檜の影社
A5　44頁　非売品
機関誌
※製本

11604 檜の影　3月号　第6巻　第3号　S-1-2
編集　島田尺草
檜の影社
A5　42頁　非売品
機関誌
※ハンナ・リデル女史追悼号
※製本

11605 檜の影　5月号　第6巻　第5号　S-1-2
編集　玉木虚兒
檜の影会
A5　40頁　非売品
機関誌
※製本

11606 檜の影　6月号　第6巻　第6号　S-1-2
編集　玉木虚兒
檜の影会
A5　41頁　非売品
機関誌
※製本

11607 檜の影　No.7　第6巻　第7号　S-1-2
編集　玉木虚兒
檜の影会
A5　37頁　非売品
機関誌
※製本

11608 檜の影　No.8　第6巻　第8号　S-1-2
編集　玉木虚兒
檜の影会（玉木虚兒）
A5　51頁　非売品
機関誌
※毛利婦長送別号
※製本

11609 檜の影　No.10　第6巻　第10号　S-1-2
編集　玉木虚兒
檜の影会（玉木虚兒）
A5　48頁　非売品
機関誌
※製本

11610 檜の影　No.11　第6巻　第11号　S-1-2
編集　玉木虚兒
檜の影会（玉木虚兒）
A5　46頁　非売品
機関誌
※製本

11611 檜の影　No.12　第6巻　第12号　S-1-2
編集　玉木虚兒
檜の影会（玉木虚兒）
A5　34頁　非売品
機関誌
※製本

11612 檜の影　No.1　第7巻　第1号　S-1-3
編集　玉木虚兒
檜の影会（玉木虚兒）
A5　42頁　非売品
機関誌
※製本

11613 檜の影　3月号　第7巻　第3号　S-1-3
編集　玉木虚兒
檜の影会（玉木虚兒）
昭和8年3月1日　A5　44頁　非売品
機関誌
※製本

11614 檜の影　4月号　S-1-3
編集　玉木虚兒
檜の影会（玉木虚兒）

A5　42頁　非売品
機関誌
※製本

11615　檜の影　5月号　S-1-3
　編集　玉木虚兒
　檜の影会（玉木虚兒）
　昭和8年5月1日　A5　44頁　非売品
　機関誌
　※製本

11616　檜の影　6月号　S-1-3
　編集　玉木虚兒
　檜の影会（玉木虚兒）
　昭和8年6月1日　A5　43頁　非売品
　機関誌
　※製本

11617　檜の影　9月号　第7巻　第9号　S-1-3
　編集　下瀬初太郎
　檜の影会（下瀬初太郎）
　A5　108頁　非売品
　機関誌
　※故河村所長追悼号
　※製本

11618　檜の影　新年号　第8巻　第1号　S-1-4
　編集　下瀬初太郎
　檜の影会（下瀬初太郎）
　昭和9年1月15日　A5　36頁　10銭
　機関誌
　※製本

11619　檜の影　2月号　第8巻　第2号　S-1-4
　編集　下瀬初太郎
　檜の影会（下瀬初太郎）
　昭和9年2月15日　A5　40頁　10銭
　機関誌
　※製本

11620　檜の影　3月号　第8巻　第3号　S-1-4
　編集　下瀬初太郎
　檜の影会（下瀬初太郎）
　昭和9年3月15日　A5　40頁　10銭
　機関誌
　※製本

11621　檜の影　4月号　第8巻　第4号　S-1-4
　編集　下瀬初太郎
　檜の影会（下瀬初太郎）
　昭和9年4月15日　A5　40頁　10銭
　機関誌
　※製本

11622　檜の影　5月号　S-1-4
　編集　下瀬初太郎
　檜の影会（下瀬初太郎）
　昭和9年5月15日　A5　40頁　10銭
　機関誌
　※製本

11623　檜の影　6月号　S-1-4
　編集　下瀬初太郎
　檜の影会（下瀬初太郎）
　昭和9年6月15日　A5　60頁　10銭
　機関誌
　※内田博士祝賀号
　※製本

11624　檜の影　8月号　S-1-4
　編集　下瀬初太郎
　檜の影会（下瀬初太郎）
　昭和9年8月15日　A5　52頁　10銭
　機関誌
　※故河村所長一周忌追悼号
　※製本

11625　檜の影　9月号　S-1-4
　編集　下瀬初太郎
　檜の影会（下瀬初太郎）
　昭和9年9月15日　A5　54頁　10銭
　機関誌
　※製本

11626　檜の影　10・11月号　S-1-4
　編集　下瀬初太郎
　九州療養所檜の影会（下瀬初太郎）
　昭和9年11月15日　A5　62頁　10銭
　機関誌
　※製本

11627　檜の影　12月号　S-1-4
　編集　下瀬初太郎
　九州療養所檜の影会（下瀬初太郎）
　昭和9年12月15日　A5　36頁　10銭
　機関誌
　※製本

11628　檜の影　2月号　S-1-5
　編集　下瀬初太郎
　九州療養所檜の影社（下瀬初太郎）
　昭和10年2月15日　A5　52頁　10銭
　機関誌
　※製本

11629　檜の影　S-1-5
　編集　下瀬初太郎

檜の影社（下瀬初太郎）
昭和10年5月15日　A5　46頁　10銭
機関誌
※通巻第百号記念文芸号
※製本

11630　**檜の影　6月号**　S-1-5
編集　下瀬初太郎
檜の影社（下瀬初太郎）
昭和10年6月15日　A5　54頁　10銭
機関誌
※製本

11631　**檜の影　7月号　第9巻　第7号**　S-1-5
編集　下瀬初太郎
檜の影社（下瀬初太郎）
昭和10年7月15日　A5　44頁　10銭
機関誌
※製本

11632　**檜の影　8月号　第9巻　第8号**　S-1-5
編集　下瀬初太郎
檜の影社（下瀬初太郎）
昭和10年8月15日　A5　46頁　10銭
機関誌
※製本

11633　**檜の影　9月号　第9巻　第9号**　S-1-5
編集　下瀬初太郎
檜の影社（下瀬初太郎）
昭和10年9月15日　A5　46頁　10銭
機関誌
※製本

11634　**檜の影　10月号　第9巻　第10号**　S-1-5
編集　下瀬初太郎
檜の影社（下瀬初太郎）
昭和10年10月15日　A5　48頁　10銭
機関誌
※製本

11635　**檜の影　11月号　第9巻　第11号**　S-1-5
編集　下瀬初太郎
檜の影社（下瀬初太郎）
昭和10年11月15日　A5　62頁　10銭
機関誌
※製本

11636　**檜の影　12月号　第9巻　第12号**　S-1-5
編集　下瀬初太郎
檜の影社（下瀬初太郎）
昭和10年12月15日　A5　46頁　10銭
機関誌
※製本

11637　**檜の影　新年号　第10巻　第1号**　S-1-6
編集　下瀬初太郎
檜の影社（下瀬初太郎）
昭和11年1月15日　A5　48頁　10銭
機関誌
※製本

11638　**檜の影　2月号　第10巻　第2号**　S-1-6
編集　下瀬初太郎
檜の影社（下瀬初太郎）
昭和11年2月15日　A5　46頁　10銭
機関誌
※製本

11639　**檜の影　3月号　第10巻　第3号**　S-1-6
編集　下瀬初太郎
檜の影社（下瀬初太郎）
昭和11年3月15日　A5　50頁　10銭
機関誌
※製本

11640　**檜の影　4月号　第10巻　第4号**　S-1-6
編集　下瀬初太郎
檜の影社（下瀬初太郎）
昭和11年4月15日　A5　50頁　10銭
機関誌
※製本

11641　**檜の影　5月号　第10巻　第5号**　S-1-6
編集　下瀬初太郎
檜の影社（下瀬初太郎）
昭和11年5月15日　A5　48頁　10銭
機関誌
※製本

11642　**檜の影　6月号　第10巻　第6号**　S-1-6
編集　下瀬初太郎
檜の影社（下瀬初太郎）
昭和11年6月15日　A5　48頁　10銭
機関誌
※製本

11643　**檜の影　7月号　第10巻　第7号**　S-1-6
編集　下瀬初太郎
檜の影社（下瀬初太郎）
昭和11年7月15日　A5　42頁　10銭
機関誌
※製本

11644　**檜の影　8月号　第10巻　第8号**　S-1-6
編集　下瀬初太郎

檜の影社（下瀬初太郎）
昭和11年8月15日　A5　44頁　10銭
機関誌
※拡張工事落成記念号
※製本

11645　檜の影　9月号　第10巻　第9号　S-1-6
　編集　下瀬初太郎
　檜の影社（下瀬初太郎）
　昭和11年9月15日　A5　50頁　10銭
　機関誌
　※製本

11646　檜の影　10月号　第10巻　第10号　S-1-6
　編集　下瀬初太郎
　檜の影社（下瀬初太郎）
　昭和11年10月15日　A5　42頁　10銭
　機関誌
　※秋季文芸特集号
　※製本

11647　檜の影　11月号　第10巻　第11号　S-1-6
　編集　下瀬初太郎
　檜の影社（下瀬初太郎）
　昭和11年11月15日　A5　63頁　10銭
　機関誌
　※製本

11648　檜の影　12月号　第10巻　第12号　S-1-6
　編集　下瀬初太郎
　檜の影社（下瀬初太郎）
　昭和11年12月15日　A5　42頁　10銭
　機関誌
　※製本

11649　檜の影　新年号　第11巻　第1号　S-1-7
　編集　下瀬初太郎
　檜の影社（下瀬初太郎）
　昭和12年1月15日　A5　44頁　10銭
　機関誌
　※製本

11650　檜の影　2月号　第11巻　第2号　S-1-7
　編集　下瀬初太郎
　檜の影社（下瀬初太郎）
　昭和12年2月15日　A5　42頁　10銭
　機関誌
　※製本

11651　檜の影　3月号　第11巻　第3号　S-1-7
　編集　下瀬初太郎
　檜の影社（下瀬初太郎）
　昭和12年3月15日　A5　52頁　10銭

機関誌
※製本

11652　檜の影　4月号　第11巻　第4号　S-1-7
　編集　下瀬初太郎
　檜の影社（下瀬初太郎）
　昭和12年4月15日　A5　36頁　10銭
　機関誌
　※製本

11653　檜の影　5月号　第11巻　第5号　S-1-7
　編集　下瀬初太郎
　檜の影社（下瀬初太郎）
　昭和12年5月15日　A5　40頁　10銭
　機関誌
　※製本

11654　檜の影　6月号　第11巻　第6号　S-1-7
　編集　下瀬初太郎
　檜の影社（下瀬初太郎）
　昭和12年6月15日　A5　74頁　10銭
　機関誌
　※製本

11655　檜の影　7月号　第11巻　第7号　S-1-7
　編集　下瀬初太郎
　檜の影社（下瀬初太郎）
　昭和12年7月5日　A5　54頁　10銭
　機関誌
　※製本

11656　檜の影　8月号　第11巻　第8号　S-1-7
　編集　下瀬初太郎
　檜の影社（下瀬初太郎）
　昭和12年8月5日　A5　40頁　10銭
　機関誌
　※製本

11657　檜の影　9月号　第11巻　第9号　S-1-7
　編集　下瀬初太郎
　檜の影社（下瀬初太郎）
　昭和12年9月15日　A5　38頁　10銭
　機関誌
　※製本

11658　檜の影　10月号　第11巻　第10号　S-1-7
　編集　下瀬初太郎
　檜の影社（下瀬初太郎）
　昭和12年10月15日　A5　32頁　10銭
　機関誌
　※製本

11659　檜の影　11月号　第11巻　第11号　S-1-7
　編集　下瀬初太郎
　檜の影社（下瀬初太郎）
　昭和12年11月5日　A5　62頁　10銭
　機関誌
　※製本

11660　檜の影　12月号　第11巻　第12号　S-1-7
　編集　下瀬初太郎
　檜の影社（下瀬初太郎）
　昭和12年12月15日　A5　46頁　10銭
　機関誌
　※製本

11661　檜の影　新年号　第11巻　第1号　S-1-8
　編集　下瀬初太郎
　檜の影社（下瀬初太郎）
　昭和12年1月15日　A5　44頁　10銭
　機関誌
　※製本

11662　檜の影　3月号　第11巻　第3号　S-1-8
　編集　下瀬初太郎
　檜の影社（下瀬初太郎）
　昭和12年3月15日　A5　52頁　10銭
　機関誌
　※製本

11663　檜の影　4月号　第11巻　第4号　S-1-8
　編集　下瀬初太郎
　檜の影社（下瀬初太郎）
　昭和12年4月15日　A5　36頁　10銭
　機関誌
　※製本

11664　檜の影　5月号　第11巻　第5号　S-1-8
　編集　下瀬初太郎
　檜の影社（下瀬初太郎）
　昭和12年5月15日　A5　40頁　10銭
　機関誌
　※製本

11665　檜の影　6月号　第11巻　第6号　S-1-8
　編集　下瀬初太郎
　檜の影社（下瀬初太郎）
　昭和12年6月15日　A5　74頁　10銭
　機関誌
　※製本

11666　檜の影　7月号　第11巻　第7号　S-1-8
　編集　下瀬初太郎
　檜の影社（下瀬初太郎）
　昭和12年7月5日　A5　54頁　10銭
　機関誌
　※製本

11667　檜の影　8月号　第11巻　第8号　S-1-8
　編集　下瀬初太郎
　檜の影社（下瀬初太郎）
　昭和12年8月5日　A5　40頁　10銭
　機関誌
　※製本

11668　檜の影　9月号　第11巻　第9号　S-1-8
　編集　下瀬初太郎
　檜の影社（下瀬初太郎）
　昭和12年9月15日　A5　38頁　10銭
　機関誌
　※製本

11669　檜の影　11月号　第11巻　第11号　S-1-8
　編集　下瀬初太郎
　檜の影社（下瀬初太郎）
　昭和12年11月5日　A5　62頁　10銭
　機関誌
　※製本

11670　檜の影　12月号　第11巻　第12号　S-1-8
　編集　下瀬初太郎
　檜の影社（下瀬初太郎）
　昭和12年12月15日　A5　46頁　10銭
　機関誌
　※製本

11671　檜の影　1月号　第12巻　第1号　S-1-9
　編集　下瀬初太郎
　檜の影社（下瀬初太郎）
　昭和13年1月15日　A5　50頁　10銭
　機関誌
　※製本

11672　檜の影　2月号　第12巻　第2号　S-1-9
　編集　下瀬初太郎
　檜の影社（下瀬初太郎）
　昭和13年2月15日　A5　42頁　10銭
　機関誌
　※製本

11673　檜の影　3月号　第12巻　第3号　S-1-9
　編集　下瀬初太郎
　檜の影社（下瀬初太郎）
　昭和13年3月15日　A5　48頁　10銭
　機関誌
　※製本

11674 檜の影 4月号 第12巻 第4号 S-1-9
編集 下瀬初太郎
檜の影社（下瀬初太郎）
昭和13年4月15日　A5　38頁　10銭
機関誌
※製本

11675 檜の影 5月号 第12巻 第5号 S-1-9
編集 下瀬初太郎
檜の影社（下瀬初太郎）
昭和13年5月15日　A5　52頁　10銭
機関誌
※製本

11676 檜の影 6月号 第12巻 第6号 S-1-9
編集 下瀬初太郎
檜之影社（下瀬初太郎）
昭和13年6月15日　A5　50頁　10銭
機関誌
※製本

11677 檜の影 7月号 第12巻 第7号 S-1-9
編集 下瀬初太郎
檜之影社（下瀬初太郎）
昭和13年7月15日　A5　50頁　10銭
機関誌
※製本

11678 檜の影 8月号 第12巻 第8号 S-1-9
編集 下瀬初太郎
檜之影社（下瀬初太郎）
昭和13年8月15日　A5　38頁　10銭
機関誌
※製本

11679 檜の影 10月号 第12巻 第10号 S-1-9
編集 下瀬初太郎
檜之影社（下瀬初太郎）
昭和13年10月15日　A5　50頁　10銭
機関誌
※製本

11680 檜の影 第12巻 第11号 S-1-9
編集 下瀬初太郎
檜之影社（下瀬初太郎）
昭和13年11月15日　A5　78頁　10銭
機関誌
※製本

11681 檜の影 12月号 第12巻 第12号 S-1-9
編集 下瀬初太郎
檜之影社（下瀬初太郎）
昭和13年12月15日　A5　52頁　10銭
機関誌
※製本

11682 檜の影 1月号 第13巻 第1号 S-1-10
編集 宮崎松記
檜之影社（宮崎松記）
昭和14年1月15日　A5　36頁　10銭
機関誌
※製本

11683 檜の影 2月号 第13巻 第2号 S-1-10
編集 宮崎松記
檜之影社（宮崎松記）
昭和14年2月15日　A5　48頁　10銭
機関誌
※製本

11684 檜の影 3月号 第13巻 第3号 S-1-10
編集 宮崎松記
檜之影社（宮崎松記）
昭和14年3月15日　A5　36頁　10銭
機関誌
※製本

11685 檜の影 4月号 第13巻 第4号 S-1-10
編集 宮崎松記
檜之影社（宮崎松記）
昭和14年4月15日　A5　60頁　10銭
機関誌
※製本

11686 檜の影 5・6月号 第13巻 第6号 S-1-10
編集 宮崎松記
檜之影社（宮崎松記）
昭和14年6月15日　A5　54頁　10銭
機関誌
※製本

11687 檜の影 7月号 第13巻 第7号 S-1-10
編集 宮崎松記
檜之影社（宮崎松記）
昭和14年7月15日　A5　44頁　10銭
機関誌
※製本

11688 檜の影 8月号 第13巻 第8号 S-1-10
編集 宮崎松記
檜之影社（宮崎松記）
昭和14年8月15日　A5　44頁　10銭
機関誌
※製本

11689　**檜の影　9月号　第13巻　第9号**　S-1-10
　編集　宮崎松記
　檜之影社（宮崎松記）
　昭和14年9月15日　A5　24頁　10銭
　機関誌
　※製本

11690　**檜の影　10月号　第13巻　第10号**　S-1-10
　編集　宮崎松記
　檜之影社（宮崎松記）
　昭和14年10月15日　A5　68頁　10銭
　機関誌
　※製本

11691　**檜の影　11月号　第13巻　第11号　第153号**　S-1-10
　編集　宮崎松記
　檜之影社（宮崎松記）
　昭和14年11月15日　A5　52頁　10銭
　機関誌
　※製本

11692　**檜の影　12月号　第154号**　S-1-10
　編集　宮崎松記
　檜之影社（宮崎松記）
　昭和14年12月15日　A5　36頁　10銭
　機関誌
　※製本

11693　**檜の影　新年号　第14巻　第1号**　S-1-11
　編集　宮崎松記
　檜之影社（宮崎松記）
　昭和15年1月15日　A5　47頁　10銭
　機関誌
　※製本

11694　**檜の影　2月号　第14巻　第2号**　S-1-11
　編集　宮崎松記
　檜之影社（宮崎松記）
　昭和15年2月15日　A5　40頁　10銭
　機関誌
　※製本

11695　**檜の影　3月号　第14巻　第3号**　S-1-11
　編集　宮崎松記
　檜之影社（宮崎松記）
　昭和15年3月15日　A5　36頁　10銭
　機関誌
　※製本

11696　**檜の影　4月号　第14巻　第4号**　S-1-11
　編集　宮崎松記
　檜之影社（宮崎松記）
　昭和15年4月15日　A5　40頁　10銭
　機関誌
　※製本

11697　**檜の影　5月号　第14巻　第5号**　S-1-11
　編集　宮崎松記
　檜之影社（宮崎松記）
　昭和15年5月15日　A5　32頁　10銭
　機関誌
　※製本

11698　**檜の影　6月号　第14巻　第6号**　S-1-11
　編集　宮崎松記
　檜之影社（宮崎松記）
　昭和15年6月15日　A5　39頁　10銭
　機関誌
　※製本

11699　**檜の影　7月号　第14巻　第7号**　S-1-11
　編集　宮崎松記
　檜之影社（宮崎松記）
　昭和15年7月15日　A5　26頁　10銭
　機関誌
　※製本

11700　**檜の影　8月号　第14巻　第8号**　S-1-11
　編集　宮崎松記
　檜之影社（宮崎松記）
　昭和15年8月15日　A5　28頁　10銭
　機関誌
　※製本

11701　**檜の影　9月号　第14巻　第9号　通巻第163号**　S-1-11
　編集　宮崎松記
　檜之影社（宮崎松記）
　昭和15年9月15日　A5　24頁　10銭
　機関誌
　※製本

11702　**檜の影　10月号　第14巻　第10号　通巻第164号**　S-1-11
　編集　宮崎松記
　檜之影社（宮崎松記）
　昭和15年10月15日　A5　28頁　10銭
　機関誌
　※製本

11703　**檜の影　11月号　第14巻　第11号　通巻165号**　S-1-11
　編集　宮崎松記
　檜之影社（宮崎松記）
　昭和15年11月15日　A5　38頁　10銭

機関誌
※製本

11704　檜の影　12月号　S-1-11
　編集　宮崎松記
　檜之影社（宮崎松記）
　昭和15年12月15日　A5　34頁　10銭
　機関誌
　※製本

11705　檜の影　新年号　第15巻　通巻第167号　第1号　S-1-12
　編集　宮崎松記
　檜之影社（宮崎松記）
　昭和16年1月15日　A5　24頁　10銭
　機関誌
　※製本

11706　檜の影　2月号　第15巻　第2号　S-1-12
　編集　宮崎松記
　檜之影社（宮崎松記）
　昭和16年2月15日　A5　30頁　10銭
　機関誌
　※製本

11707　檜の影　3月号　第15巻　第3号　S-1-12
　編集　宮崎松記
　檜之影社（宮崎松記）
　昭和16年3月15日　A5　25頁　10銭
　機関誌
　※製本

11708　檜の影　4月号　第15巻　第4号　S-1-12
　編集　宮崎松記
　檜之影社（宮崎松記）
　昭和16年4月15日　A5　24頁　10銭
　機関誌
　※製本

11709　檜の影　5月号　第15巻　第5号　通巻第171号　S-1-12
　編集　宮崎松記
　檜之影社（宮崎松記）
　昭和16年5月15日　A5　32頁　10銭
　機関誌
　※製本

11710　檜の影　6月号　第15巻　第6号　S-1-12
　編集　宮崎松記
　檜之影社（宮崎松記）
　昭和16年6月15日　A5　24頁　10銭
　機関誌
　※製本

11711　檜の影　7月号　第15巻　第7号　S-1-12
　編集　宮崎松記
　檜之影社（宮崎松記）
　昭和16年7月15日　A5　46頁　10銭
　機関誌
　※国立移管記念特輯
　※製本

11712　檜の影　8月号　第15巻　第8号　S-1-12
　編集　宮崎松記
　檜之影社（宮崎松記）
　昭和16年8月15日　A5　30頁　10銭
　機関誌
　※製本

11713　檜の影　9月号　第15巻　第9号　S-1-12
　編集　宮崎松記
　檜之影社（宮崎松記）
　昭和16年9月15日　A5　26頁　10銭
　機関誌
　※製本

11714　檜の影　10・11月合併号　第15巻　第10号　S-1-12
　編集　宮崎松記
　檜之影社（宮崎松記）
　昭和16年11月15日　A5　66頁　10銭
　機関誌
　※製本

11715　恵楓　12月号　第15巻　第11号　S-1-12
　編集　宮崎松記
　菊池恵楓園患者援護会（宮崎松記）
　昭和16年12月15日　A5　52頁　10銭
　機関誌
　※製本

11716　恵楓　12月号　第15巻　第11号　S-1-13
　編集　宮崎松記
　菊池恵楓園患者援護会（宮崎松記）
　昭和16年12月15日　A5　52頁　10銭
　機関誌
　※製本

11717　恵楓　1月号　第16巻　第1号　S-1-13
　編集　宮崎松記
　菊池恵楓園患者援護会（宮崎松記）
　昭和17年1月15日　A5　52頁　10銭
　機関誌
　※製本

11718　恵楓　2月号　第16巻　第2号　S-1-13
　編集　宮崎松記

菊池恵楓園患者援護会（宮崎松記）
昭和17年2月15日　A5　36頁　10銭
機関誌
※製本

11719　恵楓　3月号　第16巻　第3号　S-1-13
編集　宮崎松記
菊池恵楓園患者援護会（宮崎松記）
昭和17年3月15日　A5　56頁　10銭
機関誌
※製本

11720　恵楓　4・5月号　第16巻　第5号　S-1-13
編集　宮崎松記
菊池恵楓園患者援護会（宮崎松記）
昭和17年5月15日　A5　66頁　20銭
機関誌
※製本

11721　恵楓　6月号　第16巻　第6号　S-1-13
編集　宮崎松記
菊池恵楓園患者援護会（宮崎松記）
昭和17年6月15日　A5　34頁　20銭
機関誌
※製本

11722　恵楓　9月号　第16巻　第9号　S-1-13
編集　宮崎松記
菊池恵楓園患者援護会（宮崎松記）
昭和17年9月15日　A5　42頁　20銭
機関誌
※製本

11723　恵楓　10月号　第16巻　第9号　S-1-13
編集　宮崎松記
菊池恵楓園患者援護会（宮崎松記）
昭和17年10月15日　A5　32頁　20銭
機関誌
※製本

11724　恵楓　1月号　第16巻　第1号　S-1-14
編集　宮崎松記
菊池恵楓園患者援護会（宮崎松記）
昭和17年1月15日　A5　52頁　10銭
機関誌
※製本

11725　恵楓　2月号　第16巻　第2号　S-1-14
編集　宮崎松記
菊池恵楓園患者援護会（宮崎松記）
昭和17年2月15日　A5　36頁　10銭
機関誌
※製本

11726　恵楓　3月号　第16巻　第3号　S-1-14
編集　宮崎松記
菊池恵楓園患者援護会（宮崎松記）
昭和17年3月15日　A5　56頁　10銭
機関誌
※製本

11727　恵楓　4・5月号　第16巻　第5号　S-1-14
編集　宮崎松記
菊池恵楓園患者援護会（宮崎松記）
昭和17年5月15日　A5　66頁　20銭
機関誌
※製本

11728　恵楓　6月号　第16巻　第6号　S-1-14
編集　宮崎松記
菊池恵楓園患者援護会（宮崎松記）
昭和17年6月15日　A5　34頁　20銭
機関誌
※製本

11729　恵楓　9月号　第16巻　第9号　S-1-14
編集　宮崎松記
菊池恵楓園患者援護会（宮崎松記）
昭和17年9月15日　A5　42頁　20銭
機関誌
※製本

11730　恵楓　10月号　第16巻　第9号　S-1-14
編集　宮崎松記
菊池恵楓園患者援護会（宮崎松記）
昭和17年10月15日　A5　32頁　20銭
機関誌
※製本

11731　恵楓　11・12月号　第16巻　第10号　S-1-14
編集　宮崎松記
菊池恵楓園患者援護会（宮崎松記）
昭和17年12月15日　A5　52頁　20銭
機関誌
※製本

11732　恵楓　1月号　第17巻　第1号　S-1-14
編集　宮崎松記
菊池恵楓園患者援護会（宮崎松記）
昭和18年1月15日　A5　38頁　20銭
機関誌
※製本

11733　恵楓　2月号　第17巻　第2号　S-1-14
編集　宮崎松記
菊池恵楓園患者援護会（宮崎松記）
昭和18年2月15日　A5　40頁　20銭

11734 **恵楓　3月号　第17巻　第3号**　S-1-14
編集　宮崎松記
菊池恵楓園患者援護会（宮崎松記）
昭和18年3月15日　A5　40頁　20銭
機関誌
※製本

11735 **恵楓　1月号　第17巻　第1号**　S-1-15
編集　宮崎松記
菊池恵楓園患者援護会（宮崎松記）
昭和18年1月15日　A5　38頁　20銭
機関誌
※製本

11736 **恵楓　2月号　第17巻　第2号**　S-1-15
編集　宮崎松記
菊池恵楓園患者援護会（宮崎松記）
昭和18年2月15日　A5　40頁　20銭
機関誌
※製本

11737 **恵楓　3月号　第17巻　第3号**　S-1-15
編集　宮崎松記
菊池恵楓園患者援護会（宮崎松記）
昭和18年3月15日　A5　40頁　20銭
機関誌
※製本

11738 **恵楓　11・12月号　第17巻　第10号**　S-1-15
編集　宮崎松記
菊池恵楓園患者援護会（宮崎松記）
昭和18年11月15日　A5　48頁　20銭
機関誌
※製本

11739 **檜影　復刊号**　S-1-16
編集　青原正
菊池恵楓園患者文化協会（宮崎松記）
昭和22年11月15日　B5　26頁　10円
機関誌
※製本

11740 **檜影　新春号**　S-1-16
編集　青原正
菊池恵楓園患者文化協会（宮崎松記）
昭和23年2月15日　B5　28頁　10円
機関誌
※製本

11741 **檜影　陽春号**　S-1-16
編集　青原正
菊池恵楓園患者文化協会（宮崎松記）
昭和23年5月15日　B5　26頁　10円
機関誌
※製本

11742 **檜影　初夏号**　S-1-16
編集　青原正
菊池恵楓園患者文化協会（宮崎松記）
昭和23年8月15日　A5　35頁　20円
機関誌
※製本

11743 **檜影　秋季号　第23巻　第4号**　S-1-16
編集　青原正
菊池恵楓園患者文化協会（宮崎松記）
昭和23年10月15日　A5　32頁
機関誌
※製本

11744 **檜影　新春号　第24巻　第1号**　S-1-16
編集　川田寅雄
菊池恵楓園患者文化協会（宮崎松記）
昭和24年1月15日　A5　36頁
機関誌
※製本

11745 **檜影　陽春号　第24巻　第2号**　S-1-16
編集　川田寅雄
菊池恵楓園患者文化協会（宮崎松記）
昭和24年4月5日　A5　36頁
機関誌
※製本

11746 **檜影　秋季号　第24巻　第4号**　S-1-16
編集　川田寅雄
菊池恵楓園患者文化協会（宮崎松記）
昭和24年10月15日　A5　28頁
機関誌
※製本

11747 **檜影**　S-1-16
編集　川田寅雄
菊池恵楓園患者文化協会（宮崎松記）
昭和24年11月25日　B5　58頁
機関誌
※創立40周年記念特集　天皇奉迎特集
※製本

11748 **檜影　復刊号　第21巻　第6号**　S-1-17
編集　青原正
菊池恵楓園患者文化協会（宮崎松記）

昭和22年11月15日　B5　26頁　10円
機関誌
※製本

11749　**檜影　新春号　第22巻　第1号**　S-1-17
編集　青原正
菊池恵楓園患者文化協会（宮崎松記）
昭和23年2月15日　B5　28頁　10円
機関誌
※製本

11750　**檜影　陽春号　第22巻　第2号**　S-1-17
編集　青原正
菊池恵楓園患者文化協会（宮崎松記）
昭和23年5月15日　B5　26頁　10円
機関誌
※製本

11751　**檜影　初夏号　第23巻　第3号**　S-1-17
編集　青原正
菊池恵楓園患者文化協会（宮崎松記）
昭和23年8月15日　A5　35頁　20円
機関誌
※製本

11752　**檜影　秋季号　第23巻　第4号**　S-1-17
編集　青原正
菊池恵楓園患者文化協会（宮崎松記）
昭和23年10月15日　A5　32頁
機関誌
※製本

11753　**檜影　新春号　第24巻　第1号**　S-1-17
編集　川田寅雄
菊池恵楓園患者文化協会（宮崎松記）
昭和24年1月15日　A5　36頁
機関誌
※製本

11754　**檜影　陽春号　第24巻　第2号**　S-1-17
編集　川田寅雄
菊池恵楓園患者文化協会（宮崎松記）
昭和24年4月5日　A5　36頁
機関誌
※製本

11755　**檜影　秋季号　第24巻　第4号**　S-1-17
編集　川田寅雄
菊池恵楓園患者文化協会（宮崎松記）
昭和24年10月15日　A5　28頁
機関誌
※製本

11756　**檜影**　S-1-17
編集　川田寅雄
菊池恵楓園患者文化協会（宮崎松記）
昭和24年11月25日　B5　58頁
機関誌
※創立40周年記念特集　天皇奉迎特集
※製本

11757　**檜影　陽春号　第25巻　第1号**　S-1-18
編集　川田寅雄
菊池恵楓園患者文化協会（宮崎松記）
昭和25年3月20日　A5　34頁
機関誌
※ジョンソン大佐御来園記念
※製本

11758　**檜影　5月号　第25巻　第3号**　S-1-18
編集　佐藤忠雄
菊池恵楓園文化会館（宮崎松記）
昭和25年5月25日　A5　24頁
機関誌
※製本

11759　**檜の影　第25巻　第4号**　S-1-18
編集　北里重夫
菊池恵楓園患者援護会（宮崎松記）
昭和25年7月1日　A5　40頁
機関誌
※ライト女史追悼号
※製本

11760　**檜影　6・7月号　第25巻　第5号**　S-1-18
編集　佐藤忠雄
菊池恵楓園文化会館（宮崎松記）
昭和25年7月25日　A5　24頁
機関誌
※製本

11761　**檜影　8月号　第25巻　第6号**　S-1-18
編集　佐藤忠雄
菊池恵楓園文化会館（宮崎松記）
昭和25年8月30日　A5　24頁
機関誌
※製本

11762　**檜影　9月号　第25巻　第7号**　S-1-18
編集　佐藤忠雄
菊池恵楓園文化会館（宮崎松記）
昭和25年10月30日　A5　29頁
機関誌
※製本

11763　**檜影　第25巻　第8号**　S-1-18
　　編集　佐藤忠雄
　　菊池恵楓園文化会館（宮崎松記）
　　昭和25年12月20日　A5　36頁
　　機関誌
　　※製本

11764　**檜影　1・2月号　第26巻　第1号**　S-1-18
　　編集　佐藤忠雄
　　菊池恵楓園文化会館（宮崎松記）
　　昭和26年2月20日　A5　32頁
　　機関誌
　　※製本

11765　**恵楓　創刊号　Vol.1　8月号**　S-1-19
　　編集　北里重夫
　　国立療養所菊池恵楓園（宮崎松記）
　　昭和26年8月25日　A5　38頁　50円
　　機関誌
　　※製本

11766　**恵楓　Vol.2　10月号**　S-1-19
　　編集　北里重夫
　　国立療養所菊池恵楓園（宮崎松記）
　　昭和26年10月30日　A5　38頁　50円
　　機関誌
　　※製本

11767　**恵楓　Vol.3　1月号**　S-1-19
　　編集　北里重夫
　　国立療養所菊池恵楓園（宮崎松記）
　　昭和27年1月31日　A5　48頁　50円
　　機関誌
　　※製本

11768　**恵楓　Vol.4　6月号**　S-1-19
　　編集　北里重夫
　　国立療養所菊池恵楓園（宮崎松記）
　　昭和27年6月20日　A5　40頁　50円
　　機関誌
　　※製本

11769　**恵楓　第5号　9月号**　S-1-19
　　編集　北里重夫
　　国立療養所菊池恵楓園（宮崎松記）
　　昭和27年9月20日　A5　44頁　50円
　　機関誌
　　※製本

11770　**恵楓　第6号**　S-1-19
　　編集　北里重夫
　　国立療養所菊池恵楓園（宮崎松記）
　　昭和29年3月1日　A5　60頁　70円
　　機関誌
　　※製本

11771　**恵楓　第7号**　S-1-19
　　編集　北里重夫
　　国立療養所菊池恵楓園（宮崎松記）
　　昭和29年7月1日　A5　60頁
　　機関誌
　　※製本

11772　**菊池野　創刊号　第1巻　第1号**　S-1-20
　　編集　佐藤忠雄
　　菊池恵楓園事務支所（増重文）
　　昭和26年5月30日　A5　28頁
　　機関誌
　　※製本

11773　**菊池野　6月号　第1巻　第2号**　S-1-20
　　編集　佐藤忠雄
　　菊池恵楓園事務支所（増重文）
　　昭和26年6月30日　A5　28頁
　　機関誌
　　※製本

11774　**菊池野　7月号　第1巻　第3号**　S-1-20
　　編集　佐藤忠雄
　　菊池恵楓園事務支所（増重文）
　　昭和26年7月30日　A5　24頁
　　機関誌
　　※製本

11775　**菊池野　8月号　第1巻　第4号**　S-1-20
　　編集　佐藤忠雄
　　菊池恵楓園事務支所（増重文）
　　昭和26年8月30日　A5　36頁
　　機関誌
　　※製本

11776　**菊池野　9月号　第1巻　第5号**　S-1-20
　　編集　佐藤忠雄
　　菊池恵楓園事務支所（増重文）
　　昭和26年9月30日　A5　30頁
　　機関誌
　　※製本

11777　**菊池野　第1巻　第6号**　S-1-20
　　編集　佐藤忠雄
　　菊池恵楓園事務支所（増重文）
　　昭和26年11月30日　A5　28頁
　　機関誌
　　※製本

11778　菊池野　新年号　第2巻　第1号　S-1-21
編集　佐藤忠雄
菊池恵楓園事務支所（増重文）
昭和27年1月20日　A5　32頁
機関誌
※製本

11779　菊池野　2・3月号　第2巻　第2号　S-1-21
編集　佐藤忠雄
菊池恵楓園事務支所（増重文）
昭和27年3月30日　A5　32頁
機関誌
※製本

11780　菊池野　4・5月号　第2巻　第3号　S-1-21
編集　佐藤忠雄
菊池恵楓園入園者事務所（加納敏克）
昭和27年5月30日　A5　40頁　30円
機関誌
※製本

11781　菊池野　6月号　第2巻　第4号　S-1-21
編集　佐藤忠雄
菊池恵楓園入園者事務所（加納敏克）
昭和27年6月30日　A5　30頁　35円
機関誌
※製本

11782　菊池野　7月号　第2巻　第5号　S-1-21
編集　佐藤忠雄
菊池恵楓園入園者事務所（加納敏克）
昭和27年7月30日　A5　34頁　35円
機関誌
※製本

11783　菊池野　8月号　第2巻　第6号　S-1-21
編集　佐藤忠雄
菊池恵楓園入園者事務所（加納敏克）
昭和27年8月30日　A5　20頁　35円
機関誌
※製本

11784　菊池野　9月号　第2巻　第7号　S-1-21
編集　佐藤忠雄
菊池恵楓園入園者事務所（加納敏克）
昭和27年9月30日　A5　30頁　35円
機関誌
※製本

11785　菊池野　10月号　第2巻　第8号　S-1-21
編集　佐藤忠雄
菊池恵楓園入園者事務所（加納敏克）
昭和27年10月30日　A5　24頁　35円
機関誌
※製本

11786　菊池野　第3巻　第1号　S-1-22
編集　佐藤忠雄
菊池恵楓園入園者事務所（加納敏克）
昭和28年1月30日　A5　74頁　70円
機関誌
※製本

11787　菊池野　Vol.2　第3巻　第2号　S-1-22
編集　佐藤忠雄
菊池恵楓園入園者事務所（加納敏克）
昭和28年3月30日　A5　32頁　35円
機関誌
※製本

11788　菊池野　No.3　第3巻　第3号　S-1-22
編集　佐藤忠雄
菊池恵楓園入園者事務所（加納敏克）
昭和28年4月30日　A5　32頁　35円
機関誌
※製本

11789　菊池野　Vol.3　No.5　第3巻　第5号　S-1-22
編集　佐藤忠雄
菊池恵楓園入園者事務所（加納敏克）
昭和28年9月30日　A5　32頁　50円
機関誌
※製本

11790　菊池野　Vol.3　No.6　第3巻　第6号　S-1-22
編集　佐藤忠雄
菊池恵楓園入園者事務所（増重文）
昭和28年12月15日　A5　28頁　35円
機関誌
※製本

11791　菊池野　Vol.4　No.1　第4巻　第1号　S-1-23
編集　佐藤忠雄
菊池恵楓園入園者事務所（増重文）
昭和29年3月1日　A5　36頁　35円
機関誌
※製本

11792　菊池野　Vol.4　No.2　第4巻　第2号　S-1-23
編集　佐藤忠雄
菊池恵楓園患者自治会事務所（玉城正秀）
昭和29年5月6日　A5　38頁　35円
機関誌
※製本

11793　菊池野　Vol.4　No.3　第4巻　第3号　S-1-23
　編集　佐藤忠雄
　患者自治会事務所（玉城正秀）
　昭和29年6月20日　A5　28頁　35円
　機関誌
　※製本

11794　菊池野　Vol.4　No.4　第4巻　第4号　S-1-23
　編集　佐藤忠雄
　患者自治会事務所（玉城正秀）
　昭和29年10月15日　A5　32頁　35円
　機関誌
　※製本

11795　菊池野　S-1-23
　編集　吉村陽三
　玉城正秀
　昭和29年10月5日　A5　30頁
　機関誌
　※製本

11796　菊池野　第4巻　第5号　S-1-23
　編集　佐藤忠雄
　患者自治会事務所（玉城正秀）
　昭和30年1月15日　A5　30頁　35円
　機関誌
　※製本

11797　菊池野　Vol.4　No.6　S-1-23
　編集　佐藤忠雄
　患者自治会事務所（玉城正秀）
　昭和30年3月10日　A5　70頁　70円
　機関誌
　※製本

11798　恵楓　1・2月号　通巻第8号　S-1-24
　編集　恵楓編集部
　菊池恵楓園患者援護会（宮崎松記）
　昭和30年2月20日　A5　46頁　50円
　機関誌
　※製本

11799　恵楓　3月号　通巻第9号　S-1-24
　編集　恵楓編集部
　菊池恵楓園患者援護会（宮崎松記）
　昭和30年3月20日　A5　37頁　60円
　機関誌
　※製本

11800　恵楓　4月号　通巻第10号　S-1-24
　編集　恵楓編集部
　菊池恵楓園患者援護会（宮崎松記）
　昭和30年4月25日　A5　42頁　80円
　機関誌
　※製本

11801　恵楓　5月号　通巻第11号　S-1-24
　編集　恵楓編集部
　菊池恵楓園患者援護会（宮崎松記）
　昭和30年5月20日　A5　44頁　80円
　機関誌
　※製本

11802　恵楓　6月号　通巻第12号　S-1-24
　編集　恵楓編集部
　菊池恵楓園患者援護会（宮崎松記）
　昭和30年6月20日　A5　46頁　80円
　機関誌
　※製本

11803　恵楓　7月号　通巻第13号　S-1-24
　編集　恵楓編集部
　菊池恵楓園患者援護会（宮崎松記）
　昭和30年7月20日　A5　42頁　80円
　機関誌
　※製本

11804　恵楓　8月号　通巻第14号　S-1-24
　編集　恵楓編集部
　菊池恵楓園患者援護会（宮崎松記）
　昭和30年8月20日　A5　36頁　80円
　機関誌
　※製本

11805　恵楓　9月号　通巻第15号　S-1-24
　編集　恵楓編集部
　菊池恵楓園患者援護会（宮崎松記）
　昭和30年9月20日　A5　40頁　80円
　機関誌
　※製本

11806　恵楓　10月号　通巻第16号　S-1-24
　編集　恵楓編集部
　菊池恵楓園患者援護会（宮崎松記）
　昭和30年10月30日　A5　42頁　80円
　機関誌
　※製本

11807　恵楓　11・12月号　通巻第17号　S-1-24
　編集　恵楓編集部
　菊池恵楓園患者援護会（宮崎松記）
　昭和30年12月25日　A5　62頁
　機関誌
　※製本

11808　菊池野　Vol.5　No.1　第5巻　第1号　S-1-25
　編集　増葦雄
　患者自治会事務所（古屋転）
　昭和30年4月25日　A5　32頁　35円
　機関誌
　※製本

11809　菊池野　Vol.5　No.2　第5巻　第2号　S-1-25
　編集　増葦雄
　患者自治会事務所（古屋転）
　昭和30年5月25日　A5　32頁　35円
　機関誌
　※製本

11810　菊池野　Vol.5　No.3　第5巻　第3号　S-1-25
　編集　増葦雄
　患者自治会事務支所（古屋転）
　昭和30年6月25日　A5　32頁　35円
　機関誌
　※製本

11811　菊池野　Vol.5　No.4　第5巻　第4号　S-1-25
　編集　増葦雄
　患者自治会事務支所（古屋転）
　昭和30年8月25日　A5　32頁　35円
　機関誌
　※製本

11812　菊池野　Vol.5　No.5　第5巻　第5号　S-1-25
　編集　増葦雄
　患者自治会事務支所（古屋転）
　昭和30年9月25日　A5　32頁　35円
　機関誌
　※製本

11813　菊池野　Vol.5　No.6　第5巻　第6号　S-1-25
　編集　増葦雄
　患者自治会事務支所（古屋転）
　昭和30年10月25日　A5　32頁　35円
　機関誌
　※製本

11814　菊池野　Vol.5　No.7　第5巻　第7号　S-1-25
　編集　増葦雄
　患者自治会事務支所（古屋転）
　昭和30年12月25日　A5　71頁　100円
　機関誌
　※製本

11815　菊池野　Vol.5　No.8　第5巻　第8号　S-1-25
　編集　増葦雄
　患者自治会事務所（古屋転）
　昭和31年1月25日　A5　24頁　35円
　機関誌
　※製本

11816　菊池野　Vol.5　No.9　第5巻　第9号　S-1-25
　編集　増葦雄
　患者自治会事務所（古屋転）
　昭和31年2月25日　A5　32頁　35円
　機関誌
　※製本

11817　菊池野　Vol.5　No.10　第5巻　第10号　S-1-25
　編集　増葦雄
　患者自治会事務所（古屋転）
　昭和31年3月25日　A5　32頁　35円
　機関誌
　※製本

11818　菊池野　Vol.6　No.1　第6巻　第1号　S-1-26
　編集　宮城比呂記
　患者自治会事務支所（玉城正秀）
　昭和31年4月25日　A5　32頁　35円
　機関誌
　※製本

11819　菊池野　Vol.6　No.2　第6巻　第2号　S-1-26
　編集　宮城比呂記
　患者自治会事務支所（玉城正秀）
　昭和31年5月30日　A5　32頁　35円
　機関誌
　※製本

11820　菊池野　Vol.6　No.3　第6巻　第3号　S-1-26
　編集　宮城比呂記
　患者自治会事務支所（玉城正秀）
　昭和31年6月30日　A5　32頁　35円
　機関誌
　※製本

11821　菊池野　Vol.6　No.4　第6巻　第4号　S-1-26
　編集　宮城比呂記
　患者自治会事務支所（玉城正秀）
　昭和31年7月30日　A5　28頁　35円
　機関誌
　※製本

11822　菊池野　Vol.6　No.5　第6巻　第5号　S-1-26
　編集　宮城比呂記
　患者自治会事務支所（玉城正秀）
　昭和31年8月30日　A5　32頁　35円
　機関誌
　※製本

11823　菊池野　Vol.6　No.6　第6巻　第6号　S-1-26
　編集　宮城比呂記
　患者自治会事務支所（玉城正秀）
　昭和31年10月10日　A5　80頁　75円
　機関誌
　※製本

11824　菊池野　Vol.6　No.7　第6巻　第7号　S-1-26
　編集　宮城比呂記
　患者自治会事務支所（玉城正秀）
　昭和32年1月10日　A5　52頁　70円
　機関誌
　※製本

11825　菊池野　第6巻　第8号　S-1-26
　編集　伊藤保
　患者自治会（玉城正秀）
　昭和32年3月25日　A5　26頁　35円
　機関誌
　※製本

11826　菊池野　Vol.7　No.1　第7巻　第1号　S-1-27
　編集　伊藤保
　患者自治会（玉城正秀）
　1957.4　A5　34頁　35円
　機関誌
　※製本

11827　菊池野　Vol.7　No.2　第7巻　第2号　S-1-27
　編集　伊藤保
　患者自治会（玉城正秀）
　1957.5　A5　34頁　40円
　機関誌
　※製本

11828　菊池野　第7巻　第3号　S-1-27
　編集　伊藤保
　患者自治会（玉城正秀）
　1957.6　A5　33頁　40円
　機関誌
　※製本

11829　菊池野　第7巻　第4号　S-1-27
　編集　伊藤保
　患者自治会（玉城正秀）
　1957.7　A5　33頁　40円
　機関誌
　※製本

11830　菊池野　第7巻　第5号　S-1-27
　編集　伊藤保
　患者自治会（玉城正秀）
　1957.9　A5　33頁　40円
　機関誌
　※製本

11831　菊池野　第7巻　第6号　S-1-27
　編集　伊藤保
　患者自治会（玉城正秀）
　1957.10　A5　32頁　40円
　機関誌
　※製本

11832　菊池野　第7巻　第7号　S-1-27
　編集　新田進
　患者自治会（玉城正秀）
　1957.11　A5　32頁　40円
　機関誌
　※製本

11833　菊池野　第7巻　第8号　S-1-27
　編集　新田進
　患者自治会（玉城正秀）
　1957.12　A5　32頁　40円
　機関誌
　※製本

11834　菊池野　第7巻　第9号　S-1-27
　編集　新田進
　患者自治会（玉城正秀）
　1958.1　A5　32頁　40円
　機関誌
　※製本

11835　菊池野　第7巻　第10号　S-1-27
　編集　新田進
　患者自治会（玉城正秀）
　1958.3　A5　48頁　60円
　機関誌
　※製本

11836　菊池野　第8巻　第1号　S-1-28
　編集　新田進
　患者自治会（増重文）
　1958.4　A5　32頁　40円
　機関誌
　※製本

11837　菊池野　第8巻　第2号　S-1-28
　編集　新田進
　患者自治会（増重文）
　1958.5　A5　32頁　40円
　機関誌
　※製本

11838　菊池野　第8巻　第3号　S-1-28
　　編集　新田進
　　患者自治会（増重文）
　　1958,6　A5　32頁　40円
　　機関誌
　　※製本

11839　菊池野　第8巻　第4号　S-1-28
　　編集　新田進
　　患者自治会（増重文）
　　1958,6　A5　28頁　40円
　　機関誌
　　※製本

11840　菊池野　第8巻　第5号　S-1-28
　　編集　新田進
　　患者自治会（増重文）
　　1958,8　A5　32頁　40円
　　機関誌
　　※製本

11841　菊池野　第8巻　第6号　S-1-28
　　編集　新田進
　　患者自治会（増重文）
　　1958,9　A5　32頁　40円
　　機関誌
　　※製本

11842　菊池野　第8巻　第7号　S-1-28
　　編集　風見治
　　患者自治会（増重文）
　　1958,10　A5　32頁　40円
　　機関誌
　　※製本

11843　菊池野　第8巻　第8号　S-1-28
　　編集　風見治
　　患者自治会（増重文）
　　1958,12　A5　32頁　40円
　　機関誌
　　※製本

11844　菊池野　第8巻　第9号　S-1-28
　　編集　風見治
　　患者自治会（増重文）
　　1959,1　A5　32頁　40円
　　機関誌
　　※製本

11845　菊池野　第8巻　第10号　S-1-28
　　編集　新田進
　　患者自治会（増重文）
　　1959,3　A5　28頁　40円
　　機関誌
　　※製本

11846　菊池野　第9巻　第1号　S-1-29
　　編集　新田進
　　患者自治会（荒木正）
　　1959,3　A5　46頁　60円
　　機関誌
　　※製本

11847　菊池野　第9巻　第2号　S-1-29
　　編集　新田進
　　患者自治会（荒木正）
　　1959,5　A5　28頁　40円
　　機関誌
　　※製本

11848　菊池野　第9巻　第3号　S-1-29
　　編集　新田進
　　患者自治会（荒木正）
　　1959,6　A5　28頁　40円
　　機関誌
　　※製本

11849　菊池野　第9巻　第4号　S-1-29
　　編集　新田進
　　患者自治会（荒木正）
　　1959,7　A5　28頁　40円
　　機関誌
　　※製本

11850　菊池野　第9巻　第5号　S-1-29
　　編集　新田進
　　患者自治会（荒木正）
　　1959,8　A5　28頁　40円
　　機関誌
　　※製本

11851　菊池野　第9巻　第6号　S-1-29
　　編集　新田進
　　患者自治会（荒木正）
　　1959,9　A5　28頁　40円
　　機関誌
　　※製本

11852　菊池野　第9巻　第7号　S-1-29
　　編集　新田進
　　患者自治会（荒木正）
　　1959,10　A5　28頁　40円
　　機関誌
　　※製本

11853　菊池野　第9巻　第8号　S-1-29
編集　新田進
患者自治会（荒木正）
1959,11　A5　28頁　40円
機関誌
※製本

11854　菊池野　第9巻　第9号　S-1-29
編集　新田進
患者自治会（荒木正）
1959,12　A5　28頁　40円
機関誌
※製本

11855　菊池野　第9巻　第10号　S-1-30
編集　新田進
患者自治会（荒木正）
1960,1　A5　28頁　40円
機関誌
※製本

11856　菊池野　第9巻　第11号　S-1-30
編集　新田進
患者自治会（荒木正）
1960,2　A5　28頁　40円
機関誌
※製本

11857　菊池野　第9巻　第12号　S-1-30
編集　新田進
患者自治会（荒木正）
1960,3　A5　70頁　70円
機関誌
※製本

11858　菊池野　通巻76号　S-1-30
編集　新田進
患者自治会（荒木正）
1960,4　A5　32頁　40円
機関誌
※製本

11859　菊池野　通巻77号　Vol.10　No.2　S-1-30
編集　新田進
患者自治会（荒木正）
1960,5　A5　28頁　40円
機関誌
※製本

11860　菊池野　通巻78号　Vol.10　No.3　S-1-30
編集　新田進
患者自治会（荒木正）
1960,6　A5　28頁　40円
機関誌
※製本

11861　菊池野　通巻79号　Vol.10　No.4　S-1-30
編集　新田進
患者自治会（荒木正）
1960,7　A5　28頁　40円
機関誌
※製本

11862　菊池野　通巻80号　S-1-30
編集　新田進
患者自治会（荒木正）
1960,8　A5　32頁　40円
機関誌
※製本

11863　菊池野　通巻81号　Vol.10　No.6　S-1-30
編集　新田進
患者自治会（荒木正）
1960,9　A5　28頁　40円
機関誌
※製本

11864　菊池野　通巻82号　Vol.10　No.7　S-1-30
編集　大山洋
患者自治会（荒木正）
1960,10　A5　28頁　40円
機関誌
※製本

11865　菊池野　通巻83号　Vol.10　No.8　S-1-30
編集　大山洋
患者自治会（荒木正）
1960,11　A5　28頁　40円
機関誌
※製本

11866　菊池野　通巻84号　Vol.10　No.9　S-1-30
編集　大山洋
患者自治会（荒木正）
1960,12　A5　28頁　40円
機関誌
※製本

11867　菊池野　通巻85号　Vol.10　No.10　S-1-31
編集　大山洋
患者自治会（荒木正）
1961,1　A5　28頁　40円
機関誌
※製本

11868　菊池野　通巻86号　Vol.10　No.11　S-1-31
　編集　大山洋
　患者自治会（荒木正）
　1961,2　A5　32頁　40円
　機関誌
　※製本

11869　菊池野　通巻87号　Vol.10　No.12　S-1-31
　編集　大山洋
　患者自治会（野仲正憲）
　1961,3　A5　72頁　70円
　機関誌
　※製本

11870　菊池野　通巻88号　Vol.11　No.1　S-1-31
　編集　大山洋
　患者自治会（野仲正憲）
　1961,4　A5　28頁　40円
　機関誌
　※製本

11871　菊池野　通巻89号　Vol.11　No.2　S-1-31
　編集　大山洋
　患者自治会（野仲正憲）
　1961,5　A5　28頁　40円
　機関誌
　※製本

11872　菊池野　通巻90号　Vol.11　No.3　S-1-31
　編集　大山洋
　患者自治会（野仲正憲）
　1961,6　A5　28頁　40円
　機関誌
　※製本

11873　菊池野　通巻91号　Vol.11　No.4　S-1-31
　編集　大山洋
　患者自治会（野仲正憲）
　1961,7　A5　28頁　40円
　機関誌
　※製本

11874　菊池野　通巻92号　Vol.11　No.5　S-1-31
　編集　大山洋
　患者自治会（野仲正憲）
　1961,8　A5　24頁　40円
　機関誌
　※製本

11875　菊池野　通巻93号　Vol.11　No.6　S-1-31
　編集　大山洋
　患者自治会（野仲正憲）
　1961,9　A5　28頁　40円
　機関誌
　※製本

11876　菊池野　通巻94号　Vol.11　No.7　S-1-31
　編集　大山洋
　患者自治会（野仲正憲）
　1961,10　A5　70頁　80円
　機関誌
　※製本

11877　菊池野　通巻95号　Vol.11　No.8　S-1-31
　編集　大山洋
　患者自治会（野仲正憲）
　1961,11　A5　28頁　40円
　機関誌
　※製本

11878　菊池野　通巻96号　Vol.11　No.9　S-1-31
　編集　大山洋
　患者自治会（野仲正憲）
　1961,12　A5　28頁　40円
　機関誌
　※製本

11879　菊池野　1月号　通巻97号　Vol.11　No.10
　S-1-32
　編集　大山洋
　患者自治会（野仲正憲）
　1962,1　A5　28頁　40円
　機関誌
　※製本

11880　菊池野　2月号　通巻98号　Vol.11　No.11
　S-1-32
　編集　大山洋
　患者自治会（野仲正憲）
　1962,2　A5　28頁　40円
　機関誌
　※製本

11881　菊池野　3月号　通巻99号　Vol.11　No.12
　S-1-32
　編集　増葦雄
　患者自治会（前田一雄）
　1962,3　A5　28頁　40円
　機関誌
　※製本

11882　菊池野　4・5月号　通巻100号　S-1-32
　編集　増葦雄
　患者自治会（前田一雄）
　1962,5　A5　56頁　80円
　機関誌

※製本

11883　菊池野　6月号　通巻101号　第11巻　第5号
S-1-32
　編集　増葦雄
　患者自治会（前田一雄）
　1962.6　A5　28頁　40円
　機関誌
　※製本

11884　菊池野　7月号　通巻102号　第12巻　第2号
S-1-32
　編集　増葦雄
　患者自治会（前田一雄）
　1962.7　A5　28頁　40円
　機関誌
　※製本

11885　菊池野　8月号　通巻103号　第12巻　第4号
S-1-32
　編集　増葦雄
　患者自治会（前田一雄）
　1962.8　A5　28頁　40円
　機関誌
　※製本

11886　菊池野　9月号　通巻104号　S-1-32
　編集　増葦雄
　患者自治会（前田一雄）
　1962.9　A5　28頁　40円
　機関誌
　※製本

11887　菊池野　10月号　通巻105号　第12巻　第6号　S-1-32
　編集　増葦雄
　患者自治会（前田一雄）
　1962.10　A5　70頁　80円
　機関誌
　※製本

11888　菊池野　11月号　通巻106号　第12巻　第7号　S-1-32
　編集　増葦雄
　患者自治会（前田一雄）
　1962.11　A5　28頁　40円
　機関誌
　※製本

11889　菊池野　12月号　通巻107号　第12巻　第8号　S-1-32
　編集　増葦雄
　患者自治会（前田一雄）
　1962.12　A5　28頁　40円
　機関誌
　※製本

11890　菊池野　1月号　通巻108号　第12巻　第8号
S-1-33
　編集　増葦雄
　患者自治会（前田一雄）
　1963.1　A5　28頁　40円
　機関誌
　※製本

11891　菊池野　2月号　通巻109号　第12巻　第9号
S-1-33
　編集　増葦雄
　患者自治会（前田一雄）
　昭和38年2月20日　A5　28頁　40円
　機関誌
　※製本

11892　菊池野　3月号　通巻110号　第12巻　第11号　S-1-33
　編集　野仲正憲
　患者自治会（中島進）
　昭和38年3月20日　A5　28頁　40円
　機関誌
　※製本

11893　菊池野　4月号　通巻111号　第13巻　第1号
S-1-33
　編集　野仲正憲
　患者自治会（中島進）
　昭和38年4月20日　A5　28頁　40円
　機関誌
　※製本

11894　菊池野　5月号　通巻112号　第13巻　第2号
S-1-33
　編集　野仲正憲
　患者自治会（中島進）
　昭和38年5月20日　A5　28頁　40円
　機関誌
　※製本

11895　菊池野　6月号　通巻113号　第13巻　第3号
S-1-33
　編集　野仲正憲
　患者自治会（中島進）
　昭和38年6月20日　A5　28頁　40円
　機関誌
　※製本

11896　菊池野　7月号　通巻114号　第13巻　第4号

S-1-33
　編集　野仲正憲
　患者自治会（中島進）
　昭和38年7月20日　A5　28頁　40円
　機関誌
　※製本

11897　菊池野　8月号　通巻115号　第13巻　第5号
S-1-33
　編集　野仲正憲
　患者自治会（中島進）
　昭和38年8月20日　A5　28頁　40円
　機関誌
　※製本

11898　菊池野　9月号　通巻116号　第13巻　第6号
S-1-33
　編集　野仲正憲
　患者自治会（中島進）
　昭和38年9月20日　A5　28頁　40円
　機関誌
　※製本

11899　菊池野　10月号　通巻117号　第13巻　第7号　S-1-33
　編集　野仲正憲
　患者自治会（中島進）
　昭和38年10月20日　A5　70頁　80円
　機関誌
　※製本

11900　菊池野　11月号　通巻118号　第13巻　第8号　S-1-33
　編集　野仲正憲
　患者自治会（中島進）
　昭和38年11月20日　A5　28頁　40円
　機関誌
　※製本

11901　菊池野　12月号　通巻119号　第13巻　第9号　S-1-33
　編集　野仲正憲
　患者自治会（中島進）
　昭和38年12月20日　A5　28頁　40円
　機関誌
　※製本

11902　菊池野　1月号　通巻120号　第13巻　第10号　S-1-34
　編集　野仲正憲
　患者自治会（中島進）
　A5　28頁　40円
　機関誌

※製本

11903　菊池野　2月号　通巻121号　第13巻　第11号　S-1-34
　編集　野仲正憲
　患者自治会（中島進）
　昭和39年2月20日　A5　28頁　40円
　機関誌
　※製本

11904　菊池野　3月号　通巻122号　第13巻　第12号　S-1-34
　編集　山村炘雨
　患者自治会（荒木正）
　昭和39年3月20日　A5　28頁　40円
　機関誌
　※製本

11905　菊池野　4月号　通巻123号　第14巻　第1号
S-1-34
　編集　山村炘雨
　患者自治会（荒木正）
　昭和39年4月20日　A5　28頁　40円
　機関誌
　※製本

11906　菊池野　5月号　通巻124号　第14巻　第2号
S-1-34
　編集　山村炘雨
　患者自治会（荒木正）
　A5　28頁　40円
　機関誌
　※製本

11907　菊池野　6月号　通巻125号　第14巻　第3号
S-1-34
　編集　山村炘雨
　患者自治会（荒木正）
　昭和39年6月20日　A5　28頁　40円
　機関誌
　※製本

11908　菊池野　7月号　通巻126号　第14巻　第4号
S-1-34
　編集　山村炘雨
　患者自治会（荒木正）
　昭和39年7月20日　A5　28頁　40円
　機関誌
　※製本

11909　菊池野　8月号　通巻127号　第14巻　第5号
S-1-34
　編集　山村炘雨

患者自治会（荒木正）
　A5　28頁　40円
　機関誌
　※製本

11910　菊池野　9月号　通巻128号　第14巻　第6号
S-1-34
　編集　山村炘雨
　患者自治会（荒木正）
　昭和39年9月20日　A5　28頁　40円
　機関誌
　※製本

11911　菊池野　10月号　通巻129号　第14巻　第7号　S-1-34
　編集　山村炘雨
　患者自治会（荒木正）
　昭和39年10月20日　A5　50頁　80円
　機関誌
　※製本

11912　菊池野　11月号　通巻130号　第14巻　第8号　S-1-34
　編集　山村炘雨
　患者自治会（荒木正）
　A5　28頁　40円
　機関誌
　※製本

11913　菊池野　12月号　通巻131号　第14巻　第9号　S-1-34
　編集　山村炘雨
　患者自治会（荒木正）
　昭和39年12月20日　A5　28頁　40円
　機関誌
　※製本

11914　菊池野　1月号　通巻132号　第14巻　第10号　S-1-35
　編集　山村炘雨
　患者自治会（荒木正）
　昭和40年1月20日　A5　28頁　40円
　機関誌
　※製本

11915　菊池野　2月号　通巻133号　第14巻　第11号　S-1-35
　編集　山村炘雨
　患者自治会（荒木正）
　昭和40年2月20日　A5　28頁　40円
　機関誌
　※製本

11916　菊池野　3月号　通巻134号　第14巻　第12号　S-1-35
　編集　山村炘雨
　患者自治会（荒木正）
　昭和40年3月20日　A5　28頁　40円
　機関誌
　※製本

11917　菊池野　4月号　通巻135号　第15巻　第1号
S-1-35
　編集　山村炘雨
　患者自治会（荒木正）
　昭和40年4月20日　A5　28頁　40円
　機関誌
　※製本

11918　菊池野　5月号　通巻136号　第15巻　第2号
S-1-35
　編集　山村炘雨
　患者自治会（荒木正）
　昭和40年5月1日　A5　28頁　40円
　機関誌
　※製本

11919　菊池野　6月号　通巻137号　第15巻　第3号
S-1-35
　編集　山村炘雨
　患者自治会（荒木正）
　昭和40年6月1日　A5　28頁　40円
　機関誌
　※製本

11920　菊池野　7月号　通巻138号　第15巻　第4号
S-1-35
　編集　山村炘雨
　患者自治会（荒木正）
　昭和40年7月1日　A5　28頁　40円
　機関誌
　※製本

11921　菊池野　8月号　通巻139号　第15巻　第5号
S-1-35
　編集　山村炘雨
　患者自治会（荒木正）
　昭和40年8月1日　A5　28頁　40円
　機関誌
　※製本

11922　菊池野　9月号　通巻140号　第15巻　第6号
S-1-35
　編集　山村炘雨
　患者自治会（荒木正）
　昭和40年9月1日　A5　28頁　40円
　機関誌

※製本

11923　菊池野　10月号　通巻141号　第15巻　第7号　S-1-35
　　編集　山村炘雨
　　患者自治会（荒木正）
　　昭和40年10月1日　A5　70頁　80円
　　機関誌
　　※製本

11924　菊池野　11月号　通巻142号　第15巻　第8号　S-1-35
　　編集　山村炘雨
　　患者自治会（荒木正）
　　昭和40年11月1日　A5　28頁　40円
　　機関誌
　　※製本

11925　菊池野　12月号　通巻143号　第15巻　第9号　S-1-35
　　編集　山村炘雨
　　患者自治会（荒木正）
　　昭和40年12月1日　A5　28頁　40円
　　機関誌
　　※製本

11926　菊池野　1月号　通巻144号　第15巻　第10号　S-2-1
　　編集　山村炘雨
　　患者自治会（荒木正）
　　昭和41年1月1日　A5　28頁　40円
　　機関誌

11927　菊池野　2月号　通巻145号　第15巻　第11号　S-2-1
　　編集　山村炘雨
　　患者自治会（荒木正）
　　昭和41年2月1日　A5　28頁　40円
　　機関誌
　　※製本

11928　菊池野　3月号　通巻146号　第15巻　第12号　S-2-1
　　編集　山村炘雨
　　患者自治会（増重文）
　　昭和41年3月1日　A5　28頁　40円
　　機関誌
　　※製本

11929　菊池野　4月号　通巻147号　第16巻　第1号　S-2-1
　　編集　山村炘雨
　　患者自治会（増重文）
　　昭和41年4月1日　A5　28頁　40円
　　機関誌
　　※製本

11930　菊池野　5月号　通巻148号　第16巻　第2号　S-2-1
　　編集　山村炘雨
　　患者自治会（増重文）
　　昭和41年5月1日　A5　28頁　40円
　　機関誌
　　※製本

11931　菊池野　6月号　通巻149号　第16巻　第3号　S-2-1
　　編集　山村炘雨
　　患者自治会（増重文）
　　昭和41年6月1日　A5　32頁　40円
　　機関誌
　　※製本

11932　菊池野　7月号　通巻150号　第16巻　第4号　S-2-1
　　編集　山村炘雨
　　患者自治会（増重文）
　　昭和41年7月1日　A5　28頁　40円
　　機関誌
　　※製本

11933　菊池野　8月号　通巻151号　第16巻　第5号　S-2-1
　　編集　山村炘雨
　　患者自治会（増重文）
　　昭和41年8月1日　A5　28頁　50円
　　機関誌
　　※製本

11934　菊池野　9月号　通巻152号　第16巻　第6号　S-2-1
　　編集　山村炘雨
　　患者自治会（増重文）
　　昭和41年9月1日　A5　28頁　50円
　　機関誌
　　※製本

11935　菊池野　10月号　通巻153号　第16巻　第7号　S-2-1
　　編集　山村炘雨
　　患者自治会（増重文）
　　昭和41年10月1日　A5　70頁　100円
　　機関誌
　　※製本

11936　菊池野　11・12月号　通巻154号　第16巻

第8号　S-2-1
　編集　山村炉雨
　患者自治会（増重文）
　昭和41年12月1日　A5　50頁　100円
　機関誌
　※製本

11937　菊池野　1月号　通巻155号　第16巻　第9号　S-2-2
　編集　山村炉雨
　患者自治会（増重文）
　昭和42年1月1日　A5　28頁　50円
　機関誌
　※製本

11938　菊池野　2月号　通巻156号　第16巻　第10号　S-2-2
　編集　山村炉雨
　患者自治会（増重文）
　昭和42年2月1日　A5　90頁　150円
　機関誌
　※自治会創立40周年記念特集
　※製本

11939　菊池野　3月号　通巻157号　第16巻　第11号　S-2-2
　編集　山村炉雨
　患者自治会（増重文）
　昭和42年3月1日　A5　28頁　50円
　機関誌
　※製本

11940　菊池野　4月号　通巻158号　第17巻　第1号　S-2-2
　編集　山村炉雨
　患者自治会（荒木正）
　昭和42年4月1日　A5　28頁　50円
　機関誌
　※製本

11941　菊池野　5月号　通巻159号　第17巻　第2号　S-2-2
　編集　山村炉雨
　患者自治会（荒木正）
　昭和42年5月1日　A5　28頁　50円
　機関誌
　※製本

11942　菊池野　6月号　通巻160号　第17巻　第3号　S-2-2
　編集　山村炉雨
　患者自治会（荒木正）
　昭和42年6月1日　A5　28頁　50円
　機関誌
　※製本

11943　菊池野　7月号　通巻161号　第17巻　第4号　S-2-2
　編集　山村炉雨
　患者自治会（荒木正）
　昭和42年7月1日　A5　28頁　50円
　機関誌
　※製本

11944　菊池野　8月号　通巻162号　第17巻　第5号　S-2-2
　編集　山村炉雨
　患者自治会（荒木正）
　昭和42年8月1日　A5　28頁　50円
　機関誌
　※製本

11945　菊池野　9月号　通巻163号　第17巻　第6号　S-2-2
　編集　山村炉雨
　患者自治会（荒木正）
　昭和42年9月1日　A5　28頁　50円
　機関誌
　※製本

11946　菊池野　10月号　通巻164号　第17巻　第7号　S-2-2
　編集　山村炉雨
　患者自治会（荒木正）
　昭和42年10月1日　A5　28頁　50円
　機関誌
　※製本

11947　菊池野　11月号　通巻165号　第17巻　第8号　S-2-2
　編集　山村炉雨
　患者自治会（荒木正）
　昭和42年11月1日　A5　28頁　50円
　機関誌
　※製本

11948　菊池野　12月号　通巻166号　第17巻　第9号　S-2-2
　編集　山村炉雨
　患者自治会（荒木正）
　昭和42年12月1日　A5　56頁　100円
　機関誌
　※製本

11949　菊池野　1月号　通巻167号　第17巻　第

10号　S-2-3
　　編集　山村炘雨
　　患者自治会（荒木正）
　　昭和43年1月1日　A5　28頁　50円
　　機関誌
　　※製本

11950　菊池野　2月号　通巻168号　第17巻　第11号　S-2-3
　　編集　山村炘雨
　　患者自治会（荒木正）
　　昭和43年2月1日　A5　28頁　50円
　　機関誌
　　※製本

11951　菊池野　3月号　通巻169号　第17巻　第12号　S-2-3
　　編集　山村炘雨
　　患者自治会（荒木正）
　　昭和43年3月1日　A5　28頁　50円
　　機関誌
　　※製本

11952　菊池野　4月号　通巻170号　第18巻　第1号　S-2-3
　　編集　野上牛男
　　患者自治会（荒木正）
　　昭和43年4月1日　A5　28頁　50円
　　機関誌
　　※製本

11953　菊池野　5月号　通巻171号　第18巻　第2号　S-2-3
　　編集　野上牛男
　　患者自治会（荒木正）
　　昭和43年5月1日　A5　28頁　50円
　　機関誌
　　※製本

11954　菊池野　6月号　通巻172号　第18巻　第3号　S-2-3
　　編集　野上牛男
　　患者自治会（荒木正）
　　昭和43年6月1日　A5　28頁　50円
　　機関誌
　　※製本

11955　菊池野　7月号　通巻173号　第18巻　第4号　S-2-3
　　編集　野上牛男
　　患者自治会（荒木正）
　　昭和43年7月1日　A5　28頁　50円
　　機関誌
　　※製本

11956　菊池野　8月号　通巻174号　第18巻　第5号　S-2-3
　　編集　野上牛男
　　患者自治会（荒木正）
　　昭和43年8月1日　A5　28頁　50円
　　機関誌
　　※製本

11957　菊池野　9月号　通巻175号　第18巻　第6号　S-2-3
　　編集　野上牛男
　　患者自治会（荒木正）
　　昭和43年9月1日　A5　28頁　50円
　　機関誌
　　※製本

11958　菊池野　10月号　通巻176号　第18巻　第7号　S-2-3
　　編集　野上牛男
　　患者自治会（荒木正）
　　昭和43年10月1日　A5　28頁　50円
　　機関誌
　　※製本

11959　菊池野　11月号　通巻177号　第18巻　第8号　S-2-3
　　編集　野上牛男
　　患者自治会（荒木正）
　　昭和43年11月1日　A5　56頁　100円
　　機関誌
　　※製本

11960　菊池野　12月号　通巻178号　第18巻　第9号　S-2-3
　　編集　野上牛男
　　患者自治会（荒木正）
　　昭和43年12月1日　A5　28頁　50円
　　機関誌
　　※製本

11961　菊池野　1月号　通巻179号　第18巻　第10号　S-2-4
　　編集　野上牛男
　　患者自治会（荒木正）
　　昭和44年1月1日　A5　28頁　50円
　　機関誌
　　※製本

11962　菊池野　2月号　通巻180号　第18巻　第11号　S-2-4
　　編集　野上牛男

患者自治会（荒木正）
昭和44年2月1日　A5　28頁　50円
機関誌
※製本

11963　菊池野　3月号　通巻181号　第18巻　第12号　S-2-4
　編集　野上牛男
　患者自治会（荒木正）
　昭和44年3月1日　A5　28頁　50円
　機関誌
　※製本

11964　菊池野　4月号　通巻182号　第19巻　第1号　S-2-4
　編集　野上牛男
　患者自治会（荒木正）
　昭和44年4月1日　A5　34頁　50円
　機関誌
　※製本

11965　菊池野　5月号　通巻183号　第19巻　第2号　S-2-4
　編集　野上牛男
　患者自治会（荒木正）
　昭和44年5月1日　A5　34頁　50円
　機関誌
　※製本

11966　菊池野　6月号　通巻184号　第19巻　第3号　S-2-4
　編集　野上牛男
　患者自治会（荒木正）
　昭和44年6月1日　A5　40頁　50円
　機関誌
　※製本

11967　菊池野　7月号　通巻185号　第19巻　第4号　S-2-4
　編集　野上牛男
　患者自治会（荒木正）
　昭和44年7月1日　A5　36頁　50円
　機関誌
　※製本

11968　菊池野　8月号　通巻186号　第19巻　第5号　S-2-4
　編集　野上牛男
　患者自治会（荒木正）
　昭和44年8月1日　A5　36頁　50円
　機関誌
　※製本

11969　菊池野　9月号　通巻187号　第19巻　第6号　S-2-4
　編集　野上牛男
　患者自治会（荒木正）
　昭和44年9月1日　A5　34頁　50円
　機関誌
　※製本

11970　菊池野　10月号　通巻188号　第19巻　第7号　S-2-4
　編集　野上牛男
　患者自治会（荒木正）
　昭和44年10月1日　A5　36頁　50円
　機関誌
　※製本

11971　菊池野　11月号　通巻189号　第19巻　第8号　S-2-4
　編集　野上牛男
　患者自治会（荒木正）
　昭和44年11月1日　A5　32頁　50円
　機関誌
　※製本

11972　菊池野　11月号別冊　S-2-4
　編集　野上牛男
　患者自治会（荒木正）
　昭和44年11月1日　A5　58頁　50円
　機関誌
　※九州三年合同全国文芸特集号
　※製本

11973　菊池野　12月号　通巻190号　第19巻　第9号　S-2-4
　編集　野上牛男
　患者自治会（荒木正）
　昭和44年12月1日　A5　36頁　50円
　機関誌
　※製本

11974　菊池野　1月号　通巻191号　第19巻　第10号　S-2-5
　編集　野上牛男
　患者自治会（荒木正）
　昭和45年1月1日　A5　32頁　50円
　機関誌
　※製本

11975　菊池野　2月号　通巻192号　第19巻　第11号　S-2-5
　編集　野上牛男
　患者自治会（荒木正）
　昭和45年2月1日　A5　34頁　50円
　機関誌

※製本

11976　菊池野　3月号　通巻193号　第19巻　第12号　S-2-5
　編集　野上牛男
　患者自治会（荒木正）
　昭和45年3月1日　A5　36頁　50円
　機関誌
　※製本

11977　菊池野　4月号　通巻194号　第20巻　第1号　S-2-5
　編集　内海俊夫
　患者自治会（笹川誠）
　昭和45年4月1日　A5　36頁　50円
　機関誌
　※製本

11978　菊池野　5月号　通巻195号　第20巻　第2号　S-2-5
　編集　内海俊夫
　患者自治会（笹川誠）
　昭和45年5月1日　A5　36頁　50円
　機関誌
　※製本

11979　菊池野　6月号　通巻196号　第20巻　第3号　S-2-5
　編集　内海俊夫
　患者自治会（笹川誠）
　昭和45年6月1日　A5　36頁　50円
　機関誌
　※製本

11980　菊池野　7月号　通巻197号　第20巻　第4号　S-2-5
　編集　内海俊夫
　患者自治会（笹川誠）
　昭和45年7月1日　A5　36頁　50円
　機関誌
　※製本

11981　菊池野　8月号　通巻198号　第20巻　第5号　S-2-5
　編集　内海俊夫
　患者自治会（笹川誠）
　昭和45年8月1日　A5　36頁　50円
　機関誌
　※製本

11982　菊池野　9月号　通巻199号　第20巻　第6号　S-2-5
　編集　内海俊夫
　患者自治会（笹川誠）
　昭和45年9月1日　A5　36頁　50円
　機関誌
　※製本

11983　菊池野　10・11月号　通巻200号　第20巻　第7号　S-2-5
　編集　内海俊夫
　患者自治会（笹川誠）
　昭和45年11月1日　A5　72頁　100円
　機関誌
　※製本

11984　菊池野　12月号　通巻201号　S-2-5
　編集　内海俊夫
　患者自治会（笹川誠）
　昭和45年12月1日　A5　56頁　50円
　機関誌
　※製本

11985　菊池野　1月号　通巻202号　第21巻　第1号　S-2-6
　編集　内海俊夫
　患者自治会（笹川誠）
　昭和46年1月1日　A5　36頁　50円
　機関誌
　※製本

11986　菊池野　2月号　通巻203号　第21巻　第2号　S-2-6
　編集　内海俊夫
　患者自治会（笹川誠）
　昭和46年2月1日　A5　36頁　50円
　機関誌
　※製本

11987　菊池野　3月号　通巻204号　第21巻　第3号　S-2-6
　編集　内海俊夫
　患者自治会（笹川誠）
　昭和46年3月1日　A5　36頁　50円
　機関誌
　※製本

11988　菊池野　4月号　通巻205号　第21巻　第4号　S-2-6
　編集　内海俊夫
　患者自治会（荒木正）
　昭和46年4月1日　A5　36頁　50円
　機関誌
　※製本

11989　菊池野　5・6月号　通巻206号　第21巻　第

5号　S-2-6
　編集　内海俊夫
　菊池恵楓園患者自治会（荒木正）
　A5　42頁　50円
　機関誌
　※製本

11990　菊池野　7月号　通巻207号　第21巻　第6号
S-2-6
　編集　内海俊夫
　菊池恵楓園患者自治会（荒木正）
　昭和46年7月1日　A5　36頁　50円
　機関誌
　※製本

11991　菊池野　8月号　通巻208号　第21巻　第7号
S-2-6
　編集　内海俊夫
　菊池恵楓園患者自治会（荒木正）
　昭和46年8月1日　A5　36頁　50円
　機関誌
　※製本

11992　菊池野　9月号　通巻209号　第21巻　第8号
S-2-6
　編集　内海俊夫
　菊池恵楓園患者自治会（荒木正）
　昭和46年9月1日　A5　36頁　50円
　機関誌
　※製本

11993　菊池野　10月号　通巻210号　第21巻　第9号　S-2-6
　編集　内海俊夫
　菊池恵楓園患者自治会（荒木正）
　昭和46年10月1日　A5　36頁　50円
　機関誌
　※製本

11994　菊池野　11月号　通巻211号　第21巻　第10号　S-2-6
　編集　内海俊夫
　菊池恵楓園患者自治会（荒木正）
　昭和46年11月1日　A5　54頁　50円
　機関誌
　※製本

11995　菊池野　12月号　通巻212号　第21巻　第11号　S-2-6
　編集　内海俊夫
　菊池恵楓園患者自治会（荒木正）
　昭和46年12月1日　A5　36頁　50円
　機関誌
　※製本

11996　菊池野　1月号　通巻213号　第22巻　第1号
S-2-7
　編集　内海俊夫
　菊池恵楓園患者自治会（荒木正）
　昭和47年1月1日　A5　36頁　50円
　機関誌
　※製本

11997　菊池野　2月号　通巻214号　第22巻　第2号
S-2-7
　編集　内海俊夫
　菊池恵楓園患者自治会（荒木正）
　昭和47年2月1日　A5　36頁　50円
　機関誌
　※製本

11998　菊池野　3月号　通巻215号　第22巻　第3号
S-2-7
　編集　内海俊夫
　菊池恵楓園患者自治会（荒木正）
　昭和47年3月1日　A5　36頁　50円
　機関誌
　※製本

11999　菊池野　4月号　通巻216号　第22巻　第4号
S-2-7
　編集　内海俊夫
　菊池恵楓園患者自治会（荒木正）
　昭和47年4月1日　A5　36頁　50円
　機関誌
　※製本

12000　菊池野　5月号　通巻217号　第22巻　第5号
S-2-7
　編集　内海俊夫
　菊池恵楓園患者自治会（荒木正）
　昭和47年5月1日　A5　36頁　50円
　機関誌
　※製本

12001　菊池野　6月号　通巻218号　第22巻　第6号
S-2-7
　編集　内海俊夫
　菊池恵楓園患者自治会（荒木正）
　昭和47年6月1日　A5　36頁　50円
　機関誌
　※製本

12002　菊池野　7月号　通巻219号　第22巻　第7号
S-2-7
　編集　内海俊夫

菊池恵楓園患者自治会（荒木正）
　　昭和47年7月1日　A5　36頁　50円
　　機関誌
　　※製本

12003　菊池野　8月号　通巻220号　第22巻　第8号
S-2-7
　　編集　内海俊夫
　　菊池恵楓園患者自治会（荒木正）
　　昭和47年8月1日　A5　36頁　50円
　　機関誌
　　※製本

12004　菊池野　9月号　通巻221号　第22巻　第9号
S-2-7
　　編集　内海俊夫
　　菊池恵楓園患者自治会（荒木正）
　　昭和47年9月1日　A5　36頁　50円
　　機関誌
　　※製本

12005　菊池野　10月号　通巻222号　第22巻　第10号　S-2-7
　　編集　内海俊夫
　　菊池恵楓園患者自治会（荒木正）
　　昭和47年10月1日　A5　36頁　50円
　　機関誌
　　※製本

12006　菊池野　11月号　通巻223号　第22巻　第11号　S-2-7
　　編集　内海俊夫
　　菊池恵楓園患者自治会（荒木正）
　　昭和47年11月1日　A5　32頁　50円
　　機関誌
　　※製本

12007　菊池野　12月号　通巻224号　第22巻　第12号　S-2-7
　　編集　内海俊夫
　　菊池恵楓園患者自治会（荒木正）
　　昭和47年12月1日　A5　32頁　50円
　　機関誌
　　※製本

12008　菊池野　1月号　通巻225号　第23巻　第1号
S-2-8
　　編集　内海俊夫
　　菊池恵楓園患者自治会（荒木正）
　　昭和48年1月1日　A5　36頁　50円
　　機関誌
　　※製本

12009　菊池野　2月号　通巻226号　第23巻　第2号
S-2-8
　　編集　内海俊夫
　　菊池恵楓園患者自治会（荒木正）
　　昭和48年2月1日　A5　40頁　50円
　　機関誌
　　※製本

12010　菊池野　3月号　通巻227号　第23巻　第3号
S-2-8
　　編集　内海俊夫
　　菊池恵楓園患者自治会（荒木正）
　　昭和48年3月1日　A5　36頁　50円
　　機関誌
　　※製本

12011　菊池野　4月号　通巻228号　第23巻　第4号
S-2-8
　　編集　西羽仁
　　菊池恵楓園患者自治会（藤瀬明）
　　昭和48年4月1日　A5　36頁　50円
　　機関誌
　　※製本

12012　菊池野　5月号　通巻229号　第23巻　第5号
S-2-8
　　編集　西羽仁
　　菊池恵楓園患者自治会（藤瀬明）
　　昭和48年5月1日　A5　36頁　50円
　　機関誌
　　※製本

12013　菊池野　6月号　通巻230号　第23巻　第6号
S-2-8
　　編集　西羽仁
　　菊池恵楓園患者自治会（藤瀬明）
　　昭和48年6月1日　A5　36頁　50円
　　機関誌
　　※製本

12014　菊池野　7月号　通巻231号　第23巻　第7号
S-2-8
　　編集　西羽仁
　　菊池恵楓園患者自治会（藤瀬明）
　　昭和48年7月1日　A5　36頁　50円
　　機関誌
　　※製本

12015　菊池野　8月号　通巻232号　第23巻　第8号
S-2-8
　　編集　西羽仁
　　菊池恵楓園患者自治会（藤瀬明）
　　昭和48年8月1日　A5　36頁　50円
　　機関誌

※製本

12016　菊池野　9月号　通巻233号　第23巻　第9号
S-2-8
　編集　西羽仁
　菊池恵楓園患者自治会（藤瀬明）
　昭和48年9月1日　A5　36頁　50円
　機関誌
　※製本

12017　菊池野　10月号　通巻234号　第23巻　第10号　S-2-8
　編集　西羽仁
　菊池恵楓園患者自治会（藤瀬明）
　昭和48年10月1日　A5　36頁　50円
　機関誌
　※製本

12018　菊池野　11月号　通巻235号　第23巻　第11号　S-2-8
　編集　西羽仁
　菊池恵楓園患者自治会（藤瀬明）
　昭和48年11月1日　A5　36頁　50円
　機関誌
　※製本

12019　菊池野　12月号　通巻236号　第23巻　第12号
　編集　西羽仁
　菊池恵楓園患者自治会（藤瀬明）
　昭和48年12月1日　A5　36頁　50円
　機関誌
　※製本

12020　菊池野　1月号　通巻237号　第24巻　第1号
S-2-9
　編集　西羽仁
　菊池恵楓園患者自治会（藤瀬明）
　昭和49年1月1日　A5　36頁　50円
　機関誌
　※製本

12021　菊池野　2月号　通巻238号　第24巻　第2号
S-2-9
　編集　西羽仁
　菊池恵楓園患者自治会（藤瀬明）
　昭和49年2月1日　A5　40頁　50円
　機関誌
　※製本

12022　菊池野　3月号　通巻239号　第24巻　第3号
S-2-9
　編集　西羽仁
　菊池恵楓園患者自治会（藤瀬明）
　昭和49年3月1日　A5　36頁　50円
　機関誌
　※製本

12023　菊池野　4月号　通巻240号　第24巻　第4号　S-2-9
　編集　西羽仁
　菊池恵楓園患者自治会（藤瀬明）
　昭和49年4月1日　A5　36頁　50円
　機関誌
　※製本

12024　菊池野　5月号　通巻241号　第24巻　第5号
S-2-9
　編集　西羽仁
　菊池恵楓園患者自治会（藤瀬明）
　昭和49年5月1日　A5　36頁　50円
　機関誌
　※製本

12025　菊池野　6月号　通巻242号　第23巻　第6号
S-2-9
　編集　西羽仁
　菊池恵楓園患者自治会（藤瀬明）
　昭和49年6月1日　A5　36頁　50円
　機関誌
　※製本

12026　菊池野　7月号　通巻243号　第23巻　第7号
S-2-9
　編集　西羽仁
　菊池恵楓園患者自治会（藤瀬明）
　昭和49年7月1日　A5　36頁　50円
　機関誌
　※製本

12027　菊池野　8月号　通巻244号　第23巻　第8号
S-2-9
　編集　西羽仁
　菊池恵楓園患者自治会（藤瀬明）
　昭和49年8月1日　A5　36頁　50円
　機関誌
　※製本

12028　菊池野　9月号　通巻245号　第25巻　第9号
S-2-9
　編集　鷹志順
　菊池恵楓園患者自治会（藤瀬明）
　昭和49年9月1日　A5　36頁　50円
　機関誌
　※製本

12029　菊池野　10月号　通巻246号　第25巻　第

10号　S-2-9
　編集　鷹志順
　菊池恵楓園患者自治会（藤瀬明）
　昭和49年10月1日　A5　36頁　50円
　機関誌
　※製本

12030　菊池野　11月号　通巻247号　第25巻　第11号　S-2-9
　編集　鷹志順
　菊池恵楓園患者自治会（藤瀬明）
　昭和49年11月1日　A5　36頁　50円
　機関誌
　※製本

12031　菊池野　12月号　通巻248号　第25巻　第12号　S-2-9
　編集　鷹志順
　菊池恵楓園患者自治会（藤瀬明）
　昭和49年12月1日　A5　40頁　50円
　機関誌
　※製本

12032　菊池野　1月号　通巻249号　第26巻　第1号　S-2-10
　編集　鷹志順
　菊池恵楓園患者自治会（藤瀬明）
　昭和50年1月1日　A5　36頁　50円
　機関誌
　※製本

12033　菊池野　2月号　通巻250号　第25巻　第2号　S-2-10
　編集　鷹志順
　菊池恵楓園患者自治会（藤瀬明）
　昭和50年2月1日　A5　36頁　50円
　機関誌
　※製本

12034　菊池野　3月号　通巻251号　第25巻　第3号　S-2-10
　編集　鷹志順
　菊池恵楓園患者自治会（藤瀬明）
　昭和50年3月1日　A5　36頁　50円
　機関誌
　※製本

12035　菊池野　4月号　通巻252号　第26巻　第4号　S-2-10
　編集　鷹志順
　菊池恵楓園患者自治会（菊池章）
　昭和50年4月1日　A5　36頁　50円
　機関誌

※製本

12036　菊池野　5月号　通巻253号　第26巻　第5号　S-2-10
　編集　菊池章
　菊池恵楓園患者自治会（菊池章）
　昭和50年5月1日　A5　36頁　50円
　機関誌
　※製本

12037　菊池野　6月号　通巻254号　第26巻　第6号　S-2-10
　編集　菊池章
　菊池恵楓園患者自治会（菊池章）
　昭和50年6月1日　A5　36頁　50円
　機関誌
　※製本

12038　菊池野　7月号　通巻255号　第26巻　第7号　S-2-10
　編集　菊池章
　菊池恵楓園患者自治会（菊池章）
　昭和50年7月1日　A5　36頁　50円
　機関誌
　※製本

12039　菊池野　8月号　通巻256号　第26巻　第8号　S-2-10
　編集　菊池章
　菊池恵楓園患者自治会（菊池章）
　昭和50年8月1日　A5　36頁　50円
　機関誌
　※製本

12040　菊池野　9月号　通巻257号　第26巻　第9号　S-2-10
　編集　菊池章
　菊池恵楓園患者自治会（菊池章）
　昭和50年9月1日　A5　36頁　50円
　機関誌
　※製本

12041　菊池野　10月号　通巻258号　第26巻　第10号　S-2-10
　編集　菊池章
　菊池恵楓園患者自治会（菊池章）
　昭和50年10月1日　A5　36頁　50円
　機関誌
　※製本

12042　菊池野　11・12月号　通巻259号　第26巻　第11号　S-2-10
　編集　菊池章

菊池恵楓園患者自治会（菊池章）
昭和50年12月1日　A5　44頁　50円
機関誌
※製本

12043　**菊池野　1月号　通巻260号　第27巻　第1号**
S-2-11
　　編集　菊池章
　　菊池恵楓園患者自治会（菊池章）
　　昭和51年1月20日　A5　32頁　50円
　　機関誌
　　※製本

12044　**菊池野　2月号　通巻261号　第27巻　第2号**
S-2-11
　　編集　菊池章
　　菊池恵楓園患者自治会（菊池章）
　　昭和51年2月15日　A5　36頁　50円
　　機関誌
　　※製本

12045　**菊池野　3月号　通巻262号　第27巻　第3号**
S-2-11
　　編集　菊池章
　　菊池恵楓園患者自治会（菊池章）
　　昭和51年3月20日　A5　36頁　50円
　　機関誌
　　※製本

12046　**菊池野　4月号　通巻263号　第27巻　第4号**
S-2-11
　　編集　菊池章
　　菊池恵楓園患者自治会（菊池章）
　　昭和51年4月15日　A5　32頁　50円
　　機関誌
　　※製本

12047　**菊池野　5月号　通巻264号　第27巻　第5号**
S-2-11
　　編集　小野甫
　　菊池恵楓園患者自治会（青木伸一）
　　昭和51年5月1日　A5　32頁　50円
　　機関誌
　　※製本

12048　**菊池野　6月号　通巻265号　第27巻　第6号**
S-2-11
　　編集　小野甫
　　菊池恵楓園患者自治会（青木伸一）
　　昭和51年6月1日　A5　36頁　50円
　　機関誌
　　※製本

12049　**菊池野　7・8月号　通巻266号　第27巻　第7号**　S-2-11
　　編集　小野甫
　　菊池恵楓園患者自治会（青木伸一）
　　昭和51年8月1日　A5　44頁　50円
　　機関誌
　　※製本

12050　**菊池野　9月号　通巻267号　第27巻　第8号**
S-2-11
　　編集　小野甫
　　菊池恵楓園患者自治会（青木伸一）
　　昭和51年9月1日　A5　36頁　50円
　　機関誌
　　※製本

12051　**菊池野　10月号　通巻268号　第27巻　第9号**　S-2-11
　　編集　小野甫
　　菊池恵楓園患者自治会（青木伸一）
　　昭和51年10月1日　A5　36頁　50円
　　機関誌
　　※製本

12052　**菊池野　11月号　通巻269号　第27巻　第10号**　S-2-11
　　編集　小野甫
　　菊池恵楓園患者自治会（青木伸一）
　　昭和51年11月1日　A5　36頁　50円
　　機関誌
　　※製本

12053　**菊池野　12月号　通巻270号　第27巻　第11号**　S-2-11
　　編集　小野甫
　　菊池恵楓園患者自治会（青木伸一）
　　昭和51年12月1日　A5　38頁　50円
　　機関誌
　　※製本

12054　**菊池野　1月号　通巻271号　第28巻　第1号**
S-2-12
　　編集　小野甫
　　菊池恵楓園患者自治会（青木伸一）
　　昭和52年1月1日　A5　38頁　50円
　　機関誌
　　※製本

12055　**菊池野　2月号　通巻272号　第28巻　第2号**
S-2-12
　　編集　小野甫
　　菊池恵楓園患者自治会（青木伸一）
　　昭和52年2月1日　A5　36頁　50円
　　機関誌

12056　菊池野　3月号　通巻273号　第28巻　第3号　S-2-12

　　編集　小野甫
　　菊池恵楓園患者自治会（青木伸一）
　　昭和52年3月1日　A5　32頁　50円
　　機関誌
　　※製本

12057　菊池野　4月号　通巻274号　第28巻　第4号　S-2-12

　　編集　小野甫
　　菊池恵楓園患者自治会（青木伸一）
　　昭和52年4月1日　A5　32頁　50円
　　機関誌
　　※製本

12058　菊池野　5月号　通巻275号　第28巻　第5号　S-2-12

　　編集　小野甫
　　菊池恵楓園患者自治会（青木伸一）
　　昭和52年5月1日　A5　32頁　50円
　　機関誌
　　※製本

12059　菊池野　6月号　通巻276号　第28巻　第6号　S-2-12

　　編集　小野甫
　　菊池恵楓園患者自治会（青木伸一）
　　昭和52年6月1日　A5　32頁　50円
　　機関誌
　　※製本

12060　菊池野　7月号　通巻277号　第28巻　第7号　S-2-12

　　編集　小野甫
　　菊池恵楓園患者自治会（青木伸一）
　　昭和52年7月1日　A5　32頁　50円
　　機関誌
　　※製本

12061　菊池野　8月号　通巻278号　第28巻　第8号　S-2-12

　　編集　小野甫
　　菊池恵楓園患者自治会（青木伸一）
　　昭和52年8月1日　A5　32頁　50円
　　機関誌
　　※製本

12062　菊池野　9月号　通巻279号　第28巻　第9号　S-2-12

　　編集　小野甫
　　菊池恵楓園患者自治会（青木伸一）
　　昭和52年9月1日　A5　32頁　50円
　　機関誌
　　※製本

12063　菊池野　10月号　通巻280号　第28巻　第10号　S-2-12

　　編集　小野甫
　　菊池恵楓園患者自治会（青木伸一）
　　昭和52年10月1日　A5　32頁　50円
　　機関誌
　　※製本

12064　菊池野　11月号　通巻281号　第28巻　第11号　S-2-12

　　編集　小野甫
　　菊池恵楓園患者自治会（青木伸一）
　　昭和52年11月1日　A5　32頁　50円
　　機関誌
　　※製本

12065　菊池野　12月号　通巻282号　第28巻　第12号　S-2-12

　　編集　小野甫
　　菊池恵楓園患者自治会（青木伸一）
　　昭和52年12月1日　A5　32頁　50円
　　機関誌
　　※製本

12066　菊池野　1月号　通巻283号　第29巻　第1号　S-2-13

　　編集　小野甫
　　菊池恵楓園患者自治会（青木伸一）
　　昭和53年1月1日　A5　32頁　50円
　　機関誌
　　※製本

12067　菊池野　2月号　通巻284号　第29巻　第2号　S-2-13

　　編集　小野甫
　　菊池恵楓園患者自治会（青木伸一）
　　昭和53年2月1日　A5　32頁　50円
　　機関誌
　　※製本

12068　菊池野　3月号　通巻285号　第29巻　第3号　S-2-13

　　編集　小野甫
　　菊池恵楓園患者自治会（青木伸一）
　　昭和53年3月1日　A5　32頁　50円
　　機関誌
　　※製本

12069　菊池野　4月号　通巻286号　第29巻　第4号

S-2-13
　　編集　川田健二
　　菊池恵楓園患者自治会（森重淳次郎）
　　昭和53年4月1日　A5　32頁　50円
　　機関誌
　　※製本

12070　菊池野　5月号　通巻287号　第29巻　第5号
S-2-13
　　編集　川田健二
　　菊池恵楓園患者自治会（森重淳次郎）
　　昭和53年5月1日　A5　32頁　50円
　　機関誌
　　※製本

12071　菊池野　6月号　通巻288号　第29巻　第6号
S-2-13
　　編集　川田健二
　　菊池恵楓園患者自治会（森重淳次郎）
　　昭和53年6月1日　A5　32頁　50円
　　機関誌
　　※製本

12072　菊池野　7月号　通巻289号　第29巻　第7号
S-2-13
　　編集　川田健二
　　菊池恵楓園患者自治会（森重淳次郎）
　　昭和53年7月1日　A5　32頁　50円
　　機関誌
　　※製本

12073　菊池野　8月号　通巻290号　第29巻　第8号
S-2-13
　　編集　川田健二
　　菊池恵楓園患者自治会（森重淳次郎）
　　昭和53年8月1日　A5　32頁　50円
　　機関誌
　　※製本

12074　菊池野　9月号　通巻291号　第29巻　第9号
S-2-13
　　編集　川田健二
　　菊池恵楓園患者自治会（森重淳次郎）
　　昭和53年9月1日　A5　32頁　50円
　　機関誌
　　※製本

12075　菊池野　10月号　通巻292号　第29巻　第10号　S-2-13
　　編集　川田健二
　　菊池恵楓園患者自治会（森重淳次郎）
　　昭和53年10月1日　A5　32頁　50円
　　機関誌
　　※製本

12076　菊池野　11月号　通巻293号　第29巻　第11号　S-2-13
　　編集　川田健二
　　菊池恵楓園患者自治会（森重淳次郎）
　　昭和53年11月1日　A5　32頁　50円
　　機関誌
　　※製本

12077　菊池野　12月号　通巻294号　第29巻　第12号　S-2-13
　　編集　川田健二
　　菊池恵楓園患者自治会（森重淳次郎）
　　昭和53年12月1日　A5　32頁　50円
　　機関誌
　　※製本

12078　菊池野　1月号　通巻295号　第30巻　第1号
S-2-14
　　編集　川田健二
　　菊池恵楓園患者自治会（森重淳次郎）
　　昭和54年1月1日　A5　32頁
　　機関誌
　　※製本

12079　菊池野　2月号　通巻296号　第30巻　第2号
S-2-14
　　編集　川田健二
　　菊池恵楓園患者自治会（森重淳次郎）
　　昭和54年2月1日　A5　32頁
　　機関誌
　　※製本

12080　菊池野　3月号　通巻297号　第30巻　第3号
S-2-14
　　編集　川田健二
　　菊池恵楓園患者自治会（森重淳次郎）
　　昭和54年3月1日　A5　32頁
　　機関誌
　　※製本

12081　菊池野　4月号　通巻298号　第30巻　第4号
S-2-14
　　編集　川田健二
　　菊池恵楓園患者自治会（森重淳次郎）
　　昭和54年4月1日　A5　32頁
　　機関誌
　　※製本

12082　菊池野　5月号　通巻299号　第30巻　第5号
S-2-14
　　編集　川田健二

菊池恵楓園患者自治会（森重淳次郎）
昭和54年5月1日　A5　32頁
機関誌
※製本

12083　菊池野　6・7月合併号　通巻300号　S-2-14
　編集　川田健二
　菊池恵楓園患者自治会（森重淳次郎）
　昭和54年7月1日　A5　72頁
　機関誌
　※製本

12084　菊池野　8月号　通巻301号　第30巻　第7号　S-2-14
　編集　川田健二
　菊池恵楓園患者自治会（森重淳次郎）
　昭和54年8月1日　A5　32頁
　機関誌
　※製本

12085　菊池野　9月号　通巻302号　第30巻　第8号　S-2-14
　編集　川田健二
　菊池恵楓園患者自治会（森重淳次郎）
　昭和54年9月1日　A5　32頁　100円
　機関誌
　※製本

12086　菊池野　10月号　通巻303号　第30巻　第9号　S-2-14
　編集　川田健二
　菊池恵楓園患者自治会（森重淳次郎）
　昭和54年10月1日　A5　32頁　100円
　機関誌
　※製本

12087　菊池野　11月号　通巻304号　第30巻　第10号　S-2-14
　編集　川田健二
　菊池恵楓園患者自治会（森重淳次郎）
　昭和54年11月1日　A5　32頁　100円
　機関誌
　※製本

12088　菊池野　12月号　通巻305号　第30巻　第11号　S-2-14
　編集　川田健二
　菊池恵楓園患者自治会（森重淳次郎）
　昭和54年12月1日　A5　32頁　100円
　機関誌
　※製本

12089　菊池野　新年号　通巻306号　第31巻　第1号　S-2-15
　編集　川田健二
　菊池恵楓園患者自治会（森重淳次郎）
　昭和51年1月1日　A5　32頁
　機関誌
　※製本

12090　菊池野　2月号　通巻307号　第31巻　第2号　S-2-15
　編集　川田健二
　菊池恵楓園患者自治会（森重淳次郎）
　昭和55年2月1日　A5　32頁　100円
　機関誌
　※製本

12091　菊池野　3月号　通巻308号　第31巻　第3号　S-2-15
　編集　川田健二
　菊池恵楓園患者自治会（森重淳次郎）
　昭和55年3月1日　A5　32頁
　機関誌
　※製本

12092　菊池野　4月号　通巻309号　第31巻　第4号　S-2-15
　編集　川田健二
　菊池恵楓園患者自治会（森重淳次郎）
　昭和55年4月1日　A5　32頁　100円
　機関誌
　※製本

12093　菊池野　5月号　通巻310号　第31巻　第5号　S-2-15
　編集　川田健二
　菊池恵楓園患者自治会（森重淳次郎）
　昭和55年5月1日　A5　32頁
　機関誌
　※製本

12094　菊池野　6月号　通巻311号　第31巻　第6号　S-2-15
　編集　川田健二
　菊池恵楓園患者自治会（森重淳次郎）
　昭和55年6月1日　A5　32頁　100円
　機関誌
　※製本

12095　菊池野　7月号　通巻312号　第31巻　第7号　S-2-15
　編集　川田健二
　菊池恵楓園患者自治会（森重淳次郎）
　昭和55年7月1日　A5　32頁　100円
　機関誌

12096　菊池野　8月号　通巻313号　第31巻　第8号
S-2-15
　編集　川田健二
　菊池恵楓園患者自治会（森重淳次郎）
　昭和55年8月1日　A5　32頁　100円
　機関誌
　※製本

12097　菊池野　9月号　通巻314号　第31巻　第9号
S-2-15
　編集　川田健二
　菊池恵楓園患者自治会（森重淳次郎）
　昭和55年9月1日　A5　32頁
　機関誌
　※製本

12098　菊池野　10月号　通巻315号　第31巻　第10号　S-2-15
　編集　川田健二
　菊池恵楓園患者自治会（森重淳次郎）
　昭和55年10月1日　A5　32頁　100円
　機関誌
　※製本

12099　菊池野　11月号　通巻316号　第31巻　第11号　S-2-15
　編集　川田健二
　菊池恵楓園患者自治会（森重淳次郎）
　昭和55年11月1日　A5　32頁　100円
　機関誌
　※製本

12100　菊池野　12月号　通巻317号　第31巻　第12号　S-2-15
　編集　川田健二
　菊池恵楓園患者自治会（森重淳次郎）
　昭和55年12月1日　A5　32頁　100円
　機関誌
　※製本

12101　菊池野　1月号　通巻318号　第32巻　第1号
S-2-16
　編集　川田健二
　菊池恵楓園患者自治会（森重淳次郎）
　昭和56年1月1日　A5　32頁
　※製本

12102　菊池野　2月号　通巻319号　第32巻　第2号
S-2-16
　編集　川田健二
　菊池恵楓園患者自治会（森重淳次郎）
　昭和56年2月1日　A5　32頁　100円
　機関誌
　※製本

12103　菊池野　3月号　通巻320号　第32巻　第3号
S-2-16
　編集　川田健二
　菊池恵楓園患者自治会（森重淳次郎）
　昭和56年3月1日　A5　32頁　100円
　機関誌
　※製本

12104　菊池野　4月号　通巻321号　第32巻　第4号
S-2-16
　編集　川田健二
　菊池恵楓園患者自治会（中村盛彦）
　昭和56年4月1日　A5　32頁　100円
　機関誌
　※製本

12105　菊池野　5月号　通巻322号　第32巻　第5号
S-2-16
　編集　川田健二
　菊池恵楓園患者自治会（中村盛彦）
　昭和56年5月1日　A5　32頁　100円
　機関誌
　※製本

12106　菊池野　6月号　通巻323号　第32巻　第6号
S-2-16
　編集　川田健二
　菊池恵楓園患者自治会（中村盛彦）
　昭和56年6月1日　A5　32頁　100円
　機関誌
　※製本

12107　菊池野　7月号　通巻324号　第32巻　第7号
S-2-16
　編集　川田健二
　菊池恵楓園患者自治会（中村盛彦）
　昭和56年7月1日　A5　32頁　100円
　機関誌
　※製本

12108　菊池野　8月号　通巻325号　第32巻　第8号
S-2-16
　編集　川田健二
　菊池恵楓園患者自治会（中村盛彦）
　昭和56年8月1日　A5　32頁　100円
　機関誌
　※製本

12109　菊池野　9月号　通巻326号　第32巻　第9号

S-2-16
　　編集　川田健二
　　菊池恵楓園患者自治会（中村盛彦）
　　昭和56年9月1日　A5　32頁　100円
　　機関誌
　　※製本

12110　菊池野　10月号　通巻327号　第32巻　第10号　S-2-16
　　編集　川田健二
　　菊池恵楓園患者自治会（中村盛彦）
　　昭和56年10月1日　A5　32頁　100円
　　機関誌
　　※製本

12111　菊池野　11月号　通巻328号　第32巻　第11号　S-2-16
　　編集　川田健二
　　菊池恵楓園患者自治会（中村盛彦）
　　昭和56年11月1日　A5　32頁　100円
　　機関誌
　　※製本

12112　菊池野　12月号　通巻329号　第32巻　第12号　S-2-16
　　編集　川田健二
　　菊池恵楓園患者自治会（中村盛彦）
　　昭和56年12月1日　A5　32頁　100円
　　機関誌
　　※製本

12113　菊池野　1月号　通巻330号　第33巻　第1号
S-2-17
　　編集　川田健二
　　菊池恵楓園患者自治会（中村盛彦）
　　昭和57年1月1日　A5　32頁　100円
　　機関誌
　　※製本

12114　菊池野　2月号　通巻331号　第33巻　第2号
S-2-17
　　編集　川田健二
　　菊池恵楓園患者自治会（中村盛彦）
　　昭和57年2月1日　A5　32頁　100円
　　機関誌
　　※製本

12115　菊池野　3月号　通巻332号　第33巻　第3号
S-2-17
　　編集　川田健二
　　菊池恵楓園患者自治会（中村盛彦）
　　昭和57年3月1日　A5　32頁　100円
　　機関誌

　　※製本

12116　菊池野　4月号　通巻333号　第33巻　第4号
S-2-17
　　編集　川田健二
　　菊池恵楓園患者自治会（中村盛彦）
　　昭和57年4月1日　A5　32頁　100円
　　機関誌
　　※製本

12117　菊池野　5月号　通巻334号　第33巻　第5号
S-2-17
　　編集　川田健二
　　菊池恵楓園患者自治会（中村盛彦）
　　昭和57年5月1日　A5　32頁　100円
　　機関誌
　　※製本

12118　菊池野　6月号　通巻335号　第33巻　第6号
S-2-17
　　編集　川田健二
　　菊池恵楓園患者自治会（中村盛彦）
　　昭和57年6月1日　A5　32頁　100円
　　機関誌
　　※製本

12119　菊池野　7月号　通巻336号　第33巻　第7号
S-2-17
　　編集　川田健二
　　菊池恵楓園患者自治会（中村盛彦）
　　昭和57年7月1日　A5　32頁　100円
　　機関誌
　　※製本

12120　菊池野　8月号　通巻337号　第33巻　第8号
S-2-17
　　編集　川田健二
　　菊池恵楓園患者自治会（中村盛彦）
　　昭和57年8月1日　A5　32頁　100円
　　機関誌
　　※製本

12121　菊池野　9月号　通巻338号　第33巻　第9号
S-2-17
　　編集　川田健二
　　菊池恵楓園患者自治会（中村盛彦）
　　昭和57年9月1日　A5　32頁　100円
　　機関誌
　　※製本

12122　菊池野　10月号　通巻339号　第33巻　第10号　S-2-17
　　編集　川田健二

12123　**菊池野　11月号　通巻340号　第33巻　第11号**　S-2-17
　　編集　川田健二
　　菊池恵楓園患者自治会（中村盛彦）
　　昭和57年11月1日　A5　32頁　100円
　　機関誌
　　※製本

12124　**菊池野　12月号　通巻341号　第33巻　第12号**　S-2-17
　　編集　川田健二
　　菊池恵楓園患者自治会（中村盛彦）
　　昭和57年12月1日　A5　32頁　100円
　　機関誌
　　※製本

12125　**菊池野　1月号　通巻342号　第34巻　第1号**　S-2-18
　　編集　川田健二
　　菊池恵楓園患者自治会（中村盛彦）
　　昭和58年1月10日　A5　32頁　100円
　　機関誌
　　※製本

12126　**菊池野　2月号　通巻343号　第34巻　第2号**　S-2-18
　　編集　川田健二
　　菊池恵楓園患者自治会（中村盛彦）
　　昭和58年2月10日　A5　32頁　100円
　　機関誌
　　※製本

12127　**菊池野　3月号　通巻344号　第34巻　第3号**　S-2-18
　　編集　川田健二
　　菊池恵楓園患者自治会（中村盛彦）
　　昭和58年3月10日　A5　32頁　100円
　　機関誌
　　※製本

12128　**菊池野　4月号　通巻345号　第34巻　第4号**　S-2-18
　　編集　川田健二
　　菊池恵楓園患者自治会（藤瀬明）
　　昭和58年4月10日　A5　32頁　100円
　　機関誌
　　※製本

12129　**菊池野　5月号　通巻346号　第34巻　第5号**　S-2-18
　　編集　川田健二
　　菊池恵楓園患者自治会（藤瀬明）
　　昭和58年5月10日　A5　32頁　100円
　　機関誌
　　※製本

12130　**菊池野　6月号　通巻347号　第34巻　第6号**　S-2-18
　　編集　川田健二
　　菊池恵楓園患者自治会（藤瀬明）
　　昭和58年6月10日　A5　32頁　100円
　　機関誌
　　※製本

12131　**菊池野　7月号　通巻348号　第34巻　第7号**　S-2-18
　　編集　川田健二
　　菊池恵楓園患者自治会（藤瀬明）
　　昭和58年7月10日　A5　32頁　100円
　　機関誌
　　※製本

12132　**菊池野　8月号　通巻349号　第34巻　第8号**　S-2-18
　　編集　川田健二
　　菊池恵楓園患者自治会（藤瀬明）
　　昭和58年8月10日　A5　32頁　100円
　　機関誌
　　※製本

12133　**菊池野　9・10月合併号　通巻350号　第34巻　第9号**　S-2-18
　　編集　川田健二
　　菊池恵楓園患者自治会（藤瀬明）
　　昭和58年10月10日　A5　68頁
　　機関誌
　　※製本

12134　**菊池野　11月号　通巻351号　第34巻　第10号**　S-2-18
　　編集　川田健二
　　菊池恵楓園患者自治会（藤瀬明）
　　昭和58年11月10日　A5　32頁
　　機関誌
　　※製本

12135　**菊池野　12月号　通巻352号　第34巻　第11号**　S-2-18
　　編集　川田健二
　　菊池恵楓園患者自治会（藤瀬明）
　　昭和58年12月10日　A5　32頁
　　機関誌

※製本

12136 　菊池野　新年号　通巻353号　第35巻　第1号 S-2-19
　　編集　川田健二
　　菊池恵楓園患者自治会（藤瀬明）
　　昭和59年1月10日　A5　32頁
　　機関誌
　　※製本

12137 　菊池野　2月号　通巻354号　第35巻　第2号 S-2-19
　　編集　川田健二
　　菊池恵楓園患者自治会（藤瀬明）
　　昭和59年2月10日　A5　32頁
　　機関誌
　　※製本

12138 　菊池野　3月号　通巻355号　第35巻　第3号 S-2-19
　　編集　川田健二
　　菊池恵楓園患者自治会（藤瀬明）
　　昭和59年3月10日　A5　32頁
　　機関誌
　　※製本

12139 　菊池野　4月号　通巻356号　第35巻　第4号 S-2-19
　　編集　編集委員会
　　菊池恵楓園患者自治会（藤瀬明）
　　昭和59年4月10日　A5　32頁
　　機関誌
　　※製本

12140 　菊池野　5月号　通巻357号　第35巻　第5号 S-2-19
　　編集　編集委員会
　　菊池恵楓園患者自治会（藤瀬明）
　　昭和59年5月10日　A5　32頁
　　機関誌
　　※製本

12141 　菊池野　6月号　通巻358号　第35巻　第6号 S-2-19
　　編集　編集委員会
　　菊池恵楓園患者自治会（藤瀬明）
　　昭和59年6月10日　A5　32頁
　　機関誌
　　※製本

12142 　菊池野　7月号　通巻359号　第35巻　第7号 S-2-19
　　編集　編集委員会
　　菊池恵楓園患者自治会（藤瀬明）
　　昭和59年7月10日　A5　32頁
　　機関誌
　　※製本

12143 　菊池野　8月号　通巻360号　第35巻　第8号 S-2-19
　　編集　編集委員会
　　菊池恵楓園患者自治会（藤瀬明）
　　昭和59年8月10日　A5　32頁
　　機関誌
　　※製本

12144 　菊池野　9月号　通巻361号　第35巻　第9号 S-2-19
　　編集　編集委員会
　　菊池恵楓園患者自治会（藤瀬明）
　　昭和59年9月10日　A5　32頁
　　機関誌
　　※製本

12145 　菊池野　10月号　通巻362号　第35巻　第10号 S-2-19
　　編集　編集委員会
　　菊池恵楓園患者自治会（藤瀬明）
　　昭和59年10月10日　A5　32頁
　　機関誌
　　※製本

12146 　菊池野　11月号　通巻363号　第35巻　第11号 S-2-19
　　編集　編集委員会
　　菊池恵楓園患者自治会（藤瀬明）
　　昭和59年11月10日　A5　32頁
　　機関誌
　　※製本

12147 　菊池野　12月号　通巻364号　第35巻　第12号 S-2-19
　　編集　編集委員会
　　菊池恵楓園患者自治会（藤瀬明）
　　昭和59年12月10日　A5　32頁
　　機関誌
　　※製本

12148 　菊池野　新年号　通巻365号　第36巻　第1号 S-2-20
　　編集　編集委員会
　　菊池恵楓園患者自治会（藤瀬明）
　　昭和60年1月10日　A5　32頁　100円
　　機関誌
　　※製本

12149 　菊池野　2月号　通巻366号　第36巻　第2号

S-2-20
　　編集　編集委員会
　　菊池恵楓園患者自治会（藤瀬明）
　　昭和60年2月10日　A5　32頁　100円
　　機関誌
　　※製本

12150　菊池野　3月号　通巻367号　第36巻　第3号
S-2-20
　　編集　編集委員会
　　菊池恵楓園患者自治会（藤瀬明）
　　昭和60年3月10日　A5　32頁　100円
　　機関誌
　　※製本

12151　菊池野　4月号　通巻368号　第36巻　第4号
S-2-20
　　編集　編集委員会
　　菊池恵楓園患者自治会（河岸渉）
　　昭和60年4月10日　A5　32頁　100円
　　機関誌
　　※製本

12152　菊池野　5月号　通巻369号　第36巻　第5号
S-2-20
　　編集　編集委員会
　　菊池恵楓園患者自治会（河岸渉）
　　昭和60年5月10日　A5　32頁　100円
　　機関誌
　　※製本

12153　菊池野　6月号　通巻370号　第36巻　第6号
S-2-20
　　編集　編集委員会
　　菊池恵楓園患者自治会（河岸渉）
　　昭和60年6月10日　A5　32頁　100円
　　機関誌
　　※製本

12154　菊池野　7月号　通巻371号　第36巻　第7号
S-2-20
　　編集　編集委員会
　　菊池恵楓園患者自治会（河岸渉）
　　昭和60年7月10日　A5　32頁　100円
　　機関誌
　　※製本

12155　菊池野　8月号　通巻372号　第36巻　第8号
S-2-20
　　編集　編集委員会
　　菊池恵楓園患者自治会（河岸渉）
　　昭和60年8月10日　A5　32頁　100円
　　機関誌
　　※製本

12156　菊池野　9月号　通巻373号　第36巻　第9号
S-2-20
　　編集　編集委員会
　　菊池恵楓園患者自治会（河岸渉）
　　昭和60年9月10日　A5　32頁　100円
　　機関誌
　　※製本

12157　菊池野　10月号　通巻374号　第36巻　第10号　S-2-20
　　編集　編集委員会
　　菊池恵楓園患者自治会（河岸渉）
　　昭和60年10月10日　A5　32頁　100円
　　機関誌
　　※製本

12158　菊池野　11月号　通巻375号　第36巻　第11号　S-2-20
　　編集　編集委員会
　　菊池恵楓園患者自治会（河岸渉）
　　昭和60年11月10日　A5　32頁　100円
　　機関誌
　　※製本

12159　菊池野　12月号　通巻376号　第36巻　第12号　S-2-20
　　編集　編集委員会
　　菊池恵楓園患者自治会（河岸渉）
　　昭和60年12月10日　A5　32頁　100円
　　機関誌
　　※製本

12160　菊池野　新年号　通巻377号　第37巻　第1号　S-2-21
　　編集　編集委員会
　　菊池恵楓園患者自治会（河岸渉）
　　昭和61年1月10日　A5　32頁　100円
　　機関誌
　　※製本

12161　菊池野　2月号　通巻378号　第37巻　第2号
S-2-21
　　編集　編集委員会
　　菊池恵楓園患者自治会（河岸渉）
　　昭和61年2月10日　A5　32頁　100円
　　機関誌
　　※製本

12162　菊池野　3月号　通巻379号　第37巻　第3号
S-2-21
　　編集　編集委員会

菊池恵楓園患者自治会（河岸渉）
昭和61年3月10日　A5　32頁　100円
機関誌
※製本

12163　**菊池野　4月号　通巻380号　第37巻　第4号**
S-2-21

　編集　編集委員会
　菊池恵楓園患者自治会（河岸渉）
　昭和61年4月10日　A5　32頁　100円
　機関誌
　※製本

12164　**菊池野　5月号　通巻381号　第37巻　第5号**
S-2-21

　編集　編集委員会
　菊池恵楓園患者自治会（河岸渉）
　昭和61年5月10日　A5　32頁　100円
　機関誌
　※製本

12165　**菊池野　6月号　通巻382号　第37巻　第6号**
S-2-21

　編集　編集委員会
　菊池恵楓園患者自治会（河岸渉）
　昭和61年6月10日　A5　32頁　100円
　機関誌
　※製本

12166　**菊池野　7月号　通巻383号　第37巻　第7号**
S-2-21

　編集　編集委員会
　菊池恵楓園患者自治会（河岸渉）
　昭和61年7月10日　A5　32頁　100円
　機関誌
　※製本

12167　**菊池野　8月号　通巻384号　第37巻　第8号**
S-2-21

　編集　編集委員会
　菊池恵楓園患者自治会（河岸渉）
　昭和61年8月10日　A5　32頁　100円
　機関誌
　※製本

12168　**菊池野　9月号　通巻385号　第37巻　第9号**
S-2-21

　編集　編集委員会
　菊池恵楓園患者自治会（河岸渉）
　昭和61年9月10日　A5　32頁　100円
　機関誌
　※製本

12169　**菊池野　10月号　通巻386号　第37巻　第10号**　S-2-21

　編集　編集委員会
　菊池恵楓園患者自治会（河岸渉）
　昭和61年10月10日　A5　32頁　100円
　機関誌
　※製本

12170　**菊池野　11・12月合併号　通巻387号　第37巻　第11号**　S-2-21

　編集　編集委員会
　菊池恵楓園患者自治会（河岸渉）
　昭和61年11月10日　A5　74頁　200円
　機関誌
　※60周年記念特集号
　※製本

12171　**菊池野　新年号　通巻388号　第38巻　第1号**　S-2-22

　編集　編集委員会
　菊池恵楓園患者自治会（河岸渉）
　昭和62年1月10日　A5　32頁　100円
　機関誌
　※製本

12172　**菊池野　2月号　通巻389号　第38巻　第2号**
S-2-22

　編集　編集委員会
　菊池恵楓園患者自治会（河岸渉）
　昭和62年2月10日　A5　32頁　100円
　機関誌
　※製本

12173　**菊池野　3月号　通巻390号　第38巻　第3号**
S-2-22

　編集　編集委員会
　菊池恵楓園患者自治会（河岸渉）
　昭和62年3月10日　A5　32頁　100円
　機関誌
　※製本

12174　**菊池野　4月号　通巻391号　第37巻　第4号**
S-2-22

　編集　編集委員会
　菊池恵楓園患者自治会（河岸渉）
　昭和62年4月10日　A5　32頁　100円
　機関誌
　※製本

12175　**菊池野　5月号　通巻392号　第37巻　第5号**
S-2-22

　編集　編集委員会
　菊池恵楓園患者自治会（河岸渉）
　昭和62年5月10日　A5　32頁　100円

機関誌
※製本

12176 菊池野 6月号 通巻393号 第37巻 第6号
S-2-22
　編集　編集委員会
　菊池恵楓園患者自治会（河岸渉）
　昭和62年6月10日　A5　32頁　100円
　機関誌
　※製本

12177 菊池野 7月号 通巻394号 第37巻 第7号
S-2-22
　編集　編集委員会
　菊池恵楓園患者自治会（河岸渉）
　昭和62年7月10日　A5　32頁　100円
　機関誌
　※製本

12178 菊池野 8月号 通巻395号 第37巻 第8号
S-2-22
　編集　編集委員会
　菊池恵楓園患者自治会（河岸渉）
　昭和62年8月10日　A5　32頁　100円
　機関誌
　※製本

12179 菊池野 9・10月合併号 通巻396号 第37巻 第9号　S-2-22
　編集　編集委員会
　菊池恵楓園患者自治会（河岸渉）
　昭和62年10月10日　A5　44頁　100円
　機関誌
　※製本

12180 菊池野 11月号 通巻397号 第37巻 第10号　S-2-22
　編集　編集委員会
　菊池恵楓園患者自治会（河岸渉）
　昭和62年11月10日　A5　32頁　100円
　機関誌
　※製本

12181 菊池野 12月号 通案398号 第37巻 第11号　S-2-22
　編集　編集委員会
　菊池恵楓園患者自治会（河岸渉）
　昭和62年12月10日　A5　32頁　100円
　機関誌
　※製本

12182 菊池野 新年号 通巻399号 第38巻 第1号　S-2-23
　編集　編集委員会
　菊池恵楓園患者自治会（河岸渉）
　昭和63年1月10日　A5　32頁　100円
　機関誌
　※製本

12183 菊池野 2・3月号合併号 通巻400号 第38巻 第2号　S-2-23
　編集　編集委員会
　菊池恵楓園患者自治会（河岸渉）
　昭和63年3月10日　A5　66頁
　機関誌
　※製本

12184 菊池野 4月号 通巻401号 第38巻 第3号
S-2-23
　編集　編集委員会
　菊池恵楓園患者自治会（河岸渉）
　昭和63年4月10日　A5　32頁
　機関誌
　※製本

12185 菊池野 5月号 通巻402号 第38巻 第4号
S-2-23
　編集　編集委員会
　菊池恵楓園患者自治会（河岸渉）
　昭和63年5月10日　A5　32頁
　機関誌
　※製本

12186 菊池野 6月号 通巻403号 第38巻 第5号
S-2-23
　編集　編集委員会
　菊池恵楓園患者自治会（河岸渉）
　昭和63年6月10日　A5　32頁
　機関誌
　※製本

12187 菊池野 7月号 通巻404号 第38巻 第6号
S-2-23
　編集　編集委員会
　菊池恵楓園患者自治会（河岸渉）
　昭和63年7月10日　A5　32頁
　機関誌
　※製本

12188 菊池野 8月号 通巻405号 第38巻 第7号
S-2-23
　編集　編集委員会
　菊池恵楓園患者自治会（河岸渉）
　昭和63年8月10日　A5　32頁
　機関誌

※製本

12189　菊池野　9月号　通巻406号　第38巻　第8号
S-2-23

　編集　編集委員会
　菊池恵楓園患者自治会（河岸渉）
　昭和63年9月10日　A5　32頁
　機関誌
　※製本

12190　菊池野　10月号　通巻407号　第38巻　第9号　S-2-23

　編集　編集委員会
　菊池恵楓園患者自治会（河岸渉）
　昭和63年10月10日　A5　32頁
　機関誌
　※製本

12191　菊池野　11月号　通巻408号　第38巻　第10号　S-2-23

　編集　編集委員会
　菊池恵楓園患者自治会（河岸渉）
　昭和63年11月10日　A5　32頁
　機関誌
　※製本

12192　菊池野　12月号　通巻409号　第38巻　第11号　S-2-23

　編集　編集委員会
　菊池恵楓園患者自治会（河岸渉）
　昭和63年12月10日　A5　32頁
　機関誌
　※製本

12193　菊池野　新年号　通巻410号　第39巻　第1号　S-2-24

　編集　編集委員会
　菊池恵楓園患者自治会（河岸渉）
　昭和64年1月10日　A5　32頁
　機関誌
　※製本

12194　菊池野　2月号　通巻411号　第39巻　第2号
S-2-24

　編集　編集委員会
　菊池恵楓園患者自治会（河岸渉）
　平成元年2月10日　A5　32頁
　機関誌
　※製本

12195　菊池野　3月号　通巻412号　第39巻　第3号
S-2-24

　編集　編集委員会
　菊池恵楓園患者自治会（河岸渉）
　平成元年3月10日　A5　32頁
　機関誌
　※製本

12196　菊池野　4月号　通巻413号　第39巻　第4号
S-2-24

　編集　編集委員会
　菊池恵楓園患者自治会（河岸渉）
　平成元年4月10日　A5　32頁
　機関誌
　※製本

12197　菊池野　5月号　通巻414号　第39巻　第5号
S-2-24

　編集　編集委員会
　菊池恵楓園患者自治会（河岸渉）
　平成元年5月10日　A5　32頁
　機関誌
　※製本

12198　菊池野　6月号　通巻415号　第39巻　第6号
S-2-24

　編集　編集委員会
　菊池恵楓園患者自治会（河岸渉）
　平成元年6月10日　A5　32頁
　機関誌
　※製本

12199　菊池野　7月号　通巻416号　第39巻　第7号
S-2-24

　編集　編集委員会
　菊池恵楓園患者自治会（河岸渉）
　平成元年7月10日　A5　32頁
　機関誌
　※製本

12200　菊池野　8月号　通巻417号　第39巻　第8号
S-2-24

　編集　編集委員会
　菊池恵楓園患者自治会（河岸渉）
　平成元年8月10日　A5　32頁
　機関誌
　※製本

12201　菊池野　9月号　通巻418号　第39巻　第9号
S-2-24

　編集　編集委員会
　菊池恵楓園患者自治会（河岸渉）
　平成元年9月10日　A5　32頁
　機関誌
　※製本

12202　菊池野　10月号　通巻419号　第39巻　第

10号　S-2-24
　編集　編集委員会
　菊池恵楓園患者自治会（河岸渉）
　平成元年10月10日　A5　32頁
　機関誌
　※製本

12203　菊池野　11月号　通巻420号　第39巻　第11号　S-2-24
　編集　編集委員会
　菊池恵楓園患者自治会（河岸渉）
　平成元年11月10日　A5　32頁
　機関誌
　※製本

12204　菊池野　12月号　通巻421号　第39巻　第12号　S-2-24
　編集　編集委員会
　菊池恵楓園患者自治会（河岸渉）
　平成元年12月10日　A5　32頁
　※創立80周年記念特集号
　※製本

12205　菊池野　通巻422号　第40巻　第1号　S-2-25
　編集　編集委員会
　菊池恵楓園患者自治会（河岸渉）
　平成2年1月10日　A5　32頁　100円
　機関誌
　※製本

12206　菊池野　通巻423号　第40巻　第2号　S-2-25
　編集　編集委員会
　菊池恵楓園患者自治会（河岸渉）
　平成2年2月10日　A5　32頁　100円
　機関誌
　※製本

12207　菊池野　通巻424号　第40巻　第3号　S-2-25
　編集　編集委員会
　菊池恵楓園患者自治会（河岸渉）
　平成2年3月10日　A5　32頁　100円
　機関誌
　※製本

12208　菊池野　通巻425号　第40巻　第4号　S-2-25
　編集　編集委員会
　菊池恵楓園患者自治会（河岸渉）
　平成2年4月10日　A5　32頁　100円
　機関誌
　※製本

12209　菊池野　通巻426号　第40巻　第5号　S-2-25
　編集　編集委員会
　菊池恵楓園患者自治会（河岸渉）
　平成2年5月10日　A5　32頁　100円
　機関誌
　※製本

12210　菊池野　通巻427号　第40巻　第6号　S-2-25
　編集　編集委員会
　菊池恵楓園患者自治会（河岸渉）
　平成2年6月10日　A5　32頁　100円
　機関誌
　※製本

12211　菊池野　通巻428号　第40巻　第7号　S-2-25
　編集　編集委員会
　菊池恵楓園患者自治会（河岸渉）
　平成2年7月10日　A5　32頁　100円
　機関誌
　※製本

12212　菊池野　通巻429号　第40巻　第8号　S-2-25
　編集　編集委員会
　菊池恵楓園患者自治会（河岸渉）
　平成2年8月10日　A5　32頁　100円
　機関誌
　※製本

12213　菊池野　通巻430号　第40巻　第9号　S-2-25
　編集　編集委員会
　菊池恵楓園患者自治会（河岸渉）
　平成2年9月10日　A5　32頁　100円
　機関誌
　※製本

12214　菊池野　通巻431号　第40巻　第10号　S-2-25
　編集　編集委員会
　菊池恵楓園患者自治会（河岸渉）
　平成2年10月10日　A5　32頁　100円
　機関誌
　※製本

12215　菊池野　通巻432号　第40巻　第11号　S-2-25
　編集　編集委員会
　菊池恵楓園患者自治会（河岸渉）
　平成2年11月10日　A5　32頁　100円
　機関誌
　※製本

12216　菊池野　通巻433号　第40巻　第12号　S-2-

25

編集　編集委員会
菊池恵楓園患者自治会（河岸渉）
平成2年12月10日　A5　32頁　100円
機関誌
※製本

12217　菊池野　新年号　通巻434号　第41巻　第1号　S-2-26
編集　編集委員会
菊池恵楓園患者自治会（河岸渉）
平成3年1月10日　A5　32頁　100円
機関誌
※製本

12218　菊池野　通巻435号　第41巻　第2号　S-2-26
編集　編集委員会
菊池恵楓園患者自治会（河岸渉）
平成3年2月10日　A5　32頁　100円
機関誌
※製本

12219　菊池野　通巻436号　第41巻　第3号　S-2-26
編集　編集委員会
菊池恵楓園患者自治会（河岸渉）
平成3年3月10日　A5　32頁　100円
機関誌
※製本

12220　菊池野　通巻437号　第41巻　第4号　S-2-26
編集　編集委員会
菊池恵楓園患者自治会（河岸渉）
平成3年4月10日　A5　32頁　100円
機関誌
※製本

12221　菊池野　通巻438号　第41巻　第5号　S-2-26
編集　編集委員会
菊池恵楓園患者自治会（河岸渉）
平成3年5月10日　A5　32頁　100円
機関誌
※製本

12222　菊池野　通巻439号　第41巻　第6号　S-2-26
編集　編集委員会
菊池恵楓園患者自治会（河岸渉）
平成3年6月10日　A5　32頁　100円
機関誌
※製本

12223　菊池野　通巻440号　第41巻　第7号　S-2-26
編集　編集委員会
菊池恵楓園患者自治会（河岸渉）
平成3年7月10日　A5　32頁　100円
機関誌
※製本

12224　菊池野　通巻441号　第41巻　第8号　S-2-26
編集　編集委員会
菊池恵楓園患者自治会（河岸渉）
平成3年8月10日　A5　32頁　100円
機関誌
※製本

12225　菊池野　通巻442号　第41巻　第9号　S-2-26
編集　編集委員会
菊池恵楓園患者自治会（河岸渉）
平成3年9月10日　A5　32頁　100円
機関誌
※製本

12226　菊池野　通巻443号　第41巻　第10号　S-2-26
編集　編集委員会
菊池恵楓園患者自治会（河岸渉）
平成3年10月10日　A5　32頁　100円
機関誌
※製本

12227　菊池野　通巻444号　第41巻　第11号　S-2-26
編集　編集委員会
菊池恵楓園患者自治会（河岸渉）
平成3年11月10日　A5　32頁　100円
機関誌
※製本

12228　菊池野　通巻445号　第41巻　第12号　S-2-26
編集　編集委員会
菊池恵楓園患者自治会（河岸渉）
平成3年12月10日　A5　32頁　100円
機関誌
※製本

12229　菊池野　通巻446号　第42巻　第1号　S-2-27
編集　編集委員会
菊池恵楓園患者自治会（河岸渉）
平成4年1月10日　A5　32頁　100円
機関誌
※製本

12230　菊池野　通巻447号　第42巻　第2号　S-2-27
編集　編集委員会
菊池恵楓園患者自治会（河岸渉）

平成4年2月10日　A5　32頁　100円
機関誌
※製本

12231　**菊池野**　通巻448号　第42巻　第3号　S-2-27

編集　編集委員会
菊池恵楓園患者自治会（河岸渉）
平成4年3月10日　A5　32頁　100円
機関誌
※製本

12232　**菊池野**　通巻449号　第42巻　第4号　S-2-27

編集　編集委員会
菊池恵楓園患者自治会（河岸渉）
平成4年4月10日　A5　34頁　100円
機関誌
※製本

12233　**菊池野**　通巻450号　第42巻　第5号　5・6月合併号　S-2-27

編集　編集委員会
菊池恵楓園患者自治会（河岸渉）
平成4年6月10日　A5　78頁　200円
機関誌
※製本

12234　**菊池野**　通巻451号　第42巻　第6号　S-2-27

編集　編集委員会
菊池恵楓園患者自治会（河岸渉）
平成4年7月10日　A5　32頁　100円
機関誌
※製本

12235　**菊池野**　通巻452号　第42巻　第7号　S-2-27

編集　編集委員会
菊池恵楓園患者自治会（河岸渉）
平成4年8月10日　A5　32頁　100円
機関誌
※製本

12236　**菊池野**　通巻453号　第42巻　第8号　S-2-27

編集　編集委員会
菊池恵楓園患者自治会（河岸渉）
平成4年9月10日　A5　32頁　100円
機関誌
※製本

12237　**菊池野**　通巻454号　第42巻　第9号　S-2-27

編集　編集委員会
菊池恵楓園患者自治会（河岸渉）
平成4年10月10日　A5　32頁　100円
機関誌
※製本

12238　**菊池野**　通巻455号　第42巻　第10号　S-2-27

編集　編集委員会
菊池恵楓園患者自治会（河岸渉）
平成4年11月10日　A5　32頁　100円
機関誌
※製本

12239　**菊池野**　通巻456号　第42巻　第11号　S-2-27

編集　編集委員会
菊池恵楓園患者自治会（河岸渉）
平成4年12月10日　A5　32頁　100円
機関誌
※製本

12240　**菊池野**　通巻457号　第43巻　第1号　S-2-28
編集　編集委員会
菊池恵楓園患者自治会（河岸渉）
平成5年1月10日　A5　32頁　100円
機関誌
※製本

12241　**菊池野**　通巻458号　第43巻　第2号　S-2-28
編集　編集委員会
菊池恵楓園患者自治会（河岸渉）
平成5年2月10日　A5　32頁　100円
機関誌
※製本

12242　**菊池野**　通巻459号　第43巻　第3号　S-2-28

編集　編集委員会
菊池恵楓園患者自治会（河岸渉）
平成5年3月10日　A5　32頁　100円
機関誌
※製本

12243　**菊池野**　通巻460号　第43巻　第4号　S-2-28

編集　編集委員会
菊池恵楓園患者自治会（河岸渉）
平成5年4月10日　A5　30頁　100円
機関誌
※製本

12244　菊池野　通巻461号　第43巻　第5号　S-2-28
編集　編集委員会
菊池恵楓園患者自治会（河岸渉）
平成5年5月10日　A5　32頁　100円
機関誌
※製本

12245　菊池野　通巻462号　第43巻　第6号　S-2-28
編集　編集委員会
菊池恵楓園患者自治会（河岸渉）
平成5年6月10日　A5　32頁　100円
機関誌
※製本

12246　菊池野　通巻463号　第43巻　第7号　S-2-28
編集　編集委員会
菊池恵楓園患者自治会（河岸渉）
平成5年7月10日　A5　32頁　100円
機関誌
※製本

12247　菊池野　通巻464号　第43巻　第8号　S-2-28
編集　編集委員会
菊池恵楓園患者自治会（河岸渉）
平成5年8月10日　A5　32頁　100円
機関誌
※製本

12248　菊池野　通巻465号　第43巻　第9号　S-2-28
編集　編集委員会
菊池恵楓園患者自治会（河岸渉）
平成5年9月10日　A5　32頁　100円
機関誌
※製本

12249　菊池野　通巻466号　第43巻　第10号　S-2-28
編集　編集委員会
菊池恵楓園患者自治会（河岸渉）
平成5年10月10日　A5　32頁　200円
機関誌
※製本

12250　菊池野　通巻467号　第43巻　第11号　S-2-28
編集　編集委員会
菊池恵楓園患者自治会（河岸渉）
平成5年11月10日　A5　32頁　200円
機関誌
※製本

12251　菊池野　通巻468号　第43巻　第12号　S-2-28
編集　編集委員会
菊池恵楓園患者自治会（河岸渉）
平成5年12月10日　A5　32頁　200円
機関誌
※製本

12252　菊池野　通巻469号　第44巻　第1号　S-2-29
編集　編集委員会
菊池恵楓園患者自治会（河岸渉）
平成6年1月10日　A5　32頁　200円
機関誌
※製本

12253　菊池野　通巻470号　第44巻　第2号　S-2-29
編集　編集委員会
菊池恵楓園患者自治会（河岸渉）
平成6年2月10日　A5　32頁　200円
機関誌
※製本

12254　菊池野　通巻471号　第44巻　第3号　S-2-29
編集　編集委員会
菊池恵楓園患者自治会（河岸渉）
平成6年3月10日　A5　32頁　200円
機関誌
※製本

12255　菊池野　通巻472号　第44巻　第4号　S-2-29
編集　編集委員会
菊池恵楓園患者自治会（河岸渉）
平成6年4月10日　A5　32頁　200円
機関誌
※製本

12256　菊池野　通巻473号　第44巻　第5号　S-2-29
編集　編集委員会
菊池恵楓園患者自治会（河岸渉）
平成6年5月10日　A5　32頁　200円
機関誌
※製本

12257　菊池野　通巻474号　第44巻　第6号　S-2-29
編集　編集委員会
菊池恵楓園患者自治会（河岸渉）
平成6年6月10日　A5　32頁　200円
機関誌
※製本

12258　菊池野　通巻475号　第44巻　第7号　S-2-29
編集　編集委員会

菊池恵楓園患者自治会（河岸渉）
平成6年7月10日　A5　32頁　200円
機関誌
※製本

12259　**菊池野　通巻476号　第44巻　第8号**　S-2-29
編集　編集委員会
菊池恵楓園患者自治会（河岸渉）
平成6年8月10日　A5　32頁　200円
機関誌
※製本

12260　**菊池野　通巻477号　第44巻　第9号**　S-2-29
編集　編集委員会
菊池恵楓園患者自治会（河岸渉）
平成6年9月10日　A5　32頁　200円
機関誌
※製本

12261　**菊池野　通巻478号　第44巻　第10号**　S-2-29
編集　編集委員会
菊池恵楓園患者自治会（河岸渉）
平成6年10月10日　A5　32頁　200円
機関誌
※製本

12262　**菊池野　通巻479号　第44巻　第11号**　S-2-29
編集　編集委員会
菊池恵楓園患者自治会（河岸渉）
平成6年11月10日　A5　32頁　200円
機関誌
※製本

12263　**菊池野　通巻480号　第44巻　第12号**　S-2-29
編集　編集委員会
菊池恵楓園患者自治会（河岸渉）
平成6年12月10日　A5　32頁　200円
機関誌
※製本

12264　**菊池野　通巻481号　第45巻　第1号**　S-2-30
編集　編集委員会
菊池恵楓園患者自治会（河岸渉）
平成7年1月10日　A5　32頁　200円
機関誌
※製本

12265　**菊池野　通巻482号　第45巻　第2号**　S-2-30
編集　編集委員会
菊池恵楓園患者自治会（河岸渉）
平成7年2月10日　A5　32頁　200円
機関誌
※製本

12266　**菊池野　通巻483号　第45巻　第3号**　S-2-30
編集　編集委員会
菊池恵楓園患者自治会（河岸渉）
平成7年3月10日　A5　32頁　200円
機関誌
※製本

12267　**菊池野　通巻484号　第45巻　第4号**　S-2-30
編集　編集委員会
菊池恵楓園患者自治会（河岸渉）
平成7年4月10日　A5　32頁　200円
機関誌
※製本

12268　**菊池野　通巻485号　第45巻　第5号**　S-2-30
編集　編集委員会
菊池恵楓園患者自治会（河岸渉）
平成7年5月10日　A5　32頁　200円
機関誌
※製本

12269　**菊池野　通巻486号　第45巻　第6号**　S-2-30
編集　編集委員会
菊池恵楓園患者自治会（河岸渉）
平成7年6月10日　A5　32頁　200円
機関誌
※製本

12270　**菊池野　通巻487号　第45巻　第7号**　S-2-30
編集　編集委員会
菊池恵楓園患者自治会（河岸渉）
平成7年7月10日　A5　32頁　200円
機関誌
※製本

12271　**菊池野　通巻488号　第45巻　第8号**　S-2-30
編集　編集委員会
菊池恵楓園患者自治会（河岸渉）
平成7年8月10日　A5　32頁　200円
機関誌
※製本

12272　菊池野　通巻489号　第45巻　第9号　S-2-30
編集　編集委員会
菊池恵楓園患者自治会（河岸渉）
平成7年9月10日　A5　32頁　200円
機関誌
※製本

12273　菊池野　通巻490号　第45巻　第10号　S-2-30
編集　編集委員会
菊池恵楓園患者自治会（河岸渉）
平成7年10月10日　A5　32頁　200円
機関誌
※製本

12274　菊池野　通巻491号　第45巻　第11号　S-2-30
編集　編集委員会
菊池恵楓園患者自治会（河岸渉）
平成7年11月10日　A5　32頁　200円
機関誌
※製本

12275　菊池野　通巻492号　第45巻　第12号　S-2-30
編集　編集委員会
菊池恵楓園患者自治会（河岸渉）
平成7年12月10日　A5　32頁　200円
機関誌
※製本

12276　菊池野　通巻493号　第46巻　第1号　S-2-31
編集　編集委員会
菊池恵楓園患者自治会（河岸渉）
平成8年1月10日　A5　32頁　200円
機関誌
※製本

12277　菊池野　通巻494号　第46巻　第2号　S-2-31
編集　編集委員会
菊池恵楓園患者自治会（河岸渉）
平成8年2月10日　A5　32頁　200円
機関誌
※製本

12278　菊池野　通巻495号　第46巻　第3号　S-2-31
編集　編集委員会
菊池恵楓園患者自治会（河岸渉）
平成8年3月10日　A5　32頁　200円
機関誌
※製本

12279　菊池野　通巻496号　第46巻　第4号　S-2-31
編集　編集委員会
菊池恵楓園患者自治会（河岸渉）
平成8年4月10日　A5　32頁　200円
機関誌
※製本

12280　菊池野　通巻497号　第46巻　第5号　S-2-31
編集　編集委員会
菊池恵楓園患者自治会（河岸渉）
平成8年5月10日　A5　32頁　200円
機関誌
※製本

12281　菊池野　通巻498号　第46巻　第6号　S-2-31
編集　編集委員会
菊池恵楓園患者自治会（河岸渉）
平成8年6月10日　A5　32頁　200円
機関誌
※製本

12282　菊池野　通巻499号　第46巻　第7号　S-2-31
編集　編集委員会
菊池恵楓園患者自治会（河岸渉）
平成8年7月10日　A5　32頁　200円
機関誌
※製本

12283　菊池野　通巻500号　第46巻　第8号　8・9月号　S-2-31
編集　編集委員会
菊池恵楓園入所者自治会（河岸渉）
平成8年9月10日　A5　80頁　200円
機関誌
※新法施行・自治会創立70周年記念
※製本

12284　菊池野　通巻501号　第46巻　第9号　S-2-31
編集　編集委員会
菊池恵楓園入所者自治会（河岸渉）
平成8年10月10日　A5　32頁　200円
機関誌
※製本

12285　菊池野　通巻502号　第46巻　第10号　S-2-31
編集　編集委員会
菊池恵楓園入所者自治会（河岸渉）
平成8年11月10日　A5　32頁　200円
機関誌
※製本

12286　菊池野　通巻503号　第46巻　第11号　S-2-

編集　編集委員会
菊池恵楓園入所者自治会（河岸渉）
平成8年12月10日　A5　32頁　200円
機関誌
※製本

12287　菊池野　通巻504号　第47巻　第1号　S-2-32
編集　編集委員会
菊池恵楓園入所者自治会（河岸渉）
平成9年1月10日　A5　32頁　200円
機関誌
※製本

12288　菊池野　通巻505号　第47巻　第2号　S-2-32
編集　編集委員会
菊池恵楓園入所者自治会（河岸渉）
平成9年2月10日　A5　32頁　200円
機関誌
※製本

12289　菊池野　通巻506号　第47巻　第3号　S-2-32
編集　編集委員会
菊池恵楓園入所者自治会（河岸渉）
平成9年3月10日　A5　32頁　200円
機関誌
※製本

12290　菊池野　通巻507号　第47巻　第4号　S-2-32
編集　編集委員会
菊池恵楓園患者自治会（河岸渉）
平成9年4月10日　A5　32頁　200円
機関誌
※製本

12291　菊池野　通巻508号　第47巻　第5号　S-2-32
編集　編集委員会
菊池恵楓園入所者患者自治会（河岸渉）
平成9年5月10日　A5　32頁　200円
機関誌
※製本

12292　菊池野　通巻509号　第47巻　第6号　S-2-32
編集　編集委員会
菊池恵楓園入所者患者自治会（河岸渉）
平成9年6月10日　A5　32頁　200円
機関誌
※製本

12293　菊池野　通巻510号　第47巻　第7号　S-2-32
編集　編集委員会
菊池恵楓園入所者患者自治会（河岸渉）
平成9年7月10日　A5　32頁　200円
機関誌
※製本

12294　菊池野　通巻511号　第47巻　第8号　S-2-32
編集　編集委員会
菊池恵楓園入所者自治会（河岸渉）
平成9年8月10日　A5　32頁　200円
機関誌
※製本

12295　菊池野　通巻512号　第47巻　第9号　S-2-32
編集　編集委員会
菊池恵楓園入所者自治会（河岸渉）
平成9年9月10日　A5　32頁　200円
機関誌
※製本

12296　菊池野　通巻513号　第47巻　第10号　S-2-32
編集　編集委員会
菊池恵楓園入所者自治会（河岸渉）
平成9年10月10日　A5　32頁　200円
機関誌
※製本

12297　菊池野　通巻514号　第47巻　第11号　S-2-32
編集　編集委員会
菊池恵楓園入所者自治会（河岸渉）
平成9年11月10日　A5　32頁　200円
機関誌
※製本

12298　菊池野　通巻515号　第47巻　第12号　S-2-32
編集　編集委員会
菊池恵楓園入所者自治会（河岸渉）
平成9年12月10日　A5　32頁　200円
機関誌
※製本

12299　菊池野　通巻516号　第48巻　第1号　S-2-33
編集　編集委員会
菊池恵楓園入所者自治会（河岸渉）
平成10年1月10日　A5　32頁　200円
機関誌
※製本

12300　菊池野　通巻517号　第48巻　第2号　S-2-33
編集　編集委員会
菊池恵楓園入所者自治会（河岸渉）
平成10年2月10日　A5　32頁　200円

機関誌
※製本

12301　菊池野　通巻518号　第48巻　第3号　S-2-33
編集　編集委員会
菊池恵楓園入所者自治会（河岸渉）
平成10年3月10日　A5　32頁　200円
機関誌
※製本

12302　菊池野　通巻519号　第48巻　第4号　S-2-33
編集　編集委員会
菊池恵楓園入所者自治会（河岸渉）
平成10年4月10日　A5　32頁　200円
機関誌
※製本

12303　菊池野　通巻520号　第48巻　第5号　S-2-33
編集　編集委員会
菊池恵楓園入所者自治会（河岸渉）
平成10年5月10日　A5　32頁　200円
機関誌
※製本

12304　菊池野　通巻521号　第48巻　第6号　S-2-33
編集　編集委員会
菊池恵楓園入所者自治会（河岸渉）
平成10年6月10日　A5　32頁　200円
機関誌
※製本

12305　菊池野　通巻522号　第48巻　第7号　S-2-33
編集　編集委員会
菊池恵楓園入所者自治会（河岸渉）
平成10年7月10日　A5　32頁　200円
機関誌
※製本

12306　菊池野　通巻523号　第48巻　第8号　S-2-33
編集　編集委員会
菊池恵楓園入所者自治会（河岸渉）
平成10年8月10日　A5　32頁　200円
機関誌
※製本

12307　菊池野　通巻524号　第48巻　第9号　S-2-33
編集　編集委員会
菊池恵楓園入所者自治会（河岸渉）
平成10年9月10日　A5　32頁　200円
機関誌
※製本

12308　菊池野　通巻525号　第48巻　第10号　S-2-33
編集　編集委員会
菊池恵楓園入所者自治会（河岸渉）
平成10年10月10日　A5　32頁　200円
機関誌
※製本

12309　菊池野　通巻526号　第48巻　第11号　S-2-33
編集　編集委員会
菊池恵楓園入所者自治会（河岸渉）
平成10年11月10日　A5　32頁　200円
機関誌
※製本

12310　菊池野　通巻527号　第48巻　第12号　S-2-33
編集　編集委員会
菊池恵楓園入所者自治会（河岸渉）
平成10年12月10日　A5　32頁　200円
機関誌
※製本

12311　菊池野　通巻528号　第49巻　第1号　S-2-34
編集　編集委員会
菊池恵楓園入所者自治会（河岸渉）
平成11年1月10日　A5　32頁　200円
機関誌
※製本

12312　菊池野　通巻529号　第49巻　第2号　S-2-34
編集　編集委員会
菊池恵楓園入所者自治会（河岸渉）
平成11年2月10日　A5　32頁　200円
機関誌
※製本

12313　菊池野　通巻530号　第49巻　第3号　S-2-34
編集　編集委員会
菊池恵楓園入所者自治会（河岸渉）
平成11年3月10日　A5　32頁　200円
機関誌
※製本

12314　菊池野　通巻531号　第49巻　第4号　S-2-34
編集　編集委員会
菊池恵楓園入所者自治会（太田明）
平成11年4月10日　A5　32頁　200円

機関誌
※製本

12315　菊池野　通巻532号　第49巻　第5号　S-2-34
編集　編集委員会
菊池恵楓園入所者自治会（太田明）
平成11年5月10日　A5　32頁　200円
機関誌
※製本

12316　菊池野　通巻533号　第49巻　第6号　S-2-34
編集　編集委員会
菊池恵楓園入所者自治会（太田明）
平成11年6月10日　A5　32頁　200円
機関誌
※製本

12317　菊池野　通巻534号　第49巻　第7号　S-2-34
編集　編集委員会
菊池恵楓園入所者自治会（太田明）
平成11年7月10日　A5　32頁　200円
機関誌
※製本

12318　菊池野　通巻535号　第49巻　第8号　S-2-34
編集　編集委員会
菊池恵楓園入所者自治会（太田明）
平成11年8月10日　A5　32頁　200円
機関誌
※製本

12319　菊池野　通巻536号　第49巻　第9号　S-2-34
編集　編集委員会
菊池恵楓園入所者自治会（太田明）
平成11年9月10日　A5　32頁　200円
機関誌
※製本

12320　菊池野　通巻537号　第49巻　第10号　S-2-34
編集　編集委員会
菊池恵楓園入所者自治会（太田明）
平成11年10月10日　A5　32頁　200円
機関誌
※製本

12321　菊池野　通巻538号　第49巻　第11号　S-2-34
編集　編集委員会
菊池恵楓園入所者自治会（太田明）
平成11年11月10日　A5　32頁　200円
機関誌
※製本

12322　菊池野　通巻539号　第49巻　第12号　S-2-34
編集　編集委員会
菊池恵楓園入所者自治会（太田明）
平成11年12月10日　A5　32頁　200円
機関誌
※製本

12323　菊池野　通巻540号　第50巻　第1号　S-2-35
編集　編集委員会
菊池恵楓園入所者自治会（太田明）
平成12年1月10日　A5　32頁　200円
機関誌
※製本

12324　菊池野　通巻541号　第50巻　第2号　S-2-35
編集　編集委員会
菊池恵楓園入所者自治会（太田明）
平成12年2月10日　A5　32頁　200円
機関誌
※製本

12325　菊池野　通巻542号　第50巻　第3号　S-2-35
編集　編集委員会
菊池恵楓園入所者自治会（太田明）
平成12年3月10日　A5　32頁　200円
機関誌
※製本

12326　菊池野　通巻543号　第50巻　第4号　S-2-35
編集　編集委員会
菊池恵楓園入所者自治会（太田明）
平成12年4月10日　A5　32頁　200円
機関誌
※製本

12327　菊池野　通巻544号　第50巻　第5号　S-2-35
編集　編集委員会
菊池恵楓園入所者自治会（太田明）
平成12年5月10日　A5　32頁　200円
機関誌
※製本

12328　菊池野　通巻545号　第50巻　第6号　S-2-35
編集　編集委員会
菊池恵楓園入所者自治会（太田明）
平成12年6月10日　A5　32頁　200円
機関誌
※製本

12329　菊池野　通巻546号　第50巻　第7号　S-2-35
編集　編集委員会
菊池恵楓園入所者自治会（太田明）
平成12年7月10日　A5　32頁　200円
機関誌
※製本

12330　菊池野　通巻547号　第50巻　第8号　S-2-35
編集　編集委員会
菊池恵楓園入所者自治会（太田明）
平成12年8月10日　A5　32頁　200円
機関誌
※製本

12331　菊池野　通巻548号　第50巻　第9号　S-2-35
編集　編集委員会
菊池恵楓園入所者自治会（太田明）
平成12年9月10日　A5　32頁　200円
機関誌
※製本

12332　菊池野　通巻549号　第50巻　第10号　S-2-35
編集　編集委員会
菊池恵楓園入所者自治会（太田明）
平成12年10月10日　A5　32頁　200円
機関誌
※製本

12333　菊池野　通巻550号　第50巻　第11号　11・12月号　S-2-35
編集　編集委員会
菊池恵楓園入所者自治会（太田明）
平成12年12月10日　A5　88頁　500円
機関誌
※製本

12334　菊池野　通巻551号　第51巻　第1号　S-2-36
編集　編集委員会
菊池恵楓園入所者自治会（太田明）
平成13年1月10日　A5　32頁　200円
機関誌
※製本

12335　菊池野　通巻552号　第51巻　第2号　S-2-36
編集　編集委員会
菊池恵楓園入所者自治会（太田明）
平成13年2月10日　A5　32頁　200円
機関誌
※製本

12336　菊池野　通巻553号　第51巻　第3号　S-2-36
編集　編集委員会
菊池恵楓園入所者自治会（太田明）
平成13年3月10日　A5　32頁　200円
機関誌
※製本

12337　菊池野　通巻554号　第51巻　第4号　S-2-36
編集　編集委員会
菊池恵楓園入所者自治会（太田明）
平成13年4月10日　A5　32頁　200円
機関誌
※製本

12338　菊池野　通巻555号　第51巻　第5号　S-2-36
編集　編集委員会
菊池恵楓園入所者自治会（太田明）
平成13年5月10日　A5　32頁　200円
機関誌
※製本

12339　菊池野　通巻556号　第51巻　第6号　S-2-36
編集　編集委員会
菊池恵楓園入所者自治会（太田明）
平成13年6月10日　A5　32頁　200円
機関誌
※製本

12340　菊池野　通巻557号　第51巻　第7号　S-2-36
編集　編集委員会
菊池恵楓園入所者自治会（太田明）
平成13年7月10日　A5　32頁　200円
機関誌
※製本

12341　菊池野　通巻558号　第51巻　第8号　S-2-36
編集　編集委員会
菊池恵楓園入所者自治会（太田明）
平成13年8月10日　A5　32頁　200円
機関誌
※製本

12342　菊池野　通巻559号　第51巻　第9号　S-2-36
編集　編集委員会
菊池恵楓園入所者自治会（太田明）
平成13年9月10日　A5　32頁　200円
機関誌
※製本

12343　菊池野　通巻560号　第51巻　第10号　S-2-36
編集　編集委員会
菊池恵楓園入所者自治会（太田明）

平成13年10月10日　A5　32頁　200円
機関誌
※製本

12344　菊池野　通巻561号　第51巻　第11号　S-2-36
編集　編集委員会
菊池恵楓園入所者自治会（太田明）
平成13年11月10日　A5　32頁　200円
機関誌
※製本

12345　菊池野　通巻562号　第51巻　第12号　S-2-36
編集　編集委員会
菊池恵楓園入所者自治会（太田明）
平成13年12月10日　A5　32頁　200円
機関誌
※製本

12346　菊池野　通巻563号　第52巻　第1号　S-3-1
編集　編集委員会
菊池恵楓園入所者自治会（太田明）
平成14年1月10日　A5　200円
機関誌
※製本

12347　菊池野　通巻564号　第52巻　第2号　S-3-1
編集　編集委員会
菊池恵楓園入所者自治会（太田明）
平成14年2月10日　A5　200円
機関誌
※製本

12348　菊池野　通巻565号　第52巻　第3号　S-3-1
編集　編集委員会
菊池恵楓園入所者自治会（太田明）
平成14年3月10日　A5　200円
機関誌
※製本

12349　菊池野　通巻566号　第52巻　第4号　S-3-1
編集　編集委員会
菊池恵楓園入所者自治会（太田明）
平成14年4月10日　A5　200円
機関誌
※製本

12350　菊池野　通巻567号　第52巻　第5号　S-3-1
編集　編集委員会
菊池恵楓園入所者自治会（太田明）
平成14年5月10日　A5　200円
機関誌

※製本

12351　菊池野　通巻568号　第52巻　第6号　S-3-1
編集　編集委員会
菊池恵楓園入所者自治会（太田明）
平成14年6月10日　A5　200円
機関誌
※製本

12352　菊池野　通巻569号　第52巻　第7号　S-3-1
編集　編集委員会
菊池恵楓園入所者自治会（太田明）
平成14年7月10日　A5　200円
機関誌
※製本

12353　菊池野　通巻570号　第52巻　第8号　S-3-1
編集　編集委員会
菊池恵楓園入所者自治会（太田明）
平成14年8月10日　A5　200円
機関誌
※製本

12354　菊池野　通巻571号　第52巻　第9号　S-3-1
編集　編集委員会
菊池恵楓園入所者自治会（太田明）
平成14年9月10日　A5　200円
機関誌
※製本

12355　菊池野　通巻572号　第52巻　第10号　S-3-1
編集　編集委員会
菊池恵楓園入所者自治会（太田明）
平成14年10月10日　A5　200円
機関誌
※製本

12356　菊池野　通巻573号　第52巻　第11号　S-3-1
編集　編集委員会
菊池恵楓園入所者自治会（太田明）
平成14年11月10日　A5　200円
機関誌
※製本

12357　菊池野　通巻574号　第52巻　第12号　S-3-1
編集　編集委員会
菊池恵楓園入所者自治会（太田明）
平成14年12月10日　A5　200円
機関誌
※製本

12358　菊池野　通巻575号　第53巻　第1号　S-3-2
　　編集　編集委員会
　　菊池恵楓園入所者自治会（太田明）
　　平成15年1月10日　A5　40頁　200円
　　機関誌
　　※製本

12359　菊池野　通巻576号　第53巻　第2号　S-3-2
　　編集　編集委員会
　　菊池恵楓園入所者自治会（太田明）
　　平成15年2月10日　A5　32頁　200円
　　機関誌
　　※製本

12360　菊池野　通巻577号　第53巻　第3号　S-3-2
　　編集　編集委員会
　　菊池恵楓園入所者自治会（太田明）
　　平成15年3月10日　A5　32頁　200円
　　機関誌
　　※製本

12361　菊池野　通巻578号　第53巻　第4号　S-3-2
　　編集　編集委員会
　　菊池恵楓園入所者自治会（太田明）
　　平成15年4月10日　A5　32頁　200円
　　機関誌
　　※製本

12362　菊池野　通巻579号　第53巻　第5号　S-3-2
　　編集　編集委員会
　　菊池恵楓園入所者自治会（太田明）
　　平成15年5月10日　A5　32頁　200円
　　機関誌
　　※製本

12363　菊池野　通巻580号　第53巻　第6号　S-3-2
　　編集　編集委員会
　　菊池恵楓園入所者自治会（太田明）
　　平成15年6月10日　A5　32頁　200円
　　機関誌
　　※製本

12364　菊池野　通巻581号　第53巻　第7号　S-3-2
　　編集　編集委員会
　　菊池恵楓園入所者自治会（太田明）
　　平成15年7月10日　A5　32頁　200円
　　機関誌
　　※製本

12365　菊池野　通巻582号　第53巻　第8号　S-3-2
　　編集　編集委員会
　　菊池恵楓園入所者自治会（太田明）
　　平成15年8月10日　A5　32頁　200円
　　機関誌
　　※製本

12366　菊池野　通巻583号　第53巻　第9号　S-3-2
　　編集　編集委員会
　　菊池恵楓園入所者自治会（太田明）
　　平成15年9月10日　A5　32頁　200円
　　機関誌
　　※製本

12367　菊池野　通巻584号　第53巻　第10号　S-3-2
　　編集　編集委員会
　　菊池恵楓園入所者自治会（太田明）
　　平成15年10月10日　A5　32頁　200円
　　機関誌
　　※製本

12368　菊池野　通巻585号　第53巻　第11号　S-3-2
　　編集　編集委員会
　　菊池恵楓園入所者自治会（太田明）
　　平成15年11月10日　A5　32頁　200円
　　機関誌
　　※製本

12369　菊池野　通巻586号　第53巻　第12号　S-3-2
　　編集　編集委員会
　　菊池恵楓園入所者自治会（太田明）
　　平成15年12月10日　A5　32頁　200円
　　機関誌
　　※製本

12370　菊池野　通巻587号　第54巻　第1号　S-3-3
　　編集　編集委員会
　　菊池恵楓園入所者自治会（太田明）
　　平成16年1月10日　A5　32頁　200円
　　機関誌
　　※製本

12371　菊池野　通巻588号　第54巻　第2号　2・3月号　S-3-3
　　編集　編集委員会
　　菊池恵楓園入所者自治会（太田明）
　　平成16年3月10日　A5　72頁　300円
　　機関誌
　　※宿泊拒否事件特集
　　※製本

12372　菊池野　通巻589号　第54巻　第3号　S-3-3
　　編集　編集委員会
　　菊池恵楓園入所者自治会（太田明）

平成16年4月10日　A5　32頁　200円
機関誌
※製本

12373　**菊池野　通巻590号　第54巻　第4号**　S-3-3
　編集　編集委員会
　菊池恵楓園入所者自治会（太田明）
　平成16年5月10日　A5　40頁　200円
　機関誌
　※製本

12374　**菊池野　通巻591号　第54巻　第5号**　S-3-3
　編集　編集委員会
　菊池恵楓園入所者自治会（太田明）
　平成16年6月10日　A5　40頁　200円
　機関誌
　※製本

12375　**菊池野　通巻592号　第54巻　第6号**　S-3-3
　編集　編集委員会
　菊池恵楓園入所者自治会（太田明）
　平成16年7月10日　A5　40頁　200円
　機関誌
　※製本

12376　**菊池野　通巻593号　第54巻　第7号**　S-3-3
　編集　編集委員会
　菊池恵楓園入所者自治会（太田明）
　平成16年8月10日　A5　36頁　200円
　機関誌
　※製本

12377　**菊池野　通巻594号　第54巻　第8号**　S-3-3
　編集　編集委員会
　菊池恵楓園入所者自治会（太田明）
　平成16年9月10日　A5　40頁　200円
　機関誌
　※製本

12378　**菊池野　通巻595号　第54巻　第9号**　S-3-3
　編集　編集委員会
　菊池恵楓園入所者自治会（太田明）
　平成16年10月10日　A5　32頁　200円
　機関誌
　※製本

12379　**菊池野　通巻596号　第54巻　第10号**　S-3-3
　編集　編集委員会
　菊池恵楓園入所者自治会（太田明）
　平成16年11月10日　A5　32頁　200円
　機関誌
　※製本

12380　**菊池野　通巻597号　第54巻　第11号**　S-3-3
　編集　編集委員会
　菊池恵楓園入所者自治会（太田明）
　平成16年12月10日　A5　36頁　200円
　機関誌
　※製本

12381　**菊池野　通巻598号　第55巻　第1号**　S-3-4
　編集　編集委員会
　菊池恵楓園入所者自治会（太田明）
　平成17年1月10日　A5　32頁　200円
　機関誌
　※製本

12382　**菊池野　通巻599号　第55巻　第2号**　S-3-4
　編集　編集委員会
　菊池恵楓園入所者自治会（太田明）
　平成17年2月10日　A5　32頁　200円
　機関誌
　※製本

12383　**菊池野　通巻600号　第55巻　第3号　3・4月号**　S-3-4
　編集　編集委員会
　菊池恵楓園入所者自治会（工藤昌敏）
　平成17年4月10日　A5　112頁　500円
　機関誌
　※製本

12384　**菊池野　通巻601号　第55巻　第4号**　S-3-4
　編集　編集委員会
　菊池恵楓園入所者自治会（工藤昌敏）
　平成17年5月10日　A5　36頁　200円
　機関誌
　※製本

12385　**菊池野　通巻602号　第55巻　第5号**　S-3-4
　編集　編集委員会
　菊池恵楓園入所者自治会（工藤昌敏）
　平成17年6月10日　A5　32頁　200円
　機関誌
　※製本

12386　**菊池野　通巻603号　第55巻　第6号**　S-3-4
　編集　編集委員会
　菊池恵楓園入所者自治会（工藤昌敏）
　平成17年7月10日　A5　32頁　200円
　機関誌
　※製本

12387　**菊池野　通巻604号　第55巻　第7号**　S-3-4
　編集　編集委員会

菊池恵楓園入所者自治会（工藤昌敏）
平成17年8月10日　A5　32頁　200円
機関誌
※製本

12388　**菊池野　通巻605号　第55巻　第8号**　S-3-4
編集　編集委員会
菊池恵楓園入所者自治会（工藤昌敏）
平成17年9月10日　A5　32頁　200円
機関誌
※製本

12389　**菊池野　通巻606号　第55巻　第9号**　S-3-4
編集　編集委員会
菊池恵楓園入所者自治会（工藤昌敏）
平成17年10月10日　A5　32頁　200円
機関誌
※製本

12390　**菊池野　通巻607号　第55巻　第10号**　S-3-4
編集　編集委員会
菊池恵楓園入所者自治会（工藤昌敏）
平成17年11月10日　A5　32頁　200円
機関誌
※製本

12391　**菊池野　通巻608号　第55巻　第11号**　S-3-4
編集　編集委員会
菊池恵楓園入所者自治会（工藤昌敏）
平成17年12月10日　A5　32頁　200円
機関誌
※製本

12392　**菊池野　通巻609号　第56巻　第1号**　S-3-5
編集　編集委員会
菊池恵楓園入所者自治会（工藤昌敏）
平成18年1月10日　A5　32頁　200円
機関誌
※製本

12393　**菊池野　通巻610号　第56巻　第2号**　S-3-5
編集　編集委員会
菊池恵楓園入所者自治会（工藤昌敏）
平成18年2月10日　A5　32頁　200円
機関誌
※製本

12394　**菊池野　通巻611号　第56巻　第3号**　S-3-5
編集　編集委員会
菊池恵楓園入所者自治会（工藤昌敏）
平成18年3月10日　A5　32頁　200円

機関誌
※製本

12395　**菊池野　通巻612号　第56巻　第4号**　S-3-5
編集　編集委員会
菊池恵楓園入所者自治会（工藤昌敏）
平成18年4月10日　A5　32頁　200円
機関誌
※製本

12396　**菊池野　通巻613号　第57巻　第5号**　S-3-5
編集　編集委員会
菊池恵楓園入所者自治会（工藤昌敏）
平成18年5月10日　A5　32頁　300円
機関誌
※製本

12397　**菊池野　通巻614号　第56巻　第6号**　S-3-5
編集　編集委員会
菊池恵楓園入所者自治会（工藤昌敏）
平成18年6月10日　A5　32頁　300円
機関誌
※製本

12398　**菊池野　通巻615号　第56巻　第7号**　S-3-5
編集　編集委員会
菊池恵楓園入所者自治会（工藤昌敏）
平成18年7月10日　A5　32頁　300円
機関誌
※製本

12399　**菊池野　通巻616号　第56巻　第8号　8・9月号**　S-3-5
編集　編集委員会
菊池恵楓園入所者自治会（工藤昌敏）
平成18年9月10日　A5　56頁　300円
機関誌
※製本

12400　**菊池野　通巻617号　第56巻　第9号**　S-3-5
編集　編集委員会
菊池恵楓園入所者自治会（工藤昌敏）
平成18年10月10日　A5　32頁　300円
機関誌
※製本

12401　**菊池野　通巻618号　第56巻　第10号**　S-3-5
編集　編集委員会
菊池恵楓園入所者自治会（工藤昌敏）
平成18年11月10日　A5　32頁　300円
機関誌
※製本

12402　**菊池野　通巻619号　第56巻　第11号**　S-3-5
　編集　編集委員会
　菊池恵楓園入所者自治会（工藤昌敏）
　平成18年12月10日　A5　32頁　300円
　機関誌
　※製本

12403　**菊池野　通巻620号　第57巻　第1号**　S-3-6
　編集　編集委員会
　菊池恵楓園入所者自治会（工藤昌敏）
　平成19年1月10日　A5　32頁　300円
　機関誌
　※製本

12404　**菊池野　通巻621号　第57巻　第2号**　S-3-6
　編集　編集委員会
　菊池恵楓園入所者自治会（工藤昌敏）
　平成19年2月10日　A5　32頁　300円
　機関誌
　※製本

12405　**菊池野　通巻622号　第57巻　第3号**　S-3-6
　編集　編集委員会
　菊池恵楓園入所者自治会（工藤昌敏）
　平成19年3月10日　A5　32頁　300円
　機関誌
　※製本

12406　**菊池野　通巻623号　第57巻　第4号**　S-3-6
　編集　編集委員会
　菊池恵楓園入所者自治会（工藤昌敏）
　平成19年4月10日　A5　32頁　300円
　機関誌
　※製本

12407　**菊池野　通巻624号　第57巻　第5号**　S-3-6
　編集　編集委員会
　菊池恵楓園入所者自治会（工藤昌敏）
　平成19年5月10日　A5　32頁　300円
　機関誌
　※製本

12408　**菊池野　通巻625号　第57巻　第6号**　S-3-6
　編集　編集委員会
　菊池恵楓園入所者自治会（工藤昌敏）
　平成19年6月10日　A5　32頁　300円
　機関誌
　※製本

12409　**菊池野　通巻626号　第57巻　第7号**　S-3-6
　編集　編集委員会
　菊池恵楓園入所者自治会（工藤昌敏）
　平成19年7月10日　A5　32頁　300円
　機関誌
　※製本

12410　**菊池野　通巻627号　第57巻　第8号**　S-3-6
　編集　編集委員会
　菊池恵楓園入所者自治会（工藤昌敏）
　平成19年8月10日　A5　32頁　300円
　機関誌
　※製本

12411　**菊池野　通巻628号　第57巻　第9号**　S-3-6
　編集　編集委員会
　菊池恵楓園入所者自治会（工藤昌敏）
　平成19年9月10日　A5　32頁　300円
　機関誌
　※製本

12412　**菊池野　通巻629号　第57巻　第10号**　S-3-6
　編集　編集委員会
　菊池恵楓園入所者自治会（工藤昌敏）
　平成19年10月10日　A5　32頁　300円
　機関誌
　※製本

12413　**菊池野　通巻630号　第57巻　第11号**　S-3-6
　編集　編集委員会
　菊池恵楓園入所者自治会（工藤昌敏）
　平成19年11月10日　A5　32頁　300円
　機関誌
　※製本

12414　**菊池野　通巻631号　第57巻　第12号**　S-3-6
　編集　編集委員会
　菊池恵楓園入所者自治会（工藤昌敏）
　平成19年12月10日　A5　32頁　300円
　機関誌
　※製本

12415　**菊池野　通巻632号　第58巻　第1号**　S-3-7
　編集　編集委員会
　菊池恵楓園入所者自治会（工藤昌敏）
　平成20年1月10日　A5　32頁　300円
　機関誌
　※製本

12416　**菊池野　通巻633号　第58巻　第2号**　S-3-7
　編集　編集委員会
　菊池恵楓園入所者自治会（工藤昌敏）
　平成20年2月10日　A5　32頁　300円
　機関誌
　※製本

12417　菊池野　通巻634号　第58巻　第3号　S-3-7
編集　編集委員会
菊池恵楓園入所者自治会（工藤昌敏）
平成20年3月10日　A5　40頁　300円
機関誌
※製本

12418　菊池野　通巻635号　第58巻　第4号　4・5月号　S-3-7
編集　編集委員会
菊池恵楓園入所者自治会（工藤昌敏）
平成20年5月10日　A5　56頁　300円
機関誌
※製本

12419　菊池野　通巻636号　第58巻　第5号　S-3-7
編集　編集委員会
菊池恵楓園入所者自治会（工藤昌敏）
平成20年6月10日　A5　32頁　300円
機関誌
※製本

12420　菊池野　通巻637号　第58巻　第6号　S-3-7
編集　編集委員会
菊池恵楓園入所者自治会（工藤昌敏）
平成20年7月10日　A5　32頁　300円
機関誌
※製本

12421　菊池野　通巻638号　第58巻　第7号　S-3-7
編集　編集委員会
菊池恵楓園入所者自治会（工藤昌敏）
平成20年8月10日　A5　32頁　300円
機関誌
※製本

12422　菊池野　通巻639号　第58巻　第8号　S-3-7
編集　編集委員会
菊池恵楓園入所者自治会（工藤昌敏）
平成20年9月10日　A5　32頁　300円
機関誌
※製本

12423　菊池野　通巻640号　第58巻　第9号　S-3-7
編集　編集委員会
菊池恵楓園入所者自治会（工藤昌敏）
平成20年10月10日　A5　32頁　300円
機関誌
※製本

12424　菊池野　通巻641号　第58巻　第10号　S-3-7
編集　編集委員会
菊池恵楓園入所者自治会（工藤昌敏）
平成20年11月10日　A5　32頁　300円
機関誌
※製本

12425　菊池野　通巻642号　第58巻　第11号　S-3-7
編集　編集委員会
菊池恵楓園入所者自治会（工藤昌敏）
平成20年12月10日　A5　32頁　300円
機関誌
※製本

12426　菊池野　通巻643号　第59巻　第1号　S-3-8
編集　編集委員会
菊池恵楓園入所者自治会（工藤昌敏）
平成21年1月10日　A5　32頁　300円
機関誌
※製本

12427　菊池野　通巻644号　第59巻　第2号　S-3-8
編集　編集委員会
菊池恵楓園入所者自治会（工藤昌敏）
平成21年2月10日　A5　32頁　300円
機関誌
※製本

12428　菊池野　通巻645号　第59巻　第3号　S-3-8
編集　編集委員会
菊池恵楓園入所者自治会（工藤昌敏）
平成21年3月10日　A5　32頁　300円
機関誌
※製本

12429　菊池野　通巻646号　第59巻　第4号　S-3-8
編集　編集委員会
菊池恵楓園入所者自治会（工藤昌敏）
平成21年4月10日　A5　32頁　300円
機関誌
※製本

12430　菊池野　通巻648号　第59巻　第6号　S-3-8
編集　編集委員会
菊池恵楓園入所者自治会（工藤昌敏）
平成21年6月10日　A5　32頁　300円
機関誌
※製本

12431　菊池野　通巻650号　第59巻　第8号　8・9月号　S-3-8
編集　編集委員会
菊池恵楓園入所者自治会（工藤昌敏）
平成21年7月10日　A5　96頁　500円
機関誌

※製本

12432　菊池野　通巻652号　第59巻　第10号　S-3-8
編集　編集委員会
菊池恵楓園入所者自治会（工藤昌敏）
平成21年11月10日　A5　32頁　300円
機関誌
※製本

12433　菊池野　通巻653号　第59巻　第11号　S-3-8
編集　編集委員会
菊池恵楓園入所者自治会（工藤昌敏）
平成21年12月10日　A5　32頁　300円
機関誌
※製本

12434　菊池野　通巻654号　第60巻　第1号　S-3-9
編集　編集委員会
菊池恵楓園入所者自治会（工藤昌敏）
平成22年1月10日　A5　32頁　300円
機関誌
※製本

12435　菊池野　通巻655号　第60巻　第2号　S-3-9
編集　編集委員会
菊池恵楓園入所者自治会（工藤昌敏）
平成22年2月10日　A5　32頁　300円
機関誌
※製本

12436　菊池野　通巻656号　第60巻　第3号　S-3-9
編集　編集委員会
菊池恵楓園入所者自治会（工藤昌敏）
平成22年3月10日　A5　34頁　300円
機関誌
※製本

12437　菊池野　通巻657号　第60巻　第4号　S-3-9
編集　編集委員会
菊池恵楓園入所者自治会（工藤昌敏）
平成22年4月10日　A5　32頁　300円
機関誌
※製本

12438　菊池野　通巻658号　第60巻　第5号　S-3-9
編集　編集委員会
菊池恵楓園入所者自治会（工藤昌敏）
平成22年5月10日　A5　32頁　300円
機関誌
※製本

12439　菊池野　通巻659号　第60巻　第6号　6・7月号　S-3-9
編集　編集委員会
菊池恵楓園入所者自治会（工藤昌敏）
平成22年7月10日　A5　44頁　300円
機関誌
※製本

12440　菊池野　通巻660号　第60巻　第7号　S-3-9
編集　編集委員会
菊池恵楓園入所者自治会（工藤昌敏）
平成22年8月10日　A5　32頁　300円
機関誌
※製本

12441　菊池野　通巻661号　第60巻　第8号　S-3-9
編集　編集委員会
菊池恵楓園入所者自治会（工藤昌敏）
平成22年9月10日　A5　40頁　300円
機関誌
※製本

12442　菊池野　通巻662号　第60巻　第9号　S-3-9
編集　編集委員会
菊池恵楓園入所者自治会（工藤昌敏）
平成22年10月10日　A5　32頁　300円
機関誌
※製本

12443　菊池野　通巻663号　第60巻　第10号　S-3-9
編集　編集委員会
菊池恵楓園入所者自治会（工藤昌敏）
平成22年11月10日　A5　36頁　300円
機関誌
※製本

12444　菊池野　通巻664号　第60巻　第11号　S-3-9
編集　編集委員会
菊池恵楓園入所者自治会（工藤昌敏）
平成22年12月10日　A5　32頁　300円
機関誌
※製本

12445　菊池野　通巻665号　第61巻　第1号　S-3-10
編集　編集委員会
菊池恵楓園入所者自治会（工藤昌敏）
平成23年1月10日　A5　32頁　300円
機関誌
※製本

12446　菊池野　通巻666号　第61巻　第2号　S-3-10
編集　編集委員会

菊池恵楓園入所者自治会（工藤昌敏）
平成23年2月10日　A5　32頁　300円
機関誌
※製本

12447　菊池野　通巻667号　第61巻　第3号　S-3-10
編集　編集委員会
菊池恵楓園入所者自治会（工藤昌敏）
平成23年3月10日　A5　32頁　300円
機関誌
※製本

12448　菊池野　通巻668号　第61巻　第4号　S-3-10
編集　編集委員会
菊池恵楓園入所者自治会（工藤昌敏）
平成23年4月10日　A5　32頁　300円
機関誌
※製本

12449　菊池野　通巻669号　第61巻　第5号　S-3-10
編集　編集委員会
菊池恵楓園入所者自治会（工藤昌敏）
平成23年5月10日　A5　32頁　300円
機関誌
※製本

12450　菊池野　通巻670号　第61巻　第6号　S-3-10
編集　編集委員会
菊池恵楓園入所者自治会（工藤昌敏）
平成23年6月10日　A5　32頁　300円
機関誌
※製本

12451　菊池野　通巻671号　第61巻　第7号　S-3-10
編集　編集委員会
菊池恵楓園入所者自治会（工藤昌敏）
平成23年7月10日　A5　32頁　300円
機関誌
※製本

12452　菊池野　通巻672号　第61巻　第8号　S-3-10
編集　編集委員会
菊池恵楓園入所者自治会（工藤昌敏）
平成23年8月10日　A5　32頁　300円
機関誌
※製本

12453　菊池野　通巻673号　第61巻　第9号　S-3-10
編集　編集委員会
菊池恵楓園入所者自治会（工藤昌敏）
平成23年9月10日　A5　32頁　300円
機関誌
※製本

12454　菊池野　通巻674号　第61巻　第10号　S-3-10
編集　編集委員会
菊池恵楓園入所者自治会（工藤昌敏）
平成23年10月10日　A5　32頁　300円
機関誌
※製本

12455　菊池野　通巻675号　第61巻　第11号　S-3-10
編集　編集委員会
菊池恵楓園入所者自治会（工藤昌敏）
平成23年11月10日　A5　32頁　300円
機関誌
※製本

12456　菊池野　通巻676号　第61巻　第12号　S-3-10
編集　編集委員会
菊池恵楓園入所者自治会（工藤昌敏）
平成23年12月10日　A5　32頁　300円
機関誌
※製本

12457　菊池野　通巻677号　第62巻　第1号　S-3-11
編集　編集委員会
菊池恵楓園入所者自治会（工藤昌敏）
平成24年1月10日　A5　32頁　300円
機関誌
※製本

12458　菊池野　通巻678号　第62巻　第2号　S-3-11
編集　編集委員会
菊池恵楓園入所者自治会（工藤昌敏）
平成24年2月10日　A5　32頁　300円
機関誌
※製本

12459　菊池野　通巻679号　第62巻　第3号　S-3-11
編集　編集委員会
菊池恵楓園入所者自治会（工藤昌敏）
平成24年3月10日　A5　32頁　300円
機関誌
※製本

12460　菊池野　通巻680号　第62巻　第4号　S-3-11
編集　編集委員会
菊池恵楓園入所者自治会（工藤昌敏）
平成24年4月10日　A5　32頁　300円
機関誌
※製本

12461　菊池野　通巻681号　第62巻　第5号　S-3-11
編集　編集委員会
菊池恵楓園入所者自治会（工藤昌敏）
平成24年5月10日　A5　32頁　300円
機関誌
※製本

12462　菊池野　通巻682号　第62巻　第6号　S-3-11
編集　編集委員会
菊池恵楓園入所者自治会（工藤昌敏）
平成24年6月10日　A5　32頁　300円
機関誌
※製本

12463　菊池野　通巻683号　第62巻　第7号　S-3-11
編集　編集委員会
菊池恵楓園入所者自治会（工藤昌敏）
平成24年7月10日　A5　32頁　300円
機関誌
※製本

12464　菊池野　通巻684号　第62巻　第8号　S-3-11
編集　編集委員会
菊池恵楓園入所者自治会（工藤昌敏）
平成24年8月10日　A5　32頁　300円
機関誌
※製本

12465　菊池野　通巻685号　第62巻　第9号　S-3-11
編集　編集委員会
菊池恵楓園入所者自治会（工藤昌敏）
平成24年9月10日　A5　32頁　300円
機関誌
※製本

12466　菊池野　通巻686号　第62巻　第10号　S-3-11
編集　編集委員会
菊池恵楓園入所者自治会（工藤昌敏）
平成24年10月10日　A5　32頁　300円
機関誌
※製本

12467　菊池野　通巻687号　第62巻　第11号　S-3-11
編集　編集委員会
菊池恵楓園入所者自治会（工藤昌敏）
平成24年11月10日　A5　32頁　300円
機関誌
※製本

12468　菊池野　通巻688号　第62巻　第12号　S-3-11
編集　編集委員会
菊池恵楓園入所者自治会（工藤昌敏）
平成24年12月10日　A5　32頁　300円
機関誌
※製本

12469　菊池野　通巻689号　第63巻　第1号　S-3-12
編集　編集委員会
菊池恵楓園入所者自治会（工藤昌敏）
平成25年1月10日　A5　32頁　300円
機関紙
※製本

12470　菊池野　通巻690号　第63巻　第2号　S-3-12
編集　編集委員会
菊池恵楓園入所者自治会（工藤昌敏）
平成25年2月10日　A5　32頁　300円
機関紙
※製本

12471　菊池野　通巻691号　第63巻　第3号（3・4月号）　S-3-12
編集　編集委員会
菊池恵楓園入所者自治会（志村康）
平成25年4月10日　A5　32頁　300円
機関紙
※製本

12472　菊池野　通巻692号　第63巻　第4号　S-3-12
編集　編集委員会
菊池恵楓園入所者自治会（志村康）
平成25年5月10日　A5　36頁　300円
機関紙
※製本

12473　菊池野　通巻693号　第63巻　第5号　S-3-12
編集　編集委員会
菊池恵楓園入所者自治会（志村康）
平成25年6月10日　A5　36頁　300円
機関紙
※製本

12474　菊池野　通巻694号　第63巻　第6号　S-3-12
編集　編集委員会
菊池恵楓園入所者自治会（志村康）
平成25年7月10日　A5　32頁　300円
機関紙
※製本

12475　菊池野　通巻695号　第63巻　第7号　S-3-12
編集　編集委員会
菊池恵楓園入所者自治会（志村康）

平成25年8月10日　A5　32頁　300円
機関紙
※製本

12476　**菊池野　通巻696号　第63巻　第8号（9・10月号）** S-3-12
編集　編集委員会
菊池恵楓園入所者自治会（志村康）
平成25年10月10日　A5　40頁　300円
機関紙
※製本

12477　**菊池野　通巻697号　第63巻　第9号** S-3-12
編集　編集委員会
菊池恵楓園入所者自治会（志村康）
平成25年11月10日　A5　32頁　300円
機関紙
※製本

12478　**菊池野　通巻698号　第63巻　第10号** S-3-12
編集　編集委員会
菊池恵楓園入所者自治会（志村康）
平成25年12月10日　A5　32頁　300円
機関紙
※製本

12479　**菊池野　通巻699号　第64巻　第1号** S-3-13
編集　編集委員会
菊池恵楓園入所者自治会（志村康）
平成26年1月10日　A5　32頁　300円
機関紙
※製本

12480　**菊池野　通巻700号　第64巻　第2号（2・3月号）** S-3-13
編集　編集委員会
菊池恵楓園入所者自治会（志村康）
平成26年3月10日　A5　104頁　700円
機関紙
※製本

12481　**菊池野　通巻701号　第64巻　第3号** S-3-13
編集　編集委員会
菊池恵楓園入所者自治会（志村康）
平成26年4月10日　A5　32頁　300円
機関紙
※製本

12482　**菊池野　通巻702号　第64巻　第4号** S-3-13
編集　編集委員会
菊池恵楓園入所者自治会（志村康）
平成26年5月10日　A5　32頁　300円
機関紙
※製本

12483　**菊池野　通巻703号　第64巻　第5号** S-3-13
編集　編集委員会
菊池恵楓園入所者自治会（志村康）
平成26年6月10日　A5　36頁　300円
機関紙
※製本

12484　**菊池野　通巻704号　第64巻　第6号** S-3-13
編集　編集委員会
菊池恵楓園入所者自治会（志村康）
平成26年7月10日　A5　32頁　300円
機関紙
※製本

12485　**菊池野　通巻705号　第64巻　第7号** S-3-13
編集　編集委員会
菊池恵楓園入所者自治会（志村康）
平成26年8月10日　A5　32頁　300円
機関紙
※製本

12486　**菊池野　通巻706号　第64巻　第8号** S-3-13
編集　編集委員会
菊池恵楓園入所者自治会（志村康）
平成26年9月10日　A5　32頁　300円
機関紙
※製本

12487　**菊池野　通巻707号　第64巻　第9号** S-3-13
編集　編集委員会
菊池恵楓園入所者自治会（志村康）
平成26年10月10日　A5　32頁　300円
機関紙
※製本

12488　**菊池野　通巻708号　第64巻　第10号** S-3-13
編集　編集委員会
菊池恵楓園入所者自治会（志村康）
平成26年11月10日　A5　32頁　300円
機関紙
※製本

12489　**菊池野　通巻709号　第64巻　第11号** S-3-13
編集　編集委員会
菊池恵楓園入所者自治会（志村康）
平成26年12月10日　A5　32頁　300円
機関紙
※製本

12490　**菊池野　通巻710号　第65巻　第1号**　S-3-14
　編集　編集委員会
　菊池恵楓園入所者自治会（志村康）
　平成27年1月10日　A5　32頁　300円
　機関紙
　※製本

12491　**菊池野　通巻711号　第65巻　第2号**　S-3-14
　編集　編集委員会
　菊池恵楓園入所者自治会（志村康）
　平成27年2月10日　A5　32頁　300円
　機関紙
　※製本

12492　**菊池野　通巻712号　第65巻　第3号**　S-3-14
　編集　編集委員会
　菊池恵楓園入所者自治会（志村康）
　平成27年3月10日　A5　32頁　300円
　機関紙
　※製本

12493　**菊池野　通巻713号　第65巻　第4号**　S-3-14
　編集　編集委員会
　菊池恵楓園入所者自治会（志村康）
　平成27年4月10日　A5　32頁　300円
　機関紙
　※製本

12494　**菊池野　通巻714号　第65巻　第5号**　S-3-14
　編集　編集委員会
　菊池恵楓園入所者自治会（志村康）
　平成27年5月10日　A5　32頁　300円
　機関紙
　※製本

12495　**菊池野　通巻715号　第65巻　第6号**　S-3-14
　編集　編集委員会
　菊池恵楓園入所者自治会（志村康）
　平成27年6月10日　A5　32頁　300円
　機関紙
　※製本

12496　**菊池野　通巻716号　第65巻　第7号**　S-3-14
　編集　編集委員会
　菊池恵楓園入所者自治会（志村康）
　平成27年7月10日　A5　32頁　300円
　機関紙
　※製本

12497　**菊池野　通巻717号　第65巻　第8号**　S-3-14
　編集　編集委員会
　菊池恵楓園入所者自治会（志村康）
　平成27年8月10日　A5　32頁　300円
　機関紙
　※製本

12498　**菊池野　通巻718号　第65巻　第9号**　S-3-14
　編集　編集委員会
　菊池恵楓園入所者自治会（志村康）
　平成27年9月10日　A5　32頁　300円
　機関紙
　※製本

12499　**菊池野　通巻719号　第65巻　第10号**　S-3-14
　編集　編集委員会
　菊池恵楓園入所者自治会（志村康）
　平成27年10月10日　A5　34頁　300円
　機関紙
　※製本

12500　**菊池野　通巻720号　第65巻　第11号**　S-3-14
　編集　編集委員会
　菊池恵楓園入所者自治会（志村康）
　平成27年11月10日　A5　34頁　300円
　機関紙
　※製本

12501　**菊池野　通巻721号　第65巻　第12号**　S-3-14
　編集　編集委員会
　菊池恵楓園入所者自治会（志村康）
　平成27年12月10日　A5　32頁　300円
　機関紙
　※製本

12502　**菊池野　通巻722号　第66巻　第1号**　S-3-15
　編集　編集委員会
　菊池恵楓園入所者自治会（志村康）
　平成28年1月10日　A5　36頁　300円
　機関紙
　※製本

12503　**菊池野　通巻723号　第66巻　第2号**　S-3-15
　編集　編集委員会
　菊池恵楓園入所者自治会（志村康）
　平成28年2月11日　A5　32頁　300円
　機関紙
　※製本

12504　**菊池野　通巻724号　第66巻　第3号**　S-3-15
　編集　編集委員会
　菊池恵楓園入所者自治会（志村康）
　平成28年3月10日　A5　32頁　300円
　機関紙

※製本

12505　**菊池野**　通巻725号　第66巻　第4号　S-3-15
編集　編集委員会
菊池恵楓園入所者自治会（志村康）
平成28年4月10日　A5　32頁　300円
機関紙
※製本

12506　**菊池野**　通巻726号　第66巻　第5号　S-3-15
編集　編集委員会
菊池恵楓園入所者自治会（志村康）
平成28年5月10日　A5　36頁　300円
機関紙
※製本

12507　**菊池野**　通巻727号　第66巻　第6号　S-3-15
編集　編集委員会
菊池恵楓園入所者自治会（志村康）
平成28年7月10日　A5　64頁　700円
機関紙
※6・7月号
※製本

12508　**菊池野**　通巻728号　第66巻　第7号　S-3-15
編集　編集委員会
菊池恵楓園入所者自治会（志村康）
平成28年8月10日　A5　32頁　300円
機関紙
※製本

12509　**菊池野**　通巻729号　第66巻　第8号　S-3-15
編集　編集委員会
菊池恵楓園入所者自治会（志村康）
平成28年9月10日　A5　32頁　300円
機関紙
※製本

12510　**菊池野**　通巻730号　第66巻　第9号　S-3-15
編集　編集委員会
菊池恵楓園入所者自治会（志村康）
平成28年10月10日　A5　32頁　300円
機関紙
※製本

12511　**菊池野**　通巻731号　第66巻　第10号　S-3-15
編集　編集委員会
菊池恵楓園入所者自治会（志村康）
平成28年11月10日　A5　32頁　300円
機関紙
※製本

12512　**菊池野**　通巻732号　第66巻　第11号　S-3-15
編集　編集委員会
菊池恵楓園入所者自治会（志村康）
平成28年12月10日　A5　32頁　300円
機関紙
※製本

12513　**菊池野**　通巻733号　第67巻　第1号　S-3-16
編集　編集委員会
菊池恵楓園入所者自治会（志村康）
平成29年1月10日　A5　34頁　300円
機関誌
※製本

12514　**菊池野**　通巻734号　第67巻　第2号　S-3-16
編集　編集委員会
菊池恵楓園入所者自治会（志村康）
平成29年2月10日　A5　32頁　300円
機関誌
※製本

12515　**菊池野**　通巻735号　第67巻　第3号　S-3-16
編集　編集委員会
菊池恵楓園入所者自治会（志村康）
平成29年3月10日　A5　32頁　300円
機関誌
※製本

12516　**菊池野**　通巻736号　第67巻　第4号　S-3-16
編集　編集委員会
菊池恵楓園入所者自治会（志村康）
平成29年4月10日　A5　32頁　300円
機関誌
※製本

12517　**菊池野**　通巻737号　第67巻　第5号　S-3-16
編集　編集委員会
菊池恵楓園入所者自治会（志村康）
平成29年5月10日　A5　32頁　300円
機関誌
※製本

12518　**菊池野**　通巻738号　第67巻　第6号　S-3-16
編集　編集委員会
菊池恵楓園入所者自治会（志村康）
平成29年6月10日　A5　32頁　300円
機関誌
※製本

12519　**菊池野**　通巻739号　第67巻　第7号　S-3-16
編集　編集委員会
菊池恵楓園入所者自治会（志村康）

平成29年7月10日　A5　32頁　300円
機関誌
※製本

12520　**菊池野　通巻740号　第67巻　第8号**　S-3-16
編集　編集委員会
菊池恵楓園入所者自治会（志村康）
平成29年8月10日　A5　32頁　300円
機関誌
※製本

12521　**菊池野　通巻741号　第67巻　第9号**　S-3-16
編集　編集委員会
菊池恵楓園入所者自治会（志村康）
平成29年9月10日　A5　32頁　300円
機関誌
※製本

12522　**菊池野　通巻742号　第67巻　第10号**　S-3-16
編集　編集委員会
菊池恵楓園入所者自治会（志村康）
平成29年10月10日　A5　32頁　300円
機関誌
※製本

12523　**菊池野　通巻743号　第67巻　第11号**　S-3-16
編集　編集委員会
菊池恵楓園入所者自治会（志村康）
平成29年11月10日　A5　32頁　300円
機関誌
※製本

12524　**菊池野　通巻744号　第67巻　第12号**　S-3-16
編集　編集委員会
菊池恵楓園入所者自治会（志村康）
平成29年12月10日　A5　32頁　300円
機関誌
※製本

12525　**菊池野　通巻745号　第68巻　第1号**　S-3-17
編集　編集委員会
菊池恵楓園入所者自治会（志村康）
平成30年1月10日　A5　32頁　300円
機関誌
※製本

12526　**菊池野　通巻746号　第68巻　第2号**　S-3-17
編集　編集委員会
菊池恵楓園入所者自治会（志村康）
平成30年2月10日　A5　32頁　300円
機関誌
※製本

12527　**菊池野　通巻747号　第68巻　第3号**　S-3-17
編集　編集委員会
菊池恵楓園入所者自治会（志村康）
平成30年3月10日　A5　32頁　300円
機関誌
※製本

12528　**菊池野　通巻748号　第68巻　第4号**　S-3-17
編集　編集委員会
菊池恵楓園入所者自治会（志村康）
平成30年4月10日　A5　32頁　300円
機関誌
※製本

12529　**菊池野　通巻749号　第68巻　第5号**　S-3-17
編集　編集委員会
菊池恵楓園入所者自治会（志村康）
平成30年5月10日　A5　32頁　300円
機関誌
※製本

12530　**菊池野　通巻750号　第68巻　第6号**　S-3-17
編集　編集委員会
菊池恵楓園入所者自治会（志村康）
平成30年7月1日　A5　80頁　500円
機関誌
※製本

12531　**菊池野　通巻751号　第68巻　第7号**　S-3-17
編集　編集委員会
菊池恵楓園入所者自治会（志村康）
平成30年8月10日　A5　32頁　300円
機関誌
※製本

12532　**菊池野　通巻752号　第68巻　第8号**　S-3-17
編集　編集委員会
菊池恵楓園入所者自治会（志村康）
平成30年9月10日　A5　32頁　300円
機関誌
※製本

12533　**菊池野　通巻753号　第68巻　第9号**　S-3-17
編集　編集委員会
菊池恵楓園入所者自治会（志村康）
平成30年10月10日　A5　32頁　300円
機関誌
※製本

12534　**菊池野　通巻754号　第68巻　第10号**　S-3-

17
編集　編集委員会
菊池恵楓園入所者自治会（志村康）
平成30年11月10日　A5　32頁　300円
機関誌
※製本

12535　菊池野　通巻755号　第68巻　第11号　S-3-17
編集　編集委員会
菊池恵楓園入所者自治会（志村康）
平成30年12月10日　A5　32頁　300円
機関誌
※製本

12536　菊池野　通巻756号　第69巻　第1号　S-3-18
編集　編集委員会
菊池恵楓園入所者自治会（志村康）
平成31年1月10日　A5　32頁　300円
機関誌
※製本

12537　菊池野　通巻757号　第69巻　第2号　S-3-18
編集　編集委員会
菊池恵楓園入所者自治会（志村康）
平成31年2月10日　A5　32頁　300円
機関誌
※製本

12538　菊池野　通巻758号　第69巻　第3号　S-3-18
編集　編集委員会
菊池恵楓園入所者自治会（志村康）
平成31年3月10日　A5　32頁　300円
機関誌
※製本

12539　菊池野　通巻759号　第69巻　第4号　S-3-18
編集　編集委員会
菊池恵楓園入所者自治会（志村康）
平成31年4月10日　A5　32頁　300円
機関誌
※製本

12540　菊池野　通巻760号　第69巻　第5号　S-3-18
編集　編集委員会
菊池恵楓園入所者自治会（志村康）
令和1年5月10日　A5　32頁　300円
機関誌
※製本

12541　菊池野　通巻761号　第69巻　第6号　S-3-18
編集　編集委員会
菊池恵楓園入所者自治会（志村康）
令和1年6月10日　A5　32頁　300円
機関誌
※製本

12542　菊池野　通巻762号　第69巻　第7号　S-3-18
編集　編集委員会
菊池恵楓園入所者自治会（志村康）
令和1年7月10日　A5　32頁　300円
機関誌
※製本

12543　菊池野　通巻763号　第69巻　第8号　S-3-18
編集　編集委員会
菊池恵楓園入所者自治会（志村康）
令和1年8月10日　A5　32頁　300円
機関誌
※製本

12544　菊池野　通巻764号　第69巻　第9号　S-3-18
編集　編集委員会
菊池恵楓園入所者自治会（志村康）
令和1年9月10日　A5　30頁　300円
機関誌
※製本

12545　菊池野　通巻765号　第69巻　第10号　S-3-18
編集　編集委員会
菊池恵楓園入所者自治会（志村康）
令和1年10月10日　A5　32頁　300円
機関誌
※製本

12546　菊池野　通巻766号　第69巻　第11号　S-3-18
編集　編集委員会
菊池恵楓園入所者自治会（志村康）
令和1年11月10日　A5　32頁　300円
機関誌
※製本

12547　菊池野　通巻767号　第69巻　第12号　S-3-18
編集　編集委員会
菊池恵楓園入所者自治会（志村康）
令和1年12月10日　A5　32頁　300円
機関誌
※製本

12548　菊池野　通巻768号　第70巻　第1号　S-3-19
編集　編集委員会
菊池恵楓園入所者自治会（志村康）
令和2年1月10日　A5　34頁　300円

機関誌
※製本

12549 **菊池野　通巻769号　第70巻　第2号** S-3-19
編集　編集委員会
菊池恵楓園入所者自治会（志村康）
令和2年2月10日　A5　36頁　300円
機関誌
※製本

12550 **菊池野　通巻770号　第70巻　第3号** S-3-19
編集　編集委員会
菊池恵楓園入所者自治会（志村康）
令和2年3月10日　A5　32頁　300円
機関誌
※製本

12551 **菊池野　通巻771号　第70巻　第4号** S-3-19
編集　編集委員会
菊池恵楓園入所者自治会（志村康）
令和2年4月10日　A5　32頁　300円
機関誌
※製本

12552 **菊池野　通巻772号　第70巻　第5号** S-3-19
編集　編集委員会
菊池恵楓園入所者自治会（志村康）
令和2年6月10日　A5　64頁　500円
機関誌
※菊池事件国賠訴訟判決特集
※製本

12553 **菊池野　通巻773号　第70巻　第6号** S-3-19
編集　編集委員会
菊池恵楓園入所者自治会（志村康）
令和2年7月10日　A5　32頁　300円
機関誌
※製本

12554 **菊池野　通巻774号　第70巻　第7号** S-3-19
編集　編集委員会
菊池恵楓園入所者自治会（志村康）
令和2年8月10日　A5　32頁　300円
機関誌
※製本

12555 **菊池野　通巻775号　第70巻　第8号** S-3-19
編集　編集委員会
菊池恵楓園入所者自治会（志村康）
令和2年9月10日　A5　34頁　300円
機関誌
※製本

12556 **菊池野　通巻776号　第70巻　第9号** S-3-19
編集　編集委員会
菊池恵楓園入所者自治会（志村康）
令和2年10月10日　A5　32頁　300円
機関誌
※製本

12557 **菊池野　通巻777号　第70巻　第10号** S-3-19
編集　編集委員会
菊池恵楓園入所者自治会（志村康）
令和2年11月10日　A5　32頁　300円
機関誌
※製本

12558 **菊池野　通巻778号　第70巻　第11号** S-3-19
編集　編集委員会
菊池恵楓園入所者自治会（志村康）
令和2年12月10日　A5　32頁　300円
機関誌
※製本

12559 **菊池恵楓園50年史** S-3-21
編集　国立療養所菊池恵楓園　田尻敢
国立療養所菊池恵楓園　田尻敢
昭和35年3月31日　B5　234頁
記録
※本

12560 **最近10年のあゆみ　創立60周年記念誌** S-3-22
編集　国立療養所菊池恵楓園　志賀一親
国立療養所菊池恵楓園　志賀一親
昭和45年2月10日　B5　52頁　非売品
記録
※ファイル

12561 **国立療養所菊池恵楓園散策マップ** S-3-23
編　藏座江美
熊本県
令和4年1月20日　A5　22頁

12562 **発展無限　〔第一部〕** S-3-23
編集　熊日情報文化センター
国立療養所菊池恵楓園
2009年10月1日　A4　113頁
記録
※箱入り2冊セット

12563 **百年の星霜　〔第二部〕** S-3-23
編集　熊日情報文化センター
国立療養所菊池恵楓園

2009年10月1日　A4　235頁
記録
※箱入り 2冊セット

12564　自治会50年史　S-3-24
編集　自治会50年史編纂委員会
菊池恵楓園患者自治会　青木伸一
昭和51年10月30日　B5　228頁
記録
※本　3冊

12565　壁をこえて　自治会八十年の軌跡　S-3-25
編集　編集委員会
国立療養所菊池恵楓園入所者自治会
2006年6月19日　A5　295頁　2,857円
記録
※本　2冊

12566　時の問題　龍田寮の子供たち　S-3-26
坂本悟／江藤安純／宮﨑松記／德留忠義／渡辺徹
熊本県教職員組合機関誌
昭和29年5月1日　A5　16頁
記録
※『熊本教育』第7巻第5刷別冊
※ファイル

12567　今日の焦点　竜田寮の子供たち　通学問題を巡って　S-3-26
編集　吉村陽三
玉城正秀
昭和29年10月5日　A5　30頁
記録
※ファイル

12568　恵楓　第6号　S-3-26
編集　北里重夫
国立療養所　菊池恵楓園
昭和29年3月1日　A5　60頁　70円
機関誌
※癩患者と親族関係にある児童の通学問題特集
※ファイル　2冊

12569　宮崎松記　日本人の足跡（日本のシュバイツァー）産経新聞　平成13　10・22-24　S-3-27
平成13年10月22日～25日
※産経新聞　4枚
※ファイル

12570　日本古代史研究　S-3-28
菊池恵楓園公民科
1953年5月5日　B5　40頁
研究
※ファイル

12571　公民科月報　第5号　S-3-28
編集　豊永功
菊池恵楓園公民科（溝口製次）
昭和26年6月10日　B5　4頁
機関誌
※ファイル

12572　公民月報　第6号　S-3-28
編集　公民科文化部
菊池恵楓園公民科
昭和31年9月25日　B5　8頁
機関誌
※ファイル

12573　ほうぎ　第1巻　第1号　S-3-28
編集　浦田稔・田中輝幸
伊藤利男
昭和28年5月20日　B5　16頁
機関誌
※ファイル

12574　戯曲「陽気な地獄」上演に当たって　S-3-28
かし・わたる
B6変形　1枚頁
※ファイル

12575　療友　第20号　S-3-28
編集　山口斗造
恵楓園療友会
1955年10月15日　B5　4頁
会報
※ファイル　2冊

12576　蜂の巣　No.3　S-3-29
編集　松尾直
菊池恵楓園マンボ会（中村治一郎）
昭和30年12月15日　B5　30頁
機関誌
※ファイル

12577　蜂の巣　No.4　S-3-29
編集　松尾直
恵楓園マンボ会（中村治一郎）
昭和31年1月1日　B5　35頁
機関誌
※ファイル

12578　蜂蟻　第1巻　第2号　S-3-29
編集　浦田稔・田中照幸
伊藤利男
昭和28年6月24日　B5　32頁
機関誌
※菊池恵楓園公民科機関紙

※ファイル

12579　蜂蟻　2巻　7号　S-3-29
　編集　小佐々康代
　桧垣政一
　昭和30年7月15日　B5　12頁
　機関誌
　※恵楓園公民科機関誌
　※ファイル

12580　蜂蟻　Vol.2　No.8　S-3-29
　編集　溝口製次・松尾直・江口一郎・山口律子
　伊藤利男
　昭和29年12月24日　B5　17頁
　機関誌
　※ファイル

12581　蜂蟻　巻2　No.9　S-3-29
　編集　谷哲秀・松尾直・萩本政則・藤木稔
　伊藤利男
　昭和29年12月20日　B5　16頁
　機関誌
　※ファイル

12582　句会報「光風」　成年婦人機関誌「暁鐘」　S-4-1
　※ファイル

12583　光風　No.5　S-4-1
　光風俳句会
　1957年5月15日　A5　4頁
　俳句
　※ファイル　2冊

12584　光風　No.6　S-4-1
　光風俳句会
　1957年6月15日　A5　4頁
　俳句
　※ファイル

12585　光風　No.7　S-4-1
　光風俳句会
　1957年7月15日　A5　4頁
　俳句
　※ファイル

12586　光風　No.8　S-4-1
　光風俳句会
　1957年10月1日　A5　6頁
　俳句
　※ファイル

12587　光風　No.10　S-4-1
　光風俳句会
　1958年1月20日　A5　4頁
　俳句
　※ファイル　2冊

12588　暁鐘　第17巻　第2号　S-4-1
　編集　肥後政夫・花田好人・森本英美子・谷本榮子・木村義枝
　菊池恵楓園青年団（吉川英夫）
　昭和24年7月5日　A5　28頁
　機関誌
　※ファイル

12589　暁鐘　第17巻　第3号　S-4-1
　編集　肥後政夫・花田好人・森本英美子・谷本榮子
　菊池恵楓園青年団（吉川英夫）
　昭和24年9月15日　A5　18頁
　機関誌
　※ファイル

12590　句集　草の花　S-4-2
　編集　菊池恵楓園草の花会
　菊池恵楓園患者自治厚生会
　昭和26年6月10日　B6　216頁　非売品
　俳句
　※本　2冊

12591　句集　盲導線　S-4-3
　平良一洋
　平良一洋
　昭和38年7月1日　B6　135頁　非売品
　俳句
　※本

12592　合同句集　光風　S-4-4
　編者　光風俳句会
　光風俳句会
　昭和35年6月30日　B6　146頁　非売品
　俳句
　※本　2冊

12593　遺句集　海紅豆（かいこうづ）　S-4-5
　量雨江　（編者　大山洋）
　畑野むめ
　昭和45年5月8日　B6　118頁　非売品
　俳句
　※本　2冊

12594　雀人句集　S-4-6
　松原善吉
　大泉フイ・早川ア井
　昭和52年8月　B6　125頁　非売品

847

俳句
※本　2冊

12595　句集　天涯の座　S-4-7
　増葦雄
　増みき
　昭和60年11月　B6　267頁　2,000円
　俳句
　※本　2冊

12596　句集　日向路 - 白杖とともに　S-4-8
　有明太郎
　編集制作　熊本日日新聞情報文化センター
　2006年12月1日　B6　203頁　非売品
　俳句
　※本　2冊

12597　句集　朝日子　S-4-9
　原田一身
　昭和54年7月1日　A5　199頁
　俳句
　※本　2冊

12598　句集　觸るる　S-4-10
　原田美千代
　昭和54年7月1日　A5　199頁
　俳句
　※本　2冊

12599　句集　ひとつぶの露　S-4-11
　中村花芙蓉
　平成元年12月25日　A5　188頁
　俳句
　※本　2冊

12600　句集　露草　S-4-12
　水野民子
　草の花発行所（水野民子）
　昭和14年4月15日　B6　106頁　1円50銭
　俳句
　※本

12601　村上多一郎歌集　S-4-13
　村上多一郎
　九州アララギ発行所（宮﨑松記）
　昭和26年3月20日　B6　121頁　非売品
　短歌
　※本

12602　歌集　菴羅樹　S-4-14
　編集　菊池恵楓園檜の影短歌会
　菊池恵楓園患者自治厚生会
　昭和26年6月10日　B6　200頁　非売品

短歌
※本

12603　櫟の花　S-4-15
　島田尺草
　水甕社（岡島寛一）
　昭和12年11月22日　B6　105頁　1円
　短歌
　※本　2冊

12604　歌集　一握の藁　S-4-16
　島田尺草
　水甕社（岡島寛一）
　昭和8年6月20日　B6　150頁　80銭
　短歌
　※本

12605　島田尺草全集　S-4-17
　編者　内田守人
　長崎書店（長崎次郎）
　昭和14年10月1日　B6　308頁　80銭
　短歌
　※本

12606　合同歌集　檜の影集　S-4-18
　代表　内海俊夫
　椎の木書房（荒井雅至）
　昭和51年10月20日　B6　188頁　2,300円
　短歌
　※本　2冊

12607　歌集　ふゆの草　S-4-19
　山本吉徳
　山本吉徳
　昭和61年1月1日　B6　179頁　非売品
　短歌
　※本

12608　歌集　小岱の山　S-4-20
　青木伸一（編者　檜の影短歌会）
　石川書房（石川靖雄）
　1991年10月15日　B6　224頁　非売品
　短歌
　※本　3冊

12609　歌集　山茱萸の花　S-4-21
　青木伸一
　石川書房（石川靖雄）
　1980年10月29日　B6　188頁　2,500円
　短歌
　※本　2冊

12610　歌集　五橋のしま　S-4-22
　岩本妙子
　石川書房（石川靖雄）
　1995年11月15日　B6　286頁　2,500円
　短歌
　※本　2冊

12611　歌集　おもひぐさ　S-4-23
　有明てるみ
　石川書房（石川靖雄）
　1994年10月25日　B6　226頁　2,500円
　短歌
　※本

12612　畑野むめ歌集　S-4-24
　畑野むめ
　白玉書房（鎌田敬止）
　昭和37年7月15日　B6　94頁　250円
　短歌
　※本

12613　歌集　黒き檜の森　S-4-27
　畑野むめ
　石川書房（石川靖雄）
　昭和58年1月20日　B6　209頁　2,500円
　短歌
　※本

12614　歌集　くさの原　S-4-26
　畑野むめ
　石川書房（石川靖雄）
　1998年12月15日　B6　169頁
　短歌
　※本　2冊

12615　歌集　百日紅　S-4-25
　畑野むめ
　短歌新聞社（石黒清介）
　平成18年12月1日　B6　154頁　2,500円
　短歌
　※本

12616　青天　S-4-28
　入江章子
　砂子屋書房（田村雅之）
　昭和62年5月15日　B6　206頁　2,500円
　短歌
　※本　2冊

12617　辰砂の壺　S-4-29
　入江章子
　「牙」短歌会
　1999年9月15日　A5　204頁　2,500円
　短歌
　※本

12618　歌集　山もみぢ　S-4-30
　山口秀男
　石川書房（石川靖雄）
　1988年7月20日　B6　177頁　非売品
　短歌
　※本

12619　隅青鳥歌集　S-4-31
　隅青鳥
　日本MTL（内田守）
　昭和12年6月25日　B6　147頁　80銭
　短歌
　※本　2冊

12620　遺歌集　あゆむ　S-7-7
　山本吉徳
　山本幸子
　令和1年10月1日　A4　128頁
　短歌
　※ファイル

12621　歌集　いいぎりの原　S-5-1
　内海俊夫
　白玉書房（鎌田敬止）
　昭和53年10月20日　B6　197頁　2,500円
　短歌
　※本　2冊

12622　歌集　椿咲く庭に　S-5-2
　内海俊夫
　石川書房（石川靖雄）
　1988年6月30日　B6　203頁　2,000円
　短歌
　※本　2冊

12623　森の窓・四季　S-5-3
　内海俊夫
　内海俊夫
　昭和63年9月10日　B6　191頁　1,500円
　随筆
　※本　2冊

12624　歌集　檜・その窓の中に　S-5-4
　内海俊夫
　石川書房（石川靖雄）
　1997年10月10日　B6　172頁
　歌集
　※本　2冊

12625　津田治子の歌と生涯　S-5-5
　河合千鶴子・福原滉子・成瀬晶子・桝本良
　古川書房
　1979年4月30日　B6　171頁　1,200円
　歌文集
　※本　3冊

12626　忍びてゆかな　小説津田治子　S-5-6
　大原富枝
　講談社（三木章）
　1982年9月10日　B6　322頁　1,300円
　小説
　※本

12627　歌集　なぎの窓邊に　S-5-7
　高橋寛
　石川書房（石川靖雄）
　昭和56年11月20日　B6　180頁　2,000円
　短歌
　※本　2冊

12628　歌集　山峡の石橋　S-5-8
　伊藤輝文
　石川書房（石川靖雄）
　昭和57年3月10日　B6　149頁　2,500円
　短歌
　※本　2冊

12629　歌集　あその麓に　S-5-9
　芝精
　芝精
　昭和59年1月15日　B6　169頁
　短歌
　※本　2冊

12630　古城（ふるしろ）　S-5-10
　編集　藤森實雄
　古城発行所（藤森實雄）
　昭和5年11月15日　B6　280頁　1円50銭
　短歌
　※本

12631　歌集　白き檜の山　S-5-11
　伊藤保
　白玉書房（鎌田敬止）
　昭和33年11月9日　B6　168頁　280円
　短歌
　※本

12632　檜の山のうたびと　S-5-12
　松下竜一
　筑摩書房（井上達三）
　昭和49年9月25日　B6　289頁　1,500円
　短歌
　※本

12633　菊池野文学　No.2　S-5-13
　編集　下河辺讓
　須磨生夫
　昭和30年5月15日　A5　48頁
　小説・随筆
　※Box

12634　菊池野文学　5号　S-5-13
　編集　編集委員
　菊池野文学会（須磨生夫）
　昭和31年3月25日　A5　32頁　非売品
　小説・随筆
　※Box

12635　菊池野文学　6号　S-5-13
　編集　編集委員
　菊池野文学会（須磨生夫）
　昭和31年6月25日　A5　39頁　非売品
　小説・随筆
　※Box

12636　菊池野文学　No.9　S-5-13
　編集　編集委員
　菊池野文学会（山村炘雨）
　昭和35年9月25日　A5　41頁　非売品
　小説・随筆
　※Box　2冊

12637　菊池野文学　No.11　S-5-13
　編集　編集委員
　菊池野文学会（風見治）
　昭和36年6月25日　A5　40頁
　小説・随筆
　※Box

12638　菊池野文学　第12号　S-5-13
　編集　編集委員
　菊池野文学会（風見治）
　昭和37年11月25日　A5　40頁
　小説・随筆
　※Box

12639　菊池野文学　第13号　S-5-13
　編集　西原桂子
　菊池野文学会
　昭和39年2月10日　A5　32頁
　小説・随筆
　※Box

12640　菊池野文学　第14号　S-5-13
　編集　山村炘雨
　菊池野文学会
　昭和39年8月10日　A5　40頁
　小説・随筆
　※Box　2冊

12641　菊池野文学　No.15　S-5-13
　編集　韓石峯
　菊池野文学会
　昭和39年11月15日　A5　40頁
　小説・随筆
　※Box　2冊

12642　菊池野文学　第16号　S-5-13
　編集　韓石峯
　菊池野文学会
　昭和40年8月5日　A5　40頁
　小説・随筆
　※Box

12643　菊池野文学　第17号　S-5-13
　編集　鷹志順
　菊池野文学会
　昭和41年2月15日　A5　40頁
　小説・随筆
　※Box　3冊

12644　菊池野文学　No.18　S-5-13
　編集　鷹志順
　菊池野文学会
　昭和41年8月31日　A5　40頁
　小説・随筆
　※Box　3冊

12645　炎樹　創刊号*　S-5-14
　編集　吉村陽三
　文協現代詩研究会（現代詩研究会）
　昭和31年4月25日　B5　6頁
　詩
　※製本　○

12646　炎樹　No.2*　S-5-14
　編集　吉村陽三
　文協現代詩研究会（現代詩研究会）
　昭和31年7月20日　B5　6頁
　詩
　※製本　○

12647　炎樹　No.3*　S-5-14
　編集　吉村陽三
　文協現代詩研究会（現代詩研究会）
　昭和31年10月5日　B5　6頁
　詩
　※製本　○

12648　炎樹　No.4*　S-5-14
　編集　吉村陽三
　文協現代詩研究会（現代詩研究会）
　昭和31年12月20日　B5　6頁
　詩
　※製本　○

12649　炎樹　No.5*　S-5-14
　編集　西羽四郎
　文協現代詩研究会（現代詩研究会）
　昭和34年5月10日　B5　6頁
　詩
　※製本　○　2冊

12650　炎樹　No.6*　S-5-14
　編集　西羽四郎
　文協現代詩研究会（現代詩研究会）
　昭和34年7月20日　B5　6頁
　詩
　※製本　○　2冊

12651　炎樹　No.7*　S-5-14
　編集　西羽四郎
　文協現代詩研究会（現代詩研究会）
　昭和34年9月20日　B5　7頁
　詩
　※製本　○

12652　炎樹　No.8*　S-5-14
　編集　西羽四郎
　文協現代詩研究会（現代詩研究会）
　昭和34年11月20日　B5　7頁
　詩
　※製本　○　2冊

12653　炎樹　No.9*　S-5-14
　編集　西羽四郎
　文協現代詩研究会（現代詩研究会）
　昭和35年4月20日　B5　7頁
　詩
　※製本　○

12654　炎樹　No.10*　S-5-14
　編集　西羽四郎
　文協現代詩研究会（現代詩研究会）
　昭和35年6月20日　B5　7頁
　詩
　※製本　○

12655　炎樹　No.11*　S-5-14
　編集　西羽四郎
　文協現代詩研究会（現代詩研究会）
　昭和35年8月20日　B5　7頁
　詩
　※製本　○

12656　炎樹　No.12*　S-5-14
　編集　吉村陽三
　文協現代詩研究会（現代詩研究会）
　昭和35年11月20日　B5　5頁
　詩
　※製本　○

12657　炎樹　No.13*　S-5-14
　編集　檜垣政一
　文協現代詩研究会（現代詩研究会）
　昭和36年7月20日　B5　6頁
　詩
　※製本　○

12658　炎樹　No.14*　S-5-14
　編集　檜垣政一
　文協現代詩研究会（現代詩研究会）
　昭和36年9月20日　B5　6頁
　詩
　※製本　○

12659　炎樹　No.5*　S-5-14'
　編集　西羽四郎
　文協現代詩研究会（現代詩研究会）
　昭和34年5月10日　B5　6頁
　詩
　※残部
　※中性紙箱　○

12660　炎樹　No.6*　S-5-14'
　編集　西羽四郎
　文協現代詩研究会（現代詩研究会）
　昭和34年7月20日　B5　6頁
　詩
　※残部
　※中性紙箱　○

12661　炎樹　No.8*　S-5-14'
　編集　西羽四郎
　文協現代詩研究会（現代詩研究会）
　昭和34年11月20日　B5　7頁
　詩
　※残部
　※中性紙箱　○

12662　台風眼　1953・1954　アンソロジー*　S-5-15
　編集　吉村陽造
　文協詩謡会（吉村陽造）
　昭和30年2月28日　A5　88頁
　詩
　※製本　○　2冊

12663　伊藤保歌集　『仰日』批評集　S-5-16
　五味保義・近藤芳美・杉浦明平・千代國一・中野菊夫・宮本百合子・結城哀草果
　第二書房
　B6　23頁
　感想
　※ファイル

12664　檜の影短歌　S-5-16
　菊池恵楓園（檜の影短歌会）
　昭和25年10月15日　A5　24頁
　機関誌
　※歌集　仰日　記念号
　※ファイル

12665　海雪　檜の影短歌会　S-5-16
　著者代表　伊藤保
　日本文芸社（石黒清介）
　昭和35年10月10日　A6　147頁　200円
　短歌
　※ファイル

12666　愛と奉仕の日々　リデル・ライトの足跡　S-5-17
　リデル・ライト両女史顕彰会
　1995年1月1日　A5変形　69頁　500円
　記録
　※ファイル

12667　黒川温泉ホテル宿泊拒否事件に関する　差別文書綴り　S-5-18
　菊池恵楓園入所者自治会
　平成15年11月～平成16年3月　A4　201頁
　記録
　※本

12668　ハンセン病療養所入所者の60年　自分の十字架を背負って　S-5-19
　太田國男
　玄遊舎
　2006年10月10日　A5　229頁　1,200円
　宗教
　※本

12669　れいめい　暁を待つ人びと　S-5-20
　編集　菊池黎明教会記念誌編纂委員会

日本聖公会・菊池黎明教会
1992年5月10日　A5　318頁　非売品
宗教
※本

12670　孤高の桜　ハンセン病を生きた人たち　S-5-21
井上佳子
葦書房（三原浩良）
2000年12月11日　B6　185頁　1,500円
随筆
※本　2冊

12671　人になりたい―ただひたすらに　菊池恵楓園入所者　早野孝義遺稿集　S-5-22
早野孝義
杉野芳武・桂子
2005年7月25日　A5　419頁　非売品
随筆
※本

12672　日照草　S-5-23
桜木安夫
熊日情報文化センター
2007年12月25日　B6　227頁　非売品
俳句
※本

12673　句集　花すみれ　S-5-24
桜木安夫
熊日情報文化センター
2010年11月22日　B6　264頁　非売品
俳句
※本　2冊

12674　連理の枝　日々を綴りて　S-5-25
杉野かほる（芳武）
熊日情報文化センター
2010年12月1日　B6　351頁
随筆
※本（2冊箱入り）

12675　連理の枝　母のちゃんちゃんこ　S-5-25
杉野桂子
熊日情報文化センター
2010年12月1日　B6　423頁
随筆
※本（2冊箱入り）

12676　草原　第9号　S-5-26
編集　芝精
菊池恵楓園盲人会（八谷初市）
1959年10月20日　A5　16頁
機関誌

※ファイル

12677　社会交流会館リーフレット　S-5-27
B4　三つ折頁
※ファイル

12678　年報　平成22・23年度　第2号　S-5-28
国立療養所菊池恵楓園
平成25年3月　A4　107頁
記録
※本

12679　年報　平成24年度　第3号　S-5-29
国立療養所菊池恵楓園
平成26年2月　A4　77頁
記録
※本

12680　年報　平成25年度　第4号　S-5-30
国立療養所菊池恵楓園
平成27年2月　A4　84頁
記録
※本

12681　年報　平成26年度　第5号　S-5-31
国立療養所菊池恵楓園
平成28年1月　A4　89頁
記録
※本

12682　看護・介護研究業績集　平成27年度　S-5-32
国立療養所菊池恵楓園
国立療養所菊池恵楓園
平成28年3月　A4　100頁
記録
※本

12683　年報　平成27年度　第6号　S-5-33
国立療養所菊池恵楓園
平成29年3月　A4　83頁
記録
※本

12684　年報　平成28年度　第7号　S-5-34
国立療養所菊池恵楓園
平成29年11月　A4　86頁
記録
※本

12685　年報　平成29年度　第8号　S-5-35
国立療養所菊池恵楓園
平成31年2月　A4　90頁
記録

※本

12686　年報　平成30年度　第9号　S-5-36
　　国立療養所菊池恵楓園
　　令和元年12月　A4　88頁
　　記録
　　※本

12687　国立療養所菊池恵楓園創立百十周年誌　S-5-37
　　国立療養所菊池恵楓園
　　国立療養所菊池恵楓園
　　令和2年6月吉日　A4　112頁
　　記録
　　※本

12688　令和元年度　年報　第10号　S-5-38
　　国立療養所菊池恵楓園
　　令和2年10月　A4　93頁
　　記録
　　※本

12689　熊本県ハンセン病問題啓発資料　絵の中のふるさと　国立療養所菊池恵楓園絵画クラブ金陽会作品集　S-5-39
　　熊本県健康福祉部健康局健康づくり推進課、藏座江美
　　熊本県
　　2020年2月28日　B5　95頁
　　画集
　　※本

12690　津田治子歌集　S-5-40
　　津田治子
　　白玉書房（鎌田敬止）
　　1955年1月10日　B6　139頁　250円
　　短歌
　　※本

12691　檜の影　5月号　第6巻　第5号　S-6-1
　　編集　玉木虚兒
　　檜の影会
　　昭和7年5月1日　A5　40頁　非売品
　　機関誌
　　※Box（残部）

12692　檜の影　No.8　第6巻　第8号　S-6-1
　　編集　玉木虚兒
　　檜の影会（玉木虚兒）
　　昭和7年8月1日　A5　51頁　非売品
　　機関誌
　　※Box（残部）

12693　檜の影　No.9　第6巻　第9号　S-6-1
　　編集　玉木虚兒
　　檜の影会（玉木虚兒）
　　昭和7年9月1日　A5　46頁　非売品
　　機関誌
　　※Box（残部）

12694　檜の影　No.11　第6巻　第11号　S-6-1
　　編集　玉木虚兒
　　檜の影会（玉木虚兒）
　　昭和7年11月1日　A5　46頁　非売品
　　機関誌
　　※Box（残部）

12695　檜の影　通巻85号　第8巻　第2号　2月号　S-6-1
　　編集　下瀬初太郎
　　檜の影会（下瀬初太郎）
　　昭和9年2月15日　A5　40頁　10銭
　　機関誌
　　※Box（残部）

12696　檜の影　通巻88号　第8巻　第4号　4月号　S-6-1
　　編集　下瀬初太郎
　　檜の影会（下瀬初太郎）
　　昭和9年4月15日　A5　50頁　10銭
　　機関誌
　　※Box（残部）

12697　檜の影　通巻89号　5月号　S-6-1
　　編集　下瀬初太郎
　　檜の影会（下瀬初太郎）
　　昭和9年5月15日　A5　40頁　10銭
　　機関誌
　　※Box（残部）

12698　檜の影　通巻90号　6月号　S-6-1
　　編集　下瀬初太郎
　　檜の影会（下瀬初太郎）
　　昭和9年6月15日　A5　60頁　10銭
　　機関誌
　　※内田博士祝賀号
　　※Box（残部）

12699　檜の影　通巻93号　9月号　S-6-1
　　編集　下瀬初太郎
　　檜の影会（下瀬初太郎）
　　昭和9年9月15日　A5　54頁　10銭
　　機関誌
　　※Box（残部）

12700 　檜の影　通巻95号　10・11月号　S-6-1
　　編集　下瀬初太郎
　　九州療養所檜の影会（下瀬初太郎）
　　昭和9年11月15日　A5　62頁　10銭
　　機関誌
　　※ Box（残部）

12701 　檜の影　通巻97号　2月号　S-6-1
　　編集　下瀬初太郎
　　九州療養所檜の影社（下瀬初太郎）
　　昭和10年2月15日　A5　52頁　10銭
　　機関誌
　　※ Box（残部）

12702 　檜の影　通巻102号　7月号　第9巻　第7号　S-6-1
　　編集　下瀬初太郎
　　檜の影社（下瀬初太郎）
　　昭和10年7月15日　A5　43頁　10銭
　　機関誌
　　※ Box（残部）

12703 　檜の影　通巻103号　8月号　S-6-1
　　編集　下瀬初太郎
　　檜の影社（下瀬初太郎）
　　昭和10年8月15日　A5　45頁　10銭
　　機関誌
　　※ Box（残部）

12704 　檜の影　通巻104号　9月号　第9巻　第9号　S-6-1
　　編集　下瀬初太郎
　　檜の影社（下瀬初太郎）
　　昭和10年9月15日　A5　46頁　10銭
　　機関誌
　　※ Box（残部）

12705 　檜の影　通巻105号　10月号　第9巻　第10号　S-6-1
　　編集　下瀬初太郎
　　檜の影社（下瀬初太郎）
　　昭和10年10月15日　A5　48頁　10銭
　　機関誌
　　※ Box（残部）

12706 　檜の影　通巻106号　11月号　第9巻　第11号　S-6-1
　　編集　下瀬初太郎
　　檜の影社（下瀬初太郎）
　　昭和10年11月15日　A5　62頁　10銭
　　機関誌
　　※ Box（残部）

12707 　檜の影　通巻112号　5月号　第10巻　第5号　S-6-1
　　編集　下瀬初太郎
　　檜の影社（下瀬初太郎）
　　昭和11年5月15日　A5　48頁　10銭
　　機関誌
　　※ Box（残部）

12708 　檜の影　通巻113号　6月号　第10巻　第6号　S-6-1
　　編集　下瀬初太郎
　　檜の影社（下瀬初太郎）
　　昭和11年6月15日　A5　48頁　10銭
　　機関誌
　　※ Box（残部）

12709 　ひのかけ　通巻114号　7月号　第10巻　第7号　S-6-1
　　編集　下瀬初太郎
　　檜の影社（下瀬初太郎）
　　昭和11年7月15日　A5　42頁　10銭
　　機関誌
　　※ Box（残部）

12710 　ひのかけ　通巻115号　8月号　第10巻　第8号　S-6-1
　　編集　下瀬初太郎
　　檜の影社（下瀬初太郎）
　　昭和11年8月15日　A5　44頁　10銭
　　機関誌
　　※ Box（残部）

12711 　ひのかけ　通巻116号　9月号　第10巻　第9号　S-6-1
　　編集　下瀬初太郎
　　檜の影社（下瀬初太郎）
　　昭和11年9月15日　A5　50頁　10銭
　　機関誌
　　※ Box（残部）

12712 　ひのかけ　通巻117号　10月号　第10巻　第10号　S-6-1
　　編集　下瀬初太郎
　　檜の影社（下瀬初太郎）
　　昭和11年10月15日　A5　42頁　10銭
　　機関誌
　　※ Box（残部）

12713 　ひのかけ　通巻118号　11月号　第10巻　第11号　S-6-1
　　編集　下瀬初太郎
　　檜の影社（下瀬初太郎）
　　昭和11年11月15日　A5　68頁　10銭
　　機関誌

※Box（残部）

12714　ひのかけ　通巻119号　12月号　第10巻　第12号　S-6-1
　編集　下瀬初太郎
　檜の影社（下瀬初太郎）
　昭和11年12月15日　A5　42頁　10銭
　機関誌
　※Box（残部）

12715　檜の影　通巻120号　新年号　第11巻　第1号　S-6-1
　編集　下瀬初太郎
　檜の影社（下瀬初太郎）
　昭和12年1月15日　A5　44頁　10銭
　機関誌
　※Box（残部）

12716　檜の影　通巻121号　3月号　第11巻　第3号　S-6-1
　編集　下瀬初太郎
　檜の影社（下瀬初太郎）
　昭和12年3月15日　A5　52頁　10銭
　機関誌
　※Box（残部）

12717　檜の影　通巻122号　4月号　第11巻　第4号　S-6-1
　編集　下瀬初太郎
　檜の影社（下瀬初太郎）
　昭和12年4月15日　A5　36頁　10銭
　機関誌
　※Box（残部）

12718　檜の影　通巻123号　5月号　第11巻　第5号　S-6-1
　編集　下瀬初太郎
　檜の影社（下瀬初太郎）
　昭和12年5月15日　A5　40頁　10銭
　機関誌
　※Box（残部）

12719　檜の影　通巻124号　6月号　第11巻　第6号　S-6-1
　編集　下瀬初太郎
　檜の影社（下瀬初太郎）
　昭和12年6月15日　A5　74頁　10銭
　機関誌
　※Box（残部）

12720　檜の影　通巻125号　7月号　第11巻　第7号　S-6-1
　編集　下瀬初太郎

　檜の影社（下瀬初太郎）
　昭和12年7月15日　A5　54頁　10銭
　機関誌
　※Box（残部）

12721　檜の影　通巻126号　8月号　第11巻　第8号　S-6-1
　編集　下瀬初太郎
　檜の影社（下瀬初太郎）
　昭和12年8月15日　A5　40頁　10銭
　機関誌
　※Box（残部）

12722　檜の影　通巻129号　9月号　第11巻　第11号　S-6-1
　編集　下瀬初太郎
　檜の影社（下瀬初太郎）
　昭和12年11月15日　A5　61頁　10銭
　機関誌
　※Box（残部）

12723　檜の影　通巻130号　12月号　第11巻　第12号　S-6-1
　編集　下瀬初太郎
　檜の影社（下瀬初太郎）
　昭和12年12月15日　A5　46頁　10銭
　機関誌
　※Box（残部）

12724　檜の影　通巻132号　2月号　第12巻　第2号　S-6-1
　編集　下瀬初太郎
　檜の影社（下瀬初太郎）
　昭和13年2月15日　A5　42頁　10銭
　機関誌
　※Box（残部）

12725　檜の影　通巻133号　3月号　第12巻　第3号　S-6-1
　編集　下瀬初太郎
　檜の影社（下瀬初太郎）
　昭和13年3月15日　A5　48頁　10銭
　機関誌
　※Box（残部）

12726　檜の影　通巻134号　4月号　第12巻　第4号　S-6-1
　編集　下瀬初太郎
　檜の影社（下瀬初太郎）
　昭和13年4月15日　A5　38頁　10銭
　機関誌
　※Box（残部）

12727　檜の影　通巻135号　5月号　第12巻　第5号

S-6-1
　編集　下瀬初太郎
　檜の影社（下瀬初太郎）
　昭和13年5月15日　A5　52頁　10銭
　機関誌
　※Box（残部）

12728　檜の影　通巻136号　6月号　第12巻　第6号
S-6-1
　編集　下瀬初太郎
　檜之影社（下瀬初太郎）
　昭和13年6月15日　A5　50頁　10銭
　機関誌
　※Box（残部）

12729　檜の影　通巻137号　7月号　第12巻　第7号
S-6-1
　編集　下瀬初太郎
　檜之影社（下瀬初太郎）
　昭和13年7月15日　A5　50頁　10銭
　機関誌
　※Box（残部）

12730　檜の影　通巻138号　8月号　第12巻　第8号
S-6-1
　編集　下瀬初太郎
　檜之影社（下瀬初太郎）
　昭和13年8月15日　A5　38頁　10銭
　機関誌
　※Box（残部）

12731　檜の影　通巻140号　10月号　第12巻　第10号　S-6-1
　編集　下瀬初太郎
　檜之影社（下瀬初太郎）
　昭和13年10月15日　A5　50頁　10銭
　機関誌
　※Box（残部）

12732　檜の影　通巻141号　11月号　第12巻　第11号　S-6-1
　編集　下瀬初太郎
　檜之影社（下瀬初太郎）
　昭和13年11月15日　A5　78頁　10銭
　機関誌
　※Box（残部）

12733　檜の影　通巻142号　12月号　第12巻　第12号　S-6-1
　編集　下瀬初太郎
　檜之影社（下瀬初太郎）
　昭和13年12月15日　A5　52頁　10銭
　機関誌

　※Box（残部）

12734　檜の影　通巻143号　1月号　第13巻　第1号
S-6-2
　編集　宮崎松記
　檜之影社（宮崎松記）
　昭和14年1月15日　A5　52頁　10銭
　機関誌
　※Box（残部）

12735　檜の影　通巻144号　2月号　第13巻　第2号
S-6-2
　編集　宮崎松記
　檜之影社（宮崎松記）
　昭和14年2月15日　A5　48頁　10銭
　機関誌
　※Box（残部）

12736　檜の影　通巻146号　4月号　第13巻　第4号
S-6-2
　編集　宮崎松記
　檜之影社（宮崎松記）
　昭和14年4月15日　A5　60頁　10銭
　機関誌
　※創立30周年記念特輯
　※Box（残部）

12737　檜の影　通巻149号　7月号　第13巻　第7号
S-6-2
　編集　宮崎松記
　檜之影社（宮崎松記）
　昭和14年7月15日　A5　44頁　10銭
　機関誌
　※Box（残部）

12738　檜の影　通巻150号　8月号　第13巻　第8号
S-6-2
　編集　宮崎松記
　檜之影社（宮崎松記）
　昭和14年8月15日　A5　44頁　10銭
　機関誌
　※Box（残部）

12739　檜の影　通巻151号　9月号　第13巻　第9号
S-6-2
　編集　宮崎松記
　檜之影社（宮崎松記）
　昭和14年9月15日　A5　24頁　10銭
　機関誌
　※Box（残部）

12740　檜の影　通巻152号　10月号　第13巻　第

10号 S-6-2
編集　宮崎松記
檜之影社（宮崎松記）
昭和14年10月15日　A5　68頁　10銭
機関誌
※ Box（残部）

12741　檜の影　通巻153号　11月号　第13巻　第11号　S-6-2
編集　宮崎松記
檜之影社（宮崎松記）
昭和14年11月15日　A5　52頁　10銭
機関誌
※ Box（残部）

12742　檜の影　通巻154号　12月号　S-6-2
編集　宮崎松記
檜之影社（宮崎松記）
昭和14年12月15日　A5　36頁　10銭
機関誌
※ Box（残部）

12743　檜の影　通巻155号　新年号　第14巻　第1号　S-6-2
編集　宮崎松記
檜之影社（宮崎松記）
昭和15年1月15日　A5　47頁　10銭
機関誌
※ Box（残部）

12744　檜の影　通巻156号　2月号　第14巻　第2号　S-6-2
編集　宮崎松記
檜之影社（宮崎松記）
昭和15年2月15日　A5　40頁　10銭
機関誌
※ Box（残部）

12745　檜の影　通巻157号　3月号　第14巻　第3号　S-6-2
編集　宮崎松記
檜之影社（宮崎松記）
昭和15年3月15日　A5　36頁　10銭
機関誌
※ Box（残部）

12746　檜の影　通巻158号　4月号　第14巻　第4号　S-6-2
編集　宮崎松記
檜之影社（宮崎松記）
昭和15年4月15日　A5　40頁　10銭
機関誌
※ Box（残部）

12747　檜の影　通巻159号　5月号　第14巻　第5号　S-6-2
編集　宮崎松記
檜之影社（宮崎松記）
昭和15年5月15日　A5　34頁　10銭
機関誌
※ Box（残部）

12748　檜の影　通巻160号　6月号　第14巻　第6号　S-6-2
編集　宮崎松記
檜之影社（宮崎松記）
昭和15年6月15日　A5　39頁　10銭
機関誌
※ Box（残部）

12749　檜の影　第14巻　第7号　7月号　S-6-2
編集　宮崎松記
檜之影社（宮崎松記）
昭和15年7月15日　A5　26頁　10銭
機関誌
※ Box（残部）

12750　檜の影　通巻162号　第14巻　第8号　8月号　S-6-2
編集　宮崎松記
檜之影社（宮崎松記）
昭和15年8月15日　A5　28頁　10銭
機関誌
※ Box（残部）

12751　檜の影　通巻163号　第14巻　第9号　9月号　S-6-2
編集　宮崎松記
檜之影社（宮崎松記）
昭和15年9月15日　A5　24頁　10銭
機関誌
※ Box（残部）

12752　檜の影　通巻164号　第14巻　第10号　10月号　S-6-2
編集　宮崎松記
檜之影社（宮崎松記）
昭和15年10月15日　A5　28頁　10銭
機関誌
※ Box（残部）

12753　檜の影　通巻165号　第14巻　第11号　11月号　S-6-2
編集　宮崎松記
檜之影社（宮崎松記）
昭和15年11月15日　A5　38頁　10銭
機関誌

※Box（残部）

12754　檜の影　第14巻　第12号　12月号　S-6-2
　編集　宮崎松記
　檜之影社（宮崎松記）
　昭和15年12月15日　A5　33頁　10銭
　機関誌
　※Box（残部）

12755　檜の影　通巻167号　第15巻　第1号　新年号　S-6-2
　編集　宮崎松記
　檜之影社（宮崎松記）
　昭和16年1月15日　A5　24頁　10銭
　機関誌
　※Box（残部）

12756　檜の影　第15巻　第2号　2月号　S-6-2
　編集　宮崎松記
　檜之影社（宮崎松記）
　昭和16年2月15日　A5　30頁　10銭
　機関誌
　※Box（残部）

12757　檜の影　第15巻　第3号　3月号　S-6-2
　編集　宮崎松記
　檜之影社（宮崎松記）
　昭和16年3月15日　A5　25頁　10銭
　機関誌
　※Box（残部）

12758　檜の影　第15巻　第4号　4月号　S-6-2
　編集　宮崎松記
　檜之影社（宮崎松記）
　昭和16年4月15日　A5　24頁　10銭
　機関誌
　※Box（残部）

12759　檜の影　第15巻　第5号　5月号　通巻171号　S-6-2
　編集　宮崎松記
　檜之影社（宮崎松記）
　昭和16年5月15日　A5　32頁　10銭
　機関誌
　※Box（残部）

12760　檜の影　第15巻　第6号　6月号　S-6-2
　編集　宮崎松記
　檜之影社（宮崎松記）
　昭和16年6月15日　A5　24頁　10銭
　機関誌
　※Box（残部）

12761　檜の影　第15巻　第7号　7月号　通巻173号　S-6-2
　編集　宮崎松記
　檜之影社（宮崎松記）
　昭和16年7月15日　A5　46頁　10銭
　機関誌
　※国立移管記念特輯
　※Box（残部）

12762　檜の影　第15巻　第8号　8月号　通巻114号　S-6-2
　編集　宮崎松記
　檜之影社（宮崎松記）
　昭和16年8月15日　A5　30頁　10銭
　機関誌
　※Box（残部）

12763　檜の影　第15巻　第9号　9月号　通巻115号　S-6-2
　編集　宮崎松記
　檜之影社（宮崎松記）
　昭和16年9月15日　A5　26頁　10銭
　機関誌
　※Box（残部）

12764　檜の影　第15巻　第10号　11・12月合併終刊号　通巻116号　S-6-2
　編集　宮崎松記
　檜之影社（宮崎松記）
　昭和16年11月15日　A5　66頁　10銭
　機関誌
　※Box（残部）

12765　恵楓　第16巻　第1号　1月号　S-6-2
　編集　宮崎松記
　菊池恵楓園患者援護会（宮崎松記）
　昭和17年1月15日　A5　52頁　10銭
　機関誌
　※Box（残部）

12766　恵楓　第16巻　第2号　2月号　S-6-2
　編集　宮崎松記
　菊池恵楓園患者援護会（宮崎松記）
　昭和17年2月15日　A5　36頁　10銭
　機関誌
　※Box（残部）

12767　恵楓　第16巻　第3号　3月号　S-6-2
　編集　宮崎松記
　菊池恵楓園患者援護会（宮崎松記）
　昭和17年3月15日　A5　56頁　10銭
　機関誌
　※Box（残部）

12768 **恵楓　第16巻　第5号　4・5月号**　S-6-2
　編集　宮崎松記
　菊池恵楓園患者援護会（宮崎松記）
　昭和17年5月15日　A5　66頁　20銭
　機関誌
　※ Box（残部）

12769 **恵楓　第16巻　第6号　6月号**　S-6-2
　編集　宮崎松記
　菊池恵楓園患者援護会（宮崎松記）
　昭和17年6月15日　A5　34頁　20銭
　機関誌
　※ Box（残部）

12770 **恵楓　第16巻　第9号　9月号**　S-6-2
　編集　宮崎松記
　菊池恵楓園患者援護会（宮崎松記）
　昭和17年9月15日　A5　42頁　20銭
　機関誌
　※ Box（残部）

12771 **恵楓　第16巻　第9号　10月号**　S-6-2
　編集　宮崎松記
　菊池恵楓園患者援護会（宮崎松記）
　昭和17年10月15日　A5　32頁　20銭
　機関誌
　※ Box（残部）

12772 **恵楓　第17巻　第1号　1月号**　S-6-2
　編集　宮崎松記
　菊池恵楓園患者援護会（宮崎松記）
　昭和18年1月15日　A5　38頁　20銭
　機関誌
　※ Box（残部）

12773 **恵楓　第17巻　第2号　2月号**　S-6-2
　編集　宮崎松記
　菊池恵楓園患者援護会（宮崎松記）
　昭和18年2月15日　A5　40頁　20銭
　機関誌
　※ Box（残部）

12774 **恵楓　第17巻　第3号　3月号**　S-6-2
　編集　宮崎松記
　菊池恵楓園患者援護会（宮崎松記）
　昭和18年3月15日　A5　40頁　20銭
　機関誌
　※ Box（残部）

12775 **恵楓　Vol.3　1月号**　S-6-2
　編集　北里重夫
　国立療養所菊池恵楓園（宮崎松記）
　昭和27年1月31日　A5　48頁　50円
　機関誌
　※ Box（残部）

12776 **恵楓　通巻第12号　6月号**　S-6-2
　編集　恵楓編集部
　菊池恵楓園患者援護会（宮崎松記）
　昭和30年6月20日　A5　46頁　80円
　機関誌
　※ Box（残部）

12777 **恵楓　通巻第15号　9月号**　S-6-2
　編集　恵楓編集部
　菊池恵楓園患者援護会（宮崎松記）
　昭和30年9月20日　A5　40頁　80円
　機関誌
　※ Box（残部）

12778 **恵楓　通巻第18号**　S-6-2
　編集　恵楓編集部
　菊池恵楓園患者援護会（宮崎松記）
　昭和31年1月25日　A5　42頁
　機関誌
　※ Box（残部）

12779 **恵楓　通巻第19号　2・3月号**　S-6-2
　編集　恵楓編集部
　菊池恵楓園患者援護会（宮崎松記）
　昭和31年3月25日　A5　60頁
　機関誌
　※ Box（残部）

12780 **恵楓　通巻第20号　4月号**　S-6-2
　編集　恵楓編集部
　菊池恵楓園患者援護会（宮崎松記）
　昭和31年4月25日　A5　60頁
　機関誌
　※ Box（残部）

12781 **恵楓　通巻第21号　5・6月号**　S-6-2
　編集　恵楓編集部
　菊池恵楓園患者援護会（宮崎松記）
　昭和31年6月25日　A5　58頁
　機関誌
　※ Box（残部）

12782 **恵楓　通巻第22号　7月号**　S-6-2
　編集　恵楓編集部
　菊池恵楓園患者援護会（宮崎松記）
　昭和31年7月25日　A5　60頁
　機関誌
　※ Box（残部）

12783 **恵楓　通巻第23号　8月号** S-6-2
　編集　恵楓編集部
　菊池恵楓園患者援護会（宮崎松記）
　昭和31年8月25日　A5　56頁
　機関誌
　※Box（残部）

12784 **恵楓　通巻第24号　9月号** S-6-2
　編集　恵楓編集部
　菊池恵楓園患者援護会（宮崎松記）
　昭和31年9月25日　A5　58頁
　機関誌
　※Box（残部）

12785 **恵楓　通巻第36号** S-6-2
　編集　恵楓編集委員会
　国立療養所菊池恵楓園（宮崎松記）
　昭和33年8月10日　A5　52頁　非売品
　機関誌
　※Box（残部）

12786 **菊池野　創刊号　第1巻　第1号** S-6-3
　編集　佐藤忠雄
　菊池恵楓園事務支所（増重文）
　昭和26年5月30日　A5　28頁
　機関誌
　※Box（残部）

12787 **菊池野　第1巻　第4号** S-6-3
　編集　佐藤忠雄
　菊池恵楓園事務支所（増重文）
　昭和26年8月30日　A5　36頁
　機関誌
　※Box（残部）

12788 **菊池野　第1巻　第5号** S-6-3
　編集　佐藤忠雄
　菊池恵楓園事務支所（増重文）
　昭和26年9月30日　A5　30頁
　機関誌
　※Box（残部）

12789 **菊池野　第1巻　第6号　10・11月号** S-6-3
　編集　佐藤忠雄
　菊池恵楓園事務支所（増重文）
　昭和26年11月30日　A5　28頁
　機関誌
　※Box（残部）

12790 **檜影　第25巻　第1号　陽春号** S-6-3
　編集　川田寅雄
　菊池恵楓園患者文化協会（宮崎松記）
　昭和25年3月20日　A5　34頁
　機関誌
　※Box（残部）

12791 **檜影　第25巻　第3号　5月号** S-6-3
　編集　佐藤忠雄
　菊池恵楓園文化会館（宮崎松記）
　昭和25年5月25日　A5　24頁
　機関誌
　※Box（残部）

12792 **菊池野　6月号** S-6-3
　編集　佐藤忠雄
　菊池恵楓園事務支所（増重文）
　昭和26年6月30日　A5　28頁
　機関誌
　※Box（残部）

12793 **菊池野　第2巻　第1号　新年号** S-6-3
　編集　佐藤忠雄
　菊池恵楓園事務支所（増重文）
　昭和27年1月20日　A5　32頁
　機関誌
　※Box（残部）

12794 **菊池野　第2巻　第2号　2・3月号** S-6-3
　編集　佐藤忠雄
　菊池恵楓園事務支所（増重文）
　昭和27年3月30日　A5　32頁
　機関誌
　※Box（残部）

12795 **菊池野　第2巻　第3号　4・5月号** S-6-3
　編集　佐藤忠雄
　患者援護会厚生出版部（加納敏克）
　昭和27年5月30日　A5　40頁　30円
　機関誌
　※Box（残部）

12796 **菊池野　第2巻　第4号　6月号** S-6-3
　編集　佐藤忠雄
　患者援護会厚生出版部（加納敏克）
　昭和27年6月30日　A5　30頁　35円
　機関誌
　※Box（残部）

12797 **菊池野　第2巻　第5号　7月号** S-6-3
　編集　佐藤忠雄
　患者援護会厚生出版部（加納敏克）
　昭和27年7月30日　A5　34頁　35円
　機関誌
　※Box（残部）

12798　菊池野　第2巻　第6号　8月号　S-6-3
編集　佐藤忠雄
患者援護会厚生出版部（加納敏克）
昭和27年8月30日　A5　20頁　35円
機関誌
※Box（残部）

12799　菊池野　第2巻　第7号　9月号　S-6-3
編集　佐藤忠雄
患者援護会厚生出版部（加納敏克）
昭和27年9月30日　A5　30頁　35円
機関誌
※Box（残部）

12800　菊池野　第2巻　第8号　10月号　S-6-3
編集　佐藤忠雄
患者援護会厚生出版部（加納敏克）
昭和27年10月30日　A5　24頁　35円
機関誌
※Box（残部）

12801　檜影　第24巻　第1号　新春号　S-6-3
編集　川田寅雄
菊池恵楓園患者文化協会（宮崎松記）
昭和24年1月15日　A5　36頁
機関誌
※Box（残部）

12802　檜影　第24巻　第4号　秋季号　S-6-3
編集　川田寅雄
菊池恵楓園患者文化協会（宮崎松記）
昭和24年10月15日　A5　28頁
機関誌
※Box（残部）

12803　檜影　第25巻　第5号　6・7月号　S-6-3
編集　佐藤忠雄
菊池恵楓園文化会館（宮崎松記）
昭和25年7月25日　A5　24頁
機関誌
※Box（残部）

12804　檜影　第25巻　第6号　8月号　S-6-3
編集　佐藤忠雄
菊池恵楓園文化会館（宮崎松記）
昭和25年8月30日　A5　24頁
機関誌
※Box（残部）

12805　檜影　第25巻　第7号　9月号　S-6-3
編集　佐藤忠雄
菊池恵楓園文化会館（宮崎松記）
昭和25年10月30日　A5　28頁
機関誌
※Box（残部）

12806　檜影　第25巻　第8号　S-6-3
編集　佐藤忠雄
菊池恵楓園文化会館（宮崎松記）
昭和25年12月20日　A5　36頁
機関誌
※Box（残部）

12807　菊池野　第3巻　第1号　S-6-3
編集　佐藤忠雄
患者援護会厚生出版部（加納敏克）
昭和28年1月30日　A5　74頁　70円
機関誌
※Box（残部）　2冊

12808　菊池野　第3巻　第2号　S-6-3
編集　佐藤忠雄
患者援護会厚生出版部（加納敏克）
昭和28年3月30日　A5　28頁　35円
機関誌
※Box（残部）

12809　菊池野　第3巻　第3号　S-6-3
編集　佐藤忠雄
患者援護会厚生出版部（加納敏克）
昭和28年4月30日　A5　32頁　35円
機関誌
※Box（残部）

12810　菊池野　第3巻　第5号　S-6-3
編集　佐藤忠雄
患者援護会厚生出版部（加納敏克）
昭和28年9月30日　A5　32頁　50円
機関誌
※Box（残部）

12811　菊池野　第3巻　第6号　S-6-3
編集　佐藤忠雄
患者援護会厚生出版部（増重文）
昭和28年12月15日　A5　28頁　35円
機関誌
※Box（残部）　2冊

12812　菊池野　第4巻　第1号　S-6-3
編集　佐藤忠雄
患者援護会厚生出版部（増重文）
昭和29年3月1日　A5　36頁　35円
機関誌
※Box（残部）

12813 **菊池野　第4巻　第2号**　S-6-3
　編集　佐藤忠雄
　患者自治会事務所（玉城正秀）
　昭和29年5月6日　A5　38頁　35円
　機関誌
　※ Box（残部）

12814 **菊池野　第4巻　第3号**　S-6-3
　編集　佐藤忠雄
　患者自治会事務所（玉城正秀）
　昭和29年6月20日　A5　28頁　35円
　機関誌
　※ Box（残部）

12815 **菊池野　第4巻　第4号**　S-6-3
　編集　佐藤忠雄
　患者自治会事務所（玉城正秀）
　昭和29年10月15日　A5　32頁　35円
　機関誌
　※ Box（残部）

12816 **菊池野　第4巻　第5号**　S-6-3
　編集　佐藤忠雄
　患者自治会事務所（玉城正秀）
　昭和30年1月15日　A5　30頁　35円
　機関誌
　※ Box（残部）

12817 **菊池野　第4巻　第6号**　S-6-3
　編集　佐藤忠雄
　患者自治会事務所（玉城正秀）
　昭和30年3月10日　A5　70頁　70円
　機関誌
　※ Box（残部）

12818 **菊池野　第5巻　第1号**　S-6-3
　編集　増葦雄
　患者自治会事務所（古屋転）
　昭和30年4月25日　A5　32頁　35円
　機関誌
　※ Box（残部）

12819 **菊池野　第5巻　第2号**　S-6-3
　編集　増葦雄
　患者自治会事務所（古屋転）
　昭和30年5月25日　A5　32頁　35円
　機関誌
　※ Box（残部）

12820 **菊池野　第5巻　第3号**　S-6-3
　編集　増葦雄
　患者自治会事務支所（古屋転）
　昭和30年6月25日　A5　32頁　35円
　機関誌
　※ Box（残部）

12821 **菊池野　第5巻　第4号**　S-6-3
　編集　増葦雄
　患者自治会事務支所（古屋転）
　昭和30年8月25日　A5　32頁　35円
　機関誌
　※ Box（残部）

12822 **菊池野　第5巻　第5号**　S-6-3
　編集　増葦雄
　患者自治会事務支所（古屋転）
　昭和30年9月25日　A5　32頁　35円
　機関誌
　※ Box（残部）

12823 **菊池野　第5巻　第6号**　S-6-3
　編集　増葦雄
　患者自治会事務支所（古屋転）
　昭和30年10月25日　A5　32頁　35円
　機関誌
　※ Box（残部）

12824 **菊池野　第5巻　第7号**　S-6-3
　編集　増葦雄
　患者自治会事務支所（古屋転）
　昭和30年12月25日　A5　72頁　100円
　機関誌
　※ Box（残部）　2冊

12825 **菊池野　第5巻　第8号**　S-6-3
　編集　増葦雄
　患者自治会事務支所（古屋転）
　昭和31年1月25日　A5　24頁　35円
　機関誌
　※ Box（残部）

12826 **菊池野　第5巻　第9号**　S-6-3
　編集　増葦雄
　患者自治会事務支所（古屋転）
　昭和31年2月25日　A5　32頁　35円
　機関誌
　※ Box（残部）

12827 **菊池野　第5巻　第10号**　S-6-3
　編集　増葦雄
　患者自治会事務支所（古屋転）
　昭和31年3月25日　A5　32頁　35円
　機関誌
　※ Box（残部）

12828　菊池野　第6巻　第1号　S-6-3
　編集　宮城比呂記
　患者自治会事務支所（玉城正秀）
　昭和31年4月25日　A5　32頁　35円
　機関誌
　※Box（残部）

12829　菊池野　第6巻　第2号　S-6-3
　編集　宮城比呂記
　患者自治会事務支所（玉城正秀）
　昭和31年5月30日　A5　32頁　35円
　機関誌
　※Box（残部）

12830　菊池野　第6巻　第3号　S-6-3
　編集　宮城比呂記
　患者自治会事務支所（玉城正秀）
　昭和31年6月30日　A5　32頁　40円
　機関誌
　※Box（残部）

12831　菊池野　第6巻　第4号　S-6-3
　編集　宮城比呂記
　患者自治会事務支所（玉城正秀）
　昭和31年7月30日　A5　28頁　35円
　機関誌
　※Box（残部）

12832　菊池野　第6巻　第5号　S-6-3
　編集　宮城比呂記
　患者自治会事務支所（玉城正秀）
　昭和31年8月30日　A5　32頁　35円
　機関誌
　※Box（残部）

12833　菊池野　第6巻　第6号　S-6-3
　編集　宮城比呂記
　患者自治会事務支所（玉城正秀）
　昭和31年10月30日　A5　80頁　75円
　機関誌
　※Box（残部）

12834　菊池野　第6巻　第7号　S-6-3
　編集　宮城比呂記
　患者自治会事務支所（玉城正秀）
　昭和32年1月10日　A5　52頁　70円
　機関誌
　※Box（残部）

12835　菊池野　第6巻　第8号　S-6-3
　編集　伊藤保
　患者自治会（玉城正秀）
　昭和32年3月25日　A5　26頁　35円
　機関誌
　※Box（残部）

12836　菊池野　第7巻　第1号　S-6-3
　編集　伊藤保
　患者自治会（玉城正秀）
　昭和32年4月25日　A5　34頁　35円
　機関誌
　※Box（残部）

12837　菊池野　第7巻　第2号　S-6-3
　編集　伊藤保
　患者自治会（玉城正秀）
　昭和32年5月25日　A5　34頁　35円
　機関誌
　※Box（残部）

12838　菊池野　第7巻　第3号　S-6-3
　編集　伊藤保
　患者自治会（玉城正秀）
　昭和32年6月25日　A5　33頁　40円
　機関誌
　※Box（残部）

12839　菊池野　第7巻　第4号　S-6-3
　編集　伊藤保
　患者自治会（玉城正秀）
　昭和32年7月25日　A5　33頁　40円
　機関誌
　※Box（残部）

12840　菊池野　第7巻　第5号　S-6-3
　編集　伊藤保
　患者自治会（玉城正秀）
　昭和32年9月15日　A5　33頁　40円
　機関誌
　※Box（残部）

12841　菊池野　第7巻　第6号　S-6-3
　編集　伊藤保
　患者自治会（玉城正秀）
　昭和32年10月15日　A5　32頁　40円
　機関誌
　※Box（残部）

12842　菊池野　第7巻　第7号　S-6-3
　編集　伊藤保
　患者自治会（玉城正秀）
　昭和32年11月25日　A5　32頁　40円
　機関誌
　※Box（残部）

12843　菊池野　第7巻　第8号　S-6-3
編集　新田進
患者自治会（玉城正秀）
昭和32年12月25日　A5　32頁　40円
機関誌
※Box（残部）

12844　菊池野　第7巻　第9号　S-6-3
編集　新田進
患者自治会（玉城正秀）
昭和33年1月25日　A5　32頁　40円
機関誌
※Box（残部）

12845　菊池野　第7巻　第10号　S-6-3
編集　新田進
患者自治会（玉城正秀）
昭和33年3月25日　A5　48頁　60円
機関誌
※Box（残部）

12846　菊池野　第8巻　第1号　S-6-3
編集　新田進
患者自治会（増重文）
昭和33年4月20日　A5　32頁　40円
機関誌
※Box（残部）

12847　菊池野　第8巻　第2号　S-6-3
編集　新田進
患者自治会（増重文）
昭和33年5月20日　A5　32頁　40円
機関誌
※Box（残部）

12848　菊池野　第8巻　第3号　S-6-3
編集　新田進
患者自治会（増重文）
昭和33年6月20日　A5　32頁　40円
機関誌
※Box（残部）

12849　菊池野　第8巻　第4号　S-6-3
編集　新田進
患者自治会（増重文）
昭和33年7月20日　A5　28頁　40円
機関誌
※Box（残部）

12850　菊池野　第8巻　第5号　S-6-3
編集　新田進
患者自治会（増重文）
昭和33年8月20日　A5　32頁　40円
機関誌
※Box（残部）

12851　菊池野　第8巻　第6号　S-6-3
編集　新田進
患者自治会（増重文）
昭和33年9月20日　A5　32頁　40円
機関誌
※Box（残部）

12852　菊池野　第8巻　第7号　S-6-3
編集　風見治
患者自治会（増重文）
昭和33年10月20日　A5　32頁　40円
機関誌
※Box（残部）

12853　菊池野　第8巻　第8号　S-6-3
編集　風見治
患者自治会（増重文）
昭和33年12月20日　A5　32頁　40円
機関誌
※Box（残部）

12854　菊池野　第8巻　第9号　S-6-4
編集　風見治
患者自治会（増重文）
昭和34年1月20日　A5　32頁　40円
機関誌
※Box（残部）

12855　菊池野　第8巻　第10号　S-6-4
編集　新田進
患者自治会（増重文）
昭和34年3月20日　A5　28頁　40円
機関誌
※Box（残部）

12856　菊池野　第9巻　第1号　S-6-4
編集　新田進
患者自治会（荒木正）
昭和34年4月20日　A5　46頁　60円
機関誌
※Box（残部）

12857　菊池野　第9巻　第2号　S-6-4
編集　新田進
患者自治会（荒木正）
昭和34年5月20日　A5　28頁　40円
機関誌
※Box（残部）

12858　菊池野　第9巻　第3号　S-6-4
　編集　新田進
　患者自治会（荒木正）
　昭和34年6月20日　A5　28頁　40円
　機関誌
　※Box（残部）

12859　菊池野　第9巻　第4号　S-6-4
　編集　新田進
　患者自治会（荒木正）
　昭和34年7月20日　A5　28頁　40円
　機関誌
　※Box（残部）

12860　菊池野　第9巻　第5号　S-6-4
　編集　新田進
　患者自治会（荒木正）
　昭和34年8月20日　A5　28頁　40円
　機関誌
　※Box（残部）

12861　菊池野　第9巻　第6号　S-6-4
　編集　新田進
　患者自治会（荒木正）
　昭和34年9月20日　A5　28頁　40円
　機関誌
　※Box（残部）

12862　菊池野　第9巻　第7号　S-6-4
　編集　新田進
　患者自治会（荒木正）
　昭和34年10月20日　A5　28頁　40円
　機関誌
　※Box（残部）

12863　菊池野　第9巻　第8号　S-6-4
　編集　新田進
　患者自治会（荒木正）
　昭和34年11月20日　A5　28頁　40円
　機関誌
　※Box（残部）

12864　菊池野　第9巻　第9号　S-6-4
　編集　新田進
　患者自治会（荒木正）
　昭和34年12月20日　A5　28頁　40円
　機関誌
　※Box（残部）

12865　菊池野　第9巻　第10号　S-6-4
　編集　新田進
　患者自治会（荒木正）
　昭和35年1月20日　A5　28頁　40円
　機関誌
　※Box（残部）

12866　菊池野　第9巻　第11号　S-6-4
　編集　新田進
　患者自治会（荒木正）
　昭和35年2月20日　A5　28頁　40円
　機関誌
　※Box（残部）

12867　菊池野　第9巻　第12号　S-6-4
　編集　新田進
　患者自治会（荒木正）
　昭和35年3月20日　A5　70頁　70円
　機関誌
　※文芸特集
　※Box（残部）

12868　菊池野　通巻76号　S-6-4
　編集　新田進
　患者自治会（荒木正）
　昭和35年4月20日　A5　32頁　40円
　機関誌
　※Box（残部）

12869　菊池野　通巻77号　Vol.10　No.2　5月号
　S-6-4
　編集　新田進
　患者自治会（荒木正）
　昭和35年5月20日　A5　28頁　40円
　機関誌
　※Box（残部）

12870　菊池野　通巻78号　Vol.10　No.3　6月号
　S-6-4
　編集　新田進
　患者自治会（荒木正）
　昭和35年6月20日　A5　28頁　40円
　機関誌
　※Box（残部）

12871　菊池野　通巻79号　Vol.10　No.4　7月号
　S-6-4
　編集　新田進
　患者自治会（荒木正）
　昭和35年7月20日　A5　28頁　40円
　機関誌
　※Box（残部）

12872　菊池野　通巻80号　8月号　S-6-4
　編集　新田進
　患者自治会（荒木正）
　昭和35年8月20日　A5　32頁　40円

12873　菊池野　通巻81号　Vol.10　No.6　9月号
S-6-4
　　編集　新田進
　　患者自治会（荒木正）
　　昭和35年9月20日　A5　28頁　40円
　　機関誌
　　※Box（残部）

12874　菊池野　通巻82号　Vol.10　No.7　10月号
S-6-4
　　編集　大山洋
　　患者自治会（荒木正）
　　昭和35年10月20日　A5　28頁　40円
　　機関誌
　　※Box（残部）

12875　菊池野　通巻83号　Vol.10　No.8　11月号
S-6-4
　　編集　大山洋
　　患者自治会（荒木正）
　　昭和35年11月20日　A5　28頁　40円
　　機関誌
　　※Box（残部）

12876　菊池野　通巻84号　Vol.10　No.9　12月号
S-6-4
　　編集　大山洋
　　患者自治会（荒木正）
　　昭和35年12月20日　A5　28頁　40円
　　機関誌
　　※Box（残部）

12877　菊池野　通巻85号　Vol.10　No.10　新年号
S-6-4
　　編集　大山洋
　　患者自治会（荒木正）
　　昭和36年1月20日　A5　28頁　40円
　　機関誌
　　※Box（残部）

12878　菊池野　通巻86号　Vol.10　No.11　2月号
S-6-4
　　編集　大山洋
　　患者自治会（荒木正）
　　昭和36年2月20日　A5　32頁　40円
　　機関誌
　　※Box（残部）

12879　菊池野　通巻88号　Vol.11　No.1　4月号
S-6-4
　　編集　大山洋
　　患者自治会（野仲正憲）
　　昭和36年4月20日　A5　28頁　40円
　　機関誌
　　※Box（残部）

12880　菊池野　通巻89号　Vol.11　No.2　5月号
S-6-4
　　編集　大山洋
　　患者自治会（野仲正憲）
　　昭和36年5月20日　A5　28頁　40円
　　機関誌
　　※Box（残部）　2冊

12881　菊池野　通巻90号　Vol.11　No.3　6月号
S-6-4
　　編集　大山洋
　　患者自治会（野仲正憲）
　　昭和36年6月20日　A5　28頁　40円
　　機関誌
　　※Box（残部）

12882　菊池野　通巻91号　Vol.11　No.4　7月号
S-6-4
　　編集　大山洋
　　患者自治会（野仲正憲）
　　昭和36年7月20日　A5　28頁　40円
　　機関誌
　　※Box（残部）

12883　菊池野　通巻92号　Vol.11　No.5　8月号
S-6-4
　　編集　大山洋
　　患者自治会（野仲正憲）
　　昭和36年8月20日　A5　24頁　40円
　　機関誌
　　※Box（残部）

12884　菊池野　通巻93号　Vol.11　No.6　9月号
S-6-4
　　編集　大山洋
　　患者自治会（野仲正憲）
　　昭和36年9月20日　A5　28頁　40円
　　機関誌
　　※Box（残部）

12885　菊池野　通巻95号　Vol.11　No.8　11月号
S-6-4
　　編集　大山洋
　　患者自治会（野仲正憲）
　　昭和36年11月20日　A5　28頁　40円
　　機関誌

※Box（残部）

12886　菊池野　通巻96号　Vol.11　No.9　12月号
S-6-4
　編集　大山洋
　患者自治会（野仲正憲）
　昭和36年12月20日　A5　28頁　40円
　機関誌
　※Box（残部）

12887　菊池野　通巻97号　Vol.11　No.10　1月号
S-6-4
　編集　大山洋
　患者自治会（野仲正憲）
　昭和37年1月20日　A5　28頁　40円
　機関誌
　※Box（残部）

12888　菊池野　通巻98号　Vol.11　No.11　2月号
S-6-4
　編集　大山洋
　患者自治会（野仲正憲）
　昭和37年2月20日　A5　28頁　40円
　機関誌
　※Box（残部）

12889　菊池野　通巻99号　Vol.11　No.12　3月号
S-6-4
　編集　増葦雄
　患者自治会（前田一雄）
　昭和37年3月20日　A5　28頁　40円
　機関誌
　※Box（残部）

12890　菊池野　通巻100号　4・5月号　S-6-4
　編集　増葦雄
　患者自治会（前田一雄）
　昭和37年5月20日　A5　56頁　80円
　機関誌
　※Box（残部）

12891　菊池野　通巻101号　第11巻　第5号　6月号
S-6-4
　編集　増葦雄
　患者自治会（前田一雄）
　昭和37年6月20日　A5　28頁　40円
　機関誌
　※Box（残部）

12892　菊池野　通巻102号　第12巻　第2号　7月号
S-6-4
　編集　増葦雄
　患者自治会（前田一雄）

　昭和37年7月20日　A5　28頁　40円
　機関誌
　※Box（残部）

12893　菊池野　通巻104号　9月号　S-6-4
　編集　増葦雄
　患者自治会（前田一雄）
　昭和37年9月20日　A5　28頁　40円
　機関誌
　※藤本事件現地調査記録
　※Box（残部）

12894　菊池野　通巻105号　第12巻　第6号　10月号　S-6-4
　編集　増葦雄
　患者自治会（前田一雄）
　昭和37年10月20日　A5　70頁　80円
　機関誌
　※昭和37年度文芸特集号
　※Box（残部）

12895　菊池野　通巻106号　第12巻　第7号　11月号　S-6-4
　編集　増葦雄
　患者自治会（前田一雄）
　昭和37年11月20日　A5　28頁　40円
　機関誌
　※Box（残部）

12896　菊池野　通巻108号　第12巻　第8号　1月号
S-6-4
　編集　増葦雄
　患者自治会（前田一雄）
　昭和38年1月20日　A5　28頁　40円
　機関誌
　※Box（残部）

12897　菊池野　通巻109号　第12巻　第9号　2月号
S-6-4
　編集　増葦雄
　患者自治会（前田一雄）
　昭和38年2月20日　A5　28頁　40円
　機関誌
　※Box（残部）

12898　菊池野　通巻110号　第12巻　第11号　3月号　S-6-4
　編集　野仲正憲
　患者自治会（中島進）
　昭和38年3月20日　A5　28頁　40円
　機関誌
　※Box（残部）

12899　菊池野　通巻111号　第13巻　第1号　4月号

S-6-4
　　編集　野仲正憲
　　患者自治会（中島進）
　　昭和38年4月20日　A5　28頁　40円
　　機関誌
　　※Box（残部）

12900　菊池野　通巻113号　第13巻　第3号　6月号
S-6-4
　　編集　野仲正憲
　　患者自治会（中島進）
　　昭和38年6月20日　A5　28頁　40円
　　機関誌
　　※Box（残部）

12901　菊池野　通巻114号　第13巻　第4号　7月号
S-6-4
　　編集　野仲正憲
　　患者自治会（中島進）
　　昭和38年7月20日　A5　28頁　40円
　　機関誌
　　※Box（残部）

12902　菊池野　通巻118号　第13巻　第8号　11月号　S-6-4
　　編集　野仲正憲
　　患者自治会（中島進）
　　昭和38年11月20日　A5　28頁　40円
　　機関誌
　　※Box（残部）

12903　菊池野　通巻121号　第13巻　第11号　2月号　S-6-4
　　編集　野仲正憲
　　患者自治会（中島進）
　　昭和39年2月20日　A5　28頁　40円
　　機関誌
　　※Box（残部）

12904　菊池野　通巻122号　第13巻　第12号　3月号　S-6-4
　　編集　山村炘雨
　　患者自治会（荒木正）
　　昭和39年3月20日　A5　28頁　40円
　　機関誌
　　※Box（残部）

12905　菊池野　通巻123号　第14巻　第1号　4月号
S-6-4
　　編集　山村炘雨
　　患者自治会（荒木正）
　　昭和39年4月20日　A5　28頁　40円
　　機関誌

　　※Box（残部）

12906　菊池野　通巻125号　第14巻　第3号　6月号
S-6-4
　　編集　山村炘雨
　　患者自治会（荒木正）
　　昭和39年6月20日　A5　28頁　40円
　　機関誌
　　※Box（残部）

12907　菊池野　通巻126号　第14巻　第4号　7月号
S-6-4
　　編集　山村炘雨
　　患者自治会（荒木正）
　　昭和39年7月20日　A5　28頁　40円
　　機関誌
　　※Box（残部）

12908　菊池野　通巻128号　第14巻　第6号　9月号
S-6-4
　　編集　山村炘雨
　　患者自治会（荒木正）
　　昭和39年9月20日　A5　28頁　40円
　　機関誌
　　※Box（残部）

12909　菊池野　通巻129号　第14巻　第7号　10月号　S-6-4
　　編集　山村炘雨
　　患者自治会（荒木正）
　　昭和39年10月20日　A5　50頁　80円
　　機関誌
　　※昭和39年度文芸特集号
　　※Box（残部）

12910　菊池野　通巻131号　第14巻　第9号　12月号　S-6-4
　　編集　山村炘雨
　　患者自治会（荒木正）
　　昭和39年12月20日　A5　28頁　40円
　　機関誌
　　※Box（残部）

12911　菊池野　通巻132号　第14巻　第10号　1月号　S-6-4
　　編集　山村炘雨
　　患者自治会（荒木正）
　　昭和40年1月20日　A5　28頁　40円
　　機関誌
　　※Box（残部）

12912　菊池野　通巻133号　第14巻　第11号　2

月号　S-6-4
　編集　山村炉雨
　患者自治会（荒木正）
　昭和40年2月20日　A5　28頁　40円
　機関誌
　※Box（残部）

12913　菊池野　通巻134号　第14巻　第12号　3月号　S-6-4
　編集　山村炉雨
　患者自治会（荒木正）
　昭和40年3月20日　A5　28頁　40円
　機関誌
　※Box（残部）

12914　菊池野　通巻135号　第15巻　第1号　4月号　S-6-4
　編集　山村炉雨
　患者自治会（荒木正）
　昭和40年4月1日　A5　28頁　40円
　機関誌
　※Box（残部）

12915　菊池野　通巻140号　第15巻　第6号　9月号　S-6-4
　編集　山村炉雨
　患者自治会（荒木正）
　昭和40年9月1日　A5　28頁　40円
　機関誌
　※Box（残部）

12916　菊池野　通巻141号　第15巻　第7号　10月号　S-6-4
　編集　山村炉雨
　患者自治会（荒木正）
　昭和40年10月1日　A5　70頁　80円
　機関誌
　※Box（残部）

12917　菊池野　通巻150号　第16巻　第4号　7月号　S-6-4
　編集　山村炉雨
　患者自治会（増重文）
　昭和41年7月1日　A5　28頁　40円
　機関誌
　※Box（残部）

12918　菊池野　通巻152号　第16巻　第6号　9月号　S-6-4
　編集　山村炉雨
　患者自治会（増重文）
　昭和41年9月1日　A5　28頁　50円
　機関誌
　※Box（残部）

12919　菊池野　通巻154号　第16巻　第8号　11・12月号　S-6-4
　編集　山村炉雨
　患者自治会（増重文）
　昭和41年12月1日　A5　50頁　100円
　機関誌
　※Box（残部）

12920　菊池野　通巻156号　第16巻　第10号　2月号　S-6-5
　編集　山村炉雨
　患者自治会（増重文）
　昭和42年2月1日　A5　90頁　150円
　機関誌
　※自治会創立40周年記念特集
　※Box（残部）

12921　菊池野　通巻157号　第16巻　第11号　3月号　S-6-5
　編集　山村炉雨
　患者自治会（増重文）
　昭和42年3月1日　A5　28頁　50円
　機関誌
　※Box（残部）

12922　菊池野　通巻158号　第17巻　第1号　4月号　S-6-5
　編集　山村炉雨
　患者自治会（荒木正）
　昭和42年4月1日　A5　28頁　40円
　機関誌
　※Box（残部）

12923　菊池野　通巻159号　第17巻　第2号　5月号　S-6-5
　編集　山村炉雨
　患者自治会（荒木正）
　昭和42年5月1日　A5　28頁　50円
　機関誌
　※Box（残部）

12924　菊池野　通巻160号　第17巻　第3号　6月号　S-6-5
　編集　山村炉雨
　患者自治会（荒木正）
　昭和42年6月1日　A5　28頁　50円
　機関誌
　※Box（残部）

12925　菊池野　通巻161号　第17巻　第4号　7月号

S-6-5
　　編集　山村炘雨
　　患者自治会（荒木正）
　　昭和42年7月1日　A5　28頁　50円
　　機関誌
　　※Box（残部）

12926　**菊池野　通巻162号　第17巻　第5号　8月号**
S-6-5
　　編集　山村炘雨
　　患者自治会（荒木正）
　　昭和42年8月1日　A5　28頁　50円
　　機関誌
　　※Box（残部）

12927　**菊池野　通巻163号　第17巻　第6号　9月号**
S-6-5
　　編集　山村炘雨
　　患者自治会（荒木正）
　　昭和42年9月1日　A5　28頁　50円
　　機関誌
　　※Box（残部）

12928　**菊池野　通巻165号　第17巻　第8号　11月号**　S-6-5
　　編集　山村炘雨
　　患者自治会（荒木正）
　　昭和42年11月1日　A5　28頁　50円
　　機関誌
　　※Box（残部）

12929　**菊池野　通巻168号　第17巻　第11号　2月号**　S-6-5
　　編集　山村炘雨
　　患者自治会（荒木正）
　　昭和43年2月1日　A5　28頁　50円
　　機関誌
　　※Box（残部）

12930　**菊池野　通巻167号　第17巻　第10号　1月号**　S-6-5
　　編集　山村炘雨
　　患者自治会（荒木正）
　　昭和43年1月1日　A5　28頁　50円
　　機関誌
　　※Box（残部）

12931　**菊池野　通巻170号　第18巻　第1号　4月号**
S-6-5
　　編集　野上牛男
　　患者自治会（荒木正）
　　昭和43年4月1日　A5　28頁　50円
　　機関誌
　　※Box（残部）

12932　**菊池野　通巻171号　第18巻　第2号　5月号**
S-6-5
　　編集　野上牛男
　　患者自治会（荒木正）
　　昭和43年5月1日　A5　28頁　50円
　　機関誌
　　※Box（残部）

12933　**菊池野　通巻172号　第18巻　第3号　6月号**
S-6-5
　　編集　野上牛男
　　患者自治会（荒木正）
　　昭和43年6月1日　A5　28頁　50円
　　機関誌
　　※Box（残部）

12934　**菊池野　通巻173号　第18巻　第4号　7月号**
S-6-5
　　編集　野上牛男
　　患者自治会（荒木正）
　　昭和43年7月1日　A5　28頁　50円
　　機関誌
　　※Box（残部）

12935　**菊池野　通巻174号　第18巻　第5号　8月号**
S-6-5
　　編集　野上牛男
　　患者自治会（荒木正）
　　昭和43年8月1日　A5　28頁　50円
　　機関誌
　　※Box（残部）

12936　**菊池野　通巻175号　第18巻　第6号　9月号**
S-6-5
　　編集　野上牛男
　　患者自治会（荒木正）
　　昭和43年9月1日　A5　28頁　50円
　　機関誌
　　※Box（残部）

12937　**菊池野　通巻176号　第18巻　第7号　10月号**　S-6-5
　　編集　野上牛男
　　患者自治会（荒木正）
　　昭和43年10月1日　A5　28頁　50円
　　機関誌
　　※Box（残部）

12938　**菊池野　通巻177号　第18巻　第8号　11月号**　S-6-5
　　編集　野上牛男

患者自治会（荒木正）
昭和43年11月1日　A5　54頁　100円
機関誌
※九州三園号合同文芸特集号
※Box（残部）

12939　菊池野　通巻182号　第19巻　第1号　4月号
S-6-5
　編集　野上牛男
　患者自治会（荒木正）
　昭和44年4月1日　A5　34頁　50円
　機関誌
　※Box（残部）

12940　菊池野　通巻183号　第19巻　第2号　5月号
S-6-5
　編集　野上牛男
　患者自治会（荒木正）
　昭和44年5月1日　A5　34頁　50円
　機関誌
　※Box（残部）

12941　菊池野　通巻184号　第19巻　第3号　6月号
S-6-5
　編集　野上牛男
　患者自治会（荒木正）
　昭和44年6月1日　A5　40頁　50円
　機関誌
　※Box（残部）

12942　菊池野　通巻185号　第19巻　第4号　7月号
S-6-5
　編集　野上牛男
　患者自治会（荒木正）
　昭和44年7月1日　A5　36頁　50円
　機関誌
　※Box（残部）

12943　菊池野　通巻186号　第19巻　第5号　8月号
S-6-5
　編集　野上牛男
　患者自治会（荒木正）
　昭和44年8月1日　A5　36頁　50円
　機関誌
　※Box（残部）

12944　菊池野　通巻188号　第19巻　第7号　10月号　S-6-5
　編集　野上牛男
　患者自治会（荒木正）
　昭和44年10月1日　A5　36頁　50円
　機関誌
　※Box（残部）

12945　菊池野　通巻189号　第19巻　第8号　11月号　S-6-5
　編集　野上牛男
　患者自治会（荒木正）
　昭和44年11月1日　A5　32頁　50円
　機関誌
　※Box（残部）

12946　菊池野　通巻189号　11月号　別冊　S-6-5
　編集　野上牛男
　患者自治会（荒木正）
　昭和44年11月1日　A5　58頁　50円
　機関誌
　※九州三園号合同文芸特集号
　※Box（残部）　2冊

12947　菊池野　通巻190号　第19巻　第9号　12月号　S-6-5
　編集　野上牛男
　患者自治会（荒木正）
　昭和44年12月1日　A5　36頁　50円
　機関誌
　※Box（残部）　2冊

12948　菊池野　通巻191号　第19巻　第10号　1月号　S-6-5
　編集　野上牛男
　患者自治会（荒木正）
　昭和45年1月1日　A5　32頁　50円
　機関誌
　※Box（残部）

12949　菊池野　通巻192号　第19巻　第11号　2月号　S-6-5
　編集　野上牛男
　患者自治会（荒木正）
　昭和45年2月1日　A5　36頁　50円
　機関誌
　※Box（残部）

12950　菊池野　通巻193号　第19巻　第12号　3月号　S-6-5
　編集　野上牛男
　患者自治会（荒木正）
　昭和45年3月1日　A5　34頁　50円
　機関誌
　※Box（残部）

12951　菊池野　通巻194号　第20巻　第1号　4月号
S-6-5
　編集　内海俊夫
　患者自治会（笹川誠）
　昭和45年4月1日　A5　36頁　50円

機関誌
※Box（残部）

12952　菊池野　通巻195号　第20巻　第2号　5月号
S-6-5
　編集　内海俊夫
　患者自治会（笹川誠）
　昭和45年5月1日　A5　36頁　50円
　機関誌
　※Box（残部）

12953　菊池野　通巻196号　第20巻　第3号　6月号
S-6-5
　編集　内海俊夫
　患者自治会（笹川誠）
　昭和45年6月1日　A5　36頁　50円
　機関誌
　※Box（残部）

12954　菊池野　通巻197号　第20巻　第4号　7月号
S-6-5
　編集　内海俊夫
　患者自治会（笹川誠）
　昭和45年7月1日　A5　36頁　50円
　機関誌
　※Box（残部）

12955　菊池野　通巻198号　第20巻　第5号　8月号
S-6-5
　編集　内海俊夫
　患者自治会（笹川誠）
　昭和45年8月1日　A5　36頁　50円
　機関誌
　※Box（残部）

12956　菊池野　通巻199号　第20巻　第6号　9月号
S-6-5
　編集　内海俊夫
　患者自治会（笹川誠）
　昭和45年9月1日　A5　36頁　50円
　機関誌
　※Box（残部）

12957　菊池野　通巻200号　第20巻　第7号　10・11月号　S-6-5
　編集　内海俊夫
　患者自治会（笹川誠）
　昭和45年11月1日　A5　72頁　100円
　機関誌
　※Box（残部）

12958　菊池野　通巻201号　12月号　S-6-5
　編集　内海俊夫
　患者自治会（笹川誠）
　昭和45年12月1日　A5　56頁　50円
　機関誌
　※九州三園合同全国文芸特集号
　※Box（残部）

12959　菊池野　通巻202号　第21巻　第1号　1月号
S-6-5
　編集　内海俊夫
　患者自治会（笹川誠）
　昭和46年1月1日　A5　36頁　50円
　機関誌
　※Box（残部）

12960　菊池野　通巻203号　第21巻　第2号　2月号
S-6-5
　編集　内海俊夫
　患者自治会（笹川誠）
　昭和46年2月1日　A5　36頁　50円
　機関誌
　※Box（残部）

12961　菊池野　通巻204号　第21巻　第3号　3月号
S-6-5
　編集　内海俊夫
　患者自治会（笹川誠）
　昭和46年3月1日　A5　36頁　50円
　機関誌
　※Box（残部）

12962　菊池野　通巻205号　第21巻　第4号　4月号
S-6-5
　編集　内海俊夫
　患者自治会（荒木正）
　昭和46年4月1日　A5　36頁　50円
　機関誌
　※Box（残部）

12963　菊池野　通巻206号　第21巻　第5号　5・6月号　S-6-5
　編集　内海俊夫
　菊池恵楓園患者自治会（荒木正）
　昭和46年6月1日　A5　42頁　50円
　機関誌
　※Box（残部）

12964　菊池野　通巻207号　第21巻　第6号　7月号
S-6-5
　編集　内海俊夫
　菊池恵楓園患者自治会（荒木正）
　昭和46年7月1日　A5　36頁　50円
　機関誌
　※Box（残部）

12965　**菊池野**　通巻208号　第21巻　第7号　8月号
S-6-5
　編集　内海俊夫
　菊池恵楓園患者自治会（荒木正）
　昭和46年8月1日　A5　36頁　50円
　機関誌
　※Box（残部）

12966　**菊池野**　通巻209号　第21巻　第8号　9月号
S-6-5
　編集　内海俊夫
　菊池恵楓園患者自治会（荒木正）
　昭和46年9月1日　A5　36頁　50円
　機関誌
　※Box（残部）

12967　**菊池野**　通巻210号　第21巻　第9号　10月号　S-6-5
　編集　内海俊夫
　菊池恵楓園患者自治会（荒木正）
　昭和46年10月1日　A5　36頁　50円
　機関誌
　※Box（残部）

12968　**菊池野**　通巻211号　第21巻　第10号　11月号　S-6-5
　編集　内海俊夫
　菊池恵楓園患者自治会（荒木正）
　昭和46年11月1日　A5　54頁　50円
　機関誌
　※九州三園合同全国文芸特集号
　※Box（残部）　2冊

12969　**菊池野**　通巻212号　第21巻　第11号　12月号　S-6-5
　編集　内海俊夫
　菊池恵楓園患者自治会（荒木正）
　昭和46年12月1日　A5　36頁　50円
　機関誌
　※Box（残部）　2冊

12970　**菊池野**　通巻213号　第22巻　第1号　1月号
S-6-5
　編集　内海俊夫
　菊池恵楓園患者自治会（荒木正）
　昭和47年1月1日　A5　36頁　50円
　機関誌
　※Box（残部）　2冊

12971　**菊池野**　通巻214号　第22巻　第2号　2月号
S-6-5
　編集　内海俊夫
　菊池恵楓園患者自治会（荒木正）
　昭和47年2月1日　A5　36頁　50円
　機関誌
　※Box（残部）

12972　**菊池野**　通巻215号　第22巻　第3号　3月号
S-6-5
　編集　内海俊夫
　菊池恵楓園患者自治会（荒木正）
　昭和47年3月1日　A5　36頁　50円
　機関誌
　※Box（残部）

12973　**菊池野**　通巻216号　第22巻　第4号　4月号
S-6-5
　編集　内海俊夫
　菊池恵楓園患者自治会（荒木正）
　昭和47年4月1日　A5　36頁　50円
　機関誌
　※Box（残部）

12974　**菊池野**　通巻217号　第22巻　第5号　5月号
S-6-5
　編集　内海俊夫
　菊池恵楓園患者自治会（荒木正）
　昭和47年5月1日　A5　36頁　50円
　機関誌
　※Box（残部）

12975　**菊池野**　通巻218号　第22巻　第6号　6月号
S-6-5
　編集　内海俊夫
　菊池恵楓園患者自治会（荒木正）
　昭和47年6月1日　A5　36頁　50円
　機関誌
　※Box（残部）

12976　**菊池野**　通巻219号　第22巻　第7号　7月号
S-6-5
　編集　内海俊夫
　菊池恵楓園患者自治会（荒木正）
　昭和47年7月1日　A5　36頁　50円
　機関誌
　※Box（残部）

12977　**菊池野**　通巻220号　第22巻　第8号　8月号
S-6-5
　編集　内海俊夫
　菊池恵楓園患者自治会（荒木正）
　昭和47年8月1日　A5　36頁　50円
　機関誌
　※Box（残部）

12978　**菊池野**　通巻221号　第22巻　第9号　9月号

S-6-5
　　編集　内海俊夫
　　菊池恵楓園患者自治会（荒木正）
　　昭和47年9月1日　A5　36頁　50円
　　機関誌
　　※Box（残部）

12979　菊池野　通巻222号　第22巻　第10号　10月号　S-6-5
　　編集　内海俊夫
　　菊池恵楓園患者自治会（荒木正）
　　昭和47年10月1日　A5　36頁　50円
　　機関誌
　　※Box（残部）

12980　菊池野　通巻223号　第22巻　第11号　11月号　S-6-5
　　編集　内海俊夫
　　菊池恵楓園患者自治会（荒木正）
　　昭和47年11月1日　A5　32頁　50円
　　機関誌
　　※Box（残部）

12981　菊池野　通巻224号　第22巻　第12号　12月号　S-6-5
　　編集　内海俊夫
　　菊池恵楓園患者自治会（荒木正）
　　昭和47年12月1日　A5　32頁　50円
　　機関誌
　　※Box（残部）

12982　菊池野　通巻225号　第23巻　第1号　1月号　S-6-5
　　編集　内海俊夫
　　菊池恵楓園患者自治会（荒木正）
　　昭和48年1月1日　A5　36頁　50円
　　機関誌
　　※Box（残部）　2冊

12983　菊池野　通巻226号　第23巻　第2号　2月号　S-6-5
　　編集　内海俊夫
　　菊池恵楓園患者自治会（荒木正）
　　昭和48年2月1日　A5　40頁　50円
　　機関誌
　　※Box（残部）

12984　菊池野　通巻227号　第23巻　第3号　3月号　S-6-5
　　編集　内海俊夫
　　菊池恵楓園患者自治会（荒木正）
　　昭和48年3月1日　A5　36頁　50円
　　機関誌
　　※Box（残部）

12985　菊池野　通巻228号　第23巻　第4号　4月号　S-6-5
　　編集　西羽仁
　　菊池恵楓園患者自治会（藤瀬明）
　　昭和48年4月1日　A5　36頁　50円
　　機関誌
　　※Box（残部）

12986　菊池野　通巻229号　第23巻　第5号　5月号　S-6-5
　　編集　西羽仁
　　菊池恵楓園患者自治会（藤瀬明）
　　昭和48年5月1日　A5　36頁　50円
　　機関誌
　　※Box（残部）

12987　菊池野　通巻230号　第23巻　第6号　6月号　S-6-6
　　編集　西羽仁
　　菊池恵楓園患者自治会（藤瀬明）
　　昭和48年6月1日　A6　36頁　50円
　　機関誌
　　※Box（残部）

12988　菊池野　通巻231号　第23巻　第7号　7月号　S-6-5
　　編集　西羽仁
　　菊池恵楓園患者自治会（藤瀬明）
　　昭和48年7月1日　A5　36頁　50円
　　機関誌
　　※Box（残部）

12989　菊池野　通巻232号　第23巻　第8号　8月号　S-6-5
　　編集　西羽仁
　　菊池恵楓園患者自治会（藤瀬明）
　　昭和48年8月1日　A5　36頁　50円
　　機関誌
　　※Box（残部）

12990　菊池野　通巻233号　第23巻　第9号　9月号　S-6-5
　　編集　西羽仁
　　菊池恵楓園患者自治会（藤瀬明）
　　昭和48年9月1日　A5　36頁　50円
　　機関誌
　　※Box（残部）

12991　菊池野　通巻234号　第23巻　第10号　10月号　S-6-5
　　編集　西羽仁

菊池恵楓園患者自治会（藤瀬明）
昭和48年10月1日　A5　36頁　50円
機関誌
※Box（残部）

12992　菊池野　通巻235号　第23巻　第11号　11月号　S-6-5
編集　西羽仁
菊池恵楓園患者自治会（藤瀬明）
昭和48年11月1日　A5　36頁　50円
機関誌
※Box（残部）

12993　菊池野　通巻236号　第23巻　第12号　12月号　S-6-5
編集　西羽仁
菊池恵楓園患者自治会（藤瀬明）
昭和48年12月1日　A5　36頁　50円
機関誌
※Box（残部）

12994　菊池野　通巻237号　第24巻　第1号　1月号　S-6-6
編集　西羽仁
菊池恵楓園患者自治会（藤瀬明）
昭和49年1月1日　A5　36頁　50円
機関誌
※Box（残部）

12995　菊池野　通巻238号　第23巻　第2号　2月号　S-6-6
編集　西羽仁
菊池恵楓園患者自治会（藤瀬明）
昭和49年2月1日　A5　40頁　50円
機関誌
※Box（残部）

12996　菊池野　通巻239号　第23巻　第3号　3月号　S-6-6
編集　西羽仁
菊池恵楓園患者自治会（藤瀬明）
昭和49年3月1日　A5　36頁　50円
機関誌
※Box（残部）

12997　菊池野　通巻240号　第24巻　第4号　4月号　S-6-6
編集　西羽仁
菊池恵楓園患者自治会（藤瀬明）
昭和49年4月1日　A5　36頁　50円
機関誌
※Box（残部）

12998　菊池野　通巻241号　第24巻　第5号　5月号　S-6-6
編集　西羽仁
菊池恵楓園患者自治会（藤瀬明）
昭和49年5月1日　A5　36頁　50円
機関誌
※Box（残部）

12999　菊池野　通巻242号　第23巻　第6号　6月号　S-6-6
編集　西羽仁
菊池恵楓園患者自治会（藤瀬明）
昭和49年6月1日　A5　36頁　50円
機関誌
※Box（残部）

13000　菊池野　通巻243号　第23巻　第7号　7月号　S-6-6
編集　西羽仁
菊池恵楓園患者自治会（藤瀬明）
昭和49年7月1日　A5　36頁　50円
機関誌
※Box（残部）

13001　菊池野　通巻244号　第23巻　第8号　8月号　S-6-6
編集　西羽仁
菊池恵楓園患者自治会（藤瀬明）
昭和49年8月1日　A5　36頁　50円
機関誌
※Box（残部）

13002　菊池野　通巻245号　第25巻　第9号　9月号　S-6-6
編集　鷹志順
菊池恵楓園患者自治会（藤瀬明）
昭和49年9月1日　A5　36頁　50円
機関誌
※Box（残部）

13003　菊池野　通巻246号　第25巻　第10号　10月号　S-6-6
編集　鷹志順
菊池恵楓園患者自治会（藤瀬明）
昭和49年10月1日　A5　36頁　50円
機関誌
※Box（残部）

13004　菊池野　通巻247号　第25巻　第11号　11月号　S-6-6
編集　鷹志順
菊池恵楓園患者自治会（藤瀬明）
昭和49年11月1日　A5　36頁　50円
機関誌

※Box（残部）

13005 **菊池野　通巻248号　第25巻　第12号　12月号** S-6-6
　編集　鷹志順
　菊池恵楓園患者自治会（藤瀬明）
　昭和49年12月1日　A5　40頁　50円
　機関誌
　※Box（残部）

13006 **菊池野　通巻249号　第26巻　第1号　1月号** S-6-6
　編集　鷹志順
　菊池恵楓園患者自治会（藤瀬明）
　昭和50年1月1日　A5　36頁　50円
　機関誌
　※Box（残部）

13007 **菊池野　通巻250号　第25巻　第2号　2月号** S-6-6
　編集　鷹志順
　菊池恵楓園患者自治会（藤瀬明）
　昭和50年2月1日　A5　36頁　50円
　機関誌
　※Box（残部）

13008 **菊池野　通巻251号　第25巻　第3号　3月号** S-6-6
　編集　鷹志順
　菊池恵楓園患者自治会（藤瀬明）
　昭和50年3月1日　A5　36頁　50円
　機関誌
　※Box（残部）

13009 **菊池野　通巻252号　第26巻　第4号　4月号** S-6-6
　編集　菊池章
　菊池恵楓園患者自治会（菊池章）
　昭和50年4月1日　A5　36頁　50円
　機関誌
　※Box（残部）

13010 **菊池野　通巻253号　第26巻　第5号　5月号** S-6-6
　編集　菊池章
　菊池恵楓園患者自治会（菊池章）
　昭和50年5月1日　A5　36頁　50円
　機関誌
　※Box（残部）

13011 **菊池野　通巻254号　第26巻　第6号　6月号** S-6-6
　編集　菊池章
　菊池恵楓園患者自治会（菊池章）
　昭和50年6月1日　A5　36頁　50円
　機関誌
　※Box（残部）

13012 **菊池野　通巻255号　第26巻　第7号　7月号** S-6-6
　編集　菊池章
　菊池恵楓園患者自治会（菊池章）
　昭和50年7月1日　A5　36頁　50円
　機関誌
　※Box（残部）

13013 **菊池野　通巻256号　第26巻　第8号　8月号** S-6-6
　編集　菊池章
　菊池恵楓園患者自治会（菊池章）
　昭和50年8月1日　A5　36頁　50円
　機関誌
　※Box（残部）

13014 **菊池野　通巻257号　第26巻　第9号　9月号** S-6-6
　編集　菊池章
　菊池恵楓園患者自治会（菊池章）
　昭和50年9月1日　A5　36頁　50円
　機関誌
　※Box（残部）

13015 **菊池野　通巻258号　第26巻　第10号　10月号** S-6-6
　編集　菊池章
　菊池恵楓園患者自治会（菊池章）
　昭和50年10月1日　A5　36頁　50円
　機関誌
　※Box（残部）

13016 **菊池野　通巻259号　第26巻　第11号　11・12月号** S-6-6
　編集　菊池章
　菊池恵楓園患者自治会（菊池章）
　昭和50年12月1日　A5　44頁　50円
　機関誌
　※Box（残部）

13017 **菊池野　通巻260号　第27巻　第1号　1月号** S-6-6
　編集　菊池章
　菊池恵楓園患者自治会（菊池章）
　昭和51年1月20日　A5　32頁　50円
　機関誌
　※Box（残部）

13018 **菊池野　通巻261号　第27巻　第2号　2月号**

S-6-6
　編集　菊池章
　菊池恵楓園患者自治会（菊池章）
　昭和51年2月15日　A5　36頁　50円
　機関誌
　※Box（残部）　2冊

13019　菊池野　通巻262号　第27巻　第3号　3月号
S-6-6
　編集　菊池章
　菊池恵楓園患者自治会（菊池章）
　昭和51年3月20日　A5　36頁　50円
　機関誌
　※Box（残部）

13020　菊池野　通巻263号　第27巻　第4号　4月号
S-6-6
　編集　菊池章
　菊池恵楓園患者自治会（菊池章）
　昭和51年4月15日　A5　32頁　50円
　機関誌
　※Box（残部）

13021　菊池野　通巻264号　第27巻　第5号　5月号
S-6-6
　編集　小野甫
　菊池恵楓園患者自治会（青木伸一）
　昭和51年5月1日　A5　32頁　50円
　機関誌
　※Box（残部）

13022　菊池野　通巻265号　第27巻　第6号　6月号
S-6-6
　編集　小野甫
　菊池恵楓園患者自治会（青木伸一）
　昭和51年6月1日　A5　36頁　50円
　機関誌
　※Box（残部）　2冊

13023　菊池野　通巻266号　第27巻　第7号　7・8月号　S-6-6
　編集　小野甫
　菊池恵楓園患者自治会（青木伸一）
　昭和51年8月1日　A5　44頁　50円
　機関誌
　※Box（残部）

13024　菊池野　通巻267号　第27巻　第8号　9月号
S-6-6
　編集　小野甫
　菊池恵楓園患者自治会（青木伸一）
　昭和51年9月1日　A5　36頁　50円
　機関誌

　※Box（残部）

13025　菊池野　通巻268号　第27巻　第9号　10月号　S-6-6
　編集　小野甫
　菊池恵楓園患者自治会（青木伸一）
　昭和51年10月1日　A5　36頁　50円
　機関誌
　※Box（残部）

13026　菊池野　通巻269号　第27巻　第10号　11月号　S-6-6
　編集　小野甫
　菊池恵楓園患者自治会（青木伸一）
　昭和51年11月1日　A5　36頁　50円
　機関誌
　※Box（残部）

13027　菊池野　通巻270号　第27巻　第11号　12月号　S-6-6
　編集　小野甫
　菊池恵楓園患者自治会（青木伸一）
　昭和51年12月1日　A5　38頁　50円
　機関誌
　※Box（残部）

13028　菊池野　通巻271号　第28巻　第1号　1月号
S-6-6
　編集　小野甫
　菊池恵楓園患者自治会（青木伸一）
　昭和52年1月1日　A5　38頁　50円
　機関誌
　※Box（残部）

13029　菊池野　通巻272号　第28巻　第2号　2月号　S-6-6
　編集　小野甫
　菊池恵楓園患者自治会（青木伸一）
　昭和52年2月1日　A5　36頁　50円
　機関誌
　※Box（残部）

13030　菊池野　通巻273号　第28巻　第3号　3月号
S-6-6
　編集　小野甫
　菊池恵楓園患者自治会（青木伸一）
　昭和52年3月1日　A5　32頁　50円
　機関誌
　※Box（残部）

13031　菊池野　通巻274号　第28巻　第4号　4月号
S-6-6
　編集　小野甫

菊池恵楓園患者自治会（青木伸一）
　　昭和52年4月1日　A5　32頁　50円
　　機関誌
　　※ Box（残部）

13032　菊池野　通巻275号　第28巻　第5号　5月号　S-6-6
　　編集　小野甫
　　菊池恵楓園患者自治会（青木伸一）
　　昭和52年5月1日　A5　32頁　50円
　　機関誌
　　※ Box（残部）

13033　菊池野　通巻276号　第28巻　第6号　6月号　S-6-6
　　編集　小野甫
　　菊池恵楓園患者自治会（青木伸一）
　　昭和52年6月1日　A5　32頁　50円
　　機関誌
　　※ Box（残部）

13034　菊池野　通巻277号　第28巻　第7号　7月号　S-6-6
　　編集　小野甫
　　菊池恵楓園患者自治会（青木伸一）
　　昭和52年7月1日　A5　32頁　50円
　　機関誌
　　※ Box（残部）

13035　菊池野　通巻278号　第28巻　第8号　8月号　S-6-6
　　編集　小野甫
　　菊池恵楓園患者自治会（青木伸一）
　　昭和52年8月1日　A5　32頁　50円
　　機関誌
　　※ Box（残部）

13036　菊池野　通巻279号　第28巻　第9号　9月号　S-6-6
　　編集　小野甫
　　菊池恵楓園患者自治会（青木伸一）
　　昭和52年9月1日　A5　32頁　50円
　　機関誌
　　※ Box（残部）

13037　菊池野　通巻280号　第28巻　第10号　10月号　S-6-6
　　編集　小野甫
　　菊池恵楓園患者自治会（青木伸一）
　　昭和52年10月1日　A5　32頁　50円
　　機関誌
　　※ Box（残部）

13038　菊池野　通巻281号　第28巻　第11号　11月号　S-6-6
　　編集　小野甫
　　菊池恵楓園患者自治会（青木伸一）
　　昭和52年11月1日　A5　32頁　50円
　　機関誌
　　※ Box（残部）

13039　菊池野　通巻282号　第28巻　第12号　12月号　S-6-6
　　編集　小野甫
　　菊池恵楓園患者自治会（青木伸一）
　　昭和52年12月1日　A5　32頁　50円
　　機関誌
　　※ Box（残部）

13040　菊池野　通巻283号　第29巻　第1号　1月号　S-6-6
　　編集　小野甫
　　菊池恵楓園患者自治会（青木伸一）
　　昭和53年1月1日　A5　32頁　50円
　　機関誌
　　※ Box（残部）

13041　菊池野　通巻284号　第29巻　第2号　2月号　S-6-6
　　編集　小野甫
　　菊池恵楓園患者自治会（青木伸一）
　　昭和53年2月1日　A5　32頁　50円
　　機関誌
　　※ Box（残部）

13042　菊池野　通巻285号　第29巻　第3号　3月号　S-6-6
　　編集　小野甫
　　菊池恵楓園患者自治会（青木伸一）
　　昭和53年3月1日　A5　32頁　50円
　　機関誌
　　※ Box（残部）

13043　菊池野　通巻286号　第29巻　第4号　4月号　S-6-6
　　編集　川田健二
　　菊池恵楓園患者自治会（森重淳次郎）
　　昭和53年4月1日　A5　32頁　50円
　　機関誌
　　※ Box（残部）

13044　菊池野　通巻287号　第29巻　第5号　5月号　S-6-6
　　編集　川田健二
　　菊池恵楓園患者自治会（森重淳次郎）
　　昭和53年5月1日　A5　32頁　50円
　　機関誌

13045　菊池野　通巻288号　第29巻　第6号　6月号　S-6-6

　編集　川田健二
　菊池恵楓園患者自治会（森重淳次郎）
　昭和53年6月1日　A5　32頁　50円
　機関誌
　※Box（残部）

13046　菊池野　通巻289号　第29巻　第7号　7月号　S-6-6

　編集　川田健二
　菊池恵楓園患者自治会（森重淳次郎）
　昭和53年7月1日　A5　32頁　50円
　機関誌
　※Box（残部）

13047　菊池野　通巻290号　第29巻　第8号　8月号　S-6-6

　編集　川田健二
　菊池恵楓園患者自治会（森重淳次郎）
　昭和53年8月1日　A5　32頁　50円
　機関誌
　※Box（残部）

13048　菊池野　通巻291号　第29巻　第9号　9月号　S-6-6

　編集　川田健二
　菊池恵楓園患者自治会（森重淳次郎）
　昭和53年9月1日　A5　32頁　50円
　機関誌
　※Box（残部）

13049　菊池野　通巻292号　第29巻　第10号　10月号　S-6-6

　編集　川田健二
　菊池恵楓園患者自治会（森重淳次郎）
　昭和53年10月1日　A5　32頁　50円
　機関誌
　※Box（残部）

13050　菊池野　通巻293号　第29巻　第11号　11月号　S-6-6

　編集　川田健二
　菊池恵楓園患者自治会（森重淳次郎）
　昭和53年11月1日　A5　32頁　50円
　機関誌
　※Box（残部）

13051　菊池野　通巻294号　第29巻　第12号　12月号　S-6-6

　編集　川田健二
　菊池恵楓園患者自治会（森重淳次郎）
　昭和53年12月1日　A5　32頁　50円
　機関誌
　※Box（残部）

13052　菊池野　通巻295号　第30巻　第1号　1月号　S-6-6

　編集　川田健二
　菊池恵楓園患者自治会（森重淳次郎）
　昭和54年1月1日　A5　32頁　50円
　機関誌
　※Box（残部）

13053　菊池野　通巻296号　第30巻　第2号　2月号　S-6-6

　編集　川田健二
　菊池恵楓園患者自治会（森重淳次郎）
　昭和54年2月1日　A5　32頁　50円
　機関誌
　※Box（残部）

13054　菊池野　通巻297号　第30巻　第3号　3月号　S-6-6

　編集　川田健二
　菊池恵楓園患者自治会（森重淳次郎）
　昭和54年3月1日　A5　32頁　50円
　機関誌
　※Box（残部）

13055　菊池野　通巻298号　第30巻　第4号　4月号　S-6-6

　編集　川田健二
　菊池恵楓園患者自治会（森重淳次郎）
　昭和54年4月1日　A5　32頁　100円
　機関誌
　※Box（残部）

13056　菊池野　通巻299号　第30巻　第5号　5月号　S-6-6

　編集　川田健二
　菊池恵楓園患者自治会（森重淳次郎）
　昭和54年5月1日　A5　32頁　100円
　機関誌
　※Box（残部）

13057　菊池野　通巻300号　6・7合併号　S-6-6

　編集　川田健二
　菊池恵楓園患者自治会（森重淳次郎）
　昭和54年7月1日　A5　72頁　200円
　機関誌
　※Box（残部）

13058　菊池野　通巻301号　第30巻　第7号　8月号

S-6-6
　編集　川田健二
　菊池恵楓園患者自治会（森重淳次郎）
　昭和54年8月1日　A5　32頁　100円
　機関誌
　※Box（残部）

13059　菊池野　通巻302号　第30巻　第8号　9月号
S-6-6
　編集　川田健二
　菊池恵楓園患者自治会（森重淳次郎）
　昭和54年9月1日　A5　32頁　100円
　機関誌
　※Box（残部）

13060　菊池野　通巻303号　第30巻　第9号　10月号　S-6-6
　編集　川田健二
　菊池恵楓園患者自治会（森重淳次郎）
　昭和54年10月1日　A5　32頁　100円
　機関誌
　※Box（残部）

13061　菊池野　通巻304号　第30巻　第10号　11月号　S-6-6
　編集　川田健二
　菊池恵楓園患者自治会（森重淳次郎）
　昭和54年11月1日　A5　32頁　100円
　機関誌
　※Box（残部）

13062　菊池野　通巻305号　第30巻　第11号　12月号　S-6-6
　編集　川田健二
　菊池恵楓園患者自治会（森重淳次郎）
　昭和54年12月1日　A5　32頁　100円
　機関誌
　※Box（残部）

13063　菊池野　通巻306号　第31巻　第1号　1月号
S-6-7
　編集　川田健二
　菊池恵楓園患者自治会（森重淳次郎）
　昭和55年1月1日　A5　32頁　100円
　機関誌
　※Box（残部）

13064　菊池野　通巻307号　第31巻　第2号　2月号
S-6-7
　編集　川田健二
　菊池恵楓園患者自治会（森重淳次郎）
　昭和55年2月1日　A5　32頁　100円
　機関誌
　※Box（残部）

13065　菊池野　通巻308号　第31巻　第3号　3月号
S-6-7
　編集　川田健二
　菊池恵楓園患者自治会（森重淳次郎）
　昭和55年3月1日　A5　32頁　100円
　機関誌
　※Box（残部）

13066　菊池野　通巻309号　第31巻　第4号　4月号
S-6-7
　編集　川田健二
　菊池恵楓園患者自治会（森重淳次郎）
　昭和55年4月1日　A5　32頁　100円
　機関誌
　※Box（残部）

13067　菊池野　通巻310号　第31巻　第5号　5月号
S-6-7
　編集　川田健二
　菊池恵楓園患者自治会（森重淳次郎）
　昭和55年5月1日　A5　32頁　100円
　機関誌
　※Box（残部）

13068　菊池野　通巻311号　第31巻　第6号　6月号
S-6-7
　編集　川田健二
　菊池恵楓園患者自治会（森重淳次郎）
　昭和55年6月1日　A5　32頁　100円
　機関誌
　※Box（残部）

13069　菊池野　通巻312号　第31巻　第7号　7月号
S-6-7
　編集　川田健二
　菊池恵楓園患者自治会（森重淳次郎）
　昭和55年7月1日　A5　32頁　100円
　機関誌
　※Box（残部）

13070　菊池野　通巻313号　第31巻　第8号　8月号
S-6-7
　編集　川田健二
　菊池恵楓園患者自治会（森重淳次郎）
　昭和55年8月1日　A5　32頁　100円
　機関誌
　※Box（残部）

13071　菊池野　通巻314号　第31巻　第9号　9月号
S-6-7
　編集　川田健二

菊池恵楓園患者自治会（森重淳次郎）
昭和55年9月1日　A5　30頁　100円
機関誌
※ Box（残部）

13072　菊池野　通巻315号　第31巻　第10号　10月号　S-6-7
　編集　川田健二
　菊池恵楓園患者自治会（森重淳次郎）
　昭和55年10月1日　A5　32頁　100円
　機関誌
　※ Box（残部）

13073　菊池野　通巻316号　第31巻　第11号　11月号　S-6-7
　編集　川田健二
　菊池恵楓園患者自治会（森重淳次郎）
　昭和55年11月1日　A5　32頁　100円
　機関誌
　※ Box（残部）

13074　菊池野　通巻317号　第31巻　第12号　12月号　S-6-7
　編集　川田健二
　菊池恵楓園患者自治会（森重淳次郎）
　昭和55年12月1日　A5　32頁　100円
　機関誌
　※ Box（残部）

13075　菊池野　通巻318号　第32巻　第1号　1月号　S-6-7
　編集　川田健二
　菊池恵楓園患者自治会（森重淳次郎）
　昭和56年1月1日　A5　32頁　100円
　機関誌
　※ Box（残部）

13076　菊池野　通巻319号　第32巻　第2号　2月号　S-6-7
　編集　川田健二
　菊池恵楓園患者自治会（森重淳次郎）
　昭和56年2月1日　A5　32頁　100円
　機関誌
　※ Box（残部）

13077　菊池野　通巻320号　第32巻　第3号　3月号　S-6-7
　編集　川田健二
　菊池恵楓園患者自治会（森重淳次郎）
　昭和56年3月1日　A5　32頁　100円
　機関誌
　※ Box（残部）

13078　菊池野　通巻321号　第32巻　第4号　4月号　S-6-7
　編集　川田健二
　菊池恵楓園患者自治会（中村盛彦）
　昭和56年4月1日　A5　32頁　100円
　機関誌
　※ Box（残部）

13079　菊池野　通巻322号　第32巻　第5号　5月号　S-6-7
　編集　川田健二
　菊池恵楓園患者自治会（中村盛彦）
　昭和56年5月10日　A5　32頁　100円
　機関誌
　※ Box（残部）

13080　菊池野　通巻323号　第32巻　第6号　6月号　S-6-7
　編集　川田健二
　菊池恵楓園患者自治会（中村盛彦）
　昭和56年6月10日　A5　32頁　100円
　機関誌
　※ Box（残部）

13081　菊池野　通巻324号　第32巻　第7号　7月号　S-6-7
　編集　川田健二
　菊池恵楓園患者自治会（中村盛彦）
　昭和56年7月10日　A5　32頁　100円
　機関誌
　※ Box（残部）

13082　菊池野　通巻325号　第32巻　第8号　8月号　S-6-7
　編集　川田健二
　菊池恵楓園患者自治会（中村盛彦）
　昭和56年8月10日　A5　32頁　100円
　機関誌
　※ Box（残部）

13083　菊池野　通巻326号　第32巻　第9号　9月号　S-6-7
　編集　川田健二
　菊池恵楓園患者自治会（中村盛彦）
　昭和56年9月10日　A5　32頁　100円
　機関誌
　※ Box（残部）

13084　菊池野　通巻327号　第32巻　第10号　10月号　S-6-7
　編集　川田健二
　菊池恵楓園患者自治会（中村盛彦）
　昭和56年10月10日　A5　32頁　100円
　機関誌

※Box（残部）

13085 **菊池野** 通巻328号 第32巻 第11号 11月号 S-6-7
編集　川田健二
菊池恵楓園患者自治会（中村盛彦）
昭和56年11月10日　A5　32頁　100円
機関誌
※Box（残部）

13086 **菊池野** 通巻329号 第32巻 第12号 12月号 S-6-7
編集　川田健二
菊池恵楓園患者自治会（中村盛彦）
昭和56年12月10日　A5　32頁　100円
機関誌
※Box（残部）

13087 **菊池野** 通巻330号 第33巻 第1号 1月号 S-6-7
編集　川田健二
菊池恵楓園患者自治会（中村盛彦）
昭和57年1月10日　A5　32頁　100円
機関誌
※Box（残部）

13088 **菊池野** 通巻331号 第33巻 第2号 2月号 S-6-7
編集　川田健二
菊池恵楓園患者自治会（中村盛彦）
昭和57年2月10日　A5　32頁　100円
機関誌
※Box（残部）

13089 **菊池野** 通巻332号 第33巻 第3号 3月号 S-6-7
編集　川田健二
菊池恵楓園患者自治会（中村盛彦）
昭和57年3月10日　A5　32頁　100円
機関誌
※Box（残部）

13090 **菊池野** 通巻333号 第33巻 第4号 4月号 S-6-7
編集　川田健二
菊池恵楓園患者自治会（中村盛彦）
昭和57年4月10日　A5　32頁　100円
機関誌
※Box（残部）

13091 **菊池野** 通巻334号 第33巻 第5号 5月号 S-6-7
編集　川田健二

菊池恵楓園患者自治会（中村盛彦）
昭和57年5月10日　A5　32頁　100円
機関誌
※Box（残部）

13092 **菊池野** 通巻335号 第33巻 第6号 6月号 S-6-7
編集　川田健二
菊池恵楓園患者自治会（中村盛彦）
昭和57年6月10日　A5　32頁　100円
機関誌
※Box（残部）

13093 **菊池野** 通巻336号 第33巻 第7号 7月号 S-6-7
編集　川田健二
菊池恵楓園患者自治会（中村盛彦）
昭和57年7月10日　A5　32頁　100円
機関誌
※Box（残部）

13094 **菊池野** 通巻337号 第33巻 第8号 8月号 S-6-7
編集　川田健二
菊池恵楓園患者自治会（中村盛彦）
昭和57年8月10日　A5　32頁　100円
機関誌
※Box（残部）

13095 **菊池野** 通巻338号 第33巻 第9号 9月号 S-6-7
編集　川田健二
菊池恵楓園患者自治会（中村盛彦）
昭和57年9月10日　A5　32頁　100円
機関誌
※Box（残部）

13096 **菊池野** 通巻339号 第33巻 第10号 10月号 S-6-7
編集　川田健二
菊池恵楓園患者自治会（中村盛彦）
昭和57年10月10日　A5　32頁　100円
機関誌
※Box（残部）

13097 **菊池野** 通巻340号 第33巻 第11号 11月号 S-6-7
編集　川田健二
菊池恵楓園患者自治会（中村盛彦）
昭和57年11月10日　A5　32頁　100円
機関誌
※Box（残部）

13098 **菊池野** 通巻341号 第33巻 第12号 12

月号 S-6-7
　　編集　川田健二
　　菊池恵楓園患者自治会（中村盛彦）
　　昭和57年12月10日　A5　32頁　100円
　　機関誌
　　※Box（残部）

13099　**菊池野**　通巻342号　第34巻　第1号　1月号
S-6-7
　　編集　川田健二
　　菊池恵楓園患者自治会（中村盛彦）
　　昭和58年1月10日　A5　32頁　100円
　　機関誌
　　※Box（残部）

13100　**菊池野**　通巻343号　第34巻　第2号　2月号
S-6-7
　　編集　川田健二
　　菊池恵楓園患者自治会（中村盛彦）
　　昭和58年2月10日　A5　32頁　100円
　　機関誌
　　※Box（残部）

13101　**菊池野**　通巻344号　第34巻　第3号　3月号
S-6-7
　　編集　川田健二
　　菊池恵楓園患者自治会（中村盛彦）
　　昭和58年3月10日　A5　32頁　100円
　　機関誌
　　※Box（残部）

13102　**菊池野**　通巻345号　第34巻　第4号　4月号
S-6-7
　　編集　川田健二
　　菊池恵楓園患者自治会（藤瀬明）
　　昭和58年4月10日　A5　32頁　100円
　　機関誌
　　※Box（残部）

13103　**菊池野**　通巻346号　第34巻　第5号　5月号
S-6-7
　　編集　川田健二
　　菊池恵楓園患者自治会（藤瀬明）
　　昭和58年5月10日　A5　32頁　100円
　　機関誌
　　※Box（残部）

13104　**菊池野**　通巻347号　第34巻　第6号　6月号
S-6-7
　　編集　川田健二
　　菊池恵楓園患者自治会（藤瀬明）
　　昭和58年6月10日　A5　32頁　100円
　　機関誌

　　※Box（残部）

13105　**菊池野**　通巻348号　第34巻　第7号　7月号
S-6-7
　　編集　川田健二
　　菊池恵楓園患者自治会（藤瀬明）
　　昭和58年7月10日　A5　32頁　100円
　　機関誌
　　※Box（残部）

13106　**菊池野**　通巻349号　第34巻　第8号　8月号
S-6-7
　　編集　川田健二
　　菊池恵楓園患者自治会（藤瀬明）
　　昭和58年8月10日　A5　32頁　100円
　　機関誌
　　※Box（残部）

13107　**菊池野**　通巻350号　第34巻　第9号　9・10月合併号 S-6-7
　　編集　川田健二
　　菊池恵楓園患者自治会（藤瀬明）
　　昭和58年10月10日　A5　68頁　100円
　　機関誌
　　※Box（残部）

13108　**菊池野**　通巻351号　第34巻　第10号　11月号 S-6-7
　　編集　川田健二
　　菊池恵楓園患者自治会（藤瀬明）
　　昭和58年11月10日　A5　32頁　100円
　　機関誌
　　※Box（残部）

13109　**菊池野**　通巻352号　第34巻　第11号　12月号 S-6-7
　　編集　川田健二
　　菊池恵楓園患者自治会（藤瀬明）
　　昭和58年12月10日　A5　32頁　100円
　　機関誌
　　※Box（残部）

13110　**菊池野**　通巻353号　第35巻　第1号　新年号 S-6-7
　　編集　川田健二
　　菊池恵楓園患者自治会（藤瀬明）
　　昭和59年1月10日　A5　32頁　100円
　　機関誌
　　※Box（残部）

13111　**菊池野**　通巻354号　第35巻　第2号　2月号
S-6-7
　　編集　川田健二

菊池恵楓園患者自治会（藤瀬明）
昭和59年2月10日　A5　32頁　100円
機関誌
※Box（残部）

13112　菊池野　通巻355号　第35巻　第3号　3月号
S-6-7
　編集　川田健二
　菊池恵楓園患者自治会（藤瀬明）
　昭和59年3月10日　A5　32頁　100円
　機関誌
　※Box（残部）

13113　菊池野　通巻356号　第35巻　第4号　4月号
S-6-7
　編集　編集委員会
　菊池恵楓園患者自治会（藤瀬明）
　昭和59年4月10日　A5　32頁　100円
　機関誌
　※Box（残部）

13114　菊池野　通巻357号　第35巻　第5号　5月号
S-6-7
　編集　編集委員会
　菊池恵楓園患者自治会（藤瀬明）
　昭和59年5月10日　A5　32頁　100円
　機関誌
　※Box（残部）

13115　菊池野　通巻358号　第35巻　第6号　6月号
S-6-7
　編集　編集委員会
　菊池恵楓園患者自治会（藤瀬明）
　昭和59年6月10日　A5　32頁　100円
　機関誌
　※Box（残部）

13116　菊池野　通巻359号　第35巻　第7号　7月号
S-6-7
　編集　編集委員会
　菊池恵楓園患者自治会（藤瀬明）
　昭和59年7月10日　A5　32頁　100円
　機関誌
　※Box（残部）

13117　菊池野　通巻360号　第35巻　第8号　8月号
S-6-7
　編集　編集委員会
　菊池恵楓園患者自治会（藤瀬明）
　昭和59年8月10日　A5　32頁　100円
　機関誌
　※Box（残部）

13118　菊池野　通巻361号　第35巻　第9号　9月号
S-6-7
　編集　編集委員会
　菊池恵楓園患者自治会（藤瀬明）
　昭和59年9月10日　A5　32頁　100円
　機関誌
　※Box（残部）

13119　菊池野　通巻362号　第35巻　第10号　10月号　S-6-7
　編集　編集委員会
　菊池恵楓園患者自治会（藤瀬明）
　昭和59年10月10日　A5　32頁　100円
　機関誌
　※Box（残部）

13120　菊池野　通巻363号　第35巻　第11号　11月号　S-6-7
　編集　編集委員会
　菊池恵楓園患者自治会（藤瀬明）
　昭和59年11月10日　A5　32頁　100円
　機関誌
　※Box（残部）

13121　菊池野　通巻364号　第35巻　第12号　12月号　S-6-7
　編集　編集委員会
　菊池恵楓園患者自治会（藤瀬明）
　昭和59年12月10日　A5　32頁　100円
　機関誌
　※Box（残部）

13122　菊池野　通巻365号　第36巻　第1号　1月号
S-6-7
　編集　編集委員会
　菊池恵楓園患者自治会（藤瀬明）
　昭和60年1月10日　A5　32頁　100円
　機関誌
　※Box（残部）

13123　菊池野　通巻366号　第36巻　第2号　2月号
S-6-7
　編集　編集委員会
　菊池恵楓園患者自治会（藤瀬明）
　昭和60年2月10日　A5　32頁　100円
　機関誌
　※Box（残部）

13124　菊池野　通巻367号　第36巻　第3号　3月号
S-6-7
　編集　編集委員会
　菊池恵楓園患者自治会（藤瀬明）
　昭和60年3月10日　A5　32頁　100円
　機関誌

※ Box（残部）

13125　菊池野　通巻368号　第36巻　第4号　4月号
S-6-7
　編集　編集委員会
　菊池恵楓園患者自治会（河岸渉）
　昭和60年4月10日　A5　32頁　100円
　機関誌
　※ Box（残部）　2冊

13126　菊池野　通巻369号　第36巻　第5号　5月号
S-6-7
　編集　編集委員会
　菊池恵楓園患者自治会（河岸渉）
　昭和60年5月10日　A5　32頁　100円
　機関誌
　※ Box（残部）　2冊

13127　菊池野　通巻370号　第36巻　第6号　6月号
S-6-7
　編集　編集委員会
　菊池恵楓園患者自治会（河岸渉）
　昭和60年6月10日　A5　32頁　100円
　機関誌
　※ Box（残部）

13128　菊池野　通巻371号　第36巻　第7号　7月号
S-6-7
　編集　編集委員会
　菊池恵楓園患者自治会（河岸渉）
　昭和60年7月10日　A5　32頁　100円
　機関誌
　※ Box（残部）

13129　菊池野　通巻372号　第36巻　第8号　8月号
S-6-7
　編集　編集委員会
　菊池恵楓園患者自治会（河岸渉）
　昭和60年8月10日　A5　32頁　100円
　機関誌
　※ Box（残部）

13130　菊池野　通巻373号　第36巻　第9号　9月号
S-6-7
　編集　編集委員会
　菊池恵楓園患者自治会（河岸渉）
　昭和60年9月10日　A5　32頁　100円
　機関誌
　※ Box（残部）

13131　菊池野　通巻374号　第36巻　第10号　10月号　S-6-7
　編集　編集委員会
　菊池恵楓園患者自治会（河岸渉）
　昭和60年10月10日　A5　32頁　100円
　機関誌
　※ Box（残部）　2冊

13132　菊池野　通巻375号　第36巻　第11号　11月号　S-6-7
　編集　編集委員会
　菊池恵楓園患者自治会（河岸渉）
　昭和60年11月10日　A5　32頁　100円
　機関誌
　※ Box（残部）　2冊

13133　菊池野　通巻376号　第36巻　第12号　12月号　S-6-7
　編集　編集委員会
　菊池恵楓園患者自治会（河岸渉）
　昭和60年12月10日　A5　32頁　100円
　機関誌
　※ Box（残部）

13134　菊池野　通巻377号　第37巻　第1号　新年号　S-6-8
　編集　編集委員会
　菊池恵楓園患者自治会（河岸渉）
　昭和61年1月10日　A5　32頁　100円
　機関誌
　※ Box（残部）　2冊

13135　菊池野　通巻378号　第37巻　第2号　2月号
S-6-8
　編集　編集委員会
　菊池恵楓園患者自治会（河岸渉）
　昭和61年2月10日　A5　32頁　100円
　機関誌
　※ Box（残部）　2冊

13136　菊池野　通巻379号　第37巻　第3号　3月号
S-6-8
　編集　編集委員会
　菊池恵楓園患者自治会（河岸渉）
　昭和61年3月10日　A5　32頁　100円
　機関誌
　※ Box（残部）

13137　菊池野　通巻380号　第37巻　第4号　4月号
S-6-8
　編集　編集委員会
　菊池恵楓園患者自治会（河岸渉）
　昭和61年4月10日　A5　32頁　100円
　機関誌
　※ Box（残部）

13138　菊池野　通巻381号　第37巻　第5号　5月号

S-6-8
　編集　編集委員会
　菊池恵楓園患者自治会（河岸渉）
　昭和61年5月10日　A5　32頁　100円
　機関誌
　※Box（残部）　2冊

13139　**菊池野　通巻382号　第37巻　第6号　6月号**
S-6-8
　編集　編集委員会
　菊池恵楓園患者自治会（河岸渉）
　昭和61年6月10日　A5　32頁　100円
　機関誌
　※Box（残部）

13140　**菊池野　通巻383号　第37巻　第7号　7月号**
S-6-8
　編集　編集委員会
　菊池恵楓園患者自治会（河岸渉）
　昭和61年7月10日　A5　32頁　100円
　機関誌
　※Box（残部）

13141　**菊池野　通巻384号　第37巻　第8号　8月号**
S-6-8
　編集　編集委員会
　菊池恵楓園患者自治会（河岸渉）
　昭和61年8月10日　A5　32頁　100円
　機関誌
　※Box（残部）

13142　**菊池野　通巻385号　第37巻　第9号　9月号**
S-6-8
　編集　編集委員会
　菊池恵楓園患者自治会（河岸渉）
　昭和61年9月10日　A5　32頁　100円
　機関誌
　※Box（残部）

13143　**菊池野　通巻386号　第37巻　第10号　10月号**　S-6-8
　編集　編集委員会
　菊池恵楓園患者自治会（河岸渉）
　昭和61年10月10日　A5　32頁　100円
　機関誌
　※Box（残部）

13144　**菊池野 通巻387号 第37巻 第11号 11・12月合併号**　S-6-8
　編集　編集委員会
　菊池恵楓園患者自治会（河岸渉）
　昭和61年11月25日　A5　74頁　200円
　機関誌
　※60周年記念特集号
　※Box（残部）

13145　**菊池野　通巻388号　第38巻　第1号　新年号**　S-6-8
　編集　編集委員会
　菊池恵楓園患者自治会（河岸渉）
　昭和62年1月10日　A5　32頁　100円
　機関誌
　※Box（残部）

13146　**菊池野　通巻389号　第38巻　第2号　2月号**
S-6-8
　編集　編集委員会
　菊池恵楓園患者自治会（河岸渉）
　昭和62年2月10日　A5　32頁　100円
　機関誌
　※Box（残部）

13147　**菊池野　通巻390号　3月号**　S-6-8
　編集　編集委員会
　菊池恵楓園患者自治会（河岸渉）
　昭和62年3月10日　A5　32頁　100円
　機関誌
　※Box（残部）

13148　**菊池野　通巻391号　第37巻　第4号**　S-6-8
　編集　編集委員会
　菊池恵楓園患者自治会（河岸渉）
　昭和62年4月10日　A5　32頁　100円
　機関誌
　※Box（残部）

13149　**菊池野　通巻392号　第37巻　第5号**　S-6-8
　編集　編集委員会
　菊池恵楓園患者自治会（河岸渉）
　昭和62年5月10日　A5　32頁　100円
　機関誌
　※Box（残部）

13150　**菊池野　通巻393号　第37巻　第6号**　S-6-8
　編集　編集委員会
　菊池恵楓園患者自治会（河岸渉）
　昭和62年6月10日　A5　32頁　100円
　機関誌
　※Box（残部）

13151　**菊池野　通巻394号　第37巻　第7号**　S-6-8
　編集　編集委員会
　菊池恵楓園患者自治会（河岸渉）
　昭和62年7月10日　A5　32頁　100円
　機関誌
　※Box（残部）

13152　**菊池野　通巻395号　第37巻　第8号**　S-6-8
編集　編集委員会
菊池恵楓園患者自治会（河岸渉）
昭和62年8月10日　A5　32頁　100円
機関誌
※ Box（残部）

13153　**菊池野　通巻396号　第37巻　第9号　9・10月号**　S-6-8
編集　編集委員会
菊池恵楓園患者自治会（河岸渉）
昭和62年10月10日　A5　44頁　100円
機関誌
※ Box（残部）

13154　**菊池野　通巻397号　第37巻　第10号　11月号**　S-6-8
編集　編集委員会
菊池恵楓園患者自治会（河岸渉）
昭和62年11月10日　A5　32頁　100円
機関誌
※ Box（残部）

13155　**菊池野　通巻398号　第37巻　第11号　12月号**　S-6-8
編集　編集委員会
菊池恵楓園患者自治会（河岸渉）
昭和62年12月10日　A5　32頁　100円
機関誌
※ Box（残部）

13156　**菊池野　通巻399号　第38巻　第1号**　S-6-8
編集　編集委員会
菊池恵楓園患者自治会（河岸渉）
昭和63年1月10日　A5　32頁　100円
機関誌
※ Box（残部）

13157　**菊池野　通巻400号　第38巻　第2号　2・3月合併号**　S-6-8
編集　編集委員会
菊池恵楓園患者自治会（河岸渉）
昭和63年3月10日　A5　66頁　100円
機関誌
※ Box（残部）

13158　**菊池野　通巻401号　第38巻　第3号　4月号**　S-6-8
編集　編集委員会
菊池恵楓園患者自治会（河岸渉）
昭和63年4月10日　A5　32頁　100円
機関誌
※ Box（残部）

13159　**菊池野　通巻402号　第38巻　第4号　5月号**　S-6-8
編集　編集委員会
菊池恵楓園患者自治会（河岸渉）
昭和63年5月10日　A5　32頁　100円
機関誌
※ Box（残部）　2冊

13160　**菊池野　通巻403号　第38巻　第5号　6月号**　S-6-8
編集　編集委員会
菊池恵楓園患者自治会（河岸渉）
昭和63年6月10日　A5　32頁　100円
機関誌
※ Box（残部）

13161　**菊池野　通巻404号　第38巻　第6号　7月号**　S-6-8
編集　編集委員会
菊池恵楓園患者自治会（河岸渉）
昭和63年7月10日　A5　32頁　100円
機関誌
※ Box（残部）

13162　**菊池野　通巻405号　第38巻　第7号　8月号**　S-6-8
編集　編集委員会
菊池恵楓園患者自治会（河岸渉）
昭和63年8月10日　A5　32頁　100円
機関誌
※ Box（残部）

13163　**菊池野　通巻406号　第38巻　第8号　9月号**　S-6-8
編集　編集委員会
菊池恵楓園患者自治会（河岸渉）
昭和63年9月10日　A5　32頁　100円
機関誌
※ Box（残部）　2冊

13164　**菊池野　通巻407号　第38巻　第9号　10月号**　S-6-8
編集　編集委員会
菊池恵楓園患者自治会（河岸渉）
昭和63年10月10日　A5　32頁　100円
機関誌
※ Box（残部）

13165　**菊池野　通巻408号　第38巻　第10号　11月号**　S-6-8
編集　編集委員会
菊池恵楓園患者自治会（河岸渉）
昭和63年11月10日　A5　32頁　100円

機関誌
※Box（残部）

13166 菊池野　通巻409号　第38巻　第11号　12月号　S-6-8
編集　編集委員会
菊池恵楓園患者自治会（河岸渉）
昭和63年12月10日　A5　32頁　100円
機関誌
※Box（残部）

13167 菊池野　通巻410号　第39巻　第1号　新年号　S-6-8
編集　編集委員会
菊池恵楓園患者自治会（河岸渉）
昭和64年1月10日　A5　32頁　100円
機関誌
※Box（残部）　2冊

13168 菊池野　通巻411号　第39巻　第2号　2月号　S-6-8
編集　編集委員会
菊池恵楓園患者自治会（河岸渉）
平成元年2月10日　A5　32頁　100円
機関誌
※Box（残部）　2冊

13169 菊池野　通巻412号　第39巻　第3号　3月号　S-6-8
編集　編集委員会
菊池恵楓園患者自治会（河岸渉）
平成元年3月10日　A5　32頁　100円
機関誌
※Box（残部）　2冊

13170 菊池野　通巻413号　第39巻　第4号　4月号　S-6-8
編集　編集委員会
菊池恵楓園患者自治会（河岸渉）
平成元年4月10日　A5　32頁　100円
機関誌
※Box（残部）

13171 菊池野　通巻414号　第39巻　第5号　5月号　S-6-8
編集　編集委員会
菊池恵楓園患者自治会（河岸渉）
平成元年5月10日　A5　32頁　100円
機関誌
※Box（残部）

13172 菊池野　通巻415号　第39巻　第6号　6月号　S-6-8
編集　編集委員会
菊池恵楓園患者自治会（河岸渉）
平成元年6月10日　A5　32頁　100円
機関誌
※Box（残部）

13173 菊池野　通巻416号　第39巻　第7号　7月号　S-6-8
編集　編集委員会
菊池恵楓園患者自治会（河岸渉）
平成元年7月10日　A5　32頁　100円
機関誌
※Box（残部）

13174 菊池野　通巻417号　第39巻　第8号　8月号　S-6-8
編集　編集委員会
菊池恵楓園患者自治会（河岸渉）
平成元年8月10日　A5　32頁　100円
機関誌
※Box（残部）

13175 菊池野　通巻418号　第39巻　第9号　9月号　S-6-8
編集　編集委員会
菊池恵楓園患者自治会（河岸渉）
平成元年9月10日　A5　32頁　100円
機関誌
※Box（残部）

13176 菊池野　通巻419号　第39巻　第10号　10月号　S-6-8
編集　編集委員会
菊池恵楓園患者自治会（河岸渉）
平成元年10月10日　A5　32頁　100円
機関誌
※Box（残部）

13177 菊池野　通巻420号　第39巻　第11号　11月号　S-6-8
編集　編集委員会
菊池恵楓園患者自治会（河岸渉）
平成元年11月10日　A5　32頁　100円
機関誌
※Box（残部）

13178 菊池野　通巻421号　第39巻　第12号　12月号　S-6-8
編集　編集委員会
菊池恵楓園患者自治会（河岸渉）
平成元年12月10日　A5　32頁　100円
機関誌

※創立80周年記念特集号
※Box（残部）

13179　菊池野　通巻422号　第40巻　第1号　1月号
S-6-8
　編集　編集委員会
　菊池恵楓園患者自治会（河岸渉）
　平成2年1月10日　A5　32頁　100円
　機関誌
　※Box（残部）　2冊

13180　菊池野　通巻423号　第40巻　第2号　2月号
S-6-8
　編集　編集委員会
　菊池恵楓園患者自治会（河岸渉）
　平成2年2月10日　A5　32頁　100円
　機関誌
　※Box（残部）

13181　菊池野　通巻424号　第40巻　第3号　3月号
S-6-8
　編集　編集委員会
　菊池恵楓園患者自治会（河岸渉）
　平成2年3月10日　A5　32頁　100円
　機関誌
　※Box（残部）

13182　菊池野　通巻425号　第40巻　第4号　4月号
S-6-8
　編集　編集委員会
　菊池恵楓園患者自治会（河岸渉）
　平成2年4月10日　A5　32頁　100円
　機関誌
　※Box（残部）　2冊

13183　菊池野　通巻426号　第40巻　第5号　5月号
S-6-8
　編集　編集委員会
　菊池恵楓園患者自治会（河岸渉）
　平成2年5月10日　A5　32頁　100円
　機関誌
　※Box（残部）

13184　菊池野　通巻427号　第40巻　第6号　6月号
S-6-8
　編集　編集委員会
　菊池恵楓園患者自治会（河岸渉）
　平成2年6月10日　A5　32頁　100円
　機関誌
　※Box（残部）

13185　菊池野　通巻428号　第40巻　第7号　7月号
S-6-8
　編集　編集委員会
　菊池恵楓園患者自治会（河岸渉）
　平成2年7月10日　A5　32頁　100円
　機関誌
　※Box（残部）

13186　菊池野　通巻429号　第40巻　第8号　8月号
S-6-8
　編集　編集委員会
　菊池恵楓園患者自治会（河岸渉）
　平成2年8月10日　A5　32頁　100円
　機関誌
　※Box（残部）

13187　菊池野　通巻430号　第40巻　第9号　9月号
S-6-8
　編集　編集委員会
　菊池恵楓園患者自治会（河岸渉）
　平成2年9月10日　A5　32頁　100円
　機関誌
　※Box（残部）

13188　菊池野　通巻431号　第40巻　第10号　10月号　S-6-8
　編集　編集委員会
　菊池恵楓園患者自治会（河岸渉）
　平成2年10月10日　A5　32頁　100円
　機関誌
　※Box（残部）

13189　菊池野　通巻432号　第40巻　第11号　11月号　S-6-8
　編集　編集委員会
　菊池恵楓園患者自治会（河岸渉）
　平成2年11月10日　A5　32頁　100円
　機関誌
　※Box（残部）

13190　菊池野　通巻433号　第40巻　第12号　12月号　S-6-8
　編集　編集委員会
　菊池恵楓園患者自治会（河岸渉）
　平成2年12月10日　A5　32頁　100円
　機関誌
　※Box（残部）

13191　菊池野　通巻434号　第41巻　第1号　1月号
S-6-8
　編集　編集委員会
　菊池恵楓園患者自治会（河岸渉）
　平成3年1月10日　A5　32頁　100円
　機関誌

※Box（残部）

13192　菊池野　通巻435号　第41巻　第2号　2月号
S-6-8
編集　編集委員会
菊池恵楓園患者自治会（河岸渉）
平成3年2月10日　A5　32頁　100円
機関誌
※Box（残部）

13193　菊池野　通巻436号　第41巻　第3号　3月号
S-6-8
編集　編集委員会
菊池恵楓園患者自治会（河岸渉）
平成3年3月10日　A5　32頁　100円
機関誌
※Box（残部）

13194　菊池野　通巻437号　第41巻　第4号　4月号
S-6-8
編集　編集委員会
菊池恵楓園患者自治会（河岸渉）
平成3年4月10日　A5　32頁　100円
機関誌
※Box（残部）

13195　菊池野　通巻438号　第41巻　第5号　5月号
S-6-8
編集　編集委員会
菊池恵楓園患者自治会（河岸渉）
平成3年5月10日　A5　32頁　100円
機関誌
※Box（残部）　2冊

13196　菊池野　通巻439号　第41巻　第6号　6月号
S-6-8
編集　編集委員会
菊池恵楓園患者自治会（河岸渉）
平成3年6月10日　A5　32頁　100円
機関誌
※Box（残部）

13197　菊池野　通巻440号　第41巻　第7号　7月号
S-6-8
編集　編集委員会
菊池恵楓園患者自治会（河岸渉）
平成3年7月10日　A5　32頁　100円
機関誌
※Box（残部）

13198　菊池野　通巻441号　第41巻　第8号　8月号
S-6-8
編集　編集委員会

菊池恵楓園患者自治会（河岸渉）
平成3年8月10日　A5　32頁　100円
機関誌
※Box（残部）

13199　菊池野　通巻442号　第41巻　第9号　9月号
S-6-8
編集　編集委員会
菊池恵楓園患者自治会（河岸渉）
平成3年9月10日　A5　32頁　100円
機関誌
※Box（残部）

13200　菊池野　通巻443号　第41巻　第10号　10月号　S-6-8
編集　編集委員会
菊池恵楓園患者自治会（河岸渉）
平成3年10月10日　A5　32頁　100円
機関誌
※Box（残部）

13201　菊池野　通巻444号　第41巻　第11号　11月号　S-6-8
編集　編集委員会
菊池恵楓園患者自治会（河岸渉）
平成3年11月10日　A5　32頁　100円
機関誌
※Box（残部）

13202　菊池野　通巻445号　第41巻　第12号　12月号　S-6-8
編集　編集委員会
菊池恵楓園患者自治会（河岸渉）
平成3年12月10日　A5　32頁　100円
機関誌
※Box（残部）

13203　菊池野　通巻446号　第42巻　第1号　1月号
S-6-9
編集　編集委員会
菊池恵楓園患者自治会（河岸渉）
平成4年1月10日　A5　32頁　100円
機関誌
※Box（残部）

13204　菊池野　通巻447号　第42巻　第2号　2月号
S-6-9
編集　編集委員会
菊池恵楓園患者自治会（河岸渉）
平成4年2月10日　A5　32頁　100円
機関誌
※Box（残部）

13205　菊池野　通巻448号　第42巻　第3号　3月号

S-6-9
編集　編集委員会
菊池恵楓園患者自治会（河岸渉）
平成4年3月10日　A5　32頁　100円
機関誌
※ Box（残部）

13206　菊池野　通巻449号　第42巻　第4号　4月号　S-6-9
編集　編集委員会
菊池恵楓園患者自治会（河岸渉）
平成4年4月10日　A5　34頁　100円
機関誌
※ Box（残部）

13207　菊池野　通巻450号　第42巻　第5号　5・6月合併号　S-6-9
編集　編集委員会
菊池恵楓園患者自治会（河岸渉）
平成4年6月10日　A5　78頁　200円
機関誌
※ Box（残部）

13208　菊池野　通巻451号　第42巻　第6号　7月号
S-6-9
編集　編集委員会
菊池恵楓園患者自治会（河岸渉）
平成4年7月10日　A5　32頁　100円
機関誌
※ Box（残部）

13209　菊池野　通巻452号　第42巻　第7号　8月号
S-6-9
編集　編集委員会
菊池恵楓園患者自治会（河岸渉）
平成4年8月10日　A5　32頁　100円
機関誌
※ Box（残部）

13210　菊池野　通巻453号　第42巻　第8号　9月号
S-6-9
編集　編集委員会
菊池恵楓園患者自治会（河岸渉）
平成4年9月10日　A5　32頁　100円
機関誌
※ Box（残部）

13211　菊池野　通巻454号　第42巻　第9号　10月号　S-6-9
編集　編集委員会
菊池恵楓園患者自治会（河岸渉）
平成4年10月10日　A5　32頁　100円
機関誌

※ Box（残部）

13212　菊池野　通巻455号　第42巻　第10号　11月号　S-6-9
編集　編集委員会
菊池恵楓園患者自治会（河岸渉）
平成4年11月10日　A5　32頁　100円
機関誌
※ Box（残部）

13213　菊池野　通巻456号　第42巻　第11号　12月号　S-6-9
編集　編集委員会
菊池恵楓園患者自治会（河岸渉）
平成4年12月10日　A5　32頁　100円
機関誌
※ Box（残部）

13214　菊池野　通巻457号　第43巻　第1号　1月号
S-6-9
編集　編集委員会
菊池恵楓園患者自治会（河岸渉）
平成5年1月10日　A5　32頁　100円
機関誌
※ Box（残部）

13215　菊池野　通巻458号　第43巻　第2号　2月号
S-6-9
編集　編集委員会
菊池恵楓園患者自治会（河岸渉）
平成5年2月10日　A5　32頁　100円
機関誌
※ Box（残部）

13216　菊池野　通巻459号　第43巻　第3号　3月号
S-6-9
編集　編集委員会
菊池恵楓園患者自治会（河岸渉）
平成5年3月10日　A5　32頁　100円
機関誌
※ Box（残部）

13217　菊池野　通巻460号　第43巻　第4号　4月号
S-6-9
編集　編集委員会
菊池恵楓園患者自治会（河岸渉）
平成5年4月10日　A5　30頁　100円
機関誌
※ Box（残部）

13218　菊池野　通巻461号　第43巻　第5号　5月号
S-6-9
編集　編集委員会

菊池恵楓園患者自治会（河岸渉）
平成5年5月10日　A5　32頁　100円
機関誌
※Box（残部）

13219　菊池野　通巻462号　第43巻　第6号　6月号
S-6-9
編集　編集委員会
菊池恵楓園患者自治会（河岸渉）
平成5年6月10日　A5　32頁　100円
機関誌
※Box（残部）

13220　菊池野　通巻463号　第43巻　第7号　7月号
S-6-9
編集　編集委員会
菊池恵楓園患者自治会（河岸渉）
平成5年7月10日　A5　32頁　100円
機関誌
※Box（残部）

13221　菊池野　通巻464号　第43巻　第8号　8月号
S-6-9
編集　編集委員会
菊池恵楓園患者自治会（河岸渉）
平成5年8月10日　A5　32頁　100円
機関誌
※Box（残部）

13222　菊池野　通巻465号　第43巻　第9号　9月号
S-6-9
編集　編集委員会
菊池恵楓園患者自治会（河岸渉）
平成5年9月10日　A5　32頁　100円
機関誌
※Box（残部）

13223　菊池野　通巻466号　第43巻　第10号　10月号　S-6-9
編集　編集委員会
菊池恵楓園患者自治会（河岸渉）
平成5年10月10日　A5　32頁　200円
機関誌
※Box（残部）

13224　菊池野　通巻467号　第43巻　第11号　11月号　S-6-9
編集　編集委員会
菊池恵楓園患者自治会（河岸渉）
平成5年11月10日　A5　32頁　200円
機関誌
※Box（残部）

13225　菊池野　通巻468号　第43巻　第12号　12月号　S-6-9
編集　編集委員会
菊池恵楓園患者自治会（河岸渉）
平成5年12月10日　A5　32頁　200円
機関誌
※Box（残部）

13226　菊池野　通巻469号　第44巻　第1号　1月号
S-6-9
編集　編集委員会
菊池恵楓園患者自治会（河岸渉）
平成6年1月10日　A5　32頁　200円
機関誌
※Box（残部）

13227　菊池野　通巻470号　第44巻　第2号　2月号
S-6-9
編集　編集委員会
菊池恵楓園患者自治会（河岸渉）
平成6年2月10日　A5　32頁　200円
機関誌
※Box（残部）

13228　菊池野　通巻471号　第44巻　第3号　3月号
S-6-9
編集　編集委員会
菊池恵楓園患者自治会（河岸渉）
平成6年3月10日　A5　32頁　200円
機関誌
※Box（残部）

13229　菊池野　通巻472号　第44巻　第4号　4月号　S-6-9
編集　編集委員会
菊池恵楓園患者自治会（河岸渉）
平成6年4月10日　A5　32頁　200円
機関誌
※Box（残部）

13230　菊池野　通巻473号　第44巻　第5号　5月号
S-6-9
編集　編集委員会
菊池恵楓園患者自治会（河岸渉）
平成6年5月10日　A5　32頁　200円
機関誌
※Box（残部）

13231　菊池野　通巻474号　第44巻　第6号　6月号
S-6-9
編集　編集委員会
菊池恵楓園患者自治会（河岸渉）
平成6年6月10日　A5　32頁　200円
機関誌

※Box（残部）

13232　菊池野　通巻475号　第44巻　第7号　7月号
S-6-9
　編集　編集委員会
　菊池恵楓園患者自治会（河岸渉）
　平成6年7月10日　A5　32頁　200円
　機関誌
　※Box（残部）

13233　菊池野　通巻476号　第44巻　第8号　8月号
S-6-9
　編集　編集委員会
　菊池恵楓園患者自治会（河岸渉）
　平成6年8月10日　A5　32頁　200円
　機関誌
　※Box（残部）

13234　菊池野　通巻477号　第44巻　第9号　9月号
S-6-9
　編集　編集委員会
　菊池恵楓園患者自治会（河岸渉）
　平成6年9月10日　A5　32頁　200円
　機関誌
　※Box（残部）

13235　菊池野　通巻478号　第44巻　第10号　10月号
S-6-9
　編集　編集委員会
　菊池恵楓園患者自治会（河岸渉）
　平成6年10月10日　A5　32頁　200円
　機関誌
　※Box（残部）

13236　菊池野　通巻479号　第44巻　第11号　11月号
S-6-9
　編集　編集委員会
　菊池恵楓園患者自治会（河岸渉）
　平成6年11月10日　A5　32頁　200円
　機関誌
　※Box（残部）　2冊

13237　菊池野　通巻480号　第44巻　第12号　12月号
S-6-9
　編集　編集委員会
　菊池恵楓園患者自治会（河岸渉）
　平成6年12月10日　A5　32頁　200円
　機関誌
　※Box（残部）

13238　菊池野　通巻481号　第45巻　第1号　1月号
S-6-9
　編集　編集委員会
　菊池恵楓園患者自治会（河岸渉）
　平成7年1月10日　A5　32頁　200円
　機関誌
　※Box（残部）　2冊

13239　菊池野　通巻482号　第45巻　第2号　2月号　S-6-9
　編集　編集委員会
　菊池恵楓園患者自治会（河岸渉）
　平成7年2月10日　A5　32頁　200円
　機関誌
　※Box（残部）　2冊

13240　菊池野　通巻483号　第45巻　第3号　3月号
S-6-9
　編集　編集委員会
　菊池恵楓園患者自治会（河岸渉）
　平成7年3月10日　A5　32頁　200円
　機関誌
　※Box（残部）　2冊

13241　菊池野　通巻484号　第45巻　第4号　4月号
S-6-9
　編集　編集委員会
　菊池恵楓園患者自治会（河岸渉）
　平成7年4月10日　A5　32頁　200円
　機関誌
　※Box（残部）　2冊

13242　菊池野　通巻485号　第45巻　第5号　5月号
S-6-9
　編集　編集委員会
　菊池恵楓園患者自治会（河岸渉）
　平成7年5月10日　A5　32頁　200円
　機関誌
　※Box（残部）　2冊

13243　菊池野　通巻486号　第45巻　第6号　6月号
S-6-9
　編集　編集委員会
　菊池恵楓園患者自治会（河岸渉）
　平成7年6月10日　A5　32頁　200円
　機関誌
　※Box（残部）　2冊

13244　菊池野　通巻487号　第45巻　第7号　7月号
S-6-9
　編集　編集委員会
　菊池恵楓園患者自治会（河岸渉）
　平成7年7月10日　A5　32頁　200円
　機関誌
　※Box（残部）　2冊

13245　菊池野　通巻488号　第45巻　第8号　8月号

S-6-9
　　編集　編集委員会
　　菊池恵楓園患者自治会（河岸渉）
　　平成7年8月10日　A5　32頁　200円
　　機関誌
　　※Box（残部）

13246　菊池野　通巻489号　第45巻　第9号　9月号　S-6-9
　　編集　編集委員会
　　菊池恵楓園患者自治会（河岸渉）
　　平成7年9月10日　A5　32頁　200円
　　機関誌
　　※Box（残部）

13247　菊池野　通巻490号　第45巻　第10号　10月号　S-6-9
　　編集　編集委員会
　　菊池恵楓園患者自治会（河岸渉）
　　平成7年10月10日　A5　32頁　200円
　　機関誌
　　※Box（残部）

13248　菊池野　通巻491号　第45巻　第11号　11月号　S-6-9
　　編集　編集委員会
　　菊池恵楓園患者自治会（河岸渉）
　　平成7年11月10日　A5　32頁　200円
　　機関誌
　　※Box（残部）

13249　菊池野　通巻492号　第45巻　第12号　12月号　S-6-9
　　編集　編集委員会
　　菊池恵楓園患者自治会（河岸渉）
　　平成7年12月10日　A5　32頁　200円
　　機関誌
　　※Box（残部）

13250　菊池野　通巻493号　第46巻　第1号　1月号
S-6-9
　　編集　編集委員会
　　菊池恵楓園患者自治会（河岸渉）
　　平成8年1月10日　A5　32頁　200円
　　機関誌
　　※Box（残部）

13251　菊池野　通巻494号　第46巻　第2号　2月号
S-6-9
　　編集　編集委員会
　　菊池恵楓園患者自治会（河岸渉）
　　平成8年2月10日　A5　32頁　200円
　　機関誌
　　※Box（残部）

13252　菊池野　通巻495号　第46巻　第3号　3月号
S-6-9
　　編集　編集委員会
　　菊池恵楓園患者自治会（河岸渉）
　　平成8年3月10日　A5　32頁　200円
　　機関誌
　　※Box（残部）

13253　菊池野　通巻496号　第46巻　第4号　4月号
S-6-9
　　編集　編集委員会
　　菊池恵楓園患者自治会（河岸渉）
　　平成8年4月10日　A5　32頁　200円
　　機関誌
　　※Box（残部）

13254　菊池野　通巻497号　第46巻　第5号　5月号
S-6-9
　　編集　編集委員会
　　菊池恵楓園患者自治会（河岸渉）
　　平成8年5月10日　A5　32頁　200円
　　機関誌
　　※Box（残部）

13255　菊池野　通巻498号　第46巻　第6号　6月号
S-6-9
　　編集　編集委員会
　　菊池恵楓園患者自治会（河岸渉）
　　平成8年6月10日　A5　32頁　200円
　　機関誌
　　※Box（残部）

13256　菊池野　通巻499号　第46巻　第7号　7月号
S-6-9
　　編集　編集委員会
　　菊池恵楓園患者自治会（河岸渉）
　　平成8年7月10日　A5　32頁　200円
　　機関誌
　　※Box（残部）　2冊

13257　菊池野　通巻500号　第46巻　第8号　8・9月号　S-6-9
　　編集　編集委員会
　　菊池恵楓園入所者自治会（河岸渉）
　　平成8年9月10日　A5　80頁　200円
　　機関誌
　　※Box（残部）　2冊

13258　菊池野　通巻501号　第46巻　第9号　10月号　S-6-9
　　編集　編集委員会

菊池恵楓園入所者自治会（河岸渉）
平成8年10月10日　A5　32頁　200円
機関誌
※ Box（残部）　3冊

13259　菊池野　通巻502号　第46巻　第10号　11月号　S-6-9
編集　編集委員会
菊池恵楓園入所者自治会（河岸渉）
平成8年11月10日　A5　32頁　200円
機関誌
※ Box（残部）　2冊

13260　菊池野　通巻503号　第46巻　第11号　S-6-9
編集　編集委員会
菊池恵楓園入所者自治会（河岸渉）
平成8年12月10日　A5　32頁　200円
機関誌
※ Box（残部）　2冊

13261　菊池野　通巻504号　第47巻　第1号　1月号　S-6-10
編集　編集委員会
菊池恵楓園入所者自治会（河岸渉）
平成9年1月10日　A5　32頁　200円
機関誌
※ Box（残部）　2冊

13262　菊池野　通巻505号　第47巻　第2号　2月号　S-6-10
編集　編集委員会
菊池恵楓園入所者自治会（河岸渉）
平成9年2月10日　A5　32頁　200円
機関誌
※ Box（残部）

13263　菊池野　通巻506号　第47巻　第3号　3月号　S-6-10
編集　編集委員会
菊池恵楓園入所者自治会（河岸渉）
平成9年3月10日　A5　32頁　200円
機関誌
※ Box（残部）

13264　菊池野　通巻507号　第47巻　第4号　4月号　S-6-10
編集　編集委員会
菊池恵楓園入所者自治会（河岸渉）
平成9年4月10日　A5　32頁　200円
機関誌
※ Box（残部）　2冊

13265　菊池野　通巻508号　第47巻　第5号　5月号　S-6-10
編集　編集委員会
菊池恵楓園入所患者自治会（河岸渉）
平成9年5月10日　A5　32頁　200円
機関誌
※ Box（残部）　2冊

13266　菊池野　通巻509号　第47巻　第6号　6月号　S-6-10
編集　編集委員会
菊池恵楓園入所患者自治会（河岸渉）
平成9年6月10日　A5　32頁　200円
機関誌
※ Box（残部）　2冊

13267　菊池野　通巻510号　第47巻　第7号　7月号　S-6-10
編集　編集委員会
菊池恵楓園入所患者自治会（河岸渉）
平成9年7月10日　A5　32頁　200円
機関誌
※ Box（残部）　2冊

13268　菊池野　通巻511号　第47巻　第8号　8月号　S-6-10
編集　編集委員会
菊池恵楓園入所者自治会（河岸渉）
平成9年8月11日　A5　32頁　200円
機関誌
※ Box（残部）　2冊

13269　菊池野　通巻512号　第47巻　第9号　9月号　S-6-10
編集　編集委員会
菊池恵楓園入所者自治会（河岸渉）
平成9年9月10日　A5　32頁　200円
機関誌
※ Box（残部）　2冊

13270　菊池野　通巻513号　第47巻　第10号　10月号　S-6-10
編集　編集委員会
菊池恵楓園入所者自治会（河岸渉）
平成9年10月10日　A5　32頁　200円
機関誌
※ Box（残部）　2冊

13271　菊池野　通巻514号　第47巻　第11号　11月号　S-6-10
編集　編集委員会
菊池恵楓園入所者自治会（河岸渉）
平成9年11月10日　A5　32頁　200円
機関誌

13272　**菊池野**　通巻515号　第47巻　第12号　12月号　S-6-10
編集　編集委員会
菊池恵楓園入所者自治会（河岸渉）
平成9年12月10日　A5　32頁　200円
機関誌
※ Box（残部）　2冊

13273　**菊池野**　通巻516号　第48巻　第1号　1月号
S-6-10
編集　編集委員会
菊池恵楓園入所者自治会（河岸渉）
平成10年1月10日　A5　32頁　200円
機関誌
※ Box（残部）　2冊

13274　**菊池野**　通巻517号　第48巻　第2号　2月号
S-6-10
編集　編集委員会
菊池恵楓園入所者自治会（河岸渉）
平成10年2月10日　A5　32頁　200円
機関誌
※ Box（残部）　2冊

13275　**菊池野**　通巻518号　第48巻　第3号　3月号
S-6-10
編集　編集委員会
菊池恵楓園入所者自治会（河岸渉）
平成10年3月10日　A5　32頁　200円
機関誌
※ Box（残部）　2冊

13276　**菊池野**　通巻519号　第48巻　第4号　4月号
S-6-10
編集　編集委員会
菊池恵楓園入所者自治会（河岸渉）
平成10年4月10日　A5　32頁　200円
機関誌
※ Box（残部）　2冊

13277　**菊池野**　通巻520号　第48巻　第5号　5月号
S-6-10
編集　編集委員会
菊池恵楓園入所者自治会（河岸渉）
平成10年5月10日　A5　32頁　200円
機関誌
※ Box（残部）　2冊

13278　**菊池野**　通巻521号　第48巻　第6号　6月号
S-6-10
編集　編集委員会
菊池恵楓園入所者自治会（河岸渉）
平成10年6月10日　A5　32頁　200円
機関誌
※ Box（残部）　2冊

13279　**菊池野**　通巻522号　第48巻　第7号　7月号
S-6-10
編集　編集委員会
菊池恵楓園入所者自治会（河岸渉）
平成10年7月10日　A5　32頁　200円
機関誌
※ Box（残部）

13280　**菊池野**　通巻523号　第48巻　第8号　8月号
S-6-10
編集　編集委員会
菊池恵楓園入所者自治会（河岸渉）
平成10年8月10日　A5　32頁　200円
機関誌
※ Box（残部）

13281　**菊池野**　通巻524号　第48巻　第9号　9月号
S-6-10
編集　編集委員会
菊池恵楓園入所者自治会（河岸渉）
平成10年9月10日　A5　32頁　200円
機関誌
※ Box（残部）　2冊

13282　**菊池野**　通巻525号　第48巻　第10号　10月号　S-6-10
編集　編集委員会
菊池恵楓園入所者自治会（河岸渉）
平成10年10月10日　A5　32頁　200円
機関誌
※ Box（残部）　2冊

13283　**菊池野**　通巻526号　第48巻　第11号　11月号　S-6-10
編集　編集委員会
菊池恵楓園入所者自治会（河岸渉）
平成10年11月10日　A5　32頁　200円
機関誌
※ Box（残部）　2冊

13284　**菊池野**　通巻527号　第48巻　第12号　12月号　S-6-10
編集　編集委員会
菊池恵楓園入所者自治会（河岸渉）
平成10年12月10日　A5　32頁　200円
機関誌
※ Box（残部）　2冊

13285　**菊池野**　通巻528号　第49巻　第1号　1月号

S-6-10
編集　編集委員会
菊池恵楓園入所者自治会（河岸渉）
平成11年1月10日　A5　32頁　200円
機関誌
※Box（残部）　2冊

13286　菊池野　通巻529号　第49巻　第2号　2月号
S-6-10
編集　編集委員会
菊池恵楓園入所者自治会（河岸渉）
平成11年2月10日　A5　32頁　200円
機関誌
※Box（残部）　2冊

13287　菊池野　通巻530号　第49巻　第3号　3月号
S-6-10
編集　編集委員会
菊池恵楓園入所者自治会（河岸渉）
平成11年3月10日　A5　32頁　200円
機関誌
※Box（残部）　2冊

13288　菊池野　通巻531号　第49巻　第4号　4月号
S-6-10
編集　編集委員会
菊池恵楓園入所者自治会（太田明）
平成11年4月10日　A5　32頁　200円
機関誌
※Box（残部）　2冊

13289　菊池野　通巻532号　第49巻　第5号　5月号
S-6-10
編集　編集委員会
菊池恵楓園入所者自治会（太田明）
平成11年5月10日　A5　32頁　200円
機関誌
※Box（残部）　2冊

13290　菊池野　通巻533号　第49巻　第6号　6月号
S-6-10
編集　編集委員会
菊池恵楓園入所者自治会（太田明）
平成11年6月10日　A5　32頁　200円
機関誌
※Box（残部）　2冊

13291　菊池野　通巻534号　第49巻　第7号　7月号
S-6-10
編集　編集委員会
菊池恵楓園入所者自治会（太田明）
平成11年7月10日　A5　32頁　200円
機関誌

※Box（残部）　2冊

13292　菊池野　通巻535号　第49巻　第8号　8月号
S-6-10
編集　編集委員会
菊池恵楓園入所者自治会（太田明）
平成11年8月10日　A5　32頁　200円
機関誌
※Box（残部）　2冊

13293　菊池野　通巻536号　第49巻　第9号　9月号
S-6-10
編集　編集委員会
菊池恵楓園入所者自治会（太田明）
平成11年9月10日　A5　32頁　200円
機関誌
※Box（残部）　2冊

13294　菊池野　通巻537号　第49巻　第10号　10月号　S-6-10
編集　編集委員会
菊池恵楓園入所者自治会（太田明）
平成11年10月10日　A5　32頁　200円
機関誌
※Box（残部）　2冊

13295　菊池野　通巻538号　第49巻　第11号　11月号　S-6-10
編集　編集委員会
菊池恵楓園入所者自治会（太田明）
平成11年11月10日　A5　32頁　200円
機関誌
※Box（残部）　2冊

13296　菊池野　通巻539号　第49巻　第12号　12月号　S-6-10
編集　編集委員会
菊池恵楓園入所者自治会（太田明）
平成11年12月10日　A5　32頁　200円
機関誌
※Box（残部）　2冊

13297　菊池野　通巻540号　第50巻　第1号　1月号
S-6-10
編集　編集委員会
菊池恵楓園入所者自治会（太田明）
平成12年1月10日　A5　32頁　200円
機関誌
※Box（残部）　2冊

13298　菊池野　通巻541号　第50巻　第2号　2月号
S-6-10
編集　編集委員会

菊池恵楓園入所者自治会（太田明）
平成12年2月10日　A5　32頁　200円
機関誌
※Box（残部）　2冊

13299　菊池野　通巻542号　第50巻　第3号　3月号
S-6-10
編集　編集委員会
菊池恵楓園入所者自治会（太田明）
平成12年3月10日　A5　32頁　200円
機関誌
※Box（残部）　2冊

13300　菊池野　通巻543号　第50巻　第4号　4月号　S-6-10
編集　編集委員会
菊池恵楓園入所者自治会（太田明）
平成12年4月10日　A5　32頁　200円
機関誌
※Box（残部）

13301　菊池野　通巻544号　第50巻　第5号　5月号
S-6-10
編集　編集委員会
菊池恵楓園入所者自治会（太田明）
平成12年5月10日　A5　32頁　200円
機関誌
※Box（残部）　2冊

13302　菊池野　通巻545号　第50巻　第6号　6月号
S-6-10
編集　編集委員会
菊池恵楓園入所者自治会（太田明）
平成12年6月10日　A5　32頁　200円
機関誌
※Box（残部）　2冊

13303　菊池野　通巻546号　第50巻　第7号　7月号
S-6-10
編集　編集委員会
菊池恵楓園入所者自治会（太田明）
平成12年7月10日　A5　32頁　200円
機関誌
※Box（残部）　2冊

13304　菊池野　通巻547号　第50巻　第8号　8月号
S-6-10
編集　編集委員会
菊池恵楓園入所者自治会（太田明）
平成12年8月10日　A5　32頁　200円
機関誌
※Box（残部）　2冊

13305　菊池野　通巻548号　第50巻　第9号　9月号
S-6-10
編集　編集委員会
菊池恵楓園入所者自治会（太田明）
平成12年9月10日　A5　32頁　200円
機関誌
※Box（残部）　2冊

13306　菊池野　通巻549号　第50巻　第10号　10月号　S-6-10
編集　編集委員会
菊池恵楓園入所者自治会（太田明）
平成12年10月10日　A5　32頁　200円
機関誌
※Box（残部）　2冊

13307　菊池野　通巻550号　第50巻　第11号　11・12月号　S-6-10
編集　編集委員会
菊池恵楓園入所者自治会（太田明）
平成12年12月10日　A5　88頁　500円
機関誌
※Box（残部）　2冊

13308　菊池野　通巻551号　第51巻　第1号　1月号
S-7-1
編集　編集委員会
菊池恵楓園入所者自治会（太田明）
平成13年1月10日　A5　32頁　200円
機関誌
※Box（残部）　2冊

13309　菊池野　通巻552号　第51巻　第2号　2月号
S-7-1
編集　編集委員会
菊池恵楓園入所者自治会（太田明）
平成13年2月10日　A5　32頁　200円
機関誌
※Box（残部）　2冊

13310　菊池野　通巻553号　第51巻　第3号　3月号
S-7-1
編集　編集委員会
菊池恵楓園入所者自治会（太田明）
平成13年3月10日　A5　32頁　200円
機関誌
※Box（残部）　2冊

13311　菊池野　通巻554号　第51巻　第4号　4月号
S-7-1
編集　編集委員会
菊池恵楓園入所者自治会（太田明）
平成13年4月10日　A5　32頁　200円
機関誌

※Box（残部）

13312　菊池野　通巻555号　第51巻　第5号　5月号
S-7-1
　　編集　編集委員会
　　菊池恵楓園入所者自治会（太田明）
　　平成13年5月10日　A5　32頁　200円
　　機関誌
　　※Box（残部）　　2冊

13313　菊池野　通巻556号　第51巻　第6号　6月号
S-7-1
　　編集　編集委員会
　　菊池恵楓園入所者自治会（太田明）
　　平成13年6月10日　A5　32頁　200円
　　機関誌
　　※Box（残部）　　2冊

13314　菊池野　通巻557号　第51巻　第7号　7月号
S-7-1
　　編集　編集委員会
　　菊池恵楓園入所者自治会（太田明）
　　平成13年7月10日　A5　32頁　200円
　　機関誌
　　※Box（残部）　　2冊

13315　菊池野　通巻558号　第51巻　第8号　8月号
S-7-1
　　編集　編集委員会
　　菊池恵楓園入所者自治会（太田明）
　　平成13年8月10日　A5　32頁　200円
　　機関誌
　　※Box（残部）　　2冊

13316　菊池野　通巻559号　第51巻　第9号　9月号
S-7-1
　　編集　編集委員会
　　菊池恵楓園入所者自治会（太田明）
　　平成13年9月10日　A5　32頁　200円
　　機関誌
　　※Box（残部）　　2冊

13317　菊池野　通巻560号　第51巻　第10号　10月号　S-7-1
　　編集　編集委員会
　　菊池恵楓園入所者自治会（太田明）
　　平成13年10月10日　A5　32頁　200円
　　機関誌
　　※Box（残部）　　2冊

13318　菊池野　通巻561号　第51巻　第11号　11月号　S-7-1
　　編集　編集委員会
　　菊池恵楓園入所者自治会（太田明）
　　平成13年11月10日　A5　32頁　200円
　　機関誌
　　※Box（残部）　　2冊

13319　菊池野　通巻562号　第51巻　第12号　12月号　S-7-1
　　編集　編集委員会
　　菊池恵楓園入所者自治会（太田明）
　　平成13年12月10日　A5　32頁　200円
　　機関誌
　　※Box（残部）

13320　菊池野　通巻563号　第52巻　第1号　1月号
S-7-1
　　編集　編集委員会
　　菊池恵楓園入所者自治会（太田明）
　　平成14年1月10日　A5　32頁　200円
　　機関誌
　　※Box（残部）　　2冊

13321　菊池野　通巻564号　第52巻　第2号　2月号
S-7-1
　　編集　編集委員会
　　菊池恵楓園入所者自治会（太田明）
　　平成14年2月10日　A5　32頁　200円
　　機関誌
　　※Box（残部）　　2冊

13322　菊池野　通巻565号　第52巻　第3号　3月号
S-7-1
　　編集　編集委員会
　　菊池恵楓園入所者自治会（太田明）
　　平成14年3月10日　A5　32頁　200円
　　機関誌
　　※Box（残部）　　2冊

13323　菊池野　通巻566号　第52巻　第4号　4月号
S-7-1
　　編集　編集委員会
　　菊池恵楓園入所者自治会（太田明）
　　平成14年4月10日　A5　32頁　200円
　　機関誌
　　※Box（残部）　　2冊

13324　菊池野　通巻567号　第52巻　第5号　5月号
S-7-1
　　編集　編集委員会
　　菊池恵楓園入所者自治会（太田明）
　　平成14年5月10日　A5　32頁　200円
　　機関誌
　　※Box（残部）　　2冊

13325　菊池野　通巻568号　第52巻　第6号　6月号

S-7-1
　編集　編集委員会
　菊池恵楓園入所者自治会（太田明）
　平成14年6月10日　A5　36頁　200円
　機関誌
　※Box（残部）　2冊

13326　**菊池野　通巻569号　第52巻　第7号　7月号**
S-7-1
　編集　編集委員会
　菊池恵楓園入所者自治会（太田明）
　平成14年7月10日　A5　32頁　200円
　機関誌
　※Box（残部）　2冊

13327　**菊池野　通巻570号　第52巻　第8号　8月号**
S-7-1
　編集　編集委員会
　菊池恵楓園入所者自治会（太田明）
　平成14年8月10日　A5　32頁　200円
　機関誌
　※Box（残部）　2冊

13328　**菊池野　通巻571号　第52巻　第9号　9月号**
S-7-1
　編集　編集委員会
　菊池恵楓園入所者自治会（太田明）
　平成14年9月10日　A6　32頁　200円
　機関誌
　※Box（残部）

13329　**菊池野　通巻572号　第52巻　第10号　10月号**　S-7-1
　編集　編集委員会
　菊池恵楓園入所者自治会（太田明）
　平成14年10月10日　A5　32頁　200円
　機関誌
　※Box（残部）　2冊

13330　**菊池野　通巻573号　第52巻　第11号　11月号**　S-7-1
　編集　編集委員会
　菊池恵楓園入所者自治会（太田明）
　平成14年11月10日　A5　32頁　200円
　機関誌
　※Box（残部）　2冊

13331　**菊池野　通巻574号　第52巻　第12号　12月号**　S-7-1
　編集　編集委員会
　菊池恵楓園入所者自治会（太田明）
　平成14年12月10日　A5　32頁　200円
　機関誌

　※Box（残部）　2冊

13332　**菊池野　通巻575号　第53巻　第1号　1月号**
S-7-1
　編集　編集委員会
　菊池恵楓園入所者自治会（太田明）
　平成15年1月10日　A5　40頁　200円
　機関誌
　※Box（残部）　2冊

13333　**菊池野　通巻576号　第53巻　第2号　2月号**
S-7-1
　編集　編集委員会
　菊池恵楓園入所者自治会（太田明）
　平成15年2月10日　A5　32頁　200円
　機関誌
　※Box（残部）　3冊

13334　**菊池野　通巻577号　第53巻　第3号　3月号**
S-7-1
　編集　編集委員会
　菊池恵楓園入所者自治会（太田明）
　平成15年3月10日　A5　32頁　200円
　機関誌
　※Box（残部）　2冊

13335　**菊池野　通巻578号　第53巻　第4号　4月号**
S-7-1
　編集　編集委員会
　菊池恵楓園入所者自治会（太田明）
　平成15年4月10日　A5　32頁　200円
　機関誌
　※Box（残部）　3冊

13336　**菊池野　通巻579号　第53巻　第5号　5月号**
S-7-1
　編集　編集委員会
　菊池恵楓園入所者自治会（太田明）
　平成15年5月10日　A5　32頁　200円
　機関誌
　※Box（残部）

13337　**菊池野　通巻580号　第53巻　第6号　6月号**
S-7-1
　編集　編集委員会
　菊池恵楓園入所者自治会（太田明）
　平成15年6月10日　A5　32頁　200円
　機関誌
　※Box（残部）

13338　**菊池野　通巻581号　第53巻　第7号　7月号**
S-7-1
　編集　編集委員会

菊池恵楓園入所者自治会（太田明）
平成15年7月10日　A5　32頁　200円
機関誌
※Box（残部）　2冊

13339　**菊池野**　通巻582号　第53巻　第8号　8月号
S-7-1

編集　編集委員会
菊池恵楓園入所者自治会（太田明）
平成15年8月10日　A5　32頁　200円
機関誌
※Box（残部）　2冊

13340　**菊池野**　通巻583号　第53巻　第9号　9月号　S-7-1

編集　編集委員会
菊池恵楓園入所者自治会（太田明）
平成15年9月10日　A5　32頁　200円
機関誌
※Box（残部）

13341　**菊池野**　通巻584号　第53巻　第10号　10月号　S-7-1

編集　編集委員会
菊池恵楓園入所者自治会（太田明）
平成15年10月10日　A5　32頁　200円
機関誌
※Box（残部）

13342　**菊池野**　通巻585号　第53巻　第11号　11月号　S-7-1

編集　編集委員会
菊池恵楓園入所者自治会（太田明）
平成15年11月10日　A5　32頁　200円
機関誌
※Box（残部）

13343　**菊池野**　通巻586号　第53巻　第12号　12月号　S-7-1

編集　編集委員会
菊池恵楓園入所者自治会（太田明）
平成15年12月10日　A5　32頁　200円
機関誌
※Box（残部）

13344　**菊池野**　通巻587号　第54巻　第1号　1月号
S-7-1

編集　編集委員会
菊池恵楓園入所者自治会（太田明）
平成16年1月10日　A5　32頁　200円
機関誌
※Box（残部）

13345　**菊池野**　通巻588号　第54巻　第2号　2・3月号　S-7-1

編集　編集委員会
菊池恵楓園入所者自治会（太田明）
平成16年3月10日　A5　72頁　300円
機関誌
※宿泊拒否事件特集
※Box（残部）

13346　**菊池野**　通巻589号　第54巻　第3号　4月号　S-7-1

編集　編集委員会
菊池恵楓園入所者自治会（太田明）
平成16年4月10日　A5　32頁　200円
機関誌
※Box（残部）

13347　**菊池野**　通巻590号　第54巻　第4号　5月号
S-7-1

編集　編集委員会
菊池恵楓園入所者自治会（太田明）
平成16年5月10日　A5　40頁　200円
機関誌
※Box（残部）

13348　**菊池野**　通巻591号　第54巻　第5号　6月号

編集　編集委員会
菊池恵楓園入所者自治会（太田明）
平成16年6月10日　A5　40頁　200円
機関誌
※Box（残部）

13349　**菊池野**　通巻592号　第54巻　第6号　7月号
S-7-1

編集　編集委員会
菊池恵楓園入所者自治会（太田明）
平成16年7月10日　A5　40頁　200円
機関誌
※Box（残部）

13350　**菊池野**　通巻593号　第54巻　第7号　8月号
S-7-1

編集　編集委員会
菊池恵楓園入所者自治会（太田明）
平成16年8月10日　A5　36頁　200円
機関誌
※Box（残部）

13351　**菊池野**　通巻594号　第54巻　第8号　9月号
S-7-1

編集　編集委員会
菊池恵楓園入所者自治会（太田明）
平成16年9月10日　A5　40頁　200円

機関誌
※Box（残部）

13352 菊池野　通巻595号　第54巻　第9号　10月号　S-7-1
編集　編集委員会
菊池恵楓園入所者自治会（太田明）
平成16年10月10日　A5　32頁　200円
機関誌
※Box（残部）

13353 菊池野　通巻596号　第54巻　第10号　11月号　S-7-1
編集　編集委員会
菊池恵楓園入所者自治会（太田明）
平成16年11月10日　A5　32頁　200円
機関誌
※Box（残部）

13354 菊池野　通巻597号　第54巻　第11号　12月号　S-7-1
編集　編集委員会
菊池恵楓園入所者自治会（太田明）
平成16年12月10日　A5　36頁　200円
機関誌
※Box（残部）

13355 菊池野　通巻598号　第55巻　第1号　1月号　S-7-1
編集　編集委員会
菊池恵楓園入所者自治会（太田明）
平成17年1月10日　A5　32頁　200円
機関誌
※Box（残部）

13356 菊池野　通巻599号　第55巻　第2号　2月号　S-7-1
編集　編集委員会
菊池恵楓園入所者自治会（太田明）
平成17年2月10日　A5　32頁　200円
機関誌
※Box（残部）

13357 菊池野　通巻600号　第55巻　第3号　3・4月号　S-7-1
編集　編集委員会
菊池恵楓園入所者自治会（工藤昌敏）
平成17年4月10日　A5　112頁　500円
機関誌
※Box（残部）

13358 菊池野　通巻601号　第55巻　第4号　5月号　S-7-1
編集　編集委員会
菊池恵楓園入所者自治会（工藤昌敏）
平成17年5月10日　A5　36頁　200円
機関誌
※Box（残部）

13359 菊池野　通巻602号　第55巻　第5号　6月号　S-7-1
編集　編集委員会
菊池恵楓園入所者自治会（工藤昌敏）
平成17年6月10日　A5　32頁　200円
機関誌
※Box（残部）

13360 菊池野　通巻603号　第55巻　第6号　7月号　S-7-1
編集　編集委員会
菊池恵楓園入所者自治会（工藤昌敏）
平成17年7月10日　A5　32頁　200円
機関誌
※Box（残部）

13361 菊池野　通巻604号　第55巻　第7号　8月号　S-7-1
編集　編集委員会
菊池恵楓園入所者自治会（工藤昌敏）
平成17年8月10日　A5　32頁　200円
機関誌
※Box（残部）

13362 菊池野　通巻606号　第55巻　第9号　10月号　S-7-1
編集　編集委員会
菊池恵楓園入所者自治会（工藤昌敏）
平成17年10月10日　A5　32頁　200円
機関誌
※Box（残部）

13363 菊池野　通巻607号　第55巻　第10号　11月号　S-7-1
編集　編集委員会
菊池恵楓園入所者自治会（工藤昌敏）
平成17年11月10日　A5　32頁　200円
機関誌
※Box（残部）

13364 菊池野　通巻608号　第55巻　第11号　12月号　S-7-1
編集　編集委員会
菊池恵楓園入所者自治会（工藤昌敏）
平成17年12月10日　A5　32頁　200円
機関誌

13365 菊池野　通巻609号　第56巻　第1号　1月号
S-7-2
　編集　編集委員会
　菊池恵楓園入所者自治会（工藤昌敏）
　平成18年1月10日　A5　32頁　200円
　機関誌
　※Box（残部）

13366 菊池野　通巻610号　第56巻　第2号　2月号
S-7-2
　編集　編集委員会
　菊池恵楓園入所者自治会（工藤昌敏）
　平成18年2月10日　A5　32頁　200円
　機関誌
　※Box（残部）

13367 菊池野　通巻611号　第56巻　第3号　3月号
S-7-2
　編集　編集委員会
　菊池恵楓園入所者自治会（工藤昌敏）
　平成18年3月10日　A5　32頁　200円
　機関誌
　※Box（残部）

13368 菊池野　通巻612号　第56巻　第4号　4月号
S-7-2
　編集　編集委員会
　菊池恵楓園入所者自治会（工藤昌敏）
　平成18年4月10日　A5　32頁　200円
　機関誌
　※Box（残部）

13369 菊池野　通巻613号　第57巻　第5号　5月号
S-7-2
　編集　編集委員会
　菊池恵楓園入所者自治会（工藤昌敏）
　平成18年5月10日　A5　32頁　300円
　機関誌
　※Box（残部）

13370 菊池野　通巻614号　第56巻　第6号　6月号
S-7-2
　編集　編集委員会
　菊池恵楓園入所者自治会（工藤昌敏）
　平成18年6月10日　A5　32頁　300円
　機関誌
　※Box（残部）

13371 菊池野　通巻615号　第56巻　第7号　7月号
S-7-2
　編集　編集委員会
　菊池恵楓園入所者自治会（工藤昌敏）
　平成18年7月10日　A5　32頁　300円
　機関誌
　※Box（残部）

13372 菊池野　通巻616号　第56巻　第8号　8・9月号
S-7-2
　編集　編集委員会
　菊池恵楓園入所者自治会（工藤昌敏）
　平成18年9月10日　A5　56頁　300円
　機関誌
　※Box（残部）

13373 菊池野　通巻617号　第56巻　第9号　10月号
S-7-2
　編集　編集委員会
　菊池恵楓園入所者自治会（工藤昌敏）
　平成18年10月10日　A5　32頁　300円
　機関誌
　※Box（残部）

13374 菊池野　通巻618号　第56巻　第10号　11月号
S-7-2
　編集　編集委員会
　菊池恵楓園入所者自治会（工藤昌敏）
　平成18年11月10日　A5　32頁　300円
　機関誌
　※Box（残部）

13375 菊池野　通巻619号　第56巻　第11号　12月号
S-7-2
　編集　編集委員会
　菊池恵楓園入所者自治会（工藤昌敏）
　平成18年12月10日　A5　32頁　300円
　機関誌
　※Box（残部）

13376 菊池野　通巻620号　第57巻　第1号　1月号
S-7-2
　編集　編集委員会
　菊池恵楓園入所者自治会（工藤昌敏）
　平成19年1月10日　A5　32頁　300円
　機関誌
　※Box（残部）

13377 菊池野　通巻621号　第57巻　第2号　2月号
S-7-2
　編集　編集委員会
　菊池恵楓園入所者自治会（工藤昌敏）
　平成19年2月10日　A5　32頁　300円
　機関誌
　※Box（残部）

13378 菊池野　通巻622号　第57巻　第3号　3月号

S-7-2
　　編集　編集委員会
　　菊池恵楓園入所者自治会（工藤昌敏）
　　平成19年3月10日　A5　32頁　300円
　　機関誌
　　※Box（残部）

13379　**菊池野　通巻623号　第57巻　第4号　4月号**
S-7-2
　　編集　編集委員会
　　菊池恵楓園入所者自治会（工藤昌敏）
　　平成19年4月10日　A5　32頁　300円
　　機関誌
　　※Box（残部）

13380　**菊池野　通巻624号　第57巻　第5号　5月号**
S-7-2
　　編集　編集委員会
　　菊池恵楓園入所者自治会（工藤昌敏）
　　平成19年5月10日　A5　32頁　300円
　　機関誌
　　※Box（残部）

13381　**菊池野　通巻625号　第57巻　第6号　6月号**
S-7-2
　　編集　編集委員会
　　菊池恵楓園入所者自治会（工藤昌敏）
　　平成19年6月10日　A5　32頁　300円
　　機関誌
　　※Box（残部）

13382　**菊池野　通巻626号　第57巻　第7号　7月号**
S-7-2
　　編集　編集委員会
　　菊池恵楓園入所者自治会（工藤昌敏）
　　平成19年7月10日　A5　32頁　300円
　　機関誌
　　※Box（残部）

13383　**菊池野　通巻627号　第57巻　第8号　8月号**
S-7-2
　　編集　編集委員会
　　菊池恵楓園入所者自治会（工藤昌敏）
　　平成19年8月10日　A5　32頁　300円
　　機関誌
　　※Box（残部）

13384　**菊池野　通巻628号　第57巻　第9号　9月号**
S-7-2
　　編集　編集委員会
　　菊池恵楓園入所者自治会（工藤昌敏）
　　平成19年9月10日　A5　32頁　300円
　　機関誌

　　※Box（残部）

13385　**菊池野　通巻629号　第57巻　第10号　10月号**　S-7-2
　　編集　編集委員会
　　菊池恵楓園入所者自治会（工藤昌敏）
　　平成19年10月10日　A5　32頁　300円
　　機関誌
　　※Box（残部）

13386　**菊池野　通巻630号　第57巻　第11号　11月号**　S-7-2
　　編集　編集委員会
　　菊池恵楓園入所者自治会（工藤昌敏）
　　平成19年11月10日　A5　32頁　300円
　　機関誌
　　※Box（残部）

13387　**菊池野　通巻631号　第57巻　第12号　12月号**　S-7-2
　　編集　編集委員会
　　菊池恵楓園入所者自治会（工藤昌敏）
　　平成19年12月10日　A5　32頁　300円
　　機関誌
　　※Box（残部）

13388　**菊池野　通巻632号　第58巻　第1号　1月号**
S-7-2
　　編集　編集委員会
　　菊池恵楓園入所者自治会（工藤昌敏）
　　平成20年1月10日　A5　32頁　300円
　　機関誌
　　※Box（残部）

13389　**菊池野　通巻633号　第58巻　第2号　2月号**　S-7-2
　　編集　編集委員会
　　菊池恵楓園入所者自治会（工藤昌敏）
　　平成20年2月10日　A5　32頁　300円
　　機関誌
　　※Box（残部）

13390　**菊池野　通巻634号　第58巻　第3号　3月号**
S-7-2
　　編集　編集委員会
　　菊池恵楓園入所者自治会（工藤昌敏）
　　平成20年3月10日　A5　40頁　300円
　　機関誌
　　※Box（残部）

13391　**菊池野　通巻635号　第58巻　第4号　4・5月号**　S-7-2
　　編集　編集委員会

菊池恵楓園入所者自治会（工藤昌敏）
平成20年5月10日　A5　56頁　300円
機関誌
※Box（残部）

13392　**菊池野**　通巻636号　第58巻　第5号　6月号
S-7-2

編集　編集委員会
菊池恵楓園入所者自治会（工藤昌敏）
平成20年6月10日　A5　32頁　300円
機関誌
※Box（残部）

13393　**菊池野**　通巻637号　第58巻　第6号　7月号
S-7-2

編集　編集委員会
菊池恵楓園入所者自治会（工藤昌敏）
平成20年7月10日　A5　32頁　300円
機関誌
※Box（残部）

13394　**菊池野**　通巻638号　第58巻　第7号　8月号
S-7-2

編集　編集委員会
菊池恵楓園入所者自治会（工藤昌敏）
平成20年8月10日　A5　32頁　300円
機関誌
※Box（残部）

13395　**菊池野**　通巻639号　第58巻　第8号　9月号　S-7-2

編集　編集委員会
菊池恵楓園入所者自治会（工藤昌敏）
平成20年9月10日　A5　32頁　300円
機関誌
※Box（残部）

13396　**菊池野**　通巻640号　第58巻　第9号　10月号　S-7-2

編集　編集委員会
菊池恵楓園入所者自治会（工藤昌敏）
平成20年10月10日　A5　32頁　300円
機関誌
※Box（残部）

13397　**菊池野**　通巻641号　第58巻　第10号　11月号　S-7-2

編集　編集委員会
菊池恵楓園入所者自治会（工藤昌敏）
平成20年11月10日　A5　32頁　300円
機関誌
※Box（残部）

13398　**菊池野**　通巻642号　第58巻　第11号　12月号　S-7-2

編集　編集委員会
菊池恵楓園入所者自治会（工藤昌敏）
平成20年12月10日　A5　32頁　300円
機関誌
※Box（残部）

13399　**菊池野**　通巻643号　第59巻　第1号　1月号
S-7-2

編集　編集委員会
菊池恵楓園入所者自治会（工藤昌敏）
平成21年1月10日　A5　32頁　300円
機関誌
※Box（残部）

13400　**菊池野**　通巻644号　第59巻　第2号　2月号　S-7-2

編集　編集委員会
菊池恵楓園入所者自治会（工藤昌敏）
平成21年2月10日　A5　32頁　300円
機関誌
※Box（残部）

13401　**菊池野**　通巻645号　第59巻　第3号　3月号
S-7-2

編集　編集委員会
菊池恵楓園入所者自治会（工藤昌敏）
平成21年3月10日　A5　32頁　300円
機関誌
※Box（残部）

13402　**菊池野**　通巻646号　第59巻　第4号　4月号
S-7-2

編集　編集委員会
菊池恵楓園入所者自治会（工藤昌敏）
平成21年4月10日　A5　32頁　300円
機関誌
※Box（残部）

13403　**菊池野**　通巻647号　第59巻　第5号　5月号
S-7-2

編集　編集委員会
菊池恵楓園入所者自治会（工藤昌敏）
平成21年5月10日　A5　34頁　300円
機関誌
※Box（残部）　2冊

13404　**菊池野**　通巻648号　第59巻　第6号　6月号
S-7-2

編集　編集委員会
菊池恵楓園入所者自治会（工藤昌敏）
平成21年6月10日　A5　32頁　300円
機関誌

※ Box（残部）

13405　**菊池野　通巻649号　第59巻　第7号　7月号**
S-7-2

　編集　編集委員会
　菊池恵楓園入所者自治会（工藤昌敏）
　平成21年7月10日　A5　32頁　300円
　機関誌
　※ Box（残部）　2冊

13406　**菊池野　通巻650号　第59巻　第8号　8・9月号**　S-7-2

　編集　編集委員会
　菊池恵楓園入所者自治会（工藤昌敏）
　平成21年9月10日　A5　96頁　500円
　機関誌
　※ Box（残部）

13407　**菊池野　通巻651号　第59巻　第9号　10月号**　S-7-2

　編集　編集委員会
　菊池恵楓園入所者自治会（工藤昌敏）
　平成21年10月10日　A5　32頁　300円
　機関誌
　※ Box（残部）　2冊

13408　**菊池野　通巻652号　第59巻　第10号　11月号**　S-7-2

　編集　編集委員会
　菊池恵楓園入所者自治会（工藤昌敏）
　平成21年11月10日　A5　32頁　300円
　機関誌
　※ Box（残部）

13409　**菊池野　通巻653号　第59巻　第11号　12月号**　S-7-2

　編集　編集委員会
　菊池恵楓園入所者自治会（工藤昌敏）
　平成21年12月10日　A5　32頁　300円
　機関誌
　※ Box（残部）

13410　**菊池野　通巻654号　第60巻　第1号　1月号**
S-7-2

　編集　編集委員会
　菊池恵楓園入所者自治会（工藤昌敏）
　平成22年1月10日　A5　32頁　300円
　機関誌
　※ Box（残部）

13411　**菊池野　通巻655号　第60巻　第2号　2月号**
S-7-2

　編集　編集委員会
　菊池恵楓園入所者自治会（工藤昌敏）
　平成22年2月10日　A5　32頁　300円
　機関誌
　※ Box（残部）

13412　**菊池野　通巻656号　第60巻　第3号　3月号**
S-7-2

　編集　編集委員会
　菊池恵楓園入所者自治会（工藤昌敏）
　平成22年3月10日　A5　32頁　300円
　機関誌
　※ Box（残部）

13413　**菊池野　通巻657号　第60巻　第4号　4月号**
S-7-2

　編集　編集委員会
　菊池恵楓園入所者自治会（工藤昌敏）
　平成22年4月10日　A5　32頁　300円
　機関誌
　※ Box（残部）

13414　**菊池野　通巻658号　第60巻　第5号　5月号**
S-7-2

　編集　編集委員会
　菊池恵楓園入所者自治会（工藤昌敏）
　平成22年5月10日　A5　32頁　300円
　機関誌
　※ Box（残部）

13415　**菊池野　通巻659号　第60巻　第6号　6・7月号**　S-7-2

　編集　編集委員会
　菊池恵楓園入所者自治会（工藤昌敏）
　平成22年7月10日　A5　44頁　300円
　機関誌
　※ Box（残部）

13416　**菊池野　通巻660号　第60巻　第7号　8月号**
S-7-2

　編集　編集委員会
　菊池恵楓園入所者自治会（工藤昌敏）
　平成22年8月10日　A5　32頁　300円
　機関誌
　※ Box（残部）

13417　**菊池野　通巻661号　第60巻　第8号　9月号**
S-7-2

　編集　編集委員会
　菊池恵楓園入所者自治会（工藤昌敏）
　平成22年9月10日　A5　40頁　300円
　機関誌
　※ Box（残部）

13418　**菊池野　通巻662号　第60巻　第9号　10**

月号　S-7-2
　編集　編集委員会
　菊池恵楓園入所者自治会（工藤昌敏）
　平成22年10月10日　A5　32頁　300円
　機関誌
　※Box（残部）

13419　菊池野　通巻663号　第60巻　第10号　11月号　S-7-2
　編集　編集委員会
　菊池恵楓園入所者自治会（工藤昌敏）
　平成22年11月10日　A5　36頁　300円
　機関誌
　※Box（残部）　2冊

13420　菊池野　通巻664号　第60巻　第11号　12月号　S-7-2
　編集　編集委員会
　菊池恵楓園入所者自治会（工藤昌敏）
　平成22年12月10日　A5　32頁　300円
　機関誌
　※Box（残部）

13421　菊池野　通巻665号　第61巻　第1号　1月号　S-7-2
　編集　編集委員会
　菊池恵楓園入所者自治会（工藤昌敏）
　平成23年1月10日　A5　32頁　300円
　機関誌
　※Box（残部）

13422　菊池野　通巻666号　第61巻　第2号　2月号　S-7-2
　編集　編集委員会
　菊池恵楓園入所者自治会（工藤昌敏）
　平成23年2月10日　A5　32頁　300円
　機関誌
　※Box（残部）

13423　菊池野　通巻667号　第61巻　第3号　3月号　S-7-2
　編集　編集委員会
　菊池恵楓園入所者自治会（工藤昌敏）
　平成23年3月10日　A5　32頁　300円
　機関誌
　※Box（残部）

13424　菊池野　通巻668号　第61巻　第4号　4月号　S-7-2
　編集　編集委員会
　菊池恵楓園入所者自治会（工藤昌敏）
　平成23年4月10日　A5　32頁　300円
　機関誌
　※Box（残部）

13425　菊池野　通巻669号　第61巻　第5号　5月号　S-7-2
　編集　編集委員会
　菊池恵楓園入所者自治会（工藤昌敏）
　平成23年5月10日　A5　32頁　300円
　機関誌
　※Box（残部）

13426　菊池野　通巻670号　第61巻　第6号　6月号　S-7-2
　編集　編集委員会
　菊池恵楓園入所者自治会（工藤昌敏）
　平成23年6月10日　A5　32頁　300円
　機関誌
　※Box（残部）

13427　菊池野　通巻671号　第61巻　第7号　7月号　S-7-2
　編集　編集委員会
　菊池恵楓園入所者自治会（工藤昌敏）
　平成23年7月10日　A5　32頁　300円
　機関誌
　※Box（残部）

13428　菊池野　通巻672号　第61巻　第8号　8月号　S-7-2
　編集　編集委員会
　菊池恵楓園入所者自治会（工藤昌敏）
　平成23年8月10日　A5　32頁　300円
　機関誌
　※Box（残部）

13429　菊池野　通巻673号　第61巻　第9号　9月号　S-7-2
　編集　編集委員会
　菊池恵楓園入所者自治会（工藤昌敏）
　平成23年9月10日　A5　32頁　300円
　機関誌
　※Box（残部）

13430　菊池野　通巻674号　第61巻　第10号　10月号　S-7-2
　編集　編集委員会
　菊池恵楓園入所者自治会（工藤昌敏）
　平成23年10月10日　A5　40頁　300円
　機関誌
　※Box（残部）

13431　菊池野　通巻675号　第61巻　第11号　11月号　S-7-2
　編集　編集委員会

菊池恵楓園入所者自治会（工藤昌敏）
平成23年11月10日　A5　32頁　300円
機関誌
※Box（残部）

13432　**菊池野　通巻676号　第61巻　第12号　12月号**　S-7-2
編集　編集委員会
菊池恵楓園入所者自治会（工藤昌敏）
平成23年12月10日　A5　32頁　300円
機関誌
※Box（残部）

13433　**菊池野　通巻677号　第62巻　第1号　1月号**
S-7-2
編集　編集委員会
菊池恵楓園入所者自治会（工藤昌敏）
平成24年1月10日　A5　32頁　300円
機関誌
※Box（残部）

13434　**菊池野　通巻678号　第62巻　第2号　2月号**
S-7-2
編集　編集委員会
菊池恵楓園入所者自治会（工藤昌敏）
平成24年2月10日　A5　32頁　300円
機関誌
※Box（残部）　2冊

13435　**菊池野　通巻679号　第62巻　第3号　3月号**
S-7-2
編集　編集委員会
菊池恵楓園入所者自治会（工藤昌敏）
平成24年3月10日　A5　32頁　300円
機関誌
※Box（残部）

13436　**菊池野　通巻680号　第62巻　第4号　4月号**　S-7-2
編集　編集委員会
菊池恵楓園入所者自治会（工藤昌敏）
平成24年4月10日　A5　32頁　300円
機関誌
※Box（残部）

13437　**菊池野　通巻681号　第62巻　第5号　5月号**
S-7-2
編集　編集委員会
菊池恵楓園入所者自治会（工藤昌敏）
平成24年5月10日　A5　32頁　300円
機関誌
※Box（残部）

13438　**菊池野　通巻682号　第62巻　第6号　6月号**
S-7-2
編集　編集委員会
菊池恵楓園入所者自治会（工藤昌敏）
平成24年6月10日　A5　32頁　300円
機関誌
※Box（残部）

13439　**菊池野　通巻683号　第62巻　第7号　7月号**
S-7-2
編集　編集委員会
菊池恵楓園入所者自治会（工藤昌敏）
平成24年7月10日　A5　32頁　300円
機関誌
※Box（残部）

13440　**菊池野　通巻684号　第62巻　第8号　8月号**
S-7-2
編集　編集委員会
菊池恵楓園入所者自治会（工藤昌敏）
平成24年8月10日　A5　32頁　300円
機関誌
※Box（残部）

13441　**菊池野　通巻685号　第62巻　第9号　9月号**
S-7-2
編集　編集委員会
菊池恵楓園入所者自治会（工藤昌敏）
平成24年9月10日　A5　32頁　300円
機関誌
※Box（残部）

13442　**菊池野　通巻686号　第62巻　第10号　10月号**　S-7-2
編集　編集委員会
菊池恵楓園入所者自治会（工藤昌敏）
平成24年10月10日　A5　32頁　300円
機関誌
※Box（残部）

13443　**菊池野　通巻687号　第62巻　第11号　11月号**　S-7-2
編集　編集委員会
菊池恵楓園入所者自治会（工藤昌敏）
平成24年11月10日　A5　32頁　300円
機関誌
※Box（残部）

13444　**菊池野　通巻688号　第62巻　第12号　12月号**　S-7-2
編集　編集委員会
菊池恵楓園入所者自治会（工藤昌敏）
平成24年12月10日　A5　32頁　300円
機関誌

※Box（残部）

13445　恵楓短歌　2月号　第20巻　第2号　S-7-3
　恵楓短歌会
　昭和21年2月15日　A5　12頁　非売品
　短歌
　※Box

13446　檜の影　5月号　第20巻　第5号　S-7-3
　恵楓短歌会
　昭和21年5月15日　A5　18頁　非売品
　短歌
　※恵楓短歌　改題
　※Box

13447　檜の影　7月号　第20巻　第7号　S-7-3
　檜の影短歌会
　昭和21年7月15日　A5　14頁　非売品
　短歌
　※Box

13448　檜の影　8月号　第20巻　第8号　S-7-3
　檜の影短歌会
　昭和21年8月15日　A5　14頁　非売品
　短歌
　※Box

13449　檜の影　9月号　第20巻　第9号　S-7-3
　檜の影短歌会
　昭和21年9月15日　A5　16頁　非売品
　短歌
　※Box

13450　檜の影　11月号　第20巻　第11号　S-7-3
　檜の影短歌会
　昭和21年11月15日　A5　14頁
　短歌
　※Box

13451　檜の影　12月号　第20巻　第12号　S-7-3
　檜の影短歌会
　昭和21年12月15日　A5　18頁
　短歌
　※Box

13452　檜　4月号　S-7-3
　編集　松田密玄
　檜発行所（松田密玄）
　昭和22年4月1日　A5　44頁　7円
　短歌
　※Box

13453　檜の影　11・12月号　第22巻　第4号　S-7-3
　檜の影短歌会
　昭和23年12月25日　A5　14頁
　短歌
　※Box

13454　檜の影　1・2月号　第23巻　第1号　S-7-3
　檜の影短歌会
　昭和24年3月15日　A5　12頁
　短歌
　※Box

13455　檜の影　3・4月号　第23巻　第2号　S-7-3
　檜の影短歌会
　昭和24年5月15日　A5　12頁
　短歌
　※Box

13456　檜の影短歌　第23巻　第3号　S-7-3
　檜の影短歌会
　昭和24年8月15日　A5　24頁
　短歌
　※Box

13457　檜の影短歌　第24巻　第1号　S-7-3
　檜の影短歌会
　昭和25年2月10日　A5　20頁
　短歌
　※Box

13458　檜の影短歌　3・4月号　第24巻　第2号　S-7-3
　檜の影短歌会
　昭和25年4月25日　A5　18頁
　短歌
　※Box

13459　檜の影短歌　5月号　第24巻　第3号　S-7-3
　檜の影短歌会
　昭和25年5月20日　A5　12頁
　短歌
　※Box

13460　檜の影短歌　6・7月号　第24巻　第4号　S-7-3
　檜の影短歌会
　昭和25年7月15日　A5　20頁
　短歌
　※Box

13461　檜の影短歌　8月号　第24巻　第5号　S-7-3
　檜の影短歌会
　昭和25年8月15日　A5　12頁

短歌
※Box

13462 **檜の影短歌　9月号　第24巻　第6号**　S-7-3
檜の影短歌会
昭和25年9月25日　A5　12頁
短歌
※Box

13463 **檜の影短歌　11月号　第24巻　第8号**　S-7-3
檜の影短歌会
昭和25年11月15日　A5　13頁
短歌
※Box

13464 **檜の影短歌　12月号　第24巻　第9号**　S-7-3
檜の影短歌会
昭和25年12月10日　A5　12頁
短歌
※Box

13465 **檜の影短歌　2・3月号　第25巻　第2号**　S-7-3
檜の影短歌会
昭和26年3月15日　A5　20頁
短歌
※Box

13466 **檜の影短歌　4月号　第25巻　第3号**　S-7-3
檜の影短歌会
昭和26年4月15日　A5　16頁
短歌
※Box

13467 **檜の影　5月号　第25巻　第4号**　S-7-3
編集　伊藤保
檜の影短歌会
昭和26年5月15日　A5　16頁
短歌
※Box

13468 **檜の影　6月号　第25巻　第5号**　S-7-3
編集　伊藤保
檜の影短歌会
昭和26年6月25日　A5　16頁
短歌
※Box

13469 **檜の影　8月号　第25巻　第7号**　S-7-3
編集　伊藤保
檜の影短歌会
昭和26年8月25日　A5　16頁
短歌
※Box

13470 **檜の影　9月号　第25巻　第8号**　S-7-3
編集　伊藤保
檜の影短歌会
昭和26年9月25日　A5　16頁
短歌
※Box

13471 **檜の影　10・11月号　第25巻　第9号**　S-7-3
編集　伊藤保
檜の影短歌会
昭和26年11月15日　A5　24頁
短歌
※Box

13472 **檜の影　12月号　第25巻　第10号**　S-7-3
編集　伊藤保
檜の影短歌会
昭和26年12月15日　A5　16頁
短歌
※Box

13473 **檜の影　5月号　第26巻　第3号**　S-7-3
檜の影短歌会
昭和27年5月15日　A5　17頁　20円
短歌
※Box

13474 **檜の影　6月号**　S-7-3
編集　伊藤保
厚生部出版部（加納敏克）
昭和27年6月20日　A5　32頁　25円
短歌
※檜の影25周年記念号第一号
※Box

13475 **檜の影　7月号**　S-7-3
編集　伊藤保
厚生部出版部（加納敏克）
昭和27年7月20日　A5　20頁　25円
短歌
※檜の影25周年記念号第二号
※Box

13476 **檜の影　2月号　第32巻　第2号**　S-7-3
編集　檜の影編輯部
患者自治会出版部（玉城正秀）
昭和33年2月15日　A5　16頁　20円
短歌
※Box

13477　檜の影　3月号　第32巻　第3号　S-7-3
　　編集　檜の影編輯部
　　患者自治会出版部（増重文）
　　昭和33年3月15日　A5　16頁　20円
　　短歌
　　※Box

13478　檜の影　4月号　第32巻　第4号　S-7-3
　　編集　内海俊夫
　　患者自治会出版部（増重文）
　　昭和33年4月15日　A5　16頁　20円
　　短歌
　　※Box

13479　檜の影　5・6月号　第32巻　第5号　S-7-3
　　編集　内海俊夫
　　患者自治会出版部（増重文）
　　昭和33年6月10日　A5　24頁　20円
　　短歌
　　※Box

13480　檜の影　9月号　第32巻　第8号　S-7-3
　　編集　内海俊夫
　　患者自治会出版部（増重文）
　　昭和33年9月10日　A5　16頁　20円
　　短歌
　　※Box

13481　檜の影　6月号　第33巻　第6号　S-7-3
　　編集　内海俊夫
　　患者自治会出版部（荒木正）
　　昭和34年6月15日　A5　12頁　20円
　　短歌
　　※Box

13482　檜の影　7月号　第33巻　第7号　S-7-3
　　編集　内海俊夫
　　患者自治会出版部（荒木正）
　　昭和34年7月5日　A5　16頁　20円
　　短歌
　　※Box

13483　檜の影　9月号　第33巻　第9号　S-7-3
　　編集　内海俊夫
　　患者自治会出版部（荒木正）
　　昭和34年9月5日　A5　12頁　20円
　　短歌
　　※Box

13484　檜の影　10月号　第33巻　第10号　S-7-3
　　編集　内海俊夫
　　患者自治会出版部（荒木正）
　　昭和34年10月5日　A5　16頁　20円
　　短歌
　　※Box

13485　檜の影　1月号　第34巻　第1号　S-7-3
　　編集　内海俊夫
　　患者自治会出版部（荒木正）
　　昭和35年1月5日　A5　16頁　20円
　　短歌
　　※Box

13486　檜の影　2月号　第34巻　第2号　S-7-3
　　編集　内海俊夫
　　患者自治会出版部（荒木正）
　　昭和35年2月5日　A5　16頁　20円
　　短歌
　　※Box

13487　檜の影　3月号　第34巻　第3号　S-7-3
　　編集　内海俊夫
　　患者自治会出版部（荒木正）
　　昭和35年3月5日　A5　12頁　20円
　　短歌
　　※Box

13488　檜の影　6月号　第34巻　第6号　S-7-3
　　編集　内海俊夫
　　患者自治会出版部（荒木正）
　　昭和35年6月5日　A5　16頁　20円
　　短歌
　　※Box

13489　檜の影　11月号　第34巻　第11号　S-7-3
　　編集　内海俊夫
　　患者自治会出版部（荒木正）
　　昭和35年11月5日　A5　16頁　20円
　　短歌
　　※Box

13490　檜の影　12月号　第34巻　第12号　S-7-3
　　編集　内海俊夫
　　患者自治会出版部（荒木正）
　　昭和35年12月5日　A5　16頁　20円
　　短歌
　　※Box

13491　檜の影　1月号　第35巻　第1号　S-7-3
　　編集　内海俊夫
　　患者自治会出版部（荒木正）
　　昭和36年1月5日　A5　12頁　20円
　　短歌
　　※Box

13492 **檜の影 2月号 第35巻 第2号** S-7-3
編集　内海俊夫
患者自治会出版部（荒木正）
昭和36年2月5日　A5　30頁　20円
短歌
※Box

13493 **檜の影 3・4月号 第35巻 第3号** S-7-3
編集　内海俊夫
患者自治会出版部（野仲正憲）
昭和36年4月5日　A5　16頁　20円
短歌
※Box

13494 **檜の影 6月号 第35巻 第5号** S-7-3
編集　内海俊夫
患者自治会出版部（野仲正憲）
昭和36年6月5日　A5　16頁　20円
短歌
※Box

13495 **檜の影 7月号 第35巻 第6号** S-7-3
編集　内海俊夫
患者自治会出版部（野仲正憲）
昭和36年7月5日　A5　12頁　20円
短歌
※Box

13496 **檜の影 8月号 第35巻 第7号** S-7-3
編集　内海俊夫
患者自治会出版部（野仲正憲）
昭和36年8月5日　A5　16頁　40円
短歌
※Box

13497 **檜の影 9月号 第35巻 第8号** S-7-3
編集　内海俊夫
患者自治会出版部（野仲正憲）
昭和36年9月5日　A5　12頁　40円
短歌
※Box

13498 **檜の影 10月号 第35巻 第9号** S-7-3
編集　内海俊夫
患者自治会出版部（野仲正憲）
昭和36年10月5日　A5　16頁　40円
短歌
※Box

13499 **檜の影 12・1月号 第35巻 第11号** S-7-3
編集　内海俊夫
患者自治会出版部（野仲正憲）
昭和36年12月5日　A5　20頁　40円
短歌
※Box

13500 **檜の影 2月号 第36巻 第1号** S-7-3
編集　内海俊夫
患者自治会出版部（野仲正憲）
昭和37年2月5日　A5　16頁　40円
短歌
※Box

13501 **檜の影 3月号 第36巻 第2号** S-7-3
編集　内海俊夫
患者自治会出版部（前田一雄）
昭和37年3月5日　A5　16頁　40円
短歌
※Box

13502 **檜の影 5月号 第36巻 第4号** S-7-3
編集　内海俊夫
患者自治会出版部（前田一雄）
昭和37年5月5日　A5　16頁　40円
短歌
※Box

13503 **檜の影 7月号 第41巻 第7号** S-7-3
編集　内海俊夫
患者自治会檜の影短歌会
昭和42年7月10日　A5　12頁　40円
短歌
※Box

13504 **檜の影 8月号 第41巻 第8号** S-7-3
編集　内海俊夫
患者自治会檜の影短歌会
昭和42年8月10日　A5　16頁　40円
短歌
※Box

13505 **檜の影 9月号 第41巻 第9号** S-7-3
編集　内海俊夫
患者自治会檜の影短歌会
昭和42年9月10日　A5　16頁　40円
短歌
※Box

13506 **檜の影 10月号 第41巻 第10号** S-7-3
編集　内海俊夫
患者自治会檜の影短歌会
昭和42年10月10日　A5　12頁　40円
短歌
※Box

13507　檜の影　11月号　第41巻　第11号　S-7-3
　　編集　内海俊夫
　　患者自治会檜の影短歌会
　　昭和42年11月10日　A5　16頁　40円
　　短歌
　　※Box

13508　檜の影　12月号　第41巻　第12号　S-7-3
　　編集　内海俊夫
　　患者自治会檜の影短歌会
　　昭和42年12月10日　A5　16頁　40円
　　短歌
　　※Box

13509　檜の影　1月号　第42巻　第1号　S-7-3
　　編集　内海俊夫
　　患者自治会檜の影短歌会
　　昭和43年1月10日　A5　12頁　40円
　　短歌
　　※Box

13510　檜の影　2月号　第42巻　第2号　S-7-3
　　編集　内海俊夫
　　患者自治会檜の影短歌会
　　昭和43年2月10日　A5　16頁　40円
　　短歌
　　※Box

13511　檜の影　3月号　第42巻　第3号　S-7-3
　　編集　内海俊夫
　　患者自治会檜の影短歌会
　　昭和43年3月10日　A5　16頁　40円
　　短歌
　　※Box

13512　檜の影　4月号　第42巻　第4号　S-7-3
　　編集　内海俊夫
　　患者自治会檜の影短歌会
　　昭和43年4月10日　A5　12頁　40円
　　短歌
　　※Box

13513　檜の影　5月号　第42巻　第5号　S-7-3
　　編集　内海俊夫
　　患者自治会檜の影短歌会
　　昭和43年5月10日　A5　16頁　40円
　　短歌
　　※Box

13514　檜の影　6月号　第42巻　第6号　S-7-3
　　編集　内海俊夫
　　患者自治会檜の影短歌会
　　昭和43年6月10日　A5　16頁　40円
　　短歌
　　※Box

13515　檜の影　7月号　第42巻　第7号　S-7-3
　　編集　内海俊夫
　　患者自治会檜の影短歌会
　　昭和43年7月10日　A5　12頁　40円
　　短歌
　　※Box

13516　檜の影　8月号　第42巻　第8号　S-7-3
　　編集　内海俊夫
　　患者自治会檜の影短歌会
　　昭和43年8月10日　A5　16頁　40円
　　短歌
　　※Box

13517　檜の影　9月号　第42巻　第9号　S-7-3
　　編集　内海俊夫
　　患者自治会檜の影短歌会
　　昭和43年9月10日　A5　16頁　40円
　　短歌
　　※Box

13518　檜の影　10月号　第42巻　第10号　S-7-3
　　編集　内海俊夫
　　患者自治会檜の影短歌会
　　昭和43年10月10日　A5　12頁　40円
　　短歌
　　※Box

13519　檜の影　11月号　第42巻　第11号　S-7-3
　　編集　内海俊夫
　　患者自治会檜の影短歌会
　　昭和43年11月10日　A5　16頁　40円
　　短歌
　　※Box

13520　檜の影　12月号　第42巻　第12号　S-7-3
　　編集　内海俊夫
　　患者自治会檜の影短歌会
　　昭和43年12月10日　A5　16頁　40円
　　短歌
　　※Box

13521　檜の影　1月号　第43巻　第1号　S-7-3
　　編集　内海俊夫
　　患者自治会檜の影短歌会
　　昭和44年1月10日　A5　12頁　40円
　　短歌
　　※Box

13522　**檜の影　2月号　第43巻　第2号**　S-7-3
　編集　内海俊夫
　患者自治会檜の影短歌会
　昭和44年2月10日　A5　16頁　40円
　短歌
　※ Box

13523　**檜の影　3月号　終刊　第43巻　第3号**　S-7-3
　編集　内海俊夫
　患者自治会檜の影短歌会
　昭和44年3月10日　A5　16頁　40円
　短歌
　※ Box

13524　**草の花　8月号　第7巻　第8号　通巻79号**　S-7-4
　編集　下瀬初太郎
　草の花社（下瀬初太郎）
　昭和12年8月1日　A5　36頁　10銭
　俳句
　※ Box

13525　**草の花　10月号　第7巻　第10号　通巻80号**　S-7-4
　編集　下瀬初太郎
　草の花社（下瀬初太郎）
　昭和12年10月1日　A5　34頁　10銭
　俳句
　※ Box

13526　**草の花　11月号　第7巻　第11号　通巻81号**　S-7-4
　編集　下瀬初太郎
　草の花社（下瀬初太郎）
　昭和12年11月1日　A5　28頁　10銭
　俳句
　※ Box

13527　**草の花　12月号　第7巻　第12号　通巻83号**　S-7-4
　編集　下瀬初太郎
　草の花社（下瀬初太郎）
　昭和12年12月1日　A5　34頁　10銭
　俳句
　※ Box

13528　**草の花　新年号　第8巻　第1号　通巻84号**　S-7-4
　編集　下瀬初太郎
　草の花社（下瀬初太郎）
　昭和13年1月1日　A5　50頁　10銭
　俳句

※ Box

13529　**草の花　2月号　第8巻　第2号　通巻85号**　S-7-4
　編集　下瀬初太郎
　草の花社（下瀬初太郎）
　昭和13年2月1日　A5　44頁　10銭
　俳句
　※ Box

13530　**草の花　4月号　第8巻　第4号　通巻87号**　S-7-4
　編集　下瀬初太郎
　草の花社（下瀬初太郎）
　昭和13年4月1日　A5　42頁　10銭
　俳句
　※ Box

13531　**草の花　10月号　第8巻　第10号　通巻93号**　S-7-4
　編集　下瀬初太郎
　草の花社（下瀬初太郎）
　昭和13年10月1日　A5　42頁　10銭
　俳句
　※ Box

13532　**草の花　4月号　第10巻　第4号　通巻110号**　S-7-4
　編集　宮崎松記
　草の花社（宮崎松記）
　昭和15年4月1日　A5　36頁　10銭
　俳句
　※ Box

13533　**草の花　10月号　第10巻　第10号　通巻116号**　S-7-4
　編集　宮崎松記
　草の花社（宮崎松記）
　昭和15年10月1日　A5　18頁　10銭
　俳句
　※ Box

13534　**草の花　11月号　第10巻　第11号　通巻117号**　S-7-4
　編集　宮崎松記
　草の花社（宮崎松記）
　昭和15年11月1日　A5　24頁　10銭
　俳句
　※ Box

13535　**草の花　1月号　第11巻　第2号　通巻119号**　S-7-4
　編集　宮崎松記

草の花社（宮崎松記）
昭和16年1月1日　A5　36頁　10銭
俳句
※創刊10周年記念号
※Box

13536　草の花　7月号　第11巻　第7号　通巻126号
S-7-4
　編集　宮崎松記
　草の花社（宮崎松記）
　昭和16年7月1日　A5　28頁　10銭
　俳句
　※Box

13537　草の花　8月号　第11巻　第8号　通巻127号
S-7-4
　編集　宮崎松記
　草の花社（宮崎松記）
　昭和16年8月1日　A5　30頁　10銭
　俳句
　※Box

13538　草の花　7・8月号　第20巻　第4号　S-7-4
　草の花俳句会
　昭和25年8月10日　A5　25頁
　俳句
　※Box

13539　草の花　11月号　第21巻　第10号　S-7-4
　草の花俳句会
　昭和26年11月20日　A5　16頁
　俳句
　※Box

13540　草の花　4月号　S-7-4
　工藤鮎郎
　草の花発行所（古屋轉）
　昭和30年4月5日　A5　16頁　25円
　俳句
　※Box

13541　草の花　5月号　S-7-4
　工藤鮎郎
　草の花発行所（古屋轉）
　昭和30年5月5日　A5　16頁　25円
　俳句
　※Box

13542　草の花　6月号　通巻250号　S-7-4
　宰川珊瑚
　草の花発行所（古屋轉）
　昭和30年6月5日　A5　24頁　28円
　俳句
　※Box

13543　草の花　7月号　S-7-4
　宰川珊瑚
　草の花発行所（古屋轉）
　昭和30年7月5日　A5　16頁　20円
　俳句
　※Box　2冊

13544　草の花　8月号　S-7-4
　編集　宰川珊瑚
　草の花発行所（古屋轉）
　昭和30年8月5日　A5　16頁　20円
　俳句
　※Box

13545　草の花　9・10月号　S-7-4
　編集　宰川珊瑚
　草の花発行所（古屋轉）
　昭和30年11月5日　A5　10頁　20円
　俳句
　※Box

13546　草の花　1月号　第27巻　第1号　S-7-4
　編集　かわむら・もとむ
　草の花発行所（玉城正秀）
　昭和32年1月15日　A5　16頁　20円
　俳句
　※Box

13547　草の花　2・3月号　通巻268号　第27巻　第2号　S-7-4
　編集　かわむら・もとむ
　草の花発行所（玉城正秀）
　昭和32年3月15日　A5　20頁　30円
　俳句
　※Box

13548　草の花　4月号　通巻269号　第27巻　第3号
S-7-4
　編集　河村杉男
　草の花俳句会（玉城正秀）
　昭和32年4月5日　A5　16頁　20円
　俳句
　※Box

13549　草の花　5月号　通巻270号　第27巻　第4号
S-7-4
　編集　河村杉男
　草の花俳句会（玉城正秀）
　昭和32年5月5日　A5　16頁　20円
　俳句
　※Box　2冊

13550　草の花　7月号　通巻272号　S-7-4
　　編集　河村杉男
　　草の花俳句会（玉城正秀）
　　昭和32年7月5日　A5　16頁　20円
　　俳句
　　※ Box

13551　草の花　8月号　通巻273号　S-7-4
　　編集　河村杉男
　　草の花俳句会（玉城正秀）
　　昭和32年8月5日　A5　16頁　20円
　　俳句
　　※ Box　2冊

13552　草の花　9・10月号　通巻274号　S-7-4
　　編集　河村杉男
　　草の花俳句会（玉城正秀）
　　昭和32年10月1日　A5　24頁　30円
　　俳句
　　※ Box

13553　草の花　11月号　通巻275号　S-7-4
　　編集　河村杉男
　　草の花俳句会（玉城正秀）
　　昭和32年11月5日　A5　16頁　20円
　　俳句
　　※ Box　2冊

13554　草の花　12月号　通巻276号　S-7-4
　　編集　河村杉男
　　草の花俳句会（玉城正秀）
　　昭和32年12月1日　A5　16頁　20円
　　俳句
　　※ Box　2冊

13555　草の花　3月号　S-7-4
　　編集　宰川珊瑚
　　草の花発行所（古屋轉）
　　昭和31年3月5日　A5　16頁　20円
　　俳句
　　※ Box

13556　草の花　4月号　第26巻　第4号　S-7-4
　　編集　宰川珊瑚
　　草の花発行所（玉城正秀）
　　昭和31年4月15日　A5　16頁　20円
　　俳句
　　※ Box

13557　草の花　5月号　第26巻　第5号　S-7-4
　　編集　山口一糸
　　草の花発行所（玉城正秀）
　　昭和31年5月15日　A5　16頁　20円
　　俳句
　　※ Box

13558　草の花　6月号　第26巻　第6号　S-7-4
　　編集　山口一糸
　　草の花発行所（玉城正秀）
　　昭和31年6月15日　A5　16頁　20円
　　俳句
　　※ Box

13559　草の花　7月号　第26巻　第7号　S-7-4
　　編集　山口一糸
　　草の花発行所（玉城正秀）
　　昭和31年7月15日　A5　16頁　20円
　　俳句
　　※ Box　2冊

13560　草の花　8・9月号　S-7-4
　　編集　かわむら・もとむ
　　草の花発行所（玉城正秀）
　　昭和31年8月15日　A5　20頁　30円
　　俳句
　　※ Box

13561　草の花　10月号　第26巻　第9号　S-7-4
　　編集　かわむら・もとむ
　　草の花発行所（玉城正秀）
　　昭和31年9月15日　A5　18頁　20円
　　俳句
　　※ Box

13562　草の花　11月号　第26巻　第10号　S-7-4
　　編集　かわむら・もとむ
　　草の花発行所（玉城正秀）
　　昭和31年11月15日　A5　16頁　20円
　　俳句
　　※ Box

13563　草の花　1月号　通巻277号　S-7-4
　　編集　河村杉男
　　草の花俳句会（玉城正秀）
　　昭和33年1月15日　A5　16頁　20円
　　俳句
　　※ Box

13564　草の花　2月号　通巻278号　S-7-4
　　編集　河村杉男
　　草の花俳句会（玉城正秀）
　　昭和33年2月15日　A5　16頁　20円
　　俳句
　　※ Box

13565　草の花　3・4月号　通巻279号　S-7-4
　編集　松原雀人
　草の花俳句会（増重文）
　昭和33年4月15日　A5　16頁　20円
　俳句
　※Box　2冊

13566　草の花　5月号　通巻280号　S-7-4
　編集　松原雀人
　草の花俳句会（増重文）
　昭和33年5月15日　A5　16頁　20円
　俳句
　※Box　2冊

13567　草の花　6月号　通巻281号　S-7-4
　編集　松原雀人
　草の花俳句会（増重文）
　昭和33年6月15日　A5　16頁　20円
　俳句
　※Box　2冊

13568　草の花　7月号　通巻282号　S-7-4
　編集　松原雀人
　草の花俳句会（増重文）
　昭和33年7月15日　A5　16頁　20円
　俳句
　※Box　2冊

13569　草の花　8月号　通巻283号　S-7-4
　編集　松原雀人
　草の花俳句会（増重文）
　昭和33年8月15日　A5　16頁　20円
　俳句
　※Box　2冊

13570　草の花　9月号　通巻284号　S-7-4
　編集　松原雀人
　草の花俳句会（増重文）
　昭和33年9月15日　A5　16頁　20円
　俳句
　※Box　2冊

13571　草の花　10月号　通巻285号　S-7-4
　編集　松原雀人
　草の花俳句会（増重文）
　昭和33年10月15日　A5　16頁　20円
　俳句
　※Box　2冊

13572　草の花　11月号　通巻286号　S-7-4
　編集　松原雀人
　草の花俳句会（増重文）
　昭和33年11月15日　A5　16頁　20円
　俳句
　※Box　2冊

13573　草の花　12月号　通巻287号　S-7-4
　編集　松原雀人
　草の花俳句会（増重文）
　昭和33年12月15日　A5　16頁　20円
　俳句
　※Box　2冊

13574　草の花　1月号　通巻288号　S-7-4
　編集　松原雀人
　草の花俳句会（増重文）
　昭和34年1月15日　A5　16頁　20円
　俳句
　※Box　2冊

13575　草の花　2・3月号　通巻289号　S-7-4
　編集　松原雀人
　草の花俳句会（増重文）
　昭和34年3月15日　A5　16頁　20円
　俳句
　※Box　2冊

13576　草の花　4月号　通巻290号　S-7-4
　編集　松原雀人
　草の花俳句会（増重文）
　昭和34年4月10日　A5　16頁　20円
　俳句
　※Box

13577　草の花　5月号　通巻291号　S-7-4
　編集　増葦雄
　草の花俳句会（荒木正）
　昭和34年5月10日　A5　16頁　20円
　俳句
　※Box

13578　草の花　6月号　通巻292号　S-7-4
　編集　増葦雄
　草の花俳句会（荒木正）
　昭和34年6月5日　A5　12頁　20円
　俳句
　※Box　2冊

13579　草の花　7月号　通巻293号　第29巻　第6号　S-7-4
　編集　増葦雄
　草の花俳句会（荒木正）
　昭和34年7月5日　A5　12頁　20円
　俳句
　※Box　2冊

13580　草の花　8月号　通巻294号　第29巻　第7号

S-7-4
　　編集　増葦雄
　　草の花俳句会（荒木正）
　　昭和34年8月5日　A5　16頁　20円
　　俳句
　　※Box　3冊

13581　草の花　9月号　通巻295号　第29巻　第8号 S-7-4
　　編集　増葦雄
　　草の花俳句会（荒木正）
　　昭和34年9月5日　A5　16頁　20円
　　俳句
　　※Box

13582　草の花　10月号　通巻296号　第29巻　第9号　S-7-4
　　編集　増葦雄
　　草の花俳句会（荒木正）
　　昭和34年10月5日　A5　12頁　20円
　　俳句
　　※Box　2冊

13583　草の花　11月号　通巻297号　第29巻　第10号　S-7-4
　　編集　増葦雄
　　草の花俳句会（荒木正）
　　昭和34年11月5日　A5　16頁　20円
　　俳句
　　※Box　3冊

13584　草の花　12月号　通巻298号　第29巻　第11号　S-7-4
　　編集　増葦雄
　　草の花俳句会（荒木正）
　　昭和34年12月5日　A5　16頁　20円
　　俳句
　　※Box　3冊

13585　草の花　1月号　通巻299号　第30巻　第1号 S-7-4
　　編集　増葦雄
　　草の花俳句会（荒木正）
　　昭和35年1月5日　A5　16頁　20円
　　俳句
　　※Box

13586　草の花　2月号　通巻300号　第30巻　第2号 S-7-4
　　編集　増葦雄
　　草の花俳句会（荒木正）
　　昭和35年2月5日　A5　50頁　20円
　　俳句

　　※300号記念特集
　　※Box

13587　草の花　3月号　通巻301号　S-7-4
　　編集　増葦雄
　　草の花俳句会（荒木正）
　　昭和35年3月5日　A5　12頁　20円
　　俳句
　　※Box

13588　草の花　4月号　通巻302号　S-7-4
　　編集　増葦雄
　　草の花俳句会（荒木正）
　　昭和35年4月5日　A5　12頁　20円
　　俳句
　　※Box　3冊

13589　草の花　5月号　通巻303号　S-7-4
　　編集　増葦雄
　　草の花俳句会（荒木正）
　　昭和35年5月5日　A5　16頁　20円
　　俳句
　　※Box

13590　草の花　6月号　通巻304号　S-7-4
　　編集　増葦雄
　　草の花俳句会（荒木正）
　　昭和35年5月5日　A5　12頁　20円
　　俳句
　　※Box

13591　草の花　7月号　通巻305号　S-7-4
　　編集　増葦雄
　　草の花俳句会（荒木正）
　　昭和35年7月5日　A5　16頁　20円
　　俳句
　　※Box

13592　草の花　8月号　通巻306号　S-7-4
　　編集　増葦雄
　　草の花俳句会（荒木正）
　　昭和35年8月5日　A5　12頁　20円
　　俳句
　　※Box　2冊

13593　草の花　9月号　通巻307号　S-7-4
　　編集　増葦雄
　　草の花俳句会（荒木正）
　　昭和35年9月5日　A5　16頁　20円
　　俳句
　　※Box

13594　草の花　10月号　通巻308号　S-7-4
　編集　増葦雄
　草の花俳句会（荒木正）
　昭和35年10月5日　A5　16頁　20円
　俳句
　※Box

13595　草の花　11月号　通巻309号　S-7-4
　編集　増葦雄
　草の花俳句会（荒木正）
　昭和35年11月5日　A5　16頁　20円
　俳句
　※Box

13596　草の花　12月号　通巻310号　S-7-4
　編集　増葦雄
　草の花俳句会（荒木正）
　昭和35年12月5日　A5　12頁　20円
　俳句
　※Box

13597　草の花　2月号　S-7-5
　編集　増葦雄
　草の花俳句会（荒木正）
　昭和36年2月5日　A5　16頁　20円
　俳句
　※Box

13598　草の花　3月号　S-7-5
　編集　増葦雄
　草の花俳句会（荒木正）
　昭和36年3月5日　A5　16頁　20円
　俳句
　※Box

13599　草の花　4月号　S-7-5
　編集　増葦雄
　草の花俳句会（野仲正憲）
　昭和36年4月5日　A5　12頁　20円
　俳句
　※Box

13600　草の花　5月号　S-7-5
　編集　増葦雄
　草の花俳句会（野仲正憲）
　昭和36年5月5日　A5　16頁　20円
　俳句
　※Box

13601　草の花　6月号　S-7-5
　編集　増葦雄
　草の花俳句会（野仲正憲）
　昭和36年6月5日　A5　16頁　20円
　俳句
　※Box

13602　草の花　7月号　S-7-5
　編集　増葦雄
　草の花俳句会（野仲正憲）
　昭和36年7月5日　A5　12頁　20円
　俳句
　※Box

13603　草の花　8月号　S-7-5
　編集　増葦雄
　草の花俳句会（野仲正憲）
　昭和36年8月5日　A5　12頁　40円
　俳句
　※Box

13604　草の花　9月号　S-7-5
　編集　増葦雄
　草の花俳句会（野仲正憲）
　昭和36年9月5日　A5　16頁　40円
　俳句
　※Box

13605　草の花　10月号　S-7-5
　編集　増葦雄
　草の花俳句会（野仲正憲）
　昭和36年10月5日　A5　16頁　40円
　俳句
　※Box

13606　草の花　11月号　S-7-5
　編集　増葦雄
　草の花俳句会（野仲正憲）
　昭和36年11月5日　A5　16頁　40円
　俳句
　※Box

13607　草の花　1月号　S-7-5
　編集　増葦雄
　草の花俳句会（野仲正憲）
　昭和37年1月5日　A5　16頁　40円
　俳句
　※Box

13608　草の花　2・3月号　S-7-5
　編集　増葦雄
　草の花俳句会（野仲正憲）
　昭和37年2月25日　A5　20頁　40円
　俳句
　※Box

13609　草の花　4月号　S-7-5
　編集　石見三階子
　草の花俳句会（前田一雄）
　昭和37年4月5日　A5　12頁　40円
　俳句
　※Box

13610　草の花　5月号　S-7-5
　編集　石見三階子
　草の花俳句会（前田一雄）
　昭和37年5月5日　A5　16頁　40円
　俳句
　※Box

13611　草の花　6月号　S-7-5
　編集　石見三階子
　草の花俳句会（前田一雄）
　昭和37年6月5日　A5　16頁　40円
　俳句
　※Box

13612　草の花　7月号　S-7-5
　編集　石見三階子
　草の花俳句会（前田一雄）
　昭和37年7月5日　A5　16頁　40円
　俳句
　※Box

13613　草の花　8月号　S-7-5
　編集　石見三階子
　草の花俳句会（前田一雄）
　昭和37年8月5日　A5　12頁　40円
　俳句
　※Box

13614　草の花　9月号　S-7-5
　編集　石見三階子
　草の花俳句会（前田一雄）
　昭和37年9月5日　A5　16頁　40円
　俳句
　※Box

13615　草の花　10月号　S-7-5
　編集　石見三階子
　草の花俳句会（前田一雄）
　昭和37年10月5日　A5　12頁　40円
　俳句
　※Box

13616　草の花　11月号　S-7-5
　編集　石見三階子
　草の花俳句会（前田一雄）
　昭和37年11月5日　A5　16頁　40円
　俳句
　※Box

13617　草の花　12月号　S-7-5
　編集　石見三階子
　草の花俳句会（前田一雄）
　昭和37年12月5日　A5　16頁　40円
　俳句
　※Box

13618　草の花　1月号　S-7-5
　編集　石見三階子
　草の花俳句会（前田一雄）
　昭和38年1月5日　A5　12頁　40円
　俳句
　※Box

13619　草の花　2・3月号　S-7-5
　編集　石見三階子
　草の花俳句会（前田一雄）
　昭和38年2月25日　A5　18頁　40円
　俳句
　※Box

13620　草の花　4月号　S-7-5
　編集　石見三階子
　草の花俳句会（中島進）
　昭和38年4月25日　A5　16頁　40円
　俳句
　※Box

13621　草の花　5月号　S-7-5
　編集　石見三階子
　草の花俳句会（中島進）
　昭和38年5月5日　A5　16頁　40円
　俳句
　※Box

13622　草の花　6月号　S-7-5
　編集　石見三階子
　草の花俳句会（中島進）
　昭和38年6月5日　A5　16頁　40円
　俳句
　※Box

13623　草の花　7月号　S-7-5
　編集　石見三階子
　草の花俳句会（中島進）
　昭和38年7月5日　A5　12頁　40円
　俳句
　※Box

13624　草の花　8月号　S-7-5
編集　石見三階子
草の花俳句会（中島進）
昭和38年8月5日　A5　16頁　40円
俳句
※ Box

13625　草の花　9月号　S-7-5
編集　石見三階子
草の花俳句会（中島進）
昭和38年9月5日　A5　16頁　40円
俳句
※ Box

13626　草の花　10月号　S-7-5
編集　石見三階子
草の花俳句会（中島進）
昭和38年10月5日　A5　12頁　40円
俳句
※ Box

13627　草の花　11月号　S-7-5
編集　石見三階子
草の花俳句会（中島進）
昭和38年11月5日　A5　16頁　40円
俳句
※ Box

13628　草の花　12月号　S-7-5
編集　石見三階子
草の花俳句会（中島進）
昭和38年12月5日　A5　12頁　40円
俳句
※ Box

13629　草の花　4月号　S-7-5
編集　増葦雄
草の花俳句会（荒木正）
昭和39年4月10日　A5　16頁　40円
俳句
※ Box

13630　草の花　5月号　S-7-5
編集　増葦雄
草の花俳句会（荒木正）
昭和39年5月10日　A5　12頁　40円
俳句
※ Box

13631　草の花　6月号　S-7-5
編集　増葦雄
草の花俳句会（荒木正）
昭和39年6月10日　A5　16頁　40円
俳句
※ Box

13632　草の花　7月号　S-7-5
編集　増葦雄
草の花俳句会（荒木正）
昭和39年7月10日　A5　12頁　40円
俳句
※ Box

13633　草の花　8月号　S-7-5
編集　増葦雄
草の花俳句会
昭和39年8月10日　A5　16頁　40円
俳句
※ Box

13634　草の花　9月号　S-7-5
編集　増葦雄
草の花俳句会
昭和39年9月10日　A5　12頁　40円
俳句
※ Box

13635　草の花　10月号　S-7-5
編集　増葦雄
草の花俳句会
昭和39年10月10日　A5　16頁　40円
俳句
※ Box

13636　草の花　11月号　S-7-5
編集　増葦雄
草の花俳句会
昭和39年11月10日　A5　16頁　40円
俳句
※ Box

13637　草の花　1月号　S-7-5
編集　増葦雄
草の花俳句会
昭和40年1月10日　A5　16頁　40円
俳句
※ Box

13638　草の花　2月号　S-7-5
編集　増葦雄
草の花俳句会
昭和40年2月10日　A5　12頁　40円
俳句
※ Box

13639　草の花　3月号　S-7-5
　編集　増葦雄
　草の花俳句会
　昭和40年3月10日　A5　16頁　40円
　俳句
　※Box

13640　草の花　4月号　S-7-5
　編集　松原雀人
　草の花俳句会
　昭和40年4月10日　A5　16頁　40円
　俳句
　※Box

13641　草の花　5月号　S-7-5
　編集　松原雀人
　草の花俳句会
　昭和40年5月15日　A5　12頁　40円
　俳句
　※Box

13642　草の花　6月号　S-7-5
　編集　松原雀人
　草の花俳句会
　昭和40年6月15日　A5　16頁　40円
　俳句
　※Box

13643　草の花　7月号　S-7-5
　編集　松原雀人
　草の花俳句会
　昭和40年7月15日　A5　12頁　40円
　俳句
　※Box

13644　草の花　8月号　S-7-5
　編集　松原雀人
　草の花俳句会
　昭和40年8月15日　A5　16頁　40円
　俳句
　※Box

13645　草の花　9月号　S-7-5
　編集　松原雀人
　草の花俳句会
　昭和40年9月15日　A5　12頁　40円
　俳句
　※Box

13646　草の花　10月号　S-7-5
　編集　松原雀人
　草の花俳句会
　昭和40年10月15日　A5　16頁　40円
　俳句
　※Box

13647　草の花　11月号　S-7-5
　編集　松原雀人
　草の花俳句会
　昭和40年11月15日　A5　16頁　40円
　俳句
　※Box

13648　草の花　1月号　S-7-5
　編集　松原雀人
　草の花俳句会
　昭和41年1月15日　A5　16頁　40円
　俳句
　※Box

13649　草の花　2月号　S-7-5
　編集　松原雀人
　草の花俳句会
　昭和41年2月15日　A5　12頁　40円
　俳句
　※Box

13650　草の花　3月号　S-7-5
　編集　松原雀人
　草の花俳句会
　昭和41年3月15日　A5　16頁　40円
　俳句
　※Box

13651　草の花　4月号　S-7-5
　編集　松原雀人
　草の花俳句会
　昭和41年4月15日　A5　16頁　40円
　俳句
　※Box

13652　草の花　5月号　S-7-5
　編集　松原雀人
　草の花俳句会
　昭和41年5月15日　A5　12頁　40円
　俳句
　※Box

13653　草の花　6月号　S-7-5
　編集　松原雀人
　草の花俳句会
　昭和41年6月15日　A5　16頁　40円
　俳句
　※Box

13654　草の花　7月号　S-7-5
　編集　松原雀人
　草の花俳句会
　昭和41年7月15日　A5　12頁　40円
　俳句
　※Box

13655　草の花　8月号　S-7-5
　編集　松原雀人
　草の花俳句会
　昭和41年8月15日　A5　16頁　40円
　俳句
　※Box

13656　草の花　10・11月号　S-7-5
　編集　松原雀人
　草の花俳句会
　昭和41年11月15日　A5　24頁　40円
　俳句
　※Box

13657　草の花　1月号　S-7-5
　編集　松原雀人
　草の花俳句会
　昭和42年1月15日　A5　16頁　40円
　俳句
　※Box

13658　草の花　2月号　S-7-5
　編集　松原雀人
　草の花俳句会
　昭和42年2月5日　A5　12頁　40円
　俳句
　※Box

13659　草の花　3月号　S-7-5
　編集　松原雀人
　草の花俳句会
　昭和42年3月15日　A5　12頁　40円
　俳句
　※Box

13660　草の花　4月号　S-7-5
　編集　松原雀人
　草の花俳句会
　昭和42年4月15日　A5　16頁　40円
　俳句
　※Box

13661　草の花　5月号　S-7-5
　編集　松原雀人
　草の花俳句会
　昭和42年5月15日　A5　12頁　40円
　俳句
　※Box

13662　草の花　6月号　S-7-5
　編集　松原雀人
　草の花俳句会
　昭和42年6月15日　A5　12頁　40円
　俳句
　※Box

13663　草の花　7月号　S-7-5
　編集　松原雀人
　草の花俳句会
　昭和42年7月15日　A5　16頁　40円
　俳句
　※Box

13664　草の花　8月号　S-7-5
　編集　松原雀人
　草の花俳句会
　昭和42年8月15日　A5　16頁　40円
　俳句
　※Box

13665　草の花　9月号　S-7-5
　編集　松原雀人
　草の花俳句会
　昭和42年9月15日　A5　16頁　40円
　俳句
　※Box

13666　草の花　10月号　S-7-5
　編集　松原雀人
　草の花俳句会
　昭和42年10月15日　A5　16頁　40円
　俳句
　※Box

13667　草の花　11月号　S-7-5
　編集　松原雀人
　草の花俳句会
　昭和42年11月15日　A5　12頁　40円
　俳句
　※Box

13668　草の花　12月号　S-7-5
　編集　松原雀人
　草の花俳句会
　昭和42年12月15日　A5　16頁　40円
　俳句
　※Box

13669　草の花　1月号　S-7-5
　編集　松原雀人
　草の花俳句会
　昭和43年1月15日　A5　16頁　40円
　俳句
　※Box

13670　草の花　2月号　S-7-5
　編集　松原雀人
　草の花俳句会
　昭和43年2月15日　A5　12頁　40円
　俳句
　※Box

13671　草の花　3月号　S-7-5
　編集　松原雀人
　草の花俳句会
　昭和43年3月15日　A5　16頁　40円
　俳句
　※Box

13672　草の花　4月号　S-7-5
　編集　大山洋
　草の花俳句会
　昭和43年4月15日　A5　16頁　40円
　俳句
　※Box

13673　草の花　5月号　S-7-5
　編集　大山洋
　草の花俳句会
　昭和43年5月15日　A5　12頁　40円
　俳句
　※Box

13674　草の花　6月号　S-7-5
　編集　大山洋
　草の花俳句会
　昭和43年6月15日　A5　16頁　40円
　俳句
　※Box

13675　草の花　7月号　S-7-5
　編集　大山洋
　草の花俳句会
　昭和43年7月15日　A5　16頁　40円
　俳句
　※Box

13676　草の花　8月号　S-7-5
　編集　大山洋
　草の花俳句会
　昭和43年8月15日　A5　12頁　40円
　俳句
　※Box

13677　草の花　9月号　S-7-5
　編集　大山洋
　草の花俳句会
　昭和43年9月15日　A5　16頁　40円
　俳句
　※Box

13678　草の花　10月号　S-7-5
　編集　大山洋
　草の花俳句会
　昭和43年10月15日　A5　32頁　40円
　俳句
　※400号記念特集
　※Box

13679　草の花　11月号　S-7-5
　編集　大山洋
　草の花俳句会
　昭和43年11月15日　A5　12頁　40円
　俳句
　※Box

13680　草の花　12月号　S-7-5
　編集　大山洋
　草の花俳句会
　昭和43年12月15日　A5　16頁　40円
　俳句
　※Box

13681　草の花　1月号　S-7-5
　編集　大山洋
　草の花俳句会
　昭和44年1月15日　A5　16頁　40円
　俳句
　※Box

13682　草の花　2月号　S-7-5
　編集　大山洋
　草の花俳句会
　昭和44年2月15日　A5　12頁　40円
　俳句
　※Box

13683　草の花　3月号　終刊号　S-7-5
　編集　大山洋
　草の花俳句会
　昭和44年3月15日　A5　16頁　40円
　俳句
　※Box　2冊

13684　菊池野　通巻689号　第63巻　第1号　1月号

S-7-6
編集　編集委員会
菊池恵楓園入所者自治会（工藤昌敏）
平成25年1月10日　A5　32頁　300円
機関誌
※Box（残部）　2冊

13685　菊池野　通巻690号　第63巻　第2号　2月号　S-7-6
編集　編集委員会
菊池恵楓園入所者自治会（工藤昌敏）
平成25年2月10日　A5　32頁　300円
機関誌
※Box（残部）

13686　菊池野　通巻691号　第63巻　第3号　3・4月号　S-7-6
編集　編集委員会
菊池恵楓園入所者自治会（志村康）
平成25年4月10日　A5　56頁　500円
機関紙
※Box（残部）

13687　菊池野　通巻692号　第63巻　第4号　5月号
S-7-6
編集　編集委員会
菊池恵楓園入所者自治会（志村康）
平成25年5月10日　A5　32頁　300円
機関誌
※Box（残部）

13688　菊池野　通巻693号　第63巻　第5号　6月号
S-7-6
編集　編集委員会
菊池恵楓園入所者自治会（志村康）
平成25年6月10日　A5　36頁　300円
機関誌
※Box（残部）

13689　菊池野　通巻694号　第63巻　第6号　7月号
S-7-6
編集　編集委員会
菊池恵楓園入所者自治会（志村康）
平成25年7月10日　A5　32頁　300円
機関紙
※Box（残部）

13690　菊池野　通巻695号　第63巻　第7号　8月号
S-7-6
編集　編集委員会
菊池恵楓園入所者自治会（志村康）
平成25年8月10日　A5　32頁　300円
機関紙

※Box（残部）

13691　菊池野　通巻696号　第63巻　第8号　9・10月号　S-7-6
編集　編集委員会
菊池恵楓園入所者自治会（志村康）
平成25年10月10日　A5　40頁　300円
機関紙
※Box（残部）

13692　菊池野　通巻697号　第63巻　第9号　11月号　S-7-6
編集　編集委員会
菊池恵楓園入所者自治会（志村康）
平成25年11月10日　A5　32頁　300円
機関紙
※Box（残部）

13693　菊池野　通巻698号　第63巻　第10号　12月号　S-7-6
編集　編集委員会
菊池恵楓園入所者自治会（志村康）
平成25年12月10日　A5　32頁　300円
機関紙
※Box（残部）

13694　菊池野　通巻699号　第64巻　第1号　1月号
S-7-6
編集　編集委員会
菊池恵楓園入所者自治会（志村康）
平成26年1月10日　A5　32頁　300円
機関紙
※Box（残部）

13695　菊池野　通巻700号　第64巻　第2号　2・3月号　S-7-6
編集　編集委員会
菊池恵楓園入所者自治会（志村康）
平成26年3月10日　A5　104頁　700円
機関紙
※Box（残部）

13696　菊池野　通巻701号　第64巻　第3号　4月号
S-7-6
編集　編集委員会
菊池恵楓園入所者自治会（志村康）
平成26年4月10日　A5　32頁　300円
機関紙
※Box（残部）

13697　菊池野　通巻702号　第64巻　第4号　5月号
S-7-6
編集　編集委員会

菊池恵楓園入所者自治会（志村康）
平成26年5月10日　A5　32頁　300円
機関紙
※Box（残部）

13698　**菊池野　通巻703号　第64巻　第5号　6月号** S-7-6
　編集　編集委員会
　菊池恵楓園入所者自治会（志村康）
　平成26年6月10日　A5　36頁　300円
　機関紙
　※Box（残部）

13699　**菊池野　通巻704号　第64巻　第6号　7月号** S-7-6
　編集　編集委員会
　菊池恵楓園入所者自治会（志村康）
　平成26年7月10日　A5　32頁　300円
　機関紙
　※Box（残部）

13700　**菊池野　通巻705号　第64巻　第7号　8月号** S-7-6
　編集　編集委員会
　菊池恵楓園入所者自治会（志村康）
　平成26年8月10日　A5　32頁　300円
　機関紙
　※Box（残部）

13701　**菊池野　通巻706号　第64巻　第8号　9月号** S-7-6
　編集　編集委員会
　菊池恵楓園入所者自治会（志村康）
　平成26年9月10日　A5　32頁　300円
　機関紙
　※Box（残部）

13702　**菊池野　通巻707号　第64巻　第9号　10月号** S-7-6
　編集　編集委員会
　菊池恵楓園入所者自治会（志村康）
　平成26年10月10日　A5　32頁　300円
　機関紙
　※Box（残部）

13703　**菊池野　通巻708号　第64巻　第10号　11月号** S-7-6
　編集　編集委員会
　菊池恵楓園入所者自治会（志村康）
　平成26年11月10日　A5　32頁　300円
　機関紙
　※Box（残部）

13704　**菊池野　通巻709号　第64巻　第11号　12月号** S-7-6
　編集　編集委員会
　菊池恵楓園入所者自治会（志村康）
　平成26年12月10日　A5　32頁　300円
　機関紙
　※Box（残部）

13705　**遺歌集　あゆむ** S-7-7
　山本吉徳
　令和元年10月1日　A4
　※ファイル

13706　**九州療養所30年史〔再校訂版〕** S-7-8
　校訂・解題　原田寿真
　国立療養所菊池恵楓園
　2019年11月21日　A5　382頁　非売品
　記録
　※本

13707　**始良野　第1巻　第2号　7月号** T-1-1
　編集　金丸正男
　敬愛会文化部（金丸正男）
　昭和23年7月1日　B5　56頁　非売品
　機関誌
　※高松殿下歓迎特輯号
　※製本

13708　**始良野　第1巻　第3号　8月号** T-1-1
　編集　村井吉美
　敬愛会文化部（金丸正男）
　B5　44頁　非売品
　機関誌
　※製本

13709　**始良野　第1巻　第5号　10月号** T-1-1
　編集　村井吉美
　敬愛会文化部（金丸正男）
　昭和23年10月10日　B5　58頁　非売品
　機関誌
　※製本

13710　**始良野　第1巻　第6号　11月号** T-1-1
　編集　村井吉美
　敬愛会文化部（金丸正男）
　昭和23年11月10日　B5　45頁　非売品
　機関誌
　※製本

13711　**始良野　第1巻　第7号　12月号** T-1-1
　編集　村井吉美
　敬愛会文化部（武田輝二）
　B5　49頁　非売品
　機関誌

※製本

13712　始良野　第2巻　第1号　6月号　T-1-2
編集　島比呂志
星塚敬愛園文化部（島比呂志）
昭和24年6月1日　A5　41頁　非売品
機関誌
※発刊1週年記念特輯号
※製本

13713　始良野　第2巻　第2号　7・8月号　T-1-2
編集　島比呂志
星塚敬愛園文化部（島比呂志）
昭和24年8月1日　A5　40頁　非売品
機関誌
※製本

13714　始良野　第2巻　第3号　T-1-2
編集　島比呂志
始良野編集部（長濱勇吉）
昭和24年10月1日　A5　42頁　非売品
機関誌
※製本

13715　始良野　第2巻　第4号　T-1-2
編集　島比呂志
始良野編集部（長濱勇吉）
昭和24年12月1日　A5　42頁　非売品
機関誌
※製本

13716　始良野　第3巻　第1号　陽春号　T-1-3
編集　島比呂志
始良野編集部（長濱勇吉）
昭和25年2月1日　A5　40頁　非売品
機関誌
※製本

13717　始良野　第3巻　第2号　T-1-3
編集　上野正行
始良野編集部（塩沼英之助）
昭和25年4月25日　A5　32頁　非売品
機関誌
※製本

13718　始良野　第3巻　第3号　T-1-3
編集　上野正行
始良野編集部（塩沼英之助）
昭和25年8月7日　A5　96頁　非売品
機関誌
※製本

13719　始良野　第3巻　第4号　T-1-3
編集　上野正行
始良野編集部（塩沼英之助）
昭和25年9月末日　A5　44頁　非売品
機関誌
※製本

13720　始良野　第3巻　第5号　T-1-3
編集　上野正行
始良野編集部（塩沼英之助）
A5　80頁　非売品
機関誌
※製本

13721　始良野　第3巻　第6号　T-1-3
編集　上野正行
始良野編集部（塩沼英之助）
A5　38頁　非売品
機関誌
※製本

13722　始良野　第4巻　第1号　T-1-4
編集　上野正行
始良野編集部（塩沼英之助）
昭和26年1月30日　A5　42頁　非売品
機関誌
※製本

13723　始良野　第4巻　第2号　T-1-4
編集　上野正行
始良野編集部（塩沼英之助）
昭和26年3月30日　A5　74頁　非売品
機関誌
※製本

13724　始良野　第4巻　第3号　T-1-4
編集　月田まさ志
始良野編集部（塩沼英之助）
昭和26年5月30日　A5　34頁　非売品
機関誌
※製本

13725　始良野　第4巻　第4号　T-1-4
編集　月田まさ志
始良野編集部（塩沼英之助）
昭和26年8月30日　A5　126頁　非売品
機関誌
※皇太后追悼記念号
※製本

13726　始良野　第4巻　第5号　T-1-4
編集　月田まさ志
始良野編集部（塩沼英之助）

昭和26年11月25日　A5　40頁　非売品
機関誌
※製本

13727　**姶良野　第5巻　第1号**　T-1-5
編集　月田まさし
姶良野編集部（塩沼英之助）
昭和27年4月10日　A5　50頁　非売品
機関誌
※製本

13728　**姶良野　第5巻　第2・3号**　T-1-5
編集　武田輝次
姶良野編集部（大西基四夫）
昭和27年8月15日　A5　49頁　非売品
機関誌
※製本

13729　**姶良野　第5巻　第4号**　T-1-5
編集　武田輝次
姶良野編集部（大西基四夫）
昭和27年9月30日　A5　68頁　非売品
機関誌
※林碑除幕記念　予防法改正に望む
※製本

13730　**姶良野　第5巻　第5号**　T-1-5
編集　武田輝次
姶良野編集部（大西基四夫）
昭和27年10月30日　A5　60頁　非売品
機関誌
※塩沼園長送別号
※製本

13731　**姶良野　第5巻　第6号**　T-1-5
編集　武田輝次
姶良野編集部（大西基四夫）
昭和27年12月25日　A5　50頁　非売品
機関誌
※製本

13732　**姶良野　第6巻　第1号**　T-1-6
編集　武田輝次
姶良野編集部（大西基四夫）
昭和28年2月18日　A5　104頁　非売品
機関誌
※林碑建立記念文芸特集号
※製本

13733　**姶良野　第6巻　第1号**　T-1-7
編集　武田輝次
姶良野編集部（大西基四夫）
昭和28年2月18日　A5　104頁　非売品
機関誌
※林碑建立記念文芸特集号
※製本

13734　**姶良野　第6巻　第2号**　T-1-7
編集　坂上和夫
姶良野編集部（南幸男）
昭和28年4月18日　A5　45頁　40円
機関誌
※製本

13735　**姶良野　5月号　第6巻　第3号**　T-1-7
編集　坂上和夫
姶良野編集部（南幸男）
昭和28年5月18日　A5　36頁　40円
機関誌
※製本

13736　**姶良野　6月号　第6巻　第4号**　T-1-7
編集　坂上和夫
姶良野編集部（南幸男）
昭和28年6月18日　A5　36頁　40円
機関誌
※製本

13737　**姶良野　7月号　第6巻　第5号**　T-1-7
編集　坂上和夫
姶良野編集部（三谷安忠）
昭和28年7月18日　A5　38頁　40円
機関誌
※製本

13738　**姶良野　8月号　第6巻　第6号**　T-1-7
編集　坂上和夫
姶良野編集部（三谷安忠）
昭和28年8月18日　A5　36頁　40円
機関誌
※製本

13739　**姶良野　9月号　第6巻　第7号**　T-1-7
編集　坂上和夫
姶良野編集部（三谷安忠）
昭和28年9月18日　A5　43頁　40円
機関誌
※製本

13740　**姶良野　10月号　第6巻　第8号**　T-1-7
編集　久鷹登代志
姶良野編集部（三谷安忠）
昭和28年10月18日　A5　34頁　40円
機関誌
※製本

13741　**姶良野　11月号　第6巻　第9号**　T-1-7
　編集　久鷹登代志
　姶良野編集部（三谷安忠）
　昭和28年11月15日　A5　80頁　80円
　機関誌
　※製本

13742　**姶良野　12月号　第6巻　第10号**　T-1-7
　編集　久鷹登代志
　姶良野編集部（三谷安忠）
　昭和28年12月18日　A5　62頁　40円
　機関誌
　※製本

13743　**姶良野　1月号　第7巻　第1号**　T-1-8
　編集　久鷹登代志
　姶良野編集部（三谷安忠）
　昭和29年1月18日　A5　40頁　40円
　機関誌
　※製本

13744　**姶良野　2月号　第7巻　第2号**　T-1-8
　編集　久鷹登代志
　姶良野編集部（三谷安忠）
　昭和29年2月13日　A5　54頁　40円
　機関誌
　※製本

13745　**姶良野　3月号　第7巻　第3号**　T-1-8
　編集　八代史朗
　姶良野編集部（林一夫）
　昭和29年3月13日　A5　40頁　40円
　機関誌
　※製本

13746　**姶良野　4月号　第7巻　第4号**　T-1-8
　編集　八代史朗
　姶良野編集部（林一夫）
　昭和29年4月13日　A5　36頁　40円
　機関誌
　※製本

13747　**姶良野　5月号　第7巻　第5号**　T-1-8
　編集　八代史朗
　姶良野編集部（林一夫）
　昭和29年5月13日　A5　39頁　40円
　機関誌
　※製本

13748　**姶良野　6月号　第7巻　第6号**　T-1-8
　編集　八代史朗
　姶良野編集部（林一夫）
　昭和29年6月13日　A5　39頁　40円
　機関誌
　※製本

13749　**姶良野　7月号　第7巻　第7号**　T-1-8
　編集　八代史朗
　姶良野編集部（林一夫）
　昭和29年7月13日　A5　61頁　40円
　機関誌
　※製本

13750　**姶良野　8月号　第7巻　第8号**　T-1-8
　編集　八代史朗
　姶良野編集部（林一夫）
　昭和29年8月13日　A5　37頁　40円
　機関誌
　※製本

13751　**姶良野　9月号　第7巻　第9号**　T-1-8
　編集　八代史朗
　姶良野編集部（林一夫）
　昭和29年9月1日　A5　36頁　40円
　機関誌
　※製本

13752　**姶良野　10月号　第7巻　第10号**　T-1-8
　編集　八代史朗
　姶良野編集部（林一夫）
　昭和29年10月1日　A5　36頁　40円
　機関誌
　※製本

13753　**姶良野　11月号　第7巻　第11号**　T-1-8
　編集　八代史朗
　姶良野編集部（林一夫）
　昭和29年11月1日　A5　34頁　40円
　機関誌
　※製本

13754　**姶良野　12月号　第7巻　第12号**　T-1-8
　編集　八代史朗
　姶良野編集部（林一夫）
　昭和29年12月1日　A5　37頁　40円
　機関誌
　※製本

13755　**姶良野　1月号　第8巻　第1号**　T-1-9
　姶良野編集部（林一夫）
　昭和30年1月1日　A5　45頁　40円
　機関誌
　※製本

13756　**姶良野　2月号　第8巻　第2号**　T-1-9
　編集　豊村しげる

姶良野編集部（林一夫）
昭和30年2月1日　A5　39頁　40円
機関誌
※製本

13757　**姶良野　3月号　第8巻　第3号**　T-1-9
編集　豊村しげる
姶良野編集部（林一夫）
昭和30年3月1日　A5　79頁　125円
機関誌
※製本

13758　**姶良野　4月号　第8巻　第4号**　T-1-9
編集　豊村しげる
姶良野編集部（金丸正男）
昭和30年4月1日　A5　41頁　50円
機関誌
※製本

13759　**姶良野　5月号　第8巻　第5号**　T-1-9
編集　豊村しげる
姶良野編集部（金丸正男）
昭和30年5月1日　A5　37頁　50円
機関誌
※製本

13760　**姶良野　6月号　第8巻　第6号**　T-1-9
編集　豊村しげる
姶良野編集部（金丸正男）
昭和30年6月1日　A5　47頁　50円
機関誌
※製本

13761　**姶良野　7月号　第8巻　第7号**　T-1-9
編集　豊村しげる
姶良野編集部（金丸正男）
昭和30年7月1日　A5　41頁　50円
機関誌
※製本

13762　**姶良野　8月号　第8巻　第8号**　T-1-9
編集　豊村しげる
姶良野編集部（金丸正男）
昭和30年8月1日　A5　41頁　50円
機関誌
※製本

13763　**姶良野　9月号　第8巻　第9号**　T-1-9
編集　豊村しげる
姶良野編集部（金丸正男）
昭和30年9月1日　A5　39頁　50円
機関誌
※製本

13764　**姶良野　10月号　第8巻　第10号**　T-1-9
編集　豊村しげる
姶良野編集部（金丸正男）
昭和30年10月1日　A5　29頁
機関誌
※製本

13765　**姶良野　11月号　第8巻　第11号**　T-1-9
編集　豊村しげる
姶良野編集部（金丸正男）
昭和30年11月1日　A5　68頁
機関誌
※開園20周年記念文芸特集号
※製本

13766　**姶良野　12月号　第8巻　第12号**　T-1-9
編集　豊村しげる
姶良野編集部（金丸正男）
昭和30年12月1日　A5　46頁
機関誌
※製本

13767　**姶良野　新年号　第9巻　第1号**　T-1-10
編集　豊村しげる
姶良野編集部（金丸正男）
昭和31年1月1日　A5　40頁
機関誌
※製本

13768　**姶良野　2月号　第9巻　第2号**　T-1-10
編集　豊村しげる
姶良野編集部（金丸正男）
昭和31年2月1日　A5　35頁
機関誌
※製本

13769　**姶良野　3月号　第9巻　第3号**　T-1-10
編集　豊村しげる
姶良野編集部（金丸正男）
昭和31年3月1日　A5　30頁
機関誌
※製本

13770　**姶良野　4月号　第9巻　第4号**　T-1-10
編集　豊村しげる
姶良野編集部（大海洋）
昭和31年4月1日　A5　50頁
機関誌
※製本

13771　**姶良野　5月号　第9巻　第5号**　T-1-10
編集　豊村しげる
姶良野編集部（大海洋）

昭和31年5月1日　A5　48頁
機関誌
※製本

13772　**始良野　6月号　第9巻　第6号**　T-1-10
編集　豊村しげる
始良野編集部（大海洋）
昭和31年6月1日　A5　38頁
機関誌
※製本

13773　**始良野　7月号　第9巻　第7号**　T-1-10
編集　豊村しげる
始良野編集部（大海洋）
昭和31年7月1日　A5　48頁
機関誌
※製本

13774　**始良野　8月号　第9巻　第8号**　T-1-10
編集　豊村しげる
始良野編集部（大海洋）
昭和31年8月1日　A5　38頁
機関誌
※製本

13775　**始良野　9月号　第9巻　第9号**　T-1-10
編集　豊村しげる
始良野編集部（大海洋）
昭和31年9月1日　A5　36頁
機関誌
※製本

13776　**始良野　10月号　第9巻　第10号**　T-1-10
編集　上野正行
始良野編集部（大海洋）
昭和31年10月1日　A5　42頁
機関誌
※製本

13777　**始良野　11月号　第9巻　第11号**　T-1-10
編集　上野正行
始良野編集部（大海洋）
昭和31年11月1日　A5　88頁
機関誌
※製本

13778　**始良野　12月号　第9巻　第12号**　T-1-10
編集　上野正行
始良野編集部（大海洋）
昭和31年12月1日　A5　38頁
機関誌
※製本

13779　**始良野　新年号　第10巻　第1号**　T-1-11
編集　上野正行
始良野編集部（大海洋）
昭和32年1月1日　A5　36頁
機関誌
※製本

13780　**始良野　2月号　第10巻　第2号**　T-1-11
編集　上野正行
始良野編集部（大海洋）
昭和32年2月1日　A5　32頁
機関誌
※製本

13781　**始良野　3月号　第10巻　第3号**　T-1-11
編集　上野正行
始良野編集部（大海洋）
昭和32年3月1日　A5　38頁
機関誌
※製本

13782　**始良野　4月号　第10巻　第4号**　T-1-11
編集　豊村しげる
始良野編集部（奥実利）
昭和32年4月1日　A5　42頁
機関誌
※製本

13783　**始良野　5・6月合併号　第10巻　5・6号**　T-1-11
編集　豊村しげる
始良野編集部（奥実利）
昭和32年6月1日　A5　32頁
機関誌
※製本

13784　**始良野　7・8月合併号　第10巻　7・8号　通巻122号**　T-1-11
編集　豊村しげる
始良野編集部（奥実利）
昭和32年8月1日　A5　40頁
機関誌
※製本

13785　**始良野　9・10月合併号　第10巻　9・10号　通巻123号**　T-1-11
編集　豊村しげる
始良野編集部（奥実利）
昭和32年10月1日　A5　30頁
機関誌
※製本

13786　**始良野　11・12月合併号　第10巻　11・12号**

通巻124号　T-1-11
編集　豊村しげる
姶良野編集部（奥実利）
昭和32年12月1日　A5　84頁
機関誌
※製本

13787　姶良野　1・2月合併号　第11巻　1号　通巻125号　T-1-12
編集　豊村しげる
姶良野編集部（奥実利）
昭和33年1月1日　A5　42頁
機関誌
※製本

13788　姶良野　4月号　第11巻　第2号　通巻125号　T-1-12
編集　松田一夫
姶良野編集部（林一夫）
昭和33年4月1日　A5　32頁
機関誌
※製本

13789　姶良野　5・6月合併号　第12巻　第3号　通巻126号　T-1-12
編集　松田一夫
姶良野編集部（林一夫）
昭和33年6月1日　A5　42頁
機関誌
※製本

13790　姶良野　7・8月合併号　第12巻　第4号　通巻127号　T-1-12
編集　松田一夫
姶良野編集部（林一夫）
昭和33年8月1日　A5　32頁
機関誌
※製本

13791　姶良野　9・10月合併号　第11巻　第5号　通巻128号　T-1-12
編集　松田一夫
姶良野編集部（林一夫）
昭和33年10月1日　A5　36頁
機関誌
※製本

13792　姶良野　11・12月号　第12巻　第6号　通巻129号　T-1-12
編集　松田一夫
姶良野編集部（林一夫）
昭和33年12月1日　A5　78頁
機関誌
※製本

13793　姶良野　1・2月号　第13巻　第1号　通巻130号　T-1-13
編集　松田一夫
姶良野編集部（林一夫）
昭和34年1月20日　A5　33頁
機関誌
※製本

13794　姶良野　陽春号　第13巻　第2号　通巻131号　T-1-13
編集　松田一夫
姶良野編集部（奥実利）
昭和34年4月1日　A5　34頁
機関誌
※製本

13795　姶良野　5・6月号　第13巻　第3号　通巻132号　T-1-13
編集　松田一夫
姶良野編集部（奥実利）
昭和34年6月1日　A5　48頁
機関誌
※製本

13796　姶良野　7・8月号　第13巻　第4号　通巻133号　T-1-13
編集　松田一夫
姶良野編集部（奥実利）
昭和34年8月1日　A5　40頁
機関誌
※製本

13797　姶良野　9・10月号　第13巻　第5号　通巻134号　T-1-13
編集　松田一夫
姶良野編集部（奥実利）
昭和34年10月1日　A5　38頁
機関誌
※製本

13798　姶良野　11・12月号　第13巻　第6号　通巻135号　T-1-13
編集　松田一夫
姶良野編集部（奥実利）
昭和34年12月1日　A5　86頁
機関誌
※製本

13799　姶良野　1・2月号　通巻136号　T-1-14
編集　松田一夫
姶良野編集部（奥実利）

昭和35年1月15日　A5　42頁
　　機関誌
　　※製本

13800　**姶良野　陽春号　第14巻　第2号**　T-1-14
　　編集　南海良治
　　姶良野編集部（平　原正）
　　昭和35年4月1日　A5　34頁
　　機関誌
　　※製本

13801　**姶良野　5・6月号**　T-1-14
　　編集　南海良治
　　姶良野編集部（平　原正）
　　昭和35年6月1日　A5　42頁
　　機関誌
　　※製本

13802　**姶良野　7・8月号**　T-1-14
　　編集　南海良治
　　姶良野編集部（平　原正）
　　昭和35年8月1日　A5　36頁
　　機関誌
　　※製本

13803　**姶良野　9・10月号**　T-1-14
　　編集　南海良治
　　姶良野編集部（平　原正）
　　昭和35年10月1日　A5　38頁
　　機関誌
　　※製本

13804　**姶良野　11・12月号　第14巻　第6号**　T-1-14
　　編集　南海良治
　　姶良野編集部（平　原正）
　　昭和35年12月1日　A5　76頁
　　機関誌
　　※開園25周年文芸特集
　　※製本

13805　**姶良野　1・2月号　第15巻　第1号**　T-1-15
　　編集　南海良治
　　姶良野編集部（平　原正）
　　昭和36年2月1日　A5　35頁
　　機関誌
　　※製本

13806　**姶良野　陽春号　第15巻　第2号**　T-1-15
　　編集　南海良治
　　姶良野編集部（平　原正）
　　昭和36年4月1日　A5　30頁
　　機関誌
　　※製本

13807　**姶良野　5・6月号　第15巻　第3号**　T-1-15
　　編集　南海良治
　　姶良野編集部（山村一郎）
　　昭和36年6月1日　A5　38頁
　　機関誌
　　※製本

13808　**姶良野　7・8月号　第15巻　第4号**　T-1-15
　　編集　南海良治
　　姶良野編集部（山村一郎）
　　昭和36年8月1日　A5　32頁
　　機関誌
　　※製本

13809　**姶良野　9・10月号　第15巻　第5号**　T-1-15
　　編集　南海良治
　　姶良野編集部（山村一郎）
　　昭和36年10月1日　A5　33頁
　　機関誌
　　※製本

13810　**姶良野　11・12月号　第15巻　第6号**　T-1-15
　　編集　南海良治
　　姶良野編集部（山村一郎）
　　昭和36年12月1日　A5　58頁
　　機関誌
　　※製本

13811　**姶良野　1・2月号　第16巻　第1号**　T-1-16
　　編集　南海良治
　　姶良野編集部（山村一郎）
　　昭和37年2月1日　A5　32頁
　　機関誌
　　※製本

13812　**姶良野　陽春号　第16巻　第2号**　T-1-16
　　編集　南海良治
　　姶良野編集部（林一夫）
　　昭和37年4月1日　A5　24頁
　　機関誌
　　※製本

13813　**姶良野　5・6月号　第16巻　第3号**　T-1-16
　　編集　南海良治
　　姶良野編集部（林一夫）
　　昭和37年6月1日　A5　24頁
　　機関誌
　　※製本

13814　**姶良野　7・8月号　第16巻　第4号**　T-1-16
　　編集　南海良治
　　姶良野編集部（林一夫）
　　昭和37年8月1日　A5　26頁

機関誌
※製本

13815 　始良野　9・10月号　第16巻　第5号　T-1-16
　編集　南海良治
　始良野編集部（林一夫）
　昭和37年10月1日　A5　28頁
　機関誌
　※製本

13816 　始良野　11・12月号　第16巻　第6号　T-1-16
　編集　南海良治
　始良野編集部（林一夫）
　昭和37年12月1日　A5　58頁
　機関誌
　※製本

13817 　始良野　1・2月号　第17巻　第1号　T-1-17
　編集　南海良治
　始良野編集部（林一夫）
　昭和38年2月1日　A5　30頁
　機関誌
　※製本

13818 　始良野　陽春号　第17巻　第2号　T-1-17
　編集　中野久男
　始良野編集部（岡村健一）
　昭和38年4月1日　A5　24頁
　機関誌
　※製本

13819 　始良野　5・6月号　第17巻　第3号　T-1-17
　編集　中野久男
　始良野編集部（岡村健一）
　昭和38年6月1日　A5　30頁
　機関誌
　※製本

13820 　始良野　7・8月号　第17巻　第4号　T-1-17
　編集　松田一夫
　始良野編集部（岡村健一）
　昭和38年8月1日　A5　28頁
　機関誌
　※製本

13821 　始良野　9・10月号　第17巻　第5号　T-1-17
　編集　松田一夫
　始良野編集部（山村一郎）
　昭和38年10月1日　A5　24頁
　機関誌
　※製本

13822 　始良野　11・12月号　第17巻　第6号　T-1-17
　編集　松田一夫
　始良野編集部（山村一郎）
　昭和38年12月1日　A5　62頁
　機関誌
　※製本

13823 　始良野　1・2月号　第18巻　第1号　T-1-18
　編集　松田一夫
　始良野編集部（山村一郎）
　昭和39年2月1日　A5　31頁
　機関誌
　※製本

13824 　始良野　陽春号　第18巻　第2号　T-1-18
　編集　松田一夫
　始良野編集部（山村一郎）
　昭和39年4月1日　A5　22頁
　機関誌
　※製本

13825 　始良野　5・6月号　第18巻　第3号　T-1-18
　編集　松田一夫
　始良野編集部（金丸正男）
　昭和39年6月1日　A5　30頁
　機関誌
　※製本

13826 　始良野　7・8月号　第18巻　第4号　T-1-18
　編集　松田一夫
　始良野編集部（金丸正男）
　昭和39年8月1日　A5　28頁
　機関誌
　※製本

13827 　始良野　9・10月号　第18巻　第5号　T-1-18
　編集　松田一夫
　始良野編集部（金丸正男）
　昭和39年10月1日　A5　24頁
　機関誌
　※製本

13828 　始良野　11・12月号　第18巻　第6号　通巻165号　T-1-18
　編集　松田一夫
　始良野編集部（金丸正男）
　昭和39年12月1日　A5　64頁
　機関誌
　※製本

13829 　始良野　1・2月号　第18巻　第1号　T-1-19
　編集　松田一夫
　始良野編集部（山村一郎）

昭和39年2月1日　A5　31頁
機関誌
※製本

13830　**始良野　陽春号　第18巻　第2号**　T-1-19
編集　松田一夫
始良野編集部（山村一郎）
昭和39年4月1日　A5　22頁
機関誌
※製本

13831　**始良野　5・6月号　第18巻　第3号**　T-1-19
編集　松田一夫
始良野編集部（金丸正男）
昭和39年6月1日　A5　30頁
機関誌
※製本

13832　**始良野　7・8月号　第18巻　第4号**　T-1-19
編集　松田一夫
始良野編集部（金丸正男）
昭和39年8月1日　A5　28頁
機関誌
※製本

13833　**始良野　9・10月号　第18巻　第5号**　T-1-19
編集　松田一夫
始良野編集部（金丸正男）
昭和39年10月1日　A5　24頁
機関誌
※製本

13834　**始良野　1・2月号　第19巻　第1号　通巻166号**　T-1-20
編集　松田一夫
始良野編集部（金丸正男）
昭和40年2月1日　A5　30頁
機関誌
※製本

13835　**始良野　陽春号　第19巻　第2号　通巻167号**　T-1-20
編集　松田一夫
始良野編集部（岡村健一）
昭和40年4月1日　A5　28頁
機関誌
※製本

13836　**始良野　5・6月号　第19巻　第3号　通巻168号**　T-1-20
編集　松田一夫
始良野編集部（岡村健一）
昭和40年6月1日　A5　30頁
機関誌
※製本

13837　**始良野　7・8月号　第19巻　第4号　通巻169号**　T-1-20
編集　松田一夫
始良野編集部（岡村健一）
昭和40年8月1日　A5　30頁
機関誌
※製本

13838　**始良野　9・10月号　第19巻　第5号　通巻170号**　T-1-20
編集　松田一夫
始良野編集部（岡村健一）
昭和40年10月1日　A5　24頁
機関誌
※製本

13839　**始良野　11・12月号　第19巻　第6号**　T-1-20
編集　松田一夫
始良野編集部（岡村健一）
昭和40年12月1日　A5　80頁
機関誌
※創立30周年記念特集号
※製本

13840　**始良野　1・2月号　通巻172号**　T-1-21
編集　松田一夫
始良野編集部（岡村健一）
昭和41年2月1日　A5　30頁
機関誌
※製本

13841　**始良野　陽春号**　T-1-21
編集　風見治
星塚敬愛園患者自治会（山村一郎）
A5　24頁
機関誌
※製本

13842　**始良野　5・6月号**　T-1-21
編集　風見治
星塚敬愛園患者自治会（山村一郎）
昭和41年6月1日　A5　23頁
機関誌
※製本

13843　**始良野　7・8月号**　T-1-21
編集　風見治
星塚敬愛園患者自治会（山村一郎）
昭和41年8月1日　A5　22頁
機関誌

13844　**姶良野　9・10月号　通巻176号**　T-1-21
　編集　風見治
　星塚敬愛園患者自治会（山村一郎）
　昭和41年10月1日　A5　24頁
　機関誌
　※製本

13845　**姶良野　11・12月号**　T-1-21
　編集　風見治
　星塚敬愛園患者自治会（山村一郎）
　A5　52頁
　機関誌
　※製本

13846　**姶良野　1・2月号　通巻178号**　T-1-22
　編集　風見治
　星塚敬愛園患者自治会（山村一郎）
　昭和42年2月1日　A5　23頁
　機関誌
　※製本

13847　**姶良野　陽春号**　T-1-22
　編集　松田一夫
　星塚敬愛園患者自治会（林一夫）
　A5　21頁
　機関誌
　※製本

13848　**姶良野　5・6月号**　T-1-22
　編集　松田一夫
　星塚敬愛園患者自治会（林一夫）
　A5　28頁
　機関誌
　※製本

13849　**姶良野　7・8月号　通巻181号**　T-1-22
　編集　松田一夫
　星塚敬愛園患者自治会（林一夫）
　昭和42年8月1日　A5　20頁
　機関誌
　※製本

13850　**姶良野　9・10月号**　T-1-22
　編集　松田一夫
　星塚敬愛園患者自治会（林一夫）
　昭和42年10月1日　A5　22頁
　機関誌
　※製本

13851　**姶良野　11・12月号　第20巻　第6号**　T-1-22
　編集　松田一夫
　星塚敬愛園患者自治会（林一夫）
　昭和42年12月1日　A5　56頁
　機関誌
　※製本

13852　**姶良野　1・2月号**　T-1-23
　編集　松田一夫
　星塚敬愛園患者自治会（林一夫）
　A5　26頁
　機関誌
　※製本

13853　**姶良野　陽春号　第21巻　第2号**　T-1-23
　編集　高山良治
　星塚敬愛園患者自治会（荒田重夫）
　昭和43年4月1日　A5　26頁
　機関誌
　※製本

13854　**姶良野　5・6月号　第21巻　第3号**　T-1-23
　編集　高山良治
　星塚敬愛園患者自治会（荒田重夫）
　昭和43年6月1日　A5　28頁
　機関誌
　※製本

13855　**姶良野　7・8月号　第21巻　第4号　通巻187号**　T-1-23
　編集　高山良治
　星塚敬愛園患者自治会（荒田重夫）
　昭和43年8月1日　A5　26頁
　機関誌
　※製本

13856　**姶良野　9・10月号　第21巻　第5号　通巻188号**　T-1-23
　編集　高山良治
　星塚敬愛園患者自治会（荒田重夫）
　昭和43年10月1日　A5　27頁
　機関誌
　※製本

13857　**姶良野　11・12月号　第21巻　第6号　通巻189号**　T-1-23
　編集　高山良治
　星塚敬愛園患者自治会（荒田重夫）
　A5　56頁
　機関誌
　※製本

13858　**姶良野　新年号　通巻190号**　T-1-24
　編集　高山良治
　星塚敬愛園患者自治会（荒田重夫）

昭和44年2月1日　A5　26頁
機関誌
※製本

13859　始良野　陽春号　第22巻　第2号　通巻191号　T-1-24
編集　高山良治
星塚敬愛園患者自治会（金丸正夫）
昭和44年4月1日　A5　22頁
機関誌
※製本

13860　始良野　5・6月号　第22巻　第3号　通巻192号　T-1-24
編集　高山良治
星塚敬愛園患者自治会（金丸正男）
昭和44年6月1日　A5　22頁
機関誌
※製本

13861　始良野　7・8月号　第22巻　第4号　通巻193号　T-1-24
編集　高山良治
星塚敬愛園患者自治会（金丸正男）
昭和44年8月1日　A5　22頁
機関誌
※製本

13862　始良野　9・10月号　第22巻　第5号　通巻194号　T-1-24
編集　高山良治
星塚敬愛園患者自治会（金丸正男）
昭和44年10月1日　A5　26頁
機関誌
※製本

13863　始良野　11・12月号　第22巻　第6号　通巻195号　T-1-24
編集　高山良治
星塚敬愛園患者自治会（金丸正男）
昭和44年12月1日　A5　58頁
機関誌
※製本

13864　始良野　新年号　通巻196号　T-1-25
編集　高山良治
星塚敬愛園患者自治会（金丸正男）
昭和45年2月1日　A5　28頁
機関誌
※製本

13865　始良野　陽春号　第23巻　第2号　通巻197号　T-1-25
編集　高山良治
星塚敬愛園患者自治会（藤原頼高）
昭和45年4月5日　A5　21頁
機関誌
※製本

13866　始良野　盛夏号　第23巻　第3号　通巻198号　T-1-25
編集　高山良治
星塚敬愛園患者自治会（藤原頼高）
昭和45年6月20日　A5　22頁
機関誌
※製本

13867　始良野　秋季号　通巻199号　T-1-25
編集　高山良治
星塚敬愛園患者自治会（藤原頼高）
昭和45年9月5日　A5　30頁
機関誌
※製本

13868　始良野　第23巻　第5号　通巻200号　T-1-25
編集　高山良治
星塚敬愛園患者自治会（藤原頼高）
昭和45年12月1日　A5　56頁
機関誌
※製本

13869　始良野　新年号　通巻201号　T-1-26
編集　高山良治
星塚敬愛園患者自治会（藤原頼高）
昭和46年2月　A5　18頁
機関誌
※製本

13870　始良野　陽春号　第24巻　第2号　通巻202号　T-1-26
編集　豊村しげる
星塚敬愛園患者自治会（川越優）
昭和46年4月　A5　16頁
機関誌
※製本

13871　始良野　盛夏号　第24巻　第3号　通巻203号　T-1-26
編集　豊村しげる
星塚敬愛園患者自治会（川越優）
昭和46年7月5日　A5　29頁
機関誌
※製本

13872　**姶良野　秋季号　第24巻　第4号**　T-1-26
編集　豊村しげる
星塚敬愛園患者自治会（川越優）
昭和46年10月5日　A5　22頁
機関誌
※製本

13873　**姶良野　第24巻　第5号　通巻205号**　T-1-26
編集　豊村しげる
星塚敬愛園患者自治会（川越優）
昭和46年12月1日　A5　54頁
機関誌
※製本

13874　**姶良野　新年号**　T-1-27
編集　豊村しげる
星塚敬愛園患者自治会（川越優）
A5　25頁
機関誌
※製本

13875　**姶良野　陽春号**　T-1-27
編集　豊村しげる
星塚敬愛園患者自治会（山村一郎）
A5　30頁
機関誌
※製本

13876　**姶良野　盛夏号　第25巻　第3号　通巻208号**　T-1-27
編集　豊村しげる
星塚敬愛園患者自治会（山村一郎）
昭和47年7月5日　A5　26頁
機関誌
※製本

13877　**姶良野　秋季号　第25巻　第4号**　T-1-27
編集　豊村しげる
星塚敬愛園患者自治会（山村一郎）
A5　26頁
機関誌
※製本

13878　**姶良野　新年号　通巻300号**　T-1-28
編集　豊村しげる
星塚敬愛園患者自治会（山村一郎）
昭和48年1月5日　A5　30頁
機関誌
※製本

13879　**姶良野　春季号　第26巻　第2号　通巻301号**　T-1-28
編集　豊村しげる
星塚敬愛園患者自治会（藤原頼高）
昭和48年4月5日　A5　28頁
機関誌
※製本

13880　**姶良野　盛夏号　通巻302号**　T-1-28
編集　豊村しげる
星塚敬愛園患者自治会（藤原頼高）
昭和48年7月5日　A5　32頁
機関誌
※製本

13881　**姶良野　秋季号　第26巻　第4号**　T-1-28
編集　豊村しげる
星塚敬愛園患者自治会（藤原頼高）
昭和48年10月5日　A5　32頁
機関誌
※製本

13882　**姶良野　新年号　通巻304号**　T-1-29
編集　豊村しげる
星塚敬愛園患者自治会（藤原頼高）
昭和49年1月5日　A5　22頁
機関誌
※製本

13883　**姶良野　春季号　通巻305号**　T-1-29
編集　豊村しげる
星塚敬愛園患者自治会（岡村健一）
昭和49年4月5日　A5　32頁
機関誌
※製本

13884　**姶良野　盛夏号　第27巻　第3号　通巻306号**　T-1-29
編集　豊村しげる
星塚敬愛園患者自治会（岡村健一）
昭和49年7月5日　A5　28頁
機関誌
※製本

13885　**姶良野　秋季号　第27巻　第4号**　T-1-29
編集　豊村しげる
星塚敬愛園患者自治会（岡村健一）
昭和49年10月5日　A5　32頁
機関誌
※製本

13886　**姶良野　新年号　通巻308号**　T-1-30
編集　豊村しげる
星塚敬愛園患者自治会（岡村健一）
昭和50年1月5日　A5　24頁
機関誌

※製本

13887　**姶良野　春季号　第28巻　第2号　通巻309号**　T-1-30
　編集　豊村しげる
　星塚敬愛園患者自治会（川越優）
　昭和50年4月5日　A5　30頁
　機関誌
　※製本

13888　**姶良野　盛夏号　第28巻　第3号　通巻310号**　T-1-30
　編集　豊村しげる
　星塚敬愛園患者自治会（川越優）
　昭和50年7月5日　A5　32頁
　機関誌
　※製本

13889　**姶良野　創立40周年特集号　第28巻　第4号　通巻311号**　T-1-30
　編集　豊村しげる
　星塚敬愛園患者自治会（川越優）
　昭和50年10月5日　A5　42頁
　機関誌
　※創立40周年記念特集号
　※製本

13890　**姶良野　新年号　第29巻　第1号　通巻312号**　T-1-31
　編集　豊村しげる
　星塚敬愛園患者自治会（川越優）
　昭和51年1月5日　A5　36頁
　機関誌
　※製本

13891　**姶良野　陽春号**　T-1-31
　編集　前田義盛
　星塚敬愛園患者自治会（川辺哲哉）
　昭和31年4月5日　A5　36頁
　機関誌
　※製本

13892　**姶良野　盛夏号**　T-1-31
　編集　前田義盛
　星塚敬愛園患者自治会（川辺哲哉）
　昭和51年7月5日　A5　30頁
　機関誌
　※製本

13893　**姶良野　秋季号**　T-1-31
　編集　前田義盛
　星塚敬愛園患者自治会（川辺哲哉）
　昭和51年10月5日　A5　32頁
　機関誌
　※製本

13894　**姶良野　新年号**　T-1-32
　編集　前田義盛
　星塚敬愛園患者自治会（川辺哲哉）
　昭和52年1月5日　A5　30頁
　機関誌
　※製本

13895　**姶良野　陽春号**　T-1-32
　編集　高山良一
　星塚敬愛園患者自治会（藤原頼高）
　昭和52年4月5日　A5　46頁
　機関誌
　※東家斉名誉園長追悼号
　※製本

13896　**姶良野　盛夏号　通巻185号**　T-1-32
　編集　高山良一
　星塚敬愛園患者自治会（藤原頼高）
　昭和52年7月1日　A5　30頁
　機関誌
　※製本

13897　**姶良野　秋季号　通巻186号**　T-1-32
　編集　高山良一
　星塚敬愛園患者自治会（藤原頼高）
　昭和52年10月1日　A5　28頁
　機関誌
　※製本

13898　**姶良野　新年号　通巻187号**　T-1-33
　編集　高山良一
　星塚敬愛園患者自治会（藤原頼高）
　昭和53年1月1日　A5　34頁
　機関誌
　※製本

13899　**姶良野　春季号　通巻188号**　T-1-33
　編集　月路春海
　星塚敬愛園患者自治会（川越優）
　昭和53年4月10日　A5　28頁
　機関誌
　※製本

13900　**姶良野　通巻189号**　T-1-33
　編集　月路春海
　星塚敬愛園患者自治会（川越優）
　昭和53年7月1日　A5　32頁
　機関誌
　※創刊30週年記念特集号
　※製本

13901　**姶良野　秋季文芸号　通巻190号**　T-1-33
　編集　高山良治
　星塚敬愛園患者自治会（川越優）
　昭和53年10月1日　A5　26頁
　機関誌
　※製本

13902　**姶良野　新年号　通巻191号**　T-1-34
　編集　高山良治
　星塚敬愛園患者自治会（川越優）
　昭和54年1月1日　A5　30頁
　機関誌
　※製本

13903　**姶良野　陽春号　通巻192号**　T-1-34
　編集　高山良治
　星塚敬愛園患者自治会（川邊哲哉）
　昭和54年4月10日　A5　26頁
　機関誌
　※製本

13904　**姶良野　盛夏号　通巻193号**　T-1-34
　編集　高山良治
　星塚敬愛園患者自治会（川邊哲哉）
　昭和54年7月1日　A5　26頁
　機関誌
　※製本

13905　**姶良野　秋季文芸号　通巻194号**　T-1-34
　編集　高山良治
　星塚敬愛園患者自治会（川邊哲哉）
　昭和54年10月1日　A5　24頁
　機関誌
　※製本

13906　**姶良野　新年号　通巻195号**　T-1-35
　編集　高山良治
　星塚敬愛園患者自治会（川邊哲哉）
　昭和55年1月1日　A5　24頁
　機関誌
　※製本

13907　**姶良野　陽春号　通巻196号**　T-1-35
　編集　高山良治
　星塚敬愛園患者自治会（藤原頼高）
　昭和55年4月10日　A5　28頁
　機関誌
　※製本

13908　**姶良野　盛夏号　通巻197号**　T-1-35
　編集　高山良治
　星塚敬愛園患者自治会（藤原頼高）
　昭和55年7月1日　A5　28頁
　機関誌
　※製本

13909　**姶良野　秋季文芸号　通巻198号**　T-1-35
　編集　高山良治
　星塚敬愛園患者自治会（藤原頼高）
　昭和55年10月1日　A5　28頁
　機関誌
　※製本

13910　**姶良野　新年号　通巻199号**　T-1-36
　編集　高山良治
　星塚敬愛園患者自治会（藤原頼高）
　昭和56年1月1日　A5　26頁
　機関誌
　※製本

13911　**姶良野　陽春号　通巻200号**　T-1-36
　編集　高山良治
　星塚敬愛園患者自治会（川越優）
　昭和56年4月10日　A5　28頁
　機関誌
　※製本

13912　**姶良野　盛夏号　通巻201号**　T-1-36
　編集　高山良治
　星塚敬愛園患者自治会（川越優）
　昭和56年7月1日　A5　28頁
　機関誌
　※製本

13913　**姶良野　秋季文芸号　通巻202号**　T-1-36
　編集　高山良治
　星塚敬愛園患者自治会（川越優）
　昭和56年10月1日　A5　26頁
　機関誌
　※製本

13914　**姶良野　新年号　通巻203号**　T-1-37
　編集　高山良治
　星塚敬愛園患者自治会（川越優）
　昭和57年1月1日　A5　28頁
　機関誌
　※製本

13915　**姶良野　陽春号　通巻204号**　T-1-37
　編集　高山良治
　星塚敬愛園患者自治会（川邊哲哉）
　昭和57年4月10日　A5　26頁
　機関誌
　※製本

13916　始良野　盛夏号　通巻205号　T-1-37
　編集　高山良治
　星塚敬愛園患者自治会（川邊哲哉）
　昭和57年7月1日　A5　28頁
　機関誌
　※製本

13917　始良野　秋季文芸号　通巻206号　T-1-37
　編集　高山良治
　星塚敬愛園患者自治会（川邊哲哉）
　昭和57年10月10日　A5　28頁
　機関誌
　※製本

13918　始良野　新年号　通巻207号　T-1-38
　編集　高山良治
　星塚敬愛園患者自治会（川邊哲哉）
　昭和58年1月1日　A5　28頁
　機関誌
　※製本

13919　始良野　陽春号　通巻208号　T-1-38
　編集　高山良治
　星塚敬愛園患者自治会（川邊哲哉）
　昭和58年4月15日　A5　28頁
　機関誌
　※製本

13920　始良野　盛夏号　通巻209号　T-1-38
　編集　高山良治
　星塚敬愛園患者自治会（川邊哲哉）
　昭和58年7月1日　A5　28頁
　機関誌
　※製本

13921　始良野　秋季文芸号　通巻210号　T-1-38
　編集　高山良治
　星塚敬愛園患者自治会（川邊哲哉）
　昭和58年10月1日　A5　28頁
　機関誌
　※製本

13922　始良野　新年号　通巻211号　T-1-39
　編集　高山良治
　星塚敬愛園患者自治会（川邊哲哉）
　昭和59年1月1日　A5　42頁
　機関誌
　※大島新之助園長追悼特集
　※製本

13923　始良野　陽春号　通巻212号　T-1-39
　編集　高山良治
　星塚敬愛園患者自治会（川越優）
　昭和59年4月1日　A5　28頁
　機関誌
　※製本

13924　始良野　盛夏号　通巻213号　T-1-39
　編集　高山良治
　星塚敬愛園患者自治会（川越優）
　昭和59年7月1日　A5　28頁
　機関誌
　※製本

13925　始良野　秋季文芸号　通巻214号　T-1-39
　編集　高山良治
　星塚敬愛園患者自治会（川越優）
　昭和59年10月1日　A5　26頁
　機関誌
　※製本

13926　始良野　新年号　通巻215号　T-1-40
　編集　高山良治
　星塚敬愛園患者自治会（川越優）
　昭和60年1月1日　A5　32頁
　機関誌
　※製本

13927　始良野　陽春号　通巻216号　T-1-40
　編集　高山良治
　星塚敬愛園患者自治会（金丸正男）
　昭和60年4月1日　A5　28頁
　機関誌
　※製本

13928　始良野　盛夏号　通巻217号　T-1-40
　編集　高山良治
　星塚敬愛園患者自治会（金丸正男）
　昭和60年7月1日　A5　30頁
　機関誌
　※製本

13929　始良野　秋季文芸号　通巻218号　T-1-40
　編集　高山良治
　星塚敬愛園患者自治会（金丸正男）
　昭和60年10月1日　A5　54頁
　機関誌
　※創立50周年記念特集
　※製本

13930　始良野　新年号　通巻219号　T-1-41
　編集　高山良治
　星塚敬愛園患者自治会（金丸正男）
　昭和61年1月1日　A5　28頁
　機関誌
　※製本

13931　**姶良野　陽春号　通巻220号**　T-1-41
　編集　豊村しげる
　星塚敬愛園患者自治会（金丸正男）
　昭和61年4月1日　A5　26頁
　機関誌
　※製本

13932　**姶良野　盛夏号　通巻221号**　T-1-41
　編集　豊村しげる
　星塚敬愛園患者自治会（金丸正男）
　昭和61年7月1日　A5　28頁
　機関誌
　※製本

13933　**姶良野　秋季号　通巻222号**　T-1-41
　編集　豊村しげる
　星塚敬愛園患者自治会（金丸正男）
　昭和61年10月1日　A5　26頁
　機関誌
　※製本

13934　**姶良野　新年号　通巻223号**　T-1-42
　編集　豊村しげる
　星塚敬愛園患者自治会（金丸正男）
　昭和62年1月1日　A5　30頁
　機関誌
　※製本

13935　**姶良野　陽春号　通巻224号**　T-1-42
　編集　与倉ともえ
　星塚敬愛園患者自治会（金丸正男）
　昭和62年4月10日　A5　28頁
　機関誌
　※製本

13936　**姶良野　盛夏号　通巻225号**　T-1-42
　編集　与倉ともえ
　星塚敬愛園患者自治会（金丸正男）
　昭和62年7月1日　A5　30頁
　機関誌
　※製本

13937　**姶良野　秋季文芸号　通巻226号**　T-1-42
　編集　与倉ともえ
　星塚敬愛園患者自治会（金丸正男）
　昭和62年10月1日　A5　28頁
　機関誌
　※製本

13938　**姶良野　新年号　通巻227号**　T-1-43
　編集　与倉ともえ
　星塚敬愛園患者自治会（金丸正男）
　昭和63年1月1日　A5　30頁
　機関誌
　※製本

13939　**姶良野　陽春号　通巻228号**　T-1-43
　編集　黒木昭丸
　星塚敬愛園患者自治会（荒田重夫）
　昭和63年4月5日　A5　30頁
　機関誌
　※製本

13940　**姶良野　盛夏号　通巻229号**　T-1-43
　編集　黒木昭丸
　星塚敬愛園患者自治会（荒田重夫）
　昭和63年7月1日　A5　34頁
　機関誌
　※製本

13941　**姶良野　秋季文芸号　通巻230号**　T-1-43
　編集　黒木昭丸
　星塚敬愛園患者自治会（荒田重夫）
　昭和63年10月1日　A5　30頁
　機関誌
　※製本

13942　**姶良野　新年号　通巻231号**　T-1-43
　編集　黒木昭丸
　星塚敬愛園患者自治会（荒田重夫）
　昭和64年1月1日　A5　30頁
　機関誌
　※製本

13943　**姶良野　陽春号　通巻232号**　T-1-43
　編集　黒木昭丸
　星塚敬愛園患者自治会（荒田重夫）
　平成元年4月1日　A5　36頁
　機関誌
　※製本

13944　**姶良野　盛夏号　通巻233号**　T-1-43
　編集　黒木昭丸
　星塚敬愛園患者自治会（荒田重夫）
　平成元年7月1日　A5　42頁
　機関誌
　※製本

13945　**姶良野　秋季文芸号　通巻234号**　T-1-43
　編集　黒木昭丸
　星塚敬愛園患者自治会（荒田重夫）
　平成元年10月1日　A5　32頁
　機関誌
　※製本

13946　**姶良野　新年号　通巻235号**　T-1-44
　編集　黒木昭丸
　星塚敬愛園患者自治会（荒田重夫）
　平成2年1月1日　A5　36頁
　機関誌
　※製本

13947　**姶良野　陽春号　通巻236号**　T-1-44
　編集　黒木昭丸
　星塚敬愛園患者自治会（川邊哲哉）
　平成2年4月1日　A5　40頁
　機関誌
　※製本

13948　**姶良野　盛夏号　通巻237号**　T-1-44
　編集　黒木昭丸
　星塚敬愛園患者自治会（川邊哲哉）
　平成2年7月1日　A5　44頁
　機関誌
　※製本

13949　**姶良野　秋季文芸号　通巻239号**　T-1-44
　編集　黒木昭丸
　星塚敬愛園患者自治会（川邊哲哉）
　平成3年1月1日　A5　44頁
　機関誌
　※創立55周年記念講演特集号
　※製本

13950　**姶良野　陽春号　通巻240号**　T-1-44
　編集　田上鈴子
　星塚敬愛園患者自治会（川越優）
　平成3年4月1日　A5　30頁
　機関誌
　※製本

13951　**姶良野　盛夏号　通巻241号**　T-1-44
　編集　田上鈴子
　星塚敬愛園患者自治会（川越優）
　平成3年7月1日　A5　36頁
　機関誌
　※製本

13952　**姶良野　秋季文芸号　通巻242号**　T-1-44
　編集　田上鈴子
　星塚敬愛園患者自治会（川越優）
　平成3年10月1日　A5　31頁
　機関誌
　※製本

13953　**姶良野　新年号　通巻243号**　T-1-45
　編集　田上鈴子
　星塚敬愛園患者自治会（川越優）
　平成4年1月1日　A5　38頁
　機関誌
　※製本

13954　**姶良野　陽春号　通巻244号**　T-1-45
　編集　風見治
　星塚敬愛園患者自治会（藤原頼高）
　平成4年4月1日　A5　34頁
　機関誌
　※製本

13955　**姶良野　盛夏号　通巻245号**　T-1-45
　編集　風見治
　星塚敬愛園患者自治会（児玉進）
　平成4年7月1日　A5　30頁
　機関誌
　※製本

13956　**姶良野　秋季文芸号　通巻246号**　T-1-45
　編集　風見治
　星塚敬愛園患者自治会（児玉進）
　平成4年10月1日　A5　34頁
　機関誌
　※故藤原頼高自治会葬
　※製本

13957　**姶良野　新年号　通巻247号**　T-1-45
　編集　風見治
　星塚敬愛園患者自治会（児玉進）
　平成5年1月1日　A5　30頁
　機関誌
　※製本

13958　**姶良野　陽春号　通巻248号**　T-1-45
　編集　田上稔
　星塚敬愛園患者自治会（川越優）
　平成5年4月1日　A5　30頁
　機関誌
　※製本

13959　**姶良野　盛夏号　通巻249号**　T-1-45
　編集　田上稔
　星塚敬愛園患者自治会（川越優）
　平成5年6月1日　A5　32頁
　機関誌
　※製本

13960　**姶良野　秋季文芸号　通巻250号**　T-1-45
　編集　田上稔
　星塚敬愛園患者自治会（川越優）
　平成5年10月1日　A5　61頁
　機関誌
　※250号記念特集

※製本

13961　**始良野　新年号　通巻251号**　T-1-46
編集　田上稔
星塚敬愛園患者自治会（川越優）
平成6年1月1日　A5　29頁
機関誌
※製本

13962　**始良野　陽春号　通巻252号**　T-1-46
編集　田上鈴子
星塚敬愛園患者自治会（川邊哲哉）
平成6年4月1日　A5　30頁
機関誌
※製本

13963　**始良野　盛夏号　通巻253号**　T-1-46
編集　田上鈴子
星塚敬愛園患者自治会（川邊哲哉）
平成6年7月1日　A5　36頁
機関誌
※製本

13964　**始良野　秋季文芸号　通巻254号**　T-1-46
編集　田上鈴子
星塚敬愛園患者自治会（川邊哲哉）
平成6年10月1日　A5　31頁
機関誌
※製本

13965　**始良野　新年号　通巻255号**　T-1-47
編集　田上鈴子
星塚敬愛園患者自治会（川邊哲哉）
平成7年1月1日　A5　38頁
機関誌
※製本

13966　**始良野　陽春号　通巻256号**　T-1-47
編集　田上鈴子
星塚敬愛園患者自治会（川邊哲哉）
平成7年4月1日　A5　38頁
機関誌
※製本

13967　**始良野　盛夏号　通巻257号**　T-1-47
編集　田上鈴子
星塚敬愛園患者自治会（川邊哲哉）
平成7年7月1日　A5　30頁
機関誌
※製本

13968　**始良野　秋季文芸号　通巻258号**　T-1-47
編集　田上鈴子
星塚敬愛園入園者自治会（川邊哲哉）
平成7年10月1日　A5　62頁
機関誌
※創立60周年記念特集
※製本

13969　**始良野　新年号　通巻259号**　T-1-48
編集　田上鈴子
星塚敬愛園入園者自治会（川邊哲哉）
平成8年1月1日　A5　38頁
機関誌
※創立60周年記念特集
※製本

13970　**始良野　陽春号　通巻260号**　T-1-48
編集　田上鈴子
星塚敬愛園患者自治会（川邊哲哉）
平成8年4月1日　A5　32頁
機関誌
※製本

13971　**始良野　盛夏号　通巻261号**　T-1-48
編集　田上鈴子
星塚敬愛園入園者自治会（川邊哲哉）
平成8年7月1日　A5　36頁
機関誌
※製本

13972　**始良野　秋季文芸号　通巻262号**　T-1-48
編集　窪田茂久
星塚敬愛園入園者自治会（川邊哲哉）
平成8年10月1日　A5　36頁
機関誌
※製本

13973　**始良野　新年号　通巻263号**　T-1-48
編集　窪田茂久
星塚敬愛園入園者自治会（川邊哲哉）
平成9年1月1日　A5　36頁
機関誌
※製本

13974　**始良野　陽春号　通巻264号**　T-1-48
編集　窪田茂久
星塚敬愛園入園者自治会（川邊哲哉）
A5　28頁
機関誌
※製本

13975　**始良野　盛夏号　通巻265号**　T-1-48
編集　窪田茂久
星塚敬愛園入園者自治会（川邊哲哉）
A5　32頁

13976　始良野　秋季文芸号　通巻266号　T-1-48
　　編集　窪田茂久
　　星塚敬愛園入園者自治会（川邊哲哉）
　　A5　39頁
　　機関誌
　　※製本

13977　始良野　新年号　通巻267号　T-1-49
　　編集　窪田茂久
　　星塚敬愛園入園者自治会（川邊哲哉）
　　A5　34頁
　　機関誌
　　※製本

13978　始良野　陽春号　通巻268号　T-1-49
　　編集　窪田茂久
　　星塚敬愛園入園者自治会（川邊哲哉）
　　A5　34頁
　　機関誌
　　※製本

13979　始良野　盛夏号　通巻269号　T-1-49
　　編集　窪田茂久
　　星塚敬愛園入園者自治会（川邊哲哉）
　　A5　34頁
　　機関誌
　　※製本

13980　始良野　秋季特集号　通巻270号　T-1-49
　　編集　窪田茂久
　　星塚敬愛園入園者自治会（川邊哲哉）
　　A5　124頁
　　機関誌
　　※50週年記念特集号
　　※製本

13981　始良野　新年号　通巻271号　T-1-49
　　編集　竹牟礼巳良
　　星塚敬愛園入園者自治会（川邊哲哉）
　　A5　60頁
　　機関誌
　　※製本

13982　始良野　陽春号　通巻272号　T-1-49
　　編集　風見治
　　星塚敬愛園入園者自治会（川邊哲哉）
　　A5　32頁
　　機関誌
　　※製本

13983　始良野　盛夏号　通巻273号　T-1-49
　　編集　風見治
　　星塚敬愛園入園者自治会（竹牟礼巳良）
　　A5　44頁
　　機関誌
　　※製本

13984　始良野　秋季文芸号　通巻274号　T-1-49
　　編集　風見治
　　星塚敬愛園入園者自治会（竹牟禮巳良）
　　A5　41頁
　　機関誌
　　※製本

13985　始良野　新年号　通巻275号　T-1-50
　　編集　風見治
　　星塚敬愛園入園者自治会（竹牟禮巳良）
　　平成12年1月1日　A5　30頁　200円
　　機関誌
　　※製本

13986　始良野　陽春号　通巻276号　T-1-50
　　編集　與倉ともえ
　　星塚敬愛園入所者自治会（竹牟禮巳良）
　　平成12年4月1日　A5　32頁　200円
　　機関誌
　　※製本

13987　始良野　盛夏号　通巻277号　T-1-50
　　編集　與倉ともえ
　　星塚敬愛園入所者自治会（竹牟禮巳良）
　　平成12年7月1日　A5　40頁　200円
　　機関誌
　　※製本

13988　始良野　秋季文芸号　通巻278号　T-1-50
　　編集　與倉ともえ
　　星塚敬愛園入所者自治会（竹牟禮巳良）
　　A5　124頁
　　機関誌
　　※創立65周年記念特集号
　　※製本

13989　始良野　新年号　通巻279号　T-1-50
　　編集　田上稔
　　星塚敬愛園入所者自治会（川邊哲哉）
　　平成13年1月1日　A5　36頁　200円
　　機関誌
　　※製本

13990　始良野　陽春号　通巻280号　T-1-50
　　編集　田上稔
　　星塚敬愛園入所者自治会（川邊哲哉）

平成13年4月1日　A5　36頁　200円
機関誌
※製本

13991　**始良野　盛夏号　通巻281号**　T-1-50
編集　田上稔
星塚敬愛園入所者自治会（川邊哲哉）
平成13年7月1日　A5　40頁　200円
機関誌
※製本

13992　**始良野　秋季文芸号　通巻282号**　T-1-50
編集　田上鈴子
星塚敬愛園入所者自治会（川邊哲哉）
平成13年10月1日　A5　46頁　200円
機関誌
※製本

13993　**始良野　新年号　通巻283号**　T-1-51
編集　田上鈴子
星塚敬愛園入所者自治会（川邊哲哉）
平成14年1月1日　A5　42頁　200円
機関誌
※製本

13994　**始良野　陽春号　通巻284号**　T-1-51
編集　田上鈴子
星塚敬愛園入所者自治会（川邊哲哉）
平成14年4月1日　A5　34頁　200円
機関誌
※製本

13995　**始良野　盛夏号　通巻285号**　T-1-51
編集　田上鈴子
星塚敬愛園入所者自治会（川邊哲哉）
平成14年7月1日　A5　32頁　200円
機関誌
※製本

13996　**始良野　秋季文芸号　通巻286号**　T-1-51
編集　田上鈴子
星塚敬愛園入所者自治会（川邊哲哉）
平成14年10月1日　A5　34頁　200円
機関誌
※製本

13997　**始良野　新年号　通巻287号**　T-1-51
編集　田上鈴子
星塚敬愛園入所者自治会（川邊哲哉）
平成15年1月1日　A5　42頁　200円
機関誌
※製本

13998　**始良野　陽春号　通巻288号**　T-1-51
編集　風見治
星塚敬愛園入所者自治会（川越優）
平成15年4月1日　A5　38頁　200円
機関誌
※製本

13999　**始良野　盛夏号　通巻289号**　T-1-51
編集　風見治
星塚敬愛園入所者自治会（川越優）
平成15年7月1日　A5　36頁　200円
機関誌
※製本

14000　**始良野　秋季文芸号　通巻290号**　T-1-51
編集　風見治
星塚敬愛園入所者自治会（川越優）
平成15年10月1日　A5　36頁　200円
機関誌
※製本

14001　**始良野　新年号　通巻291号**　T-1-52
編集　風見治
星塚敬愛園入所者自治会（川越優）
平成16年1月1日　A5　28頁　200円
機関誌
※製本

14002　**始良野　陽春号　通巻292号**　T-1-52
編集　風見治
星塚敬愛園入所者自治会（岩川洋一郎）
平成16年4月1日　A5　36頁　200円
機関誌
※製本

14003　**始良野　盛夏号　通巻293号**　T-1-52
編集　始良野編集委員会
星塚敬愛園入所者自治会（岩川洋一郎）
平成16年7月1日　A5　34頁　200円
機関誌
※製本

14004　**始良野　秋季号　通巻294号**　T-1-52
編集　始良野編集委員会
星塚敬愛園入所者自治会（岩川洋一郎）
平成16年10月1日　A5　42頁　200円
機関誌
※製本

14005　**始良野　新年号　通巻295号**　T-1-52
編集　始良野編集委員会
星塚敬愛園入所者自治会（岩川洋一郎）
平成17年1月1日　A5　42頁　200円

機関誌
※製本

14006　姶良野　陽春号　通巻296号　T-1-52
編集　姶良野編集委員会
星塚敬愛園入所者自治会（岩川洋一郎）
平成17年4月1日　A5　36頁　200円
機関誌
※製本

14007　姶良野　盛夏号　通巻297号　T-1-52
編集　姶良野編集委員会
星塚敬愛園入所者自治会（岩川洋一郎）
平成17年7月1日　A5　36頁　200円
機関誌
※製本

14008　姶良野　秋季文芸号　通巻298号　T-1-52
編集　姶良野編集委員会
星塚敬愛園入所者自治会（岩川洋一郎）
A5　52頁　200円
機関誌
※創立70周年全国文芸特集
※製本

14009　姶良野　新年号　通巻299号　T-2-1
編集　姶良野編集委員会
星塚敬愛園入所者自治会（岩川洋一郎）
平成18年1月1日　A5　32頁　200円
機関誌
※製本

14010　姶良野　陽春号　通巻300号　T-2-1
編集　姶良野編集委員会
星塚敬愛園入所者自治会（山口文夫）
平成18年4月1日　A5　40頁　200円
機関誌
※製本

14011　姶良野　盛夏号　通巻301号　T-2-1
編集　姶良野編集委員会
星塚敬愛園入所者自治会（山口文夫）
平成18年7月1日　A5　34頁　200円
機関誌
※製本

14012　姶良野　秋季号　通巻302号　T-2-1
編集　姶良野編集委員会
星塚敬愛園入所者自治会（山口文夫）
平成18年10月1日　A5　36頁　200円
機関誌
※製本

14013　姶良野　新年号　通巻303号　T-2-1
編集　姶良野編集委員会
星塚敬愛園入所者自治会（山口文夫）
平成19年1月1日　A5　38頁　200円
機関誌
※製本

14014　姶良野　陽春号　通巻304号　T-2-1
編集　姶良野編集委員会
星塚敬愛園入所者自治会（岩川洋一郎）
A5　34頁
機関誌
※製本

14015　姶良野　盛夏号　通巻305号　T-2-1
編集　姶良野編集委員会
星塚敬愛園入所者自治会（岩川洋一郎）
平成19年7月1日　A5　32頁　200円
機関誌
※製本

14016　姶良野　秋季号　通巻306号　T-2-1
編集　姶良野編集委員会
星塚敬愛園入所者自治会（岩川洋一郎）
平成19年10月1日　A5　38頁　200円
機関誌
※製本

14017　姶良野　新年号　通巻307号　T-2-2
編集　姶良野編集委員会
星塚敬愛園入所者自治会（岩川洋一郎）
平成20年1月1日　A5　36頁　200円
機関誌
※製本

14018　姶良野　陽春号　通巻308号　T-2-2
編集　姶良野編集委員会
星塚敬愛園入所者自治会（岩川洋一郎）
平成20年4月1日　A5　38頁　200円
機関誌
※製本

14019　姶良野　盛夏号　通巻309号　T-2-2
編集　姶良野編集委員会
星塚敬愛園入所者自治会（岩川洋一郎）
平成20年7月1日　A5　34頁　200円
機関誌
※製本

14020　姶良野　秋季号　通巻310号　T-2-2
編集　姶良野編集委員会
星塚敬愛園入所者自治会（岩川洋一郎）
平成20年10月1日　A5　32頁　200円

機関誌
※姶良野創刊60週年記念号
※製本

14021　**姶良野　新年号　通巻311号**　T-2-2
編集　姶良野編集委員会
星塚敬愛園入所者自治会（岩川洋一郎）
平成21年1月1日　A5　30頁　200円
機関誌
※製本

14022　**姶良野　陽春号　通巻312号**　T-2-2
編集　姶良野編集委員会
星塚敬愛園入所者自治会（岩川洋一郎）
平成21年4月1日　A5　34頁　200円
機関誌
※製本

14023　**姶良野　盛夏号　通巻313号**　T-2-2
編集　姶良野編集委員会
星塚敬愛園入所者自治会（岩川洋一郎）
平成21年7月1日　A5　38頁　200円
機関誌
※製本

14024　**姶良野　秋季号　通巻314号**　T-2-2
編集　姶良野編集委員会
星塚敬愛園入所者自治会（岩川洋一郎）
A5　34頁
機関誌
※製本

14025　**姶良野　新年号　通巻315号**　T-2-3
編集　姶良野編集委員会
星塚敬愛園入所者自治会（岩川洋一郎）
平成22年1月1日　A5　34頁　200円
機関誌
※製本

14026　**姶良野　陽春号　通巻316号**　T-2-3
編集　姶良野編集委員会
星塚敬愛園入所者自治会（岩川洋一郎）
A5　34頁
機関誌
※製本

14027　**姶良野　盛夏号　通巻317号**　T-2-3
編集　姶良野編集委員会
星塚敬愛園入所者自治会（岩川洋一郎）
A5　34頁
機関誌
※製本

14028　**姶良野　秋季号　通巻318号**　T-2-3
編集　姶良野編集委員会
星塚敬愛園入所者自治会（岩川洋一郎）
平成22年10月1日　A5　30頁
機関誌
※製本

14029　**姶良野　新年号　通巻319号**　T-2-3
編集　姶良野編集委員会
星塚敬愛園入所者自治会（岩川洋一郎）
A5　28頁
機関誌
※製本

14030　**姶良野　陽春号　通巻320号**　T-2-3
編集　姶良野編集委員会
星塚敬愛園入所者自治会（岩川洋一郎）
A5　32頁
機関誌
※製本

14031　**姶良野　盛夏号　通巻321号**　T-2-3
編集　姶良野編集委員会
星塚敬愛園入所者自治会（岩川洋一郎）
A5　38頁
機関誌
※製本

14032　**姶良野　秋季号　通巻322号**　T-2-3
編集　姶良野編集委員会
星塚敬愛園入所者自治会（岩川洋一郎）
A5　46頁
機関誌
※製本

14033　**姶良野　新年号　通巻323号**　T-2-3
編集　姶良野編集委員会
星塚敬愛園入所者自治会（岩川洋一郎）
A5　36頁
機関誌
※製本

14034　**姶良野　陽春号　通巻324号**　T-2-3
編集　姶良野編集委員会
星塚敬愛園入所者自治会（岩川洋一郎）
A5　40頁
機関誌
※製本

14035　**姶良野　盛夏号　通巻325号**　T-2-3
編集　姶良野編集委員会
星塚敬愛園入所者自治会（岩川洋一郎）
平成24年7月1日　A5　46頁

機関誌
※製本

14036　始良野　秋季号　通巻326号　T-2-3
編集　始良野編集委員会
星塚敬愛園入所者自治会（岩川洋一郎）
A5　44頁
機関誌
※製本

14037　始良野　新年号　通巻327号　T-2-4
編集　始良野編集委員会
星塚敬愛園入所者自治会（岩川洋一郎）
平成25年1月　A5　46頁
機関紙
※製本

14038　始良野　陽春号　通巻328号　T-2-4
編集　始良野編集委員会
星塚敬愛園入所者自治会（岩川洋一郎）
平成25年4月　A5　38頁
機関紙
※製本

14039　始良野　盛夏号　通巻329号　T-2-4
編集　始良野編集委員会
星塚敬愛園入所者自治会（岩川洋一郎）
平成25年7月　A5　46頁
機関紙
※製本

14040　始良野　秋季号　通巻330号　T-2-4
編集　始良野編集委員会
星塚敬愛園入所者自治会（岩川洋一郎）
平成25年10月　A5　36頁
機関紙
※製本

14041　始良野　新年号　通巻331号　T-2-4
編集　始良野編集委員会
星塚敬愛園入所者自治会（岩川洋一郎）
平成26年1月　A5　46頁
機関紙
※製本

14042　始良野　陽春号　通巻332号　T-2-4
編集　始良野編集委員会
星塚敬愛園入所者自治会（岩川洋一郎）
平成26年4月　A5　34頁
機関紙
※製本

14043　始良野　盛夏号　通巻333号　T-2-4
編集　始良野編集委員会
星塚敬愛園入所者自治会（岩川洋一郎）
平成26年7月　A5　44頁
機関紙
※製本

14044　始良野　秋季号　通巻334号　T-2-4
編集　始良野編集委員会
星塚敬愛園入所者自治会（岩川洋一郎）
平成26年10月　A5　38頁
機関紙
※製本

14045　始良野　新年号　通巻335号　T-2-5
編集　始良野編集委員会
星塚敬愛園入所者自治会（岩川洋一郎）
平成27年1月　A5　34頁
機関紙
※製本

14046　始良野　陽春号　通巻336号　T-2-5
編集　始良野編集委員会
星塚敬愛園入所者自治会（岩川洋一郎）
平成27年4月　A5　34頁
機関紙
※製本

14047　始良野　盛夏号　通巻337号　T-2-5
編集　始良野編集委員会
星塚敬愛園入所者自治会（岩川洋一郎）
平成27年7月　A5　46頁
機関紙
※製本

14048　始良野　秋季号　通巻338号　T-2-5
編集　始良野編集委員会
星塚敬愛園入所者自治会（岩川洋一郎）
平成27年9月　A5　42頁
機関紙
※製本

14049　始良野　新年号　通巻339号　T-2-5
編集　始良野編集委員会
星塚敬愛園入所者自治会（岩川洋一郎）
平成28年1月　A5　52頁
機関紙
※創立80周年記念特集
※製本

14050　始良野　陽春号　通巻340号　T-2-5
編集　始良野編集委員会
星塚敬愛園入所者自治会（岩川洋一郎）

平成28年4月　A5　30頁
機関紙
※製本

14051　**始良野　盛夏号　通巻341号**　T-2-5
編集　始良野編集委員会
星塚敬愛園入所者自治会（岩川洋一郎）
平成28年7月　A5　42頁
機関紙
※製本

14052　**始良野　秋季号　通巻342号**　T-2-5
編集　始良野編集委員会
星塚敬愛園入所者自治会（岩川洋一郎）
平成28年9月　A5　46頁
機関紙
※製本

14053　**始良野　新年号　通巻343号**　T-2-6
編集　始良野編集委員会
星塚敬愛園入所者自治会（岩川洋一郎）
平成29年1月　A5　46頁
機関誌
※製本

14054　**始良野　陽春号　通巻344号**　T-2-6
編集　始良野編集委員会
星塚敬愛園入所者自治会（岩川洋一郎）
平成29年4月　A5　46頁
機関誌
※自治会発足70周年記念特集
※製本

14055　**始良野　盛夏号　通巻345号**　T-2-6
編集　始良野編集委員会
星塚敬愛園入所者自治会（岩川洋一郎）
平成29年7月　A5　46頁
機関誌
※製本

14056　**始良野　秋季号　通巻346号**　T-2-6
編集　始良野編集委員会
星塚敬愛園入所者自治会（岩川洋一郎）
平成29年9月　A5　36頁
機関誌
※製本

14057　**始良野　新年号　通巻347号**　T-2-6
編集　始良野編集委員会
星塚敬愛園入所者自治会（岩川洋一郎）
平成30年1月　A5　44頁
機関誌
※製本

14058　**始良野　陽春号　通巻348号**　T-2-6
編集　始良野編集委員会
星塚敬愛園入所者自治会（岩川洋一郎）
平成30年4月　A5　34頁
機関誌
※製本

14059　**始良野　盛夏号　通巻349号**　T-2-6
編集　始良野編集委員会
星塚敬愛園入所者自治会（岩川洋一郎）
平成30年7月　A5　46頁
機関誌
※製本

14060　**始良野　秋季号　通巻350号**　T-2-6
編集　始良野編集委員会
星塚敬愛園入所者自治会（岩川洋一郎）
平成30年10月　A5　38頁
機関誌
※製本

14061　**始良野　新年号　通巻351号**　T-2-7
編集　始良野編集委員会
星塚敬愛園入所者自治会（岩川洋一郎）
2019年1月1日　A5　40頁
機関誌
※製本

14062　**始良野　陽春号　通巻352号**　T-2-7
編集　始良野編集委員会
星塚敬愛園入所者自治会（岩川洋一郎）
2019年4月1日　A5　32頁
機関誌
※製本

14063　**始良野　盛夏号　通巻353号**　T-2-7
編集　始良野編集委員会
星塚敬愛園入所者自治会（岩川洋一郎）
2019年6月30日　A5　38頁
機関誌
※製本

14064　**始良野　秋季号　通巻354号**　T-2-7
編集　始良野編集委員会
星塚敬愛園入所者自治会（岩川洋一郎）
2019年10月30日　A5　28頁
機関誌
※製本

14065　**始良野　新年号　通巻355号**　T-2-7
編集　始良野編集委員会
星塚敬愛園入所者自治会（岩川洋一郎）
2020年1月1日　A5　40頁

機関誌
※製本

14066　始良野　陽春号　通巻356号　T-2-7
編集　始良野編集委員会
星塚敬愛園入所者自治会（岩川洋一郎）
2020年4月1日　A5　42頁
機関誌
※製本

14067　始良野　盛夏号　通巻357号　T-2-7
編集　始良野編集委員会
星塚敬愛園入所者自治会（岩川洋一郎）
2020年6月30日　A5　46頁
機関誌
※製本

14068　始良野　秋季号　通巻358号　T-2-7
編集　始良野編集委員会
星塚敬愛園入所者自治会（岩川洋一郎）
2020年9月30日　A5　32頁
機関誌
※製本

14069　星光　自昭和11年　至昭和18年　T-2-11
B5
※製本

14070　星光　昭和25年2月号No.109～32年12月号No.199　T-2-12
B5
※ファイル

14071　星光　昭和33年1月号No.200～35年12月号No.233　T-2-13
B5
※ファイル

14072　星光　昭和36年1月号No.234～44年10月号No.285　T-2-14
B5
※ファイル

14073　星光　102～104　1・2・3月号　T-2-15
A5　29頁
機関誌
※製本

14074　星光　No.105　4～9月号　T-2-15
編集　塩沼英之助
星光編集部（塩沼英之助）
昭和22年9月15日　A5　37頁
機関誌
※製本

14075　星光　No.107　1～8月号　T-2-15
編集　塩沼英之助
星光編集部（塩沼英之助）
昭和23年8月5日　A5　64頁
機関誌
※製本

14076　星辰　青年誌　9月号　第1巻　第1号　T-2-16
編集　大迫栄照
星塚青年団（中野栄二）
昭和30年9月1日　A5　23頁
機関誌
※製本

14077　星辰　青年誌　11月号　第2巻　第1号　T-2-16
編集　大迫栄照
星塚青年団（中野栄二）
昭和30年11月1日　A5　18頁
機関誌
※製本

14078　南風　第4巻　第2号　T-2-17
敬愛少年団
昭和21年1月24日　原稿用紙　48枚頁
※全ページ原稿用紙に手書きしたもの
※函入　2冊

14079　大隅詩人　第1巻　第1号　T-2-18
大隅詩人集団（つきだまさし）
昭和34年2月10日　B5　27頁　20円
詩
※製本

14080　大隅詩人　第1巻　第2号　T-2-18
大隅詩人集団（つきだまさし）
昭和34年3月10日　A5　27頁　20円
詩
※製本

14081　大隅詩人　第1巻　第3号　T-2-18
大隅詩人集団（つきだまさし）
昭和34年4月15日　A5　32頁　20円
詩
※製本

14082　大隅詩人　第4号　T-2-18
大隅詩人集団（つきだまさし）
A5　24頁
詩
※製本

14083　大隅詩人　第5号　T-2-18
　　大隅詩人集団（つきだまさし）
　　昭和34年7月15日　A5　30頁
　　詩
　　※製本

14084　大隅詩人　第6号　T-2-18
　　大隅詩人集団（つきだまさし）
　　昭和34年10月25日　A5　28頁
　　詩
　　※製本

14085　大隅詩人　第7号　T-2-18
　　大隅詩人集団（つきだまさし）
　　昭和35年2月29日　A5　28頁
　　詩
　　※製本

14086　奇しき聖手の下に　T-2-19
　　大村スミ
　　使信社（内海季秋）
　　昭和42年7月25日　A5　32頁
　　宗教
　　※ファイル　2冊

14087　名もなき星たちよ　T-2-20
　　星塚敬愛園入園者自治会
　　星塚敬愛園入園者自治会
　　昭和60年10月28日　A5　368頁　2,000円
　　記録
　　※本　2冊

14088　敬愛パンフレット第一号　屆まりて歩むもの　T-2-21
　　林文雄
　　星塚敬愛園慰安会（林文雄）
　　昭和11年8月18日　B6　16頁　非売品
　　記録

14089　星座　第一輯　建設篇　T-2-22
　　林文雄
　　星塚敬愛園慰安会（林文雄）
　　昭和11年5月15日　B6　313頁　50銭
　　記録
　　※本

14090　いのち重ねて　星塚敬愛園70週年記念　T-2-23
　　星塚敬愛園入所者自治会
　　2005年10月28日　B5　142頁　3,500円
　　記録
　　※本　2冊

14091　句集　麦笛　T-2-24
　　編集　星塚敬愛園麦笛句会
　　星塚敬愛園麦笛句会
　　昭和36年3月20日　B6　121頁
　　俳句
　　※本　2冊

14092　句集　埴輪童子　T-2-25
　　中村安朗
　　昭和46年11月1日　B6　138頁　非売品
　　俳句
　　※本　2冊

14093　句集　杖國　T-2-26
　　不動信夫
　　昭和57年10月　B6　270頁　非売品
　　俳句
　　※本　2冊

14094　彌撒旦暮　T-2-27
　　岡村春草
　　昭和54年8月　B6　176頁　非売品
　　俳句
　　※本

14095　梯梧の花　T-2-28
　　神山南星
　　神山南星歌集刊行会
　　昭和26年8月5日　B6　198+8頁
　　※本

14096　歌文集　しろたへの牡丹　T-2-29
　　神山南星
　　昭和52年7月18日　A5　116頁　700円
　　短歌
　　※本

14097　歌文集　牡丹のあと　T-2-30
　　神山南星
　　南九州新聞社
　　昭和54年8月15日　A5　124頁
　　※本

14098　深川徹　遺歌集　T-2-31
　　深川徹　（編集　高山良治）
　　吉田明
　　昭和49年7月7日　B6　121頁　非売品
　　短歌
　　※本

14099　わが半生記と折々の歌　荊　T-2-32
　　川野順
　　昭和47年12月1日　B6　188頁　500円

歌文集
※本

14100　わが半生記と折々の歌　荊　T-2-33
川野順
昭和50年6月1日　B6　188頁　500円
歌文集
※再々版
※本

14101　狂いたる磁石盤　T-2-34
川野順
新幹社（高二三）
1993年8月15日　A5　392頁　4,120円
短歌
※本

14102　南風　第4巻　第2号　T-2-35
編集　星塚敬愛園慰安会
星塚敬愛園慰安会
昭和33年3月28日　A5　217頁
詩
※本

14103　詩集　山鳥の径　T-2-36
品川清
文芸出版社
昭和43年2月10日　A5　121頁　700円
詩
※本　2冊

14104　詩集　川のない貌　T-2-37
つきだまさし
内田博
昭和50年3月15日　A5　200頁　1,500円
詩
※本　3冊

14105　かりそめの旅路　T-2-38
竹牟礼みよ志
東京図書出版会
平成15年6月12日　B6　261頁　1,400円
小説
※本

14106　鼻の周辺　T-2-39
風見治
鳥海社（西俊明）
1996年4月8日　B6　266頁　1,800円
随筆
※本

14107　季・時どき　T-2-40
風見治
鳥海社（西俊明）
2002年6月15日　B6　207頁　1,500円
随筆
※本　2冊

14108　生きてあれば　T-2-41
島比呂志
大日本雄弁会講談社
昭和32年10月30日　B6　232頁　260円
随筆
※本

14109　奇妙な国　T-2-42
島比呂志
新教出版社（森岡巌）
昭和55年7月15日　B6　276頁　1,800円
小説
※本

14110　海の沙　T-2-43
島比呂志
明石書店（石井昭男）
昭和61年9月20日　B6　108頁　1,300円
随筆
※本

14111　片居からの解放　ハンセン病療養所からのメッセージ　T-2-44
島比呂志
社会評論社（松田健二）
昭和60年9月30日　B6　211頁　1,700円
評論
※本　2冊

14112　来者のこえ　続・ハンセン病療養所からのメッセージ　T-2-45
島比呂志
社会評論社（松田健二）
1988年9月30日　B6　240頁　2,000円
評論
※本　3冊

14113　「らい予防法」と患者の人権　T-3-1
島比呂志
社会評論社（松田健二）
1993年8月30日　B6　255頁　2,575円
評論
※本　2冊

14114　ひとつの世界　火山地帯同人作品集　T-3-2
火山地帯同人会

火山地帯社（島比呂志）
昭和53年2月1日　B6　467頁　1,800円
創作
※本　2冊

14115　火山地帯　No.155　T-3-3
編集　立石富生
火山地帯社
2008年9月1日　A5　286頁　1,000円
創作
※創刊50周年記念号
※本

14116　歌集　野の草　T-3-4
井藤道子
野の花通信社
1994年5月5日　B6　188頁　2,300円
短歌
※本

14117　星塚随想集　T-3-5
井藤道子
野の花通信社
2001年10月1日　A5　198頁　2,000円
随筆
※本

14118　ただ神と　T-3-6
井藤道子
岩辺頼春
1956年6月20日　B6　104頁　130円
短歌
※本

14119　人間回復へのことば　T-3-7
『玉城しげさんのお話を聴く会』実行委員会・ハンセン病問題ふるさとネットワーク富山
2008年3月　A4　68頁　500円
記録
※本

14120　看護・介護研究業績集　平成22年度　T-3-8
国立療養所星塚敬愛園
国立療養所星塚敬愛園
平成23年3月　A5　144頁
記録
※本

14121　平成24年度年報　T-3-9
国立療養所星塚敬愛園
国立療養所星塚敬愛園
平成25年12月　A4　136頁
記録

※本

14122　平成26年度年報　T-3-10
国立療養所星塚敬愛園
国立療養所星塚敬愛園
平成27年11月　A4　152頁
記録
※本

14123　平成25年度年報　T-3-11
国立療養所星塚敬愛園
国立療養所星塚敬愛園
平成26年9月　A4　137頁
記録
※本

14124　創立60周年記念誌　T-3-12
国立療養所星塚敬愛園
国立療養所星塚敬愛園
平成7年10月28日　B5　309頁
記録
※本

14125　創立80周年記念誌　T-3-13
国立療養所星塚敬愛園
国立療養所星塚敬愛園
平成28年3月　A4　109頁
記録
※本

14126　平成27年度年報　T-3-14
国立療養所星塚敬愛園
国立療養所星塚敬愛園
平成28年11月　A4　144頁
記録
※本

14127　平成28年度年報　T-3-15
国立療養所星塚敬愛園
国立療養所星塚敬愛園
平成29年11月　A4　143頁
記録
※本

14128　姶良野　第1巻　第5号　10月号　T-3-16
編集　村井吉美
敬愛会文化部（金丸正男）
昭和23年10月10日　B5　58頁　非売品
機関誌
※ Box（残部）

14129　姶良野　第1巻　第6号　11月号　T-3-16
編集　村井吉美

敬愛会文化部（金丸正男）
　　昭和23年11月10日　B5　46頁　非売品
　　機関誌
　　※Box（残部）

14130　**始良野　第1巻　第7号　12月号**　T-3-16
　　編集　村井吉美
　　敬愛会文化部（武田輝二）
　　昭和23年12月10日　B5　49頁　非売品
　　機関誌
　　※Box（残部）

14131　**始良野　第1巻　第8号　1月号**　T-3-16
　　編集　村井吉美
　　敬愛会文化部（武田輝二）
　　昭和24年1月1日　B5　41頁　非売品
　　機関誌
　　※Box（残部）

14132　**始良野　第1巻　第9号　2月号**　T-3-16
　　編集　村井吉美
　　武田輝二
　　昭和24年2月1日　B5　34頁　非売品
　　機関誌
　　※Box（残部）

14133　**始良野　第1巻　第10号　3月号**　T-3-16
　　編集　月田まさ志
　　敬愛会文化部（島比呂志）
　　昭和24年3月3日　B5　35頁　非売品
　　機関誌
　　※Box（残部）

14134　**始良野　第1巻　第11号　4月号**　T-3-16
　　編集　月田まさ志
　　敬愛会文化部（島比呂志）
　　昭和24年4月10日　B5　40頁　非売品
　　機関誌
　　※Box（残部）

14135　**始良野　第2巻　第1号　6月号**　T-3-16
　　編集　島比呂志
　　星塚敬愛園文化部（島比呂志）
　　昭和24年6月1日　A5　40頁　非売品
　　機関誌
　　※Box（残部）

14136　**始良野　第2巻　第2号　7・8月号**　T-3-16
　　編集　島比呂志
　　星塚敬愛園文化部（島比呂志）
　　昭和24年8月1日　A5　40頁　非売品
　　機関誌
　　※Box（残部）　2冊

14137　**始良野　第2巻　第3号**　T-3-16
　　編集　島比呂志
　　始良野編集部（長濱勇吉）
　　昭和24年10月1日　A5　42頁　非売品
　　機関誌
　　※Box（残部）

14138　**始良野　第3巻　第1号**　T-3-16
　　編集　島比呂志
　　始良野編集部（長濱勇吉）
　　昭和25年2月1日　A5　40頁　非売品
　　機関誌
　　※Box（残部）

14139　**始良野　第3巻　第2号**　T-3-16
　　編集　上野正行
　　始良野編集部（塩沼英之助）
　　昭和25年4月25日　A5　33頁　非売品
　　機関誌
　　※Box（残部）

14140　**始良野　第3巻　第4号**　T-3-16
　　編集　上野正行
　　始良野編集部（塩沼英之助）
　　昭和25年9月末日　A5　44頁　非売品
　　機関誌
　　※Box（残部）

14141　**始良野　第3巻　第1号**　T-3-16
　　編集　島比呂志
　　始良野編集部（長濱勇吉）
　　昭和25年2月1日　A5　40頁　非売品
　　機関誌
　　※Box（残部）

14142　**始良野　第3巻　第2号**　T-3-16
　　編集　上野正行
　　始良野編集部（塩沼英之助）
　　昭和25年4月25日　A5　33頁　非売品
　　機関誌
　　※Box（残部）

14143　**始良野　第3巻　第3号**　T-3-16
　　編集　上野正行
　　始良野編集部（塩沼英之助）
　　昭和25年8月7日　A5　96頁　非売品
　　機関誌
　　※Box（残部）

14144　**始良野　第4巻　第2号**　T-3-16
　　編集　上野正行
　　始良野編集部（塩沼英之助）
　　昭和26年3月30日　A5　72頁　非売品

機関誌
※Box（残部）

14145　**姶良野　第4巻　第3号**　T-3-16
編集　月田まさ志
姶良野編集部（塩沼英之助）
昭和26年5月30日　A5　34頁　非売品
機関誌
※Box（残部）

14146　**姶良野　第4巻　第4号**　T-3-16
編集　月田まさ志
姶良野編集部（塩沼英之助）
昭和26年8月30日　A5　126頁　非売品
機関誌
※Box（残部）

14147　**姶良野　第4巻　第5号**　T-3-16
編集　月田まさ志
姶良野編集部（塩沼英之助）
昭和26年11月25日　A5　40頁　非売品
機関誌
※Box（残部）

14148　**姶良野　第5巻　第1号**　T-3-16
編集　月田まさし
姶良野編集部（塩沼英之助）
昭和27年4月10日　A5　50頁　非売品
機関誌
※Box（残部）

14149　**姶良野　第5巻　第2・3号**　T-3-16
編集　武田輝次
姶良野編集部（大西基四夫）
昭和27年8月15日　A5　48頁　非売品
機関誌
※Box（残部）

14150　**姶良野　第6巻　第2号**　T-3-16
編集　坂上和夫
姶良野編集部（南幸男）
昭和28年4月18日　A5　44頁　40円
機関誌
※Box（残部）

14151　**姶良野　第6巻　第3号**　T-3-16
編集　坂上和夫
姶良野編集部（南幸男）
昭和28年5月18日　A5　36頁　40円
機関誌
※Box（残部）

14152　**姶良野　第6巻　第4号**　T-3-16
編集　坂上和夫
姶良野編集部（南幸男）
昭和28年6月18日　A5　36頁　40円
機関誌
※Box（残部）

14153　**姶良野　第6巻　第5号**　T-3-16
編集　坂上和夫
姶良野編集部（三谷安忠）
昭和28年7月18日　A5　38頁　40円
機関誌
※Box（残部）

14154　**姶良野　第6巻　第6号**　T-3-16
編集　坂上和夫
姶良野編集部（三谷安忠）
昭和28年8月18日　A5　36頁　40円
機関誌
※Box（残部）

14155　**姶良野　第6巻　第7号**　T-3-16
編集　坂上和夫
姶良野編集部（三谷安忠）
昭和28年9月18日　A5　43頁　40円
機関誌
※Box（残部）

14156　**姶良野　第6巻　第8号**　T-3-16
編集　久鷹登代志
姶良野編集部（三谷安忠）
昭和28年10月18日　A5　34頁　40円
機関誌
※Box（残部）

14157　**姶良野　文芸特集号　第6巻　第9号**　T-3-16
編集　久鷹登代志
姶良野編集部（三谷安忠）
昭和28年11月15日　A5　80頁　80円
機関誌
※Box（残部）

14158　**姶良野　第6巻　第10号**　T-3-16
編集　久鷹登代志
姶良野編集部（三谷安忠）
昭和28年12月18日　A5　62頁　40円
機関誌
※Box（残部）

14159　**姶良野　第7巻　第1号**　T-3-16
編集　久鷹登代志
姶良野編集部（三谷安忠）
昭和29年1月18日　A5　40頁　40円

機関誌
※Box（残部）

14160 姶良野 第7巻 第2号 T-3-16
編集　久鷹登代志
姶良野編集部（三谷安忠）
昭和29年2月13日　A5　55頁　40円
機関誌
※Box（残部）

14161 姶良野 第7巻 第3号 T-3-16
編集　八代史朗
姶良野編集部（林一夫）
昭和29年3月13日　A5　40頁　40円
機関誌
※Box（残部）

14162 姶良野 第7巻 第4号 T-3-16
編集　八代史朗
姶良野編集部（林一夫）
昭和29年4月13日　A5　36頁　40円
機関誌
※Box（残部）

14163 姶良野 第7巻 第5号 T-3-16
編集　八代史朗
姶良野編集部（林一夫）
昭和29年5月13日　A5　39頁　40円
機関誌
※Box（残部）

14164 姶良野 第7巻 第6号 T-3-16
編集　八代史朗
姶良野編集部（林一夫）
昭和29年6月13日　A5　39頁　40円
機関誌
※Box（残部）

14165 姶良野 第7巻 第7号 T-3-16
編集　八代史朗
姶良野編集部（林一夫）
昭和29年7月13日　A5　61頁　40円
機関誌
※Box（残部）

14166 姶良野 第7巻 第8号 T-3-16
編集　八代史朗
姶良野編集部（林一夫）
昭和29年8月13日　A5　36頁　40円
機関誌
※Box（残部）

14167 姶良野 第7巻 第9号 T-3-16
編集　八代史朗
姶良野編集部（林一夫）
昭和29年9月1日　A5　37頁　40円
機関誌
※Box（残部）

14168 姶良野 第7巻 第10号 T-3-16
編集　八代史朗
姶良野編集部（林一夫）
昭和29年10月1日　A5　36頁　40円
機関誌
※Box（残部）

14169 姶良野 第7巻 第11号 T-3-16
編集　八代史朗
姶良野編集部（林一夫）
昭和29年11月1日　A5　34頁　40円
機関誌
※Box（残部）

14170 姶良野 第7巻 第12号 T-3-16
編集　八代史朗
姶良野編集部（林一夫）
昭和29年12月1日　A5　37頁　40円
機関誌
※Box（残部）

14171 姶良野 第8巻 第1号 T-3-16
姶良野編集部（林一夫）
昭和30年1月1日　A5　45頁　40円
機関誌
※Box（残部）

14172 姶良野 第8巻 第2号 T-3-16
編集　豊村しげる
姶良野編集部（林一夫）
昭和30年2月1日　A5　39頁　40円
機関誌
※Box（残部）

14173 姶良野 第8巻 第3号 T-3-16
編集　豊村しげる
姶良野編集部（林一夫）
昭和30年3月1日　A5　78頁　125円
機関誌
※Box（残部）

14174 姶良野 第8巻 第5号 T-3-16
編集　豊村しげる
姶良野編集部（金丸正男）
昭和30年5月1日　A5　37頁　50円
機関誌

※Box（残部）

14175　姶良野　第8巻　第6号　T-3-16
　編集　豊村しげる
　姶良野編集部（金丸正男）
　昭和30年6月1日　A5　47頁　50円
　機関誌
　※Box（残部）

14176　姶良野　第8巻　第7号　T-3-16
　編集　豊村しげる
　姶良野編集部（金丸正男）
　昭和30年7月1日　A5　41頁　50円
　機関誌
　※Box（残部）

14177　姶良野　第8巻　第8号　T-3-16
　編集　豊村しげる
　姶良野編集部（金丸正男）
　昭和30年8月1日　A5　41頁　50円
　機関誌
　※Box（残部）

14178　姶良野　第8巻　第9号　T-3-16
　編集　豊村しげる
　姶良野編集部（金丸正男）
　昭和30年9月1日　A5　38頁　50円
　機関誌
　※Box（残部）

14179　姶良野　第8巻　第10号　T-3-16
　編集　豊村しげる
　姶良野編集部（金丸正男）
　昭和30年10月1日　A5　28頁
　機関誌
　※Box（残部）

14180　姶良野　第8巻　第11号　T-3-16
　編集　豊村しげる
　姶良野編集部（金丸正男）
　昭和30年11月1日　A5　69頁
　機関誌
　※開園20周年記念文芸特集号
　※Box（残部）

14181　姶良野　第8巻　第12号　T-3-16
　編集　豊村しげる
　姶良野編集部（金丸正男）
　昭和30年12月1日　A5　47頁
　機関誌
　※Box（残部）

14182　姶良野　第9巻　第1号　T-3-17
　編集　豊村しげる
　姶良野編集部（金丸正男）
　昭和31年1月1日　A5　41頁
　機関誌
　※Box（残部）

14183　姶良野　第9巻　第2号　T-3-17
　編集　豊村しげる
　姶良野編集部（金丸正男）
　昭和31年2月1日　A5　35頁
　機関誌
　※Box（残部）

14184　姶良野　第9巻　第3号　T-3-17
　編集　豊村しげる
　姶良野編集部（金丸正男）
　昭和31年3月1日　A5　31頁
　機関誌
　※Box（残部）

14185　姶良野　第9巻　第4号　T-3-17
　編集　豊村しげる
　姶良野編集部（大海洋）
　昭和31年4月1日　A5　41頁
　機関誌
　※Box（残部）　2冊

14186　姶良野　第9巻　第5号　T-3-17
　編集　豊村しげる
　姶良野編集部（大海洋）
　昭和31年5月1日　A5　49頁
　機関誌
　※Box（残部）

14187　姶良野　第9巻　第6号　T-3-17
　編集　豊村しげる
　姶良野編集部（大海洋）
　昭和31年6月1日　A5　39頁
　機関誌
　※Box（残部）

14188　姶良野　第9巻　第7号　T-3-17
　編集　豊村しげる
　姶良野編集部（大海洋）
　昭和31年7月1日　A5　49頁
　機関誌
　※Box（残部）

14189　姶良野　第9巻　第8号　T-3-17
　編集　豊村しげる
　姶良野編集部（大海洋）
　昭和31年8月1日　A5　39頁

機関誌
※Box（残部）

14190 **姶良野　第9巻　第9号**　T-3-17
編集　豊村しげる
姶良野編集部（大海洋）
昭和31年9月1日　A5　37頁
機関誌
※Box（残部）

14191 **姶良野　第9巻　第10号**　T-3-17
編集　上野正行
姶良野編集部（大海洋）
昭和31年10月1日　A5　43頁
機関誌
※Box（残部）

14192 **姶良野　第9巻　第11号**　T-3-17
編集　上野正行
姶良野編集部（大海洋）
昭和31年11月1日　A5　89頁
機関誌
※Box（残部）

14193 **姶良野　第9巻　第12号**　T-3-17
編集　上野正行
姶良野編集部（大海洋）
昭和31年12月1日　A5　39頁
機関誌
※Box（残部）

14194 **姶良野　第10巻　第1号**　T-3-17
編集　上野正行
姶良野編集部（大海洋）
昭和32年1月1日　A5　37頁
機関誌
※Box（残部）

14195 **姶良野　第10巻　第2号**　T-3-17
編集　上野正行
姶良野編集部（大海洋）
昭和32年2月1日　A5　33頁
機関誌
※Box（残部）

14196 **姶良野　第10巻　第3号**　T-3-17
編集　上野正行
姶良野編集部（大海洋）
昭和32年3月1日　A5　39頁
機関誌
※Box（残部）　2冊

14197 **姶良野　第10巻　第4号**　T-3-17
編集　豊村しげる
姶良野編集部（奥実利）
昭和32年4月1日　A5　43頁
機関誌
※Box（残部）

14198 **姶良野　第10巻　第5・6号**　T-3-17
編集　豊村しげる
姶良野編集部（奥実利）
昭和32年6月1日　A5　33頁
機関誌
※Box（残部）

14199 **姶良野　第10巻　第7・8号　通巻122号**　T-3-17
編集　豊村しげる
姶良野編集部（奥実利）
昭和32年8月1日　A5　41頁
機関誌
※Box（残部）

14200 **姶良野　第10巻　第9・10号　通巻123号**　T-3-17
編集　豊村しげる
姶良野編集部（奥実利）
昭和32年10月1日　A5　31頁
機関誌
※Box（残部）

14201 **姶良野　第10巻　第11・12号　通巻124号**　T-3-17
編集　豊村しげる
姶良野編集部（奥実利）
昭和32年12月1日　A5　84頁
機関誌
※Box（残部）

14202 **姶良野　第11巻　第1号　通巻125号**　T-3-17
編集　豊村しげる
姶良野編集部（奥実利）
昭和33年1月1日　A5　43頁
機関誌
※Box（残部）

14203 **姶良野　第11巻　第2号　通巻125号**　T-3-17
編集　松田一夫
姶良野編集部（林一夫）
昭和33年4月1日　A5　33頁
機関誌
※Box（残部）

14204　姶良野　第11巻　第3号　通巻126号　T-3-17
　　　編集　松田一夫
　　　姶良野編集部（林一夫）
　　　昭和33年6月1日　A5　43頁
　　　機関誌
　　　※Box（残部）

14205　姶良野　第11巻　第4号　通巻127号　T-3-17
　　　編集　松田一夫
　　　姶良野編集部（林一夫）
　　　昭和33年8月1日　A5　32頁
　　　機関誌
　　　※Box（残部）

14206　姶良野　第11巻　第5号　通巻128号　T-3-17
　　　編集　松田一夫
　　　姶良野編集部（林一夫）
　　　昭和33年10月1日　A5　36頁
　　　機関誌
　　　※Box（残部）

14207　姶良野　第12巻　第6号　通巻129号　T-3-17
　　　編集　松田一夫
　　　姶良野編集部（林一夫）
　　　昭和33年12月1日　A5　78頁
　　　機関誌
　　　※Box（残部）

14208　姶良野　第13巻　第1号　通巻130号　T-3-17
　　　編集　松田一夫
　　　姶良野編集部（林一夫）
　　　昭和34年1月20日　A5　33頁
　　　機関誌
　　　※Box（残部）

14209　姶良野　第13巻　第2号　通巻131号　T-3-17
　　　編集　松田一夫
　　　姶良野編集部（奥実利）
　　　昭和34年4月1日　A5　23頁
　　　機関誌
　　　※Box（残部）

14210　姶良野　第13巻　第3号　通巻132号　T-3-17
　　　編集　松田一夫
　　　姶良野編集部（奥実利）
　　　昭和34年6月1日　A5　48頁
　　　機関誌
　　　※Box（残部）

14211　姶良野　第13巻　第4号　通巻133号　T-3-17
　　　編集　松田一夫
　　　姶良野編集部（奥実利）
　　　昭和34年8月1日　A5　40頁
　　　機関誌
　　　※Box（残部）

14212　姶良野　第13巻　第5号　通巻134号　T-3-17
　　　編集　松田一夫
　　　姶良野編集部（奥実利）
　　　昭和34年10月1日　A5　38頁
　　　機関誌
　　　※Box（残部）

14213　姶良野　第13巻　第6号　通巻135号　T-3-17
　　　編集　松田一夫
　　　姶良野編集部（奥実利）
　　　昭和34年12月1日　A5　86頁
　　　機関誌
　　　※Box（残部）

14214　姶良野　第14巻　第1号　通巻136号　T-3-17
　　　編集　松田一夫
　　　姶良野編集部（奥実利）
　　　昭和35年1月15日　A5　42頁
　　　機関誌
　　　※Box（残部）

14215　姶良野　第14巻　第2号　T-3-17
　　　編集　南海良治
　　　姶良野編集部（平　原正）
　　　昭和35年4月1日　A5　35頁
　　　機関誌
　　　※Box（残部）

14216　姶良野　第14巻　第3号　T-3-17
　　　編集　南海良治
　　　姶良野編集部（平　原正）
　　　昭和35年6月1日　A5　42頁
　　　機関誌
　　　※Box（残部）

14217　姶良野　第14巻　第4号　T-3-17
　　　編集　南海良治
　　　姶良野編集部（平　原正）
　　　昭和35年8月1日　A5　37頁
　　　機関誌
　　　※Box（残部）

14218　姶良野　第14巻　第5号　T-3-17
　　　編集　南海良治
　　　姶良野編集部（平　原正）
　　　昭和35年10月1日　A5　38頁
　　　機関誌
　　　※Box（残部）

14219　**姶良野　第14巻　第6号**　T-3-17
編集　南海良治
姶良野編集部（平　原正）
昭和35年12月1日　A5　76頁
機関誌
※ Box（残部）

14220　**姶良野　第15巻　第1号**　T-3-17
編集　南海良治
姶良野編集部（平　原正）
昭和36年2月1日　A5　36頁
機関誌
※ Box（残部）

14221　**姶良野　第15巻　第2号**　T-3-17
編集　南海良治
姶良野編集部（平　原正）
昭和36年4月1日　A5　31頁
機関誌
※ Box（残部）

14222　**姶良野　第15巻　第3号**　T-3-17
編集　南海良治
姶良野編集部（山村一郎）
昭和36年6月1日　A5　38頁
機関誌
※ Box（残部）

14223　**姶良野　第15巻　第4号**　T-3-17
編集　南海良治
姶良野編集部（山村一郎）
昭和36年8月1日　A5　32頁
機関誌
※ Box（残部）

14224　**姶良野　第15巻　第5号**　T-3-17
編集　南海良治
姶良野編集部（山村一郎）
昭和36年10月1日　A5　33頁
機関誌
※ Box（残部）

14225　**姶良野　第16巻　第1号**　T-3-17
編集　南海良治
姶良野編集部（山村一郎）
昭和37年2月1日　A5　32頁
機関誌
※ Box（残部）

14226　**姶良野　第16巻　第2号**　T-3-17
編集　南海良治
姶良野編集部（林一夫）
昭和37年4月1日　A5　26頁
機関誌
※ Box（残部）

14227　**姶良野　第16巻　第3号**　T-3-17
編集　南海良治
姶良野編集部（林一夫）
昭和37年6月1日　A5　24頁
機関誌
※ Box（残部）

14228　**姶良野　第16巻　第4号**　T-3-17
編集　南海良治
姶良野編集部（林一夫）
昭和37年8月1日　A5　26頁
機関誌
※ Box（残部）

14229　**姶良野　第16巻　第5号**　T-3-17
編集　南海良治
姶良野編集部（林一夫）
昭和37年10月1日　A5　28頁
機関誌
※ Box（残部）

14230　**姶良野　第16巻　第6号**　T-3-17
編集　南海良治
姶良野編集部（林一夫）
昭和37年12月1日　A5　59頁
機関誌
※ Box（残部）

14231　**姶良野　第17巻　第2号**　T-3-17
編集　中野久男
姶良野編集部（岡村健一）
昭和38年4月1日　A5　24頁
機関誌
※ Box（残部）

14232　**姶良野　第17巻　第4号**　T-3-17
編集　松田一夫
姶良野編集部（岡村健一）
昭和38年8月1日　A5　28頁
機関誌
※ Box（残部）

14233　**姶良野　第17巻　第5号**　T-3-17
編集　松田一夫
姶良野編集部（山村一郎）
昭和38年10月1日　A5　24頁
機関誌
※ Box（残部）

14234　**姶良野　第17巻　第1号**　T-3-17
編集　南海良治
姶良野編集部（林一夫）
昭和38年2月1日　A5　31頁
機関誌
※Box（残部）

14235　**姶良野　第18巻　第1号**　T-3-17
編集　松田一夫
姶良野編集部（山村一郎）
昭和39年2月1日　A5　30頁
機関誌
※Box（残部）

14236　**姶良野　第18巻　第2号**　T-3-17
編集　松田一夫
姶良野編集部（金丸正男）
昭和39年4月1日　A5　23頁
機関誌
※Box（残部）

14237　**姶良野　第18巻　第3号**　T-3-17
編集　松田一夫
姶良野編集部（金丸正男）
昭和39年6月1日　A5　30頁
機関誌
※Box（残部）

14238　**姶良野　第18巻　第4号**　T-3-17
編集　松田一夫
姶良野編集部（金丸正男）
昭和39年8月1日　A5　28頁
機関誌
※Box（残部）

14239　**姶良野　第18巻　第6号　通巻165号**　T-3-17
編集　松田一夫
姶良野編集部（金丸正男）
昭和39年12月1日　A5　64頁
機関誌
※Box（残部）

14240　**姶良野　第19巻　第1号　通巻166号**　T-3-17
編集　松田一夫
姶良野編集部（金丸正男）
昭和40年2月1日　A5　30頁
機関誌
※Box（残部）

14241　**姶良野　第19巻　第2号　通巻167号**　T-3-17
編集　松田一夫
姶良野編集部（岡村健一）
昭和40年4月1日　A5　30頁
機関誌
※Box（残部）

14242　**姶良野　第19巻　第3号　通巻168号**　T-3-17
編集　松田一夫
姶良野編集部（岡村健一）
昭和40年6月1日　A5　30頁
機関誌
※Box（残部）

14243　**姶良野　第19巻　第4号　通巻169号**　T-3-17
編集　松田一夫
姶良野編集部（岡村健一）
昭和40年8月1日　A5　30頁
機関誌
※Box（残部）

14244　**姶良野　第19巻　第5号　通巻170号**　T-3-17
編集　松田一夫
姶良野編集部（岡村健一）
昭和40年10月1日　A5　24頁
機関誌
※Box（残部）

14245　**姶良野　第19巻　第6号　通巻171号**　T-3-17
編集　松田一夫
姶良野編集部（岡村健一）
昭和40年12月1日　A5　80頁
機関誌
※創立30周年記念特集号
※Box（残部）

14246　**姶良野　第20巻　第1号　通巻172号**　T-3-17
編集　松田一夫
姶良野編集部（岡村健一）
昭和41年2月1日　A5　31頁
機関誌
※Box（残部）

14247　**姶良野　第20巻　第2号　通巻173号**　T-3-17
編集　風見治
星塚敬愛園患者自治会（山村一郎）
昭和41年4月1日　A5　25頁
機関誌
※Box（残部）

14248　**姶良野　第20巻　第3号　通巻174号**　T-3-17
編集　風見治
星塚敬愛園患者自治会（山村一郎）
昭和41年6月1日　A5　24頁
機関誌
※Box（残部）

14249　姶良野　文芸特集号　T-3-17
　編集　風見治
　星塚敬愛園患者自治会（山村一郎）
　昭和41年11月1日　A5　52頁
　機関誌
　※Box（残部）

14250　姶良野　第21巻　第2号　通巻185号　T-3-17
　編集　高山良治
　星塚敬愛園患者自治会（荒田重夫）
　昭和43年4月1日　A5　26頁
　機関誌
　※Box（残部）

14251　姶良野　第21巻　第3号　通巻186号　T-3-17
　編集　高山良治
　星塚敬愛園患者自治会（荒田重夫）
　昭和43年6月1日　A5　29頁
　機関誌
　※Box（残部）

14252　姶良野　第22巻　第3号　通巻198号　T-3-17
　編集　高山良治
　星塚敬愛園患者自治会（藤原頼高）
　昭和45年6月20日　A5　22頁
　機関誌
　※Box（残部）

14253　姶良野　第26巻　第3号　通巻302号　T-3-17
　編集　豊村しげる
　星塚敬愛園患者自治会（藤原頼高）
　昭和48年7月5日　A5　32頁
　機関誌
　※Box（残部）

14254　姶良野　陽春号　T-3-17
　編集　前田義盛
　星塚敬愛園患者自治会（川邊哲哉）
　昭和51年4月1日　A5　36頁
　機関誌
　※Box（残部）

14255　姶良野　秋季号　T-3-17
　編集　前田義盛
　星塚敬愛園患者自治会（川邊哲哉）
　昭和51年10月5日　A5　32頁
　機関誌
　※Box（残部）

14256　姶良野　春季号　通巻188号　T-3-17
　編集　月路春海
　星塚敬愛園患者自治会（川越優）
　昭和53年4月10日　A5　28頁
　機関誌
　※Box（残部）

14257　姶良野　秋季文芸号　通巻198号　T-3-17
　編集　高山良治
　星塚敬愛園患者自治会（藤原頼高）
　昭和55年10月1日　A5　28頁
　機関誌
　※Box（残部）

14258　姶良野　陽春号　通巻200号　T-3-17
　編集　高山良治
　星塚敬愛園患者自治会（藤原頼高）
　昭和56年4月10日　A5　29頁
　機関誌
　※Box（残部）

14259　姶良野　盛夏号　通巻201号　T-3-17
　編集　高山良治
　星塚敬愛園患者自治会（川越優）
　昭和56年7月1日　A5　28頁
　機関誌
　※Box（残部）

14260　姶良野　陽春号　通巻204号　T-3-17
　編集　高山良治
　星塚敬愛園患者自治会（川邊哲哉）
　昭和57年4月10日　A5　28頁
　機関誌
　※Box（残部）

14261　姶良野　盛夏号　通巻205号　T-3-17
　編集　高山良治
　星塚敬愛園患者自治会（川邊哲哉）
　昭和57年7月1日　A5　28頁
　機関誌
　※Box（残部）

14262　姶良野　新年号　通巻207号　T-3-18
　編集　高山良治
　星塚敬愛園患者自治会（川邊哲哉）
　昭和58年1月1日　A5　28頁
　機関誌
　※Box（残部）

14263　姶良野　陽春号　通巻208号　T-3-18
　編集　高山良治
　星塚敬愛園患者自治会（川邊哲哉）
　昭和58年4月15日　A5　28頁
　機関誌
　※Box（残部）

14264　姶良野　盛夏号　通巻209号　T-3-18
　編集　高山良治
　星塚敬愛園患者自治会（川邊哲哉）
　昭和58年7月1日　A5　28頁
　機関誌
　※Box（残部）

14265　姶良野　秋季文芸号　通巻210号　T-3-18
　編集　高山良治
　星塚敬愛園患者自治会（川邊哲哉）
　昭和58年10月1日　A5　29頁
　機関誌
　※Box（残部）

14266　姶良野　新年号　通巻211号　T-3-18
　編集　高山良治
　星塚敬愛園患者自治会（川邊哲哉）
　昭和59年1月1日　A5　43頁
　機関誌
　※Box（残部）

14267　姶良野　陽春号　通巻212号　T-3-18
　編集　高山良治
　星塚敬愛園患者自治会（川越優）
　昭和59年4月1日　A5　28頁
　機関誌
　※Box（残部）

14268　姶良野　盛夏号　通巻213号　T-3-18
　編集　高山良治
　星塚敬愛園患者自治会（川越優）
　昭和59年7月1日　A5　28頁
　機関誌
　※Box（残部）

14269　姶良野　秋季文芸号　通巻214号　T-3-18
　編集　高山良治
　星塚敬愛園患者自治会（川越優）
　昭和59年10月1日　A5　26頁
　機関誌
　※Box（残部）

14270　姶良野　新年号　通巻215号　T-3-18
　編集　高山良治
　星塚敬愛園患者自治会（川越優）
　昭和60年1月1日　A5　32頁
　機関誌
　※Box（残部）

14271　姶良野　陽春号　通巻216号　T-3-18
　編集　高山良治
　星塚敬愛園患者自治会（金丸正男）
　昭和60年4月1日　A5　28頁
　機関誌
　※Box（残部）

14272　姶良野　盛夏号　通巻217号　T-3-18
　編集　高山良治
　星塚敬愛園患者自治会（金丸正男）
　昭和60年7月1日　A5　30頁
　機関誌
　※Box（残部）

14273　姶良野　秋季文芸号　通巻218号　T-3-18
　編集　高山良治
　星塚敬愛園患者自治会（金丸正男）
　昭和60年10月1日　A5　54頁
　機関誌
　※創立50周年記念特集
　※Box（残部）

14274　姶良野　新年号　通巻219号　T-3-18
　編集　高山良治
　星塚敬愛園患者自治会（金丸正男）
　昭和61年1月1日　A5　28頁
　機関誌
　※Box（残部）

14275　姶良野　陽春号　通巻220号　T-3-18
　編集　豊村しげる
　星塚敬愛園患者自治会（金丸正男）
　昭和61年4月1日　A5　26頁
　機関誌
　※Box（残部）

14276　姶良野　盛夏号　通巻221号　T-3-18
　編集　豊村しげる
　星塚敬愛園患者自治会（金丸正男）
　昭和61年7月1日　A5　28頁
　機関誌
　※Box（残部）

14277　姶良野　秋季号　通巻222号　T-3-18
　編集　豊村しげる
　星塚敬愛園患者自治会（金丸正男）
　昭和61年10月1日　A5　26頁
　機関誌
　※Box（残部）

14278　姶良野　新年号　通案223号　T-3-18
　編集　豊村しげる
　星塚敬愛園患者自治会（金丸正男）
　昭和62年1月1日　A5　30頁
　機関誌
　※Box（残部）

14279　**姶良野　新年号　通巻227号**　T-3-18
　編集　与倉ともえ
　星塚敬愛園患者自治会（金丸正男）
　昭和63年1月1日　A5　30頁
　機関誌
　※Box（残部）

14280　**姶良野　盛夏号　通巻229号**　T-3-18
　編集　黒木昭丸
　星塚敬愛園患者自治会（荒田重夫）
　昭和63年7月1日　A5　34頁
　機関誌
　※Box（残部）

14281　**姶良野　新年号　通巻231号**　T-3-18
　編集　黒木昭丸
　星塚敬愛園患者自治会（荒田重夫）
　昭和64年1月1日　A5　31頁
　機関誌
　※Box（残部）

14282　**姶良野　秋季文芸号　通巻234号**　T-3-18
　編集　黒木昭丸
　星塚敬愛園患者自治会（荒田重夫）
　平成元年10月1日　A5　32頁
　機関誌
　※Box（残部）

14283　**姶良野　盛夏号　通巻237号**　T-3-18
　編集　黒木昭丸
　星塚敬愛園患者自治会（川邊哲哉）
　平成2年7月1日　A5　45頁
　機関誌
　※Box（残部）

14284　**姶良野　秋季文芸号　通巻242号**　T-3-18
　編集　田上鈴子
　星塚敬愛園患者自治会（川越優）
　平成3年10月1日　A5　31頁
　機関誌
　※Box（残部）

14285　**姶良野　陽春号　通巻244号**　T-3-18
　編集　風見治
　星塚敬愛園患者自治会（藤原頼高）
　平成4年4月1日　A5　35頁
　機関誌
　※Box（残部）

14286　**姶良野　盛夏号　通巻245号**　T-3-18
　編集　風見治
　星塚敬愛園患者自治会（児玉進）
　平成4年7月1日　A5　30頁
　機関誌
　※Box（残部）

14287　**姶良野　陽春号　通巻268号**　T-3-18
　編集　窪田茂久
　星塚敬愛園入園者自治会（川邊哲哉）
　平成10年4月1日　A5　35頁
　機関誌
　※Box（残部）

14288　**姶良野　秋季特集号　通巻270号**　T-3-18
　編集　窪田茂久
　星塚敬愛園入園者自治会（川邊哲哉）
　平成10年10月1日　A5　125頁　500円
　機関誌
　※Box（残部）

14289　**姶良野　新年号　通巻291号**　T-3-18
　編集　風見治
　星塚敬愛園入所者自治会（川越優）
　平成16年1月1日　A5　28頁　200円
　機関誌
　※Box（残部）

14290　**姶良野　秋季号　通巻318号**　T-3-18
　編集　姶良野編集委員会
　星塚敬愛園入所者自治会（岩川洋一郎）
　平成22年10月1日　A5　30頁　200円
　機関誌
　※Box（残部）

14291　**姶良野　盛夏号　通巻321号**　T-3-18
　編集　姶良野編集委員会
　星塚敬愛園入所者自治会（岩川洋一郎）
　平成23年7月1日
　※Box（残部）

14292　**姶良野　盛夏号　通巻325号**　T-3-18
　編集　姶良野編集委員会
　星塚敬愛園入所者自治会（岩川洋一郎）
　平成24年7月1日　A5　46頁
　機関誌
　※Box（残部）

14293　**姶良野　新年号　通巻331号**　T-3-18
　編集　姶良野編集委員会
　星塚敬愛園入所者自治会（岩川洋一郎）
　平成26年1月1日　A5　46頁　200円
　機関誌
　※Box（残部）

14294　**火山地帯　第2号**　T-3-19
　編集　島比呂志

火山地帯編集部
昭和33年12月1日　A5　44頁
創作
※Box（残部）

14295　**火山地帯**　No.5　T-3-19
編集　島比呂志
火山地帯編集部
昭和34年9月1日　A5　42頁
創作
※Box（残部）

14296　**火山地帯**　No.8　T-3-19
編集　島比呂志
火山地帯社
昭和35年6月1日　A5　40頁
創作
※Box（残部）

14297　**火山地帯**　No.9　T-3-19
編集　島比呂志
火山地帯社
昭和35年9月1日　A5　20頁
創作
※Box（残部）

14298　**火山地帯**　No.11　T-3-19
編集　島比呂志
火山地帯社
昭和36年4月1日　A5　39頁　100円
創作
※Box（残部）

14299　**火山地帯**　No.12　T-3-19
編集　島比呂志
火山地帯社
昭和36年6月25日　A5　54頁　100円
創作
※Box（残部）

14300　**火山地帯**　No.13　T-3-19
編集　島比呂志
火山地帯社
昭和36年10月31日　A5　46頁　100円
創作
※Box（残部）

14301　**火山地帯**　No.14　T-3-19
編集　島比呂志
火山地帯社
昭和37年3月1日　A5　48頁　130円
創作
※Box（残部）

14302　**火山地帯**　No.15　T-3-19
編集　島比呂志
火山地帯社
昭和37年6月1日　A5　58頁　130円
創作
※Box（残部）

14303　**火山地帯**　No.16　T-3-19
編集　島比呂志
火山地帯社
昭和37年9月1日　A5　56頁　130円
創作
※Box（残部）

14304　**火山地帯**　No.17　T-3-19
編集　島比呂志
火山地帯社
昭和38年1月20日　A5　44頁　130円
創作
※Box（残部）

14305　**火山地帯**　No.18　T-3-19
編集　島比呂志
火山地帯社
昭和38年4月15日　A5　50頁　130円
創作
※Box（残部）

14306　**火山地帯**　No.19　T-3-19
編集　島比呂志
火山地帯社
昭和38年8月20日　A5　58頁　130円
創作
※Box（残部）

14307　**火山地帯**　No.20　T-3-19
編集　島比呂志
火山地帯社
昭和38年12月1日　A5　110頁　260円
創作
※Box（残部）

14308　**火山地帯**　No.21　T-3-19
編集　島比呂志
火山地帯社
昭和39年4月1日　A5　64頁
創作
※Box（残部）

14309　**火山地帯**　No.22　T-3-19
編集　島比呂志
火山地帯社
昭和39年7月1日　A5　46頁　130円

創作
※Box（残部）

14310　**火山地帯　No.23**　T-3-19
　編集　島比呂志
　火山地帯社
　昭和39年9月1日　A5　64頁　130円
　創作
　※Box（残部）

14311　**火山地帯　No.24**　T-3-19
　編集　島比呂志
　火山地帯社
　昭和39年12月25日　A5　66頁　170円
　創作
　※Box（残部）

14312　**火山地帯　No.25**　T-3-19
　編集　島比呂志
　火山地帯社
　昭和40年4月1日　A5　34頁　170円
　創作
　※Box（残部）

14313　**火山地帯　No.26**　T-3-19
　編集　島比呂志
　火山地帯社
　昭和40年7月1日　A5　46頁　170円
　創作
　※Box（残部）

14314　**火山地帯　No.27**　T-3-19
　編集　島比呂志
　火山地帯社
　昭和40年11月1日　A5　40頁　170円
　創作
　※Box（残部）

14315　**火山地帯　No.28**　T-3-19
　編集　島比呂志
　火山地帯社
　昭和41年6月1日　A5　38頁　170円
　創作
　※Box（残部）

14316　**火山地帯　No.30**　T-3-19
　編集　島比呂志
　火山地帯社
　昭和52年4月1日　A5　88頁　500円
　創作
　※復刊号
　※Box（残部）

14317　**火山地帯　No.31**　T-3-19
　編集　島比呂志
　火山地帯社
　昭和52年7月1日　A5　72頁　500円
　創作
　※Box（残部）

14318　**火山地帯　No.32**　T-3-19
　編集　島比呂志
　火山地帯社
　昭和52年10月1日　A5　70頁　500円
　創作
　※Box（残部）

14319　**火山地帯　No.33**　T-3-19
　編集　島比呂志
　火山地帯社
　昭和53年1月1日　A5　78頁　500円
　創作
　※Box（残部）

14320　**火山地帯　No.34**　T-3-19
　編集　島比呂志
　火山地帯社
　昭和53年4月1日　A5　86頁　500円
　創作
　※Box（残部）

14321　**火山地帯　No.35**　T-3-19
　編集　島比呂志
　火山地帯社
　昭和53年7月3日　A5　92頁　500円
　創作
　※Box（残部）

14322　**火山地帯　No.36**　T-3-19
　編集　島比呂志
　火山地帯社
　昭和53年10月1日　A5　68頁　500円
　創作
　※Box（残部）

14323　**火山地帯　No.37**　T-3-19
　編集　島比呂志
　火山地帯社
　昭和54年1月1日　A5　76頁　500円
　創作
　※Box（残部）

14324　**火山地帯　No.38**　T-3-19
　編集　島比呂志
　火山地帯社
　昭和54年4月1日　A5　78頁　500円

創作
※Box（残部）

14325　**火山地帯　No.39**　T-3-19
　編集　島比呂志
　火山地帯社
　昭和54年7月1日　A5　76頁　500円
　創作
　※Box（残部）

14326　**火山地帯　No.40**　T-3-19
　編集　島比呂志
　火山地帯社
　昭和54年10月1日　A5　84頁　500円
　創作
　※Box（残部）

14327　**火山地帯　No.41**　T-3-19
　編集　島比呂志
　火山地帯社
　昭和55年1月1日　A5　88頁　500円
　創作
　※Box（残部）

14328　**火山地帯　No.42**　T-3-19
　編集　島比呂志
　火山地帯社
　昭和55年4月1日　A5　58頁　500円
　創作
　※Box（残部）

14329　**火山地帯　No.43**　T-3-19
　編集　島比呂志
　火山地帯社
　昭和55年7月1日　A5　52頁　500円
　創作
　※Box（残部）

14330　**火山地帯　No.44**　T-3-19
　編集　島比呂志
　火山地帯社
　昭和55年10月1日　A5　70頁　500円
　創作
　※Box（残部）

14331　**火山地帯　No.45**　T-3-19
　編集　島比呂志
　火山地帯社
　昭和56年1月1日　A5　62頁　500円
　創作
　※Box（残部）

14332　**火山地帯　No.46**　T-3-19
　編集　島比呂志
　火山地帯社
　昭和56年4月1日　A5　92頁　600円
　創作
　※Box（残部）

14333　**火山地帯　No.47**　T-3-19
　編集　島比呂志
　火山地帯社
　昭和56年7月1日　A5　74頁　600円
　創作
　※Box（残部）

14334　**火山地帯　No.49**　T-3-19
　編集　島比呂志
　火山地帯社
　昭和57年1月1日　A5　56頁　600円
　創作
　※Box（残部）

14335　**火山地帯　No.50**　T-3-19
　編集　島比呂志
　火山地帯社
　昭和57年4月1日　A5　200頁　1,000円
　創作
　※Box（残部）

14336　**火山地帯　No.51**　T-3-19
　編集　島比呂志
　火山地帯社
　昭和57年7月1日　A5　100頁　700円
　創作
　※Box（残部）

14337　**火山地帯　No.52**　T-3-19
　編集　島比呂志
　火山地帯社
　昭和57年10月1日　A5　88頁　700円
　創作
　※Box（残部）

14338　**火山地帯　No.53**　T-3-19
　編集　島比呂志
　火山地帯社
　昭和58年1月1日　A5　100頁　700円
　創作
　※Box（残部）

14339　**火山地帯　No.54**　T-3-19
　編集　島比呂志
　火山地帯社
　昭和58年4月1日　A5　94頁　700円

創作
※Box（残部）

14340　**火山地帯　No.55**　T-3-19
編集　島比呂志
火山地帯社
昭和58年7月1日　A5　102頁　700円
創作
※Box（残部）

14341　**火山地帯　No.56**　T-3-20
編集　島比呂志
火山地帯社
昭和58年10月1日　A5　78頁　700円
創作
※Box（残部）

14342　**火山地帯　No.57**　T-3-20
編集　島比呂志
火山地帯社
昭和59年1月1日　A5　100頁　700円
創作
※Box（残部）

14343　**火山地帯　No.58**　T-3-20
編集　島比呂志
火山地帯社
昭和59年4月1日　A5　100頁　700円
創作
※Box（残部）　2冊

14344　**火山地帯　No.59**　T-3-20
編集　島比呂志
火山地帯社
昭和59年7月1日　A5　76頁　700円
創作
※Box（残部）　2冊

14345　**火山地帯　No.61**　T-3-20
編集　島比呂志
火山地帯社
昭和60年1月1日　A5　88頁　700円
創作
※Box（残部）

14346　**火山地帯　No.62**　T-3-20
編集　島比呂志
火山地帯社
昭和60年4月1日　A5　118頁　700円
創作
※Box（残部）

14347　**火山地帯　No.63**　T-3-20
編集　島比呂志
火山地帯社
昭和60年7月1日　A5　128頁　1,000円
創作
※Box（残部）

14348　**火山地帯　No.64**　T-3-20
編集　島比呂志
火山地帯社
昭和60年10月1日　A5　100頁　700円
創作
※Box（残部）

14349　**火山地帯　No.65**　T-3-20
編集　島比呂志
火山地帯社
昭和61年1月1日　A5　108頁　700円
創作
※Box（残部）

14350　**火山地帯　No.66**　T-3-20
編集　島比呂志
火山地帯社
昭和61年4月1日　A5　138頁　1,000円
創作
※Box（残部）　2冊

14351　**火山地帯　No.67**　T-3-20
編集　島比呂志
火山地帯社
昭和61年7月1日　A5　118頁　800円
創作
※Box（残部）

14352　**火山地帯　No.68**　T-3-20
編集　島比呂志
火山地帯社
昭和61年10月1日　A5　114頁　800円
創作
※Box（残部）

14353　**火山地帯　No.69**　T-3-20
編集　島比呂志
火山地帯社
昭和62年1月1日　A5　118頁　800円
創作
※Box（残部）

14354　**火山地帯　No.70**　T-3-20
編集　島比呂志
火山地帯社
昭和62年4月1日　A5　110頁　800円

創作
※Box（残部）

14355　**火山地帯　No.71**　T-3-20
編集　島比呂志
火山地帯社
昭和62年7月1日　A5　78頁　800円
創作
※Box（残部）

14356　**火山地帯　No.72**　T-3-20
編集　島比呂志
火山地帯社
昭和62年10月1日　A5　114頁　800円
創作
※Box（残部）

14357　**火山地帯　No.73**　T-3-20
編集　島比呂志
火山地帯社
昭和63年1月1日　A5　88頁　800円
創作
※Box（残部）

14358　**火山地帯　No.74**　T-3-20
編集　島比呂志
火山地帯社
昭和63年4月1日　A5　92頁　800円
創作
※Box（残部）

14359　**火山地帯　No.75**　T-3-20
編集　島比呂志
火山地帯社
昭和63年7月1日　A5　92頁　800円
創作
※Box（残部）

14360　**火山地帯　No.76**　T-3-20
編集　島比呂志
火山地帯社
昭和63年10月1日　A5　248頁　1,000円
創作
※Box（残部）

14361　**火山地帯　No.77**　T-3-20
編集　島比呂志
火山地帯社
昭和64年1月1日　A5　104頁　800円
創作
※Box（残部）　2冊

14362　**火山地帯　No.78**　T-3-20
編集　島比呂志
火山地帯社
平成元年4月1日　A5　104頁　800円
創作
※Box（残部）

14363　**火山地帯　No.79**　T-3-20
編集　島比呂志
火山地帯社
平成元年7月1日　A5　122頁　800円
創作
※Box（残部）

14364　**火山地帯　No.80**　T-3-20
編集　島比呂志
火山地帯社
平成元年10月1日　A5　108頁　800円
創作
※Box（残部）

14365　**火山地帯　No.81**　T-3-20
編集　島比呂志
火山地帯社
平成2年1月1日　A5　128頁　800円
創作
※Box（残部）

14366　**火山地帯　No.82**　T-3-20
編集　島比呂志
火山地帯社
平成2年4月1日　A5　108頁　800円
創作
※Box（残部）

14367　**火山地帯　No.83**　T-3-21
編集　島比呂志
火山地帯社
平成2年7月1日　A5　110頁　800円
創作
※Box（残部）

14368　**火山地帯　No.84**　T-3-21
編集　島比呂志
火山地帯社
平成2年10月1日　A5　104頁　800円
創作
※Box（残部）

14369　**火山地帯　No.85**　T-3-21
編集　島比呂志
火山地帯社
平成3年1月1日　A5　108頁　800円

創作
※Box（残部）

14370　**火山地帯　No.101**　T-3-21
　編集　島比呂志
　火山地帯社
　平成7年1月1日　A5　132頁　800円
　創作
　※Box（残部）

14371　**火山地帯　No.102**　T-3-21
　編集　島比呂志
　火山地帯社
　平成7年4月1日　A5　106頁　800円
　創作
　※Box（残部）

14372　**火山地帯　No.103**　T-3-21
　編集　島比呂志
　火山地帯社
　平成7年7月1日　A5　132頁　800円
　創作
　※Box（残部）

14373　**火山地帯　No.104**　T-3-21
　編集　島比呂志
　火山地帯社
　平成7年10月1日　A5　106頁　800円
　創作
　※Box（残部）

14374　**火山地帯　No.105**　T-3-21
　編集　島比呂志
　火山地帯社
　平成8年1月1日　A5　106頁　800円
　創作
　※Box（残部）

14375　**火山地帯　No.106**　T-3-21
　編集　島比呂志
　火山地帯社
　平成8年4月1日　A5　138頁　800円
　創作
　※Box（残部）

14376　**火山地帯　No.107**　T-3-21
　編集　島比呂志
　火山地帯社
　平成8年7月1日　A5　120頁　800円
　創作
　※Box（残部）

14377　**火山地帯　No.108**　T-3-21
　編集　島比呂志
　火山地帯社
　平成8年7月1日　A5　130頁　800円
　創作
　※Box（残部）

14378　**火山地帯　No.109**　T-3-21
　編集　島比呂志
　火山地帯社
　平成9年1月1日　A5　78頁　800円
　創作
　※Box（残部）

14379　**火山地帯　No.110**　T-3-21
　編集　島比呂志
　火山地帯社
　平成9年4月1日　A5　120頁　800円
　創作
　※Box（残部）

14380　**火山地帯　No.111**　T-3-21
　編集　島比呂志
　火山地帯社
　平成9年7月1日　A5　96頁　800円
　創作
　※Box（残部）

14381　**火山地帯　No.112**　T-3-21
　編集　島比呂志
　火山地帯社
　平成9年10月1日　A5　106頁　800円
　創作
　※Box（残部）

14382　**火山地帯　No.113**　T-3-21
　編集　島比呂志
　火山地帯社
　平成10年1月1日　A5　88頁　800円
　創作
　※Box（残部）

14383　**火山地帯　No.114**　T-3-21
　編集　島比呂志
　火山地帯社
　平成10年4月1日　A5　95頁　800円
　創作
　※Box（残部）

14384　**火山地帯　No.115**　T-3-21
　編集　島比呂志
　火山地帯社
　平成10年7月1日　A5　80頁　800円

創作
※ Box（残部）

14385　**火山地帯　No.116**　T-3-21
編集　島比呂志
火山地帯社
平成10年10月1日　A5　288頁　1,000円
創作
※ Box（残部）

14386　**火山地帯　No.117**　T-3-21
編集　立石富男
火山地帯社（島比呂志）
平成11年1月1日　A5　108頁　800円
創作
※ Box（残部）

14387　**火山地帯　No.118**　T-3-21
編集　立石富男
火山地帯社（島比呂志）
平成11年4月1日　A5　120頁　800円
創作
※ Box（残部）

14388　**火山地帯　No.119**　T-3-21
編集　立石富男
火山地帯社（島比呂志）
平成11年7月1日　A5　110頁　800円
創作
※ Box（残部）

14389　**火山地帯　No.120**　T-3-21
編集　立石富男
火山地帯社（島比呂志）
平成11年10月1日　A5　98頁　800円
創作
※ Box（残部）

14390　**火山地帯　No.121**　T-3-21
編集　立石富男
火山地帯社（島比呂志）
平成12年1月1日　A5　104頁　800円
創作
※ Box（残部）

14391　**火山地帯　No.122**　T-3-21
編集　立石富男
火山地帯社（島比呂志）
平成12年4月1日　A5　118頁　800円
創作
※ Box（残部）

14392　**火山地帯　No.123**　T-3-21
編集　立石富男
火山地帯社（島比呂志）
平成12年7月1日　A5　126頁　800円
創作
※ Box（残部）

14393　**火山地帯　No.124**　T-3-21
編集　立石富男
火山地帯社（島比呂志）
平成12年10月1日　A5　114頁　800円
創作
※ Box（残部）

14394　**火山地帯目録　創刊号〜120号**　T-3-21
火山地帯社
2000年2月1日　A5　75頁
記録
※ Box（残部）

14395　**火山地帯　No.125**　T-3-22
編集　立石富男
火山地帯社（島比呂志）
2001年1月1日　A5　108頁　800円
創作
※ Box（残部）

14396　**火山地帯　No.126**　T-3-22
編集　立石富男
火山地帯社（島比呂志）
2001年4月1日　A5　78頁　800円
創作
※ Box（残部）

14397　**火山地帯　No.127**　T-3-22
編集　立石富男
火山地帯社（島比呂志）
2001年7月1日　A5　112頁　800円
創作
※ Box（残部）

14398　**火山地帯　No.128**　T-3-22
編集　立石富男
火山地帯社（島比呂志）
2001年10月1日　A5　132頁　800円
創作
※ Box（残部）

14399　**火山地帯　No.129**　T-3-22
編集　立石富男
火山地帯社（島比呂志）
2002年1月1日　A5　142頁　800円
創作

※Box（残部）

14400　**火山地帯　№130**　T-3-22
　編集　立石富男
　火山地帯社（島比呂志）
　2002年4月1日　A5　140頁　800円
　創作
　※Box（残部）

14401　**火山地帯　№131**　T-3-22
　編集　立石富男
　火山地帯社（島比呂志）
　2002年7月1日　A5　98頁　800円
　創作
　※Box（残部）

14402　**火山地帯　№132**　T-3-22
　編集　立石富男
　火山地帯社（島比呂志）
　2002年10月1日　A5　134頁　800円
　創作
　※Box（残部）

14403　**火山地帯　№133**　T-3-22
　編集　立石富男
　火山地帯社（島比呂志）
　2003年1月1日　A5　138頁　800円
　創作
　※Box（残部）

14404　**火山地帯　№134**　T-3-22
　編集　立石富男
　火山地帯社（島比呂志）
　2003年4月1日　A5　100頁　800円
　創作
　※Box（残部）

14405　**火山地帯　№135**　T-3-22
　編集　立石富男
　火山地帯社（立石富男）
　2003年7月1日　A5　176頁　800円
　創作
　※Box（残部）

14406　**火山地帯　№136**　T-3-22
　編集　立石富男
　火山地帯社（立石富生）
　2003年10月1日　A5　112頁　800円
　創作
　※Box（残部）

14407　**火山地帯　№137**　T-3-22
　編集　立石富男
　火山地帯社（立石富生）
　2004年1月1日　A5　134頁　800円
　創作
　※Box（残部）

14408　**火山地帯　№138**　T-3-22
　編集　立石富男
　火山地帯社（立石富生）
　2004年4月1日　A5　118頁　800円
　創作
　※Box（残部）

14409　**火山地帯　№139**　T-3-22
　編集　立石富男
　火山地帯社（立石富生）
　2004年7月1日　A5　114頁　800円
　創作
　※Box（残部）

14410　**火山地帯　№140**　T-3-22
　編集　立石富男
　火山地帯社（立石富生）
　2004年10月1日　A5　102頁　800円
　創作
　※Box（残部）

14411　**火山地帯　№141**　T-3-22
　編集　立石富男
　火山地帯社（立石富生）
　2005年1月1日　A5　144頁　800円
　創作
　※Box（残部）

14412　**火山地帯　№142**　T-3-22
　編集　立石富男
　火山地帯社（立石富生）
　2005年4月1日　A5　108頁　800円
　創作
　※Box（残部）

14413　**火山地帯　№143**　T-3-22
　編集　立石富男
　火山地帯社（立石富生）
　2005年7月1日　A5　150頁　800円
　創作
　※Box（残部）

14414　**火山地帯　№144**　T-3-22
　編集　立石富男
　火山地帯社（立石富生）
　2005年10月1日　A5　154頁　800円
　創作
　※Box（残部）

14415 **火山地帯 No.145** T-3-22
編集　立石富男
火山地帯社（立石富生）
2006年1月1日　A5　124頁　800円
創作
※Box（残部）

14416 **火山地帯 No.146** T-3-22
編集　立石富男
火山地帯社（立石富生）
2006年4月1日　A5　112頁　800円
創作
※Box（残部）

14417 **火山地帯 No.147** T-3-22
編集　立石富男
火山地帯社（立石富生）
2006年7月1日　A5　106頁　800円
創作
※Box（残部）

14418 **火山地帯 No.148** T-3-22
編集　立石富男
火山地帯社（立石富生）
2006年10月1日　A5　104頁　800円
創作
※Box（残部）

14419 **火山地帯 No.149** T-3-22
編集　立石富男
火山地帯社（立石富生）
2007年1月1日　A5　112頁　800円
創作
※Box（残部）

14420 **火山地帯 No.153** T-3-22
編集　立石富男
火山地帯社（立石富生）
2008年1月1日　A5　142頁　800円
創作
※Box（残部）

14421 **星塚よ永遠に　名もなき星たちに捧ぐ** T-3-23
編集　星塚敬愛園入所者自治会
平成27年10月28日　A4　553頁
記録
※敬愛園入所者80年史
※本　2冊

14422 **平成29年度　年報** T-3-24
国立療養所星塚敬愛園
国立療養所星塚敬愛園
平成30年11月30日　A4　160頁
記録
※本

14423 **愛楽　1巻1号** T-4-1
編集　宮良保・国本稔
愛楽園
1952年2月25日　A5　48頁
機関誌
※製本

14424 **愛楽　第2号** T-4-1
編集　宮良保・国本稔
沖縄愛楽園（宮城勉）
1952年5月19日　A5　38頁
機関誌
※製本

14425 **愛楽誌　開園十五周年記念号** T-4-2
編集　比嘉精華
沖縄愛楽園（親泊康順）
1953年11月10日　A5　128頁　非売品
機関誌
※製本

14426 **愛楽　創刊号　Vol.1　No.1** T-4-3
編集　比嘉精華
沖縄愛楽園
1954年9月5日　A5　50頁
機関誌
※製本

14427 **愛楽　第2号　Vol.2　No.2** T-4-3
編集　沖縄愛楽園文化部
沖縄愛楽園（親泊康順）
1955年6月1日　A5　60頁
機関誌
※製本

14428 **愛楽　第3号　Vol.2　No.3** T-4-3
編集　沖縄愛楽園文化部
沖縄愛楽園（親泊康順）
1955年12月1日　A5　35頁
機関誌
※製本

14429 **愛楽　通巻第4号　Vol.3　No.4** T-4-3
編集　沖縄愛楽園文化部
沖縄愛楽園（親泊康順）
1956年4月17日　A5　48頁
機関誌
※製本

14430　愛楽　通巻第5号　Vol.3　No.5　T-4-3
　編集　沖縄愛楽園文化部
　沖縄愛楽園（親泊康順）
　1957年2月20日　A5　42頁
　機関誌
　※製本

14431　愛楽　Vol.4　No.6　T-4-3
　編集　沖縄愛楽園文化部
　沖縄愛楽園（親泊康順）
　1957年7月10日　A5　42頁
　機関誌
　※製本

14432　愛楽　通巻第7号　T-4-3
　編集　沖縄愛楽園文化部
　沖縄愛楽園（親泊康順）
　1957年11月1日　A5　42頁
　機関誌
　※製本

14433　愛楽　通巻第8号　T-4-3
　編集　文化部
　沖縄愛楽園（古見英一）
　1957年12月10日　A5　34頁
　機関誌
　※製本

14434　愛楽　通巻第9号　T-4-3
　編集　文化部
　沖縄愛楽園（徳田祐弼）
　1958年3月5日　A5　38頁
　機関誌
　※製本

14435　愛楽　通巻第10号　T-4-3
　編集　文化部
　沖縄愛楽園（徳田祐弼）
　1958年8月15日　A5　38頁
　機関誌
　※製本

14436　愛楽　通巻第11号　T-4-3
　編集　文化部
　沖縄愛楽園（徳田祐弼）
　1958年11月15日　A5　46頁
　機関誌
　※製本

14437　愛楽　通巻第12号　T-4-3
　編集　文化部
　沖縄愛楽園（徳田祐弼）
　1958年12月31日　A5　48頁

　機関誌
　※開園20周年記念
　※製本

14438　愛楽　通巻第13号　T-4-4
　編集　文化部
　沖縄愛楽園（南山正夫）
　1959年4月15日　A5　42頁
　機関誌
　※製本

14439　愛楽　通巻第14号　T-4-4
　編集　愛楽園共愛会
　沖縄癩予防協会（泉正重）
　1959年6月25日　A5　46頁
　機関誌
　※製本

14440　愛楽　通巻第15号　T-4-4
　編集　愛楽園共愛会
　沖縄らい予防協会（泉正重）
　1959年9月26日　A5　40頁
　機関誌
　※製本

14441　愛楽　通巻第16号　T-4-4
　編集　愛楽園共愛会
　沖縄らい予防協会（泉正重）
　1959年12月31日　A5　48頁
　機関誌
　※製本

14442　愛楽　通巻第17号　T-4-4
　A5　48頁
　機関誌
　※製本

14443　愛楽　通巻第18号　T-4-4
　1960年6月30日　A5　58頁
　機関誌
　※製本

14444　愛楽　文芸特別号　T-4-4
　編集　国頭愛楽園共愛会
　沖縄らい予防協会（泉正重）
　1960年12月10日　A5　100頁　非売品
　機関誌
　※製本

14445　愛楽　通巻第20号　T-4-4
　編集　沖縄愛楽園共愛会
　沖縄ハンセン氏病予防協会（泉正重）
　1961年7月14日　A5　54頁　非売品

機関誌
※製本

14446　愛楽　通巻第21号　T-4-4
編集　沖縄愛楽園共愛会
沖縄ハンセン氏病予防協会（上原信雄）
1961年11月14日　A5　52頁　非売品
機関誌
※製本

14447　愛楽　新年号　通巻第22号　T-4-5
編集　沖縄愛楽園共愛会
沖縄ハンセン氏病予防協会（上原信雄）
1961年12月21日　A5　52頁　非売品
機関誌
※製本

14448　愛楽　通巻第23号　T-4-5
編集　沖縄愛楽園共愛会
沖縄ハンセン氏病予防協会（上原信雄）
1962年4月1日　A5　52頁　非売品
機関誌
※製本

14449　愛楽　通巻第24号　T-4-5
編集　入園者自治会・報道室
沖縄ハンセン氏病予防協会（上原信雄）
1962年9月10日　A5　54頁　非売品
機関誌
※製本

14450　愛楽　通巻第25号　T-4-5
編集　入園者自治会・報道室
沖縄ハンセン氏病予防協会（上原信雄）
1962年10月25日　A5　65頁　非売品
機関誌
※「希望と自信の鐘」鐘楼完成記念号
※製本

14451　愛楽　通巻第26号　T-4-5
編集　沖縄愛楽園共愛会
沖縄ハンセン氏病予防協会（上原信雄）
1963年12月25日　A5　60頁　非売品
機関誌
※開園25周年記念号
※製本

14452　愛楽　通巻第27号　T-4-5
編集　沖縄愛楽園入園者自治会
沖縄ハンセン氏病予防協会（上原信雄）
1964年11月3日　A5　57頁　非売品
機関誌
※製本

14453　愛楽　通巻第28号　T-4-5
編集　沖縄愛楽園入園者自治会
沖縄ハンセン氏病予防協会（上原信雄）
1965年12月25日　A5　55頁　非売品
機関誌
※製本

14454　愛楽　通巻第29号　T-4-5
編集　沖縄愛楽園入園者自治会
沖縄ハンセン氏病予防協会（上原信雄）
1966年12月25日　A5　68頁　非売品
機関誌
※製本

14455　愛楽　通巻第30号　T-4-5
編集　沖縄愛楽園入園者自治会
沖縄ハンセン氏病予防協会（上原信雄）
1967年6月30日　A5　64頁　非売品
機関誌
※製本

14456　愛楽　通巻第31号　T-4-6
編集　沖縄愛楽園入園者自治会
沖縄ハンセン氏病予防協会（上原信雄）
1967年11月11日　A5　66頁
機関誌
※製本

14457　愛楽　通巻第32号　T-4-6
編集　沖縄愛楽園入園者自治会
沖縄ハンセン氏病予防協会（上原信雄）
1968年7月15日　A5　68頁
機関誌
※製本

14458　愛楽　通巻第33号　T-4-6
編集　沖縄愛楽園入園者自治会
沖縄ハンセン氏病予防協会（上原信雄）
1969年9月20日　A5　62頁
機関誌
※製本

14459　愛楽　通巻第34号　T-4-6
編集　沖縄愛楽園入園者自治会
沖縄ハンセン氏病予防協会（上原信雄）
1970年3月10日　A5　60頁
機関誌
※製本

14460　愛楽　通巻第35号　T-4-6
編集　沖縄愛楽園入園者自治会文化部編集室
沖縄ハンセン氏病予防協会（上原信雄）
1970年12月25日　A5　67頁

機関誌
※製本

14461 　**愛楽　通巻第36号**　T-4-6
　　編集　沖縄愛楽園入園者自治会文化部編集室
　　沖縄ハンセン氏病予防協会（上原信雄）
　　1971年7月5日　A5　62頁
　　機関誌
　　※製本

14462 　**愛楽　通巻第37号**　T-4-6
　　編集　田場盛吉
　　国立療養所沖縄愛楽園（犀川一夫）
　　昭和51年11月　A5　64頁
　　機関誌
　　※製本

14463 　**すむいで　第8号**　T-4-7
　　編集　田場盛吉
　　沖縄愛楽園（犀川一夫）
　　昭和49年5月1日　A4　4頁
　　機関誌
　　※製本

14464 　**すむいで　第9号**　T-4-7
　　編集　田場盛吉
　　沖縄愛楽園（犀川一夫）
　　昭和49年6月30日　A4　4頁
　　機関誌
　　※製本

14465 　**すむいで　第10号**　T-4-7
　　編集　田場盛吉
　　沖縄愛楽園（犀川一夫）
　　昭和49年7月31日　A4　4頁
　　機関誌
　　※製本

14466 　**すむいで　第11号**　T-4-7
　　編集　田場盛吉
　　沖縄愛楽園（犀川一夫）
　　昭和49年9月30日　A4　4頁
　　機関誌
　　※製本

14467 　**すむいで　第12号**　T-4-7
　　編集　田場盛吉
　　沖縄愛楽園（犀川一夫）
　　昭和49年10月31日　A4　4頁
　　機関誌
　　※製本

14468 　**すむいで　第13号**　T-4-7
　　編集　田場盛吉
　　国立療養所沖縄愛楽園（犀川一夫）
　　昭和49年11月30日　A4　4頁
　　機関誌
　　※製本

14469 　**すむいで　第14号**　T-4-7
　　編集　田場盛吉
　　国立療養所沖縄愛楽園（犀川一夫）
　　昭和50年1月1日　A4　4頁
　　機関誌
　　※製本

14470 　**すむいで　第15号**　T-4-7
　　編集　田場盛吉
　　国立療養所沖縄愛楽園（犀川一夫）
　　昭和50年2月15日　A4　4頁
　　機関誌
　　※製本

14471 　**すむいで　第16号**　T-4-7
　　編集　田場盛吉
　　国立療養所沖縄愛楽園（犀川一夫）
　　昭和50年5月1日　A4　4頁
　　機関誌
　　※製本

14472 　**すむいで　第17号**　T-4-7
　　編集　田場盛吉
　　国立療養所沖縄愛楽園（犀川一夫）
　　昭和50年7月1日　A4　4頁
　　機関誌
　　※製本

14473 　**すむいで　第18号**　T-4-7
　　編集　田場盛吉
　　国立療養所沖縄愛楽園（犀川一夫）
　　昭和50年8月10日　A4　4頁
　　機関誌
　　※製本

14474 　**すむいで　第19号**　T-4-7
　　編集　田場盛吉
　　国立療養所沖縄愛楽園（犀川一夫）
　　昭和50年10月31日　A4　4頁
　　機関誌
　　※製本

14475 　**すむいで　第20号**　T-4-7
　　編集　田場盛吉
　　国立療養所沖縄愛楽園（犀川一夫）
　　昭和50年11月30日　A4　4頁

機関誌
※製本

14476　すむいで　第21号　T-4-7
編集　田場盛吉
国立療養所沖縄愛楽園（犀川一夫）
昭和51年1月1日　A4　4頁
機関誌
※製本

14477　すむいで　第22号　T-4-7
編集　田場盛吉
国立療養所沖縄愛楽園（犀川一夫）
昭和51年2月1日　A4　4頁
機関誌
※製本

14478　すむいで　第23号　T-4-7
編集　田場盛吉
国立療養所沖縄愛楽園（犀川一夫）
昭和51年3月1日　A4　4頁
機関誌
※製本

14479　自治会創立31周年記念式典式順　T-4-7
B4　10頁
※製本

14480　すむいで　第24号　T-4-7
編集　田場盛吉
国立療養所沖縄愛楽園（犀川一夫）
昭和51年4月1日　A4　4頁
機関誌
※製本

14481　すむいで　第25号　T-4-7
編集　田場盛吉
国立療養所沖縄愛楽園（犀川一夫）
昭和51年5月1日　A4　4頁
機関誌
※製本

14482　すむいで　第26号　T-4-7
編集　田場盛吉
国立療養所沖縄愛楽園（犀川一夫）
昭和51年6月1日　A4　4頁
機関誌
※製本

14483　すむいで　第27号　T-4-7
編集　田場盛吉
国立療養所沖縄愛楽園（犀川一夫）
昭和51年7月1日　A4　4頁

機関誌
※製本

14484　すむいで　第28号　T-4-7
編集　田場盛吉
国立療養所沖縄愛楽園（犀川一夫）
昭和51年8月1日　A4　4頁
機関誌
※製本

14485　すむいで　第29号　T-4-7
編集　田場盛吉
国立療養所沖縄愛楽園（犀川一夫）
昭和51年9月1日　A4　4頁
機関誌
※製本

14486　すむいで　第30号　T-4-7
編集　田場盛吉
国立療養所沖縄愛楽園（犀川一夫）
昭和51年10月1日　A4　4頁
機関誌
※製本

14487　すむいで　第31号　T-4-7
編集　天久佐信
国立療養所沖縄愛楽園（犀川一夫）
昭和51年11月15日　A4　4頁
機関誌
※製本

14488　すむいで　第32号　T-4-7
編集　天久佐信
国立療養所沖縄愛楽園（犀川一夫）
昭和52年1月1日　A4　4頁
機関誌
※製本

14489　すむいで　第33号　T-4-7
編集　天久佐信
国立療養所沖縄愛楽園（犀川一夫）
昭和52年2月1日　A4　4頁
機関誌
※製本

14490　すむいで　第34号　T-4-7
編集　天久佐信
国立療養所沖縄愛楽園（犀川一夫）
昭和52年3月1日　A4　4頁
機関誌
※製本

14491　**すむいで　第35号**　T-4-7
　　編集　天久佐信
　　沖縄愛楽園慰安会（犀川一夫）
　　昭和52年7月1日　A4　6頁
　　機関誌
　　※製本

14492　**すむいで　第36号**　T-4-7
　　編集　天久佐信
　　沖縄愛楽園慰安会（犀川一夫）
　　昭和52年8月1日　A4　6頁
　　機関誌
　　※製本

14493　**すむいで　第37号**　T-4-7
　　編集　天久佐信
　　沖縄愛楽園慰安会（犀川一夫）
　　昭和52年9月1日　A4　4頁　25円
　　機関誌
　　※製本

14494　**すむいで　第38号**　T-4-7
　　編集　天久佐信
　　沖縄愛楽園慰安会（犀川一夫）
　　昭和52年10月1日　A4　4頁　25円
　　機関誌
　　※製本

14495　**すむいで　第39号**　T-4-7
　　編集　天久佐信
　　沖縄愛楽園慰安会（犀川一夫）
　　昭和52年11月1日　A4　4頁　25円
　　機関誌
　　※製本

14496　**すむいで　第40号**　T-4-7
　　編集　天久佐信
　　沖縄愛楽園慰安会（犀川一夫）
　　昭和52年12月1日　A4　4頁　25円
　　機関誌
　　※製本

14497　**すむいで　第41号**　T-4-7
　　編集　天久佐信
　　沖縄愛楽園慰安会（犀川一夫）
　　昭和53年1月1日　A4　4頁　25円
　　機関誌
　　※製本

14498　**すむいで　第42号**　T-4-7
　　編集　天久佐信
　　沖縄愛楽園慰安会（犀川一夫）
　　昭和53年2月1日　A4　4頁　25円
　　機関誌
　　※製本

14499　**すむいで　第43号**　T-4-7
　　編集　天久佐信
　　沖縄愛楽園慰安会（犀川一夫）
　　昭和53年3月1日　A4　4頁　25円
　　機関誌
　　※製本

14500　**すむいで　第44号**　T-4-7
　　編集　天久佐信
　　沖縄愛楽園慰安会（犀川一夫）
　　昭和53年4月1日　A4　4頁　25円
　　機関誌
　　※製本

14501　**すむいで　第45号**　T-4-7
　　編集　天久佐信
　　沖縄愛楽園慰安会（犀川一夫）
　　昭和53年5月1日　A4　4頁　25円
　　機関誌
　　※製本

14502　**すむいで　第46号**　T-4-7
　　編集　天久佐信
　　沖縄愛楽園慰安会（犀川一夫）
　　昭和53年6月1日　A4　4頁　25円
　　機関誌
　　※製本

14503　**すむいで　第47号**　T-4-7
　　編集　天久佐信
　　沖縄愛楽園慰安会（犀川一夫）
　　昭和53年7月1日　A4　4頁　25円
　　機関誌
　　※製本

14504　**すむいで　第48号**　T-4-7
　　編集　天久佐信
　　沖縄愛楽園慰安会（犀川一夫）
　　昭和53年8月1日　A4　4頁　25円
　　機関誌
　　※製本

14505　**すむいで　第49号**　T-4-7
　　編集　天久佐信
　　沖縄愛楽園慰安会（犀川一夫）
　　昭和53年9月1日　A4　4頁　25円
　　機関誌
　　※製本

14506 **すむいで　第50号** T-4-7
　　編集　天久佐信
　　沖縄愛楽園慰安会（犀川一夫）
　　昭和53年10月1日　A4　4頁　25円
　　機関誌
　　※製本

14507 **すむいで　第51号** T-4-7
　　編集　天久佐信
　　沖縄愛楽園慰安会（犀川一夫）
　　昭和53年11月1日　A4　6頁　25円
　　機関誌
　　※製本

14508 **すむいで　第52号** T-4-7
　　編集　天久佐信
　　沖縄愛楽園慰安会（犀川一夫）
　　昭和53年12月1日　A4　4頁　25円
　　機関誌
　　※製本

14509 **すむいで　第53号** T-4-7
　　編集　天久佐信
　　沖縄愛楽園慰安会（犀川一夫）
　　昭和54年1月1日　A4　4頁　25円
　　機関誌
　　※製本

14510 **すむいで　第54号** T-4-7
　　編集　天久佐信
　　沖縄愛楽園慰安会（犀川一夫）
　　昭和54年2月1日　A4　4頁　25円
　　機関誌
　　※製本

14511 **すむいで　第55号** T-4-7
　　編集　天久佐信
　　沖縄愛楽園慰安会（犀川一夫）
　　昭和54年3月1日　A4　4頁　25円
　　機関誌
　　※製本

14512 **すむいで　第56号** T-4-7
　　編集　天久佐信
　　沖縄愛楽園慰安会（犀川一夫）
　　昭和54年4月1日　A4　4頁　25円
　　機関誌
　　※製本

14513 **すむいで　第57号** T-4-7
　　編集　天久佐信
　　沖縄愛楽園慰安会（犀川一夫）
　　昭和54年5月1日　A4　4頁　25円
　　機関誌
　　※製本

14514 **すむいで　第58号** T-4-7
　　編集　天久佐信
　　沖縄愛楽園慰安会（犀川一夫）
　　昭和54年6月1日　A4　4頁　25円
　　機関誌
　　※製本

14515 **すむいで　第59号** T-4-7
　　編集　天久佐信
　　沖縄愛楽園慰安会（犀川一夫）
　　昭和54年7月1日　A4　4頁　25円
　　機関誌
　　※製本

14516 **すむいで　第60号** T-4-7
　　編集　天久佐信
　　沖縄愛楽園慰安会（犀川一夫）
　　昭和54年8月1日　A4　4頁　25円
　　機関誌
　　※製本

14517 **すむいで　第61号** T-4-7
　　編集　天久佐信
　　沖縄愛楽園慰安会（犀川一夫）
　　昭和54年9月1日　A4　4頁　25円
　　機関誌
　　※製本

14518 **すむいで　第62号** T-4-7
　　編集　天久佐信
　　沖縄愛楽園慰安会（犀川一夫）
　　昭和54年10月1日　A4　4頁　25円
　　機関誌
　　※製本

14519 **すむいで　第63号** T-4-7
　　編集　天久佐信
　　沖縄愛楽園慰安会（犀川一夫）
　　昭和54年11月1日　A4　4頁　25円
　　機関誌
　　※製本

14520 **すむいで　第64号** T-4-7
　　編集　高江洲義昇
　　沖縄愛楽園慰安会（犀川一夫）
　　昭和54年12月1日　A4　4頁　25円
　　機関誌
　　※製本

14521 **すむいで　第65号**　T-4-7
　編集　高江洲義昇
　沖縄愛楽園慰安会（犀川一夫）
　昭和55年1月1日　A4　4頁　25円
　機関誌
　※製本

14522 **すむいで　第66号**　T-4-7
　編集　高江洲義昇
　沖縄愛楽園慰安会（犀川一夫）
　昭和55年2月1日　A4　6頁　25円
　機関誌
　※製本

14523 **すむいで　第67号**　T-4-7
　編集　高江洲義昇
　沖縄愛楽園慰安会（犀川一夫）
　昭和55年3月1日　A4　4頁　25円
　機関誌
　※製本

14524 **すむいで　第68号**　T-4-7
　編集　高江洲義昇
　沖縄愛楽園慰安会（犀川一夫）
　昭和55年4月1日　A4　4頁　25円
　機関誌
　※製本

14525 **すむいで　第69号**　T-4-7
　編集　高江洲義昇
　沖縄愛楽園慰安会（犀川一夫）
　昭和55年5月1日　A4　4頁　25円
　機関誌
　※製本

14526 **すむいで　第70号**　T-4-7
　編集　高江洲義昇
　沖縄愛楽園慰安会（犀川一夫）
　昭和55年6月1日　A4　4頁　25円
　機関誌
　※製本

14527 **すむいで　第71号**　T-4-7
　編集　高江洲義昇
　沖縄愛楽園慰安会（犀川一夫）
　昭和55年7月1日　A4　4頁　25円
　機関誌
　※製本

14528 **すむいで　第72号**　T-4-7
　編集　高江洲義昇
　沖縄愛楽園慰安会（犀川一夫）
　昭和55年8月1日　A4　4頁　25円
　機関誌
　※製本

14529 **すむいで　第73号**　T-4-7
　編集　高江洲義昇
　沖縄愛楽園慰安会（犀川一夫）
　昭和55年9月1日　A4　4頁　25円
　機関誌
　※製本

14530 **すむいで　第74号**　T-4-7
　編集　高江洲義昇
　沖縄愛楽園慰安会（犀川一夫）
　昭和55年10月1日　A4　4頁　25円
　機関誌
　※製本

14531 **すむいで　第75号**　T-4-7
　編集　高江洲義昇
　沖縄愛楽園慰安会（犀川一夫）
　昭和55年11月1日　A4　4頁　25円
　機関誌
　※製本

14532 **すむいで　第76号**　T-4-7
　編集　高江洲義昇
　沖縄愛楽園慰安会（犀川一夫）
　昭和55年12月1日　A4　4頁　25円
　機関誌
　※製本

14533 **すむいで　第77号**　T-4-7
　編集　高江洲義昇
　沖縄愛楽園慰安会（犀川一夫）
　昭和56年1月1日　A4　4頁　25円
　機関誌
　※製本

14534 **すむいで　第78号**　T-4-7
　編集　高江洲義昇
　沖縄愛楽園慰安会（犀川一夫）
　昭和56年2月1日　A4　4頁　25円
　機関誌
　※製本

14535 **すむいで　第79号**　T-4-7
　編集　高江洲義昇
　沖縄愛楽園慰安会（犀川一夫）
　昭和56年3月1日　A4　6頁　25円
　機関誌
　※製本

14536　すむいで　第80号　T-4-7
　　編集　高江洲義昇
　　沖縄愛楽園慰安会（犀川一夫）
　　昭和56年4月1日　A4　4頁　25円
　　機関誌
　　※製本

14537　すむいで　第81号　T-4-7
　　編集　高江洲義昇
　　沖縄愛楽園慰安会（犀川一夫）
　　昭和56年5月1日　A4　4頁　25円
　　機関誌
　　※製本

14538　すむいで　第82号　T-4-7
　　編集　高江洲義昇
　　沖縄愛楽園慰安会（犀川一夫）
　　昭和56年6月1日　A4　4頁　25円
　　機関誌
　　※製本

14539　すむいで　第83号　T-4-7
　　編集　高江洲義昇
　　沖縄愛楽園慰安会（犀川一夫）
　　昭和56年7月1日　A4　4頁　25円
　　機関誌
　　※製本

14540　すむいで　第84号　T-4-7
　　編集　高江洲義昇
　　沖縄愛楽園慰安会（犀川一夫）
　　昭和56年8月1日　A4　4頁　25円
　　機関誌
　　※製本

14541　すむいで　第85号　T-4-7
　　編集　高江洲義昇
　　沖縄愛楽園慰安会（犀川一夫）
　　昭和56年9月1日　A4　4頁　25円
　　機関誌
　　※製本

14542　すむいで　第86号　T-4-7
　　編集　高江洲義昇
　　沖縄愛楽園慰安会（犀川一夫）
　　昭和56年10月1日　A4　4頁　25円
　　機関誌
　　※製本

14543　すむいで　第87号　T-4-7
　　編集　高江洲義昇
　　沖縄愛楽園慰安会（犀川一夫）
　　昭和56年11月1日　A4　4頁　25円
　　機関誌
　　※製本

14544　すむいで　第88号　T-4-7
　　編集　高江洲義昇
　　沖縄愛楽園慰安会（犀川一夫）
　　昭和56年12月1日　A4　4頁　25円
　　機関誌
　　※製本

14545　すむいで　第89号　T-4-7
　　編集　高江洲義昇
　　沖縄愛楽園慰安会（犀川一夫）
　　昭和57年1月1日　A4　4頁　25円
　　機関誌
　　※製本

14546　すむいで　第90号　T-4-7
　　編集　高江洲義昇
　　沖縄愛楽園慰安会（犀川一夫）
　　昭和57年2月1日　A4　4頁　25円
　　機関誌
　　※製本

14547　すむいで　第91号　T-4-7
　　編集　高江洲義昇
　　沖縄愛楽園慰安会（犀川一夫）
　　昭和57年3月1日　A4　4頁　25円
　　機関誌
　　※製本

14548　すむいで　第92号　T-4-7
　　編集　高江洲義昇
　　沖縄愛楽園慰安会（犀川一夫）
　　昭和57年4月1日　A4　4頁　25円
　　機関誌
　　※製本

14549　すむいで　第93号　T-4-7
　　編集　高江洲義昇
　　沖縄愛楽園慰安会（犀川一夫）
　　昭和57年5月1日　A4　4頁　25円
　　機関誌
　　※製本

14550　すむいで　第94号　T-4-7
　　編集　高江洲義昇
　　沖縄愛楽園慰安会（犀川一夫）
　　昭和57年6月1日　A4　4頁　25円
　　機関誌
　　※製本

14551 **すむいで　第95号**　T-4-7
　編集　高江洲義昇
　沖縄愛楽園慰安会（犀川一夫）
　昭和57年7月1日　A4　4頁　25円
　機関誌
　※製本

14552 **すむいで　第96号**　T-4-7
　編集　高江洲義昇
　沖縄愛楽園慰安会（犀川一夫）
　昭和57年8月1日　A4　4頁　25円
　機関誌
　※製本

14553 **すむいで　第97号**　T-4-7
　編集　高江洲義昇
　沖縄愛楽園慰安会（犀川一夫）
　昭和57年9月1日　A4　4頁　25円
　機関誌
　※製本

14554 **すむいで　第98号**　T-4-7
　編集　高江洲義昇
　沖縄愛楽園慰安会（犀川一夫）
　昭和57年10月1日　A4　4頁　25円
　機関誌
　※製本

14555 **すむいで　第99号**　T-4-7
　編集　高江洲義昇
　沖縄愛楽園慰安会（犀川一夫）
　昭和57年11月1日　A4　4頁　25円
　機関誌
　※製本

14556 **すむいで　第100号**　T-4-7
　編集　高江洲義昇
　沖縄愛楽園慰安会（犀川一夫）
　昭和57年12月1日　A4　4頁　25円
　機関誌
　※製本

14557 **すむいで　第101号**　T-4-8
　編集　高江洲義昇
　沖縄愛楽園慰安会（犀川一夫）
　昭和58年1月1日　A5　4頁　25円
　機関誌
　※製本

14558 **すむいで　第102号**　T-4-8
　編集　高江洲義昇
　沖縄愛楽園慰安会（犀川一夫）
　昭和58年2月1日　A4　4頁　25円
　機関誌
　※製本

14559 **すむいで　第103号**　T-4-8
　編集　高江洲義昇
　沖縄愛楽園慰安会（犀川一夫）
　昭和58年3月1日　A4　4頁　25円
　機関誌
　※製本

14560 **すむいで　第104号**　T-4-8
　編集　高江洲義昇
　沖縄愛楽園慰安会（犀川一夫）
　昭和58年4月1日　A4　4頁　25円
　機関誌
　※製本

14561 **すむいで　第105号**　T-4-8
　編集　高江洲義昇
　沖縄愛楽園慰安会（犀川一夫）
　昭和58年5月1日　A4　4頁　25円
　機関誌
　※製本

14562 **すむいで　第106号**　T-4-8
　編集　高江洲義昇
　沖縄愛楽園慰安会（犀川一夫）
　昭和58年6月1日　A4　4頁　25円
　機関誌
　※製本

14563 **すむいで　第107号**　T-4-8
　編集　高江洲義昇
　沖縄愛楽園慰安会（犀川一夫）
　昭和58年7月1日　A4　4頁　25円
　機関誌
　※製本

14564 **すむいで　第108号**　T-4-8
　編集　高江洲義昇
　沖縄愛楽園慰安会（犀川一夫）
　昭和58年8月1日　A4　4頁　25円
　機関誌
　※製本

14565 **すむいで　第109号**　T-4-8
　編集　高江洲義昇
　沖縄愛楽園慰安会（犀川一夫）
　昭和58年9月1日　A4　4頁　25円
　機関誌
　※製本

14566　すむいで　第110号　T-4-8
　編集　高江洲義昇
　沖縄愛楽園慰安会（犀川一夫）
　昭和58年10月1日　A4　4頁　25円
　機関誌
　※製本

14567　すむいで　第111号　T-4-8
　編集　高江洲義昇
　沖縄愛楽園慰安会（犀川一夫）
　昭和58年11月1日　A4　4頁　25円
　機関誌
　※製本

14568　すむいで　第112号　T-4-8
　編集　高江洲義昇
　沖縄愛楽園慰安会（犀川一夫）
　昭和58年12月1日　A4　4頁　25円
　機関誌
　※製本

14569　すむいで　第113号　T-4-8
　編集　高江洲義昇
　沖縄愛楽園慰安会（犀川一夫）
　昭和59年1月1日　A4　4頁　25円
　機関誌
　※製本

14570　すむいで　第114号　T-4-8
　編集　高江洲義昇
　沖縄愛楽園慰安会（犀川一夫）
　昭和59年2月1日　A4　4頁　25円
　機関誌
　※製本

14571　すむいで　第115号　T-4-8
　編集　高江洲義昇
　沖縄愛楽園慰安会（犀川一夫）
　昭和59年3月1日　A4　4頁　25円
　機関誌
　※製本

14572　すむいで　第116号　T-4-8
　編集　松川俊夫
　沖縄愛楽園慰安会（犀川一夫）
　昭和59年4月1日　A4　6頁　25円
　機関誌
　※製本

14573　すむいで　第117号　T-4-8
　編集　松川俊夫
　沖縄愛楽園慰安会（犀川一夫）
　昭和59年5月1日　A4　4頁　25円
　機関誌
　※製本

14574　すむいで　第118号　T-4-8
　編集　松川俊夫
　沖縄愛楽園慰安会（犀川一夫）
　昭和59年6月1日　A4　4頁　25円
　機関誌
　※製本

14575　すむいで　第119号　T-4-8
　編集　松川俊夫
　沖縄愛楽園慰安会（犀川一夫）
　昭和59年7月1日　A4　4頁　25円
　機関誌
　※製本

14576　すむいで　第120号　T-4-8
　編集　松川俊夫
　沖縄愛楽園慰安会（犀川一夫）
　昭和59年8月1日　A4　4頁　25円
　機関誌
　※製本

14577　すむいで　第121号　T-4-8
　編集　松川俊夫
　沖縄愛楽園慰安会（犀川一夫）
　昭和59年9月1日　A4　4頁　25円
　機関誌
　※製本

14578　すむいで　第122号　T-4-8
　編集　松川俊夫
　沖縄愛楽園慰安会（犀川一夫）
　昭和59年10月1日　A4　4頁　25円
　機関誌
　※製本

14579　すむいで　第123号　T-4-8
　編集　松川俊夫
　沖縄愛楽園慰安会（犀川一夫）
　昭和59年11月1日　A4　4頁　25円
　機関誌
　※製本

14580　すむいで　第124号　T-4-8
　編集　松川俊夫
　沖縄愛楽園慰安会（犀川一夫）
　昭和59年12月1日　A4　4頁　25円
　機関誌
　※製本

14581　すむいで　第125号　T-4-8
　編集　松川俊夫
　沖縄愛楽園慰安会（犀川一夫）
　昭和60年1月1日　A4　6頁　25円
　機関誌
　※製本

14582　すむいで　第126号　T-4-8
　編集　松川俊夫
　沖縄愛楽園慰安会（犀川一夫）
　昭和60年2月1日　A4　4頁　25円
　機関誌
　※製本

14583　すむいで　第127号　T-4-8
　編集　仲村親昭
　沖縄愛楽園慰安会（犀川一夫）
　昭和60年3月1日　A4　4頁　25円
　機関誌
　※製本

14584　すむいで　第128号　T-4-8
　編集　仲村親昭
　沖縄愛楽園慰安会（犀川一夫）
　昭和60年4月1日　A4　4頁　25円
　機関誌
　※製本

14585　すむいで　第129号　T-4-8
　編集　仲村親昭
　沖縄愛楽園慰安会（犀川一夫）
　昭和60年5月1日　A4　4頁　25円
　機関誌
　※製本

14586　すむいで　第130号　T-4-8
　編集　仲村親昭
　沖縄愛楽園慰安会（犀川一夫）
　昭和60年6月1日　A4　4頁　25円
　機関誌
　※製本

14587　すむいで　第131号　T-4-8
　編集　仲村親昭
　沖縄愛楽園慰安会（犀川一夫）
　昭和60年7月1日　A5　4頁　25円
　機関誌
　※製本

14588　すむいで　第132号　T-4-8
　編集　仲村親昭
　沖縄愛楽園慰安会（犀川一夫）
　昭和60年8月1日　A4　4頁　25円
　機関誌
　※製本

14589　すむいで　第133号　T-4-8
　編集　仲村親昭
　沖縄愛楽園慰安会（犀川一夫）
　昭和60年9月1日　A4　4頁　25円
　機関誌
　※製本

14590　すむいで　第134号　T-4-8
　編集　仲村親昭
　沖縄愛楽園慰安会（犀川一夫）
　昭和60年10月1日　A4　4頁　25円
　機関誌
　※製本

14591　すむいで　第135号　T-4-8
　編集　仲村親昭
　沖縄愛楽園慰安会（犀川一夫）
　昭和60年11月1日　A4　4頁　25円
　機関誌
　※製本

14592　すむいで　第136号　T-4-8
　編集　仲村親昭
　沖縄愛楽園慰安会（犀川一夫）
　昭和60年12月1日　A4　6頁　25円
　機関誌
　※製本

14593　すむいで　第137号　T-4-8
　編集　仲村親昭
　沖縄愛楽園慰安会（犀川一夫）
　昭和61年1月1日　A4　4頁　25円
　機関誌
　※製本

14594　すむいで　第138号　T-4-8
　編集　仲村親昭
　沖縄愛楽園慰安会（犀川一夫）
　昭和61年2月1日　A4　4頁　25円
　機関誌
　※製本

14595　すむいで　第139号　T-4-8
　編集　松川俊夫
　沖縄愛楽園慰安会（犀川一夫）
　昭和61年3月1日　A4　4頁　25円
　機関誌
　※製本

14596 **すむいで 第140号** T-4-8
編集　犀川一夫
沖縄愛楽園慰安会（犀川一夫）
昭和61年4月1日　A4　6頁　25円
機関誌
※製本

14597 **すむいで 第141号** T-4-8
編集　松川俊夫
沖縄愛楽園慰安会（犀川一夫）
昭和61年5月1日　A4　4頁　25円
機関誌
※製本

14598 **すむいで 第142号** T-4-8
編集　松川俊夫
沖縄愛楽園慰安会（犀川一夫）
昭和61年6月1日　A4　4頁　25円
機関誌
※製本

14599 **すむいで 第143号** T-4-8
編集　松川俊夫
沖縄愛楽園慰安会（犀川一夫）
昭和61年7月1日　A4　4頁　25円
機関誌
※製本

14600 **すむいで 第144号** T-4-8
編集　松川俊夫
沖縄愛楽園慰安会（犀川一夫）
昭和61年8月1日　A4　4頁　25円
機関誌
※製本

14601 **すむいで 第145号** T-4-8
編集　松川俊夫
沖縄愛楽園慰安会（犀川一夫）
昭和61年9月1日　A4　4頁　25円
機関誌
※製本

14602 **すむいで 第146号** T-4-8
編集　松川俊夫
沖縄愛楽園慰安会（犀川一夫）
昭和61年10月1日　A4　4頁　25円
機関誌
※製本

14603 **すむいで 第147号** T-4-8
編集　松川俊夫
沖縄愛楽園慰安会（犀川一夫）
昭和61年11月1日　A4　4頁　25円
機関誌
※製本

14604 **すむいで 第148号** T-4-8
編集　松川俊夫
沖縄愛楽園慰安会（犀川一夫）
昭和61年12月1日　A4　4頁　25円
機関誌
※製本

14605 **すむいで 第149号** T-4-8
編集　松川俊夫
沖縄愛楽園慰安会（犀川一夫）
昭和62年1月1日　A4　4頁　25円
機関誌
※製本

14606 **すむいで 第150号** T-4-8
編集　松川俊夫
沖縄愛楽園慰安会（犀川一夫）
昭和62年2月1日　A4　4頁　25円
機関誌
※製本

14607 **すむいで 第151号** T-4-8
編集　文化部
沖縄愛楽園入園者自治会（松川俊夫）
昭和62年3月1日　A4　4頁　25円
機関誌
※製本

14608 **すむいで 第152号** T-4-8
編集　文化部
沖縄愛楽園入園者自治会（松川俊夫）
昭和62年4月1日　A4　4頁　25円
機関誌
※製本

14609 **すむいで 第153号** T-4-8
編集　文化部
沖縄愛楽園入園者自治会（松川俊夫）
昭和62年5月1日　A4　4頁　25円
機関誌
※製本

14610 **すむいで 第154号** T-4-8
編集　文化部
沖縄愛楽園入園者自治会（松川俊夫）
昭和62年6月1日　A4　4頁　25円
機関誌
※製本

14611　すむいで　第155号　T-4-8
　編集　文化部
　沖縄愛楽園入園者自治会（松川俊夫）
　昭和62年7月1日　A4　4頁　25円
　機関誌
　※製本

14612　すむいで　第156号　T-4-8
　編集　文化部
　沖縄愛楽園入園者自治会（松川俊夫）
　昭和62年8月1日　A4　4頁　25円
　機関誌
　※製本

14613　すむいで　第157号　T-4-8
　編集　文化部
　沖縄愛楽園入園者自治会（松川俊夫）
　昭和62年9月1日　A4　4頁　25円
　機関誌
　※製本

14614　すむいで　第158号　T-4-8
　編集　文化部
　沖縄愛楽園入園者自治会（小底秀雄）
　昭和62年10月1日　A4　4頁　25円
　機関誌
　※製本

14615　すむいで　第159号　T-4-8
　編集　文化部
　沖縄愛楽園入園者自治会（小底秀雄）
　昭和62年11月1日　A4　4頁　25円
　機関誌
　※製本

14616　すむいで　第160号　T-4-8
　編集　文化部
　沖縄愛楽園入園者自治会（小底秀雄）
　昭和62年12月1日　A4　4頁　25円
　機関誌
　※製本

14617　すむいで　第161号　T-4-8
　編集　文化部
　沖縄愛楽園入園者自治会（小底秀雄）
　昭和63年1月1日　A4　4頁　25円
　機関誌
　※製本

14618　すむいで　第162号　T-4-8
　編集　文化部
　沖縄愛楽園入園者自治会（小底秀雄）
　昭和63年2月1日　A4　4頁　25円
　機関誌
　※製本

14619　すむいで　第163号　T-4-8
　編集　文化部
　沖縄愛楽園入園者自治会（小底秀雄）
　昭和63年3月1日　A4　8頁　25円
　機関誌
　※製本

14620　すむいで　第164号　T-4-8
　編集　文化部
　沖縄愛楽園入園者自治会（小底秀雄）
　昭和63年4月1日　A4　4頁　25円
　機関誌
　※製本

14621　すむいで　第165号　T-4-8
　編集　文化部
　沖縄愛楽園入園者自治会（小底秀雄）
　昭和63年5月1日　A4　4頁　25円
　機関誌
　※製本

14622　すむいで　第166号　T-4-8
　編集　文化部
　沖縄愛楽園入園者自治会（小底秀雄）
　昭和63年6月1日　A4　4頁　25円
　機関誌
　※製本

14623　すむいで　第167号　T-4-8
　編集　文化部
　沖縄愛楽園入園者自治会（小底秀雄）
　昭和63年7月1日　A4　4頁
　機関誌
　※製本

14624　すむいで　第168号　T-4-8
　編集　文化部
　沖縄愛楽園入園者自治会（小底秀雄）
　昭和63年8月1日　A4　4頁　25円
　機関誌
　※製本

14625　すむいで　第169号　T-4-8
　編集　文化部
　沖縄愛楽園入園者自治会（小底秀雄）
　昭和63年9月1日　A4　4頁　25円
　機関誌
　※製本

14626　すむいで　第170号　T-4-8
　　編集　文化部
　　沖縄愛楽園入園者自治会（小底秀雄）
　　昭和63年10月1日　A4　4頁　25円
　　機関誌
　　※製本

14627　すむいで　第171号　T-4-8
　　編集　文化部
　　沖縄愛楽園入園者自治会（小底秀雄）
　　昭和63年11月1日　A4　4頁　25円
　　機関誌
　　※製本

14628　すむいで　第172号　T-4-8
　　編集　文化部
　　沖縄愛楽園入園者自治会（小底秀雄）
　　昭和63年12月1日　A4　8頁　25円
　　機関誌
　　※製本

14629　すむいで　第173号　T-4-9
　　編集　文化部
　　沖縄愛楽園入園者自治会（小底秀雄）
　　昭和64年1月1日　A4　4頁　25円
　　機関誌
　　※製本

14630　すむいで　第174号　T-4-9
　　編集　文化部
　　沖縄愛楽園入園者自治会（小底秀雄）
　　平成元年2月1日　A4　4頁　25円
　　機関誌
　　※製本

14631　すむいで　第175号　T-4-9
　　編集　文化部
　　沖縄愛楽園入園者自治会（小底秀雄）
　　平成元年3月1日　A4　4頁　25円
　　機関誌
　　※製本

14632　すむいで　第176号　T-4-9
　　編集　文化部
　　沖縄愛楽園入園者自治会（小底秀雄）
　　平成元年4月1日　A4　4頁　25円
　　機関誌
　　※製本

14633　すむいで　第177号　T-4-9
　　編集　文化部
　　沖縄愛楽園入園者自治会（小底秀雄）
　　平成元年5月1日　A4　4頁　25円
　　機関誌
　　※製本

14634　すむいで　第178号　T-4-9
　　編集　文化部
　　沖縄愛楽園入園者自治会（小底秀雄）
　　平成元年6月1日　A4　4頁　25円
　　機関誌
　　※製本

14635　すむいで　第179号　T-4-9
　　編集　文化部
　　沖縄愛楽園入園者自治会（小底秀雄）
　　平成元年7月1日　A4　4頁　25円
　　機関誌
　　※製本

14636　すむいで　第180号　T-4-9
　　編集　文化部
　　沖縄愛楽園入園者自治会（小底秀雄）
　　平成元年8月1日　A4　4頁　25円
　　機関誌
　　※製本

14637　すむいで　第181号　T-4-9
　　編集　文化部
　　沖縄愛楽園入園者自治会（小底秀雄）
　　平成元年9月1日　A4　4頁　25円
　　機関誌
　　※製本

14638　すむいで　第182号　T-4-9
　　編集　文化部
　　沖縄愛楽園入園者自治会（小底秀雄）
　　平成元年10月1日　A4　4頁　25円
　　機関誌
　　※製本

14639　すむいで　第183号　T-4-9
　　編集　文化部
　　沖縄愛楽園入園者自治会（小底秀雄）
　　平成元年11月1日　A4　4頁　25円
　　機関誌
　　※製本

14640　すむいで　第184号　T-4-9
　　編集　文化部
　　沖縄愛楽園入園者自治会（小底秀雄）
　　平成元年12月1日　A4　4頁　25円
　　機関誌
　　※製本

14641　すむいで　第185号　T-4-9
　編集　文化部
　沖縄愛楽園入園者自治会（小底秀雄）
　平成2年1月1日　A4　4頁　25円
　機関誌
　※製本

14642　すむいで　第186号　T-4-9
　編集　文化部
　沖縄愛楽園入園者自治会（小底秀雄）
　平成2年2月1日　A4　4頁　25円
　機関誌
　※製本

14643　すむいで　第187号　T-4-9
　編集　文化部
　沖縄愛楽園入園者自治会（小底秀雄）
　平成2年3月1日　A4　4頁　25円
　機関誌
　※製本

14644　すむいで　第188号　T-4-9
　編集　文化部
　沖縄愛楽園入園者自治会（小底秀雄）
　平成2年4月1日　A4　4頁　25円
　機関誌
　※製本

14645　すむいで　第189号　T-4-9
　編集　文化部
　沖縄愛楽園入園者自治会（小底秀雄）
　平成2年5月1日　A4　4頁　25円
　機関誌
　※製本

14646　すむいで　第190号　T-4-9
　編集　文化部
　沖縄愛楽園入園者自治会（小底秀雄）
　平成2年6月1日　A4　4頁　25円
　機関誌
　※製本

14647　すむいで　第191号　T-4-9
　編集　文化部
　沖縄愛楽園入園者自治会（小底秀雄）
　平成2年7月1日　A4　4頁　25円
　機関誌
　※製本

14648　すむいで　第192号　T-4-9
　編集　文化部
　沖縄愛楽園入園者自治会（小底秀雄）
　平成2年8月1日　A4　4頁　25円
　機関誌
　※製本

14649　すむいで　第193号　T-4-9
　編集　文化部
　沖縄愛楽園入園者自治会（小底秀雄）
　平成2年9月1日　A4　4頁　25円
　機関誌
　※製本

14650　すむいで　第194号　T-4-9
　編集　文化部
　沖縄愛楽園入園者自治会（金城雅春）
　平成2年10月1日　A4　4頁　25円
　機関誌
　※製本

14651　すむいで　第195号　T-4-9
　編集　文化部
　沖縄愛楽園入園者自治会（金城雅春）
　平成2年11月1日　A4　4頁　25円
　機関誌
　※製本

14652　すむいで　第196号　T-4-9
　編集　文化部
　沖縄愛楽園入園者自治会（金城雅春）
　平成2年12月1日　A4　4頁　25円
　機関誌
　※製本

14653　すむいで　第197号　T-4-9
　編集　文化部
　沖縄愛楽園入園者自治会（金城雅春）
　平成3年1月1日　A4　4頁　25円
　機関誌
　※製本

14654　すむいで　第198号　T-4-9
　編集　文化部
　沖縄愛楽園入園者自治会（金城雅春）
　平成3年2月1日　A4　4頁　25円
　機関誌
　※製本

14655　すむいで　第199号　T-4-9
　編集　文化部
　沖縄愛楽園入園者自治会（金城雅春）
　平成3年3月1日　A4　4頁　25円
　機関誌
　※製本

14656　**すむいで　第200号**　T-4-9
　編集　文化部
　沖縄愛楽園入園者自治会（金城雅春）
　平成3年4月1日　A4　4頁　25円
　機関誌
　※製本

14657　**すむいで　第201号**　T-4-9
　編集　文化部
　沖縄愛楽園入園者自治会（金城雅春）
　平成3年5月1日　A4　4頁　25円
　機関誌
　※製本

14658　**すむいで　第202号**　T-4-9
　編集　文化部
　沖縄愛楽園入園者自治会（金城雅春）
　平成3年7月1日　A4　4頁　25円
　機関誌
　※製本

14659　**すむいで　第203号**　T-4-9
　編集　文化部
　沖縄愛楽園入園者自治会（金城雅春）
　平成3年9月1日　A4　4頁　25円
　機関誌
　※製本

14660　**すむいで　第204号**　T-4-9
　編集　文化部
　沖縄愛楽園自治会（金城雅春）
　平成3年11月1日　A4　4頁　25円
　機関誌
　※製本

14661　**すむいで　第205号**　T-4-9
　編集　文化部
　沖縄愛楽園自治会（金城雅春）
　平成4年1月1日　A4　4頁　25円
　機関誌
　※製本

14662　**すむいで　第206号**　T-4-9
　編集　文化部
　沖縄愛楽園自治会（金城雅春）
　平成4年3月1日　A4　4頁　25円
　機関誌
　※製本

14663　**すむいで　第207号**　T-4-9
　編集　文化部
　沖縄愛楽園自治会（金城雅春）
　平成4年5月1日　A4　4頁　25円
　機関誌
　※製本

14664　**すむいで　第208号**　T-4-9
　編集　文化部
　沖縄愛楽園自治会（金城雅春）
　平成4年7月1日　A4　4頁　25円
　機関誌
　※製本

14665　**すむいで　第209号**　T-4-9
　編集　文化部
　沖縄愛楽園自治会（金城雅春）
　平成4年9月1日　A4　4頁　25円
　機関誌
　※製本

14666　**すむいで　第210号**　T-4-9
　編集　文化部
　沖縄愛楽園自治会（金城雅春）
　平成4年11月1日　A4　4頁　25円
　機関誌
　※製本

14667　**すむいで　第211号**　T-4-9
　編集　文化部
　沖縄愛楽園自治会（金城雅春）
　平成5年1月1日　A4　4頁　25円
　機関誌
　※製本

14668　**すむいで　第212号**　T-4-9
　編集　文化部
　沖縄愛楽園自治会（金城雅春）
　平成5年3月1日　A4　4頁　25円
　機関誌
　※製本

14669　**すむいで　第213号**　T-4-9
　編集　文化部
　沖縄愛楽園自治会（金城雅春）
　平成5年5月1日　A4　4頁　25円
　機関誌
　※製本

14670　**すむいで　第214号**　T-4-9
　編集　文化部
　沖縄愛楽園自治会（金城雅春）
　平成5年7月1日　A4　4頁　25円
　機関誌
　※製本

14671　すむいで　第215号　T-4-9
　編集　文化部
　沖縄愛楽園自治会（金城雅春）
　平成5年9月1日　A4　4頁　25円
　機関誌
　※製本

14672　すむいで　第216号　T-4-9
　編集　文化部
　沖縄愛楽園自治会（金城雅春）
　平成5年11月1日　A4　4頁　25円
　機関誌
　※製本

14673　すむいで　第217号　T-4-9
　編集　文化部
　沖縄愛楽園自治会（金城雅春）
　平成6年1月1日　A4　4頁　25円
　機関誌
　※製本

14674　すむいで　第218号　T-4-9
　編集　文化部
　沖縄愛楽園自治会（金城雅春）
　平成6年3月1日　A4　4頁　25円
　機関誌
　※製本

14675　すむいで　第219号　T-4-9
　編集　文化部
　沖縄愛楽園自治会（金城雅春）
　平成6年5月1日　A4　4頁　25円
　機関誌
　※製本

14676　すむいで　第220号　T-4-9
　編集　文化部
　沖縄愛楽園自治会（金城雅春）
　平成6年7月1日　A4　4頁　25円
　機関誌
　※製本

14677　すむいで　第221号　T-4-9
　編集　文化部
　沖縄愛楽園自治会（金城雅春）
　平成6年9月1日　A4　4頁　25円
　機関誌
　※製本

14678　すむいで　第222号　T-4-9
　編集　文化部
　沖縄愛楽園自治会（林一夫）
　平成6年11月1日　A4　4頁　25円
　機関誌
　※製本

14679　すむいで　第223号　T-4-9
　編集　文化部
　沖縄愛楽園自治会（林一夫）
　平成7年1月1日　A4　4頁　25円
　機関誌
　※製本

14680　すむいで　第224号　T-4-9
　編集　文化部
　沖縄愛楽園自治会（林一夫）
　平成7年3月1日　A4　4頁　25円
　機関誌
　※製本

14681　すむいで　第225号　T-4-9
　編集　文化部
　沖縄愛楽園自治会（林一夫）
　平成7年5月1日　A4　4頁　25円
　機関誌
　※製本

14682　すむいで　第226号　T-4-9
　編集　文化部
　沖縄愛楽園自治会（林一夫）
　平成7年7月1日　A4　4頁　25円
　機関誌
　※製本

14683　すむいで　第227号　T-4-9
　編集　文化部
　沖縄愛楽園自治会（林一夫）
　平成7年9月1日　A4　4頁　25円
　機関誌
　※製本

14684　すむいで　第228号　T-4-9
　編集　文化部
　沖縄愛楽園自治会（林一夫）
　平成7年11月1日　A4　4頁　25円
　機関誌
　※製本

14685　すむいで　第229号　T-4-10
　編集　文化部
　沖縄愛楽園自治会（林一夫）
　平成8年1月1日　A4　4頁　25円
　機関誌
　※製本

14686 **すむいで 第230号** T-4-10
編集　文化部
沖縄愛楽園自治会（林一夫）
平成8年3月1日　A4　4頁　25円
機関誌
※製本

14687 **すむいで 第231号** T-4-10
編集　文化部
沖縄愛楽園自治会（林一夫）
平成8年5月1日　A4　4頁　25円
機関誌
※製本

14688 **すむいで 第232号** T-4-10
編集　文化部
沖縄愛楽園自治会（林一夫）
平成8年7月1日　A4　4頁　25円
機関誌
※製本

14689 **すむいで 第233号** T-4-10
編集　文化部
沖縄愛楽園自治会（林一夫）
平成8年9月1日　A4　4頁　25円
機関誌
※製本

14690 **すむいで 第234号** T-4-10
編集　文化部
沖縄愛楽園自治会（真栄平正幸）
平成8年11月1日　A4　4頁　25円
機関誌
※製本

14691 **すむいで 第235号** T-4-10
編集　文化部
沖縄愛楽園自治会（真栄平正幸）
平成9年1月1日　A4　4頁　25円
機関誌
※製本

14692 **すむいで 第236号** T-4-10
編集　文化部
沖縄愛楽園自治会（真栄平正幸）
平成9年3月1日　A4　4頁　25円
機関誌
※製本

14693 **すむいで 第237号** T-4-10
編集　文化部
沖縄愛楽園自治会（真栄平正幸）
平成9年5月1日　A4　4頁　25円
機関誌
※製本

14694 **すむいで 第238号** T-4-10
編集　文化部
沖縄愛楽園自治会（真栄平正幸）
平成9年7月1日　A4　4頁　25円
機関誌
※製本

14695 **すむいで 第239号** T-4-10
編集　文化部
沖縄愛楽園自治会（真栄平正幸）
平成9年9月1日　A4　4頁　25円
機関誌
※製本

14696 **すむいで 第240号** T-4-10
編集　総務部
沖縄愛楽園自治会（小底秀雄）
平成9年11月1日　A4　4頁　25円
機関誌
※製本

14697 **すむいで 第241号** T-4-10
編集　総務部
沖縄愛楽園自治会（小底秀雄）
平成10年1月1日　A4　4頁　25円
機関誌
※製本

14698 **すむいで 第242号** T-4-10
編集　総務部
沖縄愛楽園自治会（小底秀雄）
平成10年3月1日　A4　4頁　25円
機関誌
※製本

14699 **すむいで 第243号** T-4-10
編集　総務部
沖縄愛楽園自治会（小底秀雄）
平成10年5月1日　A4　4頁　25円
機関誌
※製本

14700 **すむいで 第244号** T-4-10
編集　総務部
沖縄愛楽園自治会（小底秀雄）
平成10年7月1日　A4　4頁　25円
機関誌
※製本

14701 **すむいで 第245号** T-4-10
編集 総務部
沖縄愛楽園自治会（小底秀雄）
平成10年9月1日　A4　4頁　25円
機関誌
※製本

14702 **すむいで 第246号** T-4-10
編集 総務部
沖縄愛楽園自治会（小底秀雄）
平成10年11月1日　A4　6頁　25円
機関誌
※製本

14703 **すむいで 第247号** T-4-10
編集 総務部
沖縄愛楽園自治会（小底秀雄）
平成11年3月1日　A4　4頁　25円
機関誌
※製本

14704 **すむいで 第248号** T-4-10
編集 総務部
沖縄愛楽園自治会（小底秀雄）
平成11年5月1日　A4　4頁　25円
機関誌
※製本

14705 **すむいで 第249号** T-4-10
編集 総務部
沖縄愛楽園自治会（小底秀雄）
平成11年7月1日　A4　4頁　25円
機関誌
※製本

14706 **すむいで 第250号** T-4-10
編集 総務部
沖縄愛楽園自治会（小底秀雄）
平成11年9月1日　A4　4頁　25円
機関誌
※製本

14707 **すむいで 第251号** T-4-10
編集 総務部
沖縄愛楽園自治会（小底秀雄）
平成11年11月1日　A4　4頁　25円
機関誌
※製本

14708 **すむいで 第252号** T-4-10
編集 総務部
沖縄愛楽園自治会（小底秀雄）
平成12年1月1日　A4　4頁　25円
機関誌
※製本

14709 **すむいで 第253号** T-4-10
編集 総務部
沖縄愛楽園自治会（小底秀雄）
平成12年5月1日　A4　4頁　25円
機関誌
※製本

14710 **すむいで 第14号** T-4-11
編集 田場盛吉
国立療養所沖縄愛楽園（犀川一夫）
昭和50年1月1日　A4　4頁
機関誌
※製本

14711 **すむいで 第15号** T-4-11
編集 田場盛吉
国立療養所沖縄愛楽園（犀川一夫）
昭和50年2月15日　A4　4頁
機関誌
※製本

14712 **すむいで 第16号** T-4-11
編集 田場盛吉
国立療養所沖縄愛楽園（犀川一夫）
昭和50年5月1日　A4　4頁
機関誌
※製本

14713 **すむいで 第17号** T-4-11
編集 田場盛吉
国立療養所沖縄愛楽園（犀川一夫）
昭和50年7月1日　A4　4頁
機関誌
※製本

14714 **すむいで 第18号** T-4-11
編集 田場盛吉
国立療養所沖縄愛楽園（犀川一夫）
昭和50年8月10日　A4　4頁
機関誌
※製本

14715 **すむいで 第19号** T-4-11
編集 田場盛吉
国立療養所沖縄愛楽園（犀川一夫）
昭和50年10月31日　A4　4頁
機関誌
※製本

14716　**すむいで　第20号**　T-4-11
　編集　田場盛吉
　国立療養所沖縄愛楽園（犀川一夫）
　昭和50年11月30日　A4　4頁
　機関誌
　※製本

14717　**すむいで　第77号**　T-4-11
　編集　高江洲義昇
　沖縄愛楽園慰安会（犀川一夫）
　昭和56年1月1日　A4　4頁　25円
　機関誌
　※製本

14718　**すむいで　第78号**　T-4-11
　編集　高江洲義昇
　沖縄愛楽園慰安会（犀川一夫）
　昭和56年2月1日　A4　4頁　25円
　機関誌
　※製本

14719　**すむいで　第79号**　T-4-11
　編集　高江洲義昇
　沖縄愛楽園慰安会（犀川一夫）
　昭和56年3月1日　A4　6頁　25円
　機関誌
　※製本

14720　**すむいで　第80号**　T-4-11
　編集　高江洲義昇
　沖縄愛楽園慰安会（犀川一夫）
　昭和56年4月1日　A4　4頁　25円
　機関誌
　※製本

14721　**すむいで　第81号**　T-4-11
　編集　高江洲義昇
　沖縄愛楽園慰安会（犀川一夫）
　昭和56年5月1日　A4　4頁　25円
　機関誌
　※製本

14722　**すむいで　第82号**　T-4-11
　編集　高江洲義昇
　沖縄愛楽園慰安会（犀川一夫）
　昭和56年6月1日　A4　4頁　25円
　機関誌
　※製本

14723　**すむいで　第83号**　T-4-11
　編集　高江洲義昇
　沖縄愛楽園慰安会（犀川一夫）
　昭和56年7月1日　A4　4頁　25円
　機関誌
　※製本

14724　**すむいで　第84号**　T-4-11
　編集　高江洲義昇
　沖縄愛楽園慰安会（犀川一夫）
　昭和56年8月1日　A4　4頁　25円
　機関誌
　※製本

14725　**すむいで　第85号**　T-4-11
　編集　高江洲義昇
　沖縄愛楽園慰安会（犀川一夫）
　昭和56年9月1日　A4　4頁　25円
　機関誌
　※製本

14726　**すむいで　第86号**　T-4-11
　編集　高江洲義昇
　沖縄愛楽園慰安会（犀川一夫）
　昭和56年10月1日　A4　4頁　25円
　機関誌
　※製本

14727　**すむいで　第87号**　T-4-11
　編集　高江洲義昇
　沖縄愛楽園慰安会（犀川一夫）
　昭和56年11月1日　A4　4頁　25円
　機関誌
　※製本

14728　**すむいで　第88号**　T-4-11
　編集　高江洲義昇
　沖縄愛楽園慰安会（犀川一夫）
　昭和56年12月1日　A4　4頁　25円
　機関誌
　※製本

14729　**すむいで　第223号**　T-4-11
　編集　文化部
　沖縄愛楽園自治会（林一夫）
　平成7年1月1日　A4　4頁　25円
　機関誌
　※製本

14730　**すむいで　第224号**　T-4-11
　編集　文化部
　沖縄愛楽園自治会（林一夫）
　平成7年3月1日　A4　4頁　25円
　機関誌
　※製本

14731 すむいで 第225号 T-4-11
　編集　文化部
　沖縄愛楽園自治会（林一夫）
　平成7年5月1日　A4　4頁　25円
　機関誌
　※製本

14732 すむいで 第226号 T-4-11
　編集　文化部
　沖縄愛楽園自治会（林一夫）
　平成7年7月1日　A4　4頁　25円
　機関誌
　※製本

14733 すむいで 第227号 T-4-11
　編集　文化部
　沖縄愛楽園自治会（林一夫）
　平成7年9月1日　A4　4頁　25円
　機関誌
　※製本

14734 すむいで 第229号 T-4-11
　編集　文化部
　沖縄愛楽園自治会（林一夫）
　平成8年1月1日　A4　4頁　25円
　機関誌
　※製本

14735 すむいで 第230号 T-4-11
　編集　文化部
　沖縄愛楽園自治会（林一夫）
　平成8年3月1日　A4　4頁　25円
　機関誌
　※製本

14736 すむいで 第231号 T-4-11
　編集　文化部
　沖縄愛楽園自治会（林一夫）
　平成8年5月1日　A4　4頁　25円
　機関誌
　※製本

14737 すむいで 第232号 T-4-11
　編集　文化部
　沖縄愛楽園自治会（林一夫）
　平成8年7月1日　A4　4頁　25円
　機関誌
　※製本

14738 すむいで 第233号 T-4-11
　編集　文化部
　沖縄愛楽園自治会（林一夫）
　平成8年9月1日　A4　4頁　25円
　機関誌
　※製本

14739 すむいで 第234号 T-4-11
　編集　文化部
　沖縄愛楽園自治会（真栄平正幸）
　平成8年11月1日　A4　4頁　25円
　機関誌
　※製本

14740 すむいで 第235号 T-4-11
　編集　文化部
　沖縄愛楽園自治会（真栄平正幸）
　平成9年1月1日　A4　4頁　25円
　機関誌
　※製本

14741 すむいで 第236号 T-4-11
　編集　文化部
　沖縄愛楽園自治会（真栄平正幸）
　平成9年3月1日　A4　4頁　25円
　機関誌
　※製本

14742 すむいで 第237号 T-4-11
　編集　文化部
　沖縄愛楽園自治会（真栄平正幸）
　平成9年5月1日　A4　4頁　25円
　機関誌
　※製本

14743 すむいで 第238号 T-4-11
　編集　文化部
　沖縄愛楽園自治会（真栄平正幸）
　平成9年7月1日　A4　4頁　25円
　機関誌
　※製本

14744 すむいで 第239号 T-4-11
　編集　文化部
　沖縄愛楽園自治会（真栄平正幸）
　平成9年9月1日　A4　4頁　25円
　機関誌
　※製本

14745 すむいで 第240号 T-4-11
　編集　総務部
　沖縄愛楽園自治会（小底秀雄）
　平成9年11月1日　A4　4頁　25円
　機関誌
　※製本

14746 **すむいで 第241号** T-4-11
　編集　総務部
　沖縄愛楽園自治会（小底秀雄）
　平成10年1月1日　A4　4頁　25円
　機関誌
　※製本

14747 **すむいで 第242号** T-4-11
　編集　総務部
　沖縄愛楽園自治会（小底秀雄）
　平成10年3月1日　A4　4頁　25円
　機関誌
　※製本

14748 **すむいで 第243号** T-4-11
　編集　総務部
　沖縄愛楽園自治会（小底秀雄）
　平成10年5月1日　A4　4頁　25円
　機関誌
　※製本

14749 **すむいで 第244号** T-4-11
　編集　総務部
　沖縄愛楽園自治会（小底秀雄）
　平成10年7月1日　A4　4頁　25円
　機関誌
　※製本

14750 **すむいで 第246号** T-4-11
　編集　総務部
　沖縄愛楽園自治会（小底秀雄）
　平成11年11月1日　A4　4頁　25円
　機関誌
　※製本

14751 **すむいで 第247号** T-4-11
　編集　総務部
　沖縄愛楽園自治会（小底秀雄）
　平成11年3月1日　A4　4頁　25円
　機関誌
　※製本

14752 **すむいで 第248号** T-4-11
　編集　総務部
　沖縄愛楽園自治会（小底秀雄）
　平成11年5月1日　A4　4頁　25円
　機関誌
　※製本

14753 **すむいで 第249号** T-4-11
　編集　総務部
　沖縄愛楽園自治会（小底秀雄）
　平成11年7月1日　A4　4頁　25円
　機関誌
　※製本

14754 **すむいで 第250号** T-4-11
　編集　総務部
　沖縄愛楽園自治会（小底秀雄）
　平成11年9月1日　A4　4頁　25円
　機関誌
　※製本

14755 **すむいで 第251号** T-4-11
　編集　総務部
　沖縄愛楽園自治会（小底秀雄）
　平成11年11月1日　A4　4頁　25円
　機関誌
　※製本

14756 **すむいで 第252号** T-4-11
　編集　総務部
　沖縄愛楽園自治会（小底秀雄）
　平成12年1月1日　A4　4頁　25円
　機関誌
　※製本

14757 **すむいで 第253号** T-4-11
　編集　総務部
　沖縄愛楽園自治会（小底秀雄）
　平成12年5月1日　A4　4頁　25円
　機関誌
　※製本

14758 **すむいで 第211号** T-4-12
　編集責任者　文化部
　沖縄愛楽園自治会（金城雅春）
　平成5年1月1日　A4　6頁　25円
　機関誌
　※ファイル

14759 **すむいで 第212号** T-4-12
　編集責任者　文化部
　沖縄愛楽園自治会（金城雅春）
　平成5年3月1日　A4　4頁　25円
　機関誌
　※ファイル

14760 **すむいで 第213号** T-4-12
　編集責任者　文化部
　沖縄愛楽園自治会（金城雅春）
　平成5年5月1日　A4　4頁　25円
　機関誌
　※ファイル

14761 **すむいで　第214号** T-4-12
　編集責任者　文化部
　沖縄愛楽園自治会（金城雅春）
　平成5年7月1日　A4　4頁　25円
　機関誌
　※ファイル

14762 **すむいで　第215号** T-4-12
　編集責任者　文化部
　沖縄愛楽園自治会（金城雅春）
　平成5年9月1日　A4　4頁　25円
　機関誌
　※ファイル

14763 **すむいで　第216号** T-4-12
　編集責任者　文化部
　沖縄愛楽園自治会（金城雅春）
　平成5年11月1日　A4　4頁　25円
　機関誌
　※ファイル

14764 **すむいで　第217号** T-4-12
　編集責任者　文化部
　沖縄愛楽園自治会（金城雅春）
　平成6年1月1日　A4　4頁　25円
　機関誌
　※ファイル

14765 **すむいで　第218号** T-4-12
　編集責任者　文化部
　沖縄愛楽園自治会（金城雅春）
　平成6年3月1日　A4　4頁　25円
　機関誌
　※ファイル

14766 **すむいで　第219号** T-4-12
　編集責任者　文化部
　沖縄愛楽園自治会（金城雅春）
　平成6年5月1日　A4　4頁　25円
　機関誌
　※ファイル

14767 **すむいで　第220号** T-4-12
　編集責任者　文化部
　沖縄愛楽園自治会（金城雅春）
　平成6年7月1日　A4　4頁　25円
　機関誌
　※ファイル

14768 **すむいで　第221号** T-4-12
　編集責任者　文化部
　沖縄愛楽園自治会（金城雅春）
　平成6年9月1日　A4　4頁　25円
　機関誌
　※ファイル

14769 **すむいで　第222号** T-4-12
　編集責任者　文化部
　沖縄愛楽園自治会（林一夫）
　平成6年11月1日　A4　4頁　25円
　機関誌
　※ファイル

14770 **すむいで　第223号** T-4-12
　編集責任者　文化部
　沖縄愛楽園自治会（林一夫）
　平成7年1月1日　A4　4頁　25円
　機関誌
　※ファイル

14771 **すむいで　第224号** T-4-12
　編集責任者　文化部
　沖縄愛楽園自治会（林一夫）
　平成7年3月1日　A4　4頁　25円
　機関誌
　※ファイル

14772 **すむいで　第225号** T-4-12
　編集責任者　文化部
　沖縄愛楽園自治会（林一夫）
　平成7年5月1日　A4　4頁　25円
　機関誌
　※ファイル

14773 **すむいで　第226号** T-4-12
　編集責任者　文化部
　沖縄愛楽園自治会（林一夫）
　平成7年7月1日　A4　4頁　25円
　機関誌
　※ファイル

14774 **すむいで　第227号** T-4-12
　編集責任者　文化部
　沖縄愛楽園自治会（林一夫）
　平成7年9月1日　A4　4頁　25円
　機関誌
　※ファイル

14775 **すむいで　第228号** T-4-12
　編集責任者　文化部
　沖縄愛楽園自治会（林一夫）
　平成7年11月1日　A4　4頁　25円
　機関誌
　※ファイル

14776 **すむいで　第229号**　T-4-12
　編集責任者　文化部
　沖縄愛楽園自治会（林一夫）
　平成8年1月1日　A4　4頁　25円
　機関誌
　※ファイル

14777 **すむいで　第230号**　T-4-12
　編集責任者　文化部
　沖縄愛楽園自治会（林一夫）
　平成8年3月1日　A4　4頁　25円
　機関誌
　※ファイル

14778 **すむいで　第231号**　T-4-12
　編集責任者　文化部
　沖縄愛楽園自治会（林一夫）
　平成8年5月1日　A4　4頁　25円
　機関誌
　※ファイル

14779 **すむいで　第232号**　T-4-12
　編集責任者　文化部
　沖縄愛楽園自治会（林一夫）
　平成8年7月1日　A4　4頁　25円
　機関誌
　※ファイル

14780 **すむいで　第233号**　T-4-12
　編集責任者　文化部
　沖縄愛楽園自治会（林一夫）
　平成8年9月1日　A4　4頁　25円
　機関誌
　※ファイル

14781 **すむいで　第234号**　T-4-12
　編集責任者　文化部
　沖縄愛楽園自治会（真栄平正幸）
　平成8年11月1日　A4　4頁　25円
　機関誌
　※ファイル

14782 **すむいで　第235号**　T-4-12
　編集　文化部
　沖縄愛楽園自治会（真栄平正幸）
　平成9年1月1日　A4　4頁　25円
　機関誌
　※ファイル　2冊

14783 **すむいで　第236号**　T-4-12
　編集　文化部
　沖縄愛楽園自治会（真栄平正幸）
　平成9年3月1日　A4　4頁　25円
　機関誌
　※ファイル　3冊

14784 **すむいで　第237号**　T-4-12
　編集　文化部
　沖縄愛楽園自治会（真栄平正幸）
　平成9年5月1日　A4　4頁　25円
　機関誌
　※ファイル　2冊

14785 **すむいで　第238号**　T-4-12
　編集　文化部
　沖縄愛楽園自治会（真栄平正幸）
　平成9年7月1日　A4　4頁　25円
　機関誌
　※ファイル　2冊

14786 **すむいで　第239号**　T-4-12
　編集　文化部
　沖縄愛楽園自治会（真栄平正幸）
　平成9年9月1日　A4　4頁　25円
　機関誌
　※ファイル　2冊

14787 **すむいで　第240号**　T-4-12
　編集　総務部
　沖縄愛楽園自治会（小底秀雄）
　平成9年11月1日　A4　4頁　25円
　機関誌
　※ファイル　2冊

14788 **すむいで　第241号**　T-4-12
　編集　総務部
　沖縄愛楽園自治会（小底秀雄）
　平成10年1月1日　A4　4頁　25円
　機関誌
　※ファイル　2冊

14789 **すむいで　第242号**　T-4-12
　編集　総務部
　沖縄愛楽園自治会（小底秀雄）
　平成10年3月1日　A4　4頁　25円
　機関誌
　※ファイル　2冊

14790 **すむいで　第243号**　T-4-12
　編集　総務部
　沖縄愛楽園自治会（小底秀雄）
　平成10年5月1日　A4　4頁　25円
　機関誌
　※ファイル　2冊

14791　すむいで　第244号　T-4-12
　　編集　総務部
　　沖縄愛楽園自治会（小底秀雄）
　　平成10年7月1日　A4　4頁　25円
　　機関誌
　　※ファイル　2冊

14792　すむいで　第245号　T-4-12
　　編集　総務部
　　沖縄愛楽園自治会（小底秀雄）
　　平成10年9月1日　A4　4頁　25円
　　機関誌
　　※ファイル

14793　すむいで　第246号　T-4-12
　　編集　総務部
　　沖縄愛楽園自治会（小底秀雄）
　　平成11年11月1日　A4　6頁　25円
　　機関誌
　　※ファイル　3冊

14794　すむいで　第247号　T-4-12
　　編集　総務部
　　沖縄愛楽園自治会（小底秀雄）
　　平成11年3月1日　A4　4頁　25円
　　機関誌
　　※ファイル　3冊

14795　すむいで　第248号　T-4-12
　　編集　総務部
　　沖縄愛楽園自治会（小底秀雄）
　　平成11年5月1日　A4　4頁　25円
　　機関誌
　　※ファイル　3冊

14796　すむいで　第249号　T-4-12
　　編集　総務部
　　沖縄愛楽園自治会（小底秀雄）
　　平成11年7月1日　A4　4頁　25円
　　機関誌
　　※ファイル　3冊

14797　すむいで　第250号　T-4-12
　　編集　総務部
　　沖縄愛楽園自治会（小底秀雄）
　　平成11年9月1日　A4　4頁　25円
　　機関誌
　　※ファイル　3冊

14798　すむいで　第251号　T-4-12
　　編集　総務部
　　沖縄愛楽園自治会（小底秀雄）
　　平成11年11月1日　A4　4頁　25円
　　機関誌
　　※ファイル　3冊

14799　すむいで　第252号　T-4-12
　　編集　総務部
　　沖縄愛楽園自治会（小底秀雄）
　　平成12年1月1日　A4　4頁　25円
　　機関誌
　　※ファイル　2冊

14800　すむいで　第253号　T-4-12
　　編集　総務部
　　沖縄愛楽園自治会（小底秀雄）
　　平成12年5月1日　A4　4頁　25円
　　機関誌
　　※ファイル　4冊

14801　愛楽誌　附1950年諸統計表　T-4-13
　　編集　花城清剛・比嘉精華
　　国頭愛楽園（親泊康順）
　　1952年4月10日　A4　160頁　非売品
　　記録
　　※本

14802　沖縄救らいの歩み　T-4-14
　　沖縄らい予防協会（上原信雄）
　　昭和38年11月10日　B5　101頁
　　記録
　　※ファイル

14803　開園30周年記念誌　T-4-15
　　編集　天久佐信
　　沖縄愛楽園（湊治郎）
　　1968年10月31日　B5　156頁
　　記録
　　※本　2冊

14804　開園35周年記念誌　T-4-16
　　国立療養所沖縄愛楽園（犀川一夫）
　　昭和48年11月10日　B5　188頁　非売品
　　記録
　　※本　3冊

14805　開園五十周年記念誌　T-4-17
　　国立療養所沖縄愛楽園（原實）
　　昭和63年11月10日　B5　270頁
　　記録
　　※本　3冊

14806　命ひたすら　療養50年史　T-4-18
　　沖縄愛楽園入園者自治会（小底秀雄）
　　1989年11月10日　B5　512頁
　　記録

※本　2冊

14807　選ばれた島　T-4-19
　　青木恵哉
　　沖縄聖公会本部（W.C.ヘフナー）
　　1958年10月15日　B6　269頁　非売品
　　記録
　　※本　2冊

14808　選ばれた島　T-4-20
　　青木恵哉　（編者　渡辺信夫）
　　新教出版社（秋山憲兄）
　　1973年3月15日（再版）　B6　298+8頁　800円
　　記録
　　※（1972年11月30日初版）
　　※本

14809　選ばれた島　T-4-21
　　青木恵哉　（編者　渡辺信夫）
　　新教出版社（森岡巌）
　　1991年9月20日（5版）　B6　198+8頁　2,500円
　　記録
　　※（1972年11月30日初版）
　　※本

14810　青木恵哉　遺句集　一葉（ひとは）　T-4-22
　　青木恵哉
　　青木恵哉頌徳碑建立期成会
　　1971年11月10日　A6　32頁
　　俳句
　　※ファイル

14811　句集　島葛　T-4-23
　　湧川新一
　　湧川新一
　　1987年3月1日　B6　56頁　非売品
　　俳句
　　※ファイル

14812　句集　鷹の里　T-4-24
　　翁長　求
　　草土社
　　昭和48年2月25日　B6　160頁　非売品
　　俳句
　　※本　2冊

14813　愛楽句歌集　蘇鉄の実　T-4-25
　　編者　金城キク
　　1965年12月25日　B6　195頁　$1円
　　俳句・短歌
　　※本

14814　句集　浜蟹の爪　T-4-26
　　石垣美智
　　沖縄らい予防協会（矢野野暮）
　　1971年12月20日　B6　203頁　非売品
　　俳句
　　※本　3冊

14815　黄水仙　T-4-27
　　石垣美智
　　三上武
　　1998年9月　A5　366頁　非売品
　　俳句
　　※本

14816　終着駅からの手紙　国本稔遺稿集　T-4-28
　　国本稔
　　阿波根ハル
　　1987年5月15日　A5　145頁
　　随筆
　　※本　2冊

14817　詩集　化石　T-4-29
　　国本稔
　　国本稔
　　昭和56年11月5日　B6　60頁
　　詩
　　※ファイル　2冊

14818　合同歌集　竜の都　T-4-30
　　愛楽園梯梧琉歌会
　　光有社（金城敏雄）
　　1962年12月30日　A5　145頁　$1円
　　短歌
　　※本

14819　歌集　十五夜月　T-4-31
　　松岡和夫
　　沖縄県歌話会
　　1990年7月1日　B6　324頁　2,000円
　　歌文集
　　※本

14820　自叙伝　私の勲章　T-4-32
　　松岡和夫
　　平成12年4月23日　A5　326頁　2,300円
　　随筆
　　※本

14821　我が身の望み・聞き書き集　T-4-33
　　松岡和夫
　　松岡和夫
　　平成7年3月30日　A5　318頁　2,300円
　　記録

※本

14822　歌文集　沖縄　T-4-34
　神山南星
　昭和48年12月1日　A5　41頁
　歌文集
　※ファイル

14823　歌集　屋我地島　T-4-35
　里山るつ
　里山るつ
　昭和58年10月13日　B6　222頁　非売品
　歌文集
　※本

14824　地の上　T-4-36
　愛楽短歌会
　愛楽短歌会（松岡和夫）
　1980年3月15日　B6　283頁　1,300円
　短歌
　※本　2冊

14825　綾羽　T-4-37
　沖縄県歌話会
　沖縄県歌話会（平山良明）
　1982年1月23日　A5　361頁　1,500円
　短歌
　※本

14826　初北風　T-4-38
　沖縄県歌話会
　沖縄県歌話会（平山良明）
　1983年11月27日　A5　348頁　1,500円
　短歌
　※本

14827　歌集　あかね雲　T-4-39
　城郁子
　短歌新聞社（石黒清介）
　昭和58年8月15日　B6　277頁　2,500円
　短歌
　※本　2冊

14828　主の用なり　故司祭バルナバ徳田祐弼　遺稿・追悼文集　T-5-1
　編集　祈りの家族会
　徳田その
　1985年5月1日　A5　257頁　2,000円
　宗教
　※本

14829　み手に伴われ　T-5-2
　天久佐信

　アンドレ・シール
　1992年3月1日　A5　358頁　2,500円
　宗教
　※本　2冊

14830　あだんの実　第184号　T-5-3
　編集　沖縄らい予防協会事務局
　犀川一夫
　昭和54年3月1日　B5　10頁
　機関誌
　※ファイル

14831　あだんの実　第185号　T-5-3
　編集　沖縄らい予防協会事務局
　犀川一夫
　昭和54年7月1日　B5　12頁
　機関誌
　※ファイル

14832　あだんの実　第186号　T-5-3
　編集　沖縄らい予防協会事務局
　犀川一夫
　昭和54年12月1日　B5　10頁
　機関誌
　※ファイル

14833　あだんの実　第187号　T-5-3
　編集　沖縄らい予防協会事務局
　犀川一夫
　昭和55年1月1日　B5　12頁
　機関誌
　※ファイル

14834　あだんの実　第188号　T-5-3
　編集　沖縄らい予防協会事務局
　犀川一夫
　昭和55年3月1日　B5　8頁
　機関誌
　※ファイル

14835　あだんの実　第189号　T-5-3
　編集　沖縄らい予防協会事務局
　犀川一夫
　昭和55年7月1日　B5　14頁
　機関誌
　※ファイル

14836　あだんの実　第190号　T-5-3
　編集　沖縄らい予防協会事務局
　犀川一夫
　昭和55年10月1日　B5　12頁
　機関誌
　※ファイル

14837 あだんの実　第193号　T-5-3
　　編集　沖縄らい予防協会事務局
　　犀川一夫
　　昭和56年7月15日　B5　14頁
　　機関誌
　　※ファイル

14838 あだんの実　第194号　T-5-3
　　編集　沖縄らい予防協会事務局
　　犀川一夫
　　昭和56年11月1日　B5　10頁
　　機関誌
　　※ファイル

14839 あだんの実　第195号　T-5-3
　　編集　沖縄県ハンセン病予防協会事務局
　　犀川一夫
　　昭和57年1月1日　B5　8頁
　　機関誌
　　※ファイル

14840 あだんの実　第196号　T-5-3
　　編集　沖縄県ハンセン病予防協会事務局
　　犀川一夫
　　昭和57年3月1日　B5　12頁
　　機関誌
　　※ファイル

14841 あだんの実　第197号　T-5-3
　　編集　沖縄県ハンセン病予防協会事務局
　　犀川一夫
　　昭和57年7月1日　B5　14頁
　　機関誌
　　※ファイル

14842 あだんの実　第198号　T-5-3
　　編集　沖縄県ハンセン病予防協会事務局
　　犀川一夫
　　昭和57年10月1日　B5　10頁
　　機関誌
　　※ファイル

14843 あだんの実　第199号　T-5-3
　　編集　沖縄県ハンセン病予防協会事務局
　　犀川一夫
　　昭和58年1月10日　B5　10頁
　　機関誌
　　※ファイル

14844 あだんの実　第200号　T-5-3
　　編集　沖縄県ハンセン病予防協会事務局
　　犀川一夫
　　昭和58年3月25日　B5　8頁
　　機関誌
　　※ファイル

14845 あだんの実　第201号　T-5-4
　　編集　沖縄県ハンセン病予防協会事務局
　　犀川一夫
　　昭和58年6月15日　B5　8頁
　　機関誌
　　※ファイル

14846 あだんの実　第202号　T-5-4
　　編集　沖縄県ハンセン病予防協会事務局
　　犀川一夫
　　昭和58年9月15日　B5　14頁
　　機関誌
　　※ファイル

14847 あだんの実　第203号　T-5-4
　　編集　沖縄県ハンセン病予防協会事務局
　　犀川一夫
　　昭和59年1月15日　B5　8頁
　　機関誌
　　※ファイル

14848 あだんの実　第204号　T-5-4
　　編集　沖縄県ハンセン病予防協会事務局
　　犀川一夫
　　昭和59年3月25日　B5　8頁
　　機関誌
　　※ファイル

14849 あだんの実　第205号　T-5-4
　　編集　沖縄県ハンセン病予防協会事務局
　　犀川一夫
　　昭和59年7月1日　B5　10頁
　　機関誌
　　※ファイル

14850 あだんの実　第206号　T-5-4
　　編集　沖縄県ハンセン病予防協会事務局
　　犀川一夫
　　昭和59年9月1日　B5　8頁
　　機関誌
　　※ファイル

14851 あだんの実　第207号　T-5-4
　　編集　沖縄県ハンセン病予防協会事務局
　　犀川一夫
　　昭和59年12月15日　B5　12頁
　　機関誌
　　※ファイル

14852　あだんの実　第208号　T-5-4
　　編集　沖縄県ハンセン病予防協会事務局
　　犀川一夫
　　昭和60年3月25日　B5　10頁
　　機関誌
　　※ファイル

14853　あだんの実　第209号　T-5-4
　　編集　沖縄県ハンセン病予防協会事務局
　　犀川一夫
　　昭和60年7月30日　B5　14頁
　　機関誌
　　※ファイル

14854　あだんの実　第210号　T-5-4
　　編集　沖縄県ハンセン病予防協会事務局
　　犀川一夫
　　昭和60年10月7日　B5　8頁
　　機関誌
　　※ファイル

14855　あだんの実　第211号　T-5-4
　　編集　沖縄県ハンセン病予防協会事務局
　　犀川一夫
　　昭和61年1月1日　B5　14頁
　　機関誌
　　※ファイル

14856　あだんの実　第212号　T-5-4
　　編集　沖縄県ハンセン病予防協会事務局
　　犀川一夫
　　昭和61年3月25日　B5　8頁
　　機関誌
　　※ファイル

14857　あだんの実　第213号　T-5-4
　　編集　沖縄県ハンセン病予防協会事務局
　　犀川一夫
　　昭和61年7月20日　B5　14頁
　　機関誌
　　※ファイル

14858　あだんの実　第214号　T-5-4
　　編集　沖縄県ハンセン病予防協会事務局
　　犀川一夫
　　昭和61年12月1日　B5　8頁
　　機関誌
　　※ファイル

14859　あだんの実　第215号　T-5-4
　　編集　沖縄県ハンセン病予防協会事務局
　　犀川一夫
　　昭和62年3月25日　B5　10頁
　　機関誌
　　※ファイル

14860　あだんの実　第216号　T-5-4
　　編集　沖縄県ハンセン病予防協会事務局
　　犀川一夫
　　昭和62年8月1日　B5　8頁
　　機関誌
　　※ファイル

14861　あだんの実　第217号　T-5-4
　　編集　沖縄県ハンセン病予防協会事務局
　　犀川一夫
　　昭和62年10月1日　B5　6頁
　　機関誌
　　※ファイル

14862　あだんの実　第218号　T-5-4
　　編集　沖縄県ハンセン病予防協会事務局
　　犀川一夫
　　昭和63年1月1日　B5　10頁
　　機関誌
　　※ファイル

14863　あだんの実　第219号　T-5-4
　　編集　沖縄県ハンセン病予防協会事務局
　　犀川一夫
　　昭和63年3月25日　B5　6頁
　　機関誌
　　※ファイル

14864　あだんの実　第220号　T-5-4
　　編集　沖縄県ハンセン病予防協会事務局
　　犀川一夫
　　昭和63年7月1日　B5　8頁
　　機関誌
　　※ファイル

14865　あだんの実　第221号　T-5-5
　　編集　沖縄県ハンセン病予防協会事務局
　　犀川一夫
　　昭和63年9月1日　B5　8頁
　　機関誌
　　※ファイル

14866　あだんの実　第222号　T-5-5
　　編集　沖縄県ハンセン病予防協会事務局
　　犀川一夫
　　平成元年2月1日　B5　10頁
　　機関誌
　　※ファイル

14867 あだんの実 第223号 T-5-5
　編集　沖縄県ハンセン病予防協会事務局
　犀川一夫
　平成元年3月31日　B5　6頁
　機関誌
　※ファイル

14868 あだんの実 第224号 T-5-5
　編集　沖縄県ハンセン病予防協会事務局
　犀川一夫
　平成元年7月1日　B5　10頁
　機関誌
　※ファイル

14869 あだんの実 第225号 T-5-5
　編集　沖縄県ハンセン病予防協会事務局
　犀川一夫
　平成元年9月1日　B5　8頁
　機関誌
　※ファイル

14870 あだんの実 第226号 T-5-5
　編集　沖縄県ハンセン病予防協会事務局
　犀川一夫
　平成元年12月25日　B5　6頁
　機関誌
　※ファイル

14871 あだんの実 第227号 T-5-5
　編集　沖縄県ハンセン病予防協会事務局
　犀川一夫
　平成2年3月31日　B5　6頁
　機関誌
　※ファイル

14872 あだんの実 第228号 T-5-5
　編集　沖縄県ハンセン病予防協会事務局
　犀川一夫
　平成2年7月1日　B5　8頁
　機関誌
　※ファイル

14873 あだんの実 第229号 T-5-5
　編集　沖縄県ハンセン病予防協会事務局
　犀川一夫
　平成2年9月15日　B5　8頁
　機関誌
　※ファイル

14874 あだんの実 第230号 T-5-5
　編集　沖縄県ハンセン病予防協会事務局
　犀川一夫
　平成3年1月16日　B5　8頁
　機関誌
　※ファイル

14875 あだんの実 第231号 T-5-5
　編集　沖縄県ハンセン病予防協会事務局
　犀川一夫
　平成3年3月26日　B5　8頁
　機関誌
　※ファイル

14876 あだんの実 第232号 T-5-5
　編集　沖縄県ハンセン病予防協会事務局
　犀川一夫
　平成3年7月1日　B5　10頁
　機関誌
　※ファイル

14877 あだんの実 第233号 T-5-5
　編集　沖縄県ハンセン病予防協会事務局
　犀川一夫
　平成3年10月1日　B5　10頁
　機関誌
　※ファイル

14878 あだんの実 第234号 T-5-5
　編集　沖縄県ハンセン病予防協会事務局
　犀川一夫
　平成4年4月1日　B5　8頁
　機関誌
　※ファイル

14879 あだんの実 第235号 T-5-5
　編集　沖縄県ハンセン病予防協会事務局
　犀川一夫
　平成4年3月30日　B5　6頁
　機関誌
　※ファイル

14880 あだんの実 第236号 T-5-5
　編集　沖縄県ハンセン病予防協会事務局
　犀川一夫
　平成4年7月27日　B5　12頁
　機関誌
　※ファイル

14881 あだんの実 第237号 T-5-5
　編集　沖縄県ハンセン病予防協会事務局
　犀川一夫
　平成4年11月16日　B5　6頁
　機関誌
　※ファイル

14882　あだんの実　第238号　T-5-5
　編集　沖縄県ハンセン病予防協会事務局
　犀川一夫
　平成5年3月31日　B5　8頁
　機関誌
　※ファイル

14883　あだんの実　第239号　T-5-5
　編集　沖縄県ハンセン病予防協会事務局
　犀川一夫
　平成5年7月1日　B5　12頁
　機関誌
　※ファイル

14884　あだんの実　第240号　T-5-5
　編集　沖縄県ハンセン病予防協会事務局
　犀川一夫
　平成5年12月1日　B5　12頁
　機関誌
　※ファイル

14885　あだんの実　第241号　T-5-6
　編集　沖縄県ハンセン病予防協会事務局
　犀川一夫
　平成6年3月31日　B5　10頁
　機関誌
　※ファイル

14886　あだんの実　第242号　T-5-6
　編集　沖縄県ハンセン病予防協会事務局
　犀川一夫
　平成6年7月1日　B5　8頁
　機関誌
　※ファイル

14887　あだんの実　第243号　T-5-6
　編集　沖縄県ハンセン病予防協会事務局
　犀川一夫
　平成6年11月22日　B5　8頁
　機関誌
　※ファイル

14888　あだんの実　第244号　T-5-6
　編集　沖縄県ハンセン病予防協会事務局
　犀川一夫
　平成7年3月31日　B5　8頁
　機関誌
　※ファイル

14889　あだんの実　第245号　T-5-6
　編集　沖縄県ハンセン病予防協会事務局
　犀川一夫
　平成7年8月15日　B5　8頁
　機関誌
　※ファイル

14890　あだんの実　第246号　T-5-6
　編集　沖縄県ハンセン病予防協会事務局
　犀川一夫
　平成8年1月19日　B5　8頁
　機関誌
　※ファイル

14891　あだんの実　第247号　T-5-6
　編集　沖縄県ハンセン病予防協会事務局
　犀川一夫
　平成8年3月25日　B5　8頁
　機関誌
　※ファイル

14892　あだんの実　第248号　T-5-6
　編集　沖縄県ハンセン病予防協会事務局
　犀川一夫
　平成8年9月11日　B5　8頁
　機関誌
　※ファイル

14893　あだんの実　第249号　T-5-6
　編集　沖縄県ハンセン病予防協会事務局
　犀川一夫
　平成9年1月30日　B5　2頁
　機関誌
　※ファイル

14894　あだんの実　第250号　T-5-6
　編集　沖縄県ハンセン病予防協会事務局
　犀川一夫
　平成9年3月31日　B5　8頁
　機関誌
　※ファイル

14895　あだんの実　第251号　T-5-6
　編集　沖縄県ハンセン病予防協会事務局
　犀川一夫
　平成9年9月10日　B5　8頁
　機関誌
　※ファイル

14896　あだんの実　第252号　T-5-6
　編集　沖縄県ハンセン病予防協会事務局
　犀川一夫
　平成9年12月8日　B5　8頁
　機関誌
　※ファイル

14897　あだんの実　第253号　T-5-6
　編集　沖縄県ハンセン病予防協会事務局
　　　犀川一夫
　　平成10年3月10日　B5　8頁
　　機関誌
　　※ファイル

14898　あだんの実　第254号　T-5-6
　編集　沖縄県ハンセン病予防協会事務局
　　　犀川一夫
　　平成10年7月10日　B5　8頁
　　機関誌
　　※ファイル

14899　あだんの実　第255号　T-5-6
　編集　沖縄県ハンセン病予防協会事務局
　　　犀川一夫
　　平成10年12月10日　B5　8頁
　　機関誌
　　※ファイル

14900　あだんの実　第256号　T-5-6
　編集　沖縄県ハンセン病予防協会事務局
　　　犀川一夫
　　平成11年3月31日　B5　8頁
　　機関誌
　　※ファイル

14901　あだんの実　第257・258号　T-5-6
　編集　沖縄県ハンセン病予防協会事務局
　　　犀川一夫
　　平成11年10月20日　B5　12頁
　　機関誌
　　※ファイル

14902　あだんの実　第259号　T-5-6
　編集　沖縄県ハンセン病予防協会事務局
　　　犀川一夫
　　平成12年3月31日　B5　8頁
　　機関誌
　　※ファイル

14903　あだんの実　第260号　T-5-6
　編集　沖縄県ハンセン病予防協会事務局
　　　犀川一夫
　　平成12年8月25日　B5　8頁
　　機関誌
　　※ファイル

14904　あだんの実　第261・262号　T-5-6
　編集　沖縄県ハンセン病予防協会事務局
　　　原　實
　　平成13年3月30日　B5　12頁
　　機関誌
　　※ファイル

14905　あだんの実　第263号　T-5-6
　編集　沖縄県ハンセン病予防協会事務局
　　　原　實
　　平成13年8月31日　B5　8頁
　　機関誌
　　※ファイル

14906　あだんの実　第264・265号　T-5-6
　編集　沖縄県ハンセン病予防協会事務局
　　　原　實
　　平成14年3月31日　B5　12頁
　　機関誌
　　※ファイル

14907　あだんの実　第266号　T-5-6
　編集　沖縄県ゆうな藤楓協会
　　　原　實
　　平成14年8月31日　B5　8頁
　　機関誌
　　※ファイル

14908　あだんの実　第267・268号　T-5-6
　編集　沖縄県ゆうな藤楓協会
　　　原　實
　　平成15年3月31日　B5　12頁
　　機関誌
　　※ファイル

14909　あだんの実　第269号　T-5-6
　編集　沖縄県ゆうな藤楓協会
　　　原　實
　　平成15年8月31日　B5　12頁
　　機関誌
　　※ファイル

14910　あだんの実　第270・271号　T-5-6
　編集　沖縄県ゆうな藤楓協会
　　　原　實
　　平成16年3月31日　B5　8頁
　　機関誌
　　※ファイル

14911　あだんの実　第115号　T-5-7
　編集　沖縄愛楽園　宮古南静園入園者自治会
　　　上原信雄
　　1963年12月6日　B4　4頁
　　機関誌
　　※ファイル

14912　あだんの実　第182号　T-5-7
　　編集　沖縄らい予防協会事務局
　　犀川一夫
　　1958年10月16日　B4　4頁
　　機関誌
　　※ファイル

14913　あだんの実　第190号　T-5-7
　　編集　沖縄らい予防協会事務局
　　犀川一夫
　　昭和55年10月1日　B5　12頁
　　機関誌
　　※ファイル　2冊

14914　あだんの実　第256号　T-5-7
　　編集　沖縄県ハンセン病予防協会事務局
　　犀川一夫
　　平成11年3月31日　B5　8頁
　　機関誌
　　※ファイル

14915　あだんの実　第272号　T-5-7
　　編集　（財）沖縄県ゆうな協会事務局
　　原實
　　平成16年8月31日　B5　12頁
　　機関誌
　　※ファイル

14916　あだんの実　第273・274号　合併号　T-5-7
　　編集　（財）沖縄県ゆうな協会事務局
　　原實
　　平成17年3月31日　B5　12頁
　　機関誌
　　※ファイル

14917　あだんの実　第275号　T-5-7
　　編集　（財）沖縄県ゆうな協会事務局
　　原實
　　平成17年8月31日　B5　12頁
　　機関誌
　　※ファイル

14918　あだんの実　第276・277号　合併号　T-5-7
　　編集　（財）沖縄県ゆうな協会事務局
　　原實
　　平成18年3月31日　B5　12頁
　　機関誌
　　※ファイル

14919　あだんの実　第278号　T-5-7
　　編集　（財）沖縄県ゆうな協会事務局
　　原實
　　平成18年3月31日　B5　12頁
　　機関誌
　　※ファイル

14920　あだんの実　第279号　T-5-7
　　編集　（財）沖縄県ゆうな協会事務局
　　原實
　　平成19年3月31日　B5　12頁
　　機関誌
　　※ファイル

14921　あだんの実　第280号　T-5-7
　　編集　（財）沖縄県ゆうな協会事務局
　　原實
　　平成19年9月1日　B5　12頁
　　機関誌
　　※ファイル

14922　あだんの実　第281号　T-5-7
　　編集　（財）沖縄県ゆうな協会事務局
　　原實
　　平成20年3月31日　B5　16頁
　　機関誌
　　※犀川一夫氏を偲ぶ会　特集号
　　※ファイル　2冊

14923　あだんの実　第282号　T-5-7
　　編集　（財）沖縄県ゆうな協会事務局
　　原實
　　平成20年10月1日　B5　12頁
　　機関誌
　　※ファイル　2冊

14924　あだんの実　第283号　T-5-7
　　編集　（財）沖縄県ゆうな協会事務局
　　原實
　　平成21年10月1日　B5　16頁
　　機関誌
　　※ファイル

14925　あだんの実　第287号　T-5-7
　　編集　（財）沖縄県ゆうな協会事務局
　　小渡有明
　　平成25年10月1日　B5　12頁
　　機関誌
　　※ファイル

14926　愛楽新聞　第108号　T-5-7
　　編集　沖縄愛楽園入園者自治会
　　上原信雄
　　1966年6月30日　B4　4頁
　　新聞
　　※ファイル

14927 　愛楽新聞　第109号　T-5-7
　　編集　沖縄愛楽園入園者自治会
　　上原信雄
　　1966年7月31日　B4　4頁
　　新聞
　　※ファイル

14928 　沖縄 MTL 報告第一号（昭和十年五月 - 昭和十一年一月）　T-5-8
　　北村健司・野町良夫・花城武男・服部團次郎・青木恵哉
　　1936年　A5　30頁
　　宗教
　　※ファイル

14929 　沖縄愛楽園のしおり（1971年）　T-5-8
　　沖縄愛楽園
　　1971年　B5　24頁
　　記録
　　※ファイル　2冊

14930 　沖縄における主要感染性疾患の戦後における消長 - 沖縄の医療年表　T-5-8
　　照屋寛善
　　B5　175～216頁
　　論文
　　※沖縄県公害衛生研究所報第9号　別刷
　　※ファイル

14931 　ハンセン氏病診断の手引き　T-5-9
　　編集　湊治郎
　　琉球政府厚生局（儀間文彰）
　　1967年12月29日　A5　26頁
　　広報
　　※ファイル　2冊

14932 　沖縄のらい（特に疫学的状況）　T-5-10
　　犀川一夫
　　沖縄らい予防協会
　　昭和56年1月31日　B5　33頁
　　論文
　　※ファイル

14933 　ハンセン病の現状　平成6年版　T-5-10
　　編集　沖縄県環境保健部予防課
　　沖縄県環境保健部予防課
　　平成6年3月　A4　39頁
　　学術
　　※ファイル

14934 　広報琉球　第2巻　第2号　T-5-11
　　琉球政府　官房情報課
　　1959年2月5日　B5　41頁
　　広報
　　※ファイル

14935 　今日の琉球　第2巻　3号　T-5-11
　　琉球列島米国民政府渉外報道局出版課
　　1958年3月　B5　24頁
　　広報
　　※ファイル

14936 　今日の琉球　第2巻　4号　T-5-11
　　琉球列島米国民政府渉外報道局出版課
　　1958年4月　B5　34頁
　　広報
　　※ファイル　2冊

14937 　今日の琉球　第3巻　4号　T-5-11
　　琉球列島米国民政府渉外報道局出版課
　　1959年4月1日　B5　40頁
　　広報
　　※ファイル

14938 　今日の琉球　第4巻　1号　T-5-11
　　琉球列島米国民政府渉外報道局出版課
　　1960年1月1日　B5　38頁
　　広報
　　※ファイル

14939 　後保護指導所概況　T-5-12
　　B5×4　B4×4
　　※ファイル

14940 　後保護指導所運営概況　T-5-12
　　B4　1頁
　　※ファイル

14941 　後保護指導所入所及び卒業者内訳一覧表　T-5-12
　　1964年5月25日～1970年10月5日　B4　1頁
　　※ファイル

14942 　1969年中における新発生患者の年齢別　T-5-12
　　B5　2頁
　　※ファイル

14943 　1969年中におけるスキンクリニックの診療状況　T-5-12
　　B4　2頁
　　※ファイル

14944 　スキンクリニックにおける年度別新発生患者及び退所者表　T-5-12
　　B5　1頁

※ファイル

14945　1969年度における新発生患者及び退所者の本籍地別　T-5-12
　　B5　3頁
　　※ファイル

14946　仲里村勢要覧　1971年度　T-5-12
　　B5　6頁
　　※ファイル　2冊

14947　創立15周年記念誌　T-5-13
　　編集　沖縄らい予防協会
　　沖縄らい予防協会
　　昭和48年11月1日　A5　128頁
　　記録
　　※本　3冊

14948　阿檀の園の秘話　平和への証言　T-5-14
　　編集　上原信雄
　　上原歯科医院（上原信雄）
　　昭和58年6月20日　A5　420頁　3,000円
　　随筆
　　※本　4冊

14949　沖縄救癩史　T-5-15
　　沖縄らい予防協会（上原信雄）
　　昭和39年4月15日　A4　246頁
　　記録
　　※本

14950　沖縄のハンセン病疫病史　- 時代と疫学 -　T-5-16
　　犀川一夫
　　沖縄県ハンセン病予防協会
　　1993年11月4日　A4　181頁
　　記録
　　※本

14951　沖縄のらいに関する論文集（医学篇）　附　沖縄らい予防協会20周年記念誌　T-5-17
　　編集　沖縄らい予防協会編集委員会　代表　犀川一夫
　　沖縄らい予防協会
　　1979年10月1日　A4　45頁
　　論文
　　※本　2冊

14952　沖縄県ハンセン病証言集　資料編　T-5-18
　　編集　沖縄県ハンセン病証言集編集総務局
　　沖縄愛楽園自治会
　　2006年3月31日　A4　848頁
　　記録

※本

14953　沖縄県ハンセン病証言集　沖縄愛楽園編　T-5-19
　　編集　沖縄県ハンセン病証言集編集総務局
　　沖縄愛楽園自治会
　　2007年3月31日　A4　603頁
　　記録
　　※本

14954　祈りの家教会聖堂30周年記念誌　T-5-20
　　編集　祈りの家教会聖堂30周年記念誌編集委員会
　　日本聖公会沖縄教区祈りの家教会
　　1984年3月1日　A5　224頁
　　宗教
　　※本

14955　ハンセン病回復者手記　T-5-21
　　沖縄楓の友の会　編
　　沖縄県ハンセン病予防協会
　　1999年3月31日　A5　234頁
　　記録
　　※本

14956　沖縄ハンセン病七〇年の痛み　T-5-22
　　川口与志子
　　文芸社（瓜谷綱延）
　　2000年9月1日　B6　143頁　1,200円
　　小説
　　※本

14957　銛をうたれた男（上原信雄）　T-5-23
　　花城真貴
　　沖縄らい予防協会
　　1974年3月15日　A5　320頁
　　※本

14958　愛楽誌　2　T-5-24
　　編集　比嘉精華
　　沖縄愛楽園（親泊康順）
　　1953年11月10日　A5　128頁　非売品
　　※開園15周年記念号
　　※Box（残部）

14959　愛楽　創刊号　Vol.1　No.1　T-5-24
　　編集　比嘉精華
　　沖縄愛楽園
　　1954年9月5日　A5　50頁
　　機関誌
　　※Box（残部）　2冊

14960　愛楽　第2号　Vol.2　No.2　T-5-24
　　編集　沖縄愛楽園文化部

沖縄愛楽園（親泊康順）
1955年6月1日　A5　60頁
機関誌
※Box（残部）

14961　愛楽　第3号　Vol.2　No.3　T-5-24
編集　沖縄愛楽園文化部
沖縄愛楽園（親泊康順）
1955年12月1日　A5　35頁
機関誌
※Box（残部）

14962　愛楽　Vol.3　No.4　通巻第4号　T-5-24
編集　沖縄愛楽園文化部
沖縄愛楽園（親泊康順）
1956年4月17日　A5　48頁
機関誌
※Box（残部）

14963　愛楽　Vol.3　No.5　通巻第5号　T-5-24
編集　沖縄愛楽園文化部
沖縄愛楽園（親泊康順）
1957年2月20日　A5　42頁
機関誌
※Box（残部）

14964　愛楽　Vol.4　No.6　文芸特集号　T-5-24
編集　沖縄愛楽園文化部
沖縄愛楽園（親泊康順）
1957年7月10日　A5　42頁
機関誌
※Box（残部）

14965　愛楽　通巻第7号　T-5-24
編集　沖縄愛楽園文化部
沖縄愛楽園（親泊康順）
1957年11月1日　A5　42頁
機関誌
※Box（残部）

14966　愛楽　通巻第8号　T-5-24
編集　文化部
沖縄愛楽園（古見英一）
1957年12月10日　A5　34頁
機関誌
※Box（残部）

14967　愛楽　通巻第9号　T-5-24
編集　文化部
沖縄愛楽園（徳田祐弼）
1958年3月5日　A5　38頁
機関誌
※Box（残部）

14968　愛楽　通巻第10号　T-5-24
編集　文化部
沖縄愛楽園（徳田祐弼）
1958年8月15日　A5　38頁
機関誌
※Box（残部）

14969　愛楽　通巻11号　T-5-24
編集　文化部
沖縄愛楽園（徳田祐弼）
1958年11月15日　A5　46頁
機関誌
※Box（残部）　2冊

14970　愛楽　通巻12号　T-5-24
編集　文化部
沖縄愛楽園（徳田祐弼）
1958年12月31日　A5　48頁
機関誌
※Box（残部）　2冊

14971　愛楽　通巻13号　T-5-24
編集　文化部
沖縄愛楽園（南山正夫）
1959年4月15日　A5　42頁
機関誌
※Box（残部）

14972　愛楽　通巻14号　T-5-24
編集　愛楽園共愛会
沖縄癩予防協会（泉正重）
1959年6月25日　A5　46頁
機関誌
※Box（残部）

14973　愛楽　通巻15号　T-5-24
編集　愛楽園共愛会
沖縄らい予防協会（泉正重）
1959年9月26日　A5　40頁
機関誌
※Box（残部）

14974　愛楽　通巻16号　T-5-24
編集　愛楽園共愛会
沖縄らい予防協会（泉正重）
1959年12月31日　A5　48頁
機関誌
※Box（残部）

14975　愛楽　通巻18号　T-5-24
1960年6月30日　A5　58頁
機関誌
※Box（残部）

14976　愛楽　文芸特別号　T-5-24
　　編集　国頭愛楽園共愛会
　　沖縄らい予防協会（泉正重）
　　1960年12月10日　A5　100頁　非売品
　　機関誌
　　※ Box（残部）　2冊

14977　愛楽　通巻20号　T-5-24
　　編集　沖縄愛楽園共愛会
　　沖縄ハンセン氏病予防協会（泉正重）
　　1961年7月14日　A5　54頁　非売品
　　機関誌
　　※ Box（残部）

14978　愛楽　通巻21号　T-5-24
　　編集　沖縄愛楽園共愛会
　　沖縄ハンセン氏病予防協会（上原信雄）
　　1961年11月14日　A5　52頁　非売品
　　機関誌
　　※ Box（残部）

14979　愛楽　通巻22号　T-5-24
　　編集　沖縄愛楽園共愛会
　　沖縄ハンセン氏病予防協会（上原信雄）
　　1961年12月21日　A5　52頁　非売品
　　機関誌
　　※ Box（残部）

14980　愛楽　通巻23号　T-5-24
　　編集　沖縄愛楽園共愛会
　　沖縄ハンセン氏病予防協会（上原信雄）
　　1961年4月1日　A5　53頁　非売品
　　機関誌
　　※ Box（残部）　2冊

14981　愛楽　通巻24号　T-5-24
　　編集　入園者自治会・報道室
　　沖縄ハンセン氏病予防協会（南山正夫）
　　1962年9月10日　A5　54頁　非売品
　　機関誌
　　※ Box（残部）　2冊

14982　愛楽　通巻25号　T-5-24
　　編集　入園者自治会・報道室
　　沖縄ハンセン氏病予防協会（南山正夫）
　　1962年10月25日　A5　65頁　非売品
　　機関誌
　　※ Box（残部）　3冊

14983　愛楽　通巻26号　T-5-24
　　編集　沖縄愛楽園共愛会
　　沖縄ハンセン氏病予防協会（上原信雄）
　　1963年12月25日　A5　60頁　非売品
　　機関誌
　　※開園25周年記念号
　　※ Box（残部）　3冊

14984　愛楽　通巻27号　T-5-24
　　編集　沖縄愛楽園入園者自治会
　　沖縄ハンセン氏病予防協会（上原信雄）
　　1964年11月3日　A5　57頁　非売品
　　機関誌
　　※ Box（残部）　2冊

14985　愛楽　通巻28号　T-5-24
　　編集　沖縄愛楽園入園者自治会
　　沖縄ハンセン氏病予防協会（上原信雄）
　　1965年12月25日　A5　55頁　非売品
　　機関誌
　　※ Box（残部）　2冊

14986　愛楽　通巻29号　T-5-24
　　編集　沖縄愛楽園入園者自治会
　　沖縄ハンセン氏病予防協会（上原信雄）
　　1966年12月25日　A5　68頁　非売品
　　機関誌
　　※ Box（残部）

14987　愛楽　通巻30号　T-5-24
　　編集　沖縄愛楽園入園者自治会
　　沖縄ハンセン氏病予防協会（上原信雄）
　　1967年6月30日　A5　64頁
　　機関誌
　　※ Box（残部）　2冊

14988　愛楽　通巻31号　T-5-24
　　編集　沖縄愛楽園入園者自治会
　　沖縄ハンセン氏病予防協会（上原信雄）
　　1967年11月11日　A5　66頁
　　機関誌
　　※ Box（残部）

14989　愛楽　通巻32号　T-5-24
　　編集　沖縄愛楽園入園者自治会
　　沖縄ハンセン氏病予防協会（上原信雄）
　　1968年7月15日　A5　68頁
　　機関誌
　　※ Box（残部）　2冊

14990　愛楽　通巻33号　T-5-24
　　編集　沖縄愛楽園入園者自治会
　　沖縄ハンセン氏病予防協会（上原信雄）
　　1969年9月20日　A5　63頁
　　機関誌
　　※ Box（残部）

14991　**愛楽　通巻34号**　T-5-24
　編集　沖縄愛楽園入園者自治会
　沖縄ハンセン氏病予防協会（上原信雄）
　1970年3月10日　A5　60頁
　機関誌
　※Box（残部）　3冊

14992　**愛楽　通巻35号**　T-5-24
　編集　沖縄愛楽園入園者自治会文化部編集室
　沖縄ハンセン氏病予防協会（上原信雄）
　1970年12月25日　A5　67頁
　機関誌
　※Box（残部）　3冊

14993　**愛楽　通巻36号**　T-5-24
　編集　沖縄愛楽園入園者自治会文化部編集室
　沖縄ハンセン氏病予防協会（上原信雄）
　1971年7月5日　A5　62頁
　機関誌
　※Box（残部）

14994　**愛楽　通巻37号**　T-5-24
　編集　田場盛吉
　国立療養所沖縄愛楽園
　昭和51年11月　A5　64頁
　機関誌
　※Box（残部）

14995　**すむいで　第5号**　T-5-25
　編集　田場盛吉
　沖縄愛楽園（犀川一夫）
　昭和49年2月1日　B4　2頁
　機関誌
　※Box（残部）　2冊

14996　**すむいで　第6号**　T-5-25
　編集　田場盛吉
　沖縄愛楽園（犀川一夫）
　昭和49年3月1日　B4　2頁
　機関誌
　※Box（残部）　3冊

14997　**すむいで　第7号**　T-5-25
　編集　田場盛吉
　沖縄愛楽園（犀川一夫）
　昭和49年4月1日　B4　2頁
　機関誌
　※Box（残部）　3冊

14998　**すむいで　第8号**　T-5-25
　編集　田場盛吉
　沖縄愛楽園（犀川一夫）
　昭和49年5月1日　A4　4頁
　機関誌
　※Box（残部）

14999　**すむいで　第9号**　T-5-25
　編集　田場盛吉
　沖縄愛楽園（犀川一夫）
　昭和49年6月30日　A4　4頁
　機関誌
　※Box（残部）

15000　**すむいで　第10号**　T-5-25
　編集　田場盛吉
　沖縄愛楽園（犀川一夫）
　昭和49年7月31日　A4　4頁
　機関誌
　※Box（残部）

15001　**すむいで　第11号**　T-5-25
　編集　田場盛吉
　沖縄愛楽園（犀川一夫）
　昭和49年9月30日　A4　4頁
　機関誌
　※Box（残部）

15002　**すむいで　第12号**　T-5-25
　編集　田場盛吉
　沖縄愛楽園（犀川一夫）
　昭和49年10月31日　A4　4頁
　機関誌
　※Box（残部）

15003　**すむいで　第13号**　T-5-25
　編集　田場盛吉
　国立療養所沖縄愛楽園（犀川一夫）
　昭和49年11月30日　A4　4頁
　機関誌
　※Box（残部）

15004　**すむいで　第21号**　T-5-25
　編集　田場盛吉
　国立療養所沖縄愛楽園（犀川一夫）
　昭和51年1月1日　A4　4頁
　機関誌
　※Box（残部）

15005　**すむいで　第22号**　T-5-25
　編集　田場盛吉
　国立療養所沖縄愛楽園（犀川一夫）
　昭和51年2月1日　A4　4頁
　機関誌
　※Box（残部）

15006 **すむいで　第23号**　T-5-25
　編集　田場盛吉
　国立療養所沖縄愛楽園（犀川一夫）
　昭和51年3月1日　A4　4頁
　機関誌
　※ Box（残部）

15007 **すむいで　第24号**　T-5-25
　編集　田場盛吉
　国立療養所沖縄愛楽園（犀川一夫）
　昭和51年4月1日　A4　4頁
　機関誌
　※ Box（残部）

15008 **すむいで　第25号**　T-5-25
　編集　田場盛吉
　国立療養所沖縄愛楽園（犀川一夫）
　昭和51年5月1日　A4　4頁
　機関誌
　※ Box（残部）

15009 **すむいで　第26号**　T-5-25
　編集　田場盛吉
　国立療養所沖縄愛楽園（犀川一夫）
　昭和51年6月1日　A4　4頁
　機関誌
　※ Box（残部）

15010 **すむいで　第27号**　T-5-25
　編集　田場盛吉
　国立療養所沖縄愛楽園（犀川一夫）
　昭和51年7月1日　A4　4頁
　機関誌
　※ Box（残部）

15011 **すむいで　第28号**　T-5-25
　編集　田場盛吉
　国立療養所沖縄愛楽園（犀川一夫）
　昭和51年8月1日　A4　4頁
　機関誌
　※ Box（残部）

15012 **すむいで　第29号**　T-5-25
　編集　田場盛吉
　国立療養所沖縄愛楽園（犀川一夫）
　昭和51年9月1日　A4　4頁
　機関誌
　※ Box（残部）

15013 **すむいで　第31号**　T-5-25
　編集　天久佐信
　国立療養所沖縄愛楽園（犀川一夫）
　昭和51年11月15日　A4　4頁
　機関誌
　※ Box（残部）

15014 **すむいで　第32号**　T-5-25
　編集　天久佐信
　国立療養所沖縄愛楽園（犀川一夫）
　昭和52年1月1日　A4　4頁
　機関誌
　※ Box（残部）

15015 **すむいで　第33号**　T-5-25
　編集　天久佐信
　国立療養所沖縄愛楽園（犀川一夫）
　昭和52年2月1日　A4　4頁
　機関誌
　※ Box（残部）

15016 **すむいで　第35号**　T-5-25
　編集　天久佐信
　沖縄愛楽園慰安会（犀川一夫）
　昭和52年7月1日　A4　6頁
　機関誌
　※ Box（残部）

15017 **すむいで　第36号**　T-5-25
　編集　天久佐信
　沖縄愛楽園慰安会（犀川一夫）
　昭和52年8月1日　A4　4頁
　機関誌
　※ Box（残部）

15018 **すむいで　第37号**　T-5-25
　編集　天久佐信
　沖縄愛楽園慰安会（犀川一夫）
　昭和52年9月1日　A4　4頁　25円
　機関誌
　※ Box（残部）

15019 **すむいで　第38号**　T-5-25
　編集　天久佐信
　沖縄愛楽園慰安会（犀川一夫）
　昭和52年10月1日　A4　4頁　25円
　機関誌
　※ Box（残部）

15020 **すむいで　第39号**　T-5-25
　編集　天久佐信
　沖縄愛楽園慰安会（犀川一夫）
　昭和52年11月1日　A4　4頁　25円
　機関誌
　※ Box（残部）

15021 **すむいで 第40号** T-5-25
　編集　天久佐信
　沖縄愛楽園慰安会（犀川一夫）
　昭和52年12月1日　A4　4頁　25円
　機関誌
　※Box（残部）

15022 **すむいで 第41号** T-5-25
　編集　天久佐信
　沖縄愛楽園慰安会（犀川一夫）
　昭和53年1月1日　A4　4頁　25円
　機関誌
　※Box（残部）

15023 **すむいで 第42号** T-5-25
　編集　天久佐信
　沖縄愛楽園慰安会（犀川一夫）
　昭和53年2月1日　A4　4頁　25円
　機関誌
　※Box（残部）

15024 **すむいで 第43号** T-5-25
　編集　天久佐信
　沖縄愛楽園慰安会（犀川一夫）
　昭和53年3月1日　A4　4頁　25円
　機関誌
　※Box（残部）

15025 **すむいで 第44号** T-5-25
　編集　天久佐信
　沖縄愛楽園慰安会（犀川一夫）
　昭和53年4月1日　A4　4頁　25円
　機関誌
　※Box（残部）

15026 **すむいで 第45号** T-5-25
　編集　天久佐信
　沖縄愛楽園慰安会（犀川一夫）
　昭和53年5月1日　A4　4頁　25円
　機関誌
　※Box（残部）

15027 **すむいで 第46号** T-5-25
　編集　天久佐信
　沖縄愛楽園慰安会（犀川一夫）
　昭和53年6月1日　A4　4頁　25円
　機関誌
　※Box（残部）

15028 **すむいで 第47号** T-5-25
　編集　天久佐信
　沖縄愛楽園慰安会（犀川一夫）
　昭和53年7月1日　A4　4頁　25円
　機関誌
　※Box（残部）

15029 **すむいで 第48号** T-5-25
　編集　天久佐信
　沖縄愛楽園慰安会（犀川一夫）
　昭和53年8月1日　A4　4頁　25円
　機関誌
　※Box（残部）

15030 **すむいで 第51号** T-5-25
　編集　天久佐信
　沖縄愛楽園慰安会（犀川一夫）
　昭和53年11月1日　A4　4頁　25円
　機関誌
　※Box（残部）

15031 **すむいで 第54号** T-5-25
　編集　天久佐信
　沖縄愛楽園慰安会（犀川一夫）
　昭和54年2月1日　A4　4頁　25円
　機関誌
　※Box（残部）

15032 **すむいで 第55号** T-5-25
　編集　天久佐信
　沖縄愛楽園慰安会（犀川一夫）
　昭和54年3月1日　A4　4頁　25円
　機関誌
　※Box（残部）

15033 **すむいで 第57号** T-5-25
　編集　天久佐信
　沖縄愛楽園慰安会（犀川一夫）
　昭和54年5月1日　A4　4頁　25円
　機関誌
　※Box（残部）

15034 **すむいで 第58号** T-5-25
　編集　天久佐信
　沖縄愛楽園慰安会（犀川一夫）
　昭和54年6月1日　A4　4頁　25円
　機関誌
　※Box（残部）

15035 **すむいで 第59号** T-5-25
　編集　天久佐信
　沖縄愛楽園慰安会（犀川一夫）
　昭和54年7月1日　A4　4頁　25円
　機関誌
　※Box（残部）

15036　**すむいで　第60号**　T-5-25
編集　天久佐信
沖縄愛楽園慰安会（犀川一夫）
昭和54年8月1日　A4　4頁　25円
機関誌
※Box（残部）

15037　**すむいで　第62号**　T-5-25
編集　天久佐信
沖縄愛楽園慰安会（犀川一夫）
昭和54年10月1日　A4　4頁　25円
機関誌
※Box（残部）

15038　**すむいで　第63号**　T-5-25
編集　天久佐信
沖縄愛楽園慰安会（犀川一夫）
昭和54年11月1日　A4　4頁　25円
機関誌
※Box（残部）

15039　**すむいで　第64号**　T-5-25
編集　高江洲義昇
沖縄愛楽園慰安会（犀川一夫）
昭和54年12月1日　A4　4頁　25円
機関誌
※Box（残部）

15040　**すむいで　第65号**　T-5-25
編集　高江洲義昇
沖縄愛楽園慰安会（犀川一夫）
昭和55年1月1日　A4　4頁　25円
機関誌
※Box（残部）

15041　**すむいで　第66号**　T-5-25
編集　高江洲義昇
沖縄愛楽園慰安会（犀川一夫）
昭和55年2月1日　A4　6頁　25円
機関誌
※Box（残部）

15042　**すむいで　第67号**　T-5-25
編集　高江洲義昇
沖縄愛楽園慰安会（犀川一夫）
昭和55年3月1日　A4　4頁　25円
機関誌
※Box（残部）

15043　**すむいで　第68号**　T-5-25
編集　高江洲義昇
沖縄愛楽園慰安会（犀川一夫）
昭和55年4月1日　A4　4頁　25円
機関誌
※Box（残部）

15044　**すむいで　第69号**　T-5-25
編集　高江洲義昇
沖縄愛楽園慰安会（犀川一夫）
昭和55年5月1日　A4　4頁　25円
機関誌
※Box（残部）

15045　**すむいで　第70号**　T-5-25
編集　高江洲義昇
沖縄愛楽園慰安会（犀川一夫）
昭和55年6月1日　A4　4頁　25円
機関誌
※Box（残部）

15046　**すむいで　第71号**　T-5-25
編集　高江洲義昇
沖縄愛楽園慰安会（犀川一夫）
昭和55年7月1日　A4　4頁　25円
機関誌
※Box（残部）

15047　**すむいで　第72号**　T-5-25
編集　高江洲義昇
沖縄愛楽園慰安会（犀川一夫）
昭和55年8月1日　A4　4頁　25円
機関誌
※Box（残部）

15048　**すむいで　第73号**　T-5-25
編集　高江洲義昇
沖縄愛楽園慰安会（犀川一夫）
昭和55年9月1日　A4　4頁　25円
機関誌
※Box（残部）

15049　**すむいで　第74号**　T-5-25
編集　高江洲義昇
沖縄愛楽園慰安会（犀川一夫）
昭和55年10月1日　A4　4頁　25円
機関誌
※Box（残部）

15050　**すむいで　第75号**　T-5-25
編集　高江洲義昇
沖縄愛楽園慰安会（犀川一夫）
昭和55年11月1日　A4　4頁　25円
機関誌
※Box（残部）

15051 **すむいで　第76号**　T-5-25
　編集　高江洲義昇
　沖縄愛楽園慰安会（犀川一夫）
　昭和55年12月1日　A4　4頁　25円
　機関誌
　※Box（残部）

15052 **すむいで　第89号**　T-5-25
　編集　高江洲義昇
　沖縄愛楽園慰安会（犀川一夫）
　昭和57年1月1日　A4　4頁　25円
　機関誌
　※Box（残部）

15053 **すむいで　第90号**　T-5-25
　編集　高江洲義昇
　沖縄愛楽園慰安会（犀川一夫）
　昭和57年2月1日　A4　4頁　25円
　機関誌
　※Box（残部）

15054 **すむいで　第91号**　T-5-25
　編集　高江洲義昇
　沖縄愛楽園慰安会（犀川一夫）
　昭和57年3月1日　A4　4頁　25円
　機関誌
　※Box（残部）

15055 **すむいで　第92号**　T-5-25
　編集　高江洲義昇
　沖縄愛楽園慰安会（犀川一夫）
　昭和57年4月1日　A4　4頁　25円
　機関誌
　※Box（残部）

15056 **すむいで　第93号**　T-5-25
　編集　高江洲義昇
　沖縄愛楽園慰安会（犀川一夫）
　昭和57年5月1日　A4　4頁　25円
　機関誌
　※Box（残部）

15057 **すむいで　第94号**　T-5-25
　編集　高江洲義昇
　沖縄愛楽園慰安会（犀川一夫）
　昭和57年6月1日　A4　4頁　25円
　機関誌
　※Box（残部）

15058 **すむいで　第95号**　T-5-25
　編集　高江洲義昇
　沖縄愛楽園慰安会（犀川一夫）
　昭和57年7月1日　A4　4頁　25円
　機関誌
　※Box（残部）

15059 **すむいで　第96号**　T-5-25
　編集　高江洲義昇
　沖縄愛楽園慰安会（犀川一夫）
　昭和57年8月1日　A4　4頁　25円
　機関誌
　※Box（残部）

15060 **すむいで　第97号**　T-5-25
　編集　高江洲義昇
　沖縄愛楽園慰安会（犀川一夫）
　昭和57年9月1日　A4　4頁　25円
　機関誌
　※Box（残部）

15061 **すむいで　第98号**　T-5-25
　編集　高江洲義昇
　沖縄愛楽園慰安会（犀川一夫）
　昭和57年10月1日　A4　4頁　25円
　機関誌
　※Box（残部）

15062 **すむいで　第99号**　T-5-25
　編集　高江洲義昇
　沖縄愛楽園慰安会（犀川一夫）
　昭和57年11月1日　A4　4頁　25円
　機関誌
　※Box（残部）

15063 **すむいで　第100号**　T-5-25
　編集　高江洲義昇
　沖縄愛楽園慰安会（犀川一夫）
　昭和57年12月1日　A4　4頁　25円
　機関誌
　※Box（残部）

15064 **すむいで　第101号**　T-5-25
　編集　高江洲義昇
　沖縄愛楽園慰安会（犀川一夫）
　昭和58年1月1日　A4　4頁　25円
　機関誌
　※Box（残部）

15065 **すむいで　第102号**　T-5-25
　編集　高江洲義昇
　沖縄愛楽園慰安会（犀川一夫）
　昭和58年2月1日　A4　4頁　25円
　機関誌
　※Box（残部）

15066 **すむいで 第103号** T-5-25
編集　高江洲義昇
沖縄愛楽園慰安会（犀川一夫）
昭和58年3月1日　A4　4頁　25円
機関誌
※ Box（残部）

15067 **すむいで 第104号** T-5-25
編集　高江洲義昇
沖縄愛楽園慰安会（犀川一夫）
昭和58年4月1日　A4　4頁　25円
機関誌
※ Box（残部）

15068 **すむいで 第105号** T-5-25
編集　高江洲義昇
沖縄愛楽園慰安会（犀川一夫）
昭和58年5月1日　A4　4頁　25円
機関誌
※ Box（残部）

15069 **すむいで 第106号** T-5-25
編集　高江洲義昇
沖縄愛楽園慰安会（犀川一夫）
昭和58年6月1日　A4　4頁　25円
機関誌
※ Box（残部）

15070 **すむいで 第107号** T-5-25
編集　高江洲義昇
沖縄愛楽園慰安会（犀川一夫）
昭和58年7月1日　A4　4頁　25円
機関誌
※ Box（残部）

15071 **すむいで 第108号** T-5-25
編集　高江洲義昇
沖縄愛楽園慰安会（犀川一夫）
昭和58年8月1日　A4　4頁　25円
機関誌
※ Box（残部）

15072 **すむいで 第109号** T-5-25
編集　高江洲義昇
沖縄愛楽園慰安会（犀川一夫）
昭和58年9月1日　A4　4頁　25円
機関誌
※ Box（残部）

15073 **すむいで 第110号** T-5-25
編集　高江洲義昇
沖縄愛楽園慰安会（犀川一夫）
昭和58年10月1日　A4　4頁　25円
機関誌
※ Box（残部）

15074 **すむいで 第111号** T-5-25
編集　高江洲義昇
沖縄愛楽園慰安会（犀川一夫）
昭和58年11月1日　A4　4頁　25円
機関誌
※ Box（残部）

15075 **すむいで 第112号** T-5-25
編集　高江洲義昇
沖縄愛楽園慰安会（犀川一夫）
昭和58年12月1日　A4　4頁　25円
機関誌
※ Box（残部）

15076 **すむいで 第113号** T-5-25
編集　高江洲義昇
沖縄愛楽園慰安会（犀川一夫）
昭和59年1月1日　A4　4頁　25円
機関誌
※ Box（残部）

15077 **すむいで 第114号** T-5-25
編集　高江洲義昇
沖縄愛楽園慰安会（犀川一夫）
昭和59年2月1日　A4　4頁　25円
機関誌
※ Box（残部）

15078 **すむいで 第115号** T-5-25
編集　高江洲義昇
沖縄愛楽園慰安会（犀川一夫）
昭和59年3月1日　A4　4頁　25円
機関誌
※ Box（残部）

15079 **すむいで 第116号** T-5-25
編集　松川俊夫
沖縄愛楽園慰安会（犀川一夫）
昭和59年4月1日　A4　6頁　25円
機関誌
※ Box（残部）

15080 **すむいで 第117号** T-5-25
編集　松川俊夫
沖縄愛楽園慰安会（犀川一夫）
昭和59年5月1日　A4　4頁　25円
機関誌
※ Box（残部）

15081　**すむいで　第118号**　T-5-25
　編集　松川俊夫
　沖縄愛楽園慰安会（犀川一夫）
　昭和59年6月1日　A4　4頁　25円
　機関誌
　※ Box（残部）

15082　**すむいで　第119号**　T-5-25
　編集　松川俊夫
　沖縄愛楽園慰安会（犀川一夫）
　昭和59年7月1日　A4　4頁　25円
　機関誌
　※ Box（残部）

15083　**すむいで　第120号**　T-5-25
　編集　松川俊夫
　沖縄愛楽園慰安会（犀川一夫）
　昭和59年8月1日　A4　4頁　25円
　機関誌
　※ Box（残部）

15084　**すむいで　第121号**　T-5-25
　編集　松川俊夫
　沖縄愛楽園慰安会（犀川一夫）
　昭和59年9月1日　A4　4頁　25円
　機関誌
　※ Box（残部）

15085　**すむいで　第122号**　T-5-25
　編集　松川俊夫
　沖縄愛楽園慰安会（犀川一夫）
　昭和59年10月1日　A4　4頁　25円
　機関誌
　※ Box（残部）

15086　**すむいで　第123号**　T-5-25
　編集　松川俊夫
　沖縄愛楽園慰安会（犀川一夫）
　昭和59年11月1日　A4　4頁　25円
　機関誌
　※ Box（残部）

15087　**すむいで　第124号**　T-5-25
　編集　松川俊夫
　沖縄愛楽園慰安会（犀川一夫）
　昭和59年12月1日　A4　4頁　25円
　機関誌
　※ Box（残部）

15088　**すむいで　第125号**　T-5-25
　編集　松川俊夫
　沖縄愛楽園慰安会（犀川一夫）
　昭和60年1月1日　A4　6頁　25円
　機関誌
　※ Box（残部）

15089　**すむいで　第126号**　T-5-25
　編集　松川俊夫
　沖縄愛楽園慰安会（犀川一夫）
　昭和60年2月1日　A4　4頁　25円
　機関誌
　※ Box（残部）

15090　**すむいで　第127号**　T-5-25
　編集　仲村親昭
　沖縄愛楽園慰安会（犀川一夫）
　昭和60年3月1日　A4　4頁　25円
　機関誌
　※ Box（残部）

15091　**すむいで　第128号**　T-5-25
　編集　仲村親昭
　沖縄愛楽園慰安会（犀川一夫）
　昭和60年4月1日　A4　4頁　25円
　機関誌
　※ Box（残部）

15092　**すむいで　第129号**　T-5-25
　編集　仲村親昭
　沖縄愛楽園慰安会（犀川一夫）
　昭和60年5月1日　A4　4頁　25円
　機関誌
　※ Box（残部）

15093　**すむいで　第130号**　T-5-25
　編集　仲村親昭
　沖縄愛楽園慰安会（犀川一夫）
　昭和60年6月1日　A4　4頁　25円
　機関誌
　※ Box（残部）

15094　**すむいで　第131号**　T-5-25
　編集　仲村親昭
　沖縄愛楽園慰安会（犀川一夫）
　昭和60年7月1日　A4　4頁　25円
　機関誌
　※ Box（残部）

15095　**すむいで　第132号**　T-5-25
　編集　仲村親昭
　沖縄愛楽園慰安会（犀川一夫）
　昭和60年8月1日　A4　4頁　25円
　機関誌
　※ Box（残部）

15096 すむいで 第133号 T-5-25
編集 仲村親昭
沖縄愛楽園慰安会（犀川一夫）
昭和60年9月1日 A4 4頁 25円
機関誌
※Box（残部）

15097 すむいで 第134号 T-5-25
編集 仲村親昭
沖縄愛楽園慰安会（犀川一夫）
昭和60年10月1日 A4 4頁 25円
機関誌
※Box（残部）

15098 すむいで 第135号 T-5-25
編集 仲村親昭
沖縄愛楽園慰安会（犀川一夫）
昭和60年11月1日 A4 4頁 25円
機関誌
※Box（残部）

15099 すむいで 第136号 T-5-25
編集 仲村親昭
沖縄愛楽園慰安会（犀川一夫）
昭和60年12月1日 A4 6頁 25円
機関誌
※Box（残部）

15100 すむいで 第137号 T-5-25
編集 仲村親昭
沖縄愛楽園慰安会（犀川一夫）
昭和61年1月1日 A4 4頁 25円
機関誌
※Box（残部）

15101 すむいで 第138号 T-5-25
編集 仲村親昭
沖縄愛楽園慰安会（犀川一夫）
昭和61年2月1日 A4 4頁 25円
機関誌
※Box（残部）

15102 すむいで 第139号 T-5-25
編集 松川俊夫
沖縄愛楽園慰安会（犀川一夫）
昭和61年3月1日 A4 4頁 25円
機関誌
※Box（残部）

15103 すむいで 第140号 T-5-25
沖縄愛楽園慰安会（犀川一夫）
昭和61年4月1日 A4 6頁 25円
機関誌
※Box（残部）

15104 すむいで 第141号 T-5-25
編集 松川俊夫
沖縄愛楽園慰安会（犀川一夫）
昭和61年5月1日 A4 4頁 25円
機関誌
※Box（残部）

15105 すむいで 第142号 T-5-25
編集 松川俊夫
沖縄愛楽園慰安会（犀川一夫）
昭和61年6月1日 A4 4頁 25円
機関誌
※Box（残部）

15106 すむいで 第143号 T-5-25
編集 松川俊夫
沖縄愛楽園慰安会（犀川一夫）
昭和61年7月1日 A4 4頁 25円
機関誌
※Box（残部）

15107 すむいで 第144号 T-5-25
編集 松川俊夫
沖縄愛楽園慰安会（犀川一夫）
昭和61年8月1日 A4 4頁 25円
機関誌
※Box（残部）

15108 すむいで 第145号 T-5-25
編集 松川俊夫
沖縄愛楽園慰安会（犀川一夫）
昭和61年9月1日 A4 4頁 25円
機関誌
※Box（残部）

15109 すむいで 第146号 T-5-25
編集 松川俊夫
沖縄愛楽園慰安会（犀川一夫）
昭和61年10月1日 A4 4頁 25円
機関誌
※Box（残部）

15110 すむいで 第147号 T-5-25
編集 松川俊夫
沖縄愛楽園慰安会（犀川一夫）
昭和61年11月1日 A4 4頁 25円
機関誌
※Box（残部）

15111 すむいで 第148号 T-5-25
編集 松川俊夫

沖縄愛楽園慰安会（犀川一夫）
昭和61年12月1日　A4　4頁　25円
機関誌
※Box（残部）

15112　**すむいで　第149号**　T-5-25
編集　松川俊夫
沖縄愛楽園慰安会（犀川一夫）
昭和62年1月1日　A4　4頁　25円
機関誌
※Box（残部）

15113　**すむいで　第150号**　T-5-25
編集　松川俊夫
沖縄愛楽園慰安会（犀川一夫）
昭和62年2月1日　A4　4頁　25円
機関誌
※Box（残部）

15114　**すむいで　第151号**　T-5-25
編集　文化部
沖縄愛楽園入園者自治会（松川俊夫）
昭和62年3月1日　A4　4頁　25円
機関誌
※Box（残部）

15115　**すむいで　第152号**　T-5-25
編集　文化部
沖縄愛楽園入園者自治会（松川俊夫）
昭和62年4月1日　A4　4頁　25円
機関誌
※Box（残部）

15116　**すむいで　第153号**　T-5-25
編集　文化部
沖縄愛楽園入園者自治会（松川俊夫）
昭和62年5月1日　A4　4頁　25円
機関誌
※Box（残部）

15117　**すむいで　第154号**　T-5-25
編集　文化部
沖縄愛楽園入園者自治会（松川俊夫）
昭和62年6月1日　A4　4頁　25円
機関誌
※Box（残部）

15118　**すむいで　第155号**　T-5-25
編集　文化部
沖縄愛楽園入園者自治会（松川俊夫）
昭和62年7月1日　A4　4頁　25円
機関誌
※Box（残部）

15119　**すむいで　第156号**　T-5-25
編集　文化部
沖縄愛楽園入園者自治会（松川俊夫）
昭和62年8月1日　A4　4頁　25円
機関誌
※Box（残部）

15120　**すむいで　第157号**　T-5-25
編集　文化部
沖縄愛楽園入園者自治会（松川俊夫）
昭和62年9月1日　A4　4頁　25円
機関誌
※Box（残部）

15121　**すむいで　第158号**　T-5-25
編集　文化部
沖縄愛楽園入園者自治会（小底秀雄）
昭和62年10月1日　A4　4頁　25円
機関誌
※Box（残部）

15122　**すむいで　第159号**　T-5-25
編集　文化部
沖縄愛楽園入園者自治会（小底秀雄）
昭和62年11月1日　A4　4頁　25円
機関誌
※Box（残部）

15123　**すむいで　第160号**　T-5-25
編集　文化部
沖縄愛楽園入園者自治会（小底秀雄）
昭和62年12月1日　A4　4頁　25円
機関誌
※Box（残部）

15124　**すむいで　第161号**　T-5-25
編集　文化部
沖縄愛楽園入園者自治会（小底秀雄）
昭和63年1月1日　A4　4頁　25円
機関誌
※Box（残部）

15125　**すむいで　第162号**　T-5-25
編集　文化部
沖縄愛楽園入園者自治会（小底秀雄）
昭和63年2月1日　A4　4頁　25円
機関誌
※Box（残部）

15126　**すむいで　第163号**　T-5-25
編集　文化部
沖縄愛楽園入園者自治会（小底秀雄）
昭和63年3月1日　A4　8頁　25円

機関誌
※ Box（残部）

15127　すむいで　第164号　T-5-25
　編集　文化部
　沖縄愛楽園入園者自治会（小底秀雄）
　昭和63年4月1日　A4　4頁　25円
　機関誌
　※ Box（残部）

15128　すむいで　第165号　T-5-25
　編集　文化部
　沖縄愛楽園入園者自治会（小底秀雄）
　昭和63年5月1日　A4　4頁　25円
　機関誌
　※ Box（残部）

15129　すむいで　第166号　T-5-25
　編集　文化部
　沖縄愛楽園入園者自治会（小底秀雄）
　昭和63年6月1日　A4　4頁　25円
　機関誌
　※ Box（残部）

15130　すむいで　第167号　T-5-25
　編集　文化部
　沖縄愛楽園入園者自治会（小底秀雄）
　昭和63年7月1日　A4　4頁　25円
　機関誌
　※ Box（残部）

15131　すむいで　第168号　T-5-25
　編集　文化部
　沖縄愛楽園入園者自治会（小底秀雄）
　昭和63年8月1日　A4　4頁　25円
　機関誌
　※ Box（残部）

15132　すむいで　第169号　T-5-25
　編集　文化部
　沖縄愛楽園入園者自治会（小底秀雄）
　昭和63年9月1日　A4　4頁　25円
　機関誌
　※ Box（残部）

15133　すむいで　第170号　T-5-25
　編集　文化部
　沖縄愛楽園入園者自治会（小底秀雄）
　昭和63年10月1日　A4　4頁　25円
　機関誌
　※ Box（残部）

15134　すむいで　第171号　T-5-25
　編集　文化部
　沖縄愛楽園入園者自治会（小底秀雄）
　昭和63年11月1日　A4　4頁　25円
　機関誌
　※ Box（残部）

15135　すむいで　第172号　T-5-25
　編集　文化部
　沖縄愛楽園入園者自治会（小底秀雄）
　昭和63年12月1日　A4　8頁　25円
　機関誌
　※ Box（残部）

15136　すむいで　第173号　T-5-25
　編集　文化部
　沖縄愛楽園入園者自治会（小底秀雄）
　昭和64年1月1日　A4　4頁　25円
　機関誌
　※ Box（残部）

15137　すむいで　第174号　T-5-25
　編集　文化部
　沖縄愛楽園入園者自治会（小底秀雄）
　平成元年2月1日　A4　4頁　25円
　機関誌
　※ Box（残部）

15138　すむいで　第175号　T-5-25
　編集　文化部
　沖縄愛楽園入園者自治会（小底秀雄）
　平成元年3月1日　A4　4頁　25円
　機関誌
　※ Box（残部）

15139　すむいで　第176号　T-5-25
　編集　文化部
　沖縄愛楽園入園者自治会（小底秀雄）
　平成元年4月1日　A4　4頁　25円
　機関誌
　※ Box（残部）

15140　すむいで　第177号　T-5-25
　編集　文化部
　沖縄愛楽園入園者自治会（小底秀雄）
　平成元年5月1日　A4　4頁　25円
　機関誌
　※ Box（残部）

15141　すむいで　第178号　T-5-25
　編集　文化部
　沖縄愛楽園入園者自治会（小底秀雄）
　平成元年6月1日　A4　4頁　25円

機関誌
※ Box（残部）

15142　**すむいで　第179号**　T-5-25
編集　文化部
沖縄愛楽園入園者自治会（小底秀雄）
平成元年7月1日　A4　4頁　25円
機関誌
※ Box（残部）

15143　**すむいで　第180号**　T-5-25
編集　文化部
沖縄愛楽園入園者自治会（小底秀雄）
平成元年8月1日　A4　4頁　25円
機関誌
※ Box（残部）

15144　**すむいで　第181号**　T-5-25
編集　文化部
沖縄愛楽園入園者自治会（小底秀雄）
平成元年9月1日　A4　4頁　25円
機関誌
※ Box（残部）

15145　**すむいで　第183号**　T-5-25
編集　文化部
沖縄愛楽園入園者自治会（小底秀雄）
平成元年11月1日　A4　4頁　25円
機関誌
※ Box（残部）

15146　**すむいで　第184号**　T-5-25
編集　文化部
沖縄愛楽園入園者自治会（小底秀雄）
平成元年12月1日　A4　4頁　25円
機関誌
※ Box（残部）

15147　**すむいで　第185号**　T-5-25
編集　文化部
沖縄愛楽園入園者自治会（小底秀雄）
平成2年1月1日　A4　4頁　25円
機関誌
※ Box（残部）

15148　**すむいで　第186号**　T-5-25
編集　文化部
沖縄愛楽園入園者自治会（小底秀雄）
平成2年2月1日　A4　4頁　25円
機関誌
※ Box（残部）

15149　**すむいで　第187号**　T-5-25
編集　文化部
沖縄愛楽園入園者自治会（小底秀雄）
平成2年3月1日　A4　4頁　25円
機関誌
※ Box（残部）

15150　**すむいで　第188号**　T-5-25
編集　文化部
沖縄愛楽園入園者自治会（小底秀雄）
平成2年4月1日　A4　4頁　25円
機関誌
※ Box（残部）

15151　**すむいで　第189号**　T-5-25
編集　文化部
沖縄愛楽園入園者自治会（小底秀雄）
平成2年5月1日　A4　4頁　25円
機関誌
※ Box（残部）

15152　**すむいで　第190号**　T-5-25
編集　文化部
沖縄愛楽園入園者自治会（小底秀雄）
平成2年6月1日　A4　4頁　25円
機関誌
※ Box（残部）

15153　**すむいで　第191号**　T-5-25
編集　文化部
沖縄愛楽園入園者自治会（小底秀雄）
平成2年7月1日　A4　4頁　25円
機関誌
※ Box（残部）

15154　**すむいで　第192号**　T-5-25
編集　文化部
沖縄愛楽園入園者自治会（小底秀雄）
平成2年8月1日　A4　4頁　25円
機関誌
※ Box（残部）

15155　**すむいで　第193号**　T-5-25
編集　文化部
沖縄愛楽園入園者自治会（小底秀雄）
平成2年9月1日　A4　4頁　25円
機関誌
※ Box（残部）

15156　**すむいで　第194号**　T-5-25
編集　文化部
沖縄愛楽園入園者自治会（金城雅春）
平成2年10月1日　A4　4頁　25円

機関誌
※Box(残部)

15157 すむいで 第195号 T-5-25
編集 文化部
沖縄愛楽園入園者自治会(金城雅春)
平成2年11月1日 A4 4頁 25円
機関誌
※Box(残部)

15158 すむいで 第196号 T-5-25
編集 文化部
沖縄愛楽園入園者自治会(金城雅春)
平成2年12月1日 A4 4頁 25円
機関誌
※Box(残部)

15159 すむいで 第197号 T-5-25
編集 文化部
沖縄愛楽園入園者自治会(金城雅春)
平成3年1月1日 A4 4頁 25円
機関誌
※Box(残部)

15160 すむいで 第198号 T-5-25
編集 文化部
沖縄愛楽園入園者自治会(金城雅春)
平成3年2月1日 A4 4頁 25円
機関誌
※Box(残部)

15161 すむいで 第199号 T-5-25
編集 文化部
沖縄愛楽園入園者自治会(金城雅春)
平成3年3月1日 A4 4頁 25円
機関誌
※Box(残部)

15162 すむいで 第200号 T-5-25
編集 文化部
沖縄愛楽園入園者自治会(金城雅春)
平成3年4月1日 A4 4頁 25円
機関誌
※Box(残部)

15163 すむいで 第201号 T-5-25
編集 文化部
沖縄愛楽園入園者自治会(金城雅春)
平成3年5月1日 A4 4頁 25円
機関誌
※Box(残部)

15164 すむいで 第202号 T-5-25
編集 文化部
沖縄愛楽園入園者自治会(金城雅春)
平成3年7月1日 A4 4頁 25円
機関誌
※Box(残部)

15165 すむいで 第203号 T-5-25
編集 文化部
沖縄愛楽園入園者自治会(金城雅春)
平成3年9月1日 A4 4頁 25円
機関誌
※Box(残部)

15166 すむいで 第204号 T-5-25
編集 文化部
沖縄愛楽園入園者自治会(金城雅春)
平成3年11月1日 A4 4頁 25円
機関誌
※Box(残部)

15167 すむいで 第205号 T-5-25
編集 文化部
沖縄愛楽園入園者自治会(金城雅春)
平成4年1月1日 A4 4頁 25円
機関誌
※Box(残部)

15168 すむいで 第206号 T-5-25
編集 文化部
沖縄愛楽園入園者自治会(金城雅春)
平成4年3月1日 A4 4頁 25円
機関誌
※Box(残部)

15169 すむいで 第207号 T-5-25
編集 文化部
沖縄愛楽園入園者自治会(金城雅春)
平成4年5月1日 A4 4頁 25円
機関誌
※Box(残部)

15170 すむいで 第208号 T-5-25
編集 文化部
沖縄愛楽園入園者自治会(金城雅春)
平成4年7月1日 A4 4頁 25円
機関誌
※Box(残部)

15171 すむいで 第209号 T-5-25
編集 文化部
沖縄愛楽園入園者自治会(金城雅春)
平成4年9月1日 A4 4頁 25円

機関誌
　　※Box（残部）

15172　**すむいで　第210号**　T-5-25
　　編集　文化部
　　沖縄愛楽園入園者自治会（金城雅春）
　　平成4年11月1日　A4　4頁　25円
　　機関誌
　　※Box（残部）

15173　**すむいで　第211号**　T-5-25
　　編集　文化部
　　沖縄愛楽園入園者自治会（金城雅春）
　　平成5年1月1日　A4　6頁　25円
　　機関誌
　　※Box（残部）

15174　**すむいで　第212号**　T-5-25
　　編集　文化部
　　沖縄愛楽園入園者自治会（金城雅春）
　　平成5年3月1日　A4　4頁　25円
　　機関誌
　　※Box（残部）

15175　**すむいで　第213号**　T-5-25
　　編集　文化部
　　沖縄愛楽園入園者自治会（金城雅春）
　　平成5年5月1日　A4　4頁　25円
　　機関誌
　　※Box（残部）

15176　**すむいで　第214号**　T-5-25
　　編集　文化部
　　沖縄愛楽園入園者自治会（金城雅春）
　　平成5年7月1日　A4　4頁　25円
　　機関誌
　　※Box（残部）

15177　**すむいで　第215号**　T-5-25
　　編集　文化部
　　沖縄愛楽園入園者自治会（金城雅春）
　　平成5年9月1日　A4　4頁　25円
　　機関誌
　　※Box（残部）

15178　**すむいで　第216号**　T-5-25
　　編集　文化部
　　沖縄愛楽園入園者自治会（金城雅春）
　　平成5年11月1日　A4　4頁　25円
　　機関誌
　　※Box（残部）

15179　**すむいで　第217号**　T-5-25
　　編集　文化部
　　沖縄愛楽園入園者自治会（金城雅春）
　　平成6年1月1日　A4　4頁　25円
　　機関誌
　　※Box（残部）

15180　**すむいで　第218号**　T-5-25
　　編集　文化部
　　沖縄愛楽園入園者自治会（金城雅春）
　　平成6年3月1日　A4　4頁　25円
　　機関誌
　　※Box（残部）

15181　**すむいで　第219号**　T-5-25
　　編集　文化部
　　沖縄愛楽園入園者自治会（金城雅春）
　　平成6年5月1　A4　4頁　25円
　　機関誌
　　※Box（残部）

15182　**すむいで　第220号**　T-5-25
　　編集　文化部
　　沖縄愛楽園入園者自治会（金城雅春）
　　平成6年7月1日　A4　4頁　25円
　　機関誌
　　※Box（残部）

15183　**すむいで　第221号**　T-5-25
　　編集　文化部
　　沖縄愛楽園入園者自治会（金城雅春）
　　平成6年9月1日　A4　4頁　25円
　　機関誌
　　※Box（残部）

15184　**すむいで　第222号**　T-5-25
　　編集　文化部
　　沖縄愛楽園入園者自治会（林一夫）
　　平成6年11月1日　A4　4頁　25円
　　機関誌
　　※Box（残部）

15185　**開園60周年記念写真集　開け行く愛楽園**
　　T-5-26
　　国立療養所沖縄愛楽園
　　A4　15頁
　　写真集
　　※ファイル

15186　**平成21年度年報**　T-5-27
　　国立療養所沖縄愛楽園
　　A4　138頁
　　記録

※本

15187　平成24年度年報　T-5-28
　　国立療養所沖縄愛楽園
　　A4　144頁
　　記録
　　※本

15188　あいらく　第25号　T-5-29
　　国立療養所沖縄愛楽園
　　国立療養所沖縄愛楽園
　　平成26年10月
　　※ファイル

15189　《チラシ》ハンセン病コ・メディカル学術集会 2021年11月　T-5-29
　　主催　国立療養所沖縄愛楽園
　　A4
　　※ファイル

15190　ライフサポート実践報告　平成29～30年度　T-5-30
　　国立療養所沖縄愛楽園
　　国立療養所沖縄愛楽園
　　令和元年3月　A4　136頁
　　※本　3冊

15191　ライフサポート実践報告　令和元年度　T-5-31
　　国立療養所沖縄愛楽園
　　国立療養所沖縄愛楽園
　　令和2年3月　A4　76頁
　　※本

15192　和光　新年号　第1巻　第1号　日本復帰記念号　T-6-1
　　編集　秋山徳重
　　奄美和光園（太平馨）
　　昭和29年1月30日　A5　78頁
　　機関誌
　　※楽譜　朝は明けたり - 復帰祝賀の歌
　　※製本

15193　和光　第12号　T-6-1
　　編集　秋山徳重
　　馬場省三
　　昭和30年6月20日　A5　36頁
　　機関誌
　　※製本

15194　和光　1956.3,4月合併号　T-6-1
　　編集　久野清重
　　あま美和光園慰安会（馬場省三）
　　昭和31年4月15日　A5　40頁
　　機関誌
　　※製本

15195　和光　5・6月号　T-6-1
　　編集　久野清重
　　あま美和光園（馬場省三）
　　昭和31年6月30日　A5　40頁
　　機関誌
　　※製本

15196　和光　1・2月号　T-6-2
　　編集　久野清重
　　奄美和光園（馬場省二）
　　昭和32年2月28日　A5　23頁
　　機関誌
　　※製本

15197　和光　1957春季号　T-6-2
　　編集　秋山徳重
　　奄美和光園（馬場省二）
　　昭和32年4月15日　A5　22頁
　　機関誌
　　※製本

15198　和光　1957夏季号　T-6-2
　　編集　秋山徳重
　　奄美和光園（馬場省二）
　　昭和32年7月1日　A5　36頁
　　機関誌
　　※製本

15199　和光　1957秋季号　T-6-2
　　編集　秋山徳重
　　奄美和光園（大西基四夫）
　　昭和32年9月20日　A5　40頁
　　機関誌
　　※製本

15200　和光　1957冬季号　T-6-2
　　編集　秋山徳重
　　奄美和光園（大西基四夫）
　　昭和32年12月10日　A5　32頁
　　機関誌
　　※製本

15201　和光　1958新年号　T-6-2
　　編集　秋山徳重
　　奄美和光園（大西基四夫）
　　昭和33年1月25日　A5　26頁
　　機関誌
　　※製本

15202　**和光**　T-6-2
　　編集　水野きよし
　　奄美和光園（秋山徳重）
　　昭和33年5月　A5　42頁
　　機関誌
　　※開園15周年記念特集号
　　※製本

15203　**和光**　T-6-2
　　編集　水野・瀬戸内・前田
　　奄美和光園（秋山徳重）
　　昭和33年7月20日　A5　32頁
　　機関誌
　　※製本

15204　**和光　1958秋季号**　T-6-2
　　編集　水野・瀬戸内・前田
　　奄美和光園（秋山徳重）
　　昭和33年10月1日　A5　38頁
　　機関誌
　　※製本

15205　**和光　1959冬季号**　T-6-2
　　編集　水野・瀬戸内・前田
　　奄美和光園（秋山徳重）
　　昭和34年1月20日　A5　32頁
　　機関誌
　　※製本

15206　**和光　1959春季号**　T-6-2
　　編集　亀三・水野・瀬戸内
　　奄美和光園（大賀末志）
　　昭和34年5月20日　A5　30頁
　　機関誌
　　※製本

15207　**和光　夏季号**　T-6-2
　　編集　亀三・水野・瀬戸内
　　奄美和光園和光会（大賀末志）
　　昭和34年8月1日　A5　28頁
　　機関誌
　　※製本

15208　**和光　春季号**　T-6-2
　　編集　幸本・光・亀三・水野
　　奄美和光園和光会（四本広憲）
　　昭和35年4月20日　A5　26頁
　　機関誌
　　※製本

15209　**和光　秋季号**　T-6-2
　　編集　亀三・水野
　　奄美和光園和光会（四本広憲）
　　昭和35年11月1日　A5　26頁
　　機関誌
　　※製本

15210　**和光　夏季号**　T-6-2
　　編集　水野・小原
　　奄美和光園和光会（大賀末志）
　　昭和36年7月1日　A5　30頁
　　機関誌
　　※製本

15211　**和光　1962春季号**　T-6-3
　　編集　水野きよし
　　奄美和光園和光会（西泰男）
　　昭和37年2月15日　A5　24頁
　　機関誌
　　※製本

15212　**和光　1962夏季号**　T-6-3
　　編集　水野・小原
　　奄美和光園和光会（藤山富重）
　　昭和37年10月1日　A5　14頁
　　機関誌
　　※製本

15213　**和光　1963春季号**　T-6-3
　　編集　水野きよし
　　奄美和光園和光会（藤山富重）
　　昭和38年5月1日　A5　38頁
　　機関誌
　　※製本

15214　**和光　秋季号**　T-6-3
　　編集　水野きよし
　　奄美和光園和光会（藤山富重）
　　昭和38年12月20日　A5　24頁
　　機関誌
　　※製本

15215　**和光　1965春季号**　T-6-3
　　編集　佐々木良夫
　　奄美和光園和光会（藤山富重）
　　昭和40年5月31日　A5　26頁
　　機関誌
　　※製本

15216　**和光　1965夏季号**　T-6-3
　　編集　佐々木良夫
　　奄美和光園和光会（藤山富重）
　　昭和40年　A5　28頁
　　機関誌
　　※製本

15217 　和光　復刊4号　冬季号　T-6-3
　　編集　佐々木良夫
　　奄美和光園和光会（藤山富重）
　　昭和41年2月5日　A5　28頁
　　機関誌
　　※製本

15218 　和光　復刊5号　1965春・夏合併号　T-6-3
　　編集　佐々木良夫
　　奄美和光園和光会（西泰雄）
　　昭和41年　A5　32頁
　　機関誌
　　※製本

15219 　和光　復刊6号　秋季号　T-6-3
　　編集　佐々木良夫
　　奄美和光園和光会（西泰雄）
　　昭和41年11月15日　A5　30頁
　　機関誌
　　※製本

15220 　和光　1969夏季号　T-6-3
　　編集　小原・迫田
　　奄美和光園和光会（大山嶽）
　　昭和44年6月10日　A5　28頁
　　機関誌
　　※製本

15221 　和光　1969秋季号　T-6-3
　　編集　小原文雄
　　奄美和光園患者自治会（大山嶽）
　　昭和44年11月1日　A5　58頁
　　機関誌
　　※九州三園合同全国文芸特集号
　　※製本

15222 　和光　1970新年号　T-6-3
　　編集　小原・迫田
　　奄美和光園和光会（大山嶽）
　　昭和45年1月1日　A5　34頁
　　機関誌
　　※製本

15223 　奄美和光園　和光　昭和32年〜36年　T-6-4
　　※ファイル（残部）

15224 　和光　第1号（再発刊）　T-6-5
　　奄美和光園
　　平成2年5月1日　B5　8頁
　　機関誌
　　※製本

15225 　和光　第2号　T-6-5
　　奄美和光園
　　平成2年8月1日　B5　8頁
　　機関誌
　　※製本

15226 　和光　第3号　T-6-5
　　奄美和光園
　　平成2年11月1日　B5　8頁
　　機関誌
　　※製本

15227 　和光　第4号　T-6-5
　　奄美和光園
　　平成3年2月1日　B5　8頁
　　機関誌
　　※製本

15228 　和光　第5号　T-6-5
　　奄美和光園
　　平成3年5月1日　B5　8頁
　　機関誌
　　※製本

15229 　和光　第6号　T-6-5
　　奄美和光園
　　平成3年8月1日　B5　12頁
　　機関誌
　　※製本

15230 　和光　第7号　T-6-5
　　奄美和光園
　　平成3年11月20日　B5　10頁
　　機関誌
　　※製本

15231 　和光　第8号　T-6-5
　　奄美和光園
　　平成4年2月1日　B5　8頁
　　機関誌
　　※製本

15232 　和光　第9号　T-6-5
　　奄美和光園
　　平成4年5月1日　B5　12頁
　　機関誌
　　※製本

15233 　和光　第10号　T-6-5
　　奄美和光園
　　平成4年8月1日　B5　14頁
　　機関誌
　　※製本

15234 　和光　第11号　T-6-5
　奄美和光園
　平成4年11月1日　B5　8頁
　機関誌
　※製本

15235 　和光　第12号　T-6-5
　奄美和光園
　平成5年2月1日　B5　6頁
　機関誌
　※製本

15236 　和光　第13号　T-6-5
　奄美和光園
　平成5年5月15日　B5　12頁
　機関誌
　※製本

15237 　和光　第14号　T-6-5
　奄美和光園
　平成5年9月1日　B5　6頁
　機関誌
　※製本

15238 　和光　第15号　T-6-5
　奄美和光園
　平成5年12月1日　B5　8頁
　機関誌
　※製本

15239 　和光　第16号　T-6-5
　奄美和光園
　平成6年3月1日　B5　8頁
　機関誌
　※製本

15240 　和光　第17号　T-6-5
　奄美和光園
　平成6年6月1日　B5　8頁
　機関誌
　※製本

15241 　和光　第18号　T-6-5
　奄美和光園
　平成6年8月1日　B5　8頁
　機関誌
　※製本

15242 　和光　第19号　T-6-5
　奄美和光園
　平成6年11月1日　B5　6頁
　機関誌
　※製本

15243 　和光　第20号　T-6-5
　奄美和光園
　平成7年2月1日　B5　12頁
　機関誌
　※製本

15244 　和光　第21号　T-6-5
　奄美和光園
　平成7年5月1日　B5　10頁
　機関誌
　※製本

15245 　和光　第22号　T-6-5
　奄美和光園
　平成7年8月1日　B5　6頁
　機関誌
　※製本

15246 　和光　第23号　T-6-5
　奄美和光園
　平成7年12月1日　B5　8頁
　機関誌
　※製本

15247 　和光　第24号　T-6-5
　奄美和光園
　平成8年5月1日　B5　8頁
　機関誌
　※製本

15248 　和光　第25号　T-6-5
　奄美和光園
　平成8年8月1日　B5　8頁
　機関誌
　※製本

15249 　和光　第26号　T-6-5
　奄美和光園
　平成8年12月1日　B5　8頁
　機関誌
　※製本

15250 　和光　第27号　T-6-5
　奄美和光園
　平成9年2月1日　B5　10頁
　機関誌
　※製本

15251 　和光　第28号　T-6-5
　奄美和光園
　平成9年5月1日　B5　12頁
　機関誌
　※製本

15252　和光　第29号　T-6-5
奄美和光園
平成9年8月1日　B5　10頁
機関誌
※製本

15253　和光　第30号　T-6-5
奄美和光園
平成9年11月1日　B5　10頁
機関誌
※製本

15254　和光　第31号　T-6-5
奄美和光園
平成10年2月1日　B5　8頁
機関誌
※製本

15255　和光　第32号　T-6-5
奄美和光園
平成10年5月1日　B5　10頁
機関誌
※製本

15256　和光　第33号　T-6-5
奄美和光園
平成10年8月1日　B5　8頁
機関誌
※製本

15257　和光　第34号　T-6-5
奄美和光園
平成10年11月1日　B5　10頁
機関誌
※製本

15258　和光　第35号　T-6-5
奄美和光園
平成11年2月1日　B5　12頁
機関誌
※製本

15259　和光　第36号　T-6-5
奄美和光園
平成11年5月1日　B5　10頁
機関誌
※製本

15260　和光　第37号　T-6-5
奄美和光園
平成11年8月1日　B5　10頁
機関誌
※製本

15261　和光　第38号　T-6-5
奄美和光園
平成11年11月1日　B5　6頁
機関誌
※製本

15262　和光　第39号　T-6-6
奄美和光園
平成12年2月1日　B5　10頁
機関誌
※製本

15263　和光　第40号　T-6-6
奄美和光園
平成12年5月1日　B5　12頁
機関誌
※製本

15264　和光　第41号　T-6-6
奄美和光園
平成12年8月1日　B5　12頁
機関誌
※製本

15265　和光　第42号　T-6-6
奄美和光園
平成12年11月1日　B5　6頁
機関誌
※製本

15266　和光　第43号　T-6-6
奄美和光園
平成13年2月1日　B5　10頁
機関誌
※製本

15267　和光　第44号　T-6-6
奄美和光園
平成13年5月1日　B5　8頁
機関誌
※製本

15268　和光　第45号　T-6-6
奄美和光園
平成13年8月1日　B5　10頁
機関誌
※製本

15269　和光　第46号　T-6-6
奄美和光園
平成13年11月1日　B5　10頁
機関誌
※製本

15270　和光　第47号　T-6-6
　　奄美和光園
　　平成14年2月1日　B5　12頁
　　機関誌
　　※製本

15271　和光　第48号　T-6-6
　　奄美和光園
　　平成14年5月1日　B5　12頁
　　機関誌
　　※製本

15272　和光　第49号　T-6-6
　　奄美和光園
　　平成14年8月1日　B5　12頁
　　機関誌
　　※製本

15273　和光　第50号　T-6-6
　　奄美和光園
　　平成14年11月1日　B5　10頁
　　機関誌
　　※製本

15274　和光　第51号　T-6-6
　　奄美和光園
　　平成15年2月1日　B5　10頁
　　機関誌
　　※製本

15275　和光　第52号　T-6-6
　　奄美和光園
　　平成15年5月1日　B5　8頁
　　機関誌
　　※製本

15276　和光　第53号　T-6-6
　　奄美和光園
　　平成15年8月1日　B5　8頁
　　機関誌
　　※製本

15277　和光　第54号　T-6-6
　　奄美和光園
　　平成15年11月1日　B5　12頁
　　機関誌
　　※製本

15278　和光　第55号　T-6-6
　　奄美和光園
　　平成16年2月1日　B5　10頁
　　機関誌
　　※製本

15279　和光　第56号　T-6-6
　　奄美和光園
　　平成16年5月1日　B5　8頁
　　機関誌
　　※製本

15280　和光　第57号　T-6-6
　　奄美和光園
　　平成16年8月1日　B5　8頁
　　機関誌
　　※製本

15281　和光　第58号　T-6-6
　　奄美和光園
　　平成16年11月1日　B5　8頁
　　機関誌
　　※製本

15282　和光　第60号　T-6-7
　　奄美和光園
　　平成17年5月1日　A4　12頁
　　機関誌
　　※製本

15283　和光　第61号　T-6-7
　　奄美和光園
　　平成17年9月1日　A4　16頁
　　機関誌
　　※製本

15284　和光　第62号　T-6-7
　　奄美和光園
　　平成17年11月1日　A4　12頁
　　機関誌
　　※製本

15285　和光　第63号　T-6-7
　　奄美和光園
　　平成18年2月1日　A4　14頁
　　機関誌
　　※製本

15286　和光　第64号　T-6-7
　　奄美和光園
　　平成18年5月1日　A4　12頁
　　機関誌
　　※製本

15287　和光　第65号　T-6-7
　　奄美和光園
　　平成18年9月1日　A4　14頁
　　機関誌
　　※製本

15288　**和光　第66号**　T-6-7
奄美和光園
平成18年11月1日　A4　12頁
機関誌
※製本

15289　**和光　第67号**　T-6-7
奄美和光園
平成19年2月1日　A4　14頁
機関誌
※製本

15290　**和光　第68号**　T-6-7
奄美和光園
平成19年5月1日　A4　12頁
機関誌
※製本

15291　**和光　第69号**　T-6-7
奄美和光園
平成19年9月1日　A4　14頁
機関誌
※製本

15292　**和光　第70号**　T-6-7
奄美和光園
平成19年11月1日　A4　10頁
機関誌
※製本

15293　**和光　第71号**　T-6-7
奄美和光園
平成20年2月1日　A4　14頁
機関誌
※製本

15294　**和光　第72号**　T-6-7
奄美和光園
平成20年5月1日　A4　14頁
機関誌
※製本

15295　**和光　第73号**　T-6-7
奄美和光園
平成20年9月1日　A4　16頁
機関誌
※製本

15296　**和光　第74号**　T-6-7
奄美和光園
平成20年11月1日　A4　10頁
機関誌
※製本

15297　**和光　第75号**　T-6-7
奄美和光園
平成21年2月1日　A4　16頁
機関誌
※製本

15298　**和光　第76号**　T-6-7
奄美和光園
平成21年5月1日　A4　18頁
機関誌
※製本

15299　**和光　第77号**　T-6-7
奄美和光園
平成21年9月1日　A4　20頁
機関誌
※製本

15300　**和光　第78号**　T-6-7
奄美和光園
平成21年11月1日　A4　12頁
機関誌
※製本

15301　**和光　第79号**　T-6-8
奄美和光園
平成22年2月1日　A4　18頁
機関誌
※製本

15302　**和光　第80号**　T-6-8
奄美和光園
平成22年5月1日　A4　16頁
機関誌
※製本

15303　**和光　第81号**　T-6-8
奄美和光園
平成22年9月1日　A4　16頁
機関誌
※製本

15304　**和光　第82号**　T-6-8
奄美和光園
平成22年11月1日　A4　12頁
機関誌
※製本

15305　**和光　第83号**　T-6-8
奄美和光園
平成23年2月1日　A4　14頁
機関誌
※製本

15306　**和光　第84号**　T-6-8
　奄美和光園
　平成23年5月1日　A4　14頁
　機関誌
　※製本

15307　**和光　第85号**　T-6-8
　奄美和光園
　平成24年5月1日　A4　20頁
　機関誌
　※製本

15308　**和光　第86号**　T-6-8
　奄美和光園
　平成24年9月1日　A4　12頁
　機関誌
　※製本

15309　**和光　第87号**　T-6-8
　奄美和光園
　平成24年11月1日　A4　10頁
　機関誌
　※製本

15310　**和光　第88号**　T-6-8
　奄美和光園
　平成25年2月1日　A4　8頁
　機関誌
　※製本

15311　**和光　第89号**　T-6-8
　奄美和光園
　平成25年5月1日　A4　12頁
　機関誌
　※製本

15312　**和光　第90号**　T-6-8
　奄美和光園
　平成25年9月1日　A4　14頁
　機関誌
　※製本

15313　**和光　第91号**　T-6-8
　奄美和光園
　平成25年11月1日　A4　12頁
　機関誌
　※製本

15314　**和光　第92号**　T-6-8
　奄美和光園
　平成26年2月1日　A4　12頁
　機関誌
　※製本

15315　**和光　第93号**　T-6-8
　奄美和光園
　平成26年5月1日　A4　16頁
　機関誌
　※製本

15316　**和光　第94号**　T-6-8
　奄美和光園
　平成26年9月1日　A4　12頁
　機関誌
　※製本

15317　**和光　第95号**　T-6-8
　奄美和光園
　平成26年11月1日　A4　12頁
　機関誌
　※製本

15318　**和光　第96号**　T-6-8
　奄美和光園
　平成27年2月1日　A4　14頁
　機関誌
　※製本

15319　**和光　第97号**　T-6-8
　奄美和光園
　平成27年5月1日　A4　16頁
　機関誌
　※製本

15320　**和光　第98号**　T-6-8
　奄美和光園
　平成27年9月1日　A4　16頁
　機関誌
　※製本

15321　**和光　第99号**　T-6-8
　奄美和光園
　平成27年11月1日　A4　10頁
　機関誌
　※製本

15322　**和光　第100号**　T-6-9
　奄美和光園
　平成28年2月1日　A4　18頁
　機関誌
　※製本

15323　**和光　第101号**　T-6-9
　奄美和光園
　平成28年5月1日　A4　20頁
　機関誌
　※製本

15324 **和光　第102号**　T-6-9
奄美和光園
平成28年9月1日　A4　14頁
機関誌
※製本

15325 **和光　第103号**　T-6-9
奄美和光園
平成28年11月1日　A4　14頁
機関誌
※製本

15326 **和光　第104号**　T-6-9
奄美和光園
平成29年2月1日　A4　12頁
機関誌
※製本

15327 **和光　第105号**　T-6-9
奄美和光園
平成29年5月1日　A4　16頁
機関誌
※製本

15328 **和光　第106号**　T-6-9
奄美和光園
平成29年9月1日　A4　16頁
機関誌
※製本

15329 **和光　第107号**　T-6-9
奄美和光園
平成29年11月1日　A4　16頁
機関誌
※製本

15330 **和光　第108号**　T-6-9
奄美和光園
平成30年2月1日　A4　16頁
機関誌
※製本

15331 **和光　第109号**　T-6-9
奄美和光園
平成30年5月1日　A4　20頁
機関誌
※製本

15332 **和光　第110号**　T-6-9
奄美和光園
平成30年9月1日　A4　20頁
機関誌
※製本

15333 **和光　第111号**　T-6-9
奄美和光園
平成30年11月1日　A4　16頁
機関誌
※製本

15334 **和光　第112号**　T-6-9
奄美和光園
平成31年2月1日　A4　16頁
機関誌
※製本

15335 **和光　第113号**　T-6-9
奄美和光園
令和元年5月1日　A4　16頁
機関誌
※製本

15336 **和光　第114号**　T-6-9
奄美和光園
令和元年9月1日　A4　18頁
機関誌
※製本

15337 **和光　第115号**　T-6-9
奄美和光園
令和元年11月1日　A4　12頁
機関誌
※製本

15338 **和光　第116号**　T-6-9
奄美和光園
令和2年2月1日　A4　16頁
機関誌
※製本

15339 **和光　第117号**　T-6-9
奄美和光園
令和2年5月1日　A4　16頁
機関誌
※製本

15340 **和光　第118号**　T-6-9
奄美和光園
令和2年9月1日　A4　14頁
機関誌
※製本

15341 **和光　第119号**　T-6-9
奄美和光園
令和2年11月1日　A4　18頁
機関誌
※製本

15342　**和光　第39号**　T-6-12
　　奄美和光園
　　平成12年2月1日　B5　10頁
　　機関誌
　　※製本

15343　**和光　第40号**　T-6-12
　　奄美和光園
　　平成12年5月1日　B5　12頁
　　機関誌
　　※製本

15344　**和光　第41号**　T-6-12
　　奄美和光園
　　平成12年8月1日　B5　12頁
　　機関誌
　　※製本

15345　**和光　第42号**　T-6-12
　　奄美和光園
　　平成12年11月1日　B5　6頁
　　機関誌
　　※製本

15346　**和光　第43号**　T-6-12
　　奄美和光園
　　平成13年2月1日　B5　10頁
　　機関誌
　　※製本

15347　**和光　第44号**　T-6-12
　　奄美和光園
　　平成13年5月1日　B5　8頁
　　機関誌
　　※製本

15348　**和光　第45号**　T-6-12
　　奄美和光園
　　平成13年8月1日　B5　10頁
　　機関誌
　　※製本

15349　**和光　第46号**　T-6-12
　　奄美和光園
　　平成13年11月1日　B5　10頁
　　機関誌
　　※製本

15350　**和光　第47号**　T-6-12
　　奄美和光園
　　平成14年2月1日　B5　12頁
　　機関誌
　　※製本

15351　**和光　第48号**　T-6-12
　　奄美和光園
　　平成14年5月1日　B5　12頁
　　機関誌
　　※製本

15352　**和光　第49号**　T-6-12
　　奄美和光園
　　平成14年8月1日　B5　12頁
　　機関誌
　　※製本

15353　**和光　第50号**　T-6-12
　　奄美和光園
　　平成14年11月1日　B5　10頁
　　機関誌
　　※製本

15354　**和光　第51号**　T-6-12
　　奄美和光園
　　平成15年2月1日　B5　10頁
　　機関誌
　　※製本

15355　**和光　第52号**　T-6-12
　　奄美和光園
　　平成15年5月1日　B5　8頁
　　機関誌
　　※製本

15356　**和光　第53号**　T-6-12
　　奄美和光園
　　平成15年8月1日　B5　8頁
　　機関誌
　　※製本

15357　**和光　第54号**　T-6-12
　　奄美和光園
　　平成15年11月1日　B5　12頁
　　機関誌
　　※製本

15358　**和光　第4号**　T-6-14
　　奄美和光園
　　平成3年2月1日　B5　8頁
　　機関誌
　　※ Box

15359　**和光　第5号**　T-6-14
　　奄美和光園
　　平成3年5月1日　B5　8頁
　　機関誌
　　※ Box

15360 和光　第6号　T-6-14
奄美和光園
平成3年8月1日　B5　12頁
機関誌
※Box

15361 和光　第7号　T-6-14
奄美和光園
平成3年11月20日　B5　10頁
機関誌
※Box

15362 和光　第8号　T-6-14
奄美和光園
平成4年2月1日　B5　8頁
機関誌
※Box

15363 和光　第9号　T-6-14
奄美和光園
平成4年5月1日　B5　12頁
機関誌
※Box

15364 和光　第10号　T-6-14
奄美和光園
平成4年8月1日　B5　14頁
機関誌
※Box

15365 和光　第11号　T-6-14
奄美和光園
平成4年11月1日　B5　8頁
機関誌
※Box

15366 和光　第12号　T-6-14
奄美和光園
平成5年2月1日　B5　6頁
機関誌
※Box

15367 和光　第13号　T-6-14
奄美和光園
平成5年5月15日　B5　12頁
機関誌
※Box

15368 和光　第17号　T-6-14
奄美和光園
平成6年6月1日　B5　8頁
機関誌
※Box

15369 和光　第18号　T-6-14
奄美和光園
平成6年8月1日　B5　8頁
機関誌
※Box

15370 和光　第34号　T-6-14
奄美和光園
平成10年11月1日　B5　10頁
機関誌
※Box

15371 和光　第35号　T-6-14
奄美和光園
平成11年2月1日　B5　12頁
機関誌
※Box

15372 和光　第36号　T-6-14
奄美和光園
平成11年5月1日　B5　10頁
機関誌
※Box

15373 和光　第37号　T-6-14
奄美和光園
平成11年8月1日　B5　10頁
機関誌
※Box

15374 和光　第38号　T-6-14
奄美和光園
平成11年11月1日　B5　6頁
機関誌
※Box

15375 和光　第42号　T-6-14
奄美和光園
平成12年11月1日　B5　6頁
機関誌
※Box

15376 和光　第45号　T-6-14
奄美和光園
平成13年8月1日　B5　10頁
機関誌
※Box

15377 和光　第51号　T-6-14
奄美和光園
平成15年2月1日　B5　10頁
機関誌
※Box

15378　**和光　第53号**　T-6-14
　奄美和光園
　平成15年8月1日　B5　8頁
　機関誌
　※ Box

15379　**和光　第55号**　T-6-14
　奄美和光園
　平成16年2月1日　B5　10頁
　機関誌
　※ Box

15380　**和光　第57号**　T-6-14
　奄美和光園
　平成16年8月1日　B5　8頁
　機関誌
　※ Box

15381　**和光　第58号**　T-6-14
　奄美和光園
　平成16年11月1日　B5　8頁
　機関誌
　※ Box

15382　**和光　第60号**　T-6-14
　奄美和光園
　平成17年5月1日　A4　12頁
　機関誌
　※ Box

15383　**和光　第61号**　T-6-14
　奄美和光園
　平成17年9月1日　A4　16頁
　機関誌
　※ Box

15384　**和光　第62号**　T-6-14
　奄美和光園
　平成17年11月1日　A4　12頁
　機関誌
　※ Box

15385　**和光　第64号**　T-6-14
　奄美和光園
　平成18年5月1日　A4　12頁
　機関誌
　※ Box

15386　**和光　第65号**　T-6-14
　奄美和光園
　平成18年9月1日　A4　14頁
　機関誌
　※ Box

15387　**和光　第66号**　T-6-14
　奄美和光園
　平成18年11月1日　A4　12頁
　機関誌
　※ Box

15388　**和光　第67号**　T-6-14
　奄美和光園
　平成19年2月1日　A4　14頁
　機関誌
　※ Box

15389　**和光　第113号**　T-6-14
　奄美和光園
　令和元年5月1日　A4　16頁
　機関誌
　※ Box

15390　**和光　第115号**　T-6-14
　奄美和光園
　令和元年11月1日　A4　12頁
　機関誌
　※ Box

15391　**和光　第116号**　T-6-14
　奄美和光園
　令和2年2月1日　A4　16頁
　機関誌
　※ Box

15392　**和光　第117号**　T-6-14
　奄美和光園
　令和2年5月1日　A4　16頁
　機関誌
　※ Box

15393　**和光　第118号**　T-6-14
　奄美和光園
　令和2年9月1日　A4　14頁
　機関誌
　※ Box

15394　**句集　そてつ**　T-6-14
　編集　秋山亀三
　そてつ俳句会
　昭和35年7月31日　B6　146頁
　俳句
　※本

15395　**句集　そてつ　第二輯**　T-6-14
　編集　山本栄良
　そてつ俳句会
　昭和45年7月31日　B6　44頁

俳句
※本　5冊

15396　光仰ぐ日あるべし　南島のハンセン病療養所の五〇年　T-6-14
　　　国立療養所奄美和光園
　　　1993年5月31日　A5　32頁
　　　資料
　　　※歴代職員名簿　和光会関係資料
　　　※本　2冊

15397　光仰ぐ日あるべし　南島のハンセン病療養所の五〇年　T-6-14
　　　国立療養所奄美和光園（編集　新創社）
　　　国立療養所奄美和光園
　　　1993年5月31日　A5　187頁　3,600円
　　　記録
　　　※本

15398　行幸啓記念誌　創立30周年誌　T-6-14
　　　国立療養所奄美和光園
　　　昭和49年3月31日　B5　91頁
　　　記録
　　　※本

15399　創立70周年記念誌　T-6-15
　　　国立療養所奄美和光園
　　　国立療養所奄美和光園
　　　平成27年3月　A4　214頁
　　　記録
　　　※本

15400　平成30年度年報　T-6-16
　　　国立療養所奄美和光園
　　　国立療養所奄美和光園
　　　令和2年1月　A4　38頁
　　　記録
　　　※本

15401　令和元年度年報　T-6-17
　　　国立療養所奄美和光園
　　　国立療養所奄美和光園
　　　令和2年11月　A4　42頁
　　　記録
　　　※本

15402　南静　第1巻　第1号　創刊号*　T-6-21
　　　編集　南静編集部
　　　南静園相愛会（真壁仁）
　　　1954年11月1日　A5　18頁
　　　機関誌
　　　※製本　〇

15403　南静　第1巻　第2号*　T-6-21
　　　編集　南静編集部
　　　南静園（真壁仁）
　　　1954年12月20日　A5　18頁
　　　機関誌
　　　※製本　〇

15404　南静　第2巻　第1号*　T-6-21
　　　編集　南静編集部
　　　南静園相愛会（真壁仁）
　　　1955年2月20日　A5　20頁
　　　機関誌
　　　※製本　〇

15405　南静　第2巻　第2号*　T-6-21
　　　編集　南静編集部
　　　南静園相愛会（真壁仁）
　　　1955年4月30日　A5　20頁
　　　機関誌
　　　※製本　〇

15406　南静　第2巻　第3号*　T-6-21
　　　編集　南静編集部
　　　南静園相愛会（真壁仁）
　　　1955年7月30日　A5　20頁
　　　機関誌
　　　※製本　〇

15407　南静*　T-6-21
　　　編集　南静編集部
　　　南静園相愛会（島尻清繁）
　　　1955年9月12日　A5　20頁
　　　機関誌
　　　※製本　〇

15408　南静　第2巻　第5号*　T-6-21
　　　編集　南静編集部
　　　南静園相愛会（島尻清繁）
　　　1955年11月25日　A5　20頁
　　　機関誌
　　　※製本　〇

15409　南静　第3巻　第8号*　T-6-21
　　　編集　南静編集部
　　　南静園相愛会（島尻清繁）
　　　1956年1月30日　A5　10頁
　　　機関誌
　　　※製本　〇

15410　南静　第3巻　第2号*　T-6-21
　　　編集　南静編集部
　　　南静園相愛会（島尻清繁）
　　　1956年4月20日　A5　20頁

機関誌
※開園25周年記念文芸特集号
※製本　○

15411　南静　第3巻　第3号*　T-6-21
編集　南静編集部
南静園相愛会（島尻清繁）
1956年6月20日　A5　20頁
機関誌
※製本　○

15412　南静　第3巻　第8号*　T-6-22
編集　南静編集部
南静園相愛会（島尻清繁）
1956年1月30日　A5　10頁
機関誌
※中性紙ファイル　○

15413　南静　第3巻　第2号*　T-6-22
編集　南静編集部
南静園相愛会（島尻清繁）
1956年4月20日　A5　20頁
機関誌
※開園25周年記念文芸特集号
※中性紙ファイル　○

15414　南静　第3巻　第3号*　T-6-22
編集　南静編集部
南静園相愛会（島尻清繁）
1956年6月20日　A5　20頁
機関誌
※中性紙ファイル　○

15415　【P】千葉修をモデルにした「歌人Tの像」長嶋利雄作）　T-6-23
※ファイル

15416　双見美智子様あてハガキ　垣花恵子より　T-6-23
※ファイル

15417　略年表　T-6-24
※ファイル

15418　沖縄県ハンセン病証言集　宮古南静園編　T-6-25
編集　沖縄県ハンセン病証言集編集総務局
宮古南静園入園者自治会
2007年3月31日　A4　595頁
記録
※本

15419　ガイドブック　宮古南静園　T-6-26
編集　ガイドブック「宮古南静園」編集事務局
国立療養所宮古南静園入園者自治会
2011年3月20日　A5　96頁
記録
※本

15420　回顧録　この数奇な生涯をかえりみて　T-6-27
宮島利吉
昭和61年1月10日　A5　245頁
随筆
※本

15421　情勢報告　T-6-28
全療協事務局長　神美知宏
A4　3頁
※ファイル

15422　まとめ　T-6-28
宮里光雄
A4　3頁
※ファイル

15423　南静園から「将来構想」を討議　T-6-28
宮古新聞
1999年8月17日　1頁
※ファイル

15424　句集　島葛　T-6-29
湧川新一
湧川新一
1987年3月1日　B6　56頁　非売品
俳句
※Box　8冊

15425　宮古南静園三十周年記念誌　T-6-29
編集　宮古南静園自治会
沖縄ハ氏病予防協会（上原信雄）
1962年8月1日　B5　78頁　非売品
記録
※Box

15426　開園50周年記念誌　1981年刊*　T-6-29
国立療養所宮古南静園（馬場省二・前里財祐）
昭和57年4月1日　B5　82頁
記録
※Box　○　3冊

15427　平成24年度年報　T-6-30
国立療養所宮古南静園
平成25年9月　A4　121頁
記録
※本

15428　**年報（平成25年度、26年度、27年度）**　T-6-31
　　国立療養所宮古南静園
　　平成29年5月　A4　82頁
　　記録
　　※本

15429　**年報（平成28年度）**　T-6-32
　　国立療養所宮古南静園
　　平成29年12月　A4　98頁
　　記録
　　※本

15430　**南静　第92号***　T-6-33
　　編集　南静園自治会文化部
　　沖縄ハンセン氏病予防協会（上原信雄）
　　1964年4月　B3　2頁
　　新聞
　　※中性紙ファイル　〇

15431　**南静　第94号***　T-6-33
　　編集　南静園自治会文化部
　　沖縄ハンセン氏病予防協会（上原信雄）
　　1964年6月　B3　2頁
　　新聞
　　※中性紙ファイル　〇

15432　**南静　第96号***　T-6-33
　　編集　南静園自治会文化部
　　沖縄ハンセン氏病予防協会（上原信雄）
　　1964年8月　B3　2頁
　　新聞
　　※中性紙ファイル　〇

15433　**南静　第97号***　T-6-33
　　編集　南静園自治会文化部
　　沖縄ハンセン氏病予防協会（上原信雄）
　　1964年9月　B3　2頁
　　新聞
　　※中性紙ファイル　〇

15434　**南静　第98号***　T-6-33
　　編集　南静園自治会文化部
　　沖縄ハンセン氏病予防協会（上原信雄）
　　1964年10月　B3　2頁
　　新聞
　　※中性紙ファイル　〇

15435　**南静　第105号***　T-6-33
　　編集　南静園自治会文化部
　　沖縄ハンセン氏病予防協会（上原信雄）
　　1966年6月　B3　2頁
　　新聞
　　※中性紙ファイル　〇

15436　**南静　第108号***　T-6-33
　　編集　南静園自治会文化部
　　沖縄ハンセン氏病予防協会（上原信雄）
　　1966年9月　B3　2頁
　　新聞
　　※中性紙ファイル　〇

15437　**南静　第92号***　T-6-33
　　編集　南静園自治会文化部
　　沖縄ハンセン氏病予防協会（上原信雄）
　　1964年4月　B3　2頁
　　新聞
　　※中性紙ファイル　〇

15438　**南静　第94号***　T-6-33
　　編集　南静園自治会文化部
　　沖縄ハンセン氏病予防協会（上原信雄）
　　1964年6月　B3　2頁
　　新聞
　　※中性紙ファイル　〇

15439　**南静　第96号***　T-6-33
　　編集　南静園自治会文化部
　　沖縄ハンセン氏病予防協会（上原信雄）
　　1964年8月　B3　2頁
　　新聞
　　※中性紙ファイル　〇

15440　**南静　第97号***　T-6-33
　　編集　南静園自治会文化部
　　沖縄ハンセン氏病予防協会（上原信雄）
　　1964年9月　B3　2頁
　　新聞
　　※中性紙ファイル　〇

15441　**南静　第98号***　T-6-33
　　編集　南静園自治会文化部
　　沖縄ハンセン氏病予防協会（上原信雄）
　　1964年10月　B3　2頁
　　新聞
　　※中性紙ファイル　〇

15442　**南静　第105号***　T-6-33
　　編集　南静園自治会文化部
　　沖縄ハンセン氏病予防協会（上原信雄）
　　1966年6月　B3　2頁
　　新聞
　　※中性紙ファイル　〇

15443　**南静　第108号***　T-6-33
　　編集　南静園自治会文化部
　　沖縄ハンセン氏病予防協会（上原信雄）
　　1966年9月　B3　2頁

新聞
　　　※中性紙ファイル　○

15444　**南静　第92号*** T-6-34
　　　編集　南静園自治会文化部
　　　沖縄ハンセン氏病予防協会（上原信雄）
　　　1964年4月　B3　2頁
　　　新聞
　　　※中性紙ファイル　○

15445　**南静　第94号*** T-6-34
　　　編集　南静園自治会文化部
　　　沖縄ハンセン氏病予防協会（上原信雄）
　　　1964年6月　B3　2頁
　　　新聞
　　　※中性紙ファイル　○

15446　**南静　第96号*** T-6-34
　　　編集　南静園自治会文化部
　　　沖縄ハンセン氏病予防協会（上原信雄）
　　　1964年8月　B3　2頁
　　　新聞
　　　※中性紙ファイル　○

15447　**南静　第97号*** T-6-34
　　　編集　南静園自治会文化部
　　　沖縄ハンセン氏病予防協会（上原信雄）
　　　1964年9月　B3　2頁
　　　新聞
　　　※中性紙ファイル　○

15448　**南静　第98号*** T-6-34
　　　編集　南静園自治会文化部
　　　沖縄ハンセン氏病予防協会（上原信雄）
　　　1964年10月　B3　2頁
　　　新聞
　　　※中性紙ファイル　○

15449　**南静　第105号*** T-6-34
　　　編集　南静園自治会文化部
　　　沖縄ハンセン氏病予防協会（上原信雄）
　　　1966年6月　B3　2頁
　　　新聞
　　　※中性紙ファイル　○

15450　**南静　第108号*** T-6-34
　　　編集　南静園自治会文化部
　　　沖縄ハンセン氏病予防協会（上原信雄）
　　　1966年9月　B3　2頁
　　　新聞
　　　※中性紙ファイル　○

15451　**南静　第92号*** T-6-34
　　　編集　南静園自治会文化部
　　　沖縄ハンセン氏病予防協会（上原信雄）
　　　1964年4月　B3　2頁
　　　新聞
　　　※中性紙ファイル　○

15452　**南静　第94号*** T-6-34
　　　編集　南静園自治会文化部
　　　沖縄ハンセン氏病予防協会（上原信雄）
　　　1964年6月　B3　2頁
　　　新聞
　　　※中性紙ファイル　○

15453　**南静　第96号*** T-6-34
　　　編集　南静園自治会文化部
　　　沖縄ハンセン氏病予防協会（上原信雄）
　　　1964年8月　B3　2頁
　　　新聞
　　　※中性紙ファイル　○

15454　**南静　第97号*** T-6-34
　　　編集　南静園自治会文化部
　　　沖縄ハンセン氏病予防協会（上原信雄）
　　　1964年9月　B3　2頁
　　　新聞
　　　※中性紙ファイル　○

15455　**南静　第98号*** T-6-34
　　　編集　南静園自治会文化部
　　　沖縄ハンセン氏病予防協会（上原信雄）
　　　1964年10月　B3　2頁
　　　新聞
　　　※中性紙ファイル　○

15456　**南静　第105号*** T-6-34
　　　編集　南静園自治会文化部
　　　沖縄ハンセン氏病予防協会（上原信雄）
　　　1966年6月　B3　2頁
　　　新聞
　　　※中性紙ファイル　○

15457　**南静　第108号*** T-6-34
　　　編集　南静園自治会文化部
　　　沖縄ハンセン氏病予防協会（上原信雄）
　　　1966年9月　B3　2頁
　　　新聞
　　　※中性紙ファイル　○

15458　**年報（平成29年度、30年度）** T-6-35
　　　国立療養所宮古南静園
　　　国立療養所宮古南静園
　　　令和2年3月　A4　85頁

記録
　　　※本

15459　**平成30年度年報**　T-7-1
　　　国立療養所　星塚敬愛園
　　　国立療養所　星塚敬愛園
　　　令和元年11月30日　A4　201頁
　　　記録
　　　※本

15460　**島を出る　ハンセン病回復者・宮良正吉の旅路**　T-7-2
　　　上江洲儀正
　　　水曜社（仙道弘生）
　　　2021年10月26日　A5　239頁
　　　記録
　　　※本

15461　**「名もなき星たちよ」抜粋版～敬愛園の歴史～**　T-7-3
　　　編　国立療養所星塚敬愛園
　　　平成25年5月1日　A5　66頁
　　　記録
　　　※含（国立療養素星塚敬愛園パンフレット）
　　　※本

神谷美恵子旧蔵和洋書目録

KZ00001

Schillers Sämtliche Werke 1　A1
　Friedrich Schiller
　Philipp Reclam jun.
　(?)
　※ Tamon Maeda/ 26 IX '09
　※ドイツ語

KZ00002

Schillers Sämtliche Werke 3　A1
　Friedrich Schiller
　Philipp Reclam jun.
　(?)
　※ Tamon Maeda/ 26 IX '09
　※ドイツ語

KZ00003

Schillers Sämtliche Werke 4　A1
　Friedrich Schiller
　Philipp Reclam jun.
　(?)
　※ Tamon Maeda/ 26 IX '09
　※ドイツ語

KZ00004

Lesen und Reden　A1
　C. Hilty
　Hinrichs'sche Buchhandlung
　(1922)
　※ M. Mayeda/ 1936
　※ドイツ語
　※カール・ヒルティ

KZ00005

Where Angels Fear to Tread　A1
　E. M. Forster
　Penguin Books
　1905 (1965)
　赤ペンで下線。索引
　※なし
　※英語

KZ00006

William Blake: A Selection of Poems and Letters　A1
　William Blake, J. Bronowsli (ed.)
　Penguin Books
　1958 (1978)
　※なし
　※英語

KZ00007

Emily Dickinson: Selected Poems　A1
　Emily Dickinson
　Heinemann Educational Books
　1959 (1966)
　下線
　※ M. Kamiya/ 10. 1966
　※英語

KZ00008

Histoire de la Littérature Féminine en France　A1
　Jean Larnac
　Édition KRA
　(1929)
　※ M. Mayeda/ 1933
　※フランス語

KZ00009

Fighting Angel　A1
　Pearl Buck
　Methuen
　(1937)
　※なし
　※英語

KZ00010

Sophokles' Antigone: Kommentar　A2
　Sophokles, Christian Muff (ed.)
　Velhagen & Klasing
　(1909)
　※なし
　※ドイツ語

KZ00011

Sophokles: Oedipus the King, Oedipus at Colonus, Antigone　A2
　Sophokles, F. Storr (tr.)
　Harvard University Press (Loeb)
　1912 (1946)
　※なし
　※ギリシア語英語対訳

KZ00012

Médée　A2
　Euripide, Georges Dalmeyda
　Librairie Hachette
　(1917)
　※ M. Mayeda/ 7. 1937
　※ギリシア語、フランス語註

KZ00013

Hesiodi Carmina　A2
　Hesiodus, A. Rzach (ed.)
　Teubner
　(1913)
　※ M. Mayeda/ 11. 1938/ at Columbia/ New

1044

York

KZ00014

Areopagitica and Other Prose Works A2
John Milton
Dent, Dutton
(1927)
※ M. Mayeda/ 10. 1936

KZ00015

Selections from Ovid edited, with introduction, notes and vocabularies A2
W. D. Lowe (ed.)
Oxford University Press
1912 (1933)
単語の書き込みあり
※ M. Mayeda/ 1936

KZ00016

The Complete Works of Horace A2
John Marshall (intro.)
Dent, Dutton
1911 (1931)
※なし

KZ00017

Tacitus: Historical Works in 2vols.: Vol. 1 The Annals A2
Arthur Murphy (tr.), E. H. Blakeney (ed.)
Dent, Dutton
1908 (1932)
※なし

KZ00018

Religion and Science A2
Bertrand Russell
Thornton Butterworth
1935 (1935)
※ M. Mayeda/ 1940

KZ00019

Atlas of Ancient and Classical Geography A2
?
Dent, Dutton
1907 (1938)
※ M. Mayeda

KZ00020

Hesiod: The Homeric Hymns and Homerica A2
Hugh G. Evelyn-White (tr.)
Harvard University Press (Loeb)
1914 (1929)
※ M. Mayeda/ 11. 1938/ at Columbia/ New York

KZ00021

The Antigone of Sophocles with a commentary, abridged from the large edition of Sir Richard C. Jebb A2
E. S. Shuclburgh
Cambridge University Press
1902 (1917)
書き込み、下線あり
※ M. Mayeda/ 1939

KZ00022

Greek Biology and Medicine A2
Henry Osborn Taylor
Marshall Jones Company
(1922)
※ M. Mayeda/ 2. 1944

KZ00023

Thucydidis Historiae: Libri 5-8 A2
Henry Stuart Jones
Oxford University Press (OCT)
(1902)
※ M. Mayeda/ 3. 1937

KZ00024

A History of Greece to the Death of Alexander the Great A2
J. B. Bury
Macmillan
second edition, 1913 (1931)
※ M. Mayeda/ 1. 1939

KZ00025

An Anthology of Greek Verse A3
E. S. Forster & T. B. L. Webster
Manchester University Press
(1935)
※ M. Mayeda/ 1936

KZ00026

Sartus Resartus: The Life and Opinions of Herr Teufelsdröckh A3
Thomas Carlyle
Kenkyusha
(1922)
※なし

KZ00027

Paradise Lost Vol. 2 A3
John Milton
Kenkyusha

1926 (1935)
※ M. Mayeda/ 1. 1936

KZ00028
Traité de Psychologie Animale　A3
　F. J. Buytendijk, A. Frank- Duquesne (tr.)
　Presses Universitaires de Franse
　(1952)
　※ M. Kamiya/ 5. 1966

KZ00029
Mucaulay's Essay on Milton　A3
　H. B. Cotterill (ed.)
　macmillan
　1899 (1909)
　書き込みあり。本人の書き込みかは不明
　※謎のサイン/ 4. 13. 1914

KZ00030
Milton's Areopagitica: A Speech for the Liberty of Unlicensed Printing　A3
　H. B. Cotterill
　Macmillan
　1904 (1931)
　※ M. Mayeda/ 1. 1936

KZ00031
The Religio Medici and Other Writings　A3
　Thomas Browne
　Dent, Dutton
　1906 (1937)
　下線あり
　※ Miyeko Mayeda/ May 1940

KZ00032
Christina Rossetti: A Study　A3
　Fredegond Shove
　Cambridge University Press
　1931 (1931)
　※ M. Mayeda/ 5. 1935/ 一九三五年五月 / おばあ様より/ 卒業祝ゐ (?)

KZ00033
The Poetical Works of Christina Georgina Rossetti　A3
　William Michael Rossetti
　MACMILLAN
　1904 (1920)
　※ Miyeko Mayeda/ 4. 1934

KZ00034
A Short History of English Literature　A3
　Archibald Strong
　Oxford University Press

1927 (1927)
※ M. Mayeda/ 5. 1935

KZ00035
The Oxford Companion to Classical Literature　A3
　Paul Harvey
　Oxford University Press
　1937 (1937)
　※ M. Mayeda/ 12. 1937

KZ00036
The Treasure of the Humble　A3
　Maurice Maeterlinck, Alfred Sutro (tr.)
　G. Allen, Ruslin House
　1897
　※ Miyeko Mayeda/ 8. 1940/ Karuizawa

KZ00037
The Works of Plato: Four Volumes Complete in One　A4
　Plato, B. Jowett (tr.)
　Tudor Publishing Company
　? (?)
　※ M. Mayeda/ 10. 1939

KZ00038
Aesthetic as Science of Expression and General Linguistic　A4
　Benedetto Croce, Douglas Ainslie (tr.)
　Macmillan
　second edition, 1922 (1922)
　※ M. Mayeda/ 1. 8. 1945

KZ00039
A Lexicon: Abridged from Liddel and Scott's Greel- English Lexicon　A4
　Liddel & Scott
　Oxford at the Clarendon Press
　1935 (1935)
　※ M. Mayeda/ 1. 1937

KZ00040
The Poetical Works of John Milton　A4
　David Masson (intro.)
　Macmillan
　1877 (1934)
　※ M. Mayeda/ 7. 1936

KZ00041
The Poetical Works of John Milton　A4
　H. C. Beeching (ed.)
　Oxford at the Clarendon Press
　1900 (1900)

※ M. Mayeda/ 11. 1936

KZ00042

Johann Sebastian Bach: His Life, Art, and Work   A4
Johann Nikolaus Forkel, ? (tr.), Charles Sanford Terry (ed.)
Harcourt, Brace and Howe
(1920)
※ M. Mayeda/ 1. 1944

KZ00043

Main Currents in American Thought: An Introduction of American Literature from the Beginnings to 1920   A4
Vernon Louis Parrington
Harcourt, Brace and Company
1927 (1930)
※ To Miyeko/ With best wishes/ for a Merry Christmas/ 1939/ father/ New York

KZ00044

A Latin Dictionary   A5
Charlton T. Lewis & Charles Short (ed.)
Oxford at the Clarendon Press
1879 (1966)
※ M. Kamiya/ 5. 1968

KZ00045

Cassell's Latin Dictionary   A5
J. R. V. Marchant & Joseph F. Charles (ed.)
Cassel and Company
? (?)
※ M. Mayeda/ 7. 1937

KZ00046

Cassell's French- English English- French Dictionary   A5
Ernst A. Baker (ed.)
Cassel and Company
1920 (1927)
※ M. Kamiya/ 8. 1959

KZ00047

A New Pronouncing Dictionary of the French & English Languages: English-French French-English   A5
J. McLaughlin
Librairie Garnier Frères
(1904)
※なし

KZ00048

Nouveau Petit Larousse Illustré: Dictionnaire Encyclopédique   A5
Claude Augé & Paul Augé (ed.)
Larousse/ Hakushuisha
(1940/1944)
※なし

KZ00049

Geschichte der Weltliteratur in Zwei Bänden: Erster Band   A6
Carl Busse
Velhagen & Klasing
(1910)
見返しに他の誰かの書き込みあり
※ M. Mayeda/ Karuizawa, 8. 1937

KZ00050

Geschichte der Weltliteratur in Zwei Bänden: Zweiter Band   A6
Carl Busse
Velhagen & Klasing
(1913)
※ M. Mayeda/ 8. 1937

KZ00051

Poetry: Its Appreciation and Enjoyment   A6
Louis Untermeyer & Carter Davidson
Harcourt, Brace and Company
(1934)
※ To Miss Mieko Maeda/ This book is given you in memory of Elizabeth Randall Brautigam/ american teacher- lover of good books, young people and human brotherhood./ Presented by/ Miss Margaret McCullock/ Le Moyne College/ Memphis Tennessee, U. S. A.

KZ00052

The Poetical Works of Willian Blake   A6
John Sampson (ed.)
Oxford University Press
(1914)
※ M. Mayeda/ 4. 1937

KZ00053

Montaigne: Essais 1   A6
Maurice Rat (ed.)
Éditions Garnier Frères
(1958)
※ M. Kamiya/ 7. 1961

KZ00054

Montaigne: Essais 2   A6
Maurice Rat (ed.)

1047

Éditions Garnier Frères
(1958)
※ M. Kamiya/ 7. 1961

KZ00055
Montaigne: Essais 3 A6
Maurice Rat (ed.)
Éditions Garnier Frères
(1958)
※なし

KZ00056
Poil de Carotte A6
Jules Renard
Flammarion
(1946)
本文に日付の書き込みあり。授業用。
※ M. Kamiya/ 1960
※ジュール・ボナール『にんじん』

KZ00057
Psychische Geschlechtsunterschiede B1
Otto Lipmann
J. A. Barth
(1917)
ドイツ語
※ M. Mayeda/ 9. 1945

KZ00058
Psychiatrische Klinik B1
Emil Kraepelin
J. A. Barth
(1901)
ドイツ語
※ M. Mayeda/ 4/ 1945

KZ00059
Das Märchen und die Phantasie des Kindes B1
Charlotte Bühler
J. A. Barth
(1918)
ドイツ語
※なし

KZ00060
Das Unterbewusstsein B1
Oswald Bumke
J. Springer
(1922)
ドイツ語
※1509914/ ブムケ　潜在意識論

KZ00061
Die Psychoanalyse B1
Oswald Bumke
J. Springer
(1931)
ドイツ語
※ M. Mayeda/ 2. 1944

KZ00062
I Fioretti di S. Francesco B1
Arnald Della Torre (ed.)
G. B. Paravia
(?)
イタリア語。単語の意味が書き込まれている
※ M. Mayeda/ 12. 1936

KZ00063
La Psychologie des Sentiments B1
Th. Ribot
Félix Alcan
(1922)
フランス語。本全体にわたって赤青色鉛筆で線引き、所々書き込み
※ premiere ed. 1896

KZ00064
Essai sur les Passions B1
Th. Ribot
Félix Alcan
(1923)
手書きの索引
※ M. Kamiya/ 6. 1960

KZ00065
Gestalt Psychology B1
Wolfgang Köhler
G. Bell and Sons
(1930)
八折り判。ページが切られていない。(＝読まれていない)
※ M. Mayeda/ 1. 1946

KZ00066
La Logique des Sentiments B1
Th. Ribot
Félix Alcan
(1920)
赤鉛筆で下線

KZ00067
Kultur und Erziehung B2
Eduard Spranger (ed.)
Quelle & Meyer
(1928)
※ M. Mayeda/ 4. 1944

KZ00068

Die Psychologie der Produktiven Persönlichkeit B2
Paul Plaut
Ferdinand Enke
(1929)
※ M. Mayeda/ 5. 1944

KZ00069

Jenseits von Gut und Böse:Zur Genealogie der Moral B2
Friedrich Nietzsche
Alfred Kröner Verlag
(1921)
※ M. Mayeda/ 9. 1945

KZ00070

Grundriss der Psychologie B2
Wilhelm Wundt
Wilhelm Engelmann
(1911)
※なし

KZ00071

A Psychological Study of Religion: Its Origin, Function, and Future B2
James H. Leuba
Macmillan
(1912)
※ T. Arakawa/ Dec. 2. 1912/ M. Mayeda/ 2. 1945

KZ00072

Psychology B2
John Dewey
American Book Company
1886 (1891)
※ M. Mayeda/ 5. 1945

KZ00073

Précis de Psychiatrie: Clinique Psychophysiologie- Thérapeutique B2
Henri Baruk
Masson et Cie
(1950)
※「一九五二年十二月巴里／　ユネスコ会議の御土産に／　父／　美恵子殿」
※フランス語

KZ00074

Die Spiele der Tiere B2
Karl Grooks
Gustav Fischer
(1930)

※ M. Mayeda/ 10. 1944

KZ00075

Principles of Topological Psychology B2
Kurt Lewin
McGraw- Hill Book Company
(1936)
※ M. Mayeda/ 3. 1945//1940. 6. 28.（丸善）// K Matsumura

KZ00076

Man and Woman: A Study of Secondary and Tertiary Sexual Characters B2
Havelock Ellis
Houghton Mifflin Company
(1929)
※ M. Mayeda/ 1940

KZ00077

Psychologie der Weltanschauungen B3
Karl Jaspers
Springer
(1954)
※ M. Kamiya/ 5. 1960//Sent by N. from Tübingen/ Read ???? At 東大脳研 9/XII〜5/ I (1943~ 1944)

KZ00078

Die Menschliche Persönlichkeit B3
William Stern
Johann Ambrosius Barth Verlag
(1923)
※ M. Mayeda/ 10. 1944

KZ00079

Die Psychologischen Strömungen der Gegenwart B3
Kael Haase
Jaeger
(1922)
※ M. Mayeda/ 4. 1944

KZ00080

Jugendpsychologie B3
Erich Stern
Breslau
(1931)
※ M. Mayeda/ 10. 1945

KZ00081

The Meaning of Death B3
Herman Ferfel (ed.)
McGraw- Hill Book Company
1959 (1965)

索引
※なし

KZ00082
De la Psychologieà la Philosophie B3
Albert Burloud
Hachette
(1950)
※ M. Kamiya/ 11. 1961

KZ00083
La Pudeur B3
Max Scheler, ? (tr.)
Aubier
(1952)
※なし

KZ00084
Le Sens de la Souffrance B3
Max Scheler, Pierre Klossowski (tr.)
Aubier
(?)
※ M. Kamiya

KZ00085
L'Homme et L'Histoire B3
Max Scheler, M. Dupuy (tr.)
Aubier
(1955)
八折り判。ページが切られていない。
※なし
※フランス語

KZ00086
Le Formalisme en Éthique et L'Éthique Matériale des Valeurs B3
Max Scheler, Maurice de Gandillac (tr.)
Gallimard
(1955)
※ M. Kamiya/ 5. 1960
※フランス語

KZ00087
L'Évolution Créatrice B3
Henri Bergson
Universitaires de Franse
(1948)
八折り判。ページが切られていない。
※ M. Kamiya/ 4. 1960
※フランス五

KZ00088
Essai sur les Données Immédiates de la Conscience B3
Henri Bergson
Universitaires de Franse
1927 (1958)
赤青鉛筆で下線
※ M. Kamiya/ 1. 1960

KZ00089
L'Énergie Spirituelle B3
Henri Bergson
Universitaires de Franse
1919 (1955)
赤鉛筆で下線
※ M. Kamiya/ 1. 1960

KZ00090
Matière et Mémoire B3
Henri Bergson
Universitaires de Franse
1939 (1953)
※ M. Kamiya/ 5. 1960

KZ00091
Les Deux Sources de la Morale et de la Relgion B3
Henri Bergson
Universitaires de Franse
1932 (1962)
索引。八折り判。切られていないページがある
※ M. Kamiya/ 9. IX. 1963/à Paris

KZ00092
The Place of Value in a World of Facts B4
Wolfgang Köhler
Merdian Books
1938 (1959)

KZ00093
La Personalité B4
Jean-Claude Filloux
Universitaire de France (Que sais-je?)
1957 (1957)

KZ00094
La Psychologie des Peuples B4
Abel Mirogilo
Universitaire de France (Que sais-je?)
1958 (1958)

KZ00095
The Varieties of Religious Experience: A Study in Human Nature B4
William James

Modern Library
(1929)

KZ00096
Mliton B4
Mark Pattison
Macmillan
1879 (1919)

KZ00097
Asylums: Essays on the Social Situation of Mental Patients and Other Inmates B4
Erving Goffman
Anchor Books
1959 (1961)

KZ00098
The Presentation of Self in Everyday Life B4
Erving Goffman
Penguin Books
1959 (1971)

KZ00099
The Essentials of Mysticism B4
Evelyn Underhill
Dutton
1920 (1960)

KZ00100
Mysticism East and West: A Comparative Analysis of the Nature of Mysticism B4
Rudolf Otto, Bertha L. Bracey & Richenda C. Payne (tr.)
Merdian Books
1932 (1960)

KZ00101
Psychoanalysis and Existential Philosophy B4
Hendrik M. Ruitenbeek (ed.)
Dutton
1962 (1962)

KZ00102
Délibérations sur les Femmes B4
Henri Frédéric Amiel
Stock
(1954)

KZ00103
De la Douleur B4
F. J. J. Buytendijk
Universitaire de France
1951 (1951)

KZ00104
Love, Power, and Justice: Ontological Analyses and Ethical Applications B4
Paul Tillich
Oxford University Press
1954 (1960)

KZ00105
The Courage to Be B4
Paul Tillich
Yale University Press
1952 (1961)

KZ00106
I and Thou B4
Martin Buber, Ronald Gregor Smith (tr.)
Scribners
(1958)

KZ00107
Between Man and Man B4
Martin Buber, Ronald Gregor Smith (tr.)
Beacon Press
1947 (1961)

KZ00108
The Knowledge of Man: Selected Essays B4
Martin Buber, Maurice Friedman & Ronald Gregor Smith (tr.)
Harper & Row
(1965)

KZ00109
Religion and the Rebel B4
Colin Wilson
Victor Gollancz
(1957)

KZ00110
The Outsider B4
Colin Wilson
Victor Gollancz
1956 (1960)

KZ00111
Science and Sanity: An Introduction to Non-Aristotelian Systems and General Semantics B5
Alfred Korzybski
International Non-Aristotelian Library
1933 (4th, 1958)

KZ00112

Lebensformen B5
　Eduard Spranger
　Neomarius
　(1950)

KZ00113

Gedanken zur Daseins Gestaltung B5
　Eduard Spranger, Hans Walter Bähr (ed.)
　R. Piper & Co
　1954 (1962)

KZ00114

What is History? B5
　Edward Hallet Carr
　Alfred A. Knops
　1962 (1963)

KZ00115

Tragic Sense of Life B5
　Miguel de Unamuno, J. E. Crawford Flitch (tr.)
　Dover
　1921 (1954)

KZ00116

Heaven and Hell B5
　Aldous Huxley
　Chatto and Windus
　(1956)

KZ00117

Texts and Pretexts: An Anthology wity Commentaries B5
　Aldous Huxley
　Chatto and Windus
　1932 (1949)

KZ00118

The Doors of Perception B5
　Aldous Huxley
　Harper and Brothers
　(1954)

KZ00119

Brave New World Revisited B5
　Aldous Huxley
　Chatto and Windus
　1959 (1959)

KZ00120

The Birth and Death of Meaning: A Perspective in Psychiatry and Anthropology B5
　Ernest Becker
　The Free Press
　(1962)

KZ00121

Psyche and Symbol: A Selection from the Writing of C. G. Jung B5
　C. G. Jung, Violet S. de Laszlo (ed.)
　Doubleday
　(1958)

KZ00122

Symbols of Transformation Volume 2 B5
　C. G. Jung, R. F. C. Hull (tr.)
　Harper and Brothers
　1956 (1962)

KZ00123

Symbols of Transformation Volume 1 B5
　C. G. Jung, R. F. C. Hull (tr.)
　Harper and Brothers
　1956 (1962)

KZ00124

Memories, Dreams, Reflections B5
　C. G. Jung, Aniela Jaffé (ed.), Richard and Clara Winston (tr.)
　Pantheon Bools
　1961 (1963)

KZ00125

Existence: A New Dimension in Psychiatry and Psychology B6
　Rollo May & al. (ed.)
　Basic Books
　1958 (1961)

KZ00126

The Will to Believe B6
　William James
　Dover
　(1956)

KZ00127

La Femme dans la Littérature Existentielle B6
　Hélène Nahas
　Universitaire de France
　1957 (1957)

KZ00128

Elements of General Linguistics B6
　André Martinet, Elisabeth Palmer (tr.)
　University of Chicago
　1964 (1966)

KZ00129
Principia Ethica B6
G. E. Moore
Cambridge at the University Press
1903 (1968)

KZ00130
The Meaning of Art B6
Herbert Rread
Penguin Books
1931 (1956)

KZ00131
Oeuvres de Spinoza 1 B6
Spinoza, Charles Appuhn (tr.)
Garnier
(?)

KZ00132
Histoire de la Littérature Française Contemporaine B6
René Lalou
Universitaire de France
1940 (1953)

KZ00133
The Lonely Crowd: A Study of the Changing American Character B6
David Riseman & al.
Yale University
1950 (1963)

KZ00134
Sociologism and Existentialism: Two Perspectives on the Individual and Society B6
Edward A. Tiryakian
Prentice Hall
(1962)

KZ00135
The Diviine Milieu B6
Teilhard de Chardin
Harper and Row
1960 (1968)

KZ00136
The Phenomenon of Man B6
Teilhard de Chardin, Julian Huxley (tr.)
Harper and Row
1959 (1961)

KZ00137
Le Travail en Miettes B6
Georges Friedmann
Gallimard
(1964)

KZ00138
Death in Life: Survivors of Hiroshima B6
Robert Jay Lifton
Random House
(1967)

KZ00139

KZ00140
Patterns of Culture C1
Ruth Benedict
Riberside Press
(1934)

KZ00141
Existential Psychology C1
Rollo May (ed.)
Random House
(1961)

KZ00142
Phenomenology and Science C1
Anna- Teresa Tymieniecka
Noonday Press
(1962)

KZ00143
On Creativity and the Unconscious C1
Sigmund Freud, Benjamin Nelson (ed.)
Harper and Brothers
(1958)

KZ00144
Body and Mind in Western Thought C1
Joan Wynn Reeves
Penguin Books
(1958)

KZ00145
Ideas: General Introduction to Pure Phenomenology C1
Edmund Husserl, W. r. Boyce Gibson (tr.)
Collier Books
1931 (1962)

KZ00146
Mysticism: Christian and Buddhist C1
D. T. Suzuki

Collier Books
(1962)

KZ00147

Toward a Psychology of Being C1
Abraham H. Maslow
D. Van Nostrand
(1962)

KZ00148

The Psychology of Insanity C1
Bernard Hart
Cambridge at the University Press
1912 (1962)

KZ00149

The Art of Loving C1
Erich Fromm
Bantam Books
1956 (1963)

KZ00150

Le Mythe de Sisyphe C1
Albert Camus
Gallimard
(1942)

KZ00151

Un Amour de Swann C1
Marcel Proust
Gallimard
(1919)

KZ00152

A la Recherche du Temps Perdu 1 Du Côté de chez Swann C1
Marcel Proust
Gallimard
(1954)

KZ00153

The Meditations of Marcus Aurelius C1
Marcus Aurelius, Meric Casaubon (tr.)
Dent, Dutton
1906 (1932)

KZ00154

Gift from the Sea C1
Anne Morrow Lindbergh
New American Library
1957 (1957)

KZ00155

Émile ou de L'Éducation C1
J. -J. Rousseau
Garnier
(1957)

KZ00156

The Moth and the Star: A Biography of Virginia Woolf C1
Aileen Pippett
Viking Press
1953 (1957)

KZ00157

Adventures of Ideas C2
Alfred North Whitehed
Macmillan
1933 (1956)

KZ00158

Symbolism: Its Meaning and Effect C2
Alfred North Whitehed
Macmillan
1927 (1958)

KZ00159

The Revolt of the Masses (Authorized Translation from the Spanish) C2
José Ortega y Gasset
Norton and Company
1932 (1960)

KZ00160

What is Philosophy? C2
José Ortega y Gasset, Mildred Adams (tr.)
Norton and Company
(1960)

KZ00161

On Love: Aspects of a Single Theme C2
José Ortega y Gasset, Toby Talbot (tr.)
World Publishing Company
1957 (1963)

KZ00162

The Origin of Philosophy C2
José Ortega y Gasset, Toby Talbot (tr.)
Norton and Company
(1967)

KZ00163

History as a System and Other Essays Toward a Philosophy of History C2
José Ortega y Gasset, Helene Weyl (tr.)

Norton and Company
1941 (1961)

KZ00164
Man and Crisis C2
José Ortega y Gasset, Mildred Adams (tr.)
Norton and Company
1958 (1962)

KZ00165
The Modern Theme C2
José Ortega y Gasset, James Cleugh
Harper and Brothers
1961 (1961)

KZ00166
New Horizons in Psychology C2
Brian M. Foss (ed.)
Penguin Books
1966 (1967)

KZ00167
The Passionate State of Mind C2
Eric Hoffer
Harper and Row
1954 (1955)

KZ00168
Dialogue with Erik Erikson C2
Richard I. Evans
Dutton
(1969)

KZ00169
Pour L'Homme C2
Mikel Dufrenne
Éditions du Seuil
(1968)

KZ00170
Death: Interpretations C2
Hendrik M. Ruitenbeek (ed.)
Delta Book
(1969)

KZ00171
The Psychology of Science: A Reconnaissance C2
Abraham H. Maslow
Henry Regnery Company
1966 (1969)

KZ00172
The Politics of Experience C2
R. D. Laing
Ballantine Books
1967 (1970)

KZ00173
Ideology and Insanity: Essays on the Psychiatric Dehumanization of Man C2
Thomas S. Szasz
Doubleday and Company
(1970)

KZ00174
L' Oeil et L'Esprit C2
Maurice Merleau- Ponty
Gallimard
(1964)

KZ00175
The Nature of Man C2
Erich Fromm & Ramon Xirau
Macmillan
1968 (1968)

KZ00176
Abundance for What? And Other Essays C3
David Riesman
Doubleday
1964 (1965)

KZ00177
La Conscience C3
Henri Ey
Universitaire de France
1963 (1968)

KZ00178
La Métapsyghique C3
Yvonne Castellan
Universitaire de France (Que sais- je?)
1955 (1966)

KZ00179
Psychopédagogie du Premier Age C3
Iréne Lézinr
Universitaire de France
1964 (1969)

KZ00180
Le Totémisme Aujourd'hui C3
Claude Lévi- Strauss
Universitaire de France
1962 (1969)

KZ00181
Gaston Bachelard: Sa Vie, Son Oeuvre C3
François Dagognet
Universitaire de France
1965 (1965)

KZ00182
Young Man Luther: A Study in Psychoanalysis and History C3
Erik H. Erikson
Norton and Company
1958 (1962)

KZ00183
Identity: Youth and Crisis C3
Erik H. Erikson
Norton and Company
(1968)

KZ00184
Insight and Responsibility C3
Erik H. Erikson
Norton and Company
(1964)

KZ00185
La Psychologie de L'Intelligence C3
J. Piaget
Armand Colin
(1967)

KZ00186
La Représentation du Monde chez L'Enfant C3
Jean Piaget
Universitaire de France
1926 (1972)

KZ00187
Biology and Knowledge C3
Jean Piaget
Edinburgh University Press
(1971)

KZ00188
Écrits sur Pascal C3
Annie Barnes & al.
Éditions du Luxembourg
(1959)
※ Maeda Yoichi

KZ00189
Pascal: Études Médico- Psychologiques C3
M. Scholtens
Van Gorcum
(1963)

KZ00190
Génie et Folie de Jean- Jacques Rousseau C3
Jacques Borel
José Corti
(1966)

KZ00191
Moi, Pierre Rivière, ayant Égorgé Ma Mère, Ma Soeur et Mon Frère C3
Michel Foucault
Gallimard
(1973)

KZ00192
Social Structure and Personality C3
Talcott Parsons
Free Press
1964 (1970)

KZ00193
The Religious Philosophy of Quakerism C3
Howard H. Brinton
Pendle Hill
(1973)

KZ00194
Le Deuxième Sexe 1 Les Faits et Les Mythes C4
Simone de Beauvoir
Gallimard
(1949)

KZ00195
Le Deuxième Sexe 2 L'Expérience Vécue C4
Simone de Beauvoir
Gallimard
(1949)

KZ00196
Pensées C4
Pascal
Garnier
(1960)

KZ00197
La Terre et Les Rêveries du Repos C4
Gaston Bachelard
José Corti
1948 (1965)

KZ00198

L'Air et Les Songes: Essai sur L'Imagination du Mouvement C4
　Gaston Bachelard
　José Corti
　(1943)

KZ00199

Vol de Nuit C4
　Antoine de Saint- Exupéry
　Gallimard
　(1931)

KZ00200

Pilote de Guerre C4
　Antoine de Saint- Exupéry
　Gallimard
　(1942)

KZ00201

Catadelle C4
　Antoine de Saint- Exupéry
　Gallimard
　(1948)

KZ00202

Un Sens à la Vie C4
　Antoine de Saint- Exupéry
　Gallimard
　(1956)

KZ00203

Carnets C4
　Antoine de Saint- Exupéry
　Gallimard
　(1953)

KZ00204

Lettres de Jeunesse 1923-1931 C4
　Antoine de Saint- Exupéry
　Gallimard
　(1953)

KZ00205

Courrier Sud C4
　Antoine de Saint- Exupéry
　Gallimard
　(1929)

KZ00206

Saint- Exupéry: La Bibliotheque Ideale C4
　Pierre Chevrier
　Gallimard
　(1958)

KZ00207

Lettres à Sa Mère C4
　Antoine de Saint- Exupéry
　Gallimard
　(1955)

KZ00208

Pensée sans Ordre Concernant L'Amour de Dieu C5
　Simone Weil
　Gallimard
　(1962)

KZ00209

La Source Grecque C5
　Simone Weil
　Gallimard
　(1953)

KZ00210

Oppression et Liberté C5
　Simone Weil
　Gallimard
　(1955)

KZ00211

Écrits de Londres et Dernières Lettres C5
　Simone Weil
　Gallimard
　(1957)

KZ00212

La Connaissance Surnaturelle C5
　Simone Weil
　Gallimard
　(1950)

KZ00213

La Condition Ouvrière C5
　Simone Weil
　Gallimard
　(1951)

KZ00214

Sur la Science C5
　Simone Weil
　Gallimard
　(1966)

KZ00215

Poèmes, Venise Sauvée, Lettre de Paul Valéry C5
　Simone Weil
　Gallimard

(1968)

KZ00216
Lettre à un Religieux C5
Simone Weil
Gallimard
(1951)

KZ00217
Madness and Civilization C5
Michel Foucault, Richard Howard (tr.)
New American Library
(1967)

KZ00218
Raymond Roussel C5
Michel Foucault
Gallimard
(1963)

KZ00219
Ceci N'est Pas Une Pipe C5
Michel Foucault
Fata Morgana
(1973)

KZ00220
Surveiller et Punir: Naissance de la Prison C5
Michel Foucault
Gallimard
(1975)

KZ00221
Les Mots et les Choses C5
Michel Foucault
Gallimard
(1966)

KZ00222
L'Archéologie du Savoir C5
Michel Foucault
Gallimard
(1969)

KZ00223
The Savage Mind C5
Claude Lévi-Strauss
University of Chicago
1966 (1969)

KZ00224
La Pensée Sauvage C5
Claude Lévi-Strauss
Plon
(1962)

KZ00225
KZ00226
L'être et le Néant C6
J.-P. Sartre
Gallimard
(1943)

KZ00227
La Nausée C6
Jean-Paul Sartre
Gallimard
(1938)

KZ00228
Le Mur C6
Jean-Paul Sartre
Gallimard
(1939)

KZ00229
La Vieillesse C6
Simone de Beauvoir
Gallimard
(1970)

KZ00230
La Force de L'Âge C6
Simone de Beauvoir
Gallimard
(1960)

KZ00231
L'Imagination C6
Jean-Paul Sartre
Universitaire de France
1936 (1956)

KZ00232
L'Idiot de la Famille: Gustave Flaubert de 1821 à 1857 ★ C6
Jean-Paul Sartre
Gallimard
(1971)

KZ00233
L'Idiot de la Famille: Gustave Flaubert de 1821 à 1857 ★★ C6
Jean-Paul Sartre
Gallimard
(1971)

KZ00234

L'Idiot de la Famille: Gustave Flaubert de 1821 à 1857 ★★★　C6
Jean- Paul Sartre
Gallimard
（1972）

KZ00235

現代の生きがい　変わる日本人の人生観　E1
見田宗介
日経新書
1970

KZ00236

無意識の構造　E1
河合隼雄
中公新書
1977

KZ00237

青年期　E1
笠原嘉
中公新書
1977

KZ00238

現存在分析　E1
荻野恒一
紀伊国屋新書
1969

KZ00239

精神分析入門　E1
宮城音弥
岩波新書
1959

KZ00240

社會心理學　E1
清水幾太郎
岩波全書
1951

KZ00241

アメリカ發展史　E1
ファランド　名原廣三郎、高木八尺（訳）
岩波新書
1931

KZ00242

道徳と宗教の二源泉　E1
ベルグソン　平山高次（訳）
岩波文庫
1953

KZ00243

幸福論　E1
アラン　石川湧（訳）
角川文庫
1951

KZ00244

思想と年齢　E1
アラン　原亨吉（訳）
角川文庫
1955

KZ00245

「甘え」雑稿　E1
土居健郎
弘文堂
1977

KZ00246

しつけ　ふぉるく叢書　1　E1
原ひろ子・我妻洋
弘文堂
1974

KZ00247

サルトル全集　第十八巻　存在と無　E1
サルトル　松波信三郎（訳）
人文書院
1956

KZ00248

サルトル全集　第十九巻　存在と無　E1
サルトル　松波信三郎（訳）
人文書院
1958

KZ00249

現代のヨーロッパ哲學　E1
J. M. ボヘンスキー　桝田啓三郎（訳）
岩波現代叢書
1956

KZ00250

アラブ文学史　西欧との相関　E1
関根謙司
六興出版
1979

KZ00251

孤児マリイ　E1
マルグリット・オオドウ　堀口大学（訳）
操書房
1946

KZ00252
英語讃美歌　その歴史、抜萃、譯註　E1
　齋藤勇（たけし）
　教文館
　1941

KZ00253
この心の誇り　E1
　パール・バック　鶴見和子（訳）
　実業之日本社
　1940

KZ00254
日本精神史研究　E2
　和辻哲郎
　岩波書店
　1926

KZ00255
「いき」の構造　E2
　九鬼周造
　岩波書店
　1930

KZ00256
中村元選集第1巻　東洋人の思惟方法1　E2
　中村元
　春秋社
　1961

KZ00257
仏教の思想1　知恵と慈悲〈ブッダ〉　E2
　増谷文雄、梅原猛
　角川書店
　1968

KZ00258
人間の形成　人格心理学のための基礎的考察　E2
　オルポート　豊沢登（訳）
　理想社
　1959

KZ00259
宗教の理解　E2
　柳宗悦
　春秋社
　1961

KZ00260
日本宗教の社会的性格　E2
　小口偉一
　東大新書
　1953

KZ00261
新興宗教　E2
　佐木秋夫
　青木書店
　1960

KZ00262
宗教と反抗人　E2
　コリン・ウィルソン　中村保男（訳）
　紀伊国屋書店
　1965

KZ00263
ユング著作集4　人間心理と宗教　E2
　ユング　濱川祥枝
　日本教文社
　1956

KZ00264
現代7つの課題5　E2
　亀井勝一郎（編）
　筑摩書房
　1961

KZ00265
精神医療と現代　E2
　小林司
　日本放送出版協会
　1972

KZ00266
人間における永遠なるもの　E2
　マクス・シェーラー　篠田一人（訳）
　第一書房
　1943

KZ00267
歴史の教訓　E2
　A. J. トインビー　松本重治（編訳）
　岩波書店
　1957

KZ00268
たましいの魔術　E2
　E. シュプランガー
　岩波現代叢書
　1951

KZ00269
科学と神　サイバネティックスと宗教　E2
　ノーバート・ウィーナー　鎮目恭夫（訳）
　みすず書房

1965

KZ00270
習俗　倫理の基底　E2
　佐藤俊夫
　筑摩書房
　1961

KZ00271
中村元選集第11巻　ゴータマ・ブッダ　釈尊の生涯　原始仏教I　E3
　中村元
　春秋社
　1969

KZ00272
世界の名著2　大乗仏典　E3
　長尾雅人（編訳）
　中央公論社
　1967

KZ00273
日本古典文学大系81　正法眼藏　正法眼藏随聞記　E3
　西尾實、鏡島元隆、酒井得元、水野彌穂子（校注）
　岩波書店
　1965

KZ00274
世界の大思想1　プラトン　国家　ソクラテスの弁明　クリトン　E3
　プラトン　山本光雄、田中美知太郎（訳）
　河出書房
　1965

KZ00275
エクリI　E3
　ジャック・ラカン　宮本忠雄、竹内迪也、高橋徹、佐々木孝次（訳）
　弘文堂
　1972

KZ00276
人間の科学5　人間と宗教　E3
　岸本英夫、増谷文雄（編）
　中山書店
　1955

KZ00277
ホモ・ルーデンス　E3
　ヨハン・ホイジンガ　高橋英夫（訳）
　中央公論社
　1963

KZ00278
現代社会心理学6　文化の心理　E3
　岸本英夫、他
　中山書店
　1959

KZ00279
ヒューマニズムの危機　新しい人間主義の構想　E3
　ジュリアン・ハックスレー（編）、日本ユネスコ協会連盟ヒューマニスト・フレーム翻訳刊行委員会
　平凡社
　1964

KZ00280
人間観の相剋　近代日本の思想とキリスト教　E3
　武田清子
　弘文堂
　1959

KZ00281
三谷隆正　人・思想・信仰　E4
　三谷隆正　南原繁、高木八尺、鈴木俊郎（編）
　岩波書店
　1966

KZ00282
三谷隆正全集第一巻　信仰の倫理・問題の所在・アウグスチヌス　E4
　三谷隆正
　岩波書店
　1965

KZ00283
三谷隆正全集第二巻　知識・信仰・道徳　幸福論　E4
　三谷隆正
　岩波書店
　1965

KZ00284
三谷隆正全集第三巻　国家哲学・法律哲学原理・法と国家　E4
　三谷隆正
　岩波書店
　1965

KZ00285
三谷隆正全集第四巻　世界観・人生観　神の国と地の国　E4
　三谷隆正
　岩波書店
　1965

KZ00286

三谷隆正全集第五巻　信仰と生活・書簡・英文・年譜
E4
　　三谷隆正
　　岩波書店
　　1966

KZ00287

ヒルティ著作集8　悩みと光　E4
　　ヒルティ　国松孝二、秋山英夫、菊盛英夫、斎藤栄治、
　　小池辰雄（訳）
　　白水社
　　1979

KZ00288

ヒルティ著作集9　キリストの福音　E4
　　ヒルティ　中沢洽樹（訳）
　　白水社
　　1979

KZ00289

バッハの藝術　E4
　　津川圭一
　　新興音楽出版社
　　1943
　　「昭和十八年六月十九日　美恵子様　淑子」

KZ00290

セバスティアン・バッハ回想記　E4
　　アンナ・マグダレーナ・バッハ　服部龍太郎（訳）
　　興風館
　　1941

KZ00291

バッハ研究　第一輯　E4
　　横山喜之（編著）
　　東京バッハ協會出版部
　　1933

KZ00292

バッハの思い出　E4
　　アンナ・マグダレーナ・バッハ　山下肇（訳）
　　ダヴィッド社
　　1967

KZ00293

原典アメリカ史　第四巻　現代アメリカの形成　上
E5
　　アメリカ學會　高木八尺（代表者）
　　岩波書店
　　1955
　　神谷美恵子が共著者

KZ00294

津田塾大学紀要　No. 5　E5
　　津田塾大学紀要委員会
　　津田塾大学紀要委員会
　　1973
　　論文：「ピネル神話」に関する一資料　所収

KZ00295

わが思索　わが風土　E5
　　朝日新聞社（編）
　　朝日新聞社
　　1972
　　「『存在』の重み」所収

KZ00296

ほんとうの教育者はと問われて　E5
　　朝日新聞社（編）
　　朝日新聞社
　　1971
　　「光田健輔」所収

KZ00297

朝日選書36　ほんとうの教育者はと問われて　E5
　　朝日新聞社（編）
　　朝日新聞社
　　1975

KZ00298

母ありき　E5
　　朝日新聞こころのページ（編）
　　エイト
　　1978

KZ00299

思想と潮流　E5
　　朝日ジャーナル（編）
　　朝日新聞社
　　1977

KZ00300

診断・日本人　E5
　　宮本忠雄（編）
　　日本評論社
　　1974

KZ00301

日本の精神鑑定　E5
　　福島章、中田修、小木貞孝（編）
　　みすず書房
　　1973

KZ00302

臨床医学の誕生　E5
　　ミッシェル・フーコー　神谷美恵子（訳）

みすず書房
1969

KZ00303
精神医学と人間　精神医学論文集　E5
神谷美恵子
ルガール社
1978

KZ00304
神谷美恵子・エッセイ集Ⅰ　教育・人物篇　E5
神谷美恵子
ルガール社
1977

KZ00305
神谷美恵子・エッセイ集Ⅱ　いのち・らい・精神医療　E5
神谷美恵子
ルガール社
1977

KZ00306
イエスの生涯　E5
遠藤周作
新潮社
1973
「美恵子様　六十五才のお誕生日のお祝いに　真左」「1979.1.13　65才の誕生日に着」「1,15－1,26」読了

KZ00307
文学と狂気　E6
加賀乙彦
筑摩書房
1971

KZ00308
宣告　下巻　E6
加賀乙彦
新潮社
1979

KZ00309
宣告　上巻　E6
加賀乙彦
新潮社
1979

KZ00310
背教者ユリアヌス　E6
辻邦生
中央公論社
1972

KZ00311
春の戴冠（下）　E6
辻邦生
新潮社
1977

KZ00312
春の戴冠（上）　E6
辻邦生
新潮社
1977

KZ00313
空海の風景　上巻　E6
司馬遼太郎
中央公論社
1975

KZ00314
空海の風景　下巻　E6
司馬遼太郎
中央公論社
1975

KZ00315
アメリカ心理学史　下巻　E6
ローバック　堀川直義、南博（訳）
法政大学出版局
1956

KZ00316
紫苑の園　E6
松田瓊子
国書刊行会
1985

KZ00317
七つの蕾　E6
松田瓊子
国書刊行会
1985

KZ00318
性格学　D1
ギー・パルマード　稲葉信龍（訳）
白水社クセジュ
1971

KZ00319
民主主義の先駆者　ウィリアム・ペン　D1
ヴァイニング夫人　高橋たね（訳）
岩波新書
1950

KZ00320
十六世紀フランス文学 D1
　V.‐L. ソーニャ　二宮敬、山崎庸一郎、荒木昭太郎（訳）
　白水社クセジュ
　1958

KZ00321
今日のフランス作家たち D1
　ピエール・ド・ボワデッフル　平岡篤頼、安斎千秋（訳）
　白水社クセジュ
　1964

KZ00322
夢と実存 D1
　ビンスワンガー　荻野恒一（訳）
　みすず・ぶっくす
　1960

KZ00323
神経衰弱と性格異常 D1
　木田文夫
　金子書房
　1951

KZ00324
精神力とは何か D1
　ジャン＝C・フィルー　村上仁（訳）
　白水社クセジュ
　1952

KZ00325
社会精神医学 D1
　アンリ・バリュック　秋元波留夫、鳥居方策（訳）
　白水社クセジュ
　1960

KZ00326
青春の自画像 D1
　串田孫一、島崎敏樹
　學生社
　1961

KZ00327
幸福なる生活について D1
　セネカ　樋口勝彦（訳）
　岩波文庫
　1952

KZ00328
随想録（一） D1
　モンテーニュ　關根秀雄（訳）
　新潮文庫
　1954

KZ00329
随想録（二） D1
　モンテーニュ　關根秀雄（訳）
　新潮文庫
　1954

KZ00330
随想録（三） D1
　モンテーニュ　關根秀雄（訳）
　新潮文庫
　1954

KZ00331
随想録（四） D1
　モンテーニュ　關根秀雄（訳）
　新潮文庫
　1954

KZ00332
随想録（五） D1
　モンテーニュ　關根秀雄（訳）
　新潮文庫
　1954

KZ00333
随想録（六） D1
　モンテーニュ　關根秀雄（訳）
　新潮文庫
　1955

KZ00334
フランス文学案内 D1
　渡辺一夫、鈴木力衡
　岩波文庫
　1961

KZ00335
ニーチェの實在的意義 D1
　ヤスパース　草薙正夫
　新潮文庫
　1954

KZ00336
不安の概念 D1
　キェルケゴール　齋藤信治（訳）
　岩波文庫
　1951

KZ00337
愛について D1
　キェルケゴール　芳賀檀
　新潮文庫
　1955

KZ00338
眠られぬ夜のために　第一部　下　D1
　ヒルティ　草間平作（訳）
　岩波文庫
　1936

KZ00339
眠られぬ夜のために　第二部　上　D1
　ヒルティ　草間平作（訳）
　岩波文庫
　1941

KZ00340
抽象と感情移入　東洋藝術と西洋藝術　D1
　ヴォリンゲル　草薙正夫（訳）
　岩波文庫
　1953

KZ00341
ミル自伝　D1
　ミル　朱牟田夏雄（訳）
　岩波文庫
　1960

KZ00342
キリストにならいて　D1
　トマス・ア・ケンピス　大沢章、呉茂一（訳）
　岩波文庫
　1960

KZ00343
情念論　D1
　デカルト　伊吹武彦（訳）
　角川文庫
　1959

KZ00344
哲學の方法　D1
　ベルクソン　河野與一（訳）
　岩波文庫
　1955

KZ00345
愛とこころ　D1
　アプレイウス　呉茂一（訳）
　岩波文庫
　1940
　「神谷美恵子様　譯者」

KZ00346
實驗醫學序説　D1
　クロード・ベルナール　三浦岱栄（訳）
　岩波文庫
　1938

KZ00347
無心といふこと　D1
　鈴木大拙
　角川文庫
　1955

KZ00348
女性の解放　D1
　J. S. ミル　大内兵衛、大内節子（訳）
　岩波文庫
　1957

KZ00349
精神療法の研究　D2
　新海安彦
　岩崎書店
　1958

KZ00350
現代の心理學　D2
　今田恵
　岩波全書
　1958

KZ00351
異常心理学　D2
　村上仁
　岩波全書
　1952

KZ00352
異常性格の世界　D2
　西丸四方
　創元医学新書
　1954

KZ00353
精神異常　D2
　西丸四方
　筑摩書房
　1965

KZ00354
大脳　D2
　西丸四方
　青山書院
　1950

KZ00355
脳と心　D2
　西丸四方
　創元医学新書
　1956

KZ00356
現代人の心 D2
島崎敏樹
中公新書
1965

KZ00357
感情の世界 D2
島崎敏樹
岩波新書
1952

KZ00358
生きるとは何か D2
島崎敏樹
岩波新書
1974

KZ00359
病める人間像 D2
島崎敏樹
大日本雄弁会講談社
1957

KZ00360
孤独の世界 D2
島崎敏樹
中公新書
1970

KZ00361
心の風物誌 D2
島崎敏樹
岩波新書
1963

KZ00362
幻想の現代 D2
島崎敏樹
岩波新書
1966

KZ00363
心の眼に映る世界 D2
島崎敏樹
現代教養文庫
1961

KZ00364
現代社会心理学　第一巻　社会心理学の基礎 D2
小保内虎夫、他
中山書店
1959

KZ00365
現代社会心理学　第五巻　以上社会の心理 D2
宮城音弥、他
中山書店
1958

KZ00366
文化と精神医学 D2
小田晋
金剛出版
1974

KZ00367
社会教育の心理学　労働と疾病と人間形成 D2
永丘智郎
明玄書房
1959

KZ00368
精神衛生 D2
村松常雄
南山堂
1950

KZ00369
ヒステリーに就いて D2
エルンスト・クレッチュメル　吉益脩夫
精神衛生學舍
1933

KZ00370
現象学的人間学　講演と論文1 D3
ビンスワンガー　荻野恒一、宮本常雄、木村敏（訳）
みすず書房
1967

KZ00371
意識2 D3
アンリ・エー　大橋博司（訳）
みすず書房
1971

KZ00372
意識1 D3
アンリ・エー　大橋博司（訳）
みすず書房
1969

KZ00373
ゲシュタルトクライス D3
ヴァイツゼッカー　木村敏、浜中淑彦
みすず書房
1975

KZ00374
現代心理学Ⅰ　心理学とは何か　D3
　ジャン・ピアジェ、ポール・フレス（編）　波多野完治、南博（監修）
　白水社
　1971

KZ00375
死と愛　実在分析入門　D3
　ヴィクトール・フランクル　霜山徳爾（訳）
　みすず書房
　1957

KZ00376
社会運動の心理学　D3
　H・キャントリル　南博、石川弘義、滝沢正樹（訳）
　岩波現代叢書
　1959

KZ00377
時間の心理学　その生物学・生理学　D3
　原吉雄、佐藤幸治
　創元社
　1960

KZ00378
沈黙の世界　D3
　マックス・ピカート　佐野利勝（訳）
　みすず書房
　1964
　◎14刷

KZ00379
芸術と狂気　D3
　エドガー・ウィント　高階秀爾（訳）
　岩波書店
　1965

KZ00380
人間　その精神病理学的考察　D3
　ゴールドシュタイン　四谷三四郎（訳）
　誠信書房
　1957

KZ00381
個人と宗教　D3
　G. W. オルポート　原谷達夫（訳）
　岩波現代叢書
　1953

KZ00382
危機の本質　D3
　オルテガ　前田敬作（訳）
　創文社
　1954

KZ00383
道しるべ　D3
　ハマーショルド　鵜飼信成（訳）
　みすず書房
　1967

KZ00384
性格学入門　D3
　H・ローラッヘル　宮本忠雄（訳）
　みすず・ブックス
　1959

KZ00385
知能の心理学　D3
　ジャン・ピアジェ　波多野完治、滝沢武久（訳）
　みすず・ブックス
　1960

KZ00386
人間の精神生理　D3
　ジャン・ドレー　三浦岱栄（訳）
　白水社クセジュ
　1970

KZ00387
解釈と鑑賞　別冊　現代のエスプリ　第五十一号　作家の病跡　D4
　加賀乙彦（編集　解説）
　至文堂
　1971

KZ00388
シモーヌ・ヴェーユ最後の日々　D4
　ジャック・カボー　山崎庸一郎（訳）
　みすず書房
　1978

KZ00389
生きられる時間　現象学的・精神病理学的研究2　D4
　E・ミンコフスキー　中江育夫、清水誠、大橋博司（訳）
　みすず書房
　1973

KZ00390
構造主義の世界　D4
　泉靖一（編）
　大光社
　1969

KZ00391
レヴィ＝ストロースの世界　D4
　伊藤晃、他（訳）

みすず書房
1968

KZ00392
人間らしき進化のための教育 D4
モンテッソーリ　周郷博（訳）
ナツメ社
1978

KZ00393
沈黙の世界 D4
マックス・ピカート　佐野利勝（訳）
みすず書房
1964
◎21刷

KZ00394
暗室のなかの世界 D4
ヴァーノン　大熊輝雄
みすず書房
1969

KZ00395
人間学の探究 D4
アルノルト・ゲーレン　亀井裕、滝浦静雄、他（訳）
紀伊国屋書店
1970

KZ00396
人間 D4
E・カッシーラー　宮城音彌（訳）
岩波現代叢書
1953

KZ00397
人間経験の謎 D4
H・キャントリル　安田三郎（訳）
創元社
1957

KZ00398
生きている脳 D4
W. G. ヴォルター　懸田克躬（訳）
岩波書店
1959

KZ00399
遊びと人間 D4
R・カイヨワ　清水幾太郎、霧生和夫（訳）
岩波書店
1970

KZ00400
エデン特急 D4
マーク・ヴォネガット　衣更着信、笠原嘉（訳）
みすず書房
1979

KZ00401
ニイチェ D4
ランゲ・アイヒバウム　栗野龍（訳）
みすず書房
1959

KZ00402
プルースト D4
シャルル・ブロンデル　吉倉範光、藤井春吉（訳）
みすず書房
1959

KZ00403
大阪大学金子仁郎教授退官記念教室業績集 D5
大阪大学医学部精神医学教室
大阪大学医学部精神医学教室
1978

KZ00404
内村祐之　その人と業績 D5
秋元波留夫（監修）
「新樹会」創造出版
1982

KZ00405
前田多門　その文・その人 D5
堀切善次郎（刊行世話人代表）
東京市政調査会
1963

KZ00406
ドキュメント現代の教育5　文部大臣列伝 D5
八木淳
学陽書房
1978

KZ00407
Anna Brinton A study in Quaker Character
D5
Elenore Price Mather
Pendle Hill, Pennsylvania
1971

KZ00408
平和への念願 D5
安倍能成
岩波書店
1951

KZ00409
Friends for 300 Years D5
　Howard Brinton
　Harper&Brothers, New York
　1952

KZ00410
精神医学事典 D5
　加藤正明、他（編）
　弘文堂
　1975
　神谷美恵子が共著者

KZ00411
岩波西洋人名辞典 D5
　岩波書店編集部
　岩波書店
　1956

KZ00412
岩波小辞典　世界史　西洋 D5
　上原専禄、江口朴郎（編）
　岩波書店
　1964

KZ00413
岩波小辞典　哲学 D5
　栗田賢三、古在由重（編）
　岩波書店
　1958

KZ00414
岩波小辞典　日本史 D5
　家永三郎、佐藤進一、古島敏雄（編）
　岩波書店
　1957

KZ00415
岩波小辞典　心理学 D5
　宮城音弥（編）
　岩波書店
　1956

KZ00416
橡の實 D6
　吉村冬彦
　小山書店
　1936

KZ00417
舊新約聖書　引用附 D6
　米國聖書協會
　米國聖書協會
　1930

KZ00418
ヴァージニア・ウルフ著作集8　ある作家の日記 D6
　ヴァージニア・ウルフ　神谷美恵子（訳）
　みすず書房
　1976

KZ00419
20世紀英米文学案内10　ヴァージニア・ウルフ D6
　大澤實（編）
　研究社
　1966

KZ00420
文化叢書13　女性と文學 D6
　ヴァーヂニア・ウルフ　安藤一郎、西川正身（訳）
　青木書店
　1940

KZ00421
英國小説と女流作家 D6
　近藤いね子
　研究社
　1955

KZ00422
ヴァージニア・ウルフ著作集2　ジェイコブの部屋 D6
　ヴァージニア・ウルフ　出淵敬子（訳）
　みすず書房
　1977

KZ00423
燈台へ D6
　ヴァージニア・ウルフ　伊吹知勢（訳）
　みすず書房
　1976

KZ00424
幕間 D6
　ヴァージニア・ウルフ　外山弥生（訳）
　みすず書房
　1977

KZ00425
夜と昼 D6
　ヴァージニア・ウルフ　亀井規子（訳）
　みすず書房
　1977

岡山県立図書館所蔵
ハンセン病関係資料目録

OK00001

情報生活のリテラシー　生活環境学ライブラリー　1
007.3/ ノタ 02/
　野田隆 / 編著、奈良由美子 / 編著
　朝倉書店
　2002/ 一般図書資料
　※「ハンセン病者の生活における情報行動（蘭由岐子著）」収録

OK00002

図書館文化史研究　第29号（2012）　010.2/37/29
　日本図書館文化史研究会 / 編集
　日外アソシエーツ
　2012.9/ 一般図書資料
　※「ハンセン病図書館：歴史遺産を後世に　ハンセン病療養所図書館史へのいざない（野口武悟 / 著）」収録

OK00003

ハンセン病図書館　歴史遺産を後世に　016.54/ ヤマ 11/
　山下道輔 / 著
　社会評論社
　2011.1/ 一般図書資料

OK00004

鶴見俊輔書評集成　3　019.9/ ツル 07/3
　鶴見俊輔 / 著
　みすず書房
　2007.11/ 一般図書資料
　※「『ハンセン病文学全集』刊行によせて」収録

OK00005

雑誌記事索引集成　専門書誌編38　らい文献目録社会編　028/ サツ 97/38
　厚生省 / 原版監修
　皓星社
　1999/ 一般図書資料

OK00006

雑誌記事索引集成　専門書誌編39　らい文献目録医学編　028/ サツ 97/39
　厚生省 / 原版監修
　皓星社
　1999/ 一般図書資料

OK00007

雑誌記事索引集成　専門書誌編40　らい文献目録補巻　028/ サツ 97/40
　長島愛生園慰安会 / 原版編集
　皓星社
　1999/ 一般図書資料

OK00008

シリーズ物語り論　3　041/ ミヤ 07/3
　宮本久雄 / 編
　東京大学出版会
　2007.3/ 一般図書資料
　※「復生の文学　ハンセン病療養所の文藝作品を手引きとして（田中裕著）」収録

OK00009

傷める葦を憶う　池尻慎一追悼記念文集　049/ イケ 05/
　池尻慎一 / 〔著〕
　池尻慎一顕彰会
　1964/ 一般図書資料

OK00010

珠を掘りつつ　049/ ウチ 05/
　内田守 / 著
　金龍堂書店
　1972.1/ 一般図書資料

OK00011

花　島田等遺稿集　049/ シマ 96/
　島田等 / 〔著〕
　手帖舎
　1996/ 一般図書資料

OK00012

七夕ずいひつ　滝田十和男随筆集　049/ タキ 05/
　滝田十和男 / 著
　滝田十和男
　1982.7/ 一般図書資料

OK00013

芙蓉は散らず　049/ ツナ 04/
　都波修 / 著
　〔都波修〕
　1983/ 一般図書資料

OK00014

甦ったもうひとつの声　049/ ホン 04/
　本田稔 / 著
　皓星社
　1989/ 一般図書資料

OK00015

むさし野怨歌　049/ ヨシ 89/
　芳葉郁郎 / 著
　芳葉郁郎
　1989/ 一般図書資料

OK00016

あぶらむ物語　人生のよき旅人たちの話　065/ オオ 01/
　大郷博 / 著
　きんのくわがた社
　2001.8/ 一般図書資料

OK00017

ソーシャル・チェンジ　笹川陽平、日本財団と生き方を語る　065/ササ19/
　笹川陽平／述
　中央公論新社
　2019.1/一般図書資料

OK00018

ミュージアムと負の記憶　戦争・公害・疾病・災害：人類の負の記憶をどう展示するか　069.04/タケ15/
　竹沢尚一郎／編著
　東信堂
　2015.1/一般図書資料
　※「第6章　ハンセン病療養所の保存 - 手段としての世界遺産（田村朋久著）」収録

OK00019

メディアは私たちを守れるか？　松本サリン・志布志事件にみる冤罪と報道被害　070.15/キム07/
　木村朗／編
　凱風社
　2007.11/一般図書資料
　※「冤罪を生みだす"世間"という名の私たちの加担　ハンセン病患者隔離政策はなぜ存続したのか（陶山賢治著）」収録

OK00020

岩下壮一全集　第8巻　081/イワ05/8
　岩下壮一／著
　中央出版社
　1962.2/一般図書資料

OK00021

神谷美恵子著作集　第1巻　081.6/46/1
　神谷美恵子／著
　みすず書房
　1980/一般図書資料

OK00022

神谷美恵子著作集　第2巻　081.6/46/2
　神谷美恵子／著
　みすず書房
　1980/一般図書資料

OK00023

神谷美恵子著作集　第3巻　081.6/46/3
　神谷美恵子／著
　みすず書房
　1982/一般図書資料

OK00024

神谷美恵子著作集　第4巻　081.6/46/4
　神谷美恵子／著
　みすず書房
　1981/一般図書資料

OK00025

神谷美恵子著作集　第5巻　081.6/46/5
　神谷美恵子／著
　みすず書房
　1981/一般図書資料

OK00026

神谷美恵子著作集　第6巻　081.6/46/6
　神谷美恵子／著
　みすず書房
　1981/一般図書資料

OK00027

神谷美恵子著作集　第7巻　081.6/46/7
　神谷美恵子／著
　みすず書房
　1981/一般図書資料

OK00028

神谷美恵子著作集　第8巻　081.6/46/8
　神谷美恵子／著
　みすず書房
　1982/一般図書資料

OK00029

神谷美恵子著作集　第9巻　081.6/46/9
　神谷美恵子／著
　みすず書房
　1980/一般図書資料

OK00030

神谷美恵子著作集　第10巻　081.6/46/10
　神谷美恵子／著
　みすず書房
　1982/一般図書資料

OK00031

神谷美恵子著作集　別巻　人と仕事　081.6/46/11
　神谷美恵子／著
　みすず書房
　1983/一般図書資料

OK00032

神谷美恵子著作集　補巻1　若き日の日記　081.6/46/12
　神谷美恵子／著
　みすず書房
　1984/一般図書資料

OK00033

神谷美恵子著作集　補巻2　081.6/46/13
　神谷美恵子／著

みすず書房
1985/ 一般図書資料

OK00034
発達家族心理学を拓く　家族と社会と個人をつなぐ視座　143.04/ カシ 09/
柏木惠子 / 監修
ナカニシヤ出版
2008.9/ 一般図書資料
※「こころに秘めた家族　ハンセン病療養所入所者の家族関係にみる家族の二面性（福島朋子著）」収録

OK00035
親のない天才たち　145.9/150/
山崎俊生 / 著
ルガール社
1987/ 一般図書資料

OK00036
尊厳と社会　下　150.4/ カト 20/2
加藤泰史 / 編
法政大学出版局
2020.3/ 一般図書資料

OK00037
近代日本宗教史　第3巻　教養と生命　162.1/ シマ 20/3
島薗進 / 編
春秋社
2020.11/ 一般図書資料
※「キリスト教とハンセン病（杉山博昭 / 著）」収録

OK00038
ハンセン氏病布教史録　169.1/ テン 05/
天理教国内布教伝道部 / 編
天理教国内布教伝道部
1976/ 一般図書資料

OK00039
国家神道と国体論　宗教とナショナリズムの学際的研究　久伊豆神社小教院叢書　12　175.1/ フシ 19/
藤田大誠 / 編
弘文堂
2019.9/ 一般図書資料
※「国立ハンセン病療養所の神社創建　国家権力下のムラの神（柏木亨介 / 著）」収録

OK00040
現代における仏教と教化　真言密教伝来一二〇〇年記念現代教化文集　180.4/ シ 07/
真言宗豊山派総合研究院現代教化研究所 / 編
ノンブル社
2007.7/ 一般図書資料
※「香川県大島青松園を訪れて（小島恵良 / 著）」収録

OK00041
見護られた人生　180.4/ タイ 04/
大学義晃 / 著
〔大学義晃〕
2001/ 一般図書資料

OK00042
人間回復への道　ハンセン病と真宗　188.7/ サカ 12/
酒井義一 / 著
真宗大谷派宗務所出版部
2011.4/ 一般図書資料

OK00043
闇の中に光あり　188.74/ オイ 03/
大石法夫 / 著
樹心社
2003/ 一般図書資料

OK00044
大乗山法音寺の信仰と福祉　188.95/ ニシ 12/
西山茂 / 著
仏教タイムス社
2011.12/ 一般図書資料
※「『仏教感化救済会』のハンセン病救療活動とその思想的背景（清水海隆著）」収録

OK00045
光栄ある喜び　190.4/ ハナ 93/
花岡重行 / 著
一麦社
1993/ 一般図書資料

OK00046
文化と福音　伝道神学論文　190.4/ ハラ 05/
原田季夫 / 著
岡山県農協印刷（印刷）
1960.1/ 一般図書資料

OK00047
全国ハンセン病療養所内・キリスト教会沿革史　192.1/ ニホ 04/
日本ハンセン病者福音宣教協会 / 編
日本ハンセン病者福音宣教協会
1999/ 一般図書資料

OK00048
わたしの聖句　193.04/ ニホ 04/
日本ハンセン病者福音宣教協会 / 編
聖山社
1985/ 一般図書資料

OK00049
新たなる力　194/ イソ 04/
磯部昭介 / 著

聖恵授産所出版部
1999/ 一般図書資料

OK00050
命びろい　194/ イソ04/
磯部昭介 / 著
番紅花舎
2002/ 一般図書資料

OK00051
ちいさなヨブ　194/ イソ04/
磯部昭介 / 著
聖恵授産所出版部
1989/ 一般図書資料

OK00052
現代のヨブたち　194/ オ05/
大日向繁 /〔ほか〕著
聖灯社
1972.12/ 一般図書資料

OK00053
石叫ぶから　感話集　194/ ササ05/
佐々木三玉 / 著
〔佐々木三玉〕
1990/ 一般図書資料

OK00054
水を汲んだ僕たち　194/ ハラ04/
原田政人 / 著
原田政人
2000/ 一般図書資料

OK00055
故ヘール先生の片影　195/ イワ04/
岩本清涛 / 著
福田荒太郎
2002/ 一般図書資料

OK00056
キリスト教ハンセン病救済運動の軌跡　197.6/ スキ09/
杉山博昭 / 著
大学教育出版
2009.8/ 一般図書資料

OK00057
行き詰まりの先にあるもの　ディアコニアの現場から
197.6/ トミ15/
基督教イースト・エイジャ・ミッション富坂キリスト教センター / 編
いのちのことば社
2014.9/ 一般図書資料
※「裁判は終わったけれど - ハンセン病諸問題（難波幸矢著）」収録

OK00058
恵みに生かされて　国立療養所星塚敬愛園恵生教会創立50周年記念誌　197.6/ ホシ05/
星塚敬愛園キリスト教恵生教会 / 編
星塚敬愛園キリスト教恵生教会
1986.12/ 一般図書資料

OK00059
ダミアン神父　救ライの使徒　198.2/ オタ05/
小田部胤明 / 著
中央出版社
1954.6/ 一般図書資料

OK00060
10人の聖なる人々　198.22/ シマ00/
島村菜津 / ほか著
学研
2000.4/ 一般図書資料
※「ダミアン・デ・ヴーステル」（高林杏子著）収録

OK00061
司祭平服（スータン）と癩菌　岩下壮一の生涯と救癩思想　198.221/ イワ15/
輪倉一広 / 著
吉田書店
2015.3/ 一般図書資料

OK00062
ヒマラヤ山麓の夕映え　インドのハンセン病者に奉仕した婦人宣教師メリー・リードの生涯　198.225/ ジヤ05/
ジョン・ジャクソン / 著
聖山社
1990.6/ 一般図書資料

OK00063
人生の並木道　ハンセン病療養所の手紙　198.321/ カワ21
川崎正明 / 著
編集工房ノア
2020.12/ 一般図書資料

OK00064
弱さを絆に　ハンセン病に学び、がんを生きて
198.34/ アラ12/
荒井英子 / 著
教文館
2011.1/ 一般図書資料

OK00065
わが主よ　わが神よ　198.34/ オオ04/
大日向繁 / 著
大日向百合子
1996/ 一般図書資料

OK00066
悩みの日にわたしを呼べ　198.34/ツシ08/
　津島久雄／著
　新教出版社
　2008.2/一般図書資料

OK00067
日本基督教団神山教会史　ハンセン病療養所教会50年の歩み　198.35/ニホ04/
　日本基督教団神山教会
　1997/一般図書資料

OK00068
英国女性宣教師メアリー・H・コンウォール・リー　ラブロマンス作家からハンセン病者救済活動家へ　198.42/アオ13/
　青山静子／著
　ドメス出版
　2012.1/一般図書資料

OK00069
草津「喜びの谷」の物語　コンウォール・リーとハンセン病　198.42/コン07/
　中村茂／著
　教文館
　2007.1/一般図書資料

OK00070
英国聖公会宣教協会の日本伝道と函館アイヌ学校　英国人女性エディス・ベアリング＝グールドが見た明治日本　198.47/ヘア18/
　エディス・ベアリング＝グールド／撮影
　春風社
　2018.2/一般図書資料

OK00071
周縁学＜九州／ヨーロッパ＞の近代を掘る　204/キハ10/
　木原誠／編
　昭和堂
　2010.3/一般図書資料
　※「コメント　世界日本九州の近現代史における製鉄・炭鉱・水俣病・ハンセン病（田村栄子著）」収録

OK00072
人口と健康の世界史　209/アキ20
　秋田茂／責任編集
　ミネルヴァ書房
　2020.8/一般図書資料
　※「ハンセン病者の社会史　日本の＜近代化＞の中で（廣川和花／著）」収録

OK00073
新領域・次世代の日本研究　海外シンポジウム2014　210.04/ホソ17/
　細川周平／編
　人間文化研究機構国際日本文化研究センター
　2016.11/一般図書資料
　※「日本、ハンセン病、文明の言説〔要旨〕1897年および1909年の国際ハンセン病会議を中心に」（スーザン・バーンズ著）収録

OK00074
中世の癩者と差別　210.4/カナ03/
　金井清光／著
　岩田書院
　2003/一般図書資料

OK00075
身分・差別と中世社会　210.4/ニウ05/
　丹生谷哲一／著
　塙書房
　2005.6/一般図書資料
　※「中世の非人と「癩」差別」収録

OK00076
戦後世相の経験史　210.76/サク06/
　桜井厚／編
　せりか書房
　2006.5/一般図書資料
　※「在日朝鮮・韓国人とハンセン病元患者の間で（青山陽子著）」収録

OK00077
東北からみえる近世・近現代　さまざまな視点から豊かな歴史像へ　212/アラ16/
　荒武賢一朗／編
　岩田書院
　2016.3/一般図書資料
　※「ハンセン病回復者の社会復帰と宮城県本吉郡唐桑町」（松岡弘之著）収録

OK00078
近代日本の形成と地域社会　多摩の政治と文化　213.65/マツ08/
　松尾正人／編
　岩田書院
　2006.5/一般図書資料
　※「明治末期における「隔離医療」と地域社会　ハンセン病療養所全生病院の創設と多摩（石居人也著）」収録

OK00079
沖縄・問いを立てる　4　219.9/オキ08/4
　社会評論社
　2008.1/一般図書資料
　※「ハンセン病患者の沖縄戦（吉川由紀著）」収録

OK00080
沖縄と「戦世(いくさゆ)」の記憶　219.9/オキ11/
明治大学人文科学研究所
2011.3/一般図書資料
※「ハンセン病回復者の語る戦世(浜口稔著)」収録

OK00081
こんなふうに生きている東大生が出会った人々
281.04/カワ03/
川人博/監修
花伝社
2001.12/一般図書資料
※「ハンセン病患者として生きる(森元美代治談　荻野玲子ほか聞き手)」収録

OK00082
戦国武将を診る　源平から幕末まで、歴史を彩った主役たちの病　281.04/ハヤ16/
早川智/著
朝日新聞出版
2016.5/一般図書資料
※「大谷吉継　負け戦とは知りながら -ハンセン病-」収録

OK00083
我が身の望み　聞き書き集　281.04/マツ05/
松岡和夫/著
島田プレスセンター(印刷)
1995.3/一般図書資料

OK00084
盲人たちの自叙伝　26　海人遺稿　281.08/モウ00/26
明石海人/著
大空社
1998/一般図書資料

OK00085
盲人たちの自叙伝　27　この棘あればこそ　281.08/モウ00/27
磯部昭介/著
大空社
1998/一般図書資料

OK00086
盲人たちの自叙伝　28　ハーモニカの歌　281.08/モウ00/28
近藤宏一/著
大空社
1998/一般図書資料

OK00087
盲人たちの自叙伝　29　点字と共に　281.08/モウ00/29
金夏日/著
大空社
1998/一般図書資料

OK00088
盲人たちの自叙伝　49　十字架のもとに　281.08/モウ00/49
松本馨/著
大空社
1998/一般図書資料

OK00089
慈雲の蔭　288.4/16/
都波修/〔著〕
都波修
1987/一般図書資料

OK00090
高松宮宣仁親王をお偲びして　288.44/21/
藤楓協会
藤楓協会
1988/一般図書資料

OK00091
高松宮宣仁親王　288.44/タカ91/
伝記刊行委員会
朝日新聞社
1991/一般図書資料

OK00092
天皇陛下がわが町に　平成日本に生まれた物語
288.48/マツ10/
松井嘉和/監修
明成社
2009.12/一般図書資料
※「ハンセン病患者の手を優しく包みこまれて(岡山県・長島愛生園)」「だんじょかれよしの歌声の響(沖縄県・沖縄愛楽園)」収録

OK00093
林文雄の生涯　救癩使徒行伝　289.1/H-57/
おかのゆきお/著
新教出版社
1974/一般図書資料

OK00094
岩下神父の生涯　289.1/I-126/
小林珍雄/著
大空社
1988/一般図書資料

OK00095
逆境に耳ひらき　289.1/MA-48/
松村好之/著
小峯書店
1981/一般図書資料

OK00096
中居屋重兵衛とらい　289.1/N-126/
　小林茂信／著
　皓星社
　1987/一般図書資料

OK00097
瀬戸のあけぼの　289.1/O-27/
　小倉兼治／著
　基督教文書伝道会
　1959/一般図書資料

OK00098
井深八重　会津が生んだ聖母　289.1/イフ14/
　星倭文子／著
　歴史春秋出版
　2013.1/一般図書資料

OK00099
銛をうたれた男　289.1/ウエ05/
　花城真貴／編
　沖縄らい予防協会
　1974.3/一般図書資料

OK00100
いのち豊かに　289.1/オオ04/
　大日向繁／著
　大日向百合子
　1992/一般図書資料

OK00101
やがて私の時代が来る　小笠原登伝　289.1/オカ07/
　大場昇／著
　皓星社
　2007.11/一般図書資料

OK00102
神谷美恵子　人と思想　289.1/カミ95/
　江尻美穂子／著
　清水書院
　1995/一般図書資料

OK00103
神谷美恵子聖なる声　289.1/カミ98/
　宮原安春／著
　講談社
　1997/一般図書資料

OK00104
神谷美恵子人として美しく　289.1/カミ98/
　柿木ヒデ／著
　大和書房
　1998/一般図書資料

OK00105
仁術を全うせし人　上川豊博士小伝　289.1/カミ05/
　内田守／編著
　国立療養所東北新生園
　1970.6/一般図書資料

OK00106
神谷美恵子　「生きがい」は「葛藤」から生まれる。　289.1/カミ14/
　河出書房新社
　2014.9/一般図書資料

OK00107
あの、遠い日から　289.1/キク04/
　菊池盈／著
　点と線の社
　1992.11/一般図書資料

OK00108
あるハンセン病キリスト者の生涯と祈り　北島青葉『神の国をめざして』が語る世界　289.1/クマ16/
　小林慧子／著
　同成社
　2015.11/一般図書資料

OK00109
奉仕のこころ　後藤安太郎追憶集　289.1/コト05/
　東海大学出版会
　1973/一般図書資料

OK00110
風荒き中を　ハンセン病療養所で送った青春　ハンセン病叢書　289.1/サワ04/
　沢田五郎／著
　皓星社
　2003.1/一般図書資料

OK00111
われ、決起せず　聞書・カウラ捕虜暴動とハンセン病を生き抜いて　289.1/タチ13/
　立花誠一郎／語り
　みずのわ出版
　2012.9/一般図書資料

OK00112
失われた歳月　上　289.1/タナ06/1
　田中文雄／著
　皓星社
　2005/一般図書資料

OK00113
失われた歳月　下　289.1/タナ06/2
　田中文雄／著
　皓星社

2005/一般図書資料

OK00114
生きる　元ハンセン病患者谷川秋夫の77年　289.1/タニ 01/
大谷美和子/著
いのちのことば社フォレストブックス
2001/一般図書資料

OK00115
たむけぐさ　故玉木愛子記念文集　289.1/タマ 05/
玉木玲二/編集
玉木玲二
1974.4/一般図書資料

OK00116
中条資俊伝　289.1/ナカ 04/
中条資俊伝刊行会/編
青森県救らい協会
1983/一般図書資料

OK00117
ハンセン病と女医服部けさ　救らいの女神　289.1/ハツ 05/
最上二郎/著
歴史春秋出版
2004/一般図書資料

OK00118
ハンセン病最初の女性医師服部ケサ　鈴蘭医院へ　289.1/ハツ 23/
武田房子/著
幻戯書房
2022.11/一般図書資料

OK00119
愛と慈しみの園　癩者の友となって　289.1/ハヤ 05/
林富美子/著
日本MTL
1970.1/一般図書資料

OK00120
思い出　林文雄の少年時代とその周辺　289.1/ハヤ 05/
林富美子
1974.5/一般図書資料

OK00121
林文雄遺稿集　289.1/ハヤ 05/
林文雄/〔著〕
塩沼英之助
1959.3/一般図書資料

OK00122
地面の底がぬけたんです　289.1/フジ 12/
藤本とし/著
ほるぷ総連合
1980.5/一般図書資料

OK00123
私の勲章　自叙伝　289.1/マツ 05/
松岡和夫/著
シュウ企画（印刷）
2000.4/一般図書資料

OK00124
生まれてはならない子として　289.1/ミヤ 11/
宮里良子/著
毎日新聞社
2011.4/一般図書資料

OK00125
山中捨五郎記　宿業をこえて　289.1/ヤマ 05/
林力/著
皓星社
2004.12/一般図書資料

OK00126
定ときみ江　「差別の病」を生きる　289.1/ヤマ 06/
段勲/著
九天社
2006/一般図書資料

OK00127
生きるって、楽しくって　ハンセン病を生きた山内定・きみ江夫妻の愛情物語　289.1/ヤマ 13/
片野田斉/撮影・文
クラッセ
2012.9/一般図書資料

OK00128
ハンセン病者が生きた美しき島　大島　自然と語り対話する哲学者脇林清の半生と写真集　289.1/ワキ 22
脇林清/編
風間書房
2022.3/一般図書資料

OK00129
石ころの叫び　韓国ハンセン病回復者と家族が歩んだ道　289.2/キム 04/
金新芽/著
新生出版
2004/一般図書資料

OK00130
わが八十歳に乾杯　在日朝鮮人ハンセン病回復者とし

て生きた　289.2/キン07/
　金泰九／著
　牧歌舎 星雲社（発売）
　2007/一般図書資料

OK00131
私の歩み　伴侶とともに　289.2/ヤン05/
　楊秋冬／著
　楊秋冬
　1985.9/一般図書資料

OK00132
聖者ダミエン　289.3/ダミ05/
　小室篤次／著
　教文館
　1930.2/一般図書資料

OK00133
モロカイの母　マザー・マリアンヌ　289.3/マリ05/
　V.L.ジャックス／著、林文雄／訳
　聖山社
　1994.2/一般図書資料

OK00134
ハンナ・リデル　ハンセン病救済に捧げた一生　289.3/リデ96/
　ジュリア・ボイド／著、吉川明希／訳
　日本経済新聞社
　1995/一般図書資料

OK00135
ハンナ・リデルと回春病院　289.3/リデ05/
　猪飼隆明／著
　熊本出版文化会館
　2005/一般図書資料

OK00136
大学的熊本ガイド　こだわりの歩き方　291.94/クマ17/
　熊本大学文学部／編
　昭和堂
　2017.3/一般図書資料
　※「熊本ダークツーリズム　ハンセン病と「圧縮された近代」を巡る旅」（多田光宏著）収録

OK00137
ルポ日本の縮図に住んでみる　大丈夫！どこからでもがんばれる　302.1/ニホ10/
　日本経済新聞社／編
　日本経済新聞出版社
　2009.12/一般図書資料
　※「岡山・邑久光明園ハンセン病療養所に住んでみる」収録

OK00138
持続と変容の沖縄社会　沖縄的なるものの現在
302.199/タニ14/
　谷富夫／編著
　ミネルヴァ書房
　2014.5/一般図書資料
　※「沖縄ハンセン病者の排除と移動（中村文哉著）」収録

OK00139
複数の沖縄　ディアスポラから希望へ　302.199/ニシ03/
　西成彦／編
　人文書院
　2003.3/一般図書資料
　※「沖縄社会の地縁的・血縁的共同性とハンセン病問題（中村文哉著）」収録

OK00140
インド通信　302.25/2/
　高島重孝／著
　長島愛生園慰安会
　1962/一般図書資料

OK00141
アフリカ潜在力のカレイドスコープ　龍谷大学社会科学研究所叢書　第136巻　302.4/オチ22/
　落合雄彦／編著
　晃洋書房
　2022.11/一般図書資料
　※「植民地期ナイジェリアのハンセン病コントロール」（落合雄彦著）収録

OK00142
反国家のちから　304/カマ15/
　鎌田慧／著
　七つ森書館
　2015.2/一般図書資料
　※「3章　死刑とハンセン病と国家」収録

OK00143
野中広務権力闘争全史　312.1/オオ19/
　大下英治／著
　エムディエヌコーポレーション
　2019.12/一般図書資料

OK00144
現代の差別と偏見　問題の分質と実情　316.1/67/
　信濃毎日新聞社／編
　新泉社
　1969/一般図書資料

OK00145
人権ポケットエッセイ1　316.1/オ08/1
　大阪府人権協会／編

大阪府人権協会
2008.1／一般図書資料
※「ハンセン病療養所と社会を隔てる「壁」を取り払うために（神美知宏著）」「ハンセン病患者の父を誇りとして生きる（林力著）」「医療者として向き合うハンセン病問題（青木美憲著）」収録

OK00146
人権読本　岩波ジュニア新書　316.1/ カマ 01/
鎌田慧／著
岩波書店
2001／一般図書資料

OK00147
人権侵害にかかわる差別事例判例集　「ハンセン病にかかわる差別事件等の判例」収録　316.1/ ブラ 20/
部落解放・人権研究所／編
部落解放・人権研究所
2020.3／一般図書資料

OK00148
変わりゆく社会と人権　316.1/ ムサ 06/
武蔵大学社会学部／編
御茶の水書房
2006.1／一般図書資料
※「ハンセン病と人権の森（武田尚子著）」収録

OK00149
人種神話を解体する　2　科学と社会の知　316.8/ シン 16/2
東京大学出版会
2016.11／一般図書資料
※「規律と欲望のクリオン島 -フィリピンにおけるアメリカの公衆衛生とハンセン病者」（日下渉著）収録

OK00150
名ぐはし島の詩　長島愛生園に在日朝鮮人・韓国人を訪ねて　316.81/ キタ 03/
喜田清／著
海声社
1987／一般図書資料

OK00151
生きぬいた証に　ハンセン病療養所多磨全生園朝鮮人・韓国人の記録　316.81/ リツ 05/
立教大学史学科山田ゼミナール／編
緑蔭書房
1989.9／一般図書資料

OK00152
近代の日本と朝鮮「された側」からの視座　319.102/ キミ 14/
君島和彦／編
東京堂出版
2014.9／一般図書資料
※「一九五〇年代におけるハンセン病青年患者の自己表現と療養意識（江連恭弘著）」収録

OK00153
平和研究入門　319.8/ キト 14/
木戸衛一／編
大阪大学出版会
2014.4／一般図書資料
※「ハンセン病の歴史と近代大阪（廣川和花著）」収録

OK00154
ハンセン病と平等の法論　321.1/ モリ 12/
森川恭剛／著
法律文化社
2012.5／一般図書資料

OK00155
憲法の可能性　323.01/ ケン 21
憲法理論研究会／編
敬文堂
2019.1／一般図書資料
※「ハンセン病隔離政策と日本国憲法（徳田靖之／著）」収録

OK00156
統治機構の憲法構想　323.14/ オオ 16/
大石眞／著
法律文化社
2016.7／一般図書資料
※「憲法上の立法義務と違憲審査 - ハンセン病訴訟判決をめぐって」収録

OK00157
憲法九条は仏の願い　323.142/ ネン 06/
念仏者九条の会／編
明石書店
2006.11／一般図書資料
※「ハンセン病と戦争（棚原正智著）」収録

OK00158
国に問われる責任　つぐないか、救いか　323.96/ ケン 10/
軍医学学校跡地で発見された人骨を究明する会／編
樹花舎
2009.7／一般図書資料
※「ハンセン病問題基本法（神美知宏述）」収録

OK00159
人間回復の刑事法学　326.04/ モリ 10/
森尾亮／編
日本評論社
2010.7／一般図書資料
※「ハンセン病問題と刑事司法（平井佐和子著）」「ヨーロッパ中世のハンセン病と近代日本の隔離政策（森川恭剛著）」収録

OK00160

刑法と戦争　戦時治安法制のつくり方　326.81/ウチ16/
内田博文 / 著
みすず書房
2015.12/ 一般図書資料
※「第4章　『非国民』とは誰か - ハンセン病隔離政策の教訓」収録

OK00161

憲法を奪回する人びとドキュメント　327.01/タナ04/
田中伸尚 / 著
岩波書店
2004.4/ 一般図書資料
※「終わらないハンセン病差別との闘い - 故島比呂志さん」収録

OK00162

弁護士板井優が遺したもの　327.14/イタ21
板井優追悼集編集委員会 / 編
板井優追悼集編集委員会
2021.12/ 一般図書資料

OK00163

勝つまでたたかう　馬奈木イズムの形成と発展
327.14/マナ12/
記念出版編集委員会 / 編
花伝社
2012.1/ 一般図書資料
※「ハンセン病訴訟における馬奈木イズム（小林洋二 / 著）」収録

OK00164

冤罪はいつまで続くのか　327.6/ヤサ09/
矢澤昇治 / 編著
花伝社
2009.1/ 一般図書資料
※「藤本事件　ハンセン病患者の故に、死刑台送り（矢澤昇治述）」収録

OK00165

沖浦和光著作集　第4巻　遊芸・漂泊に生きる人びと
361.08/オキ16/4
沖浦和光 / 著
現代書館
2016.1/ 一般図書資料
※「ハンセン病 - 排除と隔離の歴史」収録

OK00166

理性の暴力　日本社会の病理学　叢書魂の脱植民地化 5　361.1/コカ14/
古賀徹 / 著
青灯社
2014.1/ 一般図書資料
※「第3章＜声＞を聞くこと - ハンセン病の強制収容」収録

OK00167

過去を忘れない　語り継ぐ経験の社会学　361.16/サク08/
桜井厚 / 編
せりか書房
2008.12/ 一般図書資料
※「記憶の保存としてのハンセン病資料館（青山陽子著）」収録

OK00168

生きられた経験の社会学　当事者性・スティグマ・歴史　松山大学研究叢書　第106巻　361.16/ヤマ21
山田富秋 / 著
せりか書房
2020.12/ 一般図書資料

OK00169

差異の繋争点　：　現代の差別を読み解く　361.8/アマ12/
天田城介 / 編
ハーベスト社
2012.3/ 一般図書資料
※「病者の生に宿るリズム　ハンセン病患者運動の「多面性」に分け入るために（有薗真代著）」収録

OK00170

＜眼差される者＞の近代　部落民・都市下層・ハンセン病・エスニシティ　361.8/クロ07/
黒川みどり / 編著
部落解放・人権研究所　解放出版社（発売）
2007/ 一般図書資料

OK00171

近代日本の「他者」と向き合う　361.8/クロ10/
黒川みどり / 編著
部落解放・人権研究所
2010.11/ 一般図書資料
※「ハンセン病表象としての映画「小島の春」（石居人也著）」収録

OK00172

差別の日本近現代史　包摂と排除のはざまで　岩波現代全書　058　361.8/クロ15/
黒川みどり / 著
岩波書店
2015.3/ 一般図書資料
※「第7章　冷戦後 - 国民国家の問い直しのなかで　1　裁かれた隔離」収録

OK00173

感染症と差別　361.8/トク22
徳田靖之 / 著
かもがわ出版
2022.3/ 一般図書資料

OK00174
父はハンセン病患者だった　361.8/ ハヤ 17/
　林力 / 著
　解放出版社
　2016.12/ 一般図書資料

OK00175
被差別マイノリティのいま　差別禁止法制定を求める当事者の声　361.8/ フラ 18/
　部落解放・人権研究所 / 編
　解放出版社
　2017.12/ 一般図書資料

OK00176
構造的差別のソシオグラフィ　社会を書く差別を解く　361.8/ ミウ 06/
　三浦耕吉郎 / 編
　世界思想社
　2006.3/ 一般図書資料
　※「ハンセン病者を嫌がり、嫌い、恐れるということ（好井裕明著）」収録

OK00177
民主主義の倒錯　反差別・反グローバリズムの論理　361.8/ ミシ 10/
　批評社
　2010.3/ 一般図書資料
　※「未来への語り部　ハンセン病の歴史と今後に向けて（青木美憲述　森敏治述）収録」

OK00178
繋がりと排除の社会学　361.8/ ヨシ 06/
　好井裕明 / 編著
　明石書店
　2005.12/ 一般図書資料
　※「宿泊拒否事件にみるハンセン病者排除の論理（蘭由岐子著）」収録

OK00179
部落史研究からの発信　第3巻　361.86/ フラ 09/3
　部落解放・人権研究所
　2009.7/ 一般図書資料
　※「ハンセン病（宮前千雅子著）」収録

OK00180
新編日本のフェミニズム　10　367.21/ アマ 09/10
　天野正子 / ほか編集委員
　岩波書店
　2009.2/ 一般図書資料
　※「地面の底がぬけたんですより　ハンセン病を生きる（藤本とし著）」収録

OK00181
いつまで続く「女人禁制」　排除と差別の日本社会をたどる　367.21/ ミナ 20/
　源淳子 / 編著
　解放出版社
　2020.3/ 一般図書資料
　※「ハンセン病者禁制社会から考える（宮前千雅子 / 著）」収録

OK00182
沖縄のこどもたち　過去・現在・未来　沖縄大学地域共創叢書　01　367.619/ カト 17/
　加藤彰彦 / 編
　榕樹書林
　2016.8/ 一般図書資料
　※「開かれた共育への模索 - ハンセン病回復者の家族」（嘉数睦著）収録

OK00183
レインボーフォーラム　ゲイ編集者からの論士歴問　367.97/ ナカ 06/
　永易至文 / 編
　緑風出版
　2006.1/ 一般図書資料
　※「罹って恥ずかしい病気はない　ハンセン病からの伝言（森元美代治述）」収録

OK00184
新・福祉文化シリーズ　5　369/ ニホ 10/5
　日本福祉文化学会編集委員会 / 編
　明石書店
　2011.9/ 一般図書資料
　※「労働の意義としての「人間の尊厳」　国立ハンセン病療養所の「患者作業」研究（江藤さおり著）」収録

OK00185
植民地社会事業関係資料集　朝鮮編　別冊解説　369.022/ キス 11/1-56
　近現代資料刊行会 / 企画編集
　近現代資料刊行会
　1999.6/ 一般図書資料
　※「植民地朝鮮におけるハンセン病政策（藤野豊著）」収録

OK00186
植民地社会事業関係資料集　台湾編19　救療事業 - ハンセン病政策　1　369.022/ キス 11/2-19
　近現代資料刊行会 / 企画編集
　近現代資料刊行会
　2000.12/ 一般図書資料

OK00187
植民地社会事業関係資料集　台湾編20　救療事業 - ハンセン病政策　2　369.022/ キス 11/2-20
　近現代資料刊行会 / 企画編集

近現代資料刊行会
2000.12/ 一般図書資料

OK00188

植民地社会事業関係資料集　台湾編21　救療事業 - ハンセン病政策　3　369.022/ ｴｽ 11/2-21
近現代資料刊行会 / 企画編集
近現代資料刊行会
2000.12/ 一般図書資料

OK00189

植民地社会事業関係資料集　台湾編　別冊解説
369.022/ ｴｽ 11/2-52
近現代資料刊行会 / 企画編集
近現代資料刊行会
2001.6/ 一般図書資料
※「植民地台湾におけるハンセン病政策とその実態（清水寛著）」収録

OK00190

韓国の福祉事情　369.022/ ｷﾑ 08/
金永子 / 著
新幹社
2008.1/ 一般図書資料
※「ハンセン病療養所における在日朝鮮人の闘い」収録

OK00191

社会的排除と人間の尊厳マイノリティへのまなざし、共感するということ　369.04/ ｱﾓ 13/
天羽浩一 / 著
ラグーナ出版
2013.1/ 一般図書資料
※「ハンセン病問題と社会的排除」「ハンセン病差別史外伝」収録

OK00192

福祉・医療における排除の多層性　369.04/ ﾌｼ 10/
藤村正之 / 編著
明石書店
2010.11/ 一般図書資料
※「ハンセン病療養所で生きることのアクチュアリティ（坂田勝彦著）」収録

OK00193

社会福祉施設史資料集成　第2期15　復刻　369.13/ ｶﾈ 10/15
金子光一 / 監修
日本図書センター
2011.5/ 一般図書資料
※「菊池恵楓園50年史（国立療養所菊池恵楓園 / 編）」収録

OK00194

障害者問題ゼミナール　2　癒しの関係を求めて
369.27/ ﾎﾘ 01/2
堀正嗣 / 編著、山口ヒロミ /〔ほか著〕
明石書店
2000/ 一般図書資料

OK00195

障害者ソーシャルワークへのアプローチ　その構築と実践におけるジレンマ　369.27/ ﾏﾂ 11/
松岡克尚 / 編著
明石書店
2011.5/ 一般図書資料
※「エンパワーメント実践の再考　ハンセン病問題学習におけるジレンマの再配置（小林洋司著）」収録

OK00196

ボランティアの原点　助け合い・支え合い・分かち合う心　369.7/ ｱｷ 10/
阿木幸男 / 編著
はる書房
2010.4/ 一般図書資料
※「中国・華南地方のワークキャンプ発展の前夜　『燎原之火』・ハンセン病快復者村ワークキャンプの軌跡（原田燎太郎著）」収録

OK00197

ボランティア論　共生の理念と実践　369.7/ ﾀﾑ 09/
田村正勝 / 編著
ミネルヴァ書房
2009.3/ 一般図書資料
※「意味、シンボル、ボランティア　中国ハンセン病村における活動（西尾雄志著）」収録

OK00198

アフガニスタンの診療所から　369.9/ ﾅｶ 95/
中村哲 / 著
筑摩書房
1993.2/ 一般図書資料

OK00199

忘れえぬ子どもたち　ハンセン病療養所のかたすみで
370.4/ ﾌｼ 03/
藤本フサコ / 著
不知火書房
1997/ 一般図書資料

OK00200

教育人間学の展開　371.04/ ﾋﾗ 09/
平野正久 / 編著
北樹出版
2009.1/ 一般図書資料
※「ハンセン病患者のための高等学校における社会復帰促進のための進路指導のジレンマ（宇内一文著）」収録

OK00201
実践ハンセン病の授業 「判決文」を徹底活用 375/ウメ03/
梅野正信／編著、采女博文／編著
エイデル研究所
2002／一般図書資料

OK00202
「らい学級の記録」再考 378.04/スス04/
鈴木敏子／著
学文社
2004／一般図書資料

OK00203
ハンセン病と教育 負の歴史を人権教育にどういかすか 378.4/サク14/
佐久間建／著
人間と歴史社
2014.11／一般図書資料

OK00204
近代庶民生活誌 20 病気・衛生 382.1/85/20
南博／責任編集
三一書房
1995.4／一般図書資料
※「らい病に関する資料」（酒井シヅ編）収録

OK00205
ブロニスワフ・ピウスツキのサハリン民族誌 二十世紀初め前後のエンチウ、ニヴフ、ウイルタ 東北アジア研究センター叢書 第63号 382.292/ピウ18/
ブロニスワフ・ピウスツキ／著
東北大学東北アジア研究センター
2018.1／一般図書資料
※「ギリヤークとアイヌにおけるハンセン病」収録

OK00206
見知らぬ文化の衝撃 文化人類学に生きて 389.04/ヨシ20/
吉田正紀／著
東信堂
2020.3／一般図書資料
※「第17章 ハンセン病家族の生活誌」収録

OK00207
地域のなかの軍隊 6 大陸・南方膨張の拠点 392.1/チイ14/6
吉川弘文館
2015.1／一般図書資料
※「軍隊とハンセン病患者たち（吉川由紀著）」収録

OK00208
生命の倫理 3 優生政策の系譜 490.15/ヤマ04/3
山崎喜代子／編
九州大学出版会
2013.3／一般図書資料
※「ハンセン病をめぐる断種について（山下智子／著）」収録

OK00209
日本医学史綱要 1 490.21/6/1
富士川游／著
平凡社
1974／一般図書資料

OK00210
日本医学史綱要 2 490.21/6/2
富士川游／著
平凡社
1974／一般図書資料

OK00211
叫び出づる者なし 490.4/オ04/
大谷藤郎／著
日本医事新報社
1984／一般図書資料

OK00212
ずいひつ卒業50年記念 490.4/タニ05/
谷村忠保／著
谷村忠保
1967.5／一般図書資料

OK00213
形のない家族 490.4/トク09/
徳永進／著
思想の科学社
1990／一般図書資料

OK00214
富士川游著作集 第1巻 490.8/フシ90/1
富士川游／著
思文閣出版
1980／一般図書資料

OK00215
富士川游著作集 第2巻 490.8/フシ90/2
富士川游／著
思文閣出版
1980／一般図書資料

OK00216
富士川游著作集 第3巻 490.8/フシ90/3
富士川游／著
思文閣出版
1980／一般図書資料

OK00217
富士川游著作集　第4巻　490.8/フシ90/4
富士川游／著
思文閣出版
1981/一般図書資料

OK00218
富士川游著作集　第5巻　490.8/フシ90/5
富士川游／著
思文閣出版
1981/一般図書資料

OK00219
富士川游著作集　第6巻　490.8/フシ90/6
富士川游／著
思文閣出版
1981/一般図書資料

OK00220
富士川游著作集　第7巻　490.8/フシ90/7
富士川游／著
思文閣出版
1980/一般図書資料

OK00221
富士川游著作集　第8巻　490.8/フシ90/8
富士川游／著
思文閣出版
1981/一般図書資料

OK00222
富士川游著作集　第9巻　490.8/フシ90/9
富士川游／著
思文閣出版
1980/一般図書資料

OK00223
富士川游著作集　第10巻　490.8/フシ90/10
富士川游／著
思文閣出版
1982/一般図書資料

OK00224
見守りと看取りと　看護講演集　492.904/イシ07/
石田時子／共編
皓星社
2007.7/一般図書資料
※「ハンセン病療養所における看護（茅野タヅ子述）」収録

OK00225
看護の足もと　"看護の行為と看護の原理"を問いなおす　国立ハンセン病資料館ブックレット　3　492.926/ナリ17/
成田稔／著
国立ハンセン病資料館
2013.2/一般図書資料

OK00226
ハンセン病療養所レクイエム　精神障害合併病棟の人々　492.927/ヒロ15/
広野照海／著
さんこう社
2015.1/一般図書資料

OK00227
疫病の時代　493.8/サカ99/
酒井シヅ／編、村上陽一郎／〔ほか〕著
大修館書店
1999/一般図書資料

OK00228
日本皮膚科全書　第9巻第1冊　494.8/ニホ05/9-1
金原出版
1954.9/一般図書資料

OK00229
皮膚病診療　第5巻　第9号　494.8/ヒフ05/
協和企画通信
1983.9/一般図書資料

OK00230
らいからの解放　その受難と闘い　494.83/オ01/
大竹章／著
草土文化
1970/一般図書資料

OK00231
総説現代ハンセン病医学　494.83/オ07/
大谷藤郎／監修
東海大学出版会
2007/一般図書資料

OK00232
ハンセン病アトラス　診断のための指針　494.83/オ06/
小野友道／責任編集
金原出版
2006/一般図書資料

OK00233
木を植える心　韓国ハンセン病治癒のために捧げた生涯　494.83/ユ10/
柳駿／著
東海大学出版会
2010.5/一般図書資料

OK00234
世界の癩の分布　494.846/1/
　B.バーゼス／著、井上謙／編訳
　長島愛生園
　1952／一般図書資料

OK00235
癩に関する論文　第1輯　光田健輔論文集
494.846/2/1
　長島愛生園／編、光田健輔／著
　長島愛生園
　1935／一般図書資料

OK00236
癩に関する論文　第4輯　林文雄論文集　494.846/2/4
　長島愛生園／編、林文雄／著
　長涛会
　1951／一般図書資料

OK00237
癩に関する論文　第5輯　塩沼英之助　田尻敢　立川昇　上尾登論文集　494.846/2/5
　長島愛生園／編、塩沼英之助／〔ほか〕著
　長涛会
　1951／一般図書資料

OK00238
癩に関する論文　第6輯　494.846/2/6
　光田健輔／著
　長涛会
　1952.1／一般図書資料

OK00239
日本のらいについて　1958　494.846/3/58
　藤楓協会／〔編〕
　藤楓協会
　1958／一般図書資料

OK00240
光田健輔と日本のらい予防事業　らい予防法五十周年記念　494.846/4/
　光田健輔／〔著〕、藤楓協会／編
　藤楓協会
　1958／一般図書資料

OK00241
日本のらい　1959　494.846/5/59
　藤楓協会／〔編〕
　藤楓協会
　1959／一般図書資料

OK00242
相愛こそ唯一の真理　互に愛そう　494.846/6/
　ラウル・フォルロー／著、小林珍雄／訳
　エンデルレ書店
　1970／一般図書資料

OK00243
倶会一処　患者が綴る全生園の七十年　494.846/7/
　多磨全生園患者自治会／編
　一光社
　1979／一般図書資料

OK00244
天刑病考　494.846/8/
　原田禹雄／著
　言叢社
　1983／一般図書資料

OK00245
癩と社会福祉　復刻版　494.846/10/
　杉村春三／著
　島田等
　1986／一般図書資料

OK00246
全患協斗争史　494.846/11/
　森田竹次／〔著〕
　森田竹次遺稿集刊行委員会
　1987／一般図書資料

OK00247
インド救ライの20年　1962~1981　JALMA終結報告書　494.846/12/
　アジア救ライ協会
　1981／一般図書資料

OK00248
癩に関する論文　第1-3輯　494.846/ミツ05/
　光田健輔／著
　長涛会
　1950／一般図書資料

OK00249
日本眼科全書　第12巻　496/ニホ05/12-4-1
　日本眼科学会／編
　金原出版
　1953.12／一般図書資料

OK00250
パンデミック　＜病＞の文化史　埼玉学園大学研究叢書　第9巻　498.02/アカ14/
　赤阪俊一／著
　人間と歴史社
　2014.2／一般図書資料
　※「西洋中世における病への対応　はやり病とハンセン病（赤阪俊一／著）」「近代日本のハンセン病対策体面・戦力・専門バカと人権（尾崎恭一／著）」収録

OK00251
ペシャワールにて 癩そしてアフガン難民　498.022/ナカ02/
　中村哲 / 著
　石風社
　1989/ 一般図書資料

OK00252
医療・福祉と人権　地域からの発信　498.04/イリ19/
　医療・福祉問題研究会 / 編著
　旬報社
　2018.12/ 一般図書資料
　※「ハンセン病と人権」(谺雄二著) 収録

OK00253
苦悩とケアの人類学　サファリングは創造性の源泉になりうるか？　498.04/ウキ16/
　浮ケ谷幸代 / 編
　世界思想社
　2015.12/ 一般図書資料
　※「第6章　人生を物語るということ - 老いとともにあるハンセン病療養所入所者の生活史から (坂田勝彦著)」収録

OK00254
ひかりの足跡　ハンセン病・精神障害とわが師わが友　498.04/オ10/
　大谷藤郎 / 著
　メヂカルフレンド社
　2009.8/ 一般図書資料

OK00255
一樹の蔭　498.04/オ16/
　大谷藤郎 / 著
　日本医事新報社
　1982.12/ 一般図書資料

OK00256
日本患者同盟四〇年の軌跡　498.06/ニホ92/
　法律文化社
　1991/ 一般図書資料

OK00257
医事法への招待　医療技術の進歩・高齢化社会と法　498.12/ナカ03/
　中谷瑾子 / 編集
　信山社出版
　2001.7/ 一般図書資料
　※「らい予防法の廃止に向けて」(大谷藤郎著) 収録

OK00258
提言患者の権利法大綱案　いのちと人間の尊厳を守る医療のために　498.12/ニホ13/
　日本弁護士連合会人権擁護委員会 / 編
　明石書店
　2013.9/ 一般図書資料
　※「第3章ハンセン病問題」収録

OK00259
近代医学の壁　498.13/32/
　B.ディクソン
　岩波書店
　1981/ 一般図書資料

OK00260
死の中の笑い　498.143/4/
　徳永進 / 著
　ゆみる出版
　1982/ 一般図書資料

OK00261
神山復生病院の100年　498.16/コウ05/
　神山復生病院百年史編集委員会 / 編
　春秋社
　1989.5/ 一般図書資料

OK00262
国立療養所史　らい編　498.16/コク04/3
　厚生省医務局療養所課内国立療養所史研究会 / 編集
　厚生問題研究会
　1975.9/ 一般図書資料

OK00263
強制不妊と優生保護法　"公益"に奪われたいのち　498.25/フジ20
　藤野豊 / 著
　岩波書店
　2020.5/ 一般図書資料

OK00264
戦後民主主義が生んだ優生思想　優生保護法の史的検証　498.25/フジ21
　藤野豊 / 著
　六花出版
　2021.4/ 一般図書資料

OK00265
優生保護法が犯した罪　子どもをもつことを奪われた人々の証言　498.25/ユウ03/
　優生手術に対する謝罪を求める会 / 編
　現代書館
　2003.9/ 一般図書資料
　※「『らい予防法違憲謝罪・国家賠償請求訴訟』の原告として」(森元美代治著)　「らい予防法と優生保護法」(古川和子著) 収録

OK00266

優生保護法が犯した罪　子どもをもつことを奪われた人々の証言　増補新装版　498.25/ユウ18/
優生手術に対する謝罪を求める会 / 編
現代書館
2018.2/ 一般図書資料
※「決して許せないこと　ハンセン病者への優生手術」（平沢保治著）　「『らい予防法違憲謝罪・国家賠償請求訴訟』の原告として」（森元美代治著）　「らい予防法と優生保護法」（古川和子著）収録

OK00267

〔国立らい療養所給食協同研究班〕15年の歩み　498.58/コク05/
［国立らい療養所給食共同研究班 / 著］
国立療養所長島愛生園
1976.1/ 一般図書資料

OK00268

ある群像　好善社100年の歩み　498.6/1/
好善社 / 編
日本基督教団出版局
1978/ 一般図書資料

OK00269

回春病室　救ライ50年の記録　498.6/2/
光田健輔 / 著
朝日新聞社
1950/ 一般図書資料

OK00270

ぼだい樹の木蔭で　インド救ライの道　498.6/3/
宮崎松記 / 著
講談社
1969/ 一般図書資料

OK00271

飛騨に生まれて　宮川量遺稿集　498.6/4/
宮川量 / 著
名和千嘉
1977/ 一般図書資料

OK00272

麻痺した顔　らいの検診カルテから　498.6/5/
原田禹雄 / 著
ルガール社
1979/ 一般図書資料

OK00273

片居からの解放　498.6/8A/
島比呂志 / 著
社会評論社
1984/ 一般図書資料

OK00274

まなざし　癩に耐え抜いた人々　498.6/9/1A
大西基四夫 / 著
みずき書房
1985/ 一般図書資料

OK00275

まなざし　その2　癩（ハンセン病）に耐え抜いた人々　498.6/9/2
大西基四夫 / 著
みずき書房
2001/ 一般図書資料

OK00276

来者のこえ　続・ハンセン病療養所からのメッセージ　498.6/11/
島比呂志 / 著
社会評論社
1988/ 一般図書資料

OK00277

病棄て　思想としての隔離　498.6/S-27/
島田等 / 著
ゆみる出版
1985/ 一般図書資料

OK00278

病いの共同体　ハンセン病療養所における患者文化の生成と変容　498.6/アオ14/
青山陽子 / 著
新曜社
2014.11/ 一般図書資料

OK00279

「生命（いのち）」と「生きる」こと　ハンセン病を巡る諸問題を視座として　498.6/アサ16/
浅田高明 / 著
文理閣
2016.8/ 一般図書資料

OK00280

弟へ　ザ・ドキュメント　付：ハンセン病政策10の過ち　外　498.6/アヘ12/
阿部はじめ / 著
オフィス・ムハージリーン
2012.6/ 一般図書資料

OK00281

藻汐草　1巻　第一号 - 第一巻第一号（一九三二（昭和七）年四月一〇日）～第六号 - 第二巻第四号（一九三三（昭和八）年一二月二五日）　498.6/アヘ14/1
阿部安成 / 監修・解説
近現代資料刊行会
2014.5/ 一般図書資料

OK00282

藻汐草　2巻　第七号 - 第三巻第一号（一九三四（昭和九）年四月一〇日）～第十五号 - 第四巻第三号（一九三五（昭和一〇）年六月一五日）　498.6/ア14/2
　阿部安成 / 監修・解説
　近現代資料刊行会
　2014.4/ 一般図書資料

OK00283

藻汐草　3巻　第十六号 - 第四巻第四号（一九三五（昭和一〇）年八月一〇日～第三十一号 - 第五巻第十二号（一九三六（昭和一一）年一二月五日）　498.6/ア14/3
　阿部安成 / 監修・解説
　近現代資料刊行会
　2014.4/ 一般図書資料

OK00284

藻汐草　4巻　第三十二号 - 第六巻第一号（一九三七（昭和一二）年一月五日）～第四十三号 - 第六巻第一二号（一九三七（昭和一二）年一二月五日）　498.6/ア14/4
　阿部安成 / 監修・解説
　近現代資料刊行会
　2014.4/ 一般図書資料

OK00285

藻汐草　5巻　第四十四号 - 第七巻第一号（一九三八（昭和一三）年一月五日）～第五十五号 - 第七巻第十二号（一九三八（昭和一三）年一二月五日）　498.6/ア14/5
　阿部安成 / 監修・解説
　近現代資料刊行会
　2014.4/ 一般図書資料

OK00286

藻汐草　6巻　第五十六号 - 第八巻第一号（一九三九（昭和一四）年一月五日）～第六十五号 - 第八巻第一二号（一九三九（昭和一四）年一二月五日）　498.6/ア14/6
　阿部安成 / 監修・解説
　近現代資料刊行会
　2014.4/ 一般図書資料

OK00287

藻汐草　7巻　第六十六号 - 第九巻第一号（一九四〇（昭和一五）年一月五日）～第七十五号 - 第九巻第一二号（一九四〇（昭和一五）年一二月五日）　498.6/ア14/7
　阿部安成 / 監修・解説
　近現代資料刊行会
　2014.4/ 一般図書資料

OK00288

藻汐草　8巻　第七十六号 - 第十巻第一号（一九四一（昭和一六）年一月五日～第八十五号 - 第十巻第一二号（一九四一（昭和一六）年一二月五日）　498.6/ア14/8
　阿部安成 / 監修・解説
　近現代資料刊行会
　2014.4/ 一般図書資料

OK00289

藻汐草　9巻　第八十六号 - 第十一巻第一号（一九四二（昭和一七）年一月五日）～第九十六号 - 第十一巻第十二号（一九四二（昭和一七）年一二月五日）　498.6/ア14/9
　阿部安成 / 監修・解説
　近現代資料刊行会
　2014.4/ 一般図書資料

OK00290

藻汐草　10巻　第九十七号 - 第十二巻第一号（一九四三（昭和一八）年一月五日）～第百十三号 - 第六巻第六号（一九四四（昭和一九）年七月五日）　498.6/ア14/10
　阿部安成 / 監修・解説
　近現代資料刊行会
　2014.4/ 一般図書資料

OK00291

藻汐草　別巻　解説・収録資料目次総覧　498.6/ア14/11
　阿部安成 / 監修・解説
　近現代資料刊行会
　2014.4/ 一般図書資料

OK00292

島で　ハンセン病療養所の百年　498.6/ア15/
　阿部安成 / 著
　サンライズ出版
　2015.3/ 一般図書資料

OK00293

透過する隔離　療養所での生をめぐる批評の在処　498.6/ア15/
　阿部安成 / 著
　滋賀大学経済学部
　2014.3/ 一般図書資料

OK00294

島の野帖から　ハンセン病をめぐる療養所がある島でのフィールドワークから歴史を縁どる試み　滋賀大学経済学部研究叢書　第51号　498.6/ア19/
　阿部安成 / 著
　滋賀大学経済学部
　2018.4/ 一般図書資料

OK00295

大島ユリイカ　ハンセン病をめぐる国立療養所大島青松園の歴史表象　498.6/ア20
　阿部安成 / 著
　滋賀大学経済学部
　2019.3/ 一般図書資料

OK00296
奄美和光園の歩み　498.6/ アマ05/
　国立療養所奄美和光園
　1965.3/ 一般図書資料

OK00297
ハンセン病とキリスト教　498.6/ アラ97/
　荒井英子 / 著
　岩波書店
　1996/ 一般図書資料

OK00298
「病いの経験」を聞き取る　ハンセン病者のライフヒストリー　498.6/ アラ04/
　蘭由岐子 / 著
　皓星社
　2004/ 一般図書資料

OK00299
ハンセン病療養所を生きる　隔離壁を砦に　498.6/ アリ17/
　有薗真代 / 著
　世界思想社
　2017.5/ 一般図書資料

OK00300
「性の隔離（セックス・セグリゲーション）」と隔離政策　ハンナ・リデルと日本の選択　498.6/ イカ05/
　猪飼隆明 / 著
　熊本出版文化会館
　2005.11/ 一般図書資料

OK00301
近代日本におけるハンセン病政策の成立と病者たち　歴史科学叢書　498.6/ イカ17/
　猪飼隆明 / 著
　校倉書房
　2016.1/ 一般図書資料

OK00302
らい予防法の廃止と国家賠償訴訟　498.6/ イケ05/
　池永満 / 編
　リーガルブックス
　1999/ 一般図書資料

OK00303
「隔離」という器の中で　498.6/ イシ05/
　石田雅男 / 著
　文芸社
　2005/ 一般図書資料

OK00304
医者の僕にハンセン病が教えてくれたこと　498.6/ イス05/
　和泉真蔵 / 著
　シーピーアール
　2005/ 一般図書資料

OK00305
見よ　生きている　ハンセン氏病信徒の証詞集　498.6/ イソ04/
　磯部昭介 / 著
　聖恵授産所出版部
　1983/ 一般図書資料

OK00306
"らい"を追いかけて　少年の日の夢に生きる　498.6/ イト95/
　伊藤利根太郎 / 著
　大和山出版社
　1984/ 一般図書資料

OK00307
一生一楽　498.6/ イト04/
　伊藤文男 / 著
　伊藤文男
　1990/ 一般図書資料

OK00308
孤高の桜　ハンセン病を生きた人たち　498.6/ イノ02/
　井上佳子 / 著
　葦書房
　2001/ 一般図書資料

OK00309
壁のない風景　ハンセン病を生きる　498.6/ イノ07/
　井上佳子 / 著
　弦書房
　2006/ 一般図書資料

OK00310
離された園　岩波写真文庫　188　498.6/ イワ89/
　岩波書店編集部 / 編
　岩波書店
　1956/ 一般図書資料

OK00311
阿檀の園の秘話　平和への証言　498.6/ ウエ05/
　上原信雄 / 編
　上原歯科医院
　1983.6/ 一般図書資料

OK00312
沖縄救癩史　498.6/ ウエ05/
　上原信雄 / 編
　沖縄らい予防協会
　1964.4/ 一般図書資料

OK00313
島を出る　ハンセン病回復者・宮良正吉の旅路
498.6/ ｳｴ 21
　　上江洲儀正 / 著
　　水曜社
　　2021.1/ 一般図書資料

OK00314
ハンセン病検証会議の記録　検証文化の定着を求めて
498.6/ ｳﾁ 06/
　　内田博文 / 著
　　明石書店
　　2006/ 一般図書資料

OK00315
感染症と人権　コロナ・ハンセン病問題から考える法の役割　498.6/ ｳﾁ 21
　　内田博文 / 著
　　解放出版社
　　2021.11/ 一般図書資料

OK00316
ヒイラギの檻　20世紀を狂奔した国家と市民の墓標
498.6/ ｳﾘ 98/
　　瓜谷修治 / 著
　　三五館
　　1998/ 一般図書資料

OK00317
現代のスティグマ　ハンセン病・精神病・エイズ・難病の艱難　勁草 - 医療・福祉シリーズ　51　498.6/ ｵｵ 93/
　　大谷藤郎 / 著
　　勁草書房
　　1993/ 一般図書資料

OK00318
無菌地帯　らい予防法の真実とは　498.6/ ｵｵ 96/
　　大竹章 / 著
　　草土文化
　　1996/ 一般図書資料

OK00319
らい予防法廃止の歴史　愛は打ち克ち城壁崩れ陥ちぬ　勁草 - 医療・福祉シリーズ　66　498.6/ ｵｵ 96/
　　大谷藤郎 / 著
　　勁草書房
　　1996/ 一般図書資料

OK00320
ハンセン病療養所隔離の 90年　498.6/ ｵｵ 00/
　　太田順一 / 写真 < 現代編 >、全国ハンセン病療養所入所者協議会 / 編
　　解放出版社
　　1999/ 一般図書資料

OK00321
ハンセン病療養所百年の居場所　498.6/ ｵｵ 02/
　　太田順一 / 著
　　解放出版社
　　2002/ 一般図書資料

OK00322
大島青松園五十年誌　498.6/ ｵｵ 04/
　　国立療養所大島青松園
　　1960/ 一般図書資料

OK00323
ハンセン病・資料館・小笠原登　498.6/ ｵｵ 04/
　　大谷藤郎 / 著
　　藤楓協会
　　1993/ 一般図書資料

OK00324
大島青松園六十年誌　498.6/ ｵｵ 05/
　　国立療養所大島青松園
　　1969/ 一般図書資料

OK00325
日本らい学会櫻根賞便覧　498.6/ ｵｵ 05/
　　大阪皮膚病研究会 / 編集
　　大阪皮膚病研究会
　　1977.5/ 一般図書資料

OK00326
ここに人間あり　写真で見るハンセン病の 39年
498.6/ ｵｵ 07/
　　大谷英之 / 著
　　毎日新聞社
　　2007/ 一般図書資料

OK00327
らい者の憲章　大江満雄ハンセン病論集　498.6/ ｵｵ 09/
　　大江満雄 /〔著〕、木村哲也 / 編
　　大月書店
　　2008.9/ 一般図書資料

OK00328
ハンセン病講義　学生に語りかけるハンセン病　熊本学園大学付属社会福祉研究所社会福祉叢書　第2版
498.6/ ｵｵ 13/
　　大野哲夫 / 編
　　現代書館
　　2013.5/ 一般図書資料

OK00329
わたしはここに生きた　国立療養所大島青松園盲人会五十年史　498.6/ ｵｵ 13/
　　大島青松園盲人会 / 編

大島青松園盲人会
1984.1/ 一般図書資料

OK00330

聖書のらいに取組んで　第1巻　キリスト教界の誤解、偏見、差別に対する抗議とその結果　498.6/ オ15/1
　大嶋得雄 / 著
　大嶋 得雄
　2015.5/ 一般図書資料

OK00331

聖書のらいに取組んで　第2巻　新改訳聖書の「らい」改訂要請と結果、並びに平成28年（2016）に改訂する「第三版新改訳聖書」に対する要望ほか　498.6/ オ15/2
　大嶋得雄 / 著
　大嶋 得雄
　2015.5/ 一般図書資料

OK00332

聖書のらいに取組んで　第3巻　新共同訳聖書の誤訳の「重い皮膚病」の改訂要請と結果、平成28年（2016）に発行予定の「仮称・標準訳聖書」に対する要望と回答　498.6/ オ15/3
　大嶋得雄 / 著
　大嶋 得雄
　2015.5/ 一般図書資料

OK00333

大阪にあったハンセン病療養所　外島保養院　498.6/ オ17/
　大阪府済生会ハンセン病回復者支援センター / 編集
　大阪市保健所感染症対策課
　2017.2/ 一般図書資料

OK00334

ハンセン病とともに　498.6/ オカ06/
　岡部伊都子 / 著
　藤原書店
　2006/ 一般図書資料

OK00335

長島は語る後編岡山県ハンセン病関係資料集　498.6/ オカ08/2
　岡山県ハンセン病問題関連史料調査委員会 / 編纂
　岡山県
　2009.3/ 一般図書資料

OK00336

ハンセン病　排除・差別・隔離の歴史　498.6/ オ02/
　沖浦和光 / 編、徳永進 / 編
　岩波書店
　2001/ 一般図書資料

OK00337

沖縄救らいの歩み　沖縄愛楽園開園25周年記念誌　498.6/ オ05/
　沖縄らい予防協会
　1963.11/ 一般図書資料

OK00338

らい（ハンセン氏病）の現状　昭和57年　498.6/ オ05/
　沖縄県環境保健部予防課 / ［編］
　沖縄県
　1982/ 一般図書資料

OK00339

沖縄県ハンセン病証言集　資料編　498.6/ オ06/
　沖縄県ハンセン病証言集総務局 / 編
　沖縄愛楽園自治会
　2006/ 一般図書資料

OK00340

ハンセン病国賠訴訟判決　熊本地裁 ＜第一次～第四次＞　498.6/ カイ01/
　解放出版社 / 編
　解放出版社
　2001/ 一般図書資料

OK00341

ハンセン病をどう教えるか　498.6/ カイ04/
　ハンセン病をどう教えるか編集委員会 / 編
　解放出版社
　2003/ 一般図書資料

OK00342

もう一つのハンセン病史　山の中の小さな園にて　498.6/ カ06/
　加藤尚子 / 著
　医療文化社
　2005.11/ 一般図書資料

OK00343

人間をみつめて　朝日新書　498.6/ カミ08/
　神谷美恵子 / 著
　朝日新聞社
　1982/ 一般図書資料

OK00344

沖縄ハンセン病七〇年の痛み　ドキュメント・ノベル　498.6/ カワ01/
　川口与志子 / 著
　文芸社
　2000/ 一般図書資料

OK00345

ハンセン病は人に何をもたらしたのか　ハンセン病療

養所の創設から現代まで 498.6/カワ20
　　川崎愛 / 著
　　流通経済大学出版会
　　2020.9/ 一般図書資料

OK00346
ガイドブック菊池恵楓園 498.6/キク10
　　菊池恵楓園の将来を考える会 / 著
　　花伝社
　　2009.9/ 一般図書資料

OK00347
ハンセン病に向きあって　鶴見俊輔さんの仕事　1
498.6/キム16/
　　木村聖哉 / 著
　　編集グループSURE
　　2016.8/ 一般図書資料

OK00348
はじめに差別があった　「らい予防法」と在日コリアン　498.6/キヨ96/
　　清瀬・教育ってなんだろう会 / 編
　　現代企画室
　　1995/ 一般図書資料

OK00349
今日、私は出発する　ハンセン病と結び合う旅・異郷の生　498.6/キヨ11/
　　姜信子 / 著
　　解放出版社
　　2011.11/ 一般図書資料

OK00350
在日朝鮮人とハンセン病 498.6/キン19/
　　金貴粉 / 著
　　クレイン
　　2019.3/ 一般図書資料

OK00351
生きて、ふたたび　隔離55年 - ハンセン病者半生の軌跡　増補　498.6/クニ01/
　　国本衛 / 著
　　毎日新聞社
　　2001/ 一般図書資料

OK00352
生きる日、燃ゆる日　ハンセン病者の魂の軌跡　498.6/クニ03/
　　国本衛 / 著
　　毎日新聞社
　　2003/ 一般図書資料

OK00353
生きて、ふたたび隔離55年 - ハンセン病者半生の軌跡
498.6/クニ13/
　　国本衛 / 著
　　毎日新聞社
　　2000.1/ 一般図書資料

OK00354
図説病の文化史　虚妄の怖れを糾す　図説シリーズ 1　498.6/クホ06/
　　久保井規夫 / 著
　　柘植書房新社
　　2006.12/ 一般図書資料

OK00355
検証・ハンセン病史 498.6/クマ04/
　　熊本日日新聞社 / 編
　　河出書房新社
　　2004.3/ 一般図書資料

OK00356
ハンセン病とともに心の壁を超える 498.6/クマ07/
　　熊本日日新聞社 / 編
　　岩波書店
　　2007.8/ 一般図書資料

OK00357
熊笹の尾根 498.6/クリ04/
　　栗生楽泉園入園者自治会 / 編
　　栗生楽泉園入園者自治会
　　2002/ 一般図書資料

OK00358
高原 498.6/クリ04/
　　栗生楽泉園入園者自治会 / 著
　　栗生楽泉園入園者自治会
　　2002/ 一般図書資料

OK00359
風雪の紋 498.6/クリ04/
　　栗生楽泉園患者自治会 / 著
　　栗生楽泉園患者自治会
　　2001/ 一般図書資料

OK00360
風雪の紋　栗生楽泉園患者50年史 498.6/クリ05/
　　栗生楽泉園患者自治会 / 著
　　栗生楽泉園患者自治会
　　1982.9/ 一般図書資料

OK00361
世界のハンセン病現代史　私を閉じ込めないで
498.6/クル09/
　　トニー・グールド / 著、菅田絢子 / 監訳

明石書店
　　2009.1/一般図書資料

OK00362
ハンセン病家族たちの物語　498.6/ｸﾛ15/
　　黒坂愛衣／著
　　世織書房
　　2015.5/一般図書資料

OK00363
ハンセン病家族訴訟　裁きへの社会学的関与　498.6/ｸﾛ23/
　　黒坂愛衣／著
　　世織書房
　　2023.2/一般図書資料

OK00364
ハンセン病者の生活実践に関する研究　498.6/ｸﾜ14/
　　桑畑洋一郎／著
　　風間書房
　　2013.12/一般図書資料

OK00365
ガイドブック草津・栗生楽泉園　ハンセン病共生と隔離の歴史を学ぶ　498.6/ｹﾝ18/
　　群馬大学社会情報学部／制作
　　群馬大学社会情報学部
　　2017.3/一般図書資料

OK00366
高島重孝名誉所長研究業績目録　498.6/ｹﾝ05/
　　国立療養所長島愛生園
　　1978.12/一般図書資料

OK00367
皇太子殿下皇太子妃殿下行啓記念誌　498.6/ｺｳ05/
　　国立療養所奄美和光園
　　1969.3/一般図書資料

OK00368
ハンセン病診断・治療指針　498.6/ｺｳ05/
　　厚生省／〔編〕
　　藤楓協会
　　〔1997〕/一般図書資料

OK00369
らい（ハンセン氏病）を正しく理解するために　昭和58年　看護婦のために　498.6/ｺｳ05/
　　厚生省公衆衛生局結核難病課／編
　　藤楓協会
　　1983/一般図書資料

OK00370
知っていますか？ハンセン病と人権一問一答　第3版　498.6/ｺｳ06/
　　神美知宏／著、牧野正直／著
　　解放出版社
　　2005/一般図書資料

OK00371
開所30周年記念誌　498.6/ｺｸ04/
　　〔国立駿河療養所／編〕
　　国立駿河療養所
　　1975/一般図書資料

OK00372
開所40周年記念誌　498.6/ｺｸ04/
　　〔国立駿河療養所／編〕
　　国立駿河療養所
　　1985/一般図書資料

OK00373
創立50周年記念誌　498.6/ｺｸ04/
　　〔国立療養所多磨全生園／編〕
　　国立療養所多磨全生園
　　1959/一般図書資料

OK00374
創立70周年記念誌　498.6/ｺｸ04/
　　〔国立療養所多磨全生園／編〕
　　国立療養所多磨全生園
　　〔1979〕/一般図書資料

OK00375
創立80周年記念誌　498.6/ｺｸ04/
　　国立療養所菊池恵楓園／編
　　国立療養所菊池恵楓園
　　〔1989〕/一般図書資料

OK00376
創立80周年記念誌　498.6/ｺｸ04/
　　国立療養所多磨全生園／編
　　国立療養所多磨全生園
　　1989/一般図書資料

OK00377
菊池恵楓園50年史　498.6/ｺｸ05/
　　国立療養所菊池恵楓園／編
　　国立療養所菊池恵楓園
　　1960.3/一般図書資料

OK00378
〔国立療養所奄美和光園〕創立40周年記念誌　498.6/ｺｸ05/
　　国立療養所奄美和光園
　　1984.3/一般図書資料

OK00379

〔国立療養所星塚敬愛園〕創立40周年記念誌　498.6/コク05/
　国立療養所星塚敬愛園/〔著〕
　国立療養所星塚敬愛園
　1977.2/一般図書資料

OK00380

〔国立療養所栗生楽泉園〕創立50周年記念誌　498.6/コク05/
　〔国立療養所栗生楽泉園/編〕
　国立療養所栗生楽泉園
　1982.11/一般図書資料

OK00381

〔国立療養所栗生楽泉園〕創立30周年誌　498.6/コク05/
　栗生楽泉園職員互助会
　1962.1/一般図書資料

OK00382

一遍聖絵・極楽寺絵図にみるハンセン病患者　中世前期の患者への眼差しと処遇　498.6/コク17/
　国立ハンセン病資料館/編集
　国立ハンセン病資料館
　2014.3/一般図書資料

OK00383

想いでできた土地　多磨全生園の記憶・くらし・望みをめぐる　498.6/コク17/
　国立ハンセン病資料館/編集
　国立ハンセン病資料館
　2013.1/一般図書資料

OK00384

隔離の記憶を掘る　シンポジウムの記録　国立ハンセン病資料館ブックレット　1　498.6/コク17/
　国立ハンセン病資料館/編集
　日本科学技術振興財団
　2010.3/一般図書資料

OK00385

ハンセン病関連法令等資料集　国立ハンセン病資料館ブックレット　2　498.6/コク17/
　国立ハンセン病資料館/編集
　国立ハンセン病資料館
　2010.3/一般図書資料

OK00386

ハンセン病問題関連法令等資料集　国立ハンセン病資料館ブックレット　2　増補改訂版　498.6/コク17/
　国立ハンセン病資料館/編集
　国立ハンセン病資料館
　2021.1/一般図書資料

OK00387

ハンセン病博物館へようこそ　第3版　498.6/コク21
　国立ハンセン病資料館/編
　国立ハンセン病資料館
　2018.12/一般図書資料

OK00388

想いでできた土地　ハンセン病療養所多磨全生園の記憶・くらし・望みをめぐる　498.6/コク21
　国立ハンセン病資料館/編集
　国立ハンセン病資料館
　2021.3/一般図書資料

OK00389

生活のデザイン　ハンセン病療養所における自助具、義肢、補装具とその使い手たち　498.6/コク22/
　国立ハンセン病資料館/編集
　国立ハンセン病資料館
　2022.3/一般図書資料

OK00390

知らなかったあなたへ　ハンセン病訴訟までの長い旅　498.6/コタ01/
　谺雄二/著
　ポプラ社
　2001/一般図書資料

OK00391

栗生楽泉園入所者証言集　上　498.6/コタ10/1
　谺雄二/著
　栗生楽泉園入園者自治会　創土社（発売）
　2009.8/一般図書資料

OK00392

栗生楽泉園入所者証言集　中　498.6/コタ10/2
　谺雄二/著
　栗生楽泉園入園者自治会　創土社（発売）
　2009.8/一般図書資料

OK00393

栗生楽泉園入所者証言集　下　498.6/コタ10/3
　谺雄二/著
　栗生楽泉園入園者自治会　創土社（発売）
　2009.8/一般図書資料

OK00394

ハンセン病者の軌跡　498.6/コハ11/
　小林慧子/著
　同成社
　2011.5/一般図書資料

OK00395

これからをどう生きるか　『らい予防法』廃止にこた

えて　一九九六年六月二十三日　シンポジウム全記録
498.6/コレ04/
皓星社
1996/一般図書資料

OK00396
ハンセン病と民俗学　内在する差別論理を読み解くために　498.6/コン15/
今野大輔/著
皓星社
2014.1/一般図書資料

OK00397
大島青松園で生きたハンセン病回復者の人生の語り　深くふかく目を瞑るなり、本当に吾らが見るべきものを見るため　498.6/コン16/
近藤真紀子/監修
風間書房
2015.12/一般図書資料

OK00398
門は開かれて　らい医の悲願 -- 四十年の道　498.6/サイ89/
犀川一夫/〔著〕
みすず書房
1989/一般図書資料

OK00399
ハンセン病医療ひとすじ　498.6/サイ96/
犀川一夫/著
岩波書店
1996/一般図書資料

OK00400
打たれた傷　498.6/サイ04/
犀川一夫/著
沖縄県ハンセン病予防協会
1982/一般図書資料

OK00401
沖縄のらい　特に疫学的状況　498.6/サイ05/
犀川一夫/著
沖縄らい予防協会
1981.1/一般図書資料

OK00402
中国の古文書に見られるハンセン病　498.6/サイ05/
犀川一夫/著
沖縄県ハンセン病予防協会
1998.1/一般図書資料

OK00403
聖書のらい　その考古学・医学・神学的解明　498.6/サイ05/
犀川一夫/著
新教出版社
1994.9/一般図書資料

OK00404
ほのぐらい灯心を消すことなく　498.6/サイ05/
犀川一夫/著
沖縄らい予防協会
1980.9/一般図書資料

OK00405
らい文献目録　498.6/サイ05/
犀川一夫/編
長島愛生園
1957/一般図書資料

OK00406
世界ハンセン病疫病史　ヨーロッパを中心として　498.6/サイ13/
犀川一夫/著
皓星社
2012.1/一般図書資料

OK00407
ハンセン病者の生活史　隔離経験を生きるということ　498.6/サカ12/
坂田勝彦/著
青弓社
2012.5/一般図書資料

OK00408
ハンセン病資料館　498.6/サカ19/
佐川修/編著
高松宮記念ハンセン病資料館運営委員会
1995.5/一般図書資料

OK00409
ひいらぎの垣根をこえて　ハンセン病療養所の女たち　498.6/ササ03/
佐々木雅子/著
明石書店
2003/一般図書資料

OK00410
世界のハンセン病がなくなる日　病気と差別への戦い　498.6/ササ04/
笹川陽平/著
明石書店
2004.11/一般図書資料

OK00411
世界のハンセン病との闘い　498.6/ササ10/
　笹川陽平／著
　明石書店
　2010.1/ 一般図書資料

OK00412
残心　世界のハンセン病を制圧する　498.6/ササ14/
　笹川陽平／著
　幻冬舎
　2014.5/ 一般図書資料

OK00413
地球を駆ける　世界のハンセン病の現場から　498.6/ササ21/
　笹川陽平／著
　工作舎
　2021.7/ 一般図書資料

OK00414
日本の土に　ハンセン病者のため日本に骨を埋めたリデル、ライト両女史の生涯　498.6/サワ95/
　沢正雄／著
　キリスト新聞社
　1995/ 一般図書資料

OK00415
とがなくてしす　草津重監房の記録　ハンセン病叢書　498.6/サワ02/
　沢田五郎／著
　皓星社
　2002/ 一般図書資料

OK00416
とがなくてしす　私が見た特別病室　498.6/サワ04/
　沢田五郎／著
　ぶどうぱん通信
　1998/ 一般図書資料

OK00417
癩者の生　498.6/サワ04/
　沢野雅樹／著
　青弓社
　1994/ 一般図書資料

OK00418
三十周年記念誌　昭和44年　498.6/サン05/
　国立療養所東北新生園
　1969.1/ 一般図書資料

OK00419
沖縄救癩　498.6/シオ05/
　塩沼英之助／著
　〔出版者不明〕
　1979/ 一般図書資料

OK00420
多磨全生園・＜ふるさと＞の森　ハンセン病療養所に生きる　498.6/シハ08/
　柴田隆行／著
　社会評論社
　2008.5/ 一般図書資料

OK00421
片居からの解放　ハンセン病療養所からのメッセージ　増補版　498.6/シヒ96/
　島比呂志／著
　社会評論社
　1996/ 一般図書資料

OK00422
国の責任　今なお、生きつづけるらい予防法　498.6/シヒ98/
　島比呂志／著、篠原睦治／著
　社会評論社
　1998/ 一般図書資料

OK00423
ハンセン病療養所から50年目の社会へ　498.6/シマ01/
　島比呂志／エッセー、矢辺拓郎／撮影
　解放出版社
　2001/ 一般図書資料

OK00424
島に生きて　上巻　498.6/シマ04/1
　香川県健康福祉部薬務感染症対策課
　1993/ 一般図書資料

OK00425
島に生きて　下巻　498.6/シマ04/2
　香川県健康福祉部薬務感染症対策課
　2003/ 一般図書資料

OK00426
「らい予防法」と患者の人権　498.6/シマ04/
　島比呂志／著
　社会評論社
　1993.8/ 一般図書資料

OK00427
らい予防法の改正を　岩波ブックレット　NO.199　498.6/シマ04/
　島比呂志／〔著〕
　岩波書店
　1991/ 一般図書資料

OK00428
大きな森の小さな「物語」 ハンセン病だった人たちとの十八年 498.6/シマ05/
 嶋田和子／著
 文芸社
 2005／一般図書資料

OK00429
ハンセン病児問題史研究 国に隔離された子ら 498.6/シミ17/
 清水寛／編著
 新日本出版社
 2016.1／一般図書資料

OK00430
太平洋戦争下の国立ハンセン病療養所 多磨全生園を中心に 498.6/シミ20/
 清水寛／著
 新日本出版社
 2019.12／一般図書資料

OK00431
人間回復 ハンセン病を生きる 498.6/シム21
 志村康／著
 花伝社
 2021.8／一般図書資料

OK00432
光を求めて扉を開かん ハンセン病元患者たちのたたかい 498.6/シン01/
 新日本出版社編集部／編
 新日本出版社
 2001／一般図書資料

OK00433
シンポジウム差別のない社会をめざして ハンセン病熊本判決から一年 皓星社ブックレット 15 498.6/シン02/
 皓星社
 2002／一般図書資料

OK00434
シンポジウム『らい予防法』をめぐって 1994年6月25日全記録 498.6/シン04/
 皓星社
 1995／一般図書資料

OK00435
ハンセン病報道は真実を伝え得たか 498.6/スエ05/
 末利光／著
 JLM
 2004.12／一般図書資料

OK00436
ある青春の軌跡 498.6/スス05/
 鈴木智子／著
 女子パウロ会
 1979.3／一般図書資料

OK00437
ハンセン病―人間回復へのたたかい 神谷美恵子氏の認識について 498.6/スス10/
 鈴木禎一／著
 岩波出版サービスセンター（製作）
 2003.1／一般図書資料

OK00438
「病者」になることとやめること 米軍統治下沖縄におけるハンセン病療養所をめぐる人々 498.6/スス20
 鈴木陽子／著
 ナカニシヤ出版
 2020.9／一般図書資料

OK00439
入所者三十年の歩み 498.6/スル04/
 駿河会／編
 国立駿河療養所患者自治会
 1975／一般図書資料

OK00440
もういいかい？ ハンセン病と私 498.6/セコ03/
 瀬古由起子／著
 光陽出版社
 2003／一般図書資料

OK00441
復権への日月 ハンセン病患者の闘いの記録 498.6/セン01/
 全国ハンセン病療養所入所者協議会／編
 光陽出版社
 2001／一般図書資料

OK00442
全患協運動史 ハンセン氏病患者のたたかいの記録 498.6/セン03/
 全国ハンセン氏病患者協議会／編
 一光社
 2002／一般図書資料

OK00443
全患協運動史 498.6/セン04/
 全国ハンセン氏病患者協議会／編
 一光社
 1977／一般図書資料

OK00444
全生園の森　人と光と風と　498.6/セン04/
現代書館
1999/一般図書資料

OK00445
検証会議　ハンセン病と闘った人達に贈る書　498.6/セン05/
全国ハンセン病療養所入所者協議会／編著
光陽出版社（発売）
2005/一般図書資料

OK00446
創立40周年記念誌　498.6/ソウ05/
国立療養所東北新生園
1981.1/一般図書資料

OK00447
生き抜いた！　ハンセン病元患者の肖像と軌跡　498.6/タカ03/
高波淳／著
草風館
2003/一般図書資料

OK00448
隔離の記憶　ハンセン病といのちと希望と　498.6/タカ15/
高木智子／著
彩流社
2015.7/一般図書資料

OK00449
隔離の記憶　ハンセン病といのちと希望と　増補新版　498.6/タカ17/
高木智子／著
彩流社
2017.5/一般図書資料

OK00450
宿命の戦記　笹川陽平、ハンセン病制圧の記録　498.6/タカ18/
高山文彦／著
小学館
2017.12/一般図書資料

OK00451
植民地下朝鮮におけるハンセン病資料集成　第1巻　強制隔離・患者労働・断種政策資料　1　498.6/タキ01/1
滝尾英二／編・解説
不二出版
2001/一般図書資料

OK00452
植民地下朝鮮におけるハンセン病資料集成　第2巻　強制隔離・患者労働・断種政策資料　2　498.6/タキ01/2
滝尾英二／編・解説
不二出版
2001/一般図書資料

OK00453
植民地下朝鮮におけるハンセン病資料集成　第3巻　強制隔離・患者労働・断種政策資料　3　498.6/タキ01/3
滝尾英二／編・解説
不二出版
2001/一般図書資料

OK00454
植民地下朝鮮におけるハンセン病資料集成　第4巻　新聞記事にみるハンセン病　1　498.6/タキ01/4
滝尾英二／編・解説
不二出版
2002/一般図書資料

OK00455
植民地下朝鮮におけるハンセン病資料集成　第5巻　新聞記事にみるハンセン病　2　498.6/タキ01/5
滝尾英二／編・解説
不二出版
2002/一般図書資料

OK00456
植民地下朝鮮におけるハンセン病資料集成　第6巻　「癩患者」統制と周防正季園長殺害事件　498.6/タキ01/6
滝尾英二／編・解説
不二出版
2002/一般図書資料

OK00457
植民地下朝鮮におけるハンセン病資料集成　第7巻　朝鮮社会事業と「恩賜救癩」　498.6/タキ01/7
滝尾英二／編・解説
不二出版
2003.7/一般図書資料

OK00458
植民地下朝鮮におけるハンセン病資料集成　第8巻　朝鮮総督府の「癩」政策と患者殺戮　498.6/タキ01/8
滝尾英二／編・解説
不二出版
2003.7/一般図書資料

OK00459
朝鮮ハンセン病史　日本植民地下の小鹿島　498.6/タキ01/
滝尾英二／著
未来社

2001/ 一般図書資料

OK00460
「隔離」という病い　近代日本の医療空間　講談社選書メチエ　109　498.6/ タケ 97/
　武田徹 / 著
　講談社
　1997/ 一般図書資料

OK00461
田尻敢博士遺稿集　498.6/ タシ 05/
　田尻敢 /〔著〕
　菊池恵楓園患者援護会
　1969.11/ 一般図書資料

OK00462
ハンセン病の社会史　日本「近代」の解体のために　498.6/ タナ 17/
　田中等 / 著
　彩流社
　2017.6/ 一般図書資料

OK00463
W.H.O. 主催第1回アジア地域らい研修会に参加して　498.6/ タフ 05/
　藤楓協会
　1963.12/ 一般図書資料

OK00464
WHO の癩対策について　498.6/ タフ 05/
　犀川一夫 /〔著〕
　〔出版者不明〕
　〔出版年不明〕/ 一般図書資料

OK00465
望郷の丘　498.6/ タマ 04/
　多磨盲人会記念誌編纂委員会 / 編
　多磨盲人会
　1979.5/ 一般図書資料

OK00466
多磨　第80巻　第10号　498.6/ タマ 04/
　全生互恵会
　1999.1/ 一般図書資料

OK00467
ダミアン　No.3　498.6/ ダミ 05/3
　大阪歯科大学救ライ奉仕団
　1966.11/ 一般図書資料

OK00468
ダミアン　No.4　498.6/ ダミ 05/4
　大阪歯科大学救ライ奉仕団
　1967.12/ 一般図書資料

OK00469
猫を喰った話　ハンセン病を生きて　498.6/ チエ 02/
　崔竜一 / 著
　解放出版社
　2002/ 一般図書資料

OK00470
一枚の切符　あるハンセン病者のいのちの綴り方　498.6/ チエ 17/
　崔南龍 / 著
　みすず書房
　2017.5/ 一般図書資料

OK00471
趙根在写真集　ハンセン病を撮り続けて　498.6/ チヨ 03/
　趙根在 / 著、趙根在写真集制作委員会 / 編
　草風館
　2002/ 一般図書資料

OK00472
飛礫25　498.6/ ツブ 03/
　つぶて書房
　1999/ 一般図書資料
　※「ハンセン病者排除の構造（藤野豊著）」収録

OK00473
病癒えても　ハンセン病・強制隔離90年から人権回復へ　皓星社ブックレット　13　498.6/ テラ 02/
　寺島万里子 / 著
　皓星社
　2001/ 一般図書資料

OK00474
コスモスの花蔭で　らい医療にたずさわった女医達の記録　498.6/ トウ 05/
　東京女子医科大学皮膚科学教室 / 編集
　東京女子医科大学
　1990.3/ 一般図書資料

OK00475
創立三十周年誌　498.6/ トウ 05/
　藤楓協会 / 編
　藤楓協会
　1983.3/ 一般図書資料

OK00476
東南アジア（タイ・フィリピン・インド・インドネシア）におけるらいに関する現地医療技術協力報告書　昭和54年度　498.6/ トウ 05/
　笹川記念保健協力財団
　1979/ 一般図書資料

OK00477
忘れられた地の群像　東北新生園入園者自治会40年史　498.6/トウ05/
　東北新生園入園者自治会/著
　国立療養所東北新生園
　1987.9/一般図書資料

OK00478
創立五十周年誌　498.6/トウ08/
　藤楓協会/編
　藤楓協会
　2007.8/一般図書資料

OK00479
隔離　故郷を追われたハンセン病者たち　同時代ライブラリー　79　498.6/トク91/
　徳永進/著
　岩波書店
　1991/一般図書資料

OK00480
鳥取県の無らい県運動　ハンセン病の近代史　鳥取県史ブックレット　498.6/トウ08/
　鳥取県総務部総務課県史編さん室/編
　鳥取県
　2008.3/一般図書資料

OK00481
ハンセン病を考えることは人間を考えること　To think about leprosy is to think about people　498.6/トミ15/
　富永夏子/写真
　日本財団
　2014/一般図書資料

OK00482
トラジの詩　498.6/トラ05/
　「トラジの詩」編集委員会/編
　皓星社
　1987.8/一般図書資料

OK00483
癩菌と鼠らい菌　498.6/ナカ05/
　中村昌弘/著
　東海大学出版会
　1985.3/一般図書資料

OK00484
井深八重の生涯に学ぶ　ほんとうの幸福とは何か　498.6/ナカ09/
　中村剛/著
　あいり出版
　2009.7/一般図書資料

OK00485
感染症と日本人　498.6/ナカ21/
　長野浩典/著
　弦書房
　2020.12/一般図書資料

OK00486
『らい予防法』四十四年の道のり　廃止にいたる動き。どうしていままで　皓星社ブックレット　3　498.6/ナリ02/
　成田稔/〔著〕
　皓星社
　1996/一般図書資料

OK00487
日本のらい対策から何を学ぶか　新たなハンセン病対策に向けて　498.6/ナリ09/
　成田稔/〔著〕
　明石書店
　2009.6/一般図書資料

OK00488
日本の癩対策の誤りと「名誉回復」　今、改めてハンセン病対策を考える　世界人権問題叢書　100　498.6/ナリ17/
　成田稔/著
　明石書店
　2017.9/一般図書資料

OK00489
私の履歴書　「らい予防法」を超えて　498.6/ニシ05/
　西村時夫/著
　皓星社
　2004.11/一般図書資料

OK00490
ハンセン病の「脱」神話化　自己実現型ボランティアの可能性と陥穽　498.6/ニシ15/
　西尾雄志/著
　皓星社
　2014.12/一般図書資料

OK00491
日米医学協力計画報告書　昭和56年度　498.6/ニチ05/
　日米医学協力研究会らい専門部会/〔編〕
　〔日米医学協力研究会〕
　1982/一般図書資料

OK00492
ハンセン病・いま、私たちに問われているもの　クリエイツDO Book's 001　498.6/ニホ02/
　日本弁護士連合会/編
　クリエイツかもがわ
　2001/一般図書資料

OK00493
草津のタルピッ（月あかり）　在日韓国朝鮮人ハンセン病者の証言　498.6/ニホ03/
日本聖公会日韓協働委員会 / 編
聖公会出版
1999/ 一般図書資料

OK00494
向き合おう。語り合おう。今、問われるハンセン病の過去と未来　498.6/ニホ03/
日本広報協会 / 編
日本広報協会
2003/ 一般図書資料

OK00495
日本らい学会総会　第50回　498.6/ニホ05/50
〔日本らい学会〕
1977/ 一般図書資料

OK00496
日本らい学会総会　第51回　498.6/ニホ05/51
〔日本らい学会〕
1978/ 一般図書資料

OK00497
日本らい学会総会講演集　第56回　498.6/ニホ05/56
〔日本らい学会〕
1983/ 一般図書資料

OK00498
祈る　らい医師の海外紀行　498.6/ノシ05/
野島泰治 / 著
野島冨美
1973.9/ 一般図書資料

OK00499
野島泰治先生研究業績集　498.6/ノシ05/
野島泰治先生研究業績編集委員会 / 著
曽根久郎
1970.6/ 一般図書資料

OK00500
射こまれた矢　能登恵美子遺稿集　498.6/ノト12/
能登恵美子 / 著
皓星社
2012.3/ 一般図書資料
※「隔離の園の子供たち - ハンセン病患者児童の作品を読む」、「『生の証し』後世へ集大成 - ハンセン病『もう一つの運動』文学全集刊行」収録

OK00501
射こまれた矢　能登恵美子遺稿集　増補　498.6/ノト21
能登恵美子 / 著
皓星社
2021.3/ 一般図書資料

OK00502
差別とハンセン病　498.6/ハタ06/
細谷史代 / 著
平凡社
2006/ 一般図書資料

OK00503
父からの手紙　再び「癩者」の息子として　498.6/ハヤ97/
林力 / 著
草風館
1997/ 一般図書資料

OK00504
世界癩視察旅行記　498.6/ハヤ05/
林文雄 / 著
〔出版者不明〕
〔出版年不明〕/ 一般図書資料

OK50005
回顧五十年　498.6/ハヤ05/
林芳信先生遺稿記念出版会 / 編
林芳信先生遺稿記念出版会
1979.9/ 一般図書資料

OK50006
「癩者」の息子として　498.6/ハヤ05/
林力 / 著
明石書店
1988.5/ 一般図書資料

OK00507
戦時と敗戦直後の沖縄のらい　沖縄本島と愛楽園の周辺　498.6/ハヤ05/1
早田皓 / 著
早田皓
〔1973〕/ 一般図書資料

OK00508
愛楽園被爆始末記　戦時と敗戦直後の沖縄のらい　498.6/ハヤ05/2
早田皓 / 著
早田皓
1974.1/ 一般図書資料

OK00509
知っていますか？　ハンセン病と人権一問一答　498.6/ハン97/
ハンセン病と人権を考える会 / 編
解放出版社
1997/ 一般図書資料

OK00510
知っていますか？　ハンセン病と人権一問一答　2版
498.6/ ハン 00/
　ハンセン病と人権を考える会 / 編
　解放出版社
　2000/ 一般図書資料

OK00511
楽々理解ハンセン病　人間回復 - 奪われた90年「隔離」の責任を問う　498.6/ ハン 01/
　ハンセン病国賠訴訟を支援する会・熊本 / 編
　花伝社
　2001/ 一般図書資料

OK00512
証人調書　1　「らい予防法国賠訴訟」大谷藤郎証言　皓星社ブックレット　9　498.6/ ハン 02/1
　ハンセン病国家賠償訴訟弁護団 / 編
　皓星社
　2000/ 一般図書資料

OK00513
証人調書　2　「らい予防法国賠訴訟」和泉真蔵証言　皓星社ブックレット　10　498.6/ ハン 02/2
　ハンセン病国家賠償請求訴訟弁護団 / 編
　皓星社
　2001/ 一般図書資料

OK00514
証人調書　3　「らい予防法国賠訴訟」犀川一夫証言　皓星社ブックレット　12　498.6/ ハン 02/3
　ハンセン病国家賠償請求訴訟弁護団 / 編
　皓星社
　2001/ 一般図書資料

OK00515
証人調書　4　「らい予防法国賠訴訟」成田稔証言　皓星社ブックレット　14　498.6/ ハン 02/4
　ハンセン病国家賠償請求訴訟弁護団 / 編
　皓星社
　2002/ 一般図書資料

OK00516
ハンセン病問題これまでとこれから　498.6/ ハン 02/
　ハンセン病・国家賠償請求訴訟を支援する会
　日本評論社
　2002/ 一般図書資料

OK00517
お帰りなさい！ハンセン病・北陸からの訴え　498.6/ ハン 03/
　ハンセン病訴訟勝訴一周年記念シンポジウム実行委員会 / 編
　桂書房
　2003/ 一般図書資料

OK00518
開かれた扉、ハンセン病裁判を闘った人たち　498.6/ ハン 03/
　ハンセン病違憲国賠訴訟弁護団 / 著
　講談社
　2003/ 一般図書資料

OK00519
星の眠る町から　ハンセン病療養所・それぞれの再出発　498.6/ ハン 04/
　判野宏 / 著
　現代書館
　2004/ 一般図書資料

OK00520
ハンセン病の薬物療法の進め方　498.6/ ハン 05/
　国立らい療養所化学療法協同研究班 /［編］
　国立療養所栗生楽泉園
　1981.2/ 一般図書資料

OK00521
ハンセン氏病療養所における医療の問題点と対策　全支部医療委員会報告のまとめ　昭和52年度　498.6/ ハン 05/
　全国ハンセン氏病患者協議会
　1978.3/ 一般図書資料

OK00522
楽々理解ハンセン病　人生被害 - 人間回復への歩み　新版　498.6/ ハン 05/
　ハンセン病国賠訴訟を支援する会・熊本 / 編
　花伝社　共栄書房（発売）
　2005.8/ 一般図書資料

OK00523
ハンセン病問題に関する検証会議最終報告書　上　498.6/ ハン 07/1
　日弁連法務研究財団ハンセン病問題に関する検証会議 / 編
　明石書店
　2007.8/ 一般図書資料

OK00524
ハンセン病問題に関する検証会議最終報告書　下　被害実態調査報告　胎児等標本調査報告　498.6/ ハン 07/2
　日弁連法務研究財団ハンセン病問題に関する検証会議 / 編
　明石書店
　2007/ 一般図書資料

OK00525
ハンセン病違憲国賠裁判全史　第1巻　裁判編
498.6/ ハン 07/1
ハンセン病違憲国賠裁判全史編集委員会 / 編集
ハンセン病違憲国賠裁判全史編集委員会 皓星社（発売）
2006/ 一般図書資料

OK00526
ハンセン病違憲国賠裁判全史　第2巻　裁判編
498.6/ ハン 07/2
ハンセン病違憲国賠裁判全史編集委員会 / 編集
ハンセン病違憲国賠裁判全史編集委員会 皓星社（発売）
2006/ 一般図書資料

OK00527
ハンセン病違憲国賠裁判全史　第3巻　裁判編
498.6/ ハン 07/3
ハンセン病違憲国賠裁判全史編集委員会 / 編集
ハンセン病違憲国賠裁判全史編集委員会 皓星社（発売）
2006/ 一般図書資料

OK00528
ハンセン病違憲国賠裁判全史　第4巻　裁判編
498.6/ ハン 07/4
ハンセン病違憲国賠裁判全史編集委員会 / 編集
ハンセン病違憲国賠裁判全史編集委員会 皓星社（発売）
2006/ 一般図書資料

OK00529
ハンセン病違憲国賠裁判全史　第5巻　裁判編
498.6/ ハン 07/5
ハンセン病違憲国賠裁判全史編集委員会 / 編集
ハンセン病違憲国賠裁判全史編集委員会 皓星社（発売）
2006/ 一般図書資料

OK00530
ハンセン病違憲国賠裁判全史　第6巻　被害実態編
498.6/ ハン 07/6
ハンセン病違憲国賠裁判全史編集委員会 / 編集
ハンセン病違憲国賠裁判全史編集委員会 皓星社（発売）
2006/ 一般図書資料

OK00531
ハンセン病違憲国賠裁判全史　第7巻　被害実態編
498.6/ ハン 07/7
ハンセン病違憲国賠裁判全史編集委員会 / 編集
ハンセン病違憲国賠裁判全史編集委員会 皓星社（発売）
2006/ 一般図書資料

OK00532
ハンセン病違憲国賠裁判全史　第8巻　被害実態編
498.6/ ハン 07/8
ハンセン病違憲国賠裁判全史編集委員会 / 編集
ハンセン病違憲国賠裁判全史編集委員会 皓星社（発売）
2006/ 一般図書資料

OK00533
ハンセン病違憲国賠裁判全史　第9巻　被害実態編
498.6/ ハン 07/9
ハンセン病違憲国賠裁判全史編集委員会 / 編集
ハンセン病違憲国賠裁判全史編集委員会 皓星社（発売）
2006/ 一般図書資料

OK00534
「将来構想」の歴史に学ぶ「第二回ハンセン病資料セミナー2007」報告　498.6/ ハン 08/
ハンセン病図書館友の会 / 共編、ハンセン病市民学会図書資料部共 / 編
皓星社
2007.12/ 一般図書資料

OK00535
ハンセン病市民学会年報　2005　498.6/ ハン 11/2005
ハンセン病市民学会
2005.12/ 一般図書資料

OK00536
ハンセン病市民学会年報　2006　498.6/ ハン 11/2006
ハンセン病市民学会
2006.12/ 一般図書資料

OK00537
ハンセン病市民学会年報　2007　498.6/ ハン 11/2007
ハンセン病市民学会
2007.12/ 一般図書資料

OK00538
ハンセン病市民学会年報　2008　498.6/ ハン 11/2008
ハンセン病市民学会
2009.4/ 一般図書資料

OK00539
ハンセン病市民学会年報　2009　498.6/ ハン 11/2009
ハンセン病市民学会 / 編
ハンセン病市民学会
2010.3/ 一般図書資料

OK00540
ハンセン病市民学会年報　2010　498.6/ ハン 11/2
ハンセン病市民学会 / 編
ハンセン病市民学会
2011.3/ 一般図書資料

OK00541
ハンセン病市民学会年報　2011　498.6/ ハン 11/2011
ハンセン病市民学会 / 編
ハンセン病市民学会
2012.3/ 一般図書資料

OK00542
ハンセン病市民学会年報　2012　498.6/ ハン 11/2012
　ハンセン病市民学会 / 編
　ハンセン病市民学会
　2013.7/ 一般図書資料

OK00543
ハンセン病市民学会年報　2013　いま、「いのち」の意味を問う　498.6/ ハン 11/2013
　ハンセン病市民学会 / 編
　ハンセン病市民学会
　2014.9/ 一般図書資料

OK00544
ハンセン病市民学会年報　2014　いのちの証を見極める　498.6/ ハン 11/2014
　ハンセン病市民学会 / 編
　ハンセン病市民学会
　2015.1/ 一般図書資料

OK00545
ハンセン病市民学会年報　2015　バトンをつなごう　498.6/ ハン 11/2015
　ハンセン病市民学会 / 編
　ハンセン病市民学会
　2016.1/ 一般図書資料

OK00546
ハンセン病市民学会年報　2016　らい予防法廃止20年・ハンセン病国賠訴訟勝訴15年を迎えて　498.6/ ハン 11/2016
　ハンセン病市民学会 / 編
　ハンセン病市民学会
　2017.11/ 一般図書資料

OK00547
ハンセン病市民学会年報　2017　島と生きる　498.6/ ハン 11/2017
　ハンセン病市民学会 / 編
　ハンセン病市民学会
　2019.1/ 一般図書資料

OK00548
ハンセン病市民学会年報　2018　みるく世向かてぃ　498.6/ ハン 11/2018
　ハンセン病市民学会 / 編
　ハンセン病市民学会
　2021.12/ 一般図書資料

OK00549
ハンセン病絶対隔離政策と日本社会　無らい県運動の研究　498.6/ ハン 14/
　無らい県運動研究会 / 編
　六花出版
　2014.5/ 一般図書資料

OK00550
ハンセン病　日本と世界　病い・差別・いきる　498.6/ ハン 16/
　ハンセン病フォーラム / 編
　工作舎
　2016.2/ 一般図書資料

OK00551
家族がハンセン病だった　家族訴訟の証言　498.6/ ハン 18/
　ハンセン病家族訴訟弁護団 / 編
　六花出版
　2018.5/ 一般図書資料

OK00552
ハンセン病関連資料　498.6/ ハン 21
　出版者不明
　1997/ 一般図書資料

OK00553
ハンセン病問題から学び、伝える　差別のない社会をつくる人権学習　498.6/ ハン 22
　ハンセン病市民学会教育部会 / 編
　清水書院
　2022.1/ 一般図書資料

OK00554
秘境を開く　498.6/ ヒキ 04/
　松丘保養園70周年記念誌刊行委員会 / 編
　北の街社
　1979/ 一般図書資料

OK00555
人生に絶望はない　ハンセン病100年のたたかい　498.6/ ヒラ 97/
　平沢保治 / 著
　かもがわ出版
　1997/ 一般図書資料

OK00556
世界ハンセン病紀行　498.6/ ヒラ 05/
　平沢保治 / 著
　かもがわ出版
　2005/ 一般図書資料

OK00557
らい療養の実際　化学療法をめぐって　498.6/ ヒラ 05/
　平子真 / 著
　平子真
　1973.6/ 一般図書資料

OK00558
苦しみは歓びをつくる　平沢保治対話集　498.6/ ヒラ 14/
　平沢保治 / 著
　かもがわ出版
　2013.6/ 一般図書資料

OK00559
近代日本のハンセン病問題と地域社会　498.6/ ヒロ 11/
　廣川和花 / 著
　大阪大学出版会
　2011.2/ 一般図書資料

OK00560
患者教師・子どもたち・絶滅隔離 ＜ハンセン病療養所＞ 全生分教室自治と子ども手当て　498.6/ ヒワ 13/
　樋渡直哉 / 著
　地歴社
　2013.8/ 一般図書資料

OK00561
フォーラムハンセン病の歴史を考える　らい予防法はまだ生きている　498.6/ フォ 04/
　皓星社
　1995/ 一般図書資料

OK00562
語り継がれた偏見と差別　予防立法以前の古書に見るハンセン病　498.6/ フク 13/
　福西征子 / 著
　福西征子
　2012.7/ 一般図書資料

OK00563
ハンセン病療養所に生きた女たち　498.6/ フク 16/
　福西征子 / 著
　昭和堂
　2016.7/ 一般図書資料

OK00564
語り継がれた偏見と差別　歴史のなかのハンセン病　498.6/ フク 17/
　福西征子 / 著
　昭和堂
　2017.3/ 一般図書資料

OK00565
こんなことで終わっちゃあ、死んでも死にきれん　孤絶された生 / ハンセン病家族鳥取訴訟　498.6/ フク 18/
　福岡安則 / 著
　世織書房
　2018.5/ 一般図書資料

OK00566
日本ファシズムと医療　ハンセン病をめぐる実証的研究　498.6/ フシ 93/
　藤野豊 / 著
　岩波書店
　1993/ 一般図書資料

OK00567
証言・日本人の過ち　ハンセン病を生きて—森元美代治・美恵子は語る　498.6/ フシ 96/
　藤田真一 / 編著
　人間と歴史社
　1996/ 一般図書資料

OK00568
証言・自分が変わる社会を変える　ハンセン病克服の記録　第2集　498.6/ フシ 96/2
　藤田真一 / 編著
　人間と歴史社
　1999/ 一般図書資料

OK00569
歴史のなかの「癩者」　498.6/ フシ 96/
　藤野豊 / 編
　ゆみる出版
　1996/ 一般図書資料

OK00570
「いのち」の近代史　「民族浄化」の名のもとに迫害されたハンセン病患者　498.6/ フシ 01/
　藤野豊 / 著
　かもがわ出版
　2001/ 一般図書資料

OK00571
ハンセン病と戦後民主主義　なぜ隔離は強化されたのか　498.6/ フシ 06/
　藤野豊 / 著
　岩波書店
　2006/ 一般図書資料

OK00572
ハンセン病反省なき国家『「いのち」の近代史』　498.6/ フシ 08/
　藤野豊 / 著
　かもがわ出版
　2008.5/ 一般図書資料

OK00573
戦争とハンセン病　498.6/ フシ 10/
　藤野豊 / 著
　吉川弘文館
　2010.1/ 一般図書資料

OK00574
孤高のハンセン病医師　小笠原登「日記」を読む
498.6/フジ16/
　　藤野豊／著
　　六花出版
　　2016.3/一般図書資料

OK00575
聖書の中の「らい」　498.6/ブラ05/
　　スタンレー　G.ブラウン／著、石館守三／訳
　　キリスト新聞社
　　1981.9/一般図書資料

OK00576
ふれあい福祉だより　第12号（2015）　ハンセン病問題を正しく理解するために　498.6/フレ15/12
　　ふれあい福祉協会
　　2015.5/一般図書資料

OK00577
ふれあい福祉だより　第16号（2019）　ハンセン病問題を正しく理解するために　498.6/フレ15/16
　　ふれあい福祉協会
　　2019.5/一般図書資料

OK00578
ふれあい福祉だより　第17号（2020）　ハンセン病問題を正しく理解するために　498.6/フレ15/17
　　ふれあい福祉協会／編集
　　ふれあい福祉協会
　　2019.12/一般図書資料

OK00579
ふれあい福祉だより　第18号（2020）　ハンセン病問題を正しく理解するために　498.6/フレ15/18
　　ふれあい福祉協会／編集
　　ふれあい福祉協会
　　2020.6/一般図書資料

OK00580
ふれあい福祉だより　第19号（2020）　ハンセン病問題を正しく理解するために　498.6/フレ15/19
　　ふれあい福祉協会／編集
　　ふれあい福祉協会
　　2020.12/一般図書資料

OK00581
ふれあい福祉だより　第20号（2021）　ハンセン病問題を正しく理解するために　498.6/フレ15/20
　　ふれあい福祉協会／編集
　　ふれあい福祉協会
　　2021.8/一般図書資料

OK00582
ふれあい福祉だより　第21号（2021）　ハンセン病問題を正しく理解するために　498.6/フレ15/21
　　ふれあい福祉協会／編集
　　ふれあい福祉協会
　　2021.12/一般図書資料

OK00583
ふれあい福祉だより　第22号（2022）　ハンセン病問題を正しく理解するために　498.6/フレ15/22
　　ふれあい福祉協会／編集
　　ふれあい福祉協会
　　2022.6/一般図書資料

OK00584
ふれあい福祉だより　第23号（2022）　ハンセン病問題を正しく理解するために　498.6/フレ15/23
　　ふれあい福祉協会／編集
　　ふれあい福祉協会
　　2022.12/一般図書資料

OK00585
報知大島　リプリント国立療養所大島青松園史料シリーズ　498.6/ホウ13/
　　近現代資料刊行会
　　2012.11/一般図書資料

OK00586
名もなき星たちよ　498.6/ホシ04/
　　星塚敬愛園入園者自治会／著
　　星塚敬愛園入園者自治会
　　1985/一般図書資料

OK00587
深い淵から　ハンゼン氏病患者生活記録　498.6/ホツ04/
　　堀田善衛／編
　　新評論
　　2002.12/一般図書資料

OK00588
人間であって人間でなかった　ハンセン病と玉城しげ
498.6/ホリ09/
　　堀江節子／著
　　桂書房
　　2009.5/一般図書資料

OK00589
松丘保養園創立80周年記念誌　498.6/マツ04/
　　国立療養所松丘保養園
　　1991/一般図書資料

OK00590
光田健輔氏の日本の癩予防事業に寄与した業績に関する資料　498.6/ ﾐﾂ05/
〔出版者不明〕
［出版年不明］/ 一般図書資料

OK00591
ハンセン病問題は終わっていない　岩波ブックレット No.567　498.6/ ﾐﾅ03/
南日本放送ハンセン病取材班 / 編
岩波書店
2002/ 一般図書資料

OK00592
隔離の里　ハンセン病回復者の軌跡　498.6/ ﾐﾔ03/
宮下忠子 / 著
大月書店
1998/ 一般図書資料

OK00593
宮古南静園三十周年記念誌　498.6/ ﾐﾔ04/
宮古南静園自治会 / 編
沖縄ハ氏病予防協会
1962.8/ 一般図書資料

OK00594
ハンセン病重監房の記録　498.6/ ﾐﾔ06/
宮坂道夫 / 著
集英社
2006/ 一般図書資料

OK00595
ハンセン病　差別者のボクたちと病み棄てられた人々の記録　498.6/ ﾐﾔ13/
三宅一志 / 著
寿郎社
2013.5/ 一般図書資料

OK00596
琉球に於ける癩へのイメージ　498.6/ ﾐﾝ05/
カーター L.マーシャル /〔編〕真栄城美枝子 /〔編〕
民政府公衆衛生福祉局公衆衛生部
1966/ 一般図書資料

OK00597
もう、うつむかない　証言・ハンセン病　498.6/ ﾑﾗ04/
村上絢子 / 著
筑摩書房
2004/ 一般図書資料

OK00598
瀬戸内はさざなみ　光田健輔とその周辺　498.6/ ﾑﾗ13/
村野民子 / 著
鉱脈社
2012.1/ 一般図書資料

OK00599
差別としてのライ　498.6/ ﾓﾘ94/
森幹郎 / 著
法政出版
1993/ 一般図書資料

OK00600
足跡は消えても　ハンセン病史上のキリスト者たち　498.6/ ﾓﾘ97/
森幹郎 / 著
ヨルダン社
1996/ 一般図書資料

OK00601
証言・ハンセン病　療養所元職員が見た民族浄化　498.6/ ﾓﾘ01/
森幹郎 / 著
現代書館
2001/ 一般図書資料

OK00602
ハンセン病差別被害の法的研究　498.6/ ﾓﾘ06/
森川恭剛 / 著
法律文化社
2005/ 一般図書資料

OK00603
足跡は消えても　人物日本ライ小史　498.6/ ﾓﾘ12/
森幹郎 / 著
キリスト新聞社
1963.11/ 一般図書資料

OK00604
らい予防法下におけるソーシャルワーク実践　その実態と課題　498.6/ ﾓﾘ14/
守本友美 / 著
ミネルヴァ書房
2014.12/ 一般図書資料

OK00605
絆　「らい予防法」の傷痕 - 日本・韓国・台湾　498.6/ ﾔｴ06/
八重樫信之 / 著・写真
人間と歴史社
2006/ 一般図書資料

OK00606
輝いて生きる　ハンセン病国賠訴訟判決から10年　498.6/ ﾔｴ11/
八重樫信之 / 著
合同出版
2011.4/ 一般図書資料

OK00607
国際らい会議録 Memoranda of the International Congress of Leprology　498.6/ヤナ05/
　　柳橋寅男/編
　　長涛会
　　1957.1/一般図書資料

OK00608
日本らい史　498.6/ヤマ94/
　　山本俊一/著
　　東京大学出版会
　　1993/一般図書資料

OK00609
日本らい史　増補　498.6/ヤマ98/
　　山本俊一/著
　　東京大学出版会
　　1997/一般図書資料

OK00610
差別された病　裁かれたハンセン病隔離政策　498.6/ヤマ01/
　　山岸秀/著
　　かもがわ出版
　　2001/一般図書資料

OK00611
御座の湯口碑　498.6/ヤマ05/
　　山本よ志郎/著、加藤三郎/著
　　御座の湯口碑刊行協力委員会
　　1972.1/一般図書資料

OK00612
プロジェクト　作為・不作為へ　ハンセン病・薬害問題　498.6/ヤマ07/
　　山本務/編著
　　本の泉社
　　2007/一般図書資料

OK00613
ハンセン病療養所のエスノグラフイ　「隔離」のなかの結婚と子ども　498.6/ヤマ08/
　　山本須美子/著、加藤尚子/著
　　医療文化社
　　2008.1/一般図書資料

OK00614
社会がなした病　ハンセン病差別と仏教　浄土宗人権教育シリーズ　498.6/ヤマ08/
　　山本正廣/著
　　浄土宗
　　2007.5/一般図書資料

OK00615
手紙ハンセン病元患者と中学生との交流ハンセン病叢書　498.6/ヤマ13/
　　山口シメ子/著
　　皓星社
　　2004.9/一般図書資料

OK00616
〔ハンセン病に関する雑誌掲載論文集〕　498.6/ヨコ05/
　　横田篤三/ほか著
　　〔出版社不明〕
　　〔出版年不明〕/一般図書資料

OK00617
神様からの贈りもの　498.6/ヨネ03/
　　米塚雉杜子/著
　　サンパウロ
　　2003/一般図書資料

OK00618
「らい予防法」を問う　498.6/ライ96/
　　「らい」園の医療と人権を考える会/編
　　明石書店
　　1995/一般図書資料

OK00619
九〇年目の真実　ハンセン病患者隔離政策の責任　498.6/ライ99/
　　「らい予防法」違憲国家賠償請求訴訟西日本/編
　　かもがわ出版
　　1999/一般図書資料

OK00620
訴状「らい予防法人権侵害謝罪・国家賠償請求訴訟」このままでは死んでも死にきれない思いが、ついに私たちをこの訴訟に踏みきらせたのです　498.6/ライ01/
　　らい予防法人権侵害謝罪・国家賠償請求訴訟/編
　　皓星社
　　1999/一般図書資料

OK00621
らい予防法廃止記念国際交流事業報告書　1998年ハンセン病回復者国際交流事業報告書　人間の尊厳回復と共生を目指して　498.6/ライ03/
　　藤楓協会
　　2001/一般図書資料

OK00622
らい医学の手引き　498.6/ライ05/
　　「らい医学の手引き」刊行会/編集
　　克誠堂出版
　　1970.11/一般図書資料

OK00623
癩形成外科研究会会報　第1号　498.6/ライ05/1
　癩形成外科研究会／編
　マルホ商店
　1958.7/一般図書資料

OK00624
＜対話の場＞の創造へ　498.6/ライ05/
　「らい予防法」違憲国家賠償請求訴訟を支援する市民の会／編集
　関西障害者定期刊行物協会
　2004/一般図書資料

OK00625
コロナの時代の歴史学　498.6/レキ20
　歴史学研究会／編
　績文堂出版
　2020.12/一般図書資料
　※「感染症と中世身分制（三枝暁子／著）」「「衛生」と「自治」が交わる場所で「コロナ禍」なるものの歴史性を考える（石居人也／著）」収録

OK00626
戦後らい法制の検証　498.6/ワタ17/
　和田謙一郎／著
　晃洋書房
　2017.3/一般図書資料

OK00627
ベトナムに生きるハンセン病の人々と自立への支援　(元)患者の社会復帰支援の意味を問い直す　498.6/ワタ18/
　渡辺弘之／著
　明石書店
　2018.1/一般図書資料

OK00628
われら共に生きん　498.6/ワレ05/
　沖縄らい予防協会
　出版年不明／一般図書資料

OK00629
日本とアジアの農業集落　組織と機能　611.921/オオ10/
　大鎌邦雄／編
　清文堂出版
　2009.11/一般図書資料
　※「『排除』と『包摂』の関係にみるハンセン病者と農村社会（杉原たまえ著）」収録

OK00630
生命の火　命を桜に託した潤崎町内の人々　627.73/ウル06/
　潤崎植樹実行委員会／編
　向陽舎　星雲社（発売）
　2006/一般図書資料

OK00631
医務服を着た郵便局長3代記ハンセン病国立療養所栗生楽泉園とともに　693.3/サイ14/
　埼玉新聞社／編
　埼玉新聞社
　2013.8/一般図書資料

OK00632
女子アナ失格　699.64/ヤブ05/
　藪本雅子／〔著〕
　新潮社
　2005/一般図書資料

OK00633
アート・ライフ・社会学　エンパワーするアートベース・リサーチ　701.3/オカ20
　岡原正幸／編著
　晃洋書房
　2020.7/一般図書資料
　※「ハンセン病者をめぐる社会関係の変容　ART SETOUCHIにおける国立療養所大島青松園での活動に着目して（小坂有資／著）」収録

OK00634
世界の記憶遺産60　709/フル15/
　古田陽久／著
　幻冬舎
　2015.7/一般図書資料
　※「36　偏見と差別に翻弄された病の撲滅までの軌跡　ベルゲンのハンセン病のアーカイヴ」収録

OK00635
絵の中のふるさと　熊本県ハンセン病問題啓発資料　723.1/エノ20
　熊本県
　2020.2/一般図書資料

OK00636
いのちを刻む　鉛筆画の鬼才、木下晋自伝　723.1/キノ20/
　木下晋／著
　藤原書店
　2019.12/一般図書資料

OK00637
生きるあかし　ハンセン病療養所にて　ハンセン病叢書　723.1/スズ03/
　鈴木時治／〔画〕、寺島万里子／編集
　皓星社
　2002/一般図書資料

OK00638
桃生小富士展　企画展　723.1/モ/21
　桃生小富士／画
　日本科学技術振興財団
　2010.1/一般図書資料

OK00639
長島の自然　748/アオ04/
　青木丈草／著
　皓星社
　2003/一般図書資料

OK00640
13　ハンセン病療養所からの言葉　748/イシ20
　石井正則／著
　トランスビュー
　2020.3/一般図書資料

OK00641
13　ハンセン病療養所の現在を撮る　748/イシ21
　石井正則／著
　国立ハンセン病資料館
　2020.2/一般図書資料

OK00642
溶融の時　ハンセン病療養所大島　748/オ14/
　太田昭生／写真
　蒼穹舎
　2014.4/一般図書資料

OK00643
蓮物語　748/カト04/
　加藤健／著
　加藤健
　2000/一般図書資料

OK00644
蓮物語　Ⅱ　748/カト04/2
　加藤健／著
　加藤健
　2003/一般図書資料

OK00645
生きることのはざまで　鈴木サトシ写真集　748/スス05/
　鈴木サトシ／〔写真〕
　オークシード
　2004.11/一般図書資料

OK00646
ハーモニカの歌　762.1/コン05/
　近藤宏一／著
　灯影舎
　1979.3/一般図書資料

OK00647
島唄の奇跡　白百合が奏でる恋物語　そしてハンセン病　762.1/タウ05/
　吉江真理子／著
　講談社
　2005/一般図書資料

OK00648
人の林で　767.08/トウ04/
　塔和子／作詞
　音楽之友社
　1990/一般図書資料

OK00649
うたに刻まれたハンセン病隔離の歴史　園歌はうたう　岩波ブックレット　No.1070　767.6/サワ22/
　沢知恵／著
　岩波書店
　2022.11/一般図書資料

OK00650
教育者・今村昌平　778.077/イマ11/
　今村昌平／著
　キネマ旬報社
　2010.12/一般図書資料
　※「『映像メディアはハンセン病をどう描いてきたか』について（佐藤忠男執筆）」収録

OK00651
地域発ドキュメンタリーが社会を変える　作り手と映像祭の挑戦　778.7/イチ21
　市村元／編
　ナカニシヤ出版
　2021.11/一般図書資料
　※「『ハンセン病』を伝え続ける　四〇年にわたる取材とローカル局の使命（山下晴海著）」収録

OK00652
南風　星塚敬愛園児童作品集　816/ホシ05/
　星塚敬愛園慰安会／編
　星塚敬愛園慰安会
　1958.3/一般図書資料

OK00653
岩波講座文学　11　身体と性　908/コモ02/11
　小森陽一／ほか編集委員
　岩波書店
　2002.11/一般図書資料
　※「ハンセン病とエイズ、死をめぐる病（寺田光徳著）」収録

OK00654
クリニック・クリティック　私批評宣言　ミネルヴァ評

論叢書＜文学の在り処＞　910.26/チハ04/
　千葉一幹／著
　ミネルヴァ書房
　2004.6/一般図書資料
　※「帰依と幻滅　ハンセン病のことなど」収録

OK00655
小説の心、批評の目　910.26/ニホ05/
　日本民主主義文学会／編
　日本民主主義文学会
　2005.9/一般図書資料
　※「ハンセン病文学と民主主義文学（宮本阿伎著）」収録

OK00656
挑発ある文学史　誤読され続ける部落ハンセン病文芸
910.26/ハタ12/
　秦重雄／著
　かもがわ出版
　2011.1/一般図書資料

OK00657
隔離の文学　ハンセン病療養所の自己表現史
910.263/アラ12/
　荒井裕樹／著
　書肆アルス
　2011.11/一般図書資料

OK00658
病の言語表象　和泉選書 183　910.263/キム16/
　木村功／著
　和泉書院
　2016.3/一般図書資料
　※「楽土／ディストピアの言説空間 - 小川正子『小島の春』におけるハンセン病の言語表象 -」収録

OK00659
非国民文学論　910.263/タナ20/
　田中綾／著
　青弓社
　2020.2/一般図書資料

OK00660
ハンセン病文学読書会のすすめ　910.264/サト15/
　佐藤健太／編
　ハンセン病文学読書会
　2015.3/一般図書資料

OK00661
いのちの火影　北条民雄覚え書　910.268/H-36/
　新潮社
　1970/一般図書資料

OK00662
知の巨人　評伝生田長江　910.268/イク13/
　荒波力／著
　白水社
　2013.2/一般図書資料

OK00663
ユマニテの人　木下杢太郎とハンセン病　910.268/キノ04/
　成田稔／著
　成田稔
　2004.3/一般図書資料

OK00664
木下杢太郎の世界へ　910.268/キノ12/
　池田功／編
　おうふう
　2012.3/一般図書資料
　※「石龍　ハンセン病と闘う人々（池田功／著）」収録

OK00665
旅する木下杢太郎／太田正雄　グローバル時代の二足の草鞋　910.268/キノ16/
　菅原潤／著
　晃洋書房
　2016.4/一般図書資料

OK00666
島比呂志　書くことは生きること　910.268/シマ06/
　立石富生／著
　高城書房
　2006/一般図書資料

OK00667
鷲手の指　評伝冬敏之　910.268/フユ14/
　鶴岡征雄／著
　本の泉社
　2014.11/一般図書資料

OK00668
火花　北条民雄の生涯　910.268/ホウ02/
　高山文彦／著
　飛鳥新社
　1999/一般図書資料

OK00669
吹雪と細雨　北条民雄・いのちの旅　910.268/ホウ02/
　皓星社
　2002/一般図書資料

OK00670
吹雪と細雨　北條民雄・いのちの旅　新版　910.268/ホウ21/
　清原工／著

皓星社
2021.7/ 一般図書資料

OK00671
吉本隆明が語る戦後55年　11　910.268/ヨシ01/11
　　吉本隆明 / ほか著
　　三交社
　　2003.7/ 一般図書資料
　　※「ハンセン病と日本的「聖卑一体」収録

OK00672
仮面のつぶやき　911/シマ04/
　　島一休止 / 著
　　讚文社
　　1991/ 一般図書資料

OK00673
訴歌　あなたはきっと橋を渡って来てくれる　911.08/ア^21
　　阿部正子 / 編
　　皓星社
　　2021.4/ 一般図書資料

OK00674
悲歌選評長島に生きる　911.16/12/
　　大岩徳二 / 著
　　小峰書店
　　1982/ 一般図書資料

OK00675
いのちつきるまで　ハンセン病と短歌　911.16/スギ10/
　　杉野浩美 / 著
　　皓星社
　　2010.2/ 一般図書資料

OK00676
河鹿集　第4輯　911.16/タナ05/
　　田中豊久 / 編
　　身延深敬園
　　1963.1/ 一般図書資料

OK00677
慟哭の歌人　明石海人とその周辺　911.162/74/
　　村松好之 / 著
　　小峰書店
　　1980/ 一般図書資料

OK00678
海の蠍　明石海人と島比呂志ハンセン病文学の系譜
911.162/アカ03/
　　山下多恵子 / 著
　　未知谷
　　2003/ 一般図書資料

OK00679
日の本の癩者に生れて　白描の歌人　明石海人
911.162/アカ05/
　　内田守人 / 著
　　第二書房
　　1956.7/ 一般図書資料

OK00680
幾世の底より　評伝・明石海人　911.162/アカ17/
　　荒波力 / 著
　　白水社
　　2016.12/ 一般図書資料

OK00681
海の蠍　明石海人と島比呂志ハンセン病文学の系譜　増補新版　911.162/アカ17/
　　山下多恵子 / 著
　　未知谷
　　2017.1/ 一般図書資料

OK00682
よみがえる"万葉歌人"明石海人　911.162/アラ00/
　　荒波力 / 著
　　新潮社
　　2000/ 一般図書資料

OK00683
海人断想　911.162/ウメ09/
　　梅林加津 / 著
　　皓星社
　　2008.12/ 一般図書資料

OK00684
海人断想　増補版　911.162/ウメ14/
　　梅林加津 / 著
　　皓星社
　　2014.9/ 一般図書資料

OK00685
歌人明石海人　海光のかなたへ　911.162/オカ06/
　　岡野久代 / 著
　　静岡新聞社
　　2006.6/ 一般図書資料

OK00686
讚美の歌人　明石海人について　911.162/シミ19/
　　清水氾 / 著
　　小峯書店
　　1982.1/ 一般図書資料

OK00687
歌人・津田治子　911.162/ヨネ01/
　　米田利昭 / 著
　　沖積舎

2001／一般図書資料

OK00688
木がくれの実　岩波新書　911.167/10/
　武蔵野短歌会／編
　岩波書店
　1953／一般図書資料

OK00689
東雲のまぶた　911.167/25/
　武蔵野短歌会／編
　長崎書店
　1930／一般図書資料

OK00690
黒薔薇　911.167/27/
　壱岐耕／著
　長島短歌会
　1957／一般図書資料

OK00691
生れざりせば　ハンセン氏病歌人群像　911.167/51/
　内田守人／著
　春秋社
　1976／一般図書資料

OK00692
現代短歌全集　第11巻　仰日ほか　911.167/56/
　伊藤保ほか／著
　筑摩書房
　1981／一般図書資料

OK00693
光明苑　第1輯　歌集　911.167/61/1
　楓短歌会／編
　邑久光明園慰安会
　1953／一般図書資料

OK00694
三つの門　歌集　911.167/ウチ05/
　内田守人／編著
　人間的社
　1970／一般図書資料

OK00695
療養秀歌三千集　911.167/ウチ05/
　内田守人／選
　徳安堂書房
　1940／一般図書資料

OK00696
開かれた門　歌集　911.167/シマ05/
　島田秋夫／著者代表
　短歌新聞社
　1979.5／一般図書資料

OK00697
明石海人全歌集　911.168/A-5/
　内田守人／編
　短歌新聞社
　1978／一般図書資料

OK00698
日の本　らい者に生れて　白描　911.168/A-7/
　明石海人／著
　改造社
　1939／一般図書資料

OK00699
守礼門　911.168/C-2/
　千葉修／著
　短歌新聞社
　1980／一般図書資料

OK00700
珊瑚礁　911.168/C-4/
　千葉修／著
　長島短歌会
　1968／一般図書資料

OK00701
遁れ来て　911.168/C-5/
　千葉修／著
　愛生短歌会
　1987／一般図書資料

OK00702
石あたたかし　911.168/F-10/
　福岡武／著
　西日本法規出版
　1987／一般図書資料

OK00703
死角の島　911.168/K-5/
　北田由貴子／著
　短歌研究社
　1976／一般図書資料

OK00704
この島を　911.168/K-25/
　北田由貴子／著
　短歌研究社
　1982／一般図書資料

OK00705
黎明の島　北田由貴子歌集　911.168/K-42/
　北田由貴子／著
　短歌新聞社

1985/一般図書資料

OK00706
投影　歌集　911.168/K-43/
　金沢真吾 / 著
　短歌新聞社
　1985/一般図書資料

OK00707
森岡康行遺歌集　911.168/M-26/
　森岡康行 / 著
　森岡律子
　1987/一般図書資料

OK00708
緑の島　911.168/O-26/
　太田井敏夫 / 著
　太田井敏夫
　1978/一般図書資料

OK00709
清き空白　911.168/O-55/
　大村堯 / 著
　大村清子
　1986/一般図書資料

OK00710
依田照彦歌集　911.168/Y-1/
　依田照彦 / 著
　長島短歌会
　1972/一般図書資料

OK00711
小岱の山　911.168/アオ04/
　青木伸一 / 著
　石川書房
　1991/一般図書資料

OK00712
投影　歌集　長流叢書第1編　911.168/アカ13/
　赤沢正美 / 著
　青松歌人会
　1974.1/一般図書資料

OK00713
草に立つ風　歌集　長流叢書第42篇　911.168/アカ13/
　赤沢正美 / 著
　赤沢正美
　1987.1/一般図書資料

OK00714
天啓　ハンセン病歌人明石海人の誕生　911.168/アカ23/
　松岡秀明 / 著
　短歌研究社
　2022.12/一般図書資料

OK00715
白い視界　911.168/アサ96/
　浅井あい / 著
　秋津書店
　1972/一般図書資料

OK00716
心ひたすら　歌集とエッセイ　ハンセン病叢書　911.168/アサ03/
　浅井あい / 著
　皓星社
　2002/一般図書資料

OK00717
樹瘤　歌集　砂金叢書　911.168/アサ13/
　朝滋夫 / 著
　玉川書房
　1981.11/一般図書資料

OK00718
おもひぐさ　911.168/アリ04/
　有明てるみ / 著
　石川書房
　1994/一般図書資料

OK00719
山もみぢ　911.168/アリ04/
　有明てるみ / 著
　石川書房
　1988/一般図書資料

OK00720
十字架草　911.168/イイ04/
　飯川春乃 / 著
　〔飯川春乃〕
　1996/一般図書資料

OK00721
冬草　911.168/イス04/
　泉安朗 / 著
　望月拓郎
　1989/一般図書資料

OK00722
睡蓮の花　歌集　911.168/イタ05/
　板垣和香子 / 著
　東北アララギ会郡山発行所
　1979.8/一般図書資料

OK00723
望郷の丘　911.168/イト06/
　伊藤赤人 / 著

市井社
2004/ 一般図書資料

OK00724
辰砂の壺　911.168/ イリ04/
入江章子 / 著
「牙」短歌会
1999/ 一般図書資料

OK00725
青天　911.168/ イリ04/
入江章子 / 著
砂子屋書房
1987/ 一般図書資料

OK00726
五橋のしま　911.168/ イワ04/
岩本妙子 / 著
石川書房
1995/ 一般図書資料

OK00727
一本の道　歌集　911.168/ ウチ05/
内田守人 / 著
日本文芸社
1961.3/ 一般図書資料

OK00728
一本の道　続　歌集　水甕叢書　911.168/ ウチ05/
内田守人 / 著
短歌研究社
1970/ 一般図書資料

OK00729
落花の円座　内田守人自選百首　911.168/ ウチ05/
内田守人 / 著
内田守人歌碑建設委員会
1976.6/ 一般図書資料

OK00730
わが実存　歌集　911.168/ ウチ05/
内田守人 / 著
短歌研究社
1974.9/ 一般図書資料

OK00731
椿咲く庭に　911.168/ ウツ04/
内海俊夫 / 著
石川書房
1988/ 一般図書資料

OK00732
楝（おうち）　歌文集　911.168/ オウ05/
楝木二男 / 著
南船社
1987.5/ 一般図書資料

OK00733
天のてのひら　911.168/ オオ89/
太田正一 / 著
短歌新聞社
1989/ 一般図書資料

OK00734
サンルームの風　甲斐八郎歌集　911.168/ カイ99/
甲斐八郎 / 著
甲斐八郎歌集刊行委員会
1979/ 一般図書資料

OK00735
誤字の認印　911.168/ カガ93/
鏡巧 / 著
短歌新聞社
1993/ 一般図書資料

OK00736
不作為犯（ふさくゐはん）　鏡巧歌集　朔日叢書　911.168/ カガ12/
鏡巧 / 著
ながらみ書房
2000.3/ 一般図書資料

OK00737
しろたへの牡丹　911.168/ カミ05/
神山南星 / 著
神山南星
1977.7/ 一般図書資料

OK00738
牡丹のあと　歌文集　911.168/ カミ05/
神山南星 / 編著
南九州新聞社
1979/ 一般図書資料

OK00739
春を待ちつつ　911.168/ キタ89/
北田由貴子 / 著
短歌新聞社
1989/ 一般図書資料

OK00740
機を織る音　歌集　911.168/ キム03/
金夏日 / 著
皓星社
2003.8/ 一般図書資料

OK00741
黄土　歌集　　911.168/キム05/
　金夏日／著
　短歌新聞社
　1986/一般図書資料

OK00742
やよひ　歌集　　911.168/キム05/
　金夏日／著
　短歌新聞社
　1993.7/一般図書資料

OK00743
一族の墓　金夏日歌集　　911.168/キム09/
　金夏日／著
　影書房
　2009.6/一般図書資料

OK00744
斎木創歌集　　911.168/サイ04/
　斎木創／著
　角川書店
　1997/一般図書資料

OK00745
盲杖　坂田泡光歌集　　911.168/サカ05/
　坂田泡光／著
　短歌新聞社
　1986.5/一般図書資料

OK00746
こぶしの花　歌集　　911.168/サク05/
　桜糀うめ／著
　短歌新聞社
　1987.5/一般図書資料

OK00747
シッタンの渡河　　911.168/シマ04/
　島田秋夫／著
　短歌新聞社
　1989/一般図書資料

OK00748
南十字星　　911.168/シマ04/
　島田秋夫／著
　短歌新聞社
　1997/一般図書資料

OK00749
一病息災　歌集　　911.168/タイ05/
　田井吟二楼／著
　〔田井吟二楼〕
　1960/一般図書資料

OK00750
四十年　歌集　　911.168/タカ05/
　高橋忠五郎／著
　白玉書房
　1979.9/一般図書資料

OK00751
向日葵通り　田中美佐雄歌集　　ハンセン病叢書
911.168/タナ03/
　田中美佐雄／著
　皓星社
　2002/一般図書資料

OK00752
国籍は天にあり　　911.168/タニ93/
　谷川秋夫／著
　短歌新聞社
　1992/一般図書資料

OK00753
祈る　歌集　　911.168/タニ01/
　谷川秋夫
　角川書店
　2001/一般図書資料

OK00754
花とテープ　歌文集　　911.168/タニ05/
　谷川秋夫／著
　キリスト新聞社
　1980.4/一般図書資料

OK00755
ひまわり　歌集　水甕叢書　　911.168/タニ14/
　谷川秋夫／著
　角川学芸出版
　2013.12/一般図書資料

OK00756
石蕗（つわ）の花咲く　詩歌に刻むハンセン病回復者の人生　　911.168/タハ02/
　田端明／著
　法蔵館
　2002/一般図書資料

OK00757
田村史朗遺歌集　　911.168/タム04/
　田村史朗／著
　岳南短歌会
　1961/一般図書資料

OK00758
田村史朗全歌集　　911.168/タム22
　田村史朗／著
　皓星社

2021.12/ 一般図書資料

OK00759

冬風の島　遺歌集　911.168/ ナカ00/
永井静夫 / 著
邑久光明園
2000/ 一般図書資料

OK00760

くさの原　911.168/ ハタ04/
畑野むめ / 著
石川書房
1998/ 一般図書資料

OK00761

仮名の樹　原田禹雄歌集　911.168/ ハラ02/
原田禹雄 / 著
南島社
1991/ 一般図書資料

OK00762

光と風と　911.168/ フカ89/
深田洌 / 著
西日本法規出版
1989/ 一般図書資料

OK00763

夢にはあらず　911.168/ フク97/
福岡武 / 著
西日本法規出版
1997/ 一般図書資料

OK00764

朝光の島　911.168/ マツ04/
松浦篤男 / 著
〔松浦篤男〕
1990/ 一般図書資料

OK00765

海あかり　911.168/ マツ04/
松浦篤男 / 著
関西アララギ発行所
2001/ 一般図書資料

OK00766

出会ひ　911.168/ マツ04/
松永不二子 / 著
短歌新聞社
1996/ 一般図書資料

OK00767

海に沿ふ道 - 隔絶の島に病みて　溝渕嘉雄歌集
911.168/ ミゾ13/
溝淵嘉雄 / 著

潮汐社
2013.3/ 一般図書資料

OK00768

深冬　歌集　911.168/ ミツ05/
光岡良二 / 著
勁草社
1958/ 一般図書資料

OK00769

潮風の中に　911.168/ ムラ96/
村瀬弘 / 著
西日本法規出版
1996/ 一般図書資料

OK00770

楠若葉の島　911.168/ モリ04/
森山栄三 / 著
新星書房
2001/ 一般図書資料

OK00771

鳥海　911.168/ ヤシ04/
矢島忠 / 著
白樺短歌会
1990/ 一般図書資料

OK00772

吾亦紅　歌集　911.168/ ヤト05/
宿里禮子 / 著
短歌新聞社
1999.1/ 一般図書資料

OK00773

すゞめの爪音　911.168/ ヤマ04/
山本吉徳 / 著
山本吉徳
1998/ 一般図書資料

OK00774

ふゆの草　歌集　911.168/ ヤマ13/
山本吉徳 / 著
山本吉徳
1986.1/ 一般図書資料

OK00775

現代俳句大系　第12巻　昭和34年～昭和43年
911.36/38/12
角川書店
1982.2/ 一般図書資料
※「独眼（村越化石著）収録

OK00776
卯の花　第1輯　句集　911.36/59/1
　邑久光明園文芸会卯の花会 / 編
　邑久光明園慰安会
　1952/ 一般図書資料

OK00777
旅・名句を求めて　911.36/クサ96/
　草間時彦 / 著
　富士見書房
　1996/ 一般図書資料

OK00778
現代俳句集成　第15巻　昭和11　911.36/ヤマ92/
　山本健吉/〔ほか〕編集委員
　河出書房新社
　1981/ 一般図書資料
　※「山国抄（村越化石著）」収録

OK00779
松風　句集　911.367/コン05/
　欣求の社 / 編
　松丘文芸協会
　1962/ 一般図書資料

OK00780
公孫樹　911.368/23/
　大田あさし / 著
　長崎書店
　1940/ 一般図書資料

OK00781
林文雄句文集　911.368/24/
　林文雄 / 著
　大島青松園林記念文庫
　1950/ 一般図書資料

OK00782
山本肇句集　911.368/61/
　山本肇 / 著
　鶴俳句会
　1968/ 一般図書資料

OK00783
白い杖　911.368/S-1/
　島洋介 / 著
　川柳岡山社
　1972/ 一般図書資料

OK00784
天の階　911.368/T-3/
　玉木愛子 / 著
　玉木玲二
　1971/ 一般図書資料

OK00785
わがいのちわがうた　911.368/T-32/
　玉木愛子 / 著
　新地書房
　1986/ 一般図書資料

OK00786
黄鐘　911.368/W-3/
　和公梵字 / 著
　駒草発行所
　1976/ 一般図書資料

OK00787
蒲公英　911.368/オオ04/
　大山洋 / 著
　卯辰山文庫
　2002/ 一般図書資料

OK00788
寒林　911.368/カツ04/
　桂自然坊 / 著
　〔桂自然坊〕
　1988/ 一般図書資料

OK00789
冬さうび　911.368/カネ04/
　金田靖子 / 著
　世界ハンセン病友の会
　1993/ 一般図書資料

OK00790
望郷　911.368/コシ04/
　児島宗子 / 著
　白凰社
　1989/ 一般図書資料

OK00791
雪明　須並一衛句集　911.368/スナ00/
　須並一衛 / 著
　卯辰山文庫
　2000/ 一般図書資料

OK00792
万年青　911.368/ツル04/
　鶴崎逸朗 / 著
　富士見書房
　1992/ 一般図書資料

OK00793
冬銀河　911.368/ナカ90/
　中江灯子 / 著
　蕗之芽会
　1974/ 一般図書資料

OK00794
一代樹の四季　911.368/ナカ04/
中山秋夫 / 著
中山秋夫
1998/ 一般図書資料

OK00795
父子独楽　911.368/ナカ04/
中山秋夫 / 著
中山秋夫
1989/ 一般図書資料

OK00796
父子独楽　911.368/ナカ04/
中山秋夫 / 著
中山秋夫
2001/ 一般図書資料

OK00797
ななかまど　遺句集　911.368/ナカ04/
中江灯子 / 著
聖恵授産所
1977/ 一般図書資料

OK00798
埋火　911.368/ナカ05/
中江灯子 / 著
菜殻火社
1963.1/ 一般図書資料

OK00799
句集　烏羽玉　第二集　911.368/ハマ05/
浜口志賀夫 / 著
浜口志賀夫
1966.11/ 一般図書資料

OK00800
八十路　村越化石句集　911.368/ムラ09/
村越化石 / 著
角川書店
2007.8/ 一般図書資料

OK00801
海の音　911.368/ヤマ04/
山本肇 / 著
東京美術
1987/ 一般図書資料

OK00802
島葛　911.368/ユウ04/
湧川新一 / 著
湧川新一
1987/ 一般図書資料

OK00803
蓼の花　911.368/ヨシ04/
吉田香春 / 著
世界ハンセン病友の会
1990/ 一般図書資料

OK00804
生門　句集　911.46/12/1
岡生門 / 著（邑久町医師）
川柳岡山社
1968/ 一般図書資料

OK00805
生門　第2集　911.46/12/2
岡生門 / 著
川柳岡山社
1977/ 一般図書資料

OK00806
生門　続々　911.46/12/3
岡生門 / 著
川柳岡山社
1985/ 一般図書資料

OK00807
生門　続々々　911.46/12/4
岡生門 / 著
川柳岡山社
1994/ 一般図書資料

OK00808
海鳴り　911.46/ツジ92/
辻村みつ子 / 著
川柳岡山社
1992/ 一般図書資料

OK00809
有馬修川柳集　911.468/アリ20/
有馬修 / 著
大沢 敏男
2020.2/ 一般図書資料

OK00810
生門　続　川柳句集　911.468/セイ05/
岡生門 / 著
川柳岡山社
1977.3/ 一般図書資料

OK00811
心眼　911.468/タカ04/
高野明子 / 著
点と線の社
1999/ 一般図書資料

OK00812
烏羽玉　川柳　911.468/ハマ05/
浜口志賀夫 / 著
川柳七草会
1961.6/ 一般図書資料

OK00813
21世紀の詩想の港　佐相憲一詩論集　詩論・芸術論石炭袋新書9　911.5/サソ12/
佐相憲一 / 著
コールサック社
2011.12/ 一般図書資料
※「久保田穣詩論集『栗生楽泉園の詩人たち』」収録

OK00814
詩とハンセン病　（新）詩論・エッセー文庫　3　911.5/モリ03/
森田進 / 著
土曜美術社出版販売
2003/ 一般図書資料

OK00815
命いとおし　詩人・塔和子の半生　911.52/アタ09/
安宅温 / 著
ミネルヴァ書房
2009.2/ 一般図書資料

OK00816
来者の群像　大江満雄とハンセン病療養所の詩人たち　911.52/オ20
木村哲也 / 著
水平線
2017.8/ 一般図書資料

OK00817
てっちゃんハンセン病に感謝した詩人　911.52/コン14/
権徹 / 著
彩流社
2013.12/ 一般図書資料

OK00818
しがまっこ溶けた　詩人桜井哲夫との歳月　911.52/サク02/
金正美 / 著
日本放送出版協会
2002/ 一般図書資料

OK00819
かかわらなければ路傍の人　塔和子の詩の世界　911.52/トウ16/
川崎正明 / 著
編集工房ノア
2016.2/ 一般図書資料

OK00820
緑の岩礁　詩集　911.56/69/
長島詩謡会 / 編
長島愛生園慰安会
1951/ 一般図書資料

OK00821
白い波紋　詩集　911.56/79/
島村静雨 / 著
長島詩話会
1957/ 一般図書資料

OK00822
刻詩話会合同誌集　911.56/223/
刻詩話会 / 編
松丘文芸協会
1959/ 一般図書資料

OK00823
花を活ける女　911.56/K-10/
小村義夫 / 著
長島詩話会
1979/ 一般図書資料

OK00824
巨大なる石　森春樹詩集　911.56/M-29/
森春樹 / 著
炉書房
1955/ 一般図書資料

OK00825
空白への招待　911.56/アキ93/
秋田穂月 / 著
秋田穂月
1992/ 一般図書資料

OK00826
距離　石川欣司詩集　911.56/イシ05/
石川欣司 / 著
ダミアノ会
1958.9/ 一般図書資料

OK00827
光の杖　詩集　911.56/オク90/
邑久光明園文芸会詩作会 / 編
邑久光明園慰安会
1954/ 一般図書資料

OK00828
エプロンのうた　香山末子詩集　ハンセン病叢書　911.56/カヤ02/
香山末子 / 著
皓星社
2002.8/ 一般図書資料

OK00829
漂泊の日に　911.56/クニ92/
　国満静志／著
　皓星社
　1988／一般図書資料

OK00830
ライは長い旅だから　911.56/コタ03/
　谺雄二／著、趙根在／写真
　皓星社
　2001／一般図書資料

OK00831
人間回復の橋　境登志朗詩集　911.56/サカ07/
　境登志朗／著
　みずほ出版
　2006／一般図書資料

OK00832
泣きべそのほほえみ　境登志朗詩集　911.56/サカ08/
　境登志朗／著
　境登司朗
　2008.6／一般図書資料

OK00833
桜井哲夫詩集　新・日本現代詩文庫12　911.56/サク03/
　桜井哲夫／著
　土曜美術社
　2003／一般図書資料

OK00834
タイの蝶々　詩集　911.56/サク03/
　桜井哲夫／著
　土曜美術社
　2000／一般図書資料

OK00835
無窮花抄　911.56/サク03/
　桜井哲夫／著
　土曜美術社
　1994／一般図書資料

OK00836
鵲の家　詩集　911.56/サク03/
　桜井哲夫／著
　土曜美術社
　2002.1／一般図書資料

OK00837
津軽の声が聞こえる　911.56/サク05/
　桜井哲夫／詩
　ウインズ出版
　2004.5／一般図書資料

OK00838
島の四季　911.56/シキ04/
　志樹逸馬／著
　編集工房ノア
　1984／一般図書資料

OK00839
志樹逸馬詩集　911.56/シキ05/
　志樹逸馬／著
　方向社
　1960.1／一般図書資料

OK00840
新編志樹逸馬詩集　911.56/シキ20/
　志樹逸馬／著
　亜紀書房
　2020.1／一般図書資料

OK00841
返礼　詩集　911.56/シマ92/
　島田等／著
　〔島田等〕
　1992／一般図書資料

OK00842
次の冬　論楽社ブックレット　No.6　911.56/シマ94/
　島田等／著
　論楽社
　1994／一般図書資料

OK00843
島村静雨全作品集　第1巻　ハンセン病叢書　911.56/シマ03/1
　島村静雨／著
　皓星社
　2002.12／一般図書資料

OK00844
島村静雨全作品集　第2巻　ハンセン病叢書　911.56/シマ03/2
　島村静雨／著
　皓星社
　2002.12／一般図書資料

OK00845
島村静雨全作品集　第3巻　ハンセン病叢書　911.56/シマ03/3
　島村静雨／著
　皓星社
　2002.12／一般図書資料

OK00846
美しき非情　911.56/シマ04/
　島田しげる／著

〔島田茂〕
1990/ 一般図書資料

OK00847
あんた大丈夫かい　911.56/ タナ04/
　田中梅吉 / 著
　土曜美術社出版販売
　2001/ 一般図書資料

OK00848
梅擬　詩集　911.56/ タニ09/
　谷川秋夫
　谷川秋夫
　2008.11/ 一般図書資料

OK00849
時間の外から　911.56/ トウ91/
　塔和子 / 著
　編集工房ノア
　1990/ 一般図書資料

OK00850
いのちの詩　塔和子詩集　911.56/ トウ00/
　塔和子 / 著
　編集工房ノア
　1999/ 一般図書資料

OK00851
希望の火を　塔和子詩集　911.56/ トウ02/
　塔和子 / 著
　編集工房ノア
　2002/ 一般図書資料

OK00852
見えてくる　詩集　911.56/ トウ03/
　塔和子 / 著
　編集工房ノア
　1996.9/ 一般図書資料

OK00853
私の明日が　塔和子詩集　911.56/ トウ03/
　塔和子 / 著
　編集工房ノア
　2000.6/ 一般図書資料

OK00854
大地　塔和子詩集　911.56/ トウ03/
　塔和子 / 著
　編集工房ノア
　2002.1/ 一般図書資料

OK00855
今日という木を　塔和子詩集　911.56/ トウ03/
　塔和子 / 著
　編集工房ノア
　2003.5/ 一般図書資料

OK00856
塔和子全詩集　第1巻　911.56/ トウ04/1
　塔和子 / 著
　編集工房ノア
　2004.2/ 一般図書資料

OK00857
塔和子全詩集　第2巻　911.56/ トウ04/2
　塔和子 / 著
　編集工房ノア
　2005.2/ 一般図書資料

OK00858
塔和子全詩集　第3巻　911.56/ トウ04/3
　塔和子 / 著
　編集工房ノア
　2006.4/ 一般図書資料

OK00859
愛の詩　911.56/ トウ04/
　塔和子 / 著
　編集工房ノア
　1995/ 一般図書資料

OK00860
記憶の川で　911.56/ トウ04/
　塔和子 / 著
　編集工房ノア
　1998/ 一般図書資料

OK00861
めざめた風景　911.56/ トウ04/
　塔和子 / 著
　三元社
　1994/ 一般図書資料

OK00862
詩集　分身　911.56/ トウ05/
　塔和子 / 著
　塔和子
　1969.11/ 一般図書資料

OK00863
塔和子いのちと愛の詩集　911.56/ トウ07/
　塔和子 / 著
　角川学芸出版
　2007.2/ 一般図書資料

OK00864
いのちの歌　東條耿一作品集　911.56/ トウ10/
　東條耿一 / 著

新教出版社
2009.9／一般図書資料

OK00865

生きる　あるハンセン病回復者の心の奇跡　911.56／ハマ 07／
　浜口金造／著
　新生出版
　2007.12／一般図書資料

OK00866

つくられた断層　長島詩話会合同詩集　911.56／ミス 18／
　水島和也／著（代表）
　長島愛生園患者自治会文芸協会
　1968.3／一般図書資料

OK00867

仮名の碑　詩集　元ハンセン病患者の詩とエッセイ
911.56／ヤマ 07／
　山内宅也／著
　新風舎
　2007.2／一般図書資料

OK00868

仮名の碑　（新風舎2007年刊の増訂）　911.56／ヤマ 10／
　山内宅也／著
　文芸社
　2008.12／一般図書資料

OK00869

祈る　歌集　912.168／タニ 01／
　谷川秋夫／著
　角川書店
　2001／一般図書資料

OK00870

私の明日が　912.56／トウ 03／
　塔和子／著
　編集工房ノア
　2000／一般図書資料

OK00871

深海の魚族　長島文学会作品集　913.6／66／
　伊吹武彦／編
　大谷出版社
　1951／一般図書資料

OK00872

跫音　創作集　913.68／キシ 07／
　邑久光明園慰安会／編
　出版書肆パトリア
　1957／一般図書資料

OK00873

ハンセン病に咲いた花　戦前編　初期文芸名作選　ハンセン病叢書　913.68／タテ 02／1
　盾木氾／編著
　皓星社
　2002／一般図書資料

OK00874

ハンセン病に咲いた花　戦後編　初期文芸名作選　ハンセン病叢書　913.68／タテ 02／2
　盾木氾／編著
　皓星社
　2002／一般図書資料

OK00875

随筆榠樝樹　914.6／6／
　長島随筆会／編
　長島愛生園慰安会
　1953／一般図書資料

OK00876

病棄て　914.6／S-271／
　島田等／著
　ゆみる出版
　1986／一般図書資料

OK00877

昔の癩のこぼればなし　914.6／T-16／
　土谷勉／著
　厚生時報社
　1950／一般図書資料

OK00878

神の平安　第4証詞集　914.6／イソ 05／
　磯部昭介／著
　聖恵授産所出版部
　1993.9／一般図書資料

OK00879

弱いから折れないのさ　914.6／オカ 01／
　岡部伊都子／著
　藤原書店
　2000／一般図書資料

OK00880

大西巨人文選　2　途上　「ハンセン病問題」収録
914.6／オ 97／2
　大西巨人／著
　みすず書房
　1996.11／一般図書資料

OK00881

井伏家のうどん　随筆　914.6／オ 04／
　大河内昭爾／著

三月書房
2004.4／一般図書資料
※「ハンセン病の文学者」収録

OK00882
歴史の総合者として　大西巨人未刊行批評集成
914.6／オ 18／
大西巨人／著
幻戯書房
2017.11／一般図書資料
※「ハンセン氏病に関する二つの文章について」「『全患協ニュース』第百号に寄せて」収録

OK00883
季（とき）・時どき　914.6／カザ 02／
風見治／著
海鳥社
2002.6／一般図書資料

OK00884
神谷美恵子　島の診療記録から　STANDARD BOOKS　914.6／カミ 17／
神谷美恵子／著
平凡社
2017.8／一般図書資料

OK00885
病葉の島をたずねて　長島愛生園単身訪問記　914.6／キョ 09／
京極英春／著
文芸社
2009.4／一般図書資料

OK00886
声　千年先に届くほどに　914.6／キョ 15／
姜信子／著
ぷねうま舎
2015.6／一般図書資料

OK00887
点字と共に　914.6／キム 90／
金夏日／著
皓星社
1990／一般図書資料

OK00888
点字と共に　ハンセン病叢書　増補改訂版　914.6／キム 03／
金夏日／著
皓星社
2003.3／一般図書資料

OK00889
沙羅の花のように　914.6／タカ 04／
高杉美智子／著
黒井泰然
1997／一般図書資料

OK00890
癩一途　第1集　914.6／タカ 05／
高島重孝／著
長島愛生園
1968.6／一般図書資料

OK00891
道ひとすじ　随筆集　914.6／タニ 09／
谷川秋夫／著
谷川秋夫
2009.1／一般図書資料

OK00892
鎮魂の花火　914.6／ナカ 04／
中山秋夫／著
中山秋夫
2002／一般図書資料

OK00893
らいと梅干と憲兵　療養所長四十年のおぼえ書き・随筆集　914.6／ノシ 05／
野島泰治／著
野島泰治先生記念会
1971.3／一般図書資料

OK00894
いのちの真珠　914.6／ハラ 05／
原田嘉悦／著
日本 MTL
1972.5／一般図書資料

OK00895
地面の底がぬけたんです　916／358／
藤本とし／著
思想の科学社
1974／一般図書資料

OK00896
差別者のボクに捧げる！　ライ患者たちの苦闘の記録　ルポルタージュ叢書　9　916／M-2／
三宅一志／著
晩声社
1978／一般図書資料

OK00897
隔離　らいを病んだ故郷の人たち　916／T-28／
徳永進／著
ゆみる出版

1982/ 一般図書資料

OK00898
選ばれた島　916/ ｱｵ05/
青木恵哉 / 著
新教出版社
1972.11/ 一般図書資料

OK00899
満ち潮　916/ ｱﾏ04/
天地聖一 / 著
点と線の社
2000/ 一般図書資料

OK00900
生き抜いて、サイパン玉砕戦とハンセン病　916/ ｱﾘ11/
有村敏春 / 話
創土社
2011.11/ 一般図書資料

OK00901
ボンちゃんは82歳、元気だよ！　あるハンセン病回復者の物語り　916/ ｲｼ18/
石山春平 / 著
社会評論社
2018.1/ 一般図書資料

OK00902
心眼　ロザリオの聖母、かく恵み給う　916/ ｲｾ03/
伊勢弘 / 著
門土社
1997/ 一般図書資料

OK00903
夏椿、そして　916/ ｲﾊ99/
伊波敏男 / 著
日本放送出版協会
1998/ 一般図書資料

OK00904
花に逢はん　916/ ｲﾊ99/
伊波敏男 / 著
日本放送出版協会
1997/ 一般図書資料

OK00905
花に逢はん　改訂新版　916/ ｲﾊ07/
伊波敏男 / 著
人文書館
2007.9/ 一般図書資料

OK00906
ゆうなの花の季と　916/ ｲﾊ07/
伊波敏男 / 著
人文書館
2007.5/ 一般図書資料

OK00907
人間回復の瞬間（とき）　916/ ｳｴ11/
上野正子 / 著
南方新社
2009.5/ 一般図書資料

OK00908
ある軍属の物語　草津の墓碑銘　916/ ｶﾄ89/
河東三郎 / 著
思想の科学社
1989/ 一般図書資料

OK00909
「むすびの家」物語　ワークキャンプに賭けた青春群像　シリーズ生きる　916/ ｷﾑ98/
木村聖哉 / 著、鶴見俊輔 / 著
岩波書店
1997/ 一般図書資料

OK00910
ハンセン病だった私は幸せ　子どもたちに語る半生、そして沖縄のハンセン病　916/ ｷﾝ10/
金城幸子 / 著
ボーダーインク
2007.5/ 一般図書資料

OK00911
闇を光に　ハンセン病を生きて　916/ ｺﾝ10/
近藤宏一 / 著
みすず書房
2010.1/ 一般図書資料

OK00912
孤島　韓国人ハンセン氏病療養者生活記録　第1集、第2集　（韓国人ハ氏病療養者の生活を守る会　1962年刊）の合本　916/ ｻｲ04/
崔南竜 / 編集
崔南竜
1985/ 一般図書資料

OK00913
「らい予防法」で生きた六十年の苦闘　第1部　少年時代・青年時代　ハンセン病叢書　916/ ｻﾜ02/1
沢田二郎 / 著
皓星社
2002/ 一般図書資料

OK00914
「らい予防法」で生きた六十年の苦闘　第2部　もしも私は人間です　ハンセン病叢書　916/ ｻﾜ02/2
沢田二郎 / 著

皓星社
2004.3/ 一般図書資料

OK00915
「らい予防法」で生きた六十年の苦闘　第3部　廃者復活ものがたり　ハンセン病叢書　916/ サワ 02/3
沢田二郎 / 著
皓星社
2005.3/ 一般図書資料

OK00916
六八歳の春　隔離からの解放　916/ シハ 03/
柴田良平 / 著
ゼンコロ
1997/ 一般図書資料

OK00917
こころ灯かり　916/ シマ 04/
島田茂 / 著
〔島田茂〕
1989/ 一般図書資料

OK00918
ガラスの器　ハンセン病退所者の闘い　916/ スナ 03/
砂川昇 / 著
文芸社
2002/ 一般図書資料

OK00919
悲しみを喜びに　916/ セキ 98/
関とみ子 / 著
一麦社
1997/ 一般図書資料

OK00920
「戦争と平和」市民の記録12　ある軍属の物語　草津の墓碑銘　916/ セン 93/12
河東三郎 / 著
日本図書センター
1992/ 一般図書資料

OK00921
この命ある限り　障害とともに生きる　2　916/ タマ 01/
玉木愛子 / 著
日本図書センター
2000/ 一般図書資料

OK00922
孤島　在日韓国・朝鮮人ハンセン病療養者生活記録　916/ チエ 07/
崔南竜 / 編著
解放出版社
2007.11/ 一般図書資料

OK00923
女脈　916/ トヘ 04/
都波修 / 著
〔都波修〕
1986/ 一般図書資料

OK00924
家族の肖像　ハンセン病叢書　916/ ヒラ 02/
平野暉人 / 著
皓星社
2002/ 一般図書資料

OK00925
母ちゃん、ありがとう　ハンセン病の夫と息子を支えた九十四年の生涯　かもがわぶっくす　916/ ヒラ 09/
平沢保治 / 著
かもがわ出版
2009.2/ 一般図書資料

OK00926
看護のめぐりあい　忘れえぬ精神科病棟の人たち　916/ ヒロ 07/
広野照海 / 著
けやき出版
2005.3/ 一般図書資料

OK00927
看護のこころ　忘れえぬ精神科病棟の人たち　916/ ヒロ 08/
広野照海 / 著
けやき出版
2007.12/ 一般図書資料

OK00928
看護のふれあい　忘れえぬ精神科病棟の人たち　916/ ヒロ 08/
広野照海 / 著
けやき出版
2007.12/ 一般図書資料

OK00929
看護のめぐりあい　忘れえぬ精神科病棟の人たち　増補版　916/ ヒロ 08/
広野照海 / 著
けやき出版
2007.12/ 一般図書資料

OK00930
ハンセン病家族の絆　隔離の壁に引き裂かれても　916/ フク 18/
福西征子 / 著
昭和堂
2018.1/ 一般図書資料

OK00931
不幸な楽園　雑誌にみる病める足跡　916/ﾎｳ92/
　芳葉郁郎／編
　〔芳葉郁郎〕
　1991／一般図書資料

OK00932
レプラなる母　916/ﾏﾂ03/
　松居りゅうじ／著
　皓星社
　2001／一般図書資料

OK00933
谷間に生きる小さな命　916/ﾔﾏ04/
　山田十郎／著
　〔山田十郎〕
　1984／一般図書資料

OK00934
ヘーイ！プロドライバーだ　916/ﾔﾏ04/
　山水欣治／著
　〔出版者不明〕
　〔出版年不明〕／一般図書資料

OK00935
廃園の灯　長島創作会第二作品集　918.6/7/
　長島創作会／著
　長島愛生園慰安会
　1952／一般図書資料

OK00936
楓の蔭　918.6/8/
　藤楓協会
　藤楓協会
　1955／一般図書資料

OK00937
藤楓文芸　第1刊　918.6/28/1
　藤楓協会
　1968／一般図書資料

OK00938
藤楓文芸　第2刊　918.6/28/2
　藤楓協会
　1970／一般図書資料

OK00939
藤楓文芸　第3刊　918.6/28/3
　藤楓協会
　1971／一般図書資料

OK00940
藤楓文芸　第4刊　918.6/28/4
　藤楓協会
　1972／一般図書資料

OK00941
藤楓文芸　第5刊　918.6/28/5
　藤楓協会
　1973／一般図書資料

OK00942
藤楓文芸　第7刊　918.6/28/7
　藤楓協会
　1975／一般図書資料

OK00943
藤楓文芸　第13刊　918.6/28/13
　藤楓協会
　1981／一般図書資料

OK00944
藤楓文芸　第14刊　918.6/28/14
　藤楓協会
　1982／一般図書資料

OK00945
藤楓文芸　第15刊　918.6/28/15
　藤楓協会
　1983／一般図書資料

OK00946
藤楓文芸　第16刊　918.6/28/16
　藤楓協会
　1984／一般図書資料

OK00947
藤楓文芸　第17刊　918.6/28/17
　藤楓協会
　1985／一般図書資料

OK00948
藤楓文芸　第18刊　918.6/28/18
　藤楓協会
　1986／一般図書資料

OK00949
藤楓文芸　第19刊　918.6/28/19
　藤楓協会
　1987／一般図書資料

OK00950
藤楓文芸　第20刊　918.6/28/20
　藤楓協会
　1988／一般図書資料

OK00951
藤楓文芸　第21刊　918.6/28/21
藤楓協会
1989/一般図書資料

OK00952
藤楓文芸　第22刊　918.6/28/22
藤楓協会
1991/一般図書資料

OK00953
藤楓文芸　第23刊　918.6/28/23
藤楓協会
1992/一般図書資料

OK00954
藤楓文芸　第24刊　918.6/28/24
藤楓協会
1993/一般図書資料

OK00955
藤楓文芸　第25刊　918.6/28/25
藤楓協会
1994/一般図書資料

OK00956
藤楓文芸　第26刊　918.6/28/26
藤楓協会
1995/一般図書資料

OK00957
藤楓文芸　第27刊　918.6/28/27
藤楓協会
1996/一般図書資料

OK00958
藤楓文芸　第28刊　918.6/28/28
藤楓協会
1997/一般図書資料

OK00959
藤楓文芸　第29刊　918.6/28/29
藤楓協会
1998/一般図書資料

OK00960
藤楓文芸　第30刊　918.6/28/30
藤楓協会
1999/一般図書資料

OK00961
藤楓文芸　第31刊　918.6/28/31
藤楓協会
2000/一般図書資料

OK00962
藤楓文芸　第32刊　918.6/28/32
藤楓協会
2001/一般図書資料

OK00963
藤楓文芸　第33刊　918.6/28/33
藤楓協会
2002/一般図書資料

OK00964
藤楓文芸　第34刊　918.6/28/34
藤楓協会
2003/一般図書資料

OK00965
ハンセン病文学全集　1　小説　1　918.6/オ02/1
大岡信/〔ほか〕編集委員
皓星社
2002/一般図書資料

OK00966
ハンセン病文学全集　2　小説　2　918.6/オ02/2
大岡信/〔ほか〕編集委員
皓星社
2002/一般図書資料

OK00967
ハンセン病文学全集　3　小説　3　918.6/オ02/3
大岡信/〔ほか〕編集委員
皓星社
2002/一般図書資料

OK00968
ハンセン病文学全集　4　記録、随筆　918.6/オ02/4
大岡信/〔ほか〕編集委員
皓星社
2003/一般図書資料

OK00969
ハンセン病文学全集　5　評論　918.6/オ02/5
大岡信/〔ほか〕編集委員
皓星社
2010/一般図書資料

OK00970
ハンセン病文学全集　6　詩　1　918.6/オ02/6
大岡信/〔ほか〕編集委員
皓星社
2003/一般図書資料

OK00971
ハンセン病文学全集　7　詩　2　918.6/オ02/7
大岡信/〔ほか〕編集委員

皓星社
2004/一般図書資料

OK00972
ハンセン病文学全集　8　短歌　918.6/オ02/8
大岡信／〔ほか〕編集委員
皓星社
2006/一般図書資料

OK00973
ハンセン病文学全集　9　俳句・川柳　918.6/オ02/9
大岡信／〔ほか〕編集委員
皓星社
2010/一般図書資料

OK00974
ハンセン病文学全集　10　児童作品　918.6/オ02/10
大岡信／〔ほか〕編集委員
皓星社
2003/一般図書資料

OK00975
沖縄文学全集　第2巻　詩2　918.6/オ90/2
沖縄文学全集編集委員会／編
国書刊行会
1991.1/一般図書資料
※「終着駅からの手紙（国本稔著）」収録

OK00976
沖縄文学全集　第7巻　小説2　918.6/オ90/7
沖縄文学全集編集委員会／編
国書刊行会
1990.7/一般図書資料
※「紅い蟹（国本稔著）」収録

OK00977
群馬文学全集　13　群馬の俳人　918.6/クン99/13
群馬県立土屋文明記念文学館
2002/一般図書資料
※「村越化石」収録

OK00978
体験なき「戦争文学」と戦争の記憶　918.6/タイ07/
皓星社
2007.6/一般図書資料
※「作家島比呂志との出会い、遺されたもの　ムンディ・オモニに想う（松居りゅうじ著）」収録

OK00979
ふれあい文芸　1（平成16年）　918.6/フレ05/1
ふれあい福祉協会／編集
ふれあい福祉協会
2004.3/一般図書資料

OK00980
ふれあい文芸　2（平成17年）　918.6/フレ05/2
ふれあい福祉協会／編集
ふれあい福祉協会
2005.3/一般図書資料

OK00981
ふれあい文芸　3（平成18年）　918.6/フレ05/3
ふれあい福祉協会／編集
ふれあい福祉協会
2006.3/一般図書資料

OK00982
ふれあい文芸　4（平成19年）　918.6/フレ05/4
ふれあい福祉協会／編集
ふれあい福祉協会
2007.3/一般図書資料

OK00983
ふれあい文芸　5（平成20年）　918.6/フレ05/5
ふれあい福祉協会／編集
ふれあい福祉協会
2008.3/一般図書資料

OK00984
ふれあい文芸　6（平成21年）　918.6/フレ05/6
ふれあい福祉協会／編集
ふれあい福祉協会
2009.3/一般図書資料

OK00985
ふれあい文芸　平成22年版　918.6/フレ05/7
日本科学技術振興財団
日本科学技術振興財団
2010.3/一般図書資料

OK00986
ふれあい文芸　平成23年版　918.6/フレ05/8
日本科学技術振興財団
日本科学技術振興財団
2011/一般図書資料

OK00987
ふれあい文芸　平成24年版　918.6/フレ05/9
日本科学技術振興財団
日本科学技術振興財団
2012.3/一般図書資料

OK00988
ふれあい文芸　平成25年版　918.6/フレ05/10
日本科学技術振興財団
日本科学技術振興財団
2013.3/一般図書資料

OK00989
ふれあい文芸　平成26年版　918.6/ フレ 05/11
日本科学技術振興財団／編集
日本科学技術振興財団
2014.3/ 一般図書資料

OK00990
ふれあい文芸　平成27年版　918.6/ フレ 05/12
日本科学技術振興財団／編集
日本科学技術振興財団
2015.3/ 一般図書資料

OK00991
ふれあい文芸　平成28年版　918.6/ フレ 05/13
日本科学技術振興財団／編集
日本科学技術振興財団
2016.3/ 一般図書資料

OK00992
ふれあい文芸　平成29年版　918.6/ フレ 05/14
日本財団／編集
日本財団
2017.3/ 一般図書資料

OK00993
ふれあい文芸　平成30年版　918.6/ フレ 05/15
日本財団／編集
日本財団
2018.3/ 一般図書資料

OK00994
ふれあい文芸　平成31年版　918.6/ フレ 05/16
日本財団／編集
日本財団
2019.3/ 一般図書資料

OK00995
ふれあい文芸　令和2年版　918.6/ フレ 05/17
日本財団／編集
日本財団
2020.3/ 一般図書資料

OK00996
ふれあい文芸　令和3年版　918.6/ フレ 05/18
笹川保健財団／編集
笹川保健財団
2021.3/ 一般図書資料

OK00997
ふれあい文芸　令和3年版　第2版　918.6/ フレ 05/18-2
笹川保健財団／編集
笹川保健財団
2021.7/ 一般図書資料

OK00998
ふれあい文芸　令和4年版　918.6/ フレ 05/19
笹川保健財団／編集
笹川保健財団
2022.3/ 一般図書資料

OK00999
北條民雄作品集　大活字版　918.6/ ホウ 12/
北条民雄／著
電子書斎
2012/ 一般図書資料

OK01000
小島に生きる　918.68/17/
長島愛生園／編
宝文館
1952/ 一般図書資料

OK01001
北条民雄全集　上巻　918.68/106/1
北条民雄／著
創元社
1938/ 一般図書資料

OK01002
北条民雄全集　下巻　918.68/106/2
北条民雄／著
創元社
1938/ 一般図書資料

OK01003
海人遺稿　918.68/223/
明石海人
改造社
1939/ 一般図書資料

OK01004
明石海人全集　上　918.68/230/1
明石海人／著
改造社
1941/ 一般図書資料

OK01005
明石海人全集　下　918.68/230/2
明石海人／著
改造社
1941/ 一般図書資料

OK01006
定本北条民雄全集　上　918.68/261/1
北条民雄／著
東京創元社
1980/ 一般図書資料

OK01007
定本北条民雄全集　下　918.68/261/2
北条民雄／著
東京創元社
1980／一般図書資料

OK01008
その日　甲斐八郎作品集　918.68/285/
甲斐八郎／著
甲斐八郎作品集刊行委員会
1988／一般図書資料

OK01009
海人全集　上巻　918.68/ｱｶ01/1
明石海人／著
皓星社
1993／一般図書資料

OK01010
海人全集下巻　918.68/ｱｶ01/2
明石海人／著
皓星社
1993／一般図書資料

OK01011
海人全集　別巻　918.68/ｱｶ01/3
明石海人／著
皓星社
1993／一般図書資料

OK01012
遠藤周作文学全集　12　評論・エッセイ　1　918.68/ｴﾝ01/12
遠藤周作／著
新潮社
2000／一般図書資料

OK01013
死ぬふりだけでやめとけや　谺雄二詩文集　918.68/ｺﾀ14/
谺雄二／著
みすず書房
2014.3／一般図書資料

OK01014
詩人永瀬清子作品集　918.68/ﾅｶ97/
永瀬清子／著
熊山町
1997／一般図書資料

OK01015
天使在人間　中国ハンセン病回復者の綴る17の短編小説　923.7/ﾘﾝ16/
林志明／著
河出書房
2015.6／一般図書資料

OK01016
遙かなる故郷　ライと朝鮮の文学　増補　929.1/ﾑﾗ19/
村松武司／著
皓星社
2019.1／一般図書資料

OK01017
あなたたちの天国　929.13/ｲ10/
李清俊／著
みすず書房
2010.1／一般図書資料

OK01018
小鹿島賤国への旅　929.16/ｶﾝ23/
姜善奉／著
解放出版社
2023.2／一般図書資料

OK01019
ジャック・ロンドン百年の時を超えて　930.278/ﾛﾝ15/
辻井栄滋／監修・編集
明文書房
2015.3／一般図書資料
※「『さよなら、ジャック』『ハンセン病患者クーラウ』-ハンセン病者と彼らを取り巻く社会、ジャック・ロンドンの意図への考察-（勝陸子著）」収録

OK01020
封印の島　上　933.7/ﾋｽ08/1
ヴィクトリア・ヒスロップ／著
みすず書房
2008.5／一般図書資料

OK01021
封印の島　下　933.7/ﾋｽ08/2
ヴィクトリア・ヒスロップ／著
みすず書房
2008.5／一般図書資料

OK01022
ジャック・ロンドン多人種もの傑作短篇選　933.7/ﾛﾝ11/
ジャック・ロンドン／著
明文書房
2011.1／一般図書資料

OK01023
ジャック・ロンドン選集　6　決定版　短篇集　938.78/ﾛﾝ05/6
ジャック・ロンドン／著
本の友社
2006.4／一般図書資料

OK01024
アメリカのハンセン病カーヴィル発「もはや一人ではない」 真実がつかんだ勝利の光　936/スタ07/
　スタンレー・スタイン/著, 勝山京子/監訳
　明石書店
　2007/一般図書資料

OK01025
殻　F00-48/カラ04/
　青柳敦/著
　青柳敦
　1959/一般図書資料

OK01026
天の声　F05-33/テン92/
　出雲井晶/著
　展転社
　1992/一般図書資料

OK01027
聖なる癩者　天草島原燃ゆ　F06-72/セイ05/
　市川和広/著
　叢文社
　2004.5/一般図書資料

OK01028
蛍の川　F12-157/ホタ22
　大城貞俊/著
　インパクト出版会
　2022.3/一般図書資料

OK01029
忍びてゆかな　小説津田治子　F12-4/21/
　大原富枝/著
　講談社
　1982/一般図書資料

OK01030
東雲は瞬く　F15-3/シノ05/
　賀川豊彦/著
　実業之日本社
　1933.6/一般図書資料

OK01031
鼻の周辺　F16-57/ハナ03/
　風見治/著
　海鳥社
　1996.4/一般図書資料

OK01032
盲目の王将物語　F31-116/モウ05/
　桜井哲夫/著
　土曜美術社出版販売
　1996.8/一般図書資料

OK01033
その土の上で　沢田五郎作品集　F34-40/ソノ08/
　沢田五郎/著
　皓星社
　2008.3/一般図書資料

OK01034
闇をてらす足おと　岩下壮一と神山復生病院物語　F35-12/ヤミ99/
　重兼芳子/著
　春秋社
　1999/一般図書資料

OK01035
海の沙　F37-33/1/
　島比呂志/著
　明石書店
　1986/一般図書資料

OK01036
生存宣言　F37-33/セイ96/
　島比呂志/著
　社会評論社
　1996/一般図書資料

OK01037
海嘯　銀河叢書　F37-123/カイ16/
　島尾ミホ/著
　幻戯書房
　2015.8/一般図書資料

OK01038
百年を啼く鴬　F46-80/ヒヤ05/
　武村淳/著
　花伝社
　2005/一般図書資料

OK01039
あん　F56-44/アン13/
　ドリアン助川/著
　ポプラ社
　2013.2/一般図書資料

OK01040
死の川を越えて　上　F58-381/シノ19/1
　中村紀雄/著
　上毛新聞社事業局出版部
　2018.1/一般図書資料

OK01041
死の川を越えて　下　F58-381/シノ19/2
　中村紀雄/著
　上毛新聞社事業局出版部
　2018.1/一般図書資料

OK01042
雨の音　F61-62/ アメ03/
　新納仁／著
　日本図書刊行会
　1997／一般図書資料

OK01043
ハンナとエダ　愛と奉仕の生涯　F65-33/ ハン03/
　長谷川美智子／著
　健友館
　2002.11／一般図書資料

OK01044
オリオンの哀しみ　F69-58/ オリ04/
　氷上恵介／著
　氷上恵介遺稿集出版委員会
　1995／一般図書資料

OK01045
風花　冬敏之・遺作集　F73-29/ カザ03/
　冬敏之／著
　壺中庵書房
　2002.12／一般図書資料

OK01046
ハンセン病療養所　冬敏之短編小説集　F73-29/ ハン02/
　冬敏之／著
　壷中庵書房
　2001／一般図書資料

OK01047
零点状況　ハンセン病患者闘いの物語　F78-83/ レイ03/
　松木信／著
　文芸社
　2003／一般図書資料

OK01048
あらん川　ハンセン病百年のドラマ　愚図な奴の日記　その4　F81-81/ アラ03/
　三谷村とよじ／著
　北日本新聞開発センター
　2002／一般図書資料

OK01049
微笑まなかった男　F87-36/1/
　森春樹／著
　近代文芸社
　1983／一般図書資料

OK01050
死にゆく日にそなえて　F87-66/ シニ99/
　森田竹次／著
　森田竹次遺稿集刊行委員会
　1978／一般図書資料

OK01051
花の軌跡　前編　F93-75/ ハナ04/1
　芳葉郁郎／著
　〔芳葉郁郎〕
　1993／一般図書資料

OK01052
花の軌跡　後編　F93-75/ ハナ04/2
　芳葉郁郎／著
　〔芳葉郁郎〕
　1993／一般図書資料

OK01053
瀬戸内海文化研究・活動支援助成報告書　第3回（平成20年度）　L291.74/ セト10/3
　福武学術文化振興財団
　2009.5／一般図書資料
　※「国立療養所大島青松園（香川県高松市）における知の集積と表明についての文化研究（阿部安成／著）」収録

OK01054
白砂青松　国立療養所大島青松園附属准看護学校閉校記念誌　L492.907/ コク14/
　国立療養所大島青松園附属准看護学校閉校記念誌編集委員会／編
　国立療養所大島青松園附属准看護学校閉校記念誌編集委員会
　1999.3／一般図書資料

OK01055
閉ざされた島の昭和史　L498.6/ オオ04/
　大島青松園入園者自治会／編
　大島青松園入園者自治会
　1981／一般図書資料

OK01056
島のやまびこ　L498.6/ カガ05/
　加賀田一／著
　加賀田一
　2005／一般図書資料

OK01057
国立駿河療養所開所50周年記念誌　L498.6/ コク04/
　国立駿河療養所
　1995／一般図書資料

OK01058
創立90周年記念誌　L498.6/ コク04/
　国立療養所菊池恵楓園／編
　国立療養所菊池恵楓園
　〔1999〕／一般図書資料

OK01059
創立90周年記念誌　L498.6/コク04/
〔国立療養所大島青松園 / 編〕
国立療養所大島青松園
2000/ 一般図書資料

OK01060
創立70周年記念誌　L498.6/コク04/
〔国立療養所栗生楽泉園 / 編〕
国立療養所栗生楽泉園
2002/ 一般図書資料

OK01061
宮古南静園創立70周年記念誌　L498.6/コク04/
〔国立療養所宮古南静園 / 編〕
国立療養所宮古南静園
2001/ 一般図書資料

OK01062
松丘保養園創立百周年記念誌　L498.6/コク11/
国立療養所松丘保養園 / 編
国立療養所松丘保養園
2011/ 一般図書資料

OK01063
生きるための熱　国立ハンセン病資料館2016年度秋季企画展　L498.6/コク17/
国立ハンセン病資料館 / 編集
国立ハンセン病資料館
2016.11/ 一般図書資料

OK01064
国立ハンセン病資料館20周年記念誌　L498.6/コク17/
国立ハンセン病資料館 / 編集
国立ハンセン病資料館
2013.6/ 一般図書資料

OK01065
私立ハンセン病療養所待労院の歩み　創立から閉院までの115年　L498.6/コク17/
国立ハンセン病資料館 / 編集
国立ハンセン病資料館
2015.1/ 一般図書資料

OK01066
青年たちの「社会復帰」　1950-1970　L498.6/コク17/
国立ハンセン病資料館 / 編集
国立ハンセン病資料館
2012.4/ 一般図書資料

OK01067
「全生病院」を歩く　写された20世紀前半の療養所
L498.6/コク17/
国立ハンセン病資料館 / 編集
国立ハンセン病資料館
2010.9/ 一般図書資料

OK01068
ちぎられた心を抱いて　隔離の中で生きた子どもたち
L498.6/コク17/
国立ハンセン病資料館 / 編集
ふれあい福祉協会
2008.9/ 一般図書資料

OK01069
不自由者棟の暮らし　ハンセン病療養所の現在
L498.6/コク17/
国立ハンセン病資料館 / 編集
国立ハンセン病資料館
2014.7/ 一般図書資料

OK01070
癩院記録　北條民雄が書いた絶対隔離下の療養所
L498.6/コク17/
国立ハンセン病資料館 / 編集
国立ハンセン病資料館
2012.1/ 一般図書資料

OK01071
「らい予防法」をふりかえる　国立ハンセン病資料館2016年度春季企画展　L498.6/コク17/
国立ハンセン病資料館 / 編集
国立ハンセン病資料館
2016.6/ 一般図書資料

OK01072
国立ハンセン病資料館研究紀要　第1号　L498.6/コク17/1
国立ハンセン病資料館 / 編集
日本科学技術振興財団
2010.3/ 一般図書資料

OK01073
国立ハンセン病資料館研究紀要　第2号　L498.6/コク17/2
国立ハンセン病資料館 / 編集
日本科学技術振興財団
2011.3/ 一般図書資料

OK01074
国立ハンセン病資料館研究紀要　第3号　L498.6/コク17/3
国立ハンセン病資料館 / 編集
日本科学技術振興財団
2012.3/ 一般図書資料

OK01075
国立ハンセン病資料館研究紀要　第4号　L498.6/コク17/4
国立ハンセン病資料館 / 編集
国立ハンセン病資料館
2013.3/ 一般図書資料

OK01076
国立ハンセン病資料館研究紀要　第5号　L498.6/ コク 17/5
　国立ハンセン病資料館 / 編集
　国立ハンセン病資料館
　2015.3/ 一般図書資料

OK01077
国立ハンセン病資料館研究紀要　第7号　L498.6/ コク 17/7
　国立ハンセン病資料館 / 編集
　国立ハンセン病資料館
　2020.3/ 一般図書資料

OK01078
国立ハンセン病資料館研究紀要　第8号　L498.6/ コク 17/8
　国立ハンセン病資料館 / 編集
　国立ハンセン病資料館
　2021.3/ 一般図書資料

OK01079
国立ハンセン病資料館研究紀要　第9号　L498.6/ コク 17/9
　国立ハンセン病資料館 / 編集
　国立ハンセン病資料館
　2022.3/ 一般図書資料

OK01080
国立ハンセン病資料館年報　第1号（平成19年度）
L498.6/ コク 17/2007
　国立ハンセン病資料館 / 編集
　ふれあい福祉協会
　2008.1/ 一般図書資料

OK01081
国立ハンセン病資料館年報　第2号（平成20年度）
L498.6/ コク 17/2008
　国立ハンセン病資料館 / 編集
　日本科学技術振興財団
　2009.1/ 一般図書資料

OK01082
国立ハンセン病資料館年報　第3号（平成21年度）
L498.6/ コク 17/2009
　国立ハンセン病資料館 / 編集
　国立ハンセン病資料館
　2010.8/ 一般図書資料

OK01083
国立ハンセン病資料館年報　第4号（平成22年度）
L498.6/ コク 17/2 国立ハンセン病資料館 / 編集
　国立ハンセン病資料館
　2012.3/ 一般図書資料

OK01084
国立ハンセン病資料館年報　第5号（平成23年度）
L498.6/ コク 17/2011
　国立ハンセン病資料館 / 編集
　国立ハンセン病資料館
　2012.11/ 一般図書資料

OK01085
国立ハンセン病資料館年報　第6号（平成24年度）
L498.6/ コク 17/2012
　国立ハンセン病資料館 / 編集
　国立ハンセン病資料館
　2013.12/ 一般図書資料

OK01086
国立ハンセン病資料館年報　第7号（平成25年度）
L498.6/ コク 17/2013
　国立ハンセン病資料館 / 編集
　国立ハンセン病資料館
　2015.3/ 一般図書資料

OK01087
国立ハンセン病資料館重監房資料館年報　平成26年度　L498.6/ コク 17/2014
　国立ハンセン病資料館 / 編集
　国立ハンセン病資料館
　2016.3/ 一般図書資料

OK01088
国立ハンセン病資料館重監房資料館年報　平成28年度　L498.6/ コク 17/2016
　国立ハンセン病資料館 / 編集
　国立ハンセン病資料館
　2019.3/ 一般図書資料

OK01089
国立ハンセン病資料館重監房資料館年報　平成29年度　L498.6/ コク 17/2017
　国立ハンセン病資料館 / 編集
　国立ハンセン病資料館
　2019.3/ 一般図書資料

OK01090
国立ハンセン病資料館重監房資料館年報　2018年度
L498.6/ コク 17/2018
　国立ハンセン病資料館 / 編集
　国立ハンセン病資料館
　2020.2/ 一般図書資料

OK01091
国立ハンセン病資料館重監房資料館年報　2019年度
L498.6/ コク 17/2019
　国立ハンセン病資料館 / 編集
　国立ハンセン病資料館
　2020.1/ 一般図書資料

OK01092
国立ハンセン病資料館重監房資料館年報　2020年度
L498.6/ コク17/2020
　国立ハンセン病資料館 / 編集
　国立ハンセン病資料館
　2021.12/ 一般図書資料

OK01093
国立ハンセン病資料館常設展示図録　2012　L498.6/ コク17/2012
　国立ハンセン病資料館 / 編集
　国立ハンセン病資料館
　2013.1/ 一般図書資料

OK01094
国立ハンセン病資料館常設展示図録　2020　L498.6/ コク17/2020
　国立ハンセン病資料館 / 編集
　国立ハンセン病資料館
　2020.3/ 一般図書資料

OK01095
隔離のなかの食　生きるために悦びのために　L498.6/ コク21
　国立ハンセン病資料館 / 編集
　国立ハンセン病資料館
　2017.9/ 一般図書資料

OK01096
この場所を照らすメロディ　ハンセン病療養所の音楽活動　L498.6/ コク21
　国立ハンセン病資料館 / 編集
　国立ハンセン病資料館
　2018.4/ 一般図書資料

OK01097
望郷の丘　盲人会が遺した多磨全生園の歴史
L498.6/ コク21
　国立ハンセン病資料館 / 編集
　国立ハンセン病資料館
　2019.11/ 一般図書資料

OK01098
たたかいつづけたから、今がある　全療協60年のあゆみ　改訂　L498.6/ コク21
　国立ハンセン病資料館 / 編集
　国立ハンセン病資料館
　2011.12/ 一般図書資料

OK01099
『資料館だより』復刻版　20年のあゆみ　L498.6/ コク21
　国立ハンセン病資料館 / 編
　国立ハンセン病資料館
　2013.6/ 一般図書資料

OK01100
この人たちに光を　写真家趙根在が伝えた入所者の姿
L498.6/ チョ17/
　趙根在 / 撮影
　国立ハンセン病資料館
　2014.11/ 一般図書資料

OK01101
世界のハンセン病　L498.6/ セカ07/
　笹川記念保健協力財団
　2007/ 一般図書資料

OK01102
中華人民共和国麻風病医療援助　光田健輔・芳子基金　1999年　L498.6/ チュ05/
　JLM
　1999.3/ 一般図書資料

OK01103
ハンセン病問題検証会議報告書　L498.6/ ニチ05/2003
　日弁連法務研究財団ハンセン病問題に関する検証会議事務局 / 編集
　日弁連法務研究財団
　2004.3/ 一般図書資料

OK01104
ハンセン病問題に関する検証会議最終報告書　2005年3月　L498.6/ ハン05/1
　ハンセン病問題に関する検証会議 / 編
　日弁連法務研究財団
　2005.3/ 一般図書資料

OK01105
ハンセン病問題に関する検証会議最終報告書（別冊）ハンセン病問題に関する被害実態調査報告　2005年3月　L498.6/ ハン05/2
　ハンセン病問題に関する検証会議 / 編
　日弁連法務研究財団
　2005.3/ 一般図書資料

OK01106
ハンセン病問題に関する検証会議最終報告書（別冊）胎児等標本調査報告書　2005年3月　L498.6/ ハン05/3
　ハンセン病問題に関する検証会議 / 編
　日弁連法務研究財団
　2005.3/ 一般図書資料

OK01107
ハンセン病療養所退所者実態調査報告書　L498.6/ ハン18/
　ふれあい福祉協会
　2018.3/ 一般図書資料

OK01108
ハンセン病の向こう側　L498.6/ ハン 20
　厚生労働省
　2017.1/ 一般図書資料

OK01109
近現代日本ハンセン病問題資料集成　＜戦前編＞第1巻　一八七六～一九一七年 / 解説　L498.6/ フシ 02/1
　不二出版
　2002.6/ 一般図書資料

OK01110
近現代日本ハンセン病問題資料集成　＜戦前編＞第2巻　一九一八～一九三一年　L498.6/ フシ 02/2
　不二出版
　2002.6/ 一般図書資料

OK01111
近現代日本ハンセン病問題資料集成　＜戦前編＞第3巻　一九三二～一九三四年　L498.6/ フシ 02/3
　不二出版
　2002.6/ 一般図書資料

OK01112
近現代日本ハンセン病問題資料集成　＜戦前編＞第4巻　一九三五年　L498.6/ フシ 02/4
　不二出版
　2002.6/ 一般図書資料

OK01113
近現代日本ハンセン病問題資料集成　＜戦前編＞第5巻　一九三六～一九三七年　L498.6/ フシ 02/5
　不二出版
　2002.12/ 一般図書資料

OK01114
近現代日本ハンセン病問題資料集成　＜戦前編＞第6巻　一九三七～一九三八年　L498.6/ フシ 02/6
　不二出版
　2002.12/ 一般図書資料

OK01115
近現代日本ハンセン病問題資料集成　＜戦前編＞第7巻　一九三九～一九四四年　L498.6/ フシ 02/7
　不二出版
　2002.12/ 一般図書資料

OK01116
近現代日本ハンセン病問題資料集成　＜戦前編＞第8巻　一八九九～一九四〇年　L498.6/ フシ 02/8
　不二出版
　2002.12/ 一般図書資料

OK01117
近現代日本ハンセン病問題資料集成　＜戦後編＞第1巻　重監房廃止・プロミン獲得運動と自治会の新生 / 解説　L498.6/ フシ 03/1
　不二出版
　2003.7/ 一般図書資料

OK01118
近現代日本ハンセン病問題資料集成　＜戦後編＞第2巻　「癩予防法」改正問題　1　L498.6/ フシ 03/2
　不二出版
　2003.7/ 一般図書資料

OK01119
近現代日本ハンセン病問題資料集成　＜戦後編＞第3巻　「癩予防法」改正問題　2　L498.6/ フシ 03/3
　不二出版
　2003.7/ 一般図書資料

OK01120
近現代日本ハンセン病問題資料集成　＜戦後編＞第4巻　戦後無らい県運動 / 解説　L498.6/ フシ 03/4
　不二出版
　2003.1/ 一般図書資料

OK01121
近現代日本ハンセン病問題資料集成　＜戦後編＞第5巻　竜田寮児童通学問題　1　L498.6/ フシ 03/5
　不二出版
　2003.1/ 一般図書資料

OK01122
近現代日本ハンセン病問題資料集成　＜戦後編＞第6巻　竜田寮児童通学問題　2　L498.6/ フシ 03/6
　不二出版
　2003.1/ 一般図書資料

OK01123
近現代日本ハンセン病問題資料集成　＜戦後編＞第7巻　癩刑務所・留置所設置問題 / 米軍占領下沖縄・奄美のハンセン病政策 / 解説　L498.6/ フシ 03/7
　不二出版
　2004.1/ 一般図書資料

OK01124
近現代日本ハンセン病問題資料集成　＜戦後編＞第8巻　藤本事件 / 解説　L498.6/ フシ 03/8
　不二出版
　2004.1/ 一般図書資料

OK01125
近現代日本ハンセン病問題資料集成　＜戦後編＞第9巻　生活改善・反差別運動 / 解説　L498.6/ フシ 03/9
　不二出版

2004.1/ 一般図書資料

OK01126
近現代日本ハンセン病問題資料集成　＜戦後編＞第10巻　国会議事録／解説　L498.6/ フジ03/10-1
不二出版
2004.1/ 一般図書資料

OK01127
近現代日本ハンセン病問題資料集成　＜戦前編・戦後編＞解説・総目次　L498.6/ フジ03/10-2
藤野豊／解説
不二出版
2004.1/ 一般図書資料

OK01128
近現代日本ハンセン病問題資料集成　補巻1　外島保養院年報　上巻　L498.6/ フジ05/1
不二出版
2004.9/ 一般図書資料

OK01129
近現代日本ハンセン病問題資料集成　補巻2　外島保養院年報　下巻　L498.6/ フジ05/2
不二出版
2004.9/ 一般図書資料

OK01130
近現代日本ハンセン病問題資料集成　補巻3　本妙寺事件／九州療養所関係／自治会沿革史／解説
L498.6/ フジ05/3
不二出版
2004.12/ 一般図書資料

OK01131
近現代日本ハンセン病問題資料集成　補巻4　大島療養所自治会日誌（戦前編）／解説　L498.6/ フジ05/4
不二出版
2004.12/ 一般図書資料

OK01132
近現代日本ハンセン病問題資料集成　補巻5　世界のハンセン病政策／近代初期日本のハンセン病／解説
L498.6/ フジ05/5
不二出版
2004.12/ 一般図書資料

OK01133
近現代日本ハンセン病問題資料集成　補巻6　私立療養所／解説　L498.6/ フジ05/6
不二出版
2005.12/ 一般図書資料

OK01134
近現代日本ハンセン病問題資料集成　補巻7　台湾におけるハンセン病政策／解説　L498.6/ フジ05/7
不二出版
2005.12/ 一般図書資料

OK01135
近現代日本ハンセン病問題資料集成　補巻8　療養所長会議関係書類／解説　L498.6/ フジ05/8
不二出版
2005.12/ 一般図書資料

OK01136
近現代日本ハンセン病問題資料集成　補巻9　隔離政策の強化／解説　L498.6/ フジ05/9
不二出版
2005.12/ 一般図書資料

OK01137
近現代日本ハンセン病問題資料集成　補巻10　ハンセン病と教育／解説　L498.6/ フジ05/10
不二出版
2006.11/ 一般図書資料

OK01138
近現代日本ハンセン病問題資料集成　補巻11　らい予防法闘争期の自治会日誌／解説　L498.6/ フジ05/11
不二出版
2006.11/ 一般図書資料

OK01139
近現代日本ハンセン病問題資料集成　補巻12　「癩予防法」改正問題　3　L498.6/ フジ05/12
不二出版
2006.11/ 一般図書資料

OK01140
近現代日本ハンセン病問題資料集成　補巻13　生活改善・反差別運動　2　L498.6/ フジ05/13-1
不二出版
2007.5/ 一般図書資料

OK01141
近現代日本ハンセン病問題資料集成　別冊　補巻　解説・総目次　L498.6/ フジ05/13-2
不二出版
2007.5/ 一般図書資料

OK01142
近現代日本ハンセン病問題資料集成　補巻14　戦後無らい県運動　2　L498.6/ フジ05/14
不二出版
2007.5/ 一般図書資料

OK01143
近現代日本ハンセン病問題資料集成　補巻15　戦後無らい県運動 3　L498.6/ フシ05/15
　不二出版
　2007.5/ 一般図書資料

OK01144
近現代日本ハンセン病問題資料集成　補巻16　日本MTL　第1号～第46号　L498.6/ フシ05/16-1
　不二出版
　2009.5/ 一般図書資料

OK01145
近現代日本ハンセン病問題資料集成　別冊　日本MTL　＜補巻16~19＞解説・総目次・索引　L498.6/ フシ05/16-2
　不二出版
　2009.5/ 一般図書資料

OK01146
近現代日本ハンセン病問題資料集成　補巻17　日本MTL　第47号～第93号　L498.6/ フシ05/17
　不二出版
　2009.5/ 一般図書資料

OK01147
近現代日本ハンセン病問題資料集成　補巻18　日本MTL　第94号～第116号　L498.6/ フシ05/18
　不二出版
　2009.5/ 一般図書資料

OK01148
近現代日本ハンセン病問題資料集成　補巻19　楓の蔭　第172号～第264号　L498.6/ フシ05/19
　不二出版
　2009.5/ 一般図書資料

OK01149
「らい予防法」 廃止から 25年アンケート報告書　L498.6/ フレ21
　ふれあい福祉協会 / 編集
　ふれあい福祉協会
　2021.3/ 一般図書資料

OK01150
共生社会への長い道のり　「らい予防法」廃止へのハンセン病当事者による運動の軌跡　L498.6/ ホソ17
　細田満和子 / 著
　細田 満和子
　2017/ 一般図書資料

OK01151
松丘保養園創立90周年記念誌　L498.6/ マツ04/
　国立療養所松丘保養園
　2000/ 一般図書資料

OK01152
宮古南静園三十周年記念誌　L498.6/ ミヤ04/
　〔宮古南静園自治会 / 編〕
　沖縄ハ氏病予防協会
　1962/ 一般図書資料

OK01153
こころのつくろい　隔離の中での創作活動　改訂版
L708.7/ コク21
　国立ハンセン病資料館 / 編集
　ふれあい福祉協会
　2010.3/ 一般図書資料

OK01154
林志明作品展　中国ハンセン病回復者の書画活動
L722.27/ リン21
　林志明 / 画
　国立ハンセン病資料館
　2014.4/ 一般図書資料

OK01155
キャンバスに集う～菊池恵楓園・金陽会絵画展　国立ハンセン病資料館2019年度春季企画展　L723.1/ コク21
　国立ハンセン病資料館 / 編集
　国立ハンセン病資料館
　2019.3/ 一般図書資料

OK01156
ハンセン療養所歌人全集　L911.167/1/
　藤楓協会
　1988/ 一般図書資料

OK01157
物語明治・大正を生きた女101人　新時代に踊ったヒロインたち　B281.04/ カト14/
　『歴史読本』編集部 / 編
　KADOKAWA
　2014.9/ 一般図書資料
　※「井深八重　ハンセン病患者救済に捧げた一生」収録

OK01158
「病いの経験」を聞き取る　ハンセン病者のライフヒストリー　新版　B498.6/ アラ17/
　蘭由岐子 / 著
　生活書院
　2017.3/ 一般図書資料

OK01159
隔離　故郷を追われたハンセン病者たち　岩波現代文庫　B498.6/ トク02/
　徳永進 / 著

OK01160
隔離　故郷を追われたハンセン病者たち　岩波現代文庫　社会　312　増補　B498.6/トク19/
徳永進 / 著
岩波書店
2019.2/ 一般図書資料

OK01161
明石海人歌集　岩波文庫　B911.168/アカ12/
明石海人 / 著
岩波書店
2012.7/ 一般図書資料

OK01162
希望よあなたに　塔和子詩選集　ノア詩文庫
B911.56/トウ08/
塔和子 / 著
編集工房ノア
2008.6/ 一般図書資料

OK01163
あん　ポプラ文庫　B913.6/トリ18/
ドリアン助川 / 著
ポプラ社
2015.4/ 一般図書資料

OK01164
北條民雄小説随筆書簡集　講談社文芸文庫
B918.68/ホウ16/
北條民雄 / 著
講談社
2015.1/ 一般図書資料

OK01165
北條民雄集　岩波文庫　B918.68/ホウ22
北條民雄 / 著
岩波書店
2022.2/ 一般図書資料

OK01166
病短編小説集　平凡社ライブラリー　846　B933.78/ヤマ16/
E. ヘミングウェイ / ほか著
平凡社
2016.9/ 一般図書資料
※「ある『ハンセン病患者』の日記から」（ジョン・アップダイク著）収録

OK01167
ハンセン病の療養所をつくったお坊さん　C188/マフ/
トレヴァー・マーフィー / 著、溝江純 / 絵
ルック
2006/ 児童図書資料

OK01168
日本の歴史明治維新から現代　人として生きる権利の歴史　C210/サカ/4
ポプラ社
1994/ 児童図書資料

OK01169
Jr. 日本の歴史　7　C210/ヒラ/7
平川南 / 編集委員
小学館
2011.4/ 児童図書資料

OK01170
伝記世界の思想家から学ぶ　2　未来を生きる道しるべ　生きること　C280/テン/2
清水書院
2019.8/ 児童図書資料
※「神谷美恵子」収録

OK01171
光田健輔物語　C289/ミツ/
防府青年会議所
1994/ 児童図書資料

OK01172
きみ江さん　ハンセン病を生きて　C289/ヤマ/
片野田斉 / 著
偕成社
2015.2/ 児童図書資料

OK01173
楽しく調べる東京の社会　東京の環境・安全・情報 etc.　C302/トウ
東京都小学校社会科研究会 / 編著
日本標準
2007.2/ 児童図書資料

OK01174
子どものニュースウイークリー　2002年版　いまがわかる！世界が見える！　C304/ヨミ/2002
読売新聞社会部 / 編
中央公論新社
2001.12/ 児童図書資料

OK01175
子どものニュースウイークリー　2007年版　親子で読めるニュースのことば　C304/ヨミ/2007
読売新聞社会部 / 編
中央公論新社
2007.2/ 児童図書資料

OK01176
人権読本　C316/カマ/
鎌田慧／編著
岩波書店
2001.11／児童図書資料
※「人間回復のたたかい　ハンセン病（林力著）」収録

OK01177
めざせ！21世紀の国際人　5　「医療・保健衛生」につくした日本人　C329/ハタ/5
畠山哲明／監修
くもん出版
2002／児童図書資料

OK01178
差別ってなんだろう？　1　差別はいま、ここにある
C361/ヨシ/1
好井裕明／監修
新日本出版社
2023.2／児童図書資料

OK01179
体験しよう！発見しよう！福祉ボランティア3　病気の人といっしょに　C369/コト/3
こどもくらぶ／編集
岩崎書店
2003／児童図書資料

OK01180
もっと知りたいボランティア　1　ボランティアって、何？　C369/ニシ/1
西尾雄志／監修
文溪堂
2022.3／児童図書資料

OK01181
目でみる「心」のバリアフリー百科　4　障害と福祉　言葉は障害をこえて　C369/ハナ/4
花田春兆／監修
日本図書センター
2002／児童図書資料

OK01182
医者になりたい　夢をかなえた四人の女性　C490/シマ
島田和子／作
新日本出版社
2015.3／児童図書資料
※「ハンセン病患者によりそって‐小川正子」収録

OK01183
ウイルス・感染症と「新型コロナ」後のわたしたちの生活　1　人類の歴史から考える！　C493/イナ/1
稲葉茂勝／著
新日本出版社

2020.9／児童図書資料
※「ハンセン病の歴史」収録

OK01184
感染症と人類の歴史　1　移動と広がり　C493/オオ/1
おおつかのりこ／文
文研出版
2021.9／児童図書資料

OK01185
人類vs感染症　C493/オカ06/
岡田晴恵／著
岩波書店
2004／児童図書資料

OK01186
ぼくらの感染症サバイバル　病に立ち向かった日本人の奮闘記　C493/コウ/
香西豊子／監修
いろは出版
2021.12／児童図書資料

OK01187
シリーズ疫病の徹底研究　1　人類の歴史は疫病との闘いの歴史　C493/コト/1
こどもくらぶ／編集
講談社
2017.2／児童図書資料
※「差別を受けたハンセン病」収録

OK01188
知ってふせごう！身のまわりの感染症　3　新型コロナからインフルエンザまで　感染症の種類と歴史
C493/コン/3
近藤慎太郎／監修
旬報社
2020.11／児童図書資料

OK01189
知ろう！防ごう！インフルエンザ　3　C493/タシ/3
田代眞人／監修
岩崎書店
2009.12／児童図書資料

OK01190
細菌ラボ　感染症とたたかう研究所　C493/フラ
リチャード・プラット／文
小学館
2021.2／児童図書資料
※「鳴りものを持たされる病　ハンセン病について探る」収録

OK01191
わすれられた命の詩　C494/コタ/
　　冴雄二/著
　　ポプラ社
　　1987/児童図書資料

OK01192
わすれられた命の詩　ハンセン病を生きて　C494/コタ/
　　冴雄二/著
　　ポプラ社
　　1997.4/児童図書資料

OK01193
ハンセン病を生きて　きみたちに伝えたいこと　C498/イハ/
　　伊波敏男/著
　　岩波書店
　　2007/児童図書資料

OK01194
いのちの森を守る　ハンセン病の差別とたたかった平沢保治、感動ノンフィクション　C498/コク/
　　木暮正夫/文、高田薫/絵
　　佼成出版社
　　2003/児童図書資料

OK01195
子どものための感染症予防BOOK　パンデミックを生きぬくための101の知識　C498/ナツ/
　　夏緑/著
　　童心社
　　2021.1/児童図書資料
　　※「古文書に記された病気　ハンセン病」収録

OK01196
ぼくのおじさんは、ハンセン病　C498/フナ/
　　船橋秀彦/作
　　全国障害者問題研究会茨城支部出版
　　2002/児童図書資料

OK01197
会いたかった　C498/ミエ/
　　木村有紀/脚本
　　三重県人権センター
　　2004/児童図書資料

OK01198
地域の発展につくした日本の近代化遺産図鑑　5　九州・沖縄・アジア　C602/チイ/5
　　西戸山学/著
　　岩崎書店
　　2018.12/児童図書資料
　　※「コラム　ハンセン病について」収録

OK01199
ぼくは写真家になる！　C740/オオ/
　　太田順一/著
　　岩波書店
　　2005.2/児童図書資料

OK01200
ぼくたちは生きているのだ　C778/コハ/
　　小林茂/著
　　岩波書店
　　2006/児童図書資料

OK01201
カミングアウト　風の文学館　C913/シマ/
　　島田和子/作、尾崎曜子/絵
　　新日本出版社
　　2000.2/児童図書資料

OK01202
ばらの心は海をわたった　ハンセン病との長いたたかい　PHPこころのノンフィクション　1　C916/オ/
　　岡本文良/作、高田三郎/絵
　　PHP研究所
　　1985/児童図書資料

OK01203
知るもんか！　C929/イ/
　　イ・ヒョンジュ/ほか作
　　汐文社
　　2005.2/児童図書資料
　　※「ポイナおじさん（イ・ヨンホ作、金松伊訳）」収録

OK01204
この海を越えれば、わたしは　C933/ウオ/
　　ローレン・ウォーク/作
　　さ・え・ら書房
　　2019.1/児童図書資料

OK01205
ツルとタケシ　E/ギマ/
　　儀間比呂志/著
　　清風堂書店
　　2005/児童図書資料

OK01206
リーかあさまのはなし　ハンセン病の人たちと生きた草津のコンウォール・リー　ポプラ社の絵本　E/コハ/
　　中村茂/文
　　ポプラ社
　　2013.11/児童図書資料

OK01207
おかやま風土記　お国自慢と観光　続　K049/2/2
　　岡長平/〔ほか〕著

日本文教出版
1957/ 郷土図書資料
※「長島愛生園（光田健輔著）」収録

OK01208
喜翁中島達二随想集　K049/85/
中島達二 / 著
中島達二
1981/ 郷土図書資料

OK01209
浄華　同朋の軌跡　K184/1/
真宗同朋会
1980/ 郷土図書資料

OK01210
約束の日を望みて　K190/59/
長島曙教会
1996/ 郷土図書資料

OK01211
神の家族　K190/60/
光明園家族教会 / 著
光明園家族教会
1998/ 郷土図書資料

OK01212
魂の架け橋　ロザリオ教会（長島愛生園）60年の歩み　K190/72/
「魂の架け橋」出版特別班 / 編
岡山カトリック教会
2009.12/ 郷土図書資料

OK01213
備前国豊原庄（弘法寺）　中世の窓から　荘園の風景 11　K216/10/
田中修実 / 著
田中 修実
2003.12/ 郷土図書資料

OK01214
政治家の人間力　江田三郎への手紙　K289/E-9/
北岡和義 / 責任編集
明石書店
2007.1/ 郷土図書資料
※「長島愛生園で語り継がれていること（石井昭男 / 著）」収録

OK01215
井上謙の生涯　救癩の使徒　K289/I-102/
藤本浩一 / 著
井上松
1982/ 郷土図書資料

OK01216
小島のテニスコート　K289/I-165/
岩田鹿男 / 著
岩田鹿男
1998/ 郷土図書資料

OK01217
どっこい生きてるで　K289/K-223/
金地慶四郎 /〔著〕
〔金地慶四郎〕
1990/ 郷土図書資料

OK01218
忘れ得ぬ日　K289/K-224/
金南甲 / 著
畝本常宏
1994/ 郷土図書資料

OK01219
されど我が人生はひとりならず　ハンセン病患者と共に　K289/K-251/
日下喬史 / 著
悠飛社
2004/ 郷土図書資料

OK01220
神谷美恵子　ハンセン病と歩んだ命の道程　K289/K-304/
大谷美和子 / 著
くもん出版
2012.12/ 郷土図書資料

OK01221
癩に捧げた八十年　光田健輔の生涯　新潮ポケット・ライブラリ 67　K289/M-9/
青柳緑 / 著
新潮社
1965/ 郷土図書資料

OK01222
光田健輔　人物叢書　K289/M-43/
内田守 / 著
吉川弘文館
1971/ 郷土図書資料

OK01223
救癩の父光田健輔の思い出　K289/M-48/
桜井方策 / 編
ルガール社
1974/ 郷土図書資料

OK01224
愛生園日記　ライとたたかった六十年の記録　K289/

M-81/
光田健輔 / 著
毎日新聞社
1958/ 郷土図書資料

OK01225
無垢清浄光 K289/M-85/
宮川弘道 / 著
宮川弘道
1985/ 郷土図書資料

OK01226
かすかな灯りもとめて K289/M-144/
峰崎忍 / 著
〔峰崎忍〕
2002/ 郷土図書資料

OK01227
長い道 K289/M-180/
宮崎かづゑ / 著
みすず書房
2012.7/ 郷土図書資料

OK01228
私は一本の木 K289/M-199/
宮崎かづゑ / 著
みすず書房
2016.2/ 郷土図書資料

OK01229
小川正子の生涯　アルバムと短歌でつづる・救らいの母 K289/O-76/
神田甲陽 / 著
春日居町教育委員会
2000/ 郷土図書資料

OK01230
小川正子と愛生園 K289/O-77/
名和千嘉 / 著
名和千嘉
1988/ 郷土図書資料

OK01231
潮鳴りが聞える K289/O-82/
坂入美智子 / 著
不識書院
2001/ 郷土図書資料

OK01232
小川正子と『小島の春』 K289/O-87/
清水威 / 著
長崎出版
1986.7/ 郷土図書資料

OK01233
小川正子の晩景　近代日本のハンセン病隔離政策と臨床医 K289/O-134/
松岡弘之 / 著
松岡 弘之
2018.5/ 郷土図書資料

OK01234
津軽から長島へ　東海ふみ姉追悼集 K289/T-46/
東海ふみ先生追悼集刊行委員会 / 編
虫明伝道所
1985/ 郷土図書資料

OK01235
はやく朝にならんかな K289/T-85/
津島久雄 / 編集
津島久雄
1979/ 郷土図書資料

OK01236
大学的岡山ガイド　こだわりの歩き方 K291/48/
岡山大学文明動態学研究所 / 編
昭和堂
2023.3/ 郷土図書資料
※「長島愛生園と邑久光明園『自治』からみたハンセン病」(松岡弘之著)「長島に生きた石仏の画家清志初男」(才士真司著) 収録

OK01237
記憶を受け継ぐ旅　長島と虫明の建造物と史跡で辿るハンセン病隔離政策 K291.6/27
ハンセン病療養所世界遺産登録推進協議会 / 企画制作
瀬戸内市
2020.1/ 郷土図書資料

OK01238
風と海のなか K369/78/
邑久光明園入園者自治会 / 著
邑久光明園入園者自治会
1989/ 郷土図書資料

OK01239
白い道標（みちしるべ）　邑久光明園盲人会40年史 K369/241/
邑久光明園盲人会 / 著
邑久光明園盲人会
1995/ 郷土図書資料

OK01240
障害者の未来と平和のために　第10回障害者運動全国交流会記念誌 K369/670/
障害者の生活と権利を守る岡山県連絡協議会 / 編
障害者の生活と権利を守る岡山県連絡協議会
1985.5/ 郷土図書資料

※「長島愛生園から」収録

OK01241

日本の教育・岡山の女子教育　山陽学園大学・山陽学園短期大学公開講座　K372/42/
　山陽学園大学・山陽学園短期大学社会サービスセンター / 編
　吉備人出版
　2006.1/ 郷土図書資料
　※「長島愛生園の歴史（阿部紀子 / 述）」収録

OK01242

「ハンセン病」学習資料集　K375.9/85/
　岡山県同和教育研究協議会 / 編
　岡山県同和教育研究協議会
　1999/ 郷土図書資料

OK01243

新良田　閉校記念誌　K376/272/
　閉校記念事業実行委員会
　閉校記念事業実行委員会
　1987/ 郷土図書資料

OK01244

長島気象年報　昭和28年　1953　K451/9/1
　長島愛生園気象観測所 / 編
　長島愛生園気象観測所
　1954/ 郷土図書資料

OK01245

長島気象年報　昭和29年　1954　K451/9/2
　長島愛生園気象観測所 / 編
　長島愛生園気象観測所
　1955/ 郷土図書資料

OK01246

長島気象年報　昭和30年　1955　K451/9/3
　長島愛生園気象観測所 / 編
　長島愛生園気象観測所
　1956/ 郷土図書資料

OK01247

長島気象年報　昭和31年　1956　K451/9/4
　長島愛生園気象観測所 / 編
　長島愛生園気象観測所
　1957/ 郷土図書資料

OK01248

長島気象年報　昭和32年　K451/9/5
　長島愛生園気象観測所 / 編
　長島愛生園気象観測所
　1958/ 郷土図書資料

OK01249

長島気象年報　昭和33年　K451/9/6
　長島愛生園気象観測所 / 編
　長島愛生園気象観測所
　1959/ 郷土図書資料

OK01250

長島気象年報　昭和34年　K451/9/7
　長島愛生園気象観測所 / 編
　長島愛生園気象観測所
　1960/ 郷土図書資料

OK01251

長島気象年報　昭和35年　K451/9/8
　長島愛生園気象観測所 / 編
　長島愛生園気象観測所
　1961/ 郷土図書資料

OK01252

長島気象年報　昭和36年　K451/9/9
　長島愛生園気象観測所 / 編
　長島愛生園気象観測所
　1962/ 郷土図書資料

OK01253

長島気象年報　昭和38年　K451/9/11
　長島愛生園気象観測所 / 編
　長島愛生園気象観測所
　1964/ 郷土図書資料

OK01254

長島気象年報　昭和14年　K451/9/39
　長島愛生園気象観測所 / 編
　長島愛生園気象観測所
　1940/ 郷土図書資料

OK01255

長島気象年報　昭和24年　K451/9/49
　長島愛生園気象観測所 / 編
　長島愛生園気象観測所
　1949/ 郷土図書資料

OK01256

長島気象15年報　昭和13年～27年　K451/10/
　長島愛生園気象観測所 / 編
　長島愛生園気象観測所
　1955/ 郷土図書資料

OK01257

長島気象二十年報　昭和13年～32年　K451/11/
　長島愛生園気象観測所 / 編
　長島愛生園気象観測所
　1959/ 郷土図書資料

OK01258
台風17号にともなう集中豪雨災害復旧記録　K451/20/
　アルバム編集委員会 / 編
　邑久光明園入園者自治会
　1977/ 郷土図書資料

OK01259
長島開拓　K490/1/
　長島愛生園慰安会 / 編
　長島愛生園慰安会
　1932/ 郷土図書資料

OK01260
すばらしき復活　らい全快者奇蹟の社会復帰
K493/39/
　田中一良 / 著
　人権擁護推進協会
　1996.3/ 郷土図書資料

OK01261
すばらしき復活　らい全快者奇蹟の社会復帰
K493/115/
　田中一良 / 著
　すばる書房
　1977.6/ 郷土図書資料

OK01262
すばらしき復活　らい全快者奇蹟の社会復帰　復刻版
K493/115/96
　田中一良 / 著
　「すばらしき復活」復刻版刊行委員会
　1996.3/ 郷土図書資料

OK01263
長島愛生園　1954　K498/5/
　長島愛生園 / 編
　長島愛生園
　1954/ 郷土図書資料

OK01264
長島愛生園開園20周年誌　K498/17/
　長島愛生園 / 編
　長島愛生園
　1950/ 郷土図書資料

OK01265
癩院創世　K498/21/
　土谷勉 / 著
　木村武彦
　1949/ 郷土図書資料

OK01266
長島愛生園創立40周年記念誌　1970　K498/33/
　国立療養所長島愛生園 / 編
　国立療養所長島愛生園
　1970/ 郷土図書資料

OK01267
〔長島愛生園〕昭和二十七年年報　K498/35/52
　長島愛生園 / 編
　長島愛生園
　1953/ 郷土図書資料

OK01268
邑久光明園創立70周年記念誌　K498/44/
　邑久光明園 / 編
　邑久光明園
　1979/ 郷土図書資料

OK01269
長島愛生園30年の歩み　K498/45/
　国立療養所長島愛生園 / 編
　国立療養所長島愛生園
　1960/ 郷土図書資料

OK01270
〔長島愛生園〕　創立五十周年記念誌　昭和55年
K498/46/
　国立療養所長島愛生園 / 編
　国立療養所長島愛生園
　1981/ 郷土図書資料

OK01271
隔絶の里程　K498/47/
　長島愛生園自治会 / 編
　日本文教出版
　1982/ 郷土図書資料

OK01272
ハンセン氏病の新しい知識　K498/53/
　全患協事務局 / 編
　全国国立療養所ハンセン氏病患者協議会
　1963.6/ 郷土図書資料

OK01273
らいを正しく理解するために　K498/62/
　岡山県衛生部公衆衛生課 / 編
　岡山県衛生部公衆衛生課
　1976/ 郷土図書資料

OK01274
らいについて　第3版　K498/73/79
　原田禹雄 / 編
　国立療養所邑久光明園
　1979.6/ 郷土図書資料

OK01275
らいについて　第4版　K498/73/82
原田禹雄 / 著
国立療養所邑久光明園
1982.3/ 郷土図書資料

OK01276
風と海のなか　邑久光明園入園者八十年の歩み
K498/78/
邑久光明園入園者自治会 / 著
邑久光明園入園者自治会
1989/ 郷土図書資料

OK01277
〔国立療養所邑久光明園〕　創立八十周年記念誌
K498/79/
原田禹雄 / 編
国立療養所邑久光明園
1989/ 郷土図書資料

OK01278
愛生春風花開日　K498/100/
高島重孝 / 著
北斗志塾出版部
1976/ 郷土図書資料

OK01279
偏見への挑戦　評論集　改訂版　K498/101/
森田竹次 / 著
長島評論部会
1974/ 郷土図書資料

OK01280
病みすてられた人々　長島愛生園・棄民収容所　論楽社ブックレット　No.7　K498/124/
論楽社編集部 / 編著
論楽社
1996/ 郷土図書資料

OK01281
十坪住宅　愛生パンフレット　第三輯　K498/127/
長島愛生園慰安会 / 編
長島愛生園慰安会
1936/ 郷土図書資料

OK01282
曙の潮風　長島愛生園入園者自治会史　K498/131/
長島愛生園入園者自治会 / 編
長島愛生園入園者自治会
1998/ 郷土図書資料

OK01283
ハンセン病のこと正しく知っていますか？　語り合おう、真実の話。　K498/185/
岡山県保健福祉部健康対策課 / 編
岡山県保健福祉部健康対策課
2004/ 郷土図書資料

OK01284
ハンセン病のこと正しく知っていますか？　語り合おう、真実の話。　第3版　K498/185/2006
岡山県保健福祉部健康対策課 / 編
岡山県保健福祉部健康対策課
2006/ 郷土図書資料

OK01285
ハンセン病のこと正しく知っていますか？　語り合おう、真実の話。　第5版　K498/185/2009
岡山県保健福祉部健康対策課 / 編
岡山県保健福祉部健康対策課
2009.8/ 郷土図書資料

OK01286
ハンセン病問題のこと正しく知っていますか？　語り合おう、真実の話。　第6版　K498/185/2013
岡山県保健福祉部健康対策課 / 編
岡山県保健福祉部健康対策課
2013.9/ 郷土図書資料

OK01287
ハンセン病問題のこと正しく知っていますか？　語り合おう、真実の話。　第7版　K498/185/2015
岡山県保健福祉部健康対策課 / 編
岡山県保健福祉部健康対策課
2015.6/ 郷土図書資料

OK01288
ハンセン病問題のこと正しく知っていますか？　語り合おう、真実の話。　第9版　K498/185/2016
岡山県保健福祉部健康推進課 / 編
岡山県保健福祉部健康推進課
2016.1/ 郷土図書資料

OK01289
ハンセン病問題のこと正しく知っていますか？　語り合おう、真実の話。　第10版　K498/185/2017
岡山県保健福祉部健康推進課 / 編
岡山県保健福祉部健康推進課
2017.6/ 郷土図書資料

OK01290
ハンセン病問題のこと正しく知っていますか？　語り合おう、真実の話。　第11版　K498/185/2018
岡山県保健福祉部健康推進課 / 編
岡山県保健福祉部健康推進課
2018.5/ 郷土図書資料

OK01291
ハンセン病問題のこと正しく知っていますか？　語り合おう、真実の話。　第12版　K498/185/2019
　岡山県保健福祉部健康推進課／編
　岡山県保健福祉部健康推進課
　2019.7/ 郷土図書資料

OK01292
ハンセン病問題のこと正しく知っていますか？　語り合おう、真実の話。　第13版　K498/185/2020
　岡山県保健福祉部健康推進課／編
　岡山県保健福祉部健康推進課
　2020.8/ 郷土図書資料

OK01293
ハンセン病問題のこと正しく知っていますか？　語り合おう、真実の話。　第14版　K498/185/2021
　岡山県保健福祉部健康推進課／編
　岡山県保健福祉部健康推進課
　2021.6/ 郷土図書資料

OK01294
ハンセン病問題のこと正しく知っていますか？　語り合おう、真実の話。　第15版　K498/185/2022
　岡山県保健福祉部健康推進課／編
　岡山県保健福祉部健康推進課
　2022.6/ 郷土図書資料

OK01295
らいの現況　昭和49年　K498/197/74
　岡山県衛生部／〔編〕
　岡山県衛生部
　1974/ 郷土図書資料

OK01296
〔長島愛生園〕　創立六十周年記念誌　平成2年　K498/211/
　国立療養所長島愛生園／編
　国立療養所長島愛生園
　1991/ 郷土図書資料

OK01297
九十三歳の回顧録　K498/212/
　小林文雄／著
　皓星社
　2004/ 郷土図書資料

OK01298
らいについて　K498/213/
　原田禹雄／著
　国立療養所邑久光明園
　1982/ 郷土図書資料

OK01299
人間をみつめて　K498/216/
　神谷美恵子／著
　みすず書房
　2004.11/ 郷土図書資料

OK01300
癩院創世　K498/218/
　土谷勉／著
　木村武彦
　1994.11/ 郷土図書資料

OK01301
長島は語る　前編　岡山県ハンセン病関係資料集　K498/239/1
　岡山県ハンセン病問題関連史料調査委員会／編纂
　岡山県
　2007/ 郷土図書資料

OK01302
長島は語る　後編　岡山県ハンセン病関係資料集　K498/239/2
　岡山県ハンセン病問題関連史料調査委員会／編纂
　岡山県
　2009.3/ 郷土図書資料

OK01303
ハンセン病療養所入所者　語り部覚え書　付　今はエピソード　K498/240/
　阿部はじめ／著
　阿部はじめ
　2006/ 郷土図書資料

OK01304
島が動いた　隔絶六十年の体験から『小島の春』はいま！　K498/261/
　加賀田一／著
　文芸社
　2000/ 郷土図書資料

OK01305
長島案内　愛生パンフレット　三版　K498/265/
　長島愛生園慰安会／〔編〕
　山陽新報社（印刷）
　1936.6/ 郷土図書資料

OK01306
邑久光明園年報　昭和20年　K498/266/45
　邑久光明園／〔編〕
　〔邑久光明園〕
　1946.12/ 郷土図書資料

OK01307
Ai sei en on Nagashima, Okayama-ken, Japan　K498/313/
　by F.Hayashi and A.Oltmans
　〔s.n.〕
　1932/ 郷土図書資料

OK01308
〔邑久光明園〕概況　K498/332/
　国立療養所邑久光明園 /〔編〕
　邑久光明園
　1998.3/ 郷土図書資料

OK01309
かけはし　ハンセン病回復者との出会いから
K498/339/
　小川秀幸 / 著
　近代文芸社
　2009.5/ 郷土図書資料

OK01310
隔離から解放へ　国立療養所邑久光明園創立百周年記念誌　K498/347/
　国立療養所邑久光明園入所者自治会 / 編集
　山陽新聞社
　2009.1/ 郷土図書資料

OK01311
いつの日にか帰らん　ハンセン病から日本を見る
K498/354/
　加賀田一 / 著
　文芸社
　2010.1/ 郷土図書資料

OK01312
隔ての海の岸辺で長島愛生園便り　K498/356/
　尾崎元昭 / 著
　榕樹書林
　2009.11/ 郷土図書資料

OK01313
島の 65年　ハンセン病療養所邑久光明園から
K498/366/
　崔南龍 / 著
　解放出版社
　2006.12/ 郷土図書資料

OK01314
隔離の島に生きる　岡山ハンセン病問題記録集・創設期の愛生園　K498/378/
　松岡弘之 / 編
　ふくろう出版
　2011.3/ 郷土図書資料

OK01315
国立療養所長島愛生園統計資料　K498/389/
　岡山県立図書館
　2012.1/ 郷土図書資料

OK01316
軽快退所者と事故退所者の調べについて　自昭和33年10月1日至昭和42年9月30日9年間　K498/390/
　岡山県立図書館
　2012.1/ 郷土図書資料

OK01317
長島愛生園概況書　平成9年4月1日作成
K498/430/97
　国立療養所長島愛生園 / 編
　国立療養所長島愛生園
　1997/ 郷土図書資料

OK01318
長島愛生園歴史館　この島を、忘れないでほしい。
K498/439/
　国立療養所長島愛生園 / 編
　国立療養所長島愛生園
　2001以降 / 郷土図書資料

OK01319
長島愛生園歴史館　この島を、忘れないでほしい。
K498/439/2020
　国立療養所長島愛生園 / 編
　国立療養所長島愛生園
　2020以降 / 郷土図書資料

OK01320
長島愛生園　歴史回廊　K498/445/
　長島愛生園歴史館 / 編
　国立療養所長島愛生園
　2015/ 郷土図書資料

OK01321
長島愛生園　歴史回廊　音声案内対応　K498/445/2
　長島愛生園歴史館 / 編
　長島愛生園歴史館
　2010以降 / 郷土図書資料

OK01322
長島愛生園　歴史回廊　音声案内対応
K498/445/2016
　長島愛生園歴史館 / 編
　長島愛生園歴史館
　2016以降 / 郷土図書資料

OK01323
長島愛生園　歴史回廊　音声案内対応

1151

K498/445/2019
長島愛生園歴史館 / 編
長島愛生園歴史館
2019以降 / 郷土図書資料

OK01324
ハンセン病について　K498/450/
邑久光明園慰安会 / 編
邑久光明園慰安会
2011/ 郷土図書資料

OK01325
隔ての島とのはざまで　K498/460/
尾崎元昭 / 著
文芸社
2015.11/ 郷土図書資料

OK01326
語り継ぐハンセン病　瀬戸内3園から　K498/470/
山陽新聞社 / 編
山陽新聞社
2017.3/ 郷土図書資料

OK01327
国立療養所邑久光明園　社会交流開館資料展示室
K498/471/
国立療養所邑久光明園 / 編
国立療養所邑久光明園
2016/ 郷土図書資料

OK01328
長島愛生園　歴史回廊　英語版　音声案内対応
K498/493/
長島愛生園歴史館 / 編
長島愛生園歴史館
2016以降 / 郷土図書資料

OK01329
ハンセン病取材40年　記者たちが見たもの　K498/494/
山陽放送
2019.3/ 郷土図書資料

OK01330
ハンセン病療養所と自治の歴史　K498/502/
松岡弘之 / 著
みすず書房
2020.2/ 郷土図書資料

OK01331
ハンセン病療養所の世界遺産登録を実現しよう！
K498/503/
ハンセン病療養所世界遺産登録推進協議会 / 編
ハンセン病療養所世界遺産登録推進協議会
2018.4/ 郷土図書資料

OK01332
十坪住宅を保存しよう　ハンセン病療養所の世界遺産登録運動第1弾　K498/504/
ゆいの会 / 編
ゆいの会
2016.4/ 郷土図書資料

OK01333
ハンセン病療養所を世界遺産に。　K498/505/
ハンセン病療養所世界遺産登録推進協議会 / 編
ハンセン病療養所世界遺産登録推進協議会
2019.12/ 郷土図書資料

OK01334
ハンセン病療養所を世界遺産に。　英語版
Toward the Goal of Registering Hansen's Disease Sanatoria as a World Heritage Site
K498/505/2020-2
HANSEN'S DISEASE SANATORIA HERITAGE PROMOTION COUNCIL/ 編
HANSEN'S DISEASE SANATORIA HERITAGE PROMOTION COUNCIL
2020.1/ 郷土図書資料

OK01335
覚えて祈る　長島と私の六〇年　K498/507/
長尾文雄 / 著
編集工房ノア
2019.9/ 郷土図書資料

OK01336
橋を渡る　邑久長島大橋架橋30周年記念　国立ハンセン病資料館ブックレット　4　K498/517
国立ハンセン病資料館 / 編集
国立ハンセン病資料館
2018.11/ 郷土図書資料

OK01337
虹のむこうには　為さん・大作さんの言葉　K498/521
小川秀幸 / 著
皓星社
2021.1/ 郷土図書資料

OK01338
愛生　第1巻　戦前編　第1号 ～ 第7号（1931年10月～1934年7月）　K498/522/1
不二出版
2021.7/ 郷土図書資料

OK01339
愛生　第2巻　戦前編　第8号 ～ 第12号（1934年8月～12月）　K498/522/2
不二出版
2021.7/ 郷土図書資料

OK01340

愛生　第3巻　戦前編　第5巻第1号 ～ 第6号（1935年1月 ～ 6月）　K498/522/3
不二出版
2021.7/ 郷土図書資料

OK01341

愛生　第4巻　戦前編　第5巻第7号 ～ 第12号（1935年7月 ～ 12月）　K498/522/4-1
不二出版
2021.11/ 郷土図書資料

OK01342

愛生　第4巻　別冊付録　戦前編　総目次・索引　第一号 ～ 第一四巻第七号（一九三一年一〇月 ～ 一九四四年七月）　K498/522/4-2
不二出版
2021.11/ 郷土図書資料

OK01343

愛生　第5巻　戦前編　第6巻第1号 ～ 第5号（1936年1月 ～ 5月）　K498/522/5
不二出版
2021.11/ 郷土図書資料

OK01344

愛生　第6巻　戦前編　第6巻第6号 ～ 第10・11合併号（1936年6月 ～ 11月）　K498/522/6
不二出版
2021.11/ 郷土図書資料

OK01345

愛生　第7巻　戦前編　第7巻第1号 ～ 第5号（1937年1月 ～ 5月）　K498/522/7
不二出版
2021.11/ 郷土図書資料

OK01346

愛生　第8巻　戦前編　第7巻第6号 ～ 第11・12号（1937年6月 ～ 12月）　K498/522/8
不二出版
2022.2/ 郷土図書資料

OK01347

愛生　第9巻　戦前編　第8巻第1号 ～ 第12号（1938年1月 ～ 12月）　K498/522/9
不二出版
2022.2/ 郷土図書資料

OK01348

愛生　第10巻　戦前編　第9巻第1号 ～ 第12号（1939年1月 ～ 12月）　K498/522/10
不二出版
2022.2/ 郷土図書資料

OK01349

愛生　第11巻　戦前編　第10巻第1号 ～ 第12号（1940年1月 ～ 12月）　K498/522/11
不二出版
2022.2/ 郷土図書資料

OK01350

愛生　第12巻　戦前編　第11巻第1号 ～ 第12号（1941年1月 ～ 12月）　K498/522/12
不二出版
2022.5/ 郷土図書資料

OK01351

愛生　第13巻　戦前編　第12巻第1号 ～ 第12号（1942年1月 ～ 12月）　K498/522/13
不二出版
2022.5/ 郷土図書資料

OK01352

愛生　第14巻　戦前編　第13巻第1号 ～ 第12号（1943年1月 ～ 12月）　K498/522/14
不二出版
2022.5/ 郷土図書資料

OK01353

愛生　第15巻　戦前編　第14巻第1号 ～ 第12号（1944年1月 ～ 7月）　ほか　K498/522/15
不二出版
2022.5/ 郷土図書資料

OK01354

邑久長島大橋架橋運動の経過　K515/18/
長島架橋促進入園者委員会 /〔編〕
長島愛生園入園者自治会
1989/ 郷土図書資料

OK01355

片隅からのジャーナリズム　踏ん張れ地方局　K699/35
原憲一 / 著
山陽新聞社
2021.6/ 郷土図書資料

OK01356

麦ばあの島　1　K726/35/1
古林海月 / 作・画
すいれん舎
2017.11/ 郷土図書資料

OK01357

麦ばあの島　2　K726/35/2
古林海月 / 作・画
すいれん舎
2017.11/ 郷土図書資料

OK01358
麦ばあの島　3　K726/35/3
　古林海月／作・画
　すいれん舎
　2017.11/ 郷土図書資料

OK01359
麦ばあの島　4　K726/35/4
　古林海月／作・画
　すいれん舎
　2017.11/ 郷土図書資料

OK01360
時は過ぎゆく　国立ハンセン病療養所・長島愛生園　金勝男写真集　K748/83/
　金勝男／編
　澪標
　2017.5/ 郷土図書資料

OK01361
みんなでつくり、語り継ぐ　十坪住宅貯金箱プロジェクト　K751/531/
　寒風陶芸会館／編
　寒風陶芸会館
　2023.2/ 郷土図書資料

OK01362
長島詩謡　第1輯　K910/5/1
　長島詩謡会／編
　長崎書店
　1936/ 郷土図書資料

OK01363
無韻の音　岡山県歌人百首抄14　K911/6/11
　深田冽／著
　手帖舎
　1985/ 郷土図書資料

OK01364
青磁　歌集　長島短歌会第2歌集　K911/165/2
　長島短歌会／編
　長島愛生園慰安会
　1951/ 郷土図書資料

OK01365
青芝　1957年版（第6集）　歌集　K911/165/6
　長島短歌会／編
　長島短歌会
　1957.12/ 郷土図書資料

OK01366
風光　合同歌集　K911/165/7
　長島短歌会／編集
　長島短歌会
　1968/ 郷土図書資料

OK01367
海光　K911/165/8
　長島短歌会／編
　長島短歌会
　1980/ 郷土図書資料

OK01368
長島賛歌　長島愛生園附属看護学校第22期生歌集
K911/230/
　長島愛生園附属看護学校第22期生／作
　長島愛生園附属看護学校
　出版年不明/ 郷土図書資料

OK01369
天籟　岡山県俳人百句抄7　K913/50/7
　須並一衛／著
　手帖舎
　1983/ 郷土図書資料

OK01370
最終船　岡山県俳人百句抄13　K913/50/13
　山本肇／著
　手帖舎
　1982/ 郷土図書資料

OK01371
吉備路　K913/78/1
　「海」吉備路／編
　「海」吉備路
　1996/ 郷土図書資料

OK01372
真珠　蕗之芽会第二句集　K913/83/2
　蕗之芽会／編
　長島愛生園慰安会
　1951/ 郷土図書資料

OK01373
群礁　合同句集　K913/83/3
　蕗之芽会／編集
　蕗之芽会
　1970/ 郷土図書資料

OK01374
断種　K914/4/
　大森風来子／著
　川柳岡山社
　1963/ 郷土図書資料

OK01375
七草　4集　K914/26/4
　川柳七草会／編

川柳七草会
1970/ 郷土図書資料

OK01376
七草　5集　K914/26/5
　川柳七草会 / 編
　川柳七草会
　1982/ 郷土図書資料

OK01377
瀬戸の潮鳴り　小説・明石海人　K930/16/
　松田範祐 / 著
　文芸社
　2001/ 郷土図書資料

OK01378
わたしの船長さん　K938/12/
　和田英昭 / 作
　講談社
　1998.8/ 郷土図書資料

OK01379
停雲楼随想　K940/21/
　原田禹雄 / 著
　南島社
　1991/ 郷土図書資料

OK01380
おかやま雑学ノート　第13集　81歳、また書いたぞ
K940/27/13
　赤井克己 / 著
　吉備人出版
　2016.5/ 郷土図書資料
　※「ハワイでハンセン病患者救済に尽くしたダミアン神父」収録

OK01381
小島の春　K960/37/
　小川正子 / 著
　新教出版社
　1947/ 郷土図書資料

OK01382
小島の春　ある女医の手記　K960/38/
　小川正子 / 著
　長崎出版
　1981/ 郷土図書資料

OK01383
望ケ丘の子供たち　K960/40/
　長島愛生園教育部 / 編
　山雅房
　1941/ 郷土図書資料

OK01384
新装・小島の春　ある女医の手記　K960/43/
　小川正子 / 著
　長崎出版
　2003.3/ 郷土図書資料

OK01385
生かされる日々　らいを病む人びとと共に　K960/51/
　上田政子 / 著
　皓星社
　2009.4/ 郷土図書資料

OK01386
悲しき病世に無からしめ名誉町民小川正子女史生誕100周年記念　KL289/O-2/
　小川正子記念館 / 編集
　小川正子記念館
　2002.8/ 郷土図書資料

OK01387
岡山県のハンセン病対策を振り返り正しい理解を進める委員会意見書　KL498/21/
　岡山県のハンセン病対策を振り返り正しい理解を進める委員会 / 〔編〕
　岡山県
　2002/ 郷土図書資料

OK01388
ハンセン病と人権　長島愛生園のあゆみ　KL498/23/
　福山市人権平和資料館 / 編
　福山市人権平和資料館
　2001.1/ 郷土図書資料

OK01389
結純子のひとり芝居岡山公演報告書　地面の底がぬけたんです　あるハンセン病患者の苦難の生涯
KL498/30/
　結純子のひとり芝居実行委員会 / 編
　結純子のひとり芝居実行委員会
　〔2003〕/ 郷土図書資料

OK01390
〔国立療養所邑久光明園〕　創立90周年記念誌
KL498/33/
　国立療養所邑久光明園
　1999/ 郷土図書資料

OK01391
岡山県立図書館所蔵ハンセン病関係資料目録　2004
KL498/53/2004
　岡山県立図書館 / 編集
　岡山県立図書館
　2004/ 郷土図書資料

OK01392
岡山県立図書館所蔵ハンセン病関係資料目録　2005
KL498/53/2005
　岡山県立図書館／編集
　岡山県立図書館
　2005/ 郷土図書資料

OK01393
岡山県立図書館所蔵ハンセン病関係資料目録　2006
KL498/53/2006
　岡山県立図書館／編集
　岡山県立図書館
　2006/ 郷土図書資料

OK01394
岡山県立図書館所蔵ハンセン病関係資料目録　2007
KL498/53/2007
　岡山県立図書館／編集
　岡山県立図書館
　2007/ 郷土図書資料

OK01395
岡山県立図書館所蔵ハンセン病関係資料目録　2009
KL498/53/2009
　岡山県立図書館／〔編〕
　岡山県立図書館
　2009.5/ 郷土図書資料

OK01396
岡山県立図書館所蔵ハンセン病関係資料目録　2010
KL498/53/2 岡山県立図書館／編集
　岡山県立図書館
　2010.4/ 郷土図書資料

OK01397
岡山県立図書館所蔵ハンセン病関係資料目録　2011
KL498/53/2011
　岡山県立図書館／編集
　岡山県立図書館
　2011.4/ 郷土図書資料

OK01398
岡山県立図書館所蔵ハンセン病関係資料目録　2012　平成24年5月31日現在　KL498/53/2012
　岡山県立図書館／編集
　岡山県立図書館
　2012.6/ 郷土図書資料

OK01399
岡山県立図書館所蔵ハンセン病関係資料目録　2012　平成24年5月31日現在（平成24年8月8日改訂）　改訂
KL498/53/2012-2
　岡山県立図書館／編集
　岡山県立図書館

　2012.8/ 郷土図書資料

OK01400
岡山県立図書館所蔵ハンセン病関係資料目録　2013　平成25年5月31日現在　KL498/53/2013
　岡山県立図書館／編集
　岡山県立図書館
　2013.5/ 郷土図書資料

OK01401
岡山県立図書館所蔵ハンセン病関係資料目録　2014　平成26年5月31日現在　KL498/53/2014
　岡山県立図書館／編集
　岡山県立図書館
　2014.5/ 郷土図書資料

OK01402
岡山県立図書館所蔵ハンセン病関係資料目録　2015　平成27年5月31日現在　KL498/53/2015
　岡山県立図書館／編集
　岡山県立図書館
　2015.1/ 郷土図書資料

OK01403
岡山県立図書館所蔵ハンセン病関係資料目録　2016　平成28年5月31日現在　KL498/53/2016
　岡山県立図書館／編集
　岡山県立図書館
　2016.6/ 郷土図書資料

OK01404
岡山県立図書館所蔵ハンセン病関係資料目録　2017　平成29年5月31日現在　KL498/53/2017
　岡山県立図書館／編集
　岡山県立図書館
　2017.8/ 郷土図書資料

OK01405
岡山県立図書館所蔵ハンセン病関係資料目録　2018　平成30年5月31日現在　KL498/53/2018
　岡山県立図書館／編集
　岡山県立図書館
　2018.9/ 郷土図書資料

OK01406
岡山県立図書館所蔵ハンセン病関係資料目録　2019　令和元年5月31日現在　KL498/53/2019
　岡山県立図書館／編集
　岡山県立図書館
　2019.9/ 郷土図書資料

OK01407
岡山県立図書館所蔵ハンセン病関係資料目録　2020

令和2年5月31日現在　KL498/53/2020
　岡山県立図書館／編集
　岡山県立図書館
　2020.8/ 郷土図書資料

OK01408

岡山県立図書館所蔵ハンセン病関係資料目録　2021　令和3年5月31日現在　KL498/53/2021
　岡山県立図書館／編集
　岡山県立図書館
　2021.7/ 郷土図書資料

OK01409

岡山県立図書館所蔵ハンセン病関係資料目録　2022　令和4年5月31日現在　KL498/53/2022B
　岡山県立図書館／編集
　岡山県立図書館
　2022.7/ 郷土図書資料

OK01410

ハンセン病に関する県民意識調査結果報告書　KL498/95/
　岡山県保健福祉部健康対策課／〔編〕
　岡山県保健福祉部健康対策課
　2003/ 郷土図書資料

OK01411

岡山県民のハンセン病に関する意識調査　結果概要版　KL498/95/2
　岡山県保健福祉部健康対策課／〔編〕
　岡山県保健福祉部健康対策課
　2003.4/ 郷土図書資料

OK01412

ハンセン病に関する県民意識調査結果報告書　KL498/95/2008
　岡山県保健福祉部健康対策課／〔編〕
　岡山県保健福祉部健康対策課
　2008.3/ 郷土図書資料

OK01413

ハンセン病に関する県民意識調査結果報告書　結果概要版　KL498/95/2008-2
　岡山県保健福祉部健康対策課／〔編〕
　岡山県保健福祉部健康対策課
　2008.3/ 郷土図書資料

OK01414

国立療養所邑久光明園創立100周年記念誌　KL498/153/
　国立療養所邑久光明園／〔編〕
　国立療養所邑久光明園
　2010.3/ 郷土図書資料

OK01415

ハンセン病を取りまく問題について正しく理解するために　KL498/172/
　岡山県／編
　岡山県
　2011.4/ 郷土図書資料

OK01416

邑久光明園将来構想　KL498/173/
　ハンセン病療養所の将来構想をすすめる会・岡山／編
　ハンセン病療養所の将来構想をすすめる会・岡山
　2011.3/ 郷土図書資料

OK01417

国立療養所長島愛生園創立80周年記念誌　第1部　80年を迎えて　KL498/174/1
　国立療養所長島愛生園／編
　国立療養所長島愛生園
　2011.3/ 郷土図書資料

OK01418

国立療養所長島愛生園創立80周年記念誌　第2部　振り返れば80年　KL498/174/2
　国立療養所長島愛生園／編
　国立療養所長島愛生園
　2011.3/ 郷土図書資料

OK01419

長島愛生園将来構想　KL498/196/
　ハンセン病療養所の将来構想をすすめる会・岡山／編
　ハンセン病療養所の将来構想をすすめる会・岡山
　2011.3/ 郷土図書資料

OK01420

国立療養所邑久光明園園内散策マップ　2013　KL498/224/2013
　国立療養所邑久光明園／編
　国立療養所邑久光明園
　2013.4/ 郷土図書資料

OK01421

国立療養所邑久光明園園内散策マップ　2014　改訂　KL498/224/2014
　国立療養所邑久光明園／編
　国立療養所邑久光明園
　2014.1/ 郷土図書資料

OK01422

国立療養所邑久光明園　2013　KL498/225/2013
　国立療養所邑久光明園／編
　国立療養所邑久光明園
　2013.12/ 郷土図書資料

OK01423
国立療養所邑久光明園　2014　改訂　KL498/225/2014
　　国立療養所邑久光明園／編
　　国立療養所邑久光明園
　　2014.11／郷土図書資料

OK01424
国立療養所邑久光明園　2017　改訂　KL498/225/2017
　　国立療養所邑久光明園／編
　　国立療養所邑久光明園
　　2017.2／郷土図書資料

OK01425
長島愛生園概況書　平成25年6月1日現在
KL498/226/2013
　　国立療養所長島愛生園／編
　　国立療養所長島愛生園
　　2013.6／郷土図書資料

OK01426
国立療養所長島愛生園概況書　平成27年10月1日現在
KL498/226/2015
　　国立療養所長島愛生園／編
　　国立療養所長島愛生園
　　2015.1／郷土図書資料

OK01427
国立療養所長島愛生園入所者自治会のあゆみ
KL498/231/
　　長島愛生園入所者自治会／編
　　長島愛生園入所者自治会
　　2013.9／郷土図書資料

OK01428
国立療養所長島愛生園入所者自治会のあゆみ
KL498/231/2015
　　長島愛生園入所者自治会／編
　　長島愛生園入所者自治会
　　2015.11／郷土図書資料

OK01429
国立療養所邑久光明園かんごし・ぼしゅう　ゆっくりと寄り添う看護。入所者の充実した毎日を支援しています。　KL498/242/
　　国立療養所邑久光明園／編
　　国立療養所邑久光明園
　　2014以降／郷土図書資料

OK01430
ハンセン病について　正しい理解のために
KL498/247/
　　岡山県／編
　　岡山県
　　2001／郷土図書資料

OK01431
邑久光明園を紹介します！　KL498/259/
　　国立療養所邑久光明園／編
　　国立療養所邑久光明園
　　2004以降／郷土図書資料

OK01432
長島愛生園・邑久光明園の将来構想と将来構想をすすめる会・岡山　KL498/273/
　　ハンセン病療養所の将来構想をすすめる会・岡山事務局／編
　　ハンセン病療養所の将来構想をすすめる会・岡山
　　2018.1／郷土図書資料

OK01433
ハンセン病療養所世界遺産登録推進協議会年次報告書　2019（令和元）年度　KL498/321/2019
　　ハンセン病療養所世界遺産登録推進協議会事務局／編集
　　ハンセン病療養所世界遺産登録推進協議会事務局
　　2020.6／郷土図書資料

OK01434
ハンセン病療養所世界遺産登録推進協議会年次報告書　2020（令和2）　年度　Annual Report
KL498/321/2020
　　ハンセン病療養所世界遺産登録推進協議会事務局／編集
　　ハンセン病療養所世界遺産登録推進協議会事務局
　　2021.6／郷土図書資料

OK01435
ハンセン病療養所世界遺産登録推進協議会年次報告書　2021（令和3）　年度　Annual Report
KL498/321/2021
　　ハンセン病療養所世界遺産登録推進協議会事務局／編集
　　ハンセン病療養所世界遺産登録推進協議会事務局
　　2022.6／郷土図書資料

OK01436
国立療養所長島愛生園　創立90周年記念誌　令和二年　KL498/331
　　国立療養所長島愛生園／編
　　国立療養所長島愛生園
　　2021.3／郷土図書資料

OK01437
後世に伝えたい　ハンセン病の歴史　事業実施報告書　岡山県瀬戸内市ふるさと納税型クラウド・ファンディング　KL498/340/
　　ハンセン病療養所世界遺産登録推進協議会事務局／編集
　　ハンセン病療養所世界遺産登録推進協議会事務局

2022.3/ 郷土図書資料

OK01438

島の記憶　生きた記録　長島愛生園三重県出身者証言録　KL498/348/
　三重テレビ放送 / 企画製作
　皓星社
　2023.2/ 郷土図書資料

OK01439

「人間回復」の思いを未来に　- 過去、現在そして世界遺産へ -　邑久長島大橋架橋30周年記念シンポジウム報告書　KL515/40/
　瀬戸内市 / 編集
　瀬戸内市
　2019.2/ 郷土図書資料

OK01440

Souvenir program slver jubilee　616/C05/
　by Central Luzon sanitarium
　s.n.
　1965/ 外国語資料

OK01441

All India leprosy directory　616.9/C05/
　by Central Health Education Bureau
　Central Health Education Bureau
　1958/ 外国語資料

OK01442

Notes on leprosy　616.9/D05/
　by Dharmendra
　The Ministry of Health,Government of India
　1960/ 外国語資料

OK01443

Leprosy In its clinical and pathological aspects　616.9/H05/
　by G.Armauer Hansen
　John Wright & Co
　1895/ 外国語資料

OK01444

The1st seminar on leprosy control coopereation in Asia　616.9/I05/1
　by Morizo Ishidate
　Sasakawa Memorial Health Foundation
　1975.8/ 外国語資料

OK01445

The2st seminar on leprosy control coopereation in Asia　616.9/I05/2
　by Morizo Ishidate
　Sasakawa Memorial Health Foundation
　1976.3/ 外国語資料

OK01446

The leprosy mission Hong kong auxiliary
616.9/L05/1967-68
　by The leprosy mission
　Leprosy Mission
　〔出版年不明〕/ 外国語資料

OK01447

Leprosy centre　616.9/L05/
　s.n.
　1969.3/ 外国語資料

OK01448

Atlas of leprosy by Mitsud kensuke　616.9/M/
　Chōtōkai Foundation
　1952/ 外国語資料

OK01449

Manual of leprosy Medical adviser, British Empire leprosy relief association; secretary, international leprosy association; late research worker in leprosy, school of tropical medicine, Calcutta　616.9/M05/
　by Ernest Muir
　E. & S. Livingstone Ltd
　1948/ 外国語資料

OK01450

A bridge of compassion　616.9/M05/
　by A.Donald Miller
　The Mission to Lepers
　1960/ 外国語資料

OK01451

La lepro　616.9/O05/
　大阪皮膚研究所 / 編
　Tofu Kyokai（Japanese Leprosy Foundation）
　1956.1/ 外国語資料

OK01452

Tenth international leprosy congress　616.9/S05/
　by The student center
　The Student Center
　〔出版年不明〕/ 外国語資料

OK01453

Human and murine leprosy　616.9/S05/
　by Saburo Sato
　VEB Gustav Fischer
　1967/ 外国語資料

OK01454
Research activities of the national institute for leprosy research 616.9/T05/
by Tofu Kyokai (Japanese Leprosy Foundation)
Tofu Kyokai (Japanese Leprosy Foundation)
1958/ 外国語資料

OK01455
Water and soap as preventive against leprosy 616.9/U05/
by Mamoru Uchida
Kumamoto Junior College
1973/ 外国語資料

OK01456
Round the world of leprosy 616.9/W05/
by R.V.Wardekar
Gandhi Memorial Leprosy Foundation
1955/ 外国語資料

OK01457
Hints on diagnosis and treatment of leprosy
616.9/W05/
by R.V.Wardekar
Gandhi Memorial Leprosy Foundation
出版年不明 / 外国語資料

OK01458
Illuminating ourselves dedicated to the memory of Nobutaka Murase, composer, musician, Mamoru Kunimoto, poet, author
616.998/I16/
produced by the IDEA Center for the Voices of Humanity with support from The Nippon Foundation, Arizona Memorial Museum Association
IDEA Center for the Voices of Humanity
2008/ 外国語資料

OK01459
Selected essays from the National Essay Contest on Human Rights for Junior High School Students Hansen's disease related essays 616.998/S16/
Ministry of Justice (Japan)
2016/ 外国語資料

OK01460
The heart of father Damien 1840-1889 B/DAM05/
by Vital Jourdain,SS.CC.
Bruce Pub
1955/ 外国語資料

OK01461
曠野　kwangyae nagune B/KIM05/
金昌源 / 著
Chrischansinmun Chulpansa
1985/ 外国語資料

OK01462
虎ハ眠ラズ　ドキュメンタリー作品 V289/ト
田中幸夫 / 監督
201 - / 視聴覚資料

OK01463
OurPlanet - TV Collection　第1巻　社会・人権
V360/ア/1
OurPlanet - TV
2014.10/ 視聴覚資料
※「あなたに会う日のために 長島・愛生園での半世紀」収録

OK01464
今を生きる　ハンセン病 V498/イ
原田隆司 / 監督
共和教育映画社
〔200 -〕/ 視聴覚資料

OK01465
風の舞　闇を拓く光の詩 V498/カ
宮崎信恵 / 監督、吉永小百合 / 詩の朗読
映画「風の舞」製作委員会（企画・製作）
〔200-〕/ 視聴覚資料

OK01466
家族からひきはなされて　みんなで考えようハンセン病問題 V498/カ
福祉運動・みどりの風
視聴覚資料

OK01467
谺雄二ハンセン病とともに生きる　熊笹の尾根の生涯
V498/コ
大塚正之 / 構成・演出
国立療養所栗生楽泉園入所者自治会
2017.4/ 視聴覚資料

OK01468
こんにちは、金泰九さん　ハンセン病問題から学んだこと V498/コ
高木裕己 / 制作統括・脚本・監督
映学社（制作）
2015.4/ 視聴覚資料

OK01469
人間回復の橋、心のかけ橋となれ　ハンセン病を正し

く理解するために　V498/コ
　竹下景子／語り
　ハンセン病の正しい理解を進める普及啓発事業実行委員会（制作）
　〔2002〕／視聴覚資料

OK01470
ハンセン病　21世紀に遺しておきたい語り部シリーズ　V498/ハ
　ワイズ
　〔2005.4〕／視聴覚資料

OK01471
ハンセン病　現代社会と人権シリーズ　V498/ハ
　東映株式会社教育映像部
　〔出版年不明〕／視聴覚資料

OK01472
ハンセン病回復者からのメッセージ　V498/ハ
　ハンセン病回復者支援センター／製作・著作
　ハンセン病回復者支援センター
　2019／視聴覚資料

OK01473
一人になる　医師小笠原登とハンセン病強制隔離政策　V498/ヒ
　高橋一郎／監督
　「一人になる」制作実行委員会（製作）
　2021／視聴覚資料

OK01474
未来への虹　ぼくのおじさんは、ハンセン病　V498/ミ
　四分一節子／監督
　人権教育啓発推進センター（企画・製作）
　〔2005〕／視聴覚資料

OK01475
もういいかい　ハンセン病と三つの法律　V498/モ
　高橋一郎／監督
　「もういいかい」映画製作委員会（製作）
　2014.10／視聴覚資料

OK01476
あん　V778/ア
　河瀨直美／監督・脚本
　ポニーキャニオン
　2016.6／視聴覚資料

OK01477
今、わたしたちができること　ハンセン病を正しく理解するために　ハンセン病普及啓発DVD　VK498/イ
　岡山県／企画
　山陽映画（制作）
　2006以降／視聴覚資料

OK01478
語り部講演映像　ハンセン病啓発DVD　VK498/カ
　岡山県／企画
　RSKプロビジョン（制作）
　2019.2／視聴覚資料

OK01479
ハンセン病を正しく理解するために　普及啓発DVD　VK498/ハ
　ハンセン病の正しい理解を進める普及啓発事業実行委員会／企画
　ハンセン病の正しい理解を進める普及啓発事業実行委員会（制作）
　2001以降／視聴覚資料

OK01480
ハンセン病療養所語り部証言集　邑久光明園編　VK498/ハ
　ハンセン病の正しい理解を進める普及啓発事業実行委員会（制作）
　〔出版年不明〕／視聴覚資料

OK01481
ハンセン病療養所語り部証言集　長島愛生園編　VK498/ハ
　ハンセン病の正しい理解を進める普及啓発事業実行委員会（制作）
　〔出版年不明〕／視聴覚資料

OK01482
未来への絆　ハンセン病問題から学ぶ　普及啓発DVD　VK498/ミ
　岡山県／企画
　山陽映画（制作）
　出版年不明／視聴覚資料

OK01483
未来への絆　改訂版　2018　ハンセン病問題から学ぶ　普及啓発DVD　VK498/ミ/2018
　岡山県／企画
　RSKプロビジョン
　2018.3／視聴覚資料

OK01484
島唄の奇跡　白百合が奏でる恋物語　そしてハンセン病　HD762/ヨシ
　吉江真理子／著
　オフィス・コア
　2005／視聴覚資料

OK01485
火花　北条民雄の生涯　　HD910/ホウ
　　高山文彦／著
　　オフィス・コア
　　2007.9／視聴覚資料

OK01486
愛生　K
　　長島愛生園慰安会
　　1943.6～　（欠号あり）／雑誌・新聞

OK01487
点字愛生　K
　　長島愛生園盲人会
　　1964.8～　（欠号あり）／雑誌・新聞

OK01488
長島紀要　K
　　長島愛生園
　　1954.11～1965.3　（欠号あり）／雑誌・新聞

OK01489
楓　K
　　邑久光明園
　　1949.10～　（欠号あり）／雑誌・新聞

OK01490
かえで　K
　　邑久光明園慰安会
　　1978.10～1999.3　（欠号あり）／雑誌・新聞

OK01491
白杖　K
　　邑久光明園盲人会
　　1980.8～　（欠号あり）／雑誌・新聞

OK01492
未来につなげたい、大切な記憶；ハンセン病療養所世界遺産登録推進協議会会報誌　K
　　ハンセン病療養所世界遺産登録推進協議会事務局
　　2019.3～／雑誌・新聞

OK01493
全患協ニュース
　　全国ハンセン病患者協議会
　　1971.10～1996.6　（欠号あり）／雑誌・新聞

OK01494
全療協ニュース
　　全国ハンセン病療養所入所者協議会
　　1996.7～　（欠号あり）／雑誌・新聞

OK01495
International journal of leprosy and other mycobacteral diseaes
　　International Leprosy Association
　　1975.1～1984.9　（欠号あり）／雑誌・新聞

OK01496
「(1) 地面の底から」
　　高橋一郎
　　部落問題研究所
　　2012.4／「人権と部落問題」(828) p.72～73
　　雑誌連載記事
　　※語り直す　ハンセン病問題（全11回）

OK01497
「(2) 地上へ」
　　高橋一郎
　　部落問題研究所
　　2012.5／「人権と部落問題」(829) p.72～73
　　雑誌連載記事
　　※語り直す　ハンセン病問題（全11回）

OK01498
「(3) ハンセン病と三つの法律(一)」
　　高橋一郎
　　部落問題研究所
　　2012.6／「人権と部落問題」(830) p.72～73
　　雑誌連載記事
　　※語り直す　ハンセン病問題（全11回）

OK01499
「(4) ハンセン病と三つの法律(二)」
　　高橋一郎
　　部落問題研究所
　　2012.7／「人権と部落問題」(831) p.72～73
　　雑誌連載記事
　　※語り直す　ハンセン病問題（全11回）

OK01500
「(5) ハンセン病と三つの法律(三)」
　　高橋一郎
　　部落問題研究所
　　2012.8／「人権と部落問題」(832) p.72～73
　　雑誌連載記事
　　※語り直す　ハンセン病問題（全11回）

OK01501
「(6) 骨の収容所」
　　高橋一郎
　　部落問題研究所
　　2012.9／「人権と部落問題」(833) p.72～73
　　雑誌連載記事
　　※語り直す　ハンセン病問題（全11回）

OK01502
「(7) 患者作業(一)」
　高橋一郎
　部落問題研究所
　2012.10／「人権と部落問題」(835) p.68~69
　雑誌連載記事
　※語り直す　ハンセン病問題（全11回）

OK01503
「(8) 患者作業(二)」
　高橋一郎
　部落問題研究所
　2012.11／「人権と部落問題」(836) p.72~73
　雑誌連載記事
　※語り直す　ハンセン病問題（全11回）

OK01504
「(9) 無癩県運動」
　高橋一郎
　部落問題研究所
　2012.12／「人権と部落問題」(837) p.72~73
　雑誌連載記事
　※語り直す　ハンセン病問題（全11回）

OK01505
「(10) 断種・堕胎」
　高橋一郎
　部落問題研究所
　2013.1／「人権と部落問題」(838) p.72~73
　雑誌連載記事
　※語り直す　ハンセン病問題（全11回）

OK01506
「(11) 療養所の実像と虚像」
　高橋一郎
　部落問題研究所
　2013.2／「人権と部落問題」(839) p.72~73
　雑誌連載記事
　※語り直す　ハンセン病問題（全11回）

OK01507
「(12) 黙って死ぬわけにいかない」
　高橋一郎
　部落問題研究所
　2013.3／「人権と部落問題」(841) p.72~73
　雑誌連載記事
　※語り直す　ハンセン病問題（全11回）

OK01508
「ハンセン病問題との出合い」
　三宅美千子
　解放出版社
　2013.9／「部落解放」(682) p.72~77
　雑誌連載記事
　※大阪とハンセン病ゆかりの地　（全4回）

OK01509
「外島保養院」
　三宅美千子
　解放出版社
　2013.10／「部落解放」(683) p.84~89
　雑誌連載記事
　※大阪とハンセン病ゆかりの地　（全4回）

OK01510
「大和川のハンセン病者たち」
　三宅美千子
　解放出版社
　2013.11／「部落解放」(684) p.82~89
　雑誌連載記事
　※大阪とハンセン病ゆかりの地　（全4回）

OK01511
「柴島健康相談所（一時救護所）」
　三宅美千子
　解放出版社
　2013.12／「部落解放」(686) p.82~89
　雑誌連載記事
　※大阪とハンセン病ゆかりの地　（全4回）

OK01512
「(1) 奇跡のいのち」
　福岡安則・黒坂愛衣
　岩波書店
　2018.9／「世界」(912) p.235~244
　雑誌連載記事
　※ハンセン病回復者の語り・家族の語り（全11回）

OK01513
「(2) 受胎7カ月の妹を堕ろされて」
　黒坂愛衣・福岡安則
　岩波書店
　2018.10／「世界」(913) p.266~275
　雑誌連載記事
　※ハンセン病回復者の語り・家族の語り（全11回）

OK01514
「(3) 高校生の娘に背中を押されて」
　福岡安則・黒坂愛衣
　岩波書店
　2018.11／「世界」(914) p.156~163
　雑誌連載記事
　※ハンセン病回復者の語り・家族の語り（全11回）

OK01515
「(4)「家の中」で踏みにじられた尊厳」
　黒坂愛衣・福岡安則
　岩波書店

2019.1/「世界」(916) p.260~267
雑誌連載記事
※ハンセン病回復者の語り・家族の語り（全11回）

OK01516
(5)「働き者だった父の人格崩壊」
黒坂愛衣・福岡安則
岩波書店
2019.2/「世界」(917) p.284~293
雑誌連載記事
※ハンセン病回復者の語り・家族の語り（全11回）

OK01517
(6)「小学2年にして生き方の決断を迫られる」
福岡安則・黒坂愛衣
岩波書店
2019.3/「世界」(918) p.278~287
雑誌連載記事
※ハンセン病回復者の語り・家族の語り（全11回）

OK01518
(7)「助け合って社会で生きる」
黒坂愛衣・福岡安則
岩波書店
2019.4/「世界」(919) p.245~252
雑誌連載記事
※ハンセン病回復者の語り・家族の語り（全11回）

OK01519
(8)「出会いが導く人生」
福岡安則・黒坂愛衣
岩波書店
2019.5/「世界」(920) p.242~249
雑誌連載記事
※ハンセン病回復者の語り・家族の語り（全11回）

OK01520
(9)「ハンセン病と国籍の二重の差別」
福岡安則・黒坂愛衣
岩波書店
2019.6/「世界」(921) p.283~290
雑誌連載記事
※ハンセン病回復者の語り・家族の語り（全11回）

OK01521
(10)「予防法が母を殺した」
福岡安則・黒坂愛衣
岩波書店
2019.7/「世界」(922) p.274~281
雑誌連載記事
※ハンセン病回復者の語り・家族の語り（全11回）

OK01522
「(11) 最終回　思いよ届け！」
福岡安則・黒坂愛衣
岩波書店
2019.9/「世界」(924) p.267~276
雑誌連載記事
※ハンセン病回復者の語り・家族の語り（全11回）

OK01523
(1)「『本妙寺部落』狩込みに遭う」
福岡安則
解放出版社
2020.11/「部落解放」(797) p.112~119
雑誌連載記事
※もう一つの隔離 - ハンセン病療養所附属保育所を生きて（全25回）

OK01524
(2)「1歳の時に『湯之沢部落』解散」
福岡安則
解放出版社
2020.12/「部落解放」(798) p.106~113
雑誌連載記事
※もう一つの隔離 - ハンセン病療養所附属保育所を生きて（全25回）

OK01525
(3)「今も残る『光田氏反応』の注射痕」
福岡安則
解放出版社
2021.1/「部落解放」(799) p.112~119
雑誌連載記事
※もう一つの隔離 - ハンセン病療養所附属保育所を生きて（全25回）

OK01526
(4)「浮浪児に非ざるも浮浪状態に近し」
福岡安則
解放出版社
2021.2/「部落解放」(801) p.110~117
雑誌連載記事
※もう一つの隔離 - ハンセン病療養所附属保育所を生きて（全25回）

OK01527
(5)「大浜女史に養子に誘われて」
福岡安則
解放出版社
2021.3/「部落解放」(803) p.111~119
雑誌連載記事
※もう一つの隔離 - ハンセン病療養所附属保育所を生きて（全25回）

OK01528
(6)「母は愛生園へ、子らは青松園へ」
福岡安則
解放出版社
2021.4/「部落解放」(804) p.111~119
雑誌連載記事
※もう一つの隔離 - ハンセン病療養所附属保育所を生きて(全25回)

OK01529
(7)「理解があるのと家族になるのは違う」
福岡安則
解放出版社
2021.5/「部落解放」(805) p.108~116
雑誌連載記事
※もう一つの隔離 - ハンセン病療養所附属保育所を生きて(全25回)

OK01530
(8)「生母と会ったのは中学生のとき」
福岡安則
解放出版社
2021.6/「部落解放」(806) p.106~114
雑誌連載記事
※もう一つの隔離 - ハンセン病療養所附属保育所を生きて(全25回)

OK01531
(9)「裁判で父娘関係認められず」
福岡安則
解放出版社
2021.7/「部落解放」(807) p.106~114
雑誌連載記事
※もう一つの隔離 - ハンセン病療養所附属保育所を生きて(全25回)

OK01532
(10)「保母と実母のはざまで葛藤」
福岡安則
解放出版社
2021.8/「部落解放」(809) p.105~113
雑誌連載記事
※もう一つの隔離 - ハンセン病療養所附属保育所を生きて(全25回)

OK01533
(11)「ダンスホールで見初められて」
福岡安則
解放出版社
2021.9/「部落解放」(810) p.110~118
雑誌連載記事
※もう一つの隔離 - ハンセン病療養所附属保育所を生きて(全25回)

OK01534
(12)「『龍田寮』最後の保母たち」
福岡安則
解放出版社
2021.10/「部落解放」(811) p.108~117
雑誌連載記事
※もう一つの隔離 - ハンセン病療養所附属保育所を生きて(全25回)

OK01535
(13)「台風避難でも除け者にされて」
福岡安則
解放出版社
2022.2/「部落解放」(817) p.97~105
雑誌連載記事
※偏見差別をなくしてほしい - ハンセン病問題に見る人生被害

OK01536
(14)「金城雅春、愛楽園に死す」
福岡安則
解放出版社
2022.3/「部落解放」(819) p.105~113
雑誌連載記事
※偏見差別をなくしてほしい - ハンセン病問題に見る人生被害

OK01537
(15)「娘だけでなく孫娘までも」
福岡安則
解放出版社
2022.4/「部落解放」(820) p.98~106
雑誌連載記事
※偏見差別をなくしてほしい - ハンセン病問題に見る人生被害

OK01538
(16)「担任教師の声かけで偏見の魔法が解ける」
福岡安則
解放出版社
2022.5/「部落解放」(821) p.104~112
雑誌連載記事
※偏見差別をなくしてほしい - ハンセン病問題に見る人生被害

OK01539
(17)「船が見えなくなるまで手を振っていた」
福岡安則
解放出版社
2022.6/「部落解放」(822) p.106~114
雑誌連載記事
※偏見差別をなくしてほしい - ハンセン病問題に見る人生被害

OK01540

(18)「平成になっても「子どもは産むな」と」
    福岡安則
    解放出版社
    2022.7/「部落解放」(823) p.106~114
    雑誌連載記事
    ※偏見差別をなくしてほしい - ハンセン病問題に見る人生被害

OK01541

(19)「消毒で"遺伝病"が"伝染病"になった」
    福岡安則
    解放出版社
    2022.9/「部落解放」(827) p.99~107
    雑誌連載記事
    ※偏見差別をなくしてほしい - ハンセン病問題に見る人生被害

OK01542

(20)「父不在を野球一筋で埋める」
    福岡安則
    解放出版社
    2022.10/「部落解放」(828) p.116~124
    雑誌連載記事
    ※偏見差別をなくしてほしい - ハンセン病問題に見る人生被害

OK01543

(21)「無人のジャルマ島で生まれて」
    福岡安則
    解放出版社
    2022.12/「部落解放」(831) p.104~112
    雑誌連載記事
    ※偏見差別をなくしてほしい - ハンセン病問題に見る人生被害

OK01544

(22)「愛児を養護施設に預けて再入所」
    福岡安則
    解放出版社
    2023.1/「部落解放」(832) p.104~112
    雑誌連載記事
    ※偏見差別をなくしてほしい - ハンセン病問題に見る人生被害

OK01545

(23)「「潜伏期間が長い」の言葉に呪縛されて」
    福岡安則
    解放出版社
    2023.2/「部落解放」(834) p.96~103
    雑誌連載記事
    ※偏見差別をなくしてほしい - ハンセン病問題に見る人生被害

OK01546

(24)「生まれ変わっても、父の子に生まれたい」
    福岡安則
    解放出版社
    2023.3/「部落解放」(835) p.96~104
    雑誌連載記事
    ※偏見差別をなくしてほしい - ハンセン病問題に見る人生被害

OK01547

(25)「親の毅然とした生き方が負のイメージを超克」
    福岡安則
    解放出版社
    2023.4/「部落解放」(837) p.104~112
    雑誌連載記事
    ※偏見差別をなくしてほしい - ハンセン病問題に見る人生被害

OK01548

生きてきた　ハンセン病元患者の60年（全5回）
    山陽新聞（朝刊）
    2006年2月8日~2006年2月19日 / 新聞連載記事

OK01549

道なかば　ハンセン病違憲判決から5年（全4回）
    山陽新聞（朝刊）
    2006年5月10日~2006年5月13日 / 新聞連載記事

OK01550

隔離を越えて　邑久長島大橋架橋25年（全6回）
    山陽新聞（朝刊）
    2013年8月8日~2013年8月15日 / 新聞連載記事

OK01551

語り継ぐハンセン病　瀬戸内3園から　過ち繰り返さないために（新・地域考オピニオン）
    山陽新聞（朝刊）
    2015年1月25日 / 新聞連載記事

OK01552

プロローグ（全3回）
    2015年1月27日~2015年1月29日 / 新聞連載記事

OK01553

語り継ぐハンセン病　瀬戸内3園から　第1部　隔離の島（全11回）
    山陽新聞（朝刊）
    2015年1月30日~2015年2月12日 / 新聞連載記事

OK01554

語り継ぐハンセン病　瀬戸内3園から　第2部　遠い春（全7回）
    山陽新聞（朝刊）
    2015年4月14日~201542月21日 / 新聞連載記事

OK01555
語り継ぐハンセン病　瀬戸内3園から　第3部　希望求めて（全11回）
　山陽新聞（朝刊）
　2015年7月15日～2015年7月28日／新聞連載記事

OK01556
語り継ぐハンセン病　瀬戸内3園から　第4部　光放つ人々（全8回）
　山陽新聞（朝刊）
　2015年8月23日～2015年8月31日／新聞連載記事

OK01557
語り継ぐハンセン病　瀬戸内3園から　第5部　人間回復の橋（全9回）
　山陽新聞（朝刊）
　2015年11月17日～2015年11月27日／新聞連載記事

OK01558
語り継ぐハンセン病　瀬戸内3園から　第6部　開放に向かって（全13回）
　山陽新聞（朝刊）
　2015年12月12日～2015年12月27日／新聞連載記事

OK01559
語り継ぐハンセン病　瀬戸内3園から　第7部　未来へつなぐ（全12回）
　山陽新聞（朝刊）
　2016年2月23日～2016年3月5日／新聞連載記事

OK01560
語り継ぐハンセン病　瀬戸内3園から　番外編　識者らに聞く（全5回）
　山陽新聞（朝刊）
　2016年3月14日～2016年3月18日／新聞連載記事

OK01561
隔離の陰で　ハンセン病家族訴訟　第1部　人生被害（全8回）
　山陽新聞（朝刊）
　2018年6月24日～2018年7月23日／新聞連載記事

OK01562
隔離の陰で　ハンセン病家族訴訟　第2部　偏見の申し子（全5回）
　山陽新聞（朝刊）
　2018年8月31日～2018年9月13日／新聞連載記事

OK01563
隔離の陰で　ハンセン病家族訴訟　第3部　救済の行方（全5回）
　山陽新聞（朝刊）
　2018年9月29日～2018年10月11日／新聞連載記事

OK01564
隔離の先に　長嶋愛生園90年（全3回）
　山陽新聞（朝刊）
　2020年12月1日～2020年12月4日／新聞連載記事

OK01565
「人生被害」はいま　ハンセン病熊本判決20年（全5回）
　山陽新聞（朝刊）
　2021年9月8日～2021年9月12日／新聞連載記事

OK01566
光は見えたか　ハンセン病家族訴訟3年（全4回）
　山陽新聞（朝刊）
　2022年7月13日～2022年7月16日／新聞連載記事

OK01567
ハンセン病最初の女性医師服部ケサ　鈴蘭医院へ　289.1／ハツ23／
　武田房子／著
　幻戯書房
　2022.11／一般図書資料

OK01568
地面の底がぬけたんです　289.1／フシ12／
　藤本とし／著
　ほるぷ総連合
　1980.5／一般図書資料

OK01569
アフリカ潜在力のカレイドスコープ　龍谷大学社会科学研究所叢書　第136巻　302.4／オチ22／
　落合雄彦／編著
　晃洋書房
　2022.11／一般図書資料
　※「植民地期ナイジェリアのハンセン病コントロール」（落合雄彦著）収録

OK01570
ハンセン病家族訴訟　裁きへの社会学的関与　498.6／クロ23／
　黒坂愛衣／著
　世織書房
　2023.2／一般図書資料

OK01571
ハンセン病問題関連法令等資料集　国立ハンセン病資料館ブックレット　2　増補改訂版　498.6／コク17／
　国立ハンセン病資料館／編集
　国立ハンセン病資料館
　2021.1／一般図書資料

OK01572
生活のデザイン　ハンセン病療養所における自助具、

1167

義肢、補装具とその使い手たち 498.6/コク22/
　国立ハンセン病資料館／編集
　国立ハンセン病資料館
　2022.3／一般図書資料

OK01573
ハンセン病市民学会年報　2013　いま、「いのち」の意味を問う 498.6/ハン11/2013
　ハンセン病市民学会／編
　ハンセン病市民学会
　2014.9／一般図書資料

OK01574
ハンセン病市民学会年報　2014　いのちの証を見極める 498.6/ハン11/2014
　ハンセン病市民学会／編
　ハンセン病市民学会
　2015.1／一般図書資料

OK01575
ハンセン病市民学会年報　2015　バトンをつなごう 498.6/ハン11/2015
　ハンセン病市民学会／編
　ハンセン病市民学会
　2016.1／一般図書資料

OK01576
ハンセン病市民学会年報　2016　らい予防法廃止20年・ハンセン病国賠訴訟勝訴15年を迎えて 498.6/ハン11/2016
　ハンセン病市民学会／編
　ハンセン病市民学会
　2017.11／一般図書資料

OK01577
ハンセン病市民学会年報　2017　島と生きる 498.6/ハン11/2017
　ハンセン病市民学会／編
　ハンセン病市民学会
　2019.1／一般図書資料

OK01578
ハンセン病市民学会年報　2018　みるく世間かてぃ 498.6/ハン11/2018
　ハンセン病市民学会／編
　ハンセン病市民学会
　2021.12／一般図書資料

OK01579
ふれあい福祉だより　第22号（2022）　ハンセン病問題を正しく理解するために 498.6/フレ15/22
　ふれあい福祉協会／編集
　ふれあい福祉協会
　2022.6／一般図書資料

OK01580
ふれあい福祉だより　第23号（2022）　ハンセン病問題を正しく理解するために 498.6/フレ15/23
　ふれあい福祉協会／編集
　ふれあい福祉協会
　2022.12／一般図書資料

OK01581
うたに刻まれたハンセン病隔離の歴史　園歌はうたう　岩波ブックレット　No.1070 767.6/サワ22/
　沢知恵／著
　岩波書店
　2022.11／一般図書資料

OK01582
天啓　ハンセン病歌人明石海人の誕生 911.168/アカ23/
　松岡秀明／著
　短歌研究社
　2022.12／一般図書資料

OK01583
小鹿島賤国への旅 929.16/カン23/
　姜善奉／著
　解放出版社
　2023.2／一般図書資料

OK01584
国立ハンセン病資料館研究紀要　第9号 L498.6/コク17/9
　国立ハンセン病資料館／編集
　国立ハンセン病資料館
　2022.3／一般図書資料

OK01585
国立ハンセン病資料館重監房資料館年報　2020年度 L498.6/コク17/2020
　国立ハンセン病資料館／編集
　国立ハンセン病資料館
　2021.12／一般図書資料

OK01586
差別ってなんだろう？　1　差別はいま、ここにある C361/ヨシ/1
　好井裕明／監修
　新日本出版社
　2023.2／児童図書資料

OK01587
大学的岡山ガイド　こだわりの歩き方 K291/48/
　岡山大学文明動態学研究所／編
　昭和堂
　2023.3／郷土図書資料

※「長島愛生園と邑久光明園『自治』からみたハンセン病」（松岡弘之著）「長島に生きた石仏の画家清志初男」（才士真司著）収録

OK01588

ハンセン病問題のこと正しく知っていますか？　語り合おう、真実の話。　第15版　K498/185/2022
岡山県保健福祉部健康推進課 / 編
岡山県保健福祉部健康推進課
2022.6/ 郷土図書資料

OK01589

愛生　第8巻　戦前編　第7巻第6号 ～ 第11・12号（1937年6月 ~12月）　K498/522/8
不二出版
2022.2/ 郷土図書資料

OK01590

愛生　第9巻　戦前編　第8巻第1号 ～ 第12号（1938年1月 ~12月）　K498/522/9
不二出版
2022.2/ 郷土図書資料

OK01591

愛生　第10巻　戦前編　第9巻第1号 ～ 第12号（1939年1月 ~12月）　K498/522/10
不二出版
2022.2/ 郷土図書資料

OK01592

愛生　第11巻　戦前編　第10巻第1号 ～ 第12号（1940年1月 ~12月）　K498/522/11
不二出版
2022.2/ 郷土図書資料

OK01593

愛生　第12巻　戦前編　第11巻第1号 ~ 第12号（1941年1月 ~12月）　K498/522/12
不二出版
2022.5/ 郷土図書資料

OK01594

愛生　第13巻　戦前編　第12巻第1号 ～ 第12号（1942年1月 ~12月）　K498/522/13
不二出版
2022.5/ 郷土図書資料

OK01595

愛生　第14巻　戦前編　第13巻第1号 ~ 第12号（1943年1月 ~12月）　K498/522/14
不二出版
2022.5/ 郷土図書資料

OK01596

愛生　第15巻　戦前編　第14巻第1号 ～ 第12号（1944年1月 ~7月）　ほか　K498/522/15
不二出版
2022.5/ 郷土図書資料

OK01597

みんなでつくり、語り継ぐ　十坪住宅貯金箱プロジェクト　K751/531/
寒風陶芸会館 / 編
寒風陶芸会館
2023.2/ 郷土図書資料

OK01598

岡山県立図書館所蔵ハンセン病関係資料目録　2022　令和4年5月31日現在　KL498/53/2022B
岡山県立図書館 / 編集
岡山県立図書館
2022.7/ 郷土図書資料

OK01599

ハンセン病療養所世界遺産登録推進協議会年次報告書　2021（令和3）　年度　Annual Report
KL498/321/2021
ハンセン病療養所世界遺産登録推進協議会事務局 / 編集
ハンセン病療養所世界遺産登録推進協議会事務局
2022.6/ 郷土図書資料

OK01600

後世に伝えたい　ハンセン病の歴史　事業実施報告書　岡山県瀬戸内市ふるさと納税型クラウド・ファンディング　KL498/340/
ハンセン病療養所世界遺産登録推進協議会事務局 / 編集
ハンセン病療養所世界遺産登録推進協議会事務局
2022.3/ 郷土図書資料

OK01601

島の記憶　生きた記録　長島愛生園三重県出身者証言録　KL498/348/
三重テレビ放送 / 企画製作
皓星社
2023.2/ 郷土図書資料

OK01602

一人になる　医師小笠原登とハンセン病強制隔離政策
V498/ヒ
高橋一郎 / 監督
「一人になる」制作実行委員会（製作）
2021/ 視聴覚資料

OK01603
(1)「『本妙寺部落』狩込みに遭う」
福岡安則
解放出版社
2020.11/「部落解放」(797) p.112~119
雑誌連載記事
※もう一つの隔離 - ハンセン病療養所附属保育所を生きて（全25回）

OK01604
(2)「1歳の時に『湯之沢部落』解散」
福岡安則
解放出版社
2020.12/「部落解放」(798) p.106~113
雑誌連載記事
※もう一つの隔離 - ハンセン病療養所附属保育所を生きて（全25回）

OK01605
(3)「今も残る『光田氏反応』の注射痕」
福岡安則
解放出版社
2021.1/「部落解放」(799) p.112~119
雑誌連載記事
※もう一つの隔離 - ハンセン病療養所附属保育所を生きて（全25回）

OK01606
(4)「浮浪児に非ざるも浮浪状態に近し」
福岡安則
解放出版社
2021.2/「部落解放」(801) p.110~117
雑誌連載記事
※もう一つの隔離 - ハンセン病療養所附属保育所を生きて（全25回）

OK01607
(5)「大浜女史に養子に誘われて」
福岡安則
解放出版社
2021.3/「部落解放」(803) p.111~119
雑誌連載記事
※もう一つの隔離 - ハンセン病療養所附属保育所を生きて（全25回）

OK01608
(6)「母は愛生園へ、子らは青松園へ」
福岡安則
解放出版社
2021.4/「部落解放」(804) p.111~119
雑誌連載記事
※もう一つの隔離 - ハンセン病療養所附属保育所を生きて（全25回）

OK01609
(7)「理解があるのと家族になるのは違う」
福岡安則
解放出版社
2021.5/「部落解放」(805) p.108~116
雑誌連載記事
※もう一つの隔離 - ハンセン病療養所附属保育所を生きて（全25回）

OK01610
(8)「生母と会ったのは中学生のとき」
福岡安則
解放出版社
2021.6/「部落解放」(806) p.106~114
雑誌連載記事
※もう一つの隔離 - ハンセン病療養所附属保育所を生きて（全25回）

OK01611
(9)「裁判で父娘関係認められず」
福岡安則
解放出版社
2021.7/「部落解放」(807) p.106~114
雑誌連載記事
※もう一つの隔離 - ハンセン病療養所附属保育所を生きて（全25回）

OK01612
(10)「保母と実母のはざまで葛藤」
福岡安則
解放出版社
2021.8/「部落解放」(809) p.105~113
雑誌連載記事
※もう一つの隔離 - ハンセン病療養所附属保育所を生きて（全25回）

OK01613
(11)「ダンスホールで見初められて」
福岡安則
解放出版社
2021.9/「部落解放」(810) p.110~118
雑誌連載記事
※もう一つの隔離 - ハンセン病療養所附属保育所を生きて（全25回）

OK01614
(12)「『龍田寮』最後の保母たち」
福岡安則
解放出版社
2021.10/「部落解放」(811) p.108~117
雑誌連載記事
※もう一つの隔離 - ハンセン病療養所附属保育所を生きて（全25回）

OK01615
(13)「台風避難でも除け者にされて」
福岡安則
解放出版社
2022.2/「部落解放」(817) p.97~105
雑誌連載記事
※偏見差別をなくしてほしい - ハンセン病問題に見る人生被害

OK01616
(14)「金城雅春、愛楽園に死す」
福岡安則
解放出版社
2022.3/「部落解放」(819) p.105~113
雑誌連載記事
※偏見差別をなくしてほしい - ハンセン病問題に見る人生被害

OK01617
(15)「娘だけでなく孫娘までも」
福岡安則
解放出版社
2022.4/「部落解放」(820) p.98~106
雑誌連載記事
※偏見差別をなくしてほしい - ハンセン病問題に見る人生被害

OK01618
(16)「担任教師の声かけで偏見の魔法が解ける」
福岡安則
解放出版社
2022.5/「部落解放」(821) p.104~112
雑誌連載記事
※偏見差別をなくしてほしい - ハンセン病問題に見る人生被害

OK01619
(17)「船が見えなくなるまで手を振っていた」
福岡安則
解放出版社
2022.6/「部落解放」(822) p.106~114
雑誌連載記事
※偏見差別をなくしてほしい - ハンセン病問題に見る人生被害

OK01620
(18)「平成になっても「子どもは産むな」と」
福岡安則
解放出版社
2022.7/「部落解放」(823) p.106~114
雑誌連載記事
※偏見差別をなくしてほしい - ハンセン病問題に見る人生被害

OK01621
(19)「消毒で"遺伝病"が"伝染病"になった」
福岡安則
解放出版社
2022.9/「部落解放」(827) p.99~107
雑誌連載記事
※偏見差別をなくしてほしい - ハンセン病問題に見る人生被害

OK01622
(20)「父不在を野球一筋で埋める」
福岡安則
解放出版社
2022.10/「部落解放」(828) p.116~124
雑誌連載記事
※偏見差別をなくしてほしい - ハンセン病問題に見る人生被害

OK01623
(21)「無人のジャルマ島で生まれて」
福岡安則
解放出版社
2022.12/「部落解放」(831) p.104~112
雑誌連載記事
※偏見差別をなくしてほしい - ハンセン病問題に見る人生被害

OK01624
(22)「愛児を養護施設に預けて再入所」
福岡安則
解放出版社
2023.1/「部落解放」(832) p.104~112
雑誌連載記事
※偏見差別をなくしてほしい - ハンセン病問題に見る人生被害

OK01625
(23)「「潜伏期間が長い」の言葉に呪縛されて」
福岡安則
解放出版社
2023.2/「部落解放」(834) p.96~103
雑誌連載記事
※偏見差別をなくしてほしい - ハンセン病問題に見る人生被害

OK01626
(24)「生まれ変わっても、父の子に生まれたい」
福岡安則
解放出版社
2023.3/「部落解放」(835) p.96~104
雑誌連載記事
※偏見差別をなくしてほしい - ハンセン病問題に見る人生被害

OK01627

(25)「親の毅然とした生き方が負のイメージを超克」
　　福岡安則
　　解放出版社
　　2023.4／「部落解放」(837) p.104~112
　　雑誌連載記事
　　※偏見差別をなくしてほしい - ハンセン病問題に見る人生被害

OK01628

光は見えたか　ハンセン病家族訴訟3年（全4回）
　　山陽新聞（朝刊）
　　2022年7月13日 ~2022年7月16日／新聞連載記事

あとがき

　神谷書庫はなぜ書庫なのか。神谷美恵子先生（1914-1979）のファンの方々のなかには、神谷書庫で神谷先生の愛読書を見ることができると思って来られて、そうではないことに落胆される方がおおぜいいらっしゃいます。しかし神谷書庫は、1957年から1972年までの15年間、長島愛生園の精神科で治療に献身された神谷先生の御遺金で建てられたので先生の名を冠し、代々愛生編集部で収集してきたハンセン病関係の資料を収蔵している書庫なので、神谷書庫なのです。

　建築当初、どのような資料をどのような形で収蔵するのかは、当時「愛生」編集部の責任者であった双見美智子さん（1917-2007）に一任されました。

　双見さんは入所以来、先人の遺志を継いで資料の収集に献身してきました。また、編集部には、私たちが「整理の神さま」と呼んでいた和公梵字さん（1922-2019）の存在もありました。双見さんと和公さんは「秋山老人」と呼んでいた大先輩の秋山正義さんのあとを受けてこつこつと資料の収集整理をされていました。和公さんは俳句と書をよくし、資料のファイルの背文字もみな和公さんの書かれたものです。その蓄積の上に神谷書庫はあるのです。

　双見さんは、1997年から縁あって愛生園で働くことになったものの、ハンセン病についての知識はほとんどなかった私に、色々なことを教えてくれました。「機関誌というものはほぼ1ヶ月おきに発行されていたから、体裁を取り繕う時間がなく、入所者の書いた文章には著者の本音が吐露されている。神谷先生がお知りになりたかったこととはそういう部分ではないか。そういう考えで段ボール箱に保存されていた機関誌を、1年分ごとに製本して収蔵することにした」と何度も語っていました。双見さんの考えに沿っておかれている機関誌の製本は、双見さんの考え通り神谷先生のお知りになりたかったことがぎっしりつまっていると思います。（現在は、神谷先生のご遺族のご厚意によって、若干の「神谷文庫コーナー」もできています）

　今、神谷書庫には、全国の療養所の機関誌を上段に収め、下段にはそれぞれの療養所から送られたり、刊行を知って編集部で取り寄せたりして収集した入所者の作品集や記録、同人雑誌類が並べられており、北は青森から、南は沖縄

までの療養所ごとに縦列に整理されています。

　また、双見さんは「資料というものは使わなくては意味がない」ともよく言っていました。神谷書庫目録が出版され、書庫の蔵書の全貌が明らかになりより多くの方に神谷書庫の本を「資料」として使っていただくことも、双見さんの意に添うこととなります。

　歴代の「愛生」編集者の中にいた、機関誌を集めて段ボール箱に詰めて保存してきた人、それを大切なものだと整理していた人。そのようにして人の手から手へと受け継がれて来た機関誌を製本した双見さん。それを助けた和公さん。多くの方々の手によって成り立っている神谷書庫が、目録によって少しでも使いやすくできることを願います。

「愛生」編集部　駒林明代

索引

書名索引

著者名索引

出版者名索引

書名索引

【A～Z】

A bridge of compassion……1159
A History of Greece to the Death of Alexander the Great……1045
A la Recherche du Temps Perdu 1 Du Côté de chez Swann……1054
A Latin Dictionary……1047
A Lexicon: Abridged from Liddel and Scott's Greel- English Lexicon……1046
A New Pronouncing Dictionary of the French & English Languages: English- French French-English……1047
A Psychological Study of Religion: Its Origin, Function, and Future……1049
A Short History of English Literature……1046
ABOUT SOCIAL PROBLEMS IN LEPROSY……56
Abundance for What? And Other Essays……1055
Adventures of Ideas……1054
Aesthetic as Science of Expression and General Linguistic……1046
Ai sei en on Nagashima, Okayama-ken, Japan……85, 1151
All India leprosy directory……1159
An Anthology of Greek Verse……1045
Anna Brinton A study in Quaker Character……1068
Areopagitica and Other Prose Works……1045
Asylums: Essays on the Social Situation of Mental Patients and Other Inmates……1051
Atlas of Ancient and Classical Geography……1045
Atlas of leprosy by Mitsud kensuke……1159
Between Man and Man……1051
Biology and Knowledge……1056
Body and Mind in Western Thought……1053
Brave New World Revisited……1052
Carnets……1057
Cassell's French- English English- French Dictionary……1047
Cassell's Latin Dictionary……1047
Catadelle……1057
Ceci N'est Pas Une Pipe……1058
Christina Rossetti: A Study……1046
Courrier Sud……1057
Das Märchen und die Phantasie des Kindes……1048
Das Unterbewusstsein……1048

De la Douleur……1051
De la Psychologieà la Philosophie……1050
Death in Life: Survivors of Hiroshima……1053
Death: Interpretations……1055
Délibérations sur les Femmes……1051
Dialogue with Erik Erikson……1055
Die Menschliche Persönlichkeit……1049
Die Psychoanalyse……1048
Die Psychologie der Produktiven Persönlichkeit……1049
Die Psychologischen Strömungen der Gegenwart……1049
Die Spiele der Tiere……1049
Écrits de Londres et Dernières Lettres……1057
Écrits sur Pascal……1056
Elements of General Linguistics……1052
Émile ou de L'Éducation……1054
Emily Dickinson: Selected Poems……1044
Essai sur les Données Immédiates de la Conscience……1050
Essai sur les Passions……1048
Existence: A New Dimension in Psychiatry and Psychology……1052
Existential Psychology……1053
Fiftieth Anniversary of the Biwasaki Leprosery in Japan……166
Fighting Angel……1044
Friends for 300 Years……1069
Gaston Bachelard: Sa Vie, Son Oeuvre……1056
Gedanken zur Daseins Gestaltung……1052
Génie et Folie de Jean- Jacques Rousseau……1056
Geschichte der Weltliteratur in Zwei Bänden: Erster Band……1047
Geschichte der Weltliteratur in Zwei Bänden: Zweiter Band……1047
Gestalt Psychology……1048
Gift from the Sea……1054
Greek Biology and Medicine……1045
Grundriss der Psychologie……1049
HANNAH RIDDELL……64, 161
HANSENIASE HANSENIASIS 15
Heaven and Hell……1052
Hesiod: The Homeric Hymns and Homerica……1045
Hesiodi Carmina……1044
Hints on diagnosis and treatment of leprosy……1160

Histoire de la Littérature Féminine en France……1044
Histoire de la Littérature Française Contemporaine……1053
History as a System and Other Essays Toward a Philosophy of History……1054
Human and murine leprosy……1159
I and Thou……1051
I Fioretti di S. Francesco……1048
Ideas: General Introduction to Pure Phenomenology……1053
Identity: Youth and Crisis……1056
Ideology and Insanity: Essays on the Psychiatric Dehumanization of Man……1055
Illuminating ourselves dedicated to the memory of Nobutaka Murase, composer, musician, Mamoru Kunimoto, poet, author……1160
IN REMEMBRANCE of Gnebiebe Dabis Olds……169
Insight and Responsibility……1056
INTERNATIONAL JOURNAL OF LEPROSY
 Vol.1 No.1～No.4……61
 Vol.19 No.1～No.4……61
 Vol.20 No.3……62
 Vol.21 No.1～No.4……61
 Vol.22 No.1～No.4……61
 Vol.28 No.1……61
 Vol.28 No.2……61
 Vol.28 No.3……61
 Vol.29 No.1……61
 Vol.29 No.2……61
 Vol.29 No.3……61
 Vol.29 No.4……61
 Vol.30 No.1……61
 Vol.30 No.2……61
 Vol.30 No.3……61
 Vol.30 No.4……62
 Vol.32 No.2……62
 Vol.32 No.3……62
 Vol.32 No.4……62
 Vol.33 No.1……62
 Vol.33 No.2……62
 Vol.33 No.3……62
 Vol.33 No.4……62
 Vol.47 No.3……62
International journal of leprosy and other mycobacteral diseaes……1162
International Workshop on the Prservation of Hansen's Disease/ Leprosy History and Heritage……86

1176

Internationale Wissenschaftliche Leprakonferens.……55
Jenseits von Gut und Böse:Zur Genealogie der Moral……1049
Johann Sebastian Bach: His Life, Art, and Work……1047
Jugendpsychologie……1049
Kultur und Erziehung……1048
L' Oeil et L'Esprit……1055
La Condition Ouvrière……1057
La Connaissance Surnaturelle……1057
La Conscience……1055
La Femme dans la Littérature Existentielle……1052
La Force de L'Âge……1058
La lepro……1159
LA LEPRO Vol.24 SELECTED ARTICLES……44
La Logique des Sentiments……1048
La Métapsyghique……1055
La Nausée……1058
La Pensée Sauvage……1058
La Personalité……1050
La Psychologie de L'Intelligence……1056
La Psychologie des Peuples……1050
La Psychologie des Sentiments……1048
La Pudeur……1050
La Représentation du Monde chez L'Enfant……1056
La Source Grecque……1057
La Terre et Les Rêveries du Repos……1056
La Vieillesse……1058
L'Air et Les Songes: Essai sur L'Imagination du Mouvement……1057
L'Archéologie du Savoir……1058
Le Deuxième Sexe 1 Les Faits et Les Mythes……1056
Le Deuxième Sexe 2 L'Expérience Vécue……1056
Le Formalisme en Éthique et L'Éthique Matériale des Valeurs……1050
Le Mur……1058
Le Mythe de Sisyphe……1054
Le Sens de la Souffrance……1050
Le Totémisme Aujourd'hui……1055
Le Travail en Miettes……1053
Lebensformen……1052
L'Énergie Spirituelle……1050
LEPROSY BRIEFS
　Vol.2 No.11……56
　Vol.2 No.12……56
　Vol.3 No.1……56
　Vol.3 No.2……56
　Vol.3 No.3……56
　Vol.3 No.4……56
　Vol.3 No.5……56
　Vol.3 No.6……56
　Vol.3 No.7……56
　Vol.3 No.8……56
　Vol.3 No.9……56
　Vol.3 No.10……56
　Vol.3 No.11……56
　Vol.3 No.12……56
　Vol.4 No.1……56
Leprosy centre……1159
LEPROSY IN INDIA
　No.1……58
　Vol.25 No.4……58
　Vol.30 No.1……58
　Vol.30 No.2……58
　Vol.32 No.1……58
　Vol.32 No.2……58
　Vol.32 No.3……58
　Vol.32 No.4……58
　Vol.33……58
　Vol.34 No.1……58
　Vol.34 No.2……58
　Vol.34 No.3……58
　Vol.34 No.4……58
　Vol.35 No.1……58
　Vol.35 No.2……59
　Vol.35 No.3……59
　Vol.35 No.4……59
　Vol.36 No.1……59
　Vol.36 No.2……59
　Vol.36 No.3……59
　Vol.36 No.4……59
　Vol.37 No.1……59
　Vol.37 No.2……59
　Vol.37 No.3……59
　Vol.37 No.3A……59
　Vol.37 No.4……59
　Vol.38 No.1……59
　Vol.38 No.2……59
　Vol.38 No.3……59
　Vol.38 No.4……59
　Vol.39 No.1……59
　Vol.39 No.2……59
　Vol.39 No.3……59
　Vol.39 No.4……59
　Vol.40 No.1……59
　Vol.40 No.2……60
　Vol.40 No.3……60
　Vol.40 No.4……60
　Vol.41 No.1……60
　Vol.41 No.2……60
　Vol.41 No.3……60
　Vol.41 No.4……60
　Vol.44 No.1……60
　Vol.44 No.2……60
　Vol.44 No.3・4……60
　Vol.46 No.1……60
　Vol.46 No.2……60
　Vol.46 No.3……60
　Vol.46 No.4……60
　Vol.47 No.1……60
　Vol.47 No.2……60
　Vol.47 No.3……60
　Vol.47 No.4……60
　Vol.49 No.1 to 4……60
　Vol.51……60
　Vol.52 No.1 to 4……60
　Vol.55……61
Leprosy In its clinical and pathological aspects……1159
LEPROSY REVIEW
　Vol.22 No.3・4……56
　Vol.31 No.1……56
　Vol.34 No.3・4……57
　Vol.35 No.1……57
　Vol.35 No.3……57
　Vol.37 No.1……57
　Vol.37 No.2……57
　Vol.37 No.3……57
　Vol.37 No.4……57
　Vol.38 No.1……57
　Vol.38 No.2……57
　Vol.38 No.3……57
　Vol.38 No.4……57
　Vol.39 No.1……57
　Vol.39 No.2……57
　Vol.39 No.3……58
　Vol.40 No.1……58
　Vol.40 No.2……58
　Vol.40 No.3……58
　Vol.40 No.4……58
LEPRSY A SHORT HISTORY……87
Les Deux Sources de la Morale et de la Relgion……1050
Les Mots et les Choses……1058
Lesen und Reden……1044
L'être et le Néant……1058
Lettre à un Religieux……1058
Lettres à Sa Mère……1057
Lettres de Jeunesse 1923-1931……1057
L'Évolution Créatrice……1050
L'Homme et L'Histoire……1050
L'Idiot de la Famille: Gustave Flaubert de 1821 à 1857
　★……1058
　★★……1058
　★★★……1059
L'Imagination……1058
Love, Power, and Justice: Ontological Analyses and Ethical Applications……1051
Madness and Civilization……1058
Main Currents in American Thought: An Introduction of American Literature from the Beginnings to 1920……1047
Maladie mental et psychologie……97
Man and Crisis……1055
Man and Woman: A Study of Secondary and Tertiary Sexual Characters……1049
Manual of leprosy Medical adviser, British Empire leprosy relief association;

secretary, international leprosy association; late research worker in leprosy, school of tropical medicine, Calcutta……1159
Matière et Mémoire……1050
Médée……1044
Memories, Dreams, Reflections……1052
Milton's Areopagitica: A Speech for the Liberty of Unlicensed Printing……1046
Mliton……1051
Moi, Pierre Rivière, ayant Égorgé Ma Mère, Ma Soeur et Mon Frère……1056
MOL 広報
　第 190 号～第 211 号……20
　第 212 号～第 247 号……21
　第 216 号～第 271 号……21
　第 272 号～第 295 号……21
　第 296 号～最終号……21
Montaigne: Essais
　1……1047
　2……1047
　3……1048
Mucaulay's Essay on Milton……1046
Mysticism East and West: A Comparative Analysis of the Nature of Mysticism 1051
Mysticism: Christian and Buddhist 1053
New Horizons in Psychology……1055
Notes on leprosy……1159
Nouveau Petit Larousse Illustré: Dictionnaire Encyclopédique……1047
Oeuvres de Spinoza 1……1053
On Creativity and the Unconscious 1053
On Love: Aspects of a Single Theme 1054
Oppression et Liberté……1057
OurPlanet‐TV Collection 第 1 巻 社会・人権……1160
Papers on Leprosy Vol. Ⅵ　ATLAS OF LEPROSY……15
Paradise Lost Vol. 2……1045
Pascal: Études Médico- Psychologiques……1056
Patterns of Culture……1053
Pensée sans Ordre Concernant L'Amour de Dieu……1057
Pensées……1056
Phenomenology and Science……1053
Pilote de Guerre……1057
Poèmes, Venise Sauvée, Lettre de Paul Valéry……1057
Poetry: Its Appreciation and Enjoyment……1047
Poil de Carotte……1048
Pour L'Homme……1055
Précis de Psychiatrie: Clinique Psychophysiologie- Thérapeutique……1049

Principia Ethica……1053
Principles of Topological Psychology 1049
Psyche and Symbol: A Selection from the Writing of C. G. Jung……1052
Psychiatrische Klinik……1048
Psychische Geschlechtsunterschiede 1048
Psychoanalysis and Existential Philosophy……1051
Psychologie der Weltanschauungen 1049
Psychology……1049
Psychopédagogie du Premier Age……1055
Raymond Roussel……1058
Religion and Science……1045
Religion and the Rebel……1051
Research activities of the national institute for leprosy research……1160
Round the world of leprosy……1160
Saint- Exupéry: La Bibliotheque Ideale……1057
Sartus Resartus: The Life and Opinions of Herr Teufelsdröckh……1045
Schillers Sämtliche Werke
　1……1044
　3……1044
　4……1044
Science and Sanity: An Introduction to Non- Aristotelian Systems and General Semantics……1051
Selected essays from the National Essay Contest on Human Rights for Junior High School Students Hansen's disease related essays……1160
Selections from Ovid edited, with introduction, notes and vocabularies……1045
Social Structure and Personality……1056
Sociologism and Existentialism: Two Perspectives on the Individual and Society……1053
SOME OBSERVATIONS CONCERNING THE PATHOLOGY OF LEPROSY……37
SOMETHING 34……150
Sophokles' Antigone: Kommentar 1044
Sophokles: Oedipus the King, Oedipus at Colonus, Antigone……1044
Souvenir program slver jubilee……1159
Sur la Science……1057
Surveiller et Punir: Naissance de la Prison……1058
Symbolism: Its Meaning and Effect 1054
Symbols of Transformation Volume 1 1052

Symbols of Transformation Volume 2 1052
Tacitus: Historical Works in 2vols.: Vol. 1 The Annals……1045
Tenth international leprosy congress 1159
Texts and Pretexts: An Anthology wity Commentaries……1052
THE 1st SEMINAR ON LEPROSY CONTROL COOPERATION IN ASIA……85
The Antigone of Sophocles with a commentary, abridged from the large edition of Sir Richard C. Jebb……1045
The Art of Loving……1054
The Birth and Death of Meaning: A Perspective in Psychiatry and Anthropology……1052
The Complete Works of Horace……1045
The Courage to Be……1051
The Diviine Milieu……1053
The Doors of Perception……1052
The Essentials of Mysticism……1051
The heart of father Damien 1840-1889…… 1160
THE KITASATO ARCHIVES OF EXPERIMENTAL MEDICINE
　Vol.57 No. 1……37
　Vol.57 No. 2……37
　Vol.61 No. 4……37
The Knowledge of Man: Selected Essays……1051
The leprosy mission Hong kong auxiliary……1159
The Lonely Crowd: A Study of the Changing American Character……1053
The Meaning of Art……1053
The Meaning of Death……1049
The Meditations of Marcus Aurelius 1054
The Modern Theme……1055
The Moth and the Star: A Biography of Virginia Woolf……1054
The Nature of Man……1055
THE NUMISMATIC ASPECTS OF LEPROSY Money, Medals,and Miscellanea……86
The Origin of Philosophy……1054
The Outsider……1051
The Oxford Companion to Classical Literature……1046
The Passionate State of Mind……1055
The Phenomenon of Man……1053
The Place of Value in a World of Facts 1050
The Poetical Works of Christina Georgina Rossetti……1046
The Poetical Works of John Milton 1046

The Poetical Works of Willian Blake …… 1047
The Politics of Experience …… 1055
The Presentation of Self in Everyday Life …… 1051
The Psychology of Insanity …… 1054
The Psychology of Science: A Reconnaissance …… 1055
The Religio Medici and Other Writings …… 1046
The Religious Philosophy of Quakerism …… 1056
The Revolt of the Masses (Authorized Translation from the Spanish) …… 1054
The Savage Mind …… 1058
the STAR
- Vol.20 No.6 …… 150
- Vol.29 No.1 …… 150
- Vol.29 No.2 …… 150
- Vol.29 No.3 …… 150
- Vol.29 No.4 …… 150
- Vol.29 No.5 …… 151
- Vol.29 No.6 …… 151
- Vol.30 No.1 …… 151
- Vol.30 No.2 …… 151
- Vol.30 No.3 …… 151
- Vol.30 No.4 …… 151
- Vol.30 No.5 …… 151
- Vol.30 No.6 …… 151
- Vol.31 No.2 …… 151
- Vol.31 No.3 …… 151
- Vol.31 No.4 …… 151
- Vol.31 No.6 …… 151
- Vol.32 No.1 …… 151
- Vol.32 No.3 …… 151
- Vol.33 No.4 …… 152
- Vol.34 No.2 …… 152
- Vol.34 No.3 …… 152
- Vol.34 No.4 …… 152
- Vol.34 No.5 …… 152
- Vol.34 No.6 …… 152
- Vol.35 No.1 …… 152
- Vol.35 No.2 …… 152
- Vol.35 No.3 …… 152
- Vol.36 No.5 …… 152
- Vol.37 No.2 …… 152
- Vol.37 No.3 …… 152
- Vol.38 No.6 …… 153
- Vol.37 No.5 …… 152
- Vol.38 No.1 …… 152
- Vol.38 No.2 …… 152
- Vol.38 No.4 …… 153
- Vol.38 No.5 …… 153
- Vol.38 No.6 …… 153
- Vol.39 No.1 …… 153
- Vol.39 No.2 …… 153
- Vol.39 No.3 …… 153
- Vol.39 No.4 …… 153
- Vol.39 No.5 …… 153
- Vol.39 No.6 …… 153
- Vol.40 No.1 …… 153
- Vol.40 No.3 …… 153
- Vol.40 No.4 …… 153
- Vol.40 No.5 …… 153
- Vol.40 No.6 …… 153
- Vol.41 No.1 …… 154
- Vol.41 No.4 …… 154
- Vol.41 No.5 …… 154
- Vol.41 No.6 …… 154
- Vol.42 No.1 …… 154
- Vol.42 No.2 …… 154
- Vol.43 No.1 …… 154
- Vol.43 No.3 …… 154
- Vol.46 No.1 …… 154
- Vol.46 No.2 …… 154
- Vol.46 No.4 …… 154
- Vol.46 No.5 …… 154
- Vol.46 No.6 …… 154
- Vol.47 No.1 …… 154
- Vol.47 No.2 …… 154
- Vol.47 No.3 …… 155
- Vol.47 No.4 …… 155
- Vol.47 No.5 …… 155
- Vol.47 No.6 …… 155
- Vol.48 No.1 …… 155
- Vol.48 No.2 …… 155
- Vol.48 No.3 …… 155
- Vol.48 No.4 …… 155
- Vol.48 No.5 …… 155
- Vol.48 No.6 …… 155
- Vol.49 No.1 …… 155
- Vol.49 No.2 …… 155
- Vol.49 No.3 …… 155
- Vol.49 No.4 …… 155
- Vol.49 No.5 …… 155
- Vol.49 No.6 …… 156
- Vol.50 No.2 …… 156
- Vol.50 No.3 …… 156
- Vol.50 No.4 …… 156
- Vol.50 No.5 …… 156
- Vol.50 No.6 …… 156
- Vol.51 No.1 …… 156
- Vol.51 No.2 …… 156
- Vol.51 No.3 …… 156
- Vol.51 No.4 …… 156
- Vol.51 No.5 …… 156
- Vol.51 No.6 …… 156
- Vol.52 No.1 …… 156
- Vol.52 No.2 …… 157
- Vol.52 No.3 …… 157
- Vol.52 No.4 …… 157
- Vol.52 No.5 …… 157
- Vol.52 No.6 …… 157
- Vol.53 No.2 …… 157
- Vol.53 No.3 …… 157
- Vol.53 No.4 …… 157
- Vol.53 No.5 …… 157
- Vol.53 No.6 …… 157
- Vol.54 No.1 …… 157
- Vol.54 No.2 …… 157
- Vol.54 No.3 …… 157
- Vol.54 No.4 …… 157
- Vol.54 No.5 …… 158
- Vol.54 No.6 …… 158
- Vol.54 No.7 …… 158
- Vol.55 No.1 …… 158
- Vol.55 No.2 …… 158
- Vol.55 No.3 …… 158
- Vol.55 No.4 …… 158
- Vol.56 No.1 …… 158
- Vol.56 No.2 …… 158
- Vol.56 No.3 …… 158
- Vol.56 No.4 …… 158
- Vol.57 No.1 …… 158
- Vol.57 No.2 …… 158
- Vol.57 No.3 …… 158
- Vol.57 No.4 …… 159
- Vol.58 No.1 …… 159
- Vol.58 No.2 …… 159
- Vol.58 No.3 …… 159
- Vol.58 No.4 …… 159
- Vol.59 No.1 …… 159
- Vol.59 No.2 …… 159
- Vol.59 No.3 …… 159
- Vol.59 No.4 …… 159
- Vol.60 No.2 …… 159

The Treasure of the Humble …… 1046
The Varieties of Religious Experience: A Study in Human Nature …… 1050
The Will to Believe …… 1052
The Works of Plato: Four Volumes Complete in One …… 1046
The 1st seminar on leprosy control coopereation in Asia …… 1159
The 2st seminar on leprosy control coopereation in Asia …… 1159
Thucydidis Historiae: Libri 5-8 …… 1045
Toward a Psychology of Being …… 1054
Tragic Sense of Life …… 1052
Traité de Psychologie Animale …… 1046
Un Amour de Swann …… 1054
Un Sens à la Vie …… 1057
Vol de Nuit …… 1057
Water and soap as preventive against leprosy …… 1160
What is History? …… 1052
What is Philosophy? …… 1054
Where Angels Fear to Tread …… 1044
W.H.O. 主催第1回アジア地域らい研修会に参加して …… 1101
WHOの癩対策について …… 1101
William Blake: A Selection of Poems and Letters …… 1044
〔小川正子〕With シリーズ女を生きる 小川正子 …… 102
Young Man Luther: A Study in Psychoanalysis and History …… 1056

【あ】

アート・ライフ・社会学　エンパワーするアートベース・リサーチ……1111
〔本田一杉・梶井枯骨偲ぶ会〕挨拶状……131
愛生……1162
　昭和6〜9……8
　昭和9年3月　通巻第5号（昭和9年3月15日）……8
　昭和10……8
　昭和11……8
　第6巻第5号（昭和11年5月20日）……110
　第6巻第6号（昭和11年）……145
　昭和12……8
　昭和13……8
　昭和14……8
　昭和15……8
　昭和16……8,9
　昭和17……9
　昭和18〜19……9
　昭和19年……9
　昭和22〜24……9
　昭和25……9
　昭和26……9
　昭和27……9
　昭和28……9
　昭和29……9
　昭和30……9
　昭和31……9
　昭和32……9
　昭和33……9
　昭和34……10
　昭和35……10
　昭和36……10
　昭和37……10
　昭和38……10
　昭和39……10
　昭和40……10
　昭和41……10
　昭和42……10
　昭和43……10
　昭和44……10
　昭和45……10
　昭和46……10
　昭和47……10
　昭和48……10
　昭和49……11
　昭和50……11
　昭和51……11
　昭和52……11
　昭和53……11
　昭和54……11
　昭和55……11
　昭和56……11
　昭和57……11
　昭和58……11
　昭和59……11
　昭和60……11
　昭和61……11
　昭和62……11
　昭和63……11
　平成元年……12
　平成2年……12
　平成3年……12
　平成4年……12
　平成5年……12
　平成6年……12
　平成7年……12
　平成8年……12
　平成9年……12
　平成10年……12
　平成11年……12
　平成12年……12
　平成13年……12
　平成14年……12
　平成15年……12
　平成16年……13
　平成17年……13
　平成18年……13
　平成19年……13
　平成20年……13
　平成21年……13
　平成22年……13
　平成23年……13
　平成24年……13
　平成25〜26年（781号〜792号……13
　平成27〜28年（793号〜804号）……13
　平成29〜30年（805号〜816号）……13
　平成31年〜令和2年（817号〜828号）……13
愛生　戦前編
　第1巻　第1号〜第7号（1931年10月〜1934年7月）……1152
　第2巻　第8号〜第12号（1934年8月〜12月）……1152
　第3巻　第5巻第1号〜第6号（1935年1月〜6月）……1153
　第4巻　第5巻第7号〜第12号（1935年7月〜12月）……1153
　第4巻　別冊付録　総目次・索引　第一号〜第一四巻第七号（一九三一年一〇月〜一九四四年七月）……1153
　第5巻　第6巻第1号〜第5号（1936年1月〜5月）……1153
　第6巻　第6巻第6号〜第10・11合併号（1936年6月〜11月）……1153
　第7巻　第7巻第1号〜第5号（1937年1月〜5月）……1153
　第8巻　第7巻第6号〜第11・12号（1937年6月〜12月）……1153, 1169
　第9巻　第8巻第1号〜第12号（1938年1月〜12月）……1153, 1169
　第10巻　第9巻第1号〜第12号（1939年1月〜12月）……1153, 1169
　第11巻　第10巻第1号〜第12号（1940年1月〜12月）……1153, 1169
　第12巻　第11巻第1号〜第12号（1941年1月〜12月）……1153, 1169
　第13巻　第12巻第1号〜第12号（1942年1月〜12月）……1153, 1169
　第14巻　第13巻第1号〜第12号（1943年1月〜12月）……1153, 1169
　第15巻　第14巻第1号〜第12号（1944年1月〜7月）ほか……1153, 1169
愛生園概況（昭和23年）……85
〔神谷美恵子〕愛生園における精神医学的調査報告……95
愛生園日記　ライとたたかった六十年の記録……98, 1145
愛生園のある岡山県長島（俳句気まま歩き）……128
愛生詩集
　1959年刊……144
　1960年刊……144
　1961年刊……144
　《余部》　1959年・1960年刊……144
愛生春風花開日……98, 1149
愛生年報
　昭和六年……36
　昭和六年〜昭和九年……36
　昭和七年……36
　昭和九年……35
　昭和十年……36
　昭和十年〜十五年……36
　昭和十年〜昭和十四年……36
　昭和十一年……35
　昭和十四年……36
　昭和十五年〜昭和十九年……36
　昭和十六年……35
　昭和二十年〜昭和二十四年……35
　昭和二十五年〜昭和二十七年……36
　昭和二十八年〜昭和二十九年……35
　昭和二十九年〜昭和三十一年……35
　昭和三十年……35
　昭和三十一年……35
　昭和三十二年……35
　昭和三十二年〜昭和三十三年……35
　昭和三十三年……35
愛生保育所年報
　（昭和28年度）……38
　（昭和29年度）……38
愛蔵版『人間の碑』〈内容案内〉……168
会いたかった……1144
愛と慈しみの園　癩者の友となって……103, 1079
愛とこころ……1065
〔神谷美恵子〕愛と地と　21年前の光田先生……94
愛と奉仕の日々　リデル・ライトの足跡……852
「愛と奉仕の日々・リデル・ライトの足跡」が出るまで……160
愛について……1064

愛の詩……1124
愛の中に生きる……65
愛楽
　1巻1号（1952年2月25日）……975
　第2号（1952年5月19日）……975
　創刊号　Vol.1　No.1（1954年9月5日）……975, 1010
　第2号　Vol.2　No.2（1955年6月1日）……975, 1010
　第3号　Vol.2　No.3（1955年12月1日）……975, 1011
　通巻第4号　Vol.3　No.4（1956年4月17日）……975, 1011
　通巻第5号　Vol.3　No.5（1957年2月20日）……976, 1011
　Vol.4　No.6　文芸特集号（1957年7月10日）……976, 1011
　通巻第7号（1957年11月1日）……976, 1011
　通巻第8号（1957年12月10日）……976, 1011
　通巻第9号（1958年3月5日）……976, 1011
　通巻第10号（1958年8月15日）……976, 1011
　通巻第11号（1958年11月15日）……976, 1011
　通巻第12号（1958年12月31日）……976, 1011
　通巻第13号（1959年4月15日）……976, 1011
　通巻第14号（1959年6月25日）……976, 1011
　通巻第15号（1959年9月26日）……976, 1011
　通巻第16号（1959年12月31日）……976, 1011
　通巻第17号……976
　通巻第18号（1960年6月30日）……976, 1011
　文芸特別号（1960年12月10日）……976, 1012
　通巻第20号（1961年7月14日）……976, 1012
　通巻第21号（1961年11月14日）……977, 1012
　新年号　通巻第22号（1961年12月21日）……977, 1012
　通巻第23号（1962年4月1日）……977, 1012
　通巻第24号（1962年9月10日）……977, 1012
　通巻第25号（1962年10月25日）……977, 1012
　通巻第26号（1963年12月25日）……977, 1012
　通巻第27号（1964年11月3日）……977, 1012
　通巻第28号（1965年12月25日）……977, 1012
　通巻第29号（1966年12月25日）……977, 1012
　通巻第30号（1967年6月30日）……977, 1012
　通巻第31号（1967年11月11日）……977, 1012
　通巻第32号（1968年7月15日）……977, 1012
　通巻第33号（1969年9月20日）……977, 1012
　通巻第34号（1970年3月10日）……977, 1013
　通巻第35号（1970年12月25日）……977, 1013
　通巻第36号（1971年7月5日）……978, 1013
　通巻第37号（昭和51年11月）……978, 1013
あいらく　第25号（平成26年10月）……1026
愛楽園ニュース
　第1号（1967年7月1日）……773
　第2号（1967年8月1日）……773
　第6号（1968年10月1日）……773
　第7号（1968年12月1日）……773
　第8号（1969年2月1日）……774
　第9号（1969年4月1日）……774
　第10号（1969年6月1日）……774
　第11号（1969年8月1日）……774
　第12号（1969年10月1日）……774
　第13号（1969年12月1日）……774
　第14号（1970年2月1日）……773
　第15号（1970年4月1日）……774
　第16号（1970年7月1日）……774
　第17号（1970年9月1日）……774
　第18号（1970年12月1日）……773
　第19号（1971年2月1日）……773
　第20号（1971年4月1日）……773
　第21号（1971年7月1日）……773
　第23号（1971年12月1日）……773
愛楽園被爆始末記　戦時と敗戦直後の沖縄のらい……1103
愛楽誌　開園十五周年記念号……975
愛楽誌　附1950年諸統計表……1000
愛楽誌　2……1010
愛楽新聞
　第70号（1963年3月15日）……772
　第72号（1963年5月15日）……772
　第77号（1963年10月30日）……772
　第78号（1963年11月30日）……772
　第79号（1963年12月31日）……772
　第80号（1964年1月30日）……773
　第84号（1964年5月30日）……773
　第87号（1964年8月31日）……773
　第88号（1964年9月30日）……773, 1008
　第89号（1964年10月31日）……773, 1009
　第93号（1965年2月28日）……773
　第94号（1965年3月31日）……773
　第95号（1965年4月30日）……771
　第96号（1965年5月30日）……771
　第97号（1965年6月30日）……771
　第98号（1965年7月31日）……771
　第100号（1965年9月30日）……771
　第101号（1965年10月31日）……771
　第102号（1965年11月31日）……772
　第103号（1965年12月31日）……772
　第104号（1966年1月31日）……772
　第105号（1966年3月31日）……772
　第106号（1966年4月30日）……772
　第107号（1966年5月31日）……772
　第108号（1966年6月30日）……772
　第109号（1966年7月31日）……772
　第110号（1966年8月31日）……772
　第111号（1966年9月30日）……772
姶良野
　第1巻　第2号　7月号（昭和23年7月1日）……927
　第1巻　第3号　8月号……927
　第1巻　第5号　10月号（昭和23年10月10日）……927, 955
　第1巻　第6号　11月号（昭和23年11月10日）……927, 955
　第1巻　第7号　12月号（昭和23年12月10日）……927, 956
　第1巻　第8号　1月号（昭和24年1月1日）……956
　第1巻　第9号　2月号（昭和24年2月1日）……956
　第1巻　第10号　3月号（昭和24年3月3日）……956
　第1巻　第11号　4月号（昭和24年4月10日）……956
　第2巻　第1号　6月号（昭和24年6月1日）……928, 956
　第2巻　第2号　7・8月号（昭和24年8月1日）……928, 956
　第2巻　第3号（昭和24年10月1日）……928, 956
　第2巻　第4号（昭和24年12月1日）……928
　第3巻　第1号　陽春号（昭和25年2月1日）……928, 956
　第3巻　第2号（昭和25年4月25日）……928, 956
　第3巻　第3号（昭和25年8月7日）……928, 956
　第3巻　第4号（昭和25年9月末）……928, 956
　第3巻　第5号……928
　第3巻　第6号……928
　第4巻　第1号（昭和26年1月30日）……928
　第4巻　第2号（昭和26年3月30日）……928, 956
　第4巻　第3号（昭和26年5月30

日)……928,957

第4巻　第4号 (昭和26年8月30日)……928,957

第4巻　第5号 (昭和26年11月25日)……928,957

第5巻　第1号 (昭和27年4月10日)……929,957

第5巻　第2・3号 (昭和27年8月15日)……929,957

第5巻　第4号 (昭和27年9月30日)……929

第5巻　第5号 (昭和27年10月30日)……929

第5巻　第6号 (昭和27年12月25日)……929

第6巻　第1号 (昭和28年2月18日)……929

第6巻　第2号 (昭和28年4月18日)……929,957

5月号　第6巻　第3号 (昭和28年5月18日)……929,957

6月号　第6巻　第4号 (昭和28年6月18日)……929,957

7月号　第6巻　第5号 (昭和28年7月18日)……929,957

8月号　第6巻　第6号 (昭和28年8月18日)……929,957

9月号　第6巻　第7号 (昭和28年9月18日)……929,957

10月号　第6巻　第8号 (昭和28年10月18日)……929,957

11月号　第6巻　第9号 (昭和28年11月15日)……930,957

12月号　第6巻　第10号 (昭和28年12月18日)……930,957

1月号　第7巻　第1号 (昭和29年1月18日)……930,957

2月号　第7巻　第2号 (昭和29年2月13日)……930,958

3月号　第7巻　第3号 (昭和29年3月13日)……930,958

4月号　第7巻　第4号 (昭和29年4月13日)……930,958

5月号　第7巻　第5号 (昭和29年5月13日)……930,958

6月号　第7巻　第6号 (昭和29年6月13日)……930,958

7月号　第7巻　第7号 (昭和29年7月13日)……930,958

8月号　第7巻　第8号 (昭和29年8月13日)……930,958

9月号　第7巻　第9号 (昭和29年9月1日)……930,958

10月号　第7巻　第10号 (昭和29年10月1日)……930,958

11月号　第7巻　第11号 (昭和29年11月1日)……930,958

12月号　第7巻　第12号 (昭和29年12月1日)……930,958

1月号　第8巻　第1号 (昭和30年1月1日)……930,958

2月号　第8巻　第2号 (昭和30年2月1日)……930,958

3月号　第8巻　第3号 (昭和30年3月1日)……931,958

4月号　第8巻　第4号 (昭和30年4月1日)……931

5月号　第8巻　第5号 (昭和30年5月1日)……931,958

6月号　第8巻　第6号 (昭和30年6月1日)……931,959

7月号　第8巻　第7号 (昭和30年7月1日)……931,959

8月号　第8巻　第8号 (昭和30年8月1日)……931,959

9月号　第8巻　第9号 (昭和30年9月1日)……931,959

10月号　第8巻　第10号 (昭和30年10月1日)……931,959

11月号　第8巻　第11号 (昭和30年11月1日)……931,959

12月号　第8巻　第12号 (昭和30年12月1日)……931,959

新年号　第9巻　第1号 (昭和31年1月1日)……931,959

2月号　第9巻　第2号 (昭和31年2月1日)……931,959

3月号　第9巻　第3号 (昭和31年3月1日)……931,959

4月号　第9巻　第4号 (昭和31年4月1日)……931,959

陽春号 (昭和31年4月5日)……940

5月号　第9巻　第5号 (昭和31年5月1日)……931,959

6月号　第9巻　第6号 (昭和31年6月1日)……932,959

7月号　第9巻　第7号 (昭和31年7月1日)……932,959

8月号　第9巻　第8号 (昭和31年8月1日)……932,959

9月号　第9巻　第9号 (昭和31年9月1日)……932,960

10月号　第9巻　第10号 (昭和31年10月1日)……932,960

11月号　第9巻　第11号 (昭和31年11月1日)……932,960

12月号　第9巻　第12号 (昭和31年12月1日)……932,960

新年号　第10巻　第1号 (昭和32年1月1日)……932,960

2月号　第10巻　第2号 (昭和32年2月1日)……932,960

3月号　第10巻　第3号 (昭和32年3月1日)……932,960

4月号　第10巻　第4号 (昭和32年4月1日)……932,960

5・6合併号　第10巻　5・6号 (昭和32年6月1日)……932,960

7・8月合併号　第10巻　7・8　通巻122号 (昭和32年8月1日)……932,960

9・10月合併号　第10巻　9・10号　通巻123号 (昭和32年10月1日)……932,960

11・12月合併号　第10巻　11・12号　通巻124号 (昭和32年12月1日)……932,960

1・2月合併号　第11巻　1号　通巻125号 (昭和33年1月1日)……933,960

4月号　第11巻　第2号　通巻125号 (昭和33年4月1日)……933,960

5・6月合併号　第12巻　第3号　通巻126号 (昭和33年6月1日)……933,961

7・8月合併号　第12巻　第4号　通巻127号 (昭和33年8月1日)……933,961

9・10月合併号　第11巻　第5号　通巻128号 (昭和33年10月1日)……933,961

11・12月号　第12巻　第6号　通巻129号 (昭和33年12月1日)……933,961

1・2月号　第13巻　第1号　通巻130号 (昭和34年1月20日)……933,961

陽春号　第13巻　第2号　通巻131号 (昭和34年4月1日)……933,961

5・6月号　第13巻　第3号　通巻132号 (昭和34年6月1日)……933,961

7・8月号　第13巻　第4号　通巻133号 (昭和34年8月1日)……933,961

9・10月号　第13巻　第5号　通巻134号 (昭和34年10月1日)……933,961

11・12月号　第13巻　第6号　通巻135号 (昭和34年12月1日)……933,961

第14巻　第1号　通巻136号 (昭和35年1月15日)……933,961

陽春号　第14巻　第2号 (昭和35年4月1日)……934,961

第14巻　第3号 (昭和35年6月1日)……934,961

第14巻　第4号 (昭和35年8月1日)……934,961

第14巻　第5号 (昭和35年10月1日)……934,961

11・12月号　第14巻　第6号 (昭和35年12月1日)……934,961

1・2月号　第15巻　第1号 (昭和36年2月1日)……934,962

陽春号　第15巻　第2号 (昭和36年4月1日)……934,962

5・6月号　第15巻　第3号 (昭和36年6月1日)……934,962

7・8月号　第15巻　第4号 (昭和36

年8月1日)……934,962

9・10月号　第15巻　第5号(昭和36年10月1日)……934,962

11・12月号　第15巻　第6号(昭和36年12月1日)……934

1・2月号　第16巻　第1号(昭和37年2月1日)……934,962

陽春号　第16巻　第2号(昭和37年4月1日)……934,962

5・6月号　第16巻　第3号(昭和37年6月1日)……934,962

7・8月号　第16巻　第4号(昭和37年8月1日)……934,962

9・10月号　第16巻　第5号(昭和37年10月1日)……935,962

11・12月号　第16巻　第6号(昭和37年12月1日)……935,962

1・2月号　第17巻　第1号(昭和38年2月1日)……935,963

陽春号　第17巻　第2号(昭和38年4月1日)……935,962

5・6月号　第17巻　第3号(昭和38年6月1日)……935

7・8月号　第17巻　第4号(昭和38年8月1日)……935,962

9・10月号　第17巻　第5号(昭和38年10月1日)……935,962

11・12月号　第17巻　第6号(昭和38年12月1日)……935

1・2月号　第18巻　第1号(昭和39年2月1日)……935,963

陽春号　第18巻　第2号(昭和39年4月1日)……935,936,963

5・6月号　第18巻　第3号(昭和39年6月1日)……935,936,963

7・8月号　第18巻　第4号(昭和39年8月1日)……935,936,963

9・10月号　第18巻　第5号(昭和39年10月1日)……935,936

11・12月号　第18巻　第6号　通巻165号(昭和39年12月1日)……935,963

1・2月号　第19巻　第1号　通巻166号(昭和40年2月1日)……936,963

陽春号　第19巻　第2号　通巻167号(昭和40年4月1日)……936,963

5・6月号　第19巻　第3号　通巻168号(昭和40年6月1日)……936,963

7・8月号　第19巻　第4号　通巻169号(昭和40年8月1日)……936,963

9・10月号　第19巻　第5号　通巻170号(昭和40年10月1日)……936,963

11・12月号　第19巻　第6号(昭和40年12月1日)……936,963

第20巻　第1号　通巻172号(昭和41年2月1日)……936,963

第20巻　第2号　通巻173号(昭和41年4月1日)……936,963

第20巻　第3号　通巻174号(昭和41年6月1日)……936,963

7・8月号(昭和41年8月1日)……936

9・10月号　通巻176号(昭和41年10月1日)……937

11・12月号……937

文芸特集号(昭和41年11月1日)……964

1・2月号　通巻178号(昭和42年2月1日)……937

陽春号……937

5・6月号……937

7・8月号　通巻181号(昭和42年8月1日)……937

9・10月号(昭和42年10月1日)……937

11・12月号　第20巻　第6号(昭和42年12月1日)……937

1・2月号……937

第21巻　第2号　通巻185号(昭和43年4月1日)……937,964

第21巻　第3号　通巻186号(昭和43年6月1日)……937,964

7・8月号　第21巻　第4号　通巻187号(昭和43年8月1日)……937

9・10月号　第21巻　第5号　通巻188号(昭和43年10月1日)……937

11・12月号　第21巻　第6号　通巻189号……937

新年号　通巻190号(昭和44年2月1日)……937

陽春号　第22巻　第2号　通巻191号(昭和44年4月1日)……938

5・6月号　第22巻　第3号　通巻192号(昭和44年6月1日)……938

7・8月号　第22巻　第4号　通巻193号(昭和44年8月1日)……938

9・10月号　第22巻　第5号　通巻194号(昭和44年10月1日)……938

11・12月号　第22巻　第6号　通巻195号(昭和44年12月1日)……938

新年号　通巻196号(昭和45年2月1日)……938

陽春号　第23巻　第2号　通巻197号(昭和45年4月5日)……938

盛夏号　第23巻　第3号　通巻198号(昭和45年6月20日)……938,964

秋季号　通巻199号(昭和45年9月5日)……938

第23巻　第5号　通巻200号(昭和45年12月1日)……938

新年号　通巻201号(昭和46年2月)……938

陽春号　第24巻　第2号　通巻202号(昭和46年4月)……938

盛夏号　第24巻　第3号　通巻203号(昭和46年7月5日)……938

秋季号　第24巻　第4号(昭和46年10月5日)……939

第24巻　第5号　通巻205号(昭和46年12月1日)……939

新年号……939

陽春号……939

盛夏号　第25巻　第3号　通巻208号(昭和47年7月5日)……939

秋季号　第25巻　第4号……939

新年号　通巻300号(昭和48年1月5日)……939

春季号　第26巻　第2号　通巻301号(昭和48年4月5日)……939

盛夏号　通巻302号(昭和48年7月5日)……939,964

秋季号　第26巻　第4号(昭和48年10月5日)……939

新年号　通巻304号(昭和49年1月5日)……939

春季号　通巻305号(昭和49年4月5日)……939

盛夏号　第27巻　第3号　通巻306号(昭和49年7月5日)……939

秋季号　第27巻　第4号(昭和49年10月5日)……939

新年号　通巻308号(昭和50年1月5日)……939

春季号　第28巻　第2号　通巻309号(昭和50年4月5日)……940

盛夏号　第28巻　第3号　通巻310号(昭和50年7月5日)……940

創立40周年特集号　第28巻　第4号　通巻311号(昭和50年10月5日)……940

新年号　第29巻　第1号　通巻312号(昭和51年1月5日)……940

陽春号(昭和51年4月1日)……964

盛夏号(昭和51年7月5日)……940

秋季号(昭和51年10月5日)……940,964

新年号(昭和52年1月5日)……940

陽春号(昭和52年4月5日)……940

盛夏号　通巻185号(昭和52年7月1日)……940

秋季号　通巻186号(昭和52年10月1日)……940

新年号　通巻187号(昭和53年1月1日)……940

春季号　通巻188号(昭和53年4月10日)……940,964

通巻189号(昭和53年7月1日)……940

秋季文芸　通巻190号(昭和53年10月1日)……941

新年号　通巻191号(昭和54年1月1日)……941

陽春号　通巻192号(昭和54年4月10日)……941

盛夏号　通巻193号(昭和54年7月1日)……941

秋季文芸号　通巻194号(昭和54年10月1日)……941

新年号　通巻195号(昭和55年1月1日)……941

陽春号　通巻196号(昭和55年4月10日)……941

盛夏号　通巻197号(昭和55年7月1日)……941

秋季文芸号　通巻198号(昭和55年10月1日)……941,964

新年号　通巻199号(昭和56年1月1日)……941

陽春号　通巻200号(昭和56年4月10日)……941,964

盛夏号　通巻201号(昭和56年7月1日)……941,964

秋季文芸号　通巻202号(昭和56年10月1日)……941

新年号　通巻203号(昭和57年1月1日)……941

陽春号　通巻204号(昭和57年4月10日)……941,964

盛夏号　通巻205号(昭和57年7月1日)……942,964

秋季文芸号　通巻206号(昭和57年10月10日)……942

新年号　通巻207号(昭和58年1月1日)……942,964

陽春号　通巻208号(昭和58年4月15日)……942,964

盛夏号　通巻209号(昭和58年7月1日)……942,965

秋季文芸号　通巻210号(昭和58年10月1日)……942,965

新年号　通巻211号(昭和59年1月1日)……942,965

陽春号　通巻212号(昭和59年4月1日)……942,965

盛夏号　通巻213号(昭和59年7月1日)……942,965

秋季文芸号　通巻214号(昭和59年10月1日)……942,965

新年号　通巻215号(昭和60年1月1日)……942,965

陽春号　通巻216号(昭和60年4月1日)……942,965

盛夏号　通巻217号(昭和60年7月1日)……942,965

秋季文芸号　通巻218号(昭和60年10月1日)……942,965

新年号　通巻219号(昭和61年1月1日)……942,965

陽春号　通巻220号(昭和61年4月1日)……943,965

盛夏号　通巻221号(昭和61年7月1日)……943,965

秋季号　通巻222号(昭和61年10月1日)……943,965

新年号　通案223号(昭和62年1月1日)……943,965

陽春号　通巻224号(昭和62年4月10日)……943

盛夏号　通巻225号(昭和62年7月1日)……943

秋季文芸号　通巻226号(昭和62年10月1日)……943

新年号　通巻227号(昭和63年1月1日)……943,966

陽春号　通巻228号(昭和63年4月5日)……943

盛夏号　通巻229号(昭和63年7月1日)……943,966

秋季文芸号　通巻230号(昭和63年10月1日)……943

新年号　通巻231号(昭和64年1月1日)……943,966

陽春号　通巻232号(平成元年4月1日)……943

盛夏号　通巻233号(平成元年7月1日)……943

秋季文芸号　通巻234号(平成元年10月1日)……943,966

新年号　通巻235号(平成2年1月1日)……944

陽春号　通巻236号(平成2年4月1日)……944

盛夏号　通巻237号(平成2年7月1日)……944,966

秋季文芸号　通巻239号(平成3年1月1日)……944

陽春号　通巻240号(平成3年4月1日)……944

盛夏号　通巻241号(平成3年7月1日)……944

秋季文芸号　通巻242号(平成3年10月1日)……944,966

新年号　通巻243号(平成4年1月1日)……944

陽春号　通巻244号(平成4年4月1日)……944,966

盛夏号　通巻245号(平成4年7月1日)……944,966

秋季文芸号　通巻246号(平成4年10月1日)……944

新年号　通巻247号(平成5年1月1日)……944

陽春号　通巻248号(平成5年4月1日)……944

盛夏号　通巻249号(平成5年6月1日)……944

秋季文芸号　通巻250号(平成5年10月1日)……944

新年号　通巻251号(平成6年1月1日)……945

陽春号　通巻252号(平成6年4月1日)……945

盛夏号　通巻253号(平成6年7月1日)……945

秋季文芸号　通巻254号(平成6年10月1日)……945

新年号　通巻255号(平成7年1月1日)……945

陽春号　通巻256号(平成7年4月1日)……945

盛夏号　通巻257号(平成7年7月1日)……945

秋季文芸号　通巻258号(平成7年10月1日)……945

新年号　通巻259号(平成8年1月1日)……945

陽春号　通巻260号(平成8年4月1日)……945

盛夏号　通巻261号(平成8年7月1日)……945

秋季文芸号　通巻262号(平成8年10月1日)……945

新年号　通巻263号(平成9年1月1日)……945

陽春号　通巻264号……945

盛夏号　通巻265号……945

秋季文芸号　通巻266号……946

新年号　通巻267号……946

陽春号　通巻268号(平成10年4月1日)……946,966

盛夏号　通巻269号……946

秋季特集号　通巻270号(平成10年10月1日)……946,966

新年号　通巻271号……946

陽春号　通巻272号……946

盛夏号　通巻273号……946

秋季文芸号　通巻274号……946

新年号　通巻275号(平成12年1月1日)……946

陽春号　通巻276号(平成12年4月1日)……946

盛夏号　通巻277号(平成12年7月1日)……946

秋季文芸号　通巻278号……946

新年号　通巻279号(平成13年1月1日)……946

陽春号　通巻280号(平成13年4月1日)……946

盛夏号　通巻281号(平成13年7月1日)……947

秋季文芸号　通巻282号(平成13年10月1日)……947

新年号　通巻283号(平成14年1月1日)……947

陽春号　通巻284号(平成14年4月1日)……947

盛夏号　通巻285号(平成14年7月1日)……947

秋季文芸号　通巻286号(平成14年10月1日)……947

新年号　通巻287号(平成15年1月1日)……947

陽春号　通巻288号(平成15年4月1日)……947

盛夏号　通巻289号(平成15年7月1日

あじさゐ

日）……947
秋季文芸号　通巻 290 号（平成 15 年 10 月 1 日）……947
新年号　通巻 291 号（平成 16 年 1 月 1 日）……947, 966
陽春号　通巻 292 号（平成 16 年 4 月 1 日）……947
盛夏号　通巻 293 号（平成 16 年 7 月 1 日）……947
秋季号　通巻 294 号（平成 16 年 10 月 1 日）……947
新年号　通巻 295 号（平成 17 年 1 月 1 日）……947
陽春号　通巻 296 号（平成 17 年 4 月 1 日）……948
盛夏号　通巻 297 号（平成 17 年 7 月 1 日）……948
秋季文芸号　通巻 298 号……948
新年号　通巻 299 号（平成 18 年 1 月 1 日）……948
陽春号　通巻 300 号（平成 18 年 4 月 1 日）……948
盛夏号　通巻 301 号（平成 18 年 7 月 1 日）……948
秋季号　通巻 302 号（平成 18 年 10 月 1 日）……948
新年号　通巻 303 号（平成 19 年 1 月 1 日）……948
陽春号　通巻 304 号……948
盛夏号　通巻 305 号（平成 19 年 7 月 1 日）……948
秋季号　通巻 306 号（平成 19 年 10 月 1 日）……948
新年号　通巻 307 号（平成 20 年 1 月 1 日）……948
陽春号　通巻 308 号（平成 20 年 4 月 1 日）……948
盛夏号　通巻 309 号（平成 20 年 7 月 1 日）……948
秋季号　通巻 310 号（平成 20 年 10 月 1 日）……948
新年号　通巻 311 号（平成 21 年 1 月 1 日）……949
陽春号　通巻 312 号（平成 21 年 4 月 1 日）……949
盛夏号　通巻 313 号（平成 21 年 7 月 1 日）……949
秋季号　通巻 314 号……949
新年号　通巻 315 号（平成 22 年 1 月 1 日）……949
陽春号　通巻 316 号……949
盛夏号　通巻 317 号……949
秋季号　通巻 318 号（平成 22 年 10 月 1 日）……949, 966
新年号　通巻 319 号……949
陽春号　通巻 320 号……949
盛夏号　通巻 321 号（平成 23 年 7 月 1 日）……949, 966
秋季号　通巻 322 号……949

新年号　通巻 323 号……949
陽春号　通巻 324 号……949
盛夏号　通巻 325 号（平成 24 年 7 月 1 日）……949, 966
秋季号　通巻 326 号……950
新年号　通巻 327 号（平成 25 年 1 月）……950
陽春号　通巻 328 号（平成 25 年 4 月）……950
盛夏号　通巻 329 号（平成 25 年 7 月）……950
秋季号　通巻 330 号（平成 25 年 10 月）……950
新年号　通巻 331 号（平成 26 年 1 月 1 日）……950, 966
陽春号　通巻 332 号（平成 26 年 4 月）……950
盛夏号　通巻 333 号（平成 26 年 7 月）……950
秋季号　通巻 334 号（平成 26 年 10 月）……950
新年号　通巻 335 号（平成 27 年 1 月）……950
陽春号　通巻 336 号（平成 27 年 4 月）……950
盛夏号　通巻 337 号（平成 27 年 7 月）……950
秋季号　通巻 338 号（平成 27 年 9 月）……950
新年号　通巻 339 号（平成 28 年 1 月）……950
陽春号　通巻 340 号（平成 28 年 4 月）……950
盛夏号　通巻 341 号（平成 28 年 7 月）……951
秋季号　通巻 342 号（平成 28 年 9 月）……951
新年号　通巻 343 号（平成 29 年 1 月）……951
陽春号　通巻 344 号（平成 29 年 4 月）……951
盛夏号　通巻 345 号（平成 29 年 7 月）……951
秋季号　通巻 346 号（平成 29 年 9 月）……951
新年号　通巻 347 号（平成 30 年 1 月）……951
陽春号　通巻 348 号（平成 30 年 4 月）……951
盛夏号　通巻 349 号（平成 30 年 7 月）……951
秋季号　通巻 350 号（平成 30 年 10 月）……951
新年号　通巻 351 号（2019 年 1 月 1 日）……951
陽春号　通巻 352 号（2019 年 4 月 1 日）……951
盛夏号　通巻 353 号（2019 年 6 月 30 日）……951

秋季号　通巻 354 号（2019 年 10 月 30 日）……951
新年号　通巻 355 号（2020 年 1 月 1 日）……951
陽春号　通巻 356 号（2020 年 4 月 1 日）……952
盛夏号　通巻 357 号（2020 年 6 月 30 日）……952
秋季号　通巻 358 号（2020 年 9 月 30 日）……952
あうろーら　2000 年夏・20 号……81
アエラ　No. 25（1992 年 6 月 23 日）……722
青い金魚が消えた……121
青い鳥楽団演奏と講演……23
青い鳥楽団が公演後行ったアンケート（昭和 47 年大阪）……23
青い芽　第 12 号（昭和 47 年 3 月 18 日）……526
青いめがね　詩集……368
青芝　歌集……107, 1154
青田風……129
青葉かがやく　歌集……264
青森県学校保健研究大会特別講演　秘境を開く　第 39 回……263
明石海人歌集……1142
明石海人全歌集……1115
明石海人全集　上……1132
明石海人全集　下……1132
（社）明石叢生病院設立許可申請書……167
（社）明石叢生病院定款……167
あかつち　歌集……107
あかね雲（田中京祐）……726
あかね雲（城郁子）　歌集……1002
あきの蝶　近藤宏一詩集……64
握月擔風……73
あけがたの小さな窓より……149
あけぼの
　昭和 27 年〜33 年……18
　昭和 34 年〜40 年……18
　昭和 41 年〜48 年……18
　昭和 49 年〜55 年……18
　昭和 56 年〜57 年……19
　残部　第 18 号〜第 99 号……19
　残部　第 158 号〜第 196 号・第 329 号……19
曙の潮風　長島愛生園入園者自治会史……74, 1149
あさかげ……148
朝光の島　歌集……724, 1119
朝日子　句集……848
朝日新聞大阪厚生文化事業団五十五年のあゆみ　先駆……78
足跡は消えても　人物日本ライ小史……611, 1109
足跡は消えても　ハンセン病史上のキリスト者たち……1109
登音　創作集……605, 1125
あじさゐ……82

書名索引　1185

あその麓に　歌集……850
遊びと人間……1068
あたらしい「らい」に就いて一度お読み下さい……173
新しき住家　歌集……108
新しく通院治療を実施した台湾及び沖縄に於けるライの近況……84
阿檀の園の秘話　平和への証言……1010, 1091
あだんの実
　第114号（1966年12月30日）……774
　第115号（1967年1月1日）……774, 1007
　第117号（1967年3月1日）……775
　第118号（1967年4月1日）……775
　第119号（1967年5月1日）……775
　第120号（1967年6月1日）……775
　第121号（1967年7月1日）……775
　第122号（1967年8月1日）……775
　第123号（1967年9月1日）……775
　第127号（1968年1月1日）……775
　第129号（1968年3月1日）……775
　第135号（1968年9月1日）……775
　第136号（1968年10月1日）……775
　第137号（1968年11月1日）……775
　第138号（1969年1月1日）……775
　第139号（1969年2月1日）……775
　第140号（1969年3月1日）……775
　第141号（1969年8月31日）……775
　第142号（1969年10月31日）……775
　第143号（1970年3月15日）……775
　第146号（1970年4月1日）……776
　第147号（1970年7月1日）……776
　第148号（1970年7月15日）……776
　第149号（1970年9月1日）……776
　第150号（1970年10月30日）……776
　第151号（1970年11月10日）……776
　第152号（1970年12月30日）……776
　第153号（1971年2月1日）……776
　第154号（1971年3月1日）……776
　第155号（1971年7月1日）……776
　第157号（1971年11月1日）……776
　第158号（1972年1月1日）……776
　第159号（1972年3月10日）……776
　第162号（昭和48年6月10日）……776
　第163号（昭和48年7月20日）……776
　第164号（昭和48年8月20日）……776
　第165号（昭和49年3月1日）……776
　第166号（昭和49年7月1日）……777
　第167号（昭和49年11月1日）……777
　第168号（昭和50年2月1日）……777
　第169号（昭和50年3月1日）……777
　第170号（昭和50年6月1日）……777
　第171号（昭和50年8月1日）……777
　第176号（昭和51年1月）……777
　第172号（昭和51年3月1日）……777
　第177号（昭和51年3月1日）……777
　第178号（昭和52年9月1日）……777
　第179号（昭和53年1月1日）……777
　第180号（昭和53年3月1日）……777
　第181号（昭和53年8月1日）……777
　第182号（昭和53年12月1日）……777, 1008
　第184号（昭和54年3月1日）……1002
　第185号（昭和54年7月1日）……1002
　第186号（昭和54年12月1日）……1002
　第187号（昭和55年1月1日）……1002
　第188号（昭和55年3月1日）……1002
　第189号（昭和55年7月1日）……1002
　第190号（昭和55年10月1日）……1002, 1008
　第193号（昭和56年7月15日）……1003
　第194号（昭和56年11月1日）……1003
　第195号（昭和57年1月1日）……1003
　第196号（昭和57年3月1日）……1003
　第197号（昭和57年7月1日）……1003
　第198号（昭和57年10月1日）……1003
　第199号（昭和58年1月10日）……1003
　第200号（昭和58年3月25日）……1003
　第201号（昭和58年6月15日）……1003
　第202号（昭和58年9月15日）……1003
　第203号（昭和59年1月15日）……1003
　第204号（昭和59年3月25日）……1003
　第205号（昭和59年7月1日）……1003
　第206号（昭和59年9月1日）……1003
　第207号（昭和59年12月15日）……1003
　第208号（昭和60年3月25日）……1004
　第209号（昭和60年7月30日）……1004
　第210号（昭和60年10月7日）……1004
　第211号（昭和61年1月1日）……1004
　第212号（昭和61年3月25日）……1004
　第213号（昭和61年7月20日）……1004
　第214号（昭和61年12月1日）……1004
　第215号（昭和62年3月25日）……1004
　第216号（昭和62年8月1日）……1004
　第217号（昭和62年10月1日）……1004
　第218号（昭和63年1月1日）……1004
　第219号（昭和63年3月25日）……1004
　第220号（昭和63年7月1日）……1004
　第221号（昭和63年9月1日）……1004
　第222号（平成元年2月1日）……1004
　第223号（平成元年3月31日）……1005
　第224号（平成元年7月1日）……1005
　第225号（平成元年9月1日）……1005
　第226号（平成元年12月25日）……1005
　第227号（平成2年3月31日）……1005
　第228号（平成2年7月1日）……1005
　第229号（平成2年9月15日）……1005
　第230号（平成3年1月16日）……1005
　第231号（平成3年3月26日）……1005
　第232号（平成3年7月1日）……1005
　第233号（平成3年10月1日）……1005
　第235号（平成4年3月30日）……1005
　第234号（平成4年4月1日）……1005
　第236号（平成4年7月27日）……1005
　第237号（平成4年11月16日）……1005
　第238号（平成5年3月31日）……1006
　第239号（平成5年7月1日）……1006
　第240号（平成5年12月1日）……1006
　第241号（平成6年3月31日）……1006
　第242号（平成6年7月1日）……1006
　第243号（平成6年11月22日）……1006
　第244号（平成7年3月31日）……1006
　第245号（平成7年8月15日）……1006
　第246号（平成8年1月19日）……1006
　第247号（平成8年3月25日）……1006
　第248号（平成8年9月11日）……1006
　第249号（平成9年1月30日）……1006
　第250号（平成9年3月31日）……1006
　第251号（平成9年9月10日）……1006
　第252号（平成9年12月8日）……1006
　第253号（平成10年3月10日）……1007
　第254号（平成10年7月10日）……1007
　第255号（平成10年12月10日）……1007
　第256号（平成11年3月31日）……1007, 1008
　第257・258号（平成11年10月20日）……1007
　第259号（平成12年3月31日）……1007
　第260号（平成12年8月25日）……1007
　第261・262号（平成13年3月30日）……1007
　第263号（平成13年8月31日）……1007
　第264・265号（平成14年3月31日）……1007
　第266号（平成14年8月31日）……1007
　第267・268号（平成15年3月31日）……1007
　第269号（平成15年8月31日）……1007
　第270・271号（平成16年3月31日）……1007
　第272号（平成16年8月31日）……1008
　第273・274号　合併号（平成17年3月31日）……1008
　第275号（平成17年8月31日）……1008
　第276・277号　合併号（平成18年3月31日）……1008
　第278号（平成18年3月31日）……1008
　第279号（平成19年3月31日）……1008
　第280号（平成19年9月1日）……1008
　第281号（平成20年3月31日）……1008
　第282号（平成20年10月1日）……1008
　第283号（平成21年10月1日）……1008
　第287号（平成25年10月1日）……1008
あったかいご　№29……80
後保護指導所運営概況……1009
後保護指導所概況……1009
後保護指導所入所及び卒業者内訳一覧表……1009
あなたたちの天国……1133
あの温かさがあったから生きてこれたんだよ……67
あの、遠い日から……261, 1078
アフガニスタンの診療所から……79, 1084
あぶらむ物語　人生のよき旅人たちの話……1072
アメリカ心理学史　下巻……1063

1186

アフリカ潜在力のカレイドスコープ　龍谷大学社会科学研究所叢書　第136巻……1080, 1167
アメリカのハンセン病　カーヴィル発「もはや一人ではない」……159, 1134
アメリカ發展史……1059
阿部みどり女集……128
「甘え」雑稿……1059
天河　歌集……260
〔奄美和光園〕行幸啓記念誌　創立30周年誌……1038
〔奄美和光園〕皇太子殿下皇太子妃殿下行啓記念誌……1095
〔奄美和光園〕創立40周年記念誌……1095
〔奄美和光園〕創立70周年記念誌……1038
〔奄美和光園〕年報
　平成30年度……1038
　令和元年度……1038
奄美和光園の歩み……1091
雨の音……1135
綾羽……1002
あゆむ　遺歌集……849, 927
あらくさ　歌集……107
新たなる力……64, 1074
アラブ文学史　西欧との相関……1059
あらん川　ハンセン病百年のドラマ　愚図な奴の日記　その4……1135
アリゼ
　第204号（2021年7月13日）……150
　第205号（2021年10月31日）……150
有馬修川柳集……1121
蛙柳会慰問特集号（2部）/合同句会特集号（1部）/四月号（2部）/第七号（1部）/七月号（2部）/第九号（1部）……117
ある帰郷……16
歩く旅……140
ある群像……65, 1089
ある軍属の物語　草津の墓碑銘……364, 1127
ある軍属の物語　草津の墓碑銘　「戦争と平和」市民の記録12……1128
ある作家の日記　ヴァージニア・ウルフ著作集8……96
ある種の生体的注入材料による事故の1症例……38
ある青春の軌跡……1099
〔小川正子〕《冊子》アルバムと短歌でつづる救らいの母『小川正子の生涯』……101
あるハンセン病キリスト者の生涯と祈り　北島青葉『神の国をめざして』が語る世界……1078
淡雪　歌集……112
あん……1134, 1142, 1161
暗室のなかの世界……1068
あんた大丈夫かい　詩集……368, 1124
菴羅樹　歌集……848

【い】

遺愛集……115
〔長島愛生園〕慰安会年報
　（昭和28年度）……38
　（昭和30年度）……38
　（昭和32年度）……38
いいぎりの原　歌集……849
井伊家の猫たち……114
イエスの生涯……1063
生かされて生きて……66
生かされる日々　らいを病む人びとと共に……104, 1155
筏　句集……118
〔神谷美恵子〕「生きがい」と出会うために　神谷美恵子のいのちの哲学……97
〔神谷美恵子〕生きがいについて……89
〔神谷美恵子〕「生きがい」に再び光　没後22年の神谷美恵子……91
〔神谷美恵子〕生きがいを探した半世紀　神谷美恵子　未公開の日記……94
行き詰まりの先にあるもの　ディアコニアの現場から……1075
生きてあれば……954
生きている脳……1068
生きてきた　ハンセン病元患者の60年（全5回）……1094
生きて、ふたたび　隔離55年-ハンセン病者半生の軌跡……517, 1094
生きて、ふたたび　隔離55年-ハンセン病者半生の軌跡　増補……1094
生き抜いた！　ハンセン病元患者の肖像と軌跡……77, 1100
生きぬいた証に　ハンセン病療養所多磨全生園朝鮮人・韓国人の記録……517, 1081
生き抜いて、サイパン玉砕戦とハンセン病……1127
「いき」の構造……1060
生きものの刻……365
異形……724
生きられた経験の社会学　当事者性・スティグマ・歴史　松山大学研究叢書第106巻……1082
生きられる時間　現象学的・精神病理学的研究2……1067
生きる　あるハンセン病回復者の心の奇跡……1125
生きる　元ハンセン病患者谷川秋夫の77年……1079
生きるあかし　ハンセン病療養所にて……77, 1111
生きることのはざまで　ハンセン病隔離の肖像……77, 1112
生きるための熱　国立ハンセン病資料館2016年度秋季企画展……1136
生きるって、楽しくって　ハンセン病を生きた山内定・きみ江夫妻の愛情物語……1079
生きるとは何か……1066

生きる日、燃ゆる日　ハンセン病者の魂の軌跡……517, 1094
幾世の底より　評伝・明石海人……1114
射こまれた矢　能登恵美子遺稿集……1103
射こまれた矢　能登恵美子遺稿集　増補……1103
石あたたかし　歌集……109, 1115
意識1……1066
意識2……1066
石けりのうた/鰯雲の歌/ひとりぼっちの旅/山の子のうた/ひとりぼっちの赤とんぼ　作詞……606
石ころの叫び　韓国ハンセン病回復者と家族が歩んだ道……1079
石叫ぶから　感話集……1075
石館守三……73
石と少女　詩集……146
石と杖　句集……363
『碑』通信　第1集……168
医事法への招待　医療技術の進歩・高齢化社会と法……1088
医者になりたい　夢をかなえた四人の女性……1143
医者の僕にハンセン病が教えてくれたこと……1091
異常心理学……1065
異常性格の世界……1065
いずみ　第65号（昭和50年6月1日）……516
イスラエル巡礼記　シナイの荒野を訪ねて……65
勤み働きて神を畏れよ　第四集……86
痛みのなかの告訴……75
〔神谷美恵子〕悼む……91
傷める葦を憶う　池尻愼一追悼記念文集……106, 1072
一握の藁　歌集……848
無花果の骨に　詩集……72
一樹の蔭……85, 1088
一族の墓　金夏日歌集……1118
一代樹の四季……1121
一代畑　句集……366
一日一題Ⅲ……98
一病息災　歌集……108, 1118
一枚の切符　あるハンセン病者のいのちの綴り方……611, 1101
いちま人形……726
公孫樹　句集……122, 1120
一路　第26巻第2号（昭和29年2月1日）……113
一路集　創刊10周年記念歌集……115
《冊子》いつかだれかにわたしの思いを　第四回永瀬清子現代詩賞　2019……149
いつかだれかにわたしの思いを　第五回永瀬清子現代詩賞　2020……149
一杉先生を偲んで……131
一杉俳句鑑賞……135
一生一楽……263, 1091
一処不動　句集……725

いつの日にか帰らん　ハンセン病から日本を見る……68, 1151
一遍聖絵・極楽寺絵図にみるハンセン病患者　中世前期の患者への眼差しと処遇……1096
一本の道　歌集……105
一本の道　歌集……106, 1117
一本の道　続　歌集……1117
いつまで続く「女人禁制」　排除と差別の日本社会をたどる……1083
いづみ……124
伊藤保歌集『仰日』批評集……852
糸電話　童謡……606
〔小川正子〕井上謙宛て小川正子からの手紙（コピー）……100
〔小川正子〕井上謙宛て小川正子からのハガキ（コピー）……100
井上謙の生涯　救癩の使徒……103, 1145
命いとおし　詩人・塔和子の半生……1122
いのち重ねて　星塚敬愛園70週年記念……953
いのち愛（かな）しく　遺稿集……518
いのちつきるまで　ハンセン病と短歌……1114
「生命（いのち）」と「生きる」こと　ハンセン病を巡る諸問題を視座として……1089
いのちとライフコースの社会学……79
いのちに触れる　社会教化小委員会一日研修会「ハンセン病と真宗」講義録……77
いのちの歌……519, 1124
いのちの詩　塔和子詩選集……726, 1124
〔小川正子〕《冊子》いのちの耀き　小川正子の足跡……101
いのちの軋み……76
「いのち」の近代史　「民族浄化」の名のもとに迫害されたハンセン病患者……1107
いのちの宗教　中村薫講話集3……71
いのちの初夜……516
いのちの真珠……517, 1126
いのちの火影　北条民雄覚え書……517, 1113
いのちの水は流れて……63
いのちの森を守る　ハンセン病の差別とたたかった平沢保治、感動ノンフィクション……1144
命ひたすら　療養50年史……1000
命びろい……64, 1075
いのち豊かに……645, 1078
いのちを刻む　鉛筆画の鬼才、木下晋自伝……1111
いのちを差別するもの　中村薫講話集1……71
祈りの家教会聖堂30周年記念誌……1010
祈る　歌集……109, 1118, 1125
祈る　らい医師の海外紀行……73, 1103
医は国境を越えて……79
井深八重　会津が生んだ聖母……1078
井深八重『人間の碑』関係……168

井深八重（プロフィール等）……167
井深八重の生涯に学ぶ　ほんとうの幸福とは何か……1102
井伏家のうどん　随筆……1125
今、わたしたちができること　ハンセン病を正しく理解するために　ハンセン病普及啓発DVD……1161
今あなたは微笑んでいますか……139
今ありて　歌集……723
いま、共なる歩みを……66
今を生きる　ハンセン病……1160
医務服を着た郵便局長3代記ハンセン病国立療養所栗生楽泉園とともに……1111
癒された島の四季　井上光彦写真集……69
いらっしゃいわたしのまちへ（永瀬清子詩碑）……148
医療社会事業の実際……106
医療・福祉と人権　地域からの発信……1088
医療福祉の研究　内田守博士喜寿記念論集……106
岩下神父の生涯……1077
岩下壮一全集　第8巻……1073
岩波講座文学　11　身体と性……1112
岩波小辞典　心理学……1069
岩波小辞典　世界史　西洋……1069
岩波小辞典　哲学……1069
岩波小辞典　日本史……1069
岩波西洋人名辞典……1069
インド救ライの20年　JALMA集結報告書……74, 1087
インド通信……98, 1080

【う】

ヴァージニア・ウルフ著作集
■2　ジェイコブの部屋……1069
■8　ある作家の日記……1069
ウイルス・感染症と「新型コロナ」後のわたしたちの生活　1　人類の歴史から考える！……1143
浮雲　第二集　川柳……260
浮雲　第三集　川柳……260
失われた歳月　上……68, 1078
失われた歳月　下……68, 1078
牛窓と朝鮮通信使……15
埋火　句集……122, 1121
うたかた……725
歌暦　故海南歌集……115
うたに刻まれたハンセン病隔離の歴史　園歌はうたう　岩波ブックレットNo.1070……1112, 1168
打たれた傷……105, 1097
内田守人自選百首……106
内村祐之　その人と業績……1068
団扇　句集……363
美しき非情……1123
うつわの歌……88, 89
海の蠍　明石海人と島比呂志ハンセン病文

学の系譜……82, 1114
卯の花
　第1輯　句集……605, 1120
　復活第1号（昭和14年8月5日）……606
　復活第2号　9月号（昭和14年9月1日）……606
　第1巻　第3号　10月号（昭和14年10月1日）……607
　第1巻　第4号　11月号（昭和14年11月5日）……607
　第1巻　第5号　12月号（昭和14年12月1日）……607
　第1巻　第6号　新年号（昭和15年1月1日）……607
　第2巻　第7,8号　2・3月号（昭和15年3月1日）……607
　第2巻　第9号　4月号（昭和15年4月1日）……607
　第2巻　第10号　5月号（昭和15年5月1日）……607
　第2巻　第11号　6月号（昭和15年6月1日）……607
　第2巻　第11号　7月号（昭和15年7月1日）……607
　第2巻　第13号　復活1周年記念号(昭和15年8月1日)……607
　第2巻　第14号　9月号（昭和15年9月1日）……607
　第2巻　第15号　10月号（昭和15年10月1日）……607
　第2巻　第16号　11月号（昭和15年11月1日）……607
　第2巻　第17号　12月号（昭和15年12月1日）……607
　第3巻　第18号　新年号（昭和16年1月1日）……607
　第3巻　第19号　2月号（昭和16年2月1日）……608
　第3巻　第20号　3月号（昭和16年3月1日）……608
　第3巻　第21号　4月号（昭和16年4月1日）……608
　第3巻　第22号　5月号（昭和16年5月1日）……608
　第3巻　第6号　6月号（昭和16年6月1日）……608
　第3巻　第7号　7月号（昭和16年7月1日）……608
　第3巻　第8号　8月号（昭和16年8月1日）……608
　第3巻　第9号　9月号（昭和16年9月1日）……608
　第3巻　第10号　10月号（昭和16年10月1日）……608
　第3巻　第11号　最終号（昭和16年11月1日）……608
烏羽玉　川柳……117, 1122
烏羽玉　句集……117, 1121

生れざりせば　ハンセン氏病歌人群像……106, 1115
生まれたのは何のために……517
生まれてはならない子として……80, 1079
海鳴り　句集……118, 1121
海に沿ふ道　溝渕嘉雄歌集……114, 1119
海あかり　歌集……724, 1119
海の石……123
海の音……123, 1121
海のこだま……725
海の蠍　明石海人と島比呂志ハンセン病文学の系譜　増補新版……1114
海の沙……954, 1134
海は…僕の色　桃生小富士句集……286
梅擬　詩集……109, 1124
埋もれる日々……369
雲海　句集……134
雲海
　344（昭和53年9月5日）……135
　564（平成14年8月5日）……135
雲海集　第三輯　合同句集……129

【え】

〔神谷美恵子〕映画「風の舞」に寄せて　上、中、下……93
〔小川正子〕映画「小島の春」感想特集……100
英國小説と女流作家……1069
英国女性宣教師メアリー・H・コンウォール・リー　ラブロマンス作家からハンセン病者救済活動家へ……1076
英国聖公会宣教協会の日本伝道と函館アイヌ学校　英国人女性エディス・ベアリング＝グールドが見た明治日本……1076
〔神谷美恵子〕英国のらい病院……89
〔神谷美恵子〕英国のらい療養所を訪ねて……95
英語讃美歌　その歴史、抜萃、譯註……1060
疫病の時代……1086
エクリⅠ……1061
《チラシ》エチオピアと日本　ハンセン病が紡ぐ世界の色彩……86
エチュード　5（昭和26年7月22日）……720
エチュード　6（昭和27年1月25日）……720
エッセー集……140
エデン特急……1068
絵の中のふるさと　熊本県ハンセン病問題啓発資料……1111
エバの裔……726
えびかづら　第一巻第一号（1951年3月25日）……166
エプロンのうた　香山末子詩集……368, 1122
選ばれた島……1001, 1127

炎々　通巻91号（昭和57年2月1日）……113
遠近　第六号（1998年1月30日）……137
冤罪はいつまで続くのか……1082
炎樹
　創刊号（昭和31年4月25日）……851
　№2（昭和31年7月20日）……852
　№3（昭和31年10月5日）……852
　№4（昭和31年12月20日）……852
　№5（昭和34年5月10日）……852
　№6（昭和34年7月20日）……851
　№7（昭和34年9月20日）……851
　№8（昭和34年11月20日）……851
　№9（昭和35年4月20日）……851, 852
　№10（昭和35年6月20日）……851, 852
　№11（昭和35年8月20日）……851
　№12（昭和35年11月20日）……851, 852
　№13（昭和36年7月20日）……851
　№14（昭和36年9月20日）……851
遠藤周作文学全集　12　評論・エッセイ1……1133
炎路　全患協ニュース縮刷版（第1号～300号）……75

【お】

黄菊　詩集……147
楝　歌文集……1117
黄土　歌集……372, 1118
大きな森の小さな「物語」　ハンセン病だった人たちとの十八年……1099
大阪大学金子仁郎教授退官記念教室業績集……1068
〔大阪とハンセン病ゆかりの地〕
　「ハンセン病問題との出会い」……1163
　「外島保養院」……1163
　「大和川のハンセン病者たち」……1163
　「柴島健康相談所（一時救護所）」……1163
大阪にあったハンセン病療養所　外島保養院……1093
大阪の俳人たち　3……128
大島青松園五十年誌……1092
大島青松園六十年誌……1092
〔大島青松園〕研究業績集
　平成30年度……712
　平成31年度……727
〔大島青松園〕創立80周年記念誌……719
〔大島青松園〕創立90周年記念誌……719, 1136
〔大島青松園〕創立百十周年記念誌……712
大島青松園で生きたハンセン病回復者の人生の語り　深くふかく目を瞑るなり、本当に吾らが見るべきものを見るため……1097
大島の冬……726
大島ユリイカ　ハンセン病をめぐる国立療養所大島青松園の歴史表象……1090

大島レター　9/10……727
大隅詩人
　第1巻　第1号（昭和34年2月10日）……952
　第1巻　第2号（昭和34年3月10日）……952
　第1巻　第3号（昭和34年4月15日）……952
　第4号……952
　第5号（昭和34年7月15日）……953
　第6号（昭和34年10月25日）……953
　第7号（昭和35年2月29日）……953
大汝　句文集……134
大西巨人文選　2　途上　「ハンセン病問題」収録……1125
〔神谷美恵子〕大野連太郎写真……97
大村堯遺歌集　清き空白……107
大龍勢　魂の俳人村越化石句碑建立記念集……363
お帰りなさい！ハンセン病・北陸からの訴え……1104
小笠原秀実・登　尾張本草学の系譜……76
小笠原登　ハンセン病強制隔離に抗した生涯……66
岡部伊都子集　1……175
岡山カトリック教会百年史……65
岡山県歌人作品集
　第三……112
　第六……112
　第七……113
　第八……113
岡山県合同歌集（昭和三十三年刊）……112
岡山県詩集　1959年版……139
岡山県詩集　1981……139
〔岡山県俳人協会〕合同句集……130
岡山県文学選奨作品集「岡山の文学」
　昭和45年度……173
　昭和46年度……173
　昭和47年度……174
　昭和48年度……174
　昭和49年度……174
　昭和51年度……174
　昭和53年度……174
　昭和54年度……174
　昭和55年度……174
　昭和59年度……174
　昭和60年度……174
　平成元年度……174
　平成25年度……174
岡山県文学選奨　賞　島洋介　昭和46年……118
岡山県文化団体総覧……136
岡山県民のハンセン病に関する意識調査結果概要版……1157
岡山県立図書館所蔵ハンセン病関係資料目録
　2004……1155
　2005……1156
　2006……1156
　2007……1156

2009……1156
2010……1156
2011……1156
2012　平成24年5月31日現在……1156
2013　平成25年5月31日現在……1156
2014　平成26年5月31日現在……1156
2015　平成27年5月31日現在……1156
2016　平成28年5月31日現在……1156
2017　平成29年5月31日現在……1156
2018　平成30年5月31日現在……1156
2019　令和元年5月31日現在……1156
2020　令和2年5月31日現在……1156
2021　令和3年5月31日現在……1157
2022　令和4年5月31日現在……1157, 1169

おかやま雑学ノート　第13集　81歳、また書いたぞ……1155
岡山市民の歌……606
岡山の気象……22
岡山県のハンセン病対策を振り返り正しい理解を進める委員会意見書……1155
おかやま風土記　お国自慢と観光　続……1144
〔小川正子〕小川女史賛歌……101
小川正子『約束の石』展示　笛吹市の記念館患者2人70年保管……101
小川正子関連文献目録……102
《リーフレット》小川正子記念館……101
小川正子記念館写真……101
《特別企画展案内》小川正子女史生誕百周年記念・春日居町郷土館開館十周年記念「悲しき病世になからしめ」……101
小川正子女史を偲ぶ映画と講話の集い……102
小川正子女史を弔ふ……102
小川正子資料（短歌）……101
小川正子先生歿後五十周年にあたって……102
小川正子先生略歴……101
小川正子短歌はがき……101
小川正子と愛生園……99, 1146
小川正子と『小島の春』……99, 1146
小川正子の生涯　アルバムと短歌でつづる・救らいの母……1146
《チラシ》小川正子の生涯・末利光のさよなら講演……102
「小川正子の生涯展」を終わって(1)～(8)・感想便り……101
小川正子の晩景　近代日本のハンセン病隔離政策と臨床医……1146
小川正子履歴……101
小川正子をしのぶ山梨県総合婦人会館で集い……100
沖浦和光著作集　第4巻　遊芸・漂泊に生きる人びと……1082
沖縄　歌文集……1002
沖縄MTL報告第一号（昭和十年五月-昭和十一年一月）……1009
〔沖縄愛楽園〕開園30周年記念誌……1000

〔沖縄愛楽園〕開園35周年記念誌……1000
〔沖縄愛楽園〕開園五十周年記念誌……1000
〔沖縄愛楽園〕開園60周年記念写真集　開け行く愛楽園……1025
〔沖縄愛楽園〕自治会創立31周年記念式典式順……979
〔沖縄愛楽園〕年報
　平成21年度……1025
　平成24年度……1026
沖縄愛楽園のしおり（1971年）……1009
沖縄学援会々報　第15号……777
沖縄救癩……85, 1098
沖縄救癩史……1010, 1091
沖縄救らいの歩み　沖縄愛楽園開園25周年記念誌……1000, 1093
沖縄県ハンセン病証言集
　沖縄愛楽園編……1010
　資料編……1010, 1093
　宮古南静園編……1039
沖縄と「戦世（いくさゆ）」の記憶……1077
沖縄・問いを立てる　4……1076
沖縄における主要感染性疾患の戦後における消長 - 沖縄の医療年表……1009
沖縄のこどもたち　過去・現在・未来　沖縄大学地域共創叢書　01……1083
沖縄のハンセン病疫病史　時代と疫学……105, 1010
沖縄のらい　特に疫学的状況……1009, 1097
沖縄のらいに関する論文集（医学篇）附沖縄らい予防協会20周年記念誌……1010
沖縄ハンセン病七〇年の痛み……1010, 1093
沖縄文学全集
　第2巻　詩2……1131
　第7巻　小説2……1131
沖縄ライ園留学記……74
〔沖縄らい予防協会〕創立15周年記念誌……1010
邑久光明園
　2013……1157
　2014　改訂……1158
　2017　改訂……1158
邑久光明園60周年記念史……604
邑久光明園内散策マップ
　2013……1157
　2014　改訂……1157
〔邑久光明園〕年報　昭和20年……1150
〔邑久光明園〕概況……1151
邑久光明園かんごし・ぼしゅう　ゆっくりと寄り添う看護。入所者の充実した毎日を支援しています。……1158
国立療養所邑久光明園　社会交流開館資料展示室……1152
邑久光明園将来構想……1157
〔邑久光明園〕創立70周年記念誌……604,

1148
〔邑久光明園〕創立80周年記念誌……604, 1149
〔邑久光明園〕創立90周年記念誌……605, 1155
邑久光明園創立百周年記念誌「隔離から解放へ」邑久光明園入所者百年の歩み……605
国立療養所邑久光明園創立100周年記念誌……605, 1157
〔邑久光明園〕年報
　昭和20年……1150
　昭和29年　28年建物配置図……604
　平成25年度……611
　平成26年度……611
　平成27年度……611
　平成29（2017）年度……611
　平成30（2018）年度……611
　令和元（2019）年度……612
邑久光明園を紹介します！……1158
邑久町史
　史料編（下）……15
　資料編（別冊）……15
　通史編……15
邑久長島大橋架橋30周年記念シンポジウム「人間回復」の思いを未来に - 過去、現在そして世界遺産へ - 報告書……71
邑久長島大橋架橋運動の経過……75, 1153
御座の湯口碑……364, 1110
〔神谷美恵子〕遅咲きの人……96
〔神谷美恵子〕遅咲きのひと⑪手を差しのべる神谷美恵子……90
落葉……148
おちぼ　落穂会50年の歩み……103
お傳地獄……137
弟へ　ザ・ドキュメント　付：ハンセン病政策10の過ち　外……1089
〔神谷美恵子〕驚きももの木20世紀秋のスペシャル企画　魂の友情美智子皇后と神谷美恵子……91
覚えて祈る　長島と私の六〇年……1152
〔神谷美恵子〕思い出すままに……91
〔神谷美恵子〕思い出……92
〔神谷美恵子〕思い出―学生時代の日記から―……92
思い出　林文雄の少年時代とその周辺……1079
想いでできた土地　多磨全生園の記憶・くらし・望みをめぐる……532, 1096
想いでできた土地　ハンセン病療養所多磨全生園の記憶・くらし・望みをめぐる……1096
〔神谷美恵子〕思い出二、三……92
万年青……610, 1120
おもひぐさ　歌集……849, 1116
父子独楽　句集（1989）……610, 1121
父子独楽　句集（2001）……610, 1121
親のない天才たち……69, 1074
オリオンの哀しみ……519, 1135

恩寵……148
恩寵
　クリスマス号（昭和2年1月10日）……414
　第5巻　クリスマス号（昭和2年12月30日）……414
　第五巻（昭和3年12月25日）……522
　第六巻（昭和4年12月15日）……522
　（昭和6年4月10日）……522
女詩人の手帖……148

【か】

カーヴィルの奇蹟……159
〔神谷美恵子〕カーヴィルの米国国立療養所をたずねて……94
母ちゃん、ありがとう　ハンセン病の夫と息子を支えた九十四年の生涯　かもがわぶっくす……1128
開園20周年記念文芸作品　長島詩謡　戦後1輯　永瀬清子選……144
〔沖縄愛楽園〕開園30周年記念誌……1000
〔沖縄愛楽園〕開園35周年記念誌……1000
〔沖縄愛楽園〕開園五十周年記念誌……1000
〔宮古南静園〕開園50周年記念誌　1981年刊……1039
〔沖縄愛楽園〕開園60周年記念写真集　開け行く愛楽園……1025
〔邑久光明園〕概況……1151
〔長島愛生園〕概況書　平成27年10月1日現在……1158
海光　合同歌集……107, 1154
海紅豆　遺句集……847
外国の癩予防法（三）……84
回顧五十年……520, 1103
回顧録　この数奇な生涯をかえりみて……1039
回春病院の解散……161
回春病室　救ライ50年の記録……98, 1089
〔駿河療養所〕開所30周年記念誌……1095
〔駿河療養所〕開所40周年記念誌……1095
〔駿河療養所〕開所50周年記念誌……1135
〔駿河療養所〕開所60周年記念誌……648
〔駿河療養所〕開所70周年記念誌……648
海嘯　銀河叢書……1134
海人遺稿　盲人たちの自叙伝　26……1077
海人遺稿……1132
海人全集
　上巻……1133
　下巻……1133
　別巻……1133
海人断想……1114
海人断想　増補版……1114
回心の記……62
回心の記（1）〜（5）……166
海図
　第13号（昭和31年2月1日）……720
　第14号（昭和31年3月25日）……720
　第15号（昭和31年5月10日）……720
　第16号（昭和31年7月20日）……720
　第17号（昭和31年9月15日）……720
　第18号（昭和32年1月10日）……720
　第19号（昭和32年3月10日）……720
　第20号（昭和32年7月5日）……720
　第21号（昭和33年1月15日）……721
　第22号（昭和33年6月30日）……721
　第23号（昭和33年8月5日）……721
　第25号（昭和34年2月1日）……721
　第26号（昭和34年4月1日）……721
　第27号（昭和34年7月1日）……721
　第29号（昭和35年1月1日）……721
　第30号（昭和35年4月1日）……721
　第32号（昭和35年10月1日）……721
　第33号（昭和36年1月10日）……721
　第34号（昭和36年5月1日）……721
　第35号（昭和36年8月1日）……721
　第36号（昭和36年12月1日）……721
　第37号（昭和37年4月1日）……721
　第38号（昭和37年6月20日）……721
　第40号（昭和38年2月1日）……722
　第44号（昭和39年3月5日）……722
海雪　檜の影短歌会……852
〔山本肇関係資料〕解説『最終船』一途なる低唱……128
海中石……605
ガイドブック菊池恵楓園……1094
ガイドブック草津・栗生楽泉園　ハンセン病共生と隔離の歴史を学ぶ……1095
ガイドブック宮古南静園……1039
〔駿河療養所〕ガイドマップ……648
海南大人をうつす……74
海標　1955年作品集……146
海豹
　No.1（昭和26年1月）……144
　No.2（1951年2月15日）……145
　No.3（1951年3月1日）……145
　No.4（昭和26年3月）……145
　No.5……145
　No.6（1951年6月1日）……145
解放教育　494号（2009年1月1日）……81
海綿　句集……725
廻廊　第46巻第3号……128
楓……1162
　創刊号　5月号（昭和11年5月24日）……566
　第1巻　第2号　6月号（昭和11年6月25日）……566, 612
　第1巻　第3号　7月号（昭和11年7月25日）……566, 612
　第1巻　第4号　8月号（昭和11年8月25日）……566, 612
　第1巻　第5号　9月号（昭和11年9月25日）……566
　第1巻　第6号　10月号（昭和11年10月25日）……566, 612
　第1巻　第7号　11月号（昭和11年11月25日）……566, 612
　第1巻　第8号　12月号（昭和11年12月25日）……566, 612
　第2巻　第1号　1月号（昭和12年1月25日）……566, 612
　第2巻　第2号　2月号（昭和12年2月25日）……566, 612
　第2巻　第3号　3月号（昭和12年3月25日）……566, 612
　第2巻　第4号　4月号（昭和12年4月25日）……566, 612
　第2巻　第5号　5月号（昭和12年5月1日）……567, 612
　第2巻　第6号　6月号（昭和12年6月1日）……567, 612
　第2巻　第7号　7月号（昭和12年7月1日）……567, 612
　第2巻　第8号　8月号（昭和12年8月1日）……567, 613
　第2巻　第9号　9月号（昭和12年9月1日）……567, 613
　第2巻　第10号　10月号（昭和12年10月1日）……567, 613
　第2巻　第11号　11月号（昭和12年11月1日）……567
　第2巻　第12号　12月号（昭和12年12月1日）……567
　第3巻　第1号　新年号（昭和13年1月1日）……567, 613
　第3巻　第2号　2月号（昭和13年2月1日）……567, 613
　第3巻　第3号　3月号（昭和13年3月1日）……567, 613
　第3巻　第4号　4月号（昭和13年4月1日）……567
　第3巻　第5号　5月号（昭和13年5月1日）……567, 613
　第3巻　第6号　6月号（昭和13年6月15日）……567, 613
　第3巻　第7号　7月号（昭和13年7月1日）……567, 613
　第3巻　第8号　8月号（昭和13年8月1日）……568
　第3巻　第9号　9月号（昭和13年9月1日）……568
　第3巻　第10号　10月号（昭和13年10月1日）……568, 613
　第3巻　第11号　11月号（昭和13年11月1日）……568, 613
　第3巻　第12号　12月号（昭和13年12月1日）……568
　第4巻　第1号　新年号（昭和14年1月1日）……568
　第4巻　第2号　2月号（昭和14年2月1日）……568
　第4巻　第3・4号　3・4月号（昭和14年4月10日）……568
　第4巻　第5号　5月号（昭和14年5月1日）……568

第4巻　第6号　6月号（昭和14年6月1日）……568

第4巻　第7号　7月号（昭和14年7月1日）……568

第4巻　第8号　8月号（昭和14年8月1日）……568, 613

第4巻　第9号　9月号（昭和14年9月1日）……568, 613

第4巻　第10号　10月号（昭和14年10月1日）……568

第4巻　第11号　11月号（昭和14年11月1日）……568

第4巻　第12号　12月号（昭和14年12月1日）……569

第5巻　第1号　1月号（昭和15年1月1日）……569

第5巻　第2号　2月号（昭和15年2月1日）……569

第5巻　第3号　3月号（昭和15年3月1日）……569, 613

第5巻　第4号　4月号（昭和15年4月5日）……569

第5巻　第5号　5月号（昭和15年5月5日）……569

第5巻　第6号　6月号（昭和15年6月5日）……569

第5巻　第7号　7月号（昭和15年7月5日）……569

第5巻　第8号　8月号（昭和15年8月1日）……569

第5巻　第9,10号　9,10月号（昭和15年10月5日）……569

第5巻　第11号　11月号（昭和15年11月5日）……569

第5巻　第11号　12月号（昭和15年12月5日）……569

第6巻　第1号　1月号（昭和16年2月5日）……569, 614

第6巻　第2号　3月号（昭和16年3月5日）……569

第6巻　第3号　4月号（昭和16年4月5日）……569

第6巻　第4号　5月号（昭和16年5月5日）……570

第6巻　第5号　6月号（昭和16年6月5日）……570

第6巻　第6号　7月号（昭和16年7月5日）……570

第6巻　第7号　8月号（昭和16年8月5日）……570

第6巻　第8号　9月号（昭和16年9月5日）……570, 614

第6巻　第9号　10月号（昭和16年10月5日）……570, 614

第6巻　第10号　11,12月号（昭和16年12月5日）……570, 614

第7巻　第1号　1月号（昭和17年1月5日）……570, 614

第7巻　第2号　2月号（昭和17年2月5日）……570, 614

第7巻　第3号　3月号（昭和17年3月5日）……570, 614

第7巻　第4号　4月号（昭和17年4月5日）……570

第7巻　第5号　5月号（昭和17年5月5日）……570

第7巻　第6号　6月号（昭和17年6月5日）……570

第7巻　第7号　7月号（昭和17年7月5日）……570, 614

第7巻　第8号　8月号（昭和17年8月5日）……570, 614

第7巻　第9号　9月号（昭和17年9月5日）……571

第7巻　第10号　10月号（昭和17年10月5日）……571

第7巻　第11,12合併号（昭和17年12月5日）……571

第8巻　第2号　2、3月号（昭和18年3月5日）……571, 614

第8巻　第3号　4月号（昭和18年4月5日）……571, 614

第8巻　5月号（昭和18年5月5日）……571

第8巻　第5号　6月号（昭和18年6月5日）……571, 614

第8巻　7月号……571

第8巻　第7号　8月号（昭和18年8月5日）……571, 614

第8巻　9月号……571

第8巻　第9号　10月号（昭和18年10月5日）……571, 614

第8巻　11月号（昭和18年11月5日）……571

第8巻　12月号（昭和18年12月5日）……571

第9巻　第1号　1月号（昭和19年1月5日）……571, 615

第9巻　第2号　2月号（昭和19年2月5日）……571, 615

第9巻　第3号　3月号（昭和19年3月5日）……571, 615

第9巻　4月号（昭和19年4月5日）……572

第9巻　第5号　5月号（昭和19年5月5日）……572, 615

第9巻　第6号　6月号（昭和19年6月5日）……572, 615

第9巻　第7号　7月号（昭和19年7月5日）……572, 615

第1巻　第5号　8,9月合併号（昭和22年10月15日）……572

第1巻　第6号　10,11月号（昭和22年12月5日）……572

2,3月号　第2巻　第9号（昭和23年3月25日）……572

陽春特別号　第2巻　第3号　4月号（昭和23年4月25日）……572

第2巻　第4号（昭和23年6月10日）……572, 615

第2巻　第5号（昭和23年7月10日）……572

第2巻　第6号（昭和23年8月15日）……573

第2巻　第7号（昭和23年9月5日）……573

第2巻　第8号（昭和23年10月10日）……573, 615

第2巻　第9号（昭和23年11月5日）……573

第2巻　第10号（昭和23年12月10日）……573, 615

〔楓〕開園十周年記念号　昭和二十三年……573

（昭和23年12月25日）……573

1・2月合併号（昭和24年3月1日）……573, 615

第3巻　第2号　3・4月号（昭和24年5月1日）……573, 615

第3巻　第3号　5・6月号（昭和24年7月1日）……573

第3巻　第4号（昭和24年9月1日）……573, 574

第3巻　第5号　9・10月合併号（昭和24年10月1日）……573, 574, 615

11・12月号（昭和24年12月20日）……573, 574, 615

1・2月号（昭和25年2月25日）……574, 615

3・4月号（昭和25年4月25日）……574, 615

第4巻　第3号　5・6月号（昭和25年6月25日）……574, 616

第4巻　第4号　7・8月号（昭和25年8月25日）……574

第4巻　第5号　9・10月号（昭和25年10月1日）……574, 616

第4巻　第6号　11・12月号（昭和25年12月1日）……574, 616

第5巻　第1号　1月号（昭和25年12月25日）……574, 613

第5巻　第2号　2・3月号（昭和26年3月5日）……574, 616

第5巻　第3号　4月号（昭和26年4月1日）……574, 616

第5巻　第4号　5月号（昭和26年5月1日）……574, 616

第5巻　第5号　6月号（昭和26年6月1日）……574, 616

（昭和26年6月15日）……574, 616

第5巻　第6号　7月号（昭和26年7月1日）……575, 616

第5巻　第7号　8月号（昭和26年8月1日）……575

第5巻　第8号　9月号（昭和26年9月1日）……575, 616

第5巻　第9号　10月号（昭和26年10

月1日)……575, 616
第5巻　第10号　11月号 (昭和26年11月1日)……575, 616
第5巻　第11号　12月号 (昭和26年12月1日)……575, 616
第6巻　第1号　1月号 (昭和26年12月20日)……575, 616
第6巻　第2号　2月号 (昭和27年1月25日)……575, 616
第6巻　第3号　3月号 (昭和27年3月1日)……575, 617
第6巻　第4号　4月号 (昭和27年4月1日)……575, 617
第6巻　第5号　5月号 (昭和27年5月1日)……575, 617
第6巻　第6号　6月号 (昭和27年6月1日)……575, 617
第6巻　第7号　7月号 (昭和27年6月26日)……575, 617
第6巻　第8号　8月号 (昭和27年7月26日)……575, 617
第6巻　第9号　9月号 (昭和27年8月26日)……576, 617
第6巻　第10号　10月号 (昭和27年9月26日)……576, 617
第6巻　第11号　11月号 (昭和27年10月26日)……576, 617
第6巻　第12号　12月号 (昭和27年11月26日)……576, 617
第7巻　第1号　1月号 (昭和27年12月25日)……576, 617
第7巻　第2号　2月号 (昭和28年1月26日)……576, 617
第7巻　第3号　3月号 (昭和28年2月26日)……576, 617
第7巻　第4号　4月号 (昭和28年3月26日)……576, 617
第7巻　第5号　5月号 (昭和28年4月26日)……576, 617
第7巻　第6号　6月号 (昭和28年5月26日)……576, 618
第7巻　第7号　7月号 (昭和28年6月26日)……576, 618
第7巻　第8号　8月号 (昭和28年7月26日)……576, 618
第7巻　第9号　9月号 (昭和28年8月26日)……576, 618
第7巻　第10号　10月号 (昭和28年9月26日)……576, 618
第7巻　第11号　11月号 (昭和28年10月26日)……576, 618
第7巻　第12号　12月号 (昭和28年11月26日)……576, 618
開園15周年記念文芸特集号 (昭和28年11月30日)……576, 604, 618
第8巻　第1号　1月号 (昭和28年12月26日)……577, 618
第8巻　第2号　2月号 (昭和29年1月26日)……577, 618

第8巻　第3号　3月号 (昭和29年2月26日)……577, 618
第8巻　第4号　4月号 (昭和29年3月26日)……577, 618
第8巻　第5号　5月号 (昭和29年4月26日)……577, 618
第8巻　第6号　6月号 (昭和29年6月1日)……577, 618
第8巻　第7号　7月号 (昭和29年7月1日)……577
第8巻　第8号　8月号 (昭和29年8月1日)……577, 618
第8巻　第9号　9月号 (昭和29年9月1日)……577, 619
第8巻　第10号　10月号 (昭和29年10月1日)……577, 619
第8巻　第11号　11月号 (昭和29年11月1日)……577, 619
第8巻　第12号　12月号 (昭和29年12月1日)……577, 619
第9巻　第1号 (昭和30年1月1日)……577, 619
第9巻　第2号 (昭和30年2月1日)……577, 619
第9巻　第3号 (昭和30年3月1日)……577, 619
第9巻　第4号 (昭和30年4月1日)……577, 619
第9巻　第5号 (昭和30年5月1日)……578, 619
第9巻　第6号 (昭和30年6月1日)……578, 619
第9巻　第7号 (昭和30年7月1日)……578, 619
第9巻　第8号 (昭和30年8月1日)……578, 619
第9巻　第9号 (昭和30年9月1日)……578, 619
第9巻　第10号 (昭和30年10月1日)……578, 619
第9巻　第11号 (昭和30年11月1日)……578
第9巻　第12号 (昭和30年12月1日)……578, 619
第10巻　第1号　1月号 (昭和31年1月1日)……578, 620
第10巻　第2号　2月号 (昭和31年2月1日)……578, 620
第10巻　第3号　3月号 (昭和31年3月1日)……578
第10巻　第4号　4月号 (昭和31年4月1日)……578, 620
第10巻　第5号　5月号 (昭和31年5月1日)……578, 620
第10巻　第6号　6月号 (昭和31年6月1日)……578, 620
第10巻　第7号　7月号 (昭和31年7月1日)……578, 620
第10巻　第8号　8月号 (昭和31年8

月1日)……579, 620
第10巻　第9号　9月号 (昭和31年9月1日)……579, 620
第10巻　第10号　10月号 (昭和31年10月1日)……579
第10巻　第11号　11月号 (昭和31年11月1日)……579, 620
第10巻　第12号　12月号 (昭和31年12月1日)……579
第11巻　第1号　1月号 (昭和32年1月1日)……579, 620
第11巻　第2号　2月号 (昭和32年2月1日)……579
第11巻　第3号　3月号 (昭和32年3月1日)……579, 620
第11巻　第4号　4月号 (昭和32年4月1日)……579, 620
第11巻　第5号　5月号 (昭和32年5月1日)……579, 620
第11巻　第6号　6月号 (昭和32年6月1日)……579, 620
第20巻　第7号　通巻201号 (昭和32年7月1日)……579, 620
第20巻　第8号　8月号　通巻202号 (昭和32年8月1日)……579, 621
第20巻　第9号　9月号　通巻203号 (昭和32年9月1日)……579, 621
第20巻　第10号　10月号　通巻204号 (昭和32年10月1日)……579, 621
第20巻　第11号　11月号　通巻205号 (昭和32年11月1日)……580, 621
第20巻　第12号　12月号　通巻206号 (昭和32年12月1日)……580, 621
第21巻　第1号　1月号　通巻207号 (昭和33年1月1日)……580, 621
第21巻　第2号　2月号　通巻208号 (昭和33年2月1日)……580, 621
第21巻　第3号　3月号　通巻209号 (昭和33年3月1日)……580, 621
第21巻　第4号　4月号　通巻210号 (昭和33年4月1日)……580, 621
第21巻　第5号　5月号　通巻211号 (昭和33年5月1日)……580, 621
第21巻　第6号　6月号　通巻212号 (昭和33年6月1日)……580, 621
第21巻　第7号　7月号　通巻213号 (昭和33年7月1日)……580, 621
第21巻　第8号　8月号　通巻214号 (昭和33年8月1日)……580, 621
第21巻　第9号　9月号　通巻215号 (昭和33年9月1日)……580, 621
第21巻　第10号　10月号　通巻216号 (昭和33年10月1日)……580, 621
第21巻　第11号　11月号　通巻217号 (昭和33年11月1日)……580, 622
第21巻　第12号　12月号　通巻218号 (昭和33年12月1日)……581, 622
第22巻　第1号　1月号　通巻219号 (昭和34年1月1日)……581, 622

第22巻　第2号　2月号　通巻220号（昭和34年2月1日）……581
第22巻　第3号　3月号　通巻221号(昭和34年3月1日)……581,622
第22巻　第4号　4月号　通巻222号（昭和34年4月1日）……581
第22巻　第5号　5月号　通巻223号(昭和34年5月1日)……581
第22巻　第6号　6月号　通巻224号（昭和34年6月1日）……581,622
第22巻　第7号　7月号　通巻225号(昭和34年7月1日)……581
第22巻　第8号　8月号　通巻226号（昭和34年8月1日）……581,622
第22巻　第9号　9月号　通巻227号（昭和34年9月1日）……581,622
第22巻　第10号　10月号　通巻228号（昭和34年10月1日）……581,622
第22巻　第11号　11月号　通巻229号（昭和34年11月1日）……581,622
第22巻　第12号　12月号　通巻230号（昭和34年12月1日）……581
第23巻　第1号　1月号　通巻231号（昭和35年1月1日）……582,622
第23巻　第2号　2月号　通巻232号（昭和35年2月1日）……582,622
第23巻　第3号　3月号　通巻233号(昭和35年3月1日)……582,622
第23巻　第4号　4月号　通巻234号（昭和35年4月1日）……582,622
第23巻　第5号　5月号　通巻235号(昭和35年5月1日)……582,622
第23巻　第6号　6月号　通巻236号(昭和35年6月1日)……582,622
第23巻　第7号　7月号　通巻237号(昭和35年7月1日)……582,622
第23巻　第8号　8月号　通巻238号（昭和35年8月1日）……582,623
第23巻　第9号　9月号　通巻239号（昭和35年9月1日）……582
第23巻　第10号　10月号　通巻240号（昭和35年10月1日）……582
第23巻　第11号　11月号　通巻241号（昭和35年11月1日）……582,623
第23巻　第12号　12月号　通巻242号（昭和35年12月1日）……582,623
第24巻　第1号　新年号　通巻243号（昭和36年1月1日）……582,623
第24巻　第2号　2月号　通巻244号（昭和36年2月1日）……583,623
第24巻　第3号　3月号　通巻245号(昭和36年3月1日)……583,623
第24巻　第4号　4月号　通巻246号（昭和36年4月1日）……583,623
第24巻　第5号　5月号　通巻247号(昭和36年5月1日)……583,623
第24巻　第6号　6月号　通巻248号（昭和36年6月1日）……583,623
第24巻　第7号　7月号　通巻249号（昭和36年7月1日）……583,623
第24巻　第8号　8月号　通巻250号（昭和36年8月1日）……583,623
第24巻　第9号　9月号　通巻251号(昭和36年9月1日)……583,623
第24巻　第10号　10月号　通巻252号(昭和36年10月1日)……583,623
第24巻　第11号　11月号　通巻253号(昭和36年11月1日)……583
第24巻　第12号　12月号　通巻254号(昭和36年12月1日)……583,623
第25巻　第1号　新年号　通巻255号（昭和37年1月1日）……583,623
第25巻　第2号　2月号　通巻256号(昭和37年2月1日)……583,624
第25巻　第3号　3月号　通巻257号(昭和37年3月1日)……584
第25巻　第4号　4月号　通巻258号（昭和37年4月1日）……584,624
第25巻　第5号　5月号　通巻259号(昭和37年5月1日)……584,624
第25巻　第6号　6月号　通巻260号（昭和37年6月1日）……584,624
第25巻　第7号　7月号　通巻261号(昭和37年7月1日)……584,624
第25巻　第8号　8月号　通巻262号(昭和37年8月1日)……584
第25巻　第9号　9月号　通巻263号(昭和37年9月1日)……584,624
第25巻　第10号　10月号　通巻264号（昭和37年10月1日）……584,624
第25巻　第11号　11月号　通巻265号(昭和37年11月1日)……584,624
第25巻　第12号　12月号　通巻266号（昭和37年12月1日）……584,624
第26巻　第1号　新年号　通巻267号（昭和38年1月1日）……584,624
第26巻　第2号　2月号　通巻268号（昭和38年2月1日）……584,624
第26巻　第3号　3月号　通巻269号（昭和38年3月1日）……584
第26巻　第4号　4月号　通巻270号（昭和38年4月1日）……584,624
第26巻　第5号　5月号　通巻271号(昭和38年5月1日)……585,624
第26巻　第6号　6月号　通巻272号（昭和38年6月1日）……585
第26巻　第7号　7月号　通巻273号(昭和38年7月1日)……585,624
第26巻　第8号　8月号　通巻274号(昭和38年8月1日)……585,624
第26巻　第9号　9月号　通巻275号(昭和38年9月1日)……585,625
第26巻　第10号　10・11号　通巻276号（昭和38年11月1日）……585,625
第26巻　第11号　12月号　通巻277号（昭和38年12月1日）……585
第27巻　第1号　1月号　通巻278号(昭和39年1月1日)……585,625
第27巻　第2号　2月号　通巻279号（昭和39年2月1日）……585,625
第27巻　第3号　3月号　通巻280号（昭和39年3月1日）……585,625
第27巻　第4号　4月号　通巻281号(昭和39年4月1日)……585,625
第27巻　第5号　5月号　通巻282号(昭和39年5月1日)……585,625
第27巻　第6号　6月号　通巻283号(昭和39年6月1日)……585,625
第27巻　第7号　7月号　通巻284号(昭和39年7月1日)……586,625
第27巻　第8号　8月号　通巻285号(昭和39年8月1日)……586,625
第27巻　第9号　9月号　通巻286号(昭和39年9月1日)……586,625
第27巻　第10号　10月号　通巻287号（昭和39年10月1日）……586,625
第27巻　第11号　11月号　通巻288号（昭和39年11月1日）……586,625
第27巻　第12号　12月号　通巻289号（昭和39年12月1日）……586
第28巻　第1号　通巻290号（昭和40年1月1日）……586,625
2月号　通巻291号（昭和40年2月1日）……586
第28巻　第2号　通巻292号（昭和40年3月1日）……586,625
第28巻　第2号　通巻293号（昭和40年4月1日）……586,626
5月号　通巻294号（昭和40年5月1日）……586
第28巻　第6号　通巻295号（昭和40年6月1日）……586,626
第28巻　第7号　通巻296号（昭和40年7月1日）……586,626
8月号　通巻297号（昭和40年8月1日）……586
9月号　通巻298号（昭和40年9月1日）……587
10月号　通巻299号（昭和40年10月1日）……587
第28巻　第11号　通巻300号（昭和40年11月1日）……587,626
12月号　通巻301号（昭和40年12月1日）……587
第29巻　第1号　通巻302号（昭和41年1月1日）……587,626
第29巻　第2号　通巻303号（昭和41年2月1日）……587,626
第29巻　第3号　通巻304号（昭和41年3月1日）……587,626
第29巻　第4号　通巻305号（昭和41年4月1日）……587,626
第29巻　第5号　通巻306号（昭和41年5月1日）……587,626
第29巻　第6号　通巻307号（昭和41年6月1日）……587,626

第29巻　第7号　通巻308号（昭和41年7月1日）……587, 626

第29巻　第8号　通巻309号（昭和41年8月1日）……587

第29巻　第9号　通巻310号（昭和41年9月1日）……587

第29巻　第10号　通巻311号（昭和41年10月1日）……587, 626

第29巻　第11号　通巻312号（昭和41年11月1日）……587, 626

第29巻　第12号　通巻313号（昭和41年12月1日）……588, 626

第30巻　第1号　通巻314号（昭和42年1月1日）……588, 626

第30巻　第2号　通巻315号（昭和42年2月1日）……588

第30巻　第2号　通巻316号（昭和42年3月1日）……588

第30巻　第4号　通巻317号（昭和42年4月1日）……588, 627

5月号　通巻318号（昭和42年5月1日）……588

6月号　通巻319号（昭和42年6月1日）……588

第30巻　第7号　通巻320号（昭和42年7月1日）……588, 627

8月号　通巻321号（昭和42年8月1日）……588

第30巻　第9号　通巻322号（昭和42年9月1日）……588, 627

第30巻　第10号　通巻323号（昭和42年10月1日）……588, 627

11・12月号合併号　通巻324号（昭和42年11月）……588

第31巻　第1号　通巻325号（昭和43年1月1日）……588, 627

第31巻　第2号　通巻326号（昭和43年3月1日）……588, 627

第31巻　第3号　通巻327号（昭和43年4月1日）……588, 627

第31巻　第4号　通巻328号（昭和43年5月1日）……589, 627

第31巻　第5号　通巻329号（昭和43年6月1日）……589, 627

第31巻　第6号　通巻330号（昭和43年7月1日）……589, 627

第31巻　第7号　通巻331号（昭和43年7月1日）……589, 627

第31巻　第8号　通巻332号（昭和43年8月1日）……589, 627

第31巻　第9号　通巻333号（昭和43年9月1日）……589, 627

第31巻　第10号　通巻334号（昭和43年10月1日）……589, 627

第31巻　第11号　通巻335号（昭和43年11月1日）……589, 627

第32巻　第1号　通巻336号（昭和44年1月1日）……589

第32巻　第2号　通巻337号（昭和44年2月1日）……589, 628

第32巻　第3号　通巻338号（昭和44年3月1日）……589, 628

第32巻　第4号　通巻339号（昭和44年4月1日）……589, 628

第32巻　第5号　通巻340号（昭和44年5月1日）……589, 628

第32巻　第6号　通巻341号（昭和44年6月1日）……589, 628

第32巻　第7号　通巻342号（昭和44年7月1日）……589, 628

第32巻　第8号　通巻343号（昭和44年8月1日）……590, 628

第32巻　第9号　通巻344号（昭和44年9月1日）……590, 628

第32巻　第10号　通巻345号（昭和44年10月1日）……590, 628

第32巻　第11号　通巻346号（昭和44年11月1日）……590, 628

第32巻　第12号　通巻347号（昭和44年12月1日）……590, 628

第33巻　第1号　通巻348号（昭和45年1月1日）……590

第33巻　第2号　通巻349号（昭和45年2月1日）……590, 628

第33巻　第3・4号　通巻350号（昭和45年4月1日）……590, 628

第33巻　第5号　通巻351号（昭和45年5月1日）……590, 628

第33巻　第6号　通巻352号（昭和45年6月1日）……590, 628

第33巻　第7号　通巻353号（昭和45年7月1日）……590, 629

第33巻　第8号　通巻354号（昭和45年8月1日）……590, 629

第33巻　第9号　通巻355号（昭和45年9月1日）……590, 629

第33巻　第10号　通巻356号（昭和45年10月1日）……590, 629

第33巻　第11号　通巻357号（昭和45年11月1日）……590, 629

第34巻　第1号　通巻358号（昭和46年1月1日）……591

第34巻　第2号　通巻359号（昭和46年2月1日）……591, 629

第34巻　第3号　3月号　通巻360号（昭和46年3月1日）……591

第34巻　第4号　通巻361号（昭和46年4月1日）……591, 629

第34巻　第5号　通巻362号（昭和46年5月1日）……591, 629

第34巻　第6号　通巻363号（昭和46年6月1日）……591, 629

第34巻　第6号　通巻364号（昭和46年7月1日）……591, 629

第34巻　第8号　通巻365号（昭和46年8月1日）……591, 629

第34巻　第9号　通巻366号（昭和46年9月1日）……591, 629

第34巻　第10号　通巻367号（昭和46年10月1日）……591, 629

第34巻　第11号　通巻368号（昭和46年11月1日）……591, 629

第35巻　第1号　通巻369号（昭和47年1月1日）……591, 629

第35巻　第2号　通巻370号（昭和47年2月1日）……630

第35巻　第3号　通巻371号（昭和47年3月1日）……591, 630

4月号　通巻372号（昭和47年4月1日）……591

5月号　通巻373号（昭和47年5月1日）……592

第35巻　第5号　通巻374号（昭和47年6月1日）……592, 630

第35巻　第5号　通巻375号（昭和47年7月1日）……592, 630

8月号　通巻376号（昭和47年8月1日）……592

9月号　通巻377号（昭和47年9月1日）……592

第35巻　第10号　通巻378号（昭和47年10月1日）……592, 630

第35巻　第11号　通巻379号（昭和47年12月1日）……592, 630

第36巻　第1号　通巻380号（昭和48年1月1日）……592, 630

第36巻　第2号　通巻381号（昭和48年2月1日）……592, 630

第36巻　第3号　通巻382号（昭和48年3月1日）……592, 630

第36巻　第3号　通巻383号（昭和48年4月1日）……592, 630

第36巻　第4号　通巻384号（昭和48年5月1日）……592, 630

第36巻　第5号　通巻385号（昭和48年6月1日）……592, 630

第36巻　第7号　通巻386号（昭和48年7月1日）……592, 630

8月号　通巻387号（昭和48年8月1日）……592

かえで

第1号（1977年12月1日）……593, 631

第2号（1978年4月1日）……593, 631

第3号（1978年7月1日）……593, 631

第4号（1978年10月1日）……593, 631

第5号（1979年1月1日）……593

第6号（1979年4月1日）……593, 631

第7号（1979年7月1日）……593, 631

第8号（1979年11月1日）……593

第9号（1980年2月1日）……593, 631

第10号（1980年5月15日）……593, 631

第11号（1980年8月15日）……593, 631

第12号（1980年11月15日）……593, 631

第13号（1981年2月15日）……593, 632

第14号（1981年7月1日）……593, 632

第15号（1981年10月1日）……593, 632

第16号（1981年12月1日）……593, 632
第17号（1982年4月1日）……593, 632
第18号（1982年7月1日）……594, 632
第19号（1982年10月1日）……594, 632
第20号（1982年12月1日）……594, 632
第21号（1983年4月1日）……594, 632
第22号（1983年9月1日）……594, 632
第23号（1983年12月1日）……594, 632
第24号（1984年3月1日）……594, 632
第25号（1984年7月1日）……594, 632
第26号（1984年11月1日）……594, 632
第27号（1985年1月1日）……594, 632
第28号（1985年5月1日）……594, 632
第29号（1985年11月1日）……594, 632
第30号（1986年1月1日）……594, 632
第31号（1986年3月1日）……594, 633
第32号（1986年7月1日）……594
第33号（1986年10月1日）……594, 633
第34号（1987年1月1日）……594
第35号（1987年3月1日）……594, 633
第36号（1987年6月1日）……595, 633
第37号（1987年9月1日）……595
第38号（1987年12月1日）……595, 633
第39号（1988年3月1日）……595
第40号（1988年6月1日）……595, 633
第41号（1988年10月1日）……595, 633
第42号（1989年6月1日）……595
記念特集号（1989年8月30日）……595
第43号（1989年10月1日）……595, 633
第44号（1989年12月1日）……595
第45号（1990年3月1日）……595, 633
第46号（1990年6月1日）……595
第47号（1990年9月1日）……595
第48号（1990年12月1日）……595
第49号（1991年3月1日）……595, 633
第50号（1991年6月1日）……595
第51号（1991年9月1日）……595, 633
第52号（1991年12月1日）……595, 633
第53号（1992年3月1日）……596
第54号（1992年6月1日）……596, 633
第55号（1992年9月1日）……596, 633
第56号（1992年12月1日）……596, 633
第57号（1993年3月1日）……596, 633
第58号（1993年6月1日）……596, 633
第59号（1993年9月15日）……596, 633
第60号（1993年12月1日）……596, 634
第61号（1994年3月1日）……596, 634
第62号（1994年6月1日）……596
第63号（1994年10月1日）……596, 634
第64号（1994年12月20日）……596, 634
第65号（1995年4月1日）……596, 634
第66号（1995年7月1日）……596, 634
第67号（1995年10月1日）……596
第68号（1996年1月1日）……596
第69号（1996年4月1日）……596, 634
第70号（1996年7月1日）……596
第71号（1996年10月1日）……597, 634

第72号（1997年1月1日）……597, 634
第73号（1997年5月1日）……597, 634
第74号（1997年9月1日）……597, 634
第75号（1997年12月1日）……597, 634
第76号（1998年2月1日）……597, 634
第77号（1998年9月1日）……597, 634
第78号（1998年11月1日）……597, 634
第79号（1999年1月4日）……597, 634
第80号（1999年3月1日）……597, 634

楓
復刊号　通巻468号　7・8月号（1999年7・8月）……597
通巻469号　9・10月号（1999年9・10月）……597
通巻470号　11・12月号（1999年11・12月）……597
通巻471号　1・2月号（2000年1・2月）……597
通巻472号　3・4月号（2000年3・4月）……597
通巻473号　5・6月号（2000年5・6月）……597
通巻474号　7・8月号（2000年7・8月）……597
通巻475号　9・10月号（2000年9・10月）……598
通巻476号　11・12月号（2000年11・12月）……598
通巻477号　1・2月号（2001年1・2月）……598
通巻478号　3・4月号（2001年3・4月）……598
通巻479号　5・6月号（2001年5・6月）……598
通巻480号　7・8月号（2001年7・8月）……598
通巻481号　9・10月号（2001年9・10月）……598
通巻482号　11・12月号（2001年11・12月）……598
通巻483号　1・2月号（2002年1・2月）……598
通巻484号　3・4月号（2002年3・4月）……598
通巻485号　5・6月号（2002年5・6月）……598
通巻486号　7・8月号（2002年7・8月）……598
通巻487号　9・10月号（2002年9・10月）……598, 630
通巻488号　11・12月号（2002年11・12月）……598
通巻489号　1・2月号（2003年1・2月）……598
通巻490号　3・4月号（2003年3・4月）……599, 630
通巻491号　5・6月号（2003年5・6月）……599, 631
通巻492号　7・8月号（2003年7・8月）……599, 631

通巻493号　9・10月号（2003年9・10月）……599
通巻494号　11・12月号（2003年11・12月）……599, 631
通巻495号　1・2月号（2004年1・2月）……599
通巻496号　3・4月号（2004年3・4月）……599
通巻497号　5・6月号（2004年5・6月）……599
通巻498号　7・8月号（2004年7・8月）……599
通巻499号　9・10月号（2004年9・10月）……599
通巻500号　11・12月号（2004年11・12月）……599
通巻501号　1・2月号（2005年1・2月）……599
通巻502号　3・4月号（2005年3・4月）……599
通巻503号　5・6月号（2005年5・6月）……599
通巻504号　7・8月号（2005年7・8月）……599
通巻505号　9・10月号（2005年9・10月）……600
通巻506号　11・12月（2005年11・12月）……600
通巻507号　1・2月号（2006年1・2月）……600
通巻508号　3・4月号（2006年3・4月）……600
通巻509号　5・6月号（2006年5・6月）……600
通巻510号　7・8月号（2006年7・8月）……600
通巻511号　9・10月号（2006年9・10月）……600
通巻512号　11・12月号（2006年11・12月）……600
通巻513号　1・2月号（2007年1・2月）……600
通巻514号　3・5月号（2007年3・4月）……600
通巻515号　5・6月号（2007年5・6月）……600
通巻516号　7・8月号（2007年7・8月）……600
通巻517号　9・10月号（2007年9・10月）……600
通巻518号　11・12月号（2007年11・12月）……600
通巻519号　1・2月号（2008年1・2月）……600
通巻520号　3・4月号（2008年3・4月）……601
通巻521号　5・6月号（2008年5・6月）……601

通巻 522 号　7・8 月号（2008 年 7・8 月）……601
通巻 523 号　9・10 月号（2008 年 9・10 月）……601
通巻 524 号　11・12 月号（2008 年 11・12 月）……601
通巻 525 号　1・2 月号（2009 年 1・2 月）……601
通巻 526 号　3・4 月号（2009 年 3・4 月）……601
通巻 527 号　5・6 月号（2009 年 4・6 月）……601
通巻 528 号　7・8 月号（2009 年 7・8 月）……601
通巻 529 号　9・10 月号（2009 年 9・10 月）……601
通巻 530 号　11・12 月号（2009 年 11・12 月）……601
通巻 531 号　1・2 月号（2010 年 1・2 月）……601
通巻 532 号　3・4 月号（2010 年 3・4 月）……601
通巻 533 号　5・6 月号（2010 年 5・6 月）……601
通巻 534 号　7・8 月号（2010 年 7・8 月）……601
通巻 535 号　9・10 月号（2010 年 9・10 月）……602, 631
通巻 536 号　11・12 月号（2010 年 11・12 月）……602
通巻 537 号　1・2 月号（2011 年 1・2 月）……602
通巻 538 号　3・4 月号（2011 年 3・4 月）……602
通巻 539 号　5・6 月号（2011 年 5・6 月）……602, 631
通巻 540 号　7・8 月号（2011 年 7・8 月）……602
通巻 541 号　9・10 月号（2011 年 9・10 月号）……602
通巻 542 号　11・12 月号（2011 年 11・12 月号）……602
通巻 543 号　1・2 月号（2012 年 1・2 月）……602
通巻 544 号　3・4 月号（2012 年 3・4 月）……602, 631
通巻 545 号　5・6 月号（2012 年 5・6 月）……602
通巻 546 号　7・8 月号（2012 年 7・8 月）……602
通巻 547 号　9・10 月号（2012 年 9・10 月号）……602
通巻 548 号　11・12 月号（2012 年 11・12 月号）……602
通巻 549 号　1・2 月号（2013 年 1・2 月）……602
通巻 550 号　3・4 月号（2013 年 3・4 月）……603
通巻 551 号　5・6 月号（2013 年 5・6 月）……603
通巻 552 号　7・8 月号（2013 年 7・8 月）……603
通巻 553 号　9・10 月号（2013 年 9・10 月）……603
通巻 554 号　11・12 月号（2013 年 9・11 月）……603
通巻 555 号　1・2 月号（2014 年 1・2 月）……603
通巻 556 号　3・4 月号（2014 年 3・4 月）……603
通巻 557 号　5・6 月号（2014 年 5・6 月）……603
通巻 558 号　7・8 月号（2014 年 7・8 月）……603
通巻 559 号　9・10 月号（2014 年 9・10 月）……603
通巻 560 号　11・12 月号（2014 年 11・12 月）……603
通巻 561 号　1・2 月号（2015 年 1・2 月）……603
通巻 562 号　3・4 月号（2015 年 3・4 月）……603
通巻 563 号　5・6 月号（2015 年 5・6 月）……603
通巻 564 号　7・8 月号（2015 年 7・8 月）……603
通巻 565 号　9・10 月号（2015 年 9・10 月）……604
通巻 566 号　11・12 月号（2015 年 11・12 月）……604
通巻 567 号　1・2 月号（2016 年 1・2 月）……634
通巻 568 号　3・4 月号（2016 年 3・4 月）……635
通巻 569 号　5・6 月号（2016 年 5・6 月）……635
通巻 570 号　7・8 月号（2016 年 7・8 月）……635
通巻 571 号　9・10 月号（2016 年 9・10 月）……635
通巻 572 号　11・12 月号（2016 年 11・12 月）……635
通巻 573 号　1・2 月号（2017 年 1・2 月）……635
通巻 574 号　3・4 月号（2017 年 3・4 月）……635
通巻 575 号　5・6 月号（2017 年 5・6 月）……635
通巻 576 号　7・8 月号（2017 年 7・8 月）……635
通巻 577 号　9・10 月号（2017 年 9・10 月）……635
通巻 578 号　11・12 月号（2017 年 11・12 月）……635
通巻 579 号　1・2 月号（2018 年 1・2 月）……635
通巻 580 号　3・4 月号（2018 年 3・4 月）……635
通巻 581 号　5・6 月号（2018 年 5・6 月）……635
通巻 582 号　7・8 月号（2018 年 7・8 月）……635
通巻 583 号　9・10 月号（2018 年 9・10 月）……636
通巻 584 号　11・12 月号（2018 年 11・12 月）……636
通巻 585 号　1・2 月号（2019 年 1・2 月）……636
通巻 586 号　3・5 月号（2019 年 3・4 月）……636
通巻 587 号　5・6 月号（2019 年 5・6 月）……636
通巻 588 号　7・8 月号（2019 年 7・8 月）……636
通巻 589 号　9・10 月号（2019 年 9・10 月）……636
通巻 590 号　11・12 月号（2019 年 11・12 月）……636
楓誌　年表　昭和 41 年～平成 14 年　302 号～ 488 号……604
楓誌の歩み・光明園の歩み・外部のらいの歩み　年表……604
楓の蔭……169, 1129
楓の落葉……109
科学と神　サイバネティックスと宗教……1060
華果光色　原田禹雄歌集……72
輝いて生きる　ハンセン病国賠訴訟判決から 10 年……1109
輝く雲　歌集……112
かかわらなければ路傍の人　塔和子の詩の世界……1122
各園機関誌主要文献目録……14
〔神谷美恵子〕学生さまざま……89
隔絶の里程　長島愛生園入園者五十年史……74, 1148
隔離……78
隔離　故郷を追われたハンセン病者たち　同時代ライブラリー　79……1102
隔離　故郷を追われたハンセン病者たち　岩波現代文庫……1141
隔離　故郷を追われたハンセン病者たち　岩波現代文庫　社会　312　増補……1142
隔離　らいを病んだ故郷の人たち……78, 1126
隔離から解放へ　国立療養所邑久光明園創立百周年記念誌……1151
「隔離」という器の中で……68, 1091
「隔離」という病い……77, 1101
隔離の陰で　ハンセン病家族訴訟
　第 1 部　人生被害（全 8 回）……1167
　第 2 部　偏見の申し子（全 5 回）……1167
　第 3 部　救済の行方（全 5 回）……1167
隔離の記憶　ハンセン病といのちと希望と……1100

隔離の記憶　ハンセン病といのちと希望と　増補新版……1100
隔離の記憶を掘る　シンポジウムの記録　国立ハンセン病資料館ブックレット1……1096
隔離の先に　長嶋愛生園90年（全3回）……1167
隔離の里　ハンセン病回復者の軌跡……80, 1109
隔離の島に生きる　岡山ハンセン病問題記録集　創設期の愛生園……80, 1151
隔離のなかの食　生きるために悦びのために……1138
隔離の文学　ハンセン病療養所の自己表現史……1113
隔離を越えて　邑久長島大橋架橋25年（全6回）……1166
かけはし　ハンセン病回復者との出会いから……80, 1151
過去を忘れない　語り継ぐ経験の社会学……1082
鵲の家　詩集……1123
風花　冬敏之・遺作集……1135
『風花』出版記念集……523
火山翳　句集……367
火山地帯
　第2号（昭和33年12月1日）……966
　No. 5（昭和34年9月1日）……967
　No. 8（昭和35年6月1日）……967
　No. 9（昭和35年9月1日）……967
　No. 11（昭和36年4月1日）……967
　No. 12（昭和36年6月25日）……967
　No. 13（昭和36年10月31日）……967
　No. 14（昭和37年3月1日）……967
　No. 15（昭和37年6月1日）……967
　No. 16（昭和37年9月1日）……967
　No. 17（昭和38年1月20日）……967
　No. 18（昭和38年4月15日）……967
　No. 19（昭和38年8月20日）……967
　No. 20（昭和38年12月1日）……967
　No. 21（昭和39年4月1日）……967
　No. 22（昭和39年7月1日）……967
　No. 23（昭和39年9月1日）……968
　No. 24（昭和39年12月25日）……968
　No. 25（昭和40年4月1日）……968
　No. 26（昭和40年7月1日）……968
　No. 27（昭和40年11月1日）……968
　No. 28（昭和41年6月1日）……968
　No. 30（昭和52年4月1日）……968
　No. 31（昭和52年7月1日）……968
　No. 32（昭和52年10月1日）……968
　No. 33（昭和53年1月1日）……968
　No. 34（昭和53年4月1日）……968
　No. 35（昭和53年7月3日）……968
　No. 36（昭和53年10月1日）……968
　No. 37（昭和54年1月1日）……968
　No. 38（昭和54年4月1日）……968
　No. 39（昭和54年7月1日）……969
　No. 40（昭和54年10月1日）……969

　No. 41（昭和55年1月1日）……969
　No. 42（昭和55年4月1日）……969
　No. 43（昭和55年7月1日）……969
　No. 44（昭和55年10月1日）……969
　No. 45（昭和56年1月1日）……969
　No. 46（昭和56年4月1日）……969
　No. 47（昭和56年7月1日）……969
　No. 49（昭和57年1月1日）……969
　No. 50（昭和57年4月1日）……969
　No. 51（昭和57年7月1日）……969
　No. 52（昭和57年10月1日）……969
　No. 53（昭和58年1月1日）……969
　No. 54（昭和58年4月1日）……969
　No. 55（昭和58年7月1日）……970
　No. 56（昭和58年10月1日）……970
　No. 57（昭和59年1月1日）……970
　No. 58（昭和59年4月1日）……970
　No. 59（昭和59年7月1日）……970
　No. 61（昭和60年1月1日）……970
　No. 62（昭和60年4月1日）……970
　No. 63（昭和60年7月1日）……970
　No. 64（昭和60年10月1日）……970
　No. 65（昭和61年1月1日）……970
　No. 66（昭和61年4月1日）……970
　No. 67（昭和61年7月1日）……970
　No. 68（昭和61年10月1日）……970
　No. 69（昭和62年1月1日）……970
　No. 70（昭和62年4月1日）……970
　No. 71（昭和62年7月1日）……971
　No. 72（昭和62年10月1日）……971
　No. 73（昭和63年1月1日）……971
　No. 74（昭和63年4月1日）……971
　No. 75（昭和63年7月1日）……971
　No. 76（昭和63年10月1日）……971
　No. 77（昭和64年1月1日）……971
　No. 78（平成元年4月1日）……971
　No. 79（平成元年7月1日）……971
　No. 80（平成元年10月1日）……971
　No. 81（平成2年1月1日）……971
　No. 82（平成2年4月1日）……971
　No. 83（平成2年7月1日）……971
　No. 84（平成2年10月1日）……971
　No. 85（平成3年1月1日）……971
　No. 101（平成7年1月1日）……972
　No. 102（平成7年4月1日）……972
　No. 103（平成7年7月1日）……972
　No. 104（平成7年10月1日）……972
　No. 105（平成8年1月1日）……972
　No. 106（平成8年4月1日）……972
　No. 107（平成8年7月1日）……972
　No. 108（平成8年10月1日）……972
　No. 109（平成9年1月1日）……972
　No. 110（平成9年4月1日）……972
　No. 111（平成9年7月1日）……972
　No. 112（平成9年10月1日）……972
　No. 113（平成10年1月1日）……972
　No. 114（平成10年4月1日）……972
　No. 115（平成10年7月1日）……972
　No. 116（平成10年10月1日）……973

　No. 117（平成11年1月1日）……973
　No. 118（平成11年4月1日）……973
　No. 119（平成11年7月1日）……973
　No. 120（平成11年10月1日）……973
　No. 121（平成12年1月1日）……973
　No. 122（平成12年4月1日）……973
　No. 123（平成12年7月1日）……973
　No. 124（平成12年10月1日）……973
　No. 125（2001年1月1日）……973
　No. 126（2001年4月1日）……973
　No. 127（2001年7月1日）……973
　No. 128（2001年10月1日）……973
　No. 129（2002年1月1日）……973
　No. 130（2002年4月1日）……974
　No. 131（2002年7月1日）……974
　No. 132（2002年10月1日）……974
　No. 133（2003年1月1日）……974
　No. 134（2003年4月1日）……974
　No. 135（2003年7月1日）……974
　No. 136（2003年10月1日）……974
　No. 137（2004年1月1日）……974
　No. 138（2004年4月1日）……974
　No. 139（2004年7月1日）……974
　No. 140（2004年10月1日）……974
　No. 141（2005年1月1日）……974
　No. 142（2005年4月1日）……974
　No. 143（2005年7月1日）……974
　No. 144（2005年10月1日）……974
　No. 145（2006年1月1日）……975
　No. 146（2006年4月1日）……975
　No. 147（2006年7月1日）……975
　No. 148（2006年10月1日）……975
　No. 149（2007年1月1日）……975
　No. 153（2008年1月1日）……975
　No. 155（2008年9月1日）……955
火山地帯目録　創刊号～120号……973
梶井枯骨先生　葬儀の写真……136
梶井枯骨先生句集原稿……131
【P】梶井枯骨先生を偲ぶ会……131
河鹿集　第4輯……1114
河鹿集　第五集……161
歌人明石海人　海光のかなたへ……1114
歌人・津田治子……1114
〔小川正子〕春日居町誌……102
《リーフレット》春日居町郷土館・小川正子記念館……101, 102
かすかな灯りもとめて……64, 1146
風荒き中を　ハンセン病療養所で送った青春……365, 1078
火星人……725
火星人　第二輯……725
化石　詩集……1001
風と海のなか　邑久光明園入園者八十年の歩み……605, 1146, 1149
風のうた三たび　療養生活記録・群馬県ハンセン病資料……372
〔神谷美恵子〕《チラシ》風の舞（塔和子）……93
風の舞　闇を拓く光の詩……1160

風光る　歌集……108
歌仙式　連句の研究……126
歌仙の愉しみ……129
家族がハンセン病だった　家族訴訟の証言……1106
家族からひきはなされて　みんなで考えようハンセン病問題……1160
家族の肖像……77, 1128
渇　第16号（昭和54年6月28日）……135
片居からの解放　ハンセン病療養所からのメッセージ……954, 1089
片居からの解放　ハンセン病療養所からのメッセージ　増補版……1098
カタクリの群れ咲く頃　野村胡堂・あらえびす夫人ハナ……95
片隅からのジャーナリズム　踏ん張れ地方局……1153
形のない家族……78, 1085
語り継がれた偏見と差別　予防立法以前の古書に見るハンセン病……263, 1107
語り継がれた偏見と差別　歴史のなかのハンセン病……1107
語り継ぐハンセン病　瀬戸内3園から……87, 1152
語り継ぐハンセン病　瀬戸内3園から
　過ち繰り返さないために（新・地域考オピニオン）……1166
　プロローグ（全3回）……1166
　第1部　隔離の島（全11回）……1166
　第2部　遠い春（全7回）……1166
　第3部　希望求めて（全11回）……1167
　第4部　光放つ人々（全8回）……1167
　第5部　人間回復の橋（全9回）……1167
　第6部　開放に向かって（全13回）……1167
　第7部　未来へつなぐ（全12回）……1167
　番外編　識者らに聞く（全5回）……1167
〔語り直す　ハンセン病問題〕
　「(1)　地面の底から」……1162
　「(2)　地上へ」……1162
　「(3)　ハンセン病と三つの法律（一）」……1162
　「(4)　ハンセン病と三つの法律（二）」……1162
　「(5)　ハンセン病と三つの法律（三）」……1162
　「(6)　骨の収容所」……1162
　「(7)　患者作業（一）」……1163
　「(8)　患者作業（二）」……1163
　「(9)　無癩県運動」……1163
　「(10)　断種・堕胎」……1163
　「(11)　療養所の実像と虚像」……1163
　「(12)　黙って死ぬわけにいかない」……1163
語り部講演映像　ハンセン病啓発DVD……1161
片割れ月　歌日記……261
花鳥山水譜　句集……366
学会記　らい学会……55
河童／一人静……606
河童　第17集……719
勝つまでたたかう　馬奈木イズムの形成と発展……1082
かつらぎ同人句集……128
歌禱の日日　歌集……261
悲しき病世に無からしめ名誉町民小川正子女史生誕100周年記念……1155
悲しみを喜びに……64, 1128
仮名の樹　原田禹雄歌集……72, 1119
仮名の碑　詩集　元ハンセン病患者の詩とエッセイ……1125
仮名の碑（新風舎2007年刊の増訂）……1125
〔小川正子〕金子みすゞの世界展……102
壁のない風景　ハンセン病を生きる……1091
壁をこえて　自治会八十年の軌跡……846
神様からの贈りもの……1110
神の思し召しに恵まれて　エダ・ハンナ・ライト女史没後50年記念誌……160
神の家族……1145
神の平安　第4証詞集……64, 1125
〔神谷美恵子〕神谷先生と愛生園……92
〔神谷美恵子〕神谷先生に教わったこと　病める人に深い愛　一人一人を尊ぶ生き方……90
神谷美恵子（河出書房新社）……89
神谷美恵子（清水書院）……95
神谷美恵子　「生きがい」は「葛藤」から生まれる。……1078
神谷美恵子　ケアへのまなざし……96
神谷美恵子　島の診療記録から……97, 1126
神谷美恵子　聖なる声……95, 1078
神谷美恵子　その生涯と業績……90
神谷美恵子　ハンセン病と歩んだ命の道程……95, 1145
神谷美恵子　人と思想……1078
神谷美恵子　人として美しく……95, 1078
神谷美恵子　若き日の日記……97
神谷美恵子・エッセイ集Ⅰ　教育・人物篇……89, 1063
神谷美恵子・エッセイ集Ⅱ　いのち・らい・精神医学……89, 1063
神谷美恵子死亡記事……90
神谷美恵子先生　書簡集……89
神谷美恵子先生追悼……91
【詩】神谷美恵子先生に捧ぐ……91
神谷美恵子先生に学んだこと……91
神谷美恵子先生のみ霊に捧ぐ……91
神谷美恵子先生を偲ぶ……91
神谷美恵子先生を偲んで……91
神谷美恵子著作集
　第1巻……87, 1073
　第2巻……87, 1073
　第3巻……87, 1073
　第4巻……88, 1073
　第5巻……88, 1073
　第6巻……88, 1073
　第7巻……88, 1073
　第8巻……88, 1073
　第9巻……88, 1073
　第10巻……88, 1073
　別巻　人と仕事……88, 1073
　補巻1……88, 1073
　補巻2……88, 1073
　全十巻……91
神谷美恵子著作・翻訳書一覧……93
神谷美恵子治療的人間関係にみる教育的行為の研究……94
神谷美恵子展（掛川市吉岡彌生記念館）……90
《チラシ》神谷美恵子展2003年11月10日～16日津田塾大学……93
《チラシ》神谷美恵子展　軽井沢高原文庫……92
《チラシ》神谷美恵子展　津田塾大学……92
「神谷美恵子」終わる……92
神谷美恵子展写真（津田塾大学）2003年11月10-16日……94
「神谷美恵子展」に寄せて……92
「神谷美恵子展」に寄せて　懐緬……91
「神谷美恵子展」に寄せて　神谷美恵子先生に捧ぐ……92
神谷美恵子さんと長島愛生園　ハンセン病患者の心の闇に灯をともした精神科医……94
神谷美恵子「なぐさめのことば」その原点を求めて……90, 92
神谷美恵子似顔絵……90
神谷美恵子・人間として妻として……91, 93
神谷美恵子年譜……93
神谷美恵子の思い出……91
神谷美恵子の言葉　人生は生きがいを探す旅……97
神谷美恵子の生涯の心理・歴史的考察……95
神谷美恵子の精神医学とハンセン病者観……95
神谷美恵子の治療的人間関係にみる教育的行為の研究……94
神谷美恵子物語……94
神谷美恵子さんを知って　後輩の津田塾大生が企画展……93
カミングアウト　風の文学館……1144
仮面のつぶやき……1114
殻……1134
烏ヶ辻……134
ガラスの器　ハンセン病退所者の闘い……1128
からまつ　3……263

かりそめの旅路……954
カリン句会記録（婦人句会）……124
槐櫨樹　随筆……136, 1125
カルテの向こうに……78
枯葉の童話……147
川のない貌　詩集……954
変わりゆく社会と人権……1081
看護・介護研究業績集
　平成22年度……955
　平成26年度……532
　平成27年度……853
韓国救癩十年の歩み……65
韓国の福祉事情……1084
看護の足もと……520
看護の足もと　"看護の行為と看護の原理"を問いなおす……1086
看護のこころ　忘れえぬ精神科病棟の人たち……1128
看護のふれあい　忘れえぬ精神科病棟の人たち……1128
看護のめぐりあい　忘れえぬ精神科病棟の人たち……1128
看護のめぐりあい　忘れえぬ精神科病棟の人たち　増補版……1128
患者教師・子どもたち・絶滅隔離＜ハンセン病療養所＞全生分教室自治と子ども手当て……1107
患者状況調（昭和2年4月まで）……167
鑑賞　女性俳句の世界 第1巻 女性俳句の出発……123
感情の世界……1066
感染症と差別……1082
感染症と人権　コロナ・ハンセン病問題から考える法の役割……1092
感染症と人類の歴史　1　移動と広がり……1143
感染症と日本人……1102
寒卵……131
『寒卵』ゲラ……131
乾漠
　第一号（1958年4月10日）……146
　第二号（1958年7月10日）……146
　第三号（1958年7月20日）……146, 147
漢方医学の再認識……76
灌木地帯　歌集……644
寒蕾風花……82
寒林　句集……725, 1120
（関連記事なし）……18

【き】

喜雨　句集……367
喜翁中島達二随想集……1145
記憶の川で……1124
記憶を受け継ぐ旅　長島と虫明の建造物と史跡で辿るハンセン病隔離政策……1146
帰家穏座　高島重孝先生を偲ぶ……98
企画書……178
〔神谷美恵子〕企画展　すべてのいのちに微笑を　神谷美恵子展……93
木がくれの実……1115
義眼の達磨　川柳句集　……368
危機の本質……1067
戯曲「陽気な地獄」上演に当たって……846
帰去来峠……369
菊池恵楓園50年史……845, 1095
〔菊池恵楓園〕最近10年のあゆみ　創立60周年記念誌……845
〔菊池恵楓園〕散策マップ……845
〔菊池恵楓園〕自治会50年史……846
〔菊池恵楓園〕創立80周年記念誌……1095
〔菊池恵楓園〕創立90周年記念誌……1135
〔菊池恵楓園〕創立百十周年誌……854
〔菊池恵楓園〕年報
　平成22・23年度　第2号……853
　平成24年度　第3号……853
　平成25年度　第4号……853
　平成26年度　第5号……853
　平成27年度　第6号……853
　平成28年度　第7号……853
　平成29年度　第8号……853
　平成30年度　第9号……854
　令和元年度　第10号……854
菊池野
　創刊号　第1巻　第1号（昭和26年5月30日）……789, 861
　6月号（昭和26年6月30日）……789, 861
　7月号　第1巻　第3号（昭和26年7月30日）……789
　8月号　第1巻　第4号（昭和26年8月30日）……789, 861
　9月号　第1巻　第5号（昭和26年9月30日）……789, 861
　第1巻　第6号　10・11月号（昭和26年11月30日）……789, 861
　新年号　第2巻　第1号（昭和27年1月20日）……790, 861
　2・3月号　第2巻　第2号（昭和27年3月30日）……790, 861
　4・5月号　第2巻　第3号（昭和27年5月30日）……790, 861
　6月号　第2巻　第4号（昭和27年6月30日）……790, 861
　7月号　第2巻　第5号（昭和27年7月30日）……790, 861
　8月号　第2巻　第6号（昭和27年8月30日）……790, 862
　9月号　第2巻　第7号（昭和27年9月30日）……790, 862
　10月号　第2巻　第8号（昭和27年10月30日）……790, 862
　第3巻　第1号（昭和28年1月30日）……790, 862
　第3巻　第2号（昭和28年3月30日）……790, 862
　第3巻　第3号（昭和28年4月30日）……790, 862
　第3巻　第5号（昭和28年9月30日）……790, 862
　第3巻　第6号（昭和28年12月15日）……790, 862
　第4巻　第1号（昭和29年3月1日）……790, 862
　第4巻　第2号（昭和29年5月6日）……790, 863
　第4巻　第3号（昭和29年6月20日）……791, 863
　第4巻　第4号（昭和29年10月15日）……791, 863
　第4巻　第5号（昭和30年1月15日）……791, 863
　第4巻　第6号（昭和30年3月10日）……791, 863
　第5巻　第1号（昭和30年4月25日）……792, 863
　第5巻　第2号（昭和30年5月25日）……792, 863
　第5巻　第3号（昭和30年6月25日）……792, 863
　第5巻　第4号（昭和30年8月25日）……792, 863
　第5巻　第5号（昭和30年9月25日）……792, 863
　第5巻　第6号（昭和30年10月25日）……792, 863
　第5巻　第7号（昭和30年12月25日）……792, 863
　第5巻　第8号（昭和31年1月25日）……792, 863
　第5巻　第9号（昭和31年2月25日）……792, 863
　第5巻　第10号（昭和31年3月25日）……792, 863
　第6巻　第1号（昭和31年4月25日）……792, 864
　第6巻　第2号（昭和31年5月30日）……792, 864
　第6巻　第3号（昭和31年6月30日）……792, 864
　第6巻　第4号（昭和31年7月30日）……792, 864
　第6巻　第5号（昭和31年8月30日）……792, 864
　第6巻　第6号（昭和31年10月30日）……793, 864
　第6巻　第7号（昭和32年1月10日）……793, 864
　第6巻　第8号（昭和32年3月25日）……793, 864
　第7巻　第1号（昭和32年4月25日）……793, 864
　第7巻　第2号（昭和32年5月25日）……793, 864
　第7巻　第3号（昭和32年6月25日）……793, 864

菊池野

第7巻　第4号（昭和32年7月25日）……793, 864
第7巻　第5号（昭和32年9月15日）……793, 864
第7巻　第6号（昭和32年10月15日）……793, 864
第7巻　第7号（昭和32年11月25日）……793, 864
第7巻　第8号（昭和32年12月25日）……793, 865
第7巻　第9号（昭和33年1月25日）……793, 865
第7巻　第10号（昭和33年3月25日）……793, 865
第8巻　第1号（昭和33年4月20日）……793, 865
第8巻　第2号（昭和33年5月20日）……793, 865
第8巻　第3号（昭和33年6月20日）……794, 865
第8巻　第4号（昭和33年7月20日）……794, 865
第8巻　第5号（昭和33年8月20日）……794, 865
第8巻　第6号（昭和33年9月20日）……794, 865
第8巻　第7号（昭和33年10月20日）……794, 865
第8巻　第8号（昭和33年12月20日）……794, 865
第8巻　第9号（昭和34年1月20日）……794, 865
第8巻　第10号（昭和34年3月20日）……794, 865
第9巻　第1号（昭和34年4月20日）……794, 865
第9巻　第2号（昭和34年5月20日）……794, 865
第9巻　第3号（昭和34年6月20日）……794, 866
第9巻　第4号（昭和34年7月20日）……794, 866
第9巻　第5号（昭和34年8月20日）……794, 866
第9巻　第6号（昭和34年9月20日）……794, 866
第9巻　第7号（昭和34年10月20日）……794, 866
第9巻　第8号（昭和34年11月20日）……795, 866
第9巻　第9号（昭和34年12月20日）……795, 866
第9巻　第10号（昭和35年1月20日）……795, 866
第9巻　第11号（昭和35年2月20日）……795, 866
第9巻　第12号（昭和35年3月20日）……795, 866
通巻76号（昭和35年4月20日）……795, 866
通巻77号　Vol.10　No.2　5月号（昭和35年5月20日）……795, 866
通巻78号　Vol.10　No.3　6月号（昭和35年6月20日）……795, 866
通巻79号　Vol.10　No.4　7月号（昭和35年7月20日）……795, 866
通巻80号　8月号（昭和35年8月20日）……795, 866
通巻81号　Vol.10　No.6　9月（昭和35年9月20日）……795, 867
通巻82号　Vol.10　No.7　10月（昭和35年10月20日）……795, 867
通巻83号　Vol.10　No.8　11月（昭和35年11月20日）……795, 867
通巻84号　Vol.10　No.9　12月（昭和35年12月20日）……795, 867
通巻85号　Vol.10　No.10　新年号（昭和36年1月20日）……795, 867
通巻86号　Vol.10　No.11　2月号（昭和36年2月20日）……796, 867
通巻87号　Vol.10　No.12（1961, 3）……796
通巻88号　Vol.11　No.1　4月号（昭和36年4月20日）……796, 867
通巻89号　Vol.11　No.2　5月号（昭和36年5月20日）……796, 867
通巻90号　Vol.11　No.3　6月号（昭和36年6月20日）……796, 867
通巻91号　Vol.11　No.4　7月（昭和36年7月20日）……796, 867
通巻92号　Vol.11　No.5　8月（昭和36年8月20日）……796, 867
通巻93号　Vol.11　No.6　9月（昭和36年9月20日）……796, 867
通巻94号　Vol.11　No.7（1961, 10）……796
通巻95号　Vol.11　No.8　11月号（昭和36年11月20日）……796, 867
通巻96号　Vol.11　No.9　12月号（昭和36年12月20日）……796, 868
通巻97号　Vol.11　No.10　1月号（昭和37年1月20日）……796, 868
通巻98号　Vol.11　No.11　2月号（昭和37年2月20日）……796, 868
通巻99号　Vol.11　No.12　3月号（昭和37年3月20日）……796, 868
通巻100号　4・5月号（昭和37年5月20日）……797, 868
通巻101号　第11巻　第5号　6月号（昭和37年6月20日）……797, 868
通巻102号　第12巻　第2号　7月号（昭和37年7月20日）……797, 868
8月号　通巻103号　第12巻　第4号（1962, 8）……797
通巻104号　9月号（昭和37年9月20日）……797, 868
通巻105号　第12巻　第6号　10月号（昭和37年10月20日）……797, 868
通巻106号　第12巻　第7号　11月号（昭和37年11月20日）……797, 868
12月号　通巻107号　第12巻　第8号（1962, 12）……797
通巻108号　第12巻　第8号　1月号（昭和38年1月20日）……797, 868
通巻109号　第12巻　第9号　2月号（昭和38年2月20日）……797, 868
通巻110号　第12巻　第11号　3月号（昭和38年3月20日）……797, 868
通巻111号　第13巻　第1号　4月号（昭和38年4月20日）……797, 868
5月号　通巻112号　第13巻　第2号（昭和38年5月20日）……797
通巻113号　第13巻　第3号　6月号（昭和38年6月20日）……797, 869
通巻114号　第13巻　第4号　7月号（昭和38年7月20日）……797, 869
8月号　通巻115号　第13巻　第5号（昭和38年8月20日）……798
9月号　通巻116号　第13巻　第6号（昭和38年9月20日）……798
10月号　通巻117号　第13巻　第7号（昭和38年10月20日）……798
通巻118号　第13巻　第8号　11月号（昭和38年11月20日）……798, 869
12月号　通巻119号　第13巻　第9号（昭和38年12月20日）……798
1月号　通巻120号　第13巻　第10号……798
2月号　通巻121号　第13巻　第11号（昭和39年2月20日）……798, 869
3月号　通巻122号　第13巻　第12号（昭和39年3月20日）……798, 869
4月号　通巻123号　第14巻　第1号（昭和39年4月20日）……798, 869
5月号　通巻124号　第14巻　第2号……798
6月号　通巻125号　第14巻　第3号（昭和39年6月20日）……798, 869
7月号　通巻126号　第14巻　第4号（昭和39年7月20日）……798, 869
8月号　通巻127号　第14巻　第5号……798
9月号　通巻128号　第14巻　第6号（昭和39年9月20日）……799, 869
10月号　通巻129号　第14巻　第7号（昭和39年10月20日）……799, 869
11月号　通巻130号　第14巻　第8号……799
12月号　通巻131号　第14巻　第9号（昭和39年12月20日）……799, 869
1月号　通巻132号　第14巻　第10号（昭和40年1月20日）……799, 869
通巻133号　第14巻　第11号　2月号（昭和40年2月20日）……799, 869
3月号　通巻134号　第14巻　第12号（昭和40年3月20日）……799, 870
4月号　通巻135号　第15巻　第1号（昭

書名索引　1201

和40年4月20日)……799

5月号　通巻136号　第15巻　第2号(昭和40年5月1日)……799

6月号　通巻137号　第15巻　第3号(昭和40年6月1日)……799

7月号　通巻138号　第15巻　第4号(昭和40年7月1日)……799

8月号　通巻139号　第15巻　第5号(昭和40年8月1日)……799

通巻140号　第15巻　第6号　9月号(昭和40年9月1日)……799, 870

通巻141号　第15巻　第7号　10月号(昭和40年10月1日)……800, 870

11月号　通巻142号　第15巻　第8号(昭和40年11月1日)……800

12月号　通巻143号　第15巻　第9号(昭和40年12月1日)……800

1月号　通巻144号　第15巻　第10号(昭和41年1月1日)……800

2月号　通巻145号　第15巻　第11号(昭和41年2月1日)……800

3月号　通巻146号　第15巻　第12号(昭和41年3月1日)……800

4月号　通巻147号　第16巻　第1号(昭和41年4月1日)……800

5月号　通巻148号　第16巻　第2号(昭和41年5月1日)……800

6月号　通巻149号　第16巻　第3号(昭和41年6月1日)……800

7月号　通巻150号　第16巻　第4号(昭和41年7月1日)……800, 870

8月号　通巻151号　第16巻　第5号(昭和41年8月1日)……800

9月号　通巻152号　第16巻　第6号(昭和41年9月1日)……800, 870

10月号　通巻153号　第16巻　第7号(昭和41年10月1日)……800

11・12月号　通巻154号　第16巻　第8号(昭和41年12月1日)……800, 870

1月号　通巻155号　第16巻　第9号(昭和42年1月1日)……801

2月号　通巻156号　第16巻　第10号(昭和42年2月1日)……801, 870

3月号　通巻157号　第16巻　第11号(昭和42年3月1日)……801, 870

4月号　通巻158号　第17巻　第1号(昭和42年4月1日)……801, 870

5月号　通巻159号　第17巻　第2号(昭和42年5月1日)……801, 870

6月号　通巻160号　第17巻　第3号(昭和42年6月1日)……801, 870

7月号　通巻161号　第17巻　第4号(昭和42年7月1日)……801, 870

8月号　通巻162号　第17巻　第5号(昭和42年8月1日)……801, 871

9月号　通巻163号　第17巻　第6号(昭和42年9月1日)……801, 871

10月号　通巻164号　第17巻　第7号(昭和42年10月1日)……801

11月号　通巻165号　第17巻　第8号(昭和42年11月1日)……801, 871

12月号　通巻166号　第17巻　第9号(昭和42年12月1日)……801

1月号　通巻167号　第17巻　第10号(昭和43年1月1日)……801, 871

2月号　通巻168号　第17巻　第11号(昭和43年2月1日)……802, 871

3月号　通巻169号　第17巻　第12号(昭和43年3月1日)……802

4月号　通巻170号　第18巻　第1号(昭和43年4月1日)……802, 871

5月号　通巻171号　第18巻　第2号(昭和43年5月1日)……802, 871

6月号　通巻172号　第18巻　第3号(昭和43年6月1日)……802, 871

7月号　通巻173号　第18巻　第4号(昭和43年7月1日)……802, 871

8月号　通巻174号　第18巻　第5号(昭和43年8月1日)……802, 871

9月号　通巻175号　第18巻　第6号(昭和43年9月1日)……802, 871

10月号　通巻176号　第18巻　第7号(昭和43年10月1日)……802, 871

11月号　通巻177号　第18巻　第8号(昭和43年11月1日)……802, 871

12月号　通巻178号　第18巻　第9号(昭和43年12月1日)……802

1月号　通巻179号　第18巻　第10号(昭和44年1月1日)……802

2月号　通巻180号　第18巻　第11号(昭和44年2月1日)……802

3月号　通巻181号　第18巻　第12号(昭和44年3月1日)……803

4月号　通巻182号　第19巻　第1号(昭和44年4月1日)……803, 872

5月号　通巻183号　第19巻　第2号(昭和44年5月1日)……803, 872

6月号　通巻184号　第19巻　第3号(昭和44年6月1日)……803, 872

7月号　通巻185号　第19巻　第4号(昭和44年7月1日)……803, 872

通巻186号　第19巻　第5号　8月号(昭和44年8月1日)……872

9月号　通巻187号　第19巻　第6号(昭和44年9月1日)……803

10月号　通巻188号　第19巻　第7号(昭和44年10月1日)……803, 872

11月号　通巻189号　第19巻　第8号(昭和44年11月1日)……803, 872

11月号　別冊(昭和44年11月1日)……803, 872

12月号　通巻190号　第19巻　第9号(昭和44年12月1日)……803

1月号　通巻191号　第19巻　第10号(昭和45年1月1日)……803, 872

2月号　通巻192号　第19巻　第11号(昭和45年2月1日)……803, 872

3月号　通巻193号　第19巻　第12号(昭和45年3月1日)……804, 872

4月号　通巻194号　第20巻　第1号(昭和45年4月1日)……804, 872

5月号　通巻195号　第20巻　第2号(昭和45年5月1日)……804, 873

6月号　通巻196号　第20巻　第3号(昭和45年6月1日)……804, 873

7月号　通巻197号　第20巻　第4号(昭和45年7月1日)……804, 873

8月号　通巻198号　第20巻　第5号(昭和45年8月1日)……804, 873

9月号　通巻199号　第20巻　第6号(昭和45年9月1日)……804, 873

10・11月号　通巻200号　第20巻　第7号(昭和45年11月1日)……804, 873

12月号　通巻201号(昭和45年12月1日)……804, 873

1月号　通巻202号　第21巻　第1号(昭和46年1月1日)……804, 873

2月号　通巻203号　第21巻　第2号(昭和46年2月1日)……804, 873

3月号　通巻204号　第21巻　第3号(昭和46年3月1日)……804, 873

4月号　通巻205号　第21巻　第4号(昭和46年4月1日)……804, 873

5・6月号　通巻206号　第21巻　第5号……804

7月号　通巻207号　第21巻　第6号(昭和46年7月1日)……805, 873

8月号　通巻208号　第21巻　第7号(昭和46年8月1日)……805, 874

9月号　通巻209号　第21巻　第8号(昭和46年9月1日)……805, 874

10月号　通巻210号　第21巻　第9号(昭和46年10月1日)……805, 874

11月号　通巻211号　第21巻　第10号(昭和46年11月1日)……805, 874

12月号　通巻212号　第21巻　第11号(昭和46年12月1日)……805, 874

1月号　通巻213号　第22巻　第1号(昭和47年1月1日)……805, 874

2月号　通巻214号　第22巻　第2号(昭和47年2月1日)……805, 874

3月号　通巻215号　第22巻　第3号(昭和47年3月1日)……805, 874

4月号　通巻216号　第22巻　第4号(昭和47年4月1日)……805, 874

5月号　通巻217号　第22巻　第5号(昭和47年5月1日)……805, 874

6月号　通巻218号　第22巻　第6号(昭和47年6月1日)……805, 874

7月号　通巻219号　第22巻　第7号(昭和47年7月1日)……805, 874

8月号　通巻220号　第22巻　第8号(昭和47年8月1日)……806, 874

9月号　通巻221号　第22巻　第9号(昭和47年9月1日)……806, 874

10月号　通巻222号　第22巻　第10号(昭和47年10月1日)……806, 875

11月号　通巻223号　第22巻　第11号(昭和47年11月1日)……806, 875

12月号　通巻224号　第22巻　第12号(昭和47年12月1日)……806, 875

1月号　通巻225号　第23巻　第1号(昭和48年1月1日)……806, 875

2月号　通巻226号　第23巻　第2号(昭和48年2月1日)……806, 875

3月号　通巻227号　第23巻　第3号(昭和48年3月1日)……806, 875

4月号　通巻228号　第23巻　第4号(昭和48年4月1日)……806, 875

5月号　通巻229号　第23巻　第5号(昭和48年5月1日)……806, 875

6月号　通巻230号　第23巻　第6号(昭和48年6月1日)……806, 875

7月号　通巻231号　第23巻　第7号(昭和48年7月1日)……806, 875

8月号　通巻232号　第23巻　第8号(昭和48年8月1日)……806, 875

9月号　通巻233号　第23巻　第9号(昭和48年9月1日)……807, 875

10月号　通巻234号　第23巻　第10号(昭和48年10月1日)……807, 875

11月号　通巻235号　第23巻　第11号(昭和48年11月1日)……807, 876

12月号　通巻236号　第23巻　第12号(昭和48年12月1日)……807, 876

1月号　通巻237号　第24巻　第1号(昭和49年1月1日)……807, 876

2月号　通巻238号　第24巻　第2号(昭和49年2月1日)……807, 876

3月号　通巻239号　第24巻　第3号(昭和49年3月1日)……807, 876

4月号　通巻240号　第24巻　第4号(昭和49年4月1日)……807, 876

5月号　通巻241号　第24巻　第5号(昭和49年5月1日)……807, 876

6月号　通巻242号　第23巻　第6号(昭和49年6月1日)……807, 876

7月号　通巻243号　第23巻　第7号(昭和49年7月1日)……807, 876

8月号　通巻244号　第23巻　第8号(昭和49年8月1日)……807, 876

9月号　通巻245号　第25巻　第9号(昭和49年9月1日)……807, 876

10月号　通巻246号　第25巻　第10号(昭和49年10月1日)……807, 876

11月号　通巻247号　第25巻　第11号(昭和49年11月1日)……808, 876

12月号　通巻248号　第25巻　第12号(昭和49年12月1日)……808, 877

1月号　通巻249号　第26巻　第1号(昭和50年1月1日)……808, 877

2月号　通巻250号　第25巻　第2号(昭和50年2月1日)……808, 877

3月号　通巻251号　第25巻　第3号(昭和50年3月1日)……808, 877

4月号　通巻252号　第26巻　第4号(昭和50年4月1日)……808, 877

5月号　通巻253号　第26巻　第5号(昭和50年5月1日)……808, 877

6月号　通巻254号　第26巻　第6号(昭和50年6月1日)……808, 877

7月号　通巻255号　第26巻　第7号(昭和50年7月1日)……808, 877

8月号　通巻256号　第26巻　第8号(昭和50年8月1日)……808, 877

9月号　通巻257号　第26巻　第9号(昭和50年9月1日)……808, 877

10月号　通巻258号　第26巻　第10号(昭和50年10月1日)……808, 877

11・12月号　通巻259号　第26巻　第11号(昭和50年12月1日)……808, 877

1月号　通巻260号　第27巻　第1号(昭和51年1月20日)……809, 877

2月号　通巻261号　第27巻　第2号(昭和51年2月15日)……809, 877

3月号　通巻262号　第27巻　第3号(昭和51年3月20日)……809, 877

4月号　通巻263号　第27巻　第4号(昭和51年4月15日)……809, 878

5月号　通巻264号　第27巻　第5号(昭和51年5月1日)……809, 878

6月号　通巻265号　第27巻　第6号(昭和51年6月1日)……809, 878

7・8月号　通巻266号　第27巻　第7号(昭和51年8月1日)……809, 878

9月号　通巻267号　第27巻　第8号(昭和51年9月1日)……809, 878

10月号　通巻268号　第27巻　第9号(昭和51年10月1日)……809, 878

11月号　通巻269号　第27巻　第10号(昭和51年11月1日)……809, 878

12月号　通巻270号　第27巻　第11号(昭和51年12月1日)……809, 878

1月号　通巻271号　第28巻　第1号(昭和52年1月1日)……809, 878

2月号　通巻272号　第28巻　第2号(昭和52年2月1日)……809, 878

3月号　通巻273号　第28巻　第3号(昭和52年3月1日)……810, 878

4月号　通巻274号　第28巻　第4号(昭和52年4月1日)……810, 878

5月号　通巻275号　第28巻　第5号(昭和52年5月1日)……810, 879

6月号　通巻276号　第28巻　第6号(昭和52年6月1日)……810, 879

7月号　通巻277号　第28巻　第7号(昭和52年7月1日)……810, 879

8月号　通巻278号　第28巻　第8号(昭和52年8月1日)……810, 879

9月号　通巻279号　第28巻　第9号(昭和52年9月1日)……810, 879

10月号　通巻280号　第28巻　第10号(昭和52年10月1日)……810, 879

11月号　通巻281号　第28巻　第11号(昭和52年11月1日)……810, 879

12月号　通巻282号　第28巻　第12号(昭和52年12月1日)……810, 879

1月号　通巻283号　第29巻　第1号(昭和53年1月1日)……810, 879

2月号　通巻284号　第29巻　第2号(昭和53年2月1日)……810, 879

3月号　通巻285号　第29巻　第3号(昭和53年3月1日)……810, 879

4月号　通巻286号　第29巻　第4号(昭和53年4月1日)……810, 879

5月号　通巻287号　第29巻　第5号(昭和53年5月1日)……811, 879

6月号　通巻288号　第29巻　第6号(昭和53年6月1日)……811, 879

7月号　通巻289号　第29巻　第7号(昭和53年7月1日)……811, 880

8月号　通巻290号　第29巻　第8号(昭和53年8月1日)……811, 880

9月号　通巻291号　第29巻　第9号(昭和53年9月1日)……811, 880

10月号　通巻292号　第29巻　第10号(昭和53年10月1日)……811, 880

11月号　通巻293号　第29巻　第11号(昭和53年11月1日)……811, 880

12月号　通巻294号　第29巻　第12号(昭和53年12月1日)……811, 880

1月号　通巻295号　第30巻　第1号(昭和54年1月1日)……811, 880

2月号　通巻296号　第30巻　第2号(昭和54年2月1日)……811, 880

3月号　通巻297号　第30巻　第3号(昭和54年3月1日)……811, 880

4月号　通巻298号　第30巻　第4号(昭和54年4月1日)……811, 880

5月号　通巻299号　第30巻　第5号(昭和54年5月1日)……811, 880

6・7月合併号　通巻300号(昭和54年7月1日)……812, 880

8月号　通巻301号　第30巻　第7号(昭和54年8月1日)……812, 880

9月号　通巻302号　第30巻　第8号(昭和54年9月1日)……812, 880

10月号　通巻303号　第30巻　第9号(昭和54年10月1日)……812, 881

11月号　通巻304号　第30巻　第10号(昭和54年11月1日)……812, 881

12月号　通巻305号　第30巻　第11号(昭和54年12月1日)……812, 881

新年号　通巻306号　第31巻　第1号(昭和55年1月1日)……812, 881

2月号　通巻307号　第31巻　第2号(昭和55年2月1日)……812, 881

3月号　通巻308号　第31巻　第3号(昭和55年3月1日)……812, 881

4月号　通巻309号　第31巻　第4号(昭和55年4月1日)……812, 881

5月号　通巻310号　第31巻　第5号(昭和55年5月1日)……812, 881
6月号　通巻311号　第31巻　第6号(昭和55年6月1日)……812, 881
7月号　通巻312号　第31巻　第7号(昭和55年7月1日)……812, 881
8月号　通巻313号　第31巻　第8号(昭和55年8月1日)……813, 881
9月号　通巻314号　第31巻　第9号(昭和55年9月1日)……813, 881
10月号　通巻315号　第31巻　第10号(昭和55年10月1日)……813, 882
11月号　通巻316号　第31巻　第11号(昭和55年11月1日)……813, 882
12月号　通巻317号　第31巻　第12号(昭和55年12月1日)……813, 882
1月号　通巻318号　第32巻　第1号(昭和56年1月1日)……813, 882
2月号　通巻319号　第32巻　第2号(昭和56年2月1日)……813, 882
3月号　通巻320号　第32巻　第3号(昭和56年3月1日)……813, 882
4月号　通巻321号　第32巻　第4号(昭和56年4月1日)……813, 882
5月号　通巻322号　第32巻　第5号(昭和56年5月1日)……813, 882
6月号　通巻323号　第32巻　第6号(昭和56年6月1日)……813, 882
7月号　通巻324号　第32巻　第7号(昭和56年7月1日)……813, 882
8月号　通巻325号　第32巻　第8号(昭和56年8月1日)……813, 882
9月号　通巻326号　第32巻　第9号(昭和56年9月1日)……813, 882
10月号　通巻327号　第32巻　第10号(昭和56年10月1日)……814, 882
11月号　通巻328号　第32巻　第11号(昭和56年11月1日)……814, 883
12月号　通巻329号　第32巻　第12号(昭和56年12月1日)……814, 883
1月号　通巻330号　第33巻　第1号(昭和57年1月1日)……814, 883
2月号　通巻331号　第33巻　第2号(昭和57年2月1日)……814, 883
3月号　通巻332号　第33巻　第3号(昭和57年3月1日)……814, 883
4月号　通巻333号　第33巻　第4号(昭和57年4月1日)……814, 883
5月号　通巻334号　第33巻　第5号(昭和57年5月1日)……814, 883
6月号　通巻335号　第33巻　第6号(昭和57年6月1日)……814, 883
7月号　通巻336号　第33巻　第7号(昭和57年7月1日)……814, 883
8月号　通巻337号　第33巻　第8号(昭和57年8月1日)……814, 883
9月号　通巻338号　第33巻　第9号(昭和57年9月1日)……814, 883
10月号　通巻339号　第33巻　第10号(昭和57年10月1日)……814, 883
11月号　通巻340号　第33巻　第11号(昭和57年11月1日)……815, 883
12月号　通巻341号　第33巻　第12号(昭和57年12月10日)……815, 883
1月号　通巻342号　第34巻　第1号(昭和58年1月10日)……815, 883
2月号　通巻343号　第34巻　第2号(昭和58年2月10日)……815, 884
3月号　通巻344号　第34巻　第3号(昭和58年3月10日)……815, 884
4月号　通巻345号　第34巻　第4号(昭和58年4月10日)……815, 884
5月号　通巻346号　第34巻　第5号(昭和58年5月10日)……815, 884
6月号　通巻347号　第34巻　第6号(昭和58年6月10日)……815, 884
7月号　通巻348号　第34巻　第7号(昭和58年7月10日)……815, 884
8月号　通巻349号　第34巻　第8号(昭和58年8月10日)……815, 884
9・10月合併号　通巻350号　第34巻　第9号(昭和58年10月10日)……815, 884
11月号　通巻351号　第34巻　第10号(昭和58年11月10日)……815, 884
12月号　通巻352号　第34巻　第11号(昭和58年12月10日)……815, 884
新年号　通巻353号　第35巻　第1号(昭和59年1月10日)……816, 884
2月号　通巻354号　第35巻　第2号(昭和59年2月10日)……816, 884
3月号　通巻355号　第35巻　第3号(昭和59年3月10日)……816, 885
4月号　通巻356号　第35巻　第4号(昭和59年4月10日)……816, 885
5月号　通巻357号　第35巻　第5号(昭和59年5月10日)……816, 885
6月号　通巻358号　第35巻　第6号(昭和59年6月10日)……816, 885
7月号　通巻359号　第35巻　第7号(昭和59年7月10日)……816, 885
8月号　通巻360号　第35巻　第8号(昭和59年8月10日)……816, 885
9月号　通巻361号　第35巻　第9号(昭和59年9月10日)……816, 885
10月号　通巻362号　第35巻　第10号(昭和59年10月10日)……816, 885
11月号　通巻363号　第35巻　第11号(昭和59年11月10日)……816, 885
12月号　通巻364号　第35巻　第12号(昭和59年12月10日)……816, 885
新年号　通巻365号　第36巻　第1号(昭和60年1月10日)……816, 885
2月号　通巻366号　第36巻　第2号(昭和60年2月10日)……816, 885
3月号　通巻367号　第36巻　第3号(昭和60年3月10日)……817, 885
4月号　通巻368号　第36巻　第4号(昭和60年4月10日)……817, 886
5月号　通巻369号　第36巻　第5号(昭和60年5月10日)……817, 886
6月号　通巻370号　第36巻　第6号(昭和60年6月10日)……817, 886
7月号　通巻371号　第36巻　第7号(昭和60年7月10日)……817, 886
8月号　通巻372号　第36巻　第8号(昭和60年8月10日)……817, 886
9月号　通巻373号　第36巻　第9号(昭和60年9月10日)……817, 886
10月号　通巻374号　第36巻　第10号(昭和60年10月10日)……817, 886
11月号　通巻375号　第36巻　第11号(昭和60年11月10日)……817, 886
12月号　通巻376号　第36巻　第12号(昭和60年12月10日)……817, 886
新年号　通巻377号　第37巻　第1号(昭和61年1月10日)……817, 886
2月号　通巻378号　第37巻　第2号(昭和61年2月10日)……817, 886
3月号　通巻379号　第37巻　第3号(昭和61年3月10日)……817, 886
4月号　通巻380号　第37巻　第4号(昭和61年4月10日)……818, 886
5月号　通巻381号　第37巻　第5号(昭和61年5月10日)……818, 886
6月号　通巻382号　第37巻　第6号(昭和61年6月10日)……818, 886
7月号　通巻383号　第37巻　第7号(昭和61年7月10日)……818, 887
8月号　通巻384号　第37巻　第8号(昭和61年8月10日)……818, 887
9月号　通巻385号　第37巻　第9号(昭和61年9月10日)……818, 887
10月号　通巻386号　第37巻　第10号(昭和61年10月10日)……818, 887
菊池野11・12月合併号 通巻387号 第37巻 第11号(昭和61年11月10日)……818, 887
新年号　通巻388号　第38巻　第1号(昭和62年1月10日)……818, 887
2月号　通巻389号　第38巻　第2号(昭和62年2月10日)……818, 887
3月号　通巻390号　第38巻　第3号(昭和62年3月10日)……818, 887
4月号　通巻391号　第37巻　第4号(昭和62年4月10日)……818, 887
5月号　通巻392号　第37巻　第5号(昭

和62年5月10日)……818, 887

6月号　通巻393号　第37巻　第6号(昭和62年6月10日)……819, 887

7月号　通巻394号　第37巻　第7号(昭和62年7月10日)……819, 887

8月号　通巻395号　第37巻　第8号(昭和62年8月10日)……819, 887

9・10月合併号　通巻396号　第37巻　第9号(昭和62年10月10日)……819, 888

11月号　通巻397号　第37巻　第10号(昭和62年11月10日)……819, 888

12月号　通案398号　第37巻　第11号(昭和62年12月10日)……819, 888

新年号　通巻399号　第38巻　第1号(昭和63年1月10日)……819, 888

2・3月号合併号　通巻400号　第38巻　第2号(昭和63年3月10日)……819, 888

4月号　通巻401号　第38巻　第3号(昭和63年4月10日)……819, 888

5月号　通巻402号　第38巻　第4号(昭和63年5月10日)……819, 888

6月号　通巻403号　第38巻　第5号(昭和63年6月10日)……819, 888

7月号　通巻404号　第38巻　第6号(昭和63年7月10日)……819, 888

8月号　通巻405号　第38巻　第7号(昭和63年8月10日)……819, 888

9月号　通巻406号　第38巻　第8号(昭和63年9月10日)……820, 888

10月号　通巻407号　第38巻　第9号(昭和63年10月10日)……820, 888

11月号　通巻408号　第38巻　第10号(昭和63年11月10日)……820, 888

12月号　通巻409号　第38巻　第11号(昭和63年12月10日)……820, 889

新年号　通巻410号　第39巻　第1号(昭和64年1月10日)……820, 889

2月号　通巻411号　第39巻　第2号(平成元年2月10日)……820, 889

3月号　通巻412号　第39巻　第3号(平成元年3月10日)……820, 889

4月号　通巻413号　第39巻　第4号(平成元年4月10日)……820, 889

5月号　通巻414号　第39巻　第5号(平成元年5月10日)……820, 889

6月号　通巻415号　第39巻　第6号(平成元年6月10日)……820, 889

7月号　通巻416号　第39巻　第7号(平成元年7月10日)……820, 889

8月号　通巻417号　第39巻　第8号(平成元年8月10日)……820, 889

9月号　通巻418号　第39巻　第9号(平成元年9月10日)……820, 889

10月号　通巻419号　第39巻　第10号(平成元年10月10日)……820, 889

11月号　通巻420号　第39巻　第11号(平成元年11月10日)……821, 889

12月号　通巻421号　第39巻　第12号(平成元年12月10日)……821, 889

通巻422号　第40巻　第1号　1月号(平成2年1月10日)……821, 890

通巻423号　第40巻　第2号　2月号(平成2年2月10日)……821, 890

通巻424号　第40巻　第3号　3月号(平成2年3月10日)……821, 890

通巻425号　第40巻　第4号　4月号(平成2年4月10日)……821, 890

通巻426号　第40巻　第5号　5月号(平成2年5月10日)……821, 890

通巻427号　第40巻　第6号　6月号(平成2年6月10日)……821, 890

通巻428号　第40巻　第7号　7月号(平成2年7月10日)……821, 890

通巻429号　第40巻　第8号　8月号(平成2年8月10日)……821, 890

通巻430号　第40巻　第9号　9月号(平成2年9月10日)……821, 890

通巻431号　第40巻　第10号　10月号(平成2年10月10日)……821, 890

通巻432号　第40巻　第11号　11月号(平成2年11月10日)……821, 890

通巻433号　第40巻　第12号　12月号(平成2年12月10日)……821, 890

通巻434号　第41巻　第1号　1月号(平成3年1月10日)……822, 890

通巻435号　第41巻　第2号　2月号(平成3年2月10日)……822, 891

通巻436号　第41巻　第3号　3月号(平成3年3月10日)……822, 891

通巻437号　第41巻　第4号　4月号(平成3年4月10日)……822, 891

通巻438号　第41巻　第5号　5月号(平成3年5月10日)……822, 891

通巻439号　第41巻　第6号　6月号(平成3年6月10日)……822, 891

通巻440号　第41巻　第7号　7月号(平成3年7月10日)……822, 891

通巻441号　第41巻　第8号　8月号(平成3年8月10日)……822, 891

通巻442号　第41巻　第9号　9月号(平成3年9月10日)……822, 891

通巻443号　第41巻　第10号　10月号(平成3年10月10日)……822, 891

通巻444号　第41巻　第11号　11月号(平成3年11月10日)……822, 891

通巻445号　第41巻　第12号　12月号(平成3年12月10日)……822, 891

通巻446号　第42巻　第1号　1月号(平成4年1月10日)……822, 891

通巻447号　第42巻　第2号　2月号(平成4年2月10日)……822, 891

通巻448号　第42巻　第3号　3月号(平成4年3月10日)……823, 891

通巻449号　第42巻　第4号　4月号(平成4年4月10日)……823, 892

通巻450号　第42巻　第5号　5・6月合併号(平成4年6月10日)……823, 892

通巻451号　第42巻　第6号　7月号(平成4年7月10日)……823, 892

通巻452号　第42巻　第7号　8月号(平成4年8月10日)……823, 892

通巻453号　第42巻　第8号　9月号(平成4年9月10日)……823, 892

通巻454号　第42巻　第9号　10月号(平成4年10月10日)……823, 892

通巻455号　第42巻　第10号　11月号(平成4年11月10日)……823, 892

通巻456号　第42巻　第11号　12月号(平成4年12月10日)……823, 892

通巻457号　第43巻　第1号　1月号(平成5年1月10日)……823, 892

通巻458号　第43巻　第2号　2月号(平成5年2月10日)……823, 892

通巻459号　第43巻　第3号　3月号(平成5年3月10日)……823, 892

通巻460号　第43巻　第4号　4月号(平成5年4月10日)……823, 892

通巻461号　第43巻　第5号　5月号(平成5年5月10日)……824, 892

通巻462号　第43巻　第6号　6月号(平成5年6月10日)……824, 893

通巻463号　第43巻　第7号　7月号(平成5年7月10日)……824, 893

通巻464号　第43巻　第8号　8月号(平成5年8月10日)……824, 893

通巻465号　第43巻　第9号　9月号(平成5年9月10日)……824, 893

通巻466号　第43巻　第10号　10月号(平成5年10月10日)……824, 893

通巻467号　第43巻　第11号　11月号(平成5年11月10日)……824, 893

通巻468号　第43巻　第12号　12月号(平成5年12月10日)……824, 893

通巻469号　第44巻　第1号　1月号(平成6年1月10日)……824, 893

通巻470号　第44巻　第2号　2月号(平成6年2月10日)……824, 893

通巻471号　第44巻　第3号　3月号(平成6年3月10日)……824, 893

通巻472号　第44巻　第4号　4月号(平成6年4月10日)……824, 893

通巻473号　第44巻　第5号　5月号(平成6年5月10日)……824, 893

通巻474号　第44巻　第6号　6月号(平成6年6月10日)……824, 893

通巻475号　第44巻　第7号　7月号(平成6年7月10日)……824, 894

通巻476号　第44巻　第8号　8月号(平成6年8月10日)……825, 894

通巻477号　第44巻　第9号　9月号

通巻478号　第44巻　第10号　10月号（平成6年10月10日）……825, 894
通巻479号　第44巻　第11号　11月号（平成6年11月10日）……825, 894
通巻480号　第44巻　第12号　12月号（平成6年12月10日）……825, 894
通巻481号　第45巻　第1号　1月号（平成7年1月10日）……825, 894
通巻482号　第45巻　第2号　2月号（平成7年2月10日）……825, 894
通巻483号　第45巻　第3号　3月号（平成7年3月10日）……825, 894
通巻484号　第45巻　第4号　4月号（平成7年4月10日）……825, 894
通巻485号　第45巻　第5号　5月号（平成7年5月10日）……825, 894
通巻486号　第45巻　第6号　6月号（平成7年6月10日）……825, 894
通巻487号　第45巻　第7号　7月号（平成7年7月10日）……825, 894
通巻488号　第45巻　第8号　8月号（平成7年8月10日）……825, 894
通巻489号　第45巻　第9号　9月号（平成7年9月10日）……826, 895
通巻490号　第45巻　第10号　10月号（平成7年10月10日）……826, 895
通巻491号　第45巻　第11号　11月号（平成7年11月10日）……826, 895
通巻492号　第45巻　第12号　12月号（平成7年12月10日）……826, 895
通巻493号　第46巻　第1号　1月号（平成8年1月10日）……826, 895
通巻494号　第46巻　第2号　2月号（平成8年2月10日）……826, 895
通巻495号　第46巻　第3号　3月号（平成8年3月10日）……826, 895
通巻496号　第46巻　第4号　4月号（平成8年4月10日）……826, 895
通巻497号　第46巻　第5号　5月号（平成8年5月10日）……826, 895
通巻498号　第46巻　第6号　6月号（平成8年6月10日）……826, 895
通巻499号　第46巻　第7号　7月号（平成8年7月10日）……826, 895
通巻500号　第46巻　第8号　8・9月号（平成8年9月10日）……826, 895
通巻501号　第46巻　第9号　10月号（平成8年10月10日）……826, 895
通巻502号　第46巻　第10号　11月号（平成8年11月10日）……826, 896
通巻503号　第46巻　第11号（平成8年12月10日）……826, 896
通巻504号　第47巻　第1号　1月号（平成9年1月10日）……827, 896
通巻505号　第47巻　第2号　2月号（平成9年2月10日）……827, 896
通巻506号　第47巻　第3号　3月号（平成9年3月10日）……827, 896
通巻507号　第47巻　第4号　4月号（平成9年4月10日）……827, 896
通巻508号　第47巻　第5号　5月号（平成9年5月10日）……827, 896
通巻509号　第47巻　第6号　6月号（平成9年6月10日）……827, 896
通巻510号　第47巻　第7号　7月号（平成9年7月10日）……827, 896
通巻511号　第47巻　第8号　8月号（平成9年8月11日）……827, 896
通巻512号　第47巻　第9号　9月号（平成9年9月10日）……827, 896
通巻513号　第47巻　第10号　10月号（平成9年10月10日）……827, 896
通巻514号　第47巻　第11号　11月号（平成9年11月10日）……827, 896
通巻515号　第47巻　第12号　12月号（平成9年12月10日）……827, 897
通巻516号　第48巻　第1号　1月号（平成10年1月10日）……827, 897
通巻517号　第48巻　第2号　2月号（平成10年2月10日）……827, 897
通巻518号　第48巻　第3号　3月号（平成10年3月10日）……828, 897
通巻519号　第48巻　第4号　4月号（平成10年4月10日）……828, 897
通巻520号　第48巻　第5号　5月号（平成10年5月10日）……828, 897
通巻521号　第48巻　第6号　6月号（平成10年6月10日）……828, 897
通巻522号　第48巻　第7号　7月号（平成10年7月10日）……828, 897
通巻523号　第48巻　第8号　8月号（平成10年8月10日）……828, 897
通巻524号　第48巻　第9号　9月号（平成10年9月10日）……828, 897
通巻525号　第48巻　第10号　10月号（平成10年10月10日）……828, 897
通巻526号　第48巻　第11号　11月号（平成10年11月10日）……828, 897
通巻527号　第48巻　第12号　12月号（平成10年12月10日）……828, 897
通巻528号　第49巻　第1号　1月号（平成11年1月10日）……828, 897
通巻529号　第49巻　第2号　2月号（平成11年2月10日）……828, 898
通巻530号　第49巻　第3号　3月号（平成11年3月10日）……828, 898
通巻531号　第49巻　第4号　4月号（平成11年4月10日）……828, 898
通巻532号　第49巻　第5号　5月号（平成11年5月10日）……829, 898
通巻533号　第49巻　第6号　6月号（平成11年6月10日）……829, 898
通巻534号　第49巻　第7号　7月号（平成11年7月10日）……829, 898
通巻535号　第49巻　第8号　8月号（平成11年8月10日）……829, 898
通巻536号　第49巻　第9号　9月号（平成11年9月10日）……829, 898
通巻537号　第49巻　第10号　10月号（平成11年10月10日）……829, 898
通巻538号　第49巻　第11号　11月号（平成11年11月10日）……829, 898
通巻539号　第49巻　第12号　12月号（平成11年12月10日）……829, 898
通巻540号　第50巻　第1号　1月号（平成12年1月10日）……829, 898
通巻541号　第50巻　第2号　2月号（平成12年2月10日）……829, 898
通巻542号　第50巻　第3号　3月号（平成12年3月10日）……829, 899
通巻543号　第50巻　第4号　4月号（平成12年4月10日）……829, 899
通巻544号　第50巻　第5号　5月号（平成12年5月10日）……829, 899
通巻545号　第50巻　第6号　6月号（平成12年6月10日）……829, 899
通巻546号　第50巻　第7号　7月号（平成12年7月10日）……830, 899
通巻547号　第50巻　第8号　8月号（平成12年8月10日）……830, 899
通巻548号　第50巻　第9号　9月号（平成12年9月10日）……830, 899
通巻549号　第50巻　第10号　10月号（平成12年10月10日）……830, 899
通巻550号　第50巻　第11号　11・12月号（平成12年12月10日）……830, 899
通巻551号　第51巻　第1号　1月号（平成13年1月10日）……830, 899
通巻552号　第51巻　第2号　2月号（平成13年2月10日）……830, 899
通巻553号　第51巻　第3号　3月号（平成13年3月10日）……830, 899
通巻554号　第51巻　第4号　4月号（平成13年4月10日）……830, 899
通巻555号　第51巻　第5号　5月号（平成13年5月10日）……830, 900
通巻556号　第51巻　第6号　6月号（平成13年6月10日）……830, 900
通巻557号　第51巻　第7号　7月号（平成13年7月10日）……830, 900
通巻558号　第51巻　第8号　8月号（平成13年8月10日）……830, 900
通巻559号　第51巻　第9号　9月号（平成13年9月10日）……830, 900
通巻560号　第51巻　第10号　10月号（平成13年10月10日）……830, 900

通巻561号　第51巻　第11号　11月号（平成13年11月10日）……831, 900

通巻562号　第51巻　第12号　12月号（平成13年12月10日）……831, 900

通巻563号　第52巻　第1号　1月号（平成14年1月10日）……831, 900

通巻564号　第52巻　第2号　2月号（平成14年2月10日）……831, 900

通巻565号　第52巻　第3号　3月号（平成14年3月10日）……831, 900

通巻566号　第52巻　第4号　4月号（平成14年4月10日）……831, 900

通巻567号　第52巻　第5号　5月号（平成14年5月10日）……831, 900

通巻568号　第52巻　第6号　6月号（平成14年6月10日）……831, 900

通巻569号　第52巻　第7号　7月号（平成14年7月10日）……831, 901

通巻570号　第52巻　第8号　8月号（平成14年8月10日）……831, 901

通巻571号　第52巻　第9号　9月号（平成14年9月10日）……831, 901

通巻572号　第52巻　第10号　10月号（平成14年10月10日）……831, 901

通巻573号　第52巻　第11号　11月号（平成14年11月10日）……831, 901

通巻574号　第52巻　第12号　12月号（平成14年12月10日）……831, 901

通巻575号　第53巻　第1号　1月号（平成15年1月10日）……832, 901

通巻576号　第53巻　第2号　2月号（平成15年2月10日）……832, 901

通巻577号　第53巻　第3号　3月号（平成15年3月10日）……832, 901

通巻578号　第53巻　第4号　4月号（平成15年4月10日）……832, 901

通巻579号　第53巻　第5号　5月号（平成15年5月10日）……832, 901

通巻580号　第53巻　第6号　6月号（平成15年6月10日）……832, 901

通巻581号　第53巻　第7号　7月号（平成15年7月10日）……832, 901

通巻582号　第53巻　第8号　8月号（平成15年8月10日）……832, 902

通巻583号　第53巻　第9号　9月号（平成15年9月10日）……832, 902

通巻584号　第53巻　第10号　10月号（平成15年10月10日）……832, 902

通巻585号　第53巻　第11号　11月号（平成15年11月10日）……832, 902

通巻586号　第53巻　第12号　12月号（平成15年12月10日）……832, 902

通巻587号　第54巻　第1号　1月号（平成16年1月10日）……832, 902

通巻588号　第54巻　第2号　2・3月号（平成16年3月10日）……832, 902

通巻589号　第54巻　第3号　4月号（平成16年4月10日）……832, 902

通巻590号　第54巻　第4号　5月号（平成16年5月10日）……833, 902

通巻591号　第54巻　第5号　6月号（平成16年6月10日）……833, 902

通巻592号　第54巻　第6号　7月号（平成16年7月10日）……833, 902

通巻593号　第54巻　第7号　8月号（平成16年8月10日）……833, 902

通巻594号　第54巻　第8号　9月号（平成16年9月10日）……833, 902

通巻595号　第54巻　第9号　10月号（平成16年10月10日）……833, 903

通巻596号　第54巻　第10号　11月号（平成16年11月10日）……833, 903

通巻597号　第54巻　第11号　12月号（平成16年12月10日）……833, 903

通巻598号　第55巻　第1号　1月号（平成17年1月10日）……833, 903

通巻599号　第55巻　第2号　2月号（平成17年2月10日）……833, 903

通巻600号　第55巻　第3号　3・4月号（平成17年4月10日）……833, 903

通巻601号　第55巻　第4号　5月号（平成17年5月10日）……833, 903

通巻602号　第55巻　第5号　6月号（平成17年6月10日）……833, 903

通巻603号　第55巻　第6号　7月号（平成17年7月10日）……833, 903

通巻604号　第55巻　第7号　8月号（平成17年8月10日）……833, 903

通巻605号　第55巻　第8号（平成17年9月10日）……834

通巻606号　第55巻　第9号　10月号（平成17年10月10日）……834, 903

通巻607号　第55巻　第10号　11月号（平成17年11月10日）……834, 903

通巻608号　第55巻　第11号　12月号（平成17年12月10日）……834, 903

通巻609号　第56巻　第1号　1月号（平成18年1月10日）……834, 904

通巻610号　第56巻　第2号　2月号（平成18年2月10日）……834, 904

通巻611号　第56巻　第3号　3月号（平成18年3月10日）……834, 904

通巻612号　第56巻　第4号　4月号（平成18年4月10日）……834, 904

通巻613号　第57巻　第5号　5月号（平成18年5月10日）……834, 904

通巻614号　第56巻　第6号　6月号（平成18年6月10日）……834, 904

通巻615号　第56巻　第7号　7月号（平成18年7月10日）……834, 904

通巻616号　第56巻　第8号　8・9月号（平成18年9月10日）……834, 904

通巻617号　第56巻　第9号　10月号（平成18年10月10日）……834, 904

通巻618号　第56巻　第10号　11月号（平成18年11月10日）……834, 904

通巻619号　第56巻　第11号　12月号（平成18年12月10日）……835, 904

通巻620号　第57巻　第1号　1月号（平成19年1月10日）……835, 904

通巻621号　第57巻　第2号　2月号（平成19年2月10日）……835, 904

通巻622号　第57巻　第3号　3月号（平成19年3月10日）……835, 904

通巻623号　第57巻　第4号　4月号（平成19年4月10日）……835, 905

通巻624号　第57巻　第5号　5月号（平成19年5月10日）……835, 905

通巻625号　第57巻　第6号　6月号（平成19年6月10日）……835, 905

通巻626号　第57巻　第7号　7月号（平成19年7月10日）……835, 905

通巻627号　第57巻　第8号　8月号（平成19年8月10日）……835, 905

通巻628号　第57巻　第9号　9月号（平成19年9月10日）……835, 905

通巻629号　第57巻　第10号　10月号（平成19年10月10日）……835, 905

通巻630号　第57巻　第11号　11月号（平成19年11月10日）……835, 905

通巻631号　第57巻　第12号　12月号（平成19年12月10日）……835, 905

通巻632号　第58巻　第1号　1月号（平成20年1月10日）……835, 905

通巻633号　第58巻　第2号　2月号（平成20年2月10日）……835, 905

通巻634号　第58巻　第3号　3月号（平成20年3月10日）……836, 905

通巻635号　第58巻　第4号　4・5月号（平成20年5月10日）……836, 905

通巻636号　第58巻　第5号　6月号（平成20年6月10日）……836, 906

通巻637号　第58巻　第6号　7月号（平成20年7月10日）……836, 906

通巻638号　第58巻　第7号　8月号（平成20年8月10日）……836, 906

通巻639号　第58巻　第8号　9月号（平成20年9月10日）……836, 906

通巻640号　第58巻　第9号　10月号（平成20年10月10日）……836, 906

通巻641号　第58巻　第10号　11月

号（平成 20 年 11 月 10 日）……836, 906

通巻 642 号　第 58 巻　第 11 号　12 月号（平成 20 年 12 月 10 日）……836, 906

通巻 643 号　第 59 巻　第 1 号　1 月号（平成 21 年 1 月 10 日）……836, 906

通巻 644 号　第 59 巻　第 2 号　2 月号（平成 21 年 2 月 10 日）……836, 906

通巻 645 号　第 59 巻　第 3 号　3 月号（平成 21 年 3 月 10 日）……836, 906

通巻 646 号　第 59 巻　第 4 号　4 月号（平成 21 年 4 月 10 日）……836, 906

通巻 647 号　第 59 巻　第 5 号　5 月号（平成 21 年 5 月 10 日）……906

通巻 648 号　第 59 巻　第 6 号　6 月号（平成 21 年 6 月 10 日）……836, 906

通巻 649 号　第 59 巻　第 7 号　7 月号（平成 21 年 7 月 10 日）……907

通巻 650 号　第 59 巻　第 8 号　8・9 月号（平成 21 年 9 月 10 日）……836, 907

通巻 651 号　第 59 巻　第 9 号　10 月号（平成 21 年 10 月 10 日）……907

通巻 652 号　第 59 巻　第 10 号　11 月号（平成 21 年 11 月 10 日）……837, 907

通巻 653 号　第 59 巻　第 11 号　12 月号（平成 21 年 12 月 10 日）……837, 907

通巻 654 号　第 60 巻　第 1 号　1 月号（平成 22 年 1 月 10 日）……837, 907

通巻 655 号　第 60 巻　第 2 号　2 月号（平成 22 年 2 月 10 日）……837, 907

通巻 656 号　第 60 巻　第 3 号　3 月号（平成 22 年 3 月 10 日）……837, 907

通巻 657 号　第 60 巻　第 4 号　4 月号（平成 22 年 4 月 10 日）……837, 907

通巻 658 号　第 60 巻　第 5 号　5 月号（平成 22 年 5 月 10 日）……837, 907

通巻 659 号　第 60 巻　第 6 号　6・7 月号（平成 22 年 7 月 10 日）……837, 907

通巻 660 号　第 60 巻　第 7 号　8 月号（平成 22 年 8 月 10 日）……837, 907

通巻 661 号　第 60 巻　第 8 号　9 月号（平成 22 年 9 月 10 日）……837, 907

通巻 662 号　第 60 巻　第 9 号　10 月号（平成 22 年 10 月 10 日）……837, 907

通巻 663 号　第 60 巻　第 10 号　11 月号（平成 22 年 11 月 10 日）……837, 908

通巻 664 号　第 60 巻　第 11 号　12 月号（平成 22 年 12 月 10 日）……837, 908

通巻 665 号　第 61 巻　第 1 号　1 月号（平成 23 年 1 月 10 日）……837, 908

通巻 666 号　第 61 巻　第 2 号　2 月号（平成 23 年 2 月 10 日）……837, 908

通巻 667 号　第 61 巻　第 3 号　3 月号（平成 23 年 3 月 10 日）……838, 908

通巻 668 号　第 61 巻　第 4 号　4 月号（平成 23 年 4 月 10 日）……838, 908

通巻 669 号　第 61 巻　第 5 号　5 月号（平成 23 年 5 月 10 日）……838, 908

通巻 670 号　第 61 巻　第 6 号　6 月号（平成 23 年 6 月 10 日）……838, 908

通巻 671 号　第 61 巻　第 7 号　7 月号（平成 23 年 7 月 10 日）……838, 908

通巻 672 号　第 61 巻　第 8 号　8 月号（平成 23 年 8 月 10 日）……838, 908

通巻 673 号　第 61 巻　第 9 号　9 月号（平成 23 年 9 月 10 日）……838, 908

通巻 674 号　第 61 巻　第 10 号　10 月号（平成 23 年 10 月 10 日）……838, 908

通巻 675 号　第 61 巻　第 11 号　11 月号（平成 23 年 11 月 10 日）……838, 908

通巻 676 号　第 61 巻　第 12 号　12 月号（平成 23 年 12 月 10 日）……838, 909

通巻 677 号　第 62 巻　第 1 号　1 月号（平成 24 年 1 月 10 日）……838, 909

通巻 678 号　第 62 巻　第 2 号　2 月号（平成 24 年 2 月 10 日）……838, 909

通巻 679 号　第 62 巻　第 3 号　3 月号（平成 24 年 3 月 10 日）……838, 909

通巻 680 号　第 62 巻　第 4 号　4 月号（平成 24 年 4 月 10 日）……838, 909

通巻 681 号　第 62 巻　第 5 号　5 月号（平成 24 年 5 月 10 日）……839, 909

通巻 682 号　第 62 巻　第 6 号　6 月号（平成 24 年 6 月 10 日）……839, 909

通巻 683 号　第 62 巻　第 7 号　7 月号（平成 24 年 7 月 10 日）……839, 909

通巻 684 号　第 62 巻　第 8 号　8 月号（平成 24 年 8 月 10 日）……839, 909

通巻 685 号　第 62 巻　第 9 号　9 月号（平成 24 年 9 月 10 日）……839, 909

通巻 686 号　第 62 巻　第 10 号　10 月号（平成 24 年 10 月 10 日）……839, 909

通巻 687 号　第 62 巻　第 11 号　11 月号（平成 24 年 11 月 10 日）……839, 909

通巻 688 号　第 62 巻　第 12 号　12 月号（平成 24 年 12 月 10 日）……839, 909

通巻 689 号　第 63 巻　第 1 号　1 月号（平成 25 年 1 月 10 日）……839, 925

通巻 690 号　第 63 巻　第 2 号　2 月号（平成 25 年 2 月 10 日）……839, 926

通巻 691 号　第 63 巻　第 3 号　3・4 月号（平成 25 年 4 月 10 日）……839, 926

通巻 692 号　第 63 巻　第 4 号　5 月号（平成 25 年 5 月 10 日）……839, 926

通巻 693 号　第 63 巻　第 5 号　6 月号（平成 25 年 6 月 10 日）……839, 926

通巻 694 号　第 63 巻　第 6 号　7 月号（平成 25 年 7 月 10 日）……839, 926

通巻 695 号　第 63 巻　第 7 号　8 月号（平成 25 年 8 月 10 日）……839, 926

通巻 696 号　第 63 巻　第 8 号　9・10 月号（平成 25 年 10 月 10 日）……840, 926

通巻 697 号　第 63 巻　第 9 号　11 月号（平成 25 年 11 月 10 日）……840, 926

通巻 698 号　第 63 巻　第 10 号　12 月号（平成 25 年 12 月 10 日）……840, 926

通巻 699 号　第 64 巻　第 1 号　1 月号（平成 26 年 1 月 10 日）……840, 926

通巻 700 号　第 64 巻　第 2 号　2・3 月号（平成 26 年 3 月 10 日）……840, 926

通巻 701 号　第 64 巻　第 3 号　4 月号（平成 26 年 4 月 10 日）……840, 926

通巻 702 号　第 64 巻　第 4 号　5 月号（平成 26 年 5 月 10 日）……840, 926

通巻 703 号　第 64 巻　第 5 号　6 月号（平成 26 年 6 月 10 日）……840, 927

通巻 704 号　第 64 巻　第 6 号　7 月号（平成 26 年 7 月 10 日）……840, 927

通巻 705 号　第 64 巻　第 7 号　8 月号（平成 26 年 8 月 10 日）……840, 927

通巻 706 号　第 64 巻　第 8 号　9 月号（平成 26 年 9 月 10 日）……840, 927

通巻 707 号　第 64 巻　第 9 号　10 月号（平成 26 年 10 月 10 日）……840, 927

通巻 708 号　第 64 巻　第 10 号　11 月号（平成 26 年 11 月 10 日）……840, 927

通巻 709 号　第 64 巻　第 11 号　12 月号（平成 26 年 12 月 10 日）……840, 927

通巻 710 号　第 65 巻　第 1 号（平成 27 年 1 月 10 日）……841

通巻 711 号　第 65 巻　第 2 号（平成 27 年 2 月 10 日）……841

通巻 712 号　第 65 巻　第 3 号（平成 27 年 3 月 10 日）……841

通巻 713 号　第 65 巻　第 4 号（平成 27 年 4 月 10 日）……841

通巻 714 号　第 65 巻　第 5 号（平成 27 年 5 月 10 日）……841

通巻 715 号　第 65 巻　第 6 号（平成 27 年 6 月 10 日）……841

通巻 716 号　第 65 巻　第 7 号（平成 27 年 7 月 10 日）……841

通巻 717 号　第 65 巻　第 8 号（平成 27 年 8 月 10 日）……841

通巻 718 号　第 65 巻　第 9 号（平成 27 年 9 月 10 日）……841

通巻 719 号　第 65 巻　第 10 号（平成 27 年 10 月 10 日）……841

通巻 720 号　第 65 巻　第 11 号（平成 27 年 11 月 10 日）……841

通巻 721 号　第 65 巻　第 12 号（平成

27 年 12 月 10 日）……841
通巻 722 号　第 66 巻　第 1 号（平成 28 年 1 月 10 日）……841
通巻 723 号　第 66 巻　第 2 号（平成 28 年 2 月 11 日）……841
通巻 724 号　第 66 巻　第 3 号（平成 28 年 3 月 10 日）……841
通巻 725 号　第 66 巻　第 4 号（平成 28 年 4 月 10 日）……842
通巻 726 号　第 66 巻　第 5 号（平成 28 年 5 月 10 日）……842
通巻 727 号　第 66 巻　第 6 号（平成 28 年 7 月 10 日）……842
通巻 728 号　第 66 巻　第 7 号（平成 28 年 8 月 10 日）……842
通巻 729 号　第 66 巻　第 8 号（平成 28 年 9 月 10 日）……842
通巻 730 号　第 66 巻　第 9 号（平成 28 年 10 月 10 日）……842
通巻 731 号　第 66 巻　第 10 号（平成 28 年 11 月 10 日）……842
通巻 732 号　第 66 巻　第 11 号（平成 28 年 12 月 10 日）……842
通巻 733 号　第 67 巻　第 1 号（平成 29 年 1 月 10 日）……842
通巻 734 号　第 67 巻　第 2 号（平成 29 年 2 月 10 日）……842
通巻 735 号　第 67 巻　第 3 号（平成 29 年 3 月 10 日）……842
通巻 736 号　第 67 巻　第 4 号（平成 29 年 4 月 10 日）……842
通巻 737 号　第 67 巻　第 5 号（平成 29 年 5 月 10 日）……842
通巻 738 号　第 67 巻　第 6 号（平成 29 年 6 月 10 日）……842
通巻 739 号　第 67 巻　第 7 号（平成 29 年 7 月 10 日）……842
通巻 740 号　第 67 巻　第 8 号（平成 29 年 8 月 10 日）……843
通巻 741 号　第 67 巻　第 9 号（平成 29 年 9 月 10 日）……843
通巻 742 号　第 67 巻　第 10 号（平成 29 年 10 月 10 日）……843
通巻 743 号　第 67 巻　第 11 号（平成 29 年 11 月 10 日）……843
通巻 744 号　第 67 巻　第 12 号（平成 29 年 12 月 10 日）……843
通巻 745 号　第 68 巻　第 1 号（平成 30 年 1 月 10 日）……843
通巻 746 号　第 68 巻　第 2 号（平成 30 年 2 月 10 日）……843
通巻 747 号　第 68 巻　第 3 号（平成 30 年 3 月 10 日）……843
通巻 748 号　第 68 巻　第 4 号（平成 30 年 4 月 10 日）……843
通巻 749 号　第 68 巻　第 5 号（平成 30 年 5 月 10 日）……843
通巻 750 号　第 68 巻　第 6 号（平成 30 年 7 月 1 日）……843

通巻 751 号　第 68 巻　第 7 号（平成 30 年 8 月 10 日）……843
通巻 752 号　第 68 巻　第 8 号（平成 30 年 9 月 10 日）……843
通巻 753 号　第 68 巻　第 9 号（平成 30 年 10 月 10 日）……843
通巻 754 号　第 68 巻　第 10 号（平成 30 年 11 月 10 日）……843
通巻 755 号　第 68 巻　第 11 号（平成 30 年 12 月 10 日）……844
通巻 756 号　第 69 巻　第 1 号（平成 31 年 1 月 10 日）……844
通巻 757 号　第 69 巻　第 2 号（平成 31 年 2 月 10 日）……844
通巻 758 号　第 69 巻　第 3 号（平成 31 年 3 月 10 日）……844
通巻 759 号　第 69 巻　第 4 号（平成 31 年 4 月 10 日）……844
通巻 760 号　第 69 巻　第 5 号（令和 1 年 5 月 10 日）……844
通巻 761 号　第 69 巻　第 6 号（令和 1 年 6 月 10 日）……844
通巻 762 号　第 69 巻　第 7 号（令和 1 年 7 月 10 日）……844
通巻 763 号　第 69 巻　第 8 号（令和 1 年 8 月 10 日）……844
通巻 764 号　第 69 巻　第 9 号（令和 1 年 9 月 10 日）……844
通巻 765 号　第 69 巻　第 10 号（令和 1 年 10 月 10 日）……844
通巻 766 号　第 69 巻　第 11 号（令和 1 年 11 月 10 日）……844
通巻 767 号　第 69 巻　第 12 号（令和 1 年 12 月 10 日）……844
通巻 768 号　第 70 巻　第 1 号（令和 2 年 1 月 10 日）……844
通巻 769 号　第 70 巻　第 2 号（令和 2 年 2 月 10 日）……845
通巻 770 号　第 70 巻　第 3 号（令和 2 年 3 月 10 日）……845
通巻 771 号　第 70 巻　第 4 号（令和 2 年 4 月 10 日）……845
通巻 772 号　第 70 巻　第 5 号（令和 2 年 6 月 10 日）……845
通巻 773 号　第 70 巻　第 6 号（令和 2 年 7 月 10 日）……845
通巻 774 号　第 70 巻　第 7 号（令和 2 年 8 月 10 日）……845
通巻 775 号　第 70 巻　第 8 号（令和 2 年 9 月 10 日）……845
通巻 776 号　第 70 巻　第 9 号（令和 2 年 10 月 10 日）……845
通巻 777 号　第 70 巻　第 10 号（令和 2 年 11 月 10 日）……845
通巻 778 号　第 70 巻　第 11 号（令和 2 年 12 月 10 日）……845

菊池野文学
　No.2（昭和 30 年 5 月 15 日）……850
　5 号（昭和 31 年 3 月 25 日）……850

　6 号（昭和 31 年 6 月 25 日）……850
　No.9（昭和 35 年 9 月 25 日）……850
　No.11（昭和 36 年 6 月 25 日）……850
　第 12 号（昭和 37 年 11 月 25 日）……850
　第 13 号（昭和 39 年 2 月 10 日）……850
　第 14 号（昭和 39 年 8 月 10 日）……851
　No.15（昭和 39 年 11 月 15 日）……851
　第 16 号（昭和 40 年 8 月 5 日）……851
　第 17 号（昭和 41 年 2 月 15 日）……851
　No.18（昭和 41 年 8 月 31 日）……851
菊の香り……63
菊守　句集……518
義肢　歌集……723
騎手群
　第十二号（昭和 57 年 4 月 25 日）……114
　第十三号（昭和 58 年 2 月 25 日）……114
　第十四号（昭和 58 年 6 月 1 日）……114
黄水仙……1001
《冊子》傷ついた葦を折ることなく……105
絆　「らい予防法」の傷痕……77, 1109
黄瀬
　第一号（昭和 27 年）……167
　第一号～第八巻……167
　第四集（1955 年 6 月 10 日）……167
　第五集（1956 年 7 月 11 日）……167
　第六巻（1957 年 9 月 1 日）……167
　第七巻（1958 年 5 月 1 日）……167
北ぐに　歌集……261
季のうつり種……114
木下杢太郎の世界へ……1113
黄薔薇
　第 31 号（1956 年 9 月 20 日）……147
　第 85 号（1976 年 4 月 1 日）……148
　第 134 号（1992 年 11 月 15 日）……147
　永瀬清子追悼号　143 号（1995 年 7 月 17 日）……147
　215 号（2020 年 6 月 20 日）……147
吉備路……1154
吉備路　句集……129
吉備路をめぐる文学のふるさと……77
吉備団子
　第三集　岡山川柳人句集……118
　第四集　岡山県川柳人句集……118
　6　句集……118
　第七集……118
　八集（昭和 31 年 10 月 5 日）……119
　九集（昭和 32 年 10 月 5 日）……119
　十集（昭和 33 年 9 月 1 日）……119
　十一集（昭和 34 年 10 月 18 日）……119
　十二集（昭和 35 年 11 月 3 日）……119
　十三集（昭和 36 年 12 月 3 日）……119
　十四集（昭和 37 年 12 月 9 日）……119
　十五集（昭和 38 年 12 月 1 日）……119
　十七集（昭和 42 年 2 月 1 日）……119
　十八集（昭和 43 年 1 月 2 日）……119
　十九集（昭和 44 年 1 月 26 日）……119
　二〇集（昭和 45 年 2 月 20 日）……119
　二十一集（昭和 45 年 12 月 25 日）……119
　二十二集（昭和 47 年 2 月 10 日）……119

二十三集（昭和48年2月10日）……119
二十四集（昭和49年3月15日）……120
二十五集（昭和50年3月25日）……120
二十六集（昭和51年3月21日）……120
二十七集（昭和52年2月25日）……120
二十八集（昭和53年3月15日）……120
二十九集（昭和54年3月1日）……120
三十集（昭和55年3月1日）……120
三十一集（昭和56年3月1日）……120
三十二集（昭和57年3月1日）……120
三十三集（昭和58年3月27日）……120
三十四集（昭和59年3月27日）……120
三十五集（昭和60年3月17日）……120
三十六集（昭和61年3月27日）……120
三十七集（昭和62年3月15日）……120
三十八集（昭和63年3月11日）……120
三十九集（平成元年3月13日）……121
四十集（平成2年3月13日）……121
四十一集（平成3年3月13日）……121
四十二集（平成4年3月16日）……121
四十三集（平成5年3月16日）……121
四十四集（平成6年3月16日）……121
四十五集（平成7年3月16日）……121
四十六集（平成8年4月10日）……121
吉備津神社献詠集　第40回……112
希望の火を　塔和子詩集……1124
希望よあなたに　塔和子詩選集　ノア詩文庫……1142
基本的な造鼻術について……38
木俣修先生中川仲蔵氏歌碑除幕記念歌集……113
きみ江さん　ハンセン病を生きて……1142
奇妙な国……954
金夏日歌集　無窮花……368
きもの　癩園小説と随想……137
逆境に耳ひらき……62, 1077
キャンパスに集う～菊池恵楓園・金陽会絵画展　国立ハンセン病資料館2019年度春季企画展……1141
九十三歳の回顧録……1150
九州社会福祉事業史……106
九〇年目の真実　ハンセン病患者隔離政策の責任……1110
九州療養所30年史〔再校訂版〕……927
舊新約聖書　引用附……1069
救癩五十年苦闘史……167
救癩五十年苦闘史（続）……167
〔小川正子〕救らい一途の人生に敬意　県出身の小川女医をしのぶつどい元同僚らが語る……100
救ライ運動十五年の歩み……67
救癩事業に点火したリデル嬢……161
救ライの意志継いで光田翁の遺児同じ道歩む三人……98
救癩の父　光田健輔の思い出……98, 1145
救ライの日に……85
教育者・今村昌平……1112
教育人間学の展開……1084
〔奄美和光園〕行幸啓記念誌　創立30周年誌……1038
暁鐘
　第17巻　第2号（昭和24年7月5日）……847
　第17巻　第3号（昭和24年9月15日）……847
共生社会への長い道のり　「らい予防法」廃止へのハンセン病当事者による運動の軌跡……1141
強制不妊と優生保護法　"公益"に奪われたいのち……1088
今日という木を　塔和子詩集……1124
郷土の文芸　祭の前夜……139
きょうの健康－らいへの理解－……83
今日の焦点　竜田寮の子供たち　通学問題を巡って……846
今日、私は出発する　ハンセン病と結び合う旅・異郷の生……1094
今日を生きる……368
清き岸辺に……167
清き空白……1116
極限で見たキリスト……85, 86
極限のひと－病める人とともに－……89
《チラシ》きよこのくら……149
魚青句鈔……128
巨大なる石　森春樹詩集……147, 1122
距離　石川欣司詩集……1122
キリスト教福祉実践の史的展開……65
キリスト教ハンセン病救済運動の軌跡……1075
キリストにならいて……1065
記録　詩集……147
〔蕗之芽会〕
　記録帳（1955.12～）……124
　記録帳（昭和35年度）……125
　記録帳（昭和41年度～）……126
　記録簿……125
木を植える心　韓国ハンセン病治癒のために捧げた生涯……1086
近現代日本ハンセン病問題資料集成
　＜戦前編＞第1巻　一八七六～一九一七年／解説……176, 1139
　＜戦前編＞第2巻　一九一八～一九三一年……176, 1139
　＜戦前編＞第3巻　一九三二～一九三四年……176, 1139
　＜戦前編＞第4巻　一九三五年……176, 1139
　＜戦前編＞第5巻　一九三六～一九三七年……176, 1139
　＜戦前編＞第6巻　一九三七～一九三八年……176, 1139
　＜戦前編＞第7巻　一九三九～一九四〇年……176, 1139
　＜戦前編＞第8巻　一八九九～一九四〇年……176, 1139
　＜戦後編＞第1巻　重監房廃止・プロミン獲得運動と自治会の新生／解説……176, 1139
　＜戦後編＞第2巻　「癩予防法」改正問題　1……176, 1139
　＜戦後編＞第3巻　「癩予防法」改正問題　2……176, 1139
　＜戦後編＞第4巻　戦後無らい県運動／解説……176, 1139
　＜戦後編＞第5巻　竜田寮児童通学問題　1……177, 1139
　＜戦後編＞第6巻　竜田寮児童通学問題　2……177, 1139
　＜戦後編＞第7巻　癩刑務所・留置所設置問題／米軍占領下沖縄・奄美のハンセン病政策／解説……177, 1139
　＜戦後編＞第8巻　藤本事件／解説……1139
　＜戦後編＞第9巻　生活改善・反差別運動／解説……1139
　＜戦後編＞第10巻　国会議事録／解説……1140
　補巻1　外島保養院年報　上巻……1140
　補巻2　外島保養院年報　下巻……1140
　補巻3　本妙寺事件／九州療養所関係／自治会沿革史／解説……1140
　補巻4　大島療養所自治会日誌（戦前編）／解説……1140
　補巻5　世界のハンセン病政策／近代初期日本のハンセン病／解説……1140
　補巻6　私立療養所……1140
　補巻7　台湾におけるハンセン病政策／解説……177, 1140
　補巻8　療養所長会議関係書類／解説……1140
　補巻9　隔離政策の強化／解説……177, 1140
　補巻10　ハンセン病と教育／解説……177, 1140
　補巻11　らい予防法闘争期の自治会日誌／解説……1140
　補巻12　「癩予防法」改正問題　3……177, 1140
　補巻13　生活改善・反差別運動　2……1140
　補巻14　戦後無らい県運動　2……1140
　補巻15　戦後無らい県運動　3……1141
　補巻16　日本MTL　第1号～第46号……177, 1141
　補巻17　日本MTL　第47号～第93号……177, 1141
　補巻18　日本MTL　第94号～第116号……177, 1141
　補巻19　楓の蔭　第172号～第264号……177, 1141
　補巻1～15　解説・総目次……178
　別冊　日本MTL　＜補巻16～19＞解説・総目次・索引……1141
　戦前編　戦後編　解説・総目次……178, 1140
　別冊　補巻　解説・総目次……1140

【リーフレット】近現代日本ハンセン病問題資料集成補巻 10 〜 15……178

「日本 MTL」近現代日本ハンセン病問題資料集成　補巻 16 〜 19　解説・総目次……178

近代医学の壁……1088

近代庶民生活誌　20　病気・衛生……1085

近代日本宗教史　第 3 巻　教養と生命……1074

近代日本におけるハンセン病政策の成立と病者たち　歴史科学叢書……1091

近代日本のキリスト教と女性たち……65

近代日本の形成と地域社会　多摩の政治と文化……1076

近代日本の「他者」と向き合う……1082

近代日本のハンセン病問題と地域社会……1107

近代の日本と朝鮮　「された側」からの視座……1081

〔小川正子〕近代日本キリスト教「救癩」史の一断面　「小川正子現象」をめぐって……100

銀の芽……116

ぎんよう……368

【く】

空海の風景　上巻……1063

空海の風景　下巻……1063

空白への招待……1122

倶会一処　患者が綴る全生園の 70 年……516, 1087

〔蕗之芽会〕句会日誌
- No. 3 ……125
- No. 4 ……125
- No. 5 ……125
- No. 6 ……125
- No. 7 ……125
- No. 8 ……125
- No. 9 ……125
- No. 10 ……125
- No. 11 ……125
- No. 12 ……125
- No. 13 ……125
- No. 14 ……125
- No. 15 ……125

句会報「光風」　成年婦人機関誌「暁鐘」……847

踴踊涼涼　歌集……72

草津のかあさま・リー（32）……166

草津の柵　詩集……368

草津のタルピッ（月あかり）　在日韓国朝鮮人ハンセン病者の証言……366, 1103

草津「喜びの谷」の物語　コンウォール・リーとハンセン病……1076

草に立つ風　歌集……724, 1116

草の花
- 8 月号　第 7 巻　第 8 号　通巻 79 号（昭和 12 年 8 月 1 日）……915
- 10 月号　第 7 巻　第 10 号　通巻 80 号（昭和 12 年 10 月 1 日）……915
- 11 月号　第 7 巻　第 11 号　通巻 81 号（昭和 12 年 11 月 1 日）……915
- 12 月号　第 7 巻　第 12 号　通巻 83 号（昭和 12 年 12 月 1 日）……915
- 新年号　第 8 巻　第 1 号　通巻 84 号（昭和 13 年 1 月 1 日）……915
- 2 月号　第 8 巻　第 2 号　通巻 85 号（昭和 13 年 2 月 1 日）……915
- 4 月号　第 8 巻　第 4 号　通巻 87 号（昭和 13 年 4 月 1 日）……915
- 10 月号　第 8 巻　第 10 号　通巻 93 号（昭和 13 年 10 月 1 日）……915
- 4 月号　第 10 巻　第 4 号　通巻 110 号（昭和 15 年 4 月 1 日）……915
- 10 月号　第 10 巻　第 10 号　通巻 116 号（昭和 15 年 10 月 1 日）……915
- 11 月号　第 10 巻　第 11 号　通巻 117 号（昭和 15 年 11 月 1 日）……915
- 1 月号　第 11 巻　第 2 号　通巻 119 号（昭和 16 年 1 月 1 日）……915
- 7 月号　第 11 巻　第 7 号　通巻 126 号（昭和 16 年 7 月 1 日）……916
- 8 月号　第 11 巻　第 8 号　通巻 127 号（昭和 16 年 8 月 1 日）……916
- 7・8 月号　第 20 巻　第 4 号（昭和 25 年 8 月 10 日）……916
- 11 月号　第 21 巻　第 10 号（昭和 26 年 11 月 20 日）……916
- 4 月号（昭和 30 年 4 月 5 日）……916
- 5 月号（昭和 30 年 5 月 5 日）……916
- 6 月号　通巻 250 号（昭和 30 年 6 月 5 日）……916
- 7 月号（昭和 30 年 7 月 5 日）……916
- 8 月号（昭和 30 年 8 月 5 日）……916
- 9・10 月号（昭和 30 年 11 月 5 日）……916
- 3 月号（昭和 31 年 3 月 5 日）……917
- 4 月号　第 26 巻　第 4 号（昭和 31 年 4 月 15 日）……917
- 5 月号　第 26 巻　第 5 号（昭和 31 年 5 月 15 日）……917
- 6 月号　第 26 巻　第 6 号（昭和 31 年 6 月 15 日）……917
- 7 月号　第 26 巻　第 7 号（昭和 31 年 7 月 15 日）……917
- 8・9 月号（昭和 31 年 8 月 15 日）……917
- 10 月号　第 26 巻　第 9 号（昭和 31 年 9 月 15 日）……917
- 11 月号　第 26 巻　第 10 号（昭和 31 年 11 月 15 日）……917
- 1 月号　第 27 巻　第 1 号（昭和 32 年 1 月 15 日）……916
- 2・3 月号　通巻 268 号　第 27 巻　第 2 号（昭和 32 年 3 月 15 日）……916
- 4 月号　通巻 269 号　第 27 巻　第 3 号（昭和 32 年 4 月 5 日）……916
- 5 月号　通巻 270 号　第 27 巻　第 4 号（昭和 32 年 5 月 5 日）……916
- 7 月号　通巻 272 号（昭和 32 年 7 月 5 日）……917
- 8 月号　通巻 273 号（昭和 32 年 8 月 5 日）……917
- 9・10 月号　通巻 274 号（昭和 32 年 10 月 1 日）……917
- 11 月号　通巻 275 号（昭和 32 年 11 月 5 日）……917
- 12 月号　通巻 276 号（昭和 32 年 12 月 1 日）……917
- 1 月号　通巻 277 号（昭和 33 年 1 月 15 日）……917
- 2 月号　通巻 278 号（昭和 33 年 2 月 15 日）……917
- 3・4 月号　通巻 279 号（昭和 33 年 4 月 15 日）……918
- 5 月号　通巻 280 号（昭和 33 年 5 月 15 日）……918
- 6 月号　通巻 281 号（昭和 33 年 6 月 15 日）……918
- 7 月号　通巻 282 号（昭和 33 年 7 月 15 日）……918
- 8 月号　通巻 283 号（昭和 33 年 8 月 15 日）……918
- 9 月号　通巻 284 号（昭和 33 年 9 月 15 日）……918
- 10 月号　通巻 285 号（昭和 33 年 10 月 15 日）……918
- 11 月号　通巻 286 号（昭和 33 年 11 月 15 日）……918
- 12 月号　通巻 287 号（昭和 33 年 12 月 15 日）……918
- 1 月号　通巻 288 号（昭和 34 年 1 月 15 日）……918
- 2・3 月号　通巻 289 号（昭和 34 年 3 月 15 日）……918
- 4 月号　通巻 290 号（昭和 34 年 4 月 10 日）……918
- 5 月号　通巻 291 号（昭和 34 年 5 月 10 日）……918
- 6 月号　通巻 292 号（昭和 34 年 6 月 5 日）……918
- 7 月号　通巻 293 号　第 29 巻　第 6 号（昭和 34 年 7 月 5 日）……918
- 8 月号　通巻 294 号　第 29 巻　第 7 号（昭和 34 年 8 月 5 日）……918
- 9 月号　通巻 295 号　第 29 巻　第 8 号（昭和 34 年 9 月 5 日）……918
- 10 月号　通巻 296 号　第 29 巻　第 9 号（昭和 34 年 10 月 5 日）……919
- 11 月号　通巻 297 号　第 29 巻　第 10 号（昭和 34 年 11 月 5 日）……919
- 12 月号　通巻 298 号　第 29 巻　第 11 号（昭和 34 年 12 月 5 日）……919
- 1 月号　通巻 299 号　第 30 巻　第 1 号（昭和 35 年 1 月 5 日）……919
- 2 月号　通巻 300 号　第 30 巻　第 2 号（昭和 35 年 2 月 5 日）……919

3月号　通巻301号（昭和35年3月5日）……919
4月号　通巻302号（昭和35年4月5日）……919
5月号　通巻303号（昭和35年5月5日）……919
6月号　通巻304号（昭和35年5月5日）……919
7月号　通巻305号（昭和35年7月5日）……919
8月号　通巻306号（昭和35年8月5日）……919
9月号　通巻307号（昭和35年9月5日）……919
10月号　通巻308号（昭和35年10月5日）……920
11月号　通巻309号（昭和35年11月5日）……920
12月号　通巻310号（昭和35年12月5日）……920
2月号（昭和36年2月5日）……920
3月号（昭和36年3月5日）……920
4月号（昭和36年4月5日）……920
5月号（昭和36年5月5日）……920
6月号（昭和36年6月5日）……920
7月号（昭和36年7月5日）……920
8月号（昭和36年8月5日）……920
9月号（昭和36年9月5日）……920
10月号（昭和36年10月5日）……920
11月号（昭和36年11月5日）……920
1月号（昭和37年1月5日）……920
2・3月号（昭和37年2月25日）……920
4月号（昭和37年4月5日）……921
5月号（昭和37年5月5日）……921
6月号（昭和37年6月5日）……921
7月号（昭和37年7月5日）……921
8月号（昭和37年8月5日）……921
9月号（昭和37年9月5日）……921
10月号（昭和37年10月5日）……921
11月号（昭和37年11月5日）……921
12月号（昭和37年12月5日）……921
1月号（昭和38年1月5日）……921
2・3月号（昭和38年2月25日）……921
4月号（昭和38年4月25日）……921
5月号（昭和38年5月5日）……921
6月号（昭和38年6月5日）……921
7月号（昭和38年7月5日）……921
8月号（昭和38年8月5日）……922
9月号（昭和38年9月5日）……922
10月号（昭和38年10月5日）……922
11月号（昭和38年11月5日）……922
12月号（昭和38年12月5日）……922
4月号（昭和39年4月10日）……922
5月号（昭和39年5月10日）……922
6月号（昭和39年6月10日）……922
7月号（昭和39年7月10日）……922
8月号（昭和39年8月10日）……922
9月号（昭和39年9月10日）……922
10月号（昭和39年10月10日）……922

11月号（昭和39年11月10日）……922
1月号（昭和40年1月10日）……922
2月号（昭和40年2月10日）……922
3月号（昭和40年3月10日）……923
4月号（昭和40年4月10日）……923
5月号（昭和40年5月15日）……923
6月号（昭和40年6月15日）……923
7月号（昭和40年7月15日）……923
8月号（昭和40年8月15日）……923
9月号（昭和40年9月15日）……923
10月号（昭和40年10月15日）……923
11月号（昭和40年11月15日）……923
1月号（昭和41年1月15日）……923
2月号（昭和41年2月15日）……923
3月号（昭和41年3月15日）……923
4月号（昭和41年4月15日）……923
5月号（昭和41年5月15日）……923
6月号（昭和41年6月15日）……923
7月号（昭和41年7月15日）……924
8月号（昭和41年8月15日）……924
10・11月号（昭和41年11月15日）……924
1月号（昭和42年1月15日）……924
2月号（昭和42年2月5日）……924
3月号（昭和42年3月15日）……924
4月号（昭和42年4月15日）……924
5月号（昭和42年5月15日）……924
6月号（昭和42年6月15日）……924
7月号（昭和42年7月15日）……924
8月号（昭和42年8月15日）……924
9月号（昭和42年9月15日）……924
10月号（昭和42年10月15日）……924
11月号（昭和42年11月15日）……924
12月号（昭和42年12月15日）……924
1月号（昭和43年1月15日）……925
2月号（昭和43年2月15日）……925
3月号（昭和43年3月15日）……925
4月号（昭和43年4月15日）……925
5月号（昭和43年5月15日）……925
6月号（昭和43年6月15日）……925
7月号（昭和43年7月15日）……925
8月号（昭和43年8月15日）……925
9月号（昭和43年9月15日）……925
10月号（昭和43年10月15日）……925
11月号（昭和43年11月15日）……925
12月号（昭和43年12月15日）……925
1月号（昭和44年1月15日）……925
2月号（昭和44年2月15日）……925
3月号　終刊号（昭和44年3月15日）……925
草の花句集……847
くさの原　歌集……849, 1119
奇しき聖手の下に……953
楠若葉の島……1119
〔山本肇〕句帖
　No. 3　終の癩（昭和35年8月起）……126
　No. 4　島住（昭和38年1月～39年12月）……126
　No. 5　塑像（昭和40年1月～41年12

月）……126
　No. 6（昭和42年1月）……126
　No. 7（昭和43年1月21日～12月31日）……126
　No. 8（昭和44年1月8日）……126
　No. 9（昭和44年12月～45年11月）……126
　No. 10（昭和45年12月～46年11月20日）……126
　No. 13（昭和49年12月～50年12月）……127
　No. 14（昭和51年1月～52年1月）……127
　No. 15（昭和52年2月～12月）……127
　No. 16（昭和53年1月から）……127
　No. 17（昭和54年度）……127
　No. 18（昭和55年度）……127
　No. 19（昭和56年9月～57年7月）……127
　No. 20（昭和57年8月より）……127
　No. 21（昭和58年7月～59年12月）……127
　No. 22（昭和60年1月～11月）……127
　No. 23（昭和61年12月より）……127
　No. 24（昭和62年）……127
　No. 25（昭和63年度）……127
苦難をも喜ぶ……64
〔国頭愛楽園〕写真年報　昭和13年～18年……777
国に問われる責任　つぐないか、救いか……1081
国の責任　今なお、生きつづけるらい予防法……1098
欅の花……848
苦悩とケアの人類学　サファリングは創造性の源泉になりうるか？……1088
句報　蛙柳会慰問特集号
　（昭和31年8月12日）……117
　（昭和31年11月15日）……117
熊笹の尾根　栗生楽泉園創立七十周年記念写真集……364, 1094
熊笹の道　歌集……519
熊本回春病院の解散……161
熊本清正公に何故癩が集まったか……160
熊本県ハンセン病問題啓発資料　絵の中のふるさと　国立療養所菊池恵楓園絵画クラブ金陽会作品集……854
熊本県立図書館（内田守人文庫）図書目録……85
熊山町役場　手紙と受蔵書……148
栗生　青年会新聞
　No. 32……370
　No. 42……370
栗生細胞
　No. 2（1959年4月1日）……370
　No. 3（1959年5月1日）……370
　No. 7（1959年6月20日）……370
（国立療養所）栗生楽泉園……371
（国立療養所）栗生楽泉園内　重監房跡の

発掘調査……372
（国立療養所）栗生楽泉園内　門衛所跡の発掘調査……372
栗生楽泉園園内地図……371
栗生楽泉園ガイドブック……371
〔栗生楽泉園〕創立30周年誌……1096
〔栗生楽泉園〕創立40周年記念誌……364
〔栗生楽泉園〕創立50周年記念誌……1096
〔栗生楽泉園〕創立70周年記念誌……364, 1136
〔栗生楽泉園〕創立80周年記念誌……372
栗生楽泉園入所者証言集　上……369, 1096
栗生楽泉園入所者証言集　中……369, 1096
栗生楽泉園入所者証言集　下……369, 1096
〔栗生楽泉園〕年報
　平成13年度……369
　平成14年度……369
　平成15年度……369
　平成18年度……369
　平成19年度……369
　平成20年度……369
　平成21年度……369
　平成23年度……369
　平成24年度……370
　平成25年度……370
　平成26年度……370
　平成27年度……370
　平成28年度……370
　平成29年度……370
　令和元年度……370
　令和2年度……370
クリオン百年祭……169
クリニック・クリティック　私批評宣言　ミネルヴァ評論叢書＜文学の在り処＞……1112
栗の花　第3巻　第9号　9月号……370
狂いたる磁石盤……954
苦しみは歓びをつくる　平沢保治対話集……1107
狂った季節の中で……138
黒い真昼……82
グローバル・アピール2015　～ハンセン病患者と回復者に対する社会的差別の撤廃に向けて～……84
黒川温泉ホテル宿泊拒否事件に関する　差別文書綴り……852
黒き檜の森　歌集……849
黒潮　歌文集……113
黒薔薇　壱岐耕歌集……108, 1115
群礁　合同句集……122, 1154
句集『群礁』関係　原稿・ゲラ……126
群馬文学全集　13　群馬の俳人……1131

【け】

敬愛パンフレット第一号　屈まりて歩むもの……953
軽快退所者と事故退所者の調べについて　自昭和33年10月1日至昭和42年9月30日　9年間……1151
芸術と狂気……1067
形成　草炎
　第6号（昭和57年1月15日）……114
　第7号（昭和57年6月15日）……115
形成外科領域におけるDimethylpolysiloxanの応用にあたって注意すべき基礎事項……38
恵楓
　12月号　第15巻　第11号（昭和16年12月15日）……785
　1月号　第16巻　第1号（昭和17年1月15日）……785, 786, 859
　2月号　第16巻　第2号（昭和17年2月15日）……785, 786, 859
　3月号　第16巻　第3号（昭和17年3月15日）……786, 859
　4・5月号　第16巻　第5号（昭和17年5月15日）……786, 860
　6月号　第16巻　第6号（昭和17年6月15日）……786, 860
　9月号　第16巻　第9号（昭和17年9月15日）……786, 860
　10月号　第16巻　第9号（昭和17年10月15日）……786, 860
　11・12月号　第16巻　第10号（昭和17年12月15日）……786
　1月号　第17巻　第1号（昭和18年1月15日）……786, 787, 860
　2月号　第17巻　第2号（昭和18年2月15日）……786, 787, 860
　3月号　第17巻　第3号（昭和18年3月15日）……787, 860
　11・12月号　第17巻　第10号（昭和18年11月15日）……787
　創刊号　Vol.1　8月号（昭和26年8月25日）……789
　Vol.2　10月号（昭和26年10月30日）……789
　Vol.3　1月号（昭和27年1月31日）……789, 860
　Vol.4　6月号（昭和27年6月20日）……789
　第5号　9月号（昭和27年9月20日）……789
　第6号（昭和29年3月1日）……789, 846
　第7号（昭和29年7月1日）……789
　1・2月号　通巻第8号（昭和30年2月20日）……791
　3月号　通巻第9号（昭和30年3月20日）……791
　4月号　通巻第10号（昭和30年4月25日）……791
　5月号　通巻第11号（昭和30年5月20日）……791
　6月号　通巻第12号（昭和30年6月20日）……791, 860
　7月号　通巻第13号（昭和30年7月20日）……791
　8月号　通巻第14号（昭和30年8月20日）……791
　9月号　通巻第15号（昭和30年9月20日）……791, 860
　10月号　通巻第16号（昭和30年10月30日）……791
　11・12月号　通巻第17号（昭和30年12月25日）……791
　通巻第18号（昭和31年1月25日）……860
　通巻第19号　2・3月号（昭和31年3月25日）……860
　通巻第20号　4月号（昭和31年4月25日）……860
　通巻第21号　5・6月号（昭和31年6月25日）……860
　通巻第22号　7月号（昭和31年7月25日）……860
　通巻第23号　8月号（昭和31年8月25日）……861
　通巻第24号　9月号（昭和31年9月25日）……861
　通巻第36号（昭和33年8月10日）……861
恵楓短歌　2月号　第20巻　第2号（昭和21年2月15日）……910
刑法と戦争　戦時治安法制のつくり方……1082
鶏肋集　追而……175
鶏肋集　三唱……175
鶏肋集　随筆……175
ゲシュタルトクライス……1066
元気のもとはつながる仲間-解放教育の再生をめざして-……69
〔大島青松園〕研究業績集
　平成30年度……712
　平成31年度……727
検証会議　ハンセン病と闘った人達に贈る書……75, 1100
現象学的人間学　講演と論文1……1066
検証・ハンセン病史……76, 1094
幻想の現代……1066
現存在分析……1059
現代7つの課題5……1060
現代アメリカの形成　上　原典アメリカ史第四巻……1062
現代歌人岡山風土記……115
《チラシ》現代詩の母　詩人・永瀬清子の生家の保存・改修にご支援ください……149
現代社会心理学
　第一巻　社会心理学の基礎……1066
　第五巻　以上社会の心理……1066
　6　文化の心理……1061
現代人の心……1066
現代心理学Ⅰ　心理学とは何か……1067
現代短歌全集　第11巻　仰日ほか……1115

現代における仏教と教化　真言密教伝来
　一二〇〇年記念現代教化文集……1074
現代日本病人史　病人処遇の変遷……76
現代の生きがい　変わる日本人の人生
　観……1059
現代のエスプリ　第五十一号　作家の病跡
　解釈と鑑賞　別冊……1067
現代の差別と偏見　問題の分質と実情……
　1080
現代の心理學……1065
現代のスティグマ　ハンセン病・精神病・
　エイズ・難病の艱難……85, 1092
現代のヨーロッパ哲學……1059
現代のヨブたち……63, 1075
現代俳句集成　第15巻　昭和11……1120
現代俳句大系　第12巻　昭和34年〜昭
　和43年……1119
憲法九条は仏の願い……1081
憲法の可能性……1081
憲法を奪回する人びとドキュメント……
　1082
元禄赤穂武士の秘密古文書　内侍所……
　176

【こ】

小泉雅二詩集……138
光栄ある喜び……63, 1074
講演と音楽の夕べ　黒田了一（大阪府知事）
　青い鳥楽団演奏……23
高原　川柳合同句集……366
高原……1094
高原
　第2巻　第12号（昭和8年12月5
　　日）……302
　第3巻　第1号（昭和9年1月4日）……
　　302
　第3巻　第2号（昭和9年2月10
　　日）……302
　第3巻　第3号（昭和9年3月5日）……
　　302, 373
　第3巻　第4号（昭和9年4月20
　　日）……302, 373
　第3巻　第6号（昭和9年6月5日）……
　　302, 373
　第3巻　第7号（昭和9年7月5日）……
　　302
　第3巻　第8号（昭和9年8月5日）……
　　303, 373
　第3巻　第9号（昭和9年9月5日）……
　　303, 373
　第3巻　第11号（昭和9年11月5
　　日）……303
　第3巻　第12号（昭和9年12月10
　　日）……303, 373
　第4巻　第1号（昭和10年1月5
　　日）……303, 373
　第4巻　第2号（昭和10年2月5
　　日）……303, 373

　第4巻　第3号（昭和10年3月5
　　日）……303
　第4巻　第4号（昭和10年4月15
　　日）……303, 373
　第4巻　第5号（昭和10年5月5
　　日）……303, 373
　第4巻　第6号（昭和10年6月10
　　日）……303, 373
　第4巻　第7号（昭和10年7月6
　　日）……303, 373
　第4巻　第8号（昭和10年8月6
　　日）……303, 373
　第4巻　第9号（昭和10年9月5
　　日）……303
　第4巻　第10号（昭和10年10月5
　　日）……303, 373
　第4巻　第11号（昭和10年11月5
　　日）……303, 373
　第4巻　第12号（昭和10年12月5
　　日）……304, 376
　第5巻　第1号（昭和11年1月5
　　日）……304
　第5巻　第3号（昭和11年3月5
　　日）……304, 374
　第5巻　第4号（昭和11年4月5
　　日）……304
　第5巻　第5号（昭和11年5月5
　　日）……304, 374
　第5巻　第6号（昭和11年6月5
　　日）……304, 374
　第5巻　第7号（昭和11年7月5
　　日）……304
　第5巻　第8号（昭和11年8月5
　　日）……304, 374
　第5巻　第9号（昭和11年9月5
　　日）……304
　第5巻　第10号（昭和11年10月1
　　日）……304
　第5巻　第11号（昭和11年11月5
　　日）……304, 374
　第5巻　第12号（昭和11年12月1
　　日）……304, 374
　第6巻　第1号（昭和12年1月1
　　日）……304, 374
　第6巻　第2号（昭和12年2月1
　　日）……305, 374
　第6巻　第3号（昭和12年3月1
　　日）……305
　第6巻　第4号（昭和12年4月1
　　日）……305, 374
　第6巻　第5号（昭和12年5月1
　　日）……305, 374
　第6巻　第6号（昭和12年6月1
　　日）……305, 374
　第6巻　第7号（昭和12年7月1
　　日）……305, 374
　第6巻　第8号（昭和12年8月1
　　日）……305, 374
　第6巻　第9号（昭和12年9月1

　　日）……305, 374
　第6巻　第10号（昭和12年10月1
　　日）……305, 374
　第6巻　第11号（昭和12年11月1
　　日）……305, 375
　第6巻　第12号（昭和12年12月1
　　日）……305
　第7巻　第1号（昭和13年1月1
　　日）……305, 375
　第7巻　第2号（昭和13年2月1
　　日）……305, 375
　第7巻　第3号（昭和13年3月1
　　日）……305, 375
　第7巻　第4号（昭和13年4月1
　　日）……305, 375
　第7巻　第5号（昭和13年5月1
　　日）……305, 375
　第7巻　第6号（昭和13年6月1
　　日）……306, 375
　第7巻　第7号（昭和13年7月1
　　日）……306, 375
　第7巻　第8号（昭和13年8月1
　　日）……306, 375
　第7巻　第9号（昭和13年9月1
　　日）……306, 375
　第7巻　第10号（昭和13年10月1
　　日）……306, 375
　第7巻　第11号（昭和13年11月1
　　日）……306
　第7巻　第12号（昭和13年12月1
　　日）……306
　第8巻　第1号（昭和14年1月1
　　日）……306
　第8巻　第2号（昭和14年2月1
　　日）……306
　第8巻　第3号（昭和14年3月1
　　日）……306, 375
　第8巻　第4号（昭和14年4月1
　　日）……306
　第8巻　第5号（昭和14年5月1
　　日）……306
　第8巻　第6号（昭和14年6月1
　　日）……306, 375
　第8巻　第7号（昭和14年7月1
　　日）……306, 375
　第8巻　第8号（昭和14年8月1
　　日）……307, 375
　第8巻　第9号（昭和14年9月1
　　日）……307
　第8巻　第10号（昭和14年10月1
　　日）……307
　第8巻　第11号（昭和14年11月1
　　日）……307, 376
　第8巻　第12号（昭和14年12月1
　　日）……307, 376
　第9巻　第1号（昭和15年1月1
　　日）……307, 376
　第9巻　第2号（昭和15年2月1
　　日）……307, 376

第 9 巻　第 3 号 (昭和 15 年 3 月 1 日)……307, 376
第 9 巻　第 4 号 (昭和 15 年 4 月 1 日)……307, 376
第 9 巻　第 5 号 (昭和 15 年 5 月 1 日)……307, 376
第 9 巻　第 6 号 (昭和 15 年 6 月 1 日)……307, 376
第 9 巻　第 7 号 (昭和 15 年 7 月 1 日)……307
第 9 巻　第 8 号 (昭和 15 年 8 月 1 日)……307
第 9 巻　第 9 号 (昭和 15 年 9 月 1 日)……307
第 9 巻　第 10 号 (昭和 15 年 10 月 1 日)……307
第 9 巻　第 11 号 (昭和 15 年 11 月 1 日)……308
第 9 巻　第 12 号 (昭和 15 年 12 月 1 日)……308
第 10 巻　第 1 号 (昭和 16 年 1 月 1 日)……308
第 10 巻　第 2 号 (昭和 16 年 2 月 1 日)……308
第 2 巻　第 4 号 (昭和 22 年 9 月 10 日)……308
第 3 巻　第 7 号 (昭和 23 年 3 月 30 日)……308
第 3 巻　第 8 号 (昭和 23 年 7 月 20 日)……308
第 3 巻　第 9 号 (昭和 23 年 8 月 20 日)……308
第 3 巻　第 10 号 (昭和 23 年 11 月 30 日)……308, 376
(栗生楽泉園) 昭和 23 年～30 年……376
第 3 巻　第 11 号 (昭和 24 年 2 月 10 日)……308
第 4 巻　第 12 号 (昭和 24 年 4 月 25 日)……308
第 4 巻　第 13 号 (昭和 24 年 7 月 15 日)……308, 376
第 4 巻　第 14 号 (昭和 24 年 8 月 30 日)……308, 376
第 4 巻　第 15 号 (昭和 24 年 10 月 30 日)……308, 376
第 4 巻　第 16 号 (昭和 24 年 12 月 20 日)……308, 376
第 5 巻　第 17 号 (昭和 25 年 3 月 20 日)……309, 376
第 5 巻　第 18 号 (昭和 25 年 5 月 20 日)……309, 377
第 5 巻　第 19 号 (昭和 25 年 7 月 13 日)……309, 377
第 5 巻　第 20 号 (昭和 25 年 9 月 25 日)……309, 377
第 5 巻　第 21 号 (昭和 25 年 11 月 15 日)……309, 377
第 6 巻　第 22 号 (昭和 25 年 12 月 25 日)……309, 377
第 6 巻　第 23 号 (昭和 26 年 2 月 25 日)……309, 377
第 6 巻　第 3 号 (昭和 26 年 4 月 25 日)……309, 377
第 6 巻　第 4 号 (昭和 26 年 6 月 25 日)……309, 377
第 6 巻　第 5 号 (昭和 26 年 8 月 20 日)……309, 377
第 6 巻　第 6 号 (昭和 26 年 10 月 20 日)……309
第 6 巻　第 7 号 (昭和 26 年 12 月 20 日)……309, 377
第 7 巻　第 1 号 (昭和 27 年 2 月 20 日)……309, 377
第 7 巻　第 2 号 (昭和 27 年 4 月 20 日)……309
第 7 巻　第 3 号 (昭和 27 年 6 月 20 日)……309, 377
第 7 巻　第 4 号 (昭和 27 年 8 月 20 日)……310, 377
第 7 巻　第 5 号 (昭和 27 年 11 月 20 日)……310, 377
第 7 巻　第 5 号 (昭和 27 年 12 月 20 日)……310, 377
第 8 巻　第 1 号 (昭和 28 年 2 月 20 日)……310, 378
第 8 巻　第 2 号　通巻 36 号 (昭和 28 年 4 月 1 日)……310, 378
第 8 巻　第 3 号　通巻 37 号 (昭和 28 年 5 月 1 日)……310, 378
第 8 巻　第 4 号　通巻 38 号 (昭和 28 年 6 月 1 日)……310, 378
第 8 巻　第 5 号　通巻 39 号 (昭和 28 年 7 月 1 日)……310, 378
第 8 巻　第 6 号　通巻 40 号 (昭和 28 年 8 月 1 日)……310, 378
第 8 巻　第 7 号　通巻 41 号 (昭和 28 年 9 月 1 日)……310, 378
第 8 巻　第 8 号　通巻 42 号 (昭和 28 年 10 月 1 日)……310, 378
第 8 巻　第 9 号　通巻 43 号 (昭和 28 年 11 月 1 日)……310, 378
第 8 巻　第 10 号　通巻 44 号 (昭和 28 年 12 月 1 日)……310, 378
第 9 巻　第 1 号　通巻 45 号 (昭和 29 年 1 月 1 日)……310, 378
第 9 巻　第 2 号　通巻 46 号 (昭和 29 年 2 月 1 日)……310, 378
第 9 巻　第 3 号　通巻 47 号 (昭和 29 年 3 月 1 日)……311, 378
第 9 巻　第 4 号　通巻 48 号 (昭和 29 年 4 月 1 日)……311, 378
第 9 巻　第 5 号　通巻 49 号 (昭和 29 年 5 月 1 日)……311, 378
第 9 巻　第 6 号　通巻 50 号 (昭和 29 年 6 月 1 日)……311, 379
第 9 巻　第 7 号　通巻 51 号 (昭和 29 年 7 月 1 日)……311, 379
第 9 巻　第 8 号　通巻 52 号 (昭和 29 年 9 月 1 日)……311, 379
第 9 巻　第 10 号　通巻 53 号 (昭和 29 年 10 月 1 日)……311, 379
第 9 巻　第 10 号　通巻 54 号 (昭和 29 年 11 月 1 日)……311, 379
第 9 巻　第 11 号　通巻第 55 号 (昭和 29 年 12 月 1 日)……311, 379
第 10 巻　第 1 号　通巻第 56 号 (昭和 30 年 1 月 1 日)……311, 379
第 10 巻　第 2 号　通巻第 57 号 (昭和 30 年 2 月 1 日)……311, 379
第 10 巻　第 3 号　通巻第 58 号 (昭和 30 年 3 月 1 日)……311, 379
第 10 巻　第 4 号　通巻第 59 号 (昭和 30 年 3 月 1 日)……311, 379
第 10 巻　第 5 号　通巻第 60 号 (昭和 30 年 5 月 1 日)……311, 379
第 10 巻　第 6 号　通巻第 61 号 (昭和 30 年 6 月 1 日)……311, 379
第 10 巻　第 7 号　通巻第 62 号 (昭和 30 年 7 月 1 日)……312, 379
第 10 巻　第 8 号　通巻第 63 号 (昭和 30 年 8 月 1 日)……312, 379
第 10 巻　第 9 号　通巻第 64 号 (昭和 30 年 9 月 1 日)……312, 379
第 10 巻　第 10 号　通巻第 65 号 (昭和 30 年 10 月 1 日)……312, 380
第 10 巻　第 11 号　通巻 66 号 (昭和 30 年 11 月 1 日)……312, 380
第 10 巻　第 12 号　通巻 67 号 (昭和 30 年 12 月 1 日)……312, 380
第 11 巻　第 1 号　通巻第 68 号 (昭和 31 年 1 月 1 日)……312, 380
第 11 巻　第 2 号　通巻第 69 号 (昭和 31 年 2 月 1 日)……312, 380
第 11 巻　第 3 号　通巻第 70 号 (昭和 31 年 3 月 1 日)……312, 380
第 11 巻　第 4 号　通巻第 71 号 (昭和 31 年 4 月 1 日)……312, 380
第 11 巻　第 5 号　通巻 72 号 (昭和 31 年 5 月 1 日)……312, 380
第 11 巻　第 6 号　通巻 73 号 (昭和 31 年 6 月 1 日)……312, 380
第 11 巻　第 7 号　通巻 74 号 (昭和 31 年 7 月 1 日)……312, 380
第 11 巻　第 8 号　通巻 75 号 (昭和 31 年 8 月 1 日)……312, 380
第 11 巻　第 9 号　通巻 76 号 (昭和 31 年 9 月 1 日)……312, 380
第 11 巻　第 10 号　通巻 77 号 (昭和 31 年 10 月 1 日)……313, 380
第 11 巻　第 11 号　通巻 78 号 (昭和 31 年 11 月 1 日)……313, 380
第 11 巻　第 12 号　通巻 79 号 (昭和 31 年 12 月 1 日)……313, 380
第 12 巻　第 1 号　通巻 80 号 (昭和 32 年 1 月 1 日)……313, 381
第 12 巻　第 2 号　通巻 81 号 (昭和 32

年2月1日)……313, 381

第12巻 第3号 通巻82号 (昭和32年3月1日)……313, 381

第12巻 第4号 通巻83号 (昭和32年4月1日)……313, 381

第12巻 第5号 通巻84号 (昭和32年5月1日)……313, 381

第12巻 第6号 通巻85号 (昭和32年6月1日)……313, 381

第12巻 第7号 通巻86号 (昭和32年7月1日)……313, 381

第12巻 第8号 通巻87号 (昭和32年8月1日)……313, 381

第12巻 第9号 通巻88号 (昭和32年8月1日)……313, 381

第12巻 第10号 通巻89号 (昭和32年10月1日)……313

第12巻 第11号 通巻90号 (昭和32年11月1日)……313

第12巻 第12号 通巻91号 (昭和32年12月1日)……313, 381

第13巻 第1号 通巻92号 (昭和33年1月1日)……314, 381

第13巻 第2号 通巻93号 (昭和33年2月1日)……314

第13巻 第3号 通巻94号 (昭和33年3月1日)……314, 381

第13巻 第4号 通巻95号 (昭和33年4月1日)……314, 381

第13巻 第5号 通巻96号 (昭和33年5月1日)……314, 381

第13巻 第6号 通巻97号 (昭和33年6月1日)……314, 381

第13巻 第7号 通巻98号 (昭和33年7月1日)……314, 382

第13巻 第8号 通巻99号 (昭和33年8月1日)……314, 382

第13巻 第9号 通巻100号 (昭和33年9月1日)……314

第13巻 第10号 通巻101号 (昭和33年10月1日)……314, 382

第13巻 第11号 通巻102号 (昭和33年11月1日)……314, 382

第13巻 第12号 通巻104号 (昭和33年12月1日)……314, 382

第14巻 第1号 通巻105号 (昭和34年1月1日)……314

第14巻 第2号 通巻105号 (昭和34年2月1日)……314, 382

第14巻 第3号 通巻107号 (昭和34年3月1日)……314

第14巻 第4号 通巻108号 (昭和34年4月1日)……315, 382

第14巻 第5号 通巻109号 (昭和34年5月1日)……315, 382

第14巻 第6号 通巻110号 (昭和34年6月1日)……315

第14巻 第7号 通巻110号 (昭和34年7月1日)……315, 382

第14巻 第8号 通巻112号 (昭和34年8月1日)……315, 382

第14巻 第9号 通巻112号 (昭和34年9月1日)……315

第14巻 第10号 通巻113号 (昭和34年10月1日)……315, 382

第14巻 第11号 通巻114号 (昭和34年11月1日)……315

第14巻 第12号 通巻115号 (昭和34年12月1日)……315, 382

第15巻 第1号 通巻116号 (昭和35年1月1日)……315, 382

第15巻 第2号 通巻117号 (昭和35年2月1日)……315, 382

第15巻 第3号 通巻118号 (昭和35年3月1日)……315, 382

第15巻 第4号 通巻119号 (昭和35年4月1日)……315, 383

第15巻 第5号 通巻120号 (昭和35年5月1日)……315, 383

第15巻 第6号 通巻121号 (昭和35年6月1日)……315, 383

第15巻 第7号 通巻122号 (昭和35年7月1日)……316, 383

第15巻 第8号 通巻123号 (昭和35年8月1日)……316, 383

第15巻 第9号 通巻124号 (昭和35年9月1日)……316, 383

第15巻 第10号 通巻125号 (昭和35年10月1日)……316, 383

第15巻 第11号 通巻126号 (昭和35年11月1日)……316, 383

第15巻 第12号 通巻127号 (昭和35年12月1日)……316, 383

第16巻 第1号 通巻128号 (昭和36年1月1日)……316, 383

第16巻 第2号 通巻129号 (昭和36年2月1日)……316, 383

第16巻 第3号 通巻130号 (昭和36年3月1日)……316, 383

第16巻 第4号 通巻131号 (昭和36年4月1日)……316, 383

第16巻 第5号 通巻132号 (昭和36年5月1日)……316, 383

第16巻 第6号 通巻133号 (昭和36年6月1日)……316, 383

第16巻 第7号 通巻134号 (昭和36年7月1日)……316, 384

第16巻 第8号 通巻135号 (昭和36年8月1日)……316, 384

第16巻 第9号 通巻139号 (昭和36年9月1日)……316, 384

第16巻 第10号 通巻137号 (昭和36年10月1日)……317, 384

第16巻 第11号 通巻138号 (昭和36年11月1日)……317, 384

第16巻 第12号 通巻142号 (昭和36年12月1日)……317, 384

第17巻 第1号 通巻143号 (昭和37年1月1日)……317, 384

第17巻 第2号 通巻144号 (昭和37年2月1日)……317, 384

第17巻 第3号 通巻145号 (昭和37年3月1日)……317, 384

第17巻 第4号 通巻146号 (昭和37年4月1日)……317, 384

第17巻 第5号 通巻147号 (昭和37年5月1日)……317, 384

第17巻 第6号 通巻148号 (昭和37年6月1日)……317, 384

第17巻 第7号 通巻149号 (昭和37年7月1日)……317, 384

第17巻 第8号 通巻150号 (昭和37年8月1日)……317, 384

第17巻 第9号 通巻151号 (昭和37年9月1日)……317, 384

第17巻 第10号 通巻152号 (昭和37年10月1日)……385

第17巻 第11号 (昭和37年11月1日)……317

第17巻 第12号 通巻154号 (昭和37年12月1日)……317, 385

第18巻 第1号 (昭和38年1月1日)……317

第18巻 第2号 通巻156号 (昭和38年2月1日)……318

第18巻 第3号 通巻157号 (昭和38年3月1日)……318

第18巻 第4号 通巻158号 (昭和38年4月1日)……318

第18巻 第5号 通巻159号 (昭和38年5月1日)……318, 385

第18巻 第6号 通巻160号 (昭和38年6月1日)……318, 385

第18巻 第7号 通巻157号 (昭和38年7月1日)……318

第18巻 第8号 通巻158号 (昭和38年8月1日)……318

第18巻 第9号 通巻159号 (昭和38年9月1日)……318

第18巻 第10号 通巻160号 (昭和38年10月1日)……318, 385

第18巻 第11号 通巻161号 (昭和38年11月1日)……318

第18巻 第12号 通巻162号 (昭和38年12月1日)……318, 385

第19巻 第1号 (昭和39年1月1日)……318

第19巻 第2号 通巻164号 (昭和39年2月1日)……318, 385

第19巻 第3号 通巻165号 (昭和39年3月1日)……318, 385

第19巻 第4号 通巻166号 (昭和39年4月1日)……318, 385

第19巻 第5号 通巻167号 (昭和39年5月1日)……319, 385

第19巻 第6号 通巻168号 (昭和39年6月1日)……319, 385

高原

第 19 巻　第 7 号　通巻 169 号 (昭和 39 年 7 月 1 日) ……319, 385
第 19 巻　第 8 号　通巻 170 号 (昭和 39 年 8 月 1 日) ……319, 385
第 19 巻　第 9 号　通巻 171 号 (昭和 39 年 9 月 1 日) ……319, 385
第 19 巻　第 10 号　通巻 172 号 (昭和 39 年 10 月 1 日) ……319
第 19 巻　第 11 号　通巻 173 号 (昭和 39 年 11 月 1 日) ……319, 385
第 19 巻　第 12 号　通巻 174 号 (昭和 39 年 12 月 1 日) ……319, 386
第 20 巻　第 1 号　通巻 175 号 (昭和 40 年 1 月 1 日) ……319, 386
第 20 巻　第 2 号　通巻 176 号 (昭和 40 年 2 月 1 日) ……319, 386
第 20 巻　第 3 号　通巻 177 号 (昭和 40 年 3 月 1 日) ……319, 386
第 20 巻　第 4 号　通巻 178 号 (昭和 40 年 4 月 1 日) ……319, 386
第 20 巻　第 5 号　通巻 179 号 (昭和 40 年 5 月 1 日) ……319, 386
6 月号　180 号 (昭和 40 年 6 月 1 日) ……319
第 20 巻　第 7 号　通巻 181 号 (昭和 40 年 7 月 1 日) ……319, 386
第 20 巻　第 8 号　通巻 182 号 (昭和 40 年 8 月 1 日) ……320, 386
第 20 巻　第 9 号　通巻 183 号 (昭和 40 年 9 月 1 日) ……320, 386
第 20 巻　第 10 号　通巻 184 号 (昭和 40 年 10 月 1 日) ……320, 386
第 20 巻　第 11 号　通巻 185 号 (昭和 40 年 11 月 1 日) ……320, 386
第 20 巻　第 12 号　通巻 186 号 (昭和 40 年 12 月 1 日) ……320, 386
第 21 巻　第 1 号　通巻 187 号 (昭和 41 年 1 月 1 日) ……320, 386
第 21 巻　第 2 号　通巻 188 号 (昭和 41 年 2 月 1 日) ……320, 386
第 21 巻　第 3 号　通巻 189 号 (昭和 41 年 3 月 1 日) ……320, 386
第 21 巻　第 4 号　通巻 190 号 (昭和 41 年 4 月 1 日) ……387
第 21 巻　第 5 号　通巻 191 号 (昭和 41 年 5 月 1 日) ……320, 387
第 21 巻　第 6 号　通巻 192 号 (昭和 41 年 6 月 1 日) ……320, 387
第 21 巻　第 7 号　通巻 193 号 (昭和 41 年 7 月 1 日) ……320, 387
第 21 巻　第 8 号　通巻 194 号 (昭和 41 年 8 月 1 日) ……320, 387
第 21 巻　第 9 号　通巻 195 号 (昭和 41 年 9 月 1 日) ……320, 387
第 21 巻　第 10 号　通巻 196 号 (昭和 41 年 10 月 1 日) ……320, 387
第 21 巻　第 11 号　通巻 197 号 (昭和 41 年 11 月 1 日) ……321, 387
第 21 巻　第 12 号　通巻 198 号 (昭和 41 年 12 月 1 日) ……321, 387
第 22 巻　第 1 号　通巻 199 号 (昭和 42 年 1 月 1 日) ……321, 387
第 22 巻　第 2 号　通巻 200 号 (昭和 42 年 2 月 1 日) ……321, 387
第 22 巻　第 3 号　通巻 201 号 (昭和 42 年 3 月 1 日) ……321, 387
第 22 巻　第 4 号　通巻 202 号 (昭和 42 年 4 月 1 日) ……321, 387
第 22 巻　第 5 号　通巻 203 号 (昭和 42 年 5 月 1 日) ……321, 387
第 22 巻　第 6 号　通巻 204 号 (昭和 42 年 6 月 1 日) ……321, 387
第 22 巻　第 7 号　通巻 205 号 (昭和 42 年 7 月 1 日) ……321, 388
第 22 巻　第 8 号　通巻 206 号 (昭和 42 年 8 月 1 日) ……321, 388
第 22 巻　第 9 号　通巻 207 号 (昭和 42 年 9 月 1 日) ……321, 388
第 22 巻　第 10 号　通巻 208 号 (昭和 42 年 10 月 1 日) ……321, 388
第 22 巻　第 11 号　通巻 209 号 (昭和 42 年 11 月 1 日) ……321, 388
第 22 巻　第 12 号　通巻 210 号 (昭和 42 年 12 月 1 日) ……321, 388
第 23 巻　第 1 号　通巻 211 号 (昭和 43 年 1 月 1 日) ……321, 388
第 24 巻　第 2 号　通巻 212 号 (昭和 43 年 2 月 1 日) ……322, 388
第 23 巻　第 3 号　通巻 213 号 (昭和 43 年 3 月 1 日) ……322, 388
第 24 巻　第 4 号　通巻 214 号 (昭和 43 年 4 月 1 日) ……322, 388
5 月号　第 215 号 (昭和 43 年 5 月 1 日) ……322
第 23 巻　第 6 号　通巻 216 号 (昭和 43 年 6 月 1 日) ……322, 388
第 24 巻　第 7 号　通巻 217 号 (昭和 43 年 7 月 1 日) ……322, 388
第 23 巻　第 8 号　通巻 218 号 (昭和 43 年 8 月 1 日) ……322, 388
第 24 巻　第 9 号　通巻 219 号 (昭和 43 年 9 月 1 日) ……322, 388
第 24 巻　第 10 号　通巻 220 号 (昭和 43 年 10 月 1 日) ……322, 388
第 24 巻　第 11 号　通巻 221 号 (昭和 43 年 11 月 1 日) ……322, 389
第 24 巻　第 12 号　通巻 222 号 (昭和 43 年 12 月 1 日) ……322, 389
第 25 巻　第 1 号　通巻 223 号 (昭和 44 年 1 月 1 日) ……322, 389
第 25 巻　第 2 号　通巻 224 号 (昭和 44 年 2 月 1 日) ……322, 389
第 25 巻　第 3 号　通巻 225 号 (昭和 44 年 3 月 1 日) ……322, 389
第 25 巻　第 4 号　通巻 226 号 (昭和 44 年 4 月 1 日) ……322, 389
第 25 巻　第 5 号　通巻 227 号 (昭和 44 年 5 月 1 日) ……323, 389
第 25 巻　第 6 号　通巻 228 号 (昭和 44 年 6 月 1 日) ……323, 389
第 25 巻　第 7 号　通巻 229 号 (昭和 44 年 7 月 1 日) ……323, 389
第 25 巻　第 8 号　通巻 230 号 (昭和 44 年 8 月 1 日) ……323, 389
第 25 巻　第 9 号　通巻 231 号 (昭和 44 年 9 月 1 日) ……323, 389
第 25 巻　第 10 号　通巻 232 号 (昭和 44 年 10 月 1 日) ……323, 389
第 25 巻　第 11 号　通巻 233 号 (昭和 44 年 11 月 1 日) ……323, 389
12 月号　第 234 号 (昭和 44 年 12 月 1 日) ……323
第 26 巻　第 1 号　通巻 235 号 (昭和 45 年 1 月 1 日) ……323, 389
第 26 巻　第 2 号　通巻 236 号 (昭和 45 年 2 月 1 日) ……323, 389
第 26 巻　第 3 号　通巻 237 号 (昭和 45 年 3 月 1 日) ……323, 390
第 26 巻　第 4 号　通巻 238 号 (昭和 45 年 4 月 1 日) ……323, 390
第 26 巻　第 5 号　通巻 239 号 (昭和 45 年 5 月 1 日) ……323, 390
第 26 巻　第 6 号　通巻 240 号 (昭和 45 年 6 月 1 日) ……323, 390
第 26 巻　第 7 号　通巻 241 号 (昭和 45 年 7 月 1 日) ……323, 390
第 26 巻　第 8 号　通巻 242 号 (昭和 45 年 8 月 1 日) ……324, 390
第 26 巻　第 9 号　通巻 243 号 (昭和 45 年 9 月 1 日) ……324, 390
第 26 巻　第 10 号　通巻 244 号 (昭和 45 年 10 月 1 日) ……324, 390
第 26 巻　第 11 号　通巻 245 号 (昭和 45 年 11 月 1 日) ……324, 390
第 26 巻　第 12 号　通巻 246 号 (昭和 45 年 12 月 1 日) ……324, 390
第 27 巻　第 1 号　通巻 247 号 (昭和 46 年 1 月 1 日) ……324, 390
第 27 巻　第 2 号　通巻 248 号 (昭和 46 年 2 月 1 日) ……324, 390
3 月号　249 号 (昭和 46 年 3 月 1 日) ……324
4 月号　第 250 号 (昭和 46 年 4 月 1 日) ……324
5 月号　第 251 号 (昭和 46 年 5 月 1 日) ……324
第 27 巻　第 6 号　通巻 252 号 (昭和 46 年 6 月 1 日) ……324, 390
第 27 巻　第 7 号　通巻 253 号 (昭和 46 年 7 月 1 日) ……324, 390
第 27 巻　第 8 号　通巻 254 号 (昭和 46 年 8 月 1 日) ……324, 390
第 27 巻　第 9 号　通巻 255 号 (昭和 46 年 9 月 1 日) ……324, 391
第 27 巻　第 10 号　通巻 256 号 (昭和 46 年 10 月 1 日) ……324, 391
第 27 巻　第 11 号　通巻 257 号 (昭和

46年11月1日)……325, 391

第27巻　第12号　通巻258号(昭和46年12月1日)……325, 391

第28巻　第1号　通巻259号(昭和47年1月1日)……325, 391

第28巻　第2号　通巻260号(昭和47年2月1日)……325, 391

3月号　第261号(昭和47年3月1日)……325

4月号　第262号(昭和47年4月1日)……325

第28巻　第5号　通巻263号(昭和47年5月1日)……325, 391

第28巻　第6号　通巻264号(昭和47年6月1日)……325, 391

第28巻　第7号　通巻265号(昭和47年7月1日)……325, 391

第28巻　第8号　通巻266号(昭和47年8月1日)……325, 391

第28巻　第9号　通巻267号(昭和47年9月1日)……325, 391

第28巻　第10号　通巻268号(昭和47年10月1日)……325, 391

第28巻　第11号　通巻269号(昭和47年11月1日)……325, 391

第28巻　第12号　通巻270号(昭和47年12月1日)……325, 391

第29巻　第1号　通巻271号(昭和48年1月1日)……325, 391

第29巻　第2号　通巻272号(昭和48年2月1日)……326, 392

第29巻　第3号　通巻273号(昭和48年3月1日)……326, 392

第29巻　第4号　通巻274号(昭和48年4月1日)……326, 392

第29巻　第5号　通案275号(昭和48年5月1日)……326, 392

第29巻　第6号　通巻276号(昭和48年6月1日)……326, 392

第29巻　第7号　通巻277号(昭和48年7月1日)……326, 392

第29巻　第8号　通巻278号(昭和48年8月1日)……326, 392

第29巻　第9号　通巻279号(昭和48年9月1日)……326, 392

第29巻　第10号　通巻280号(昭和48年10月1日)……326, 392

第29巻　第11号　通巻281号(昭和48年11月1日)……326, 392

第29巻　第12号　通巻282号(昭和48年12月1日)……326, 392

第30巻　第1号　通巻283号(昭和49年1月1日)……326, 392

第30巻　第2号　通巻284号(昭和49年2月1日)……326, 392

第30巻　第3号　通巻285号(昭和49年3月1日)……326, 392

第30巻　第4号　通巻286号(昭和49年4月1日)……326, 392

第30巻　第5号　通巻287号(昭和49年5月1日)……326, 392

第30巻　第6号　通巻288号(昭和49年7月1日)……327, 393

第30巻　第7号　通巻289号(昭和49年8月1日)……327, 393

第30巻　第8号　通巻290号(昭和49年9月1日)……327, 393

第30巻　第9号　通巻291号(昭和49年10月1日)……327, 393

第30巻　第10号　通巻292号(昭和49年11月1日)……327, 393

第30巻　第11号　通巻293号(昭和49年12月1日)……327, 393

第31巻　第1号　通巻294号(昭和50年1月1日)……327, 393

第31巻　第2号　通巻295号(昭和50年3月1日)……327, 393

第31巻　第3号　通巻296号(昭和50年4月1日)……327, 393

第31巻　第4号　通巻297号(昭和50年5月1日)……327, 393

第31巻　第5号　通巻298号(昭和50年7月1日)……327, 393

第31巻　第6号　通巻299号(昭和50年8月1日)……327, 393

第31巻　第7号　通巻300号(昭和50年9月1日)……327, 393

第31巻　第8号　通巻301号(昭和50年10月1日)……327, 393

第31巻　第9号　通巻302号(昭和50年11月1日)……327, 393

第31巻　第10号　通巻303号(昭和50年12月1日)……328, 394

第32巻　第1号　通巻304号(昭和51年1月1日)……328, 394

第32巻　第2号　通巻305号(昭和51年3月1日)……328, 394

第32巻　第3号　通巻306号(昭和51年4月1日)……328, 394

第32巻　第4号　通巻307号(昭和51年5月1日)……328, 394

第32巻　第5号　通巻308号(昭和51年6月1日)……328, 394

第32巻　第6号　通巻309号(昭和51年7月1日)……328, 394

第32巻　第7号　通巻310号(昭和51年8月1日)……328, 394

第32巻　第8号　通巻311号(昭和51年9月1日)……328, 394

第32巻　第9号　通巻312号(昭和51年10月1日)……328, 394

第32巻　第10号　通巻313号(昭和51年11月1日)……328, 394

第32巻　第11号　通巻314号(昭和51年12月1日)……328, 394

第33巻　第1号　通巻315号(昭和52年1月1日)……328, 394

第33巻　第2号　通巻316号(昭和52年2月1日)……328, 394

第33巻　第3号　通巻317号(昭和52年3月1日)……328, 394

第33巻　第4号　通巻318号(昭和52年4月1日)……329, 395

第33巻　第5号　通巻319号(昭和52年5月1日)……329, 395

第33巻　第6号　通巻320号(昭和52年6月1日)……329, 395

第33巻　第7号　通巻321号(昭和52年7月1日)……329, 395

第33巻　第8号　通巻322号(昭和52年8月1日)……329, 395

第33巻　第9号　通巻323号(昭和52年9月1日)……329, 395

第33巻　第10号　通巻324号(昭和52年10月1日)……329, 395

第33巻　第11号　通巻325号(昭和52年11月1日)……329, 395

第33巻　第12号　通巻326号(昭和52年12月1日)……329, 395

第34巻　第1号　通巻327号(昭和53年1月1日)……329, 395

第34巻　第2号　通巻328号(昭和53年2月1日)……329, 395

第34巻　第3号　通巻329号(昭和53年3月1日)……329, 395

第34巻　第4号　通巻330号(昭和53年4月1日)……329, 395

第34巻　第5号　通巻331号(昭和53年5月1日)……329, 395

第34巻　第6号　通巻332号(昭和53年6月1日)……329, 395

第34巻　第7号　通巻333号(昭和53年7月1日)……330, 396

第34巻　第8号　通巻334号(昭和53年8月1日)……330, 396

第34巻　第9号　通巻335号(昭和53年9月1日)……330, 396

第34巻　第10号　通巻336号(昭和53年10月1日)……330, 396

第34巻　第11号　通巻337号(昭和53年11月1日)……330, 396

第34巻　第12号　通巻338号(昭和53年12月1日)……330, 396

第35巻　第1号　通巻339号(昭和54年1月1日)……330, 396

第35巻　第2号　通巻340号(昭和54年2月1日)……330, 396

第35巻　第3号　通巻341号(昭和54年3月1日)……330, 396

第35巻　第4号　通巻342号(昭和54年4月1日)……330, 396

第35巻　第5号　通巻343号(昭和54年5月1日)……330, 396

第35巻　第6号　通巻344号(昭和54年6月1日)……330, 396

第35巻　第7号　通巻345号(昭和54年7月1日)……330, 396

第 35 巻　第 8 号　通巻 346 号 (昭和 54 年 8 月 1 日)……330, 396

第 35 巻　第 9 号　通巻 347 号 (昭和 54 年 9 月 1 日)……330, 396

第 35 巻　第 10 号　通巻 348 号 (昭和 54 年 10 月 1 日)……331, 397

第 35 巻　第 11 号　通巻 349 号 (昭和 54 年 11 月 1 日)……331, 397

第 35 巻　第 12 号　通巻 350 号 (昭和 54 年 12 月 1 日)……331, 397

第 36 巻　第 1 号　通巻 351 号 (昭和 55 年 1 月 1 日)……331, 397

第 36 巻　第 2 号　通巻 352 号 (昭和 55 年 3 月 1 日)……331, 397

第 36 巻　第 3 号　通巻 353 号 (昭和 55 年 4 月 1 日)……331, 397

第 36 巻　第 4 号　通巻 354 号 (昭和 55 年 5 月 1 日)……331, 397

第 36 巻　第 5 号　通巻 355 号 (昭和 55 年 6 月 1 日)……331, 397

第 36 巻　第 6 号　通巻 356 号 (昭和 55 年 7 月 1 日)……331, 397

第 36 巻　第 7 号　通巻 357 号 (昭和 55 年 8 月 1 日)……331, 397

第 36 巻　第 8 号　通巻 358 号 (昭和 55 年 9 月 1 日)……331, 397

第 36 巻　第 9 号　通巻 359 号 (昭和 55 年 10 月 1 日)……331, 397

第 36 巻　第 10 号　通巻 360 号 (昭和 55 年 11 月 1 日)……331, 397

第 36 巻　第 12 号　通巻 361 号 (昭和 55 年 12 月 1 日)……331, 397

第 37 巻　第 1 号　通巻 362 号 (昭和 56 年 1 月 1 日)……331, 397

第 37 巻　第 2 号　通巻 363 号 (昭和 56 年 2 月 1 日)……332, 398

第 37 巻　第 3 号　通巻 364 号 (昭和 56 年 3 月 1 日)……332, 398

第 37 巻　第 4 号　通巻 365 号 (昭和 56 年 4 月 1 日)……332, 398

第 37 巻　第 5 号　通巻 366 号 (昭和 56 年 5 月 1 日)……332, 398

第 37 巻　第 6 号　通巻 367 号 (昭和 56 年 6 月 1 日)……332, 398

第 37 巻　第 7 号　通巻 368 号 (昭和 56 年 7 月 1 日)……332, 398

8 月号・第 369 号 (昭和 56 年 8 月 1 日)……332

9 月号・第 370 号 (昭和 56 年 9 月 1 日)……332

第 37 巻　第 10 号　通巻 371 号 (昭和 56 年 10 月 1 日)……332, 398

第 37 巻　第 11 号　通巻 372 号 (昭和 56 年 11 月 1 日)……332, 398

第 37 巻　第 12 号　通巻 373 号 (昭和 56 年 12 月 1 日)……332, 398

第 38 巻　第 1 号　通巻 374 号 (昭和 57 年 1 月 1 日)……332, 398

第 38 巻　第 2 号　通巻 375 号 (昭和 57 年 2 月 1 日)……332, 398

第 38 巻　第 3 号　通巻 376 号 (昭和 57 年 3 月 1 日)……332, 398

第 38 巻　第 4 号　通巻 377 号 (昭和 57 年 4 月 1 日)……332, 398

第 38 巻　第 5 号　通巻 378 号 (昭和 57 年 5 月 1 日)……333, 398

第 38 巻　第 6 号　通巻 379 号 (昭和 57 年 6 月 1 日)……333, 398

第 38 巻　第 7 号　通巻 380 号 (昭和 57 年 7 月 1 日)……333, 399

第 38 巻　第 8 号　通巻 381 号 (昭和 57 年 8 月 1 日)……333, 399

第 38 巻　第 9 号　通巻 382 号 (昭和 57 年 9 月 1 日)……333, 399

10 月号・第 383 号 (昭和 57 年 10 月 1 日)……333

第 38 巻　第 11 号　通巻 384 号 (昭和 57 年 11 月 1 日)……333, 399

第 38 巻　第 12 号　通巻 385 号 (昭和 57 年 12 月 1 日)……333, 399

第 39 巻　第 1 号　通巻 386 号 (昭和 58 年 1 月 1 日)……333, 399

第 39 巻　第 2 号　通巻 387 号 (昭和 58 年 2 月 1 日)……333, 399

第 39 巻　第 3 号　通巻 388 号 (昭和 58 年 3 月 1 日)……333, 399

第 39 巻　第 4 号　通巻 389 号 (昭和 58 年 4 月 1 日)……333, 399

第 39 巻　第 5 号　通巻 390 号 (昭和 58 年 5 月 1 日)……333, 399

第 39 巻　第 6 号　通巻 391 号 (昭和 58 年 6 月 1 日)……333, 399

第 39 巻　第 7 号　通巻 392 号 (昭和 58 年 7 月 1 日)……333, 399

第 39 巻　第 8 号　通巻 393 号 (昭和 58 年 8 月 1 日)……334, 399

第 39 巻　第 9 号　通巻 394 号 (昭和 58 年 9 月 1 日)……334, 399

第 39 巻　第 10 号　通巻 395 号 (昭和 58 年 10 月 1 日)……334, 399

11 月号・第 396 号 (昭和 58 年 11 月 1 日)……334

第 39 巻　第 12 号　通巻 397 号 (昭和 58 年 12 月 1 日)……334, 400

第 40 巻　第 1 号　通巻 398 号 (昭和 59 年 1 月 1 日)……334, 400

第 40 巻　第 2 号　通巻 399 号 (昭和 59 年 2 月 1 日)……400

第 40 巻　第 3 号　通巻 400 号 (昭和 59 年 3 月 1 日)……334, 400

第 40 巻　第 4 号　通巻 401 号 (昭和 59 年 4 月 1 日)……334, 400

第 40 巻　第 5 号　通巻 402 号 (昭和 59 年 5 月 1 日)……334, 400

第 40 巻　第 6 号　通巻 403 号 (昭和 59 年 6 月 1 日)……334, 400

第 40 巻　第 7 号　通巻 404 号 (昭和 59 年 7 月 1 日)……334, 400

第 40 巻　第 8 号　通巻 405 号 (昭和 59 年 8 月 1 日)……334, 400

第 40 巻　第 9 号　通巻 406 号 (昭和 59 年 9 月 1 日)……334, 400

10 月号　第 407 号 (昭和 59 年 10 月 1 日)……334

第 40 巻　第 11 号　通巻 408 号 (昭和 59 年 11 月 1 日)……335, 400

第 40 巻　第 12 号　通巻 409 号 (昭和 59 年 12 月 1 日)……335, 400

第 41 巻　第 1 号　通巻 410 号 (昭和 60 年 1 月 1 日)……335, 400

第 41 巻　第 2 号　通巻 411 号 (昭和 60 年 2 月 1 日)……335, 400

第 41 巻　第 3 号　通巻 412 号 (昭和 60 年 3 月 1 日)……335, 400

第 41 巻　第 4 号　通巻 413 号 (昭和 60 年 4 月 1 日)……335, 401

第 41 巻　第 5 号　通巻 414 号 (昭和 60 年 5 月 1 日)……335, 401

第 41 巻　第 6 号　通巻 415 号 (昭和 60 年 6 月 1 日)……335, 401

第 41 巻　第 7 号　通巻 416 号 (昭和 60 年 7 月 1 日)……335, 401

第 41 巻　第 8 号　通巻 417 号 (昭和 60 年 8 月 1 日)……335, 401

第 41 巻　第 9 号　通巻 418 号 (昭和 60 年 9 月 1 日)……335, 401

第 41 巻　第 10 号　通巻 419 号 (昭和 60 年 10 月 1 日)……335, 401

第 41 巻　第 11 号　通巻 420 号 (昭和 60 年 11 月 1 日)……335, 401

第 41 巻　第 12 号　通巻 421 号 (昭和 60 年 12 月 1 日)……335, 401

第 42 巻　第 1 号　通巻 422 号 (昭和 61 年 1 月 1 日)……335, 401

第 42 巻　第 2 号　通巻 423 号 (昭和 61 年 2 月 1 日)……336, 401

第 42 巻　第 3 号　通巻 424 号 (昭和 61 年 3 月 1 日)……336, 401

第 42 巻　第 4 号　通巻 425 号 (昭和 61 年 4 月 1 日)……336, 401

第 42 巻　第 5 号　通巻 426 号 (昭和 61 年 5 月 1 日)……336, 401

6 月号　第 427 号 (昭和 61 年 6 月 1 日)……336

第 42 巻　第 7 号　通巻 428 号 (昭和 61 年 7 月 1 日)……336, 401

第 42 巻　第 8 号　通巻 429 号 (昭和 61 年 8 月 1 日)……336, 402

第 42 巻　第 9 号　通巻 430 号 (昭和 61 年 9 月 1 日)……336, 402

第 42 巻　第 10 号　通巻 431 号 (昭和 61 年 10 月 1 日)……336, 402

第 42 巻　第 11 号　通巻 432 号 (昭和 61 年 11 月 1 日)……336, 402

第 42 巻　第 12 号　通巻 433 号 (昭和 61 年 12 月 1 日)……336, 402

第 43 巻　第 1 号　通巻 434 号 (昭和 62

年1月1日)……336, 402

第43巻　第2号　通巻435号(昭和62年2月1日)……336, 402

第43巻　第3号　通巻436号(昭和62年3月1日)……336, 402

第43巻　第4号　通巻437号(昭和62年4月1日)……336, 402

第43巻　第5号　通巻438号(昭和62年5月1日)……337, 402

第43巻　第6号　通巻439号(昭和62年6月1日)……337, 402

第43巻　第7号　通巻440号(昭和62年7月1日)……337, 402

第43巻　第8号　通巻441号(昭和62年8月1日)……337, 402

第43巻　第9号　通巻442号(昭和62年9月1日)……337, 402

第43巻　第10号　通巻443号(昭和62年10月1日)……337, 402

第43巻　第11号　通巻444号(昭和62年11月1日)……337, 403

第43巻　第12号　通巻445号(昭和62年12月1日)……337, 403

第44巻　第1号　通巻446号(昭和63年1月1日)……337, 403

第44巻　第2号　通巻447号(昭和63年2月1日)……337, 403

第44巻　第3号　通巻448号(昭和63年3月1日)……337, 403

第44巻　第4号　通巻449号(昭和63年4月1日)……337, 403

第44巻　第5号　通巻450号(昭和63年5月1日)……337, 403

第44巻　第6号　通巻451号(昭和63年6月1日)……337, 403

第44巻　第7号　通巻452号(昭和63年7月1日)……337, 403

第44巻　第8号　通巻453号(昭和63年8月1日)……338, 403

第44巻　第9号　通巻454号(昭和63年9月1日)……338, 403

第44巻　第10号　通巻455号(昭和63年10月1日)……338, 403

第44巻　第11号　通巻456号(昭和63年11月1日)……338, 403

第44巻　第12号　通巻457号(昭和63年12月1日)……338, 403

第45巻　第1号　通巻458号(昭和64年1月1日)……338, 403

第45巻　第2号　通巻459号(平成元年2月1日)……338, 404

第45巻　第3号　通巻460号(平成元年3月1日)……338, 404

4月号　第461号(平成元年4月1日)……338

第45巻　第5号　通巻462号(平成元年5月1日)……338, 404

第45巻　第6号　通巻463号(平成元年6月1日)……338, 404

第45巻　第7号　通巻464号(平成元年7月1日)……338, 404

第45巻　第8号　通巻465号(平成元年8月1日)……338, 404

第45巻　第9号　通巻466号(平成元年9月1日)……338, 404

10月号　第467号(平成元年10月1日)……338

第45巻　第11号　通巻468号(平成元年11月1日)……339, 404

第45巻　第12号　通巻469号(平成元年12月1日)……339, 404

第46巻　第1号　通巻470号(平成2年1月1日)……339, 404

第46巻　第2号　通巻471号(平成2年2月1日)……339, 404

第46巻　第3号　通巻472号(平成2年3月1日)……339, 404

第46巻　第4号　通巻473号(平成2年4月1日)……339, 404

第46巻　第5号　通巻474号(平成2年5月1日)……339, 404

第46巻　第6号　通巻475号(平成2年6月1日)……339, 404

第46巻　第7号　通巻476号(平成2年7月1日)……339, 405

8月号　477号(平成2年8月1日)……339

第46巻　第9号　通巻478号(平成2年9月1日)……339, 405

第46巻　第10号　通巻479号(平成2年10月1日)……339, 405

第46巻　第11号　通巻480号(平成2年11月1日)……339, 405

第46巻　第12号　通巻481号(平成2年12月1日)……339, 405

第47巻　第1号　通巻482号(平成3年1月1日)……339, 405

第47巻　第2号　通巻483号(平成3年2月1日)……340, 405

第47巻　第3号　通巻484号(平成3年3月1日)……340, 405

第47巻　第4号　通巻485号(平成3年4月1日)……340, 405

第47巻　第5号　通巻486号(平成3年5月1日)……340, 405

第47巻　第6号　通巻487号(平成3年6月1日)……340, 405

第47巻　第7号　通巻488号(平成3年7月1日)……340, 405

第47巻　第8号　通巻489号(平成3年8月1日)……340, 405

第47巻　第9号　通巻490号(平成3年9月1日)……340, 405

第47巻　第10号　通巻491号(平成3年10月1日)……340, 405

第47巻　第11号　通巻492号(平成3年11月1日)……340, 406

第47巻　第12号　通巻493号(平成3年12月1日)……340, 406

第48巻　第1号　通巻494号(平成4年1月1日)……340, 406

第48巻　第2号　通巻495号(平成4年2月1日)……340, 406

第48巻　第3号　通巻496号(平成4年3月1日)……340, 406

第48巻　第4号　通巻497号(平成4年4月1日)……340, 406

第48巻　第5号　通巻498号(平成4年5月1日)……341, 406

第48巻　第6号　通巻499号(平成4年6月1日)……341, 406

第48巻　第7号　通巻500号(平成4年7月1日)……341, 406

第48巻　第8号　通巻501号(平成4年8月1日)……341, 406

第48巻　第9号　通巻502号(平成4年9月1日)……341, 406

第48巻　第10号　通巻503号(平成4年10月1日)……341, 406

第48巻　第11号　通巻504号(平成4年11月1日)……341, 406

第48巻　第12号　通巻505号(平成4年12月1日)……341, 406

第49巻　第1号　通巻506号(平成5年1月1日)……341, 406

第49巻　第2号　通巻507号(平成5年2月1日)……341, 407

第49巻　第3号　通巻508号(平成5年3月1日)……341, 407

第49巻　第4号　通巻509号(平成5年4月1日)……341, 407

第49巻　第5号　通巻510号(平成5年5月1日)……341, 407

第49巻　第6号　通巻511号(平成5年6月1日)……341, 407

第49巻　第7号　通巻512号(平成5年7月1日)……341, 407

第49巻　第8号　通巻513号(平成5年8月1日)……342, 407

第49巻　第9号　通巻514号(平成5年9月1日)……342, 407

10月号　第515号(平成5年10月1日)……342

第49巻　第11号　通巻516号(平成5年11月1日)……342, 407

第49巻　第12号　通巻517号(平成5年12月1日)……342, 407

第50巻　第1号　通巻518号(平成6年1月1日)……342, 407

第50巻　第2号　通巻519号(平成6年2月1日)……342, 407

第50巻　第3号　通巻520号(平成6年3月1日)……342, 407

第50巻　第4号　通巻521号(平成6年4月1日)……342, 407

第50巻　第5号　通巻522号(平成6年5月1日)……342, 407

高原

第 50 巻　第 6 号　通巻 523 号（平成 6 年 6 月 1 日）……342, 408

第 50 巻　第 7 号　通巻 524 号（平成 6 年 7 月 1 日）……342, 408

第 50 巻　第 8 号　通巻 525 号（平成 6 年 8 月 1 日）……342, 408

第 50 巻　第 9 号　通巻 526 号（平成 6 年 9 月 1 日）……342, 408

第 50 巻　第 10 号　通巻 527 号（平成 6 年 10 月 1 日）……342, 408

第 50 巻　第 11 号　通巻 528 号（平成 6 年 11 月 1 日）……343, 408

第 50 巻　第 12 号　通巻 529 号（平成 6 年 12 月 1 日）……343, 408

第 51 巻　第 1 号　通巻 530 号（平成 7 年 1 月 1 日）……343, 408

第 51 巻　第 2 号　通巻 531 号（平成 7 年 2 月 1 日）……343, 408

第 51 巻　第 3 号　通巻 532 号（平成 7 年 3 月 1 日）……343, 408

第 51 巻　第 4 号　通巻第 533 号（平成 7 年 4 月 1 日）……343, 408

第 51 巻　第 5 号　通巻第 534 号（平成 7 年 5 月 1 日）……343, 408

第 51 巻　第 6 号　通巻第 535 号（平成 7 年 6 月 1 日）……343, 408

第 51 巻　第 7 号　通巻第 536 号（平成 7 年 7 月 1 日）……343, 408

8 月号　第 537 号（平成 7 年 8 月 1 日）……343

第 51 巻　第 9 号　通巻第 538 号（平成 7 年 9 月 1 日）……343, 408

第 51 巻　第 10 号　通巻第 539 号（平成 7 年 10 月 1 日）……343, 409

第 51 巻　第 11 号　通巻第 540 号（平成 7 年 11 月 1 日）……343, 409

第 51 巻　第 12 号　通巻第 541 号（平成 7 年 12 月 1 日）……343, 409

第 52 巻　第 1 号　通巻第 542 号（平成 8 年 1 月 1 日）……343, 409

第 52 巻　第 2 号　通巻第 543 号（平成 8 年 2 月 1 日）……344, 409

第 52 巻　第 3 号　通巻第 544 号（平成 8 年 3 月 1 日）……344, 409

第 52 巻　第 4 号　通巻第 545 号（平成 8 年 4 月 1 日）……344, 409

第 52 巻　第 5 号　通巻第 546 号（平成 8 年 5 月 1 日）……344, 409

特集・増刊号　第 547 号（平成 8 年 5 月 25 日）……344

第 52 巻　第 6 号　通巻第 548 号（平成 8 年 6 月 1 日）……344, 409

第 52 巻　第 7 号　通巻第 549 号（平成 8 年 7 月 1 日）……344, 409

第 52 巻　第 8 号　通巻第 550 号（平成 8 年 8 月 1 日）……344, 409

第 52 巻　第 9 号　通巻第 551 号（平成 8 年 9 月 1 日）……344, 409

第 52 巻　第 10 号　通巻第 552 号（平成 8 年 10 月 1 日）……344, 409

第 52 巻　第 11 号　通巻第 553 号（平成 8 年 11 月 1 日）……344, 409

第 52 巻　第 12 号　通巻第 554 号（平成 8 年 12 月 1 日）……344, 409

第 53 巻　第 1 号　通巻第 555 号（平成 9 年 1 月 1 日）……344, 410

第 53 巻　第 2 号　通巻第 556 号（平成 9 年 2 月 1 日）……344, 410

第 53 巻　第 3 号　通巻第 557 号（平成 9 年 3 月 1 日）……344, 410

第 53 巻　第 4 号　通巻第 558 号（平成 9 年 4 月 1 日）……345, 410

第 53 巻　第 5 号　通巻第 559 号（平成 9 年 5 月 1 日）……345, 410

第 53 巻　第 6 号　通巻第 560 号（平成 9 年 6 月 1 日）……345, 410

第 53 巻　第 7 号　通巻第 561 号（平成 9 年 7 月 1 日）……345, 410

第 53 巻　第 8 号　通巻第 562 号（平成 9 年 8 月 1 日）……345, 410

第 53 巻　第 9 号　通巻第 563 号（平成 9 年 8 月 1 日）……345, 410

第 53 巻　第 10 号　通巻第 564 号（平成 9 年 10 月 1 日）……345, 410

第 53 巻　第 11 号　通巻第 565 号（平成 9 年 11 月 1 日）……345, 410

第 53 巻　第 12 号　通巻第 566 号（平成 9 年 12 月 1 日）……345, 410

1 月号　第 567 号（平成 10 年 1 月 1 日）……345

2 月号　第 568 号（平成 10 年 2 月 1 日）……345

3 月号　第 569 号（平成 10 年 3 月 1 日）……345

4 月号　第 570 号（平成 10 年 4 月 1 日）……345

5 月号　第 571 号（平成 10 年 5 月 1 日）……345

6 月号　第 572 号（平成 10 年 6 月 1 日）……345

7 月号　第 573 号（平成 10 年 7 月 1 日）……346

8 月号　第 574 号（平成 10 年 8 月 1 日）……346

第 54 巻　第 9 号　通巻第 575 号（平成 10 年 9 月 1 日）……346, 410

第 54 巻　第 10 号　通巻第 576 号（平成 10 年 10 月 1 日）……346, 410

11 月号　第 577 号（平成 10 年 11 月 1 日）……346

12 月号　第 578 号（平成 10 年 12 月 1 日）……346

1 月号　第 579 号（平成 11 年 1 月 1 日）……346

2 月号　第 580 号（平成 11 年 2 月 1 日）……346

第 55 巻　第 3 号　通巻第 581 号（平成 11 年 3 月 1 日）……346, 410

4 月号　第 582 号（平成 11 年 4 月 1 日）……346

5 月号　第 583 号（平成 11 年 5 月 1 日）……346

6 月号　第 584 号（平成 11 年 6 月 1 日）……346

7 月号　第 585 号（平成 11 年 7 月 1 日）……346

第 55 巻　第 8 号　通巻 586 号（平成 11 年 8 月 1 日）……346, 411

9 月号　第 587 号（平成 11 年 9 月 1 日）……346

10 月号　第 588 号（平成 11 年 10 月 1 日）……347

11 月号　第 589 号（平成 11 年 11 月 1 日）……347

12 月号　第 590 号（平成 11 年 12 月 1 日）……347

1 月号　第 591 号（平成 12 年 1 月 1 日）……347

2 月号　第 592 号（平成 12 年 2 月 1 日）……347

3 月号　第 593 号（平成 12 年 3 月 1 日）……347

4 月号　第 594 号（平成 12 年 4 月 1 日）……347

5 月号　第 595 号（平成 12 年 5 月 1 日）……347

6 月号　第 596 号（平成 12 年 6 月 1 日）……347

7 月号　第 597 号（平成 12 年 7 月 1 日）……347

8 月号　第 598 号（平成 12 年 8 月 1 日）……347

9 月号　第 599 号（平成 12 年 9 月 1 日）……347

10 月号　第 600 号（平成 12 年 10 月 1 日）……347

11 月号　第 601 号（平成 12 年 11 月 1 日）……347

12 月号　第 602 号（平成 12 年 12 月 1 日）……347

1 月号　第 603 号（平成 13 年 1 月 1 日）……348

第 56 巻　第 14 号　通巻 604 号（平成 13 年 2 月 1 日）……348, 411

3 月号　第 605 号（平成 13 年 3 月 1 日）……348

4 月号　第 606 号（平成 13 年 4 月 1 日）……348

5 月号　第 607 号（平成 13 年 5 月 1 日）……348

6 月号　第 608 号（平成 13 年 6 月 1 日）……348

7 月号　第 609 号（平成 13 年 7 月 1 日）……348

8 月号　第 610 号（平成 13 年 8 月 1 日）……348

9 月号　第 611 号（平成 13 年 9 月 1

日)……348

10月号　第612号(平成13年10月1日)……348

11月号　第613号(平成13年11月1日)……348

12月号　第614号(平成13年12月1日)……348

第58巻　第1号　通巻615号(平成14年1月1日)……348,411

2月号　第616号(平成14年2月1日)……348

3月号　第617号(平成14年3月1日)……348

4月号　第618号(平成14年4月1日)……349

5月号　第619号(平成14年5月1日)……349

6月号　第620号(平成14年6月1日)……349

7月号　第621号(平成14年7月1日)……349

8月号　第622号(平成14年8月1日)……349

9月号　第623号(平成14年9月1日)……349

10月号　第624号(平成14年10月1日)……349

11月号　第625号(平成14年11月1日)……349

創立70周年記念特集号……349

12月号　第626号(平成14年12月1日)……349

第59巻　第1号　通巻627号(平成15年1月1日)……349,411

2月号　第628号(平成15年2月1日)……349

3月号　第629号(平成15年3月1日)……349

4月号　第630号(平成15年4月1日)……349

5月号　第631号(平成15年5月1日)……349

6月号　第632号(平成15年6月1日)……350

7月号　第633号(平成15年7月1日)……350

8月号　第634号(平成15年8月1日)……350

9月号　第635号(平成15年9月1日)……350

10月号　第636号(平成15年10月1日)……350

第59巻　第11号　通巻637号(平成15年11月1日)……350,411

12月号　第638号(平成15年12月1日)……350

1月号　第639号(平成16年1月1日)……350

2月号　第640号(平成16年2月1日)……350

3月号　第641号(平成16年3月1日)……350

4月号　第642号(平成16年4月1日)……350

5月号　第643号(平成16年5月1日)……350

6月号　第644号(平成16年6月1日)……350

7月号　第645号(平成16年7月1日)……350

8月号　第646号(平成16年8月1日)……350

9月号　第647号(平成16年9月1日)……351

10月号　第648号(平成16年10月1日)……351

11月号　第649号(平成16年11月1日)……351

12月号　第650号(平成16年12月1日)……351

1月号　第651号(平成17年1月1日)……351

2月号　第652号(平成17年2月1日)……351

3月号　第653号(平成17年3月1日)……351

4月号　第654号(平成17年4月1日)……351

5月号　第655号(平成17年5月1日)……351

6月号　第656号(平成17年6月1日)……351

7月号　第657号(平成17年7月1日)……351

8月号　第658号(平成17年8月1日)……351

9月号　第659号(平成17年9月1日)……351

10月号　第660号(平成17年10月1日)……351

11月号　第661号(平成17年11月1日)……351

12月号　第662号(平成17年12月1日)……352

1月号　第663号(平成18年1月1日)……352

2月号　第664号(平成18年2月1日)……352

3月号　第665号(平成18年3月1日)……352

4月号　第666号(平成18年4月1日)……352

5月号　第667号(平成18年5月1日)……352

6月号　第668号(平成18年6月1日)……352

7月号　第669号(平成18年7月1日)……352

8月号　第670号(平成18年8月1日)……352

9月号　第671号(平成18年9月1日)……352

10月号　第672号(平成18年10月1日)……352

11月号　第673号(平成18年11月1日)……352

12月号　第674号(平成18年12月1日)……352

1月号　第675号(平成19年1月1日)……352

2月号　第676号(平成19年2月1日)……352

3月号　第677号(平成19年3月1日)……353

4月号　第678号(平成19年4月1日)……353

5月号　第679号(平成19年5月1日)……353

6月号　第680号(平成19年6月1日)……353

7月号　第681号(平成19年7月1日)……353

8月号　第682号(平成19年8月1日)……353

9月号　第683号(平成19年9月1日)……353

10月号　第684号(平成19年10月1日)……353

11月号　第685号(平成19年11月1日)……353

創立75周年記念特集号(平成19年11月16日)……353

12月号　第686号(平成19年12月1日)……353

1月号　第687号(平成20年1月1日)……353

2月号　第688号(平成20年2月1日)……353

3月号　第689号(平成20年3月1日)……353

4月号　第690号(平成20年4月1日)……353

5月号　第691号(平成20年5月1日)……354

6月号　第692号(平成20年6月1日)……354

7月号　第693号(平成20年7月1日)……354

8月号　第694号(平成20年8月1日)……354

9月号　第695号(平成20年9月1日)……354

第64巻　第10号　通巻696号(平成20年10月1日)……354,411

11月号　第697号(平成20年11月1日)……354

12月号　第698号(平成20年12月1日)……354

日)……354
1月号　第699号(平成21年1月1日)……354
2月号　第700号(平成21年2月1日)……354
3月号　第701号(平成21年3月1日)……354
4月号　第702号(平成21年4月1日)……354
5月号　第703号(平成21年5月1日)……354
第65巻　第6号　通巻704号(平成21年6月1日)……354,411
7月号　第705号(平成21年7月1日)……354
8月号　第706号(平成21年8月1日)……355
9月号　第707号(平成21年9月1日)……355
10月号　第708号(平成21年10月1日)……355
11月号　第709号(平成21年11月1日)……355
12月号　第710号(平成21年12月1日)……355
1月号　第711号(平成22年1月1日)……355
2月号　第712号(平成22年2月1日)……355
3月号　第713号(平成22年3月1日)……355
4月号　第714号(平成22年4月1日)……355
5月号　第715号(平成22年5月1日)……355
6月号　第716号(平成22年6月1日)……355
7月号　第717号(平成22年7月1日)……355
8月号　第718号(平成22年8月1日)……355
9月号　第719号(平成22年9月1日)……355
10月号　第720号(平成22年10月1日)……355
11月号　第721号(平成22年11月1日)……356
12月号　第722号(平成22年12月1日)……356
1月号　第723号(平成23年1月1日)……356
第67巻　第2号　通巻724号(平成23年2月1日)……356,411
第67巻　第3号　通巻725号(平成23年3月1日)……356,411
4月号　第726号(平成23年4月1日)……356
5月号　第727号(平成23年5月1日)……356

6月号　第728号(平成23年6月1日)……356
7月号　第729号(平成23年7月1日)……356
8月号　第730号(平成23年8月1日)……356
9月号　第731号(平成23年9月1日)……356
第67巻　第10号　通巻732号(平成23年10月1日)……356,411
11月号　第733号(平成23年11月1日)……356
12月号　第734号(平成23年12月1日)……356
平成二十四年(735号〜746号)……356
1月号　第735号(平成24年1月1日)……357
2月号　第736号(平成24年2月1日)……357
3月号　第737号(平成24年3月1日)……357
4月号　第738号(平成24年4月1日)……357
第68巻　第5号　通巻739号(平成24年5月1日)……357,411
6月号　第740号(平成24年6月1日)……357
7月号　第741号(平成24年7月1日)……357
8月号　第742号(平成24年8月1日)……357
9月号　第743号(平成24年9月1日)……357
10月号　第744号(平成24年10月1日)……357
創立80周年記念特集号(平成24年10月16日)……357,364
11月号　第745号(平成24年11月1日)……357
12月号　第746号(平成24年12月1日)……357
1月号　第747号(平成25年1月1日)……357
2月号　第748号(平成25年2月1日)……357
3月号　第749号(平成25年3月1日)……358
4月号　第750号(平成25年4月1日)……358
5月号　第751号(平成25年5月1日)……358
6月号　第752号(平成25年6月1日)……358
7月号　第753号(平成25年7月1日)……358
8月号　第754号(平成25年8月1日)……358
9月号　第755号(平成25年9月1日)……358

第69巻　第10号　通巻756号(平成25年10月1日)……358,411
11月号　第757号(平成25年11月1日)……358
第69巻　第12号　通巻758号(平成25年12月1日)……358,411
1月号　第759号(平成26年1月1日)……358
2月号　第760号(平成26年2月1日)……358
3月号　第761号(平成26年3月1日)……358
4月号　第762号(平成26年4月1日)……358
5月号　第763号(平成26年5月1日)……358
6月号　第764号(平成26年6月1日)……359
7月号　第765号(平成26年7月1日)……359
8月号　第766号(平成26年8月1日)……359
第70巻　第9号　通巻767号(平成26年9月1日)……359,411
10月号　第768号(平成26年10月1日)……359
11月号　第769号(平成26年11月1日)……359
12月号　第770号(平成26年12月1日)……359
1月号　第771号(平成27年1月1日)……359
2月号　第772号(平成27年2月1日)……359
3月号　第773号(平成27年3月1日)……359
4月号　第774号(平成27年4月1日)……359
5月号　第775号(平成27年5月1日)……359
6月号　第776号(平成27年6月1日)……359
7月号　第777号(平成27年7月1日)……359
8月号　第778号(平成27年8月1日)……359
9月号　第779号(平成27年9月1日)……360
10月号　第780号(平成27年10月1日)……360
11月号　第781号(平成27年11月1日)……360
12月号　第782号(平成27年12月1日)……360
1月号　第783号(平成28年1月22日)……360
2月号　第784号(平成28年2月22日)……360
3月号　第785号(平成28年3月22

日)……360
4月号　第786号（平成28年4月22日)……360
5月号　第787号（平成28年5月22日)……360
6月号　第788号（平成28年6月22日)……360
7月号　第789号（平成28年7月22日)……360
8月号　第790号（平成28年8月22日)……360
9月号　第791号（平成28年9月22日)……360
10月号　第792号（平成28年10月22日)……360
11月号　第793号（平成28年11月22日)……360
12月号　第794号（平成28年12月22日)……361
1月号　第795号（平成29年1月22日)……361
2月号　第796号（平成29年2月22日)……361
3月号　第797号（平成29年3月22日)……361
4月号　第798号（平成29年4月22日)……361
5月号　第799号（平成29年5月22日)……361
6月号　第800号（平成29年6月22日)……361
7月号　第801号（平成29年7月22日)……361
8月号　第802号（平成29年8月22日)……361
9月号　第803号（平成29年9月22日)……361
10月号　第804号（平成29年10月22日)……361
11月号　第805号（平成29年11月22日)……361
12月号　第806号（平成29年12月22日)……361
2018　1・2月号　第807号（平成30年2月22日)……361
2018　3・4月号　第808号（平成30年4月22日)……361
2018　5・6月号　第809号（平成30年6月22日)……362
2018　7・8月号　第810号（平成30年8月22日)……362
2018　9・10月号　第811号（平成30年10月21日)……362
2018　11・12月号　第812号（平成30年12月22日)……362
2019　1・2月号　第813号（平成31年2月22日)……362
2019　3・4月号　第814号（平成31年4月22日)……362

2019　5・6月号　第815号（令和1年6月22日)……362
2019　7・8月号　第816号（令和1年8月22日)……362
2019　9・10月号　第817号（令和1年10月22日)……362
2019　11・12月号　第818号（令和1年12月22日)……362
2020　第1号　第819号（令和2年3月22日)……362
2020　第2号　第820号（令和2年6月22日)……362
2020　第3号　最終号（第821号）（令和2年12月22日)……362
高原詩人集……364
高原短歌会・合同歌集……366
〔神谷美恵子〕皇室秘話美智子皇后「最悪の日々」をいやした著名な精神科医……94
〔神谷美恵子〕講師プロフィール　柳田邦男……93
黄鐘　句集……123, 1120
後世に伝えたい　ハンセン病の歴史　事業実施報告書　岡山県瀬戸内市ふるさと納税型クラウド・ファンディング……1158, 1169
構造主義の世界……1067
構造的差別のソシオグラフィ　社会を書く差別を解く……1083
〔奄美和光園〕皇太子殿下皇太子妃殿下行啓記念誌……1095
甲田の裾
　第2巻　第6号（昭和6年6月10日)……227
　昭和6年7月号……178
　昭和6年8月号（昭和6年8月10日)……178
　第2巻　第9号（昭和6年9月10日)……178, 227
　第2巻　第10号（昭和6年10月10日)……178, 227
　記念号（昭和6年11月10日）……178
　昭和6年12月号（昭和6年12月10日)……178
　昭和7年1月号（昭和7年1月10日)……178
　昭和7年2月号（昭和7年2月10日)……178
　第3巻　第3号（昭和7年3月10日)……178, 227
　第3巻　第4号（昭和7年4月10日)……178, 227
　第3巻　第5号（昭和7年5月10日)……178, 227
　第3巻　第6号（昭和7年6月10日)……178, 227
　昭和7年7月号（昭和7年7月10日)……178
　第3巻　第8号（昭和7年8月10

日)……179, 227
　第3巻　第9号（昭和7年9月10日)……179, 227
　第3巻　第10号（昭和7年10月10日)……179, 227
　第3巻　第11号（昭和7年11月10日)……179, 227
　第3巻　第12号（昭和7年12月10日)……179, 227
　第4巻　第1号（昭和8年1月10日)……179, 227
　第4巻　第2号（昭和8年2月10日)……179, 227
　第4巻　第3号（昭和8年3月20日)……179, 228
　昭和8年4月号……179
　昭和8年5月号……179
　昭和8年6月号……179
　昭和8年7月号（昭和8年7月10日)……179
　昭和8年8月号（昭和8年8月10日)……179
　昭和8年9月号……179
　昭和8年10月号……179
　御下賜金拝受第三回記念号……179
　昭和8年12月号（昭和8年12月10日)……179
　第5巻　第1号（昭和9年1月10日)……179, 228
　昭和9年2月号（昭和9年2月10日)……180
　昭和9年3月号（昭和9年3月10日)……180
　第5巻　第4号（昭和9年4月10日)……180, 228
　昭和9年5月号（昭和9年5月10日)……180
　第5巻　第6号（昭和9年6月10日)……180, 228
　昭和9年7月号（昭和9年7月10日)……180
　第5巻　第8号（昭和9年8月10日)……180, 228
　昭和9年9月号（昭和9年9月10日)……180
　第5巻　第10号（昭和9年10月10日)……180, 228
　御下賜金拝受第四回記念号（昭和9年11月10日)……180
　昭和9年12月号（昭和9年12月10日)……180
　昭和10年新年号（昭和10年1月10日)……180
　昭和10年2月号（昭和10年2月10日)……180
　第6巻　第1号（昭和10年3月10日)……180, 228
　第6巻　第4号（昭和10年4月10日)……180, 228

第 6 巻　第 5 号 (昭和 10 年 5 月 10 日)……181, 228
第 6 巻　第 6 号 (昭和 10 年 6 月 10 日)……181, 228
第 6 巻　第 7 号 (昭和 10 年 7 月 10 日)……181, 228
昭和 10 年 8 月号 (昭和 10 年 8 月 10 日)……181
第 6 巻　第 9 号 (昭和 10 年 9 月 10 日)……181, 228
第 6 巻　第 10 号 (昭和 10 年 10 月 10 日)……181, 228
御下賜金拝受第五回記念号 (昭和 10 年 11 月 10 日)……181
昭和 10 年 12 月号 (昭和 10 年 12 月 10 日)……181
第 7 巻　第 1 号 (昭和 11 年 1 月 10 日)……181, 228
第 7 巻　第 2 号 (昭和 11 年 2 月 10 日)……181, 228
第 7 巻　第 3 号 (昭和 11 年 3 月 10 日)……181, 229
第 7 巻　第 4 号 (昭和 11 年 4 月 10 日)……181, 229
第 7 巻　第 5 号 (昭和 11 年 5 月 10 日)……181, 229
第 7 巻　第 6 号 (昭和 11 年 6 月 10 日)……181, 229
第 7 巻　第 7 号 (昭和 11 年 7 月 10 日)……181, 229
第 7 巻　第 8 号 (昭和 11 年 8 月 10 日)……181, 229
第 7 巻　第 9 号 (昭和 11 年 9 月 10 日)……181, 229
昭和 11 年 10 月号 (昭和 11 年 10 月 10 日)……182
御下賜金拝受第六回記念号 (昭和 11 年 11 月 10 日)……182
第 7 巻　第 12 号 (昭和 11 年 12 月 10 日)……182, 229
第 8 巻　第 1 号 (昭和 12 年 1 月 10 日)……182, 229
第 8 巻　第 2 号 (昭和 12 年 2 月 10 日)……182, 229
第 8 巻　第 3 号 (昭和 12 年 3 月 10 日)……182, 229
第 8 巻　第 4 号 (昭和 12 年 4 月 10 日)……182, 229
第 8 巻　第 5 号 (昭和 12 年 5 月 10 日)……182, 229
第 8 巻　第 6 号 (昭和 12 年 6 月 10 日)……182, 229
第 8 巻　第 7 号 (昭和 12 年 7 月 10 日)……182, 229
昭和 12 年 8 月号 (昭和 12 年 8 月 10 日)……182
昭和 12 年 9 月号 (昭和 12 年 9 月 10 日)……182
昭和 12 年 10 月号 (昭和 12 年 10 月 10 日)……182
第 8 巻　第 11 号 (昭和 12 年 11 月 10 日)……182, 230
第 8 巻　第 12 号 (昭和 12 年 12 月 10 日)……182, 230
第 9 巻　第 1 号 (昭和 13 年 1 月 10 日)……183, 230
第 9 巻　第 2 号 (昭和 13 年 2 月 10 日)……183, 230
第 9 巻　第 3 号 (昭和 13 年 3 月 10 日)……183, 230
第 9 巻　第 4 号 (昭和 13 年 4 月 10 日)……183, 230
第 9 巻　第 5 号 (昭和 13 年 5 月 10 日)……183, 230
第 9 巻　第 6 号 (昭和 13 年 6 月 10 日)……183, 230
第 9 巻　第 7 号 (昭和 13 年 7 月 10 日)……183, 230
第 9 巻　第 8 号 (昭和 13 年 8 月 10 日)……183, 230
第 9 巻　第 9 号 (昭和 13 年 9 月 10 日)……183, 230
昭和 13 年 10 月号 (昭和 13 年 10 月 10 日)……183
第 9 巻　第 11 号 (昭和 13 年 11 月 10 日)……183, 230
第 9 巻　第 12 号 (昭和 13 年 12 月 10 日)……183, 230
第 10 巻　第 1 号 (昭和 14 年 1 月 10 日)……183, 230
第 10 巻　第 2 号 (昭和 14 年 2 月 10 日)……183, 230
第 10 巻　第 4 号 (昭和 14 年 4 月 10 日)……184, 231
第 10 巻　第 5 号 (昭和 14 年 5 月 10 日)……184, 231
第 10 巻　第 6 号 (昭和 14 年 6 月 10 日)……184, 231
第 10 巻　第 7 号 (昭和 14 年 7 月 10 日)……184, 231
第 10 巻　第 8 号 (昭和 14 年 8 月 10 日)……184, 231
昭和 14 年 9 月号 (昭和 14 年 9 月 10 日)……184
昭和 14 年 10 月号 (昭和 14 年 10 月 10 日)……184
第 10 巻　第 11 号 (昭和 14 年 11 月 10 日)……184, 231
第 10 巻　第 12 号 (昭和 14 年 12 月 10 日)……184, 231
第 11 巻　第 1 号 (昭和 15 年 1 月 10 日)……184, 231
第 11 巻　第 2 号 (昭和 15 年 2 月 10 日)……184, 231
第 11 巻　第 3 号 (昭和 15 年 3 月 10 日)……184, 231
第 11 巻　第 4 号 (昭和 15 年 4 月 10 日)……184, 231
第 11 巻　第 5 号 (昭和 15 年 5 月 10 日)……184, 231
第 11 巻　第 6 号 (昭和 15 年 6 月 10 日)……184, 231
第 11 巻　第 7 号 (昭和 15 年 7 月 10 日)……185, 231
第 11 巻　第 8 号 (昭和 15 年 8 月 10 日)……185, 231
第 11 巻　第 9 号 (昭和 15 年 9 月 10 日)……185, 232
第 12 巻　第 10 号 (昭和 15 年 10 月 10 日)……185, 232
第 12 巻　第 11 号 (昭和 15 年 11 月 10 日)……185, 232
第 12 巻　第 12 号 (昭和 15 年 12 月 10 日)……185, 232
第 13 巻　第 1 号 (昭和 16 年 1 月 10 日)……185, 232
第 13 巻　第 2 号 (昭和 16 年 2 月 10 日)……185, 232
第 13 巻　第 3 号 (昭和 16 年 3 月 10 日)……185, 232
第 13 巻　第 4 号 (昭和 16 年 4 月 10 日)……185, 232
第 13 巻　第 5 号 (昭和 16 年 5 月 10 日)……185, 232
第 13 巻　第 6 号 (昭和 16 年 6 月 10 日)……185, 232
第 13 巻　第 7 号 (昭和 16 年 7 月 10 日)……185, 232
第 13 巻　第 8 号 (昭和 16 年 8 月 10 日)……185, 232
第 13 巻　第 9 号 (昭和 16 年 9 月 10 日)……185, 232
第 13 巻　第 10 号 (昭和 16 年 10 月 10 日)……186, 232
第 13 巻　第 11 号 (昭和 16 年 11 月 10 日)……186, 232
第 13 巻　第 12 号 (昭和 16 年 12 月 10 日)……186, 233
第 14 巻　第 1 号 (昭和 17 年 1 月 10 日)……186, 233
第 14 巻　第 2 号 (昭和 17 年 2 月 10 日)……186, 233
第 14 巻　第 3 号 (昭和 17 年 3 月 10 日)……186, 233
第 14 巻　第 4 号 (昭和 17 年 4 月 10 日)……186, 233
第 14 巻　第 5 号 (昭和 17 年 5 月 10 日)……186, 233
第 14 巻　第 6 号 (昭和 17 年 6 月 10 日)……186, 233
第 14 巻　第 7 号 (昭和 17 年 7 月 10 日)……186, 233
第 14 巻　第 8 号 (昭和 17 年 8 月 10 日)……186, 233
第 14 巻　第 9 号 (昭和 17 年 9 月 10 日)……186, 233
第 14 巻　第 10 号 (昭和 17 年 10 月

日)……186, 233
第 14 巻　第 11 号 (昭和 17 年 11 月 10 日)……186, 233
第 14 巻　第 12 号 (昭和 17 年 12 月 10 日)……186, 233
第 15 巻　第 1 号 (昭和 18 年 1 月 10 日)……187, 233
第 15 巻　第 2 号 (昭和 18 年 2 月 10 日)……187, 233
第 15 巻　第 3 号 (昭和 18 年 3 月 10 日)……187, 234
第 15 巻　第 4 号 (昭和 18 年 4 月 10 日)……187, 234
第 15 巻　第 5 号 (昭和 18 年 5 月 10 日)……187, 234
昭和 18 年 6 月号 (昭和 18 年 6 月 10 日)……187, 234
昭和 18 年 7 月号 (昭和 18 年 7 月 10 日)……187
第 15 巻　第 8 号 (昭和 18 年 8 月 10 日)……187, 234
第 15 巻　第 9 号 (昭和 18 年 9 月 10 日)……187, 234
第 15 巻　第 10 号 (昭和 18 年 10 月 10 日)……187, 234
第 15 巻　第 11 号 (昭和 18 年 11 月 10 日)……187, 234
第 15 巻　第 12 号 (昭和 18 年 12 月 10 日)……187, 234
第 16 巻　第 1 号 (昭和 19 年 1 月 10 日)……187, 234
第 16 巻　第 2 号 (昭和 19 年 2 月 10 日)……187, 234
第 16 巻　第 3 号 (昭和 19 年 3 月 10 日)……187, 234
第 16 巻　第 4 号 (昭和 19 年 4 月 10 日)……188, 234
第 17 巻　第 5 号 (昭和 19 年 6 月 10 日)……188, 234
第 17 巻　第 6 号 (昭和 19 年 6 月 10 日)……188, 234
1・2 月合併号 (昭和 22 年 3 月 31 日)……188
3 月号 (昭和 22 年 4 月 22 日)……188
4 月号 (昭和 22 年 4 月 22 日)……188
6・7・8 月合併号 (昭和 22 年 8 月 22 日)……188, 234
9・10・11・12 月合併号 (昭和 23 年 3 月 10 日)……188, 235
1・2・3 月合併号 (昭和 23 年 3 月 31 日)……188, 235
4・5・6 月合併号 (昭和 23 年 6 月 30 日)……188
昭和 23 年下半期合併号 (昭和 24 年 6 月 30 日)……188
1-5 月合併号 (昭和 24 年 9 月 30 日)……188, 235
6-9 月合併号 (昭和 24 年 11 月 30 日)……188, 235

第 22 回日本癩学会記念特集 (昭和 25 年 2 月 1 日)……188
11・12 月合併号 (昭和 25 年 3 月 1 日)……189, 235
昭和 25 年 1・2・3 月合併号 (昭和 25 年 4 月 20 日)……189
昭和 25 年 4・5 月合併号 (昭和 25 年 8 月 31 日)……189, 235
昭和 25 年 6・7 月号 (昭和 25 年 9 月 30 日)……189, 235
昭和 25 年 8・9・10 月号 (昭和 25 年 12 月 30 日)……189
昭和 25 年 11・12 月号 (昭和 25 年 12 月 30 日)……189, 235
昭和 26 年 1 月号　三笠宮御来園記念 (昭和 26 年 4 月 5 日)……189, 235
昭和 26 年 2・3 月号 (昭和 26 年 5 月 5 日)……189, 235
第 22 巻　第 3 号　謹悼皇太后陛下崩御特集 (昭和 26 年 7 月 5 日)……189, 235
第 22 巻　第 4 号 (昭和 26 年 10 月 5 日)……189, 235
第 22 巻　第 5 号 (昭和 26 年 10 月 25 日)……189, 235
第 22 巻　第 6 号 (昭和 26 年 11 月 25 日)……189, 235
第 22 巻　第 7 号 (昭和 26 年 12 月 25 日)……189, 235
第 23 巻　第 1 号 (昭和 27 年 1 月 30 日)……189, 236
第 23 巻　第 2・3 合併号 (昭和 27 年 2 月 25 日)……189, 236
第 23 巻　第 4 月号 (昭和 27 年 4 月 20 日)……190, 236
第 23 巻　第 5 月号 (昭和 27 年 5 月 20 日)……190, 236
第 23 巻　第 6 月号 (昭和 27 年 6 月 20 日)……190, 236
第 23 巻　第 7 月号 (昭和 27 年 8 月 31 日)……190, 236
第 23 巻　第 8・9 月号 (昭和 27 年 11 月 15 日)……190, 236
第 23 巻　第 10・11 月号 (昭和 27 年 12 月 30 日)……190
第 24 巻　1 月号 (昭和 28 年 1 月 31 日)……190, 236
第 24 巻　2 月号 (昭和 28 年 2 月 20 日)……190, 236
第 23 巻　第 12 月号 (昭和 28 年 2 月 30 日)……190, 236
第 24 巻　3 月号 (昭和 28 年 3 月 20 日)……190, 236
第 24 巻　4 月号 (昭和 28 年 4 月 20 日)……190
第 24 巻　第 5 月号 (昭和 28 年 5 月 20 日)……190, 236
第 25 巻　第 6 号 (昭和 28 年 6 月 20 日)……190, 236

第 24 巻　第 7 号 (昭和 28 年 7 月 20 日)……190, 236
第 24 巻　第 8・9 号 (昭和 28 年 7 月 20 日)……190, 236
第 24 巻　第 10 号 (昭和 28 年 10 月 20 日)……191, 237
第 24 巻　第 11 号 (昭和 28 年 11 月 5 日)……191, 237
第 24 巻　第 12 号 (昭和 28 年 12 月 10 日)……191, 237
第 25 巻　第 1 号 (昭和 29 年 1 月 10 日)……191, 237
第 25 巻　第 2 号 (昭和 29 年 2 月 10 日)……191, 237
第 25 巻　第 3 号 (昭和 29 年 3 月 10 日)……191, 237
第 25 巻　第 4 号 (昭和 29 年 4 月 10 日)……191, 237
第 25 巻　第 5 号 (昭和 29 年 5 月 10 日)……191, 237
第 25 巻　第 6 号 (昭和 29 年 6 月 10 日)……191, 237
第 25 巻　第 7 号 (昭和 29 年 7 月 10 日)……191
第 25 巻　第 8 号 (昭和 29 年 8 月 10 日)……191
第 25 巻　第 9 号 (昭和 29 年 9 月 10 日)……191
第 25 巻　第 10 号 (昭和 29 年 10 月 10 日)……191
第 25 巻　第 11 号 (昭和 29 年 11 月 10 日)……191
第 25 巻　第 12 号 (昭和 29 年 12 月 10 日)……191
第 26 巻　第 1 号 (昭和 30 年 1 月 10 日)……192, 237
第 26 巻　第 2 号 (昭和 30 年 2 月 10 日)……192, 237
第 26 巻　第 3 号 (昭和 30 年 3 月 10 日)……192, 237
第 26 巻　第 4 号 (昭和 30 年 4 月 10 日)……192, 237
第 26 巻　第 5 号 (昭和 30 年 5 月 10 日)……192, 237
第 26 巻　第 6 号 (昭和 30 年 6 月 10 日)……192, 237
第 26 巻　第 7 号 (昭和 30 年 7 月 10 日)……192, 238
第 26 巻　第 8 号 (昭和 30 年 8 月 10 日)……192, 238
第 26 巻　第 9 号 (昭和 30 年 9 月 10 日)……192, 238
第 26 巻　第 10 号 (昭和 30 年 10 月 10 日)……192, 238
第 26 巻　第 11 号 (昭和 30 年 11 月 10 日)……192, 238
第 26 巻　第 12 号 (昭和 30 年 12 月 10 日)……192, 238
第 27 巻　第 1 号 (昭和 31 年 1 月 10

日)……192, 238
第 27 巻　第 2 号 (昭和 31 年 1 月 10 日)……192, 238
第 27 巻　第 3 号 (昭和 31 年 4 月 10 日)……192, 238
第 27 巻　第 4 号 (昭和 31 年 6 月 10 日)……193, 238
第 27 巻　第 5 号 (昭和 31 年 7 月 10 日)……193, 238
第 27 巻　第 6 号 (昭和 31 年 8 月 10 日)……193, 238
第 27 巻　第 7 号 (昭和 31 年 9 月 10 日)……193, 238
第 27 巻　第 8 号 (昭和 31 年 10 月 20 日)……193, 238
第 27 巻　第 9 号 (昭和 31 年 11 月 20 日)……193, 238
第 27 巻　第 10 号 (昭和 31 年 12 月 20 日)……193, 239
昭和三十二年……193
第 28 巻　第 1 号 (昭和 32 年 1 月 20 日)……193, 239
第 28 巻　第 2 号 (昭和 32 年 2 月 20 日)……193, 239
第 28 巻　第 3 号 (昭和 32 年 3 月 20 日)……193, 239
第 28 巻　第 4 号 (昭和 32 年 4 月 20 日)……193, 239
第 28 巻　第 5 号 (昭和 32 年 5 月 20 日)……193, 239
第 28 巻　第 6 号 (昭和 32 年 6 月 20 日)……193, 239
第 28 巻　第 7 号 (昭和 32 年 7 月 20 日)……193, 239
第 28 巻　第 8 号 (昭和 32 年 8 月 20 日)……193, 239
第 28 巻　第 9 号 (昭和 32 年 9 月 20 日)……194, 239
第 28 巻　第 10 号 (昭和 32 年 10 月 20 日)……194, 239
第 28 巻　第 11 号 (昭和 32 年 11 月 20 日)……194, 239
第 28 巻　第 12 号 (昭和 32 年 12 月 20 日)……194, 239
昭和三十三年……194
第 29 巻　第 1 号 (昭和 33 年 1 月 10 日)……194, 239
第 29 巻　第 2 号 (昭和 33 年 2 月 10 日)……194, 239
第 29 巻　第 3 号 (昭和 33 年 3 月 10 日)……194, 240
第 29 巻　第 4 号 (昭和 33 年 4 月 10 日)……194, 240
第 29 巻　第 5 号 (昭和 33 年 5 月 10 日)……194, 240
第 29 巻　第 6 号 (昭和 33 年 6 月 10 日)……194, 240
第 29 巻　第 7 号 (昭和 33 年 7 月 10 日)……194, 240

第 29 巻　第 8 号 (昭和 33 年 8 月 10 日)……194, 240
第 29 巻　第 9 号 (昭和 33 年 9 月 10 日)……194, 240
第 29 巻　第 10 号 (昭和 33 年 10 月 10 日)……194, 240
第 29 巻　第 11 号 (昭和 33 年 11 月 10 日)……194, 240
第 29 巻　第 12 号 (昭和 33 年 12 月 10 日)……195, 240
第 30 巻　第 1 号 (昭和 34 年 1 月 10 日)……195, 240
第 30 巻　第 2 号 (昭和 34 年 2 月 10 日)……195, 240
第 30 巻　第 3 号 (昭和 34 年 3 月 10 日)……195, 240
第 30 巻　第 4 号 (昭和 34 年 4 月 10 日)……195, 240
第 30 巻　第 5 号 (昭和 34 年 5 月 10 日)……195, 240
第 30 巻　第 6 号 (昭和 34 年 6 月 10 日)……195, 241
第 30 巻　第 7 号 (昭和 34 年 8 月 10 日)……195, 241
第 30 巻　第 8 号 (昭和 34 年 10 月 10 日)……195, 241
第 30 巻　第 9 号 (昭和 34 年 11 月 10 日)……195, 241
第 30 巻　第 10 号 (昭和 34 年 12 月 10 日)……195, 241
第 31 巻　第 1 号 (昭和 35 年 1 月 10 日)……195, 241
第 31 巻　第 2 号 (昭和 35 年 2 月 10 日)……195, 241
第 31 巻　第 3 号 (昭和 35 年 3 月 10 日)……195, 241
第 31 巻　第 4 号 (昭和 35 年 4 月 10 日)……196, 241
第 31 巻　第 5 号 (昭和 35 年 6 月 10 日)……196, 241
第 31 巻　第 6 号 (昭和 35 年 7 月 10 日)……196, 241
第 31 巻　第 7 号 (昭和 35 年 8 月 10 日)……196, 241
第 31 巻　第 8 号 (昭和 35 年 9 月 10 日)……196, 241
第 31 巻　第 9 号 (昭和 35 年 11 月 10 日)……196, 241
第 31 巻　第 10 号　通巻 272 号……196
第 31 巻　第 11 号 (昭和 35 年 12 月 10 日)……196, 242
第 32 巻　第 1 号 (昭和 36 年 1 月 10 日)……196, 242
第 32 巻　第 2 号 (昭和 36 年 2 月 10 日)……196, 242
第 32 巻　第 3 号 (昭和 36 年 3 月 10 日)……196, 242
第 32 巻　第 4 号 (昭和 36 年 4 月 10 日)……196, 242

第 32 巻　第 5 号 (昭和 36 年 5 月 10 日)……196, 242
第 32 巻　第 6 号 (昭和 36 年 7 月 10 日)……196, 242
第 32 巻　第 7 号 (昭和 36 年 8 月 10 日)……197, 242
第 32 巻　第 8 号 (昭和 36 年 9 月 10 日)……197, 242
第 32 巻　第 9 号 (昭和 36 年 10 月 10 日)……197, 242
第 32 巻　第 10 号 (昭和 36 年 11 月 10 日)……197, 242
第 32 巻　第 11 号 (昭和 36 年 12 月 10 日)……197, 242
第 33 巻　第 1 号 (昭和 37 年 1 月 10 日)……197, 242
第 33 巻　第 2 号 (昭和 37 年 2 月 10 日)……197, 242
第 33 巻　第 3 号 (昭和 37 年 3 月 10 日)……197, 242
第 33 巻　第 4 号 (昭和 37 年 4 月 10 日)……197, 243
第 33 巻　第 5 号 (昭和 37 年 6 月 10 日)……197, 243
第 33 巻　第 6 号 (昭和 37 年 8 月 10 日)……197, 243
第 33 巻　第 7 号 (昭和 37 年 9 月 10 日)……197, 243
第 33 巻　第 8 号 (昭和 37 年 11 月 10 日)……197, 243
第 33 巻　第 9 号 (昭和 37 年 12 月 10 日)……197, 243
第 34 巻　第 1 号 (昭和 38 年 1 月 10 日)……198, 243
第 34 巻　第 2 号 (昭和 38 年 4 月 10 日)……198, 243
第 34 巻　第 3 号 (昭和 38 年 4 月 10 日)……198, 243
第 34 巻　第 4 号 (昭和 38 年 4 月 10 日)……198, 243
第 34 巻　第 5 号 (昭和 38 年 5 月 10 日)……198, 243
第 34 巻　第 6 号 (昭和 38 年 6 月 10 日)……198, 243
第 34 巻　第 7 号 (昭和 38 年 7 月 10 日)……198, 243
第 34 巻　第 8 号 (昭和 38 年 8 月 10 日)……198, 243
第 34 巻　第 9 号 (昭和 38 年 9 月 10 日)……198, 243
第 34 巻　第 10 号 (昭和 38 年 10 月 10 日)……198, 244
第 34 巻　第 11 号 (昭和 38 年 11 月 10 日)……198, 244
第 34 巻　第 12 号 (昭和 38 年 12 月 10 日)……198, 244
第 35 巻　第 1 号 (昭和 39 年 1 月 10 日)……198, 244
第 35 巻　第 2 号 (昭和 39 年 2 月 10

日)……198, 244
第35巻　第3号 (昭和39年3月10日)……199, 244
第35巻　第4号 (昭和39年4月10日)……199, 244
第35巻　第5号 (昭和39年5月10日)……199, 244
第35巻　第6号 (昭和39年6月10日)……199, 244
第35巻　第7号 (昭和39年7月10日)……199, 244
第35巻　第8号 (昭和39年8月10日)……199, 244
第35巻　第9号 (昭和39年10月10日)……199, 244
第35巻　第10号 (昭和39年12月10日)……199, 244
第35巻　第11号 (昭和39年12月10日)……199, 244
第36巻　第1号 (昭和40年1月10日)……199, 244
第36巻　第2号　通巻331号 (昭和40年2月10日)……199, 245
第36巻　第3号 (昭和40年3月10日)……199, 245
第36巻　第4号 (昭和40年4月10日)……199, 245
第36巻　第5号 (昭和40年8月10日)……200, 245
第36巻　第6号 (昭和40年8月20日)……200, 245
第36巻　第7号 (昭和40年9月15日)……200, 245
第36巻　第8号 (昭和40年10月15日)……200, 245
第36巻　第9号 (昭和40年11月15日)……200, 245
第36巻　第10号 (昭和40年12月10日)……200, 245
第37巻　第1号 (昭和41年1月10日)……200, 245
第37巻　第2号 (昭和41年2月10日)……200, 245
第37巻　第3号 (昭和41年3月10日)……200, 245
第37巻　第4号 (昭和41年4月10日)……200, 245
第37巻　第5号 (昭和41年5月10日)……200, 245
第37巻　第6号 (昭和41年6月10日)……200, 245
第37巻　第7号 (昭和41年8月10日)……200, 245
第37巻　第8号 (昭和41年9月10日)……201, 246
第37巻　第9号 (昭和41年10月10日)……201, 246
第37巻　第10号 (昭和41年11月10日)……201, 246

第37巻　第11号 (昭和41年12月10日)……201, 246
第38巻　第1号 (昭和42年1月10日)……201, 246
第38巻　第2号 (昭和42年3月10日)……201, 246
第38巻　第3号 (昭和42年5月20日)……201, 246
第38巻　第4号 (昭和42年7月20日)……201, 246
第38巻　第5号 (昭和42年8月20日)……201, 246
第38巻　第6号 (昭和42年10月)……201, 246
第38巻　第7号 (昭和42年11月)……201, 246
第38巻　第8号 (昭和42年12月)……201, 246
第39巻　第1号 (昭和43年1月)……201, 246
第39巻　第2号 (昭和43年3月)……201, 246
第39巻　第3号 (昭和43年5月)……202, 247
第39巻　第4号 (昭和43年6月)……202, 247
第39巻　第5号 (昭和43年8月)……202, 247
第39巻　第6号 (昭和43年9月)……202, 247
第39巻　第7号 (昭和43年10月)……202, 247
第39巻　第8号 (昭和43年12月)……202, 247
第40巻　第1号 (昭和44年1月)……202, 247
第40巻　第2号 (昭和44年3月)……202, 247
第40巻　第3号 (昭和44年5月)……202, 247
第40巻　第4号 (昭和44年7月)……202, 247
第40巻　第5号 (昭和44年8月)……202, 247
第40巻　第6号 (昭和44年9月)……202, 247
第40巻　第7号 (昭和44年10月)……202, 247
第40巻　第8号　通巻374号 (昭和44年12月)……203
第41巻　第1号 (昭和45年1月)……203, 247
第41巻　第2号 (昭和45年3月)……203, 247
第41巻　第3号 (昭和45年5月)……203, 248
第41巻　第4号 (昭和45年6月)……203, 248
第41巻　第5号 (昭和45年8月)……

203, 248
第41巻　第6号 (昭和45年10月)……203, 248
第41巻　第7号 (昭和45年10月)……203, 248
第41巻　第8号 (昭和45年12月)……203, 248
第42巻　第1号 (昭和46年1月)……203, 248
第42巻　第2号 (昭和46年3月)……203, 248
第42巻　第3号 (昭和46年4月)……203, 248
第42巻　第4号 (昭和46年6月)……203, 248
第42巻　第5号 (昭和46年8月)……203, 248
第42巻　第6号 (昭和46年9月)……204, 248
第42巻　第7号 (昭和46年10月)……204, 248
第42巻　第8号 (昭和46年11月)……204, 248
第43巻　第1号 (昭和47年1月)……204, 248
第43巻　第2号 (昭和47年2月)……204, 249
第43巻　第3号 (昭和47年4月)……204, 249
第43巻　第4号 (昭和47年6月)……204, 249
第43巻　第5号 (昭和47年8月)……204, 249
第43巻　第6号 (昭和47年9月)……204, 249
第43巻　第7号 (昭和47年10月)……204, 249
第43巻　第8号 (昭和47年12月)……204, 249
第44巻　第1号 (昭和48年1月)……204, 249
第44巻　第2号 (昭和48年3月)……204, 249
第44巻　第3号 (昭和48年4月)……205, 249
第44巻　第4号 (昭和48年6月)……205, 249
第44巻　第5号 (昭和48年7月)……205, 249
第44巻　第6号 (昭和48年9月)……205, 249
第44巻　第7号 (昭和48年10月)……205, 249
第44巻　第8号 (昭和48年12月)……205, 249
第45巻　第1号 (昭和49年1月)……205, 250
第45巻　第2号 (昭和49年3月)……205, 250

第 45 巻　第 3 号 (昭和 49 年 4 月) ……205, 250
第 45 巻　第 4 号 (昭和 49 年 6 月) ……205, 250
第 45 巻　第 5 号 (昭和 49 年 7 月) ……205, 250
第 45 巻　第 6 号　通巻 412 号……205
第 45 巻　第 7 号 (昭和 49 年 10 月) ……205, 250
第 45 巻　第 8 号 (昭和 49 年 11 月) ……206, 250
第 46 巻　第 1 号 (昭和 50 年 1 月) ……206, 250
第 46 巻　第 2 号 (昭和 50 年 3 月) ……206, 250
第 46 巻　第 3 号 (昭和 50 年 4 月) ……206, 250
第 46 巻　第 4 号 (昭和 50 年 5 月) ……206, 250
第 46 巻　第 5 号　通巻 419 号 (昭和 50 年 7 月) ……206
第 46 巻　第 6 号　通巻 420 号 (昭和 50 年 8 月) ……206
第 46 巻　第 7 号　通巻 421 号 (昭和 50 年 10 月) ……206
第 46 巻　第 8 号　通巻 422 号 (昭和 50 年 12 月) ……206, 250
第 47 巻　第 1 号　通巻 423 号 (昭和 51 年 1 月) ……206
第 47 巻　第 2 号　通巻 424 号 (昭和 51 年 3 月) ……206
第 47 巻　第 3 号　通巻 425 号 (昭和 51 年 4 月) ……206
第 47 巻　第 4 号　通巻 426 号 (昭和 51 年 5 月) ……206
第 47 巻　第 5 号　通巻 427 号 (昭和 51 年 7 月) ……206, 250
第 47 巻　第 6 号　通巻 428 号 (昭和 51 年 9 月) ……207, 250
第 47 巻　第 7 号　通巻 429 号 (昭和 51 年 10 月) ……207, 250
第 47 巻　第 8 号　通巻 430 号 (昭和 51 年 11 月) ……207, 251
第 48 巻　第 1 号　通巻 431 号……207
第 48 巻　第 2 号　通案 432 号 (昭和 52 年 3 月) ……207, 251
第 48 巻　第 3 号　通巻 433 号 (昭和 52 年 5 月) ……207, 251
第 48 巻　第 4 号　通巻 434 号 (昭和 52 年 6 月) ……207, 251
第 48 巻　第 5 号　通巻 435 号 (昭和 52 年 7 月) ……207, 251
第 48 巻　第 6 号　通巻 436 号 (昭和 52 年 9 月) ……207, 251
第 48 巻　第 7 号　通巻 437 号 (昭和 52 年 11 月) ……207, 251
第 48 巻　第 8 号　通巻 438 号 (昭和 52 年 12 月) ……207, 251
第 49 巻　第 1 号　通巻 439 号 (昭和 53 年 1 月) ……207, 251
第 49 巻　第 2 号　通巻 440 号 (昭和 53 年 3 月) ……207, 251
第 49 巻　第 3 号　通巻 441 号 (昭和 53 年 5 月) ……208, 251
第 49 巻　第 4 号　通巻 442 号 (昭和 53 年 6 月) ……208, 251
第 49 巻　第 5 号　通巻 443 号 (昭和 53 年 8 月) ……208, 251
第 49 巻　第 6 号　通巻 444 号 (昭和 53 年 10 月) ……208, 251
第 49 巻　第 7 号　通巻 445 号 (昭和 53 年 11 月) ……208, 251
第 49 巻　第 8 号　通巻 446 号 (昭和 53 年 11 月) ……208, 252
第 50 巻　第 1 号　通巻 446 号 (昭和 54 年 1 月) ……208, 252
第 50 巻　第 2 号　通巻 447 号……208
第 50 巻　第 3 号　通巻 448 号……208
第 50 巻　第 4 号　通巻 449 号……208
第 50 巻　第 5 号　通巻 450 号 (昭和 54 年 8 月) ……208, 252
第 50 巻　第 6 号　通巻 451 号 (昭和 54 年 9 月) ……208, 252
第 50 巻　第 7 号　通巻 452 号 (昭和 54 年 11 月) ……208, 252
第 50 巻　第 8 号　通巻 453 号 (昭和 54 年 12 月) ……208, 252
第 51 巻　第 1 号　通巻 454 号 (昭和 54 年 1 月) ……209, 252
第 51 巻　第 2 号　通巻 455 号……209
第 51 巻　第 3 号　通巻 456 号……209
第 51 巻　第 4 号　通巻 457 号 (昭和 55 年 6 月) ……209, 252
第 51 巻　第 5 号　通巻 458 号 (昭和 55 年 8 月) ……209, 252
第 51 巻　第 6 号　通巻 459 号 (昭和 55 年 9 月) ……209, 252
第 51 巻　第 7 号　通巻 460 号 (昭和 55 年 11 月) ……209, 252
第 51 巻　第 8 号　通巻 461 号……209
第 52 巻　第 1 号　通巻 462 号……209
第 52 巻　第 2 号　通巻 463 号……209
第 52 巻　第 3 号　通巻 464 号……209
第 52 巻　第 4 号　通巻 465 号……209
第 52 巻　第 5 号　通巻 466 号……209
第 52 巻　第 6 号　通巻 467 号……210
第 52 巻　第 7 号　通巻 468 号……210
第 52 巻　第 8 号　通巻 469 号……210
第 53 巻　第 1 号　通巻 470 号 (昭和 57 年 1 月) ……210, 252
第 53 巻　第 2 号……210
第 53 巻　第 3 号……210
第 53 巻　第 4 号……210
第 53 巻　第 5 号……210
第 53 巻　第 6 号……210
第 53 巻　第 7 号……210
第 53 巻　第 8 号……210
第 54 巻　第 1 号……210
第 54 巻　第 2 号……210
第 54 巻　第 3 号……210
第 54 巻　第 4 号……211
第 54 巻　第 5 号……211
第 54 巻　第 6 号……211
第 54 巻　第 7 号……211
第 54 巻　第 8 号 (昭和 58 年 12 月) ……211, 252
第 55 巻　第 1 号　通巻 486 号……211
第 55 巻　第 2 号　通巻 487 号……211
第 55 巻　第 3 号……211
第 55 巻　第 4 号……211
第 55 巻　第 5 号……211
第 55 巻　第 6 号……211
第 55 巻　第 7 号……211
第 55 巻　第 8 号　通巻 493 号……211
第 56 巻　第 1 号　通巻 494 号……211
第 56 巻　第 2 号　通巻 495 号 (昭和 60 年 3 月) ……211
第 56 巻　第 3 号　通巻 496 号 (昭和 60 年 4 月) ……212
第 56 巻　第 4 号　通巻 497 号 (昭和 60 年 5 月) ……212
第 56 巻　第 5 号　通巻 498 号 (昭和 60 年 7 月) ……212
第 56 巻　第 6 号　通巻 499 号 (昭和 60 年 8 月) ……212
第 56 巻　第 7 号　通巻 500 号 (昭和 60 年 9 月) ……212
第 56 巻　第 8 号　通巻 501 号 (昭和 60 年 11 月) ……212
第 57 巻　第 1 号　通巻 502 号 (昭和 61 年 1 月) ……212
第 57 巻　第 2 号　通巻 503 号 (昭和 61 年 3 月) ……212
第 57 巻　第 3 号　通巻 504 号 (昭和 61 年 4 月) ……212
第 57 巻　第 4 号　通巻 505 号 (昭和 61 年 7 月) ……212
第 57 巻　第 5 号　通巻 506 号 (昭和 61 年 8 月) ……212
第 57 巻　第 6 号　通巻 507 号 (昭和 61 年 10 月) ……212
第 57 巻　第 7 号　通巻 508 号 (昭和 61 年 11 月) ……212
第 57 巻　第 8 号　通巻 509 号 (昭和 61 年 12 月) ……213
第 58 巻　第 1 号　通巻 510 号 (昭和 62 年 1 月) ……213, 252
第 58 巻　第 2 号　通巻 511 号 (昭和 62 年 3 月) ……213
第 58 巻　第 3 号　通巻 512 号……213
第 58 巻　第 4 号　通巻 513 号 (昭和 62 年 6 月) ……213, 253
第 58 巻　第 5 号　通巻 514 号 (昭和 62 年 8 月) ……213, 253
第 58 巻　第 6 号　通巻 515 号 (昭和 62 年 10 月) ……213, 253
第 58 巻　第 7 号　通巻 516 号 (昭和 62

年11月)……213, 253
第58巻　第8号　通巻517号(昭和62年12月)……213, 253
第59巻　第1号　通巻518号(昭和63年1月)……213, 253
第59巻　第2号　通巻519号……213
第59巻　第3号　通巻520号(昭和63年5月)……213, 253
第59巻　第4号　通巻521号……213
第59巻　第5号　通巻522号(昭和63年8月)……213, 253
第59巻　第6号　通巻523号(昭和63年10月)……214, 253
第59巻　第7号　通巻524号(昭和63年11月)……214, 253
第59巻　第8号　通巻525号……214, 253
第60巻　第1号　通巻526号……214
第60巻　第2号　通巻527号……214
第60巻　第3号　通巻528号……214
第60巻　第4号　通巻529号……214
第60巻　第5号　通巻530号……214
第60巻　第6号　通巻531号……214
第60巻　第7号　通巻532号……214
第60巻　第8号　通巻533号……214
第61巻　第1号　通巻534号(平成2年3月)……214
第61巻　第2号　通巻535号(平成2年3月)……214
第61巻　第3号　通巻536号(平成2年6月)……215
第61巻　第4号　通巻537号(平成2年8月)……215, 253
第61巻　第5号　通巻538号(平成2年8月)……215
第61巻　第6号　通巻539号(平成2年10月)……215
第61巻　第7号　通巻540号(平成2年11月)……215
第61巻　第8号　通巻541号(平成2年12月)……215
第62巻　第1号　通巻542号(平成3年2月)……215
第62巻　第2号　通巻543号(平成3年3月)……215, 253
第62巻　第3号　通巻544号(平成3年5月)……215
第62巻　第4号　通巻545号(平成3年7月)……215
第62巻　第5号　通巻546号(平成3年9月)……215
第62巻　第6号　通巻547号(平成3年10月)……215, 253
第62巻　第7号　通巻548号(平成3年11月)……215
第62巻　第8号　通巻549号(平成3年12月)……216
第63巻　第1号　通巻550号(平成4年1月)……216

第63巻　第2号　通巻551号(平成4年3月)……216
第63巻　第3号　通巻552号(平成4年5月)……216
第63巻　第4号　通巻553号(平成4年6月)……216
第63巻　第5号　通巻554号(平成4年9月)……216
第63巻　第6号　通巻555号(平成4年11月)……216
第63巻　第7号　通巻556号(平成4年12月)……216
第63巻　第8号　通巻557号(平成5年1月)……216, 253
第64巻　第1号　通巻558号(平成5年1月)……216
第64巻　第2号　通巻559号(平成5年3月)……216
第64巻　第3号　通巻560号(平成5年5月)……216
第64巻　第4号　通巻561号(平成5年6月)……216
第64巻　第5号　通巻562号(平成5年8月)……216
第64巻　第6号　通巻563号(平成5年10月)……217, 254
第64巻　第7号　通巻564号(平成5年11月)……217
第64巻　第8号　通巻565号(平成5年12月)……217, 254
第65巻　第1号　通巻566号(平成6年1月)……217
第65巻　第2号　通巻567号(平成6年3月)……217
第65巻　第3号　通巻568号(平成6年4月)……217
第65巻　第4号　通巻569号(平成6年6月)……217
第65巻　第5号　通巻570号(平成6年8月)……217
第65巻　第6号　通巻571号(平成6年10月)……217, 254
第65巻　第7号　通巻572号(平成6年12月)……217, 254
第65巻　第8号　通巻573号(平成6年12月)……217, 254
第66巻　第1号　通巻574号(平成7年1月)……217
第66巻　第2号　通巻575号(平成7年3月)……217
第66巻　第3号　通巻576号(平成7年4月)……218
第66巻　第4号　通巻577号(平成7年6月)……218
第66巻　第5号　通巻578号(平成7年8月)……218
第66巻　第6号　通巻579号(平成7年9月)……218, 254
第66巻　第7号　通巻580号(平成7

年10月)……218, 254
第66巻　第8号　通巻581号(平成7年12月)……218
第67巻　第1号　通巻582号(平成8年1月)……218
第67巻　第2号　通巻583号……218
第67巻　第3号　通巻584号……218
第67巻　第4号　通巻585号(平成8年6月)……218, 254
第67巻　第5号　通巻586号(平成8年7月)……218, 254
第67巻　第6号　通巻587号……218
第67巻　第7号　通巻588号(平成8年11月)……218, 254
第67巻　第8号　通巻589号(平成8年12月)……219
第68巻　第1号　通巻590号(平成9年1月)……219, 254
第68巻　第2号　通巻591号(平成9年3月)……219, 254
第68巻　第3号　通巻592号(平成9年5月)……219, 254
第68巻　第4号　通巻593号……219
第68巻　第5号　通巻594号(平成9年8月)……219, 255
第68巻　第6号　通巻595号……219
第68巻　第7号　通巻596号(平成9年11月)……219, 255
第68巻　第8号　通巻597号(平成9年12月)……219, 255
第69巻　第1号　通巻598号(平成10年1月)……219, 255
第69巻　第2号　通巻599号(平成10年3月)……219, 255
第69巻　第3号　通巻600号(平成10年6月)……219, 255
第69巻　第4号　通巻601号(平成10年7月)……219, 255
第69巻　第5号　通巻602号(平成10年10月)……220, 255
第69巻　第6号　通巻603号(平成10年11月)……220, 255
第70巻　第1号　通巻604号(平成11年1月)……220, 255
第70巻　第2号　通巻605号(平成11年3月)……220, 255
第70巻　第3号　通巻606号(平成11年6月)……220, 255
第70巻　第4号　通巻607号(平成11年8月)……220, 255
第70巻　第5号　通巻608号(平成11年10月)……220, 256
第70巻　第6号　通巻609号(平成11年11月)……220, 256
第71巻　第1号　通巻610号(平成12年1月)……220, 256
第71巻　第2号　通巻611号(平成12年3月)……220, 256
第71巻　第3号　通巻612号(平成12

年 5 月）……220
第 71 巻　第 4 号　通巻 613 号（平成 12 年 8 月）……220, 256
第 71 巻　第 5 号　通巻 614 号（平成 12 年 9 月）……220
第 71 巻　第 6 号　通巻 615 号（平成 12 年 11 月）……220, 256
第 72 巻　第 1 号　通巻 616 号（平成 13 年 1 月）……221, 256
第 72 巻　第 2 号　通巻 617 号（平成 13 年 3 月）……221, 256
第 72 巻　第 3 号　通巻 618 号（平成 13 年 5 月）……221, 256
第 72 巻　第 4 号　通巻 619 号（平成 13 年 6 月）……221, 256
第 72 巻　第 5 号　通巻 620 号（平成 13 年 9 月）……221, 256
第 72 巻　第 6 号　通巻 621 号（平成 13 年 11 月）……221, 256
第 73 巻　第 1 号　通巻 622 号（平成 14 年 1 月）……221, 256
第 73 巻　第 2 号　通巻 623 号（平成 14 年 3 月）……221, 256
第 73 巻　第 3 号　通巻 624 号（平成 14 年 5 月）……221
第 73 巻　第 4 号　通巻 625 号（平成 14 年 7 月）……221, 257
第 73 巻　第 5 号　通巻 626 号（平成 14 年 9 月）……221, 257
第 73 巻　第 6 号　通巻 627 号（平成 14 年 11 月）……221, 257
第 74 巻　第 1 号　通巻 628 号（平成 15 年 1 月）……221, 257
第 74 巻　第 2 号　通巻 629 号（平成 15 年 3 月）……222, 257
第 74 巻　第 3 号　通巻 630 号（平成 15 年 5 月）……222, 257
第 74 巻　第 4 号　通巻 631 号（平成 15 年 7 月）……222, 257
第 74 巻　第 5 号　通巻 632 号（平成 15 年 9 月）……222, 257
第 74 巻　第 6 号　通巻 633 号（平成 15 年 11 月）……222, 257
第 75 巻　第 1 号　通巻 634 号（平成 16 年 1 月）……222, 257
第 75 巻　第 2 号　通巻 635 号（平成 16 年 3 月）……222, 257
第 75 巻　第 3 号　通巻 636 号（平成 16 年 5 月）……222, 257
第 75 巻　第 4 号　通巻 637 号……222
第 75 巻　第 5 号　通巻 638 号（平成 16 年 9 月）……222, 257
第 75 巻　第 6 号　通巻 639 号（平成 16 年 11 月）……222, 258
第 76 巻　第 1 号　通巻 640 号（平成 17 年 1 月）……222, 258
第 76 巻　第 2 号　通巻 641 号（平成 17 年 3 月）……222, 258
第 76 巻　第 3 号　通巻 642 号（平成 17 年 5 月）……223, 258
第 76 巻　第 4 号　通巻 643 号（平成 17 年 7 月）……223, 258
第 76 巻　第 5 号　通巻 644 号（平成 17 年 9 月）……223, 258
第 76 巻　第 6 号　通巻 645 号（平成 17 年 11 月）……223, 258
第 77 巻　第 1 号　通巻 646 号……223
第 77 巻　第 2 号　通巻 647 号（平成 18 年 3 月）……223, 258
第 77 巻　第 3 号　通巻 648 号（平成 18 年 5 月）……223, 258
第 77 巻　第 4 号　通巻 649 号（平成 18 年 7 月）……223, 258
第 77 巻　第 5 号　通巻 650 号（平成 18 年 9 月）……223, 258
第 77 巻　第 6 号　通巻 651 号（平成 18 年 12 月）……223, 258
第 78 巻　第 1 号　通巻 652 号（平成 19 年 1 月）……223, 258
第 78 巻　第 2 号　通巻 653 号（平成 19 年 4 月）……223, 259
第 78 巻　第 3 号　通巻 654 号……223
第 78 巻　第 4 号　通巻 655 号（平成 19 年 11 月）……223, 259
第 79 巻　第 1 号　通巻 656 号（平成 20 年 1 月）……224, 259
第 79 巻　第 2 号　通巻 657 号（平成 20 年 5 月）……224, 259
第 79 巻　第 3 号　通巻 658 号（平成 20 年 8 月）……224, 259
第 79 巻　第 4 号　通巻 659 号（平成 20 年 11 月）……224, 259
第 80 巻　第 1 号　通巻 660 号（平成 21 年 1 月）……224, 259
第 80 巻　第 2 号　通巻 661 号（平成 21 年 5 月）……224, 259
第 80 巻　第 3 号　通巻 662 号（平成 21 年 10 月）……224, 259
第 80 巻　第 4 号　通巻 663 号（平成 21 年 12 月）……224, 259
第 81 巻　第 1 号　通巻 664 号（平成 22 年 1 月）……224, 259
第 81 巻　第 2 号　通巻 665 号……224
第 81 巻　第 3 号　通巻 666 号（平成 22 年 8 月）……224, 259
第 81 巻　第 4 号　通巻 667 号（平成 22 年 12 月）……224, 259
第 82 巻　第 1 号　通巻 668 号（平成 23 年 1 月）……224, 259
第 82 巻　第 2 号　通巻 669 号（平成 23 年 5 月）……225, 260
第 82 巻　第 3 号　通巻 670 号……225
第 82 巻　第 4 号　通巻 671 号（平成 23 年 12 月）……225, 260
第 83 巻　第 1 号　通巻 672 号……225
第 83 巻　第 2 号　通巻 673 号……225
第 83 巻　第 3 号　通巻 674 号（平成 24 年 8 月）……225, 260
第 83 巻　第 4 号　通巻 675 号（平成 24 年 11 月）……225, 260
第 84 巻　第 1 号　通巻 676 号（平成 25 年 2 月）……225, 260
第 84 巻　第 2 号　通巻 677 号（平成 25 年 5 月）……225, 260
第 84 巻　第 3 号　通巻 678 号（平成 25 年 8 月）……225, 260
第 84 巻　第 4 号　通巻 679 号（平成 25 年 12 月）……225, 260
第 85 巻　第 1 号　通巻 680 号（平成 26 年 2 月）……225, 260
第 85 巻　第 2 号　通巻 681 号（平成 26 年 5 月）……225, 260
第 85 巻　第 3 号　通巻 682 号（平成 26 年）……226
第 85 巻　第 4 号　通巻 683 号（平成 26 年）……226
第 86 巻　第 1 号　通巻 684 号（平成 27 年）……226
第 86 巻　第 2 号　通巻 685 号（平成 27 年）……226
第 86 巻　第 3 号　通巻 686 号（平成 27 年）……226
第 86 巻　第 4 号　通巻 687 号（平成 27 年）……226
平成二十八年～三十年（六八八号～六九六号）……226
第 87 巻　第 1 号　通巻 688 号（平成 28 年 3 月）……226
第 87 巻　第 2 号　通巻 689 号（平成 28 年 6 月）……226
第 87 巻　第 3 号　通巻 690 号（平成 28 年 10 月）……226
第 87 巻　第 4 号　通巻 691 号（平成 28 年 12 月）……226
第 88 巻　第 1 号　通巻 692 号（平成 29 年 2 月）……226
第 88 巻　第 2・3 号　通巻 693 号（平成 29 年 12 月）……226
第 89 巻　第 1 号　通巻 694 号（平成 30 年 3 月）……226
第 89 巻　第 2 号　通巻 695 号（平成 30 年 5 月）……226
第 89 巻　第 3 号　通巻 696 号（平成 30 年 12 月）……227
〔岡山県俳人協会〕合同句集……130
光風
　No. 5（1957 年 5 月 15 日）……847
　No. 6（1957 年 6 月 15 日）……847
　No. 7（1957 年 7 月 15 日）……847
　No. 8（1957 年 10 月 1 日）……847
　No. 10（1958 年 1 月 20 日）……847
光風　合同句集……847
幸福なる生活について……1064
幸福論……1059
広報琉球　第 2 巻　第 2 号（1959 年 2 月 5 日）……1009
光明　句集……134

光明苑　第1輯　歌集……605, 1115
公民科月報　第5号（昭和26年6月10日）……846
公民月報　第6号（昭和31年9月25日）……846
曠野　kwangyae nagune……1160
神山復生病院120年の歩み……169
神山復生病院の100年……169, 1088
神山復生病院百年の思い出……168
神山復生病院（癩病院）……168
〔神山復生病院〕歴代院長の紹介……168
校友　冬期号（昭和29年12月15日）……526
聲　歌集……108
声　千年先に届くほどに……1126
〔小川正子〕誤解と闘いライ患者救済に捧げた女医の献身　小川正子……102
〔神谷美恵子〕語学の師として……91
五橋のしま　歌集……849, 1117
故郷はあるから赤い陽が昇る……67
刻
　№2　第1巻第2号（1957年2月20日）……261
　№3（昭和32年3月20日）……261
　№4（昭和32年4月20日）……262
　№8（昭和32年9月25日）……262
　№9（昭和32年11月25日）……262
　№10（昭和32年12月25日）……262
　№11（昭和33年1月25日）……262
　№12（昭和33年4月3日）……262
　№13（昭和33年7月1日）……262
　№14……262
　№15（昭和33年10月31日）……262
　№16（昭和33年11月26日）……262
　№17（昭和33年12月25日）……262
　№19（昭和34年3月20日）……262
　№20（昭和34年6月26日）……262
　№23……262
　№24（昭和35年3月1日）……262
　№26（昭和35年7月1日）……262
　№28（昭和36年2月13日）……262
　№29（昭和36年10月10日）……262
　№30（昭和36年12月15日）……263
　№33　第7巻　第2号　通巻33号……263
〔笹川記念保健協力財団〕国際技術協力国内研修会議事録　昭和50年度　第2回……84
国際ハ氏病者の家　カーヴィル療養所……160
国際らい会議録 Memoranda of the International Congress of Leprology……14, 1110
刻詩集　詩集……261
刻詩話会合同誌集……1122
国籍は天にあり　歌集……109, 1118
〔国立多磨研究所〕自主点検報告書……85
〔国立多摩研究所〕年報　第21号……37
国立ハンセン病資料館20周年記念誌……1136
国立ハンセン病療養所医療従事者フィリピン視察
　報告書……86
　報告書2015……87
　報告書2016……70
　報告書2017……70
　報告書2018……70
国立ハンセン病資料館研究紀要
　第1号……1136
　第2号……1136
　第3号……1136
　第4号……1136
　第5号……1137
　第7号……1137
　第8号……1137
　第9号……1137, 1168
国立ハンセン病資料館重監房資料館年報
　平成26年度……1137
　平成28年度……1137
　平成29年度……1137
　2018年度……1137
　2019年度……1137
　2020年度……1138, 1168
国立ハンセン病資料館常設展示図録
　2012……1138
　2020……1138
国立ハンセン病資料館年報
　第1号（平成19年度）……1137
　第2号（平成20年度）……1137
　第3号（平成21年度）……1137
　第4号（平成22年度）……1137
　第5号（平成23年度）……1137
　第6号（平成24年度）……1137
　第7号（平成25年度）……1137
国立ハンセン病療養所研究業績集
　平成29年度……71
　平成30年度……71
　令和元年度……71
国立病院機構への旅立ち……16
〔国立らい療養所給食協同研究班〕15年の歩み……1089
国立療養所史（総括編）……15
国立療養所史（らい編）……15, 1088
〔国立療養所〕年報　昭和三十八年度……39
こけの花　自選百句集……263
苦龍胆……644
苦龍胆
　第五集……644
　第六集……644
孤高の桜　ハンセン病を生きた人たち……853, 1091
孤高のハンセン病医師　小笠原登「日記」を読む……1108
湖国と文化　162号（H30年1月1日）……87
ここに人間あり　写真で見るハンセン病の39年……1092

こころ灯かり……1128
こころの旅……89
こころのつくろい　隔離の中での創作活動　改訂版……1141
心の風物誌……1066
心の眼に映る世界……1066
心ひたすら　歌集とエッセイ　ハンセン病叢書……1116
心よ羽ばたけ　歌集……724
誤字の認印　歌集……110, 1117
小島に生かされて　歌集……723
小島に生きる……136, 1132
小島のテニスコート……1145
小島の春　ある女医の手記……99, 1155
小島の春　ある女医の手記　新装……1155
孤児マリイ……1059
五十年　歌集……368
護身　句集……367
個人と宗教……1067
コスモスの花蔭で　らい医療にたずさわった女医達の記録……104, 1101
古代微笑　歌集……517
こだま　句集……286
こだま　詩集……605
谺雄二ハンセン病とともに生きる　熊笹の尾根の生涯……1160
東風　句集……725
国家神道と国体論　宗教とナショナリズムの学際的研究　久伊豆神社小教院叢書12……1074
骨片文字……368
孤島　韓国人ハンセン氏病療養者生活記録（第一集・第二集）……610, 1127
孤島　在日韓国・朝鮮人ハンセン病療養者生活記録……610, 1128
孤独の世界……1066
子どものための感染症予防BOOK パンデミックを生きぬくための101の知識……1144
子どものニュースウイークリー　2002年版　いまがわかる！世界が見える！……1142
子どものニュースウイークリー　2007年版　親子で読めるニュースのことば……1142
この命ある限り……122, 1128
この海を越えれば、わたしは……1144
この心の誇り……1060
この頃納得の行かないこと二題……604
この島を　歌集……107, 1115
この棘あればこそ……64
この棘あればこそ　盲人たちの自叙伝27……1077
この場所を照らすメロディ　ハンセン病療養所の音楽活動……1138
この人たちに光を　写真家趙根在が伝えた入所者の姿……1138
〔小川正子〕「この道をゆく」との思いで……101

この病いは死に至らず……516
この世の外れ……72
小林博士追悼録……73
こぶしの花　歌集……1118
故ヘール先生の片影……1075
小見山和夫歌文集……723
木漏れ陽のうた　滝田十和男作品による作曲集……263
木漏れ陽の森……261
子や孫に伝える記　戦争体験と平和への想い……67
これからをどう生きるか　『らい予防法』廃止にこたえて　一九九六年六月二十三日　シンポジウム全記録……1096
コロナの時代の歴史学……1111
コンウォール・リー女史の生涯と偉業……73
近藤宏一さんの授賞式随行記……521
こんなことで終わっちゃあ、死んでも死にきれん　孤絶された生 / ハンセン病家族鳥取訴訟……1107
こんなふうに生きている東大生が出会った人々……1077
〔神谷美恵子〕困難な「現代のジレンマ」克服への道（神谷美恵子）……93
今日のフランス作家たち……1064
今日の琉球
　│第 2 巻 3 号（1958 年 3 月）……1009
　│第 2 巻 4 号（1958 年 4 月）……1009
　│第 2 巻 4 号（1959 年 4 月 1 日）……1009
　│第 3 巻 4 号（1960 年 1 月 1 日）……1009
こんにちは、金泰九さん　ハンセン病問題から学んだこと……1160

【さ】

13　ハンセン病療養所からの言葉……1112
13　ハンセン病療養所の現在を撮る……1112
斎木創歌集……725, 1118
〔菊池恵楓園〕最近 10 年のあゆみ　創立 60 周年記念誌……845
細菌ラボ　感染症とたたかう研究所……1143
〔神谷美恵子〕最後の便り……92
泰山木　第 4 巻第 6 号（平成 12 年 6 月 1 日）……108
最終船　山本肇集　岡山県俳人百句抄 13……123, 1154
最善の治療もむなしく救ライの戦士光田氏眠る……98
在日朝鮮人とハンセン病……1094
差異の繋争点：現代の差別を読み解く……1082
細胞の不思議　探求の後をふりかえって……95
作品集　小川正子……99
桜井哲夫詩集　新・日本現代詩文庫 12……1123

叫び出づる者なし……85, 1085
支えられて今……77
〔笹川記念保健協力財団〕国際技術協力国内研修会議事録　昭和 50 年度　第 2 回……84
〔笹川記念保健協力財団〕年次報告書
　│2013……84
　│2014……84
　│2015……86
　│2017　2017 年 4 月〜 2018 年 3 月期……70
　│2018　2018 年 4 月〜 2019 年 3 月期……70
　│2021……71
ささへるニュース
　│Vol.1……86
　│Vol.2……86
　│Vol.5……86
　│Vol.7……86
　│Vol.11（2016 年春）……70, 86
　│Vol.12（2016 年夏）……86
　│Vol.14（2016 年冬）……70
　│Vol.15（2017 年春）……70
ささやき　歌集……370
定ときみ江　「差別の病」を生きる……1079
雑学ノート……115
〔山本肇〕雑句帖
　│№ 1　義足の詩……126
　│№ 2　初日受く……126
〔神谷美恵子〕雑草……90
雑草
　│創刊号（昭和 40 年 2 月 15 日）……643
　│第二号（昭和 40 年 11 月 1 日）……643
　│第三号（昭和 41 年 11 月 20 日）……643
　│第四、五合併号（昭和 43 年 10 月 30 日）……643
ザ・ドキュメント　弟へ……69
砂漠の星座　詩集……138
差別された病　裁かれたハンセン病隔離政策……1110
差別者のボクに捧げる！……76, 1126
差別ってなんだろう？　1　差別はいま、ここにある……1143, 1168
差別としてのライ……611, 1109
差別とハンセン病……79, 1103
差別の日本近現代史　包摂と排除のはざまで　岩波現代全書 058……1082
娑羅の花　松本明生遺句集……610
沙羅の花のように　朗読脚本……16
沙羅の花のように……66, 1126
百日紅　歌集……849
サルトル全集
　│第十八巻　存在と無……1059
　│第十九巻　存在と無……1059
去る日来たる日……148
されど我が人生はひとりならず　ハンセン病患者と共に……1145
沢田五郎短編集　その土の上で……364
残影……365
三月を見る　論楽社ブックレット　3……79

山峡の石橋　歌集……850
山國抄　句集……362
珊瑚礁　歌集……108, 1115
「珊瑚礁」批評集……108
〔菊池恵楓園〕散策マップ……845
傘寿　歌集……724
〔東北新生園〕三十周年記念誌　昭和 44 年……1098
山茱萸の花　歌集……848
残照　坂井新一遺稿　詩謡集……138
山椒
　│創刊号（昭和 39 年 2 月 20 日）……641
　│第 4 号（昭和 40 年 5 月 1 日）……641
　│第 5 号（昭和 40 年 7 月 20 日）……641
　│第 6 号（昭和 40 年 11 月 1 日）……641
　│第 7 号（昭和 41 年 2 月 20 日）……641
　│第 8 号（昭和 41 年 6 月 25 日）……641
　│第 9 号（昭和 41 年 9 月 20 日）……641
　│第 10 号（昭和 41 年 12 月 30 日）……642
　│第 11 号（昭和 42 年 2 月 28 日）……642
　│第 12 号（昭和 42 年 6 月 30 日）……642
　│第 13 号（昭和 42 年 9 月 30 日）……642
　│第 15 号（昭和 43 年 6 月 20 日）……642
　│第 16 号（昭和 43 年 9 月 30 日）……642
　│第 17 号（昭和 43 年 12 月 30 日）……642
　│第 18 号（昭和 44 年 3 月 30 日）……642
　│第 19 号（昭和 44 年 10 月 20 日）……642
　│第 20 号（昭和 45 年 3 月 20 日）……642
　│第 21 号（昭和 45 年 11 月 10 日）……642
　│第 22 号（昭和 46 年 9 月 30 日）……642
　│第 23 号（昭和 47 年 3 月 31 日）……642
　│第 24 号（昭和 47 年 11 月 10 日）……642
　│第 25 号（昭和 48 年 5 月 15 日）……642
　│第 26 号（昭和 48 年 12 月 20 日）……643
　│第 27 号（昭和 49 年 3 月 10 日）……643
　│第 28 号（昭和 49 年 6 月 10 日）……643
　│第 29 号（昭和 49 年 10 月 10 日）……643
　│第 30 号（昭和 50 年 4 月 30 日）……643
　│第 31 号（昭和 50 年 9 月 10 日）……643
　│第 32 号（昭和 50 年 11 月 15 日）……643
　│第 33 号（昭和 51 年 6 月 30 日）……643
　│第 34 号（昭和 52 年 4 月 30 日）……643
　│第 35 号（昭和 52 年 9 月 30 日）……643
残心　世界のハンセン病を制圧する……86, 1098
山中歌抄……115
讃美の歌人　明石海人について……1114
〔神谷美恵子〕山陽新聞社　岡本美奈子　手紙 2 枚……90
サンルームの風　甲斐八郎歌集……107, 1117

【し】

詩　穴の底……139
慈雲の蔭……644, 1077
潮風の中に　歌集……109, 1119
潮鳴りが聞える　私の小川正子……100,

1146
紫苑の園……1063
死角の島　歌集……107, 1115
鹿笛　故田村螢子氏追悼号……122
しがまっこ溶けた　詩人桜井哲夫との歳月……1122
時間の心理学　その生物学・生理学……1067
時間の外から……1124
志樹逸馬詩集……138, 1123
志樹逸馬（宝山良三）資料……147
四季折々……114
鴫野
　昭和12年　5・6・7・8・10・11・12月……135
　昭和13年　1〜12月……135
　昭和14年　1〜12月……135
　昭和15年　1〜12月……135
　昭和16年　1〜12月……135
　昭和17年3・8・9月号　18年3・5〜9・11・12月号……135
　昭和19年　1〜12月（3月欠）……135
　昭和20年1・3・夏秋号……135
　昭和21年　1〜12月（3・4月）……135
　昭和22年　1〜5・8・10・11月号……135
　昭和23年　1〜12月号（2月号欠）……135
　昭和24年　1〜7月号……136
鴫野（残部）
　昭和12年10月号・13年2・4・6・7・11月号・15年1・10月号……136
　昭和16年　1〜12月（4・5月欠）……136
　昭和16年　3・6〜8・10〜12月……136
　昭和19年1・6〜8月・21年7月・22年11月……136
　昭和23年　7・9〜12月……136
　昭和24年　1〜7月（終刊）……136
慈光
　第一号（昭和5年7月15日）……522
　（康徳7年）（昭和17年）……162
　国立癩療養所同康院機関誌コピー……162
《チラシ》詩誌「黄薔薇」創刊70年　永瀬清子の創刊から現在まで……149
四十代　句集……725
〔国立多磨研究所〕自主点検報告書……85
詩人会議　Vol.54（2016年10月1日）……147
詩人永瀬清子作品集……148, 1133
詩人の島……82
自省録……96
自然のいのち　中村薫講話集2……71
思想と潮流……1062
思想と年齢……1059
持続と変容の沖縄社会　沖縄的なるものの現在……1080
〔菊池恵楓園〕自治会50年史……846
〔沖縄愛楽園〕自治会創立31周年記念式典式順……979

〔小川正子〕七里ヶ浜残照　歌集……102
しつけ　ふぉるく叢書　1……1059
実験医学序説……1065
実践ハンセン病の授業　「判決文」を徹底活用……1085
シッタンの渡河……1118
知っていますか？　ハンセン病と人権一問一答
　第1版……76, 1103
　第2版……76, 1104
　第3版……1095
知ってふせごう！身のまわりの感染症　3　新型コロナからインフルエンザまで　感染症の種類と歴史……1143
〔神谷美恵子〕「知ってるつもり?!」企画案　日本のシュバイツアー神谷美恵子……94
実話小説特別病室　瀬木悦夫復刻シリーズ1……372
私的短歌観雑記……116
死と愛　実在分析入門……1067
詩と写真　ライは長い旅だから……367
詩とハンセン病（新）詩論・エッセー文庫3……1102
しなやかに生きる……116
死にゆく日にそなえて……68, 1135
死ぬふりだけでやめとけや　冴雄二詩文集……1133
死の川を越えて　上……1134
死の川を越えて　下……1134
《チラシ》詩の言葉を紡ぐ　中尾一郎……150
死の中の笑み……78, 1088
東雲のまぶた　歌集……516, 1115
東雲は瞬く……1134
忍びてゆかな　小説津田治子……850, 1134
〔神谷美恵子〕思文閣美術館通信
　第25号……96
　第26号……96
　第27号……96
時報・沖縄愛楽園
　第1号（昭和48年7月1日）……774
　第2号（昭和48年9月1日）……774
　第3号（昭和48年11月1日）……774
　第4号（昭和49年1月1日）……774
死亡記事　犀川一夫さん……105
島唄の奇跡　白百合が奏でる恋物語　そしてハンセン病……1112, 1161
島が動いた……68, 1150
島葛　句集……1001, 1039, 1121
島崎待労院・育児院・花園慈恵院　事業ノ概要……166
島田尺草全集……848
島で　ハンセン病療養所の百年……727, 1090
島に生きて
　上巻……1098
　下巻……1098
島の65年　ハンセン病療養所邑久光明園から……1151

島の角笛……108
島の記憶　生きた記録　長島愛生園三重県出身者証言録……1159, 1169
島の組曲　第2集……23
島の四季　志樹逸馬詩集……138, 1123
『島の四季』ゲラ刷り……147
島の土　句集……725
島の薔薇……16
島の野帖から　ハンセン病をめぐる療養所がある島でのフィールドワークから歴史を縁どる試み　滋賀大学経済学部研究叢書　第51号……1090
島のやまびこ……68, 1135
島比呂志　書くことは生きること……1113
島村静雨全作品集
　第一巻　初期詩集……139, 1123
　第二巻　遺稿詩集Ⅰ……139, 1123
　第三巻　遺稿詩集Ⅱ……139, 1123
島を出る　ハンセン病回復者・宮良正吉の旅路……1042, 1092
地面の底がぬけたんです……1079, 1126, 1167
シモーヌ・ヴェーユ最後の日々……1067
下村海南先生記念事業一覧……85
社会運動の心理学……1067
社会がなした病　ハンセン病差別と仏教　浄土宗人権教育シリーズ……1110
社会教育の心理学　労働と疾病と人間形成……1066
社会交流会館リーフレット……853
社会事業の友（癩問題号）昭和六年……162
社會心理學……1059
社会精神医学……1064
社会的排除と人間の尊厳マイノリティへのまなざし、共感するということ……1084
社会福祉施設史資料集成　第2期15　復刻……1084
雀人句集……847
〔神谷美恵子〕写真　神谷先生と五病棟（関係写真集）……97
〔国頭愛楽園〕写真年報　昭和13年〜18年……777
ジャック・ロンドン選集　6　決定版　短篇集……1133
ジャック・ロンドン多人種もの傑作短篇選……1133
ジャック・ロンドン百年の時を超えて……1133
寂光……162
周縁学＜九州／ヨーロッパ＞の近代を掘る……1076
十月ぐみの歌　歌集……366
重監房だより　くりう
　№1（平成26年7月31日）……371
　№2（平成26年10月1日）……371
　№3（平成27年1月1日）……371
　№4（平成27年5月12日）……371
　№5（平成27年8月1日）……371

No. 6（平成 28 年 1 月 1 日）……371
No. 7（平成 28 年 6 月 1 日）……371
No. 9（平成 29 年 1 月 1 日）……371
No. 10（平成 29 年 6 月 1 日）……371
No. 11（平成 29 年 9 月 1 日）……371
No. 12（平成 30 年 3 月 1 日）……371
No. 13（平成 30 年 8 月 8 日）……372
No. 14（平成 31 年 1 月 1 日）……372
No. 15（令和元年 7 月 1 日）……372
No. 16（令和 2 年 5 月 2 日）……372
No. 17（令和 3 年 7 月 1 日）……372
No. 18（令和 3 年 11 月 1 日）……372
No. 19（令和 4 年 3 月 25 日）……372
No. 20（令和 4 年 7 月 10 日）……372
重監房の発掘調査……372
宗教と反抗人……1060
宗教の理解……1060
〔国立らい療養所給食協同研究班〕15 年の歩み……1089
十五夜月　歌集……1001
十字架草……1116
十字架のもとに　盲人たちの自叙伝 49……1077
〔蕗之芽会〕住所録……124
習俗　倫理の基底……1061
終着駅からの手紙　国本稔遺稿集……1001
10 人の聖なる人々……1075
〔長島曙教会〕週報
　1 号～ 100 号……19
　101 号～ 200 号……19
　201 号～ 300 号……19
　301 号～ 400 号……19
　401 号～ 550 号……19
　551 号～ 707 号……19
　709 号～ 813 号……19
　814 号～ 917 号……19
　918 号～ 1020 号……19
　1021 号～ 1125 号……19
　1126 号～ 1280 号……19
　1282 号～ 1989 号……19
　1386 号～ 1489 号……19
　1490 号～ 1993 号……20
　1594 号～ 1698 号……20
　1699 号～ 1802 号……20
　1803 号～ 1907 号……20
　1908 号～ 2012 号……20
　2013 号～ 2115 号……20
　2116 号～ 2219 号……20
　2220 号～ 2324 号……20
　2325 号～ 2428 号……20
　2429 号～ 2531 号……20
　2532 号～ 2636 号……20
　2637 号～ 2739 号……20
　2740 号～ 2844 号……20
　2845 号～ 2992 号……20
終末の花 - 故タビタ太田清子に捧ぐ -……366
終末を告げる群れ……63
十六世紀フランス文学……1064

朱夏（第八集）……112
宿願の旅路　クヌッセン、ハンセン、トルードーの魂を求めて……85
熟さない木の実……366
宿命の戦記　笹川陽平、ハンセン病制圧の記録……1100
〔蕗之芽会〕出句　出席帳　例会……125
十坪住宅　愛生パンフレット　第三輯……1149
十坪住宅を保存しよう　ハンセン病療養所の世界遺産登録運動第 1 弾……1152
〔神谷美恵子〕出版ダイジェスト　No. 36（2004 年 9 月 15 日）……90
Jr. 日本の歴史　7……1142
主の用なり　故司祭バルナバ徳田祐弼　遺稿・追悼文集……1002
樹氷　詩集……286
樹瘤　歌集……724, 1116
守礼門　歌集……108, 1115
棕櫚の葉　歌集……365
棕櫚の花咲く窓……518
春眠　遺稿句集……516
ジョイント・コンサート明日に生きる希望　演奏会 ロス・エルマーノス・青い鳥楽団・アンサンブル・アミー……23
詩謡
　（昭和 10 年）……145
　（1935 年 12 月 10 日）……145
　一月号（1936 年 1 月 30 日）……145
障害者ソーシャルワークへのアプローチ　その構築と実践におけるジレンマ……1084
障害者の未来と平和のために　第 10 回障害者運動全国交流会記念誌……1146
障害者問題ゼミナール　2　癒しの関係を求めて……1084
詩謡倶楽部　第一巻第一号……146
詩謡クラブ
　新年号　No. 4（1949 年）……146
　三月号（昭和 24 年 3 月）……146
浄華　同朋の軌跡……65, 1145
証言・自分が変わる社会を変える　ハンセン病克服の記録　第 2 集……1107
証言・日本人の過ち　ハンセン病を生きて―森元美代治・美恵子が語る……517, 1107
証言・ハンセン病　もう、うつむかない……77
証言・ハンセン病　療養所元職員が見た民族浄化……661, 1109
杖國　句集……953
小社会からの恵み　井上光彦写真集……69
〔全療協〕情勢報告……1039
小説の心、批評の目……1113
小岱の山　歌集……848, 1116
証人調書　1　「らい予防法国賠訴訟」大谷藤郎証言　皓星社ブックレット　9……1104
証人調書　2　「らい予防法国賠訴訟」和泉

真蔵証言　皓星社ブックレット　10……1104
証人調書　3　「らい予防法国賠訴訟」犀川一夫証言　皓星社ブックレット　12……105, 1104
証人調書　4　「らい予防法国賠訴訟」成田稔証言　皓星社ブックレット　14……1104
情念論……1065
情報生活のリテラシー　生活環境学ライブラリー　1……1072
生門　川柳句集……118, 1121
続生門（生門（2））川柳句集……118, 1121
続続生門　川柳句集……118, 1121
続々々生門　川柳句集……118, 1121
「将来構想」の歴史に学ぶ「第二回ハンセン病資料セミナー 2007」報告……1105
昭和 30 年代初めの国立療養所栗生楽泉園の模型による再現　栗生楽泉園に関する地図と同園の建物……371
昭和万葉俳集……129
昭和万葉俳前書集……129
植民地下朝鮮におけるハンセン病資料集成
　第 1 巻　強制隔離・患者労働・断種政策資料　1……1100
　第 2 巻　強制隔離・患者労働・断種政策資料　2……1100
　第 3 巻　強制隔離・患者労働・断種政策資料　3……1100
　第 4 巻　新聞記事にみるハンセン病　1……1100
　第 5 巻　新聞記事にみるハンセン病　2……1100
　第 6 巻　「癩患者」統制と周防正季園長殺害事件……1100
　第 7 巻　朝鮮社会事業と「恩賜救癩」……1100
　第 8 巻　朝鮮総督府の「癩」政策と患者殺戮……1100
植民地社会事業関係資料集
　朝鮮編　別冊解説……1083
　台湾編 19　救療事業 - ハンセン病政策　1……1083
　台湾編 20　救療事業 - ハンセン病政策　2……1083
　台湾編 21　救療事業 - ハンセン病政策　3……1084
　台湾編　別冊解説……1084
食養人生読本……16
女子アナ失格……1111
女性と文学　文化叢書 13……1069
女性の解放……1065
〈書籍紹介〉『人間の碑』……168
初発で入園し 8 ヶ月で退園に至ったらい患者の看護……38
〔神谷美恵子〕書評……94
〈書評〉『人間の碑』……168
白樺　第一集……261

白樺　第二集……261
知らなかったあなたへ　ハンセン病訴訟までの長い旅……1096
シリーズ疫病の徹底研究　1　人類の歴史は疫病との闘いの歴史……1143
シリーズ物語り論　3……1072
私立ハンセン病療養所待労院の歩み　創立から閉院までの115年……1136
私立病院　慰廃園……160
『資料館だより』復刻版　20年のあゆみ……1138
〔神谷美恵子〕ジルボーグ『医学的心理学史』の名訳者としての神谷さん……92
知るもんか！……1144
白い視界　歌集……368, 1116
白い杖　句集……118, 1120
白い内部で　詩集……138
白い波紋　詩集……138, 1122
白い道標　邑久光明園盲人会40年史……605, 1146
知ろう！防ごう！インフルエンザ　3……1143
白き檜の山　歌集……850
しろたへの牡丹　歌文集……953, 1117
信……65
仁医神宮良一博士小伝……106
心開眼　合同句集……518
深海の魚族……136, 1125
心眼……1121
心眼　ロザリオの聖母、かく恵み給う……1127
深敬病院歌……161
神経衰弱と性格異常……1064
人権侵害にかかわる差別事例判例集「ハンセン病にかかわる差別事件等の判例」収録……1081
人権読本……1081, 1143
人権ポケットエッセイ 1……1080
新興宗教……1060
人口と健康の世界史　……1076
辰砂の壷……849, 1117
真珠　句集……121, 1154
真宗同朋会会報　第1号～156号……21
真宗とハンセン病……68
人種神話を解体する　2　科学と社会の知……1081
仁術を全うせし人　上川豊博士小伝……1078
新生
　6月号　第9巻　第6号（昭和31年6月25日）……268, 289
　7・8月合併号　第9巻　第5号（昭和31年8月10日）……268, 289
　9・10月合併号　第9巻　第7号（昭和31年10月30日）……268, 289
　第9巻　第6号（昭和31年11月1日）……268, 289
　11・12月合併号　第9巻　第8号（昭和31年12月20日）……268, 289

新年号　第10巻　第1号（昭和32年1月20日）……268, 289
2・3月合併号　第10巻　第2号（昭和32年2月20日）……268, 289
4・5月合併号　第10巻　第3号（昭和32年5月10日）……268, 289
6月号　第10巻　第4号（昭和32年6月10日）……268, 289
7・8月　第10巻　第5号（昭和32年7月10日）……268, 290
9・10月　第10巻　第6号（昭和32年9月10日）……268, 290
11・12月　第10巻　第7号（昭和32年12月5日）……268, 290
1月　第11巻　第1号（昭和33年2月5日）……268, 290
2・3月　第11巻　第2号（昭和33年3月20日）……268, 290
4・5月　第11巻　第3号（昭和33年5月20日）……269, 290
6月　第11巻　第4号（昭和33年6月25日）……269, 290
7・8月　第11巻　第5号（昭和33年9月5日）……269, 290
9・10月　第11巻　第6号（昭和33年10月25日）……269, 290
11・12月　第11巻　第7号（昭和33年12月10日）……269, 290
1月号　第12巻　第1号（昭和34年1月20日）……269, 290
2・3月　第12巻　第2号（昭和34年2月20日）……269, 290
第12巻　第3号（昭和34年7月30日）……269, 290
第12巻　第4号（昭和34年10月27日）……269, 290
第12巻　第5号（昭和35年1月25日）……269, 290
第12巻　第6号（昭和35年5月25日）……269, 291
第12巻　第7号（昭和35年8月10日）……269, 291
第12巻　第8号（昭和35年10月15日）……269, 291
第13巻　第1号（昭和36年1月10日）……269, 291
第13巻　第2号（昭和36年4月10日）……269, 291
第13巻　第3号（昭和36年6月10日）……269, 291
第13巻　第4号（昭和36年9月5日）……270, 291
第14巻　第1号（昭和37年1月10日）……270, 291
第14巻　第2号（昭和37年3月15日）……270, 291
第14巻　第3号（昭和37年6月15日）……270, 291
第14巻　第4号（昭和37年8月15日）……270, 291

第14巻　第5号（昭和37年9月20日）……270, 291
第14巻　第6号（昭和37年10月20日）……270, 291
第15巻　第1号（昭和38年1月20日）……270, 291
第15巻　第2号（昭和38年3月20日）……270
第15巻　第3号（昭和38年6月10日）……270
第15巻　第4号（昭和38年7月20日）……270, 291
第15巻　第5号（昭和38年9月30日）……270, 292
第15巻　第6号（昭和38年12月30日）……270, 292
第16巻　第1号（昭和39年1月20日）……270, 292
第16巻　第2号（昭和39年3月20日）……270, 292
第16巻　第3号（昭和39年6月20日）……271, 292
第16巻　第4号（昭和39年7月20日）……271, 292
第16巻　第5号（昭和39年9月20日）……271, 292
第16巻　第6号（昭和39年11月20日）……271, 292
第16巻　第7号（昭和39年12月20日）……271
第17巻　第1号（昭和40年1月20日）……271, 292
第17巻　第2号（昭和40年3月20日）……271, 292
第17巻　第3号（昭和40年6月20日）……271, 292
第17巻　第4号（昭和40年8月20日）……271, 292
第17巻　第5号（昭和40年10月20日）……271, 292
第17巻　第6号（昭和40年12月20日）……271, 292
第18巻　第1号（昭和41年1月20日）……271, 292
第18巻　第2号（昭和41年3月20日）……271, 293
第18巻　第3号（昭和41年6月20日）……271, 293
第18巻　第4号（昭和41年8月20日）……272, 293
第18巻　第5号（昭和41年10月20日）……272, 293
第18巻　第6号（昭和41年12月20日）……293
第19巻　第1号（昭和42年1月20日）……272, 293
第19巻　第2号（昭和42年3月20日）……272, 293

第 19 巻　第 3 号（昭和 42 年 6 月 20 日）……272, 293
第 19 巻　第 4 号（昭和 42 年 8 月 20 日）……272, 293
第 19 巻　第 5 号（昭和 42 年 10 月 20 日）……272, 293
第 19 巻　第 6 号（昭和 42 年 12 月 20 日）……272
第 20 巻　第 1 号（昭和 43 年 1 月 20 日）……272, 293
第 20 巻　第 2 号（昭和 43 年 3 月 20 日）……272, 293
第 20 巻　第 3 号（昭和 43 年 6 月 20 日）……272, 293
第 20 巻　第 4 号（昭和 43 年 8 月 20 日）……272, 293
第 20 巻　第 5 号（昭和 43 年 10 月 20 日）……272, 293
第 20 巻　第 6 号（昭和 43 年 12 月 20 日）……294
第 21 巻　第 1 号（昭和 44 年 1 月 20 日）……272, 294
第 21 巻　第 2 号（昭和 44 年 3 月 20 日）……272, 294
第 21 巻　第 3 号（昭和 44 年 6 月 20 日）……273, 294
第 21 巻　第 4 号（昭和 44 年 8 月 20 日）……273, 294
第 21 巻　第 5 号（昭和 44 年 10 月 20 日）……273, 294
第 21 巻　第 6 号（昭和 44 年 12 月 20 日）……273, 294
第 22 巻　第 1 号（昭和 45 年 1 月 20 日）……273, 294
第 22 巻　第 2 号（昭和 45 年 3 月 20 日）……273, 294
第 22 巻　第 3 号（昭和 45 年 6 月 20 日）……273, 294
第 22 巻　第 4 号（昭和 45 年 9 月 20 日）……273, 294
第 22 巻　第 5 号（昭和 45 年 12 月 20 日）……273, 294
第 23 巻　第 1 号（昭和 46 年 3 月 20 日）……273, 294
第 23 巻　第 2 号（昭和 46 年 6 月 20 日）……273, 294
第 23 巻　第 3 号（昭和 46 年 9 月 20 日）……273, 294
第 23 巻　第 4 号（昭和 46 年 12 月 20 日）……273, 295
第 24 巻　第 1 号（昭和 47 年 3 月 20 日）……273
第 24 巻　第 2 号（昭和 47 年 6 月 20 日）……273, 295
第 24 巻　第 3 号（昭和 47 年 9 月 20 日）……274
第 24 巻　第 4 号（昭和 47 年 12 月 20 日）……274
第 25 巻　第 1 号（昭和 48 年 3 月 20 日）……274
第 25 巻　第 2 号（昭和 48 年 6 月 20 日）……274, 295
第 25 巻　第 3 号（昭和 48 年 9 月 20 日）……274, 295
第 25 巻　第 4 号（昭和 48 年 12 月 20 日）……274, 295
第 26 巻　第 1 号（昭和 49 年 3 月 20 日）……274, 295
第 26 巻　第 2 号（昭和 49 年 6 月 20 日）……274, 295
第 26 巻　第 3 号（昭和 49 年 9 月 20 日）……274, 295
第 26 巻　第 4 号（昭和 49 年 12 月 20 日）……274, 295
第 27 巻　第 1 号（昭和 50 年 3 月 20 日）……274, 295
第 27 巻　第 2 号（昭和 50 年 6 月 20 日）……274, 295
第 27 巻　第 3 号（昭和 50 年 9 月 20 日）……274
第 27 巻　第 4 号（昭和 50 年 12 月 20 日）……274, 295
第 28 巻　第 1 号（昭和 51 年 3 月 20 日）……274, 295
第 28 巻　第 2 号（昭和 51 年 6 月 20 日）……275, 295
第 28 巻　第 3 号（昭和 51 年 9 月 20 日）……275, 295
第 28 巻　第 4 号（昭和 51 年 12 月 20 日）……275
第 29 巻　第 1 号（昭和 52 年 3 月 20 日）……275, 296
第 29 巻　第 2 号（昭和 52 年 6 月 20 日）……275, 296
第 29 巻　第 3 号（昭和 52 年 9 月 20 日）……275, 296
第 29 巻　第 4 号（昭和 52 年 12 月 20 日）……275, 296
第 30 巻　第 1 号（昭和 53 年 3 月 20 日）……275, 296
第 30 巻　第 2 号（昭和 53 年 6 月 20 日）……275, 296
第 30 巻　第 3 号（昭和 53 年 9 月 20 日）……275, 296
第 30 巻　第 4 号（昭和 53 年 12 月 20 日）……275, 296
第 31 巻　第 1 号（昭和 54 年 3 月 20 日）……275, 296
第 31 巻　第 2 号（昭和 54 年 6 月 20 日）……275, 296
第 31 巻　第 3 号（昭和 54 年 9 月 20 日）……275, 296
第 31 巻　第 4 号（昭和 54 年 12 月 20 日）……275, 296
第 32 巻　第 1 号（昭和 55 年 3 月 20 日）……276, 296
第 32 巻　第 2 号（昭和 55 年 6 月 20 日）……276, 296
第 32 巻　第 3 号（昭和 55 年 9 月 20 日）……276, 297
第 32 巻　第 4 号（昭和 55 年 12 月 20 日）……276, 297
第 33 巻　第 1 号（昭和 56 年 3 月 20 日）……276, 297
第 33 巻　第 2 号（昭和 56 年 6 月 20 日）……276, 297
第 33 巻　第 3 号（昭和 56 年 9 月 20 日）……276
第 33 巻　第 4 号（昭和 56 年 12 月 20 日）……276, 297
第 34 巻　第 1 号（昭和 57 年 3 月 20 日）……276, 297
第 34 巻　第 2 号（昭和 57 年 5 月 20 日）……276, 297
第 34 巻　第 3 号（昭和 57 年 9 月 20 日）……276, 297
第 34 巻　第 4 号（昭和 57 年 12 月 20 日）……276, 297
第 35 巻　第 1 号（昭和 58 年 3 月 20 日）……276, 297
第 35 巻　第 2 号（昭和 58 年 6 月 20 日）……276, 297
第 35 巻　第 3 号（昭和 58 年 9 月 20 日）……276, 297
第 35 巻　第 4 号（昭和 58 年 12 月 20 日）……277, 297
第 36 巻　第 1 号（昭和 59 年 3 月 20 日）……277, 297
第 36 巻　第 2 号（昭和 59 年 6 月 20 日）……277, 297
第 36 巻　第 3 号（昭和 59 年 9 月 20 日）……277
第 36 巻　第 4 号（昭和 59 年 12 月 20 日）……277, 298
第 37 巻　第 1 号（昭和 60 年 3 月 20 日）……277, 298
第 37 巻　第 2 号（昭和 60 年 6 月 20 日）……277, 298
第 37 巻　第 3 号（昭和 60 年 9 月 20 日）……277, 298
第 37 巻　第 4 号（昭和 60 年 12 月 20 日）……277, 298
第 38 巻　第 1 号（昭和 61 年 3 月 20 日）……277, 298
第 38 巻　第 2 号（昭和 61 年 6 月 20 日）……277, 298
第 38 巻　第 3 号（昭和 61 年 9 月 20 日）……277, 298
第 38 巻　第 4 号（昭和 61 年 12 月 20 日）……277, 298
第 39 巻　第 1 号（昭和 62 年 3 月 20 日）……277, 298
第 39 巻　第 2 号（昭和 62 年 6 月 20 日）……277, 298
第 39 巻　第 3 号（昭和 62 年 9 月 20 日）……278, 298
第 39 巻　第 4 号（昭和 62 年 12 月 20

日)……278
第40巻　第1号(昭和63年3月20日)……278, 298
第40巻　第2号(昭和63年6月20日)……278, 298
第40巻　第3号(昭和63年9月20日)……278, 298
第40巻　第4号(昭和63年12月20日)……278, 299
第41巻　第1号(平成元年3月20日)……278, 299
第41巻　第2号(平成元年6月20日)……278
第41巻　第3号(平成元年9月20日)……278, 299
第41巻　第4号(平成元年12月20日)……278, 299
第42巻　第1号(平成2年3月20日)……278, 299
第42巻　第2号(平成2年6月20日)……278, 299
第42巻　第3号(平成2年9月20日)……278, 299
第42巻　第4号(平成2年12月20日)……278, 299
第43巻　第1号(平成3年3月20日)……278, 299
第43巻　第2号(平成3年6月20日)……279, 299
第43巻　第3号(平成3年9月20日)……279, 299
第43巻　第4号(平成3年12月20日)……279
第44巻　第1号(平成4年3月20日)……279, 299
第44巻　第2号(平成4年6月20日)……279, 299
第44巻　第3号(平成4年9月20日)……279, 299
第44巻　第4号(平成4年12月20日)……279, 299
第45巻　第1号(平成5年3月20日)……279, 300
第45巻　第2号(平成5年6月20日)……279, 300
第45巻　第3号(平成5年9月20日)……279, 300
第45巻　第4号(平成5年12月20日)……279, 300
第46巻　第1号(平成6年3月20日)……279, 300
第46巻　第2号(平成6年6月20日)……279, 300
第46巻　第3号(平成6年9月20日)……279, 300
第46巻　第4号(平成6年12月20日)……279, 300
第47巻　第1号(平成7年3月20日)……280, 300

第47巻　第2号(平成7年6月20日)……280
第47巻　第3号(平成7年9月20日)……280, 300
第47巻　第4号(平成7年12月20日)……280, 300
第48巻　第1号(平成8年3月20日)……280, 300
第48巻　第2号(平成8年6月20日)……280, 300
第48巻　第3号(平成8年9月20日)……280, 300
第48巻　第4号(平成8年12月20日)……280, 300
第49巻　第1号(平成9年3月20日)……280, 301
第49巻　第2号(平成9年6月20日)……280, 301
第49巻　第3号(平成9年9月20日)……280, 301
第49巻　第4号(平成9年12月20日)……280, 301
第50巻　第1号(平成10年3月20日)……280, 301
第50巻　第2号(平成10年6月20日)……280, 301
第50巻　第3号(平成10年9月20日)……280, 301
第50巻　第4号(平成10年12月20日)……281, 301
第51巻　第1号(平成11年3月20日)……281, 301
第51巻　第2号(平成11年6月20日)……281, 301
第51巻　第3号(平成11年9月20日)……281, 301
第51巻　第4号(平成11年12月20日)……281, 301
第52巻　第1号(平成12年3月20日)……281, 301
第52巻　第2号(平成12年6月20日)……281, 301
第52巻　第3号(平成12年9月20日)……281, 301
第52巻　第4号(平成12年12月20日)……281, 302
第53巻　第1号(平成13年3月20日)……281, 302
第53巻　第2号(平成13年6月20日)……281
第53巻　第3号(平成13年9月20日)……281
第53巻　第4号(平成13年12月20日)……281
第54巻　第1号(平成14年3月20日)……281, 302
第54巻　第2号(平成14年6月20日)……281
第54巻　第3号(平成14年9月20

日)……282
第54巻　第4号(平成14年12月20日)……282
第55巻　第1号(平成15年3月20日)……282
第55巻　第2号(平成15年6月20日)……282
第55巻　第3号(平成15年9月20日)……282
第55巻　第4号(平成15年12月20日)……282
第56巻　第1号(平成16年3月20日)……282
第56巻　第2号(平成16年6月20日)……282
第56巻　第3号(平成16年9月20日)……282
第56巻　第4号(平成16年12月20日)……282
第57巻　第1号(平成17年2月20日)……282
第57巻　第2号(平成17年6月20日)……282
第57巻　第3号(平成17年9月20日)……282
第57巻　第4号(平成17年12月20日)……282
第58巻　第1号(平成18年3月20日)……282
第58巻　第2号(平成18年6月20日)……283
第58巻　第3号(平成18年9月20日)……283
第58巻　第4号(平成18年12月20日)……283
第59巻　第1号(平成19年3月20日)……283
第59巻　第2号(平成19年6月20日)……283
第59巻　第3号(平成19年9月20日)……283
第59巻　第4号(平成19年12月20日)……283
第60巻　第1号(平成20年3月20日)……283
第60巻　第2号(平成20年6月20日)……283
第60巻　第3号(平成20年9月20日)……283
第60巻　第4号(平成20年12月20日)……283
第61巻　第1号(平成21年3月20日)……283
第61巻　第2号(平成21年6月20日)……283
第61巻　第3号(平成21年9月20日)……283
第61巻　第4号(平成21年12月20日)……283

第 62 巻　第 1 号（平成 22 年 3 月 20 日）……284
第 62 巻　第 2 号（平成 22 年 3 月 20 日）……284
第 62 巻　第 3 号（平成 22 年 9 月 20 日）……284, 302
第 62 巻　第 4 号（平成 22 年 12 月 20 日）……284
第 63 巻　第 1 号（平成 23 年 3 月 20 日）……284
第 63 巻　第 2 号（平成 23 年 6 月 20 日）……284
第 63 巻　第 3 号（平成 23 年 9 月 20 日）……284
第 63 巻　第 4 号（平成 23 年 12 月 20 日）……284
第 64 巻　第 1 号（平成 24 年 3 月 20 日）……284, 302
第 64 巻　第 2 号（平成 24 年 6 月 20 日）……284
第 64 巻　第 3 号（平成 24 年 9 月 20 日）……284
第 64 巻　第 4 号（平成 24 年 12 月 20 日）……284
第 65 巻　第 1 号（平成 25 年 3 月 20 日）……284
第 65 巻　第 2 号（平成 25 年 6 月 20 日）……284
第 65 巻　第 3 号（平成 25 年 9 月 20 日）……284, 302
第 65 巻　第 4 号（平成 25 年 12 月 20 日）……285
第 66 巻　第 1 号（平成 26 年 3 月 20 日）……285
第 66 巻　第 2 号（平成 26 年 6 月 20 日）……285, 302
第 66 巻　第 3 号（平成 26 年 9 月 20 日）……285
第 66 巻　第 4 号（平成 26 年 12 月 20 日）……285
第 67 巻　第 1 号（平成 27 年 3 月 20 日）……285
第 67 巻　第 2 号（平成 27 年 6 月 20 日）……285
第 67 巻　第 3 号（平成 27 年 9 月 20 日）……285
第 67 巻　第 4 号（平成 27 年 12 月 20 日）……285
第 68 巻　第 1 号（平成 28 年 3 月 20 日）……285
第 68 巻　第 2 号（平成 28 年 6 月 20 日）……285
第 68 巻　第 3 号（平成 28 年 9 月 20 日）……285
第 68 巻　第 4 号（平成 28 年 12 月 20 日）……285
第 69 巻　第 1 号（平成 29 年 3 月 20 日）……285
第 69 巻　第 2 号（平成 29 年 6 月 20 日）……285
第 69 巻　第 3 号（平成 29 年 9 月 20 日）……286
第 69 巻　第 4 号（平成 29 年 12 月 20 日）……286
第 70 巻　第 1 号（平成 30 年 3 月 20 日）……286
第 70 巻　第 3 号（平成 30 年 9 月 20 日）……286
第 70 巻　第 4 号（平成 30 年 12 月 20 日）……286
人生に絶望はない　ハンセン病 100 年のたたかい……1106
人生の並木道　ハンセン病療養所の手紙……1075
「人生被害」はいま　ハンセン病熊本判決 20 年（全 5 回）……1167
新体制下に於ける回春、バルナバ両院及び愛生園自助会の解散……160
診断・日本人……1062
新冬……116
新・福祉文化シリーズ　5……1083
〔小川正子〕人物近代女性史　女の一生⑧　人類愛に捧げた生涯……102
【新聞記事】「詩人永瀬清子の生涯」発刊……148
新聞切抜き
　第 6 巻……14
　（雑）……14
　昭和 9 年　3 巻……14
　昭和 11 年……14
　昭和 11 年　4 巻……14
　昭和 11 年　5 巻……14
新聞切抜帳　昭 20 〜 27……14
新編志樹逸馬詩集……1123
新編短歌ノート……115
新編日本のフェミニズム　10……1083
シンポジウム差別のない社会をめざして　ハンセン病熊本判決から一年　皓星社ブックレット　15……1099
シンポジウム「らい予防法」をめぐって　皓星社ブックレット　1……70, 1099
新万葉集と癩者の歌……112
新領域・次世代の日本研究　海外シンポジウム 2014……1076
人類 vs 感染症……1143

【す】

随想録
　（一）……1064
　（二）……1064
　（三）……1064
　（四）……1064
　（五）……1064
　（六）……1064
錐体外路　原田禹雄歌集……72
ずいひつ卒業 50 年記念……1085
睡蓮の花　歌集……1116
司祭平服（スータン）と癩菌　岩下壮一の生涯と救癩思想……1075
〔小川正子〕末利光著「ハンセン病報道は真実を伝え得たか」反響……102
スキンクリニックにおける年度別新発生患者及び退所者表……1009
救いの瞬間　-みことばによる癒しの世界 -……69
スクラム
　No. 4（昭和 24 年 12 月 1 日）……722
　No. 5（昭和 25 年 3 月 15 日）……722
　第 2 巻　第 2 号（昭和 25 年 8 月 1 日）……722
すけっちぶっく　ハンセン病問題大特集……81
鈴木才雄句集　窓俳句会第 5 集……644
すずめの爪音……1119
鈴蘭村……73, 369
図説皮膚疾患講座　第 5 巻……15
図説病の文化史　虚妄の怖れを刺す　図説シリーズ　1……1094
巣立　句集……286
砂の器（上）……82
砂の器（下）……82
すばらしき復活　らい全快者奇蹟の社会復帰……68, 1148
ズボンの話……367
隅青鳥歌集……849
すむいで
　第 5 号（昭和 49 年 2 月 1 日）……1013
　第 6 号（昭和 49 年 3 月 1 日）……1013
　第 7 号（昭和 49 年 4 月 1 日）……1013
　第 8 号（昭和 49 年 5 月 1 日）……978, 1013
　第 9 号（昭和 49 年 6 月 30 日）……978, 1013
　第 10 号（昭和 49 年 7 月 31 日）……978, 1013
　第 11 号（昭和 49 年 9 月 30 日）……978, 1013
　第 12 号（昭和 49 年 10 月 31 日）……978, 1013
　第 13 号（昭和 49 年 11 月 30 日）……978, 1013
　第 14 号（昭和 50 年 1 月 1 日）……978, 994
　第 15 号（昭和 50 年 2 月 15 日）……978, 994
　第 16 号（昭和 50 年 5 月 1 日）……978, 994
　第 17 号（昭和 50 年 7 月 1 日）……978, 994
　第 18 号（昭和 50 年 8 月 10 日）……978, 994
　第 19 号（昭和 50 年 10 月 31 日）……978, 994
　第 20 号（昭和 50 年 11 月 30 日）……978, 995
　第 21 号（昭和 51 年 1 月 1 日）……979,

1013

第22号（昭和51年2月1日）……979, 1013

第23号（昭和51年3月1日）……979, 1014

第24号（昭和51年4月1日）……979, 1014

第25号（昭和51年5月1日）……979, 1014

第26号（昭和51年6月1日）……979, 1014

第27号（昭和51年7月1日）……979, 1014

第28号（昭和51年8月1日）……979, 1014

第29号（昭和51年9月1日）……979, 1014

第30号（昭和51年10月1日）……979

第31号（昭和51年11月15日）……979, 1014

第32号（昭和52年1月1日）……979, 1014

第33号（昭和52年2月1日）……979, 1014

第34号（昭和52年3月1日）……979

第35号（昭和52年7月1日）……980, 1014

第36号（昭和52年8月1日）……980, 1014

第37号（昭和52年9月1日）……980, 1014

第38号（昭和52年10月1日）……980, 1014

第39号（昭和52年11月1日）……980, 1014

第40号（昭和52年12月1日）……980, 1015

第41号（昭和53年1月1日）……980, 1015

第42号（昭和53年2月1日）……980, 1015

第43号（昭和53年3月1日）……980, 1015

第44号（昭和53年4月1日）……980, 1015

第45号（昭和53年5月1日）……980, 1015

第46号（昭和53年6月1日）……980, 1015

第47号（昭和53年7月1日）……980, 1015

第48号（昭和53年8月1日）……980, 1015

第49号（昭和53年9月1日）……980

第50号（昭和53年10月1日）……981

第51号（昭和53年11月1日）……981, 1015

第52号（昭和53年12月1日）……981

第53号（昭和54年1月1日）……981

第54号（昭和54年2月1日）……981, 1015

第55号（昭和54年3月1日）……981, 1015

第56号（昭和54年4月1日）……981

第57号（昭和54年5月1日）……981, 1015

第58号（昭和54年6月1日）……981, 1015

第59号（昭和54年7月1日）……981, 1015

第60号（昭和54年8月1日）……981, 1016

第61号（昭和54年9月1日）……981

第62号（昭和54年10月1日）……981, 1016

第63号（昭和54年11月1日）……981, 1016

第64号（昭和54年12月1日）……981, 1016

第65号（昭和55年1月1日）……982, 1016

第66号（昭和55年2月1日）……982, 1016

第67号（昭和55年3月1日）……982, 1016

第68号（昭和55年4月1日）……982, 1016

第69号（昭和55年5月1日）……982, 1016

第70号（昭和55年6月1日）……982, 1016

第71号（昭和55年7月1日）……982, 1016

第72号（昭和55年8月1日）……982, 1016

第73号（昭和55年9月1日）……982, 1016

第74号（昭和55年10月1日）……982, 1016

第75号（昭和55年11月1日）……982, 1016

第76号（昭和55年12月1日）……982, 1017

第77号（昭和56年1月1日）……982, 995

第78号（昭和56年2月1日）……982, 995

第79号（昭和56年3月1日）……982, 995

第80号（昭和56年4月1日）……983, 995

第81号（昭和56年5月1日）……983, 995

第82号（昭和56年6月1日）……983, 995

第83号（昭和56年7月1日）……983, 995

第84号（昭和56年8月1日）……983, 995

第85号（昭和56年9月1日）……983, 995

第86号（昭和56年10月1日）……983, 995

第87号（昭和56年11月1日）……983, 995

第88号（昭和56年12月1日）……983, 995

第89号（昭和57年1月1日）……983, 1017

第90号（昭和57年2月1日）……983, 1017

第91号（昭和57年3月1日）……983, 1017

第92号（昭和57年4月1日）……983, 1017

第93号（昭和57年5月1日）……983, 1017

第94号（昭和57年6月1日）……983, 1017

第95号（昭和57年7月1日）……984, 1017

第96号（昭和57年8月1日）……984, 1017

第97号（昭和57年9月1日）……984, 1017

第98号（昭和57年10月1日）……984, 1017

第99号（昭和57年11月1日）……984, 1017

第100号（昭和57年12月1日）……984, 1017

第101号（昭和58年1月1日）……984, 1017

第102号（昭和58年2月1日）……984, 1017

第103号（昭和58年3月1日）……984, 1018

第104号（昭和58年4月1日）……984, 1018

第105号（昭和58年5月1日）……984, 1018

第106号（昭和58年6月1日）……984, 1018

第107号（昭和58年7月1日）……984, 1018

第108号（昭和58年8月1日）……984, 1018

第109号（昭和58年9月1日）……984, 1018

第110号（昭和58年10月1日）……985, 1018

第111号（昭和58年11月1日）……985, 1018

第112号（昭和58年12月1日）……985, 1018

第113号（昭和59年1月1日）……985, 1018

すむいで

第114号（昭和59年2月1日）……985, 1018
第115号（昭和59年3月1日）……985, 1018
第116号（昭和59年4月1日）……985, 1018
第117号（昭和59年5月1日）……985, 1018
第118号（昭和59年6月1日）……985, 1019
第119号（昭和59年7月1日）……985, 1019
第120号（昭和59年8月1日）……985, 1019
第121号（昭和59年9月1日）……985, 1019
第122号（昭和59年10月1日）……985, 1019
第123号（昭和59年11月1日）……985, 1019
第124号（昭和59年12月1日）……985, 1019
第125号（昭和60年1月1日）……986, 1019
第126号（昭和60年2月1日）……986, 1019
第127号（昭和60年3月1日）……986, 1019
第128号（昭和60年4月1日）……986, 1019
第129号（昭和60年5月1日）……986, 1019
第130号（昭和60年6月1日）……986, 1019
第131号（昭和60年7月1日）……986, 1019
第132号（昭和60年8月1日）……986, 1019
第133号（昭和60年9月1日）……986, 1020
第134号（昭和60年10月1日）……986, 1020
第135号（昭和60年11月1日）……986, 1020
第136号（昭和60年12月1日）……986, 1020
第137号（昭和61年1月1日）……986, 1020
第138号（昭和61年2月1日）……986, 1020
第139号（昭和61年3月1日）……986, 1020
第140号（昭和61年4月1日）……987, 1020
第141号（昭和61年5月1日）……987, 1020
第142号（昭和61年6月1日）……987, 1020
第143号（昭和61年7月1日）……987, 1020
第144号（昭和61年8月1日）……987, 1020
第145号（昭和61年9月1日）……987, 1020
第146号（昭和61年10月1日）……987, 1020
第147号（昭和61年11月1日）……987, 1020
第148号（昭和61年12月1日）……987, 1020
第149号（昭和62年1月1日）……987, 1021
第150号（昭和62年2月1日）……987, 1021
第151号（昭和62年3月1日）……987, 1021
第152号（昭和62年4月1日）……987, 1021
第153号（昭和62年5月1日）……987, 1021
第154号（昭和62年6月1日）……987, 1021
第155号（昭和62年7月1日）……988, 1021
第156号（昭和62年8月1日）……988, 1021
第157号（昭和62年9月1日）……988, 1021
第158号（昭和62年10月1日）……988, 1021
第159号（昭和62年11月1日）……988, 1021
第160号（昭和62年12月1日）……988, 1021
第161号（昭和63年1月1日）……988, 1021
第162号（昭和63年2月1日）……988, 1021
第163号（昭和63年3月1日）……988, 1021
第164号（昭和63年4月1日）……988, 1022
第165号（昭和63年5月1日）……988, 1022
第166号（昭和63年6月1日）……988, 1022
第167号（昭和63年7月1日）……988, 1022
第168号（昭和63年8月1日）……988, 1022
第169号（昭和63年9月1日）……988, 1022
第170号（昭和63年10月1日）……989, 1022
第171号（昭和63年11月1日）……989, 1022
第172号（昭和63年12月1日）……989, 1022
第173号（昭和64年1月1日）……989, 1022
第174号（平成元年2月1日）……989, 1022
第175号（平成元年3月1日）……989, 1022
第176号（平成元年4月1日）……989, 1022
第177号（平成元年5月1日）……989, 1022
第178号（平成元年6月1日）……989, 1022
第179号（平成元年7月1日）……989, 1023
第180号（平成元年8月1日）……989, 1023
第181号（平成元年9月1日）……989, 1023
第182号（平成元年10月1日）……989
第183号（平成元年11月1日）……989, 1023
第184号（平成元年12月1日）……989, 1023
第185号（平成2年1月1日）……990, 1023
第186号（平成2年2月1日）……990, 1023
第187号（平成2年3月1日）……990, 1023
第188号（平成2年4月1日）……990, 1023
第189号（平成2年5月1日）……990, 1023
第190号（平成2年6月1日）……990, 1023
第191号（平成2年7月1日）……990, 1023
第192号（平成2年8月1日）……990, 1023
第193号（平成2年9月1日）……990, 1023
第194号（平成2年10月1日）……990, 1023
第195号（平成2年11月1日）……990, 1024
第196号（平成2年12月1日）……990, 1024
第197号（平成3年1月1日）……990, 1024
第198号（平成3年2月1日）……990, 1024
第199号（平成3年3月1日）……990, 1024
第200号（平成3年4月1日）……991, 1024
第201号（平成3年5月1日）……991, 1024
第202号（平成3年7月1日）……991, 1024

第 203 号 (平成 3 年 9 月 1 日) ……991, 1024

第 204 号 (平成 3 年 11 月 1 日) ……991, 1024

第 205 号 (平成 4 年 1 月 1 日) ……991, 1024

第 206 号 (平成 4 年 3 月 1 日) ……991, 1024

第 207 号 (平成 4 年 5 月 1 日) ……991, 1024

第 208 号 (平成 4 年 7 月 1 日) ……991, 1024

第 209 号 (平成 4 年 9 月 1 日) ……991, 1024

第 210 号 (平成 4 年 11 月 1 日) ……991, 1025

第 211 号 (平成 5 年 1 月 1 日) ……991, 997, 1025

第 212 号 (平成 5 年 3 月 1 日) ……991, 997, 1025

第 213 号 (平成 5 年 5 月 1 日) ……991, 997, 1025

第 214 号 (平成 5 年 7 月 1 日) ……991, 998, 1025

第 215 号 (平成 5 年 9 月 1 日) ……992, 998, 1025

第 216 号 (平成 5 年 11 月 1 日) ……992, 998, 1025

第 217 号 (平成 6 年 1 月 1 日) ……992, 998, 1025

第 218 号 (平成 6 年 3 月 1 日) ……992, 998, 1025

第 219 号 (平成 6 年 5 月 1 日) ……992, 998, 1025

第 220 号 (平成 6 年 7 月 1 日) ……992, 998, 1025

第 221 号 (平成 6 年 9 月 1 日) ……992, 998, 1025

第 222 号 (平成 6 年 11 月 1 日) ……992, 998, 1025

第 223 号 (平成 7 年 1 月 1 日) ……992, 995, 998

第 224 号 (平成 7 年 3 月 1 日) ……992, 995, 998

第 225 号 (平成 7 年 5 月 1 日) ……992, 996, 998

第 226 号 (平成 7 年 7 月 1 日) ……992, 996, 998

第 227 号 (平成 7 年 9 月 1 日) ……992, 996, 998

第 228 号 (平成 7 年 11 月 1 日) ……992, 998

第 229 号 (平成 8 年 1 月 1 日) ……992, 996, 999

第 230 号 (平成 8 年 3 月 1 日) ……993, 996, 999

第 231 号 (平成 8 年 5 月 1 日) ……993, 996, 999

第 232 号 (平成 8 年 7 月 1 日) ……993, 996, 999

第 233 号 (平成 8 年 9 月 1 日) ……993, 996, 999

第 234 号 (平成 8 年 11 月 1 日) ……993, 996, 999

第 235 号 (平成 9 年 1 月 1 日) ……993, 996, 999

第 236 号 (平成 9 年 3 月 1 日) ……993, 996, 999

第 237 号 (平成 9 年 5 月 1 日) ……993, 996, 999

第 238 号 (平成 9 年 7 月 1 日) ……993, 996, 999

第 239 号 (平成 9 年 9 月 1 日) ……993, 996, 999

第 240 号 (平成 9 年 11 月 1 日) ……993, 996, 999

第 241 号 (平成 10 年 1 月 1 日) ……993, 997, 999

第 242 号 (平成 10 年 3 月 1 日) ……993, 997, 999

第 243 号 (平成 10 年 5 月 1 日) ……993, 997, 999

第 244 号 (平成 10 年 7 月 1 日) ……993, 997, 1000

第 245 号 (平成 10 年 9 月 1 日) ……994, 1000

第 246 号 (平成 10 年 11 月 1 日) ……994, 997, 1000

第 247 号 (平成 11 年 3 月 1 日) ……994, 997, 1000

第 248 号 (平成 11 年 5 月 1 日) ……994, 997, 1000

第 249 号 (平成 11 年 7 月 1 日) ……994, 997, 1000

第 250 号 (平成 11 年 9 月 1 日) ……994, 997, 1000

第 251 号 (平成 11 年 11 月 1 日) ……994, 997, 1000

第 252 号 (平成 12 年 1 月 1 日) ……994, 997, 1000

第 253 号 (平成 12 年 5 月 1 日) ……994, 997, 1000

駿河

創刊号　No. 1 (平成 11 年 11 月 1 日) ……638, 647

冬号　第 2 号 (平成 12 年 2 月 1 日) ……638, 647

春号　第 3 号 (平成 12 年 3 月 27 日) ……638, 647

夏号　第 4 号 (平成 12 年 8 月 1 日) ……638, 647

秋号　第 5 号 (平成 12 年 11 月 1 日) ……638, 647

冬号　第 6 号 (平成 13 年 2 月 1 日) ……638, 647

春号　第 7 号 (平成 13 年 5 月 1 日) ……638, 647

夏号　第 8 号 (平成 13 年 8 月 1 日) ……638, 647

秋号　第 9 号 (平成 13 年 11 月 1 日) ……638, 647

冬号　第 10 号 (平成 14 年 2 月 1 日) ……638, 647

春号　第 11 号 (平成 14 年 5 月 1 日) ……638

夏号　第 12 号 (平成 14 年 8 月 1 日) ……639

秋号　第 13 号 (平成 14 年 11 月 1 日) ……639

冬号　第 14 号 (平成 15 年 2 月 1 日) ……639

春号　第 15 号 (平成 15 年 5 月 1 日) ……639

夏号　第 16 号 (平成 15 年 8 月 1 日) ……639

秋号　第 17 号 (平成 15 年 11 月 1 日) ……639

冬号　第 18 号 (平成 16 年 2 月 1 日) ……639

春号　第 19 号 (平成 16 年 5 月 1 日) ……639

夏号　第 20 号 (平成 16 年 8 月 1 日) ……639

秋号　第 21 号 (平成 16 年 11 月 1 日) ……639

冬号　第 22 号 (平成 17 年 2 月 1 日) ……639, 647

春号　第 23 号 (平成 17 年 5 月 1 日) ……639, 647

夏号　第 24 号 (平成 17 年 8 月 1 日) ……639

秋号　第 25 号 (平成 17 年 11 月 1 日) ……639

冬号　第 26 号 (平成 18 年 2 月 1 日) ……639

春号　第 27 号 (平成 18 年 5 月 1 日) ……640

夏号　第 28 号 (平成 18 年 8 月 1 日) ……640

秋号　第 29 号 (平成 18 年 11 月 1 日) ……640

冬号　第 30 号 (平成 19 年 2 月 1 日) ……640

春号　第 31 号 (平成 19 年 5 月 1 日) ……640

夏号　第 32 号 (平成 19 年 8 月 1 日) ……640

秋号　第 33 号 (平成 19 年 11 月 1 日) ……640

冬号　第 34 号 (平成 20 年 2 月 1 日) ……640

春号　第 35 号 (平成 20 年 5 月 1 日) ……640

夏号　第 36 号 (平成 20 年 8 月 1 日) ……640

秋号　第 37 号 (平成 20 年 11 月 1 日) ……640

冬号　第38号（平成21年2月1日）……640

春号　第39号（平成21年5月1日）……640

夏号　第40号（平成21年8月1日）……640

秋号　第41号（平成21年11月1日）……640

冬号　第42号（平成22年2月1日）……641

春号　第43号（平成22年5月1日）……641

夏号　第44号（平成22年8月1日）……641

秋号　第45号（平成22年11月1日）……641

冬号　第46号（平成23年1月1日）……641

春号　第47号（平成23年5月1日）……641, 647

秋号　第48号（平成23年11月1日）……641, 647

冬号　第49号（平成24年2月1日）……641

夏号　第50号（平成24年8月1日）……648

〔駿河療養所〕開所30周年記念誌……1095

〔駿河療養所〕開所40周年記念誌……1095

〔駿河療養所〕開所50周年記念誌……1135

〔駿河療養所〕開所60周年記念誌……648

〔駿河療養所〕開所70周年記念誌……648

〔駿河療養所〕ガイドマップ……648

〔駿河療養所〕入所者三十年の歩み……1099

〔駿河療養所〕年報

平成23～26年度……648

平成27年度……648

平成29年度……648

2018年（平成30年度）2019年（平成31年・令和元年度）……648

【せ】

性格学……1063

性格学入門……1067

生活記録……63

生活記録　みまもられて生きむ……66

生活のデザイン　ハンセン病療養所における自助具、義肢、補装具とその使い手たち……1096, 1167

晴眼　梶井枯骨集……131

星光

102～104　1・2・3月号……952

№105　4～9月号……952

№107　1～8月号……952

自昭和11年　至昭和18年……952

昭和25年2月号№109～32年12月号№199……952

昭和33年1月号№200～35年12月号№233……952

昭和36年1月号№234～44年10月号№285……952

星座　第一輯　建設篇（昭和11年5月15日）……953

青磁　歌集……107, 1154

政治家の人間力　江田三郎への手紙……1145

聖者ダミエン……1080

青春の自画像……1064

青松

林文雄博士昇天1週年記念号……658

10月号　通巻第45号（昭和23年12月）……658

11, 12月合併号（昭和23年12月31日）……658, 734

新年号　第6巻　第1号　通巻47号（昭和24年1月1日）……658

2・3月合併号　6巻　第2号　通巻47号（昭和24年3月5日）……658, 734

6月号（昭和24年6月10日）……658

6月号　別冊……659

8月号（昭和24年8月10日）……659

10月号（昭和24年10月5日）……659

12月号（昭和24年12月5日）……659

新年号　第7巻　第1号　通巻53号（昭和25年1月5日）……659, 734

3月号　第7巻　第2号　通巻54号（昭和25年3月1日）……658, 659, 734

5月号　第7巻　第3号　通巻55号（昭和25年5月10日）……658, 659, 734

7月後　第7巻　第4号　通巻56号（昭和25年7月10日）……658, 659, 734

9月号　第7巻　第5号　通巻57号（昭和25年9月5日）……659, 734

12月号（昭和25年12月1日）……659

1月号　通巻第60号（昭和26年1月1日）……659, 734

3月号　通巻第62号（昭和26年3月5日）……659, 734

5月号　通巻第63号（昭和26年5月20日）……659, 734

6月号　通巻第64号（昭和26年6月30日）……659, 734

8月号　通巻第65号（昭和26年8月10日）……659, 734

第66号（昭和26年10月5日）……660

12月号　通巻第67号（昭和26年12月10日）……660, 734

新年号　通巻第68号（昭和27年1月10日）……660, 734

3月号　通巻第69号（昭和27年3月5日）……660, 735

5月号　通巻第70号（昭和27年5月10日）……660, 735

7月号　通巻第71号（昭和27年7月5日）……660, 735

10月号　通巻第72号（昭和27年10月5日）……660, 735

12月号　通巻第73号（昭和27年12月5日）……660, 735

1月号　通巻第74号（昭和28年1月5日）……660, 735

2月号　通巻第75号（昭和28年2月5日）……660, 735

3月号　通巻第76号（昭和28年3月5日）……660, 735

4月号　通巻第77号（昭和28年4月5日）……660, 735

5月号　通巻第78号（昭和28年5月5日）……660, 735

6月号　通巻第79号（昭和28年6月5日）……660, 735

7月号　通巻第80号（昭和28年7月5日）……660, 735

別冊　通巻第81号（昭和28年7月15日）……661, 735

9月号　通巻第82号（昭和28年9月5日）……661, 735

10月号　通巻第83号（昭和28年10月10日）……661, 735

11月号　通巻第84号（昭和28年11月10日）……661, 736

12月号　通巻第85号（昭和28年12月10日）……661, 736

1月号　通巻第86号（昭和29年1月10日）……661, 736

2月号　通巻第87号（昭和29年2月10日）……661, 736

3月号　通巻第88号（昭和29年3月10日）……661, 736

4月号　通巻第89号（昭和29年4月10日）……661, 736

5月号　通巻第90号（昭和29年5月10日）……661, 736

6月号　通巻第91号（昭和29年6月10日）……661, 736

7月号　通巻第92号（昭和29年7月10日）……661, 736

8月号　通巻第93号（昭和29年8月10日）……661, 736

9月号　通巻第94号（昭和29年9月10日）……661, 736

10月号　通巻第95号（昭和29年10月10日）……661, 736

11月号　通巻第96号（昭和29年11月10日）……662, 736

12月号　通巻第97号（昭和29年12月10日）……662, 736

新年号　第12巻　第1号　通巻第98号（昭和30年1月10日）……662, 736

2月　第12巻　第2号　通巻第99号（昭和30年2月10日）……662, 737

3月号　第12巻　第3号　通巻第100号（昭和30年3月10日）……662, 737

4月号　第12巻　第4号　通巻第101号（昭和30年4月10日）……662, 737

5月号　第12巻　第5号　通巻第102

号（昭和30年5月10日）……662, 737

6月号　第12巻　第6号　通巻第103号（昭和30年6月25日）……662, 737

7・8月合併号　第12巻　通巻第104号（昭和30年7月25日）……662, 737

9月号　第12巻　通巻第105号（昭和30年9月20日）……662, 737

10月号　第12巻　通巻第106号（昭和30年10月20日）……662, 737

11月号　第12巻　通巻第107号（昭和30年11月20日）……662, 737

12月号　第12巻　通巻第108号（昭和30年12月20日）……662, 737

1月号　第13巻　第1号　通巻第109号（昭和31年1月10日）……662, 737

2月号　第13巻　第2号　通巻第110号（昭和31年2月20日）……662, 737

3月号　第13巻　第3号　通巻第111号（昭和31年3月20日）……663, 737

4月号　第13巻　第4号　通巻第112号（昭和31年4月20日）……663, 737

5月号　第13巻　第5号　通巻第113号（昭和31年5月20日）……663, 738

6月号　第13巻　第6号　通巻第114号（昭和31年6月20日）……663, 738

7・8月合併号　第13巻　第7号　通巻第115号（昭和31年7月20日）……663, 738

9月号　第13巻　第8号　通巻第116号（昭和31年9月20日）……663, 738

10月号　第13巻　第9号　通巻第117号（昭和31年10月20日）……663, 738

11月号　第13巻　第10号　通巻第118号（昭和31年11月20日）……663, 738

12月号　第13巻　第11号　通巻第119号（昭和31年12月20日）……663, 738

新年号　第14巻　第1号　通巻第120号（昭和32年1月5日）……663, 738

2月号　第14巻　第2号　通巻第121号（昭和32年2月5日）……663, 738

3月号　第14巻　第3号　通巻第122号（昭和32年3月5日）……663, 738

4月号　第14巻　第4号　通巻第123号（昭和32年4月5日）……663, 738

5月号　第14巻　第5号　通巻第124号（昭和32年5月5日）……664, 738

6月号　第14巻　第6号　通巻第125号（昭和32年6月5日）……664, 738

7月号　第14巻　第7号　通巻第126号（昭和32年7月5日）……664, 739

8月号　第14巻　第8号　通巻第127号（昭和32年8月5日）……664, 739

9・10月号　第14巻　第9号　通巻第128号（昭和32年10月5日）……664, 739

11月号　第14巻　第10号　通巻第129号（昭和32年11月5日）……664, 739

12月号　第14巻　第11号　通巻第130号（昭和32年12月5日）……664, 739

新年号　第15巻　第1号　通巻第131号（昭和33年1月5日）……664, 739

2月号　第15巻　第2号　通巻第132号（昭和33年2月5日）……664, 739

3月号　第15巻　第3号　通巻第133号（昭和33年3月5日）……664, 739

4月号　第15巻　第4号　通巻第134号（昭和33年4月5日）……664, 739

5月号　第15巻　第5号　通巻第135号（昭和33年5月5日）……664, 739

6月号　第15巻　第6号　通巻第136号（昭和33年6月5日）……664, 739

7月号　第15巻　第7号　通巻第137号（昭和33年7月5日）……665, 739

8月号　第15巻　第8号　通巻第138号（昭和33年8月5日）……665, 739

9月号　第15巻　第9号　通巻第139号（昭和33年9月5日）……665, 740

10・11月号　第15巻　第10号　通巻第140号（昭和33年11月5日）……665, 740

12月号　第15巻　第11号　通巻第141号（昭和33年12月5日）……665, 740

1月号　第16巻　第1号　通巻第142号（昭和34年1月5日）……665, 740

2月号　第16巻　第2号　通巻第143号（昭和34年2月5日）……665, 740

3月号　第16巻　第3号　通巻第144号（1959年3月5日）……665, 740

4月号　第16巻　第4号　通巻第145号（1959年4月5日）……665, 740

5月号　第16巻　第5号　通巻第146号（1959年5月5日）……665, 740

6月号　第16巻　第6号　通巻第147号（1959年6月5日）……665, 740

7月号　第16巻　第7号　通巻第148号（1959年7月5日）……665, 740

8月号　第16巻　第8号　通巻第149号（1959年8月5日）……665, 740

9月号　第16巻　第9号　通巻第150号（1959年9月5日）……665, 740

10・11月号　第16巻　第10号　通巻151号（1959年11月5日）……666, 740

12月号　第16巻　第11号　通巻第152号（1959年12月5日）……666, 741

新年号　第17巻　第1号　通巻第153号（1960年1月5日）……666, 667, 741

2月号　第17巻　第2号　通巻第154号（1960年2月5日）……666, 667, 741

3月号　第17巻　第3号　通巻第155号（1960年3月5日）……666, 667, 741

4月号　第17巻　第4号　通巻第156号（1960年4月5日）……666, 667, 741

5月号　第17巻　第5号　通巻第157号（1960年5月5日）……666, 667, 741

6月号　第17巻　第6号　通巻第158号（1960年6月5日）……666, 667, 741

7月号　第17巻　第7号　通巻第159号（1960年7月5日）……666, 667, 741

8月号　第17巻　第8号　通巻第160号（1960年8月5日）……666, 667, 741

9・10月号　第17巻　第10号　通巻第161号（1960年10月5日）……666, 667, 741

11月号　第17巻　第10号　通巻第162号（1960年11月5日）……666, 667, 741

12月号　第17巻　第11号　通巻第163号（1960年12月5日）……666, 667, 741

新年号　通巻第164号（1961年1月5日）……667, 741

2月号　第18巻　第2号　通巻第165号（1961年2月25日）……667, 741

3月号　第18巻　第3号　通巻第166号（1961年3月25日）……667, 742

4・5月号　第18巻　第4号　通巻第167号（1961年5月5日）……668, 742

6月号　第18巻　第5号　通巻第168号（1961年6月5日）……668, 742

7月号　第18巻　第6号　通巻第169号（1961年7月5日）……668, 742

8月号　第18巻　第7号　通巻第170号（1961年8月5日）……668, 742

9月号　第18巻　第8号　通巻第171号（1961年9月5日）……668, 742

10月号　第18巻　第9号　通巻第172号（1961年10月5日）……668, 742

11月号　第18巻　第10号　通巻第173号（1961年11月5日）……668, 742

12月号　第18巻　第11号　通巻第174号（1961年12月5日）……668, 742

新年号　第19巻　第1号　通巻第175号（1962年1月1日）……668, 742

2・3月号　第19巻　第2号　通巻第176号（1962年3月5日）……668, 742

4月号　第19巻　第3号　通巻第177号（1962年4月5日）……668, 742

5月号　第19巻　第4号　通巻第178号（1962年5月5日）……668, 742

6月号　第19巻　第5号　通巻第179号（1962年6月15日）……668, 743

7月号　第19巻　第6号　通巻第180号（1962年7月5日）……669, 743

8月号　第19巻　第7号　通巻第181号（1962年8月5日）……669, 743

9月号　第19巻　第8号　通巻第182号（1962年9月5日）……669, 743

10月号　第19巻　第9号　通巻第183号（1962年10月5日）……669, 743

11・12月号　第19巻　第10号　通巻第184号（1962年12月5日）……669, 743

新年号　第20巻　第1号　通巻第185号（1963年1月10日）……669, 743

2月号　第20巻　第2号　通巻第186号（1963年2月10日）……669, 743

3・4月号　第20巻　第3号　通巻第187号（1963年4月5日）……669, 743

5月号　第20巻　第4号　通巻第188号（1963年5月5日）……669, 743

6月号　第20巻　第5号　通巻第189号（1963年6月5日）……669, 743

7月号　第20巻　第6号　通巻第190号（1963年7月5日）……669, 743

8月号　第20巻　第7号　通巻第191号（1963年8月5日）……669, 743

9月号　第20巻　第8号　通巻第192号（1963年9月5日）……669, 743

10・11月号　第20巻　第9号　通巻第193号（1963年11月5日）……670, 744

12月号　第20巻　第10号　通巻第194号（1963年12月5日）……670, 744

1月号　第21巻　第1号　通巻第195号（1964年1月5日）……670, 744

2月号　第21巻　第2号　通巻第196号（1964年2月5日）……670, 744

3・4月号　第21巻　第3号　通巻第197号（1964年4月5日）……670, 744

5月号　第21巻　第4号　通巻第198号（1964年5月5日）……670, 744

6月号　第21巻　第5号　通巻第199号（1964年6月5日）……670, 744

7月号　第21巻　第6号　通巻第200号（1964年7月5日）……670, 744

8月号　第21巻　第7号　通巻第201号（1964年8月5日）……670, 744

9月号　第21巻　第8号　通巻第202号（1964年9月5日）……744

10・11月号　第21巻　第9号　通巻第203号（1964年11月5日）……670, 744

12月号　第21巻　第10号　通巻第204号（1964年12月5日）……670, 744

1月号　第22巻　第1号　通巻第205号（1965年1月5日）……670, 744

2月号　第22巻　第2号　通巻206号（1965年2月5日）……670, 745

3・4月号　第22巻　第3号　通巻第207号（1965年4月5日）……671, 745

5月号　第22巻　第4号　通巻第208号（1965年5月5日）……671, 745

6月号　第22巻　第5号　通巻第209号（1965年6月1日）……671, 745

7月号　第22巻　第6号　通巻第210号（1965年7月5日）……671, 745

8月号　第22巻　第7号　通巻第211号（1965年8月5日）……671, 745

9月号　第22巻　第8号　通巻第212号（1965年9月5日）……671, 745

10・11月号　第22巻　第9号　通巻第213号（1965年11月5日）……671, 745

12月号　第22巻　第10号　通巻第214号（1965年12月5日）……671, 745

新年号　第23巻　第1号　通巻第215号（1966年1月5日）……671, 745

2月号　第23巻　第2号　通巻第216号（1966年2月5日）……671, 745

3・4月号　第23巻　第3号　通巻第217号（1966年4月5日）……671, 745

5月号　第23巻　第4号　通巻第218号（1966年5月5日）……671, 745

5月号　第23巻　第5号　通巻第219号（1966年6月5日）……671, 746

7月号　第23巻　第6号　通巻第220号（1966年7月5日）……672, 746

8月号　第23巻　第7号　通巻第221号（1966年8月5日）……672, 746

9月号　第23巻　第8号　通巻第222号（1966年9月5日）……672, 746

10・11月号　第23巻　第9号　通巻第223号（1966年11月5日）……672, 746

12月号　第23巻　第10号　通巻第224号（1966年12月5日）……672, 746

1月　第24巻　第1号　通巻第225号（1967年1月5日）……672, 746

2月号　第24巻　第2号　通巻第226号（1967年2月5日）……672, 746

3・4月号　第24巻　第3号　通巻第227号（1967年4月5日）……672, 746

5月号　第24巻　第4号　通巻第228号（1967年5月5日）……672, 746

6月号　第24巻　第5号　通巻第229号（1967年6月5日）……672, 746

7月号　第24巻　第6号　通巻第230号（1967年7月5日）……672, 746

8月号　第24巻　第7号　通巻第231号（1967年8月5日）……672, 746

9月号　第24巻　第8号　通巻第232号（1967年9月5日）……672, 747

10・11月号　第24巻　第9号　通巻第233号（1967年11月5日）……672, 747

12月号　第24巻　第10号　通巻第234号（1967年12月5日）……672, 747

1月号　第25巻　第1号　通巻第235号（1968年1月5日）……673, 747

2月号　第25巻　第2号　通巻第236号（1968年2月5日）……673, 747

3・4月号　第25巻　第3号　通巻第237号（1968年4月5日）……673, 747

5月号　第25巻　第4号　通巻238号（1968年5月5日）……673, 747

6月号　第25巻　第5号　通巻第239号（1968年6月5日）……673, 747

7月号　第25巻　第6号　通巻第240号（1968年7月5日）……673, 747

8月号　第25巻　第7号　通巻第241号（1968年8月5日）……673, 747

9月号　通巻242号（1968年9月5日）……673

10・11月号　第25巻　第9号　通巻第243号（1968年11月5日）……673, 747

12月号　第25巻　第10号　通巻第244号（1968年12月5日）……673, 747

1月号　第26巻　第1号　通巻第245号（1969年1月5日）……673, 747

2月号　第26巻　第2号　通巻第246号（1969年2月5日）……673, 747

3・4月号　第26巻　第3号　通巻第247号（1969年4月5日）……673, 748

5月号　第26巻　第4号　通巻248号（1969年5月5日）……673, 748

6月号　第26巻　第5号　通巻第249号（1969年6月5日）……673, 748

7月号　第26巻　第6号　通巻第250号（1969年7月5日）……674, 748

8月号　第26巻　第7号　通巻第251号（1969年8月5日）……674, 748

9月号　第26巻　第8号　通巻第252号（1969年9月5日）……674, 748

10・11月号　第26巻　第9号　通巻第253号（1969年11月5日）……674, 748

12月号　第26巻　第10号　通巻第254号（1969年12月5日）……674, 748

1月号　第27巻　第1号　通巻第255号（1970年1月5日）……674, 748

2月号　第27巻　第2号　通巻第256号（1970年2月5日）……674, 748

3・4月号　第27巻　第3号　通巻第257号（1970年4月5日）……674, 748

5月号　第27巻　第4号　通巻第258号（1970年5月5日）……674, 748

6月号　第27巻　第5号　通巻第259号（1970年6月5日）……674, 748

7月号　第27巻　第6号　通巻第260号（1970年7月5日）……674, 749

8月号　第27巻　第7号　通巻第261号（1970年8月5日）……674, 749

9月号　第27巻　第8号　通巻第262号（1970年9月5日）……674, 749

10・11月号　第27巻　第9号　通巻第263号（1970年11月5日）……674,

749

12月号　第27巻　第10号　通巻第264号(1970年12月5日)……674, 749

1月号　第28巻　第1号　通巻第265号(1971年1月5日)……675, 749

2月号　第28巻　第2号　通巻第266号(1971年2月5日)……675, 749

3・4月号　第28巻　第3号　通巻第267号(1971年4月5日)……675, 749

5月号　第28巻　第4号　通巻第268号(1971年5月5日)……675, 749

6月号　第28巻　第5号　通巻第269号(1971年6月5日)……675, 749

7月号　第28巻　第6号　通巻第270号(1971年7月5日)……675, 749

8月号　第28巻　第7号　通巻第271号(1971年8月5日)……675, 749

9月号　第28巻　第8号　通巻第272号(1971年9月5日)……675, 749

10・11月号　第28巻　第9号　通巻第273号(1971年11月5日)……675, 750

12月号　第28巻　第10号　通巻第274号(1971年12月5日)……675, 750

1月号　第29巻　第1号　通巻第275号(1972年1月5日)……675, 750

2月号　第29巻　第2号　通巻第276号(1972年2月5日)……675, 750

3・4月号　第29巻　第3号　通巻第277号(1972年4月5日)……675, 750

5月号　第29巻　第4号　通巻第278号(1972年5月5日)……675, 750

6月号　第29巻　第5号　通巻第279号(1972年6月5日)……676, 750

7月号　第29巻　第6号　通巻第280号(1972年7月5日)……676, 750

8月号　第29巻　第7号　通巻第281号(1972年8月5日)……676, 750

9月号　第29巻　第8号　通巻第282号(1972年9月5日)……676, 750

10・11月号　第29巻　第9号　通巻第283号(1972年11月5日)……676, 750

12月号　第29巻　第10号　通巻第284号(1972年12月5日)……676, 750

1月号　第30巻　第1号　通巻第285号(1973年1月5日)……676, 750

2月号　第30巻　第2号　通巻第286号(1973年2月5日)……676, 751

3・4月号　第30巻　第3号　通巻第287号(1973年4月5日)……676, 751

5月号　第30巻　第4号　通巻第288号(1973年5月5日)……676, 751

6月号　第30巻　第5号　通巻第289号(1973年6月5日)……676, 751

7月号　第30巻　第6号　通巻第290号(1973年7月5日)……676, 751

8月号　第30巻　第7号　通巻第291号(1973年8月5日)……676, 751

9月号　第30巻　第8号　通巻第292号(1973年9月5日)……676, 751

10・11月号　第30巻　第9号　通巻第293号(1973年11月5日)……676, 751

12月号　第30巻　第10号　通巻第294号(1973年12月5日)……677, 751

1月号　第31巻　第1号　通巻第295号(1974年1月5日)……677, 751

2月号　第31巻　第2号　通巻第296号(1974年2月5日)……677, 751

3・4月号　第31巻　第3号　通巻第297号(1974年4月5日)……677, 751

5月号　第31巻　第4号　通巻第298号(1974年5月5日)……677, 751

6月号　第31巻　第5号　通巻第299号(1974年6月5日)……677, 751

7月号　第31巻　第6号　通巻第300号(1974年7月5日)……677, 752

8月号　第31巻　第7号　通巻第301号(1974年8月5日)……677, 752

9月号　第31巻　第8号　通巻第302号(1974年9月5日)……677, 752

10・11月号　第31巻　第9号　通巻第303号(1974年11月5日)……677, 752

12月号　第31巻　第10号　通巻第304号(1974年12月5日)……677, 752

1月号　第32巻　第1号　通巻第305号(1975年1月5日)……677, 752

2月号　第32巻　第2号　通巻第306号(1975年2月5日)……677, 752

3・4月号　第32巻　第3号　通巻第307号(1975年4月5日)……678, 752

5月号　第32巻　第4号　通巻第308号(1975年5月5日)……678, 752

6月号　第32巻　第5号　通巻第309号(1975年6月5日)……678, 752

7月号　第32巻　第6号　通巻第310号(1975年7月5日)……678, 752

8月号　第32巻　第7号　通巻第311号(1975年8月5日)……678, 752

9・10月号　第32巻　第8号　通巻第312号(1975年10月5日)……678, 752

11月号　第32巻　第9号　通巻第313号(1975年11月5日)……678, 753

12月号　第32巻　第10号　通巻第314号(1975年12月5日)……678, 753

1月号　第33巻　第1号　通巻第315号(1976年1月5日)……678, 753

2月号　第33巻　第2号　通巻第316号(1976年2月5日)……678, 753

3・4月号　第33巻　第3号　通巻第317号(1976年4月5日)……678, 753

5月号　第33巻　第4号　通巻第318号(1976年5月5日)……678, 753

6月号　第33巻　第5号　通巻第319号(1976年6月5日)……678, 753

7月号　第33巻　第6号　通巻第320号(1976年7月5日)……678, 753

8月号　第33巻　第7号　通巻第321号(1976年8月5日)……679, 753

9月号　第33巻　第8号　通巻第322号(1976年9月5日)……679, 753

10・11月号　第33巻　第9号　通巻第323号(1976年11月5日)……679, 753

12月号　第33巻　第10号　通巻第324号(1976年12月5日)……679, 753

1月号　第34巻　第1号　通巻第325号(1977年1月5日)……679, 753

2月号　第34巻　第2号　通巻第326号(1977年2月5日)……679, 753

3・4月号　第34巻　第3号　通巻第327号(1977年4月5日)……679, 754

5月号　第34巻　第4号　通巻第328号(1977年5月5日)……679, 754

6月号　第34巻　第5号　通巻第329号(1977年6月5日)……679, 754

7月号　第34巻　第6号　通巻第330号(1977年7月5日)……679, 754

8月号　第34巻　第7号　通巻第331号(1977年8月5日)……679, 754

9月号　第34巻　第8号　通巻第332号(1977年9月5日)……679, 754

10・11月号　第34巻　第9号　通巻第333号(1977年11月5日)……679, 754

12月号　第34巻　第10号　通巻第334号(1977年12月5日)……679, 754

青松(製本)　昭和53年(325号～334号)……771

1月号　第35巻　第1号　通巻第335号(1978年1月5日)……679, 754

2月号　第35巻　第2号　通巻第336号(1978年2月5日)……680, 754

3・4月号　第35巻　第3号　通巻第337号(1978年4月5日)……680, 754

5月号　第35巻　第4号　通巻第338号(1978年5月5日)……680, 754

6月号　第35巻　第5号　通巻第339号(1978年6月5日)……680, 754

7月号　第35巻　第6号　通巻第340号(1978年7月5日)……680, 754

8月号　第35巻　第7号　通巻第341号(1978年8月5日)……680, 754

9月号　第35巻　第8号　通巻第342号(1978年9月5日)……680, 755

10・11月号　第35巻　第9号　通巻

第343号（1978年11月5日）……680, 755

12月号　第35巻　第10号　通巻第344号（1978年12月5日）……680, 755

1月号　第36巻　第1号　通巻第345号（1979年1月5日）……680, 755

2月号　第36巻　第2号　通巻第346号（1979年2月5日）……680, 755

3・4月号　第36巻　第3号　通巻第347号（1979年4月5日）……680, 755

5月号　通巻348号　第36巻　第4号（1979年5月5日）……680

6月号　通巻349号　第36巻　第5号（1979年6月5日）……680

7月号　第36巻　第6号　通巻第350号（1979年7月5日）……680, 755

8月号　第36巻　第7号　通巻第351号（1979年8月5日）……681, 755

9月号　通巻352号　第36巻　第8号（1979年9月5日）……681

10・11月号　第36巻　第9号　通巻第353号（1979年10月5日）……681, 755

12月号　第36巻　第10号　通巻第354号（1979年12月5日）……681, 755

1月号　第37巻　第1号　通巻第355号（1980年1月5日）……681, 755

2月号　第37巻　第2号　通巻第356号（1980年2月5日）……681, 755

3・4月号　第37巻　第3号　通巻第357号（1980年4月5日）……681, 755

5月号　第37巻　第4号　通巻第358号（1980年5月5日）……681, 755

6月号　第37巻　第5号　通巻第359号（1980年6月5日）……681, 755

7月号　第37巻　第6号　通巻第360号（1980年7月5日）……681, 756

8月号　第37巻　第7号　通巻第361号（1980年8月5日）……681, 756

9月号　第37巻　第8号　通巻第362号（1980年9月5日）……681, 756

10・11月号　第37巻　第9号　通巻第363号（1980年11月5日）……681, 756

12月号　第37巻　第10号　通巻第364号（1980年12月5日）……681, 756

1月号　第38巻　第1号　通巻第365号（1981年1月5日）……681, 756

2月号　第38巻　第2号　通巻第366号（1981年2月5日）……682, 756

3・4月号　第38巻　第3号　通巻第367号（1981年4月5日）……682, 756

5月号　第38巻　第4号　通巻第368号（1981年5月5日）……682, 756

6月号　第38巻　第5号　通巻第369号（1981年6月5日）……682, 756

7月号　通巻370号　第38巻　第6号(昭和56年7月5日)……682

8月号　通巻371号　第38巻　第7号(昭和56年8月5日)……682

9月号　通巻372号　第38巻　第8号(昭和56年9月5日)……682

10・11月号　第38巻　第9号　通巻第373号（1981年11月5日）……682, 756

12月号　第38巻　第10号　通巻第374号（1981年12月5日）……682, 756

1月号　第39巻　第1号　通巻第375号（1982年1月5日）……682, 756

2月号　第39巻　第2号　通巻第376号（1982年2月5日）……682, 756

3・4月号　第39巻　第3号　通巻第377号（1982年4月5日）……682, 756

5月号　第39巻　第4号　通巻第378号（1982年5月5日）……682, 757

6月号　第39巻　第5号　通巻第379号（1982年6月5日）……682, 757

7月号　第39巻　第6号　通巻第380号（1982年7月5日）……682, 757

8月号　第39巻　第7号　通巻第381号（1982年8月5日）……682, 757

9月号　第39巻　第8号　通巻第382号（1982年9月5日）……683, 757

10・11月号　第39巻　第9号　通巻第383号（1982年11月5日）……683, 757

12月号　第39巻　第10号　通巻第384号（1982年12月5日）……683, 757

1月号　第40巻　第1号　通巻第385号（1983年1月5日）……683, 757

2月号　第40巻　第2号　通巻第386号（1983年2月5日）……683, 757

3・4月号　第40巻　第3号　通巻第387号（1983年4月5日）……683, 757

5月号　第40巻　第4号　通巻第388号（1983年5月5日）……683, 757

6月号　第40巻　第5号　通巻第389号（1983年6月5日）……683, 757

7月号　第40巻　第6号　通巻第390号（1983年7月5日）……683, 757

8月号　第40巻　第7号　通巻第391号（1983年8月5日）……683, 757

9月号　第40巻　第8号　通巻第392号（1983年9月5日）……683, 757

10・11月号　第40巻　第9号　通巻第393号（1983年11月5日）……683, 758

12月号　通巻394号　第41巻　第10号(昭和58年12月5日)……683

1月号　通巻395号　第41巻　第1号(昭和59年1月5日)……683

2月号　第41巻　第2号　通巻第396号（1984年2月5日）……684, 758

3・4月号　第41巻　第3号　通巻第397号（1984年4月5日）……684, 758

5月号　第41巻　第4号　通巻第398号（1984年5月5日）……684, 758

6月号　通巻399号　第41巻　第5号(昭和59年6月5日)……684

7・8月号　第41巻　第6号　通巻第400号（1984年8月5日）……684, 758

9月号　通巻401号　第41巻　第7号(昭和59年9月5日)……684

10・11月号　第41巻　第8号　通巻第402号（1984年11月5日）……684, 758

12月号　第41巻　第9号　通巻第403号（1984年12月5日）……684, 758

1月号　第42巻　第1号　通巻第404号（1985年1月5日）……684, 758

2月号　第42巻　第2号　通巻第405号（1985年2月5日）……684, 758

3・4月号　第42巻　第3号　通巻第406号（1985年4月5日）……684, 758

5月号　第42巻　第4号　通巻第407号（1985年5月5日）……684, 758

6月号　第42巻　第5号　通巻第408号（1985年6月5日）……684, 758

7月号　第42巻　第6号　通巻第409号（1985年7月5日）……684, 758

8月号　第42巻　第7号　通巻第410号（1985年8月5日）……684, 758

9月号　第42巻　第8号　通巻第411号（1985年9月5日）……684, 759

10・11月号　第42巻　第9号　通巻第412号（1985年10月5日）……685, 759

12月号　第42巻　第10号　通巻第413号（1985年12月5日）……685, 759

1月号　第43巻　第1号　通巻第414号（1986年1月5日）……685, 759

2月号　第43巻　第2号　通巻第415号（1986年2月5日）……685, 759

3・4月号　第43巻　第3号　通巻第416号（1986年4月5日）……685, 759

5月号　第43巻　第4号　通巻第417号（1986年5月5日）……685, 759

6月号　第43巻　第5号　通巻第418号（1986年6月5日）……685, 759

7月号　第43巻　第6号　通巻第419号（1986年7月5日）……685, 759

8月号　第43巻　第7号　通巻第420号（1986年8月5日）……685, 759

9月号　第43巻　第8号　通巻第421号（1986年9月5日）……685, 759

10・11月号　第43巻　第9号　通巻第422号（1986年11月5日）……685, 759

12月号　第43巻　第10号　通巻第423号（1986年12月5日）……685, 759

1月号　第44巻　第1号　通巻第424号(1987年1月5日)……685,759

2月号　第44巻　第2号　通巻第425号(1987年2月5日)……685,759

3・4月号　第44巻　第3号　通巻第426号(1987年4月5日)……686,760

5月号　第44巻　第4号　通巻第427号(1987年5月5日)……686,760

6月号　第44巻　第5号　通巻第428号(1987年6月5日)……686,760

7月号　第44巻　第6号　通巻第429号(1987年7月5日)……686,760

8月号　第44巻　第7号　通巻第430号(1987年8月5日)……686,760

9月号　第44巻　第8号　通巻第431号(1987年9月5日)……686,760

10・11月号　第44巻　第9号　通巻第432号(1987年11月5日)……686,760

12月号　第44巻　第10号　通巻第433号(1987年12月5日)……686,760

1月号　第45巻　第1号　通巻第434号(1988年1月5日)……686,760

2月号　第45巻　第2号　通巻435号(1988年2月5日)……686,760

3・4月号　第45巻　第3号　通巻第436号(1988年4月5日)……686,760

5月号　第45巻　第4号　通巻第437号(1988年5月5日)……686,760

6月号　第45巻　第5号　通巻第438号(1988年6月5日)……686,760

7月号　第45巻　第6号　通巻第439号(1988年7月5日)……686,760

8月号　第45巻　第7号　通巻第440号(1988年8月5日)……686,760

9月号　第45巻　第8号　通巻第441号(1988年9月5日)……687,761

10・11月号　第45巻　第9号　通巻第442号(1988年11月5日)……687,761

12月号　第45巻　第10号　通巻第443号(1988年12月5日)……687,761

1月号　第46巻　第1号　通巻第444号(1989年1月5日)……687,761

2月号　第46巻　第2号　通巻第445号(1989年2月5日)……687,761

3・4月号　第46巻　第3号　通巻第446号(1989年4月5日)……687,761

5月号　第46巻　第4号　通巻第447号(1989年5月5日)……687,761

6月号　第46巻　第5号　通巻第448号(1989年6月5日)……687,761

7月号　第46巻　第6号　通巻第449号(1989年7月5日)……687,761

8月号　第46巻　第7号　通巻第450号(1989年8月5日)……687,761

9月号　第46巻　第8号　通巻第451号(1989年9月5日)……687,761

10・11月号　第46巻　第9号　通巻第452号(1989年11月5日)……687,761

12月号　第46巻　第10号　通巻第453号(1989年12月5日)……687,761

1月号　第47巻　第1号　通巻第454号(1990年1月5日)……687,761

2月号　第47巻　第2号　通巻第455号(1990年2月5日)……687,761

3・4月号　第47巻　第3号　通巻第456号(1990年4月5日)……688,762

5月号　第47巻　第4号　通巻第457号(1990年5月5日)……688,762

6月号　第47巻　第5号　通巻第458号(1990年6月5日)……688,762

7月号　第47巻　第6号　通巻第459号(1990年7月5日)……688,762

8月号　第47巻　第7号　通巻第460号(1990年8月5日)……688,762

9月号　第47巻　第8号　通巻第461号(1990年9月5日)……688,762

10・11月号　第47巻　第9号　通巻第462号(1990年11月5日)……688,762

12月号　第47巻　第10号　通巻第463号(1990年12月5日)……688,762

1月号　第48巻　第1号　通巻第464号(1991年1月5日)……688,762

2月号　第48巻　第2号　通巻第465号(1991年2月5日)……688,762

3・4月号　第48巻　第3号　通巻第466号(1991年4月5日)……688,762

5月号　第48巻　第4号　通巻第467号(1991年5月5日)……688,762

6月号　第48巻　第5号　通巻第468号(1991年6月5日)……688,762

7月号　第48巻　第6号　通巻第469号(1991年7月5日)……688,762

8月号　第48巻　第7号　通巻第470号(1991年8月5日)……688,763

9月号　第48巻　第8号　通巻第471号(1991年9月5日)……689,763

10・11月号　第48巻　第9号　通巻第472号(1991年11月5日)……689,763

12月号　第48巻　第10号　通巻第473号(1991年12月5日)……689,763

1月号　第49巻　第1号　通巻第474号(1992年1月5日)……689,763

2月号　第49巻　第2号　通巻第475号(1992年2月5日)……689,763

3・4月号　第49巻　第3号　通巻第476号(1992年4月5日)……689,763

5月号　第49巻　第4号　通巻第477号(1992年5月5日)……689,763

6月号　第49巻　第5号　通巻第478号(1992年6月5日)……689,763

7月号　第49巻　第6号　通巻第479号(1992年7月5日)……689,763

8月号　第49巻　第7号　通巻第480号(1992年8月5日)……689,763

9月号　第49巻　第8号　通巻第481号(1992年9月5日)……689,763

10・11月号　第49巻　第9号　通巻第482号(1992年11月5日)……689,764

12月号　第49巻　第10号　通巻第483号(1992年12月5日)……689,764

1月号　第50巻　第1号　通巻第484号(1993年1月5日)……690,764

2月号　第50巻　第2号　通巻第485号(1993年2月5日)……690,764

3・4月号　第50巻　第3号　通巻第486号(1993年4月5日)……690,764

5月号　第50巻　第4号　通巻第487号(1993年5月5日)……690,764

6月号　第50巻　第5号　通巻第488号(1993年6月5日)……690,764

7月号　第50巻　第6号　通巻第489号(1993年7月5日)……690,764

8月号　第50巻　第7号　通巻第490号(1993年8月5日)……690,764

9月号　第50巻　第8号　通巻第491号(1993年9月5日)……690,764

10・11月号　第50巻　第9号　通巻第492号(1993年11月5日)……690,764

12月号　第50巻　第10号　通巻第493号(1993年12月5日)……690,764

1月号　第51巻　第1号　通巻第494号(1994年1月5日)……690,764

2月号　第51巻　第2号　通巻第495号(1994年2月5日)……690,764

3・4月号　第51巻　第3号　通巻第496号(1994年4月5日)……690,765

5月号　第51巻　第4号　通巻第497号(1994年5月5日)……690,765

6月号　第51巻　第5号　通巻第498号(1994年6月5日)……691,765

7月号　第51巻　第6号　通巻第499号(1994年7月5日)……691,765

8月号　第51巻　第7号　通巻第500号(1994年8月5日)……691,765

9月号　第51巻　第8号　通巻第501号(1994年9月5日)……691,765

10・11月号　第51巻　第9号　通巻第502号(1994年11月5日)……691,765

12月号　第51巻　第10号　通巻第503号(1994年12月5日)……691,765

1月号　通巻504号　第52巻　第1号(平

成 7 年 1 月 5 日)……691

2 月号　通巻 505 号　第 52 巻　第 2 号(平成 7 年 2 月 5 日)……691

3・4 月号　通巻 506 号　第 52 巻　第 3 号(平成 7 年 4 月 5 日)……691

5 月号　通巻 507 号　第 52 巻　第 4 号(平成 7 年 5 月 5 日)……691

6 月号　第 52 巻　第 5 号　通巻第 508 号 (1995 年 6 月 5 日)……691, 765

7 月号　第 52 巻　第 6 号　通巻第 509 号 (1995 年 7 月 5 日)……691, 765

8 月号　第 52 巻　第 7 号　通巻第 510 号 (1995 年 8 月 5 日)……691, 765

9 月号　第 52 巻　第 8 号　通巻第 511 号 (1995 年 9 月 5 日)……692, 765

10・11 月号　第 52 巻　第 9 号　通巻第 512 号 (1995 年 11 月 5 日)……692, 765

12 月号　第 52 巻　第 10 号　通巻第 513 号 (1995 年 12 月 5 日)……692, 766

1 月号　通巻 514 号　第 53 巻　第 1 号(平成 8 年 1 月 5 日)……692

2 月号　通巻 515 号　第 53 巻　第 2 号(平成 8 年 2 月 5 日)……692

3・4 月号　通巻 516 号　第 53 巻　第 3 号(平成 8 年 4 月 5 日)……692

5 月号　通巻 517 号　第 53 巻　第 4 号(平成 8 年 5 月 5 日)……692

6 月号　通巻 518 号　第 53 巻　第 5 号(平成 8 年 6 月 5 日)……692

7 月号　通巻 519 号　第 53 巻　第 6 号(平成 8 年 7 月 5 日)……692

8 月号　第 53 巻　第 7 号　通巻第 520 号 (1996 年 8 月 5 日)……692, 766

9 月号　第 53 巻　第 8 号　通巻第 521 号 (1996 年 9 月 5 日)……692, 766

10・11 月号　第 53 巻　第 9 号　通巻第 522 号 (1996 年 11 月 5 日)……692, 766

12 月号　第 53 巻　第 10 号　通巻第 523 号 (1996 年 12 月 5 日)……692, 766

1 月号　第 54 巻　第 1 号　通巻第 524 号 (1997 年 1 月 5 日)……693, 766

2 月号　通巻 525 号　第 54 巻　第 2 号(平成 9 年 2 月 5 日)……693

3・4 月号　第 53 巻　第 3 号　通巻第 526 号 (1997 年 4 月 5 日)……693, 766

5 月号　第 54 号　第 4 号　通巻第 527 号 (1997 年 5 月 5 日)……693, 766

5 月号　第 54 巻　第 5 号　通巻第 528 号 (1997 年 6 月 5 日)……693, 766

7 月号　第 54 巻　第 6 号　通巻第 529 号 (1997 年 7 月 5 日)……693, 766

8 月号　第 54 巻　第 7 号　通巻第 530 号 (1997 年 8 月 5 日)……693, 766

9 月号　第 54 巻　第 8 号　通巻第 531 号 (1997 年 9 月 5 日)……693, 766

10・11 月号　第 54 巻　第 9 号　通巻第 532 号 (1997 年 11 月 5 日)……693, 766

12 月号　第 54 巻　第 10 号　通巻第 533 号 (1997 年 12 月 5 日)……693, 767

1 月号　第 55 巻　第 1 号　通巻第 534 号 (1998 年 1 月 5 日)……693, 767

2 月号　第 55 巻　第 2 号　通巻第 535 号 (1998 年 2 月 5 日)……693, 767

3・4 月号　第 55 巻　第 3 号　通巻第 536 号 (1998 年 4 月 5 日)……693, 767

5 月号　第 55 巻　第 4 号　通巻第 537 号 (1998 年 5 月 5 日)……694, 767

6 月号　第 55 巻　第 5 号　通巻第 538 号 (1998 年 6 月 5 日)……694, 767

7 月号　第 55 巻　第 6 号　通巻第 539 号 (1998 年 7 月 5 日)……694, 767

8 月号　第 55 巻　第 7 号　通巻第 540 号 (1998 年 8 月 5 日)……694, 767

9 月号　第 55 巻　第 8 号　通巻第 541 号 (1998 年 9 月 5 日)……694, 767

10・11 月号　第 55 巻　第 9 号　通巻第 542 号 (1998 年 11 月 5 日)……694, 767

12 月号　第 55 巻　第 10 号　通巻第 543 号 (1998 年 12 月 5 日)……694, 767

1 月号　第 56 巻　第 1 号　通巻第 544 号 (1999 年 1 月 5 日)……694, 767

2 月号　第 56 巻　第 2 号　通巻第 545 号 (1999 年 2 月 5 日)……694, 767

3・4 月号　第 56 巻　第 3 号　通巻第 546 号 (1999 年 4 月 5 日)……694, 768

5 月号　第 56 巻　第 4 号　通巻第 547 号 (1999 年 5 月 5 日)……694, 768

6 月号　第 56 巻　第 5 号　通巻第 548 号 (1999 年 6 月 5 日)……694, 768

7 月号　第 56 巻　第 6 号　通巻第 549 号 (1999 年 7 月 5 日)……694, 768

8 月号　第 56 巻　第 7 号　通巻第 550 号 (1999 年 8 月 5 日)……695, 768

9 月号　第 56 巻　第 8 号　通巻第 551 号 (1999 年 9 月 5 日)……695, 768

10・11 月号　第 56 巻　第 9 号　通巻第 552 号 (1999 年 11 月 5 日)……695, 768

12 月号　第 56 巻　第 10 号　通巻第 553 号 (1999 年 12 月 5 日)……695, 768

1 月号　第 57 巻　第 1 号　通巻第 554 号 (2000 年 1 月 5 日)……695, 768

2 月号　第 57 巻　第 2 号　通巻第 555 号 (2000 年 2 月 5 日)……695, 768

3・4 月号　第 57 巻　第 3 号　通巻第 556 号 (2000 年 4 月 5 日)……695, 768

5 月号　第 57 巻　第 4 号　通巻第 557 号 (2000 年 5 月 5 日)……695, 768

6 月号　第 57 巻　第 5 号　通巻第 558 号 (2000 年 6 月 5 日)……695, 768

7 月号　第 57 巻　第 6 号　通巻第 559 号 (2000 年 7 月 5 日)……695, 768

8 月号　第 57 巻　第 7 号　通巻第 560 号 (2000 年 8 月 5 日)……695, 769

9 月号　第 57 巻　第 8 号　通巻第 561 号 (2000 年 9 月 5 日)……695, 769

10・11 月号　第 57 巻　第 9 号　通巻第 562 号 (2000 年 11 月 5 日)……695, 769

12 月号　第 57 巻　第 10 号　通巻第 563 号 (2000 年 12 月 5 日)……695, 769

1 月号　第 58 巻　第 1 号　通巻第 564 号 (2001 年 1 月 5 日)……696, 769

2 月号　第 58 巻　第 2 号　通巻第 565 号 (2001 年 2 月 5 日)……696, 769

3・4 月号　第 58 巻　第 3 号　通巻第 566 号 (2001 年 4 月 5 日)……696, 769

5 月号　第 58 巻　第 4 号　通巻第 567 号 (2001 年 5 月 5 日)……696, 769

6 月号　第 58 巻　第 5 号　通巻第 568 号 (2001 年 6 月 5 日)……696, 769

7 月号　第 58 巻　第 6 号　通巻第 569 号 (2001 年 7 月 5 日)……696, 769

8 月号　第 58 巻　第 7 号　通巻第 570 号 (2001 年 8 月 5 日)……696, 769

9 月号　第 58 巻　第 8 号　通巻第 571 号 (2001 年 9 月 5 日)……696, 769

10・11 月号　第 58 巻　第 9 号　通巻第 572 号 (2001 年 11 月 5 日)……696, 769

12 月号　第 58 巻　第 10 号　通巻第 573 号 (2001 年 12 月 5 日)……696, 770

1 月号　第 59 巻　第 1 号　通巻第 574 号 (2002 年 1 月 5 日)……696, 770

2 月号　第 59 巻　第 2 号　通巻第 575 号 (2002 年 2 月 5 日)……696, 770

3・4 月号　第 59 巻　第 3 号　通巻第 576 号 (2002 年 4 月 5 日)……696, 770

5 月号　第 59 巻　第 4 号　通巻第 577 号 (2002 年 5 月 5 日)……697, 770

6 月号　第 59 巻　第 5 号　通巻第 578 号 (2002 年 6 月 5 日)……697, 770

7 月号　第 59 巻　第 6 号　通巻第 579 号 (2002 年 7 月 5 日)……697, 770

8 月号　第 59 巻　第 7 号　通巻第 580 号 (2002 年 8 月 5 日)……697, 770

9 月号　第 59 巻　第 8 号　通巻第 581 号 (2002 年 9 月 5 日)……697, 770

10・11 月号　第 59 巻　第 9 号　通巻第 582 号 (2002 年 11 月 5 日)……697, 770

12 月号　第 59 巻　第 10 号　通巻第 583 号 (2002 年 12 月 5 日)……697, 770

1 月号　第 60 巻　第 1 号　通巻第 584 号 (2003 年 1 月 5 日)……697, 770

2月号　第60巻　第2号　通巻第585号（2003年2月5日）……697,770
3・4月号　第60巻　第3号　通巻第586号（2003年4月5日）……697,771
5月号　通巻587号　第60巻　第4号（平成15年5月5日）……697
6月号　通巻588号　第60巻　第5号（平成15年6月5日）……697
7月号　通巻589号　第60巻　第6号（平成15年7月5日）……697
8月号　通巻590号　第60巻　第7号（平成15年8月5日）……698
9月号　通巻591号　第60巻　第8号（平成15年9月5日）……698
10・11月号　通巻592号　第60巻　第9号（平成15年11月5日）……698
12月号　通巻593号　第60巻　第10号（平成15年12月5日）……698
1月号　通巻594号　第61巻　第1号（平成16年1月5日）……698
2月号　通巻595号　第61巻　第2号（平成16年2月5日）……698
3・4月号　通巻596号　第61巻　第3号（平成16年4月5日）……698
5月号　通巻597号　第61巻　第4号（平成16年5月5日）……698
6月号　通巻598号　第61巻　第5号（平成16年6月5日）……698
7月号　通巻599号　第61巻　第6号（平成16年7月5日）……698
8・9月号　通巻600号　第61巻　第7号（平成16年9月5日）……698
10月号　通巻601号　第61巻　第8号（平成16年10月5日）……698
11月号　通巻602号　第61巻　第9号（平成16年11月5日）……698
12月号　通巻603号　第61巻　第10号（平成16年12月5日）……699
1月号　通巻604号　第62巻　第1号（平成17年1月5日）……699
2月号　通巻605号　第62巻　第2号（平成17年2月5日）……699
3・4月号　通巻606号　第62巻　第3号（平成17年4月5日）……699
5月号　通巻607号　第62巻　第4号（平成17年5月5日）……699
6月号　通巻608号　第62巻　第5号（平成17年6月5日）……699
7月号　通巻609号　第62巻　第6号（平成17年7月5日）……699
8月号　通巻610号　第62巻　第7号（平成17年8月5日）……699
9月号　通巻611号　第62巻　第8号（平成17年9月5日）……699
10・11月号　通巻612号　第62巻　第9号（平成17年11月5日）……699
12月号　通巻613号　第62巻　第10号（平成17年12月5日）……699
1月号　通巻614号　第63巻　第1号（平成18年1月5日）……699
2月号　通巻615号　第63巻　第2号（平成18年2月5日）……699
3・4月号　通巻616号　第63巻　第3号（平成18年4月5日）……699
5月号　通巻617号　第63巻　第4号（平成18年5月5日）……700
6月号　通巻618号　第63巻　第5号（平成18年6月5日）……700
7月号　通巻619号　第63巻　第6号（平成18年7月5日）……700
8月号　通巻620号　第63巻　第7号（平成18年8月5日）……700
9月号　通巻621号　第63巻　第8号（平成18年9月5日）……700
10・11月号　通巻622号　第63巻　第9号（平成18年11月5日）……700
12月号　通巻623号　第63巻　第10号（平成18年12月5日）……700
1月号　通巻624号　第64巻　第1号（平成19年1月5日）……700
2月号　通巻625号　第64巻　第2号（平成19年2月5日）……700
3・4月号　通巻626号　第64巻　第3号（平成19年4月5日）……700
5月号　通巻627号　第64巻　第4号（平成19年5月5日）……700
6月号　通巻628号　第64巻　第5号（平成19年6月5日）……700
7月号　通巻629号　第64巻　第6号（平成19年7月5日）……700
8月号　通巻630号　第64巻　第7号（平成19年8月5日）……701
9月号　通巻631号　第64巻　第8号（平成19年9月5日）……701
10・11月号　通巻632号　第64巻　第9号（平成19年11月5日）……701
12月号　通巻633号　第64巻　第10号（平成19年12月5日）……701
1月号　通巻634号　第65巻　第1号（平成20年1月5日）……701
2月号　通巻635号　第65巻　第2号（平成20年2月5日）……701
3・4月号　通巻636号　第65巻　第3号（平成20年4月5日）……701
5月号　通巻637号　第65巻　第4号（平成20年5月5日）……701
6月号　通巻638号　第65巻　第5号（平成20年6月5日）……701
7月号　通巻639号　第65巻　第6号（平成20年7月5日）……701
8月号　通巻640号　第65巻　第7号（平成20年8月5日）……701
9月号　通巻641号　第65巻　第8号（平成20年9月5日）……701
10・11月号　通巻642号　第65巻　第9号（平成20年11月5日）……701
12月号　通巻643号　第65巻　第10号（平成20年12月5日）……702
1・2月号　通巻644号　第66巻　第1号（平成21年2月5日）……702
3・4月号　通巻645号　第66巻　第2号（平成21年4月5日）……702
5・6月号　通巻646号　第66巻　第3号（平成21年6月5日）……702
7・8月号　通巻647号　第66巻　第4号（平成21年8月5日）……702
9・10月号　通巻648号　第66巻　第5号（平成21年10月5日）……702
11・12月号　通巻649号　第66巻　第6号（平成21年12月5日）……702
1・2月号　通巻650号　第67巻　第1号（平成22年2月5日）……702
3・4月号　通巻651号　第67巻　第2号（平成22年4月5日）……702
5・6月号　通巻652号　第67巻　第3号（平成22年6月5日）……702
7・8月号　通巻653号　第67巻　第4号（平成22年8月5日）……702
9・10月号　通巻654号　第67巻　第5号（平成22年10月5日）……702
11・12月号　通巻655号　第67巻　第6号（平成22年12月5日）……702
1・2月号　通巻656号　第68巻　第1号（平成23年2月5日）……702
3・4月号　通巻657号　第68巻　第2号（平成23年4月5日）……703
5・6月号　通巻658号　第68巻　第3号（平成23年6月5日）……703
7・8月号　第68巻　第4号　通巻第659号（2011年8月5日）……703,771
9・10月号　通巻660号　第68巻　第5号（平成23年10月5日）……703
11・12月号　通巻661号　第68巻　第6号（平成23年12月5日）……703
1・2月号　通巻662号　第69巻　第1号（平成24年2月5日）……703
3・4月号　通巻663号　第69巻　第2号（平成24年4月5日）……703
5・6月号　第69巻　第3号　通巻第664号（2012年6月5日）……703,771
7・8月号　通巻665号　第69巻　第4号（平成24年8月5日）……703
9・10月号　通巻666号　第69巻　第5号（平成24年10月5日）……703
11・12月号　通巻667号　第69巻　第6号（平成24年12月5日）……703
1・2月号　通巻668号　第70巻　第1号（平成25年2月5日）……703
3・4月号　通巻669号　第70巻　第2号（平成25年4月5日）……703
5・6月号　通巻670号　第70巻　第3号（平成25年6月5日）……704
7・8月号　第70巻　第4号　通巻671号（2013年8月5日）……704,771
9・10月号　通巻672号　第70巻　第5号（平成25年10月5日）……704
11・12月号　通巻673号　第70巻　第

6号（平成25年12月5日）……704
1・2月号　通巻674号　第71巻　第1号（平成26年2月5日）……704, 771
3・4月号　通巻675号　第71巻　第2号（平成26年4月5日）……704
5・6月号　通巻676号　第71巻　第3号（平成26年6月5日）……704
7・8月号　通巻677号　第71巻　第4号（平成26年8月5日）……704
9・10月号　通巻678号　第71巻　第5号（平成26年10月5日）……704
11・12月号　通巻679号　第71巻　第6号（平成26年12月5日）……704, 771
1・2月号　通巻680号　第72巻　第1号（平成27年2月5日）……704
3・4月号　通巻681号　第72巻　第2号（平成27年4月5日）……704
5・6月号　通巻682号　第72巻　第3号（平成27年6月5日）……704
7・8月号　通巻683号　第72巻　第4号（平成27年8月5日）……705
9・10月号　通巻684号　第72巻　第5号（平成27年10月5日）……705
11・12月号　通巻685号　第72巻　第6号（平成27年12月5日）……705
1・2月号　通巻686号　第73巻　第1号（平成28年2月5日）……705
3・4月号　通巻687号　第73巻　第2号（平成28年4月5日）……705
5・6月号　通巻688号　第73巻　第3号（平成28年6月5日）……705
7・8月号　通巻689号　第73巻　第4号（平成28年8月5日）……705
9・10月号　通巻690号　第73巻　第5号（平成28年10月5日）……705
11・12月号　通巻691号　第73巻　第6号（平成28年12月5日）……705
1・2月号　通巻692号　第74巻　第1号（平成29年2月5日）……705
3・4月号　通巻693号　第74巻　第2号（平成29年4月5日）……705
5・6月号　通巻694号　第74巻　第3号（平成29年6月5日）……705
7・8月号　通巻695号　第74巻　第4号（平成29年8月5日）……705
9・10月号　通巻696号　第74巻　第5号（平成29年10月5日）……706
11・12月号　通巻697号　第74巻　第6号（平成29年12月5日）……706
通巻第698号　2018、1・2月号（2018年2月5日）……712
通巻第699号　2018、3・4月号（2018年4月5日）……712
通巻第700号　2018、5・6月号（2018年6月5日）……712
通巻第701号　2018、7・8月号（2018年8月5日）……712
通巻第702号　2018　9・10月号（2018年10月5日）……712
通巻第703号　2018、11・12月号（2018年12月5日）……712
通巻第704号　2019、1・2月号（2019年2月5日）……712
通巻第705号　2019、3・4月号（2019年4月5日）……712
通巻第706号　2019、5・6月号（2019年6月5日）……713
通巻第707号　2019、7・8月号（2019年8月5日）……713
通巻第708号　2019、9・10月号（2019年10月5日）……713
通巻第709号　2019、11・12月号（2019年12月5日）……713
聖書の中の「らい」……1108
聖書のらい……104, 1097
聖書のらいに取組んで
　第1巻　キリスト教界の誤解、偏見、差別に対する抗議とその結果……1093
　第2巻　新改訳聖書の「らい」改訂要請と結果、並びに平成28年（2016）に改訂する「第三版新改訳聖書」に対する要望ほか……1093
　第3巻　新共同訳聖書の誤訳の「重い皮膚病」の改訂要請と結果、平成28年（2016）に発行予定の「仮称・標準訳聖書」に対する要望と回答……1093
星辰　青年誌
　9月号　第1巻　第1号（昭和30年9月1日）……952
　11月号　第2巻　第1号（昭和30年11月1日）……952
精神医学事典……1069
精神医学と人間　精神医学論文集……89, 1063
精神異常……1065
精神医療と現代……1060
精神衛生……1066
精神疾患と心理学……96
精神分析入門……1059
精神療法の研究……1065
精神力とは何か……1064
生存宣言……1134
青天……849, 1117
聖なるものは木……726
聖なる癩者　天草島原燃ゆ……1134
青年
　創刊号（昭和24年3月1日）……608
　第1巻　第7号　10,11月号（昭和24年11月11日）……608
　7月号……608
　第2巻　第6号（昭和25年10月1日）……608
　第2巻　第7号（昭和25年11月1日）……608
　第3巻　第4号（昭和26年8月5日）……608
　第3巻　第5号（昭和26年10月5日）……609
　第3巻　第6号（昭和26年12月5日）……609
　第4巻　第2号（昭和27年4月1日）……609
　第5巻　第1号（昭和28年2月13日）……609
　第5巻　第2号（昭和28年3月25日）……609
　第5巻　第3号（昭和28年6月1日）……609
　第6巻　第2号（昭和29年4月1日）……609
　第6巻　第3号（昭和29年6月6日）……609
　第6巻　第4号（昭和29年7月28日）……609
　第6巻　第5号（昭和29年9月27日）……609
　第6巻　第6号（昭和29年12月6日）……609
　1・2月号（昭和30年2月）……610
　3・4月号……609
　第7巻　第3号（昭和30年6月3日）……609
　第7巻　第4号（昭和30年8月1日）……609
　第7巻　第5号（昭和30年9月25日）……609
　第7巻　第7号（昭和30年11月20日）……609
　1・2月号（昭和31年1月）……610
　5・6月号（昭和31年5月）……610
　第8巻　第4号（昭和31年7月29日）……610
　12月号（12月18日）……610
青年期……1059
青年期の健康と看護　大学生の保健管理……16
青年たちの「社会復帰」　1950-1970……1136
生の構図　歌集……724
聖バルナバ医院・鈴蘭園関連記事……166
聖バルナバ医院の解散と湯之澤らい部落の解消……167
生命の火　命を桜に託した潤崎町内の人々……176, 1111
生命の倫理　3　優生政策の系譜……1085
西洋に於ける癩の歴史……105
清流　随筆集……149
世界の記憶遺産 60……1111
世界の隅々まで健康を　現地にあって考えること　海外医療協力について……105
世界のハンセン病……70, 1138
世界のハンセン病がなくなる日　病気と差別への戦い……1097
世界のハンセン病現代史　私を閉じ込めな

いで……1094
世界のハンセン病との闘い……1098
世界の癩の分布……85, 1087
〔小川正子〕世界の癩を訪ねて……102
世界ハンセン病疫病史　ヨーロッパを中心として……1097
世界ハンセン病紀行……1106
世界癩視察旅行記……102, 1103
世界癩視察旅行記　資料（五）……103
石上の火　歌集……517
「性の隔離（セックス・セグリゲーション）」と隔離政策　ハンナ・リデルと日本の選択……1091
瀬戸内三園関係府県ハンセン病事務担当者協議会　令和2年……612
瀬戸内市文化祭　俳句・短歌作品集　平成21年度……116
瀬戸内集談会七十回のあゆみ……55
瀬戸内はさざなみ　光田健輔とその周辺……1109
瀬戸内海文化研究・活動支援助成報告書　第3回（平成20年度）……1135
瀬戸のあけぼの　小倉渓水自伝……62, 1078
瀬戸の曙……105
瀬戸の潮鳴り　小説・明石海人……82, 1155
セバスティアン・バッハ回想記……1062
尖　句集……644
全医労三十年の歩み……75
前額有茎皮弁移植法による全造鼻術について……38
全患協運動史　ハンセン氏病患者のたたかいの記録……75, 1099
全患協斗争史……68, 1087
全患協ニュース……1162
全患協ニュース縮刷版
　（第301号～500号）第2集……75
　（第501号～700号）第3集……75
1969年中における新発生患者の年齢別……1009
1969年中におけるスキンクリニックの診療状況……1009
1969年度における新発生患者及び退所者の本籍地別……1010
〔神谷美恵子〕【P】1966 愛生園にて /3歳兄陽一と /9歳ジュネーブで /25歳ペンドル・ヒル /1957年家族で /1979年家族で /63歳……92
宣告　上巻……1063
宣告　下巻……1063
全国川柳作家年鑑　第18回……121
全国中学生人権作文コンテスト英訳作文集……87
全国ハンセン病療養所内・キリスト教会沿革史……62, 1074
戦国武将を診る　源平から幕末まで、歴史を彩った主役たちの病……1077
戦後サークル詩論……139

戦後世相の経験史……1076
戦後民主主義が生んだ優生思想　優生保護法の史的検証……1088
戦後らい法制の検証……1111
戦時と敗戦直後の沖縄のらい　沖縄本島と愛楽園の周辺……1103
全生園芸部……525
全生園創立90周年記念東村山市立小学生・中学生文集　はばたき……520
全生園の森　人と光と風と　創立90周年記念写真集……520, 1100
全生今昔……519
〔神谷美恵子〕先生と「青い鳥楽団」……91
〔神谷美恵子〕先生との邂逅……92
〔神谷美恵子〕先生に捧ぐ……93
〔神谷美恵子〕先生のこと……92
「全生病院」を歩く　写された20世紀前半の療養所……1136
〔神谷美恵子〕先生を偲んで……92
戦争と性と革命　大西巨人批評集……81
戦争とハンセン病……1107
千の風になって　ちひろの空……175
盲目の楽団「青い鳥」と講演《山田無文老師》を聞く会……23
全盲連ニュース（盲人連合協議会機関誌）昭31年～47年……23
〔神谷美恵子〕前略　神谷美恵子様……91
〔全療協〕情勢報告……1039
全療協ニュース……1162

【そ】

相愛こそ唯一の真理　互に愛そう……1087
蒼海　短歌集……114
草原　第9号（1959年10月20日）……853
創作　野ざらし……364
創作　野ざらし（第二部）……364
創作集　黒い炎の影……369
創作集Ⅰ……645
総説現代ハンセン病医学……1086
造鼻術における胸壁斜走管状皮弁の顎下中継について……38
〔沖縄らい予防協会〕創立15周年記念誌……1010
〔栗生楽泉園〕創立30周年記念誌……1096
〔藤楓協会〕創立三十周年記念誌……1101
〔長島愛生園〕創立40周年記念誌 1970……13
〔栗生楽泉園〕創立40周年記念誌……364
〔奄美和光園〕創立40周年記念誌……1095
〔星塚敬愛園〕創立40周年記念誌……1096
〔東北新生園〕創立40周年記念誌……1100
〔栗生楽泉園〕創立50周年記念誌……1096
〔長島愛生園〕創立五十周年記念誌　昭和55年……1148
〔多磨全生園〕創立50周年記念誌……520, 1095
〔藤楓協会〕創立五十周年誌……1102

〔松丘保養園〕創立60周年記念史……263
〔多磨全生園〕創立60周年記念誌……520
〔星塚敬愛園〕創立60周年記念誌……955
〔長島愛生園〕創立六十周年記念誌　平成2年……1150
〔邑久光明園〕創立70周年記念誌……604
〔奄美和光園〕創立70周年記念誌……1038
〔多磨全生園〕創立70周年記念誌……1095
〔栗生楽泉園〕創立70周年記念誌……364, 1136
〔多磨全生園〕創立80周年記念誌……1096
〔栗生楽泉園〕創立80周年記念誌……372
〔大島青松園〕創立80周年記念誌……719
〔星塚敬愛園〕創立80周年記念誌……955
〔菊池恵楓園〕創立80周年記念誌……1095
〔邑久光明園〕創立80周年記念誌……604, 1149
〔長島愛生園〕創立80周年記念誌　第1部　80年を迎えて……1157
〔長島愛生園〕創立80周年記念誌　第2部　振り返れば80年……1157
〔菊池恵楓園〕創立90周年記念誌……1135
〔邑久光明園〕創立90周年記念誌……1155
〔長島愛生園〕創立90周年記念誌　令和二年……1158
〔大島青松園〕創立90周年記念誌……719, 1136
〔大島青松園〕創立百十周年記念誌……712
〔菊池恵楓園〕創立百十年誌……854
雑林　句集……516
ソーシャル・チェンジ　笹川陽平、日本財団と生き方を語る……1073
訴歌　あなたはきっと橋を渡って来てくれる……1114
続・現代日本盲人歌集……115
〔小川正子〕続「小島の春」……102
〔小川正子〕続小島の春「婦人公論」……101
訴状「らい予防法人権侵害謝罪・国家賠償請求訴訟」　このままでは死んでも死にきれない思いが、ついに私たちをこの訴訟に踏みきらせたのです……1110
そてつ　句集……1037
そてつ　第二輯　句集……1037
蘇鉄の実　愛楽園句歌集……1001
外島保養院……604
その木は這わず　沢田五郎歌集……364
その土の上で　沢田五郎作品集……365, 1134
その日　甲斐八郎作品集……68, 137, 1133
疎林　句集窓第四集……644
小鹿島賎国への旅……1133, 1168
尊厳と社会　下……1074
存命　歌集……115

【た】

第一日の孤独……726
大学的岡山ガイド　こだわりの歩き方……

1146, 1168
大学的熊本ガイド　こだわりの歩き方……1080
体験しよう！発見しよう！福祉ボランティア 3　病気の人といっしょに……1143
体験なき「戦争文学」と戦争の記憶……1131
大樹の風　歌集……518
大乗山法音寺の信仰と福祉……1074
大乗仏典　世界の名著 2……1061
大地　塔和子詩集……1124
台南県らい病及び結核病総合計画中間報告……83
大脳……1065
タイの蝶々　詩集……1123
台風 17 号にともなう集中豪雨災害復旧記録……604, 1148
台風眼　1953・1954　アンソロジー……852
太平洋戦争下の国立ハンセン病療養所　多磨全生園を中心に……1099
待労院……166
＜対話の場＞の創造へ……1111
台湾……83
台湾、沖縄の話……83
台湾通信……83
台湾に移って二ヶ月半……83
台湾におけるらい流行の現状……83
台湾の救癩運動……84
台湾のらい……83, 84
台湾のらいを訪ねて（1）……83
台湾の癩をたずねて（1）……83
台湾らい流行の現況（4）……83
台湾楽生療養院訪問……83
ダヴィドの歌　3　復活祭号……643
高島重孝名誉所長研究業績目録……97, 1095
鷹の里　句集……1001
高松宮宣仁親王……1077
高松宮宣仁親王をお偲びして……1077
〔神谷美恵子〕宝のオルゴール・土鈴……91
田尻敢博士遺稿集……104, 1101
たたかいつづけたから、今がある　全療協 60 年のあゆみ　改訂……1138
たたかいの記録……64, 137
ただ神と……955
タテガキで読んだライ……72
蓼の花　句集……519, 1121
七夕ずいひつ　滝田十和男随筆集……1072
谷間に生きる小さな命……519, 1129
楽しく調べる東京の社会　東京の環境・安全・情報 etc.……1142
旅する木下杢太郎 / 太田正雄　グローバル時代の二足の草鞋……1113
旅・名句を求めて……128, 1120
多磨
　第 33 巻　第 11 号　11 月号（昭和 27 年 11 月 1 日）……433

第 33 巻　第 12 号　12 月号（昭和 27 年 12 月 1 日）……433
第 34 巻　第 1 号（昭和 28 年 1 月 1 日）……433, 550
第 34 巻　第 2 号（昭和 28 年 2 月 1 日）……433, 550
第 34 巻　第 3 号（昭和 28 年 3 月 1 日）……433
第 34 巻　第 4 号（昭和 28 年 4 月 1 日）……433, 550
第 34 巻　第 5 号（昭和 28 年 5 月 1 日）……433, 550
第 34 巻　第 6 号（昭和 28 年 6 月 1 日）……433, 550
第 34 巻　第 7 号（昭和 28 年 7 月 1 日）……550
第 34 巻　第 8・9 号　9 月号（昭和 28 年 9 月 7 日）……433, 550
第 34 巻　第 10 号（昭和 28 年 10 月 1 日）……434, 550
第 34 巻　第 11 号（昭和 28 年 11 月 1 日）……434, 550
第 34 巻　第 12 号　12 月号（昭和 28 年 12 月 1 日）……434, 550
第 35 巻　第 1 号　1 月号（昭和 29 年 1 月 1 日）……434, 550
第 35 巻　第 2 号　2 月号（昭和 29 年 2 月 1 日）……434, 550
第 35 巻　第 3 号（昭和 29 年 3 月 1 日）……434, 550
第 35 巻　第 4 号（昭和 29 年 4 月 1 日）……434, 550
第 35 巻　第 5 号（昭和 29 年 5 月 1 日）……434, 551
第 35 巻　第 6 号（昭和 29 年 6 月 1 日）……434, 551
第 35 巻　第 7 号（昭和 29 年 7 月 1 日）……434, 551
第 35 巻　第 8 号（昭和 29 年 8 月 1 日）……434, 551
第 35 巻　第 9 号（昭和 29 年 9 月 1 日）……434, 551
第 35 巻　第 10 号（昭和 29 年 10 月 1 日）……434, 551
第 35 巻　第 11・12 号（昭和 29 年 12 月 1 日）……434, 551
第 36 巻　第 1 号（昭和 30 年 1 月 1 日）……434, 551
第 36 巻　第 2 号（昭和 30 年 2 月 1 日）……435, 551
第 36 巻　第 3 号（昭和 30 年 3 月 1 日）……435, 551
第 36 巻　第 4 号（昭和 30 年 4 月 1 日）……435, 551
第 36 巻　第 5 号（昭和 30 年 5 月 1 日）……435, 551
第 36 巻　第 6 号（昭和 30 年 6 月 1 日）……435, 551
第 36 巻　第 7 号（昭和 30 年 7 月 1

日）……435, 551
第 36 巻　第 8 号（昭和 30 年 8 月 1 日）……435, 551
第 36 巻　第 9 号（昭和 30 年 9 月 12 日）……435, 552
第 36 巻　第 10 号（昭和 30 年 10 月 1 日）……435, 552
第 36 巻　第 12 号（昭和 30 年 12 月 1 日）……435, 552
第 37 巻　第 1 号（昭和 31 年 1 月 1 日）……435, 552
第 37 巻　第 2 号（昭和 31 年 2 月 1 日）……435, 552
第 37 巻　第 3 号（昭和 31 年 3 月 1 日）……435, 552
第 37 巻　第 4 号（昭和 31 年 4 月 1 日）……435, 552
第 37 巻　第 5 号（昭和 31 年 5 月 1 日）……435, 552
第 37 巻　第 6 号（昭和 31 年 6 月 1 日）……436, 552
第 37 巻　第 7 号（昭和 31 年 7 月 1 日）……436, 552
第 37 巻　第 8 号（昭和 31 年 8 月 1 日）……436, 552
第 37 巻　第 9 号（昭和 31 年 9 月 1 日）……436, 552
第 37 巻　第 10 号（昭和 31 年 10 月 1 日）……436, 552
第 37 巻　第 11 号（昭和 31 年 12 月 1 日）……436
第 37 巻　第 12 号（昭和 31 年 12 月 1 日）……552
第 37 巻　第 12 号　臨時号（昭和 31 年 12 月 20 日）……436, 552
第 38 巻　第 1 号（昭和 32 年 1 月 1 日）……436, 553
第 38 巻　第 2 号　2 月号（昭和 32 年 2 月 1 日）……436, 553
第 38 巻　第 3 号　3 月号（昭和 32 年 3 月 1 日）……436, 553
第 38 巻　第 4 号（昭和 32 年 4 月 1 日）……436, 553
第 38 巻　第 5 号（昭和 32 年 5 月 1 日）……436, 553
第 38 巻　第 6 号（昭和 32 年 6 月 1 日）……436, 553
第 38 巻　第 7 号（昭和 32 年 7 月 1 日）……436, 553
第 38 巻　第 8 号（昭和 32 年 8 月 1 日）……436, 553
第 38 巻　第 9 号（昭和 32 年 9 月 1 日）……437, 553
第 38 巻　第 10 号（昭和 32 年 10 月 1 日）……437, 553
第 38 巻　第 11 号（昭和 32 年 11 月 1 日）……437, 553
第 38 巻　第 12 号（昭和 32 年 12 月 1 日）……437, 553

第39巻　第1号(昭和33年1月1日)……437, 553
第39巻　第2号(昭和33年2月1日)……437, 553
第39巻　第3号(昭和33年3月1日)……437, 553
第39巻　第5号(昭和33年5月1日)……437, 554
第39巻　第6号(昭和33年6月1日)……437, 554
第39巻　第7号(昭和33年7月1日)……437, 554
第39巻　第8号(昭和33年8月1日)……437, 554
第39巻　第9号(昭和33年9月1日)……437, 554
第39巻　第10号(昭和33年10月1日)……437, 554
第39巻　第11号(昭和33年11月1日)……437, 554
第39巻　第12号(昭和33年12月1日)……437, 554
第40巻　第1号(昭和34年1月1日)……438, 554
第40巻　第2号(昭和34年2月1日)……438, 554
第40巻　第3号(昭和34年3月1日)……438, 554
第40巻　第4号(昭和34年4月1日)……438, 554
第40巻　第5号(昭和34年5月1日)……438, 554
第40巻　第6号(昭和34年6月1日)……438, 554
第40巻　第7号(昭和34年7月1日)……438, 554
第40巻　第8号(昭和34年8月1日)……438, 555
第40巻　第9号(昭和34年9月1日)……438, 555
第40巻　第10号(昭和34年11月1日)……438, 555
第40巻　第11号(昭和34年12月1日)……438, 555
第41巻　第1号(昭和35年1月1日)……438, 555
第41巻　第2号(昭和35年2月1日)……438, 555
第41巻　第3号(昭和35年3月1日)……438, 555
第41巻　第4号(昭和35年4月1日)……438, 555
第41巻　第5号(昭和35年5月1日)……439, 555
第41巻　第6号(昭和35年6月1日)……439, 555
第41巻　第7号(昭和35年7月1日)……439, 555
第41巻　第8号(昭和35年8月1日)……439, 555

第41巻　第9号(昭和35年9月1日)……439, 555
第41巻　第10号(昭和35年10月1日)……439, 555
第41巻　第11号(昭和35年11月1日)……439, 556
第41巻　第12号(昭和35年12月10日)……439, 556
第42巻　第1号(昭和36年1月1日)……439, 556
第42巻　第2号(昭和36年2月1日)……439, 556
第42巻　第3号(昭和36年3月1日)……439, 556
第42巻　第4号(昭和36年4月10日)……439, 556
第42巻　第5号(昭和36年5月1日)……439, 556
第42巻　第6号(昭和36年6月1日)……439, 556
第42巻　第7号(昭和36年7月1日)……439, 556
第42巻　第8号(昭和36年8月1日)……440, 556
第42巻　第9号(昭和36年9月1日)……440, 556
第42巻　第10号(昭和36年10月1日)……440, 556
第42巻　第11号(昭和36年11月1日)……440, 556
第42巻　第12号(昭和36年12月1日)……440, 556
第43巻　第1号(昭和37年1月1日)……440, 556
第43巻　第2号　2・3月号(昭和37年3月1日)……440, 557
第43巻　第4号　4月号(昭和37年4月1日)……440, 557
第43巻　第4号(昭和37年5月1日)……440
第43巻　第5号　5月号(昭和37年5月1日)……440, 557
第43巻　第5号　6月号(昭和37年6月1日)……440, 557
第43巻　第6号　7月号(昭和37年7月1日)……440, 557
第43巻　第7号　8・9月号(昭和37年8月1日)……440, 557
第43巻　第8号　10月号(昭和37年10月1日)……440, 557
第43巻　第9号　11月号(昭和37年11月1日)……440, 557
第43巻　第10号　12月号(昭和37年12月1日)……440, 557
第44巻　第1号　1月号(昭和38年1月1日)……441, 557
第44巻　第2号　2・3月号(昭和38年3月1日)……441, 557

第44巻　第3号　4月号(昭和38年4月1日)……441, 557
第44巻　第4号　5月号(昭和38年5月1日)……441, 557
第44巻　第5号　6月号(昭和38年6月1日)……441, 557
第44巻　第6号　7月号(昭和38年7月1日)……441, 557
第44巻　第7号　8・9月号(昭和38年9月1日)……441, 558
第44巻　第8号　10月号(昭和38年10月1日)……441, 558
第44巻　第9号　11月号(昭和38年11月1日)……441, 558
第44巻　第10号　12月号(昭和38年12月1日)……441, 558
第45巻　第1号　1月号(昭和39年1月1日)……441, 558
第45巻　第2号　2・3月号(昭和39年3月1日)……441, 558
第45巻　第4号　4月号(昭和39年4月1日)……441, 558
第45巻　第5号　5月号(昭和39年5月1日)……441, 558
第45巻　第5号　6月号(昭和39年6月1日)……441, 558
第45巻　第6号　7月号(昭和39年7月1日)……442, 558
第45巻　第7号　8月号(昭和39年8月1日)……442, 558
第45巻　第8号　9月号(昭和39年9月1日)……442, 558
第45巻　第9号　10月号(昭和39年10月1日)……442, 558
第45巻　第10号　11月号(昭和39年11月1日)……442, 558
第45巻　第11号　12月号(昭和39年12月1日)……442, 558
第46巻　第1号　1月号(昭和40年1月1日)……442, 489
第46巻　第1号　2月号(昭和40年2月1日)……442, 489
第46巻　第3号　3月号(昭和40年3月1日)……442, 489
第46巻　第4号　4月号(昭和40年4月1日)……442, 489
第46巻　第5号　5月号(昭和40年5月1日)……442, 489
第46巻　第6号　6月号(昭和40年6月1日)……442, 489
第46巻　第7号　7月号(昭和40年7月1日)……442, 489
第46巻　第8号　8月号(昭和40年8月1日)……442
第46巻　第9号　9月号(昭和40年9月1日)……442, 489
第46巻　第10号　10月号(昭和40年10月1日)……443
第46巻　第11号　11月号(昭和40年

多磨

11月1日)……443, 489
第46巻　第12号　12月号(昭和40年12月1日)……443, 489
第47巻　第1号　1月号(昭和41年1月1日)……443, 489
第47巻　第2号　2月号(昭和41年2月1日)……443, 489
第47巻　第3号　3月号(昭和41年3月1日)……443, 489
第47巻　第4号　4月号(昭和41年4月1日)……443, 490
第47巻　第5号　5月号(昭和41年5月1日)……443, 490
第47巻　第6号　6月号(昭和41年6月1日)……443, 490
第47巻　第7号　7月号(昭和41年7月1日)……443, 490
第47巻　第8号　8月号(昭和41年8月1日)……443, 490
第47巻　第9号　9月号(昭和41年9月1日)……443, 490
第47巻　第10号　10月号(昭和41年10月1日)……443, 490
第47巻　第11号　11月号(昭和41年11月1日)……443, 490
第47巻　第12号　12月号(昭和41年12月1日)……443, 490
第48巻　第1号　1月号(昭和42年1月1日)……444, 490
第48巻　第2号　2月号(昭和42年2月1日)……444, 490
第48巻　第3号　3月号(昭和42年3月1日)……444, 490
第48巻　第4号　4月号(昭和42年4月1日)……444, 490
第48巻　第5号　5月号(昭和42年5月1日)……444, 490
第48巻　第6号　6月号(昭和42年6月1日)……444, 490
第48巻　第7号　7月号(昭和42年7月1日)……444, 491
第48巻　第8号　8月号(昭和42年8月1日)……444
第48巻　第9号　9月号(昭和42年9月1日)……444, 491
第48巻　第10号　10月号(昭和42年10月1日)……444, 491
第48巻　第11号　11月号(昭和42年11月1日)……444, 491
第48巻　第12号　12月号(昭和42年12月1日)……444, 491
第49巻　第1号　1月号　通巻553号(昭和43年1月1日)……444, 491
第49巻　第2号　2月号　通巻554号(昭和43年2月1日)……444, 491
第49巻　第3号　3月号　通巻555号(昭和43年3月1日)……444, 491
第49巻　第4号　4月号　通巻556号(昭和43年4月1日)……445, 491

第49巻　第5号　5月号　通巻557号(昭和43年5月1日)……445, 491
第49巻　第6号　6月号　通巻558号(昭和43年6月1日)……445, 491
第49巻　第7号　7月号　通巻559号(昭和43年7月1日)……445, 491
第49巻　第8号　8月号　通巻560号(昭和43年8月1日)……445, 491
第49巻　第9号　9月号　通巻561号(昭和43年9月1日)……445, 491
第49巻　第10号　10月号　通巻562号(昭和43年10月1日)……445, 492
第49巻　第11号　11月号　通巻563号(昭和43年11月1日)……445, 492
第49巻　第12号　12月号　通巻564号(昭和43年12月1日)……445, 492
第50巻　第1号　1月号　通巻565号(昭和44年1月1日)……445, 492
第50巻　第2号　2月号　通巻566号(昭和44年2月1日)……445, 492
第50巻　第3号　3月号　通巻567号(昭和44年3月1日)……445, 492
第50巻　第4号　4月号　通巻568号(昭和44年4月1日)……445, 492
第50巻　第5号　5月号　通巻569号(昭和44年5月1日)……445, 492
第50巻　第6号　6月号　通巻570号(昭和44年6月1日)……446, 492
第50巻　第7号　7月号　通巻571号(昭和44年7月1日)……446, 492
第50巻　第8号　8月号　通巻572号(昭和44年8月1日)……446, 492
第50巻　第9号　9月号　通巻573号(昭和44年9月1日)……446, 492
第50巻　第10号　10月号　通巻574号(昭和44年10月1日)……446, 492
第50巻　第11号　11月号　通巻575号(昭和44年11月1日)……446
第50巻　第12号　12月号　通巻576号(昭和44年12月1日)……446
第51巻　第1号　1月号　通巻577号(昭和45年1月1日)……446, 493
第51巻　第2号　2月号　通巻578号(昭和45年2月1日)……446, 493
第51巻　第3号　3月号　通巻579号(昭和45年3月1日)……446, 493
第51巻　第4号　4月号　通巻580号(昭和45年4月1日)……446, 493
第51巻　第5号　5月号　通巻581号(昭和45年5月1日)……446, 493
第51巻　第6号　6月号　通巻582号(昭和45年6月1日)……446, 493
第51巻　第7号　7月号　通巻583号(昭和45年7月1日)……447, 493
第51巻　第8号　8月号　通巻584号(昭和45年8月1日)……447, 493
第51巻　第9号　9月号　通巻585号(昭和45年9月1日)……447, 493
第51巻　第10号　10月号　通巻586

号(昭和45年10月1日)……447, 493
第51巻　第11号　11月号　通巻587号(昭和45年11月1日)……447, 493
第51巻　第12号　12月号　通巻588号(昭和45年12月1日)……447, 493
第52巻　第1号　1月号　通巻589号(昭和46年1月1日)……447, 493
第52巻　第2号　2月号　通巻590号(昭和46年2月1日)……447, 494
第52巻　第3号　3月号　通巻591号(昭和46年3月1日)……447, 494
第52巻　第4号　4月号　通巻592号(昭和46年4月1日)……447, 494
第52巻　第5号　5月号　通巻593号(昭和46年5月1日)……447, 494
第52巻　第6号　6月号　通巻594号(昭和46年6月1日)……447, 494
第52巻　第7号　7月号　通巻595号(昭和46年7月1日)……447, 494
第52巻　第8号　8月号　通巻596号(昭和46年8月1日)……448, 494
第52巻　第9号　9月号　通巻597号(昭和46年9月1日)……448, 494
第52巻　第10号　10月号　通巻598号(昭和46年10月1日)……448, 494
第52巻　第11号　11月号　通巻599号(昭和46年11月1日)……448, 494
第52巻　第12号　12月号　通巻600号(昭和46年12月1日)……448, 494
第53巻　第1号　1月号　通巻601号(昭和47年1月1日)……448, 494
第53巻　第2号　2月号　通巻602号(昭和47年2月1日)……448, 494
第53巻　第3号　通巻603号(昭和47年3月1日)……448, 495
第53巻　第4号　通巻604号(昭和47年4月1日)……448, 495
第53巻　第5号　通巻605号(昭和47年5月1日)……448, 495
第53巻　第6号　通巻606号(昭和47年6月1日)……448, 495
第53巻　第7号　通巻607号(昭和47年7月1日)……448, 495
第53巻　第8号　通巻608号(昭和47年8月1日)……448, 495
第53巻　第9号　通巻609号(昭和47年9月1日)……448, 495
第53巻　第10号　通巻610号(昭和47年10月1日)……449, 495
第53巻　第11号　通巻611号(昭和47年11月1日)……449, 495
第53巻　第12号　通巻612号(昭和47年12月1日)……449, 495
第54巻　第1号　通巻613号(昭和48年1月1日)……449, 495
第54巻　第2号　通巻614号(昭和48年2月1日)……449, 495
第54巻　第3号　通巻615号(昭和48年3月1日)……449, 495

第 54 巻　第 4 号　通巻 616 号 (昭和 48 年 4 月 1 日) ……449, 495

第 54 巻　第 5 号　通巻 617 号 (昭和 48 年 5 月 1 日) ……449, 495

第 54 巻　第 7 号　通巻 618 号 (昭和 48 年 7 月 1 日) ……449, 496

第 54 巻　第 8 号　通巻 619 号 (昭和 48 年 8 月 1 日) ……449, 496

第 54 巻　第 9 号　通巻 620 号 (昭和 48 年 9 月 1 日) ……449, 496

第 54 巻　第 10 号　通巻 621 号 (昭和 48 年 10 月 1 日) ……449, 496

第 54 巻　第 11 号　通巻 622 号 (昭和 48 年 11 月 1 日) ……449, 496

第 54 巻　第 12 号　通巻 623 号 (昭和 48 年 12 月 1 日) ……449, 496

第 55 巻　第 1 号　通巻 624 号 (昭和 49 年 1 月 1 日) ……449, 496

第 55 巻　第 2 号　通巻 625 号 (昭和 49 年 2 月 1 日) ……450, 496

第 55 巻　第 3 号　通巻 626 号 (昭和 49 年 3 月 1 日) ……450, 496

第 55 巻　第 4 号　通巻 627 号 (昭和 49 年 4 月 1 日) ……450, 496

第 55 巻　第 5 号　通巻 628 号 (昭和 49 年 5 月 1 日) ……450, 496

第 55 巻　第 6 号　通巻 629 号 (昭和 49 年 6 月 1 日) ……450, 496

第 55 巻　第 7 号　通巻 630 号 (昭和 49 年 7 月 1 日) ……450, 496

第 55 巻　第 8 号　通巻 631 号 (昭和 49 年 8 月 1 日) ……450, 496

第 55 巻　第 9 号　通巻 632 号 (昭和 49 年 9 月 1 日) ……450, 496

第 55 巻　第 10 号　通巻 633 号 (昭和 49 年 10 月 1 日) ……450, 497

第 55 巻　第 11 号　通巻 634 号 (昭和 49 年 11 月 1 日) ……450, 497

第 55 巻　第 12 号　通巻 635 号 (昭和 49 年 12 月 1 日) ……450, 497

第 56 巻　第 1 号　通巻 636 号 (昭和 50 年 1 月 1 日) ……450, 497

第 56 巻　第 2 号　通巻 637 号 (昭和 50 年 2 月 1 日) ……450, 497

第 56 巻　第 3 号　通巻 638 号 (昭和 50 年 3 月 1 日) ……450, 497

第 56 巻　第 4 号　通巻 639 号 (昭和 50 年 4 月 1 日) ……450, 497

第 56 巻　第 5 号　通巻 640 号 (昭和 50 年 5 月 1 日) ……451, 497

第 56 巻　第 6 号　通巻 641 号 (昭和 50 年 6 月 1 日) ……451, 497

第 56 巻　第 7 号　通巻 642 号 (昭和 50 年 7 月 1 日) ……451, 497

第 56 巻　第 8 号　通巻 643 号 (昭和 50 年 8 月 1 日) ……451, 497

第 56 巻　第 9 号　通巻 644 号 (昭和 50 年 9 月 1 日) ……451, 497

第 56 巻　第 10 号　通巻 645 号 (昭和 50 年 10 月 1 日) ……451, 497

第 56 巻　第 11 号　通巻 646 号 (昭和 50 年 11 月 1 日) ……451, 497

第 56 巻　第 12 号　通巻 647 号 (昭和 50 年 12 月 1 日) ……451, 497

第 57 巻　第 1 号　通巻 648 号 (昭和 51 年 1 月 1 日) ……451, 498

第 57 巻　第 2 号　通巻 649 号 (昭和 51 年 2 月 1 日) ……451, 498

第 57 巻　第 3 号　通巻 650 号 (昭和 51 年 3 月 1 日) ……451, 498

第 57 巻　第 4 号　通巻 651 号 (昭和 51 年 4 月 1 日) ……451, 498

第 57 巻　第 5 号　通巻 652 号 (昭和 51 年 5 月 1 日) ……451, 498

第 57 巻　第 6 号　通巻 653 号 (昭和 51 年 6 月 1 日) ……451, 498

第 57 巻　第 7 号　通巻 654 号 (昭和 51 年 7 月 1 日) ……451, 498

第 57 巻　第 8 号　通巻 655 号 (昭和 51 年 8 月 1 日) ……452, 498

第 57 巻　第 9 号　通巻 656 号 (昭和 51 年 9 月 1 日) ……452, 498

第 57 巻　第 10 号　通巻 657 号 (昭和 51 年 10 月 1 日) ……452, 498

第 57 巻　第 11 号　通巻 658 号 (昭和 51 年 11 月 1 日) ……452, 498

第 57 巻　第 12 号　通巻 659 号 (昭和 51 年 12 月 1 日) ……452, 498

第 58 巻　第 1 号　通巻 660 号 (昭和 52 年 1 月 1 日) ……452, 453, 498

第 58 巻　第 2 号　通巻 661 号 (昭和 52 年 2 月 1 日) ……452, 453, 498

第 58 巻　第 3 号　通巻 662 号 (昭和 52 年 3 月 1 日) ……452, 453, 498

第 58 巻　第 4 号　通巻 663 号 (昭和 52 年 4 月 1 日) ……452, 453, 499

第 58 巻　第 5 号　通巻 664 号 (昭和 52 年 5 月 1 日) ……452, 453, 499

第 58 巻　第 6 号　通巻 665 号 (昭和 52 年 6 月 1 日) ……452, 453, 499

第 58 巻　第 7 号　通巻 666 号 (昭和 52 年 7 月 1 日) ……452, 453, 499

第 58 巻　第 8 号　通巻 667 号 (昭和 52 年 8 月 1 日) ……452, 453, 499

第 58 巻　第 9 号　通巻 668 号 (昭和 52 年 9 月 1 日) ……452, 453, 499

第 58 巻　第 10 号　通巻 668 号 (昭和 52 年 10 月 1 日) ……452, 453, 499

第 58 巻　第 11 号　通巻 670 号 (昭和 52 年 11 月 1 日) ……453, 499

第 58 巻　第 12 号　通巻 670 号 (昭和 52 年 12 月 1 日) ……453, 499

第 59 巻　第 1 号　通巻 672 号 (昭和 53 年 1 月 1 日) ……453, 499

第 59 巻　第 2 号　通巻 673 号 (昭和 53 年 2 月 1 日) ……454, 499

第 59 巻　第 3 号　通巻 674 号 (昭和 53 年 3 月 1 日) ……454, 499

第 59 巻　第 4 号　通巻 675 号 (昭和 53 年 4 月 1 日) ……454, 499

第 59 巻　第 5 号　通巻 676 号 (昭和 53 年 5 月 1 日) ……454, 499

第 59 巻　第 6 号　通巻 677 号 (昭和 53 年 6 月 1 日) ……454, 499

第 59 巻　第 7 号　通巻 678 号 (昭和 53 年 7 月 1 日) ……454, 500

第 59 巻　第 8 号　通巻 679 号 (昭和 53 年 8 月 1 日) ……454, 500

第 59 巻　第 9 号　通巻 680 号 (昭和 53 年 9 月 1 日) ……454, 500

第 59 巻　第 10 号　通巻 681 号 (昭和 53 年 10 月 1 日) ……454, 500

第 59 巻　第 11 号　通巻 682 号 (昭和 53 年 11 月 1 日) ……454, 500

第 59 巻　第 12 号　通巻 683 号 (昭和 53 年 12 月 1 日) ……454, 500

第 60 巻　第 1 号　通巻 684 号 (昭和 54 年 1 月 1 日) ……454, 500

第 60 巻　第 2 号　通巻 685 号 (昭和 54 年 2 月 1 日) ……454, 500

第 60 巻　第 3 号　通巻 686 号 (昭和 54 年 3 月 1 日) ……454, 500

第 60 巻　第 4 号　通巻 687 号 (昭和 54 年 4 月 1 日) ……454, 500

第 60 巻　第 5 号　通巻 688 号 (昭和 54 年 5 月 1 日) ……455, 500

第 60 巻　第 6 号　通巻 689 号 (昭和 54 年 6 月 1 日) ……455, 500

第 60 巻　第 7 号　通巻 690 号 (昭和 54 年 7 月 1 日) ……455, 500

第 60 巻　第 8 号　通巻 691 号 (昭和 54 年 8 月 1 日) ……455, 500

第 60 巻　第 9 号　通過 692 号 (昭和 54 年 9 月 1 日) ……455, 500

第 60 巻　第 10 号　通巻 693 号 (昭和 54 年 10 月 1 日) ……455, 501

第 60 巻　第 11 号　通巻 694 号 (昭和 54 年 11 月 1 日) ……455, 501

第 60 巻　第 12 号　通巻 695 号 (昭和 54 年 12 月 1 日) ……455, 501

第 61 巻　第 1 号　通巻 696 号 (昭和 55 年 1 月 1 日) ……455, 501

第 61 巻　第 2 号　通巻 697 号 (昭和 55 年 2 月 1 日) ……455, 501

第 61 巻　第 3 号　通巻 698 号 (昭和 55 年 3 月 1 日) ……455, 501

第 61 巻　第 4 号　通巻 699 号 (昭和 55 年 4 月 1 日) ……455, 501

第 61 巻　第 5 号　通巻 700 号 (昭和 55 年 5 月 1 日) ……455, 501

第 61 巻　第 6 号　通巻 701 号 (昭和 55 年 6 月 1 日) ……455, 501

第 61 巻　第 7 号　通巻 702 号 (昭和 55 年 7 月 1 日) ……455, 501

第 61 巻　第 8 号　通巻 703 号 (昭和 55 年 8 月 1 日) ……456, 501

第 61 巻　第 9 号　通巻 704 号 (昭和 55

多磨

年9月1日)……456, 501
第61巻 第10号 通巻705号(昭和55年10月1日)……456, 501
第61巻 第11号 通巻706号(昭和55年11月1日)……456, 501
第61巻 第12号 通巻707号(昭和55年12月1日)……456, 501
第62巻 第1号 通巻708号(昭和56年1月1日)……456, 502
第62巻 第2号 通巻709号(昭和56年2月1日)……456, 502
第62巻 第3号 通巻710号(昭和56年3月1日)……456, 502
第62巻 第4号 通巻711号(昭和56年4月1日)……456, 502
第62巻 第5号 通巻712号(昭和56年5月1日)……456, 502
第62巻 第6号 通巻713号(昭和56年6月1日)……456, 502
第62巻 第7号 通巻714号(昭和56年7月1日)……456, 502
第62巻 第8号 通巻715号(昭和56年8月1日)……456, 502
第62巻 第9号 通巻716号(昭和56年9月1日)……456, 502
第62巻 第10号 通巻717号(昭和56年10月1日)……456, 502
第62巻 第11号 通巻718号(昭和56年11月1日)……457, 502
第62巻 第12号 通巻719号(昭和56年12月1日)……457, 502
第63巻 第1号 通巻720号(昭和57年1月1日)……457, 502
第63巻 第2号 通巻721号(昭和57年2月1日)……457, 502
第63巻 第3号 通巻722号(昭和57年3月1日)……457, 502
第63巻 第4号 通巻723号(昭和57年4月1日)……457, 503
第63巻 第5号 通巻724号(昭和57年5月1日)……457, 503
第63巻 第6号 通巻725号(昭和57年6月1日)……457, 503
第63巻 第7号 通巻726号(昭和57年7月1日)……457, 503
第63巻 第8号 通巻727号(昭和57年8月1日)……457, 503
第63巻 第9号 通巻728号(昭和57年9月1日)……457, 503
第63巻 第10号 通巻729号(昭和57年10月1日)……457, 503
第63巻 第11号 通巻730号(昭和57年11月1日)……457, 503
第63巻 第12号 通巻731号(昭和57年12月1日)……457, 503
第64巻 第1号 通巻732号(昭和58年1月1日)……457, 503
第64巻 第2号 通巻733号(昭和58年2月1日)……458, 503

第64巻 第3号 通巻734号(昭和58年3月1日)……458, 503
第64巻 第4号 通巻735号(昭和58年4月1日)……458, 503
第64巻 第5号 通巻736号(昭和58年5月1日)……458, 503
第64巻 第6号 通巻737号(昭和58年6月1日)……458, 503
第64巻 第7号 通巻738号(昭和58年7月1日)……458, 504
第64巻 第8号 通巻739号(昭和58年8月1日)……458, 504
第64巻 第9号 通巻740号(昭和58年9月1日)……458, 504
第64巻 第10号 通巻741号(昭和58年10月1日)……458, 504
第64巻 第11号 通巻742号(昭和58年11月1日)……458, 504
第64巻 第12号 通巻743号(昭和58年12月1日)……458, 504
第65巻 第1号 通巻744号(昭和59年1月1日)……458, 459, 504
第65巻 第2号 通巻745号(昭和59年2月1日)……458, 459, 504
第65巻 第3号 通巻746号(昭和59年3月1日)……458, 459, 504
第65巻 第4号 通巻747号(昭和59年4月1日)……458, 459, 504
第65巻 第5号 通巻748号(昭和59年5月1日)……459, 504
第65巻 第6号 通巻749号(昭和59年6月1日)……459, 504
第65巻 第7号 通巻750号(昭和59年7月1日)……459, 504
第65巻 第8号 通巻751号(昭和59年8月1日)……459, 460
第65巻 第9号 通巻752号(昭和59年9月1日)……459, 460, 504
第65巻 第10号 通巻753号(昭和59年10月1日)……459, 460, 504
第65巻 第11号 通巻754号(昭和59年11月1日)……459, 460, 505
第65巻 第12号 通巻755号(昭和59年12月1日)……459, 460, 505
第66巻 第1号 通巻756号(昭和60年1月1日)……460, 505
第66巻 第2号 通巻757号(昭和60年2月1日)……460, 505
第66巻 第3号 通巻758号(昭和60年3月1日)……460, 505
第66巻 第4号 通巻759号(昭和60年4月1日)……460, 505
第66巻 第5号 通巻760号(昭和60年5月1日)……460, 505
第66巻 第6号 通巻761号(昭和60年6月1日)……460, 505
第66巻 第7号 通巻762号(昭和60年7月1日)……460, 505
第66巻 第8号 通巻763号(昭和

60年8月1日)……460, 505
第66巻 第9号 通巻764号(昭和60年9月1日)……460, 505
第66巻 第10号 通巻765号(昭和60年10月1日)……460, 505
第66巻 第11号 通巻766号(昭和60年11月1日)……461, 505
第66巻 第12号 通巻767号(昭和60年12月1日)……461, 505
第67巻 第1号 通巻768号(昭和61年1月1日)……461, 505
第67巻 第2号 通巻769号(昭和61年2月1日)……461, 506
第67巻 第3号 通巻770号(昭和61年3月1日)……461, 506
第67巻 第4号 通巻771号(昭和61年4月1日)……461, 506
第67巻 第5号 通巻772号(昭和61年5月1日)……461, 506
第67巻 第6号 通巻773号(昭和61年6月1日)……461, 506
第67巻 第7号 通巻774号(昭和61年7月1日)……461, 506
第67巻 第8号 通巻775号(昭和61年8月1日)……461, 506
第67巻 第9号 通巻776号(昭和61年9月1日)……461, 506
第67巻 第10号 通巻777号(昭和61年10月1日)……461, 506
第67巻 第11号 通巻778号(昭和61年11月1日)……461, 506
第67巻 第12号 通巻779号(昭和61年12月1日)……461, 506
第68巻 第1号 通巻780号(昭和62年1月1日)……461, 506
第68巻 第2号 通巻781号(昭和62年2月1日)……462, 506
第68巻 第3号 通巻782号(昭和62年3月1日)……462, 506
第68巻 第4号 通巻783号(昭和62年4月1日)……462, 506
第68巻 第5号 通巻784号(昭和62年5月1日)……462, 507
第68巻 第6号 通巻785号(昭和62年6月1日)……462
第68巻 第7号 通巻786号(昭和62年7月1日)……462
第68巻 第8号 通巻787号(昭和62年8月1日)……462
第68巻 第9号 通巻788号(昭和62年9月1日)……462
第68巻 第10号 通巻789号(昭和62年10月1日)……462
第68巻 第11号 通巻790号(昭和62年11月1日)……462
第68巻 第12号 通巻791号(昭和62年12月1日)……462
第69巻 第1号 通巻792号(昭和63年1月1日)……462, 507

第 69 巻　第 2 号　通巻 793 号 (昭和 63 年 2 月 1 日)……462, 507

第 69 巻　第 3 号　通巻 794 号 (昭和 63 年 3 月 1 日)……462, 507

第 69 巻　第 4 号　通巻 795 号 (昭和 63 年 4 月 1 日)……462, 507

第 69 巻　第 5 号　通巻 796 号 (昭和 63 年 5 月 1 日)……463, 507

第 69 巻　第 6 号　通巻 797 号 (昭和 63 年 6 月 1 日)……463, 507

第 69 巻　第 7 号　通巻 798 号 (昭和 63 年 7 月 1 日)……463, 507

第 69 巻　第 8 号　通巻 799 号 (昭和 63 年 8 月 1 日)……463, 507

第 69 巻　第 9 号　通巻 800 号 (昭和 63 年 9 月 1 日)……463, 507

第 69 巻　第 10 号　通巻 801 号 (昭和 63 年 10 月 1 日)……463, 507

第 69 巻　第 11 号　通巻 802 号 (昭和 63 年 11 月 1 日)……463, 507

第 69 巻　第 12 号　通巻 803 号 (昭和 63 年 12 月 1 日)……463, 507

第 70 巻　第 1 号　通巻 804 号 (昭和 64 年 1 月 1 日)……463, 507

第 70 巻　第 2 号　通巻 805 号 (平成元年 2 月 1 日)……463, 507

第 70 巻　第 3 号　通巻 806 号 (平成元年 3 月 1 日)……463, 508

第 70 巻　第 4 号　通巻 807 号 (平成元年 4 月 1 日)……463, 508

第 70 巻　第 5 号　通巻 808 号 (平成元年 5 月 1 日)……463, 508

第 70 巻　第 6 号　通巻 809 号 (平成元年 6 月 1 日)……463, 508

第 70 巻　第 7 号　通巻 810 号 (平成元年 7 月 1 日)……463, 508

第 70 巻　第 8 号　通巻 811 号 (平成元年 8 月 1 日)……464, 508

第 70 巻　第 9 号　通巻 812 号 (平成元年 9 月 1 日)……464, 508

第 70 巻　第 10 号　通巻 813 号 (平成元年 10 月 1 日)……464, 508

第 70 巻　第 11 号　通巻 814 号 (平成元年 11 月 1 日)……464, 508

第 70 巻　第 12 号　通巻 815 号 (平成元年 12 月 1 日)……464, 508

第 71 巻　第 1 号　通巻 816 号 (平成 2 年 1 月 1 日)……464, 508

第 71 巻　第 2 号　通巻 817 号 (平成 2 年 2 月 1 日)……464, 508

第 71 巻　第 3 号　通巻 818 号 (平成 2 年 3 月 1 日)……464, 508

第 71 巻　第 4 号　通巻 819 号 (平成 2 年 4 月 1 日)……464, 508

第 71 巻　第 5 号　通巻 820 号 (平成 2 年 5 月 1 日)……464, 508

第 71 巻　第 6 号　通巻 821 号 (平成 2 年 6 月 1 日)……464, 509

第 71 巻　第 7 号　通巻 822 号 (平成 2 年 7 月 1 日)……464, 509

第 71 巻　第 8 号　通巻 823 号 (平成 2 年 8 月 1 日)……464, 509

第 71 巻　第 9 号　通巻 824 号 (平成 2 年 9 月 1 日)……464, 509

第 71 巻　第 10 号　通巻 825 号 (平成 2 年 10 月 1 日)……464, 509

第 71 巻　第 11 号　通巻 826 号 (平成 2 年 11 月 1 日)……465, 509

第 71 巻　第 12 号　通巻 827 号 (平成 2 年 12 月 1 日)……465, 509

第 72 巻　第 1 号　通巻 828 号 (平成 3 年 1 月 1 日)……465, 509

第 72 巻　第 2 号　通巻 829 号 (平成 3 年 2 月 1 日)……465, 509

第 72 巻　第 3 号　通巻 830 号 (平成 3 年 3 月 1 日)……465, 509

第 72 巻　第 4 号　通巻 831 号 (平成 3 年 4 月 1 日)……465, 509

第 72 巻　第 5 号　通巻 832 号 (平成 3 年 5 月 1 日)……465, 509

第 72 巻　第 6 号　通巻 833 号 (平成 3 年 6 月 1 日)……465, 509

第 72 巻　第 7 号　通巻 834 号 (平成 3 年 7 月 1 日)……465

第 72 巻　第 8 号　通巻 835 号 (平成 3 年 8 月 1 日)……465, 509

第 72 巻　第 9 号　通巻 836 号 (平成 3 年 9 月 1 日)……465, 509

第 72 巻　第 10 号　通巻 837 号 (平成 3 年 10 月 1 日)……465, 510

第 72 巻　第 11 号　通巻 838 号 (平成 3 年 11 月 1 日)……465, 510

第 72 巻　第 12 号　通巻 839 号 (平成 3 年 12 月 1 日)……465, 510

第 73 巻　第 1 号　通巻 840 号 (平成 4 年 1 月 1 日)……465

第 73 巻　第 2 号　通巻 841 号 (平成 4 年 2 月 1 日)……466

第 73 巻　第 3 号　通巻 842 号 (平成 4 年 3 月 1 日)……466

第 73 巻　第 4 号　通巻 843 号 (平成 4 年 4 月 1 日)……466, 510

第 73 巻　第 5 号　通巻 844 号 (平成 4 年 5 月 1 日)……466, 510

第 73 巻　第 6 号　通巻 845 号 (平成 4 年 6 月 1 日)……466, 510

第 73 巻　第 7 号　通巻 846 号 (平成 4 年 7 月 1 日)……466

第 73 巻　第 8 号　通巻 847 号 (平成 4 年 8 月 1 日)……466, 510

第 73 巻　第 9 号　通巻 848 号 (平成 4 年 9 月 1 日)……466, 510

第 73 巻　第 10 号　通巻 849 号 (平成 4 年 10 月 1 日)……466, 510

第 73 巻　第 11 号　通巻 850 号 (平成 4 年 11 月 1 日)……466, 510

第 73 巻　第 12 号　通巻 851 号 (平成 4 年 12 月 1 日)……466

第 74 巻　第 1 号　通巻 852 号 (平成 5 年 1 月 1 日)……466

第 74 巻　第 2 号　通巻 853 号 (平成 5 年 2 月 1 日)……466

第 74 巻　第 3 号　通巻 854 号 (平成 5 年 3 月 1 日)……466

第 74 巻　第 4 号　通巻 855 号 (平成 5 年 4 月 1 日)……466

第 74 巻　第 5 号　通巻 856 号 (平成 5 年 5 月 1 日)……467

第 74 巻　第 6 号　通巻 857 号 (平成 5 年 6 月 1 日)……467

第 74 巻　第 7 号　通巻 858 号 (平成 5 年 7 月 1 日)……467

第 74 巻　第 8 号　通巻 859 号 (平成 5 年 8 月 1 日)……467

第 74 巻　第 9 号　通巻 860 号 (平成 5 年 9 月 1 日)……467

第 74 巻　第 10 号　通巻 861 号 (平成 5 年 10 月 1 日)……467

第 74 巻　第 11 号　通巻 862 号 (平成 5 年 11 月 1 日)……467

第 74 巻　第 12 号　通巻 863 号 (平成 5 年 12 月 1 日)……467

第 75 巻　第 1 号　通巻 864 号 (平成 6 年 1 月 1 日)……467, 510

第 75 巻　第 2 号　通巻 865 号 (平成 6 年 2 月 1 日)……467, 510

第 75 巻　第 3 号　通巻 866 号 (平成 6 年 3 月 1 日)……467, 510

第 75 巻　第 4 号　通巻 867 号 (平成 6 年 4 月 1 日)……467

第 75 巻　第 5 号　通巻 868 号 (平成 6 年 5 月 1 日)……467

第 75 巻　第 6 号　通巻 869 号 (平成 6 年 6 月 1 日)……467

第 75 巻　第 7 号　通巻 870 号 (平成 6 年 7 月 1 日)……467

第 75 巻　第 8 号　通巻 871 号 (平成 6 年 8 月 1 日)……468

第 75 巻　第 9 号　通巻 872 号 (平成 6 年 9 月 1 日)……468

第 75 巻　第 10 号　通巻 873 号 (平成 6 年 10 月 1 日)……468

第 75 巻　第 11 号　通巻 874 号 (平成 6 年 11 月 1 日)……468

第 75 巻　第 12 号　通巻 875 号 (平成 6 年 12 月 1 日)……468

第 76 巻　第 1 号　通巻 876 号 (平成 7 年 1 月 1 日)……468

第 76 巻　第 2 号　通巻 877 号 (平成 7 年 2 月 1 日)……468

第 76 巻　第 3 号　通巻 878 号 (平成 7 年 3 月 1 日)……468

第 76 巻　第 4 号　通巻 879 号 (平成 7 年 4 月 1 日)……468

第 76 巻　第 5 号　通巻 880 号 (平成 7 年 5 月 1 日)……468

第 76 巻　第 6 号　通巻 881 号 (平成 7

年 6 月 1 日)……468
第 76 巻　第 7 号　通巻 882 号 (平成 7 年 7 月 1 日)……468, 510
第 76 巻　第 8 号　通巻 883 号 (平成 7 年 8 月 1 日)……468
第 76 巻　第 9 号　通巻 884 号 (平成 7 年 9 月 1 日)……468, 510
第 76 巻　第 10 号　通巻 885 号 (平成 7 年 10 月 1 日)……468, 511
第 76 巻　第 11 号　通巻 886 号 (平成 7 年 11 月 1 日)……469, 511
第 76 巻　第 12 号　通巻 887 号 (平成 7 年 12 月 1 日)……469
第 77 巻　第 1 号　通巻 888 号 (平成 8 年 1 月 1 日)……469
第 77 巻　第 2 号　通巻 889 号 (平成 8 年 2 月 1 日)……469
第 77 巻　第 3 号　通巻 890 号 (平成 8 年 3 月 1 日)……469, 511
第 77 巻　第 4 号　通巻 891 号 (平成 8 年 4 月 1 日)……469
第 77 巻　第 5 号　通巻 892 号 (平成 8 年 5 月 1 日)……469
第 77 巻　第 6 号　通巻 893 号 (平成 8 年 6 月 1 日)……469
第 77 巻　第 7 号　通巻 894 号 (平成 8 年 7 月 1 日)……469
第 77 巻　第 8 号　通巻 895 号 (平成 8 年 8 月 1 日)……469
第 77 巻　第 9 号　通巻 896 号 (平成 8 年 9 月 1 日)……469
第 77 巻　第 10 号　通巻 897 号 (平成 8 年 10 月 1 日)……469
第 77 巻　第 11 号　通巻 898 号 (平成 8 年 11 月 1 日)……469
第 77 巻　第 12 号　通巻 899 号 (平成 8 年 12 月 1 日)……469
第 78 巻　第 1 号　通巻 900 号 (平成 9 年 1 月 1 日)……469, 511
第 78 巻　第 2 号　通巻 901 号 (平成 9 年 2 月 1 日)……470, 511
第 78 巻　第 3 号　通巻 902 号 (平成 9 年 3 月 1 日)……470, 511
第 78 巻　第 4 号　通巻 903 号 (平成 9 年 4 月 1 日)……470
第 78 巻　第 5 号　通巻 904 号 (平成 9 年 5 月 1 日)……470, 511
第 78 巻　第 6 号　通巻 905 号 (平成 9 年 6 月 1 日)……470, 511
第 78 巻　第 7 号　通巻 906 号 (平成 9 年 7 月 1 日)……470, 511
第 78 巻　第 8 号　通巻 907 号 (平成 9 年 8 月 1 日)……470
第 78 巻　第 9 号　通巻 908 号 (平成 9 年 9 月 1 日)……470
第 78 巻　第 10 号　通巻 909 号 (平成 9 年 10 月 1 日)……470, 511
第 78 巻　第 11 号　通巻 910 号 (平成 9 年 11 月 1 日)……470

第 78 巻　第 12 号　通巻 911 号 (平成 9 年 12 月 1 日)……470
第 79 巻　第 1 号　通巻 912 号 (平成 10 年 1 月 1 日)……470, 511
第 79 巻　第 2 号　通巻 913 号 (平成 10 年 2 月 1 日)……470, 511
第 79 巻　第 3 号　通巻 914 号 (平成 10 年 3 月 1 日)……470, 511
第 79 巻　第 4 号　通巻 915 号 (平成 10 年 4 月 1 日)……470
第 79 巻　第 5 号　通巻 916 号 (平成 10 年 5 月 1 日)……471, 511
第 79 巻　第 6 号　通巻 917 号 (平成 10 年 6 月 1 日)……471, 511
第 79 巻　第 7 号　通巻 918 号 (平成 10 年 7 月 1 日)……471
第 79 巻　第 8 号　通巻 919 号 (平成 10 年 8 月 1 日)……471
第 79 巻　第 9 号　通巻 920 号 (平成 10 年 9 月 1 日)……471
第 79 巻　第 10 号　通巻 921 号 (平成 10 年 10 月 1 日)……471
第 79 巻　第 11 号　通巻 922 号 (平成 10 年 11 月 1 日)……471, 512
第 79 巻　第 12 号　通巻 923 号 (平成 10 年 12 月 1 日)……471, 512
第 80 巻　第 1 号　通巻 924 号 (平成 11 年 1 月 1 日)……471, 512
第 80 巻　第 2 号　通巻 925 号 (平成 11 年 2 月 1 日)……471, 512
第 80 巻　第 3 号　通巻 926 号 (平成 11 年 3 月 1 日)……471, 512
第 80 巻　第 4 号　通巻 927 号 (平成 11 年 4 月 1 日)……471, 512
第 80 巻　第 5 号　通巻 928 号 (平成 11 年 5 月 1 日)……471, 512
第 80 巻　第 6 号　通巻 929 号 (平成 11 年 6 月 1 日)……471, 512
第 80 巻　第 7 号　通巻 930 号 (平成 11 年 7 月 1 日)……471, 512
第 80 巻　第 8 号　通巻 931 号 (平成 11 年 8 月 1 日)……472, 512
第 80 巻　第 9 号　通巻 932 号 (平成 11 年 9 月 1 日)……472, 512
第 80 巻　第 10 号　通巻 933 号 (平成 11 年 10 月 1 日)……472, 512, 1101
第 80 巻　第 11 号　通巻 934 号 (平成 11 年 11 月 1 日)……472, 512
第 80 巻　第 12 号　通巻 935 号 (平成 11 年 12 月 1 日)……472, 512
第 81 巻　第 1 号　通巻 936 号 (平成 12 年 1 月 1 日)……472, 512
第 81 巻　第 2 号　通巻 937 号 (平成 12 年 2 月 1 日)……472, 513
第 81 巻　第 3 号　通巻 938 号 (平成 12 年 3 月 1 日)……472, 513
第 81 巻　第 4 号　通巻 939 号 (平成 12 年 4 月 1 日)……472, 513
第 81 巻　第 5 号　通巻 940 号 (平成 12

年 5 月 1 日)……472
第 81 巻　第 6 号　通巻 941 号 (平成 12 年 6 月 1 日)……472, 513
第 81 巻　第 7 号　通巻 942 号 (平成 12 年 7 月 1 日)……472, 513
第 81 巻　第 8 号　通巻 943 号 (平成 12 年 8 月 1 日)……472, 513
第 81 巻　第 9 号　通巻 944 号 (平成 12 年 9 月 1 日)……472, 513
第 81 巻　第 10 号　通巻 945 号 (平成 12 年 10 月 1 日)……472, 513
第 81 巻　第 11 号　通巻 946 号 (平成 12 年 11 月 1 日)……473, 513
第 81 巻　第 12 号　通巻 947 号 (平成 12 年 12 月 1 日)……473, 513
第 82 巻　第 1 号　通巻 948 号 (平成 13 年 1 月 1 日)……473, 513
第 82 巻　第 2 号　通巻 949 号 (平成 13 年 2 月 1 日)……473, 513
第 82 巻　第 3 号　通巻 950 号 (平成 13 年 3 月 1 日)……473, 513
第 82 巻　第 4 号　通巻 951 号 (平成 13 年 4 月 1 日)……473, 513
第 82 巻　第 5 号　通巻 952 号 (平成 13 年 5 月 1 日)……473, 513
第 82 巻　第 6 号　通巻 953 号 (平成 13 年 6 月 1 日)……473, 514
第 82 巻　第 7 号　通巻 954 号 (平成 13 年 7 月 1 日)……473, 514
第 82 巻　第 8 号　通巻 955 号 (平成 13 年 8 月 1 日)……473, 514
第 82 巻　第 9 号　通巻 956 号 (平成 13 年 9 月 1 日)……473, 514
第 82 巻　第 10 号　通巻 957 号 (平成 13 年 10 月 1 日)……473, 514
第 82 巻　第 11 号　通巻 958 号 (平成 13 年 11 月 1 日)……473, 514
第 82 巻　第 12 号　通巻 959 号 (平成 13 年 12 月 1 日)……473, 514
第 83 巻　第 1 号　通巻 960 号 (平成 14 年 1 月 1 日)……473, 514
第 83 巻　第 2 号　通巻 961 号 (平成 14 年 2 月 1 日)……474, 514
第 83 巻　第 3 号　通巻 962 号 (平成 14 年 3 月 1 日)……474, 514
第 83 巻　第 4 号　通巻 963 号 (平成 14 年 4 月 1 日)……474, 514
第 83 巻　第 5 号　通巻 964 号 (平成 14 年 5 月 1 日)……474, 514
第 83 巻　第 6 号　通巻 965 号 (平成 14 年 6 月 1 日)……474, 514
第 83 巻　第 7 号　通巻 966 号 (平成 14 年 7 月 1 日)……474, 514
第 83 巻　第 8 号　通巻 967 号 (平成 14 年 8 月 1 日)……474, 514
第 83 巻　第 9 号　通巻 968 号 (平成 14 年 9 月 1 日)……474, 515
第 83 巻　第 10 号　通巻 969 号 (平成 14 年 10 月 1 日)……474, 515

第 83 巻　第 11 号　通巻 970 号 (平成 14 年 11 月 1 日)……474, 515
第 83 巻　第 12 号　通巻 971 号 (平成 14 年 12 月 1 日)……474
第 84 巻　第 1 号　通巻 972 号 (平成 15 年 1 月 1 日)……474, 515
第 84 巻　第 2 号　通巻 973 号 (平成 15 年 2 月 1 日)……474, 515
第 84 巻　第 3 号　通巻 974 号 (平成 15 年 3 月 1 日)……474, 515
第 84 巻　第 4 号　通巻 975 号 (平成 15 年 4 月 1 日)……474, 515
第 84 巻　第 5 号　通巻 976 号 (平成 15 年 5 月 1 日)……475
第 84 巻　第 6 号　通巻 977 号 (平成 15 年 6 月 1 日)……475, 515
第 84 巻　第 7 号　通巻 978 号 (平成 15 年 7 月 1 日)……475, 515
第 84 巻　第 8 号　通巻 979 号 (平成 15 年 8 月 1 日)……475, 515
第 84 巻　第 9 号　通巻 980 号 (平成 15 年 9 月 1 日)……475, 515
第 84 巻　第 10 号　通巻 981 号 (平成 15 年 10 月 1 日)……475, 515
第 84 巻　第 11 号　通巻 982 号 (平成 15 年 11 月 1 日)……475, 515
第 84 巻　第 12 号　通巻 983 号 (平成 15 年 12 月 1 日)……475, 515
第 85 巻　第 1 号　通巻 984 号 (平成 16 年 1 月 1 日)……475, 559
第 85 巻　第 2 号　通巻 985 号 (平成 16 年 2 月 1 日)……475
第 85 巻　第 3 号　通巻 986 号 (平成 16 年 3 月 1 日)……475
第 85 巻　第 4 号　通巻 987 号 (平成 16 年 4 月 1 日)……475, 559
第 85 巻　第 5 号　通巻 988 号 (平成 16 年 5 月 1 日)……475, 559
第 85 巻　第 6 号　通巻 989 号 (平成 16 年 6 月 1 日)……475, 559
第 85 巻　第 7 号　通巻 990 号 (平成 16 年 7 月 1 日)……475
第 85 巻　第 8 号　通巻 991 号 (平成 16 年 8 月 1 日)……476, 559
第 85 巻　第 9 号　通巻 992 号 (平成 16 年 9 月 1 日)……476
第 85 巻　第 10 号　通巻 993 号 (平成 16 年 10 月 1 日)……476, 559
第 85 巻　第 11 号　通巻 994 号 (平成 16 年 11 月 1 日)……476, 559
第 85 巻　第 12 号　通巻 995 号 (平成 16 年 12 月 1 日)……476
第 86 巻　第 1 号　通巻 996 号 (平成 17 年 1 月 1 日)……476, 559
第 86 巻　第 2 号　通巻 997 号 (平成 17 年 2 月 1 日)……476, 559
第 86 巻　第 3 号　通巻 998 号 (平成 17 年 3 月 1 日)……476, 559
第 86 巻　第 4 号　通巻 999 号 (平成 17 年 4 月 1 日)……476
第 86 巻　第 5 号　通巻 1000 号 (平成 17 年 5 月 1 日)……476, 559
第 86 巻　第 6 号　通巻 1001 号 (平成 17 年 6 月 1 日)……476, 559
第 86 巻　第 7 号　通巻 1002 号 (平成 17 年 7 月 1 日)……476, 559
第 86 巻　第 8 号　通巻 1003 号 (平成 17 年 8 月 1 日)……476, 559
第 86 巻　第 9 号　通巻 1004 号 (平成 17 年 9 月 1 日)……476, 559
第 86 巻　第 10 号　通巻 1005 号 (平成 17 年 10 月 1 日)……476
第 86 巻　第 11 号　通巻 1006 号 (平成 17 年 11 月 1 日)……477, 560
第 86 巻　第 12 号　通巻 1007 号 (平成 17 年 12 月 1 日)……477, 560
第 87 巻　第 1 号　通巻 1008 号 (平成 18 年 1 月 1 日)……477, 560
第 87 巻　第 2 号　通巻 1009 号 (平成 18 年 2 月 1 日)……477, 560
第 87 巻　第 3 号　通巻 1010 号 (平成 18 年 3 月 1 日)……477, 560
第 87 巻　第 4 号　通巻 1011 号 (平成 18 年 4 月 1 日)……477, 560
第 87 巻　第 5 号　通巻 1012 号 (平成 18 年 5 月 1 日)……477, 560
第 87 巻　第 6 号　通巻 1013 号 (平成 18 年 6 月 1 日)……477, 560
第 87 巻　第 7 号　通巻 1014 号 (平成 18 年 7 月 1 日)……477, 560
第 87 巻　第 8 号　通巻 1015 号 (平成 18 年 8 月 1 日)……477, 560
第 87 巻　第 9 号　通巻 1016 号 (平成 18 年 9 月 1 日)……477
第 87 巻　第 10 号　通巻 1017 号 (平成 18 年 10 月 1 日)……477, 560
第 87 巻　第 11 号　通巻 1018 号 (平成 18 年 11 月 1 日)……477, 560
第 87 巻　第 12 号　通巻 1019 号 (平成 18 年 12 月 1 日)……477, 560
第 88 巻　第 1 号　通巻 1020 号 (平成 19 年 1 月 1 日)……477, 560
第 88 巻　第 2 号　通巻 1021 号 (平成 19 年 2 月 1 日)……478, 560
第 88 巻　第 3 号　通巻 1022 号 (平成 19 年 3 月 1 日)……478, 561
第 88 巻　第 4 号　通巻 1023 号 (平成 19 年 4 月 1 日)……478, 561
第 88 巻　第 5 号　通巻 1024 号 (平成 19 年 5 月 1 日)……478, 561
第 88 巻　第 6 号　通巻 1025 号 (平成 19 年 6 月 1 日)……478, 561
第 88 巻　第 7 号　通巻 1026 号 (平成 19 年 7 月 1 日)……478, 561
第 88 巻　第 8 号　通巻 1027 号 (平成 19 年 8 月 1 日)……478
第 88 巻　第 9 号　通巻 1028 号 (平成 19 年 9 月 1 日)……478
第 88 巻　第 10 号　通巻 1029 号 (平成 19 年 10 月 1 日)……478, 561
第 88 巻　第 11 号　通巻 1030 号 (平成 19 年 11 月 1 日)……478
第 88 巻　第 12 号　通巻 1031 号 (平成 19 年 12 月 1 日)……478, 561
第 89 巻　第 1 号　通巻 1032 号 (平成 20 年 1 月 1 日)……478
第 89 巻　第 2 号　通巻 1033 号 (平成 20 年 2 月 1 日)……478, 561
第 89 巻　第 3 号　通巻 1034 号 (平成 20 年 3 月 1 日)……478
第 89 巻　第 4 号　通巻 1035 号 (平成 20 年 4 月 1 日)……478
第 89 巻　第 5 号　通巻 1036 号 (平成 20 年 5 月 1 日)……479, 561
第 89 巻　第 6 号　通巻 1037 号 (平成 20 年 6 月 1 日)……479, 561
第 89 巻　第 7 号　通巻 1038 号 (平成 20 年 7 月 1 日)……479
第 89 巻　第 8 号　通巻 1039 号 (平成 20 年 8 月 1 日)……479, 561
第 89 巻　第 9 号　通巻 1040 号 (平成 20 年 9 月 1 日)……479, 561
第 89 巻　第 10 号　通巻 1041 号 (平成 20 年 10 月 1 日)……479, 561
第 89 巻　第 11 号　通巻 1042 号 (平成 20 年 11 月 1 日)……479, 561
第 89 巻　第 12 号　通巻 1043 号 (平成 20 年 12 月 1 日)……479, 561
第 90 巻　第 1 号　通巻 1044 号 (平成 21 年 1 月 1 日)……479, 562
第 90 巻　第 2 号　通巻 1045 号 (平成 21 年 2 月 1 日)……479, 562
第 90 巻　第 3 号　通巻 1046 号 (平成 21 年 3 月 1 日)……479
第 90 巻　第 4 号　通巻 1047 号 (平成 21 年 4 月 1 日)……479
第 90 巻　第 5 号　通巻 1048 号 (平成 21 年 5 月 1 日)……479, 562
第 90 巻　第 6 号　通巻 1049 号 (平成 21 年 6 月 1 日)……479
第 90 巻　第 7 号　通巻 1050 号 (平成 21 年 7 月 1 日)……479, 562
第 90 巻　第 8 号　通巻 1051 号 (平成 21 年 8 月 1 日)……480, 562
第 90 巻　第 9 号　通巻 1052 号 (平成 21 年 9 月 1 日)……480, 562
第 90 巻　第 10 号　通巻 1053 号 (平成 21 年 10 月 1 日)……480, 562
第 90 巻　第 11 号　通巻 1054 号 (平成 21 年 11 月 1 日)……480, 562
第 90 巻　第 12 号　通巻 1055 号 (平成 21 年 12 月 1 日)……480, 562
第 91 巻　第 1 号　通巻 1056 号 (平成 22 年 1 月 1 日)……480, 562
第 91 巻　第 2 号　通巻 1057 号 (平成 22 年 2 月 1 日)……480, 562
第 91 巻　第 3 号　通巻 1058 号 (平成

22 年 3 月 1 日)……480, 562
第 91 巻　第 4 号　通巻 1059 号 (平成 22 年 4 月 1 日)……480, 562
第 91 巻　第 5 号　通巻 1060 号 (平成 22 年 5 月 1 日)……480, 562
第 91 巻　第 6 号　通巻 1061 号 (平成 22 年 6 月 1 日)……480, 562
第 91 巻　第 7 号　通巻 1062 号 (平成 22 年 7 月 1 日)……480, 563
第 91 巻　第 8 号　通巻 1063 号 (平成 22 年 8 月 1 日)……480, 563
第 91 巻　第 9 号　通巻 1064 号 (平成 22 年 9 月 1 日)……480, 563
第 91 巻　第 10 号　通巻 1065 号 (平成 22 年 10 月 1 日)……480, 563
第 91 巻　第 11 号　通巻 1066 号 (平成 22 年 11 月 1 日)……481, 563
第 91 巻　第 12 号　通巻 1067 号 (平成 22 年 12 月 1 日)……481, 563
第 92 巻　第 1 号　通巻 1068 号 (平成 23 年 1 月 1 日)……481, 563
第 92 巻　第 2 号　通巻 1069 号 (平成 23 年 2 月 1 日)……481, 563
第 92 巻　第 3 号　通巻 1070 号 (平成 23 年 3 月 1 日)……481, 563
第 92 巻　第 4 号　通巻 1071 号 (平成 23 年 4 月 1 日)……481, 563
第 92 巻　第 5 号　通巻 1072 号 (平成 23 年 5 月 1 日)……481, 563
第 92 巻　第 6 号　通巻 1073 号 (平成 23 年 6 月 1 日)……481, 563
第 92 巻　第 7 号　通巻 1074 号 (平成 23 年 7 月 1 日)……481
第 92 巻　第 8 号　通巻 1075 号 (平成 23 年 8 月 1 日)……481, 563
第 92 巻　第 9 号　通巻 1076 号 (平成 23 年 9 月 1 日)……481, 563
第 92 巻　第 10 号　通巻 1077 号 (平成 23 年 10 月 1 日)……481
第 92 巻　第 11 号　通巻 1078 号 (平成 23 年 11 月 1 日)……481, 563
第 92 巻　第 12 号　通巻 1079 号 (平成 23 年 12 月 1 日)……481, 564
第 93 巻　第 1 号　通巻 1080 号 (平成 24 年 1 月 1 日)……481, 564
第 93 巻　第 2 号　通巻 1081 号 (平成 24 年 2 月 1 日)……482, 564
第 93 巻　第 3 号　通巻 1082 号 (平成 24 年 3 月 1 日)……482, 564
第 93 巻　第 4 号　通巻 1083 号 (平成 24 年 4 月 1 日)……482, 564
第 93 巻　第 5 号　通巻 1084 号 (平成 24 年 5 月 1 日)……482, 564
第 93 巻　第 6 号　通巻 1085 号 (平成 24 年 6 月 1 日)……482
第 93 巻　第 7 号　通巻 1086 号 (平成 24 年 7 月 1 日)……482, 564
第 93 巻　第 8 号　通巻 1087 号 (平成 24 年 8 月 1 日)……482, 564

第 93 巻　第 9 号　通巻 1088 号 (平成 24 年 9 月 1 日)……482, 564
第 93 巻　第 10 号　通巻 1089 号 (平成 24 年 10 月 1 日)……482, 564
第 93 巻　第 11 号　通巻 1090 号 (平成 24 年 11 月 1 日)……482, 564
第 93 巻　第 12 号　通巻 1091 号 (平成 24 年 12 月 1 日)……482, 564
第 94 巻　第 1 号　通巻 1092 号 (平成 25 年 1 月 1 日)……482, 564
第 94 巻　第 2 号　通巻 1093 号 (平成 25 年 2 月 1 日)……482, 564
第 94 巻　第 3 号　通巻 1094 号 (平成 25 年 3 月 1 日)……482, 564
第 94 巻　第 4 号　通巻 1095 号 (平成 25 年 4 月 1 日)……482, 565
第 94 巻　第 5 号　通巻 1096 号 (平成 25 年 5 月 1 日)……483, 565
第 94 巻　第 6 号　通巻 1097 号 (平成 25 年 6 月 1 日)……483, 565
第 94 巻　第 7 号　通巻 1098 号 (平成 25 年 7 月 1 日)……483, 565
第 94 巻　第 8 号　通巻 1099 号 (平成 25 年 8 月 1 日)……483, 565
第 94 巻　第 9 号　通巻 1100 号 (平成 25 年 9 月 1 日)……483, 565
第 94 巻　第 10 号　通巻 1101 号 (平成 25 年 10 月 1 日)……483, 565
第 94 巻　第 11 号　通巻 1102 号 (平成 25 年 11 月 1 日)……483, 565
第 94 巻　第 12 号　通巻 1103 号 (平成 25 年 12 月 1 日)……483, 565
第 95 巻　第 1 号　通巻 1104 号 (平成 26 年 1 月 1 日)……483, 565
第 95 巻　第 2 号　通巻 1105 号 (平成 26 年 2 月 1 日)……483, 565
第 95 巻　第 3 号　通巻 1106 号 (平成 26 年 3 月 1 日)……483, 565
第 95 巻　第 4 号　通巻 1107 号 (平成 26 年 4 月 1 日)……483, 565
第 95 巻　第 5 号　通巻 1108 号 (平成 26 年 5 月 1 日)……483, 565
第 95 巻　第 6 号　通巻 1109 号 (平成 26 年 6 月 1 日)……483, 565
第 95 巻　第 7 号　通巻 1110 号 (平成 26 年 7 月 1 日)……483, 566
第 95 巻　第 8 号　通巻 1111 号 (平成 26 年 8 月 1 日)……484, 566
第 95 巻　第 9 号　通巻 1112 号 (平成 26 年 9 月 1 日)……484, 566
第 95 巻　第 10 号　通巻 1113 号 (平成 26 年 10 月 1 日)……484
第 95 巻　第 11 号　通巻 1114 号 (平成 26 年 11 月 1 日)……484
第 95 巻　第 12 号　通巻 1115 号 (平成 26 年 12 月 1 日)……484
第 96 巻　第 1 号　通巻 1116 号 (平成 27 年 1 月 1 日)……484
第 96 巻　第 2 号　通巻 1117 号 (平成

27 年 2 月 1 日)……484
第 96 巻　第 3 号　通巻 1118 号 (平成 27 年 3 月 1 日)……484
第 96 巻　第 4 号　通巻 1119 号 (平成 27 年 4 月 1 日)……484
第 96 巻　第 5 号　通巻 1120 号 (平成 27 年 5 月 1 日)……484
第 96 巻　第 6 号　通巻 1121 号 (平成 27 年 6 月 1 日)……484
第 96 巻　第 7 号　通巻 1122 号 (平成 27 年 7 月 1 日)……484
第 96 巻　第 8 号　通巻 1123 号 (平成 27 年 8 月 1 日)……484
第 96 巻　第 9 号　通巻 1124 号 (平成 27 年 9 月 1 日)……484
第 96 巻　第 10 号　通巻 1125 号 (平成 27 年 10 月 1 日)……484
第 96 巻　第 11 号　通巻 1126 号 (平成 27 年 11 月 1 日)……485
第 96 巻　第 12 号　通巻 1127 号 (平成 27 年 12 月 1 日)……485
第 97 巻　第 1 号　通巻 1128 号 (平成 28 年 1 月 1 日)……485
第 97 巻　第 2 号　通巻 1129 号 (平成 28 年 2 月 1 日)……485
第 97 巻　第 3 号　通巻 1130 号 (平成 28 年 3 月 1 日)……485
第 97 巻　第 4 号　通巻 1131 号 (平成 28 年 4 月 1 日)……485
第 97 巻　第 5 号　通巻 1132 号 (平成 28 年 5 月 1 日)……485
第 97 巻　第 6 号　通巻 1133 号 (平成 28 年 6 月 1 日)……485
第 97 巻　第 7 号　通巻 1134 号 (平成 28 年 7 月 1 日)……485
第 97 巻　第 8 号　通巻 1135 号 (平成 28 年 8 月 1 日)……485
第 97 巻　第 9 号　通巻 1136 号 (平成 28 年 9 月 9 日)……485
第 97 巻　第 10 号　通巻 1137 号 (平成 28 年 10 月 1 日)……485
第 97 巻　第 11 号　通巻 1138 号 (平成 28 年 11 月 1 日)……485
第 97 巻　第 12 号　通巻 1139 号 (平成 28 年 12 月 1 日)……485
第 98 巻　第 1 号　通巻 1140 号 (平成 29 年 1 月 1 日)……485
第 98 巻　第 2 号　通巻 1141 号 (平成 29 年 2 月 1 日)……486
第 98 巻　第 3 号　通巻 1142 号 (平成 29 年 3 月 1 日)……486
第 98 巻　第 4 号　通巻 1143 号 (平成 29 年 4 月 1 日)……486
第 98 巻　第 5 号　通巻 1144 号 (平成 29 年 5 月 1 日)……486
第 98 巻　第 6 号　通巻 1145 号 (平成 29 年 6 月 1 日)……486
第 98 巻　第 7 号　通巻 1146 号 (平成 29 年 7 月 1 日)……486

第98巻　第8号　通巻1147号（平成29年8月1日）……486
第98巻　第9号　通巻1148号（平成29年9月1日）……486
第98巻　第10号　通巻1149号（平成29年10月1日）……486
第98巻　第11号　通巻1150号（平成29年11月1日）……486
第98巻　第12号　通巻1151号（平成29年12月1日）……486
第99巻　第1号　通巻1152号（平成30年1月1日）……486
第99巻　第2号　通巻1153号（平成30年2月1日）……486
第99巻　第3号　通巻1154号（平成30年3月1日）……486
第99巻　第4号　通巻1155号（平成30年4月1日）……486
第99巻　第5号　通巻1156号（平成30年5月1日）……487
第99巻　第6号　通巻1157号（平成30年6月1日）……487
第99巻　第7号　通巻1158号（平成30年7月1日）……487
第99巻　第8号　通巻1159号（平成30年8月1日）……487
第99巻　第9号　通巻1160号（平成30年9月1日）……487
第99巻　第10号　通巻1161号（平成30年10月1日）……487
第99巻　第11号　通巻1162号（平成30年11月1日）……487
第99巻　第12号　通巻1163号（平成30年12月1日）……487
第100巻　第1号　通巻1164号（平成31年1月1日）……487
第100巻　第2号　通巻1165号（平成31年2月1日）……487
第100巻　第3号　通巻1166号（平成31年3月1日）……487
第100巻　第4号　通巻1167号（平成31年4月1日）……487
第100巻　第5号　通巻1168号（令和1年5月1日）……487
第100巻　第6号　通巻1169号（令和1年6月1日）……487
第100巻　第7号　通巻1170号（令和1年7月1日）……487
第100巻　第8号　通巻1171号（令和1年8月1日）……488
第100巻　第9号　通巻1172号（令和1年9月1日）……488
第100巻　第10号　通巻1173号（令和1年10月1日）……488
第100巻　第11号　通巻1174号（令和1年11月1日）……488
第100巻　第12号　通巻1175号（令和1年12月1日）……488
第101巻　第1号　通巻1176号（令和2年1月1日）……488
第101巻　第2号　通巻1177号（令和2年2月1日）……488
第101巻　第3号　通巻1178号（令和2年3月1日）……488
第101巻　第4号　通巻1179号（令和2年4月1日）……488
第101巻　第5号　通巻1180号（令和2年5月1日）……488
第101巻　第6号　通巻1181号（令和2年6月1日）……488
第101巻　第7号　通巻1182号（令和2年7月1日）……488
第101巻　第8号　通巻1183号（令和2年8月1日）……488
第101巻　第9号　通巻1184号（令和2年9月1日）……488
第101巻　第10号　通巻1185号（令和2年10月1日）……488
第101巻　第11号　通巻1186号（令和2年11月1日）……489
第101巻　第12号　通巻1187号（令和2年12月1日）……489
多磨59巻（昭和53年）より抜粋　44巻（昭和38年）より抜粋　山桜16,17巻（昭和9,19年）より抜粋……523
たまきわる　歌集……519
魂の架け橋　ロザリオ教会（長島愛生園）60年の歩み……65, 1145
たましいの魔術……1060
多磨全生園　ぶらっと万歩計　74年を生きて……539
〔多磨全生園〕創立50周年記念誌……520, 1095
〔多磨全生園〕創立60周年記念誌……520
〔多磨全生園〕創立70周年記念誌……1095
〔多磨全生園〕創立80周年記念誌……1096
多磨全生園創立80周年記念シンポジウム　ハンセン病療養所における医療の現状と将来を考える……523
〔多磨全生園〕統計年報　昭和24年……525
〔多磨全生園〕年報
　平成24年度……526
　平成25～30年度（2013～2018年度）……532
　（2019年度）……539
多磨全生園・＜ふるさと＞の森　ハンセン病療養所に生きる……1098
多磨第三歌集……116
多磨文学
　第1号（1957年12月5日）……523
　第2号（1958年7月20日）……523
珠を掘りつつ……107, 1072
ダミアン　ダミアン神父帰天百周年記念誌……169
ダミアン
　No.3（1966.11）……1101
　No.4（1967.12）……1101

ダミアン神父　救ライの使徒……1075
たむけぐさ　故玉木愛子記念文集……122, 1079
田村史朗遺歌集……644, 1118
田村史朗全歌集……648, 1118
ダラエ・ヌールへの道　アフガン難民とともに……79
だれのための院内規則か……17
だれもが輝く明日へ……86
短歌往来　第15巻第8号（2003年7月15日）……115
短歌美の遍歴……113
『但行礼拝』の人・綱脇龍妙師……162
端坐　句集……363
〔本田一杉・梶井枯骨偲ぶ会〕短冊の重さ……131
断種　句集……118, 1154
単章集　蝶のめいてい／流れる髪……149
蒲公英……1120

【ち】

地域と人びとをささえる資料　古文書からプランクトンまで……81
地域のなかの軍隊　6　大陸・南方膨張の拠点……1085
地域の発展につくした日本の近代化遺産図鑑　5　九州・沖縄・アジア……1144
地域発ドキュメンタリーが社会を変える　作り手と映像祭の挑戦……1112
地球を駆ける　世界のハンセン病の現場から……1098
小さな真珠を　詩集……149
ちいさなヨブ……64, 1075
違い鷹羽　越一人詩集……367
ちぎられた心を抱いて　隔離の中で生きた子どもたち……1136
父からの手紙　再び「癩者」の息子として……1103
父似　句集……367
父はハンセン病患者だった……1083
父本田一杉のこと……131
地に臥す　詩集……149
地の上……1002
知能の心理学……1067
知の巨人　評伝生田長江……69, 1113
地の果ての証人たち……63
【P】千葉修をモデルにした「歌人Tの像」　長嶋利雄作）……1039
中央アフリカ共和国協力計画調査報告書（寄生虫及びらい対策調査）……84
中国歌壇選集……113
中華人民共和国麻風病医療援助　光田健輔・芳子基金……98, 1138
中国の古文書に見られるハンセン病……104, 1097
中国癩病史……162
抽象と感情移入　東洋藝術と西洋藝術……1065

中世の癩者と差別……1076
鳥海　歌集……261, 1119
〔神谷美恵子〕弔辞……91, 92, 93, 101
朝鮮ハンセン病史　日本植民地下の小鹿島……1100
挑発ある文学史　誤読され続ける部落ハンセン病文芸……1113
鎮魂の花火……1126
沈黙の世界……1067, 1068

【つ】

杖　句集……725
杖の跡義肢の跡　歌集……365
杖の音……137
津軽から長島へ　東海ふみ姉追悼集……63, 1146
津軽の声が聞こえる……1123
次の冬　論楽社ブックレット　No.6……139, 1123
月見草に出会う……365
つくられた断層　詩集……138, 1125
〔神谷美恵子〕津田塾大学　神谷美恵子展　神谷美恵子年譜……93
津田塾大学紀要　No. 5……1062
津田治子歌集……854
津田治子の歌と生涯……850
土の器　歌集……116
筒鳥　句集……363
繋がりと排除の社会学……1083
〔小川正子〕綱脇龍妙……101
綱脇龍妙さん　山梨県で頑張った人……161
椿咲く庭に　歌集……849, 1117
飛礫 25……1101
罪ある人びと……81
つゆくさ……118
露草　句集……848
露七彩　句集……122
〔山本肇関係資料〕鶴賞受賞祝　寄書帳……127
ツルとタケシ……1144
鶴見俊輔書評集成　3……1072
石蕗浄土　亡き妻への追悼文集……66
石蕗の花（田端明）……66
石蕗の花（沖田君子）……112
石蕗（つわ）の花咲く　詩歌に刻むハンセン病回復者の人生……66, 1118

【て】

出会ひ　歌集……261, 1119
出会い　詩集……365
出会いとわかれ……149
停雲楼随想……72, 1155
諦観　短歌集……114
提言患者の権利法大綱案　いのちと人間の尊厳を守る医療のために……1088
梯梧の花……953

定本北条民雄全集　上……1132
定本北条民雄全集　下……1133
〔山本肇関係資料〕手書き原稿……128
〔神谷美恵子〕《手紙》……94
〔本田一杉・梶井枯骨偲ぶ会〕手紙……131
〔神谷美恵子〕神谷永子さんからの手紙……93
【手紙】柴田暁星様……161
【手紙】友田政子先生‥荒川巌……263
〔小川正子〕二見博三宛手紙……100
〈手紙〉双見美智子様……90, 168, 177, 604
〔小川正子〕手紙　双見・和公宛　中村淳……102
〔小川正子〕光田健輔宛手紙……100
〔小川正子〕山岸虎三宛手紙……101
〔山本肇関係資料〕手紙　山本肇様　山田みづえ……128
〔小川正子〕手紙と写真　双見美智子宛　栗原宣如……102
手紙ハンセン病元患者と中学生との交流ハンセン病叢書……1110
哲學の方法……1065
てっちゃんハンセン病に感謝した詩人……1122
手と手から　ハンセン病療養所の方々との出合い……71
手毬花　句集……367
天涯の座　句集……848
伝記世界の思想家から学ぶ　2　未来を生きる道しるべ　生きること……1142
天啓　ハンセン病歌人明石海人の誕生……1116, 1168
天刑病考……72, 1087
点字愛生……1162
　25号～35号……23
　36号～48号……23
　49号～60号……24
　61号～72号……24
　73号～87号……24
　88号～99号……24
　101号～115号……24
　115号～126号……24
　127号～138号……24
　139号～150号……24, 32
　創刊号復刻版 /151号～163号……24
　第2号復刻版 /164号～174号……24
　175号～195号……24
　（墨字版）　11号（昭和33年12月20日）……24
　（墨字版）　12号（昭和34年3月10日）……24
　（墨字版）　25号（昭和37年6月）……24
　（墨字版）　26号（昭和37年9月）……25
　（墨字版）　27号（昭和37年12月）……25
　（墨字版）　28号（昭和38年3月）……25
　（墨字版）　29号（昭和38年6月）……25
　（墨字版）　30号（昭和38年9月）……25
　（墨字版）　31号（昭和38年12月）……25
　（墨字版）　32号（昭和39年3月）……25

　（墨字版）　33号（昭和39年6月）……25
　34号（昭和39年8月）……25
　（墨字版）　35号（昭和39年12月）……25
　（墨字版）　36号（昭和40年3月）……25
　第37号（昭和40年6月）……25
　第38号（昭和40年9月）……25
　第39号（昭和40年12月）……25
　第40号（昭和41年2月）……26
　第41号（昭和41年3月）……26
　第42号（昭和41年6月）……26
　第43号（昭和41年9月）……26
　第44号（昭和41年12月）……26
　第45号（昭和42年3月）……26
　第46号（昭和42年6月）……26
　第47号（昭和42年9月）……26
　第48号（昭和42年12月）……26
　第49号……26
　第50号（昭和43年6月）……26
　第51号（昭和43年9月）……26
　第52号（昭和43年12月）……26
　第53号（昭和44年3月）……26
　第54号（昭和44年6月）……26
　第55号（昭和44年9月）……27
　第56号（昭和44年12月）……27
　第57号（昭和45年3月）……27
　第58号（昭和45年6月）……27
　第59号（昭和45年9月）……27
　第60号（昭和45年12月）……27
　第61号（昭和46年3月）……27
　第62号（昭和46年7月）……27
　第63号（昭和46年10月）……27
　第64号（昭和46年12月）……27
　墨字版 65号（昭和47年3月）……27
　墨字版 66号（昭和47年6月）……27
　墨字版 67号（昭和47年10月）……27
　墨字版 68号（昭和47年12月1日）……27
　墨字版 69号（昭和48年3月）……27
　墨字版 70号（昭和48年6月）……28
　墨字版 71号（昭和48年9月）……28
　墨字版 72号（昭和48年12月）……28
　墨字版 73号（昭和49年3月）……28
　墨字版 74号（昭和49年7月）……28
　墨字版 75号（昭和49年9月）……28
　墨字版 76号（昭和50年2月）……28
　墨字版 77号（昭和50年6月1日）……28
　墨字版 78号（昭和50年9月1日）……28
　墨字版 79号（昭和51年2月1日）……28
　80号（昭和51年6月）……28
　81号（昭和51年10月）……28
　82号（昭和52年2月1日）……28
　83号（昭和52年6月1日）……28
　84号（昭和52年10月1日）……28
　85号（昭和53年2月1日）……29
　86号（昭和53年6月1日）……29
　87号（昭和53年10月1日）……29

88号（昭和54年2月1日）……29
89号（昭和54年6月1日）……29
90号（昭和54年9月1日）……29
91号（昭和55年2月1日）……29
92号（昭和55年6月1日）……29
93号（昭和55年9月1日）……29
94号（昭和56年2月1日）……29
95号（昭和56年6月1日）……29
96号（昭和56年10月1日）……29
97号（昭和57年2月1日）……29
98号（昭和57年6月1日）……29
99号（昭和57年10月1日）……29
墨字版第100号（昭和58年2月1日）……30
墨字版101号（昭和58年6月1日）……30
墨字版102号（昭和58年9月1日）……30
103号（昭和59年2月1日）……30
104号（昭和59年6月1日）……30
105号（昭和59年10月1日）……30
106号（昭和60年3月1日）……30
107号（昭和60年7月1日）……30
108号（昭和60年10月1日）……30
109号（昭和61年2月1日）……30
110号（昭和61年6月1日）……30
111号（昭和61年10月1日）……30
112号（昭和62年2月1日）……30
113号（昭和62年6月1日）……30
114号（昭和62年10月1日）……30
115号（昭和63年2月1日）……30
116号（昭和63年8月1日）……30
117号（昭和63年11月1日）……30
118号（平成元年2月1日）……31
119号（平成元年6月1日）……31
120号（平成元年10月1日）……31
121号（平成2年2月1日）……31
122号（平成2年6月1日）……31
123号（平成2年10月1日）……31
124号（平成3年2月1日）……31
125号（平成3年6月1日）……31
126号（平成3年10月1日）……31
127号（平成4年2月1日）……31
128号（平成4年6月1日）……31
129号（平成4年10月1日）……31
130号（平成5年2月1日）……31
131号（平成5年6月1日）……31
132号（平成5年10月1日）……31
133号（平成6年2月1日）……31
134号（平成6年6月1日）……31
135号（平成6年10月1日）……32
136号（平成7年2月1日）……32
137号（平成7年6月1日）……32
138号（平成7年10月1日）……32
140号（平成8年6月1日）……32
141号（平成8年10月）……32
142号（平成9年2月1日）……32
143号（平成9年6月1日）……32
144号（平成9年10月1日）……32

145号（平成10年2月1日）……32
146号（平成10年6月1日）……32
147号（平成10年10月1日）……32
148号（平成11年2月1日）……32
149号（平成11年6月1日）……32
150号（平成11年10月1日）……32
151号（平成12年2月1日）……32
152号（平成12年6月1日）……32
153号（平成12年10月1日）……33
154号（平成13年2月1日）……33
155号（平成13年6月1日）……33
創刊号復刻版（平成13年9月1日）……24
156号（平成13年10月1日）……33
157号（平成14年2月1日）……33
158号（平成14年6月1日）……33
159号（平成14年10月1日）……33
160号（平成15年2月1日）……33
161号（平成15年6月1日）……33
162号（平成15年10月1日）……33
163号（平成16年2月1日）……33
164号（平成16年6月1日）……33
165号（平成16年10月1日）……33
166号（平成17年2月1日）……33
167号（平成17年6月1日）……33
168号（平成17年10月1日）……33
169号（平成18年2月1日）……33
170号（平成18年6月1日）……33
171号（平成18年10月1日）……34
172号（平成19年2月1日）……34
173号（平成19年6月1日）……34
174号（平成19年10月1日）……34
第2号　復刻版（平成19年10月1日）……34
175号（平成20年2月1日）……34
176号（平成20年6月1日）……34
177号（平成20年10月1日）……34
178号（平成21年2月1日）……34
179号（平成21年6月1日）……34
180号（平成21年10月1日）……34
181号（平成22年2月1日）……34
182号（平成22年6月1日）……34
183号（平成22年10月1日）……34
184号（平成23年2月1日）……34
185号（平成23年6月1日）……34
186号（平成23年10月1日）……34
187号（平成24年2月1日）……35
188号（平成24年6月1日）……35
189号（平成24年10月1日）……35
天使館消光　原田禹雄歌集……72
天使在人間　中国ハンセン病回復者の綴る17の短編小説……1133
点字と共に……368，1126
点字と共に　ハンセン病叢書　増補改訂版……1126
点字と共に　盲人たちの自叙伝　29……1077
天声人語……99
伝染の経路……180
天皇陛下がわが町に　平成日本に生まれた

物語……1077
天のかりがね　吉田美枝子遺歌集……724
天の階　句集……122，1120
天の声　小説・貞明皇后と光田健輔……81，1134
天の国籍　歌文集……725
天のてのひら　歌集……109，1117
天の墓標　林文雄句文集……103
天籟　須並一衛集　岡山県俳人百句抄　7……123，1154
展覧会　長島愛生園の人びと－ハンセン病隔離と希望－実施報告書……97

【と】

戸伊摩　（といま）
　八月号　7……264
　十月号　9（昭和23年10月30日）……264
　新年号　11（昭和23年12月31日）……264
　2月号　12巻（昭和24年2月5日）……264
　四月号　№14（昭和24年4月15日）……264，286
　七月号　№17（昭和24年8月10日）……264，286
　八・九月号　№18（昭和24年10月10日）……264，286
　新年号　第三号　第一巻（昭和25年2月10日）……264
　2・3月　第三巻　第二号（昭和25年4月25日）……264，286
　開園十周年記念（昭和25年5月10日）……264，287
　四五月号　第三巻　第三号（昭和25年6月10日）……264
　六七月号　第三巻　第四号（昭和25年7月10日）……265
　八九月号　第三巻　第五号（昭和25年9月10日）……265
　十・十一月号　第三巻　第六号（昭和25年10月10日）……265，287
　十二月号　第三巻　第七号……265
　新年号　第四巻　第一号（昭和26年1月10日）……265，287
　二月号　第四巻　第二号（昭和26年2月10日）……265
　三月号　第四巻　第三号……265
　四月号　第四巻　第四号（昭和26年4月10日）……265，287
　五月号　第四巻　第五号（昭和26年5月10日）……265
　六月号　第四巻　第六号（昭和26年6月10日）……265，287
　七月号　第四巻　第七号（昭和26年7月10日）……265，287
　八月号　第四巻　第八号（昭和26年8月10日）……265，287
　九月号　第四巻　第九号（昭和26年9

月10日)……265
十月号　第四巻　第拾号（昭和26年10月10日)……265
十一、十二月号　第4巻　第11号（昭和26年12月10日)……265, 287
新年号　第五巻　第一号（昭和27年1月10日)……265
二月号　第五巻　第二号（昭和27年2月10日)……266, 287
3・4月号　第五巻　第三号（昭和27年4月10日)……266, 287
5・6月号　第五巻　第四号（昭和27年6月10日)……266, 287
7・8月号　第五巻　第五号（昭和27年8月1日)……266, 287
9・10月号　第五巻　第六号（昭和27年10月10日)……266, 287
11・12月号　第五巻　第七号（昭和27年12月1日)……266, 287
一月号　第六巻　第一号（昭和28年1月1日)……266, 287
二・三月号　第六巻　第二号（昭和28年3月1日)……266, 288
四・五月号　第六巻　第三号（昭和28年5月1日)……266, 288
六月号　第六巻　第四号（昭和28年6月1日)……266, 288
七・八月号　第六巻　第五号（昭和28年8月1日)……266, 288
九月号　第六巻　第六号（昭和28年10月1日)……266, 288
11・12月号　第六巻　第七号（昭和28年12月1日)……266, 288
1・2月号　第七巻　第一・二号（昭和29年2月1日)……266, 288
3・4月号　第七巻　第三・四号（昭和29年4月1日)……266, 288
5・6月号　第七巻　第五・六号（昭和29年4月1日)……267, 288
7・8月号　第七巻　第七・八号（昭和29年8月15日)……267, 288
9・10月号　第七巻　第九・十号（昭和29年10月15日)……267, 288
（昭和29年10月25日)……267
11・12月号　第七巻　第十一・十二号（昭和29年12月5日)……267, 288
1・2月号　第八巻　第一・二号（昭和30年2月25日)……267, 288
3・4月号　第八巻　第三・四号（昭和30年4月25日)……267, 288
5・6月号　第八巻　第五・六号（昭和30年6月10日)……267, 288
7・8月号　第八巻　第七・八号（昭和30年8月7日)……267, 289
9・10月号　第八巻　九・十号（昭和30年10月20日)……267, 289
11・12月号　第八巻　十一・十二号（昭和30年12月20日)……267, 289
第9巻　第1号（昭和31年1月27日)……267, 289
2,3月号　第9巻　第2号（昭和31年3月30日)……267, 289
4,5月号　第9巻　第3号（昭和31年5月20日)……267, 289

〔小川正子〕悼　小川正子先生　詩・短歌・散文・俳句……101
投影　歌集……108, 1116
投影　歌集　長流叢書第1編……724, 1116
塔和子いのちと愛の詩集……1124
塔和子全詩集
　第1巻……1124
　第2巻……1124
　第3巻……1124
透過する隔離　療養所での生をめぐる批評の在処……727, 1090
東京出版全国俳句大会選句集　第二回……128
〔長島愛生園〕統計資料……1151
〔多磨全生園〕統計年報　昭和24年……525
慟哭の歌人　明石海人とその周辺……1114
同人　第1号……522
凍雪　歌集……366
同窓会記念誌　1976年創刊号……85
桃邨遺句集　星塚……726
灯台
　通巻第31号（昭和36年11月5日)……713
　通巻第32号（昭和37年2月5日)……713
　通巻第34号（昭和37年8月10日)……713
　通巻第35号（昭和37年11月5日)……713
　第34号〜第47号（昭和37年〜昭和40年)……719
　通巻36号（昭和38年5月1日)……713
　通巻第38号（昭和38年8月1日)……713
　通巻39号（昭和38年11月1日)……713
　通巻40号（昭和39年2月1日)……713
　通巻41号（昭和39年5月1日)……713
　通巻42号（昭和39年8月1日)……713
　通巻43号（昭和39年11月1日)……714
　通巻44・5合併号（昭和40年6月1日)……714
　通巻46号（昭和40年8月5日)……714
　通巻47号（昭和40年11月5日)……714
　通巻48号（昭和41年2月5日)……714
　通巻49号（昭和41年5月5日)……714
　通巻50号（昭和41年8月10日)……714
　通巻53号（昭和42年5月5日)……714
　通巻55号（昭和42年11月5日)……714
　通巻61号（昭和44年4月30日)……714
　通巻62号（昭和44年7月30日)……714
　通巻65号（昭和45年4月30日)……714
　通巻68号（昭和46年1月5日)……714
　通巻69号（昭和46年5月5日)……714
　通巻70号（昭和46年8月1日)……714
　通巻71号（昭和46年12月5日)……715
　通巻72号（昭和47年8月25日)……715
　通巻78号（昭和50年5月31日)……715
　通巻80号（昭和51年10月5日)……715
　通巻81号（昭和52年5月5日)……715
　通巻82号（昭和52年10月5日)……715
　通巻83号（昭和53年6月15日)……715
　通巻84号（昭和53年12月20日)……715
　通巻86号（昭和54年11月25日)……715
　通巻87号（昭和55年6月5日)……715
　通巻88号（昭和55年11月10日)……715
　通巻89号（昭和56年6月15日)……715
　通巻90号（昭和56年12月5日)……715
　通巻91号（昭和57年7月5日)……715
　通巻93号（昭和58年6月30日)……716
　通巻94号（昭和58年11月15日)……716
　通巻95号（昭和59年6月15日)……716
　通巻96号（昭和59年11月10日)……716
　通巻97号（昭和60年7月10日)……716
　通巻98号（昭和60年11月15日)……716
　通巻99号（昭和61年7月5日)……716
　通巻100号（昭和61年11月30日)……716
　通巻101号（昭和62年6月20日)……716
　通巻102号（昭和62年11月20日)……716
　通巻103号（昭和63年6月5日)……716
　通巻104号（昭和63年11月5日)……716
　通巻105号（平成元年6月25日)……716
　通巻106号（平成元年11月5日)……716
　通巻107号（平成2年6月30日)……716
　通巻108号（平成2年11月20日)……717
　通巻109号（平成3年6月20日)……717
　通巻110号（平成3年10月31日)……717
　通巻111号（平成4年11月1日)……717
　通巻112号（平成5年6月20日)……717
　通巻113号（平成5年11月20日)……717
　通巻114号（平成6年6月15日)……717
　通巻115号（平成6年11月5日)……717
　通巻116号（平成7年6月10日)……717
　通巻117号（平成7年10月20日)……717
　通巻118号（平成8年6月30日)……717
　通巻119号（平成8年10月10日)……717
　通巻120号（平成9年6月5日)……717
　通巻121号（平成9年10月25日)……717
　通巻122号（平成10年7月1日)……717
　通巻123号（平成10年11月5日)……718
　通巻124号（平成11年7月5日)……718
　通巻125号（平成11年10月10日)……718
　通巻126号（平成12年6月15日)……718
　通巻127号（平成12年10月15日)……718
　通巻128号（平成13年6月5日)……718
　通巻129号（平成13年9月15日)……718
　通巻130号（平成14年12月25日)……718
　通巻131号（平成15年7月5日)……718
　通巻132号（平成15年12月15日)……718
　通巻133号（平成16年5月15日)……718
　通巻134号（平成16年10月15日)……718
　通巻135号　春季号（平成17年6月10日)……718
　通巻136号　秋季号（平成17年10月15日)……718
　通巻137号　春季号（平成18年6月15

日）……718
　通巻 138 号　秋季号（平成 18 年 11 月 15 日）……719
　通巻 139 号　春季号（平成 19 年 5 月 15 日）……719
　通巻 140 号　秋季号（平成 19 年 12 月 15 日）……719
　通巻 141 号　秋季号（平成 20 年 10 月 20 日）……719
　通巻 142 号　春季号（平成 21 年 4 月 15 日）……719
　通巻 143 号　秋季号（平成 21 年 11 月 30 日）……719
　通巻 144 号（平成 22 年 8 月 20 日）……719
　通巻 145 号（平成 24 年 12 月 10 日）……719
燈台へ……1069
統治機構の憲法構想……1081
当直婦長さん奮戦記……175
道徳と宗教の二源泉……1059
東南アジア（タイ・フィリピン・インドネシア）におけるらいに関する現地医療技術協力報告書　昭和 54 年度……1101
東南アジア（フィリピン、韓国、インドネシア）におけるらい対策の現状調査報告書　昭和 51 年度……84
東南アジアのハンセン氏病の現状と治療　台湾……83
道標
　第 2 号（昭和 32 年 9 月 15 日）……523
　第 4 号（昭和 33 年 5 月 20 日）……523
　第 5 号（昭和 33 年 8 月 18 日）……523
　第 6 号（昭和 34 年 8 月 5 日）……523
　第 8 号（1959 年 12 月 13 日）……523
　第 16 号（1962 年 9 月 20 日）……523
　第 18 号（1963 年 4 月 15 日）……524
　第 19 号（1963 年 9 月 10 日）……524
　第 20 号（1964 年 1 月 1 日）……524
　第 21 号（1964 年 6 月 1 日）……524
　第 22 号（昭和 39 年 9 月 15 日）……524
　第 24 号（1965 年 4 月 8 日）……524
　第 25 号（1965 年 7 月 8 日）……524
　第 26 号（昭和 40 年 10 月 1 日）……524
　第 35 号（1968 年 6 月 25 日）……524
　第 36 号（昭和 43 年 10 月 25 日）……524
　第 37 号（1969 年 3 月 1 日）……524
　第 38 号（1969 年 7 月 7 日）……524
　第 39 号（昭和 44 年 11 月 3 日）……524
　第 40・41 号（昭和 45 年 4 月 15 日）……524
　第 42 号（昭和 45 年 8 月 1 日）……524
　第 43 号（昭和 45 年 11 月 15 日）……525
　第 44 号（昭和 46 年 4 月 10 日）……525
　第 45・46 合併号（昭和 46 年 11 月 10 日）……525
　第 50 号（昭和 47 年 12 月 1 日）……525
　第 52,53 号（昭和 48 年 8 月 20 日）……525
　第 54,55 合併号（昭和 49 年 3 月 30 日）……525
　第 56 号（昭和 49 年 7 月 10 日）……525
　第 57 号（昭和 49 年 11 月 15 日）……525
　102 号（平成 4 年 4 月 29 日）……525
　創立 50 周年記念号　通巻 121 号（平成 16 年 10 月 1 日）……525
闘病鬼　遺句集……519
〔藤楓協会〕創立三十周年誌……1101
〔藤楓協会〕創立五十周年誌……1102
藤楓だより……172, 173
藤楓だより　2……172
藤楓文芸
　第 1 刊（昭和 43 年 3 月 1 日）……169, 1129
　第 2 刊（昭和 45 年 3 月 20 日）……169, 1129
　第 3 刊（昭和 46 年 3 月 20 日）……169, 1129
　第 4 刊（昭和 47 年 3 月 15 日）……169, 1129
　第 5 刊（昭和 48 年 3 月 15 日）……169, 1129
　第 6 刊（昭和 49 年 3 月 20 日）……169
　第 7 刊（昭和 50 年 3 月 20 日）……169, 1129
　第 8 刊（昭和 51 年 2 月 15 日）……170
　第 9 刊（昭和 52 年 1 月 31 日）……170
　第 10 刊（昭和 53 年 3 月 20 日）……170
　第 11 刊（昭和 54 年 2 月 20 日）……170
　第 12 刊（昭和 55 年 2 月 20 日）……170
　第 13 刊（昭和 56 年 1 月 20 日）……170, 1129
　第 14 刊（昭和 57 年 2 月 20 日）……170, 1129
　第 15 刊（昭和 58 年 2 月 10 日）……170, 1129
　第 16 刊（昭和 59 年 1 月 30 日）……170, 1129
　第 17 刊（昭和 60 年 2 月 25 日）……170, 1129
　第 18 刊（昭和 61 年 2 月 25 日）……170, 1129
　第 19 刊（昭和 62 年 1 月 31 日）……170, 1129
　第 20 刊（昭和 63 年 6 月 25 日）……170, 1129
　第 21 刊（平成元年 9 月 20 日）……170, 1130
　第 22 刊（平成 3 年 3 月 20 日）……170, 1130
　第 23 刊（平成 4 年 3 月 20 日）……171, 1130
　第 24 刊（平成 5 年 3 月 30 日）……171, 1130
　第 25 刊（平成 6 年 3 月 30 日）……171, 1130
　第 26 刊（平成 7 年 3 月 30 日）……171, 1130
　第 27 刊（平成 8 年 3 月 30 日）……171, 1130
　第 28 刊（平成 9 年 3 月 30 日）……171, 1130
　第 29 刊（平成 10 年 3 月 30 日）……171, 1130
　第 30 刊（平成 11 年 3 月 30 日）……171, 1130
　第 31 刊（平成 12 年 3 月 30 日）……171, 1130
　第 32 刊（平成 13 年 3 月 30 日）……171, 1130
　第 33 刊（平成 14 年 3 月 30 日）……171, 1130
　第 34 刊（平成 15 年 3 月 30 日）……171, 1130
東北からみえる近世・近現代　さまざまな視点から豊かな歴史像へ……87, 1076
〔東北新生園〕三十周年記念誌　昭和 44 年……1098
〔東北新生園〕創立 40 周年記念誌……1100
遠かもめ　句集……726
とがなくてしす　草津重監房の記録……365, 1098
とがなくてしす　私が見た特別病室……364, 1098
季・時どき……954, 1126
時の問題　龍田寮の子供たち……846
時は過ぎゆく　国立ハンセン療養所・長島愛生園　金勝男写真集……1154
ドキュメント現代の教育 5　文部大臣列伝……1068
独眼　句集……362
特殊情報誌「ヒューマン・インデックス」創刊のご案内……168
ドクター・サーブ　中村哲の 15 年……79
どこへ行っていたの　詩集……149
閉ざされた島の昭和史　国立療養所大島青松園入園者自治会五十年史……719, 1135
〔小川正子〕土佐への旅……100
外島事件外伝（渡部政夫）……604
図書館文化史研究　第 29 号（2012）……1072
橡の實……1069
どっこい生きてるで　五十年の隔離の時を越えて……610, 1145
鳥取県の無らい県運動……81, 1102
とっぱれ……263
ともに生きた証（たたかい）の記録……372
共に生きるいのちとは……66
友を訪ねて……525
豊田一夫作品集
　第一巻……137
　第二巻……137
トラジの詩……1102
虎ハ眠ラズ　ドキュメンタリー作品……1160

【な】

内海詩人
- 7（昭和29年3月15日）……720
- 8（昭和29年4月20日）……720
- 9（昭和29年5月25日）……720
- 10（昭和29年6月25日）……720
- 12（昭和30年1月30日）……720

長い道……67, 1146
中居屋重兵衛とらい……368, 1078
仲里村勢要覧　1971年度……1010
長島愛生園　1954……1148
長島愛生園・邑久光明園の将来構想と将来構想をすすめる会・岡山……1158
長島愛生園　歴史回廊……1151
長島愛生園　歴史回廊　英語版　音声案内対応……1152
長島愛生園　歴史回廊　音声案内対応……1151
長島愛生園30年の歩み……74, 1148

〔長島愛生園〕慰安会年報
- （昭和28年度）……38
- （昭和30年度）……38
- （昭和32年度）……38

長島愛生園開園20周年誌……1148

長島愛生園概況書
- 平成9年4月1日作成……1151
- 平成25年6月1日現在……1158
- 平成27年10月1日現在……1158

長島愛生園将来構想……1157
長島愛生園創立40周年記念誌……13, 74, 1148
長島愛生園創立50周年記念誌……13, 74, 1148
長島愛生園創立60周年記念誌……14, 74, 1150

〔長島愛生園〕創立80周年記念誌　第1部　80年を迎えて……1157
〔長島愛生園〕創立80周年記念誌　第2部　振り返れば80年……1157
〔長島愛生園〕創立90周年記念誌　令和二年……1158
〔長島愛生園〕統計資料……1151
長島愛生園における神谷美恵子先生……96
〔長島愛生園〕入所者自治会のあゆみ……1158

〔長島愛生園〕年報
- 昭和23年度……36
- 昭和24年度……36
- 昭和25年度……36
- 昭和26年度……36
- 昭和27年度……36, 1148
- 昭和28年度……36
- 昭和29年度……36
- 昭和30年度……36
- 昭和31年度……36

長島愛生園歴史館　この島を、忘れないでほしい。……1151

〔長島曙教会〕週報
- 1号～100号……19
- 101号～200号……19
- 201号～300号……19
- 301号～400号……19
- 401号～550号……19
- 551号～707号……19
- 709号～813号……19
- 814号～917号……19
- 918号～1020号……19
- 1021号～1125号……19
- 1126号～1280号……19
- 1282号～1989号……19
- 1386号～1489号……19
- 1490号～1993号……20
- 1594号～1698号……20
- 1699号～1802号……20
- 1803号～1907号……20
- 1908号～2012号……20
- 2013号～2115号……20
- 2116号～2219号……20
- 2220号～2324号……20
- 2325号～2428号……20
- 2429号～2531号……20
- 2532号～2636号……20
- 2637号～2739号……20
- 2740号～2844号……20
- 2845号～2992号……20

長島案内　愛生パンフレット　三版……1150
長島開拓……103, 1148
長島架橋運動十七年の軌跡……68
長島気象十五年報　長島愛生園気象観測所報告書……23, 1147
長島気象二十年報　長島愛生園気象観測所報告書……23, 1147

長島気象年報
- 昭和14年……1147
- 昭和24年……1147
- 昭和26年　1951……22
- 昭和27年　1952……22
- 昭和28年　1953……22, 1147
- 昭和29年　1954……1147
- 昭和30年　1955……22, 1147
- 昭和31年　1956……22, 1147
- 昭和32年　1957……22, 1147
- 昭和33年　1958……22, 1147
- 昭和34年　1959……22, 1147
- 昭和35年　1960……22, 1147
- 昭和36年　1961……22, 1147
- 昭和37年　1962……22
- 昭和38年　1963……22, 1147
- 昭和39年　1964……22
- 昭和40年　1965……22
- 昭和41年　1966……23
- 昭和42年　1967……23
- 昭和43年　1968……23
- 昭和44年　1969……23

長島紀要……1162
- Vol.1　No.1……39
- Vol.2　No.1……39
- No.3（通巻第3号）……39
- No.4（通巻第4号）……39
- No.5（通巻第5号）……39
- No.6（通巻第6号）……39
- No.7（通巻第7号）……39
- No.8（通巻第8号）……39
- No.9（通巻第9号）……39
- No.10（通巻第10号）……39
- No.11（通巻第11号）……39
- No.12（通巻第12号）……40
- No.13（通巻第13号）……40
- No.14（通巻第14号）……40
- No.15（通巻第15号）……40
- 残部　No.1～No.9……40
- 残部　No.10～No.15……40

長島賛歌　長島愛生園附属看護学校第22期生歌集……1154

長島詩謡
- 第1輯（1936年6月25日）……138, 1154
- 八月号（昭和12年）……145
- 九月号（昭和12年）……145
- 十二月号（昭和12年12月）……145
- 一月号（昭和13年1月）……145
- 五月号（昭和13年5月）……145
- 六月号（昭和13年6月）……145
- 十月号（昭和13年）……145
- 一月号（昭和14年）……146
- 二月号（昭和14年2月）……146
- 六月号（昭和14年6月）……146

中島住夫詩集『黄菊』1957年……147

長島短歌
- 愛生第6巻第10・11号別刷（昭和11年）……110
- 一月号（昭和11年1月30日）……110
- 二月号（昭和11年）……110
- 七月号（昭和11年）……110
- 三月号（昭和12年）……110
- 四月号（昭和12年）……110
- （昭和12年5月1日）……110
- 六月号（昭和12年6月1日）……110
- 七月号（昭和12年7月1日）……110
- 九月号（昭和12年）……110
- 十二月号（昭和12年）……110
- 一月号（昭和13年）……110
- 二月号（昭和13年）……111
- 五月号（昭和13年）……111
- 六月号（昭和13年）……111
- 九月号（昭和13年）……111
- 十月号（昭和13年）……111
- 十二月号（昭和13年）……111
- 一月号（昭和14年）……111
- 七月号（昭和14年）……111
- 八月号（昭和14年）……111
- 九月号（昭和14年）……111
- 十月号（昭和14年）……111
- 十一月号（昭和14年）……111
- 十二月号（昭和14年）……111

| 一月号（昭和15年）……111
| 二月号（昭和15年）……111
| 四月号（昭和15年）……111
| 五月号（昭和15年）……111
| 六月号（昭和15年）……112
| 七月号（昭和15年）……112
| 八月号（昭和15年）……112
| 九月号（昭和15年）……112
長島短歌　7……112
長島の雨……22
長島の海陸風（長島の風第二報）……22
長島の気象……21
長島の自然……1112
長島の暴風雨……22
長島は語る　前編　岡山県ハンセン病関係資料集……15, 1150
長島は語る　後編　岡山県ハンセン病関係資料集……1093, 1150
中條資俊伝……73, 264, 1079
《チラシ》永瀬清子現代詩賞募集2020……149
《チラシ》永瀬清子生家保存会……149
永瀬清子の世界
| 資料集……150
| 第2集　資料集……150
永瀬清子の詩の世界
| 第5集　資料集……150
| 第6集　資料集……150
| 第8集　資料集……150
永瀬清子の生涯……148
永瀬さんと長島詩話会……148
長浜清遺作詩集　過ぎたる幻影……146
中村元選集第1巻　東洋人の思惟方法1……1060
中村元選集第11巻　ゴータマ・ブッダ　釈尊の生涯　原始仏教Ⅰ……1061
中山秋夫　散文集　鎮魂の花火……610
ながれ　詩集……368
流れのほとりに……175
流れのほとりに　- 遊佐俊彦の証 -……69
なぎの窓邊に　歌集……850
泣きべそのほほえみ　境登司朗詩集……139, 1123
名ぐはし島の詩　長島愛生園に在日朝鮮人・韓国人を訪ねて……80, 1081
夏椿、そして……80, 1127
棗の実　岡山県俳人百句抄4……131
ななかまど　遺句集……122, 1121
七草　句集……116
七草　2集　句集……116
七草　三集　川柳岡山・臨時増刊……118
七草　四集　川柳合同句集……117, 1154
七草　五集　川柳句集……117, 1155
川柳七草句報
| 第貳号……117
| 三月号……117
| 四月号……117
| 合同句会特集号……117
| 七月号……117

| 第七号……117
| 第八号……117
| 第九号……117
| 第十号……117
七つの蕾……1063
なにごとの不思議なけれど……149
波枕・闘病七十年石蕗の花……66
名もなき星たちよ……953, 1108
「名もなき星たちよ」抜粋版～敬愛園の歴史～……1042
悩みの日にわたしを呼べ……1076
成瀬豊画文集……264
南静
　第1巻　第1号　創刊号（1954年11月1日）……1038
　第1巻　第2号　（1954年12月20日）……1038
　第2巻　第1号（1955年2月20日）……1038
　第2巻　第2号（1955年4月30日）……1038
　第2巻　第3号（1955年7月30日）……1038
　（1955年9月12日）……1038
　第2巻　第5号（1955年11月25日）……1038
　第3巻　第8号（1956年1月30日）……1038, 1039
　第3巻　第2号（1956年4月20日）……1038, 1039
　第3巻　第3号（1956年6月20日）……1039
　第92号（1964年4月）……1040, 1041
　第94号（1964年6月）……1040, 1041
　第96号（1964年8月）……1040, 1041
　第97号（1964年9月）……1040, 1041
　第98号（1964年10月）……1040, 1041
　第105号（1966年6月）……1040, 1041
　第108号（1966年9月）……1040, 1041
南静園から「将来構想」を討議……1039
南天の実　歌集……110
南風　第4巻　第2号（昭和21年1月24日）……952
南風　第4巻　第2号（昭和33年3月28日）……954
南風　星塚敬愛園児童作品集……1112

【に】

ニイチェ……1068
ニーチェの實在的意義……1064
新良田　閉校記念誌……1147
虹のむこうには　為さん・大作さんの言葉……1152
虹の村ニュースレター　Vol.134（2021年9月14日）……97
西村曾青遺文集……129
21世紀の詩想の港　佐相憲一詩論集　詩論・芸術論石炭袋新書9……1122

20世紀英米文学案内10　ヴァージニア・ウルフ……1069
20世紀後半日本のハンセン病新患発生減少の経過……104
〔神谷美恵子〕《チラシ》2021年度第21回高校生エッセーコンテスト「生きがい」とは？　津田塾大学……94
日常……726
日米医学協力計画報告書
| 昭和56年度……1102
| 昭和63年度……74
〔山本肇関係資料〕日記帳……128
日本医学史綱要　1……1085
日本医学史綱要　2……1085
日本眼科全書　第12巻……1087
日本患者同盟四〇年の軌跡……75, 1088
日本基督教団神山教会史　ハンセン病療養所教会50年の歩み……1076
日本国民に訴ふ……103
日本古代史研究……846
日本古典文学大系81　正法眼蔵　正法眼蔵随聞記……1061
日本社会事業大学研究紀要　第37集……16
日本宗教の社会的性格……1060
日本精神史研究……1060
日本とアジアの農業集落　組織と機能……1111
日本ところどころ……140
日本の科学者　Vol.46　No.1　通巻516号……69
日本の教育・岡山の女子教育……79, 1147
日本の精神鑑定……1062
日本の土に　ハンセン病者のため日本に骨を埋めたリデル、ライト両女史の生涯……1098
日本のナイチンゲール井深八重……168
日本の福祉を築いたお坊さん……67
日本のらい　1959……1087
日本の癩（らい）対策から何を学ぶか……520
日本のらい対策から何を学ぶか　新たなハンセン病対策に向けて……1102
日本の癩対策の誤りと「名誉回復」……526, 1102
日本のらいについて　1958……1087
日本のらい予防法は予防法でない……263
日本の歴史明治維新から現代　人として生きる権利の歴史……1142
日本ハンセン病学会雑誌（日本らい学会雑誌続刊）
| 第65巻2号（1996年7月）……51
| 第65巻3号（1996年11月）……51
| 第66巻1号（1997年3月）……51
| 第66巻2号（1997年7月）……51
| 第66巻3号（1997年11月）……51
| 第67巻1号（1998年3月）……51
| 第67巻2号（1998年7月）……51
| 第67巻3号（1998年11月）……52

第 68 巻 1 号（1999 年 3 月）……52
第 68 巻 2 号（1999 年 7 月）……52
第 68 巻 3 号（1999 年 11 月）……52
第 69 巻 1 号（2000 年 3 月）……52
第 69 巻 2 号（2000 年 7 月）……52
第 69 巻 3 号（2000 年 11 月）……52
第 71 巻 2 号（2002 年 7 月）……52
第 71 巻 3 号（2002 年 8 月）……52
第 72 巻 1 号（2003 年 2 月）……52
第 72 巻 2 号（2003 年 6 月）……52
第 72 巻 3 号（2003 年 8 月）……52
第 73 巻 1 号（2004 年 2 月）……52
第 73 巻 3 号（2004 年 9 月）……52
第 74 巻 1 号（2005 年 2 月）……52
第 74 巻 2 号（2005 年 4 月）……52
第 74 巻 3 号（2005 年 9 月）……52
第 75 巻 1 号（2006 年 2 月）……52
第 75 巻 2 号（2006 年 4 月）……53
第 75 巻 3 号（2006 年 9 月）……53
第 76 巻 1 号（2007 年 2 月）……53
第 76 巻 2 号（2007 年 4 月）……53
第 76 巻 3 号（2007 年 9 月）……53
第 77 巻 3 号（2008 年 9 月）……53
第 78 巻 1 号（2009 年 2 月）……53
第 78 巻 2 号（2009 年 4 月）……53
第 78 巻 3 号（2009 年 9 月）……53
第 79 巻 1 号（2010 年 2 月）……53
第 79 巻 2 号（2010 年 4 月）……53
第 79 巻 3 号（2010 年 9 月）……53
第 80 巻 1 号（2011 年 2 月）……53
第 80 巻 2 号（2011 年 4 月）……53
第 80 巻 3 号（2011 年 9 月）……53
第 81 巻 1・2 号（2012 年 4 月）……53
第 81 巻 3 号（2012 年 9 月）……53
第 82 巻 1・2 号（2013 年 4 月）……53
第 82 巻 3 号（2013 年 12 月）……54
第 83 巻 1 号（2014 年 3 月）……54
第 83 巻第 2 号（2014 年 7 月）……54
第 83 巻第 3 号（2014 年 12 月）……54
第 84 巻第 2 号（2015 年 9 月）……54
第 84 巻第 3 号（2016 年 1 月）……54
第 85 巻第 1 号（2016 年 4 月）……54
第 85 巻第 2 号（2016 年 8 月）……54
第 85 巻第 3 号（2016 年 12 月）……54
第 86 巻第 1 号（2017 年 4 月）……54
第 86 巻第 2 号（2017 年 12 月）……54
第 86 巻第 3 号（2018 年 3 月）……54
第 87 巻第 1 号（2018 年 5 月）……54
第 87 巻第 2 号（2018 年 11 月）……54
第 87 巻第 3 号（2019 年 3 月）……54
第 88 巻第 1 号（2019 年 5 月）……54
第 88 巻第 2 号（2019 年 9 月）……54
第 89 巻第 1 号（2020 年 8 月）……54
第 89 巻第 2 号（2020 年 12 月）……55
第 89 巻第 3 号（2021 年 3 月）……55
第 90 巻第 3 号（2021 年 12 月）……55
第 91 巻第 1 号（2022 年 5 月）……55
第 91 巻第 2 号（2022 年 8 月）……55
日本皮膚科全書　第 9 巻第 1 冊……1086

日本ファシズムと医療……69, 1107
日本らい学会櫻根賞便覧……1092
日本らい学会雑誌（レプラ続刊）
46 巻 1 号（1977 年 1-3 月）……47
46 巻 2 号（1977 年 4-6 月）……47
46 巻 3 号（1977 年 7-9 月）……47
46 巻 4 号（1977 年 10-12 月）……48
47 巻 1 号（1978 年 1-3 月）……48
47 巻 2 号（1978 年 4-6 月）……48
47 巻 3 号（1978 年 7-9 月）……48
47 巻 4 号（1978 年 10-12 月）……48
48 巻 1 号（1979 年 1-3 月）……48
48 巻 2 号（1979 年 4-6 月）……48
48 巻 3 号（1979 年 7-9 月）……48
48 巻 4 号（1979 年 10-12 月）……48
49 巻 1 号（1980 年 1-3 月）……48
49 巻 2 号（1980 年 4-6 月）……48
49 巻 3 号（1980 年 7-9 月）……48
49 巻 4 号（1980 年 10-12 月）……48
50 巻 1 号（1981 年 1-3 月）……48
50 巻 2 号（1981 年 4-6 月）……48
50 巻 3 号（1981 年 7-9 月）……48
50 巻 4 号（1981 年 10-12 月）……48
51 巻 1 号（1982 年 1-3 月）……48
51 巻 2 号（1982 年 4-6 月）……49
51 巻 3 号（1982 年 7-9 月）……49
51 巻 4 号（1982 年 10-12 月）……49
52 巻 1 号（1983 年 1-3 月）……49
52 巻 2 号（1983 年 4-6 月）……49
52 巻 3 号（1983 年 7-9 月）……49
52 巻 4 号（1983 年 10-12 月）……49
53 巻 1 号（1984 年 1-3 月）……49
53 巻 2 号（1984 年 4-6 月）……49
53 巻 3 号（1984 年 7-9 月）……49
54 巻 1 号（1985 年 1-3 月）……49
54 巻 2 号（1985 年 4-6 月）……49
54 巻 3 号（1985 年 7-9 月）……49
55 巻 1 号（1986 年 1-3 月）……49
55 巻 2 号（1986 年 4-6 月）……49
55 巻 3 号（1986 年 7-9 月）……49
55 巻 4 号（1986 年 10-12 月）……49
56 巻 1 号（1987 年 1-3 月）……49
56 巻 2 号（1987 年 4-6 月）……50
56 巻 3 号（1987 年 7-9 月）……50
56 巻 4 号（1987 年 10-12 月）……50
57 巻 1 号（1988 年 1-3 月）……50
57 巻 2 号（1988 年 4-6 月）……50
57 巻 3 号（1988 年 7-9 月）……50
57 巻 4 号（1988 年 10-12 月）……50
58 巻 1 号（1989 年 1-3 月）……50
58 巻 2 号（1989 年 4-6 月）……50
58 巻 3 号（1989 年 7-9 月）……50
58 巻 4 号（1989 年 10-12 月）……50
59 巻 1 号（1990 年 1-3 月）……50
59 巻 2 号（1990 年 4-6 月）……50
59 巻 3-4 号（1990 年 7-12 月）……50
60 巻 1 号（1991 年 1-3 月）……50
60 巻 2 号（1991 年 4-6 月）……50
60 巻 3/4 号（1991 年 7-12 月）……50

第 61 巻 2 号（1992 年 7 月）……50
第 61 巻 3 号（1992 年 11 月）……50
Supplement（1993 年）……51
第 62 巻 1 号（1993 年 3 月）……50
第 62 巻 3 号（1993 年 11 月）……51
Supplement（1994 年）……51
第 63 巻 1 号（1994 年 3 月）……51
第 63 巻 2 号（1994 年 7 月）……51
第 63 巻 3 号（1994 年 11 月）……51
第 64 巻 1 号（1995 年 3 月）……51
第 64 巻 2 号（1995 年 7 月）……51
第 64 巻 3 号（1995 年 11 月）……51
第 65 巻 1 号（1996 年 3 月）……51
日本らい学会雑誌総索引　レプラ 1-45 巻
　日本らい学会雑誌 46-50 巻……55
日本癩学会総会（第 18 回日本医学会総会
　第 35 分科会）プログラム　第 44 回……
　38
日本らい学会総会
　第 48 回……39
　第 50 回……39, 55, 1103
　第 51 回……1103
日本癩学会総会演説抄録　第 45 回……38
日本らい学会総会講演集
　第 56 回……55, 1103
　第 57 回……55
　第 58 回……55
　第 60 回……55
日本らい学会総会役員会議資料　第 63
　回……55
日本らい史……79, 1110
日本らい史　増補……79, 1110
〔駿河療養所〕入所者三十年の歩み……
　1099
〔長島愛生園〕入所者自治会のあゆみ……
　1158
女人随筆　第十九号（1973 年 3 月 25
　日）……148
人間……1068
人間回復の刑事法学……1081
人間　その精神病理学的考察……1067
人間回復　ハンセン病を生きる……1099
人間回復に人生をかけて……75
「人間回復」の思いを未来に　-過去、現在
　そして世界遺産へ-　邑久長島大橋架橋
　30 周年記念シンポジウム　報告書……
　1159
人間回復の瞬間（とき）……1127
人間回復の橋　境登志朗詩集……139, 1123
人間回復の橋、心のかけ橋となれ　ハン
　セン病を正しく理解するために……1160
人間回復へのことば……955
人間回復への道　ハンセン病と真宗……
　1074
人間学の探究……1068
人間観の相剋　近代日本の思想とキリスト
　教……1061
人間経験の謎……1068
人間裁判　朝日茂　歌集……115

季刊「人間雑誌」第七号（昭和56年6月11日）……82
人間であって人間でなかった　ハンセン病と玉城しげ……1108
人間的　合同歌集……106
人間における永遠なるもの……1060
人間の碑　井深八重への誘い……167
人間の科学5　人間と宗教……1061
人間の形成　人格心理学のための基礎的考察……1060
人間の精神生理……1067
人間らしき進化のための教育……1068
人間をみつめて……89, 1093, 1150

【ね】

猫を喰った話　ハンセン病を生きて……610, 1101
眠られぬ夜のために　第一部　下……1065
眠られぬ夜のために　第二部　上……1065
年刊句集　1963年版……130
年誌資料……37
〔笹川記念保健協力財団〕年次報告書
　2013……84
　2014……84
　2015……86
　2017　2017年4月〜2018年3月期……70
　2018　2018年4月〜2019年3月期……70
　2021……71
〔神谷美恵子〕年譜……93
〔楓蔭会〕年報……39
〔長島愛生園〕年報
　昭和23年度……36
　昭和24年度……36
　昭和25年度……36
　昭和26年度……36
　昭和27年度……36, 1148
　昭和28年度……36
〔財団法人長涛会〕年報……38
〔長島愛生園〕年報　昭和29年度……36
〔財団法人長涛会〕年報（昭和29年度）……39
〔邑久光明園〕年報　昭和29年　28年建物配置図……604
〔長島愛生園〕年報
　昭和30年度……36
　昭和31年度……36
　昭和33年度……37
〔国立療養所〕年報　昭和三十八年度……39
〔栗生楽泉園〕年報
　平成13年度……369
　平成14年度……369
　平成15年度……369
　平成18年度……369
　平成19年度……369
　平成20年度……369
　平成21年度……369
〔沖縄愛楽園〕年報　平成21年度……1025
〔菊池恵楓園〕年報　平成22・23年度　第2号……853
〔栗生楽泉園〕年報　平成23年度……369
〔駿河療養所〕年報　平成23〜26年度……648
〔栗生楽泉園〕年報　平成24年度……370
〔多磨全生園〕年報　平成24年度……526
〔菊池恵楓園〕年報　平成24年度　第3号……853
〔星塚敬愛園〕年報　平成24年度……955
〔沖縄愛楽園〕年報　平成24年度……1026
〔宮古南静園〕年報　平成24年度……1039
〔栗生楽泉園〕年報　平成25年度……370
〔多磨全生園〕年報　平成25〜30年度（2013〜2018年度）……532
〔邑久光明園〕年報　平成25年度……611
〔菊池恵楓園〕年報　平成25年度　第4号……853
〔星塚敬愛園〕年報　平成25年度……955
〔宮古南静園〕年報（平成25年度、26年度、27年度）……1040
〔栗生楽泉園〕年報　平成26年度……370
〔邑久光明園〕年報　平成26年度……611
〔菊池恵楓園〕年報　平成26年度　第5号……853
〔星塚敬愛園〕年報　平成26年度……955
〔栗生楽泉園〕年報　平成27年度……370
〔邑久光明園〕年報　平成27年度……611
〔駿河療養所〕年報　平成27年度……648
〔菊池恵楓園〕年報　平成27年度　第6号……853
〔星塚敬愛園〕年報　平成27年度……955
〔栗生楽泉園〕年報　平成28年度……370
〔菊池恵楓園〕年報　平成28年度　第7号……853
〔星塚敬愛園〕年報　平成28年度……955
〔宮古南静園〕年報（平成28年度）……1040
〔栗生楽泉園〕年報　平成29年度……370
〔邑久光明園〕年報　平成29（2017）年度……611
〔駿河療養所〕年報　平成29年度……648
〔菊池恵楓園〕年報　平成29年度　第8号……853
〔星塚敬愛園〕年報　平成29年度……975
〔宮古南静園〕年報（平成29年度、30年度）……1041
〔邑久光明園〕年報　平成30（2018）年度……611
〔駿河療養所〕年報　2018年（平成30年度）2019年（平成31年・令和元年度）……648
〔菊池恵楓園〕年報　平成30年度　第9号……854
〔奄美和光園〕年報　平成30年度……1038
〔星塚敬愛園〕年報　平成30年度……1042
〔栗生楽泉園〕年報　令和元年度……370
〔多磨全生園〕年報（2019年度）……539
〔邑久光明園〕年報　令和元（2019）年度……612
〔菊池恵楓園〕年報　第10号　令和元年度……854
〔奄美和光園〕年報　令和元年度……1038
〔栗生楽泉園〕年報　令和2年度……370
〔国立多摩研究所〕年報　第21号……37
年輪　句集……605

【の】

脳と心……1065
〔神谷美恵子〕脳の働きについて……93
遒ね来て　遺歌集……108, 1115
野島泰治先生研究業績集……1103
望ケ丘の子供たち……17, 68, 1155
野中広務権力闘争全史……1080
野に咲くベロニカ……103
野の家族……516
野の草　歌集……955
野道の草……69
呑みほす愛を　短歌遺稿集……112

【は】

ハーモニカの歌　盲人たちの自叙伝28……1077
ハーモニカの歌……64, 1112
廃園の灯　長島創作会第二作品集……136, 1129
背教者ユリアヌス……1063
俳句　2014年5月号……371
俳句朝日　平成19年6月号……363
俳句あるふあ　4・5月号（2010年）……129
俳句岡山
　第十三集（1997年1月1日）……129
　第十四集（1998年1月1日）……130
　第十五集（1999年1月1日）……130
　第十六集（2000年1月1日）……130
　第十七集（2001年1月1日）……130
　第十八集（2002年1月1日）……130
　第十九集（2003年3月1日）……130
　第二十一集（2005年3月1日）……130
　第二十二集（2006年3月1日）……130
　第二十三集（2007年3月1日）……130
　第二十四集（2008年3月1日）……130
　第二十五集（2009年3月1日）……130
　第二十六集（2010年3月1日）……130
　第二十七集（2011年3月1日）……131
　第二十八集（2012年4月1日）……130
　第二十九集（2013年3月1日）……131
　第三十集（2014年3月1日）……131
俳句界　2006年4月号……363
〔山本肇関係資料〕俳句原稿……128
俳句三代集
　第一巻……123
　第二巻……124

第三巻……124
第四巻……124
第五巻……124
第六巻……124
第七巻……124
第八巻……124
第九巻……124
第十七巻……124
入選の癩俳人の句……123
俳句世界 2008年5月号……363
〔山本肇〕俳句帖 No.11（昭和46年11月20日～47年12月31日）……127
俳句と短歌
　第1巻 第2号（昭和35年8月10日）……722
　第3号（昭和35年12月5日）……722
　第4号（昭和36年3月10日）……722
　第5号（昭和36年7月5日）……722
　第7号（昭和40年10月1日）……722
　（1969年10月15日）……722
稗子抄 詩集……146
癩者の花園……169
俳人 阿部みどり女ノート 葉柳に……
　……129
【ハガキ】好善社 棟居勇から……160
〈ハガキ〉双見美智子様……160, 168, 1039
〔神谷美恵子〕神谷永子さんからのハガキ……93
萩の島里……105
萩の花
　八月号……110
　十一月号……110
　九月号……110
獏 第1号……526
白衣燦々 随筆……606
白雲 No.9（昭和57年5月15日）……113
白砂青松 国立療養所大島青松園附属准看護学校閉校記念誌……1135
白杖……1162
白夢……370
句集「白夢」浅香甲陽 歌集「ささやき」……370
方舟の櫂……365
はじめに差別があった 「らい予防法」と在日コリアン……1094
橋を渡る 邑久長島大橋架橋30周年記念 国立ハンセン病資料館ブックレット 4……1152
蓮物語 加藤健写真集……645, 1112
蓮物語 II……1112
裸樹……368
裸木……726
はだか木……726
畑野むめ歌集……849
機を織る音 歌集……1117
八十八夜……363
蜂の巣
　No.3（昭和30年12月15日）……846
　No.4（昭和31年1月1日）……846

発達家族心理学を拓く 家族と社会と個人をつなぐ視座……1074
発展無限〔第一部〕……845
初北風……1002
バッハ研究 第一輯……1062
バッハの思い出……1062
バッハの藝術……1062
パテーマ 第5号（1983年1月10日）……78
はてしなき涯 強制労働・発病・結婚……606
バトンをつなごう 当事者運動と市民のかかわり……87
花 島田等遺稿集……139, 1072
花一朝夢……82
花虎魚……726
離された園……78, 1091
花すだれ 無文老師十七回忌記念 句歌集……129
花すみれ 句集……853
花とテープ 歌文集……109, 1118
花なり人も 歌文集……724
花に逢はん……80, 1127
花に逢はん 改訂新版……1127
花の香ありて 歌集……366
花の軌跡 前編……518, 1135
花の軌跡 後編……518, 1135
鼻の周辺……954, 1134
花までの距離……724
花を活ける女 詩集……138, 1122
埴輪童子 句集……953
母ありき……1062
〔神谷美恵子〕母のこと……91
母万句 巻一……129
母万句 巻三……131
浜蟹の爪 句集……1001
破摩浩一作品集（詩）……146
はやく朝にならんかな……1146
林文雄遺稿集……103, 1079
林文雄句文集……103, 1120
林文雄の生涯 救癩使徒行伝……103, 1077
林富美子先生 色紙と書簡・写真（内海早治蔵宛）……103
同胞……140
原田季夫遺稿集……63
原田季夫と長島聖書学舎……63
原田季夫の病床日誌（1）（2）（7）……63
ばらの心は海をわたった ハンセン病との長いたたかい……74, 1144
春風……129
遙かなる故郷……81
遙かなる故郷 ライと朝鮮の文学 増補……1133
遥かなれども 歌集……724
はるかの空ではなく……148
春の戴冠（上）……1063
春の戴冠（下）……1063
春の土 川柳句集……261
春はカーヴィルによみがえる……159

春を待ちつつ 歌集……108, 1117
春を待つ島……82
春を呼ぶ 歌集……113
反国家のちから……1080
瘢痕……72
ハンセン氏病診断の手引き……1009
ハンセン氏病の新しい知識……76, 1148
ハンセン氏病布教史録……67, 1074
ハンゼン氏病よさようなら……70
ハンセン氏病療養所における医療の問題点と対策 全支部医療委員会報告のまとめ 昭和52年度……1104
ハンセン病・いま、私たちに問われているもの クリエイツDO Book's 001……1102
ハンセン病・隔離四十年……66
ハンセン病 現代社会と人権シリーズ゜……1161
ハンセン病 差別者のボクたちと病み棄てられた人々の記録……76, 1109
ハンセン病・資料館・小笠原登……85, 1092
ハンセン病 21世紀に遺しておきたい語り部シリーズ゜……1161
ハンセン病 日本と世界 病い・差別・いきる……1161
ハンセン病―人間回復へのたたかい 神谷美恵子氏の認識について……1099
ハンセン病 排除・差別・隔離の歴史……78, 1093
ハンセン病アトラス 診断のための指針……1086
ハンセン病医学 基礎と臨床……83
ハンセン病医学夏期大学講座教本
　第37回……87
　第38回……87
　第39回……87
　第40回……71
　第41回……71
ハンセン病違憲国賠裁判全史
　第1巻 裁判編……1105
　第2巻 裁判編……1105
　第3巻 裁判編……1105
　第4巻 裁判編……1105
　第5巻 裁判編……1105
　第6巻 被害実態編……1105
　第7巻 被害実態編……1105
　第8巻 被害実態編……1105
　第9巻 被害実態編……1105
ハンセン病医療ひとすじ……104, 1097
ハンセン病海外事情報告書……85
ハンセン病回復者からのメッセージ……1161
ハンセン病回復者手記……1010
〔ハンセン病回復者の語り・家族の語り〕
　（1）奇跡のいのち……1163
　（2）受胎7カ月の妹を堕ろされて……1163
　（3）高校生の娘に背中を押されて……

書名索引　1271

1163
　（4）家の中で踏みにじられた尊厳……1163
　（5）働き者だった父の人格崩壊……1164
　（6）小学2年にして生き方の決断を迫られる……1164
　（7）助け合って社会で生きる……1164
　（8）出会いが導く人生……1164
　（9）ハンセン病と国籍の二重の差別……1164
　（10）予防法が母を殺した……1164
　（11）最終回　思いよ届け！……1164
「ハンセン病」学習資料集……1147
ハンセン病家族訴訟　裁きへの社会学的関与……1095, 1167
ハンセン病家族たちの物語……1095
ハンセン病家族の絆　隔離の壁に引き裂かれても……1128
ハンセン病患者の生存と人権……523
ハンセン病関連資料……1106
ハンセン病関連法令等資料集　国立ハンセン病資料館ブックレット　2……1096
ハンセン病検証会議の記録　検証文化の定着を求めて……1092
ハンセン病講義　学生に語りかけるハンセン病　熊本学園大学付属社会福祉研究所社会福祉叢書　第2版……1092
ハンセン病国賠訴訟判決　熊本地裁＜第一次～第四次＞……1093
ハンセン病国立療養所入所者の証言
　①念仏との出偶い……67
　②念仏との出偶い……67
　③念仏との出偶い……67
　④念仏との出偶い……67
《チラシ》ハンセン病コ・メディカル学術集会2021年11月……1026
ハンセン病コ・メディカル学術集会抄録集　第32回……712
ハンセン病最初の女性医師服部ケサ　鈴蘭医院へ……1079, 1167
ハンセン病在宅治療に道　犀川一夫さん……105
ハンセン病差別と浄土真宗……66
ハンセン病差別被害の法的研究……76, 1109
ハンセン病史上のキリスト者たち　足跡は消えても……611
ハンセン病市民学会年報……1105
　2005……1105
　2006……78, 1105
　2007……1105
　2008……1105
　2009……1105
　2011……1105
　2012……1106
　2013　いま、「いのち」の意味を問う……1106, 1168
　2014　いのちの証を見極める……1106, 1168

　2015　バトンをつなごう……1106, 1168
　2016　らい予防法廃止20年・ハンセン病国賠訴訟勝訴15年を迎えて……1106, 1168
　2017　島と生きる……1106, 1168
　2018　みるく世向かてぃ……1106, 1168
ハンセン病児問題史研究　国に隔離された子ら……1099
ハンセン病者が生きた美しき島　大島　自然と語り対話する哲学者　脇林清の半生と写真集……723, 1079
ハンセン病者の軌跡……1096
ハンセン病者の生活史　隔離経験を生きるということ……1097
ハンセン病者の生活実践に関する研究……1095
ハンセン病重監房の記録……1109
ハンセン病取材40年　記者たちが見たもの……1152
ハンセン病資料館……1097
ハンセン病診断・治療指針……1095
ハンセン病政策の変遷　附　沖縄のハンセン病政策……105
ハンセン病絶対隔離政策と日本社会　無らい県運動の研究……1106
ハンセン病だった私は幸せ　子どもたちに語る半生、そして沖縄のハンセン病……1127
ハンセン病と教育　負の歴史を人権教育にどういかすか……1085
ハンセン病とキリスト教……65, 1091
ハンセン病と女医服部けさ　救らいの女神……1079
ハンセン病図書館　歴史遺産を後世に……1072
ハンセン病と人権　長島愛生園のあゆみ……78, 1155
ハンセン病と真宗　隔離から解放へ　No.1……66
ハンセン病と戦後民主主義　なぜ隔離は強化されたのか……1107
ハンセン病とともに……76, 1093
ハンセン病とともに心の壁を超える……1094
ハンセン病と平等の法論……1081
ハンセン病と民俗学　内在する差別論理を読み解くために……1097
ハンセン病と私……84, 104
ハンセン病に関する県民意識調査結果報告書……1157
ハンセン病に関する県民意識調査結果報告書　結果概要版……1157
〔ハンセン病に関する雑誌掲載論文集〕……1110
ハンセン病に咲いた花　戦前編　初期文芸名作選　ハンセン病叢書……520, 1125
ハンセン病に咲いた花　戦後編　初期文芸名作選　ハンセン病叢書……1125
ハンセン病について……1152

ハンセン病について　正しい理解のために……1158
ハンセン病に向きあって　鶴見俊輔さんの仕事　1……1094
ハンセン病の外来治療への道を歩んで（六）……105
ハンセン病の現状　平成6年版……1009
ハンセン病（問題）のこと正しく知っていますか？語り合おう、真実の話。……1149
　第3版……1149
　第5版……1149
　第6版……1149
　第7版……1149
　第9版……1149
　第10版……1149
　第11版……1149
　第12版……1150
　第13版……1150
　第14版……1150
　第15版……1150, 1169
ハンセン病の社会史　日本「近代」の解体のために……1101
ハンセン病の「脱」神話化　自己実現型ボランティアの可能性と陥穽……1102
ハンセン病の向こう側……1139
ハンセン病の薬物療法の進め方……1104
ハンセン病の療養所をつくったお坊さん……161, 1142
ハンセン病の歴史　光田健輔著「回春病室」より……99
ハンセン病博物館へようこそ　第3版……1096
ハンセン病は人に何をもたらしたのか　ハンセン病療養所の創設から現代まで……1093
ハンセン病反省なき国家『「いのち」の近代史』……1107
ハンセン病フォーラム　それでも人生にイエス、か？ーハンセン病の終末を迎え、入所者の皆さんと共に考える　2017年6月24日（土）於大阪YMCA国際文化センター……71
ハンセン病文学資料拾遺　予防協会募集原稿／患者作品映画素材集……520
ハンセン病文学資料拾遺　第2巻　患者創作集／患者作品映画素材集（2輯）……520
ハンセン病文学全集
　第1巻　小説一……174, 1130
　第2巻　小説二……174, 1130
　第3巻　小説三……174, 1130
　第4巻　記録・随筆……175, 1130
　第5巻　評論……175, 1130
　第6巻　詩一……175, 1130
　第7巻　詩二……175, 1130
　第8巻　短歌……175, 1131
　第9巻　俳句・川柳……175, 1131
　第10巻　児童作品……175, 1131

ハンセン病文学全集関係資料……175
ハンセン病文学全集（書評・関連資料）……175
ハンセン病文学読書会のすすめ……86, 1113
〔小川正子〕《冊子》ハンセン病報道は真実を伝え得たか……101
ハンセン病報道は真実を伝え得たか……81, 1099
ハンセン病問題から学び、伝える　差別のない社会をつくる人権学習……71, 1106
ハンセン病問題関連法令等資料集　国立ハンセン病資料館ブックレット　2　増補改訂版……1096, 1167
ハンセン病問題検証会議報告書……1138
ハンセン病問題これまでとこれから……1104
ハンセン病問題に関する検証会議最終報告書　2005年3月……1138
ハンセン病問題に関する検証会議最終報告書　上……1104
ハンセン病問題に関する検証会議最終報告書　下　被害実態調査報告　胎児等標本調査報告……1104
ハンセン病問題に関する検証会議最終報告書（別冊）ハンセン病問題に関する被害実態調査報告　2005年3月……1138
ハンセン病問題に関する検証会議最終報告書（別冊）胎児等標本調査報告書　2005年3月……1138
ハンセン病問題は終わっていない　岩波ブックレット　No.567……1109
ハンセン病問題を語り継ぐもの　講演会 - マレーシア・中国・日本より -　第1回……70
ハンセン病問題を語り継ぐもの　講演会 - マレーシアと日本より -　第2回……70
ハンセン病療養所……369
ハンセン病療養所　隔離の90年……71, 75, 1092
ハンセン病療養所　冬敏之短編小説集……1135
ハンセン療養所歌人全集……1141
ハンセン療養所語り部証言集
　邑久光明園編……1161
　長島愛生園編……1161
ハンセン病療養所から50年目の社会へ……1098
ハンセン病療養所世界遺産登録推進協議会年次報告書　2019（令和元）年度……1158
ハンセン病療養所世界遺産登録推進協議会年次報告書
　2020（令和2）年度　Annual Report……1158
　2021（令和3）年度　Annual Report……1158, 1169
ハンセン病療養所退所者実態調査報告書……87, 1138

ハンセン病療養所と自治の歴史……69, 1152
ハンセン病療養所に生きた女たち……264, 1107
ハンセン病療養所入所者　語り部覚え書付　今はエピソード……137, 1150
ハンセン病療養所入所者の60年　自分の十字架を背負って……852
ハンセン病療養所のエスノグラフィ……77, 1110
ハンセン病療養所の現状と将来　好善社ブックレット11……264
ハンセン病療養所の世界遺産登録を実現しよう！……1152
ハンセン病療養所百年の居場所……1092
ハンセン病療養所レクイエム　精神障害合併病棟の人々……1086
ハンセン病療養所を生きる　隔離壁を砦に……1091
ハンセン病療養所を世界遺産に。……1152
ハンセン病療養所を世界遺産に。（英語版）……1152
ハンセン病を生きて　きみたちに伝えたいこと……519, 1144
ハンセン病を考えることは人間を考えること　To think about leprosy is to think about people……1102
ハンセン病を正しく理解するために　普及啓発DVD……1161
ハンセン病をどう教えるか……1093
ハンセン病を撮り続けて　趙根在写真集……1101
ハンセン病を取りまく問題について正しく理解するために……1157
ハンセン病を理解するために……96
パンデミック　＜病＞の文化史　埼玉学園大学研究叢書　第9巻……1087
はんてんぼく　句集……129
ハンナとエダ　愛と奉仕の生涯……1135
ハンナ・リデル　ハンセン病救済に捧げた一生……161, 1080
ハンナ・リデル消息……161
ハンナ・リデルと回春病院……1080
〔神谷美恵子〕晩年の日々……93
萬籟（第十二集）……112

【ひ】

ヒイラギの檻　20世紀を狂奔した国家と市民の墓標……520, 1092
ひいらぎの垣根をこえて　ハンセン病療養所の女たち……1097
柊の垣はいらない　救らいに生涯をささげた医師の足跡……519
東村山と全生園　明日に託すもの……521
悲歌選評　長島に生きる……113, 1114
光仰ぐ日あるべし　南島のハンセン病療養所の五〇年……1038
光ある方へ……723

光と風と　歌集……109, 1119
ひかりの足跡　ハンセン病・精神障害とわが師わが友……1088
光の杖　詩集……605, 1122
光は見えたか　ハンセン病家族訴訟3年（全4回）……1167, 1172
光を求めて扉を開かん　ハンセン病元患者たちのたたかい……1099
彼岸　句集……725
秘境を開く……261, 1106
非国民文学論……1113
被差別マイノリティのいま　差別禁止法制定を求める当事者の声……1083
悲惨のどん底……138
ヒステリーに就いて……1066
微生物・免疫学教室のあゆみ　斉藤肇教授退官記念誌……16
備前国豊原庄（弘法寺）　中世の窓から　荘園の風景　11……1145
飛騨に生まれて　宮川量遺稿集……103, 1089
日照草……853
一筋の道　わが回想録……82
ひとつの世界　火山地帯同人作品集……954
ひとつぶの露　句集……848
ひとつ螢……115
人になりたい―ただひたすらに　菊池恵楓園入所者　早野孝義遺稿集……853
人の林で……1112
一葉　青木恵哉遺句集……1001
〔神谷美恵子〕ひと、本に会う　私の読書術　死をみつめて心の支え……90
ひとりしづか（『碑通信』第2集草稿）……168
『ひとりしづか』原作者浅野寿恵子の家計略図……168
一人になる　医師小笠原登とハンセン病強制隔離政策……1161, 1169
灯泥
　①……521
　創刊号（昭和25年12月15日）……521
　3月号（昭和26年2月15日）……521
　第5集（昭和26年4月15日）……521
　第6集（昭和26年5月15日）……521
　第7集（昭和26年6月15日）……521
　第8集（昭和26年7月15日）……521
　第9集（昭和26年9月15日）……521
　12月号（昭和26年12月15日）……521
　No.11（昭和27年4月15日）……521
　第12集（昭和27年7月12日）……521
　第13輯（昭和27年9月30日）……521
　No.14（昭和27年11月25日）……521
　第15輯（昭和28年2月25日）……522
檜の影……779
　2月号　第5巻　第2号……777
　8月号　第5巻　第8号……777
　9月号　第5巻　第9号……778
　10月号　第5巻　第10号……778

11月号　第5巻　第11号……778
1月号　第6巻　第1号……778
3月号　第6巻　第3号……778
5月号　第6巻　第5号（昭和7年5月1日）……778, 854
6月号　第6巻　第6号……778
No.7　第6巻　第7号……778
No.8　第6巻　第8号（昭和7年8月1日）……778, 854
No.9　第6巻　第9号（昭和7年9月1日）……854
No.10　第6巻　第10号……778
No.11　第6巻　第11号（昭和7年11月1日）……778, 854
No.12　第6巻　第12号……778
No.1　第7巻　第1号……778
3月号　第7巻　第3号（昭和8年3月1日）……778
4月号……778
5月号（昭和8年5月1日）……779
6月号（昭和8年6月1日）……779
9月号　第7巻　第9号……779
新年号　第8巻　第1号（昭和9年1月15日）……779
2月号　第8巻　第2号（昭和9年2月15日）……779, 854
3月号　第8巻　第3号（昭和9年3月15日）……779
4月号　第8巻　第4号（昭和9年4月15日）……779, 854
5月号（昭和9年5月15日）……779, 854
6月号（昭和9年6月15日）……779, 854
8月号（昭和9年8月15日）……779
9月号（昭和9年9月15日）……779, 854
10・11号（昭和9年11月15日）……779, 855
12月号（昭和9年12月15日）……779
2月号（昭和10年2月15日）……779, 855
6月号（昭和10年6月15日）……780
7月号　第9巻　第7号（昭和10年7月15日）……780, 855
8月号　第9巻　第8号（昭和10年8月15日）……780, 855
9月号　第9巻　第9号（昭和10年9月15日）……780, 855
10月号　第9巻　第10号（昭和10年10月15日）……780, 855
11月号　第9巻　第11号（昭和10年11月15日）……780, 855
12月号　第9巻　第12号（昭和10年12月15日）……780
新年号　第10巻　第1号（昭和11年1月15日）……780
2月号　第10巻　第2号（昭和11年2月15日）……780
3月号　第10巻　第3号（昭和11年3月15日）……780
4月号　第10巻　第4号（昭和11年4月15日）……780

5月号　第10巻　第5号（昭和11年5月15日）……780, 855
6月号　第10巻　第6号（昭和11年6月15日）……780
7月号　第10巻　第7号（昭和11年7月15日）……780
8月号　第10巻　第8号（昭和11年8月15日）……780, 855
9月号　第10巻　第9号（昭和11年9月15日）……781, 855
10月号　第10巻　第10号（昭和11年10月15日）……781, 855
11月号　第10巻　第11号（昭和11年11月15日）……781, 855
12月号　第10巻　第12号（昭和11年12月15日）……781, 855
新年号　第11巻　第1号（昭和12年1月15日）……781, 782, 856
2月号　第11巻　第2号（昭和12年2月15日）……781
3月号　第11巻　第3号（昭和12年3月15日）……781, 782, 856
4月号　第11巻　第4号（昭和12年4月15日）……781, 782, 856
5月号　第11巻　第5号（昭和12年5月15日）……781, 782, 856
6月号　第11巻　第6号（昭和12年6月15日）……781, 782, 856
7月号　第11巻　第7号（昭和12年7月5日）……781, 782, 856
8月号　第11巻　第8号（昭和12年8月5日）……781, 782, 856
9月号　第11巻　第9号（昭和12年9月15日）……781, 782
10月号　第11巻　第10号（昭和12年10月15日）……781
11月号　第11巻　第11号（昭和12年11月5日）……782, 856
12月号　第11巻　第12号（昭和12年12月15日）……782, 856
1月号　第12巻　第1号（昭和13年1月15日）……782
2月号　第12巻　第2号（昭和13年2月15日）……782, 856
3月号　第12巻　第3号（昭和13年3月15日）……782, 856
4月号　第12巻　第4号（昭和13年4月15日）……783, 856
5月号　第12巻　第5号（昭和13年5月15日）……783, 856
6月号　第12巻　第6号（昭和13年6月15日）……783, 857
7月号　第12巻　第7号（昭和13年7月15日）……783, 857
8月号　第12巻　第8号（昭和13年8月15日）……783, 857
10月号　第12巻　第10号（昭和13年10月15日）……783, 857

第12巻　第11号（昭和13年11月15日）……783, 857
12月号　第12巻　第12号（昭和13年12月15日）……783, 857
1月号　第13巻　第1号（昭和14年1月15日）……783, 857
2月号　第13巻　第2号（昭和14年2月15日）……783, 857
3月号　第13巻　第3号（昭和14年3月15日）……783
4月号　第13巻　第4号（昭和14年4月15日）……783, 857
5・6月号　第13巻　第6号（昭和14年6月15日）……783
7月号　第13巻　第7号（昭和14年7月15日）……783, 857
8月号　第13巻　第8号（昭和14年8月15日）……783, 857
9月号　第13巻　第9号（昭和14年9月15日）……784, 857
10月号　第13巻　第10号（昭和14年10月15日）……784, 857
11月号　第13巻　第11号　第153号（昭和14年11月15日）……784, 858
12月号　第154号（昭和14年12月15日）……784, 858
新年号　第14巻　第1号（昭和15年1月15日）……784, 858
2月号　第14巻　第2号（昭和15年2月15日）……784, 858
3月号　第14巻　第3号（昭和15年3月15日）……784, 858
4月号　第14巻　第4号（昭和15年4月15日）……784, 858
5月号　第14巻　第5号（昭和15年5月15日）……784, 858
6月号　第14巻　第6号（昭和15年6月15日）……784, 858
7月号　第14巻　第7号（昭和15年7月15日）……784, 858
8月号　第14巻　第8号（昭和15年8月15日）……784, 858
9月号　第14巻　第9号　通巻第163号（昭和15年9月15日）……784, 858
10月号　第14巻　第10号　通巻第164号（昭和15年10月15日）……784, 858
11月号　第14巻　第11号　通巻165号（昭和15年11月15日）……784, 858
12月号（昭和15年12月15日）……785, 859
新年号　第15巻　第1号　通巻第167号（昭和16年1月15日）……785, 859
2月号　第15巻　第2号（昭和16年2月15日）……785, 859
3月号　第15巻　第3号（昭和16年3月15日）……785, 859
4月号　第15巻　第4号（昭和16年4月15日）……785, 859

5月号　第15巻　第5号　通巻第171号（昭和16年5月15日）……785, 859

6月号　第15巻　第6号（昭和16年6月15日）……785, 859

7月号　第15巻　第7号（昭和16年7月15日）……785, 859

8月号　第15巻　第8号（昭和16年8月15日）……785, 859

9月号　第15巻　第9号（昭和16年9月15日）……785, 859

10・11月合併号　第15巻　第10号（昭和16年11月15日）……785

11・12月合併終刊号　第15巻　第10号　通巻116号（昭和16年11月15日）……859

5月号　第20巻　第5号（昭和21年5月15日）……910

7月号　第20巻　第7号（昭和21年7月15日）……910

8月号　第20巻　第8号（昭和21年8月15日）……910

9月号　第20巻　第9号（昭和21年9月15日）……910

11月号　第20巻　第11号（昭和21年11月15日）……910

12月号　第20巻　第12号（昭和21年12月15日）……910

檜影

復刊号　第21巻　第6号（昭和22年11月15日）……787

新春号　第22巻　第1号（昭和23年2月15日）……787, 788

陽春号　第22巻　第2号（昭和23年5月15日）……787, 788

初夏号　第23巻　第3号（昭和23年8月15日）……787, 788

秋季号　第23巻　第4号（昭和23年10月15日）……787, 788

11・12月号　第22巻　第4号（昭和23年12月15日）……910

新春号　第24巻　第1号（昭和24年1月15日）……787, 788, 862

1・2月号　第23巻　第2号（昭和24年3月15日）……910

陽春号　第24巻　第2号（昭和24年4月5日）……787, 788

檜の影　3・4月号　第23巻　第2号（昭和24年5月15日）……910

檜影

秋季号　第24巻　第4号（昭和24年10月15日）……787, 788, 862

（昭和24年11月25日）……787, 788

陽春号　第25巻　第1号（昭和25年3月20日）……788, 861

5月号　第25巻　第3号（昭和25年5月25日）……788, 861

檜の影　第25巻　第4号（昭和25年7月1日）……160, 788

6・7月号　第25巻　第5号（昭和25年7月25日）……788, 862

8月号　第25巻　第6号（昭和25年8月30日）……788, 862

9月号　第25巻　第7号（昭和25年10月30日）……788, 862

第25巻　第8号（昭和25年12月20日）……789, 862

1・2月号　第26巻　第1号（昭和26年2月20日）……789

檜の影

5月号　第25巻　第4号（昭和26年5月15日）……911

6月号　第25巻　第5号（昭和26年6月25日）……911

8月号　第25巻　第7号（昭和26年8月25日）……911

9月号　第25巻　第8号（昭和26年9月25日）……911

10・11月号　第25巻　第9号（昭和26年11月15日）……911

12月号　第25巻　第10号（昭和26年12月15日）……911

5月号　第26巻　第3号（昭和27年5月15日）……911

6月号（昭和27年6月20日）……911

7月号（昭和27年7月20日）……911

2月号　第32巻　第2号（昭和33年2月15日）……911

3月号　第32巻　第3号（昭和33年3月15日）……912

4月号　第32巻　第4号（昭和33年4月15日）……912

5・6月号　第32巻　第5号（昭和33年6月10日）……912

9月号　第32巻　第8号（昭和33年9月10日）……912

6月号　第33巻　第6号（昭和34年6月15日）……912

7月号　第33巻　第7号（昭和34年7月5日）……912

9月号　第33巻　第9号（昭和34年9月5日）……912

10月号　第33巻　第10号（昭和34年10月5日）……912

1月号　第34巻　第1号（昭和35年1月5日）……912

2月号　第34巻　第2号（昭和35年2月5日）……912

3月号　第34巻　第3号（昭和35年3月5日）……912

6月号　第34巻　第6号（昭和35年6月5日）……912

11月号　第34巻　第11号（昭和35年11月5日）……912

12月号　第34巻　第12号（昭和35年12月5日）……912

1月号　第35巻　第1号（昭和36年1月5日）……912

2月号　第35巻　第2号（昭和36年2月5日）……913

3・4月号　第35巻　第3号（昭和36年4月5日）……913

6月号　第35巻　第5号（昭和36年6月5日）……913

7月号　第35巻　第6号（昭和36年7月5日）……913

8月号　第35巻　第7号（昭和36年8月5日）……913

9月号　第35巻　第8号（昭和36年9月5日）……913

10月号　第35巻　第9号（昭和36年10月5日）……913

12・1月号　第35巻　第11号（昭和36年12月5日）……913

2月号　第36巻　第1号（昭和37年2月5日）……913

3月号　第36巻　第2号（昭和37年3月5日）……913

5月号　第36巻　第4号（昭和37年5月5日）……913

7月号　第41巻　第7号（昭和42年7月10日）……913

8月号　第41巻　第8号（昭和42年8月10日）……913

9月号　第41巻　第9号（昭和42年9月10日）……913

10月号　第41巻　第10号（昭和42年10月10日）……913

11月号　第41巻　第11号（昭和42年11月10日）……914

12月号　第41巻　第12号（昭和42年12月10日）……914

1月号　第42巻　第1号（昭和43年1月10日）……914

2月号　第42巻　第2号（昭和43年2月10日）……914

3月号　第42巻　第3号（昭和43年3月10日）……914

4月号　第42巻　第4号（昭和43年4月10日）……914

5月号　第42巻　第5号（昭和43年5月10日）……914

6月号　第42巻　第6号（昭和43年6月10日）……914

7月号　第42巻　第7号（昭和43年7月10日）……914

8月号　第42巻　第8号（昭和43年8月10日）……914

9月号　第42巻　第9号（昭和43年9月10日）……914

10月号　第42巻　第10号（昭和43年10月10日）……914

11月号　第42巻　第11号（昭和43年11月10日）……914

12月号　第42巻　第12号（昭和43年12月10日）……914

1月号　第43巻　第1号（昭和44年1月10日）……914

2月号　第43巻　第2号（昭和44年2月10日）……915

3月号　終刊　第43巻　第3号（昭和44年3月10日）……915

檜の影短歌

第23巻　第3号（昭和24年8月15日）……910

第24巻　第1号（昭和25年2月10日）……910

3・4月号　第24巻　第2号（昭和25年4月25日）……910

5月号　第24巻　第3号（昭和25年5月20日）……910

6・7月号　第24巻　第4号（昭和25年7月15日）……910

8月号　第24巻　第5号（昭和25年8月15日）……910

9月号　第24巻　第6号（昭和25年9月25日）……911

（昭和25年10月15日）……852

11月号　第24巻　第8号（昭和25年11月15日）……911

12月号　第24巻　第9号（昭和25年12月10日）……911

2・3月号　第25巻　第2号（昭和26年3月15日）……911

4月号　第25巻　第3号（昭和26年4月15日）……911

〔神谷美恵子〕日の出　創刊号（2021年9月15日）……97

日の本　らい者に生れて　白描……1115

日の本の癩者に生れて　白描の歌人　明石海人……1114

檜の山のうたびと……850

火花　北条民雄の生涯……517, 1113, 1162

日々あらた　歌集……108

皮膚病診療　第5巻　第9号……1086

〔蕗之芽会〕備忘録 №1……125

ヒマラヤ山麓の夕映え　インドのハンセン病者に奉仕した婦人宣教師メリー・リードの生涯……103, 1075

ひまわり　歌集……109, 1118

向日葵通り　歌集……1118

白色白光　歌集……518

白道

第1巻第1号～第72号……21

第73号～第131号……21

第132号～第202号……21

第203号～第273号……21

第310号～第369号……21

残部　1号～38号……21

残部　274号～309号……21

残部　280号～304号……21

残部　296号～343号……21

百年の星霜〔第二部〕……845

百年を啼く鴬……1134

百間川　歌集……113

100分de名著　神谷美恵子「生きがいについて」……97

日向路　句集……848

ヒューマニズムの危機　新しい人間主義の構想……1061

ヒューマンインデックス「人間の碑」日本列島史跡探訪調査目録……168

「病者」になることとやめること　米軍統治下沖縄におけるハンセン病療養所をめぐる人々……1099

病床　その日　その日……723

評伝徳島人　北條民雄……520

漂泊の日に……519, 1123

開かれた扉　ハンセン病裁判を闘った人たち……76, 1104

開かれた門　合同歌集……518, 1115

ヒルティ著作集

8　悩みと光……1062

9　キリストの福音……1062

広場

11号（昭和29年5月）……523

12号（昭和29年6月）……523

15号（昭和29年12月）……523

16号……523

琵琶崎待労院創立五十周年記念……166

【ふ】

ファインダーの向こうに　井上光彦写真集……69

不安の概念……1064

〔楓蔭会〕年報……39

楓蔭集……107

封印の島　上……81, 1133

封印の島　下……81, 1133

風光　合同歌集……107, 1154

風水害記念誌　第三區府縣立外島保養院……604

風雪の紋　栗生楽泉園患者50年史……364, 1094

風紋

9月号Ⅲ……132

第7号（昭和33年1月1日）……132

第11号（昭和33年5月1日）……132

第15号（昭和33年9月1日）……132

第16号（昭和33年10月1日）……132

第17号（昭和33年11月1日）……132

第19号（昭和34年1月20日）……132

第22号（昭和34年5月25日）……132

第23号（昭和34年6月25日）……132

第27号（昭和35年2月25日）……132

第30号（昭和35年8月8日）……132

第31号（昭和35年9月20日）……132

第33号（昭和36年1月25日）……132

第45号（昭和53年3月20日）……132

第46号（昭和57年4月10日）……133

第47号（昭和58年5月20日）……133

第48号（昭和59年4月1日）……133

第49号（昭和59年8月10日）……133

第50号（昭和60年6月2日）……133

第51号（昭和60年11月25日）……133

第52号（昭和63年5月10日）……133

風紋句会

（平成5年版）……133

（平成6年版）……133

（平成7年版）……133

（平成8年版）……133

（平成9年版）……133

（平成10年版）……133

（平成11年版）……134

（平成12年版）……134

（平成13年版）……134

（平成14年版）……134

（平成15年版）……134

（平成16年版）……134

（平成18年版）……134

（平成19年版）……134

（平成20年版）……134

（平成21年版）……134

フォーラム　ハンセン病の歴史を考える　皓星社ブックレット　2……70, 1107

深い淵から　ハンゼン氏病患者生活記録……78, 1108

深川徹　遺歌集……953

蕗童子　句集……367

蕗之芽（昭和九年～十一年）……123

蕗の芽　版画……123

蕗の芽　版画句集……123

蕗の芽会

№2（昭和26年度）……125

記録帳（1955.12～）……124

記録帳（昭和35年度）……125

記録帳（昭和41年度～）……126

記録簿……125

句会日誌 №3……125

〔蕗之芽会句会日誌〕 №4……125

句会日誌 №5……125

句会記録 №6……125

句会記録 №7……125

句会記録 №8……125

句会記録 №9……125

句会記録 №10……125

句会記録 №11……125

句会記録 №12……125

句会記録 №13……125

句会記録 №14……125

句会記録 №15……125

住所録……124

出句　出席帳　例会……125

備忘録　№1……125

会概史　昭和六年～五十五年……124

例会記録……126

例会　出句出席者記録帳……126

蕗の芽句集……122

福祉・医療における排除の多層性……80, 1084

複数の沖縄　ディアスポラから希望へ……1080

復生病院70年の歩み……168

復生病院と身延深敬病院の創立因縁……

162, 168
不幸な楽園　雑誌にみる病める足跡……
　　518, 1129
不作為犯　鏡巧歌集……110, 1117
富士　第 18 号（昭和 43 年 8 月 30 日）……
　　648
富士川游著作集
　　第 1 巻……1085
　　第 2 巻……1085
　　第 3 巻……1085
　　第 4 巻……1086
　　第 5 巻……1086
　　第 6 巻……1086
　　第 7 巻……1086
　　第 8 巻……1086
　　第 9 巻……1086
　　第 10 巻……1086
不二出版総合図書目録　2001 年……177
藤田三四郎散文集 - 水仙の花を手にして
　　 -……365
藤田三四郎散文集　- マーガレットの思い
　　出……365
藤田三四郎詩集……365
藤の花……169
藤本とし　随筆集……606
不自由者棟の暮らし　ハンセン病療養所の
　　現在……1136
〔小川正子〕婦人の窓　文学のふるさと
　　小島の春　放送台本　昭 39……100
〔神谷美恵子〕双見宛て　神谷永子　手紙
　　便箋 1 枚……92
〔神谷美恵子〕双見美智子宛　神谷徹・永
　　子　ハガキ 2 通 / 手紙 1 通……90
仏縁・歌縁……115
仏教の思想 1　知恵と慈悲〈ブッダ〉……
　　1060
復権への日月　ハンセン病患者の闘いの記
　　録……75, 1099
吹雪と細雨　北條民雄　いのちの旅……
　　517, 1113
吹雪と細雨　北條民雄・いのちの旅　新
　　版……1113
踏跡……167
踏切　詩謡……606
冬風の島　遺歌集……611, 1119
冬銀河　句集……122, 1120
冬草……1116
冬さうび……1120
冬潮　歌集……723
ふゆの草　歌集……848, 1119
冬の旅……138
冬の花　歌集……365
冬の光　歌集……519
芙蓉
　　第 1 巻　第 1 号　夏季号　創刊号（昭和
　　　24 年 9 月 20 日）……636
　　第 1 巻　第 2 号　冬季号（昭和 25 年 3
　　　月 20 日）……636, 645
　　第 3 巻　第 1 号　春季号　第 3 号（昭和

　　　25 年 7 月 20 日）……636
　　第 4 巻　第 1 号　春季号（昭和 26 年 5
　　　月 30 日）……636, 645
　　第 4 巻　第 2 号　秋季号……636
　　第 4 巻　第 2 号　夏季号（昭和 26 年 9
　　　月 30 日）……636, 645
　　第 4 巻　第 3 号　秋季号（昭和 26 年 12
　　　月 25 日）……636, 645
　　第 5 巻　第 1 号　陽春号（昭和 27 年 4
　　　月 5 日）……637, 645
　　第 4 巻　第 4 号　冬季号（昭和 27 年 6
　　　月 5 日）……636, 645
　　第 5 巻　第 2 号　夏季号（昭和 27 年 10
　　　月 30 日）……637, 645
　　第 5 巻　第 3 号　冬季号（昭和 28 年 1
　　　月 1 日）……637, 645
　　第 6 巻　第 1 号　緑蔭号（昭和 28 年 7
　　　月 1 日）……637, 645
　　第 6 巻　第 2 号　冬季号（昭和 29 年 1
　　　月 1 日）……637, 646
　　第 7 巻　第 1 号　夏季号（昭和 29 年 5
　　　月 1 日）……637
　　第 7 巻　第 1 号　春季号（昭和 29 年 5
　　　月 10 日）……646
　　第 7 巻　第 2 号　盛夏号（昭和 29 年 8
　　　月 10 日）……637, 646
　　第 7 巻　第 3 号　秋季号（昭和 29 年 10
　　　月 30 日）……637, 646
　　第 7 巻　第 4 号　11,12 月号（昭和 29
　　　年 12 月 30 日）……637, 646
　　第 8 巻　第 1 号　1・2 月号（昭和 30 年
　　　2 月 25 日）……637
　　第 8 巻　第 4 号（昭和 30 年 8 月 25
　　　日）……637, 646
　　第 8 巻　第 5 号　9・10 月号（昭和 30
　　　年 10 月 25 日）……637, 646
　　1957　1（昭和 32 年 1 月 31 日）……637,
　　　646
　　1958　春季号（昭和 33 年 4 月 25
　　　日）……637, 646
　　別冊　1958　№ 1　Vol.1（昭和 33 年 6
　　　月 10 日）……646
　　第 2 巻　第 2 号　夏季号（昭和 33 年 7
　　　月 25 日）……637, 646
　　第 2 巻　第 3 号　秋季号（昭和 33 年 10
　　　月 25 日）……638, 646
　　第 3 巻　第 1 号　冬季号（昭和 34 年 1
　　　月 20 日）……638, 646
　　第 3 巻　第 2 号　春季号（昭和 34 年 4
　　　月 25 日）……638, 646
　　第 3 巻　第 3 号　夏季号（昭和 34 年 8
　　　月 20 日）……638, 646
　　第 4 巻　第 1 号（昭和 35 年 1 月 25
　　　日）……647
腐葉土　歌集……112
芙蓉は散らず……644, 1072
部落史研究からの発信　第 3 巻……1083
プラトン　国家　ソクラテスの弁明　クリ
　　トン　世界の大思想 1……1061

鞦韆　故宮崎呑子・故泉清志　追悼号……
　　124
フランス文学案内……1064
振り向けばふる里　桜山南仙句集……286
プルースト……1068
ふるさと……128
故郷に咲いた石蕗の花……66
ふるさとの風……166
ふるさとを恋ふ　庄山たつの遺歌集……
　　109
ふるさとを捨てて　合同句集……366
古城（ふるしろ）……850
觸るる　句集……848
ふれあい観音……67
ふれあい福祉だより
　　創刊号（2004 年 3 月 30 日）……173
　　第 2 号（2005 年 5 月 20 日）……173
　　第 4 号（2007 年 5 月 20 日）……173
　　第 6 号（2009 年 5 月 20 日）……173
　　第 10 号（2013 年 5 月 27 日）……173
　　第 12 号（2015）　ハンセン病問題を正し
　　　く理解するために……1108
　　第 16 号（2019）　ハンセン病問題を正し
　　　く理解するために……1108
　　第 17 号（2020）　ハンセン病問題を正し
　　　く理解するために……1108
　　第 18 号（2020）　ハンセン病問題を正し
　　　く理解するために……1108
　　第 19 号（2020）　ハンセン病問題を正し
　　　く理解するために……1108
　　第 20 号（2021）　ハンセン病問題を正し
　　　く理解するために……1108
　　第 21 号（2021）　ハンセン病問題を正し
　　　く理解するために……1108
　　第 22 号（2022）　ハンセン病問題を正し
　　　く理解するために……1108, 1168
　　第 23 号（2022）　ハンセン病問題を正し
　　　く理解するために……1108, 1168
ふれあい文芸
　　1（平成 16 年）……1131
　　2（平成 17 年）……171, 1131
　　3（平成 18 年）……171, 1131
　　4（平成 19 年）……1131
　　5（平成 20 年）……1131
　　6（平成 21 年）……171, 1131
　　平成 22 年版……1131
　　平成 23 年版……172, 1131
　　平成 24 年版……172, 1131
　　平成 25 年版……172, 1131
　　平成 26 年版……172, 1132
　　平成 27 年版……172, 1132
　　平成 28 年版……172, 1132
　　平成 29 年版……172, 1132
　　平成 30 年版……1132
　　平成 31 年版……172, 1132
　　令和 2 年版……172, 1132
　　令和 3 年版……1132
　　令和 3 年版　第 2 版……1132
ふれあい文芸　令和 4 年版……172, 1132

プロジェクト　作為・不作為へ　ハンセン病・薬害問題……1110
ブロニスワフ・ピウスツキのサハリン民族誌　二十世紀初め前後のエンチウ、ニヴフ、ウイルタ　東北アジア研究センター叢書　第63号……1085
プロミン治療第一号（婦人生活）……140
文学と狂気……1063
文化と精神医学……1066
文化と福音　伝道神学論文……1074
文化の伝承を担って　思文閣美術館36年の軌跡……97
文芸集報　復刊　第9号……648
文芸首都（1951年7月1日）……137
文藝春秋　特別版（平成17年3月15日）……363
分身　詩集……726, 1124

【へ】

平和研究入門……1081
平和への念願……1068
ヘーイ！プロドライバーだ……1129
ペシャワールにて　癩そしてアフガン難民……79, 1088
隔ての海の岸辺で　長島愛生園便り……104, 1151
隔ての島とのはざまで……104, 1152
ベトナムに生きるハンセン病の人々と自立への支援　（元）患者の社会復帰支援の意味を問い直す……1111
偏見への挑戦……68
偏見への挑戦（改訂版）……68, 1149
弁護士板井優が遺したもの……1082
返礼　詩集……147, 1123
『返礼』返信抄……147

【ほ】

報恩
　第壱巻（昭和2年12月1日）……522
　第四号（昭和5年11月28日）……522
　第五号（昭和6年11月28日）……522
法音
　No. 481（平成21年11月1日）……520
　No. 482（平成21年12月1日）……521
法音寺物語（中）……67
蜂蟻（ほうぎ）
　第1巻　第1号（昭和28年5月20日）……846
　第1巻　第2号（昭和28年6月24日）……846
　巻2　No. 9（昭和29年12月20日）……847
　Vol. 2　No. 8（昭和29年12月24日）……847
　2巻　7号（昭和30年7月15日）……847
望郷　句集……519, 1120

望郷独語　句集……366
望郷の丘……1116
望郷の丘　多磨盲人会創立20周年記念誌……515, 1101
望郷の丘　盲人会が遺した多磨全生園の歴史……1138
望郷の日々に　北條民雄いしぶみ……520
〔山本肇〕忘吾抄　No. 12（昭和48年1月～49年11月）……127
奉仕のこころ　後藤安太郎追憶集……1078
北條民雄作品集　大活字版……1132
北條民雄集……1142
北條民雄小説随筆書簡集……1142
北條民雄全集　上巻……516, 1132
北條民雄全集　下巻……516, 1132
（真筆版）北条民雄日記　昭和十二年……519
《チラシ》《ポスター》北條民雄文学賞作品募集……525
報知大島　国立療養所大島青松園史料シリーズ1……712, 1108
報知大島　第41号（昭和9年1月15日）……712
〔神谷美恵子〕亡父　前田多門を語る……95
ぼくたちは生きているのだ……1144
ぼくのおじさんは、ハンセン病……1144
ぼくは写真家になる！……1144
ぼくらの感染症サバイバル　病に立ち向かった日本人の奮闘記……1143
星影　第3輯（昭和5年11月15日）……516
星影　第4輯（昭和6年6月26日）……516
〔星塚敬愛園〕創立40周年記念誌……1096
〔星塚敬愛園〕創立60周年記念誌……955
〔星塚敬愛園〕創立80周年記念誌……955
〔星塚敬愛園〕年報
　平成24年度……955
　平成25年度……955
　平成26年度……955
　平成27年度……955
　平成28年度……955
　平成29年度……975
　平成30年度……1042
星塚随想集……955
星塚よ永遠に　名もなき星たちに捧ぐ……975
星の眠る町から　ハンセン病療養所・それぞれの再出発……1104
ぼだい樹の木蔭で　インド救ライの道……1089
蛍の川……1134
螢袋　句集……363
牡丹のあと　歌文集……953, 1117
北海道紀行……166
〔神谷美恵子〕没後30年　神谷美恵子がのこしたもの
　アンケート統計……97

神谷書庫よりの貸し出し目録……96
事業終了報告書……96
出品目録……96
チケット……96
チラシ……96
展示を冊子にまとめたもの……97
報道・掲載リスト……97
ポスター……96
ホトトギス　第91巻第8号（昭和63年8月1日）……128
穂波実相……723
焔について……148
焔に薪を……148
ほのぐらい灯心を消すことなく……105, 1097
微笑まなかった男……137, 1135
ほほえみて……80
穂水　歌集……116
ホモ・ルーデンス……1061
ボランティアの原点　助け合い・支え合い・分かち合う心……1084
ボランティア論　共生の理念と実践……1084
〔本田一杉・梶井枯骨偲ぶ会〕
　挨拶状……131
　短冊の重さ……131
　手紙……131
本田一杉句集……135
「本田一杉を偲ぶ会」に寄せて……131
本田勝昌の世界　我が心に響いた軌跡……69
ボンちゃんは82歳、元気だよ！　あるハンセン病回復者の物語り……1127
ほんとうの教育者はと問われて……1062
ほんとうの教育者はと問われて　朝日選書……1062
本妙寺部落の解消……160
本妙寺癩部落解消と其前後処分に就て……160
本妙寺らい部落とその解消……160

【ま】

前田多門　その文・その人……1068
真金吹く　歌集……113
幕間……1069
〔小川正子〕正子……100
ますかっと　川柳……118
川柳読本　満寿美……121
マダン創刊号　合同短歌文集……109
街角の赤電話　作詞……606
〔松丘保養園〕創立60周年記念史……263
松丘保養園創立80周年記念誌……1108
松丘保養園創立90周年記念誌……263, 1141
松丘保養園創立百周年記念誌……263, 1136
松丘保養園の人々　日々の生活……263
松風　句集……261, 1120
MADO　No. 2……644

MADO　3　伊藤朋二郎集……644
窓第七集　駿河山人　赤城たけ子句集……644
まとめ……1039
まなうらの銀河　歌集……364
＜眼差される者＞の近代　部落民・都市下層・ハンセン病・エスニシティ……1082
まなざし　癩に耐え抜いた人々……104, 1089
まなざし　その二　癩に耐え抜いた人々……104, 1089
麻痺した顔　らいの検診カルテから……72, 1089
真夜の祈……122
マルジナリアでつかまえて 2 世界でひとつの本になるの巻……89
満州の救癩運動……162
萬寿果
　第二巻第二号（S10 年 9 月 25 日）……162
　第三巻第一号（S11 年 2 月 15 日）……162, 164
　第三巻第二号（S11 年 8 月 25 日）……162, 164
　第三巻第三号（S12 年 1 月 25 日）……162, 165
　第四巻第一号（S12 年 3 月 28 日）……163, 164, 165
　第四巻第二号（S12 年 6 月 25 日）……163, 164, 165
　第四巻第三号（S12 年 9 月 18 日）……163, 164, 165
　第四巻第四号（S12 年 12 月 19 日）……163, 164, 165
　第五巻第一号（S13 年 2 月 28 日）……163, 164, 165
　第五巻第二号（S13 年 6 月 26 日）……163, 164, 165
　第五巻第三号（S13 年 12 月 18 日）……163, 164
　第六巻第一号（S14 年 4 月 1 日）……163, 164
　第六巻第二号（S14 年 6 月 22 日）……163, 164, 165
　第六巻第三号（S14 年 12 月 30 日）……163, 165
　第七巻第一号（S15 年 2 月 11 日）……163, 165
　第七巻第三号（S15 年 8 月 31 日）……163, 165
　第七巻第四号（S16 年 1 月 14 日）……163, 165
　第八巻第一号（S16 年 4 月 17 日）……163, 166
　第八巻第二号（S16 年 7 月 23 日）……163, 165, 166
　第八巻第三号（S16 年 10 月 19 日）……164, 166
　第九巻第一号（S17 年 5 月 10 日）……164
　第十巻第一号（S18 年 8 月 10 日）……164
　第十巻第二号（S19 年 1 月 4 日）……164
曼珠沙華……516
萬葉の作品と時代……116

【み】

見えてくる　詩集……1124
見える　癩盲者の告白……137
見える　あるハンセン病者の告白……137
澪　歌集……723
彌撒旦暮……953
見知らぬ文化の衝撃　文化人類学に生きて……1085
水甕岡山支社合同歌集
　1976 自選合同歌集　第一集　採光……116
　1981 自選合同歌集　第九集……116
　2006 年　第三十一集……113
　2007 年……114
　2015 年　第四十集……116
水甕春日井　第 41 号（昭和 57 年 7 月 25 日）……113
〔神谷美恵子〕みすず　238 号　神谷美恵子を偲ぶ……91, 92
みすず書房　図書目録　神谷美恵子著作集目録……93
水の相聞　光岡良二歌集……517
ミス　ハンナ・リデル……161
〔小川正子〕水村亮の「ほわいとぴっぐ」のうたた寝（小川正子）……100
水を汲んだ僕たち……63, 1075
三谷隆正　人・思想・信仰……1061
三谷隆正全集
　第一巻　信仰の倫理・問題の所在・アウグスチヌス……1061
　第二巻　知識・信仰・道徳　幸福論……1061
　第三巻　国家哲学・法律哲学原理・法と国家……1061
　第四巻　世界観・人生観　神の国と地の国……1061
　第五巻　信仰と生活・書簡・英文・年譜……1062
道　歌集……644
〔神谷美恵子〕美智子皇后の「心の師」神谷美恵子　われらが誇るべきこの日本人を見よ……94
〔神谷美恵子〕美智子妃が心のよりどころとした女性　神谷美恵子さんを知っていますか……94
満ち潮……1127
道しるべ……1067
道なかば　ハンセン病違憲判決から 5 年（全 4 回）……1166
道ひとすじ　昭和を生きた盲人たち……79
道ひとすじ　随筆集……109, 1126
みづきの花……518
光田健輔　人物叢書……98, 1145

光田健輔　癩に関する論文
　第一輯……14
　第二輯……15
　第三輯……15
　第四輯（林文雄論文集）……15
　第五輯（塩沼英之助・田尻敢・立川昇・上尾登）……15
光田健輔氏の日本の癩予防事業に寄与した業績に関する資料……1109
光田健輔と日本のらい予防事業　らい予防法五十周年記念……98, 1087
光田健輔物語……1142
三つの門　歌集……106, 1115
み手に伴われ……1002
緑の岩礁　詩集……138, 1122
緑のしおり……525
緑の島　歌集……725, 1116
翠ふかく　上代淑　私伝……73
南十字星……1118
身延山……161
身延深敬園の創立と沿革……161
身延深敬園満五〇周年記念誌……161
身延深敬園を回顧して……161
身延ロープウェイのしくみ……161
糞虫　歌集……723
深冬　歌集……517, 1119
身分・差別と中世社会……1076
見護られた人生……67, 1074
見守りと看取りと　看護講演集……1086
三宅俊輔追悼録……73
宮古南静園三十周年記念誌……1039, 1109, 1141
〔宮古南静園〕開園 50 周年記念誌　1981 年刊……1039
宮古南静園創立 70 周年記念誌……1136
〔宮古南静園〕年報
　平成 24 年度……1039
　（平成 25 年度、26 年度、27 年度）……1040
　（平成 28 年度）……1040
　（平成 29 年度、30 年度）……1041
宮崎松記　日本人の足跡（日本のシュバイツァー）産経新聞　平成 13　10・22-24……846
ミュージアムと負の記憶……87, 1073
見よ　生きている　ハンセン氏病信徒の証詞集……64, 1091
未来につなげたい、大切な記憶；ハンセン病療養所世界遺産登録推進協議会会報誌……1162
未来への虹　ぼくのおじさんは、ハンセン病……1161
未来への絆　ハンセン病問題から学ぶ　普及啓発 DVD……1161
未来への絆　改訂版　2018　ハンセン病問題から学ぶ　普及啓発 DVD……1161
ミル自伝……1065
民主主義の先駆者　ウィリアム・ペン……1063

民主主義の倒錯　反差別・反グローバリズムの論理……1083
民主文学
| 第310号（1991年9月1日）……137
| 第337号（1993年12月1日）……137
みんなでつくり、語り継ぐ　十坪住宅貯金箱プロジェクト……1154, 1169

【む】

無意識の構造……1059
無韻の音　深田冽集　岡山県歌人百首抄14……109, 1154
昔の癩のこぼればなし……723, 1125
向き合おう。語り合おう。今、問われるハンセン病の過去と未来……1103
麦ばあの島
| 1……1153
| 2……1153
| 3……1154
| 4……1154
麦笛　句集……953
無菌地帯　らい予防法の真実とは……1092
無窮花抄　桜井哲夫詩集……1123
無垢清浄光　宮川弘道遺稿集……610, 1146
武蔵野
| 第1号（昭和26年8月15日）……526
| 第2号（昭和26年11月10日）……526
| 第3号（昭和27年3月10日）……526
| 第4号（昭和27年7月10日）……526
むさし野怨歌……518, 1072
武蔵野短歌　11月号（昭和12年11月5日）……526
無重力へ　詩集……149
無心といふこと……1065
「むすびの家」物語　ワークキャンプに賭けた青春群像……80, 1127
村上多一郎歌集……848
《写真》平成12年10月15日　村越化石句碑開眼と祝賀……363
村越化石集……363
村越化石俳句のしおり……363

【め】

明治後期の民間非営利ハンセン病救済事業 - 仏教系施設とその創設者綱脇龍妙に関する研究 - ……161
〔小川正子〕《冊子》名誉町民小川正子女史生誕100周年記念「悲しき病世になからしめ」ハンセン病患者救済に尽くした女医小川正子の生涯……100
恵みに生かされて　国立療養所星塚敬愛園恵生教会創立50周年記念誌……1075
恵みに生きて　歌文集……725
めざせ!21世紀の国際人　5「医療・保健衛生」につくした日本人……1143
めざめた風景……1124
メディアは私たちを守れるか？　松本サリン・志布志事件にみる冤罪と報道被害……1073
目でみる「心」のバリアフリー百科　4　障害と福祉　言葉は障害をこえて……1143
目と手を借りての旅……169
女脈……644, 1128
芽生
| 昭和3年10月号（昭和3年10月）……532
| 第2巻　第4号　5月号（昭和4年5月15日）……532
| 第2巻　第5号　6月号（昭和4年6月15日）……533
| 第2巻　第6号　7月号（昭和4年7月15日）……533
| 第2巻　第7号　8・9月号（昭和4年8月15日）……532
| 第2巻　第8号　10月号（昭和4年10月15日）……533
| 第2巻　第9号　11月号（昭和4年11月15日）……533
| 第2巻　第10号　12月号（昭和4年12月15日）……533
| 第3巻　第1号　1月号（昭和5年1月15日）……532
| 第3巻　第2号　2月号（昭和5年2月25日）……532
| 第3巻　第3号　3月号（昭和5年3月15日）……533
| 第3巻　第4号　4月号（昭和5年4月18日）……533
| 第3巻　第5号　5月号（昭和5年5月15日）……532
| 第3巻　第7号　7月号（昭和5年7月15日）……533
| 第3巻　第8号　8月号（昭和5年8月15日）……533
| 第3巻　第9号　9月号（昭和5年9月15日）……532
| 第3巻　第12号　12月号（昭和5年12月20日）……532
| 第4巻　第1号　新年号（昭和6年1月23日）……526
| 第4巻　第2号　2月号　第35号（昭和6年2月25日）……526
| 第4巻　第3号　3・4月号　第36号（昭和6年4月1日）……526
| 第4巻　第4号　5月号　第37号（昭和6年5月1日）……526
| 第4巻　第5号　6月号　第38号（昭和6年6月1日）……526
| 第4巻　第6号　7月号　第39号（昭和6年6月28日）……527
| 第4巻　第7号　8月号　第40号（昭和6年7月25日）……527
| 第4巻　第8号　9月号　第41巻（昭和6年8月25日）……527
| 第4巻　第9号　10月号　第42号（昭和6年9月25日）……527
| 第4巻　第10号　第43号（昭和6年12月10日）……527
| 第5巻　第1号　第44号（昭和7年2月1日）……527, 533
| 第5巻　第2号　第45号（昭和7年4月28日）……527
| 第5巻　第3号　第46号（昭和7年6月1日）……527
| 第5巻　第4号　第47号（昭和7年8月1日）……527
| 第5巻　第5号　第48号（昭和7年10月1日）……527
| 第5巻　第6号　第49号（昭和7年12月1日）……527, 533
| 第6巻　第1号　第50号（昭和8年2月1日）……527, 533
| 第6巻　第2号　3月号　51号（昭和8年3月1日）……527, 533
| 第6巻　第3号　4月号　52号（昭和8年4月1日）……527, 533
| 第6巻　第4号　5月号　53号（昭和8年5月1日）……527, 533
| 第6巻　第5号　6月号　54号（昭和8年6月1日）……528, 534
| 第6巻　第6号　7月号　55号（昭和8年7月1日）……528, 534
| 第6巻　第7号　8月号　56号（昭和8年8月1日）……528, 534
| 第6巻　第8号　9月号　57号（昭和8年9月1日）……528, 534
| 第6巻　第9号　10月号　58号（昭和8年10月1日）……528, 534
| 第6巻　第10号　11月号　59号（昭和8年11月1日）……528, 534
| 第6巻　第11号　12月号　60号（昭和8年12月1日）……528, 534
| 第7巻　第1号　1月号　61号（昭和9年1月1日）……528, 534
| 第7巻　第2号（昭和9年2月1日）……528
| 第7巻　第3号（昭和9年3月1日）……528
| 第7巻　第4号（昭和9年4月1日）……528
| 第7巻　第5号（昭和9年5月1日）……528
| 第7巻　第6号　6月号　66号（昭和9年6月1日）……528, 534
| 第7巻　第7号　7月号　67号（昭和9年7月1日）……528, 534
| 第7巻　第8号　8月号　68号（昭和9年8月1日）……528, 534
| 第7巻　第9号　9月号　69号（昭和9年9月1日）……529, 534
| 第7巻　第10号　10月号　70号（昭和9年10月1日）……529, 534
| 第7巻　第11号　11月号　71号（昭和9年11月1日）……529, 534

〔もう一つの隔離−ハンセン病療養所附属保育所を生きて〕

第7巻　第12号　12月号　72号（昭和9年12月1日）……529, 534
第8巻　第1号　1月号　73号（昭和10年1月1日）……529, 535
第8巻　第2号　2月号　74号（昭和10年2月1日）……529, 535
第8巻　第3号　3月号　75号（昭和10年3月1日）……529, 535
第8巻　第4号　4月号　76号（昭和10年4月1日）……529, 535
第8巻　第5号　5月号　77号（昭和10年5月1日）……529, 535
第8巻　第6号　6月号　78号（昭和10年6月1日）……529, 535
第8巻　第7号　7月号　79号（昭和10年7月1日）……529, 535
第8巻　第8号（昭和10年8月1日）……529
第8巻　第9号（昭和10年9月1日）……529
第8号　第10号　10月号　82号（昭和10年10月1日）……529, 535
第8巻　第11号　11月号　83号（昭和10年11月1日）……529, 535
第8巻　第12号　12月号　84号（昭和10年12月1日）……530, 535
第9巻　第1号　1月号　85号（昭和11年1月1日）……530, 535
第9巻　第2号　2月号　86号（昭和11年2月1日）……530, 535
第9巻　第3号　3月号　87号（昭和11年3月1日）……530, 535
第9巻　第4号　4月号　88号（昭和11年4月1日）……530, 535
第9巻　第5号　5月号　89号（昭和11年5月1日）……530, 536
第9巻　第6号　6月号　90号（昭和11年6月1日）……530, 536
第9巻　第7号　7月号　91号（昭和11年7月1日）……530, 536
第9巻　第8号　8月号　92号（昭和11年8月1日）……530, 536
第9巻　第9号　9月号　93号（昭和11年9月1日）……530, 536
第9巻　第10号　10月号　94号（昭和11年10月1日）……530, 536
第9巻　第11号　11月号　95号（昭和11年11月1日）……530, 536
第9巻　第12号　12月号　96号（昭和11年12月1日）……530, 536
第10巻　第1号（昭和12年1月1日）……530
第10巻　第2号　2月号　98号（昭和12年2月1日）……530, 536
第10巻　第4号　4月号　100号（昭和12年4月1日）……531, 536
第10巻　第5号　5月号　101号（昭和12年5月1日）……531, 536
第10巻　第6号　6月号　102号（昭和12年6月1日）……531, 536
第10巻　第7号　7月号　103号（昭和12年7月1日）……531, 536
第10巻　第8号　8月号　104号（昭和12年8月1日）……531, 536
第10巻　第9号　9月号　105号（昭和12年9月1日）……531, 532, 536
第10巻　第10号　10月号　106号（昭和12年10月1日）……531, 532, 537
第10巻　第11号　11月号　107号（昭和12年11月1日）……531, 532, 537
第10巻　第12号　12月号　108号（昭和12年12月1日）……531, 532, 537
第11巻　第13号　1月号　109号（昭和13年1月1日）……537
第11巻　第2号　2月号　110号（昭和13年2月1日）……537
第11巻　第3号　3月号　111号（昭和13年3月1日）……537
第11巻　第4号　4月号　112号（昭和13年4月1日）……537
第11巻　第5号　5月号　113号（昭和13年5月1日）……537
第11巻　第6号　6月号　114号（昭和13年6月1日）……537
第11巻　第7号　7月号　115号（昭和13年7月1日）……537
第11巻　第8号　8月号　116号（昭和13年8月1日）……537
第11巻　第9号　9月号　117号（昭和13年9月1日）……537
第11巻　第11号　11月号　119号（昭和13年11月1日）……537
第11巻　第12号　12月号　120号（昭和13年12月1日）……538
第12巻　第3号　3月号（昭和14年3月1日）……538
第12巻　第4号　4月号　124号（昭和14年4月1日）……538
第12巻　第6号　6月号　126号（昭和14年6月1日）……538
第12巻　第7号　7月号　127号（昭和14年7月1日）……538
第12巻　第8号　8月号　128号（昭和14年8月1日）……538
第12巻　第9号　9月号　129号（昭和14年9月1日）……538
第12巻　第10号　10月号　130号（昭和14年10月1日）……538
第12巻　第12号　12月号　132号（昭和14年12月1日）……538
第13巻　第1号　1月号　133号（昭和15年1月1日）……538
第13巻　第5号　5月号　137号（昭和15年5月1日）……538
第13巻　第6号　6月号　138号（昭和15年6月1日）……538
第13巻　第11号　11月号　143号（昭和15年11月1日）……538
第13巻　第12号　12月号　144号（昭和15年12月1日）……539
芽生　句集……517
メリー・リード　癩に罹り癩に奉仕した婦人の生涯……73

【も】

もういいかい　ハンセン病と三つの法律……1161
もういいかい？　ハンセン病と私……82, 1099
もう、うつむかない　証言・ハンセン病……1109
盲杖　坂田泡光歌集……1118
盲導線　句集……847
〔もう一つの隔離−ハンセン病療養所附属保育所を生きて〕
　(1)「『本妙寺部落』狩込みに遭う」……1164, 1170
　(2)「1歳の時に『湯之沢部落』解散」……1164, 1170
　(3)「今も残る『光田氏反応』の注射痕」……1164, 1170
　(4)「浮浪児に非ざるも浮浪状態に近し」……1164, 1170
　(5)「大浜女史に養子に誘われて」……1164, 1170
　(6)「母は愛生園へ、子らは青松園へ」……1165, 1170
　(7)「理解があるのと家族になるのは違う」……1165, 1170
　(8)「生母と会ったのは中学生のとき」……1165, 1170
　(9)「裁判で父娘関係認められず」……1165, 1170
　(10)「保母と実母のはざまで葛藤」……1165, 1170
　(11)「ダンスホールで見初められて」……1165, 1170
　(12)「『龍田寮』最後の保母たち」……1165, 1170
　(13)「台風避難でも除け者にされて」……1165, 1171
　(14)「金城雅春、愛楽園に死す」……1165, 1171
　(15)「娘だけでなく孫娘までも」……1165, 1171
　(16)「担任教師の声かけで偏見の魔法が解ける」……1165, 1171
　(17)「船が見えなくなるまで手を振っていた」……1165, 1171
　(18)「平成になっても「子どもは産むな」と」……1166, 1171
　(19)「消毒で"遺伝病"が"伝染病"になった」……1166, 1171
　(20)「父不在を野球一筋で埋める」……1166, 1171
　(21)「無人のジャルマ島で生まれて」……

1166, 1171
- (22)「愛児を養護施設に預けて再入所」……1166, 1171
- (23)「「潜伏期間が長い」の言葉に呪縛されて」……1166, 1171
- (24)「生まれ変わっても、父の子に生まれたい」……1166, 1171
- (25)「親の毅然とした生き方が負のイメージを超克」……1166, 1172

もう一つのハンセン病史　山の中の小さな園にて……161, 1093

盲目の王将物語……1134

〔山本肇関係資料〕木語
- 第10巻第6号（昭和63年6月1日）……128
- 岡山……127
- 岡山句会……128

木馬　8号（1979年7月5日）……147

藻汐草
- 第1巻　第1号（昭和7年4月10日）……648
- 第1巻　第2号（昭和7年9月5日）……648, 727
- 第2巻　第1号（昭和8年1月15日）……648, 727
- 感謝特別号（昭和8年3月30日）……648, 727
- 第2巻　第3号（昭和8年5月30日）……648, 727
- 第2巻　第4号（昭和8年12月25日）……649, 727
- 第3巻　第1号　通巻第7号（昭和9年4月10日）……649, 727
- 第3巻　第2号　通巻第8号（昭和9年6月7日）……649, 727
- 第3巻　第3号　通巻第9号（昭和9年8月15日）……649, 727
- 第3巻　第4号　通巻第10号（昭和9年9月15日）……649, 728
- 第3巻　第5号　通巻第11号（昭和9年11月10日）……649, 728
- 第3巻　第6号　通巻第12号（昭和9年12月25日）……649, 728
- 第4巻　第1号　通巻第13号（昭和10年3月15日）……649, 728
- 第4巻　第2号　通巻第14号（昭和10年4月30日）……649, 728
- 第4巻　第3号　通巻第15号（昭和10年6月15日）……649
- 第4巻　第4号　通巻第16号（昭和10年8月10日）……649
- 第4巻　第5号　通巻第17号（昭和10年10月1日）……649, 728
- 第4巻　第6号　通巻第18号（昭和10年11月1日）……649
- 第4巻　第7号　通巻第19号（昭和10年12月1日）……649
- 第5巻　第1号　通巻第20号（昭和11年1月17日）……649, 728
- 第5巻　第3号　通巻第22号（昭和11年3月5日）……650
- 4月号　通巻第23号（昭和11年4月15日）……650
- 5月号　通巻第24号（昭和11年5月15日）……650
- 第5巻　第6号　通巻第25号（昭和11年6月5日）……650, 728
- 第5巻　第7号　通巻第26号（昭和11年7月5日）……650, 728
- 第5巻　第8号　通巻第27号（昭和11年8月5日）……650, 728
- 第5巻　第9号　通巻第28号（昭和11年9月5日）……650, 728
- 第5巻　第10号　通巻第29号（昭和11年10月5日）……650, 728
- 第5巻　第11号　通巻第30号（昭和11年11月5日）……650, 728
- 第5巻　第12号　通巻第31号（昭和11年12月5日）……650, 728
- 1月号　通巻第32号（昭和12年1月5日）……650
- 2月号　第6巻　第2号　通巻第33号（昭和12年2月5日）……650
- 3月号　第6巻　第3号　通巻第34号（昭和12年3月5日）……650, 728
- 4月号　第6巻　第4号　通巻第35号（昭和12年4月5日）……650
- 5月号　第6巻　第5号　通巻第36号（昭和12年5月5日）……650, 729
- 6月号　第6巻　第6号　通巻第37号（昭和12年6月5日）……651, 729
- 7月号　第6巻　第7号　通巻第38号（昭和12年7月5日）……651
- 8月号　第6巻　第8号　通巻第39号（昭和12年8月5日）……651, 729
- 9月号　第6巻　第9号　通巻第40号（昭和12年9月5日）……651, 729
- 10月号　第6巻　第10号　通巻第41号（昭和12年10月5日）……651
- 11月号　第6巻　第11号　通巻第42号（昭和12年11月5日）……651, 729
- 12月号　第6巻　第12号　通巻第43号（昭和12年12月5日）……651
- 1月号　第7巻　第1号　通巻第44号（昭和13年1月5日）……651
- 2月号　第7巻　第2号　通巻第45号（昭和13年2月5日）……651
- 3月号　第7巻　第3号　通巻第46号（昭和13年3月5日）……651, 729
- 4月号　第7巻　第4号　通巻第47号（昭和13年4月5日）……651, 729
- 5月号　第7巻　第5号　通巻第48号（昭和13年5月5日）……651, 729
- 6月号　第7巻　第6号　通巻第49号（昭和13年6月5日）……651, 729
- 7月号　第7巻　第7号　通巻第50号（昭和13年7月5日）……652, 729
- 8月号　第7巻　第8号　通巻第51号（昭和13年8月5日）……652, 729
- 9月号　第7巻　第9号　通巻第52号（昭和13年9月5日）……652, 729
- 10月号　第7巻　第10号　通巻第53号（昭和13年10月5日）……652, 729
- 11月号　第7巻　第11号　通巻第54号（昭和13年11月5日）……652, 729
- 12月号　第7巻　第12号　通巻第55号（昭和13年12月5日）……652
- 1月号　第8巻　第1号　通巻第56号（昭和14年1月5日）……652, 730
- 2月号　第8巻　第2号　通巻第57号（昭和14年2月5日）……652, 730
- 3月号　第8巻　第3号　通巻第58号（昭和14年3月5日）……652, 730
- 4月号　第8巻　第4号　通巻第58号（昭和14年4月5日）……652, 730
- 5月号　第8巻　第5号　通巻第59号（昭和14年5月5日）……652, 730
- 6・7月号　第8巻　第7号　通巻第60号（昭和14年7月5日）……652, 730
- 8月号　第8巻　第8号　通巻第61号（昭和14年8月5日）……652, 730
- 9月号　第9巻　第9号　通巻第62号（昭和14年9月5日）……652, 730
- 10月号　第8巻　第10号　通巻第63号（昭和14年10月5日）……653, 730
- 11月号　第8巻　第11号　通巻第64号（昭和14年11月5日）……653, 730
- 12月号　第8巻　第12号　通巻第65号（昭和14年12月5日）……653, 730
- 1月号　第9巻　第1号　通巻第66号（昭和15年1月5日）……653, 730
- 3月号　第9巻　第3号　通巻第67号（昭和15年3月5日）……653, 730
- 4月号　第9巻　第4号　通巻第68号（昭和15年4月5日）……653, 730
- 5月号　第9巻　第5号　通巻第69号（昭和15年5月5日）……653, 731
- 6月号　第9巻　第6号　通巻第70号（昭和15年6月5日）……653, 731
- 7月号　第9巻　第7号　通巻第71号（昭和15年7月5日）……653, 731
- 8月号　第9巻　第8号　通巻第72号（昭和15年8月5日）……653, 731
- 9月号　第9巻　第9号　通巻第73号（昭和15年9月5日）……653, 731
- 10月号　第9巻　第10号　通巻第74号（昭和15年10月5日）……653, 731
- 11月号　第9巻　第11号　通巻第74号（昭和15年11月5日）……654, 731
- 12月号　第9巻　第12号　通巻第75号（昭和15年12月5日）……654, 731
- 1月号　第10巻　第1号　通巻第76号（昭和16年1月5日）……654, 655, 731
- 3月号　第10巻　第3号　通巻第77号（昭和16年3月5日）……654, 655, 731
- 4月号　第10巻　第4号　通巻第78号（昭和16年4月5日）……654, 731

5月号　第10巻　第5号　通巻第79号（昭和16年5月5日）……654, 655
6月号　第10巻　第6号　通巻第80号（昭和16年6月5日）……654, 655, 731
7月号　第10巻　第7号　通巻第81号（昭和16年7月5日）……654, 655, 731
8月号　第10巻　第8号　通巻第82号（昭和16年8月5日）……654, 656, 732
9月号　第10巻　第9号　通巻第83号（昭和16年9月5日）……654, 656
11月号　第10巻　第10号　通巻第84号（昭和16年11月5日）……654, 656, 732
12月号　第10巻　第12号　通巻第85号（昭和16年12月5日）……654, 656, 732
1月号　第11巻　第1号　通巻第86号（昭和17年1月5日）……654, 656, 732
3月号　第11巻　第3号　通巻第87号（昭和17年3月5日）……654, 656, 732
4月号　第11巻　第4号　通巻88号(昭和17年4月5日)……655
5月号　第11巻　第5号　通巻第89号（昭和17年5月5日）……655, 656, 732
6月号　第11巻　第6号　通巻第90号（昭和17年6月5日）……655, 656, 732
7月号　第11巻　第7号　通巻第91号（昭和17年7月5日）……655, 656, 732
8月号　第11巻　第8号　通巻第92号（昭和17年8月5日）……655, 656, 732
9月号　通巻第93号（昭和17年9月5日）……655, 656
10月号　通巻第94号（昭和17年10月5日）……655, 656
11月号　通巻第95号（昭和17年11月5日）……655, 657, 732
12月号　通巻第96号（昭和17年12月5日）……655, 657, 732
第12巻　第1号　通巻第97号（昭和18年1月5日）……657, 732
第12巻　第2号　通巻第98号（昭和18年2月5日）……657, 732
第12巻　第3号　通巻第99号（昭和18年3月5日）……657, 732
第12巻　第4号　通巻第100号（昭和18年5月5日）……657, 733
第12巻　第5号　通巻第101号（昭和18年6月5日）……657, 733
第12巻　第6号　通巻第102号（昭和18年7月5日）……657, 733
第12巻　第7号　通巻第103号（昭和18年8月5日）……657, 733
第12巻　第8号　通巻第104号（昭和18年9月5日）……657, 733
第12巻　第9号　通巻第105号（昭和18年10月5日）……657, 733
第12巻　第10号　通巻第106号（昭和18年11月5日）……657, 733
第12巻　第11号　通巻第107号（昭和18年12月5日）……657, 733
第13巻　第1号　通巻第108号（昭和19年1月5日）……657, 733
2月号　通巻第109号（昭和19年2月5日）……657
第13巻　第3号　通巻第110号（昭和19年4月5日）……658, 733
第13巻　第4号　通巻第111号（昭和19年5月5日）……658, 733
第13巻　第5号　通巻第112号（昭和19年6月5日）……658, 733
第13巻　第6号　通巻第113号（昭和19年7月5日）……658, 733
1巻　第一号 - 第一巻第一号（一九三二〔昭和七〕年四月一〇日）～第六号 - 第二巻第四号（一九三三〔昭和八〕年一二月二五日）……726, 1089
2巻　第七号 - 第三巻第一号（一九三四〔昭和九〕年四月一〇日）～第十五号 - 第四巻第三号（一九三五〔昭和一〇〕年六月二五日）……726, 1090
3巻　第十六号 - 第四巻第四号（一九三五〔昭和一〇〕年八月一〇日～第三十一号 - 第五巻第十二号（一九三六〔昭和一一〕年一二月五日）……726, 1090
4巻　第三十二号 - 第六巻第一号（一九三七〔昭和一二〕年一月五日）～第四十三号 - 第六巻第一二号（一九三七〔昭和一二〕年一二月五日）……726, 1090
5巻　第四十四号 - 第七巻第一号（一九三八〔昭和一三〕年一月五日）～第五十五号 - 第七巻第十二号（一九三八〔昭和一三〕年一二月五日）……726, 1090
6巻　第五十六号 - 第八巻第一号（一九三九〔昭和一四〕年一月五日）～第六十五号 - 第八巻第一二号（一九三九〔昭和一四〕年一二月五日）……726, 1090
7巻　第六十六号 - 第九巻第一号（一九四〇〔昭和一五〕年一月五日）～第七十五号 - 第九巻第一二号（一九四〇〔昭和一五〕年一二月五日）……726, 1090
8巻　第七十六号 - 第十巻第一号（一九四一〔昭和一六〕年一月五日～第八十五号 - 第十巻第一二号（一九四一〔昭和一六〕年一二月五日）……726, 1090
9巻　第八十六号 - 第十一巻第一号（一九四二〔昭和一七〕年一月五日）～第九十六号 - 第十一巻第十二号（一九四二〔昭和一七〕年一二月五日）……726, 1090
10巻　第九十七号 - 第十二巻第一号（一九四三〔昭和一八〕年一月五日）～第百十三号 - 第六号（一九四四〔昭和一九〕年七月五日）……726, 1090
別巻　解説・収録資料目次総覧……726, 1090
（リプリント）大島青松園史料シリーズリーフレット……727
もっと知りたいボランティア　1　ボランティアって、何？……1143
元ハンセン病患者の鼓膜、耳管咽頭口所見……39
桃生小富士展　企画展……1112
「モノ」が語りかけるハンセン病問題……77
物語明治・大正を生きた女101人　新時代に踊ったヒロインたち……1141
森岡康行遺歌集……108, 1116
森の窓・四季……849
銛をうたれた男……1010, 1078
モロカイの母　マザー・マリアンヌ……74, 1080
モロカイのマザー・マリヤンヌ……74
門は開かれて　らい医の悲願 - 四十年の道……104, 1097

【や】

屋我地島　歌集……1002
やがて私の時代が来る　小笠原登伝……1078
約束の日を望みて……62, 1145
やすらひ　歌集……605
八十路　句集……363, 1121
やどりぎ　歌集……723
病癒えても　ハンセン病・強制隔離90年から人権回復へ　寺島萬里子写真集……78, 1101
病が語る日本史……82
病短編小説集　平凡社ライブラリー846……1142
病いの共同体　ハンセン病療養所における患者文化の生成と変容……1089
「病いの経験」を聞き取る　ハンセン病者のライフヒストリー……76, 1091
「病いの経験」を聞き取る　ハンセン病者のライフヒストリー　新版……1141
病の言語表象　和泉選書　183……1113
病をどこかへ置き忘れてしまった　第5病棟の彼と彼女たち……16
山霧　歌集……366
『山桜』山桜倶楽部　大正八年～大正九年……519
山櫻
　特別　第1号……411
　第11号（大正9年9月8日）……412
　第12号（大正9年9月8日）……412
　第3巻　第6号（大正10年9月8日）……412
　第4巻　第1号（大正11年1月8日）……412
　第4巻　第2号（大正11年3月8日）……412
　第4巻　第3号（大正11年4月8

日)……412

第 4 巻　第 4 号 (大正 11 年 5 月 8 月号……412

第 4 巻　第 6 号 (大正 11 年 7 月 8 日)……412

第 4 巻　第 8 号 (大正 11 年 9 月 8 日)……412

第 4 巻　第 9 号 (大正 11 年 10 月 8 日)……412

第 4 巻　第 11 号 (大正 11 年 12 月 8 日)……412

第 5 巻　第 1 号 (大正 12 年)……412, 539

第 5 巻　第 2 号 (大正 12 年 2 月 8 日)……412, 539

第 5 巻　第 3 号 (大正 12 年 3 月 8 日)……412, 539

第 5 巻　第 4 号 (大正 12 年 5 月 8 日)……412, 539

第 5 巻　第 5 号 (大正 12 年 6 月 8 日)……413

第 5 巻　第 6 号 (大正 12 年 7 月 8 日)……413, 539

8 月号……413

第 5 巻　第 8 号 (大正 12 年 10 月)……413, 539

第 5 巻　第 9 号 (大正 12 年 12 月)……413, 539

第 6 巻　第 1 号 (大正 13 年 1 月)……413, 539

第 6 巻　第 2 号 (大正 13 年 2 月 8 日)……413, 539

第 6 巻　第 6 号 (大正 13 年 7 月 13 日)……413

第 7 巻　第 3 号 (大正 14 年 3 月 8 日)……413

第 7 巻　第 5 号 (大正 14 年 5 月 8 日)……413, 539

第 7 巻　第 6 号 (大正 14 年 6 月 8 日)……413

第 7 巻　第 7 号 (大正 14 年 7 月 8 日)……413

第 7 巻　第 8 号 (大正 14 年 8 月 8 日)……413, 539

第 7 巻　第 10 号 (大正 14 年 10 月 8 日)……413

第 7 巻　第 11 号 (大正 14 年 11 月 8 日)……413

第 7 巻　第 12 号 (大正 14 年 12 月 8 日)……413

第 8 巻　第 1 号 (大正 15 年 1 月 8 日)……413

第 8 巻　第 7 号 (大正 15 年 7 月 8 日)……414

第 8 巻　第 8 号 (大正 15 年 8 月 8 日)……414

第 8 巻　第 10 号 (大正 15 年 10 月 8 日)……414

第 9 巻　第 2 号 (昭和 2 年 2 月 8 日)……414

第 9 巻　第 3 号 (昭和 2 年 3 月 8 日)……414

第 9 巻　第 7 号 (昭和 2 年 7 月 8 日)……414

第 9 巻　第 8 号 (昭和 2 年 8 月 8 日)……414

やまざくら　第 9 巻　第 9 号 (昭和 2 年 9 月 8 日)……414

第 9 巻　第 10 号 (昭和 2 年 10 月 8 日)……414

第 9 巻　第 11 号 (昭和 2 年 11 月 8 日)……414

第 9 巻　第 12 号 (昭和 2 年 12 月 8 日)……414

第 10 巻　第 2 号 (昭和 3 年 3 月 8 日)……414

第 10 巻　4 月号 (昭和 3 年 4 月 8 日)……414, 539

第 10 巻　第 4 号　5 月号 (昭和 3 年 5 月 8 日)……414

第 10 巻　第 5 号　6 月号 (昭和 3 年 6 月 8 日)……414, 539

第 10 巻　第 6 号　7 月号 (昭和 3 年 7 月 8 日)……414, 540

やまざくら　第 10 巻　第 7 号　8 月号 (昭和 3 年 8 月 8 日)……414, 540

やまざくら　第 10 巻　第 8 号　9 月号 (昭和 3 年 9 月 8 日)……414, 540

山桜　第 10 巻　第 9 号　10 月号……415

第 11 巻　第 1 号　新年号 (昭和 4 年 1 月 30 日)……415, 540

第 11 巻　第 2 号　2 月号 (昭和 4 年 2 月 3 日)……415

第 11 巻　第 3 号　3 月号 (昭和 4 年 3 月 30 日)……415

第 11 巻　第 4 号　4 月号 (昭和 4 年 4 月 25 日)……415

第 11 巻　第 5 号　5 月号 (昭和 4 年 5 月 28 日)……415

第 11 巻　第 6 号　6 月号 (昭和 4 年 6 月 28 日)……415, 540

第 11 巻　第 7 号　7 月号 (昭和 4 年 7 月 28 日)……415, 420

第 11 巻　第 8 号　8 月号 (昭和 4 年 8 月 28 日)……415

第 11 巻　第 9 号　9 月特大号 (昭和 4 年 9 月 28 日)……415, 540

第 11 巻　第 10 号　10 月号 (昭和 4 年 10 月 28 日)……415

第 11 巻　第 11 号　11 月号 (昭和 4 年 11 月 28 日)……415

第 11 巻　第 12 号　12 月号 (昭和 4 年 12 月 28 日)……415

第 12 巻　第 1 号　1 月号 (昭和 5 年 1 月 28 日)……415

第 12 巻　第 2 号　2・3 月合併号 (昭和 5 年 2 月 18 日)……415

第 12 巻　第 3 号　4 月号 (昭和 5 年 4 月 8 日)……416

第 12 巻　第 4 号　5 月号 (昭和 5 年 5 月 1 日)……416, 540

第 12 巻　第 5 号　6 月号 (昭和 5 年 6 月 5 日)……416

第 12 巻　第 6 号　7 月号 (昭和 5 年 7 月 1 日)……416

第 12 巻　第 7 号　8 月号 (昭和 5 年 8 月 1 日)……416

第 12 巻　第 8 号　9 月号 (昭和 5 年 9 月 1 日)……416

第 12 巻　第 9 号　10 月号 (昭和 5 年 10 月 1 日)……416

第 12 巻　第 10 号　11 月号 (昭和 5 年 11 月 1 日)……416

第 12 巻　第 11 号　12 月号 (昭和 5 年 12 月 1 日)……416

山桜　第 13 巻　第 1 号　新年号……416

第 13 巻　第 2 号　2 月号 (昭和 6 年 2 月 7 日)……416, 540

第 13 巻　第 3 号　3 月号 (昭和 6 年 3 月 7 日)……416, 540

第 13 巻　第 4 号　4 月号 (昭和 6 年 4 月 10 日)……416, 540

第 13 巻　第 5 号　5 月号 (昭和 6 年 5 月 5 日)……416, 540

第 13 巻　第 6 号　6 月号 (昭和 6 年 6 月 10 日)……416, 540

第 13 巻　第 7 号　7 月号 (昭和 6 年 7 月 18 日)……417, 540

第 13 巻　第 8 号　8 月号 (昭和 6 年 8 月 10 日)……417, 540

第 13 巻　第 9 号　9 月号 (昭和 6 年 9 月 10 日)……417, 540

第 13 巻　第 10 号　10 月号 (昭和 6 年 10 月 10 日)……417, 540

第 13 巻　第 11 号　11 月号 (昭和 6 年 11 月 10 日)……417, 541

第 13 巻　第 12 号　12 月号 (昭和 6 年 12 月 15 日)……417

第 14 巻　第 1 号　新年号 (昭和 7 年 1 月 10 日)……417, 541

第 14 巻　第 2 号　2 月号 (昭和 7 年 2 月 13 日)……417, 541

第 14 巻　第 3 号　3 月号 (昭和 7 年 3 月 10 日)……417, 541

第 14 巻　第 4 号　4 月号 (昭和 7 年 4 月 10 日)……417, 541

第 14 巻　第 5 号　5 月号 (昭和 7 年 5 月 20 日)……417, 541

第 14 巻　第 6 号　6 月号 (昭和 7 年 6 月 17 日)……417, 541

第 14 巻　第 7 号　7 月号 (昭和 7 年 7 月 10 日)……417, 541

第 14 巻　第 8 号　8 月号 (昭和 7 年 8 月 10 日)……417, 541

第 14 巻　第 9 号　9 月号 (昭和 7 年 9 月 15 日)……417, 541

第 14 巻　第 10 号　10 月号 (昭和 7 年 10 月 23 日)……418, 541
第 14 巻　第 11 号　11 月号 (昭和 7 年 11 月 8 日)……418, 541
第 14 巻　第 12 号　恩寵号 (昭和 7 年 12 月 10 日)……418, 541
第 15 巻　第 1 号　新年号 (昭和 8 年 1 月 1 日)……418
第 15 巻　第 2 号　2 月号(昭和 8 年 2 月 18 日)……418
第 15 巻　第 3 号 (昭和 8 年 3 月 14 日)……418, 541
第 15 巻　第 4 号 (昭和 8 年 4 月 10 日)……418
第 15 巻　第 5 号　5 月号 (昭和 8 年 5 月 15 日)……418, 541
第 15 巻　第 6 号 (昭和 8 年 6 月 15 日)……418, 542
第 15 巻　第 7 号　7 月号 (昭和 8 年 7 月 15 日)……418
第 15 巻　第 8 号　8 月号 (昭和 8 年 8 月 10 日)……418, 542
第 15 巻　第 9 号　9 月号 (昭和 8 年 9 月 10 日)……418, 542
第 15 巻　第 10 号　10 月号 (昭和 8 年 10 月 10 日)……418, 542
第 15 巻　第 11 号 (昭和 8 年 11 月 10 日)……418
第 15 巻　第 12 号 (昭和 8 年 12 月 10 日)……418
第 16 巻　第 1 号　新年号 (昭和 9 年 1 月 10 日)……419
第 16 巻　第 2 号　2 月号 (昭和 9 年 2 月 10 日)……419, 542
第 16 巻　第 3 号　3 月号 (昭和 9 年 3 月 10 日)……419, 542
第 16 巻　第 4 号　4 月号 (昭和 9 年 4 月 10 日)……419
第 16 巻　第 5 号　5 月号 (昭和 9 年 5 月 10 日)……419
第 16 巻　第 6 号　6 月号 (昭和 9 年 6 月 10 日)……419
第 16 巻　第 7 号　7 月号 (昭和 9 年 7 月 15 日)……419, 542
第 16 巻　第 8 号 (昭和 9 年 8 月 18 日)……419
第 16 巻　第 10 号　10 月号 (昭和 9 年 10 月 12 日)……542
第 16 巻　第 11 号　11 月号 (昭和 9 年 11 月 10 日)……542
第 16 巻　第 12 号　12 月号 (昭和 9 年 12 月 10 日)……542
第 17 巻　第 1 号　新年号 (昭和 10 年 1 月 10 日)……420, 542
第 17 巻　第 2 号　2 月号 (昭和 10 年 2 月 17 日)……420, 543
第 17 巻　第 3 号　3 月号 (昭和 10 年 3 月 17 日)……420, 543
第 17 巻　第 4 号　宗教号 (昭和 10 年 4 月 10 日)……420, 543
第 17 巻　第 5 号　5 月号 (昭和 10 年 5 月 15 日)……420, 543
第 17 巻　第 6 号　6 月号 (昭和 10 年 6 月 21 日)……420, 543
第 17 巻　第 7 号　7 月号 (昭和 10 年 7 月 22 日)……421, 543
第 17 巻　第 8 号　8 月号 (昭和 10 年 8 月 10 日)……421, 543
第 17 巻　第 9 号　9 月号 (昭和 10 年 9 月 18 日)……421, 542
第 17 巻　第 10 号　10 月号 (昭和 10 年 10 月 13 日)……542
第 17 巻　第 11 号　11 月号 (昭和 10 年 11 月 17 日)……420, 542
第 17 巻　第 12 号　12 月号 (昭和 10 年 12 月 17 日)……420, 421, 542
第 18 巻　第 1 号　新年号 (昭和 11 年 1 月 10 日)……421, 543
第 18 巻　第 2 号　2 月号 (昭和 11 年 2 月 10 日)……421, 543
第 18 巻　第 3 号　3 月号 (昭和 11 年 3 月 15 日)……421, 543
第 18 巻　第 4 号　4 月号 (昭和 11 年 4 月 17 日)……421, 543
第 18 巻　第 5 号　5 月号 (昭和 11 年 5 月 17 日)……421, 543
第 18 巻　第 6 号　6 月号 (昭和 11 年 6 月 17 日)……421, 543
第 18 巻　第 7 号　7 月号 (昭和 11 年 7 月 17 日)……421, 543
第 18 巻　第 8 号　8 月号 (昭和 11 年 8 月 17 日)……421, 543
第 18 巻　第 9 号　9 月号 (昭和 11 年 9 月 10 日)……421, 544
第 18 巻　第 10 号　10 月号 (昭和 11 年 10 月 17 日)……421, 544
第 18 巻　第 11 号　11 月号 (昭和 11 年 11 月 15 日)……421, 544
第 18 巻　第 12 号　12 月号 (昭和 11 年 12 月 15 日)……422, 544
第 19 巻　第 1 号　1 月号 (昭和 12 年 1 月 10 日)……422, 544
第 19 巻　第 2 号　2 月号 (昭和 12 年 2 月 15 日)……422, 544
第 19 巻　第 3 号　3 月号 (昭和 12 年 3 月 13 日)……422, 544
第 19 巻　第 4 号　4 月号 (昭和 12 年 4 月 15 日)……422, 544
第 19 巻　第 5 号　5 月号 (昭和 12 年 5 月 15 日)……422, 544
第 19 巻　第 6 号　6 月号 (昭和 12 年 6 月 17 日)……422
第 19 巻　第 7 号　7 月号 (昭和 12 年 7 月 13 日)……422, 544
第 19 巻　第 8 号　8 月号 (昭和 12 年 8 月 19 日)……422, 544
第 19 巻　第 9 号　9 月号 (昭和 12 年 9 月 13 日)……422
第 19 巻　第 10 号　10 月号 (昭和 12 年 10 月 10 日)……422, 544
第 19 巻　第 11 号　11 月号 (昭和 12 年 11 月 15 日)……422, 544
第 19 巻　第 12 号　12 月号 (昭和 12 年 12 月 10 日)……422, 544
第 20 巻　第 1 号　1 月号 (昭和 13 年 1 月 10 日)……422, 545
第 20 巻　第 2 号　2 月号 (昭和 13 年 2 月 12 日)……422, 545
第 20 巻　第 3 号　3 月号 (昭和 13 年 3 月 16 日)……423
第 20 巻　第 4 号　4 月号 (昭和 13 年 4 月 10 日)……423, 545
第 20 巻　第 5 号　5 月号 (昭和 13 年 5 月 17 日)……423, 545
第 20 巻　第 6 号　6 月号 (昭和 13 年 6 月 22 日)……423
第 20 巻　第 7 号　7 月号 (昭和 13 年 7 月 10 日)……423
第 20 巻　第 8 号　8 月号 (昭和 13 年 8 月 10 日)……423
第 20 巻　第 9 号　9 月号 (昭和 13 年 9 月 10 日)……423
第 20 巻　第 10 号 (昭和 13 年 10 月 22 日)……423
第 20 巻　第 11 号　11 月号 (昭和 13 年 11 月 18 日)……423, 545
第 20 巻　第 12 号　12 月号 (昭和 13 年 12 月 10 日)……423, 545
第 21 巻　第 1 号　1 月号 (昭和 14 年 1 月 10 日)……423, 545
第 21 巻　第 2 号　2 月号 (昭和 14 年 2 月 10 日)……423, 545
第 21 巻　第 3 号　3 月号 (昭和 14 年 3 月 20 日)……423
第 21 巻　第 4 号　4 月号 (昭和 14 年 4 月 15 日)……423, 545
第 21 巻　第 5 号　5 月号 (昭和 14 年 5 月 20 日)……423
第 21 巻　第 6 号　6 月号 (昭和 14 年 6 月 10 日)……424
第 21 巻　第 7 号　7 月号 (昭和 14 年 7 月 15 日)……424
第 21 巻　第 8 号　8 月号 (昭和 14 年 8 月 18 日)……424, 545
第 21 巻　第 9 号　9 月号 (昭和 14 年 9 月 30 日)……424
第 21 巻　第 10 号　10 月号 (昭和 14 年 10 月 31 日)……424
第 21 巻　第 11 号　11 月号 (昭和 14 年 11 月 30 日)……424
第 21 巻　第 12 号　12 月号 (昭和 14 年 12 月 15 日)……424
第 22 巻　第 1 号　1 月号 (昭和 15 年 1 月 10 日)……424, 545
第 22 巻　第 2 号　2 月号 (昭和 15 年 2 月 20 日)……424
第 22 巻　第 3 号　3 月号 (昭和 15 年 3

月17日)……424
第22巻　第4号　4月号(昭和15年4月22日)……424
第22巻　第5号　5月号(昭和15年5月20日)……424
第22巻　第6号　6月号(昭和15年6月20日)……424
山桜　第22巻　第7号　7月号……424
第22巻　第8号　8月号(昭和15年8月22日)……424
第22巻　第9号　9月号(昭和15年9月12日)……425
第22巻　第10号　10月号(昭和15年10月23日)……425
第22巻　第11号　11月号(昭和15年11月22日)……425
第22巻　第12号　12月号(昭和15年12月20日)……425
第23巻　第1号　新年号(昭和16年1月10日)……425
第23巻　第2号　2月号(昭和16年2月24日)……425, 426
第23巻　第3号　3月号(昭和16年3月27日)……425
第23巻　第4号　4月号(昭和16年4月30日)……425, 426
第23巻　第5号　5月号(昭和16年5月23日)……425
第23巻　第6号　6月号(昭和16年6月20日)……425, 426, 545
第23巻　第7号　7月号(昭和16年7月28日)……425, 426
第23巻　第8号　8月号(昭和16年8月25日)……425, 426
第23巻　第9号　9月号(昭和16年9月26日)……425, 426
第23巻　第10号　10月号(昭和16年11月15日)……425, 426
第23巻　第11号　11月号(昭和16年11月28日)……425, 426
第23巻　第12号　12月号(昭和16年12月18日)……426
第24巻　第1号　1月号(昭和17年1月28日)……426, 545
第24巻　第2号　2月号(昭和17年3月2日)……426
第24巻　第3号　3月号(昭和17年3月30日)……426, 545
第24巻　第4号　4月号(昭和17年4月29日)……426, 545
第24巻　第5号　5月号(昭和17年5月10日)……426, 546
第24巻　第6号　6月号(昭和17年6月18日)……427, 546
第24巻　第7号　7月号(昭和17年7月10日)……427, 546
第24巻　第8号　8月号(昭和17年8月10日)……427
第24巻　第9号　9月号(昭和17年9月10日)……427
第24巻　第10号　10月号(昭和17年10月10日)……427, 546
第24巻　第11号　11月号(昭和17年11月10日)……427
第24巻　第12号　12月号(昭和17年12月10日)……427
第25巻　第1号　新年号(昭和18年1月10日)……427, 428, 546
第25巻　第2号　2月号(昭和18年2月10日)……427, 428, 546
第25巻　第3号　3月号(昭和18年3月10日)……427, 428, 546
第25巻　第4号　4月号(昭和18年4月10日)……427, 428, 546
第25巻　第5号　5月号(昭和18年5月10日)……427, 428
第25巻　第6号　6月号(昭和18年6月10日)……427
第25巻　第7号　7月号(昭和18年7月10日)……427, 429
第25巻　第8号　8月号(昭和18年8月10日)……427
第25巻　第10号　10月号(昭和18年10月10日)……428, 429
第25巻　第11号　11月号(昭和18年11月10日)……428, 429
第25巻　第12号　12月号(昭和18年12月10日)……428, 429
第26巻　第1号　新年号(昭和19年1月10日)……428, 429, 546
第26巻　第2号　2月号(昭和19年2月19日)……428, 429
第26巻　第3号　3月号(昭和19年3月10日)……428
第26巻　第4号　4月号(昭和19年4月10日)……428, 429
第26巻　第5号　5月号(昭和19年5月15日)……428, 429
第26巻　第6号　6月号(昭和19年6月10日)……428, 429
第26巻　第7号　7月号(昭和19年7月24日)……428, 546
第27巻　第4号(昭和21年4月1日)……429
第28巻　第4号　4月号(昭和22年5月10日)……429
第28巻　第6号　6月号(昭和22年6月10日)……429
第28巻　第7号　7月号(昭和22年7月10日)……546
第28巻　第8号　8月号(昭和22年8月10日)……429
第28巻　第9号　9月号(昭和22年9月10日)……546
第28巻　第10号　10月号(昭和22年10月10日)……546
第28巻　第11号　11月号(昭和22年11月10日)……429, 546
第28巻　第12号　12月号(昭和22年12月10日)……429, 546
第29巻　第2号　2・3月号(昭和23年3月28日)……430
第29巻　第3号　4・5月号(昭和23年5月28日)……430, 546
第29巻　第4号　6月号(昭和23年6月28日)……430, 547
第29巻　第5号　7月号(昭和23年7月28日)……430, 547
第29巻　第6号　8月号(昭和23年8月28日)……430, 547
第29巻　第9号　9月号(昭和23年9月28日)……430
第29巻　第10号　10月号(昭和23年10月28日)……430, 547
第29巻　第11号　11・12月号(昭和23年12月20日)……430, 547
第30巻　第1号　1・2月号(昭和24年2月20日)……430
第30巻　第2号　3月号(昭和24年3月20日)……430, 547
第30巻　第3号　4月号(昭和24年4月20日)……430, 547
第30巻　第4号　5月号(昭和24年5月20日)……430, 547
第30巻　第5号　6月号(昭和24年6月20日)……430, 547
第30巻　第6号　7月号(昭和24年7月20日)……547
第30巻　第7号　8月号(昭和24年8月20日)……430, 547
第30巻　第8号　9月号(昭和24年9月20日)……430
第30巻　第9号　10・11月号(昭和24年11月15日)……431
第30巻　第11号　12月号(昭和24年12月1日)……431
第31巻　第1号　新年号(昭和25年1月1日)……431, 547
第31巻　第2号　2月号(昭和25年2月1日)……431, 547
第31巻　第3号　3月号(昭和25年3月1日)……431, 547
第31巻　第4号　4月号(昭和25年4月1日)……431, 547
第31巻　第5号　5月号(昭和25年5月1日)……431, 548
第31巻　第6号　6月号(昭和25年6月1日)……431, 548
第31巻　第7号　7月号(昭和25年7月1日)……431, 548
第31巻　第8号　8月号(昭和25年8月1日)……431, 548
第31巻　第9号　9月号(昭和25年9月1日)……431, 548
第31巻　第10号　10月号(昭和25年10月1日)……431, 548
第31巻　第11号　11月号(昭和25年

第 31 巻　第 12 号　12 月号（昭和 25 年 12 月 1 日）……431, 548
　　第 32 巻　第 1 号　新年号（昭和 26 年 1 月 1 日）……431, 548
　　第 32 巻　第 2 号　2 月号（昭和 26 年 2 月 1 日）……432, 548
　　第 32 巻　第 3 号　3 月号（昭和 26 年 3 月 1 日）……432, 548
　　第 32 巻　第 4 号　4 月号（昭和 26 年 4 月 1 日）……432, 548
　　第 32 巻　第 5 号　5 月号（昭和 26 年 5 月 1 日）……432, 548
　　第 32 巻　第 6 号　6 月号（昭和 26 年 6 月 1 日）……432, 548
　　第 32 巻　第 7 号　7 月号（昭和 26 年 7 月 1 日）……432, 548
　　第 32 巻　第 9 号　9 月号（昭和 26 年 9 月 1 日）……432, 549
　　第 32 巻　第 10 号　10 月号（昭和 26 年 10 月 1 日）……432, 549
　　第 32 巻　第 11 号　11 月号（昭和 26 年 11 月 1 日）……432
　　第 32 巻　第 12 号　12 月号（昭和 26 年 12 月 1 日）……432, 549
　　第 33 巻　第 1 号　新年号（昭和 27 年 1 月 1 日）……432, 549
　　第 33 巻　第 2 号　2 月号（昭和 27 年 2 月 1 日）……432, 549
　　第 33 巻　第 3 号　3 月号（昭和 27 年 3 月 1 日）……432, 549
　　第 33 巻　第 4 号　4 月号（昭和 27 年 4 月 1 日）……432, 549
　　第 33 巻　第 5 号　5 月号（昭和 27 年 5 月 1 日）……432, 549
　　第 33 巻　第 6 号　6 月号（昭和 27 年 6 月 1 日）……433, 549
　　第 33 巻　第 7 号　7 月号（昭和 27 年 7 月 1 日）……433, 549
　　第 33 巻　第 8 号　8 月号（昭和 27 年 8 月 1 日）……433, 549
　　第 33 巻　第 9 号　9 月号（昭和 27 年 9 月 1 日）……433, 549
　　第 33 巻　第 10 号　10 月号（昭和 27 年 10 月 1 日）……433, 549
　　第 33 巻　第 11 号　11 月号（昭和 27 年 11 月 1 日）……549
　　第 33 巻　第 12 号　12 月号（昭和 27 年 12 月 1 日）……549
山下道輔さんのお話……526
山鳥の径　詩集……954
山中捨五郎記　宿業をこえて……1079
山鳩随想集……65
山本肇遺句集『海の音』以後拾珠……123
山本肇句集……123, 1120
〔山本肇関係資料〕山本肇第三句集『海の音』ゲラ　第二校正……127
山もみぢ　歌集……849, 1116
病棄て　思想としての隔離……139, 1089, 1125
病みすてられた人々……80, 1149
闇の中に光あり……1074
闇の中の木立　詩集……367
闇をてらす足おと　岩下壮一と神山復生病院物語……1134
闇を光に　ハンセン病を生きて……64, 1127
病める人間像……1066
やよひ　歌集……1118

【ゆ】

結純子のひとり芝居岡山公演報告書　地面の底がぬけたんです　あるハンセン病患者の苦難の生涯……1155
夕茜……116
有縁無縁　随筆……606
ユーカリの実るを待ちて　リデルとライトの生涯……106
夕暮になっても光はある……103
優生保護法が犯した罪　子どもをもつことを奪われた人々の証言……1088
優生保護法が犯した罪　子どもをもつことを奪われた人々の証言　増補新装版……1089
ゆうなの花の季と……1127
夕映ながく　歌集……724
〔小川正子〕「夕富士の」　小川正子短歌百選……100
雪……124
雪明　句集……123, 1120
雪女郎　句集……367
雪の道……16
雪間　句集……367
雪割　句集……366
湯けむりの園　栗生盲人会五十年史……364
ユマニテの人　木下杢太郎とハンセン病……518, 1113
夢と実存……1064
夢にはあらず　歌集……109, 1119
夢のもつれ　歌集……302
夢へのその一歩　光田健輔物語……98
ユング著作集 4　人間心理と宗教……1060

【よ】

陽炎　詩集……146
溶融の時　ハンセン病療養所大島……1112
良き人生……166
吉本隆明が語る戦後 55 年　11……1114
依田照彦歌集……107, 1116
ヨブ記……65
呼子鳥
　十一月特集号（昭和 10 年 11 月 28 日）……522
　第九輯（昭和 11 年 3 月 25 日）……522
　第十輯（昭和 11 年 6 月 25 日）……522
　第十一輯（昭和 11 年 11 月 13 日）……522
　（昭和 12 年 3 月 20 日）……522
　第十三号（昭和 12 年 8 月 8 日）……522
よみうり川柳
　第四集……121
　第七集……121
　第八集……121
　第九集……121
甦ったもうひとつの声……63, 1072
蘇る日のために（1）……17
蘇る日のために（2）……18
よみがえる"万葉歌人"明石海人……1114
読み書き / 弥勒菩薩 / 結社遍歴 / 遠くを眺める　随筆……606
夜と霧……95
夜と昼……1069
夜のほととぎす……365
余録……99
弱いから折れないのさ……1125
弱さを絆に　ハンセン病に学び、がんを生きて……1075
四十年　歌集……1118

【ら】

らい　昭和 39 〜 43……140
らい医学夏期大学講座　笹川記念保健協力財団の協力の下に　第一回……84
らい医学の手引き……98, 1110
癩一途……97, 1126
癩院記録　北條民雄が書いた絶対隔離下の療養所……1136
癩院創世……722, 1148, 1150
ライ園留学記……73
らい学術調査研究報告書　昭和 50 年度……84
らいが心の財産……18
癩型の分類に就て……37
らい学級の記録……520
「らい学級の記録」再考……1085
らいからの解放　その受難と闘い……518, 1086
らい看護から……104
らい患者が癌と闘って……17
来簡集
　①……126
　②……126
　③……126
来簡集　梶井枯骨……131
癩菌と鼠らい菌……1102
癩形成外科研究会会報　第 1 号……37, 1111
ライ史上の人々
　（第九回）コール神父と五人の修道女たち（14）……166
　〈第十回〉復生病院の神父さんたち（16）……168
来者の群像　大江満雄とハンセン病療養所の詩人たち……82, 1122

らい者の憲章　大江満雄ハンセン病論集……1092
来者のこえ　続・ハンセン病療養所からのメッセージ……954, 1089
癩者の生……77, 1098
癩者の慈母ハンナ・リデル……160
癩者の魂……516
「癩者」の息子として……80, 1103
らい者の歴史を教えてくれる　隔絶の里程……18
らい形成外科
　第4・5合併号（1959年8月1日）……37
　第24号（1966年4月）……38
　第36号（1970年5月）……37
　第37号（1970年9月）……37
　第38号（1970年10月）……37
らいと梅干と憲兵　療養所長四十年のおぼえ書き・随筆集……73, 1126
癩とケロイド　特に痛覚麻痺とケロイド発生との相関に関する若干の考察……38
癩と社会福祉……79
癩と社会福祉　復刻版……1087
ライト女史を偲ぶ……160
ライト先生追慕〈いのち〉抄　MOL叢書2……160
ライと涙とマリア様……167
癩に関する論文
　第1輯　光田健輔論文集……15, 1087
　（第2編）……105
　第1-3輯……1087
　第4輯　林文雄論文集……1087
　第5輯　塩沼英之助　田尻敢　立川昇　上尾登論文集……1087
　第6輯……1087
癩に捧げた八十年　光田健輔の生涯　新潮ポケット・ライブラリ　67……1145
らいについて……72, 611, 1150
　第3版……1148
　第4版……1149
らいによる不自由者をいかにcareすべきか……46
らいの方々によって私は生かされた　長島愛生園での26年間のらい看護を語る……18
らい（ハンセン氏病）の現状　昭和57年……1093
らいの現況　昭和49年……1150
癩の常識と看護……74
ライの治療…平子真／ライ看護に学んだもの…高橋かつ／第五病棟の彼と彼女たち　僕は大野連太郎・前浜政子／身延深敬園聞き書き…小南吉彦……16
ライは長い旅だから……1123
らい病に対する社会の偏見を考える　すばらしき復活……17
癩夫婦……136
ライフサポート実践報告
　平成29～30年度……1026
　令和元年度……1026

らい文献目録
　医学編　厚生省監修……14, 1097
　假稿　社会編……14
　社会編　厚生省監修……14
　社会編　雑誌記事索引集成　専門書誌編38……14, 1072
　医学編　雑誌記事索引集成　専門書誌編39……14, 1072
　補巻　雑誌記事索引集成　専門書誌編40……14, 1072
らい予防法下におけるソーシャルワーク実践　その実態と課題……1109
『らい予防法』四十四年の道のり　廃止にいたる動き。どうしていままで　晧星社ブックレット　3……1102
「らい予防法」で生きた六十年の苦闘
　第1部　少年時代・青年時代……645, 1127
　第2部　もしもし私は人間です……1127
　第3部　廃者復活ものがたり……1128
「らい予防法」と患者の人権……954, 1098
らい予防法の改正を　岩波ブックレットNO.199……1098
らい予防法の廃止と国家賠償訴訟……1091
「らい予防法」廃止から25年アンケート報告書……1141
らい予防法廃止記念国際交流事業報告書　1998年ハンセン病回復者国際交流事業報告書　人間の尊厳回復と共生を目指して……1110
らい予防法廃止の歴史……86, 1092
らい予防法発布50周年記念論文集……84
らい予防法方策の国際的変遷……103
「らい予防法」四十四年の道のり　晧星社ブックレット　3……70
「らい予防法」を問う……1110
「らい予防法」をふりかえる　国立ハンセン病資料館2016年度春季企画展……1136
ライ療養所に於る教育の問題……605
らい療養の実際　化学療法をめぐって……74, 1106
"らい"を追いかけて　少年の日の夢に生きる……73, 1091
らいを超えて
　1　萬霊山……17
　2　島のバラ園（1）……17
　3　島のバラ園（2）……17
　4　ひいらぎの風呂……17
　5　お召し列車……17
　6　下位のおばさん（1）……17
　7　下位のおばさん（2）……17
　8　下位のおばさん（3）……17
らいを正しく理解する　愛と希望の音楽会　岡山県長島愛生園　青い鳥……23
らい（ハンセン氏病）を正しく理解するために　昭和58年　看護婦のために……1095
らいを正しく理解するために（藤楓協会）……173

らいを正しく理解するために（岡山県衛生部公衆衛生課）……1148
癩を病む女達……136
裸形
　第一号（1958年9月1日）……140
　第一巻　第二号（1958年10月1日）……140
　第三号（1958年11月1日）……140
　第四号（1958年12月1日）……140
　第五号（1959年1月1日）……140
　第六号（1959年3月1日）……140
　第七号（1959年5月15日）……140
　第八号（1959年7月1日）……140
　第九号（1959年9月15日）……141
　第十号（1959年11月15日）……141
　第十一号（1960年3月1日）……141
　第十二号（1960年6月1日）……141
　第十三号（1960年10月15日）……141
　第十四号（1960年12月1日）……141
　第十五号（1961年3月1日）……141
　第十六号（1961年7月1日）……141
　第十七号（1962年3月1日）……141
　第十八号（1962年11月1日）……141
　第十九号（1963年4月30日）……141
　第二〇号（1963年11月1日）……141
　第二一号（1964年3月1日）……141
　第二二号（1964年6月1日）……141
　第二三号（1964年9月1日）……141
　第二四号（1964年11月20日）……142
　第二五号（1965年3月1日）……142
　第二六号（1965年6月1日）……142
　第二七号（1965年9月8日）……142
　第二八号（1965年12月20日）……142
　第二九号（1966年3月1日）……142
　第三〇号（1966年8月5日）……142
　第三一号（1966年12月10日）……142
　第三二号（1967年3月1日）……142
　第三三号（1967年7月20日）……142
　第三四号（1967年12月20日）……142
　第三五号（1968年8月1日）……142
　第三六号（昭和43年12月）……142
　第三七号（1969年4月1日）……143
　第三八号（昭和44年8月）……143
　第三九号（1969年11月25日）……143
　第四〇号（1970年3月1日）……143
　第四一号（1970年9月1日）……143
　第四二号（1970年12月15日）……143
　第四三号（1971年4月10日）……143
　第四四号（1971年8月15日）……143
　第四五号（昭和47年3月）……143
　第四六号（昭和47年9月）……143
　第四七号（1973年2月10日）……143
　第四八号（昭和48年9月）……143
　第四九号（1974年5月20日）……143
　第五〇号（昭和50年3月）……143
　第五一号（昭和51年3月1日）……144
　第五二号（昭和52年4月10日）……144
　第五三号（1977年11月25日）……144
　第五四号（1978年8月25日）……144

第五五号（1978年12月15日）……144
第五六号（1979年8月15日）……144
第五七号（1980年6月1日）……144
昭和33〜38年　※I-3-14と重複……140
昭和39〜43　※I-3-15と重複……140
1（バラ）№1,2,6,10,12,13,15〜17,22〜25……144
2（バラ）№26〜29,31,34〜39……144
3（バラ）№40〜50……144
4（バラ）№51〜57……144
落葉の炎　歌集……518
楽々理解ハンセン病　人生被害 - 人間回復への歩み　新版……1104
楽々理解ハンセン病　人間回復 - 奪われた90年「隔離」の責任を問う……1104
らしんばん　縮刷版　創刊号〜124号……75
落花の円座　内田守人自選百首……1117
濫救惰眠……604
乱泥流……724

【り】

リアルな矛盾……71
リーかあさまのはなし　ハンセン病の人たちと生きた草津のコンウォール・リー　ポプラ社の絵本……1144
陸の中の島……107
理性の暴力　日本社会の病理学　叢書魂の脱植民地化　5……1082
リデル女史の功績……160
リデル／ライト記念養老院……161
【リーフレット】リデル、ライト両女史記念館……160
リデル・ライト両女史をたずねて……160
略年表……1039
琉球に於ける癩へのイメージ……1109
竜舌蘭　短歌集……114
竜の都　合同歌集……1001
燎原……147
稜線　年刊歌集……723
療友　第20号（1955年10月15日）……846
療友外島に捧ぐ（愛生昭和9年10号）……604
療養秀歌三千集……106, 1115
療養短歌読本……106
旅程……605
輪唱　歌集……518
臨床医学の誕生……1062
林志明作品展　中国ハンセン病回復者の書画活動……1141
輪廻……115

【る】

〔神谷美恵子〕ルソーのこと……92
ルポ日本の縮図に住んでみる　大丈夫！どこからでもがんばれる……1080

【れ】

〔蕗之芽会〕例会記録……126
〔蕗之芽会〕例会　出句出席者記録帳……126
霊火は燃ゆる　詩集……723
霊交
　第150号（昭和6年3月1日）……706
　第152号（昭和6年5月1日）……706
　第153号（昭和6年6月1日）……706
　第154号（昭和6年7月1日）……706
　第1巻　第1号（昭和6年11月10日）……706
　第1巻　第2号（昭和6年12月10日）……706
　第1巻　第3号（昭和7年1月10日）……706
　第1巻　第4号（昭和7年2月10日）……706
　第1巻　第5号（昭和7年3月10日）……706
　第1巻　第6号（昭和7年4月10日）……706
　第1巻　第7号（昭和7年5月10日）……706
　第1巻　第8号（昭和7年6月10日）……706
　第1巻　第9号（昭和7年7月10日）……706
　第1巻　第10号（昭和7年8月10日）……706
　第1巻　第11号（昭和7年9月10日）……707
　第1巻　第12号（昭和7年10月10日）……707
　第1巻　第13号（昭和7年11月10日）……707
　第1巻　第14号（昭和7年12月10日）……707
　第170号（昭和8年1月10日）……707
　第171号（昭和8年2月10日）……707
　第174号（昭和8年5月10日）……707
　第175号（昭和8年6月10日）……707
　第176号（昭和8年7月10日）……707
　第178号（昭和8年9月10日）……707
　第179号（昭和8年10月10日）……707
　第180号（昭和8年11月10日）……707
　第181号（昭和8年12月10日）……707
　第182号（昭和9年1月10日）……707
　第183号（昭和9年2月10日）……707
　第184号（昭和9年3月10日）……707
　第185号（昭和9年4月10日）……707
　第186号（昭和9年5月10日）……707
　第187号（昭和9年6月10日）……708
　第189号（昭和9年8月10日）……708
　第190号　9月号（昭和9年9月10日）……708
　第191号　10月号（昭和9年10月10日）……708
　第192号　11月号（昭和9年11月10日）……708
　第193号　12月号（昭和9年12月10日）……708
　第194号　1月号（昭和10年1月10日）……708
　第195号　2月号（昭和10年2月10日）……708
　第196号　3月号（昭和10年3月10日）……708
　第197号　4月号（昭和10年4月10日）……708
　第198号　5月号（昭和10年5月10日）……708
　第199号　6月号（昭和10年6月10日）……708
　第200号　7月号（昭和10年7月10日）……708
　第201号　8月号（昭和10年8月10日）……708
　第202号　9月号（昭和10年9月10日）……708
　第203号　10月号（昭和10年10月10日）……708
　第204号　11月号（昭和10年11月10日）……709
　第205号　12月号（昭和10年12月10日）……709
　第206号　1月号（昭和11年1月10日）……709
　第207号　2月号（昭和11年2月10日）……709
　第208号　3月号（昭和11年3月10日）……709
　第209号　4月号（昭和11年4月10日）……709
　第210号　5月号（昭和11年5月10日）……709
　第211号　6月号（昭和11年6月10日）……709
　第212号　7月号（昭和11年7月10日）……709
　第213号　8月号（昭和11年8月10日）……709
　第214号　9月号（昭和11年9月10日）……709
　第215号　10月号（昭和11年10月10日）……709
　第216号　11月号（昭和11年11月10日）……709
　第217号　12月号（昭和11年12月10日）……709
　第218号　1月号（昭和12年1月10日）……709
　第219号　2月号（昭和12年2月10日）……710
　第220号　3月号（昭和12年3月10

第221号　4月号（昭和12年4月10日）……710
第222号　5月号（昭和12年5月10日）……710
第223号　6月号（昭和12年6月10日）……710
第224号　7月号（昭和12年7月10日）……710
第225号　8月号（昭和12年8月10日）……710
第226号　9月号（昭和12年9月10日）……710
第227号　10月号（昭和12年10月10日）……710
第228号　11月号（昭和12年11月10日）……710
第229号　12月号（昭和12年12月10日）……710
第230号　1月号（昭和13年1月10日）……710
第231号　2月号（昭和13年2月10日）……710
第232号　3月号（昭和13年3月10日）……710
第242号　1月号（昭和14年1月10日）……710
第243号　2月号（昭和14年2月10日）……711
第245号　4月号（昭和14年4月10日）……711
第246号　5月号（昭和14年5月10日）……711
第247号　6月号（昭和14年6月10日）……711
第248号　7月号（昭和14年7月10日）……711
第249号　8月号（昭和14年8月10日）……711
第250号　9月号（昭和14年9月10日）……711
第251号　10月号（昭和14年10月10日）……711
第252号　11月号（昭和14年11月10日）……711
第253号　12月号（昭和14年12月10日）……711
第255号　2月号（昭和15年2月10日）……711
第256号　3月号（昭和15年3月10日）……711
第257号　4月号（昭和15年4月10日）……711
第258号　5月号（昭和15年5月10日）……711
第259号　6月号（昭和15年6月10日）……711
第263号　10月号（昭和15年10月10日）……712

第264号　11月号（昭和15年11月10日）……712
零点状況　ハンセン病患者闘いの物語……1135
れいめい　暁を待つ人びと……852
黎明の女たち……73
黎明の島　歌集……107, 1115
レインボーフォーラム　ゲイ編集者からの論士歴問……1083
レヴィ＝ストロースの世界……1067
歴日・旦暮……115
歴史の教訓……1060
歴史の総合者として　大西巨人未刊行批評集成……1126
歴史のなかの「癩者」……76, 1107
〔神山復生病院〕歴代院長の紹介……168
レプラ
　第1巻・第3号（昭和5年10月）……40
　第1巻・第4号（昭和5年12月）……40
　第3巻・第2号（昭和7年6月）……40
　第3巻・第3号（昭和7年9月）……40
　第3巻・第4号（昭和7年12月）……40
　第4巻（昭和8年）……40
　第4巻・第8号（昭和8年9月）……40
　第5巻・第1号（昭和9年3月）……40
　第5巻・第2号（昭和9年6月）……40
　第5巻・第3号（昭和9年9月）……40
　第5巻・第4号（昭和9年12月）……40
　第6巻・第1号……40
　第6巻・第2号（昭和10年3月）……40
　第6巻・第3号（昭和10年5月）……40
　第6巻・第4号（昭和10年7月）……41
　第7巻・第1号（昭和11年1月）……41
　第9巻（昭和13年）……41
　第9巻・第1号（昭和13年1月）……41
　第9巻・第3号（昭和13年5月）……41
　第9巻・第4号（昭和13年7月）……41
　第10巻・第1号（昭和14年1月）……41
　第10巻・第2号（昭和14年3月）……41
　第10巻・第3号（昭和14年5月）……41
　第10巻・第6号（昭和14年11月）……41
　第11巻・第1号（昭和15年1月）……41
　第11巻・第2号（昭和15年3月）……41
　第11巻・第3号（昭和15年5月）……41
　第11巻・第4号（昭和15年7月）……41
　第11巻・第6号（昭和15年11月）……41
　第12巻・第2号（昭和16年3月）……41
　第12巻・第3号（昭和16年5月）……41
　第12巻・第4号（昭和16年7月）……41
　第12巻・第5号（昭和16年9月）……41
　第13巻・第2号（昭和17年3月）……41
　第13巻・第3号（昭和17年5月）……41
　第13巻・第6号（昭和17年11月）……42
　第14巻・第1号（昭和18年1月）……42
　第14巻・第2号（昭和18年3月）……42

　第14巻・第3号（昭和18年5月）……42
　第15巻・第1号（昭和19年1月）……42
　第15巻・第3号（昭和19年5月）……42
　第16巻・第2号（昭和22年5月）……42
　第16巻・第3号（昭和22年8月）……42
　第16巻・第4号（昭和22年11月）……42
　第17巻・第3号（昭和23年8月）……42
　第18巻・第1号（昭和24年2月）……42
　第18巻・第2号（昭和24年5月）……42
　第18巻・特別号（昭和24年7月）……42
　第18巻・第3号（昭和24年8月）……42
　第18巻・第4号（昭和24年11月）……42
　第19巻・第1号（昭和25年1月）……42
　第19巻・第2号（昭和25年3月）……42
　第19巻・第3,4合併号（昭和25年5月、7月）……42
　第19巻・第5号（昭和25年9月）……42
　第19巻・第6号（昭和25年11月）……42
　第20巻・第1号（昭和26年1月）……43
　第20巻・第2号（昭和26年3月）……43
　第20巻・第3号（昭和26年5月）……43
　第20巻・第4号（昭和26年7月）……43
　第20巻・第5号（昭和26年9月）……43
　第20巻・第6号（昭和26年11月）……43
　第22巻・第1号（昭和28年1月）……43
　第22巻・第2号（昭和28年3月）……43
　第22巻・第3号（昭和28年5月）……43
　第22巻・第5号（昭和28年9月）……43
　第22巻・第6号（昭和28年11月）……43
　第23巻・第1号（昭和29年1月）……43
　第23巻・第2号（昭和29年3月）……43
　第23巻・第3号（昭和29年5月）……43
　第23巻・第4号（昭和29年7月）……43
　第23巻・第5号（昭和29年9月）……43
　第23巻・第6号（昭和29年11月）……43

第24巻・第1号 (昭和30年1月)……43
第24巻・第2号 (昭和30年3月)……43
第24巻・第3号 (昭和30年7月)……43
第24巻・第4号 (昭和30年8月)……43
第24巻・第5号 (昭和30年9月)……44
第24巻・第6号 (昭和30年11月)……44
第25巻・第1号 (昭和31年1月)……44
第25巻・第2号 (昭和31年3月)……44
第25巻・第3号 (昭和31年5月)……44
第25巻・第4号 (昭和31年7月)……44
第25巻・第5号 (昭和31年9月)……44
第25巻・第6号 (昭和31年11月)……44
第26巻・第1号 (昭和32年1月)……44
第26巻・第2号 (昭和32年3月)……44
第26巻・第3号 (昭和32年5月)……44
第26巻・第4号 (昭和32年7月)……44
第26巻・第5号 (昭和32年9月)……44
第26巻・第6号 (昭和32年11月)……44
第27巻・第1号 (昭和33年1月)……44
第27巻・第2号 (昭和33年3月)……44
第27巻・第3号 (昭和33年5月)……44
第27巻・第4号 (昭和33年7月)……44
第27巻・第5号 (昭和33年9月)……44
第27巻・第6号 (昭和33年11月)……45
第28巻・1,2号 (1959年1～3月)……45
第28巻3号 (1959年5月)……45
第28巻4号 (1959年7月)……45
第28巻5号 (1959年9月)……45
第28巻・第6号 (1959年11月)……45
29巻1号 (1960年1月)……45
29巻2号 (1960年3月)……45
29巻3,4号 (1960年7月)……45
29巻5-6号 (1960年11月)……45
30巻1号 (1961年1月)……45
30巻2号 (1961年5月)……45
30巻3-4号 (1961年12月)……45
32巻1-2号 (昭和38年4月)……45
32巻3号 (昭和38年7月)……45
32巻4号 (昭和38年10月)……45
34巻4号 (昭和40年10－12月)……45
35巻1号 (昭和41年1-3月)……45
35巻2号 (昭和41年4-6月)……45

35巻3号 (昭和41年7-9月)……45
35巻4号 (昭和41年10-12月)……45
36巻1号 (昭和42年1-3月)……46
36巻2号 (昭和42年4-6月)……46
36巻3号 (昭和42年7-9月)……46
36巻4号 (昭和42年10-12月)……46
第36巻 昭和42年 総目次……55
37巻1号 (昭和43年1月～3月)……46
37巻2号 (昭和43年4～6月)……46
37巻3号 (昭和43年7～9月)……46
37巻4号 (昭和43年10～12月)……46
第37巻 昭和43年 総目次……55
38巻1号 (昭和44年1～3月)……46
38巻2号 (昭和44年4～6月)……46
38巻3号 (昭和44年7～9月)……46
38巻4号 (昭和44年10～12月)……46
第38巻 昭和44年 総目次……55
39巻1号 (昭和45年1-3月)……46
39巻2号 (昭和45年4-6月)……46
39巻3-4号 (昭和45年7-12月)……46
40巻1号 (昭和46年1-3月)……46
40巻2号 (昭和46年4-6月)……46
40巻3号 (昭和46年7-9月)……46
40巻4号 (昭和46年12月)……46
41巻1号 (昭和47年1-3月)……46
41巻2号 (昭和47年4-6月)……46
41巻3号 (昭和47年7-9月)……47
41巻4号 (昭和47年10-12月)……47
42巻1号 (昭和48年1-3月)……47
42巻2号 (昭和48年4-6月)……47
42巻3号 (昭和48年7-9月)……47
42巻4号 (昭和48年10-12月)……47
43巻1号 (昭和49年1-3月)……47
43巻2号 (昭和49年4-6月)……47
43巻3号 (昭和49年7-9月)……47
44巻1号 (昭和50年1-3月)……47
44巻2号 (昭和50年4-6月)……47
44巻3号 (昭和50年7-9月)……47
44巻4号 (昭和50年10-12月)……47
45巻1号 (昭和51年1-3月)……47
45巻2号 (昭和51年4-6月)……47
45巻3号 (昭和51年7-9月)……47
45巻4号 (昭和51年10-12月)……47
レプラなる母……81, 1129
連理の枝 母のちゃんちゃんこ……853
連理の枝 日々を綴りて……853

【ろ】

ローソクの炎 ハンセン病元患者の心の軌跡……138
六八歳の春 隔離からの解放……1128
(私の昭和) ロザリオの珠につなぎて……166

【わ】

わがいのちわがうた 玉木愛子集……123, 1120
わが作詞抄……113
わが思索 わが風土……1062
〔神谷美恵子〕わが思索わが風土
  ⟨1⟩ 飢えの感覚人の和にあこがれ……90
  ⟨2⟩ 現実の切りぬきかた自由の喜びを知る……90
  ⟨3⟩ 平和と美の体験大自然で確かめる……90
  ⟨4⟩ 思想への飢え手当り次第に読む……90
  ⟨5⟩ 精神医学とともに人間の内側を認識……90
わが実存 歌集……1117
わが主よ わが神よ……645, 1075
わが八十歳に乾杯 在日朝鮮人ハンセン病回復者として生きた……69, 1079
わが半生記と折々の歌 荊……953, 954
わがふるさと沖縄……114
我が身の望み 聞き書き集……1001, 1077
分からないけど理由がある……611
和くら葉の心……366
病葉の島をたずねて 長島愛生園単身訪問記……1126
和光
  新年号 第1巻 第1号 日本復帰記念号 (昭和29年1月30日)……1026
  第12号 (昭和30年6月20日)……1026
  1956.3,4月合併号 (昭和31年4月15日)……1026
  5・6月号 (昭和31年6月30日)……1026
  1・2月号 (昭和32年2月28日)……1026
  1957春季号 (昭和32年4月15日)……1026
  1957夏季号 (昭和32年7月1日)……1026
  1957秋季号 (昭和32年9月20日)……1026
  1957冬季号 (昭和32年12月10日)……1026
  (奄美和光園) 昭和32年～36年……1028
  1958新年号 (昭和33年1月25日)……1026
  (昭和33年5月)……1027
  (昭和33年7月20日)……1027
  1958秋季号 (昭和33年10月1日)……1027
  1959冬季号 (昭和34年1月20日)……1027
  1959春季号 (昭和34年5月20日)……1027
  夏季号 (昭和34年8月1日)……1027
  春季号 (昭和35年4月20日)……1027

秋季号 (昭和 35 年 11 月 1 日) ……1027
夏季号 (昭和 36 年 7 月 1 日) ……1027
1962 春季号 (昭和 37 年 2 月 15 日) ……1027
1962 夏季号 (昭和 37 年 10 月 1 日) ……1027
1963 春季号 (昭和 38 年 5 月 1 日) ……1027
秋季号 (昭和 38 年 12 月 20 日) ……1027
1965 夏季号 (昭和 40 年) ……1027
1965 春季号 (昭和 40 年 5 月 31 日) ……1027
復刊 4 号　冬季号 (昭和 41 年 2 月 5 日) ……1028
復刊 5 号　1965 春・夏合併号 (昭和 41 年) ……1028
復刊 6 号　秋季号 (昭和 41 年 11 月 15 日) ……1028
1969 夏季号 (昭和 44 年 6 月 10 日) ……1028
1969 秋季号 (昭和 44 年 11 月 1 日) ……1028
1970 新年号 (昭和 45 年 1 月 1 日) ……1028
第 1 号 (再発刊)（平成 2 年 5 月 1 日) ……1028
第 2 号 (平成 2 年 8 月 1 日) ……1028
第 3 号 (平成 2 年 11 月 1 日) ……1028
第 4 号 (平成 3 年 2 月 1 日) ……1028, 1035
第 5 号 (平成 3 年 5 月 1 日) ……1028, 1035
第 6 号 (平成 3 年 8 月 1 日) ……1028, 1036
第 7 号 (平成 3 年 11 月 20 日) ……1028, 1036
第 8 号 (平成 4 年 2 月 1 日) ……1028, 1036
第 9 号 (平成 4 年 5 月 1 日) ……1028, 1036
第 10 号 (平成 4 年 8 月 1 日) ……1028, 1036
第 11 号 (平成 4 年 11 月 1 日) ……1029, 1036
第 12 号 (平成 5 年 2 月 1 日) ……1029, 1036
第 13 号 (平成 5 年 5 月 15 日) ……1029, 1036
第 14 号 (平成 5 年 9 月 1 日) ……1029
第 15 号 (平成 5 年 12 月 1 日) ……1029
第 16 号 (平成 6 年 3 月 1 日) ……1029
第 17 号 (平成 6 年 6 月 1 日) ……1029, 1036
第 18 号 (平成 6 年 8 月 1 日) ……1029, 1036
第 19 号 (平成 6 年 11 月 1 日) ……1029
第 20 号 (平成 7 年 2 月 1 日) ……1029
第 21 号 (平成 7 年 5 月 1 日) ……1029
第 22 号 (平成 7 年 8 月 1 日) ……1029

第 23 号 (平成 7 年 12 月 1 日) ……1029
第 24 号 (平成 8 年 5 月 1 日) ……1029
第 25 号 (平成 8 年 8 月 1 日) ……1029
第 26 号 (平成 8 年 12 月 1 日) ……1029
第 27 号 (平成 9 年 2 月 1 日) ……1029
第 28 号 (平成 9 年 5 月 1 日) ……1029
第 29 号 (平成 9 年 8 月 1 日) ……1030
第 30 号 (平成 9 年 11 月 1 日) ……1030
第 31 号 (平成 10 年 2 月 1 日) ……1030
第 32 号 (平成 10 年 5 月 1 日) ……1030
第 33 号 (平成 10 年 8 月 1 日) ……1030
第 34 号 (平成 10 年 11 月 1 日) ……1030, 1036
第 35 号 (平成 11 年 2 月 1 日) ……1030, 1036
第 36 号 (平成 11 年 5 月 1 日) ……1030, 1036
第 37 号 (平成 11 年 8 月 1 日) ……1030, 1036
第 38 号 (平成 11 年 11 月 1 日) ……1030, 1036
第 39 号 (平成 12 年 2 月 1 日) ……1030, 1035
第 40 号 (平成 12 年 5 月 1 日) ……1030, 1035
第 41 号 (平成 12 年 8 月 1 日) ……1030, 1035
第 42 号 (平成 12 年 11 月 1 日) ……1030, 1035, 1036
第 43 号 (平成 13 年 2 月 1 日) ……1030, 1035
第 44 号 (平成 13 年 5 月 1 日) ……1030, 1035
第 45 号 (平成 13 年 8 月 1 日) ……1030, 1035, 1036
第 46 号 (平成 13 年 11 月 1 日) ……1030, 1035
第 47 号 (平成 14 年 2 月 1 日) ……1031, 1035
第 48 号 (平成 14 年 5 月 1 日) ……1031, 1035
第 49 号 (平成 14 年 8 月 1 日) ……1031, 1035
第 50 号 (平成 14 年 11 月 1 日) ……1031, 1035
第 51 号 (平成 15 年 2 月 1 日) ……1031, 1035, 1036
第 52 号 (平成 15 年 5 月 1 日) ……1031, 1035
第 53 号 (平成 15 年 8 月 1 日) ……1031, 1035, 1037
第 54 号 (平成 15 年 11 月 1 日) ……1031, 1035
第 55 号 (平成 16 年 2 月 1 日) ……1031, 1037
第 56 号 (平成 16 年 5 月 1 日) ……1031
第 57 号 (平成 16 年 8 月 1 日) ……1031, 1037
第 58 号 (平成 16 年 11 月 1 日) ……1031, 1037

第 60 号 (平成 17 年 5 月 1 日) ……1031, 1037
第 61 号 (平成 17 年 9 月 1 日) ……1031, 1037
第 62 号 (平成 17 年 11 月 1 日) ……1031, 1037
第 63 号 (平成 18 年 2 月 1 日) ……1031
第 64 号 (平成 18 年 5 月 1 日) ……1031, 1037
第 65 号 (平成 18 年 9 月 1 日) ……1031, 1037
第 66 号 (平成 18 年 11 月 1 日) ……1032, 1037
第 67 号 (平成 19 年 2 月 1 日) ……1032, 1037
第 68 号 (平成 19 年 5 月 1 日) ……1032
第 69 号 (平成 19 年 9 月 1 日) ……1032
第 70 号 (平成 19 年 11 月 1 日) ……1032
第 71 号 (平成 20 年 2 月 1 日) ……1032
第 72 号 (平成 20 年 5 月 1 日) ……1032
第 73 号 (平成 20 年 9 月 1 日) ……1032
第 74 号 (平成 20 年 11 月 1 日) ……1032
第 75 号 (平成 21 年 2 月 1 日) ……1032
第 76 号 (平成 21 年 5 月 1 日) ……1032
第 77 号 (平成 21 年 9 月 1 日) ……1032
第 78 号 (平成 21 年 11 月 1 日) ……1032
第 79 号 (平成 22 年 2 月 1 日) ……1032
第 80 号 (平成 22 年 5 月 1 日) ……1032
第 81 号 (平成 22 年 9 月 1 日) ……1032
第 82 号 (平成 22 年 11 月 1 日) ……1032
第 83 号 (平成 23 年 2 月 1 日) ……1032
第 84 号 (平成 23 年 5 月 1 日) ……1033
第 85 号 (平成 24 年 5 月 1 日) ……1033
第 86 号 (平成 24 年 9 月 1 日) ……1033
第 87 号 (平成 24 年 11 月 1 日) ……1033
第 88 号 (平成 25 年 2 月 1 日) ……1033
第 89 号 (平成 25 年 5 月 1 日) ……1033
第 90 号 (平成 25 年 9 月 1 日) ……1033
第 91 号 (平成 25 年 11 月 1 日) ……1033
第 92 号 (平成 26 年 2 月 1 日) ……1033
第 93 号 (平成 26 年 5 月 1 日) ……1033
第 94 号 (平成 26 年 9 月 1 日) ……1033
第 95 号 (平成 26 年 11 月 1 日) ……1033
第 96 号 (平成 27 年 2 月 1 日) ……1033
第 97 号 (平成 27 年 5 月 1 日) ……1033
第 98 号 (平成 27 年 9 月 1 日) ……1033
第 99 号 (平成 27 年 11 月 1 日) ……1033
第 100 号 (平成 28 年 2 月 1 日) ……1033
第 101 号 (平成 28 年 5 月 1 日) ……1033
第 102 号 (平成 28 年 9 月 1 日) ……1034
第 103 号 (平成 28 年 11 月 1 日) ……1034
第 104 号 (平成 29 年 2 月 1 日) ……1034
第 105 号 (平成 29 年 5 月 1 日) ……1034
第 106 号 (平成 29 年 9 月 1 日) ……1034
第 107 号 (平成 29 年 11 月 1 日) ……1034
第 108 号 (平成 30 年 2 月 1 日) ……1034

第 109 号（平成 30 年 5 月 1 日）……1034
第 110 号（平成 30 年 9 月 1 日）……1034
第 111 号（平成 30 年 11 月 1 日）……1034
第 112 号（平成 31 年 2 月 1 日）……1034
第 113 号（令和元年 5 月 1 日）……1034, 1037
第 114 号（令和元年 9 月 1 日）……1034
第 115 号（令和元年 11 月 1 日）……1034, 1037
第 116 号（令和 2 年 2 月 1 日）……1034, 1037
第 117 号（令和 2 年 5 月 1 日）……1034, 1037
第 118 号（令和 2 年 9 月 1 日）……1034, 1037
第 119 号（令和 2 年 11 月 1 日）……1034
〔小川正子〕和公梵字宛夏川静枝手紙・はがき……101
鷲手の指　評伝冬敏之……371, 1113
忘れえぬ子どもたち　ハンセン病療養所のかたすみで……1084
忘れ得ぬ日……1145
忘れられた命……80
わすれられた命の詩　ハンセン病を生きて……367, 1144
忘れられた地の群像　東北新生園入園者自治会 40 年史……286, 1102
私の勲章　自叙伝……1001
私の明日が……1124, 1125
私の歩み　伴侶とともに……1080
〔小川正子〕私の小川正子……100
私の勲章　自叙伝……1079
〔神谷美恵子〕私の心の師　神谷美恵子先生……95
わたしの賛美歌……63
わたしの聖句……65, 1074
わたしの船長さん……81, 1155
私のメモ……719
私の履歴書　「らい予防法」を超えて……1102
私は一本の木……67, 1146
私はこう主張した……75
わたしはここに生きた　国立療養所大島青松園盲人会五十年史……719, 1092
私はこの人たちによって生かされる……16
渡辺はま子の足跡と収録曲……168
われ、決起せず　聞書・カウラ捕虜暴動とハンセン病を生き抜いて……1078
我深く汝等を敬う　綱脇龍妙猊下自伝（1）……162
我深く汝等を敬う　綱脇龍妙猊下自伝（2）……162
吾亦紅　歌集……1119
われら共に生きん……1111

著者名索引

【A～Z】

Adams, Mildred……1054, 1055
Ainslie, Douglas……1046
Amiel, Henri Frédéric……1051
Appuhn, Spinoza, Charles……1053
Augé, Claude……1047
Augé, Paul……1047
Aurelius, Marcus……1054
Bachelard, Gaston……1056, 1057
Bähr, Hans Walter……1052
Baker, Ernst A.……1047
Barnes, Annie……1056
Baruk, Henri……1049
Beauvoir, Simone de……1056, 1058
Becker, Ernest……1052
Beeching, H. C.……1046
Benedict, Ruth……1053
Bergson, Henri……1050
Blake, William……1044
Blakeney, E. H.……1045
Borel, Jacques……1056
Boyd, Julia……64, 161
Bracey, Bertha L.……1051
Brinton, Howard H.……1056, 1069
Bronowsli, J.……1044
Browne, Thomas……1046
Buber, Martin……1051
Buck, Pearl……1044
Bühler, Charlotte……1048
Bumke, Oswald……1048
Burloud, Albert……1050
Bury, J. B.……1045
Busse, Carl……1047
Buytendijk, F. J. J.……1046, 1051
Camus, Albert……1054
Carlyle, Thomas……1045
Carr, Edward Hallet……1052
Carville, Louisiana,……150, 151, 152, 153, 154, 155, 156, 157, 158, 159
Casaubon, Meric……1054
Castellan, Yvonne……1055
Central Health Education Bureau……1159
Central Luzon sanitarium……1159
Chardin, Teilhard de……1053
Charles, Joseph F.……1047
Chevrier, Pierre……1057
Cleugh, James……1055
Cotterill, H. B.……1046
Crawford Flitch, J. E.……1052
Croce, Benedetto……1046
Dagognet, François……1056
Daisan……372

Dalmeyda, Euripide, Georges……1044
Davidson, Carter……1047
de Laszlo, Violet S.……1052
de Saint-Exupéry, Antoine……1057
DENNEY, O・E・……160
Dewey, John……1049
Dharmendra……1159
Dickinson, Emily……1044
Donald Miller, A.……1159
Dr.Fr.HEMERIJCKX……56
Dr.JESSNER……55
Dufrenne, Mikel……1055
Dupuy, M.……1050
Ellis, Havelock……1049
Erikson, Erik H.……1056
Evans, Richard I.……1055
Evelyn-White, Hugh G.……1045
Ey, Henri……1055
Ferfel, Herman……1049
Filloux, Jean-Claude……1050
Forkel, Johann Nikolaus……1047
Forster, E. M.……1044
Forster, E. S.……1045
Foss, Brian M.……1055
Foucault, Michel……97, 1056, 1058
FRANCISCAN MISSIONARIES OF MARY……166
Frank-Duquesne, A.……1046
Freud, Sigmund……1053
Friedman, Maurice……1051
Friedmann, Georges……1053
Fromm, Erich……1054, 1055
Gandillac, Maurice de……1050
Gibson, W. r. Boyce……1053
Goffman, Erving……1051
Grooks, Karl……1049
Haase, Kael……1049
Hansen, G.Armauer……1159
HANSEN'S DISEASE SANATORIA HERITAGE PROMOTION COUNCIL……1152
Hart, Bernard……1054
Harvey, Paul……1046
Hayashi, F.……85, 1151
Hilty, C.……1044
Hoffer, Eric……1055
Howard, Richard……1058
Hull, R. F. C.……1052
Husserl, Edmund……1053
Huxley, Aldous……1052
Huxley, Julian……1053
INTERNATIONAL LEPROSY ASSOCIATION……61, 62
Isao Yoshioka M.D.……37

Ishidate, Morizo……1159
IVSテレビ……94
Jaffé, Aniela……1052
James, William……1050, 1052
Jaspers, Karl……1049
Jones, Henry Stuart……1045
José Ortega y Gasset……1054, 1055
Jowett, Plato, B.……1046
Jung, C. G.……1052
Klossowski, Pierre……1050
Köhler, Wolfgang……1048, 1050
Korzybski, Alfred……1051
Kraepelin, Emil……1048
Laing, R. D.……1055
Lalou, René……1053
Larnac, Jean……1044
Leuba, James H.……1049
Lévi-Strauss, Claude……1055, 1058
Lewin, Kurt……1049
Lewis, Charlton T.……1,047
Lézinr, Iréne……1055
Liddel……1046
Lifton, Robert Jay……1053
Lindbergh, Anne Morrow……1054
Lipmann, Otto……1048
Lowe, W. D.……1045
Maeterlinck, Maurice……1046
Marchant, J. R. V.……1047
Marshall, John……1045
Martinet, André……1052
Maslow, Abraham H.……1054, 1055
Masson, David……1046
Mather, Elenore Price……1068
May, Rollo……1052, 1053
McLaughlin, J.……1047
Merleau-Ponty, Maurice……1055
Milton, John……1045
Mirogilo, Abel……1050
MITSUDA, KENSUKE……15
Mizunoe, Kimifusa……37
Moore, G. E.……1053
Muff, Sophokles, Christian……1044
Muir, Ernest……1159
Murphy, Arthur……1045
Nahas, Hélène……1052
Nelson, Benjamin……1053
NHK……94
Nietzsche, Friedrich……1049
OGATA, Tomosaburo……37
OLDS, CHARLES BURNEL……169
Oltmans, A.……85, 1151
Otto, Rudolf……1051
Palmer, Elisabeth……1052
Parrington, Vernon Louis……1047

Parsons, Talcott……1056
Pascal……1056
Pattison, Mark……1051
Payne, Richenda C.……1051
Piaget, Jean……1056
Pippett, Aileen……1054
Plaut, Paul……1049
Proust, Marcel……1054
Rat, Maurice……1047, 1048
Reeves, Joan Wynn……1053
Renard, Jules……1048
Ribot, Th.……1048
Riseman, David……1053, 1055
ROGER R.MCFADDEN JOHN GROST DENNIS F. MARR……86
Rossetti, William Michael……1046
Rousseau, J. -J.……1054
Rread, Herbert……1053
Ruitenbeek, Hendrik M.……1051, 1055
Russell, Bertrand……1045
Rzach, Hesiodus, A.……1044
Sampson, John……1047¥
Sartre, Jean- Paul……1058, 1059
Sato, Saburo……1159
Scheler, Max……1050
Schiller, Friedrich……1044
Scholtens, M.……1056
Scott……1046
Short, Charles……1047
Shove, Fredegond……1046
Shuclburgh, E. S.……1045
Smith, Ronald Gregor……1051
Spranger, Eduard……1048, 1052
Stern, Erich……1049
Stern, William……1049
Storr, Sophokles, F.……1044
Strong, Archibald……1046
Sutro, Alfred……1046
Suzuki, D. T.……1053
Szasz, Thomas S.……1055
Talbot, Toby……1054
Taylor, Henry Osborn……1045
Terry, Charles Sanford……1047
THE BRITISH EMPIRE LEPROSY RELIEF ASSOCIATION……56, 57, 58
the IDEA Center for the Voices of Humanity with support from The Nippon Foundation, Arizona Memorial Museum Association……1160
THE LEONARD WOOD MEMORIAL……56
The leprosy mission……1159
The student center……1159
Tillich, Paul……1051
Tiryakian, Edward A.……1053
Tofu Kyokai (Japanese Leprosy Foundation)……1160

Torre, Arnald Della……1048
Tymieniecka, Anna-Teresa……1053
Uchida, Mamoru……1160
Unamuno, Miguel de……1052
Underhill, Evelyn……1051
Untermeyer, Louis……1047
Vital Jourdain,SS.CC.……1160
Wardekar, R.V.……1160
Webster, T. B. L.……1045
Weil, Simone……1057, 1058
Weyl , Helene……1054
Whitehed, Alfred North……1054
Wilson, Colin……1051
Winston, Clara……1052
Winston, Richard……1052
Wundt, Wilhelm……1049
Xirau, Ramon……1055

【あ】

愛川パウロ英雄……169
愛生編集部……84
アイヒバウム，ランゲ……1068
愛楽園共愛会……976, 1011
愛楽園梯梧琉歌会……1001
愛楽短歌会……1002
始良野編集委員会……947, 948, 949, 950, 951, 952, 966
青木一雄……83
青木恵哉……1001, 1009, 1127
青木湖舟……725
青木丈草……1112
青木伸一……610, 848, 1116
青谷由美……71
青谷善雄……71
青原正……787, 788
青柳敦……648, 1134
青柳緑……1145
青山静子……1076
青山哲也……71
青山陽子……1089
青山蓮月……122
赤井克己……1155
赤磐市教育委員会熊山分室……150
赤城たけ子……644
赤阪俊一……1087
赤沢正美……724, 1116
明石海人……1077, 1115, 1132, 1133, 1142
明石久美子……147
明石み代……92
赤楚はるゑ……131
縣（県）清志……579, 580, 620, 621
赤堀政宣……176
安芸山彦……9, 10
阿木幸男……1084
秋田茂……1076
あきたじゅん……286
秋田穂月……1122
秋津教会……414

秋村宏……147
秋元波留夫……1064, 1068
秋山亀三……1037
秋山長造……82
秋山徳重……1026
秋山英夫……1062
朝滋夫……724, 1116
浅井あい……365, 366, 368, 1116
浅香甲陽……370
浅田修一……610
浅田高明……1089
アジア救ライ協会……74
安宅温……1122
足立則夫……90, 96
アプレイウス……1065
阿部はじめ……69, 137, 1089, 1150
阿部秀直……366
阿部正子……1114
阿部正英……55
阿部みどり女……128
阿部安成……712, 726, 727, 1089, 1090
安倍能成……1068
天久佐信……979, 980, 981, 1000, 1002, 1014, 1015, 1016
天田城介……1082
天地聖一……197, 198, 199, 200, 207, 208, 209, 210, 211, 212, 213, 214, 215, 216, 217, 218, 219, 220, 243, 244, 245, 251, 252, 253, 254, 255, 256, 261, 262, 1127
天地誠一……209, 212, 251, 252, 253
天野正子……1083
奄美和光園……1038
雨森慶為……66
アメリカ學會……1062
天羽浩一……1084
綾井譲……723
荒井英子……65, 100, 1075, 1091
新井正男……84, 451, 452, 453, 498
新井満……175
荒井裕樹……519, 520, 1113
新垣ひとみ……81
荒川巌……263
荒木昭太郎……1064
荒武賢一朗……87, 1076
荒波力……69, 1113, 1114
蘭由岐子……76, 1091, 1141
アラン……1059
有明太郎……848
有明てるみ……849, 1116
有薗真代……1091
有馬修……1121
有村敏春……1127
〔台風17号にともなう集中豪雨災害復旧記念〕アルバム編集委員会……604, 1148
安斎千秋……1064
安藤一郎……1069

【い】

李清俊……1133
イ・ヒョンジュ……1144
井伊文子……114, 116
飯川春乃……1116
飯崎吐詩朗……605
飯田兵楼……126
飯田龍太……126
家永三郎……1069
猪飼隆明……1080, 1091
井川ひとみ……66
壱岐耕……108, 1115
井久保伊登子……148
池内悦子……610
池尻慎一……1072
池田あや子……121, 142
池田功……1113
池田香童……522
池永満……1091
池畑秀一……129
石井明……84
石井青歩……128
石井正則……1112
石浦洋……644
イシガオサム……160
石垣美智……1001
石川清……162
石川欣司……1122
石川桂郎……126
石川弘義……1067
石川湧……1059
石倉昌治……129
石田恒夫……610
石田時子……1086
石田波郷……126
石田雅男……68, 1091
石館守三……1108
石橋康正……15
石原忠良……9
石山春平……1127
出淵敬子……1069
和泉真蔵……1091
泉靖一……1067
泉利明……38
泉道夫……78
泉安朗……1116
出雲井晶……81, 1134
伊勢弘……1127
医政局医療経営支援課……71
磯部昭介……64, 1074, 1075, 1077, 1091, 1125
板井優追悼集編集委員会……1082
板垣哲子……610
板垣和香子……1116
板口冨美子……148, 149
板倉和子……166
市川和広……1134
市川須美子……16

一宮川柳社……121
一ノ矢香苗……94
市村元……1112
五津正人……368
井出隆……166
井手則雄……368
伊藤赤人……1116
伊東秋雄……526
伊藤晃……1067
伊藤景子……94
伊東山洋……84
伊藤重雄……121
伊藤保……793, 850, 852, 864, 911, 1115
伊藤輝文……850
伊藤利根太郎……73, 84, 1091
伊藤朋二郎……644
井藤信祐……65
伊藤文男……263, 1091
井道道子……65, 955
伊藤よし子……126
伊藤柳涯子……366
伊奈教勝（藤井善）……17, 60, 610
稲垣真琴……703
稲田興次郎……178, 179, 180, 227, 228
稲葉茂勝……1143
稲葉信龍……1063
稲畑汀子……128
乾実……121
井上謙……14, 36, 84, 85, 103, 1087
井上真佐夫……724
井上正之……11
井上光彦……69
井上佳子……853, 1091
井上美子……92
猪塚昌子……85
祈りの家教会聖堂30周年記念誌編集委員会……1010
祈りの家族会……1002
伊波敏男……80, 519, 1127, 1144
伊波寛……81
井深八重顕彰記念会……168
伊吹武彦……136, 1065, 1125
伊吹知勢……1069
今井よね……73
今田恵……1065
今村昌平……1112
林東植……138
入江章子……849, 1117
医療・福祉問題研究会……1088
いわさきちひろ……175
岩沢冬生……126
岩下壮一……105, 167, 1073
岩田鹿男……1145
岩田信子……725
岩波映画製作所……78
岩波書店編集部……78, 1069, 1091
岩橋邦枝……102
石見三階子……921, 922
岩本清涛……1075

岩本妙子……849, 1117

【う】

ヴァーノン……1068
ヴァイツゼッカー……1066
ヴァイニング夫人……1063
ウィーナー，ノーバート……1060
ウィルソン，コリン……1060
ウィント，エドガー……1067
上岡弓人……147
上江洲儀正……1042, 1092
上田昭……610
植田星冠子……131
上田保……200, 201, 245, 246
上田政子……16, 18, 67, 104, 1155
上野正子……1127
上野正行……928, 932, 956, 960
上原専禄……1069
上原信雄……1010, 1091
上丸春生子……605
ウォーク，ローレン……1144
ヴォネガット，マーク……1068
ヴォリンゲル……1065
ヴォルター，W. G.……1068
鵜飼信成……1067
浮ケ谷幸代……1088
宇佐美治……69, 139
宇佐美伸……63
氏原孝……523, 524
内田静生……516
内田博文……1082, 1092
内田守……98, 105, 106, 107, 160, 261, 848, 1072, 1078, 1114, 1115, 1117, 1145
内田守人→内田守
内田守博士喜寿記念論集刊行会……106
内海俊夫……804, 805, 806, 848, 849, 872, 873, 874, 875, 912, 913, 914, 915, 1117
海南基忠……169
采女博文……1085
宇野さおり……100
「海」吉備路……1154
梅津有三……46
梅野正信……1085
梅林加津……1114
梅原猛……1060
浦口真佐……93
浦田稔……846
瓜谷修治……520, 1092
潤崎植樹実行委員会……176, 1111
ウルフ，ヴァージニア……1069

【え】

盈進高校・同和教育部・「障害」者問題研究部……71
エー，アンリ……1066
江口一郎……847
江口朴郎……1069

江尻美穂子……90, 92, 95, 1078
江藤安純……846
榎本初子……368
海老沼健次……719
遠藤周作……1063, 1133
遠藤巴子……16
樗木二男……1117

【お】

大石法夫……1074
大石眞……1081
大岩徳二……113, 1114
大内節子……1065
大内兵衛……1065
大江満雄……1092
大岡信……129, 174, 175, 1130, 1131
大鎌邦雄……1111
大河原章……15
大熊輝雄……1068
大郷博……1072
大河内昭爾……1125
大阪大学医学部精神医学教室……1068
大阪皮膚研究所……1159
大阪皮膚病研究会……1092
大阪皮膚病研究所……44
大阪府済生会ハンセン病回復者支援センター……1093
大阪府人権協会……1080
大迫栄照……952
大沢章……1065
大澤實……1069
大下英治……1080
大島昭夫……39
大嶋得雄……1093
大島太郎……103
大島桃郎……726
大島青松園……55, 712, 727, 1136
大島青松園慰安会……654, 655, 656, 657, 658, 731, 732, 733
大島青松園邱山会……725
大島青松園入所者自治会（大島青松園入園者自治会）……727, 1135
大島青松園附属准看護学校閉校記念誌編集委員会……1135
大島青松園盲人会……1092
大島編集委員会……705, 706, 712, 713
大島療養所患者慰安会……649, 650, 651, 652, 653, 654, 655, 728, 729, 730, 731
大城貞俊……1134
太田昭生……1112
大田あさし……122, 1120
太田国男（國男）……366, 852
大田静男……81
太田順一……71, 1092, 1144
太田正一……108, 109, 1117
太田美和……116
太田井敏夫……725, 1116
大竹章……518, 523, 1086, 1092

大谷英之……1092
大谷藤郎……83, 85, 86, 98, 174, 175, 1085, 1086, 1088, 1092
大谷美和子……95, 1079, 1145
大谷勇遺稿刊行会……73
大津哲緒……108
大塚茂幸……69
大塚俊雄……648
おおつかのりこ……1143
大塚正之……1160
オオドウ，マルグリット……1059
大西基四夫……46, 99, 104, 452, 453, 454, 455, 456, 499, 500, 501, 502, 520, 1089
大西巨人……81, 1125, 1126
大西瓶子……131
大野定夫……589, 590, 591, 592, 628, 629, 630
大野哲夫……1092
大野林火……366
大場昇……1078
大橋博司……1066, 1067
大原利貞……174
大原富枝……850, 1134
大日向繁……63, 645, 1075, 1078
大村スミ……953
大村堯……9, 107, 1116
大森重吉……589, 590, 628, 629
大森初芽……126
大森風来子……116, 118, 119, 120, 121, 1154
大山洋……795, 796, 847, 867, 868, 925, 1120
岡生門……118, 1121
岡長平……1144
岡﨑武夫……13
小笠原登……76
岡田晴恵……1143
岡田政敏……174
岡野久代……1114
岡野弘彦……129
おかのゆきお……103, 1077
岡野美子……712
岡原正幸……1111
岡部伊都子……76, 175, 1093, 1125
岡村和子……84
岡村春草……953
岡本文良……74, 1144
岡本正巳……161
岡山カトリック教会創立百周年記念事業実行委員会百年史部……65
岡山県……1157, 1158, 1161
岡山県衛生部（公衆衛生課）……1148, 1150
岡山県邑久郡裳掛村長島愛生園気象観測所……21, 22
「岡山県歌人作品集第三」編集委員会……112
「岡山県歌人作品集第六」編集委員会……112
「岡山県歌人作品集第七」編集委員会……

113
「岡山県歌人作品集第八」編集委員会……113
岡山県環境文化部文化振興課……136
岡山県教育庁文化課（編集委員会）……173, 174
岡山県合同歌集刊行会……112
岡山県詩集刊行委員会……139
岡山県詩人協会……139
岡山県瀬戸内市邑久長島大橋架橋30周年記念事業実行委員会……71
岡山県同和教育研究協議会……1147
岡山県のハンセン病対策を振り返り正しい理解を進める委員会……1155
岡山県ハンセン病問題関連史料調査委員会……15, 1093, 1150
岡山県保健福祉部健康推進課……1149, 1150, 1169
岡山県保健福祉部健康対策課……1149, 1157
岡山県立図書館……1155, 1156, 1157, 1169
岡山大学文明動態学研究所……1146, 1168
小川秀幸……80, 1151, 1152
小川正子……99, 100, 101, 102, 126, 1155
小川幸夫……113
小川正子記念館……1155
小川正子記念館・春日居町郷土館……100
沖三郎……143
沖浦和光……78, 1082, 1093
沖田君子……112
沖縄愛楽園……1009, 1025, 1026
沖縄愛楽園共愛会……976, 977, 1012
沖縄愛楽園入園者自治会……771, 772, 773, 977, 1008, 1009, 1012, 1013
沖縄愛楽園入園者自治会文化部編集室……977, 978, 1013
沖縄愛楽園文化部……975, 976, 1010, 1011
沖縄愛楽園宮古南静園入園者自治会……774, 775, 1007
沖縄楓の友の会……1010
沖縄県歌話会……1002
沖縄県環境保健部予防課……1009, 1093
沖縄県ハンセン病証言集（編集）総務局……1010, 1039, 1093
沖縄県ハンセン病予防協会事務局……1003, 1004, 1005, 1006, 1007, 1008
沖縄県ゆうな協会事務局……1008
沖縄県ゆうな藤楓協会……1007
沖縄ハンセン氏病予防協会……775, 776
沖縄文学全集編集委員会……1131
沖縄らい予防協会（事務局／編集委員会）……776, 777, 1002, 1003, 1008, 1010
荻野恒一……1059, 1064, 1066
邑久光明園……55, 604, 611, 612, 1148, 1150, 1151, 1157, 1158
邑久光明園慰安会……1125, 1152
邑久光明園入園者自治会……605, 1146, 1149, 1151
邑久光明園文芸会卯の花会（邑久光明園卯

の花句会）……605, 1120
邑久光明園文芸会楓短歌会……605
邑久光明園文芸会詩作会……605, 1122
邑久光明園盲人会……605, 1146
小口偉一……1060
邑久町史編纂委員会……15
奥村洋……84
小倉兼治……62, 1078
尾崎元昭……72, 104, 1151, 1152
尾崎曜子……1144
小田晋……1066
尾高京子……159
小田部胤明……1075
落合雄彦……1080, 1167
翁長求……1001
小野興二郎……108
小野春風……126
小野友道……1086
小野甫……809, 810, 878, 879
小野田勉……12
小原安喜子……46, 72
小原文雄……1028
小原・迫田……1028
小保内虎夫……1066
臣木至……308
澤瀉久孝……116
親里廣……81
オルテガ……1067
オルポート，G. W. ……1060, 1067

【か】

甲斐八郎……68, 107, 137, 1117, 1133
甲斐雍人……106
ガイドブック「宮古南静園」編集事務局……1039
解放教育研究所……81
解放出版社……1093
カイヨワ，R. ……1068
楓会文化部……264, 270, 271, 272, 273, 274, 275, 276, 277, 278, 279, 280, 281, 282, 283, 284, 285, 291, 292, 293, 294, 295, 296, 297, 298, 299, 300, 301, 302
楓短歌会……1115
楓短歌会「海中石」同人……605
楓短歌会「旅程」同人……605
楓文化部……264, 285, 286
楓編集委員会……597, 598, 599, 600, 601, 602, 603, 604, 630, 631, 634, 635, 636
楓編集部……572, 573, 604, 615
楓編集部同人……573, 615
加賀乙彦……92, 174, 175, 1063, 1067
加賀田一……68, 91, 1135, 1150, 1151
鏡巧……110, 1117
鏡島元隆……1061
賀川豊彦……1134
香川県……612
柿木ヒデ……95, 1078
岳南短歌会……644

角免栄児……126
加倉井美恵子……82
加倉井駿一追悼録刊行会……82
懸田克躬……1068
鹿児島壽藏……116
笠居誠一……723
笠原嘉……1059, 1068
風見治（松尾直）……794, 846, 847, 865, 936, 937, 944, 946, 947, 954, 963, 964, 966, 1126, 1134
火山地帯同人会……954
かし・わたる……846
梶井枯骨……126, 131, 132, 133
〔木俣修先生中川仲蔵氏〕歌碑建立の会……114
樫塚進……82
柏木惠子……1074
春日居町史編集委員会……102
春日居町郷土館・小川正子記念館……101
火星会……725
火星俳句会……722, 725
片野田斉……1079, 1142
片平敬子……16
カッシーラー，E. ……1068
勝山京子……159, 1134
桂自然坊……725, 1120
桂玲人……518
加藤彰彦……1083
加藤健……645, 1112
加藤三郎……364, 1110
河東三郎……364, 1127, 1128
加藤尚子……77, 161, 1093, 1110
加藤正明……1069
加藤泰史……1074
門脇無聲洞……126
金井清光……1076
神奈川地域資料保全ネットワーク……81
金沢真吾……108, 1116
金田福一……116
金丸正男……927
金子光一……1084
金子晃典……366
金子仁郎……92
金地慶四郎……610, 1145
金田節子……126
金田靖子……1120
鹿野幸一郎……580, 581, 582, 583, 584, 585, 586, 587, 588, 621, 622, 623, 624, 625, 626
樺島咲→福西征子
カポー，ジャック……1067
鎌田慧……1080, 1081, 1143
上川豊……83, 162, 163, 164, 165, 166, 265, 287
神村正史……644
神谷永子……93
神谷宣郎……93, 95
神谷美恵子……87, 88, 89, 90, 91, 92, 93, 94, 95, 96, 97, 1062, 1063, 1069, 1073, 1093,

1126, 1150
神谷律……91
上山茂子……367
神山南星……953, 1002, 1117
亀井勝一郎……1060
亀井小寿美……17
亀井淳……81
亀井規子……1069
亀井裕……1068
亀三・水野……1027
亀三・水野・瀬戸内……1027
茅部ゆきを……261
香山末子（金末子）……368, 610, 1122
河合千鶴子……850
河合隼雄……1059
川上恵子……128
川上武……76
河上倫逸……81
川口与志子……1010, 1093
川崎愛……1094
川崎正明……264, 1075, 1122
川島多一……365
河瀬直美……1161
川田健二……811, 812, 813, 814, 815, 816, 879, 880, 881, 882, 883, 884, 885
川田寅雄……787, 788, 861, 862
川西幸一……13
川西耕司……704, 705, 706, 712, 713, 771
川西豊……28
川野順……953, 954
川原玉雄……46
川人博……1077
川満加織……81
河村杉男……916, 917
かわむら・もとむ……916, 917
韓石峯……851
姜善奉……1133, 1168
関西気象協会岡山出張所岡山地方気象台……22
神田甲陽……101, 1146
神田三亀男……113
カンナの会……100
上林直吉……574, 575, 615, 616
寒風陶芸会館……1154, 1169

【き】

キェルケゴール……1064
〔駿河〕機関誌編集委員会……638, 639, 640, 641, 647, 648
菊池章……808, 809, 877, 878
菊池一郎……81
菊池盈……261, 1078
菊池儀一……523
菊地治助……178, 227
菊池みつ……519
菊池恵楓園……853, 854, 1095, 1135
菊池恵楓園草の花会……847
菊池恵楓園の将来を考える会……1094

菊池恵楓園檜の影短歌会……848
菊池黎明教会記念誌編纂委員会……852
菊盛英夫……1062
衣更着信……1068
岸文雄……520
岸原廣明……126
木島始……605
樹島雅治……142
岸本英夫……1061
喜田清……80, 1081
木田文夫……1064
木田真佐恵……126
北岡和義……1145
北里重夫……160, 788, 789, 846, 860
北田由貴子……107, 108, 1115, 1117
木谷花夫……517
北浜隆郎……143
北原隆吉……116
北村健司……1009
木戸衛一……1081
きどのりこ……81
絹川彩雨……131
〔馬奈木昭雄弁護士古希〕記念出版編集委員会……1082
木下一路……126
木下晋……1111
木下吉雄……573, 574, 575, 576, 577, 578, 579, 580, 604, 615, 616, 617, 618, 619, 620, 621
木原誠……1076
黄薔薇編集部……147
「吉備路をめぐる文学のふるさと」編集委員会……77
儀保政雄……81
儀間比呂志……1144
君島和彦……1081
金勝男……1154
金新芽……1079
金潤任……606
金昌源……1160
金正美……1122
金南甲……1145
金夏日……368, 372, 1077, 1117, 1118, 1126
金末子→香山末子
金永子……1084
木村朗……1073
木村功……1113
木村三々郎……117
木村真一……148
木村聖哉……80, 1094, 1127
木村哲也……82, 1092, 1122
木村敏……1066
木村有紀……1144
木村義枝……847
キャントリル, H.……1067, 1068
姜信子……1094, 1126
京極英春……1126
清瀬・教育ってなんだろう会……1094
清原工……517, 1113

基督教イースト・エイジャ・ミッション富坂キリスト教センター……1075
霧生和夫……1068
金貴粉……1094
金泰九……69, 1080
近現代資料刊行会……1083, 1084
金城キク……1001
金城幸子……1127

【く】

グールド, トニー……1094
九鬼周造……1060
日下喬史……1145
〔草津〕栗生楽泉園俳句会……367
草薙正夫……1064, 1065
草野京二……644
草野拓也……116
草野権和……82
草間時彦……126, 128, 129, 1120
草間平作……1065
串田孫一……91, 1064
工藤鮎郎……916
邦枝完二……137
国頭愛楽園共愛会……976, 1012
国松孝二……1062
国満（國満）静志……519, 1123
国本衛……517, 1094
国本稔……975, 1001
久保瑛二……302
久保紘章……92
久保井規夫……1094
窪田サダエ……84
窪田茂久……945, 946, 966
久保田明聖……518
熊倉貫一郎……522
熊倉双葉……516, 527
熊日情報文化センター……845
熊本県健康福祉部健康局健康づくり推進課……854
熊本大学文学部……1080
熊本日日新聞社……76, 1094
熊山町……148
熊山町永瀬清子の里づくり推進委員会……148
汲田冬峰（冬峯）……515, 518
倉敷文庫刊行会……115
栗田賢三……1069
栗野龍……1068
栗生詩話会……368
栗生青年会文芸部……370
栗生創作会……365, 369
栗生楽泉園……364, 366, 369, 370, 372, 1096, 1136
栗生楽泉園入園者自治会（栗生楽泉園患者自治会）……353, 357, 364, 1094
栗生楽泉園盲人会……364
呉茂一……1065
クレッチュメル, エルンスト……1066

黒川眸……138
黒川みどり……1082
黒木昭丸……943, 944, 966
黒坂愛衣……369, 1095, 1163, 1164, 1167
黒崎秀明……139
黒須敏……168
黒田義雄……721, 722
桑畑洋一郎……1095
軍医学校跡地で発見された人骨を究明する会……1081
群馬大学社会情報学部……1095

【け】

敬愛少年団……952
恵子美術館……81
恵楓編集委員会……861
恵楓編集部……791, 860, 861
ゲーレン, アルノルト……1068
結縁晃治……39
ケンビス, トマス・ア……1065
憲法理論研究会……1081

【こ】

小池辰雄……1062
小泉孝之……645
小泉まさじ……142
小泉雅二……138, 141, 147
神美知宏……75, 1039, 1095
高原川柳会……366
高原短歌会……365, 366
高原俳句会……366
高原編集部……308, 309, 310, 311, 312, 313, 314, 315, 316, 317, 318, 319, 320, 321, 322, 323, 324, 325, 326, 327, 328, 329, 330, 331, 332, 333, 334, 335, 336, 337, 338, 339, 340, 341, 342, 343, 344, 345, 346, 347, 348, 349, 350, 351, 352, 353, 354, 355, 356, 357, 358, 359, 360, 361, 362, 376, 377, 378, 379, 380, 381, 382, 383, 384, 385, 386, 387, 388, 389, 390, 391, 392, 393, 394, 395, 396, 397, 398, 399, 400, 401, 402, 403, 404, 405, 406, 407, 408, 409, 410, 411
香西豊子……1143
高坂健二……84
厚生省……1072, 1095
厚生省医務局国立療養所課……39
厚生省医務局療養所課内国立療養所史研究会……15, 1088
厚生省公衆衛生局（結核難病課）……173, 1095
好善社……63, 65, 1089
甲田之裾社……180
甲田の裾編集委員会……224, 225, 226, 227, 259, 260
河内山耕……147
神門郁江……18

河野和子……104
河野進……139
河野武志……66
河野陽子……100
河野與一……1065
光風俳句会……847
光明園家族教会……1145
光明園文藝会編集部……572
公民科文化部……846
幸本・光・亀三・水野……1027
神山復生病院……168
神山復生病院百年史編集委員会……1088
校友会編集部……526
ゴールドシュタイン……1067
古賀徹……1082
古賀まり子……126
小木貞孝→加賀乙彦……1062
刻詩話会……261, 262, 263, 1122
国分正札……660, 661, 662, 663, 664, 665, 666, 667, 668, 669, 670, 735, 736, 737, 738, 739, 740, 741, 742, 743, 744
国立駿河療養所→駿河療養所
国立多摩研究所……37, 85
国立ハンセン病資料館……532, 1096, 1136, 1137, 1138, 1141, 1152, 1167, 1168
国立らい療養所化学療法協同研究班……1104
国立らい療養所給食共同研究班……1089
国立癩療養所同康院→同康院
国立療養所奄美和光園→奄美和光園
国立療養所大島青松園→大島青松園
国立療養所沖縄愛楽園→沖縄愛楽園
国立療養所邑久光明園→邑久光明園
国立療養所菊池恵楓園→菊池恵楓園
国立療養所栗生楽泉園→栗生楽泉園
国立療養所史研究会……15, 1088
国立療養所多磨全生園→多磨全生園
国立療養所東北新生園→東北新生園
国立療養所長島愛生園→長島愛生園
国立療養所星塚敬愛園→星塚敬愛園
国立療養所松丘保養園→松丘保養園
国立療養所宮古南静園→宮古南静園
木暮正夫……1144
故小林博士記念事業会……73
古在由重……1069
小坂井澄……167
小酒井時則……28
小佐々康代……847
越一人……364, 367
児島宗子……131, 519, 1120
小島治行……141, 142
児島美都子……160
越村隆二……363
谺省吾……84
谺雄二……364, 367, 369, 370, 1096, 1123, 1133, 1144
こだま研究会……605
小寺正志……130
後藤一朗……367

後藤鈴子……368
後藤房枝……367
こどもくらぶ……1143
小林喜久子……17
小林慧子……1078, 1096
小林康治……126
小林茂信……368, 369, 1078
小林茂……1144
小林草人→小林茂信
小林孝男……174
小林司……1060
小林弘明……364, 367
小林文雄……1150
小林珍雄……1077, 1087
小林よし女……126
小林脇……9, 10
小松実……12
小松良夫……102
五味保義……852
小見山和夫……723
小村義夫……138, 1122
小室篤次……1080
小室政夫……591, 592, 630
小森陽一……1112
小山勲……189, 190, 191, 235, 236, 237
小山時子……372
権徹……1122
欣求の社……261, 1120
近藤いね子……92, 1069
近藤宏一……64, 91, 1077, 1112, 1127
近藤慎太郎……1143
近藤忠……126, 135
近藤真紀子……1097
近藤芳美……113, 852
今野大輔……1097

【さ】

犀川一夫……14, 15, 83, 84, 104, 105, 987, 1009, 1010, 1097, 1101
宰川珊瑚……916, 917
斎木創……725, 1118
埼玉新聞社……1111
斎藤栄治……1062
齋藤信治……1064
齋藤勇……1060
斎藤肇……83
斎藤ヒツ子……610
斎藤（斉藤）力太郎……180, 228
斉藤肇教授退官記念事業会……16
三枝啓一……131
酒井義一……66, 1074
酒井青峯……115
坂井長太郎……606, 607, 608
坂井定治……525
酒井灯子……135
酒井得元……1061
境登志朗……139, 1123

酒井政子……121
酒井シヅ……82, 1086
坂入美智子……100, 102, 1146
坂上和夫……929, 957
坂口俤……128
坂下強……610
坂田勝彦……1097
坂田泡光……1118
坂本明子……149
坂本悟……846
坂本純子……17
佐川修……1097
佐木秋夫……1060
佐久間慧子……126
佐久間建……1085
桜井厚……1076, 1082
桜井（櫻井）哲夫……368, 1123, 1134
桜井一二三……167
桜井方策……74, 98, 126, 188, 189, 234, 235, 1145
桜木安夫……853
桜糀うめ……1118
桜沢房義……519
桜沢如一……16
櫻戸丈司……518
桜山南仙……286
笹川佐之……519
笹川陽平……84, 86, 1073, 1097, 1098
笹川記念保健協力財団……70, 84, 86
笹川保健財団……71, 172, 1132
佐々木悦子……146
佐々木喜美枝……126
佐々木孝次……1061
佐々木雅子……1097
佐々木松雄……521
佐々木三玉……1075
佐々木実……610
佐々木良夫……1027, 1028
笹ヶ家泰信……370
佐治良三……65
佐相憲一……1122
佐藤一祥……261
佐藤健太……86, 1113
佐藤幸治……1067
佐藤静夫……137
佐藤進一……1069
佐藤忠雄……788, 789, 790, 791, 861, 862, 863
佐藤俊夫……1061
佐藤勝……223, 224, 258, 259
佐藤睦子……16
里山るつ……1002
左名田精孝……84
佐野利勝……1067, 1068
サルトル……1059
沢知恵……1112, 1168
沢（澤）正雄……160, 1098
澤田泉……521
沢田五郎……364, 365, 366, 610, 1078, 1098,

1300

1134
沢田二郎……645, 1127, 1128
沢野（澤野）雅樹……77, 1098
山陽学園大学・山陽学園短期大学社会サービスセンター……79, 1147
山陽新聞社……87, 1152

【し】

シェーラー，マクス……1060
シェロシェヴスキ……138
潮谷総一郎……160
塩沼英之助……85, 103, 952, 1087, 1098
塩山唐草……131
志賀一親……106, 845
志樹逸馬……138, 146, 1123
重兼芳子……1134
詩研究会……286
鎮目恭夫……1060
志田彊……585, 624, 625
〔菊池恵楓園患者自治会〕自治会50年史編纂委員会……846
〔多磨全生園〕自治会企画編集委員会……471, 472, 473, 474, 475, 476, 512, 513, 514, 515, 559
〔多磨全生園〕自治会多磨編集委員会……476, 477, 478, 479, 480, 481, 482, 483, 484, 485, 486, 559, 560, 561, 562, 563, 564, 565, 566
志津民男……12, 13
品川清……954
信濃毎日新聞社……1080
篠田一人……1060
篠原睦治……1098
芝精……850, 853
柴八千穂……97
司馬遼太郎……1063
柴田隆行……1098
柴田良平……1128
柴山武……162
四分一節子……1161
島秋人……115
島京子……73
島比呂志……610, 928, 954, 956, 966, 967, 968, 969, 970, 971, 972, 973, 1089, 1098, 1134
島洋介……118, 1120
島尾ミホ……1134
島崎紀代子……101
島崎敏樹……90, 1064, 1066
島蘭進……1074
島田秋夫……518, 1115, 1118
島田和子……1143, 1144
嶋田久美……1099
島田茂（しげる、島一休止）……1114, 1123, 1128
島田尺草……777, 778, 848
島田等（しまだひとし）……91, 93, 139, 140, 143, 144, 147, 148, 610, 1072, 1089, 1123, 1125
島村静雨……9, 138, 139, 140, 141, 144, 1122, 1123
島村菜津……1075
島村美紗子……16
清水幾太郎……1059, 1068
清水威……99, 1146
清水哲男……363
清水寛……1099
清水泓……1114
清水誠……1067
清水泰史……38
清水能子……367
志村康……1099
下川喬志……167
下河辺讓……850
下瀬初太郎……779, 780, 781, 782, 783, 854, 855, 856, 857, 915
下野照彦……11
下村正夫……115
霜山徳爾……95, 1067
ジャクソン，ジョン……103, 1075
ジャックス，V. L.……74, 1080
シャンボン，ジャン・アレクシス……167
重監房資料館……372
重監房資料室……371, 372
シュプランガー，E.……1060
朱牟田夏雄……1065
城郁子……1002
〔長島〕詩謡会……145
障害者の生活と権利を守る岡山県連絡協議会……1146
詩謡クラブ……146
上古久栄……16
庄山たつの……109
昭和女子大学光葉博物館……77
昭和人物研究会……97
白井春星子……367
白井長清……592, 630
白井米子……128, 367
白石天羽子……516
白樺短歌会……261
白河佐江子……147, 148
新海安彦……1065
神宮良一……567, 568, 569, 570, 571, 572, 573, 574, 613, 614, 615, 616
真言宗豊山派総合研究院現代教化研究所……1074
真宗大谷派志方道場……65
真宗大谷派ハンセン病問題に関する懇談会……66
「真宗とハンセン病」学習会グループ・事務局……68
新庄嘉章……136
新生編集部……268, 269, 270, 286, 289, 290, 291
新創社……1038
新谷長次……10
新道せつ子……70

新日本出版社編集部……1099

【す】

末利光……81, 100, 101, 1099
末沢政太……658, 734
末澤政太……658, 734
菅田絢子……1094
菅原泉男……131
菅原潤……1113
杉浦強……518
杉浦明平……852
杉野かほる（芳武）……853
杉野桂子……853
杉野浩美……1114
杉村春三……79, 1087
杉本……148
杉山博昭……65, 1075
周郷博……1068
須子田キヨ……55, 84
鈴木敦子……175
鈴木磐井……131
鈴木和夫……518
鈴木幸次……366
鈴木智子……1099
鈴木サトシ……77, 1112
鈴木忍……371
鈴木しほ……95
鈴木修次……175
鈴木司郎……637, 646
鈴木大拙……1065
鈴木槙一……1099
鈴木時次……364
鈴木時治……1111
鈴木才雄……644
鈴木敏子……520, 1085
鈴木俊郎……1061
鈴木ひさし……525
鈴木靖彦……162
鈴木陽子……1099
鈴木楽光……516, 518, 519
鈴木力衡……1064
鈴木黎児……84
須田宏……658
スタイン，スタンレー……159, 1134
砂川昇……1128
須並一衛……123, 1120, 1154
角南星燈……130
隅青鳥……849
駿河会……1099
駿河カトリック会ダヴィドの歌編集部……643
駿河療養所……1095
駿河療養所入所者自治会駿河会……648
駿河療養所年報編集委員会……648
すゑ子……126

【せ】

青松歌人会……722, 723
青松詩人会……726
青松詩謡会……720
青松編集委員会……696, 697, 698, 699, 700, 701, 702, 703, 704, 705, 769, 770, 771
〔邑久光明園〕青年団文化部……608, 609, 610
関午司……516
関とみ子……64, 1128
関弘……261
関根謙司……1059
關根秀雄……1064
瀬古由起子……82, 1099
瀬戸内晴美……102
瀬戸内市……1159
瀬戸口裕郎……689, 690, 691, 762, 763, 764, 765
セネカ……1064
芹沢了……524, 525
全患協事務局……76, 1148
千家加寿……23
全国国立療養所ハンセン氏病患者協議会（全国ハンセン氏病患者協議会. 全国ハンセン病患者協議会）……75, 107, 1099
全国ハンセン病療養所入所者協議会……75, 1092, 1099, 1100
全生文藝協会……516
禅文化研究所……129
川柳七草会……116, 117, 1154, 1155

【そ】

相愛会文化部……166
相愛青年団文化部……722
藏座（蔵座）江美……264, 845, 854
〔沖縄愛楽園自治会〕総務部……993, 994, 996, 997, 999, 1000
〔邑久光明園〕創立90周年記念誌編集委員……605
ソーニャ, V.－L.……1064
曽我野一美……689, 762, 763
曽我辺雅文……115
外島保養院……604

【た】

田井吟二楼……108, 1118
大学義晃……67, 1074
第三區府縣立外島保養院→外島保養院
平良一洋……847
高江洲義昇……981, 982, 983, 984, 985, 995, 1016, 1017, 1018
高木智子……1100
高木裕己……1160
高木八尺……1059, 1061
高久史麿……15
鷹志順……807, 808, 851, 876, 877

高階秀爾……1067
高嶋健一……115
高島重孝……38, 39, 83, 84, 91, 97, 98, 636, 637, 645, 646, 1080, 1126, 1149
高島重孝先生を偲ぶ会……98
高杉晋……581, 582, 622, 623
高杉美智子……16, 66, 124, 1126
高田薫……1144
高田三郎……74, 1144
高田四郎……364
高舘義雄……37
高波淳……77, 1100
高野明子……1121
高野六郎……116
高橋一郎……1161, 1162, 1163, 1169
高橋一清……363
高橋惣太郎……415, 416, 417, 418, 420, 540, 541
高橋たね……1063
高橋忠五郎……1118
高橋徹……1061
高橋信男……84
高橋英夫……1061
高橋寛……850
高橋雅治……140
高橋幸彦……90, 91, 92, 96
田上鈴子……944, 945, 947, 966
田上稔……944, 945, 946, 947
高山文彦……517, 1100, 1113, 1162
高山良一……940
高山良治……937, 938, 941, 942, 953, 964, 965
高山路爛……81
滝真澄……523, 524, 525
滝浦静雄……1068
滝尾英二……1100
滝沢武久……1067
滝沢英夫……84
滝沢正樹……1067
滝田十和男……220, 221, 222, 223, 256, 257, 258, 260, 261, 263, 1072
武井政義……526, 527, 528, 529, 532, 533, 534, 535
武市匡豊……85
武内慎之助……364, 368
竹内迪也……1061
竹沢尚一郎……87, 1073
竹下景子……1161
竹下筒子……126
竹下芳……112
武田清子……1061
武田輝次……929, 957
武田徹……77, 1101
武田房子……1079, 1167
武田正之……38, 46
武村淳……1134
竹村昇……364
竹牟礼みよ志（巳良）……946, 954
田沢仁……93

田島康子……523
田尻彰男……23
田尻敢……104, 845, 1101
田代眞人……1143
立川寿兒……126
立川昇……126
立花誠一郎……1078
立野淳子……147
立石富男（立石富生）……955, 973, 974, 975, 1113
盾木汜……520, 1125
田中綾……1113
田中梅吉……368, 1124
田中修実……1145
田中一良……68, 1148
田中京祐……726
田中孝子……91, 93
田中輝幸……846
田中照幸……846
田中豊久……161, 1114
田中伸尚……1082
田中等……1101
田中文雄……68, 84, 1078
田中真美……97
田中美佐夫……366
田中美佐雄……1118
田中美知太郎……1061
田中幸夫……1160
田邊善治……133, 134
谷邦夫……115
谷哲秀……847
谷富夫……1080
谷岡聖史……86
谷川秋夫……109, 1118, 1124, 1125, 1126
谷村忠保……78, 1085
谷本榮子……847
田場盛吉……774, 978, 979, 994, 995, 1013, 1014
田端明……66, 67, 1118
田原浩……261
玉木愛子……122, 123, 1120, 1128
玉木虚兒……778, 779, 854
玉木玲二……122, 1079
『玉城しげさんのお話を聴く会』実行委員会・ハンセン病問題ふるさとネットワーク富山……955
「魂の架け橋」出版特別班……65, 1145
多磨全生園……520, 532, 539, 1095
多磨全生園患者自治会……516, 1087
多磨全生園年報編集委員会……526
多磨全生園創立90周年記念事業実行委員会……520
多磨全生園俳句会……517
多磨編集委員会……486, 487, 488, 489
玉光順正……66
多磨盲人会記念誌編纂委員会……515, 1101
田村史朗……644, 648, 1118
田村正勝……1084
段勲……1079

短歌ふぉーらむ社……115

【ち】

崔南龍（南竜）……610, 611, 1127, 1128, 1101, 1151
崔龍一（竜一）→崔南龍（南竜）
千鳥染太郎……575, 576, 577, 578, 579, 588, 589, 604, 606, 616, 617, 618, 619, 620, 627, 628
千葉修……108, 1115
千葉一幹……1113
千代國一……852
趙根在……367, 1101, 1123, 1138
趙根在写真集制作委員会……1101
長涛会……39

【つ】

津川洌……9
津川圭一……1062
月路春海……940, 964
月田まさ志（つきだまさし）……928, 929, 954, 956, 957
津下健哉……83
辻邦生……1063
辻長風……725
辻守康……84
辻井栄滋……1133
津島久雄……65, 1076, 1146
辻村みつ子……118, 1121
辻本順子……81
津田治子……854
津田塾大学紀要委員会……1062
土田セイ……103
土屋進……167
土谷勉……103, 722, 723, 1125, 1148, 1150
綱脇龍妙……161, 162, 168
庸沢陵……138, 142, 143
鶴岡征雄……371, 1113
鶴崎逸朗……610, 1120
鶴崎澄則……14
鶴見和子……1060
鶴見俊輔……80, 91, 174, 175, 1072, 1127

【て】

ディクソン，B.……1088
デカルト……1065
寺尾俊平……610
寺島万里子（萬里子）……77, 78, 1101, 1111
照屋寛善……1009
〔高松宮宣仁親王〕伝記刊行委員会……1077
点字愛生編集部（特別委員会）……23, 24, 25, 26, 27, 28, 29
天理教国内布教伝道部（天理教療養所布教協議会）……67, 1074

【と】

土居健郎……1059
土井晩翠……102
戸伊摩（といま）編輯部……264, 265, 266, 267, 268, 286, 287, 288, 289
トインビー，A.J.……1060
塔和子……721, 722, 726, 1112, 1124, 1125, 1142
東海ふみ先生追悼集刊行委員会……63, 1146
東京女子医科大学皮膚科学教室……104, 1101
東京都小学校社会科研究会……1142
同康院……162
東條耿一……519, 1124
東條康江……725
藤楓協会……169, 170, 171, 1077, 1087, 1101, 1102, 1129
藤楓協会三重県支部……169
東北新生園入園者自治会……286, 1102
同和教育振興会（事務局）……66, 67
外川正明……69
徳田靖之……1082
外口玉子……104
徳留忠義……846
徳永進……78, 79, 1085, 1088, 1093, 1102, 1126, 1141, 1142
特別布教師……67
徳満唯吉……302, 303, 304, 305, 306, 307, 308, 373, 374, 375, 376
鳥取県総務部総務課県史編さん室……81, 1102
都波修……641, 642, 643, 644, 1072, 1077, 1128
外塚喬……114
戸張あかり……71
戸張岳陽……71
飛谷俊雄……726
富池茂人……28
富坂キリスト教センター……65
富永夏子……1102
外山弥生……1069
豊沢登……1060
豊田一夫……137
豊田都……115
豊永功……846
豊村しげる……930, 931, 932, 933, 938, 939, 940, 943, 958, 959, 960, 964, 965
「トラジの詩」編集委員会……1102
ドリアン助川……1134, 1142
鳥居方策……1064
ドレー，ジャン……1067

【な】

中井栄一（榮一）……39, 112
永井静夫……611, 1119
永井鐵山……644

中石俊夫……689, 690, 691, 692, 693, 694, 695, 696, 720, 721, 762, 763, 764, 765, 766, 767, 768, 769
中江育夫……1067
中江灯子……122, 1120, 1121
中栄久子……16
長尾榮治……83
長尾雅人……1061
中尾けさじ……16
長尾文雄……264, 1152
永丘智郎……78, 1066
中川聡美……95
仲川幸男……80
中木原重憲……38
中沢洽樹……1062
中島英一……365
中島水波……131
中島佳夫（なかじますみお）……140, 141, 147
中島達二……1145
長島愛生園……14, 35, 36, 38, 55, 84, 136, 1087, 1132, 1148, 1150, 1151, 1157, 1158
長島愛生園慰安会……5, 14, 38, 108, 1072, 1148, 1149, 1150
長島愛生園気象観測所……22, 23, 1147
長島愛生園教育部……1155
長島愛生園真宗同朋会五十年記念誌編集委員会……65
長島愛生園入所者自治会（長島愛生園入園者自治会）……74, 1148, 1149, 1158
長島愛生園附属看護学校第22期生……1154
長島愛生園盲人会点字愛生編集部……24
長島愛生園内らい文献目録編集委員会……14
長島愛生園歴史館……1151, 1152
長島曙教会……18, 19, 20
長島架橋促進入園者委員会……1153
長島詩謡会……138, 144, 145, 146, 1122, 1154
長島詩話会同人……146
長島随筆会……136, 1125
長島創作会……136, 1129
長島短歌会……107, 110, 111, 112, 1154
長島文学会……136
長島盲人会点字愛生編集部……24
中條資俊……181, 182, 183, 184, 185, 186, 187, 188, 228, 229, 230, 231, 232, 233, 234
中條資俊伝刊行会……73, 264, 1079
永瀬清子……147, 148, 149, 610, 1133
長瀬昌……605
永瀬清子生家保存会（事務局）……149
中田修……1062
長田嘉吉（穂波）……706, 707, 708, 709, 710, 711, 712, 723
中谷瑾子……1088
中野菊夫……852
中野久男……935, 962

長野浩典……1102
長浜清……146
なかはらかぜ……98
中原誠……91
中村薫……71
中村茂……1076, 1144
中村妙子……81
中村剛……1102
仲村親昭……986, 1019, 1020
中村哲……79, 1084, 1088
中村智通……149
中村紀雄……1134
中村元……1060, 1061
中村花芙蓉……848
中村不二夫……139
中村昌弘……84, 1102
中村真理子……94
中村保男……1060
中村安朗……953
中本一夫……10
中本操……147
永易至文……1083
中山秋夫……610, 1121, 1126
中山哲……84, 519
中山睦男……10
名草良作……365, 577, 618, 619
なだいなだ……92
夏緑……1144
夏海八郎……308
夏野三郎……169
名原廣三郎……1059
並木英一……644
並里まさ子……85
奈良由美子……1072
成田稔……38, 46, 70, 518, 520, 523, 526, 1086, 1102, 1113
成瀬晶子……850
名和千嘉……99, 103, 1146
縄田正直……673, 674, 675, 676, 677, 678, 747, 748, 749, 750, 751, 752, 753
南海良治……934, 935, 961, 962, 963
何条玄太……643
南静園自治会文化部……1040, 1041
南静編集部……1038, 1039
難波正時……11
難波良造（良三）……670, 671, 744, 745
南原繁……1061

【に】

新里桂子……81
新村真人……15
新納仁……1135
仁木秀郎……131
西占貢……55
西成彦……1080
西尾雄志……1102, 1143
西尾實……1061
西岡藤野……46

西岡正昭……12
西川漂花……128
西川正身……1069
西崎和則……39
西戸山学……1144
西羽四郎……851, 852
西羽仁……806, 807, 875, 876
西原恵子……146
西原桂子……850
西平直喜……95
西丸四方……92, 1065
西村真二……44
西村時夫……1102
西山茂……1074
西山信二郎……81
日米医学協力研究会らい専門部会……74, 1102
日弁連法務研究財団ハンセン病問題に関する検証会議（事務局）……1104, 1138
日蓮宗大乗山法音寺広報委員会……67
日蓮宗現代宗教研究所……162
新田進……793, 794, 795, 865, 866, 867
二宮敬……1064
日本MTL……160
日本科学技術振興財団……87, 172, 1131, 1132
日本科学者会議……69
日本眼科学会……1087
日本患者同盟四〇年史編集委員会……75
日本共産党愛生支部……75
日本経済新聞社……1080
日本広報協会……1103
日本財団……71, 87, 172, 1132
日本聖公会日韓協働委員会……366, 1103
日本図書館文化史研究会……1072
日本ハンセン氏病（者）福音宣教協会（日本MOL）……63, 65, 1074
日本福祉文化学会編集委員会……1083
日本弁護士連合会……1102
日本弁護士連合会人権擁護委員会……1088
日本民主主義文学同盟……137
日本民主主義文学会……1113
日本らい学会……55
〔沖縄愛楽園〕入園者自治会文化部編集室……773, 774
〔沖縄愛楽園〕入園者自治会・報道室……977, 1012
丹生谷哲一……1076
「人間の碑」刊行会……167

【ぬ】

貫民之介……73

【ね】

根岸章……191, 192, 193, 194, 195, 196, 197, 237, 238, 239, 240, 241, 242, 243, 264
根本俊雄……610

念仏者九条の会……1081
野上牛男……802, 803, 804, 871, 872
野口赫宙……82
野崎マユミ……84
野島泰治……73, 648, 649, 650, 651, 652, 653, 654, 655, 656, 657, 658, 659, 660, 727, 728, 729, 730, 731, 732, 733, 734, 735, 1103, 1126
野島富美……73
野島無量子……126
野島泰治先生研究業績編集委員会……1103
野田隆……1072
能登恵美子……1103
野中武志……364
野仲正憲……797, 798, 868, 869
延原大川……115
野町良夫……1009
野村伊都子……175
野村一秋……168
野村茂……106
則武厚志……91

【は】

バーゼス，B.……1087
「俳句岡山」第十三集編集委員会……129
「俳句岡山」第十四集編集委員会……130
「俳句岡山」第十五集編集委員会……130
「俳句岡山」第十六集編集委員会……130
「俳句岡山」第十七集編集委員会……130
「俳句岡山」第十八集編集委員会……130
「俳句岡山」第十九集編集委員会……130
「俳句岡山」第二十一集編集委員会……130
「俳句岡山」第二十二集編集委員会……130
「俳句岡山」第二十三集編集委員会……130
「俳句岡山」第二十四集編集委員会……130
「俳句岡山」第二十五集編集委員会……130
「俳句岡山」第二十六集編集委員会……130
「俳句岡山」第二十七集編集委員会……131
「俳句岡山」第二十八集編集委員会……130
「俳句岡山」第二十九集編集委員会……131
「俳句岡山」第三十集編集委員会……131
俳句と短歌社……722
俳誌「青門」編集室……129
芳賀檀……1064
萩原澄……723
萩本政則……847
萩原とほる……723
硲省吾……104
橋爪長三……38, 104
橋本魚青……128
橋本文比古……131
蓮井三佐男……610, 725, 726
長谷川素逝……128
長谷川美智子……1135
秦重雄……1113
畑井政雄……116
畠山哲明……1143
肌勢円女……131

波多野完治……1067
畑野研太郎……611
畑野むめ……849, 1119
畑谷文代……79
バック，パール……1060
ハックスレー，ジュリアン……1061
服部團次郎……1009
服部龍太郎……1062
バッハ，アンナ・マグダレーナ……1062
花岡重行……63, 1074
花城清剛……1000
花城武男……1009
花城真貴……1010, 1078
花田春兆……1143
花田好人……847
花本淳子……91, 115
羽里譲二……637, 646
馬場幸子……126
馬場木陽……126
ハマーショルド……1067
濱川祥枝……1060
浜口金造……1125
浜口志賀夫……117, 1121, 1122
浜中淑彦……1066
早川敦子……93
早川智……1077
早川兎月……516
林清輝……83
林滋生……84
林力……77, 80, 1079, 1083, 1103
林文雄……14, 15, 74, 84, 102, 103, 126, 953, 1079, 1080, 1087, 1103, 1120
林富美子……103, 167, 168, 1079
林みち子……723, 724
林優……94
林芳信……418, 419, 420, 421, 422, 423, 424, 425, 426, 427, 428, 429, 430, 431, 432, 433, 434, 435, 436, 437, 438, 439, 440, 441, 522, 526, 529, 530, 531, 532, 535, 536, 537, 538, 539, 542, 543, 544, 545, 546, 547, 548, 549, 550, 551, 552, 553, 554, 555, 556, 557
林芳信先生遺稿記念出版会……520, 1103
早田皓……1103
早野孝義……853
早水喜美子……91
原亨吉……1059
原憲一……1153
原ひろ子……1059
原ゆき……126
原吉雄……1067
原田嘉悦……517, 1126
原田禹雄……72, 92, 604, 611, 1087, 1089, 1119, 1148, 1149, 1150, 1155
原田樫子……522
原田一身……848
原田久作……566, 567, 612, 613
原田季夫……1074
原田寿真……927

原田政人……63, 1075
原田美千代……848
原田隆司……1160
原田達夫……1067
播磨醇……63, 85, 86
バリュック，アンリ……1064
パルマード，ギー……1063
ハンセン病違憲国賠裁判全史編集委員会……1105
ハンセン病違憲国賠訴訟弁護団……76, 1104
ハンセン病回復者支援センター……1161
ハンセン病家族訴訟弁護団……1106
ハンセン病国賠訴訟を支援する会・熊本……1104
ハンセン病国家賠償請求訴訟弁護団……105, 1104
ハンセン病・国家賠償請求訴訟を支援する会……1104
ハンセン病市民学会……87, 1105, 1106, 1168
ハンセン病市民学会教育部会……71, 1106
ハンセン病市民学会図書資料部……1105
ハンセン病資料館……70
ハンセン病訴訟勝訴一周年記念シンポジウム実行委員会……1104
ハンセン病図書館友の会……1105
ハンセン病と人権を考える会……76, 1103, 1104
ハンセン病の正しい理解を進める普及啓発事業実行委員会……1161
ハンセン病フォーラム……1106
ハンセン病フォーラム記録集編集委員会……71
ハンセン病問題に関する検証会議……1138
ハンセン病療養所世界遺産登録推進協議会（事務局）……1146, 1152, 1158, 1169
ハンセン病療養所の将来構想をすすめる会・岡山（事務局）……1157, 1158
ハンセン病をどう教えるか編集委員会……1093
判野宏……1104

【ひ】

ピアジェ，ジャン……1067
ビウスツキ，ブロニスワフ……1085
比嘉精華……975, 1000, 1010
ピカート，マックス……1067, 1068
檜垣政一……852
氷上恵介……519, 1135
樋口勝彦……1064
肥後政夫……847
久鷹登代志……929, 930, 957, 958
久野清重……1026
菱木政晴……66
ヒスロップ，ヴィクトリア……81, 1133
灯泥同人……521, 522
日野有佳……128

檜の影短歌会……848
檜の影編輯部……911, 912
日野原重明……97
日原一……524, 525
日美清史……126
〔神山復生病院〕百年史編集委員会……169
平位登代子……126, 129, 131
平位直躬……126
平岡篤頼……1064
平賀久治……38
平川南……1142
平子真……74, 1106
平沢保治……464, 465, 466, 467, 470, 471, 508, 509, 510, 511, 539, 1106, 1107, 1128
平野暉人……77, 1128
平野正久……1084
平松良子……126
平山高次……1059
ヒルティ……1062, 1065
廣川和花……1107
広瀬志津雄……719
広田一夫……167
広野照海……1086, 1128
びわ湖芸術文化財団……87
樋渡直哉……1107
ビンスワンガー……1064, 1066

【ふ】

ファランド……1059
フィリピン・クリオン島を助ける愛の会「愛の樹」グループ愛の会……169
フィルー，ジャン＝C……1064
楓蔭会……39
フーコー，ミッシェル……96, 1062
風紋俳句会……134
フォルロー，ラウル……1087
深川徹……953
深田冽……26, 27, 28, 109, 1119, 1154
蕗之芽会（蕗の芽会）……121, 122, 123, 124, 125, 126, 1154
蕗之芽会廻覧誌集……124
蕗の芽句会……122
蕗之芽同人会（蕗の芽同人会）……125, 126
蕗之芽俳句会……125
福岡武……109, 1115, 1119
福岡安則……369, 1107, 1163, 1164, 1165, 1166, 1170, 1171, 1172
福士勝成……55
福島章……1062
福島まさ子……366
福島政美（まさみ）……204, 205, 206, 207, 248, 249, 250, 251
福田令壽……160
福西征子（樺島咲）……261, 263, 264, 1107, 1128
福原滉子……850
福原孝浩……76
福山市人権平和資料館……1155

藤井啓女……126
藤井春吉……1068
藤井善→伊奈教勝
藤居祐天……117
藤川ツトム……263
富士川游……1085, 1086
藤木純郎……262
藤木稔……847
藤倉四郎……95
藤島桂二……167
藤田薫水……725
藤田工三……516
藤田三四郎……365, 372
藤田真一……517, 1107
藤田大誠……1074
藤野豊……69, 76, 1088, 1107, 1108, 1140
藤間竹遊……82
藤村昭善……637, 638, 646, 647
藤村正之……79, 80, 1084
藤本桂史……160
藤本浩一……73, 103, 138, 140, 369, 1145
藤本とし……606, 1079, 1126, 1167
藤本フサコ……1084
藤森實雄……850
藤原敦……82
藤原等……11, 12
藤原美規男……129, 131
二枝昭郎……126
双見美智子……10, 11, 12, 13, 92, 101
不動信夫……953
船城稔美……522
船橋秀彦……1144
冬敏之……369, 523, 1135
芙蓉編集部……637, 646
ブラウン，スタンレー　G.……1108
部落解放・人権研究所……1081, 1083
プラット，リチャード……1143
プラトン……1061
フランクル……95
フランクル，ヴィクトール……1067
古川時夫……368
古島敏雄……1069
古田陽久……1111
古林海月……1153, 1154
ふれあい福祉協会……87, 171, 1108, 1131, 1141, 1168
フレス，ポール……1067
ブロンデル，シャルル……1068
〔沖縄愛楽園〕文化部……976, 987, 988, 989, 990, 991, 992, 993, 995, 996, 997, 998, 999, 1011, 1021, 1022, 1023, 1024, 1025
〔邑久光明園〕文藝会……572
〔邑久光明園〕文芸会編集部……572, 573, 615

【へ】

ベアリング＝グールド，エディス……1076

〔岡山県立邑久高等学校新良田教室〕閉校記念事業実行委員会……1147
米國聖書協會……1069
ヘミングウェイ，E.……1142
ベルグソン……1059, 1065
ベルナール，クロード……1065
〔菊池野〕編集委員会……816, 817, 818, 819, 820, 821, 822, 823, 824, 825, 826, 827, 828, 829, 830, 831, 832, 833, 834, 835, 836, 837, 838, 839, 840, 841, 842, 843, 844, 845, 846, 885, 886, 887, 888, 889, 890, 891, 892, 893, 894, 895, 896, 897, 898, 899, 900, 901, 902, 903, 904, 905, 906, 907, 908, 909, 926, 927

【ほ】

許在文……606
ホイジンガ，ヨハン……1061
ボイド，ジュリア……161, 1080
蓬郷嘉一……11
北条（北條）民雄……516, 519, 1132, 1133, 1142
北柳吟社……260
星倭文子……1078
星政治……365
星塚敬愛園……955, 975, 1042, 1096
星塚敬愛園慰安会……954, 1112
星塚敬愛園キリスト教恵生教会……1075
星塚敬愛園入園者自治会……953, 975, 1108
星塚敬愛園麦笛句会……953
星野貞一郎……67
細貝さやか……94
細川周平……1076
細木武友……17
細田満和子……1141
細谷史代……1103
堀田善衛……78, 1108
堀田和成……65
ボヘンスキー，J. M.……1059
堀正嗣……1084
堀江節子……1108
堀江爽青……131
堀川直義……1063
堀木謙三……85
堀切善次郎……1068
堀口大学……1059
ボワデッフル，ピエール・ド……1064
梵字→和公梵字
本田一杉……126, 134
本田勝昌……69
本田泰三……126, 129, 131, 135
本田稔……63, 75, 610, 1072
本田祐子……97
本田良章……11
本間宏樹……147

【ま】

マーシャル，カーター　L.……1109
マーティン，ベティ……159
マーフィー，トレヴァー……161, 162, 1142
蒔田政義……101
マイトリー虹……97
前川一郎……671, 672, 673, 745, 746, 747
前川光徳……90, 92
前田敬作……1067
前田義盛……940, 964
前田玲子……46
前浜政子……16, 17, 18
槇新三……146
牧野登……167, 168
牧野正直……83, 84, 1095
政石蒙……724
増茖雄……792, 796, 797, 848, 863, 868, 918, 919, 920, 922, 923
増井勇一……121
桝田啓三郎……1059
増田広州……126
増谷文雄……1060, 1061
桝本良……850
松井謙介……91
松井康治……71
松井嘉和……1077
松居りゅうじ……81, 1129
松浦篤男……724, 1119
松尾直→風見治
松尾正人……1076
松尾吉恭……55, 84
松岡和夫……160, 1001, 1077, 1079
松岡克尚……1084
松岡享子……92
松岡秀明……1116, 1168
松岡弘之……69, 80, 1146, 1151, 1152
松丘青年学級……263
松丘保養園……263, 1136
松丘保養園七十周年記念誌刊行委員会……261, 1106
松川俊夫……985, 986, 987, 1018, 1019, 1020, 1021
松木信→松本馨
松崎豊……128
松下竜一……850
松田一夫……933, 935, 936, 937, 960, 961, 962, 963
松田瓊子……1063
松田範祐……82, 1155
松田密玄……910
松永不二子……261, 1119
松波信三郎……1059
松原雀人……918, 923, 924, 925
松原善吉……847
松村憲一……81
松村譲……46

1306

松村好之……62, 166, 1077
松本明生……610
松本馨（松木信）……456, 457, 458, 459, 460, 461, 462, 463, 464, 502, 503, 504, 505, 506, 507, 508, 516, 517, 1077, 1135
松本幸子……73
松本重治……1060
松本杉夫……573, 574, 615
松本清張……82
松本治代……17
窓俳句会……644
真山旭……83, 84
マリアの宣教者フランシスコ修道会……166
マルホ創業七十年記念事業係……129
丸谷才一……129
丸山直樹……79
満州癩予防協会……162

【み】

三浦耕吉郎……1083
三浦岱栄……1065, 1067
三重テレビ放送……1159, 1169
三島清……167
水上修……124, 125
水島和也……138, 140, 143, 144, 1125
水野きよし……1027
水野民子……848
水野彌穂子……1061
水野・小原……1027
水野・瀬戸内・前田……1027
溝江純……1142
溝口製次……847
溝渕嘉雄……110, 114, 1119
見田宗介……1059
三谷隆正……1061, 1062
三谷村とよじ……1135
道ひとすじ-昭和を生きた盲人たち編集委員会……79
光岡芳枝……518
光岡良二……517, 1119
光田健輔……5, 8, 9, 15, 37, 68, 83, 98, 100, 101, 103, 107, 108, 138, 160, 161, 1087, 1089, 1146
緑川昇……146
湊治郎……1009
南しんぼう……90
南博……1063, 1067, 1085
南日本放送ハンセン病取材班……1109
源淳子……1083
皆吉爽雨……517
峰崎忍……64, 1146
箕野鯉泉……126, 129
宮川弘道……610, 1146
宮川量……85, 103, 516, 1089
宮城音弥……1059, 1066, 1068, 1069
宮城謙一……112
宮城比呂記……792, 793, 864

三宅一志……76, 1109, 1126
三宅秀蔵……73
三宅美千子……1163
宮古南静園……1039, 1040, 1041, 1136
宮古南静園自治会……1039, 1109, 1141
宮坂道夫……1109
宮崎かづゑ……67, 1146
宮崎信恵……1160
宮崎松記……160, 783, 784, 785, 786, 787, 846, 857, 858, 859, 860, 915, 916, 1089
宮里光雄……1039
宮里良子……80, 1079
宮下昭吾……166
宮下忠子……80, 1109
宮島俊夫……136
宮島利吉……1039
宮原安春……95, 1078
宮本忠雄……1061, 1062, 1067
宮本常雄……1066
宮本久雄……1072
宮本百合子……852
宮良保……975
三芳晃→平沢保治
ミル, J. S.……1065
三輪照峰……76, 519
ミンコフスキー，E.……1067

【む】

武蔵大学社会学部……1081
武蔵野短歌会……516, 518, 1115
宗内敏男……648, 649, 727, 728
棟居勇……104, 264
村井吉美……927, 955, 956
無らい県運動研究会……1106
村上絢子……77, 1109
村上國男……83
村上多一郎……848
村上はるえ……146
村上仁……92, 1064, 1065
村上陽一郎……1086
村越化石……131, 362, 363, 370, 1121
村越化石句碑建立実行委員会……363
村瀬弘……109, 1119
村田弘……9, 36, 136
村野民子……1109
村松武司……81, 1133
村松常雄……1066
村松好之……1114

【め】

芽生会……126

【も】

盲人会編集部……713, 714, 715, 716, 717, 718, 719
最上二郎……1079

望月としの……99
望月章……643
望月拓郎……580, 581, 583, 584, 585, 586, 587, 588, 590, 591, 621, 622, 623, 624, 625, 626, 629, 630
本島貞子……112
桃生小富士……286, 1112
森竜男……84
森春樹……137, 139, 144, 147, 1122, 1135
森久男……10
森まゆみ……94
森幹郎……166, 168, 604, 611, 1109
森雄一……84
杜美太郎……467, 468
もりおみずき……81
森尾亮……1081
森岡康行……108, 1116
森岡りつ子……63
森川恭剛……76, 1081, 1109
森田松月……117
森田白希……126
森田進……147, 1122
森田竹次……68, 1087, 1135, 1149
森田峠……128
森本英美子……847
守本友美……1109
森元美代治……468, 469, 470, 510, 511
森山栄三……1119
モンテーニュ……1064
モンテッソーリ……1068
モンテルラン，アンリ・ドウ……136

【や】

八重樫信之……77, 1109
矢尾平……126
八木淳……1068
八木康敏……76
矢澤昇治……1082
矢島忠……261, 1119
矢島由紀子……142
矢島（矢嶋）良一……38, 84, 367, 441, 442, 443, 444, 445, 446, 447, 448, 449, 450, 451, 489, 490, 491, 492, 493, 494, 495, 496, 497, 498, 558
八代史朗……930, 958
安田三郎……1068
安田忠治郎……105
保高徳蔵……137
ヤスパース……1064
安村佳津男……126
宿里禮子……1119
柳宗悦……1060
柳田邦男……93
柳橋寅男……14, 1110
矢野巧……73
藪内真琴……694, 695, 696, 697, 698, 699, 700, 701, 702, 767, 768, 769, 770, 771
藪本雅子……1111

矢辺拓郎……1098
山内小夜子……66
山内昇三郎……523
山内宅也……1125
山形義雄……115
山岸秀……1110
山口亜希子……363
山口一糸……917
山口智子……116
山口斗造……846
山口秀男……849
山口律子……847
山口シメ子……1110
山口ヒロミ……1084
山崎喜代子……1085
山崎俊生……69, 1074
山崎庸一郎……1064, 1067
山櫻倶楽部……413
山沢芳……720, 721
山下多恵子……82, 1114
山下肇……1062
山下博之……700, 701, 702, 703, 704, 771
山下道輔……519, 520, 1072
山下峰幸……604
山下陸奥……113
山田十郎……519, 1129
山田静考……725
山田富秋……1082
山田正夫……140
山田みづえ……126, 128
山野辺昇月……201, 202, 203, 246, 247, 248, 263
山藤章一郎……94
山水欣治……1129
山村炘雨……798, 799, 800, 801, 802, 851, 869, 870, 871
山本敦……517
山本栄良……1037
山本健吉……1120
山本遺太郎……175
山本三生……123, 124
山本俊一……79, 1110
山本正廣……1110
山本須美子……77, 1110
山本貴光……89
山本務……1110
山本肇……123, 126, 127, 1120, 1121, 1154
山本秀夫……131
山本文子……126
山本光雄……1061
山本有紀乃……177
山本吉徳……848, 849, 927, 1119
山本よ志朗（よ志郎）……364, 1110
山本龍三郎……523, 524
山本良吉……366
山本いわお……721

【ゆ】

柳駿……1086
湯浅一忠……691, 692, 693, 694, 765, 766, 767
結純子のひとり芝居実行委員会……1155
ゆいの会……1152
結城哀草果……852
優生手術に対する謝罪を求める会……1088, 1089
柚木勉……263
ユング……1060

【よ】

楊秋冬……1080
与倉（與倉）ともえ……943, 946, 966
横田篤三……39, 55, 1110
横田百合子……112
横山愛子……17
横山高明……12
横山喜之……1062
好井裕明……1143, 1168, 1083
吉井隆子……131
吉江真理子……1112, 1161
吉川明希……161, 1080
吉倉範光……1068
吉幸かおる……372
吉田香春……519, 1121
吉田哲郎……524
芳田藤野……85
吉田正紀……1085
吉田勝……167
吉田美枝子……724
吉永小百合……1160
吉成稔……64, 137
芳葉郁郎……518, 1072, 1129, 1135
吉益脩夫……1066
吉村冬彦……1069
吉村陽三……791, 846, 851, 852
吉村陽造……852
吉本隆明……1114
余田加寿子……118
依田照彦……107, 1116
四谷三四郎……1067
米塚雄杜子……1110
米田利昭……1114
米田みつる……126
読売新聞社会部……1142
蓬田紀枝子……129

【ら】

「らい医学の手引き」刊行会……1110
「らい」園の医療と人権を考える会……1110
癩形成外科研究会（らい形成外科研究会）……37, 1111

癩予防協会……109
「らい予防法」違憲国家賠償請求訴訟西日本……1110
「らい予防法」違憲国家賠償請求訴訟を支援する市民の会……1111
らい予防法人権侵害謝罪・国家賠償請求訴訟……1110
ラカン，ジャック……1061
裸形同人……140

【り】

立教大学史学科山田ゼミナール……517, 1081
リデル、ライト両女史顕彰会……160
劉成道……71
琉球政府官房情報課……1009
量雨江……847
林志明……1133, 1141

【れ】

〔露之芽会〕例会係……125, 126
歴史学研究会……1111
歴史調査研究所……168
『歴史読本』編集部……1141
レゼー，ドルワルド……168

【ろ】

ローバック……1063
ローラッヘル，H.……1067
ロシヤノフスキー……364
論楽社編集部……80, 1149
ロンドン，ジャック……1133

【わ】

我妻洋……1059
若林佳史……371
若松英輔……97
脇林清……723, 1079
湧川新一……1001, 1039, 1121
輪倉一広……1075
和公梵字……123, 125, 126, 131, 1120
和田謙一郎……1111
和田英昭……81, 1155
渡辺一夫……1064
渡辺耕信……65
渡辺城山……519
渡辺清二郎……518
渡辺徹……846
渡辺信夫……73, 74, 1001
渡辺弘之……1111
渡部純子……80
和辻哲郎……1060
割鞘三之丞（三之亟）……588, 627
割鞘三之助……588, 589, 627, 628

出版者名索引

【A～Z】

Alfred A. Knops ……1052
Alfred Kröner Verlag ……1049
American Book Company ……1049
Anchor Books ……1051
Armand Colin ……1056
Aubier ……1050
Ballantine Books ……1,055
Bantam Books ……1054
Basic Books ……1052
Beacon Press ……1051
Breslau ……1049
Bruce Pub ……1160
Cambridge at the University Press …… 1053, 1054
Cambridge University Press ……1045, 1046
Cassel and Company ……1047
Central Health Education Bureau …… 1159
Chatto and Windus ……1052
Chōtōkai Foundation ……15, 1159
Chrischansinmun Chulpansa ……1160
Collier Books ……1053, 1054
D. Van Nostrand ……1054
D.C McDonald Associates.Inc. ……86
Delta Book ……1055
Dent, Dutton ……1045, 1046, 1054
Doubleday ……1052, 1055
Doubleday and Company ……1055
Dover ……1052
Dutton ……1051, 1055
E. & S. Livingstone Ltd ……1159
Edinburgh University Press ……1056
Édition KRA ……1044
Éditions du Luxembourg ……1056
Éditions du Seuil ……1055
Éditions Garnier Frères ……1047, 1048
Fata Morgana ……1058
Félix Alcan ……1048
Ferdinand Enke ……1049
FIWC 関西委員会（フレンズ国際労働キャンプ）……23, 71
Flammarion ……1048
Free Press ……1056
G. Allen, Ruslin House ……1046
G. B. Paravia ……1048
G. Bell and Sons ……1048
Gallimard ……1050, 1053, 1054, 1055, 1056, 1057, 1058, 1059
Gandhi Memorial Leprosy Foundation ……1160
Garnier ……1053, 1054, 1056

Gustav Fischer ……1049
Hachette ……1050
HANSEN'S DISEASE SANATORIA HERITAGE PROMOTION COUNCIL ……1152
Harcourt, Brace and Company ……1047
Harcourt, Brace and Howe ……1047
Harper and Brothers ……1052, 1053, 1055, 1069
Harper and Row ……1051, 1053, 1055
Harvard University Press (Loeb) ……1044, 1045
Heinemann Educational Books ……1044
Henry Regnery Company ……1055
Hinrichs'sche Buchhandlung ……1044
Houghton Mifflin Company ……1049
IDEA Center for the Voices of Humanity ……1160
International Leprosy Association ……1162
International Non- Aristotelian Library ……1051
J. A. Barth ……1048
J. Springer ……1048
Jaeger ……1049
JLM ……81, 98, 1099, 1138
Johann Ambrosius Barth Verlag ……1049
John Wright & Co ……1159
José Corti ……1056, 1057
KADOKAWA →角川書店
Kenkyusha ……1045
Kumamoto Junior College ……1160
LA LEPRO Vol.26-28 7-18 ……37
Larousse/ Hakushuisha ……1047
Lattice 編集委員会 ……94
Leprosy Mission ……1159
Librairie Garnier Fr ……1047
Librairie Hachette ……1044
Macmillan ……1045, 1046, 1049, 1051, 1054, 1055
Manchester University Press ……1045
Marshall Jones Company ……1045
Masson et Cie ……1049
McGraw- Hill Book Company ……1049
Merdian Books ……1050, 1051
Methuen ……1044
Ministry of Justice（Japan）……1160
Modern Library ……1051
Neomarius ……1052
New American Library ……1054, 1058
NHK 出版 ……97
Noonday Press ……1053
Norton and Company ……1054, 1055, 1056
Orient Boackswan ……87
OurPlanet‐TV ……1160

Oxford at the Clarendon Press ……1046, 1047
Oxford University Press ……1045, 1046, 1047, 1051
Pantheon Bools ……1052
Pendle Hill ……1056, 1068
Penguin Books ……1044, 1051, 1053, 1055
Philipp Reclam jun. ……1044
PHP 研究所 ……74, 1144
Plon ……1058
Prentice Hall ……1053
Presses Universitaires de Franse ……1046
Quelle & Meyer ……1048
R. Piper & Co ……1052
Random House ……1053
res ……1047
Riberside Press ……1053
RSK プロビジョン ……1161
s.n. ……1151, 1159
Sasakawa Memorial Health Foundation ……85, 86, 1159
Scribners ……1051
SCS サイダ企画 ……368
Springer ……1049
Stock ……1051
Teubner ……1044
The Free Press ……1052
THE KITASATO INSTITUTE ……37
The Ministry of Health,Government of India ……1159
The Mission to Lepers ……1159
The Student Center ……1159
Thornton Butterworth ……1045
Tofu Kyokai (Japanese Leprosy Foundation) ……1159, 1160
Tudor Publishing Company ……1046
Universitaire de France
University of Chicago ……1052, 1058
Van Gorcum ……1056
VEB Gustav Fischer ……1159
Velhagen & Klasing ……1044, 1047
Victor Gollancz ……1051
Viking Press ……1054
Wilhelm Engelmann ……1049
World Publishing Company ……1054
Yale University ……1051, 1053

【あ】

アイ企画 ……368
愛生園 ……74
愛生園附属看護学校同窓会事務局 ……85
愛生真宗同朋会 ……21
愛生短歌会 ……108, 1115

愛生編集部……85
愛盲報恩会……79
愛楽園……975
愛楽短歌会……1002
始良野編集部……928, 929, 930, 931, 932, 933, 934, 935, 936, 956, 957, 958, 959, 960, 961, 962, 963
あいり出版……1102
青木恵哉頌徳碑建立期成会……1001
青木書店……1060, 1069
青森県救らい協会……1079
青柳敦……1134
青山道代……122
青山書院……1065
赤磐市教育委員会熊山分室……150
赤沢正美　　……1116
明石書店……66, 80, 159, 520, 526, 954, 1081, 1083, 1084, 1088, 1092, 1095, 1097, 1098, 1102, 1103, 1104, 1110, 1111, 1134, 1145
亜紀書房……1123
秋田穂月……1122
秋津教会……522
秋津書店……368, 1116
朝倉書店……1072
旭川発行所……129
朝日新聞大阪厚生文化事業団……78
朝日新聞社……89, 94, 98, 100, 105, 363, 367, 722, 1062, 1077, 1089, 1093
朝日新聞出版……1077
朝日訴訟中央対策委員会……115
アジア救ライ協会……74, 1087
葦書房……853, 1091
飛鳥新社……517, 1113
校倉書房……1091
阿波根ハル……1001
阿部はじめ……137, 1150
阿部秀直……236
奄美和光園……1026, 1027, 1028, 1029, 1030, 1031, 1032, 1033, 1034, 1035, 1036, 1037, 1038, 1091, 1095
奄美和光園慰安会……1026
奄美和光園患者自治会……1028
奄美和光園和光会……1027, 1028
荒井裕樹……519
アンドレ・シール……1002
安養山了源寺……67

【い】

李正子……109
飯川春乃……1116
イエズス・マリアの聖神会……169
医学書院……16, 17, 18, 38, 74, 85
以倉紘平……150
池尻慎一顕彰会……1072
石井哲夫……16
石川書房……848, 849, 850, 1116, 1117, 1119

石黒清介……644
和泉書院……128, 1113
医政局医療経営支援課……71
板井優追悼集編集委員会……1082
一麦社……63, 64, 1074, 1128
一路会……113, 115
一光社……75, 76, 516, 1087, 1099
伊藤利男……846, 847
伊藤文男……263, 1091
井藤道子……65
井上松……103, 1145
いのちのことば社……1075, 1079
井深八重顕彰記念会……167
医療文化社……77, 161, 1093, 1110
いろは出版……1143
岩崎書店……1065, 1143, 1144
岩田鹿男……1145
岩田書院……87, 1076
岩波現代叢書……1059, 1060, 1067, 1068
岩波出版サービスセンター……1099
岩波書店……65, 69, 78, 80, 96, 104, 116, 129, 175, 519, 1060, 1061, 1062, 1067, 1068, 1069, 1081, 1082, 1083, 1088, 1091, 1093, 1094, 1097, 1098, 1102, 1107, 1109, 1112, 1115, 1127, 1141, 1142, 1143, 1144, 1163, 1164, 1168
岩波新書……1059, 1063, 1066
岩波全書……1059, 1065
岩波文庫……1059, 1064, 1065
岩辺頼春……955
岩谷いずみ……368
インパクト出版会……1134
印美書房……115

【う】

ウインズ出版……1123
上原信雄（上原歯科医院）……771, 772, 773, 774, 775, 776, 1007, 1008, 1009, 1010, 1091
卯辰山文庫……123, 129, 1120
内田博……954
内田守人歌碑建設委員会……106, 1117
内海俊夫……849
畝本常宏……1145
卯の花会……606, 607, 608
「海」吉備路……1154
雲海発行所……129, 135

【え】

映画「風の舞」製作委員会……1160
映学社……1160
盈進高等学校同和教育部……71
エイデル研究所……1085
エイト……1062
江藤佳子……539
エムディエヌコーポレーション……1080
炎々社……113

塩山市中央公民館……102
円通寺白雲会……113
エンデルレ書店……1087
遠藤博子……519

【お】

旺史社……81
おうふう……1113
桜楓社……113
大泉フイ……847
オークシード……77, 1112
大阪歯科大学救ライ奉仕団……1101
大阪市保健所感染症対策課……1093
大阪大学医学部精神医学教室……1068
大阪大学出版会……1081, 1107
大阪ハンセン病協力会……77
大阪皮膚病研究会……1092
大阪皮膚病研究所……40, 41
大阪府衛生部予防課……78
大阪府人権協会……1081
大阪読売新聞社岡山支局……121
大沢敏男……1121
大嶋得雄……1093
大島太郎……103
大島青松園……658, 659, 660, 661, 662, 663, 664, 665, 670, 712, 719, 723, 725, 727, 734, 735, 736, 737, 738, 739, 740, 744, 1092, 1136
大島青松園慰安会（大島療養所患者慰安会）……649, 650, 651, 652, 653, 654, 655, 656, 657, 658, 659, 665, 666, 667, 668, 669, 670, 728, 729, 730, 731, 732, 733, 734, 740, 741, 742, 743, 744
大島青松園海図の会……721, 722
大島青松園協和会……678, 679, 680, 681, 682, 683, 684, 685, 686, 687, 688, 689, 690, 691, 692, 693, 694, 695, 696, 697, 698, 699, 700, 701, 702, 703, 704, 705, 706, 712, 713, 725, 753, 754, 755, 756, 757, 758, 759, 760, 761, 762, 763, 764, 765, 766, 767, 768, 769, 770, 771
大島青松園相愛青年団（文化部）……722
大島青松園入園者自治会（協和会）……719, 1135
大島青松園林記念文庫……1120
大島青松園附属准看護学校閉校記念誌編集委員会……1135
大島青松会……670, 671, 672, 673, 674, 675, 676, 677, 678, 744, 745, 746, 747, 748, 749, 750, 751, 752, 753
大隅詩人集団……952, 953
大空社……1077
太田国男……366
太田井敏夫……725, 1116
大谷藤郎……86
大谷勇遺稿刊行会……73
大谷出版社……136, 1125
大月書店……80, 1092, 1109

1310

大西基四夫 ……112
大浜書店 ……122
大日向百合子 ……645, 1075, 1078
大村清子 ……107, 1116
岡山カトリック教会 ……65, 1145
岡山カトリック教会創立百周年記念事業実行委員会 ……65
岡山県 ……15, 1093, 1150, 1155, 1157, 1158
岡山県衛生部 ……1150
岡山県衛生部公衆衛生課 ……1148
岡山県おかやま県民文化祭実行委員会 ……174
岡山県教育委員会 ……173, 174
岡山県教育庁文化課岡山県芸術祭実行委員会 ……174
岡山県教育庁文化課編集委員会
岡山県芸術祭実行委員会 ……174
岡山県現代俳句作家協会（梶井枯骨） ……130
岡山県合同刊行会 ……112
岡山県瀬戸内市邑久長島大橋架橋31周年記念事業実行委員会 ……71
岡山県同和教育研究協議会 ……1147
岡山県農協印刷 ……1074
岡山県俳句作家協会 ……129, 130, 131
岡山県俳人協会 ……130
岡山県保健福祉部健康推進課 ……1149, 1150, 1169
岡山県保健福祉部健康対策課 ……1149, 1157
岡山県立図書館 ……1151, 1155, 1156, 1157, 1169
岡山地方法務局人権擁護課 ……87
小川正子記念館 ……1155
沖縄愛楽園 ……774, 975, 976, 978, 979, 994, 995, 1000, 1010, 1011, 1013, 1014, 1026
沖縄愛楽園慰安会 ……980, 981, 982, 983, 984, 985, 986, 987, 995, 1014, 1015, 1016, 1017, 1018, 1019, 1020, 1021
沖縄愛楽園自治会（沖縄愛楽園入園者自治会） ……773, 774, 987, 988, 989, 990, 991, 992, 993, 994, 995, 996, 997, 998, 999, 1000, 1010, 1021, 1022, 1023, 1024, 1025, 1093
沖縄学援会同窓会「竹の子」 ……777
沖縄県 ……1093
沖縄県歌話会 ……1001, 1002
沖縄県環境保健部予防課 ……1009
沖縄県ハンセン病予防協会 ……104, 105, 1010, 1097
沖縄聖公会本部 ……1001
沖縄ハンセン氏病予防協会（沖縄ハ氏病予防協会） ……15, 976, 977, 978, 1109, 1012, 1013, 1039, 1040, 1041
沖縄らい予防協会（沖縄癩予防協会） ……105, 976, 1000, 1001, 1009, 1010, 1011, 1012, 1078, 1091, 1093, 1097, 1111
邑久高校新良田教室 ……146
邑久光明園 ……72, 571, 572, 573, 575, 576, 601, 602, 603, 604, 605, 611, 612, 614, 615, 616, 618, 631, 634, 635, 636, 1119, 1148, 1149, 1150, 1151, 1152, 1155, 1157, 1158, 1162
邑久光明園慰安会 ……570, 571, 573, 574, 575, 576, 577, 578, 579, 580, 581, 582, 583, 584, 585, 586, 587, 588, 589, 590, 591, 592, 593, 594, 595, 596, 597, 598, 599, 600, 601, 604, 605, 614, 615, 616, 617, 618, 619, 620, 621, 622, 623, 624, 625, 626, 627, 628, 629, 630, 631, 632, 633, 634, 1115, 1120, 1122, 1152, 1162
邑久光明園真宗大師講 ……611
邑久光明園青年団 ……608, 609, 610
邑久光明園入園者自治会 ……1146, 1148, 1149
邑久光明園文芸会 ……573
邑久光明園盲人会 ……605, 1146, 1162
小田久郎 ……149
「おちほ」企画委員会 ……103
御茶の水書房 ……1081
小渡有明 ……1008
オフィス・コア ……1161, 1162
オフィス・ムハージリーン ……69, 1089
小山書店 ……1069
音楽之友社 ……1112

【か】

介護ジャーナル ……80
海声社 ……80, 1081
偕成社 ……1142
改造社 ……123, 124, 169, 1115, 1132
海鳥社 ……1126, 1134
甲斐八郎歌集刊行委員会 ……107, 1117
甲斐八郎作品集刊行委員会 ……68, 137, 1133
凱風社 ……1073
解放出版社 ……69, 75, 76, 610, 611, 1083, 1092, 1093, 1094, 1095, 1098, 1101, 1103, 1104, 1128, 1133, 1151, 1163, 1164, 1165, 1166, 1168, 1170, 1171, 1172
廻廊発行所 ……128
楓会文化部 ……264, 286
楓短歌「海中石」同人 ……605
楓短歌「旅程」同人 ……605
加賀田一 ……1135
香川県健康福祉部薬務感染症対策課 ……1098
蝸牛社 ……726
學生社 ……1064
岳南短歌会 ……644, 1118
学文社 ……1085
学陽書房 ……1068
加倉井駿一追悼録刊行会 ……82
影書房 ……1118
『風花』出版記念集編集委員会 ……523
風間書房 ……723, 1079, 1095, 1097
火山地帯社（火山地帯編集部） ……955, 967, 968, 969, 970, 971, 972, 973, 974, 975
花神社 ……726
春日居町 ……100, 102
春日居町教育委員会 ……101, 1146
火星俳句会 ……722, 725
学研 ……1075
桂自然坊 ……1120
かつらぎ発行所 ……128
桂書房 ……1104, 1108
花伝社 ……1077, 1082, 1094, 1099, 1104, 1134
加藤健 ……645, 1112
角川学芸出版 ……123, 1118, 1124
角川書店 ……99, 109, 113, 129, 363, 371, 725, 1059, 1060, 1065, 1118, 1119, 1121, 1125, 1141
カトリック愛徳会 ……516
金子書房 ……1064
金地慶四郎 ……1145
金田サト子 ……116
金原出版 ……1086, 1087
神山直子 ……539
神山南星 ……1117
神山南星歌集刊行会 ……953
かもがわ出版 ……1083, 1106, 1107, 1110, 1113, 1128
カモミール社 ……100
岡山県歌人会 ……112, 113
河出書房 ……1061, 1133
河出書房新社 ……76, 89, 1078, 1094, 1120
関西アララギ発行所 ……723, 724, 1119
関西障害者定期刊行物協会 ……1111
患者援護会厚生出版部 ……861, 862
患者自治会事務支所 ……792, 793, 863, 864
患者自治会出版部 ……911, 912, 913
雁書館 ……517
カンナの会 ……100
乾漠の会 ……146, 147
寒風陶芸会館 ……1154, 1169

【き】

紀伊民報社 ……93
菊池恵楓園 ……789, 845, 846, 852, 853, 854, 860, 861, 927, 1095, 1135
菊池恵楓園患者援護会 ……104, 160, 785, 786, 787, 788, 791, 859, 860, 861, 1101
菊池恵楓園患者自治会 ……790, 791, 792, 793, 794, 795, 796, 797, 798, 799, 800, 801, 802, 803, 804, 805, 806, 807, 808, 809, 810, 811, 812, 813, 814, 815, 816, 817, 818, 819, 820, 821, 822, 823, 824, 825, 826, 827, 846, 863, 864, 865, 866, 867, 868, 869, 870, 871, 872, 873, 874, 875, 876, 877, 878, 879, 880, 881, 882, 883, 884, 885, 886, 887, 888, 889, 890, 891, 892, 893, 894, 895
菊池恵楓園患者自治厚生会 ……847, 848

菊池恵楓園患者文化協会……787, 788, 861, 862
菊池恵楓園公民科……846
菊池恵楓園事務支所……789, 790, 861
菊池恵楓園青年団……847
菊池恵楓園入園者事務所……790
菊池恵楓園入所者患者自治会……827, 896
菊池恵楓園入所者自治会……826, 827, 828, 829, 830, 831, 832, 833, 834, 835, 836, 837, 838, 839, 840, 841, 842, 843, 844, 845, 846, 852, 895, 896, 897, 898, 899, 900, 901, 902, 903, 904, 905, 906, 907, 908, 909, 926, 927
菊池恵楓園文化会館……788, 789, 861, 862
菊池恵楓園マンボ会……846
菊池恵楓園盲人会……853
〔菊池〕恵楓園療友会……846
菊池野文学会……850, 851
北大路書房……95
北日本新聞開発センター……1135
北の街社……73, 261, 264, 1106
橘香社……138
キネマ旬報社……1112
紀伊國屋書店……1059, 1060, 1068
樹花舎……1081
「牙」短歌会……849, 1117
黄薔薇社……147, 148, 149
吉備路文学館……77
吉備人出版……79, 1147, 1155
木村武彦……1148, 1150
九藝出版……519
邱山俳句会（邱山会）……725
九州MTL……106
九州アララギ発行所……848
九州救癩協会……160
九州大学出版会……1085
九州療養所檜の影会（檜の影社）……779, 855
九天社……1079
教文館……73, 74, 517, 1060, 1075, 1076, 1080
協和会文化部……726
協和企画通信……1086
共和教育映画社……1160
魚青句鈔刊行会……128
キリスト教大島霊交会……722
キリスト教図書出版社……86
基督教文書伝道会……62, 1078
キリスト教夜間講座出版部……516
キリスト新聞社……109, 137, 611, 1098, 1108, 1109, 1118
近現代資料刊行会……712, 726, 1083, 1084, 1089, 1090, 1108
金石堂書店……147
近代文芸社……80, 137, 363, 1135, 1151
きんのくわがた社……1072
金龍堂書店……107, 1072

【く】
クオリティ・オブ・ライフの会……85
草の花俳句会（草の花社, 草の花発行所）……848, 915, 916, 917, 918, 919, 920, 921, 922, 923, 924, 925
句集七草刊行会……116
国頭愛楽園……1000
国本稔……1001
熊日情報文化センター……853
熊本回春病院事務所……161
熊本県……845, 854, 1111
熊本県教職員組合機関誌……846
熊本出版文化会館……1080, 1091
熊本日日新聞情報文化センター……848
熊山町……148, 1133
くもん出版……95, 1143, 1145
倉敷文庫刊行会……115
クラッセ……1079
クリエイツかもがわ……1102
栗生青年会会長……370
栗生楽泉園……364, 366, 372, 1096, 1104, 1136
栗生楽泉園慰安会……364, 365
栗生楽泉園患者自治会……319, 320, 321, 322, 323, 324, 325, 326, 327, 328, 329, 330, 331, 332, 333, 334, 335, 336, 337, 338, 339, 340, 364, 386, 387, 388, 389, 390, 391, 392, 393, 394, 395, 396, 397, 398, 399, 400, 401, 402, 403, 404, 405, 1094
栗生楽泉園細胞（栗生細胞）……370
栗生楽泉園職員互助会……1096
栗生楽泉園総和会文化部……319, 385, 386
栗生楽泉園入所者自治会（入園者自治会）……340, 341, 342, 343, 344, 345, 346, 347, 348, 349, 350, 351, 352, 353, 354, 355, 356, 357, 358, 359, 360, 361, 362, 369, 371, 405, 406, 407, 408, 409, 410, 411, 1160, 1094, 1096
栗生楽泉園文化部……308, 309, 310, 311, 312, 313, 314, 315, 316, 317, 318, 319, 376, 377, 378, 379, 380, 381, 382, 383, 384, 385
栗生楽泉園文芸部……308, 370
栗生楽泉園盲人会……364
クレイン……1094
黒井泰然……66, 1126
群馬県立土屋文明記念文学館……1131
群馬大学社会情報学部……1095
群馬・ハンセン病訴訟を支援し、ともに生きる会……372

【け】
敬愛会文化部……927, 955, 956
勁草社……517, 1119
勁草書房……76, 85, 86, 1092
恵楓短歌会……910

敬文堂……1081
けやき出版……1128
幻戯書房……1079, 1126, 1134, 1167
研究社……1069
弦書房……1091, 1102
言叢社……72, 1087
現代企画室……1094
現代教養文庫……1066
現代詩工房……138
現代社……16
現代書館……520, 611, 1082, 1088, 1089, 1092, 1100, 1104, 1109
現代短歌社……116
幻冬舎……86, 1098, 1111
健友館……1135
玄遊舎……852

【こ】
小泉雅二……146
高原社……302, 303, 304, 305, 306, 307, 308, 373, 374, 375, 376
高原川柳社……366
高原俳句会……366
工作舎……1098, 1106
光生館……106
厚生時報社……723, 1125
皓星社……14, 63, 68, 70, 76, 77, 78, 81, 104, 105, 139, 174, 175, 364, 365, 367, 368, 369, 517, 519, 520, 645, 648, 1072, 1078, 1079, 1086, 1091, 1097, 1098, 1099, 1101, 1102, 1103, 1104, 1105, 1107, 1110, 1111, 1112, 1113, 1114, 1116, 1117, 1118, 1122, 1123, 1125, 1126, 1127, 1128, 1129, 1130, 1131, 1133, 1134, 1150, 1152, 1155, 1159, 1169
佼成出版社……1144
厚生省医務局国立療養所課……15
厚生部出版部……911
厚生問題研究会……1088
厚生労働省……1139
好善社……104, 160, 264
甲田の裾社……185, 186, 187, 188, 227, 228, 229, 230, 231, 232, 233, 234
講談社……76, 77, 81, 82, 94, 95, 102, 175, 850, 1078, 1089, 1101, 1104, 1112, 1134, 1142, 1143, 1155
合同出版……1109
興風館……1062
光風社……368
光風俳句会……847
弘文堂……79, 1059, 1061, 1069, 1074
神戸新聞出版センター……73
鉱脈社……1109
光明園慰安会……567, 568, 569, 570, 613, 614
光明園家族教会……1145
光明園文芸会……572, 573, 615
河本睦子……726

1312

神山復生病院……167
神山復生病院復生記念館……169
神山国立療養所……636, 645
校友会……526
光友社……723
光有社……1001
向陽舎……176, 1111
光陽出版社……75, 82, 1099, 1100
晃洋書房……1080, 1111, 1113, 1167
甲陽書房……99
広陽本社……176
コールサック社……1122
国書刊行会……1063, 1131
刻詩話会……262, 263
克誠堂出版……38, 98, 1110
国分正礼……719
国立駿河療養所→駿河療養所
国立多摩研究所……37
国立ハンセン病資料館……532, 1086, 1096, 1112, 1136, 1137, 1138, 1141, 1152, 1167, 1168
国立療養所奄美和光園→奄美和光園
国立療養所大島青松園→大島青松園
国立療養所沖縄愛楽園→沖縄愛楽園
国立療養所邑久光明園→邑久光明園
国立療養所菊池恵楓園→菊池恵楓園
国立療養所栗生楽泉園→栗生楽泉園
国立療養所多磨全生園→多磨全生園
国立療養所東北新生園→東北新生園
国立療養所長島愛生園→長島愛生園
国立療養所星塚敬愛園→星塚敬愛園
国立療養所松丘保養園→松丘保養園
国立療養所宮古南静園→宮古南静園
御座の湯口碑刊行協力委員会……364, 1110
小綬鶏社……103
こだま研究会……605
壺中庵書房……369, 1135
御殿場十字の園……167
小林弘明……367
小林博士記念事業会……73
駒草発行所……123, 1120
小峯書店……62, 113, 1077, 1114
コンウォール・リー伝記刊行会……73
金剛出版……1066
近藤書店……367, 517

【さ】

さ・え・ら書房……1144
犀川一夫……105, 776, 777, 1002, 1003, 1004, 1005, 1006, 1007, 1008
埼玉新聞社……1111
埼玉大学……95
斉藤肇教授退官記念事業会……16
彩流社……1100, 1101, 1122
境登志朗……139, 1123
坂入福三郎……722
さがらブックス……365
佐川幸子……519

砂金短歌会……724
桜木佳太……146
桜沢如一先生著作刊行会……16
笹川記念保健協力財団……70, 73, 84, 86, 87, 1101, 1138
笹川保健財団……71, 172, 1132
佐々木松雄……521
佐々木三玉……1075
里山るつ……1002
番紅花舎……64, 1075
サムシングプレス……150
沢田五郎……364
三一書房……160, 1085
山陰の女友の会……16
三月書房……1126
山雅房……68, 1155
三元社……1124
さんこう社……1086
三交社……1114
三五館……520, 1092
三省堂……81
サンパウロ……1110
讃文社……723, 724, 725, 1114
山脈短歌会……644
山陽映画……1161
山陽学園……73
山陽新聞社……82, 87, 98, 605, 1150, 1151, 1152, 1153
山陽放送……1152
サンライズ出版……727, 1090

【し】

椎の木書房……848
シーピーアール……1091
塩沼英之助……103, 1079
自画像短歌会……72
滋賀大学……94
滋賀大学経済学部……727, 1090
滋賀大学大学院教育学研究科……94
鴫野発行所……134, 135, 136
至芸出版社……261
四国学院大学内森田研究室……147
詩人会議……147
使信社……953
静岡新聞社……1114
市井社……1117
思想の科学社……78, 364, 1085, 1126, 1127
七月堂……725
七丈書院……128
思潮社……148
実業之日本社……1060, 1134
芝精……850
柴八千穂……97
思文閣出版……1085, 1086
思文閣美術館……96
至文堂……1067
島田茂……1124, 1128
島田等……1087, 1123

島田プレスセンター……1077
清水書院……71, 95, 1078, 1106, 1142
下村文……115
下村海南先生記念事業実行委員会……85
社会評論社……954, 1072, 1076, 1089, 1098, 1127, 1134
集英社……94, 1109
重監房資料館……371, 372
シュウ企画……1079
樹心社……1074
出版者不明……1098, 1101, 1103, 1109, 1110, 1129
出版書肆パトリア……606, 1125
出版ダイジェスト社……90
主婦の友社……70
寿郎社……76, 1109
春秋社……106, 114, 169, 1060, 1061, 1074, 1088, 1115, 1134
春風社……1076
旬報社……1088, 1143
障害者の生活と権利を守る岡山県連絡協議会……1146
小学館……94, 1100, 1142, 1143
昭森社……368
浄土宗……1110
浄土真宗本願寺派高岡教区寺族青年会（鷲翔会）……66
祥福寺……129
上毛新聞社事業局出版部……1134
昭和女子大学光葉博物館……77
昭和堂……1076, 1080, 1107, 1128, 1146, 1168
書肆アルス……1113
女子パウロ会……1099
序章の会……114
白樺短歌会……261, 1119
白玉書房……108, 849, 850, 854, 1118
不知火書房……1084
信愛保育園……69
新幹社……954, 1084
新教出版社……63, 65, 99, 103, 104, 137, 519, 954, 1001, 1076, 1077, 1097, 1125, 1127, 1155
人権教育啓発推進センター……1161
人権擁護推進協会……1148
新興音楽出版社……1062
新興出版社……107
信山社出版……1088
真宗大谷派久留米教区出版委員会……77
真宗大谷派宗務所出版部……66, 1074
真宗同朋会……21, 65, 1145
真宗とハンセン病学習会……66
真宗報恩会……522
「新樹会」創造出版……1068
新生出版……1079, 1125
新星書房……366, 518, 1119
新泉社……1080
新短歌社……114
新地書房……122, 123, 1120

新潮社……78, 82, 136, 517, 1063, 1111, 1113, 1114, 1133, 1145
新潮文庫……1064
新日本出版社……1099, 1143, 1144, 1168
新評論（新評論社）……78, 1108
新風舎……1125
人文書院……1059, 1080
人文書館……1127
新葉館出版……372
新曜社……1089

【す】

水平線……82, 1122
水曜社……1042, 1092
すいれん舎……1153, 1154
末澤政太……658
杉田啓三……264
杉野芳武・桂子……853
杉村純……79
鈴木みや子……162
「すばらしき復活」復刻版刊行委員会……1148
すばる書房……68, 1148
須磨生夫……850
駿河詩話会……643
駿河創作会山椒同人……641, 642, 643
駿河文芸協会……648
駿河盲人会……648
駿河療養所……636, 637, 638, 639, 640, 641, 645, 647, 647, 648, 1095, 1135
駿河療養所慰安会……637, 638, 646, 647
駿河療養所患者自治会……1099
駿河療養所後援会……637, 646

【せ】

青蛙房……95
星雲社……134
生活ジャーナル……365
生活書院……1141
青弓社……77, 1097, 1098, 1113
聖恵授産所（出版部）……64, 139, 1075, 1091, 1121, 1125
聖公会出版……366, 611, 1103
星光編集部……952
星湖舎……82
聖山社……65, 74, 103, 1074, 1075, 1080
青磁社……365
青松園相愛青年団……722
青松園盲人会……713, 714, 715, 716, 717, 718, 719
青松歌人会……723, 724, 1116
青松詩人会……720, 721
青松詩謡会……720
青松編集部……658
精神衛生學舎……1066
誠信書房……1067
聖燈社（聖灯社）……63, 64, 175, 1075
青灯社……1082

青年団……609
清風堂書店……1144
清文堂出版……1111
聖母会……166
世織書房……1095, 1107, 1167
世界思想社……1083, 1088, 1091
世界ハンセン病友の会……519, 1120, 1121
石風社……79, 1088
績文堂出版……1111
瀬戸内市……15, 1146, 1159
瀬戸内市教育委員会……15
せりか書房……1076, 1082
全国国立療養所ハンセン氏病患者協議会（出版部）……75, 76, 260, 1148
全国障害者問題研究会茨城支部出版……1144
全国ハンセン氏病患者協議会……75, 1104, 1162
全国ハンセン病療養所入所者協議会……71, 1162
ゼンコロ……1128
全生園盲人会俳句部……518
全生学園……522
全生互恵会……471, 472, 473, 474, 475, 476, 477, 478, 479, 480, 481, 482, 483, 484, 485, 486, 512, 513, 514, 515, 559, 560, 561, 562, 563, 564, 565, 566, 1101
全生互恵会多磨出版部……416, 417, 418, 419, 420, 421, 422, 423, 424, 425, 426, 427, 428, 429, 430, 431, 432, 433, 434, 435, 436, 437, 438, 439, 440, 441, 442, 443, 444, 445, 446, 447, 448, 449, 450, 451, 452, 453, 454, 455, 456, 457, 458, 459, 460, 461, 462, 463, 464, 465, 466, 467, 489, 490, 491, 492, 493, 494, 495, 496, 497, 498, 499, 500, 501, 502, 503, 504, 505, 506, 507, 508, 509, 510, 540, 541, 542, 543, 544, 545, 546, 547, 548, 549, 550, 550, 551, 552, 553, 554, 555, 556, 557, 558
全生小学校星影会……516
全生詩話会……522, 526
全生病院患者慰安会……516
全生病院大師講……522
全生病院内真宗報恩会……522
全日本国立医療労働組合……75
川柳岡山社……118, 119, 120, 121, 1120, 1121, 1154
川柳雑誌社岡山支部……118
川柳七草会……117, 1122, 1155
川柳宮城野社

【そ】

蒼穹舎……82, 1112
創元医学新書……1065
創元社……1067, 1068, 1132
創樹社……367
曹洞宗宗務所……75
創土社……1127

草土社……115, 1001
草土文化……518, 1086, 1092
草風館……77, 82, 1100, 1101, 1103
創文社……1067
叢文社……1134
曽根久郎……1103
曾我野一美・斉木創……73
そてつ俳句会……1037
外島保養院……604
外島保養院患者慰藉会……566, 567, 605, 612, 613

【た】

田井吟二楼……1118
第一書房……1060
大学義晃……1074
大学教育出版……65, 1075
大雅洞……370
大光社……1067
泰山木発行所……108
大修館書店……1086
第二書房……852, 1114
大日本雄弁会講談社……116, 954, 1066
平良一洋……847
待労院……166
待労院相愛会……166
大和書房……95, 1078
台湾社会事業協会……162
ダヴィッド社……1062
高島重孝……37
高田千尋……148
高橋惣太郎……415
高松宮記念ハンセン病資料館運営委員会……1097
高城書房……1113
滝田十和男……1072
武内慎之助……368
武田輝二……956
田尻彰男……23
蟹の会……370
田中修実……1145
田中京祐……726
谷川秋夫……109, 1124, 1126
田螺舎……80
谷村忠保……1085
たねや……114
田端明……67
玉川書房……724, 1116
玉城正秀……791, 846
玉木玲二……122, 1079, 1120
多磨出版部……436, 552
多磨全生園……37, 525, 526, 1095
多磨全生園自治会ハンセン病図書館……520
多磨全生園創立90周年実行委員会……520
多磨全生園入所者自治会（入園者自治会）……467, 468, 469, 470, 471, 486, 487, 488, 489, 510, 511, 523, 525

多磨全生園年報編集委員会……532, 539
多磨短歌会……116
多磨文学グループ……523
多磨盲人会……515, 523, 524, 525, 1101
ダミアノ会……1122
垂水書房……518
短歌研究社……107, 115, 1115, 1116, 1117, 1168
短歌新聞社……108, 109, 110, 261, 364, 365, 366, 368, 372, 518, 849, 1002, 1115, 1116, 1117, 1118, 1119
短歌草原社……518

【ち】

崔南龍……610, 1127
筑摩書房……72, 77, 79, 850, 1060, 1061, 1063, 1065, 1084, 1109, 1115
中央公論社（中央公論新社）……101, 1059, 1061, 1063, 1066, 1073, 1142
中央出版社……1073, 1075
中央法規出版……67
中国四国厚生局……16
中国新聞社文化局出版課……113
沖積舎……1114
鳥海社……954
潮汐社……109, 114, 1119
長涛会……13, 14, 15, 1087, 1110
汐文社……1144
千代田書院……137, 148
地歴社……1107

【つ】

柘植書房新社……1094
辻長寿……725
津島久雄……1146
津田塾大学紀要委員会……1062
綱手短歌会……100
庸沢陵……138
椿発行所……726
つぶて書房……1101
鶴俳句会……123, 1120

【て】

手帖舎……109, 112, 123, 131, 139, 1072, 1154
電子書斎……1132
天主公教会……168
展転社……81, 1134
点と線の社……261, 1078, 1121, 1127
天理教国内布教伝道部……67, 1074

【と】

塔和子……726, 1124
東映株式会社教育映像部……1161
灯影舎……1112

東海大学出版会……83, 1078, 1086, 1102
東京市政調査会……1068
東京出版……128
東京女子医科大学……1101
東京女子医科大学皮膚科学教室……104
東京創元社……516, 1132, 1133
東京大学出版会……79, 1072, 1081, 1110
東京堂出版……1081
東京図書出版会……954
東京バッハ協會出版部……1062
東京美術……115, 123, 131, 1121
童心社……1144
東信堂……87, 1073, 1085
同成社……1078, 1096
東大新書……1060
当道短歌会……115
東都書房……82
藤楓協会……85, 98, 167, 169, 170, 171, 172, 173, 1077, 1087, 1092, 1095, 1101, 1102, 1110, 1129, 1130, 1141
藤楓協会三重県支部……169
東邦出版社……369
東北アララギ会郡山発行所……1116
東北新生園……302, 1078, 1098, 1100, 1102
東北新生園慰安会……267, 268, 269, 270, 271, 272, 273, 274, 275, 276, 277, 278, 279, 280, 281, 286, 289, 290, 291, 292, 293, 294, 295, 296, 297, 298, 299, 300, 301
東北新生園楓会……281, 282, 283, 284, 285, 286, 301, 302
東北新生園楓会文化部……264, 265, 266, 267, 286, 287, 288, 289
東北新生園入園者自治会……286
東北新生園文化部……265, 266, 287
東北大学東北アジア研究センター……1085
同和教育振興会……67
徳安堂書房……106, 1115
徳島県教育印刷……520
徳島市阿南市……525
徳島新聞……520
徳田その……1002
図書出版社……167
鳥取県……81, 1102
都波修……644, 1072, 1077, 1128
ドメス出版……1076
ともしび社……723
土曜美術社出版販売……139, 365, 368, 1122, 1123, 1124, 1134
トランスビュー……1112

【な】

永井靖……137
長崎出版……99, 1146, 1155
長崎書店（長崎次郎）……74, 99, 103, 107, 108, 122, 138, 516, 848, 1115, 1120, 1154
中島達二……1145
長島愛生園……13, 14, 23, 39, 40, 74, 84, 97, 98, 1087, 1089, 1095, 1097, 1126, 1148, 1150, 1151, 1157, 1158, 1162
長島愛生園歴史館……1151, 1152
長島愛生園慰安会……8, 9, 10, 11, 12, 13, 24, 91, 98, 107, 121, 136, 138, 1080, 1122, 1125, 1129, 1148, 1149, 1154, 1162
長島愛生園患者自治会文芸協会……138, 1125
長島愛生園気象観測所……1147
長島愛生園入所者自治会（入園者自治会）……75, 1149, 1153, 1158
長島愛生園附属看護学校……1154
長島愛生園盲人会……24, 28, 30, 31, 32, 33, 34, 35, 1162
長島曙教会……62, 1145
長島詩話会……138, 140, 141, 142, 143, 144, 146, 147, 1122
長島聖書学舎同窓会……63
長島短歌会……107, 108, 1115, 1116, 1154
長島評論部会……68, 1149
長島盲人会……23, 24, 25, 26, 27, 28, 29
長島盲人会点字愛生編集部……25
永瀬清子……147
永瀬清子生家保存会事務局……149
永田文昌堂……66
ナカニシヤ出版……1074, 1099, 1112
中山秋夫……1121, 1126
中山書店……1061, 1066
菜殻火社……122, 1121
ながらみ書房……110, 115, 1117
名古屋ライトハウス……23
ナツメ社……1068
七つ森書館……1080
成田稔……1113
名和千嘉……103, 1089, 1146
南山堂……1066
南静園……1038
南静園相愛会……1038, 1039
南船社……1117
南島社……72, 1119, 1155
南方新社……1127

【に】

西日本法規出版……109, 118, 1115, 1119
西村曾青遺文集刊行会（西村文子）……129
21世紀の関西を考える事務局……81
日外アソシエーツ……1072
日米医学協力研究会……1102
日弁連法務研究財団……1138
日曜世界社……723
日蓮宗総合企画部……162
日蓮宗法音会……520, 521
日経新書……1059
日通ペンクラブ……116
日本教文社……1060
日本MTL……73, 103, 137, 160, 162, 517, 849, 1079, 1126
日本医事新報社……85, 102, 1085, 1088
日本科学技術振興財団……172, 1096, 1112,

1131, 1132, 1136, 1137
日本科学者会議……69
日本看護協会出版会……16, 104, 520
日本共産党愛生支部……75
日本キリスト教海外医療協力会……105
日本キリスト教救癩協会……65, 98, 168
日本基督教団神山教会……1076
日本基督教団出版部（出版局）……65, 726, 1089
日本経済新聞社……96, 161, 1080
日本経済新聞出版社……1080
日本広報協会……1103
日本財団……71, 84, 172, 1102, 1132
日本聖公会沖縄教区祈りの家教会……1010
日本聖公会菊池黎明教会……853
日本生命済生会社会事業局……106
日本図書刊行会……1135
日本図書センター……122, 1084, 1128, 1143
日本ハンセン病学会……51, 52, 53, 54, 55
日本ハンセン病者福音宣教協会（MOL）……20, 21, 62, 63, 1074
日本標準……1142
日本評論社……89, 1062, 1081, 1104
日本文化研究所……115
日本文教出版……74, 75, 139, 148, 605, 1145, 1148
日本文芸社……105, 106, 517, 852, 1117
日本放送出版協会……80, 1060, 1122, 1127
日本未来派……149
日本民主主義文学同盟……137
日本民主主義文学会……1113
日本ユネスコ協会連盟ヒューマニスト・フレーム翻訳刊行委員会……1061
日本らい学会……47, 48, 49, 50, 51, 55, 1103
日本癩学会……41, 42, 43, 44, 45, 46, 47
女人随筆社……148
人間的社……106, 261, 1115
人間と歴史社……77, 517, 1085, 1087, 1107, 1109
人間文化研究機構国際日本文化研究センター……1076

【ね】

念ずれば花ひらく会……23

【の】

農村文化社……726
野島泰治……648, 727, 728
野島富美……1103
野島泰治先生記念会……73, 1126
野の花通信社……955
ノンブル社……1074

【は】

ハーベスト社……1082
俳句と短歌社……722, 723
俳人協会……128, 363
梅里書房……367
白十字会……106
博進堂……73, 369
白水社……69, 1062, 1063, 1064, 1067, 1113, 1114
白塔書房……518
白凰社……519, 1120
白鳳書院……516
蓮井三佐男……726
畑野むめ……847
塙書房……1076
馬場省三……1026
浜口志賀夫……118, 1121
濱発行所……362, 363, 366, 367
早川ア井……847
林富美子……1079
林みち子……724
林芳信先生遺稿記念出版会……520, 1103
早田皓……1103
原實……1007, 1008
原田政人……63, 1075
播磨醇……63
はる書房……1084
晩声社……76, 1126
ハンセン病違憲国賠裁判全史編集委員会……1105
ハンセン病回復者支援センター……1161
ハンセン病市民学会……78, 87, 1105, 1106, 1168
ハンセン病の正しい理解を進める普及啓発事業実行委員会……1161
ハンセン病文学読書会……86, 1113
ハンセン病文庫・朋の会……526
ハンセン病問題を考えるネットワーク泉北……64
ハンセン病療養所世界遺産登録推進協議会（事務局）……1152, 1158, 1162, 1169
ハンセン病療養所の将来構想をすすめる会・岡山……1157, 1158

【ひ】

桧垣政一……847
東村山活き生きまちづくり……521
東村山市立第二中学校全生分教室……526
氷上恵介遺稿集出版委員会……519, 1135
樋口尚……106
「一人になる」制作実行委員会……1161, 1169
灯泥会……521, 522
檜の影社（檜之影社, 檜の影会, 檜の影発行所, 檜の影短歌会）……777, 778, 779, 780, 781, 782, 783, 784, 854, 785, 855, 856, 857, 858, 859, 910, 911, 913, 914, 915
檜発行所……910
日の出編集委員会……97
批評社……1083
ヒューマンライツふくおか……264
平子真……74, 1106
広場の会……523

【ふ】

ふぁうすと川柳社……121
風紋俳句会……132, 133, 134
風林文庫……517
蕗之芽会……122, 1120, 1154
福祉運動・みどりの風……1160
復生病院内落葉社／愛徳会……167
復生病院有志……167
福田荒太郎……1075
福武学術文化振興財団……1135
福西征子……1107
福山市人権平和資料館……78, 1155
ふくろう出版……80, 1151
フジ音楽工房……263
不識書院……100, 102, 115, 1146
不二出版……176, 177, 178, 1100, 1139, 1140, 1141, 1152, 1153, 1169
富士見書房……128, 610, 1120
藤本満年……118
婦女界社……105
藤原偉作……63
藤原棋人……725
藤原書店……76, 1093, 1111, 1125
婦人公論……102
仏教タイムス社……1074
復権文庫……63, 66, 606, 645
ぶどうぱん通信……364, 1098
ぶねうま舎……1126
部落解放・人権研究所……1081, 1082, 1083
部落問題研究所……1162, 1163
フランシスケン会……166
古川書房……850
古城発行所……850
ふれあい福祉協会……87, 171, 173, 1108, 1131, 1136, 1137, 1138, 1141, 1168
ブレーンセンター……95
文学の森……363
〔楓会〕文化部……264
文協現代詩研究会（現代詩研究会）……851, 852
文協詩謡会……852
〔邑久光明園〕文藝会……572
〔邑久光明園〕文芸会編集部……572, 615
文芸社……68, 82, 104, 1010, 1091, 1093, 1099, 1125, 1126, 1128, 1135, 1150, 1151, 1152, 1155
文芸出版社……954
文芸首都社……137
文藝春秋……95, 159, 363
文溪堂……1143

文研出版……1143
文理閣……1089
文理書院……369

【へ】

〔岡山県立邑久高等学校新良田教室〕閉校記念事業実行委員会……1147
米國聖書協會……1069
平凡社……79, 97, 1061, 1085, 1103, 1126, 1142
紅書房……110
ベルデ出版社……368
編集グループSURE……1094
編集工房ノア……138, 726, 1075, 1122, 1123, 1124, 1125, 1142, 1152
勉誠出版……81

【ほ】

方向社……72, 138, 1123
法政出版……611, 1109
法政大学出版局……1063, 1074
法蔵館……66, 71, 1118
報知大島社……712
防府青年会議所……98, 1142
宝文館……136, 1132
法律文化社……75, 76, 1081, 1088, 1109
法輪出版……65
ボーダーインク……1127
北樹出版……1084
北斗志塾出版部……98, 1149
北部保養院内甲田の裾社……178, 179, 180, 181, 182, 183, 184, 185
牧羊社……123
北柳吟社……261
保健同人社……122, 136
星塚敬愛園……955, 975, 1042, 1096
星塚敬愛園慰安会……953, 954, 1112
星塚敬愛園キリスト教恵生教会……1075
星塚敬愛園入所者自治会（入園者自治会，患者自治会）……936, 937, 938, 939, 940, 941, 942, 943, 944, 945, 946, 947, 948, 949, 950, 951, 952, 953, 963, 964, 965, 966, 1108
星塚敬愛園文化部……928, 956
星塚敬愛園麦笛句会……953
星塚青年団……952
ホスピタリティ人間教育研究所……97
細田満和子……1141
牧歌舎……69, 1080
北方柳壇社……263
ホトトギス社……128
ポニーキャニオン……1161
ポプラ社……367, 1096, 1134, 1142, 1144
堀口あき……525
ほるぷ総連合……1079, 1167
本田勝昌……69
本多倫子……118
本田一杉句集刊行会……135

本の泉社……371, 1110, 1113
本の雑誌社……89
本の友社……1133
本門仏立宗特別布教師会……67

【ま】

毎日新聞　岡山版……98
毎日新聞社……80, 98, 129, 517, 1079, 1092, 1094, 1146
牧野出版社……82
政石蒙……724
増みき……848
松浦篤男……1119
松岡和夫……1001
松岡弘之……1146
松丘青年学級……263
松丘文芸協会（出版部）……260, 261, 263, 1120, 1122
松丘保養園……199, 263, 1108, 1136, 1141
松丘保養園慰安会……188, 189, 190, 191, 192, 193, 194, 195, 196, 197, 198, 199, 200, 201, 202, 203, 204, 205, 206, 207, 208, 209, 210, 211, 212, 213, 214, 215, 216, 217, 218, 219, 220, 221, 222, 223, 224, 225, 226, 234, 235, 236, 237, 238, 239, 240, 241, 242, 243, 244, 245, 246, 247, 248, 249, 250, 251, 252, 253, 254, 255, 256, 257, 258, 259, 260
松丘保養園刻詩話会（松丘刻詩話会）……262
松丘保養園松桜会……226, 227, 264
松丘保養園夕星会……261, 262
松下印刷……108
松島不在……116
窓俳句会……644
砂子屋書房……72, 724, 849, 1117
マルホ商店……129, 1111

【み】

三重県人権センター……1144
澪標……1154
三笠書房……97
三上武……1001
操書房……1059
水甕岡山支社……113, 114, 116
水甕春日井支社……113
水甕邱山支社……116
水甕社……848
みずき書房……99, 104, 1089
みすず書房……64, 67, 69, 81, 87, 88, 89, 91, 92, 93, 95, 96, 97, 104, 611, 1060, 1062, 1063, 1064, 1066, 1067, 1068, 1069, 1072, 1073, 1082, 1097, 1101, 1125, 1127, 1133, 1146, 1150, 1152
みずのわ出版……1078
みずほ出版……69, 139, 1123
未知谷……82, 1114
光岡良二……146, 518
光田健輔……36, 37

南九州新聞社……953, 1117
峰崎忍……1146
ミネルヴァ書房……106, 1076, 1080, 1084, 1109, 1113, 1122
身延深敬園……161, 1114
宮川清子……610
宮川弘道……1146
宮城謙一……112
宮古新聞……1039
宮古南静園……1039, 1041, 1136
宮古南静園入園者自治会……1039
宮崎信義……114
宮沢賢治研究会……148, 149
未来社……1100
民政府公衆衛生福祉局公衆衛生部……1109

【む】

武蔵野短歌会……526
虫明伝道所……1146
宗内敏男……649, 727, 728
村越化石句碑建立実行委員会……363

【め】

明玄書房……1066
明治大学人文科学研究所……1077
明治図書出版……81, 520
明成社……1077
明星大学……95
明文書房……1133
メジカルビュー社……16
メヂカルフレンド社……1088
芽生会……526, 527, 528, 529, 530, 531, 532, 533, 534, 535, 536, 537, 538, 539

【も】

「もういいかい」映画製作委員会……1161
木語発行所……128
望月拓郎……1116
本島毅……112
森岡律子……1116
森下正春……609
森田竹次遺稿集刊行委員会……68, 1087, 1135
門土社……1127

【や】

山櫻倶楽部……411, 412, 413, 414, 415, 416, 420, 522, 539, 540
山田十郎……1129
大和山出版社……73, 1091
山梨医科大学……162
山梨日日新聞……100, 101
山本功……137
山本遣太郎……129
山本幸子……849

山本吉徳……848, 1119

【ゆ】

結純子のひとり芝居実行委員会……1155
ゆいの会……1152
夕星会……262
悠飛社……1145
ゆみる出版……76, 78, 139, 1088, 1089, 1107, 1125, 1126
ゆり歌会本部……148

【よ】

楊秋冬……1080
榕樹書林……104, 1083, 1151
葉文館出版……80
洋々社……76
吉川則比古……138
吉川弘文館……98, 1085, 1107, 1145
吉田明……953,
吉田美枝子……726
吉田書店……1075
芳葉郁郎……1072, 1129, 1135
蓬田紀枝子……129
ヨルダン社……611, 1109

【ら】

らい詩人集団……140
癩予防協会……103, 112, 123
ラグーナ出版……1084
楽生院……162
楽生院慰安会……162, 163, 164, 165, 166
裸形の会……138, 140, 141

【り】

リーガルブックス……1091
梨花書房……367
理想社……1060
六花出版……1088, 1106, 1108
リデル・ライト記念老人ホーム……106
リデル・ライト両女史顕彰会……852
リプロポート……76
琉球政府厚生局……1009
琉球列島米国民政府渉外報道局出版課……1009
流通経済大学出版会……1094
燎原社……726
緑蔭書房……517, 1081
緑風出版……1083

【る】

ルガール社……69, 72, 89, 1063, 1074, 1089, 1145
ルック……161, 1142

【れ】

霊交会……706, 707, 708, 709, 710, 711, 712
歴史春秋出版……1078, 1079

【ろ】

琅玕洞……362
「ローソクの炎」編集委員会……138
六法出版社……115, 1059
炉書房……1122
論楽社……79, 80, 139, 1123, 1149

【わ】

ワイズ……1161
湧川新一……1001, 1039, 1121
渡辺しげの……519
渡辺立子……518

長島愛生園 神谷書庫所蔵目録

2024年11月20日　初版第一刷発行

編　著　「愛生」編集部
発行所　株式会社 皓星社
発行者　晴山生菜
　　　　〒101-0051　東京都千代田区神田神保町3-10-601
　　　　電話：03-6272-9330　FAX：03-6272-9921
　　　　URL https://www.libro-koseisha.co.jp/
　　　　E-mail：book-order@libro-koseisha.co.jp
郵便振替　00130-6-24639

装幀　　　藤巻亮一
印刷・製本　精文堂印刷株式会社

ISBN:978-4-7744-0839-2